TOXICOLOGIC HISTOPATHOLOGY

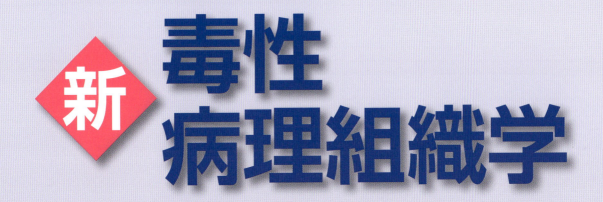

新 毒性病理組織学

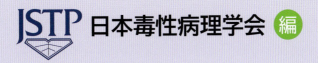
JSTP 日本毒性病理学会 編

西村書店

序　文

　「毒性病理組織学」の改訂については、日本毒性病理学会会員諸兄姉をはじめとする関係各位を永らくお待たせしていましたが、此度ようやく「新毒性病理組織学」として刊行する運びとなりました。
　想い起こせば、本改訂事業は2003年に開始され、実に14年間を費やして刊行の日を迎えることになりました。改訂作業に携わってくださった立松正衞初代改訂委員長、大石裕司現改訂委員長、改訂委員各位、執筆者・査読者・種々協力者の方々、並びに、編集・出版作業を受託してくださった西村書店の関係各位に対しましては、心より篤くお礼申し上げます。また、「新毒性病理組織学」の刊行を辛抱強く御待ちくださった日本毒性病理学会会員諸兄姉に対しましては、刊行遅延をお詫びいたしますと共に、晴れて刊行の日を迎えたことについて慶びを共にさせていただきたいと想います。
　先の「毒性病理組織学」は、伊東信行理事長と前川昭彦教育委員長の下、2000年に刊行されました。当時としては、国内初・和文初、さらに世界的にも希であった実験動物の毒性病理学に関する網羅的な書籍・図譜として画期的なものであったと記憶しています。本改訂作業の開始に当たって、前川理事長よりその改訂方針を引き継がれた(故)白井智之理事長は、改訂作業を開始するに当たって、「今回の修正は小手先のものではなく、納得できる改訂を行ない、会員各位が満足できる教科書を提供し、毒性病理学の向上を目指す環境を整備する必要があります。」と宣され、専従 *ad hoc* 組織として改訂委員会を設置して作業に当たらせられました。私は、現任の理事長としてのみならず、改訂作業の当初から関与させていただいた立場からも、大きな感慨を以て此度の「新毒性病理組織学」刊行を迎えましたが、特に本書の刊行を永年心待ちにされながらこの時を待たず他界された白井先生のことを想うと、胸が熱くなるのを禁じ得ません。「新毒性病理組織学」が白井先生の御志に応えるものであることを祈り、また、そうであることを確信する次第です。「新毒性病理組織学」は、総論（全8章）と臓器系別の各論I（全14章）に加えて、特筆すべき試みとして各種動物の背景病変を網羅した各論II（全6章）を備え、現時点の最新の情報を余すことなく記載しています。「新毒性病理組織学」は、日本毒性病理学会会員諸兄姉ほか各方面の読者各位に、座右の書として御使いいただけるものであると想います。しかし、どのような書籍も完璧でなく、また、いったん世に出ればその瞬間から情報の時間的劣化が始まります。日本毒性病理学会理事会としても「次」を見据えて早速準備を始めますが、読者各位におかれましても積極的なフィードバックをしていただきますよう、お願い申し上げます。
　日本毒性病理学会は、1985年に設立された「毒性病理研究会」を基盤として、1988年に設立されたものであり、毒性病理学分野と広い範囲の関連・周辺分野における産官学の研究者や賛助会員たる法人などを網羅して、約1000名の会員を擁し、国内外の純粋科学ならびに規制科学に深く貢献しています。しかしながら御承知のように、毒性病理学とその関係各界を取り巻く環境は、必ずしもよきものと言えなくなりつつあります。日本毒性病理学会としては、このような時にこそ、国内外の関係各位と協力しつつ、新たな環境において毒性病理学の果たす役割を明確とし、また、毒性病理学の新たな展開を図って行く所存です。「新毒性病理組織学」が毒性病理学のたゆまぬ発展に貢献することを確信し、また、期待しつつ、私の序文とさせていただきます。

2017年早春
日本毒性病理学会　理事長
中江　大

注：文中の肩書は、すべて当時のものです。

日本毒性病理学会編として「毒性病理組織学」が2000年に発行されてから長い歳月が過ぎました。本書「新毒性病理組織学」は17年ぶりの改訂版となります。

今日、我々は種々の化学物質に囲まれて生活しています。生活環境中にあるこれら医薬品を含む化学物質の多くは、病気の治療に役立ち、生活を豊かにする一方で、その外来物質による副作用、健康障害や地球規模での環境汚染を引き起こすこともあります。このマイナス面を最小限にするために、これら物質の毒性評価はきわめて重要であり、実験動物を用いての毒性試験やがん原性試験の実施は避けることができません。外来物質により惹起される動物の病変の正確な表現、その詳細や本質の把握、発生機序を解明する為の学問体系として毒性病理学があります。本書は毒性病理学の病理組織学診断のための国内唯一の手引書であり、各組織の動物種差を含め機能や構造も要点を解説し、標準的な分類の病理診断を基にその鑑別に関しても可能な限り記述しています。

思い起こせば、2003年の本学会の第19回総会にて当時の前川昭彦理事長が「毒性病理組織学」の改訂方針を打ち出され、(故)白井智之副理事長が教育委員会の委員長として、その検討を担当することになったのがスタートでした。2004年には白井先生が理事長に就任され、副理事長(この後、理事長)の立松正衞先生の下で改訂作業を担う「毒性病理組織学改訂委員会」が設立され、当初7名の委員で具体的な改訂内容を検討しました。会員からの要望も組み入れ、旧版から大幅に充実した内容とし、フルカラー化、図表の充実、写真・図表の本文への組み込み、既存には見当たらない胎盤の毒性変化も加え、マウス・ラットのみならずイヌ・サルの特徴やその背景病変の発生の概要も掲載し、引用文献や索引を充実させるなど、盛り沢山の具体的な構想をまとめました。これらを執筆要項としてまとめ、執筆依頼を行ったのが2006年でした。2010年より改訂委員会の増員を行い、先生方に執筆頂いた初校原稿のレビューを委員で手分けして始めました。2013年には、立松委員長が退任され、当初から参画してきた私がその後の委員長を引き継ぎました。レビューに基づく執筆者の校正を経て、初校ゲラがすべて出揃ったのが2015年です。その後、各章間の整合性の為の修正や用語の統一、並行して進んでいる毒性病理用語・診断基準国際統一化事業(INHAND)との調整などのために全項通しての再レビューと修正を何度か行い、更に写真の色校正や索引抽出を含めて2年間を費やし、ようやく、今日の出版にたどり着きました。

兎にも角にも、長年私の日常にも重くのしかかっていた大きな肩の荷をやっと降ろすことができたというのが正直なところです。残念ながら、この間に本書の改訂に携わられた3名の先生が本書を手に取ることなく逝去されました。本書の出版を待ち望まれてきた方々には、本当に長くお待たせしてしまいました。非力な私が編集責任を担い、一昨年までなかなか集中できなかったことが大きな要因であり、ここに深くお詫びいたします。また、大変な力作を執筆頂いた65名の先生方、多大なご協力を頂いた13名の改訂委員会の先生方、および貴重な写真を提供頂いた先生方に、この場を借りて深く感謝申し上げます。さらに原稿が揃うのを辛抱強くお待ち頂き、度重なる加筆や修正をこころよく引き受け、素敵で堂々たる体裁の成書に仕上げて頂いた西村書店に深謝いたします。正確を期したつもりですが、今後不備な対応が必要な点が明らかになれば、日本毒性病理学会のホームページにて案内させて頂きます。

本書が、毒性病理学を学ばれる方々、および専門家として活躍される方々に少しでもお役に立つことを心から願い本書を捧げます。

2017年早春
日本毒性病理学会
毒性病理組織学改訂委員会　委員長
大石裕司

「毒性病理組織学」改訂版である本書「新毒性病理組織学」が多くの人に支えられ、計画から14年という長い年月の末やっと出版を迎えられたのはご同慶の至りです。第3代理事長前川昭彦先生、並びに第4代理事長（故）白井智之先生より、「毒性病理組織学」の改訂版を出版するように指示を受け2004年に毒性病理組織学改訂委員会を立ち上げました。当初のメンバーは、朝元誠人、岩田　聖、大石裕司、立松正衞、田中卓二、寺西宗広、中江　大であり、活動の場を愛知がんセンター研究所腫瘍病理に置き、塚本徹哉が運営を仕切ってくれました。会員にアンケートを送り、どのような改訂版を希望しているかの調査が、そのスタートでした。以後、検討を重ね、1）オールカラーで出版、2）著者は官民問わずその分野の第一人者、3）執筆原稿のレビュー制度による教科書としてふさわしい毒性病理組織学のスタンダードの提供、4）記載用語の可能な限りの統一、5）改訂版の各項目間の記載内容の整合性、6）実務に役立つバックグラウンドデータの提供、等を編集の根幹として、作業を進めました。想定外の一部の原稿の遅れで原稿が揃う頃は、早期に提出くださった先生方の内容に最新のデータによる微調整が必要になり、完成までに何度も手直しをお願いしました。快く応じていただいた先生に改めて感謝申し上げます。

　私の退任までに完成する予定でしたが、力不足で、大幅に遅れましたこと、改めてお詫び申し上げます。幸い委員長をバトンタッチしました大石裕司先生は編集当初より出版の状況をよく把握されており、要所をおさえ出版へ向けて力強くアクセルを踏み込んでいただきました。

　本書は、毒性病理組織学の教科書として、長く愛読されることを願って執筆者並びに編者一同総力を挙げてまいりましたが、不備な点も多々あると思います。毒性病理学の進歩に対応する今後の改訂に向けて、お気付きの点がありましたら、ご遠慮なく、ご助言くださいますようお願い申し上げます。

　私の力不足により出版までに長期間経過し、この間に、私を含め5人の理事長が交代し、残念なことですが、出版を指示された白井智之理事長と朝元誠人改訂委員、さらに執筆頂いた桑原真紀先生がご逝去されました。ここにご冥福をお祈りするとともに本書を捧げたいと思います。

2017年早春
日本毒性病理学会
毒性病理組織学改訂委員会　前委員長
立松正衞

日本毒性病理学会
毒性病理組織学改訂委員会

委員長	大石裕司	大阪市立大学大学院
副委員長	中江　大	東京農業大学
委　員	朝元誠人(故)	名古屋市立大学
	乾　公正	石原産業㈱
	岩田　聖	㈿ルナパス毒性病理研究所
	上田　誠	日本新薬㈱
	鈴木雅実	中外製薬㈱
	田中卓二	岐阜市民病院
	寺西宗広	第一三共㈱
	林　新茂	三栄源エフ・エフ・アイ㈱
	古川　賢	日産化学工業㈱
	宮田かおり	住友化学㈱
	義澤克彦	関西医科大学
オブザーバー	立松正衞	元 愛知県がんセンター研究所

執筆者一覧

(五十音順、敬称略)

相磯成敏	日本バイオアッセイ研究センター
泉　啓介	徳島大学名誉教授
泉澤信行	アステラス・アムジェン・バイオファーマ㈱
乾　公正	石原産業㈱
今井俊夫	国立がん研究センター
今井田克己	香川大学
岩田　聖	㈾ルナパス毒性病理研究所
上田　誠	日本新薬㈱
上原久典	徳島大学大学院
梅村孝司	北海道大学名誉教授
大石裕司	大阪市立大学大学院
大町　康	原子力規制委員会原子力規制庁
小川勝洋	旭川医科大学名誉教授
尾崎清和	摂南大学
梶村哲世	㈱イナリサーチ
勝田真一	(一財)日本食品分析センター
神鳥仁志	武田薬品工業㈱
北垣雅人	㈱資生堂
桑原真紀(故)	(一財)残留農薬研究所
佐藤順子	㈱LSIメディエンス
佐藤　洋	岩手大学
渋谷　淳	東京農工大学大学院
渋谷一元	(一財)日本生物科学研究所
下井昭仁	㈱イナリサーチ
白井智之(故)	名古屋市立大学名誉教授
杉江茂幸	朝日大学歯学部附属村上記念病院
鈴木雅実	中外製薬㈱
諏訪隆彦	資生堂アメリカズコーポレーション
田中卓二	岐阜市民病院
田中丸善洋	武田薬品工業㈱
玉野静光	㈱DIMS医科学研究所
田村一利	㈱ボゾリサーチセンター
茶谷文雄	㈱新日本科学
塚本徹哉	藤田保健衛生大学
津田洋幸	名古屋市立大学名誉教授
土谷　稔	㈱LSIメディエンス
堤　雅弘	済生会中和病院
寺西宗広	第一三共㈱
土井邦雄	東京大学名誉教授
永井博文	武田製薬工業㈱
中江　大	東京農業大学
長野嘉介	元 日本バイオアッセイ研究センター
奈良間　功	(公財)食品農医薬品安全性評価センター

西川秋佳	国立医薬品食品衛生研究所
布谷鉄夫	(一財)日本生物科学研究所
野々山 孝	元 武田薬品工業㈱
林　新茂	三栄源エフ・エフ・アイ㈱
原田孝則	(一財)残留農薬研究所
久田　茂	あすか製薬㈱
平川公昭	㈱新日本科学
深町勝巳	名古屋市立大学大学院
古川　賢	日産化学工業㈱
細川　暁	エーザイ㈱
前川昭彦	元（公財)佐々木研究所
松本清司	信州大学
眞鍋　淳	第一三共㈱
三森国敏	東京農工大学名誉教授
宮川義史	元 日本たばこ産業㈱
宮田かおり	住友化学㈱
務台　衛	田辺三菱製薬㈱
山﨑寛治	元 (一財)化学物質評価研究機構
山手丈至	大阪府立大学大学院
義澤克彦	関西医科大学
吉田　緑	内閣府 食品安全委員会
吉見直己	琉球大学大学院
鰐渕英機	大阪市立大学大学院

目　次

序　文　iii
日本毒性病理学会　毒性病理組織学改訂委員会　vi
執筆者一覧　vii

総　論

第 1 章　毒性病理学とは　3
第 2 章　細胞構造　11
第 3 章　化学物質による細胞傷害のメカニズム　29
第 4 章　代謝障害　39
第 5 章　循環障害　45
第 6 章　炎症と免疫　59
第 7 章　増殖性病変と腫瘍　83
第 8 章　遺伝子改変動物　91

各論 I

第 1 章　呼吸器系　99
　　1．鼻腔・咽頭・喉頭・気管　99
　　2．肺　117
第 2 章　消化器系　141
　　1．歯　141
　　2．唾液腺　156
　　3．口腔・舌　160
　　4．食道　166
　　5．胃　168
　　6．小腸・大腸　188
　　7．肝臓　216
　　8．胆嚢　255
　　9．膵臓（外分泌）　263
第 3 章　循環器系　271
　　1．心臓　271
　　2．血管・リンパ管　287
第 4 章　泌尿器系　299
　　1．腎臓　299
　　2．膀胱・尿管・尿道　335

第 5 章	生殖器系	**347**
	1. 雄性生殖器	347
	2. 雌性生殖器	379
第 6 章	造血系	**419**
第 7 章	免疫系	**445**
第 8 章	内分泌系	**477**
	1. 下垂体	477
	2. 甲状腺・上皮小体	494
	3. 副腎	508
	4. 膵臓（内分泌）	518
	5. 松果体	526
第 9 章	神経系	**531**
第 10 章	感覚器系	**559**
	1. 眼および付属腺（涙腺・ハーダー腺）	559
	2. 耳および付属腺（ジンバル腺・耳道腺）	585
第 11 章	運動器系	**597**
	1. 骨格筋	597
	2. 骨・関節	607
第 12 章	外表系	**627**
	1. 皮膚・皮下	627
	2. 乳腺	650
第 13 章	体　腔	**659**
第 14 章	妊娠病理（胎仔・胎盤）	**665**

各論Ⅱ

第 1 章	はじめに	**703**
第 2 章	ラットの背景病変	**705**
	付表 1　Incidence of Spontaneous Tumors in Control F344 Rats	705
	付表 2　Incidence of Spontaneous Tumors in Control Wistar Han Rats	712
	付表 3　Incidence of Spontaneous Tumors in Control SD（CD：IGS）Rats	720
第 3 章	マウスの背景病変	**725**
	付表 4　Incidence of Spontaneous Tumors in Control B6C3F1 Mice	725
	付表 5　Incidence of Spontaneous Tumors in Control ICR（CD-1）Mice	731
第 4 章	ビーグル犬の背景病変	**737**
	付表 6　Incidence of Spontaneous Lesions in Control Beagle Dogs	754
第 5 章	カニクイザルの背景病変	**767**
	付表 7　Incidence of Spontaneous Lesions in Cynomolgus Monkeys	781
第 6 章	遺伝子改変動物	**789**

索　引　799

総 論

総論

1 毒性病理学とは

> 病理学は、元来、生体に起こる病的状態、すなわち疾病の本質・本態を追究する学問で、具体的には、細胞や組織・器官に生じる正常から逸脱した変化（病変）について肉眼的および顕微鏡学的な形態的変化を観察するとともに、病気の原因（内因・外因）を解明するのが目的である。一方、毒性病理学は、病理学と毒性学（トキシコロジー）とが合わさった学問で、主に化学物質曝露という外因性の原因によって惹起される種々の病的状態を研究の対象として、病的状態の発生の有無とその程度を形態学的に追究することを目的とする。毒性惹起機序を種々の手法を用いて解明することによって、化学物質の毒性学的評価と、最終的にはその化学物質のヒトへのリスク、あるいは安全性評価を行うものといえる。

1. 病理学の歴史

現代の病理学の基礎は、19世紀に入ってRudolf Virchowによる豊富な病理解剖学的経験と、その当時発明された顕微鏡による観察に端を発する。彼は当時信じられていた体液病理学に対し、全く異なる細胞病理学を提唱し、疾患はすべて局在する細胞の変化に基づくものであることを主張した。Virchowの細胞病理学がその後ドイツで発展すると同時に、PasteurやKochなどによる微生物や結核菌の発見によって、病因としての細菌学が発展した。

一方、フランスのFrançois Magendie（1783～1855年）は疾患の成り立ちや経過を動物モデルによって解析する実験病理学的手法を築いた。フランス生理学者のClaude Bernard（1813～1878年）は実験的研究手法を初めて医学に取り入れ、生理学を確立した。彼の著作『実験医学序説』（1865年）は今日の実験医学の基礎となっているといわれている。

他方、ヒトの疾患を対象に発展してきた病理学においては、畜産の盛んなヨーロッパを中心にして家畜を対象とした獣医病理学が発展し、次第に家畜だけでなく伴侶動物や実験動物など、ヒト以外のあらゆる動物を対象とする学問として体系づくりが進展し、人体病理学と対比できる動物病理学ともいうべき研究分野が確立された。

Virchow以降に発達した細胞を基盤とした疾病の確立によって、病理学はさらに発展したが、これには顕微鏡をはじめとする機器の進化と新しい機器の開発、さらには特殊染色をはじめとする解析方法の飛躍的発展に支えられた結果である。レトロスペクティブな手法による病理学的解析から、実験動物を用いたプロスペクティブな疾患形成の原因と本態の解明を目指した研究手法がとられたことにより、人体病理の補助的側面から発展し、実験病理学的分野が発達してきた。実験病理学的研究は、本書の主題である毒性病理学の柱となるものである。

2. 毒性病理学とは

毒性病理学は、毒性として表現されてくる変化を病理学という形態学的手法を主体とした方法で解析する実験病理学的学問である。病理学がそうであるように、毒性病理学は、病理診断（特に病理組織学的診断）という側面と、モデル動物などを使用した実験を通して化学物質の毒性や影響などを病理学的立場で研究（実験病理学）する側面の2つを備えている。

医学・生物学の発展がトキシコロジーの発展に不可欠であるが、毒性病理学においては、20世紀半ばから発展した化学発がんの研究に負うところが大きい。化学発がん研究の緒は、山極・市川によって成し遂げられたコールタール塗布によるウサギの耳での世界初の人工的発がんの成功（1915年）であるが、その後、佐々木・吉田のオルトアミドアゾトルオールによるラット肝癌の発生の成功などを契機に、日本での輝かしい化学発がん研究の歴史が刻まれた。一方、1940年代米国においてミラー夫妻による化学発がん物質の代謝活性化と解毒化に関する研究を発端に、発がん物質の反応性中間体の役割や、それらの代謝に関わる酵素の発見、さらに発がん物質固有の代謝経路に関する研究など、薬物代謝の基本が発がん物質の研究によって解明された。これらの研究は小胞体に存在する多機能ミックスファンクションオキシダーゼ

とその後のチトクロームP450の発見に代表されるが、毒性化学物質（トキシカント）の毒性発現メカニズムやリスク評価に大きく貢献してきている。

　トキシコロジーは外因性物質による有害作用の研究を対象にしている。職業上の曝露だけでなく、大気、水、食物、薬剤、その他の環境中に含まれる化学物質の健康影響に関わる事象も対象としている。そのため、有害性物質から身を守るための基準や規制の設定、有害性に関わるメカニズムとそれに基づく障害の軽減化あるいは治療のための研究に寄与している。トシキコロジーには比較的多くの分野の研究者や専門家が関与するのに対して、毒性病理学では、組織レベルでの病変の診断能力が備わっていることが第一条件で、そのうえにトキシコロジーに関わる広範な知識を持つことが要求される。

　毒性病理学は、トキシコロジーと車の両輪のように発展してきた。現代トキシコロジーは20世紀に入って急速に発展したが、それは化学工業の急速な発展に伴った医薬品、農薬、合成繊維をはじめとする工業化学製品の急増に負うところが大きい。この背景には、皮肉にも第二次世界大戦が大きな役割を果たしたと言われているが、医学、合成化学、物理学および生物学における驚異的発展がトキシコロジーの持つ科学的側面のほか、同時に技術としての側面を発展させたといえよう。

　化学物質の生体への影響（毒性、障害性）を見極めるために果たす毒性病理学の役割は極めて広く、単に生体や器官レベルの障害性を明らかにするのみではなく、形態学を基盤にした障害性の分布、臓器特異性、広がり、強さ、時間経過などを視覚として認識し、化学物質の毒性の特徴を用量-反応関係を含めて評価し、それらの情報からヒトでの有害性評価または安全性評価を実施することにまでいたる。したがって、毒性病理学による毒性評価は一定の定義や標準化された指標あるいは手法によってなされる必要があり、それによって毒性解釈の共有化が可能となる。しかし、実際にはすべての事象について、定義や標準化したプロトコルで評価することは不可能であり、病変に対する病理担当者の適切な判断が重要である。

　毒性病理学者は単に顕微鏡的に診断するだけではなく、トキシコロジーの知識と病理学の診断能力の両方を兼ね備えている必要があるが、加えて毒性病理学の最終目的がヒトにおける安全性あるいは障害性を評価することであることから、必要に応じてヒトの身体のしくみや疾患について基礎的な知識を習得するよう努める必要がある。それによって動物とヒトとの類似点や相違点が理解でき、実験動物で認められた毒性がヒトに外挿可能かどうかの適切な判断も培われる。また医薬品の薬理作用などについて理解を深めることも適切な毒性の判断には欠かせない。

3. 毒性病理学の基本と毒性病理学者

　毒性病理学の基本は、病理形態学に基づく病変の把握とその記述であり、さらに病変の部位、広がり、強さとともに、病変の特徴をつかむことが重要である。肉眼的観察力はもちろんのこと、顕微鏡学的な観察力、すなわち構成細胞・組織構築などの形態学的変化を認識する眼力あるいは鏡検能力が要求される。形態学的異常を認識するためには正常の構造に精通する必要があり、絶えず病変と正常対照を対比しつつ、観察力を向上させる努力が要求される。的確な診断は適切に作製された標本の上でのみ可能となる。したがって、質の高い組織標本（一般にヘマトキシリン・エオジン〔HE〕染色標本）を提供できる良きパートナー（標本作製者）の協力が不可欠でもある。一般に動物の正常構造はヒトと類似しているが、誘発された病変や腫瘍性病変にはその動物に特異的な変化が多くあることから、毒性病理学者はそれらを認識して、種々の毒性試験における正確な病変の診断を行い、この経験の積み重ねによって病変の正しい理解と意味づけが可能となる。その結果、化学物質の正しい毒性評価を行う能力が備わってくる。化学物質の毒性の性格・意味づけは病変の発生頻度、病変個数などを基にした実験群間での適切な統計学的手法による比較をもってなされ、その結果が被験物質のリスクアセスメントに多大な影響を与える。したがって、正確な病変の病理学的診断を目指して診断技術の向上を常に図る努力をする必要がある。観察された病変が化学物質の投与に起因するものなのかどうかの意味づけも、毒性病理学者が担わなければならない。病理学的診断とともに得られた病変所見の生物学的意味づけについては、できるだけ公平性と一貫性を保つ試みから、セカンドオピニオンとしての他の毒性病理学者による病理ピアレビューを行うことも大切である。欧米では行政からも推奨され、普及したこの病理ピアレビューであるが、2015年、病理ピアレビューに関するOECD-GLPガイダンスが発行され、国内GLP運用においても、欧米同様の生データ化前の病理ピアレビュー実施や病理報告書を生データと定義することも容認されることとなり、毒性病理分野でのGLP運用の国際的統一化がなされた。

4. 毒性病理学者の役割の1つである動物モデルの確立

　毒性病理学の発展には従来から実験動物としてラットやマウスを用いた評価や研究が大いに貢献してきたが、一方では大きな制約もある。

　発がん性の評価の際にはゴールドスタンダードとされる2年間の長期発がん性試験が実施されるが、多量の被験物質の消費、多数の実験動物の使用、結果が出るまでに長期間が経過すること、試験実施のための設備の整っ

た施設の必要性とその管理、携わる多くの専門家など、経費、時間、施設のほか、人的資源など、成果を得るまでに多大なる経済的負担が強いられている。その結果、このような試験に供することのできる化学物質の数は極めて限られてしまう。一方、新規の化合物は増え続けており、発がん性試験が実施されていない既存化学物質の数も膨大な数にのぼっている。このような状況を少しでも改善するために種々の短期〜中期の代替試験法の開発が試みられ、一部は実用化されている。2年間の発がん性試験を含めて、動物を用いた試験法において、100％満足しうるものは存在しない。近年の分子生物学の発展によって遺伝子操作がより簡便で、確実になってきており、遺伝子操作を行った動物の作出によって、多くの疾患モデルが確立されている。こうしたモデルを利用した発がん性評価によりメカニズムベースの解析が可能となっている。今後さらに有用な遺伝子改変動物によるモデルが作出されることが期待される。試験法の開発や改良は引き続き行われるべきであるが、その際の毒性病理学者の役割は決して小さいものではない。毒性の表現型そのものが形態学を基盤として発展してきたものであり、形態学的な診断なくして、発がん性評価はありえない。最近では発がん性の予兆を形態学の微細な変化、あるいは血中に現れる標的マーカーの微少な変化、また遺伝子や蛋白質発現の変化から本来の毒性を評価する方法も多く研究されている。これらの情報あるいは手法を利用して評価に取り入れることも積極的に行う必要があろう。

　近年、ナノマテリアルの毒性評価の必要性が高まっている。物質の開発や応用には企業などの積極的活用が目立つものの、十分な安全性を確立するための方法論の検討が立ち遅れていることもあって、ナノマテリアルの安全性評価は必ずしも進んでいない。アスベストの発がん性が社会問題としてクローズアップされている中で、ナノマテリアルの使用が広範囲に広がっていることから、ナノマテリアルの毒性学的評価は、今求められている緊急の課題といえよう。しかし、ナノマテリアルの物理学的性格上、従来の毒性評価法が必ずしも適切ではないことも指摘されており、ナノマテリアルの毒性評価のための適切な試験法の開発が必要である。

5. 毒性病理学者の育成と毒性病理学専門家の認定（資格認定制度）

　化学物質のリスクアセスメントにおいて、初期の段階にあたる「有害性確認（ハザード・アイデンティフィケーション）」のための毒性データの取得においては病理検査によるデータが欠かせない。生化学的検査など、他の毒性評価に供される検査データは測定機器による数値として表現されることが多いのに対して、形態学的観察は鏡検者の判断に依存している部分が多く、主観的な所見になりやすい側面を有している。鏡検者の観察力・記述力に依存するため、毒性評価の精度や解釈においては病理担当者による偏りが発生することになる。こうした偏りをできるだけ少なくするには毒性病理学者の質の向上が求められるが、それには信頼できる毒性病理学者の育成が必須であり、定期的な講習などを通してのトレーニングが欠かせない。残念なことに、我が国では毒性病理学を教科として指導する公的な機関は存在せず、全国的に医学部、獣医学部、薬学部などで化学物質の毒性評価に関連する研究グループあるいは講座も約20％にすぎない。形態学を中心とした、毒性表現を診断する毒性病理学を専門としているところは、残念ながら皆無に近い。辛うじて少数ながら、医・獣・薬学部および数ヵ所の研究所の病理学部門で、毒性病理学的研究を行っているというのが現状であろう。獣医学部においても、化学物質の毒性評価に用いられるマウスやラットなどの実験用小動物を中心にした教育を実施していることは少なく、ほとんどは経済的な需要からか、畜産あるいはペットを対象とする獣医師の養成であり、医学部では臨床医や基礎医学研究者、薬学部では薬剤師や企業の薬学研究者の育成に重点が置かれる。幸いにして、今日まで我が国においては、古くから動物を用いた発がん研究が盛んで、数々の成果をあげてきた歴史があり、この分野に携わる研究者も多かったことから、毒性病理学的な知識をもつ専門家に恵まれていたという経緯がある。そのため、日本毒性病理学会に所属する専門家は、他国では例をみないような医学部・獣医学部・薬学部・衛生学部の出身者から構成されており、我が国の毒性病理学は、これらの学部の教育を基盤にして実社会の要請に応じつつ学際的な分野として発展してきたともいえる。

　毒性病理学者には病理学的な診断力、記述力はもちろんのこと、観察された病変が、投与された化学物質によって誘発されたものかどうかの判断も要求される。それらの判断に際しては、使用されるマウスやラットなど種・系統・週齢特有の特性や自然発生病変に伴う変化など、極めて多岐にわたる知識の習得と体系化した理解と経験が求められる。一般の毒性パラメータは、1つの検査項目に対し1つの指標に限られるが、毒性病理学では、鏡検という手段により、一度に多くのパラメータを観察していることから、多くの指標（マルチエンドポイント）を一度に把握しているという特色がある。こうした広く、また深い学際的知識と病理学的病変の観察力の習得は、短時間で到達できるものではなく、これらの教育には系統立てた講義と実習・演習が必要である。したがって、毒性病理学専門家の育成は日本毒性病理学会の継続すべき重要な課題といえる。米国ではACVPという獣医病理学の資格試験があるが、毒性病理学としての認定制度は設置されていない。

　化学物質の毒性発生機序、すなわちmode of action（MOA）は有害性のヒトへの外挿を行う場合、避けては通れない重要な課題である。例えばこれまでにも実験動

物で発がん性を示したにもかかわらず、ヒトには外挿できないとされた例がある。例えば、酸化防止剤のブチルヒドロオキアニゾール（BHA）によるラット前胃発がん、ペルオキシソーム増殖剤によるラットあるいはマウスの肝発がん、d-リモネンなどにみられる$\alpha_{2\mu}$グロブリンとの結合による雄ラット腎発がん、サッカリンや膀胱内結石などによるラット膀胱発がんなど、実験動物のみに特有の発がん現象として理解されたものである。毒性病理学者には今後、現象としての毒性だけでなくMOAについても積極的に解明することが求められる。ヒトの曝露量の評価に加えて、MOAとともに、種々の試験データから得られるweight of evidence（証拠の重みづけ）とdose-response（用量-反応）曲線の確認がリスク評価には欠かせないものである。

現在、日本毒性病理学会では、研究・教育機関や企業で活躍している若手のスタッフを対象にしてセミナーや試験を実施し、一定レベル以上の能力を有した毒性病理学者を認定する制度が実施されており、毒性病理学者の質の向上に大いに役立っている。資格試験では、病変の肉眼的診断と顕微鏡による診断に重点を置いて、記述試験を併用しており、一定の評価を受けた受験者のみに毒性病理学専門家としての称号を付与している。2017年1月現在、資格取得者は362名である。

毒性の有無の総合的判断には、統計学的な解析による客観的な評価が導入される。最近はコンピュータソフトウェアとしてパッケージ化されており、マニュアルに沿ったデータ入力によって自動的に結果が得られるが、当然のことながら、その理論および結果の意味するところを十分に理解するようにしたい。一人の病理学者では自ら限界があり、他の病理学者とのコミュニケーションや、生化学、薬理学、統計学など、他の分野の研究者／専門家との連携が必須となる。

6. 日本毒性病理学会の設立と海外の学会との連携

日本毒性病理学会は、1985年に毒性病理研究会として設立された。第1回の研究会は1985年3月25日に西山保一博士のお世話により北里大学で開催され、その後、藤原公策、伊東信行、榎本　眞、蟹沢成好、板倉智敏の各先生により手弁当で開催された。第4回（1988年）からは日本毒性病理学会と改められた。その後、年々発展し、2016年には第32回の学術集会を迎えるにいたった。

現在、各国にある毒性病理学会がジョイントして設立している国際毒性病理学会連合 The International Federation of Society of Toxicologic Pathology（IFSTP）が非営利団体として、科学的活動とともに各団体の交流や情報交換をはかり、各団体の相互の発展に大きく寄与するとともに、毒性病理学の主目的である毒性評価における種々の課題の標準化に大きな役割を果たしてきている。IFSTPには2014年現在、日本（JSTP）のほか、欧州連合（ESTP：ドイツ、スイス、オーストリア、北欧）、オランダ（NLSTP）、ラテンアメリカ（LASTP：ブラジル、アルゼンチン）、インド（STP-I）および韓国（KSTP）の毒性病理学会が加盟している。近い将来には中国も参加の予定である。またInternational Academy of Toxicologic Pathology（IATP）は1999年に設立された国際機関で、独自の審査基準（書面審査）にて毒性病理学専門家を認定する制度を設け、国際的な毒性病理学専門家認定制度を広める活動を通して、毒性病理学の普及と向上を目指している。今後、グローバルなレベルで資格試験が設定されるかもしれない。

7. GLP（Good Laboratory Practice）制度と信頼性保証

1970年代後半に米国のFood and Drug Administration（FDA）に提出された大手製薬会社2つの新薬の資料にデータの不一致や、看過できない実験操作が行なわれていたことが明らかとなったことに端を発し、FDAは製薬会社の研究所の緊急査察を行い、試験の計画、実行および報告について調査した。その結果、他の研究所における査察でも不適切な実験操作や報告などの問題点が見出された。これを契機に、1976年11月19日に試験の正確さを証明するGLP制度が施行され、条令化された。

経済協力開発機構（OECD）では1981年に加盟各国に同原則に基づくGLPの導入を求めOECD-GLPを採択した。それに伴い、我が国においても1983年にGLPが制度化された。日本では、医薬品、農薬あるいは労働安全衛生法および化学物質審査規制法の新規化学物質などの試験でGLP制度が導入されている。GLP制度は、試験施設ごとに運営管理、試験設備、試験計画、内部監査体制、信頼性保証体制、試験結果などの適切な取り扱いについて具体的に規定している。

具体的にはGLPは試験施設が備えるべき設備、機器、組織、試験操作などの手順書などについて整備し、信頼性のあるデータを最終報告書に反映することを定めたものである。病理関係においては担当する試験実施者が実験動物に対する知識とそれ相応の教育を受け、知識を持つとともに、実施経験を有することが求められる。試験実施にあたっては検疫の実施、試験環境への馴化期間、異種動物の分離飼育、ケージなどの衛生的保持、床敷交換の必要性、飲水と飼料の検査、飼育施設などの衛生的管理のほか、実験動物への倫理的配慮も求められる。さらに試験データの信頼性を保証するために必要な標準操作手順書 standard operation procedure（SOP）を整備し、それに則って試験を実施しなければならない。SOPは飼育施設の管理、飼育手順、動物の識別、収容の仕方、配置方法、移動手順、一般症状の観察方法、瀕死または

死亡動物の取り扱い、剖検、病理組織学的検査などについて細かく標準化され、これによって基礎的な教育訓練を受けた者が、SOPに従って操作すれば恒常的な結果が得られるようになっている。このように試験計画書の作成、試験の実施、最終報告書の作成においては毒性病理学者の経験豊かな判断と考え方が必須となる。

　GLP規制は試験実施に関わる重要な基準を提示しているが、病理診断そのものの命名法には基準は求められていない。病理診断は、疾患に関する広い知識とトキシコロジーの基礎的学識の上に立って各臓器の形態学的変化を総合的かつ深く観察することによりなされているが、病名の1つひとつの定義については比較的曖昧さや独自の解釈で行われているのが現状である。

　近年、毒性評価を世界的レベルで同一の認識に立って評価するために、病変名あるいは病変の診断名を統一する必要性が力説されるようになっており、このような流れを受けて、次に述べるように毒性病理学的診断における用語の統一を国際的に行おうとする動きが活発になってきている。

8. 病理診断の国際的共通化

　病変診断において、診断基準やその用語の使用には各国間で違いがみられるばかりでなく、各々の受託研究機関によっても用いる用語が違う場合があるといわれている。近年、試験のアウトソーシングの必要性から、一連の毒性試験のいくつかを、異なった施設に委託するようなケースがある。その結果、同一病変にもかかわらず、亜急性試験での病変の診断と慢性発がん性試験での診断が異なったりすることが経験され、2つの試験に出現した病変の同一性についての比較検討や総合的な毒性評価に支障をきたすことがある。新しい医薬品や各種製品が国際的に開発され共通した評価が必要となるケースが多くなってきていることから、毒性試験の評価方法を共有化することは極めて大切であり、試験の数を削減することにもつながる。したがって、毒性病理学的診断における用語の標準化は極めて重要な課題であると同時に、長年の毒性病理学分野での目標でもある。しかしながら、実験用ラットおよびマウスにみられる病変の用語および診断基準の調和を図ることは、各国の毒性病理学における長年の歴史的背景の違い、病変の多種多様性、また産・官・学それぞれの立場の違いなどもあり、目的とする標準化作業には幾多の課題を抱えているのが現状である。1980年代後半に、米国毒性病理学会 Society of Toxicologic Pathology（STP）および欧州RITAデータベース（Registry of Industrial Toxicology Animal-data）によって開始された会議の成果はいずれも公表されている（SSNDC：Guides for Toxicologic Pathology、WHO/IARC：International Classification of Rodent Tumorsなど）。1994年、マウスにおける増殖性病変の診断基準の標準化のための国際的な活動の調整と既出のラットにおける増殖性病変の用語との調整を目的として、「毒性病理学における用語および診断基準の国際的調和に関するSTP/ILSI（米国毒性病理学会/国際生命協会）の共同委員会」が創設された。その結果、既刊の用語集との間にみられる不一致を解消し、共通のコンセンサスを得ることを目的として、1998年、バンクーバーで開催されたSTP年次総会において「ラットの用語調整小委員会（Rat Nomenclature Reconciliation Subcommittee）」が設立された。そこでの話し合いを経てラットの腫瘍を中心に、2000年6月に臓器ごとに国際調停案が提示されたが、それは主として増殖性病変に限定されたものであった。そこでSTPの諮問機関であるSRPCは、さらに非腫瘍性病変を含めたラット・マウスにおける病理組織病変の国際的統一化を図ることを提案し、それを受けてESTP/RITAは2005年にその原案 International Harmonization of Nomenclature and Diagnostic Criteria for Lesions in Rats and Mice（INHAND）を作成した。このINHAND推進機関としてSTP/ESTP/BSTP/JSTPの各代表者よりなるGESC委員会（Global Editorial and Steering Committee）が結成され、2006年に第1回会議がバンクーバーで開かれた。また、同時にその下部組織として臓器別ワーキンググループが結成され、呼吸器系、肝臓・胆嚢、神経系、リンパ・造血器系、心臓・循環器系、泌尿器系、雄性生殖器系、雌性生殖器系、感覚器系、内分泌系、乳腺・特殊脂腺、消化器系、皮膚・皮下組織、骨・骨格筋および軟部組織の15器官にわたっての用語・診断基準の統一化が鋭意進められている。我が国のJSTPからもGESCおよびワーキンググループの各委員が選出され、この統一化に参画している。本プロジェクトは5ヵ年計画で2008年から正式に開始され、2012年末までに終了する予定であったが、事業の遅れと、新たに非齧歯類（イヌ、サル、ウサギ、ミニブタ）の用語・診断基準の統一化も図ることが決定され、事業期間を延長している。また、このINHAND標準用語は米国での医薬品の電子申請の用語として正式採用された。

9. 法律・規制

　日本においては医薬品、農薬、食品添加物、一般化学物質など、それぞれの使用目的や使用条件に応じた関連する法律に定められた安全性評価試験法があり、試験結果に基づいた化学物質の安全性評価が実施されている。さらにその安全性評価に基づいて、多くは国レベルで化学物質の製造や使用の規制がなされている。1973年にポリ塩化ビフェニール（PCB）による環境汚染をきっかけに経済産業省は新規化学物質の事前審査制度を導入し、難分解性と高濃縮性を有し、かつヒトの健康を損なう恐れのある化学物質を第1種特定化学物質として、その製造・輸入禁止措置などの規制措置を導入した。これが「化

学物質の審査及び製造等の規制に関する法律」(いわゆる「化審法」)である。その後2回の改訂が行われた。1986年ではトリクロロエチレンなどによる地下水汚染問題を契機に、高濃縮性ではなくても難分解性で長期毒性を有する化学物質を第2種特定化学物質として、製造・輸入量の制限措置を行う改訂がなされ、2003年には化学物質管理に関する国際動向およびOECD勧告を契機にヒトのみではなく動植物の生息もしくは生育に支障を及ぼす恐れがある化学物質に対しても規制しようとする改訂である。毒性病理学が関与する重要な法律の1つである。

最近では食品の安全・安心を確保する目的から、輸入農産物を含めた残留農薬への対応が厳しくなった。基本的には毎日の食事を通して摂取する農薬などの量がADIを超えないように規制するものであるが、従来の許可農薬の残留量が基準を超えないように規制していた法律を一歩前進させて、世界中で使用されているすべての農薬と作物の組み合わせに対して残留農薬基準を設定するように2003年5月には食品衛生法の一部が改正されたほか、2006年には残留農薬および動物用医薬品についてポジティブリスト制が導入された。この制度は基準が設定されていない、つまり使用が許可されていない農薬であっても一定量を超えて残留する食品の販売などを原則禁止する制度である。直接この法律の改正に毒性病理学の関与は少ないものの、関心を寄せるべき内容である。2003年5月には食品安全基本法も制定され、食品摂取による健康への悪影響について科学的知見に基づき、客観的かつ中立公正に評価を行うところとして内閣府直属の「食品安全委員会」が設置されている。

また、最近特に注目されるのは、EUがヒトや環境を有害物質から守ることを基本とし、有害物規制の考え方を2006年12月に変更したことである。化学物質の総合的な登録、評価、認可、制限の制度 Registration, Evaluation, Authorisation and Restriction of Chemicals (REACH) と呼ばれ、2008年6月から運用が始まり、登録を開始した。本規則では、EUで物質(調剤中の物質も該当)を年間1トン以上製造または輸入する事業者に対し、登録手続が義務づけられている。これは、これまで政府が行ってきた化学物質の安全性の立証責任を製造業者に移行させるもので、既存および新規化学物質の区別なく、化学品の有害性、安全性情報を欧州化学品庁 European Chemicals Agency (REACH可決とともに設立) へ申請・登録することを義務づけている。同庁が審査し、場合によっては再試験の要求があり、安全性が明らかにされない限り上市できない。完成品メーカーは部品に含まれる化学物質を把握する必要があり、日米欧の電気・電子業界は、情報開示基準を統一することで合意している。世界の環境規制の趨勢から、環境負荷を低減する技術開発が製造メーカーに必須となった。また、製品中の化学物質についても一定の条件でリスク評価を義務づけている。規制の考え方からは理想的なものであるかもしれないが、本来、化学物質の毒性は用量に依存することが明白であるにもかかわらず、そのような基本的理解の欠如により、我が国および米国など、他国の規制方針とは相容れない部分がある。また、必要以上の動物実験を要求されるのではないかという懸念を含め問題が多い規制であるともいわれており、世界的な合意にはいたっていない。これに対応する毒性病理学者の正しい理解と積極的な関与が期待される。

10. 毒性病理学の未来

10-1. 分子生物学の発展

近年の分子生物学の発展には目を見張るものがある。生体(器官、組織、細胞)の形態と機能維持には、それに関わる複数(おそらくかなりの数)の遺伝子の総合的な関わりの中で成立しており、正常から逸脱した異常(病変・疾患)は、関わる遺伝子の発現調整がうまくいかなくなった結果と理解される。DNAに仕組まれた遺伝子情報(暗号)は、いったんRNAという物質にコピーされ、そして蛋白質に翻訳される。この流れが「分子生物学のセントラルドグマ」といわれるものである。また1つの遺伝子の産物は、多くは多数の遺伝子の作用に影響を与える遺伝子ネットワークの一員にすぎず、遺伝子情報の複雑さは想像を超えた部分がある。さらに最近遺伝子上で圧倒的に多いとされる蛋白質をつくらないnon-cording RNAの役割がにわかに注目されるようになっている。その中でmicroRNA(21-25-nucleotide small RNAs)が翻訳後RNA干渉のかたちで遺伝子の発現を抑制するように働くことが明らかになっており、"遺伝子調整における小さなものの大きな役割"として、今後microRNAの毒性発現における役割が重要になっていくことが予想される。

トキシコロジーと「オミクス-omics」の融合語は現代の研究の進むべき方向で、ゲノミクス、トランスクリプトミクス、プロテオミクス、メタボロミクスと発展してきている。毒性発現の指標とともに毒性発現のメカニズム解明に役立つことが期待される。

10-2. 動物愛護

動物愛護の観点から、動物実験に関わる3つのR、すなわち replacement, reduction, refinement の3Rの理念が2005年6月議員立法により改正され、「動物の愛護及び管理に関する法律」の第四十一条に明記された。replacementは意識・感覚のない実験系(低位の動物種)への代替で、無意味な重複実験を排除することを謳っている。reductionは科学的に必要な最小限の動物数の使用にとどめること、refinementは実験を行う際の動物への苦痛の軽減、安楽死の措置などの実施である。欧州においては実験動物の使用を制限して、できるだけ低位の

動物種や in vitro の実験系を用いるなどの代替法に関する動きが活発であるとされる。しかし、動物実験の目的は、動物あるいは細胞に対する毒性の有無が本来の目的ではなく、ヒトに対するリスクあるいは安全性を評価することであることから、代替法の利用には自ら限界があり、その活用は今後の研究と各国の科学的合意を待たなければならない。

11. 最後に

化学物質を含めて、環境中のさまざまな因子はすべて、ヒトの健康を損なう危険性を持っている。16世紀に活躍したルネサンス初期の医師で、錬金術師でもあったパラケルスス（1493/94～1541年）は「すべての物質には毒性があり、毒性のないものはない。物質が薬であるか毒であるかは摂取量による」と述べたとされている。「用量-反応関係」をヒトの健康への影響の有無を判断する基本としている現代トキシコロジーと相通じる考え方である。我々の環境の中で、どこからが毒であり、どこからが毒でないのかを判断する基本的なデータを示すのが毒性病理学専門家の役割でもある。しかし往々にして、「毒」の部分のみが強調され、さらにそれが世の中に流布されていくと、本来安全であるはずのものに「危険」というレッテルが貼られてしまうこともある。一度そのレッテルが貼られると、それを剝がすことは極めて困難になる。残念ながら、こうした流布が研究を本業とする人から発信されることがある。似非毒性病理学者にならない気構えが必要である。

「安全」と「安心」は最近のキーワードであるが、両者は必ずしも同じではない。安全であっても安心できないことは多い。パラケルススの言葉にあるように100%安全な物質はないと考えて差し支えないが、すべてのものに安全な領域（用量）があることも確かである。安全と安心のために行政と科学者が一体となって取り組む努力が求められているものと考える。毒性病理学専門家もその責任の一端を担っているのであり、ただ豊富な知識を有した専門家にとどまっていてはいけない。自分の診断や所見が、被験物質の運命を左右することになるので、自らが責任を持って判断するという気構えとともに、科学的知見を基に論理的に人々に安全と安心についての理解を深めてもらうよう努力することのできる毒性病理学のプロを目指してほしい。そのためにこの『新毒性病理組織学』が大いに役立つことを願う。

（故）**白井智之**
名古屋市立大学名誉教授

総論

2 細胞構造

体を構成する細胞の数はヒトではおよそ60兆個といわれている。ヒトの体重が60 kgとすると、体重10〜20 gのマウスではおよそ0.01〜0.02兆個、100〜200 gのラットではおよそ0.1〜0.2兆個となる。これらの細胞はすべて1個の受精卵が繰り返し分裂してできたものである。細胞は、各器官・組織の機能を担う体細胞と、次世代の子孫を残すための生殖細胞に大別され、これらは発生の早い段階で区分されて運命づけられる。細胞の種類は哺乳類ではおよそ120〜130種類にのぼる。個々の細胞はいずれも2万数千個の遺伝子にコードされたすべてのゲノム情報を備えている。遺伝子には細胞の種類にかかわらず共通に発現して基本的な生命活動に関わるものと、それぞれの種類の細胞の特殊機能に関わるものがある。細胞の形態は細胞の種類によって異なるが、基本的な構造は共通している。器官・組織は複数の種類の細胞から構成されており、それぞれの主役を担う実質細胞と、実質細胞の働きをサポートする非実質細胞に分けられる。器官・組織内では細胞どうしがさまざまな方法でコミュニケーションをとっており、そのことにより個々の細胞の機能が統合されて全体としてまとまりのある働きをする。

1. 細胞の基本構造 [1〜5]

細胞の基本構造は、細胞を包む細胞膜、ゲノムDNAを収納する核、およびさまざまな小器官を含む細胞質からなる（図1）。細胞膜は細胞を細胞外環境から隔離するとともに種々のポンプ機能によって細胞の内側と外側との間で物質交換を行っている。また、細胞膜には細胞外からのシグナルを受け取るレセプターが発達しており、レセプターを介して細胞内にシグナルが伝わり細胞機能が調節される。さらに、細胞膜は細胞どうしや、細胞と細胞外基質との接着にも関わる。核内のゲノムDNAの情報はRNAに転写され、細胞質でRNAから蛋白質に翻訳される。合成された蛋白質は細胞の構造形成に利用されるほか、細胞小器官に運ばれてそれぞれの機能を担う。細胞小器官では分子の合成・分解、エネルギー産生などが行われる。また細胞質ゾルには多くの代謝物質やリボソーム、細胞骨格などの重要な成分が含まれている（表1）。

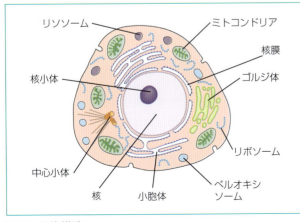 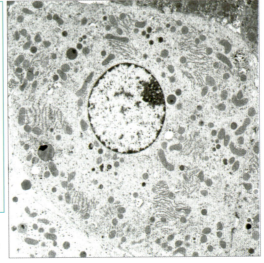

図1 細胞構造
左：細胞の基本構造。右：肝細胞の電子顕微鏡像（電顕像）。
（写真提供：㈱新薬リサーチセンター）

表1 細胞の基本構造と機能

基本構造		働き
細胞膜		外部環境と隔離、ポンプ機能、レセプター機能、細胞接着
核		ゲノム DNA 収納・複製、RNA 合成
細胞質	膜性小器官 ミトコンドリア	エネルギー産生、脂肪酸β酸化、ラジカル処理
	小胞体	蛋白質合成・切断処理
	ゴルジ体	蛋白質糖添加・ソーティング
	リソソーム	細胞内外成分の分解
	ペルオキシソーム	脂肪酸β酸化、ラジカル処理
	非膜性小器官 細胞骨格	形態維持・強化、細胞運動
	遊離リボソーム	蛋白質合成
	プロテアソーム	蛋白質分解
	細胞質ゾル 水・イオン・代謝物質	貯蔵・輸送

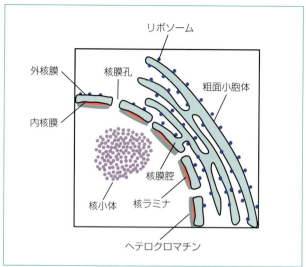

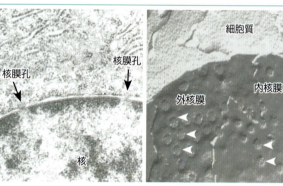

図2 核
上：核膜の構造。左下：透過電顕像。右下：レプリカ電顕像。
白の矢頭＝核膜孔（左下図提供：㈱新薬リサーチセンター）

2. 核 nucleus [1〜5]

　核は通常最も大きな小器官で、DNA にコードされたゲノム情報を保持し、必要に応じて遺伝子情報を RNA に読みとって細胞質に送り出す。また、細胞分裂時には DNA を正確に複製して次世代細胞に均等に分配する。核の大きさ、染色性、均一性などに関する形態学的異常は、腫瘍診断のうえで判断の指標となる。また細胞の変性、死の過程では核の融解（カリオリシス karyolysis）や崩壊（カリオレキシス karyorrhexis）が起こる。

2-1. 核膜 nuclear membrane

　核膜は内膜と外膜からなり、2枚の膜に囲まれたスペースは核膜腔と呼ばれ、粗面小胞体と連続している（図2上）。内膜の内側には核ラミナという層があり、内膜は核ラミナと結合している。外膜には粗面小胞体膜と同様に、表面にリボソームが付着している。核膜には 3,000〜4,000 個の核膜孔が開いている。核膜孔では内膜と外膜が融合しており、その径は 50〜100 nm で、この小孔を通してメッセンジャー RNA（mRNA）、トランスファー RNA（tRNA）、リボソームなどが核外に移送される。また細胞質で遊離リボソームにより合成されたヒストン、RNA ポリメラーゼ、核内転写因子などの核蛋白質は核膜孔を通して核内に移送される。

2-2. 核膜孔複合体 nuclear pore complex

　1個の核膜孔は8個の核膜孔複合体から形成されている（図3）。核膜孔複合体は 100 種類以上の蛋白質からなり、核の内外を貫くチャンネルを形成する。1個の核膜孔複合体からはそれぞれ核質および細胞質へ蛋白質線維が伸びており、核質へ伸びているものは末端リングに結合して核バスケットを形成する。チャンネルの核質側の輪状サブユニットは核ラミナに直接結合している。

　核膜孔では 60 kDa までの分子は自由に通過することができるが、それ以上の大きさの分子は輸送蛋白質の助けを借りて核膜孔を通過する。核膜孔を通して核内に運び込まれる蛋白質には 4〜8 個のアミノ酸配列からなる核局在シグナルがあり、またリジン、アルギニン、プロリンのような正に荷電したアミノ酸を多く含む。細胞質で合成された核内蛋白質は細胞質内で輸送蛋白質と結合して核膜孔に運ばれて核膜複合体と結合し、核膜孔を通して核内に送り込まれる。また核内から細胞質に送り出されるリボソームや mRNA 分子も核膜孔複合体の輸送蛋白質の助けを借りて輸送される。

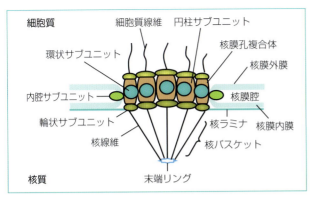

図3　核膜孔の構造

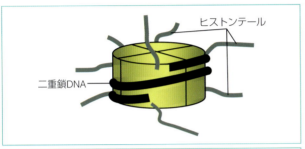

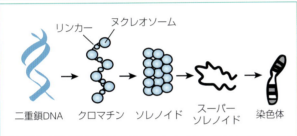

図4　クロマチン
上：コアヒストン。下：クロマチン。

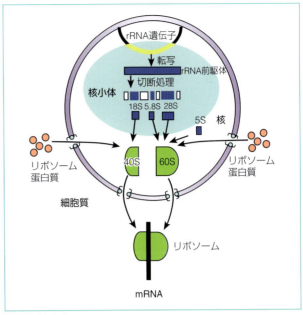

図5　核小体

2-3. 核ラミナ nuclear lamina

核ラミナは核膜を裏打ちする構造で（図3）、単量体のラミン分子が重合して網目構造をなしている。ラミンは中間径線維に属し、ラミンA、B、Cが格子状に配列し、ラミンBレセプターを介して核内膜に接着している。また、核ラミナは核膜孔複合体およびクロマチンとも結合している。

核分裂時に核ラミナは脱重合化し、核膜は小胞化して細胞質内に分散する。一方、核分裂後期には小胞化した核膜が再び癒合して核膜を形成し、染色体を包み込む。このとき再び核ラミナが形成されて核内膜およびクロマチンと結合して新しい核ができる。核ラミナの重合と解重合はそれぞれラミンのリン酸化と脱リン酸化によって行われる。

2-4. クロマチン chromatin

核膜で囲まれたスペースは核質と呼ばれる。核質の大部分は、DNAとヒストンの複合体からなるクロマチンによって占められている。クロマチンは塩基性色素による染色で薄く染まるユウクロマチンと、濃く染まるヘテロクロマチンに区別される。ヘテロクロマチンは核膜および核小体に接していることが多い。

クロマチンはコアヒストン（ヒストンH2A、H2B、H3、H4の各2分子からなる八量体）に二重鎖DNAが1.75周巻き付いたヌクレオソームが連なったもので、ヌクレオソーム間の部分はリンカーと呼ばれる（図4）。クロマチンはさらに高次の構造をとり、ソレノイド、スーパーソレノイドを形成する（図4下）。ヘテロクロマチンはクロマチンが固く巻いた部分で、逆にユウクロマチンはゆるく巻いた部分であり、後者はRNAポリメラーゼや転写因子が結合しやすいために遺伝子が活性化している部分と考えられている。クロマチンの構造を決定する重要な要因はヒストン蛋白質のアセチル化で、ヒストンのC端末に伸びたヒストンテールの部分にアセチル基が結合するとクロマチンはゆるい構造をとり、逆に外れると固い構造をとる（図4上）。

2-5. 核小体 nucleolus

核小体は塩基性色素に強く染まる不正円形の構造で、リボソームの合成・組み立てが行われる（図5）。核小体では、リボソームRNA（rRNA）遺伝子が周囲の核質から核小体内に突き出ており、そこからRNAに転写されてrRNA前駆体がつくられる。それは次に切断処理されて18S、5.8S、28Sの3種類のrRNAとなる。これらのrRNAに、核小体の外側の核質でつくられる5S RNAおよび細胞質から核内に移送される約80種のリボソーム蛋白質が結合して、リボソーム大サブユニット（60S）と小サブユニット（40S）が形成される。

核小体の大きさは細胞がつくるリボソームの量を反映しており、活発に分裂する悪性腫瘍などでは核小体は核の体積の約1/4を占めることがある。

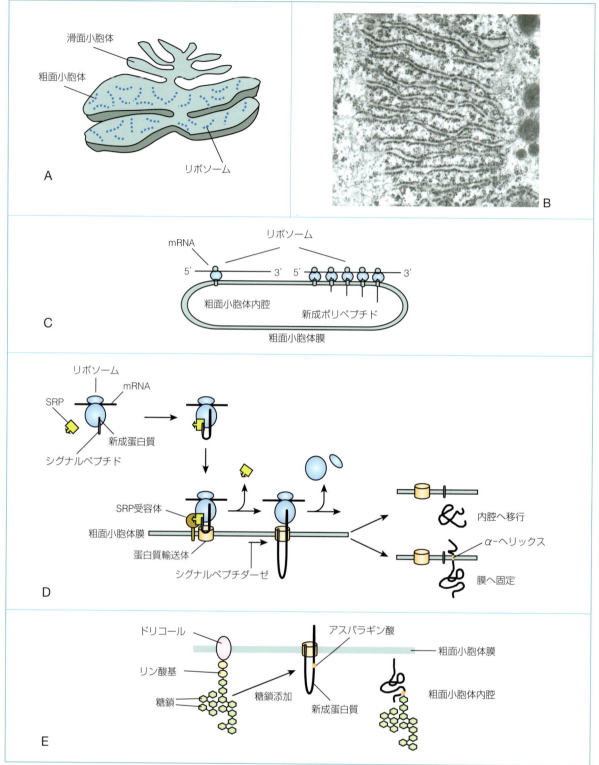

図6 小胞体
A：小胞体。B：粗面小胞体の電顕像。C：粗面小胞体における蛋白質合成。D：粗面小胞体膜の蛋白質輸送。E：粗面小胞体での蛋白質への糖鎖添加。（図B提供：㈱新薬リサーチセンター）

3. 小胞体 endoplasmic reticulum [1~5]

　小胞体は膜に包まれた管状または袋状の構造で、小胞体膜を通して小胞体内腔と細胞質ゾルの間で活発な分子の輸送が行われている。また小胞体では脂質と蛋白質の合成が活発に行われており、小胞体、ゴルジ体、リソソーム、エンドソーム、分泌小胞、細胞膜の蛋白質およびそれらの膜の脂質は小胞体で合成される。小胞体は粗面小胞体と滑面小胞体に分けられる（図6A）。

3-1. 粗面小胞体 rough-surfaced endoplasmic reticulum

　粗面小胞体の外側表面にはリボソームが付着しており、ここで蛋白質の合成が行われる（図6A、B）。1本のmRNAには多数のリボソームが結合して蛋白質翻訳が

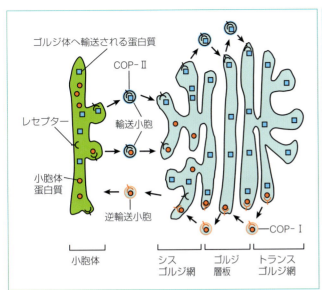
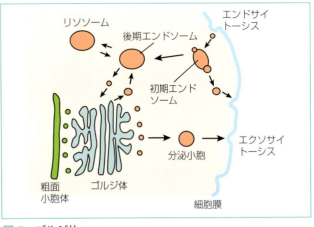

図7 ゴルジ体
左：小胞体からゴルジ体への蛋白質輸送。Y=小胞体保留シグナルレセプター。右：ゴルジ体から細胞膜、リソソーム、分泌空胞への蛋白質輸送。

行われるため、リボソームが数珠状に連なったポリソームを形成する。翻訳を終えたリボソームはmRNAから遊離するが、すぐに新たなリボソームがmRNAの5′側に結合する（図6C）。

小胞体膜上で合成される蛋白質はN末側に29個のアミノ残基からなるシグナルペプチド配列を有し、mRNAからシグナルペプチド部分が翻訳されると細胞質ゾルに存在するシグナル識別粒子（SRP）がシグナルペプチドに結合する（図6D）。SRPが粗面小胞体膜上に発現しているSRPレセプターと結合することにより、新たに合成された蛋白質は粗面小胞体膜の蛋白質転送体に運ばれる。次に合成中の蛋白質は小胞体膜を貫通している蛋白質転送体の小孔を通って小胞体膜を通過する。小胞体内腔で働く蛋白質およびゴルジ体、リソソーム、細胞膜、分泌小胞に運ばれる蛋白質は完全に小胞体内腔に入るが、小胞体膜に組み込まれる蛋白質は小胞体膜を通過する途中で輸送が止まり、α-ヘリックス部分で小胞体膜に固定される。

小胞体内腔に取り込まれた蛋白質にはオリゴ糖が付加され、糖蛋白となる（図6E）。オリゴ糖はドリコールという脂質によって小胞体膜に固定されており、糖添加の標的となる新成蛋白質のアスパラギン残基が小胞体内腔に出たときに付加される（N-結合型オリゴ糖）。

小胞体内腔の蛋白質がゴルジ体、リソソーム、細胞膜、分泌小胞へ輸送されるためには、カルネキシン、カルレチティキュリンなどのシャペロン蛋白質によって正しく折りたたまれることが重要である。小胞体内腔で正しく折りたたまれなかった蛋白質は細胞質に送り返されてプロテアソームにより分解される。不完全に折りたたまれた蛋白質が小胞体内に蓄積するとERストレスとなり、アポトーシスが誘導される。

3-2. 滑面小胞体 smooth-surfaced endoplasmic reticulum

滑面小胞体はリボソームが付着していない小胞体である。大部分の細胞では粗面小胞体と滑面小胞体の両方が存在するが、滑面小胞体には脂肪酸、コレステロール、リン脂質などの代謝に関わる酵素群が含まれるため、脂質代謝に関わる細胞では滑面小胞体が発達している。特にコレステロールからステロイドホルモンの合成を行う副腎皮質細胞や精巣ライディッヒ細胞では滑面小胞体が豊富である。また、滑面小胞体には脂溶性の薬物や毒性物質（殺虫剤や化学発がん剤など）の解毒代謝に関わるチトクロムP450などの薬物代謝酵素が含まれるため、それらを代謝する肝細胞では薬物投与後、滑面小胞体が増加する。さらに、筋細胞の滑面小胞体は筋小胞体と呼ばれ、そこからのカルシウムイオンの放出により筋細胞収縮が起こる。

4. ゴルジ体 Golgi body[1~5]

ゴルジ体は核の近傍で小胞体に接して存在し、シスゴルジ網、ゴルジ層板、トランスゴルジ網からなる（図7左）。ゴルジ体では、小胞体でつくられた蛋白質が選別されて細胞膜、リソソーム、分泌小胞に輸送される（図7右）。また、ゴルジ体では多糖体の合成が活発に行われており、蛋白質や脂質に添加される。

小胞体内腔の蛋白質は輸送小胞によりゴルジ体に輸送されるが、そのうち小胞体で働く蛋白質は再び逆輸送小胞により小胞体に送り返される（図7左）。これらの小胞体蛋白質にはリジン-アスパラギン-グルタミン-ロイシンの4個のアミノ酸からなる小胞体保留シグナルが存在し、ゴルジ体の内腔に発現しているレセプターによって識別され、レセプターと小胞体蛋白質の複合体がゴルジ体膜から小空胞となってちぎれ、小胞体に送り返され

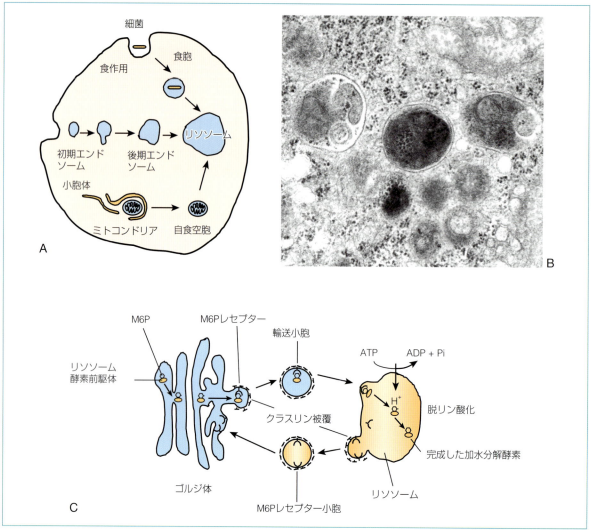

図8 リソソーム
A：リソソームの働き。B：リソソームの電顕像。C：ゴルジ体からリソソームへの加水分解酵素蛋白質の輸送。
（図B提供：㈱新薬リサーチセンター）

る。小胞体からシスゴルジ網に送られる小胞は外側をコート蛋白質-Ⅱ（COP-Ⅱ）蛋白質に覆われ、逆にシスゴルジ網から小胞体に送り返される小胞はコート蛋白質-Ⅰ（COP-Ⅰ）蛋白質に覆われている（図7左）。

ゴルジ体では小胞体内で蛋白質の特定のアスパラギン酸残基に添加されたN-結合型オリゴ糖に対して糖の付加が行われる。ゴルジ体で付加される糖鎖の構造は高マンノース型オリゴ糖と複合型オリゴ糖に大別される。前者は小胞体で付加されるものと同様にマンノースを多く含むのに対して、後者はマンノースの含量が低く、N-アセチルグルコサミン、ガラクトース、シアル酸、フコースなどを多く含む。また、ゴルジ体ではアスパラギンに結合するN-結合型オリゴ糖だけではなく、セリン、スレオニン残基のOH基に対して糖が付加される（O-結合型オリゴ糖）。ゴルジ体内でのオリゴ糖の付加・修飾は、蛋白質がシスゴルジ網からゴルジ層板に輸送されるにしたがって進み、トランスゴルジ網で完了する。その後、これらの蛋白質はゴルジ体にとどまるものを除き、小空胞となって細胞膜、リソソーム、分泌小胞に振り分けられ、一部はエクソサイトーシスにより細胞外に分泌される（図7右）。

5. リソソーム lysosome [1~5]

リソソームは1枚の膜に囲まれた小器官で、蛋白質、糖、核酸などを分解する約40種類の加水分解酵素が含まれており、それらが分解されて生じたアミノ酸、ヌクレオチド、単糖などは細胞質ゾルに拡散して再利用される。リソソームではエンドサイトーシスによって細胞外から取り込まれた物質や細胞内で消耗して不要になった物質や小器官が分解・消化されるほか、マクロファージのような食細胞では細菌などの生きた微生物を貪食して分解・消化することができる（図8A、B）。

リソソーム膜にはH$^+$ポンプが備わっており、H$^+$イオンを取り込むことによってリソソーム内のpHは常に5.0に保たれ、酸性で働くリソソーム酵素に適した環境が維持されている。

小胞体で産生されたリソソーム酵素はゴルジ体を経てリソソームに運び込まれる（図8C）。ゴルジ体ではリソ

ソーム蛋白質に結合したN-結合オリゴ糖のマンノース残基がリン酸化されてマンノース6-リン酸（M6P）となる。トランスゴルジ網の内面にはM6Pを識別するレセプターが発現しており、ゴルジ体の蛋白質の中からリソソーム蛋白質を選別する。次にM6Pレセプターとリソソーム蛋白質の複合体はゴルジ体膜の外側からクラスリンが被覆してゴルジ体から切り離されて輸送小胞となって、リソソーム表面に運ばれてリソソーム膜と癒合する。リソソーム内の酸性環境下ではM6Pレセプターとリソソーム蛋白質の結合が外れ、リソソーム蛋白質はリソソーム内に遊離する。一方、M6Pレセプターはリソソーム膜から切り離されて小空胞となり、再びゴルジ体に送り返される。

6. プロテアソーム proteasome [1〜5]

　変性した蛋白質や粗面小胞体内で正しく折りたたまれなかった蛋白質は細胞質ゾル中に存在するプロテアソームによって分解される。これらの異常蛋白質はユビキチンリガーゼによって小さな蛋白質であるユビキチンが添加され、1個のユビキチンが結合すると続けてユビキチンが結合してポリユビキチン化する。ポリユビキチン化蛋白質はプロテアソームによって識別され、プロテアソームに取り込まれる。

　プロテアソームは1個のコア粒子（20S CP）とその両端に結合する2個の制御粒子（19S RP）からなり、シリンダー構造をつくっている。一方の制御粒子に結合したポリユビキチン化蛋白質は、シリンダー内で蛋白質分解酵素によってペプチドまたはアミノ酸にまで分解され、

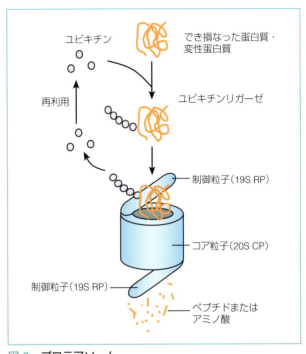

図9　プロテアソーム

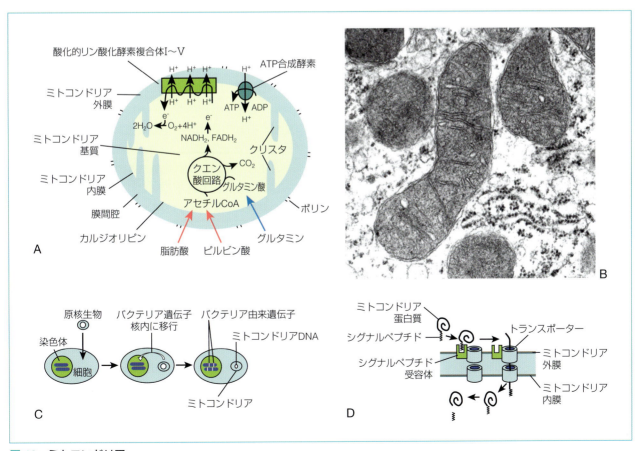

図10　ミトコンドリア
A：ミトコンドリアの構造・機能。B：ミトコンドリアの電顕像。C：ミトコンドリアの起源。D：ミトコンドリア蛋白質の輸送。（図B提供：㈱新薬リサーチセンター）

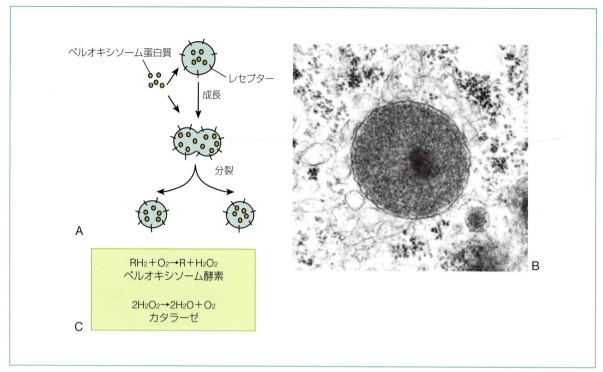

図11 ペルオキシソーム
A：ペルオキシソーム蛋白質の輸送とペルオキシソームの分裂。B：ラット肝細胞ペルオキシソームの電顕像。
C：ペルオキシソーム酵素の働き。（図B提供：㈱新薬リサーチセンター）

他方の端から放出される（図9）。

7. ミトコンドリア mitochondrion [1~6]

　細胞あたりのミトコンドリア数は代謝活性の高い細胞ほど多い。ミトコンドリアは細胞質内を活発に動き回って必要なところにエネルギーを供給するほか、エネルギーを多量に消費する筋細胞の筋線維や、尿細管上皮の基底側膜に沿って分布する。ミトコンドリアは自己複製によって増殖することができ、ミトコンドリアは細胞周期と無関係に、細胞がエネルギーを多く必要とするときに増加する。

　ミトコンドリアは外膜と内膜の二重膜に包まれており、外膜と内膜の間のスペースは膜間腔と呼ばれる（図10A、B）。また、内膜の内側は基質と呼ばれる。内膜では内側に向かって板状のクリスタが多数飛び出しているため、内膜の面積は外膜に比較して約10倍広い。外膜にはポリンというチャンネル蛋白質が存在し、1,500 Da未満の分子を透過するため、膜間腔の物質濃度は高分子以外、細胞質ゾルの物質濃度と変わりがない。一方、内膜はカルジオリピンという疎水性の脂質に富むため、透過性が低い。

　ミトコンドリアは、進化の過程で細胞内に取り込まれた好気性の原核生物に由来すると考えられている（図10C）。ミトコンドリアにはミトコンドリアゲノムがDNAのかたちで保持されており、RNAおよび蛋白質合成の機能が備わっている。しかし、進化の過程でミトコンドリアDNAの大部分は核に移行したため、ミトコンドリア内にとどまっているものはごくわずかである。ミトコンドリアDNAは約16,000 bpの二重鎖で、バクテリアDNAに類似している。ミトコンドリア内には約600種類の蛋白質が含まれるが、そのうち遺伝情報がミトコンドリアDNAにコードされているものは13個のみである。

　ミトコンドリア蛋白質の大部分は細胞質の遊離リボソームで合成されたのち、ミトコンドリアに運ばれて取り込まれる。ミトコンドリアに取り込まれる蛋白質はシグナルペプチドを持ち、ミトコンドリア外膜のレセプターによって識別され、内膜と外膜にあるトランスポーターにより取り込まれる（図10D）。この段階でミトコンドリア基質にいくもの、ミトコンドリア膜にとどまるもの、膜間腔に分布するものに振り分けられる。

　ミトコンドリアの主な機能は好気的エネルギー産生と脂肪酸β酸化である。ミトコンドリア内ではアセチルCoAおよびグルタミン酸がクエン酸回路を介してNADH$_2$、FADH$_2$、二酸化炭素に変換され、その結果生じた電子（e$^-$）は内膜に組み込まれている酸化的リン酸化酵素複合体I～Vを介してATPの産生に利用される（図10A）。ミトコンドリアで産生されたATPは細胞内の各所での代謝反応に利用される。また、ミトコンドリアでは脂肪酸からアセチルCoAが産生されてエネルギー源として利用される。ミトコンドリアではATP産生に伴って活性酸素が生じるが、ミトコンドリア基質に含まれるマンガン-スーパーオキシドジスムターゼ（Mn-SOD）によって消去される。ミトコンドリアはアポトー

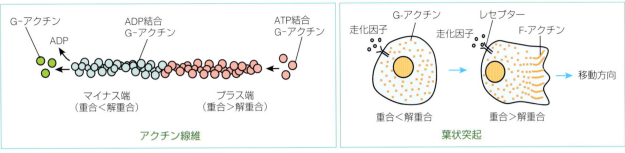

図12　アクチン

シスの誘導にも重要で、ミトコンドリアからのチトクロームCの放出はアポトーシスの引き金となる。

8. ペルオキシソーム peroxisome [1~5]

ペルオキシソームは1枚の膜に包まれた小器官で、ミトコンドリアと同様に細胞内に共生した原核生物に由来すると考えられている。ペルオキシソームはDNAを含まないが、それ自身の分裂によって増加する。ペルオキシソーム蛋白質はすべて細胞質ゾルの遊離リボソームで合成されたのち、ペルオキシソーム表面のレセプターに結合して取り込まれる（図11A）。

ペルオキシソームはカタラーゼ、脂肪酸酸化酵素などの酸化酵素を含み、酸化的解毒反応および脂肪酸β酸化を行う。ペルオキシソーム酵素は酸素を使って基質から水素を奪って過酸化水素を産生する（図11C）。過酸化水素は細胞質ゾルに拡散して、ほかの反応に利用されるほか、過剰のものはカタラーゼにより水と酸素に変換される。ペルオキシソームでは脂肪酸のアルキル鎖から炭素分子が2個ずつ切り離されてアセチルCoAが産生され、細胞ゾルに拡散してミトコンドリアでのエネルギー産生や小胞体での脂質の合成に利用される。尿酸酸化反応を行うラットやマウスの肝細胞では大型のペルオキシソームがみられ、尿酸酸化酵素の結晶を電子顕微鏡で観察することできる（図11B）。また、肝細胞では摂取したアルコールの1/4はペルオキシソームで代謝され、アセトアルデヒドに変換される。

9. 細胞骨格 cytoskeleton [1~5]

細胞骨格は外界からの刺激に応じて変化し、細胞の形態保持、運動、細胞の接着、細胞内小器官の移動など、さまざまな細胞機能に関わっている。細胞骨格には電子顕微鏡による観察で、太さの異なる3種類のものがあり、それらは細い順にアクチン線維（5～9 nm）、中間径線維（8～10 nm）、微小管（25 nm）に相当する。いずれの線維も単位となる分子が重合して線維状構造をとるが、絶えず重合と解重合を繰り返しているダイナミックな構造である。細胞骨格は線維どうし、または線維とほかの細胞成分との結合によりその機能を発揮する。また、細胞骨格にはモーター分子が結合して線維の収縮や線維に沿った細胞小器官の輸送を行う。

9-1. アクチン線維 actin filament

アクチンは、細胞形態の安定性、細胞構造の強化、細胞運動など、さまざまな細胞機能に関わっている。多くの細胞ではアクチン線維は主に細胞膜に沿って網状に分布しており、一部は細胞接着装置に結合している。また、微絨毛が発達している細胞では微絨毛の形成に深く関わっている。

アクチン線維（F-アクチン）は球状単体のG-アクチンが重合した二重らせんでできている（図12左）。G-アクチンはATPおよびカリウム、マグネシウムイオン存在下では自動的に重合する。このとき線維の両端でG-アクチンの重合と解重合が行われるが、プラス端ではマイナス端よりも解重合反応が遅いために重合反応が優位となり、プラス端に向かって線維が伸長する。単量体G-アクチンのうち、重合するものはATPと結合しており、重合したのちにATPはADPに加水分解され、解重合に伴ってADPが外れる。ADP結合G-アクチンは解重合しやすいため、解重合はプラス端よりもマイナス端で速いスピードで進む。G-アクチンへのATP結合反応は比較的長い時間を必要とするため、細胞内にはATPが結合していない単量体G-アクチンのプールが形成されており、ATP結合G-アクチンを希釈することによりアクチン重合に調節的役割を果たしている。また、単量体G-アクチンにはチモシン、プロフィリンなどのアクチン結合蛋白質が結合してアクチン重合を阻害または促進する。

細胞が移動するときに進行方向に伸ばす葉状突起には多量のアクチン線維が含まれている（図12右）。突起の先端部ではアクチン重合が活発に行われており、他方、細胞体側ではアクチン解重合が優位になるため、突起の伸びる方向に細胞が移動する。細胞は外からの刺激を受けると急速に細胞突起を伸長して運動を活発化する。これは走化因子レセプターを介してRho、RacなどのG蛋白質が活性化し、そのシグナルが下流に伝達され、アクチン線維の重合・解重合を活性化することによる。

ファロイジンやサイトカラシンのような細胞毒はアクチンの重合を阻害するため、細胞膜とアクチンとの結合

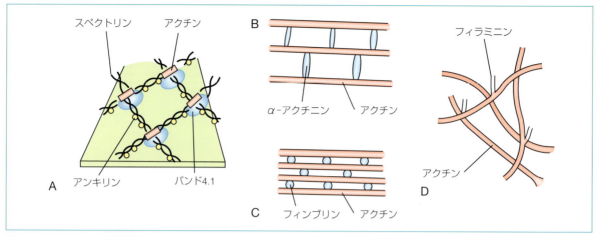

図 13　アクチン結合蛋白質

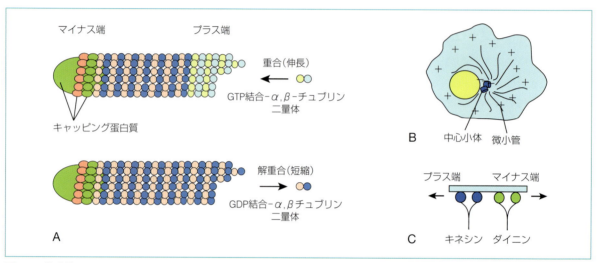

図 14　微小管
A：微小管の構造。B：細胞内分布。C：微小管上を移動するモーター蛋白質。

が離れて細胞膜が大きくふくれ上がってブレブが形成される。

9-2. アクチン結合蛋白質
actin binding protein

　アクチンの働きはスペクトリン、α-アクチニン、フィンブリン、フィラミンなどのアクチン結合蛋白質によって制御される（図 13）。

　スペクトリンはアクチンと結合して細胞質表層にゆるい網目をつくり、アンキリン、バンド 4.1 を介して細胞膜に結合し、細胞膜の強度を維持している。α-アクチニンは平行に並ぶアクチン線維をゆるく架橋し、ミオシンと協同してアクチン線維を収縮させる。フィンブリンはアクチン線維を密に架橋し、アクチン線維束を強化して微絨毛の形成に関与する。フィラミンは細胞周辺でアクチン線維に結合して織物状シートをつくる。ゲルゾリンはカルシウムイオン存在下でアクチン線維を切断して細胞質の流動性を高める。ミオシンはアクチン線維に結合するモーター蛋白質で、ATP をエネルギー源に利用して筋収縮を行う。また、細胞膜と細胞基質を接着するインテグリンの細胞質側ではタリン、パキシリン、ビンキュリン、α-アクチニンなどのアクチン結合蛋白質が結合してアクチン線維を細胞膜につなぎとめている。

9-3. 微小管 microtubule

　微小管は α-チュブリンと β-チュブリンのヘテロ二量体が重合してできる管状の線維である（図 14A）。微小管は中心小体の周りにある微小管構築センターから細胞周辺に向かって放射状に伸びており、細胞周辺側をプラス端、中心小体側をマイナス端と呼ぶ（図 14B）。微小管構築センターには数種類のキャップ蛋白質が結合しており、それらを起点としてチュブリンダイマーが重合して微小管が形成される。

　チュブリンの重合・解重合は短時間内に繰り返されており、微小管の長さは絶えず伸縮している。α、β-チュブリンはいずれも GTP が結合しているが、チュブリンに結合している GTP は、重合したのちに加水分解されて GDP となる。GDP 結合チュブリンは、GTP 結合チュブリンに比べて解重合しやすいため、重合および解重合はプラス端の GTP 結合チュブリンと GDP 結合チュブリ

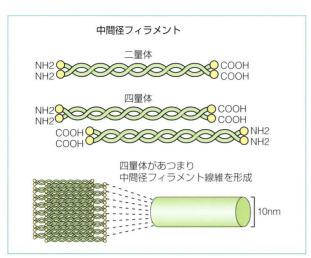

図15　中間径線維

表2	中間径線維		
	種類	分子量	発現細胞
Ⅰ群	酸性ケラチン	40〜70 KDa	上皮細胞
Ⅱ群	塩基性ケラチン	40〜70 KDa	上皮細胞
Ⅲ群	ビメンチン	54 KDa	間葉系細胞
	デスミン	53 KDa	筋細胞
	グリア線維酸性蛋白質	50 KDa	グリア細胞
Ⅳ群	ニューロ線維	60〜130 KDa	神経細胞軸索
Ⅴ群	ラミンA、B、C	60〜80 KDa	細胞核
Ⅵ群	ファキニン	47 KDa	眼球水晶体
	フィレンシン	115 KDa	眼球水晶体

ンの割合によって変化する。

　微小管は細胞内小器官の局在や輸送に重要で、ゴルジ体が核周囲に局在することや、小胞体がゴルジ体に接して位置することに関係している。また、ミトコンドリアやペルオキシソームは微小管にそって絶えず細胞質内を動き回っている。

　微小管にはモーター蛋白質であるキネシンやダイニンが結合しており、キネシンは小器官をプラス方向に運ぶのに対して、ダイニンはマイナス方向に運ぶ（**図14C**）。また、微小管に結合している微小管結合蛋白質（MAP）は微小管の安定性、微小管と他の細胞構造の結合、微小管に沿った物質輸送の方向の決定などに働く。

9-4．中間径線維 intermediate filament

　中間径線維はすべての細胞に発現しているが、機械的力のかかる細胞に豊富で、特に表皮細胞、神経細胞の軸索、筋肉細胞などで発達している。中間径線維は網目構造をなして核を包み込むように分布し、さらに細胞周辺に伸びて細胞膜と結合している。

　中間径線維の単量体は、G-アクチンやチュブリンのような球状蛋白質と異なり、線維状蛋白質で、その中央部分のα-ヘリックスドメインがより合わさってらせん状二量体を形成する（**図15**）。さらに二量体どうしがN末端とC末端が逆方向に少しずつずれて結合して四量体を形成する。この四量体が重合単位となり、線維の両端に添加されて線維が伸長する。中間径線維ではアクチン線維や微小管と異なり、プラス端、マイナス端はなく、両端は等しい構造となる。

　中間径線維は分子構造、アミノ酸組成、細胞分布から6群に分けられる（**表2**）。

　ケラチンは上皮細胞に発現する中間径線維で、50種類以上あり、その発現は細胞の種類によって異なり、また同一種細胞でも発生や分化の過程で異なる。ケラチンにはⅠ群の酸性ケラチンとⅡ群の塩基性ケラチンがあり、Ⅰ群とⅡ群の単量体ケラチンどうしがヘテロ二量体を形

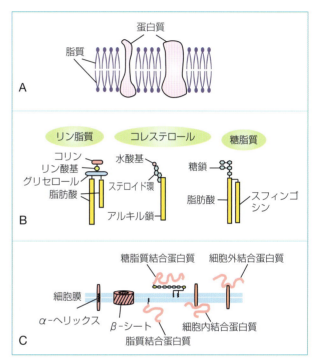

図16　細胞膜
A：細胞膜の基本構造。B：細胞膜脂質の成分。
C：細胞膜蛋白質の存在様式。

成するが、Ⅰ群どうしまたはⅡ群どうしの二量体はつくらない。したがって、上皮細胞ではⅠ群ケラチンとⅡ群ケラチンが組み合わさって発現している。隣接する上皮細胞が結合するデスモソームの部分ではケラチン線維がデスモグレイン、デスモコリンなどのデスモソーム蛋白質を介して結合している。

　Ⅲ群中間径線維には線維芽細胞、筋肉、白血球など中胚葉由来の細胞に広く発現しているビメンチン、筋細胞に特異的に発現しているデスミン、主にグリア細胞や神経鞘細胞に発現しているグリア線維酸性蛋白質が含まれる。Ⅳ群のニューロ線維は神経細胞で発現しており、軸索に沿って伸びている。Ⅴ群には「核」の項で述べた核ラミナを形成するラミンA、B、Cが含まれ、Ⅵ群には眼球水晶体に発現しているファキニン、フィレンシンが含まれる。

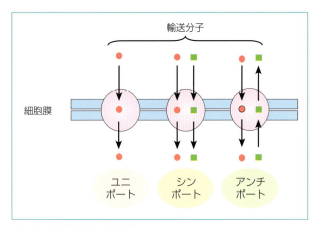

図17　運搬体蛋白質の働き

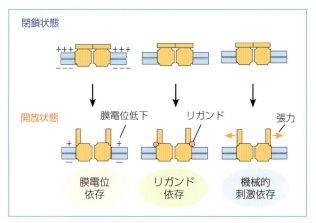

図18　チャンネル開閉の機序

10. 細胞膜 cell membrane [1~5]

細胞膜は細胞内環境を細胞外部の環境から仕切るとともに、細胞内外の物質交換、細胞接着、細胞外シグナルの受容など、さまざまな細胞機能に関わっている。細胞膜はほぼ等量の脂質と蛋白質からなる薄いフィルムでできている。

10-1. 細胞膜の構造

細胞膜の基本構造は脂質二重層に蛋白質が組み込まれた状態である（図16A）。細胞膜の脂質成分は主にリン脂質、コレステロール、糖脂質で、いずれの分子も親水性の頭部と疎水性の尾部をもつ両親媒性の分子である（図16B）。これらの分子は水溶液中では疎水性の尾部が内側に向き、親水性の頭部は外側に向いて二重層を形成する。脂質の組成は細胞の種類によって異なり、また二重層の外側と内側でも異なる。

細胞膜にはコレステロールと長鎖飽和脂肪酸に富む領域があり、脂質ラフトと呼ばれ、水面に浮かぶ筏のように細胞表面を自由に動き回ることができる。脂質ラフトには膜レセプターやシグナル伝達に関わる蛋白質がセットとして組み込まれていて、効率良く細胞外シグナルを細胞内に伝えることができる。

レセプター、酵素、トランスポーターなどの膜蛋白質の多くは膜を貫通しており、アミノ末端は細胞外に、カルボキシ末端は細胞質に突き出ている（図16C）。また、膜貫通部分はα-ヘリックスを形成することが多いが、β-シートからなり、樽状のチャンネルを形成する場合もある。一方、膜蛋白質によっては、膜を貫通せずに膜の内側または外側に脂質や他の蛋白質に結合しているものもある。上記のように、脂質ラフトに組み込まれている膜蛋白質は細胞膜上を自由に動き回ることができるが、細胞膜の特定部位に固定されている蛋白質もある。細胞膜の一部に凝集するメカニズムは細胞の内側または外側で糖や他の蛋白質と結合したり、隣接する細胞間で膜蛋白質が結合して固定されることによる。細胞膜の外側に突き出ている蛋白質では糖鎖が結合して細胞表面を保護するとともに、細胞どうしの接着や識別に関わっている。

10-2. 膜輸送 membrane transport

細胞は細胞膜を介してさまざまな低分子を細胞外から取り込み、また細胞内から細胞外に放出する。脂溶性低分子には濃度勾配にしたがって単純拡散により膜を通過するものがあるが、多くの分子は特定の運搬体蛋白質と結合して膜を通過するか、チャンネルを通して通過する。

10-2-1）運搬体蛋白質 carrier protein

膜に組み込まれた運搬体蛋白質に担体分子が結合すると、構造が変化して細胞膜の一方から他方へ輸送される。運搬体の構造変化は担体分子が結合するだけで起こる場合と、プロテインキナーゼによりリン酸化を受けて起こる場合がある。また、運搬体には1種類の担体のみを輸送するもの（ユニポート）、2種類の担体を同方向（シンポート）または相互方向（アンチポート）に輸送するものがある（図17）。ナトリウム-カリウムポンプはアンチポート型運搬体で、細胞内からナトリウムイオンを細胞外に輸送し、細胞外からカリウムイオンを細胞内に取り込む。ナトリウム-カリウムポンプはプロテインキナーゼにより細胞内ドメインがリン酸化を受けると構造が変わり、ポンプ機能を発揮する。

運搬体蛋白質の多くはATP結合カセット輸送体ファミリー（ABC）に属し、これらにはがん細胞の抗がん剤耐性に関わる多剤耐性蛋白質（MDR）や嚢胞性線維症と関係の深い塩素チャンネル蛋白質が含まれる。

10-2-2）チャンネル蛋白質 channel protein

チャンネル蛋白質は細胞膜でのイオンの輸送を行うことからイオンチャンネルとも呼ばれる。イオンチャンネルには100種類以上のものが知られており、膜を貫通する親水性の小孔を通してそれぞれが特定のイオンを選択的に透過する。チャンネルの開閉は、細胞膜の内外の電位の変化、レセプターへのリガンドの結合また機械的刺激により行われる（図18）。イオンチャンネルによるイ

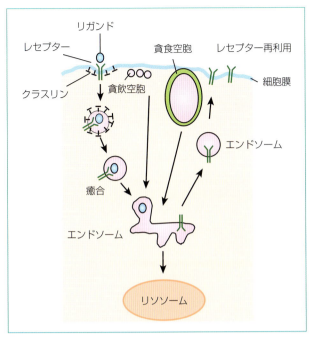

図19　エンドサイトーシス

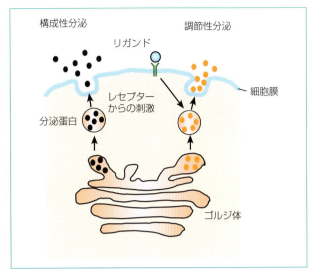

図20　エクソサイトーシス

オン輸送の効率は運搬体による輸送に比べてはるかに高い。イオンチャンネルは細胞の膜電位や細胞内浸透圧の維持に重要であり、また神経細胞や筋細胞では電気的興奮の伝達に深く関わっている。

10-3. エンドサイトーシスとエクソサイトーシス

細胞膜では陥凹により細胞外の巨大分子や粒子を取り込むことができる。また、特殊に分化した好中球やマクロファージでは、細菌などの生きた生物を飲み込むこともできる。さらに、細胞は細胞内の小胞に蓄えた分泌物を細胞外に分泌する。このようにエンドサイトーシスとエクソサイトーシスにより大量の物質を一気に取り込んだり、吐き出したりすることができる。

10-3-1）エンドサイトーシス endocytosis

エンドサイトーシスの方法はパイノサイトーシス（貪飲）、ファゴサイトーシス（貪食）、レセプター依存エンドサイトーシスに大別される（図19）。

パイノサイトーシスでは150 nm以下のサイズの貪飲空胞により細胞外液や蛋白質分子を取り込む。貪飲空胞はあらゆる細胞にみられるが、特に血管内皮、平滑筋細胞で発達している。貪飲空胞膜にはコレステロール、糖脂質が多く含まれており、またG蛋白質やプロテインキナーゼの活性化により、この膜に含まれるカベオリンが重合して窪み構造を形成する。

ファゴサイトーシスでは250 nm以上の貪食空胞により、細菌、アポトーシス細胞、非生物の異物などを取り込むことができる。ファゴサイトーシスは主にマクロファージと好中球によって行われ、アクチンを多量に含む偽足により貪食物が捉えられる。ファゴサイトーシスでは、食細胞の細胞膜に発現する抗体のFc部分に対するレセプターを介して抗体でコートされた病原体を取り込む方法や、Toll-likeレセプターを介して取り込む方法が知られている。

レセプター依存エンドサイトーシスでは特定の分子が細胞表面のレセプターに結合したのち、レセプター-リガンド複合体のかたちで小胞としてくびり取られる。この過程では細胞膜の内側を裏打ちするクラスリンが重合してクラスリンピットを形成する。1個のクラスリンピットから約1,000個のリガンド-レセプター複合体を取り込むことができ、また、多種類のものを取り込むことができる。なお、レセプター依存エンドサイトーシスのメカニズムは、クラスリン依存性経路以外にも、カベオリン依存性経路や両者に依存しない経路もある。

細胞内に取り込まれた空胞は初期エンドソームと癒合し、さらにリソソームと癒合する。取り込まれた物質は水解酵素によってアミノ酸、単糖、ヌクレオチドなどにまで分解され、細胞質ゾルに拡散して再利用される。一方、レセプターは再び細胞膜に回収されて再利用される場合と、リソソーム内で分解される場合とがある。EGFレセプターは後者に属し、その結果細胞表面に発現するEGFレセプター数が減少して、細胞のEGF感受性が低下する。

取り込まれた物質がリソソームと癒合せずに細胞膜の他の部分と癒合して細胞外に分泌される場合もある。例えば、授乳中の母体では乳腺上皮に取り込まれた血清中の抗体はリソソームによって分解されずに乳汁中に分泌される。

10-3-2）エクソサイトーシス exocytosis

ゴルジ体に存在する蛋白質のうち、小胞体、リソソーム、細胞膜などへ送られる以外の蛋白質はエクソサイトーシスにより細胞外に分泌される。分泌蛋白質は分泌小胞に包まれており、分泌小胞の膜が細胞膜と癒合することにより内容物が細胞外に吐き出される。このとき分

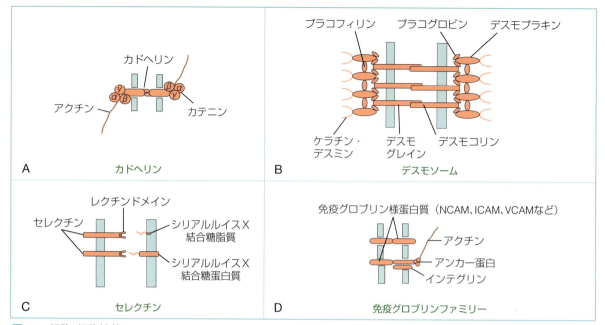

図21 細胞-細胞接着

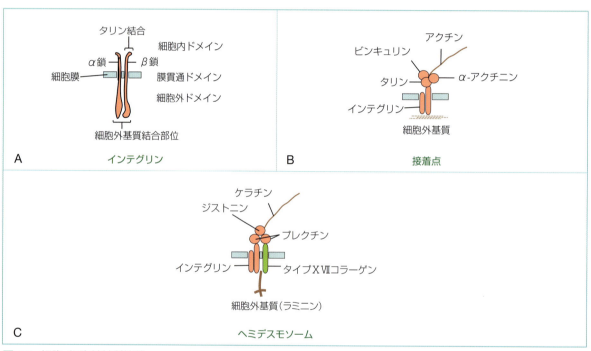

図22 細胞-細胞外基質接着

泌小胞の膜は細胞膜に組み込まれるが、エンドサイトーシスによって細胞膜が細胞内に取り込まれるため、細胞膜の広さは一定に保たれている。また極性のある細胞では細胞膜の特定の領域に分泌小胞が癒合するため、その部分の細胞膜の組成は、他の部分と異なっている。

エクソサイトーシスには2つの方法があり、分泌小胞が絶えず細胞膜に癒合する構成性分泌と、細胞外から刺激に応じて分泌する調節性分泌がある（**図20**）。構成性分泌は多くの細胞で行われており、形質細胞による免疫グロブリン、線維芽細胞によるコラーゲン、肝細胞によるアルブミンの分泌のように、ただちに分泌されるため、通常分泌小胞としては観察されない。一方、調節性分泌は神経分泌を行う神経細胞やホルモン分泌を行う内分泌細胞など特殊な細胞に限られ、分泌物は分泌小胞に蓄えられていて、細胞外からの刺激に応じて一気に吐き出される。

11. 細胞接着 cell adhesion [1~5]

細胞はさまざまな方法で細胞どうし、または細胞外基質と接着している。接着部位では細胞内で細胞骨格が結合しており、細胞の形態が保たれるとともに組織の強度が増す。また、細胞接着は細胞どうしのコミュニケーションを可能にする。細胞接着は機能的に固定結合、閉鎖結合、ギャップ（チャンネル）結合、シグナル伝達結

合に大別される。

11-1. 固定結合 anchoring junction

11-1-1) 細胞-細胞接着 cell-cell adhesion

　隣接する細胞は細胞膜貫通蛋白の細胞外ドメインの結合により接着する。細胞-細胞接着はカドヘリンファミリー、セレクチンファミリー、免疫グロブリンファミリー、インテグリンファミリーなどの接着蛋白質により行われる（図21）。

　カドヘリンはカルシウム存在下で細胞外のアミノ末端ドメインで隣接細胞のカドヘリンやインテグリンと結合する（図21A）。細胞内のカルボキシル末端ドメインではα、β、γ-カテニンを介してアクチン線維と結合している。さらにアクチン線維はミオシンと結合して細胞収縮に関わることもある。上皮細胞の上部の膜を取り巻く接着帯では、カドヘリンにより隣接する上皮細胞どうしが接着しており、細胞および組織の構造を強化するとともに細胞の極性の維持に関わっている。

　表皮細胞や心筋細胞にみられるデスモソームでは、カドヘリンファミリーのデスモグレインとデスモコリンが細胞外で結合し、細胞内ではプラコフィリン、プラコグロビン、デスモプラキンが結合している（図21B）。さらに上皮細胞ではデスモソームがケラチン線維に結合しており、心筋細胞ではデスミン線維に連なっている。

　セレクチンはカルシウム依存性に細胞外のレクチンドメインで相手細胞のシアリルルイスX結合糖蛋白・糖脂質と結合する（図21C）。セレクチンは炎症組織で血管内皮と白血球の接着に関与し、白血球-血管内皮の接着は、初期のセレクチンを介する弱い結合からインテグリンを介した強い結合に移行する。

　免疫グロブリンスーパーファミリーのNCAM、ICAM、VCAMなどの接着蛋白質は細胞外の免疫グロブリン様ドメインでホモ結合するほか、隣接細胞のインテグリンとヘテロ結合する場合もある（図21D）。また、これらの分子の中でシアル酸を多く含む分子は細胞-細胞接着を阻害する性質があり、接着の強度を調節すると考えられている。

　インテグリンは下記のように細胞と細胞外基質との接着に重要であるが、細胞-細胞接着にも関与する。

11-1-2) 細胞-細胞外基質接着

　細胞と細胞外基質との接着は、主に膜貫通蛋白質であるインテグリンファミリーによって行われる。

　インテグリンは細胞外基質に対するレセプターとして働き、細胞の固定、形態維持、運動などに関わっている。インテグリンはα、βサブユニットからなり、それぞれに多数の種類があって細胞の種類によって発現しているα、βサブユニットの組み合わせが異なる（図22A）。細胞膜が細胞外基質と接着する接着点では、インテグリンは細胞外でコラーゲン、ラミニン、フィブロネクチンな

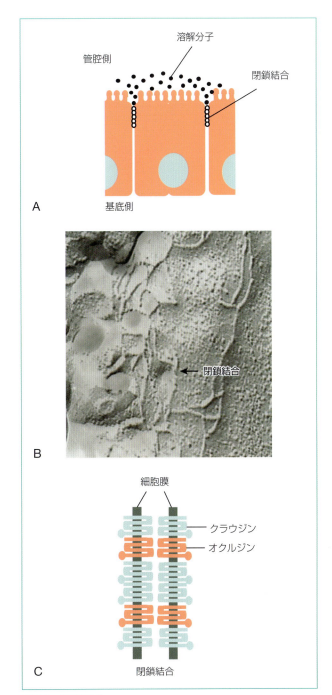

図23　閉鎖結合
A：閉鎖結合の構造。B：閉鎖結合のレプリカ電顕像。
C：クラウジンとオクルジン。

どの細胞外基質のアルギニン-グリシン-アスパラギンの3個のアミノ酸配列（RDG配列）に結合する。一方、細胞内ではインテグリンはタリン、ビンキュリン、α-アクチニンなどを介してアクチン線維と結合している（図22B）。また、インテグリンの細胞内ドメインにはfocal adhesion kinase（FAK）など、さまざまな細胞内シグナル伝達因子が結合していて、細胞が細胞外基質と接着するとより細胞内シグナルが活性化する。

　ヘミデスモソームは上皮細胞の底部の細胞膜にみられ、インテグリンおよび膜貫通タイプXVIIコラーゲンを介して基底膜のラミニンと結合し、細胞内ではプレクチン、ジストニンを介してケラチン線維に連なっている（図22C）。

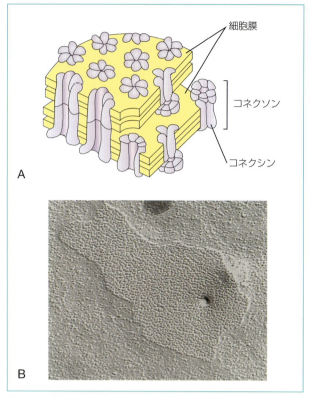

図24 ギャップ結合
A：ギャップ結合の構造。B：ギャップ結合のレプリカ電顕像。

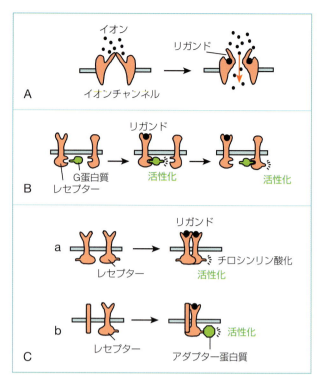

図26 細胞膜レセプター
A：イオンチャンネル連結型レセプター。B：G蛋白質連結型レセプター。C：チロシンキナーゼ連結型レセプター（a）とプロテインキナーゼ連結型レセプター（b）。

11-2. 閉鎖結合 occulding junction、密着結合 tight junction

閉塞結合は上皮細胞にみられ、細胞間隙を閉鎖することにより水溶性物質が細胞の一側から他側に漏れないようにするとともに、細胞頂部および側底部の膜蛋白質がそれぞれの領域から拡散しないように防止している（図23A、B）。しかし、閉鎖結合では一部のイオンは透過することができる。例えば、尿細管中のマグネシウムイオンは尿細管上皮の閉鎖結合から細胞間隙に漏出するが、尿細管上皮により再吸収される。

閉鎖結合ではオクルジンとクラウジンの複合体が数珠状に連なり、隣接細胞膜のものと結合している（図23C）。

11-3. ギャップ結合 gap junction

ギャップ結合は、チャンネル結合で膜間に2〜4 nmの間隙がみられることからこのように呼ばれる。ギャップ結合ではコネクシンの六量体からなるコネクソンが細胞膜を貫通し、隣接細胞のコネクソンと結合してチャンネルを形成する（図24A、B）。ギャップ結合では分子量1,000 Da 以下のペプチド、アミノ酸、グルコース、イオンなどは自由に通過することができる。

ギャップ結合のチャンネルの開閉はカルシウムイオンによって調節されており、心筋細胞の周期的収縮や気管上皮の繊毛運動などに関わっている。また損傷細胞では細胞外から流入するカルシウムイオン上昇によりチャンネルが閉鎖して隣接する健常細胞へのカルシウムの流入

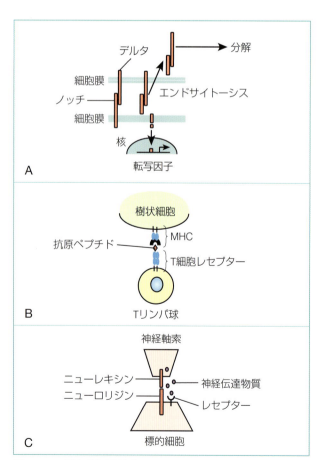

図25 シグナル伝達結合
A：ノッチ-デルタ経路。B：MHC-T 細胞レセプター。
C：神経シナプス。

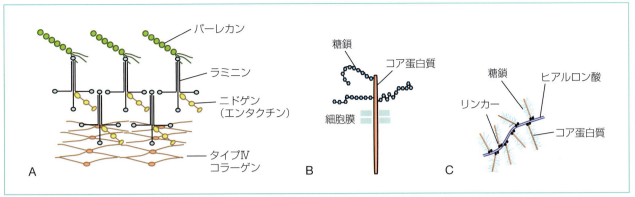

図27 細胞外基質
A：基底膜。B：膜貫通型プロテオグリカン。C：細胞外基質プロテオグリカン。

が防止され、細胞傷害から免れる。

11-4. シグナル伝達結合

隣接細胞どうしがリガンドとレセプターを介して接着することにより細胞機能が調節されることがある。ノッチ–デルタ経路は、発生時に重要な働きをするシグナル伝達系で、ノッチの細胞外ドメインにデルタが結合すると、細胞内ドメインが細胞膜から切り離されて核内に移行し、転写因子として働く（図25A）。

樹状細胞では抗原ペプチド–主要組織適合抗原複合体（MHC）が細胞表面に発現すると、Tリンパ球がT細胞レセプターを介して接着し、活性化する（図25B）。

神経細胞のシナプスではさまざまな接着蛋白質が発現しており、特に前シナプス膜に発現するニューレキシンは神経支配標的細胞の後シナプス膜のニューロリジンに結合する。ニューロリジンの細胞内ドメインにはさまざまなシグナル伝達因子が結合していて、その活性化によりシナプス形成が促進され、神経伝達の効率が上がる（図25C）。

12. 細胞膜レセプター membrane receptor [1~5]

細胞膜には細胞外からのシグナルを感受するレセプターが発現しており、リガンドが結合することにより細胞内に情報が伝達されて細胞機能が調節される。細胞外からのリガンド分子には、蛋白質、ペプチド、イオン、ステロイド、エイコサノイド、一酸化窒素（NO）、一酸化炭素（CO）など、さまざまなものがある。細胞内ではレセプターの下流にシグナル伝達経路が備わっていて、シグナルを受けとるとそれぞれのプログラムにしたがってシグナル伝達経路が活性化する。

細胞表面レセプターは3群に大別される（図26）。第1群はイオンチャンネル型レセプターで、リガンドが結合すると、チャンネルを開き、細胞外から細胞内にイオンが流入して、細胞内シグナル伝達経路が活性化する（図26A）。第2群のG蛋白質連結型レセプターでは、7回膜貫通型レセプターにリガンドが結合すると細胞内ドメインにG蛋白質が結合して活性化し、活性化したG蛋白質を介して酵素またはイオンチャンネルが活性化する（図26B）。アデニル酸シクラーゼはG蛋白質によって活性化する酵素で、アデニル酸シクラーゼが活性化すると、細胞内でcAMPが上昇してcAMP依存プロテインキナーゼ（Aキナーゼ）などcAMP依存蛋白質が活性化する。また小胞体カルシウムチャンネルはG蛋白質によって活性化するイオンチャンネルで、その活性化によりカルシウムイオンが小胞体から細胞質に移行して、カルモジュリンなどのカルシウム依存蛋白質が活性化する。第3群のレセプターでは、リガンドが結合すると細胞内ドメインのチロシンキナーゼが活性化するもの（図26Cのa）と、リガンドが結合することによりプロテインキナーゼ活性を持つアダプター蛋白質が結合するもの（図26Cのb）がある。第3群のレセプターでは、レセプターの下流のシグナル伝達はリン酸化の連鎖反応によって行われる。

13. 細胞外基質 extracellular matrix [1~5]

細胞の間隙ではコラーゲン、フィブロネクチン、エラスチン、プロテオグリカンなどの細胞外基質蛋白質が壮大なネットワークを形成している。

基底膜は細胞外基質の中でも細胞構造との関係が深い。基底膜はすべての上皮細胞の基底側にみられ、また筋肉細胞、脂肪細胞、神経鞘細胞などの非上皮細胞では細胞の全周を取り囲んでいる。基底膜ではラミニン、タイプⅣコラーゲン、ニドゲン、パーレカンなどの分子が強度の高い弾性シートを形成している（図27A）。細胞はインテグリンを介してラミニン、タイプⅣコラーゲンなどの基底膜成分と結合することにより基底膜に張り付いている。基底膜は組織の強度を高めるとともに、上皮と間質の組織環境を隔離し、さらに分子濾過、細胞分化、細胞移動にも働く。また上皮組織が傷害されたときには基底膜は残り、その上で上皮細胞が分裂増殖して組織再

生が行われる。

　細胞基質成分の中でプロテオグリカンは細胞構造に関係が深く、また細胞機能に果たす役割は大きい。プロテオグリカンは多糖体であるグルコサミノグリカンがコア蛋白質に結合したもので、細胞膜貫通蛋白質として発現するものと細胞外に分泌されるものとがある（**図27B、C**）。プロテオグリカンは負に荷電しているためにナトリウムイオンを大量に引きつけ、その結果、浸透圧が亢進して大量の水分を引き寄せる。そのため、組織の膨圧が亢進して圧迫から細胞を防御するのに役立つ。また水分に富んだ細胞周囲の環境は、栄養分、酸素などを拡散させ、細胞の運動・移動を容易にしている。さらにプロテオグリカンは線維芽細胞成長因子（FGF）やトランスフォーミングβ因子（TGF-β）などの成長因子と結合して細胞周囲に捕捉し、それらを活性化したり、抑制することにより細胞機能を調節する。

（謝辞）　本稿の執筆に協力いただいた旭川医科大学腫瘍病理学講座ならびに㈱新薬リサーチセンターの各位に深謝する。

引用文献

1) Cassimeris L, Lingappa VR, Plopper G(eds). *Lewin's cells*, 2nd ed. Jones and Bertlett Publishers, Sudbury. 2011.
2) 杉山 弘，井上 丹，森井 孝(監訳).『ウィーバー分子生物学』第4版．化学同人，京都．2008.
3) Alberts B, Johnson A, Lewis J, et al(eds). *Molecular biology of the cell*, 5th ed. Garland Science, New York. 2008.
4) Ross MH, Pawlina W(eds). *Histology：A text and atlas*, 6th ed. Wolters Kluwer/Lippincott Williams & Wilkins, Baltimore. 2011.
5) Gartner LP, Hiatt JL, Strum JM(eds). *Cell biology & histology*, 6th ed. Wolters Kluwer/Lippincott Williams & Wilkins, Baltimore. 2011.
6) Strachan T, Read AP（著），村松正實（監修），村松正實，笹月健彦，小南 凌ほか(監訳).『ヒトの分子遺伝学』メディカル・サイエンス・インターナショナル，東京．1997.

　　　　　　　　　　　　　　　　　　　　小川勝洋
　　　　　　　　　　　　　　　　　旭川医科大学名誉教授

3 総論 化学物質による細胞傷害のメカニズム

> 細胞は生体の形態と機能の基本単位であるとともに、傷害刺激に対する生体反応の基本単位でもある。一方において、細胞はそれを取り巻く多様な環境因子に依存して生存しており、したがって、細胞傷害の発現はそうした環境因子によって影響を受ける。化学物質が生体に対して示す毒性の発現機序を考えるにあたっては、この点に十分配慮しなければならない。本章では、まず、化学物質による細胞傷害について述べ、次いで、細胞死についてアポトーシス apoptosis を中心に紹介する。

1. 細胞傷害[1〜4]

1-1. 概要

　細胞傷害 cellular injury を起こす原因は数多く、中でも化学的因子と低酸素症は重要である。そのほか、外傷や異常温度などの物理的因子、多様な感染因子、遺伝的異常に基づく酵素欠乏など、欠乏と過剰の双方の意味での栄養障害、アレルギーや自己免疫といった生体傷害性の免疫応答なども細胞傷害の原因となる。

　化学物質に関して注意すべきことは、日常繁用されている化学物質であっても、使用量によっては細胞傷害性に働くことである。例えば、高濃度の食塩液を大量に摂取すると、急激な血液浸透圧の上昇と血液粘度の増加によって血流量が減少し、低酸素症に感受性の高い大脳の海馬の錐体細胞が傷害される[5]。また、同じ量の化学物質であっても、年齢によっては細胞傷害が誘発されることがある。例えば、大人では問題にならないような量の輸液が、新生児では血液-脳関門 blood-brain barrier が未熟なため、大脳の弓状核などを傷害する[6]。このように、あらゆる化学物質は条件次第で細胞傷害性に働く可能性を秘めていることを忘れてはならない。

　化学物質の標的細胞に対する傷害性は、その細胞への直接的な作用であることもあれば、細胞周囲の環境の変化を介しての間接的な作用であることもある。また、化学物質の示す細胞傷害性を化学物質の代謝との関連でみてみると、化学物質がそのままのかたちで細胞を傷害する場合（ミトコンドリア毒、腐食物質、反応性求電子体など）、チトクロム P450 cytochrome P450 依存性に代謝活性化 metabolic activation された後にフリーラジカルや反応性の求電子体となって細胞を傷害する場合（四塩化炭素、ブロモベンゼンなど多数）、およびチトクロム P450 非依存性に代謝活性化された後に細胞を傷害する場合（アリルアルコール、神経毒 MPTP など）が考えられる。

　こうした化学物質あるいはその代謝活性産物 active metabolite による傷害刺激に対する細胞の反応は、傷害の種類、持続時間および強度に依存しており、また細胞傷害の経過は、細胞の種類、状態および適応能に依存している。例えば、低酸素症による傷害刺激に最も敏感なのは神経細胞で、心筋細胞、肝細胞、尿細管上皮細胞などがそれに続き、線維芽細胞や表皮細胞などは感受性が低い。このように、高度に機能分化し、酸素要求量の大きい細胞ほど、低酸素症に感受性が高い。また、化学物質によっては、それに対する細胞の感受性が細胞の増殖活性と密接に関係していることも知られている[7]。

　一般に細胞の構造と機能の正常域は狭く、細胞は種々のシステムによってその狭い範囲で恒常性 homeostasis を維持している。それらのシステムのうちで、(1) 細胞膜

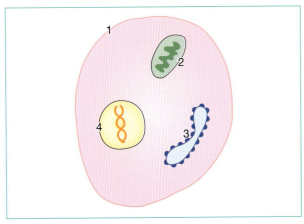

図1　細胞の恒常性維持システム
1=細胞膜機能の維持、2=好気的呼吸、3=酵素と構造蛋白質の合成、4=遺伝物質の維持

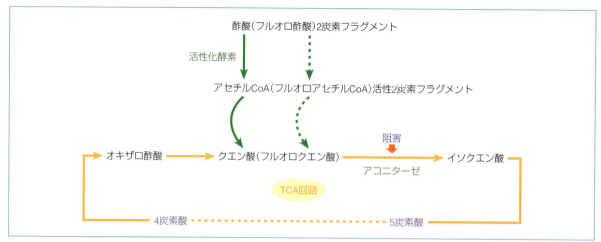

図2 フルオロ酢酸の致死合成

機能の維持、(2)好気的呼吸、(3)酵素と構造蛋白質の合成、および(4)遺伝物質の維持に関わるシステムは、外来刺激によって影響を受けやすい(図1)。すなわち、(1)多くの化学物質が細胞膜に存在する脂質、蛋白質あるいは受容体に作用し、細胞膜の機能を阻害する。特に、神経毒性物質の多くは、シナプス受容体に作用して傷害性を発揮する。例えば、ヒドロキシドパミンなどは交感神経終末のアミン取り込み受容体を介して前シナプスに取り込まれ、これを傷害する。また、カイニン酸などの興奮毒excitotoxinは興奮受容体(カイニン酸の場合はkainite receptor)の過剰刺激によって後シナプスを傷害する[8]。また、(2)化学物質の中にはミトコンドリアの酸化的リン酸化oxidative phosphorylationを阻害したり、ATP合成に必要な補助因子の供給を阻害し、細胞の好気的呼吸aerobic respirationを抑制するものがある。例えば、フルオロ酢酸による致死合成[9](TCA回路に取り込まれ、フルオロ酢酸を合成してアコニターゼaconitaseを阻害し、この段階でTCA回路を停止)(図2)やシアン化物による電子伝達系の遮断[10](ヘム蛋白質の鉄イオンと結合し、伝達系の酸化や還元を阻害)などがそれである。(3)化学物質によっては、酵素および構造蛋白質の合成や機能を阻害する。直接的な阻害は、多段階からなる蛋白質合成のいずれの段階でも起こりうる。また、蛋白質合成はその基質や補助因子の供給阻害あるいは拮抗作用によっても間接的に阻害される。さらに、(4)種々の方法で遺伝物質であるDNAに結合したり、DNA合成経路を阻害することでDNAの構造と機能に影響を及ぼす化学物質も多い。例えば、ベンツピレンはグアニンの2位のアミノ酸と特異的に結合する[11]。また、5-フルオロウラシルはチミン合成酵素を阻害し、DNA合成を抑制する[12]。上述した細胞の一点に加えられた傷害は、ただちに広範な二次反応を誘発する。

1-2. 細胞傷害の進展過程[3]

細胞に若干過剰な生理的ストレスや病的刺激が加わった場合、細胞は正常とは異なった恒常状態に移行して適応adaptationする。ところが、傷害刺激が適応能力を超えている場合や、本来適応能を欠如している細胞では、可逆的傷害reversible injuryを受ける。この段階で傷害刺激が排除された場合には、細胞は正常に復する。しかし、最初から高度な刺激が加わった場合や刺激が長時間持続した場合には、細胞はいわゆる"point of no return"を越え、非可逆的傷害irreversible injuryを受けることになり、細胞死cell deathにいたる(図3)。細胞死の後に起こる酵素的細胞融解や蛋白質変性をさす病理学的用語が細胞壊死cell necrosisで、融解(液化)壊死liquefactive necrosisと凝固壊死coagulative necrosisとが区別される。融解(液化)壊死は酵素的細胞融解が優勢な場合にみられ、壊死組織は軟化する。一方、凝固壊死は蛋白質変性が優勢な場合にみられ、細胞や組織の輪郭がかなり長時間保持される。

可逆的傷害を受けた細胞の最大の特徴は、細胞内水分含量の増加による細胞の腫大swellingである。これは細胞膜レベルでの細胞容積調節機能の障害によるもので、膜自体の透過性の増加や膜のNa^+-K^+-ATPase活性の直接的あるいはATP供給減少に二次的な阻害が原因となって起こる。可逆的傷害を受けた細胞では、このほか、細胞内小器官の腫大、粗面小胞体からのリボソームの解離、核のクロマチンの凝集などが観察される。

一方、非可逆的変化を被った細胞では膜系の傷害が顕著で、細胞の外から内への、また、ミトコンドリア内から細胞質基質への、Ca^{2+}の流入が増加する。また、膜の破綻によるリソソーム酵素の細胞質基質内流入で自己消化autolysisが起こる。ミトコンドリアでは高度の空胞化や基質の電子密度の増加がみられ、核では核濃縮pyknosis、核融解karyolysisあるいは核崩壊karyorrhexisが観察される。

1-3. 化学物質による細胞傷害のメカニズム[3,13,14]

化学物質による細胞傷害は、上述したように、直接的であることもあれば間接的であることもある。また、1

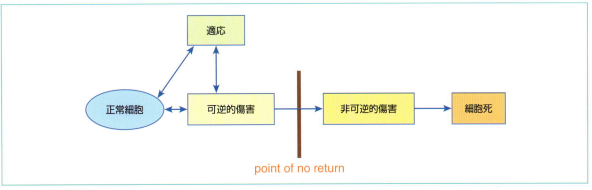

図3　細胞傷害の進展過程

つの化学物質が複数のメカニズムに基づく傷害作用を示すこともあり、その本態は複雑である。ここでは代表的なメカニズムについて述べるにとどめる。

1-3-1）共有結合 covalent binding

化学物質自体あるいはその代謝活性体である求電子体 electrophile（陽イオンあるいは電子親和性の大きな空軌道を持つ化合物で、e^- が欠乏した状態にある）が、細胞内の蛋白質や核酸などの巨大分子の求核体 nucleophile（陰イオンあるいは非共有電子対を持つ化合物で、e^- が過剰な状態にある）に共有結合し、それらの分子の構造と機能を変化させることで細胞を傷害する[15]。例えば、アセトアミノフェンやブロモベンゼンの代謝活性体が蛋白質のSH基と共有結合する。ベンツピレンなどの環状芳香族炭化水素はエポキシ化によりアリル化合物を生じ、また、芳香族アミンや芳香族アミドはN-オキシド化を受けた後に、それぞれDNAと反応する。このように、化学発がん物質の多くは代謝活性化されて求電子体となり、DNA中の求核体と共有結合して付加体 adduct を形成してDNAを傷害する[11]。DNAのヌクレオチドの分子構造にはいくつかの求核体が含まれており、求電子体の結合部位は化学発がん物質によって異なっているが、結合相手の塩基としてはグアニンが最も多い（図4）。

生体内ではグルタチオン glutathione がこうした求電子体の除去に携わり、求核体との共有結合を防止している[16]。しかし、産生される求電子体の量が多かったり、あるいはグルタチオンの合成阻害がある場合には、グルタチオンによる防御効果は減弱する。

1-3-2）フリーラジカル free radical

化学物質による直接的な細胞傷害のメカニズムとして極めて重要なのが、活性酸素種 activated oxygen species やフリーラジカルによる生体膜傷害に基づくものである。フリーラジカルは外郭に不対電子を持つ分子あるいは原子で、電子の付加や消失あるいは共有結合の等方性分解によって生じる。細胞内では、放射性エネルギーの吸収、正常な代謝過程および内因性の酸化反応や外来性化学物質の代謝によって活性酸素種が生成される。こうして生成されたフリーラジカルは自己触媒反応を開始

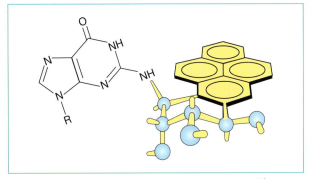

図4　ベンツピレンとグアニンの付加体形成（黒木[11]より）

し、傷害の連鎖反応が拡大していく。

図5に細胞内での活性酸素種の生成過程と消去機構を示した。活性酸素種は反応性が高い酸素とその関連分子の総称で、細胞内の異なった部位にある酸化酵素の活性化によって産生され、スーパーオキシドアニオン（O_2^-）、ヒドロキシルラジカル（$OH^·$）、一重項酸素（$^1O_2$）および過酸化水素（H_2O_2）が生じ、前二者はフリーラジカルである。これらの活性酸素種の中でもヒドロキシルラジカルは反応性が高い。フリーラジカルは脂質過酸化 lipid peroxidation によって細胞の膜系を傷害するほか、酵素などの蛋白質のSH基に作用してS-S結合を招来し、その蛋白質の機能を阻害する。また、フリーラジカルはDNAも損傷し、化学発がん物質についてはフリーラジカルの産生量の多いものほど発がん性が強いという報告もある[17]。さらに、過酸化の最終産物（脂質アルコール、脂質アルデヒド、マロンアルデヒド malonaldehyde など）の中には毒性を示すものがあり、それらの生成部位から離れた部位に傷害を起こすことも考えられる。細胞の膜系の脂質過酸化は、膜のリン脂質の不飽和脂肪酸からのH^+の切り出しで始まり（開始 initiation）、次いで、生成された脂質ラジカルが分子状酸素と反応して脂質過酸化ラジカルを生成する。この脂質過酸化ラジカルは非常に反応性に富み、近隣の正常な脂質からH^+を切り出し、次々に反応が拡大していく（増幅 propagation）。この連鎖反応は、2つのラジカルが反応して非ラジカル生成物を形成することで終わる（終止 termination）（図6）。フリーラジカルによる細胞膜の脂質過酸化が原因となる細胞傷害の例としては、四塩化炭素による肝細胞傷害が

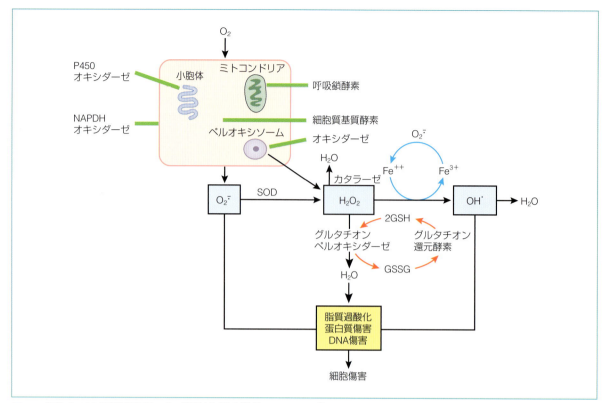

図5 細胞内での活性酸素種の生成過程と消去機構（Cotran ら[3]より）

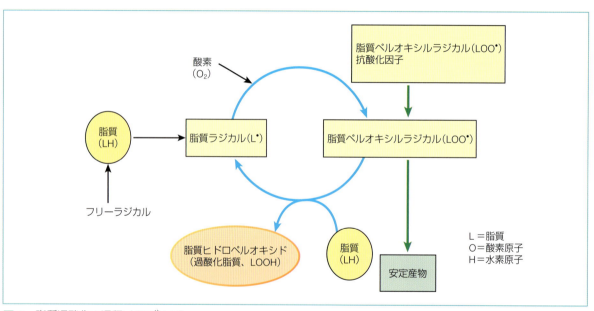

図6 脂質過酸化の過程（代田[4]より）

有名である。また、パラコートは活性酸素種の産生によって肺胞上皮細胞を傷害することが知られている（図7）。

1-3-3）低酸素症 hypoxia

細胞への酸素供給は、肺における換気、肺胞から毛細血管内血液への拡散、機能赤血球数、心血管系による末梢への運搬などに依存しているので、これらのいずれかの過程が阻害されると低酸素症が招来される。例えば、動脈硬化や血栓形成による特定臓器・組織への、あるいは心機能低下による全身性の、血液供給量の低下（貧血）、心肺機能不全による血液の酸素含有量の低下あるいは機能赤血球の減少によって、細胞は低酸素状態に陥る。したがって、これらのいずれかの機構で低酸素症を惹起するような化学物質は、間接的に細胞傷害性に働く。例えば、パラコートによって肺胞上皮細胞が傷害されると、肺胞内酸素の血液中への拡散が阻害される。また、一酸化炭素によるカルボキシヘモグロビンの生成は、機能赤血球の減少を招く。

低酸素症による細胞傷害は、ミトコンドリアにおける酸化的リン酸化の阻害で始まる。酸化的リン酸化が阻害されるとATP産生（図8、9）が抑制され、その後は複

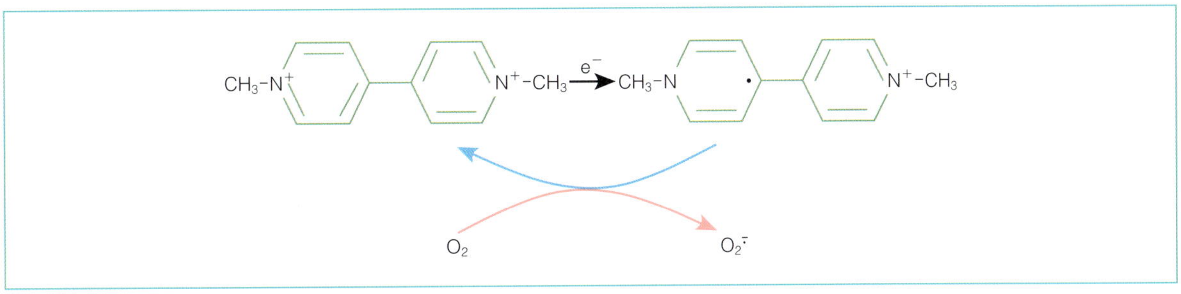

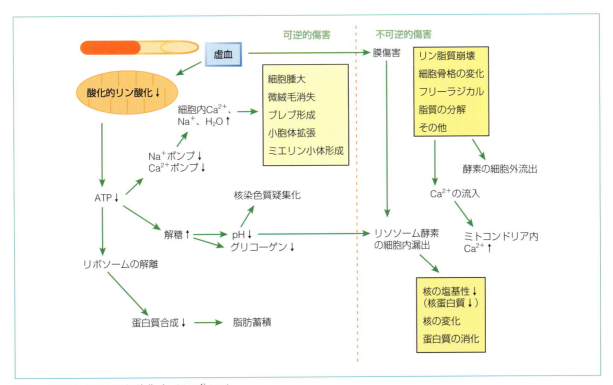

図7 パラコート酸化還元サイクル

図8 低酸素症による細胞傷害（代田[4]より）

数の経路を経て細胞傷害が進行する。すなわち、(1)細胞膜のエネルギー依存性 Na^+-K^+-ATPase 活性が低下して Ca^{2+} と H_2O が細胞内に流入し、K^+ が流出して、細胞は腫大する。細胞質基質への Ca^{2+} の流入はミトコンドリアからも起こる。(2)嫌気的解糖 anaerobic glycolysis が進み、グリコーゲンが減少する一方で、乳酸と無機リンが増加し、細胞質基質のpHが低下するため、核のクロマチンの凝集が起こる。(3)粗面小胞体からのリボソームの解離が起こって蛋白質合成が低下するため、リポ蛋白質の生成が抑制され、細胞内に脂質の蓄積が起こる。

ATP産生の抑制は一方で細胞膜のリン脂質の合成を抑制し、また、細胞質基質における Ca^{2+} 濃度の上昇はホスホリパーゼ phospholipase を活性化して細胞膜のリン脂質の分解を促進する。このように、二方向から細胞膜傷害が進行する。また、細胞質基質内 Ca^{2+} 濃度の上昇は、プロテアーゼ protease を活性化し、細胞骨格に傷害を与えるほか、ATPase 活性化による ATP の分解およびエンドヌクレアーゼ endonuclease 活性化による核クロマチンの傷害などをもたらす。

1-4. その他

栄養素 nutrient は上述した酸素とともに細胞の生存を支える基礎代謝に必須である。栄養素の細胞への供給は、酸素の場合と同様、多くの過程（摂取、消化、吸収、運搬）を経るため、これらの過程のいずれかを阻害する化学物質は細胞に必要な栄養素の欠乏を招き、結果として細胞傷害性に働く。一方、最近では、栄養過剰もまた細胞傷害性に作用することが注目されている。

神経系は生体の外部および内部の環境から信号を受け、それに応じて生体機能を調整し、生体の恒常性維持に大きく寄与している。すなわち、神経系は刺激の伝導路として身体各部の機能を統率している。同時に、神経系は精神活動を営む場でもある。化学物質の中にはいろいろなメカニズムで神経毒性を示すものがあり、神経系の構成細胞に対する直接的な傷害作用はもちろんのこと、神経支配下の臓器・組織の構成細胞に間接的な傷害作用を及ぼすことがある。

内分泌系も生体機能の主要な調節機構の1つで、ホルモン分泌を介して、細胞増殖や体液および電解質平衡の

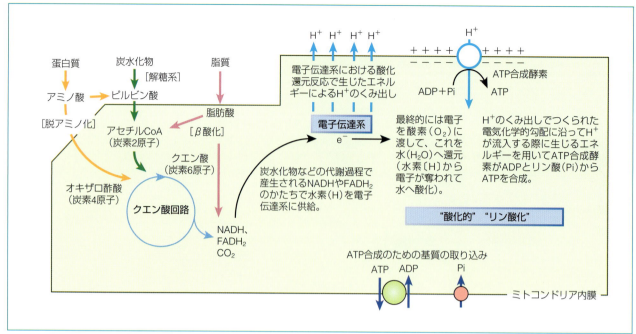

図9 ATP合成（榎本[13]より）

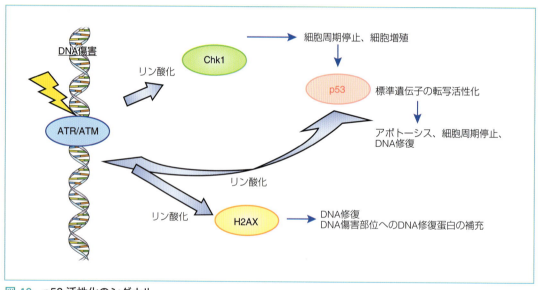

図10 p53活性化のシグナル

維持など、あらゆる細胞に共通した機能の調節に与っている。したがって、内分泌毒性を示す化学物質は、内分泌系の構成細胞への直接的傷害のみならず、ホルモンの標的臓器・組織の構成細胞に間接的な傷害作用を及ぼすことがある。

　免疫系は基本的に自己と非自己を識別し、非自己を排除するために生体に具備されている機構である。したがって、生体の防御機構として極めて重要で、多くの免疫応答は当然のことながら生体にとって有利に作用する。しかし、場合によってはアレルギー反応のように、免疫応答が生体に有害作用を及ぼすことがあるのは上述したとおりで、これは化学物質による毒性発現の重要なメカニズムの1つである。

2. 細胞死

2-1. アポトーシス apoptosis

　アポトーシスapoptosisの語源は、apo（離れる）+ptosis（下降する）で、枯葉が木の枝から離れて落ちる現象をさして言ったヒポクラテスの言葉が基になっている。この言葉を、1972年にKerr, Wyllie, Currie[18]がネクローシスnecrosisとは異なる細胞の死に方に適用した。いわゆる「細胞の立ち枯れ死」である。その後、抗がん剤などある種の化学物質[19〜27]や放射線照射による細胞死、ある種の毒素やウイルスによる細胞死、細胞傷害性T細胞 cytotoxic T cellによる標的細胞の死などもKerrらの言うアポトーシスの形態を示すことが明らかにされてきた。また、化学物質によって誘導され、前がん組織

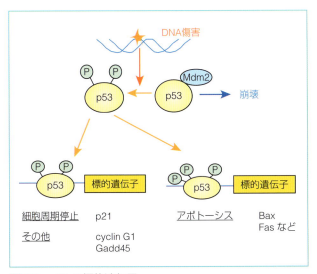

図11　p53の標的遺伝子

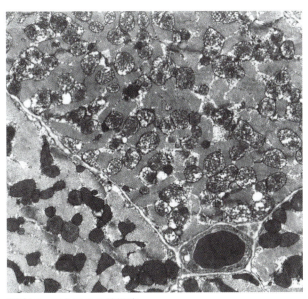

写真1　マウスの心筋細胞
ミトコンドリアの腫大（右上方）。左下方に正常なミトコンドリアがみえる。

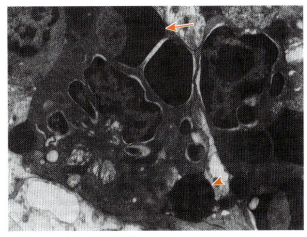

写真2　マウスの胸腺細胞
核クロマチンの凝縮（矢印）および上皮細胞によるアポトーシス小体の貪食（矢頭）。

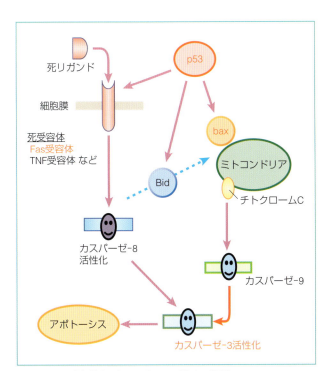

図12　死受容体経路とミトコンドリア経路

としての過形成結節を構成する細胞の多くがアポトーシスで死滅し、残った細胞がやがてがん化するという報告もある。こうした事象を背景に、アポトーシスは毒性学の領域でも注目を集めるとともに、従来から知られているネクローシスとの関係が問題になってきた。

最近の研究で、アポトーシスの発現にはそれを促進するがん遺伝子 ongogene（例えば p53）あるいは抑制するがん遺伝子（例えば bcl-2）の存在が明らかにされた。特に、p53 は DNA 傷害による ATR/ATM の活性化によってリン酸化されて活性化し（図10）、p53 の標的遺伝子を活性化して細胞周期停止やアポトーシスを誘発することが知られている[21〜24,27]（図11）。

アポトーシスの進展経路としては、大別して(1)死受容体 death receptor 経路（外因性経路 extrinsic pathway）と、(2)ミトコンドリア経路（内因性経路 intrinsic pathway）が知られているが[27]（図12）、すべてのアポトーシスが同一の機序で起こり、同一の経過をたどるというわけではない。アポトーシスの発現機構と進展過程の詳細については、専門書ならびに学術誌掲載の最新情報[28]を参照されたい。

2-2. ネクローシスとアポトーシス

刺激因子、形態学的特徴、DNA 崩壊の機序、あるいは死細胞に対する組織反応などを基準にしたネクローシスとアポトーシスの鑑別については、多くの研究者の報告を基に下記のように整理できる。一般にネクローシスとアポトーシスの鑑別は形態学を最大の拠り所としており、ネクローシスにいたる前段階でみられる細胞の最大の特徴は、細胞ならびに細胞内小器官の腫大（写真1）で、ついでリソソーム酵素の細胞質基質への流出による自己消化が起こる。ネクローシス細胞はしばしば周囲に

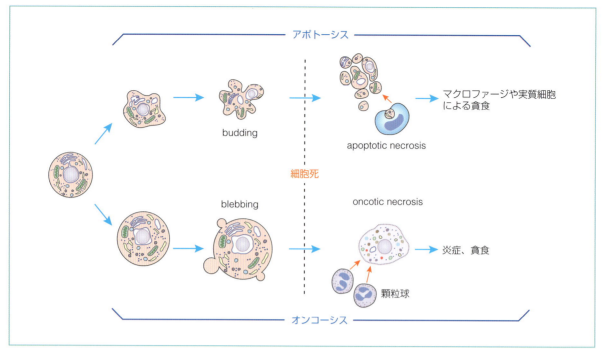

図13　細胞死の概念（Levinら[32]より図中文字を一部和訳して引用）

炎症反応を伴う。一方、アポトーシスでは早期に核のクロマチンの凝集と断片化がみられ、ついで核、細胞質ともに断片化してアポトーシス小体apoptotic bodyを形成し、やがてマクロファージなどに貪食される（**写真2**）。また、ネクローシスではDNAの崩壊はランダムに起こるのに対し、アポトーシスではヌクレオソーム単位（約180塩基対）で断片化されるので、アガロース電気泳動によってはしご状の泳動パターンladder formationとして観察される。

　上述したネクローシスとアポトーシスの鑑別点は、in vitroの実験系では多くの場合、ほぼ例外なく適用できる。しかし、in vivoの系では両者を明確に区別することはむしろ困難な場合が多い。また、同一化学物質を投与した場合でも、投与量あるいは投与期間によって、ネクローシスあるいはアポトーシスが出現し[19,29]、さらに、同一組織切片上で両者がともに認められる例も知られている。こうした事実が、毒性病理学に従事している研究者に混乱をもたらしている[30,31]。

2-3. 毒性病理学におけるアポトーシスの捉え方

　アポトーシスという用語が数多くの論文に登場するようになってから、病理学、特に毒性病理学の分野で、ネクローシスとアポトーシスという用語の使用をめぐって大きな混乱が起きた[30,31]。そこで、米国の毒性病理学会では、The Committee on the Nomenclature of Cell Death（CNCD）を組織し、十分な討議を経た上で、細胞死の概念と用語に関して一応の結論を得、下記のような提案を行っている[32]。

　すなわち、細胞が死にいたる過程をオンコーシス oncosis（onco＝腫大）とアポトーシスに区別する。そして、細胞がこれらの過程を経て"point of no return"を通過するとネクローシスになる、言い換えれば、細胞が死にいたる過程がどうであれ、組織切片上に見出される死細胞はすべてこれをネクローシスと呼ぶ（**図13**）。その上で、死にいたる過程で細胞に観察される形態がアポトーシスあるいはネクローシスの特徴を顕著に表している場合には、それを明示する目的で、ネクローシスの頭に"apoptotic"および"oncotic"、あるいは"mixed apoptotic and oncotic"という形容詞を付加する。さらに、これに病変の広がりと強度を示す形容詞を付加することもできる。また多くの例で、伝統的な用語である"coagulative necrosis"を"oncotic necrosis"の代わりに用いることもできる。ただし、例えば起因物質を除去した後にみられる肝臓の過形成結節の退縮、あるいは去勢後の前立腺の萎縮の場合のように、正常あるいは過形成組織の退縮の過程で認められるapoptotic rateの増加については、"apoptotic necrosis"と呼ぶよりは"increased apoptosis"と呼ぶ方が適切である。

　上述したCNCDの提案は、上述の2-1.と2-2.の項で述べたように、細胞死を動的に捉え、細胞が死にいたる過程と死後とを区別し、さらに細胞が死にいたる過程を2つに大別している（**図13**）。CNCDの提案にしたがえばオンコーシスは、従来ネクローシスとアポトーシスという対比で考えられていたネクローシスにほぼ相当するもので、MajnoとJoris[33]の提案した概念を基盤にしており、上述したCNCDの提案は大筋において妥当であると考えられる。ただし、オンコーシスという用語はいわゆる腫瘍性病変と紛らわしいこともあり、正確な理解のもとに使用する必要がある。

　なお、最近、組織切片上でアポトーシス細胞を検出す

るのに、terminal deoxynucleotidyl transferase（TdT）-mediated dUTP-mediated biotin nick end labeling（TUNEL）法が繁用されているが、本法は DNA strand break を示す細胞を検出する方法として有用であっても、壊死細胞も陽性に染まることから、アポトーシスに特異的な組織化学的マーカーと考えるのには疑問がある[34]。CNCD は、死細胞の検出には HE 染色切片上での形態学だけで十分で、場合によっては電顕検索が必要になることもあるが、ほとんどの場合、細胞死のタイプもこの方法で見分けられるとしている。

　細胞種によって、いわゆるオンコーシスかアポトーシスのいずれかが起こる、あるいはこれらが同時に起こる、その根底にあるメカニズムを解明することは、現実的な毒性評価とは別に、生物学的に非常に興味深いことである。ただし、日常の化学物質の毒性病理学的評価に際しては、アポトーシスを従来のネクローシスに含めて考えても大きな問題はないものと思われる。また、アポトーシスのある意味の代替用語として、単細胞壊死 single cell nerosis がよく用いられている。

引用文献

1) 土井邦雄. 細胞傷害. 『毒性学：毒性発現のメカニズム』川島書店. 東京. pp84-93. 2003.
2) Walling MA. Morphologic manifestations of toxic cell injury. In : *Handbook of toxicologic pathology*, 2nd ed. Haschek WM, Rousseaux CG, Walling MA（eds.）. Academic Press, San Diego. pp39-65. 2002.
3) Cotran RS, Kumar V, Robbins SL. Cellular injury and cellular death. In : *Robbins pathologic basis of diseases*, 5th ed. Cotran RS, Kumar V, Robbins SL（eds）. WB Saunders Co., Philadelphia. pp1-34. 1994.
4) 代田欣二. 細胞傷害のメカニズム.『動物病理学総論』第2版. 日本獣医病理学会（編）. 文英堂出版, 東京. pp13-22. 2001.
5) Takeshita M, Doi K, Mitsuoka T. Behavioral characteristics in mice with brain lesions induced by hypertonic saline. *Exp Anim* 37：405-412, 1988.
6) Okaniwa A, Hori M, Takeshita M, et al. Histopathological study on effects of potassium aspartate on the hypothalamus of rats. *J Toxicol Sci* 4：31-46, 1979.
7) Shinozuka J, Suzuki M, Noguchi N, et al. T-2 toxin-induced apoptosis in hematopoietic tissues in mice. *Toxicol Pathol* 26：674-681, 1998.
8) Anthony DC, Montine TJ, Graham DG. Toxic responses of the nervous system. In : *Casarett & Doull's toxicology*, 5th ed. Klaassen CD（ed）. McGraw-Hill, New York. pp463-486. 1999.
9) 野口照久. 農薬の生体傷害現象.『薬物と生体』宮木高明（編）. 岩波書店, 東京. pp129-134. 1976.
10) Smith L, Kruszyna H, Smith RP. The effect of methemoglobin on the inhibition of cytochrome c oxidase by cyanide, sulfide or azide. *Biochem Pharmacol* 26：2247-2250, 1977.
11) 黒木登志夫. 発がんのプロセス.『がんのバイオサイエンス3 発がんとがん細胞』黒木登志夫（編）. 東京大学出版会, 東京. pp1-19. 1991.
12) Shuey DL, Lau C, Logsdon TR, et al. Biologically based dose-response modeling in developmental toxicology：biochemical and cellular sequelae of 5-fluorouracil exposure in the developing rat. *Toxicol Appl Pharmacol* 126：129-144, 1994.
13) 榎本秋子. 毒性発現機序.『トキシコロジー』日本トキシコロジー学会教育委員会（編）. 朝倉書店, 東京. pp25-39. 2002.
14) Jeffery EH. Biochemical basis of toxicity. In : *Handbook of toxicologic pathology*, 2nd ed. Haschek WM, Rousseaux CG, Walling MA（eds）. Academic Press, San Diego. pp15-37. 2002.
15) Boelsterli UA. Specific targets of covalent drug-protein interactions in hepatocytes and their toxicological significance in drug-induced liver injury. *Drug Metab Rev* 25：395-451, 1993.
16) Gregus Z, Klaassen CD. Mechanisms of toxicity. In : *Casarett & Doull's toxicology*, 5th ed. Klaassen CD（ed）. McGraw-Hill, New York. pp35-74, 1996.
17) 永田親義. 発ガンにおける活性酸素の役割.『ヒトのガンはなぜ生じるか』講談社, 東京. pp99-121. 1987.
18) Kerr JFR, Wyllie AH, Currie AR. Apoptosis：a basic biological phenomenon with wide range implications in tissue kinetics. *Br J Cancer* 26：239-257, 1972.
19) Tsutsui S, Hirasawa K, Takeda M, et al. Apoptosis of murine hepatocytes induced by high doses of galactosamine. *J Vet Med Sci* 59：785-790, 1997.
20) Woo GH, Katayama K, Jung JY, et al. Hydroxyurea（HU）-induced apoptosis in the mouse fetal tissues. *Histol Histopathol* 18：387-392, 2003.
21) Yamauchi H, Katayama K, Ueno M, et al. Involvement of p53 in 1-β-D-arabinofuranosylcytosine-induced rat fetal brain lesions. *Neurotox Teratol* 26：579-586, 2004.
22) Katayama K, Ueno M, Yamauchi H, et al. Ethylnitrosourea induces neural progenitor cell apoptosis after S-phase accumulation in a p53-dependent manner. *Neurobiol Dis* 18：218-225, 2005.
23) Ueno M, Katayama K, Yamauchi H, et al. Cell cycle and cell death regulation of neural progenitor cells in the 5-azacytidine（5AzC）-treated developing fetal brain. *Exp Neurol* 198：154-166, 2006.
24) Nam C, Yamauchi H, Nakayama H, et al. Etoposide induces apoptosis and cell cycle arrest of neuroepithelial cells in a p53-related manner. *Neurotox Teratol* 28：664-672, 2006.
25) Doi K, Shinozuka J, Sehata S. T-2 toxin and apoptosis. *J Toxicol Pathol* 19：15-27, 2006.
26) He XJ, Nakayama H, Dong M, et al. Evidence of apoptosis in the subventricular zone and rostral migratory stream in the MPTP mouse model of Perkinson disease. *J Neuropathol Exp Neurol* 65：873-882, 2006.
27) Yamauchi H, Katayama K, Ueno M, et al. Essential role of p53 in trophoblastic apoptosis induced in the developing rodent placenta by treatment with a DNA-damaging agent. *Apoptosis* 12：1743-1754, 2007.
28) Doi K. Mechanisms of neurotoxicity induced in the developing brain of mice and rats by DNA-damaging chemicals. *J Toxicol Sci* 36：695-712, 2011.
29) Tsutsui S, Hirasawa K, Takeda M, et al. Galactosamine-induced apoptosis in the primary mouse hepatocyte cultures. *Exp Toxicol Pathol* 49：301-306, 1997.
30) Columbano A. Cell death：current difficulties in discriminating apoptosis from necrosis in the context of pathological processes in vivo. *J Cell Biochem* 58：181-190, 1995.
31) Levin S. A toxicologic pathologist's view of apoptosis or I used to call it necrobiosis, but now I'm singing the apoptosis blues. *Toxicol Pathol* 23：533-539, 1995.
32) Levin S, Bucci TJ, Cohen SM, et al. The nomenclature of cell

death : recommendations of an ad hoc Committee of the Society of Toxicologic Pathologists. *Toxicol Pathol* 27 : 484-490, 1999.

33) **Majno G, Joris I.** Cell injury and cell death. In : *Cells, tissues and disease : principle of general pathology*. Blackwell Science, Cambridge (Mass.). pp175-227. 1996.

34) **Lockshin RA.** The utility of apoptosis terminology. *Toxicol Pathol* 27 : 492-493, 1999.

土井邦雄
東京大学名誉教授

総論

4 代謝障害

本章ではさまざまな病的刺激に起因する細胞あるいは組織の形態学的変化を簡潔に説明する。これらの変化は従来の教科書では「退行性変化」として一括して扱われてきたが、病的環境下に置かれた細胞がその環境に適応した結果（萎縮と化生）、あるいは生体防御のために一部の細胞を切り捨てる積極的な反応（アポトーシス）とも解される形態学的変化を含んでいる。

1. 萎縮 atrophy

形成異常である低形成 hypoplasia とは異なり、いったん正常に形成された細胞、組織あるいは臓器の容積が減少することで、加齢（胸腺の退縮）、栄養不良、神経支配遮断（末梢神経切断による骨格筋線維の萎縮：写真1）、圧迫（腫瘍発育に伴う周囲組織の萎縮）、不使用（長期ギブス固定による骨格筋萎縮）、ホルモン異常（長期ステロイド投与による副腎萎縮）および血液供給量の減少（門脈-大静脈吻合による肝臓の萎縮）などに起因する。実質細胞の縮小による単純萎縮と数の減少による数的萎縮に大別される。細胞レベルでの単純萎縮は蛋白質生成の減少と分解亢進の結果であり、分解はリソソームあるいはユビキチン-プロテアソーム系によって行われる[1]。

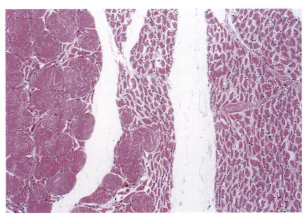

写真1 ウマの骨格筋の神経原性萎縮
右の筋線維束ではすべての筋線維が萎縮しており、群性萎縮が著明である。HE染色。

2. 変性 degeneration

代謝障害による細胞の可逆的変化で、異常な物質の蓄積、過剰な物質の蓄積、あるいは異常な部位への蓄積がみられる。蓄積物質により蛋白質・アミノ酸代謝異常、糖質代謝異常、脂質代謝異常、核酸代謝異常、色素沈着症および無機物代謝異常に大別できる。

2-1. 蛋白質・アミノ酸代謝異常

混濁腫脹 cloudy swelling はミトコンドリアにおける代謝障害の結果、ミトコンドリアが膨化・変性し、細胞が腫大して細胞質が微細顆粒状となり、臓器が腫大ならびに混濁した状態をさす。ミトコンドリアはグルコースと脂肪酸を原料とするエネルギー産生プラントであり、本変化は細胞におけるATP産生の低下を意味する。
水腫性変性 hydropic degeneration は細胞膜の選択透過性の障害によって過剰な細胞外液が細胞内に流入し、細胞が膨化した状態である。細胞質ゾルの希釈あるいは細胞内小器官（主として小胞体とゴルジ体）への蛋白液の貯留として観察され、後者は空胞変性 vacuolar degeneration とも呼ばれる。**硝子滴変性 hyaline droplet degeneration** は大小の好酸性滴状顆粒が細胞質内に沈着した像で、過剰量の蛋白質の細胞内への取り込み、あるいは蛋白質の細胞内輸送能力の低下を意味する。主に近位尿細管上皮細胞、肝細胞および形質細胞でみられ、形質細胞の硝子滴（免疫グロブリン）はラッセル小体と呼ばれる。**アミロイド症 amyloidosis** は、βシート構造をとる異常蛋白質アミロイドの全身性あるいは局所性の細胞外沈着症である。アミロイドは単一の化学構造を持った物質ではなく、免疫グロブリンの軽鎖（原発性アミロイド症）、血清アミロイド関連蛋白質（二次性アミロイド症）、βアミロイド蛋白質、ペプチドホルモン、β_2-ミクログロブリン、トランスサイレチンなどから形成されるが、組織学的にはコンゴーレッド染色で赤色に染まり、それは偏光下で緑色の重屈折性を示すこと、超微形態的には直径10 nm前後の分岐のない細線維の集積から

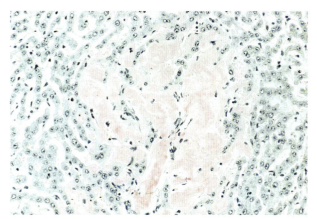

写真2　ウシの肝臓のアミロイド沈着
コンゴーレッド染色。

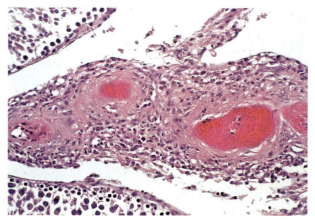

写真3　老齢ラット精巣の小動脈のフィブリノイド壊死
結節性動脈周囲炎を伴う。HE染色。

なることが共通している。全身性アミロイド症では、肝臓のディッセ腔（**写真2**）、脾臓、腎臓および消化管粘膜固有層にアミロイドが沈着しやすい。アミロイドの病理発生には今なお不明な点が多いが、異常な蛋白質の生成過程よりも分解過程に欠陥があってアミロイド症が発生すると考えられている。全身性アミロイド症はさまざまな動物種で報告されているが、CD-1マウスで好発し、通常のラットではほとんどない。

フィブリノイド変性 fibrinoid degeneration（またはフィブリノイド壊死）は、中小径動脈壁への好酸性物質（免疫複合体、フィブリン、グロブリンなどの血漿蛋白質）沈着を主徴とし、中膜平滑筋細胞の壊死を伴う。フィブリノイド変性に加え炎症性細胞浸潤が動脈壁の全層に認められる場合には、汎動脈炎 panarteritis、さらに動脈周囲に炎症性細胞浸潤と線維化がみられる場合には、結節性動脈周囲炎 periarteritis nodosa と呼ばれる。本病変は老齢雄ラットに自然発生する（**写真3**）ほか、免疫複合体沈着症（Ⅲ型アレルギー）、高血圧あるいは血管拡張作用を有する薬物投与によって発生する。

2-2. 糖質代謝異常

糖質は、エネルギー源として重要であるほか、蛋白質あるいは脂肪と結合して細胞や細胞間物質の形成に関与している。糖質はホルマリン固定時に溶出するので、組織切片での糖質の証明には純アルコール固定あるいは凍結切片が用いられる。糖質代謝異常として知られているのは異所性糖原（グルコースおよびグリコーゲン）蓄積、糖尿病、糖原蓄積症およびムコ多糖蓄積症である。

異所性糖原蓄積は高血糖時に核内あるいは細胞質内に過剰量のグリコーゲンが蓄積する現象で、前者は核糖原と呼ばれる。

糖尿病 diabetes mellitus は、インスリン作用の不足に起因する持続的な高血糖、糖尿および高脂血症を特徴とする慢性疾患で、細動脈硬化症、糸球体硬化症および易感染性の原因となる。糖尿病は1型、2型およびその他の糖尿病の3型に分類される。1型糖尿病は、インスリン依存性糖尿病あるいは若齢性糖尿病とも呼ばれ、遺伝的素因とウイルス感染などの環境要因を基盤とした自己免疫介在性傷害が膵島β（B）細胞に及んだ結果、インスリンの量的不足に陥ったもので、膵島炎とβ細胞の減数・消失が認められる。2型糖尿病は、非インスリン依存性糖尿病あるいは成人型糖尿病とも呼ばれ、ヒトの糖尿病の約80％を占めるが、その発生機序の多くは不明である。β細胞からのインスリン分泌障害とインスリンに対する組織の反応性の低下（インスリン抵抗性の増大）が指摘され、複数の遺伝子異常が原因となり、肥満などの環境要因によって修飾されると考えられている。2型糖尿病患者には膵島炎はなく、β細胞の減少も軽微であり、自己免疫機序の関与はない。ネコの自然発生糖尿病の多くは2型糖尿病である。その他の糖尿病（二次性糖尿病）は膵炎、腫瘍あるいはアミロイド沈着などによる膵島細胞の広範な破壊に起因する。

糖原蓄積症（糖原病） glycogen storage disease（glycogenosis）はグリコーゲン合成や分解に関与する酵素の遺伝的欠損により、糖基質が細胞内に蓄積する疾患群である。これまでに12型が知られており、Ⅰ型（フォン・ギールケ von Gierke 病：グルコース-6-ホスファターゼの欠損）とⅡ型（ポンペ Pompe 病：リソソームの酸マルターゼの欠損）の発生頻度が最も高く、それぞれの病型にほぼ一致する動物モデルがある。いずれも常染色体性劣性遺伝病で、グリコーゲン代謝の盛んな肝細胞、骨格筋および心筋の細胞質内糖原蓄積が強く現れる。Ⅱ型では、リソソームに糖質が蓄積するので、リソソーム性蓄積症 lysosomal storage disease の範疇に入る。**ムコ多糖症** mucopolysaccharidosis は細胞外基質の主要構成成分であるムコ多糖（グリコサミノグリカン：デルマタン硫酸、ヘパラン硫酸、ケラタン硫酸、コンドロイチン硫酸）の分解酵素の遺伝的欠損により、ムコ多糖が骨、結合組織、肝臓および脾臓に進行性に沈着する疾患群で、これまでに7型が知られている。そのうち6型は常染色体劣性遺伝病、残りの1型（ハンター Hunter 症候群）は伴性劣性遺伝病である。異常顔貌 gargoylism を呈する骨

形成異常、角膜混濁、関節強直、心弁膜症および肝脾腫大などが認められる。

2-3. 脂質代謝異常

　脂質代謝異常はエネルギー源となる中性脂質（脂肪酸およびトリグリセリド）の蓄積（脂肪変性 fatty degeneration または脂肪化 fatty change）、コレステロールおよびコレステロールエステルの異常沈着、および細胞膜を構成する複合脂質（リン脂質、糖脂質）の遺伝性代謝異常（脂質症 lipidosis）の3型に大別される。
　脂肪変性は、脂肪代謝が盛んな肝細胞で最も高頻度に認められるが、心筋、骨格筋、腎尿細管上皮細胞などにも発生する。脂肪は通常の切片作製過程で溶出するため、脂肪変性に陥った細胞では、大小の打ち抜いたような細胞質内空胞が形成される。このような脂肪の証明には凍結切片に脂肪染色（ズダンⅢやオイルレッドOなどの脂溶性色素を使った染色）あるいはオスミウム酸固定が用いられる。肝細胞への脂肪沈着は脂肪酸が肝細胞に取り込まれる時点から、低密度リポ蛋白質として肝細胞から放出される時点の間に起こり、主な原因は高脂血症、低酸素症（ミトコンドリアにおける脂肪酸酸化障害）、粗面小胞体におけるアポ蛋白質合成障害、および細胞内脂質輸送能ならびに細胞外への放出能の低下である。
　脂質症は、複合脂質代謝酵素の先天的あるいは後天的異常によって起こる。先天性脂質症のほとんどが常染色体劣性遺伝病で、リソソーム酵素の異常によって複合脂質がリソソームに沈着することから、リソソーム性蓄積病に分類される。神経細胞は代謝活性が高く、かつ永久細胞であるため蓄積病変が目立ち、本症では進行性の神経症状を表す。リソソーム性蓄積が灰白質神経細胞に顕著に現れるスフィンゴ脂質蓄積病（GM_1およびGM_2ガングリオシドーシス）ならびにスルファチド蓄積症（ニーマン-ピック Niemann-Pick 病A型およびB型、ゴーシェ Gaucher 病）と、白質の髄鞘に顕著に現れる白質ジストロフィーに大別される。前者では腫大した神経細胞の細胞質が弱好塩基性のすり硝子様となり、超微形態では腫大したリソソーム内に膜様構造物が蓄積し、タマネギあるいはシマウマのような斑紋様構造が認められる。後天性脂質症は、細胞膜のリン脂質に結合してリソソーム酵素による分解を阻害する薬物（クロロキン、キナクリン、トリパラノール、クロールフェンタミン）の投与で発生し、主として神経細胞に遺伝性脂質症と同様の病変がみられる。

2-4. 核酸代謝異常

　プリン体の代謝産物である尿酸の沈着症を**痛風** gout という。ヒトを除く哺乳類は、尿酸代謝酵素を有するため、プリン体代謝産物を水溶性の尿素として排泄し、痛風には罹患しない。卵生動物とヒトの痛風は関節痛風と内臓痛風に大別され、前者の発生には遺伝的素因が関与する。内臓痛風では、尿細管腔に尿酸が沈着し、車軸状に集積した尿酸結晶の周囲に肉芽腫が形成され、痛風結節 tophus と呼ばれる。

2-5. 色素沈着症

　赤血球ヘモグロビンおよびそれに由来するヘモジデリン、ポルフィリンおよびビリルビン、不飽和脂肪酸の過酸化によって生じるリポフスチンならびにセロイドなどの内因性色素沈着症が最も重要である。
　ヘモグロビンは、溶血性疾患で尿細管内に蓄積し、尿細管上皮細胞を傷害することがある（ヘモグロビン尿症）。
　ヘモジデリンは、赤血球を貪食したマクロファージの細胞質内に形成される鉄反応陽性の色素で、肝臓、脾臓および骨髄に生理的に存在するが、ヘモジデリンの量的増加あるいは異所性沈着をヘモジデリン沈着症 hemosiderosis と呼ぶ。肺の慢性鬱血は、弁膜症などの心疾患に基因することが多く、肺胞腔に赤血球（ヘモジデリン）を貪食したマクロファージが認められるので、このマクロファージを心臓病細胞 heart failure cell と呼ぶ。
　ポルフィリンはヘモグロビン、ミオグロビン、チトクローム、カタラーゼ、ペルオキシダーゼ、ビタミンB_{12}などに含まれるヘム蛋白質を構成する環状化合物である。ポルフィリン症 porphyria では体内ポルフィリン過剰のためにポルフィリンの尿中排泄量が増加する疾患で、ヘモグロビン合成過程でポルフィリンが過剰産生される骨髄性ポルフィリン症と、肝臓でのヘム蛋白質合成障害に起因する肝性ポルフィリン症に大別される。大部分は遺伝性疾患であるが、アルコールや porphyrinogenic drug に含まれる薬剤（ケトコナゾール、グリセオフルビン、クロロキンなど）中毒が原因になることもある。臨床的にはポルフィリン尿症、光線過敏症および骨と歯へのポルフィリン沈着などが認められる。
　ビリルビンは、胆汁の主成分で、ポルフィリン酸化酵素の働きによって、ビリベルジン（鳥類の胆汁の主成分）を経て形成される。末梢血中のビリルビンはアルブミンと結合しており、間接ビリルビンと呼ばれるが、肝細胞でグルクロン酸抱合を受け、直接（抱合型）ビリルビンとなり、胆汁あるいは尿中に排泄される。血中ビリルビンの増量を**黄疸** icterus と呼ぶ。黄疸は肝臓の処理能力を超えた過剰なビリルビン生成（溶血性黄疸）、肝細胞の機能低下によるビリルビン代謝障害（肝細胞性黄疸）および胆汁の排泄障害（閉塞性黄疸）に大別され、溶血性黄疸では間接ビリルビンが、肝性黄疸では間接および直接ビリルビンが、閉塞性黄疸では直接ビリルビンがそれぞれ血中で増量する。組織学的に、肝細胞間の毛細胆管に鬱滞した胆汁を胆汁栓 bile plug と呼ぶ。
　リポフスチンは、ヘマトキシリン・エオジン（HE）染色切片では黄褐色に染まる細胞質内微細顆粒で、老齢動物あるいは消耗性疾患罹患動物の肝細胞、心筋細胞およ

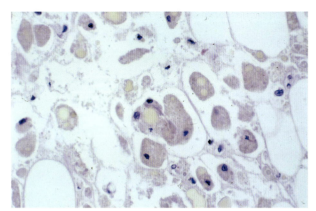

写真4　黄色脂肪症罹患ネコの腸間膜
マクロファージの細胞質内に形成された黄色滴状物（セロイド）。HE染色。

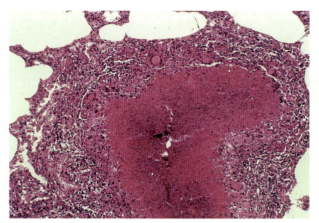

写真5　ウシの肺の結核結節
HE染色。

び神経細胞などでしばしば観察されることから、老齢性色素、消耗性色素、脂褐素と呼ばれることもある。超微形態的には三次リソソーム（残余小体）に一致し、過酸化した不飽和脂肪酸からなる。

セロイドは、淡黄褐色滴状顆粒で、不飽和脂肪酸の部分的な酸化および重合によって、マクロファージや肝細胞などの細胞質内で形成され（**写真4**）、リポフスチンの初期型である。ビタミンE欠乏症ではセロイド沈着が脂肪組織をはじめとするさまざまな臓器に観察される。

神経性セロイド・リポフスチン症 neuronal ceroid lipofuscinosis は、バッテン病 Batten's disease とも呼ばれる遺伝性疾患で、現在までに8亜型が知られており、7亜型は常染色体性劣性遺伝病、1亜型（クフス Kufs 病）は常染色体性優性遺伝病である。いずれの亜型においても神経細胞へのセロイド・リポフスチン沈着と神経細胞消失が進行するが、沈着物の主体はミトコンドリアATP合成酵素のcサブユニットあるいはリン脂質活性化蛋白質AおよびBなどであり、蛋白質代謝酵素の異常症である。

2-6. 無機物代謝異常

カルシウム（石灰）沈着症 calcification は、沈着機序の違いから異栄養性 dystrophic と転移性 metastatic に大別されている。異栄養性石灰沈着症は壊死組織への石化沈着をさす。転移性石灰沈着症は高カルシウム血症を背景とした石灰沈着症で、肺、胃、血管および腎臓の弾性線維あるいは基底膜に沈着しやすい。いっぽう、低カルシウム血症では生体内カルシウムの大部分を保有する骨組織からのカルシウム動員が進行して骨粗鬆症、くる病、骨軟化症、線維性骨異栄養症（線維性骨炎）などの骨病変が現れるほか、上皮小体腫大、神経や筋肉の興奮性増大に起因する強直性痙攣（テタニー）が現れる。

銅もまた必須元素で、電子伝達系、メラニン合成、エラスチンやコラーゲンの合成およびフリーラジカル除去などに関与しており、銅欠乏は低色素性貧血、メラニン産生障害、骨粗鬆症、動脈瘤あるいは動脈破裂、脳の髄鞘形成障害などの原因となる。過剰な銅は肝細胞を経て胆汁中に排泄されるため、銅中毒では肝細胞壊死が主要病変である。遺伝的銅代謝異常では、銅輸送蛋白質であるセルロプラスミンの量的不足（ウィルソン Wilson 病）、機能異常（Long Evans Cinnamon ラット）あるいは肝細胞内銅輸送異常（ベディントンテリア犬）のため肝細胞に多量の銅が沈着し、広範な肝細胞壊死ないし肝硬変が起こる。

鉄はヘム蛋白質の重要な成分であり、その欠乏では小球性低色素性貧血と鉄輸送蛋白質である血中トランスフェリンの鉄結合能上昇が起こる。小腸における鉄吸収は粘膜関門によって制限されているため、自然状態で鉄中毒は起こりにくいが、中毒実験では急性循環障害や骨代謝異常が起こる。

鉛や**カドミウム**は必須元素ではなく、欠乏症はない。血中に入った鉛やカドミウムは、アルブミンあるいはメタロチオネインなどと結合し、肝臓、腎臓、骨などに蓄積し、胆汁および尿中に排泄される。したがって、主な毒性病変は肝臓、腎臓および骨に出現するほか、鉛中毒では低色素性貧血や脳軟化症がみられる。

3. 細胞死

生体内で死滅した細胞の細胞質は組織切片上で好酸性均質化し、核は濃縮、破片化、核壁濃染あるいは消失などの変化を示す。細胞死の原因はさまざまであるが、細胞膜の選択透過性の消失、細胞内蛋白質（特に酵素系）の失活、あるいは核酸の切断・機能廃絶のルートを経て死にいたる。このうち、細胞膜あるいは細胞内蛋白質の異常を経た細胞死が壊死 necrosis、核酸の異常が先行した細胞死がアポトーシス apoptosis である。

3-1. 壊死

炎症の起点となる細胞死は壊死であり、凝固壊死、乾酪壊死、液化（融解）壊死、壊疽、脂肪壊死に分類される。凝固壊死は細胞蛋白質凝固のため正常組織に比べて

硬く、組織学的には細胞の輪郭と組織構築が保存されている。乾酪壊死はカッテージチーズ様の脆い凝固壊死で、結核結節中心部の壊死（**写真5**）が典型である。液化（融解）壊死は脂質の多い脳や多量の消化酵素を含む膵臓に好発し、壊死組織が軟化あるいは液状化したものである。脳組織の壊死はほとんど液化壊死なので、脳軟化とも呼ばれる。壊疽は壊死組織の乾燥あるいは腐敗菌感染により黒色化し、悪臭を発する壊死である。脂肪壊死では脂肪酸が無機イオンと結合して脂肪組織が石鹸化する。

3-2. アポトーシス

プログラム細胞死とも呼ばれ、発生過程で過剰形成された細胞の消失に関与しているが、さまざまな後天性疾患の病変形成過程でもアポトーシスがみられる。組織学的には単細胞壊死 single cell necrosis と呼ばれてきた形態学的変化に一致し、核濃縮あるいは細胞の小片化（アポトーシス小体）が特徴である。アポトーシス小体はマクロファージあるいは近傍細胞に貪食されて消失し、炎症性反応は起こらない。アポトーシスの証明には、形態学的特徴（アポトーシス小体の形成）、DNA 断片化を証明するための電気泳動法、および DNA 断片の 3′末端を標識する TUNEL（terminal deoxynucleotidyl transferase-mediated dUYP-biotin nick end labeling）染色が用いられている。アポトーシスは細胞表面受容体への腫瘍壊死因子（TNF）や FAS リガンドの結合、細胞傷害性 T リンパ球からのグランザイム放出、成長因子やホルモン刺激の消失、および放射線やフリーラジカルなどによる DNA 損傷などに起因する。その後、それぞれの起因に特異的な細胞内シグナル伝達経路を経てカスパーゼが活性化し、エンドヌクレアーゼによる DNA 切断とプロテアーゼによる細胞骨格の異化が起こる。BCL2 ファミリー分子はアポトーシスシグナル伝達経路の一部を遮断してアポトーシスを抑制し、p53 はアポトーシスを促進する（詳細は p.35 を参照）。

4. 化生 metaplasia と異形成 dysplasia

化生は正常に分化した細胞が他の成熟した細胞に置き換わることであり、扁平上皮化生（**写真6**）、円柱上皮化生、腸上皮化生、骨化生、軟骨化生などが含まれる。化生では同一胚葉内で、より安定した、代謝レベルのより低い細胞に置き換わることが多いが、乳腺の筋上皮細胞の骨・軟骨化生、あるいは腸上皮化生した胃粘膜上皮細胞ががん化するなどの例外が多い。また、化生は慢性的なストレス下で細胞や組織の生存・維持を可能にする適応反応と考えられるが、扁平上皮化生した気道上皮や外分泌腺導管上皮では線毛や粘液分泌の消失により易感染性が増すなど、生体に不利に働くこともある。

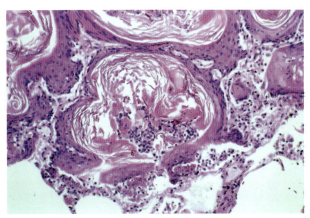

写真6 ネコの肺胞上皮細胞の扁平上皮化生
HE 染色。

異形成は細胞形態あるいは配列の異型であり、後天性と先天性に大別される。後天性異形成の典型は食道、膀胱および子宮頸部の扁平上皮に出現し、上皮内癌 carcinoma in situ に進展することがある。先天性異形成は組織形成過程における細胞配列あるいは細胞分化の異常に起因する臓器あるいは組織の形態異常をさす。

5. 老化 aging

ATP 生成、蛋白質合成あるいは DNA 修復など多くの細胞機能は老化とともに低下する。老化した細胞では、萎縮とリポフスチン沈着が進行するほか、核の分葉化、ミトコンドリアの空胞化、小胞体の減少、ゴルジ装置の断裂などが認められる。10歳を超えた老犬の脳では神経細胞へのリポフスチン沈着に加え、老人斑、血管アミロイド症およびグリオーシスが目立ってくる。細胞の老化機序については諸説あり、プログラムされた内因性の機序と外界からの損傷の蓄積の結果であると考えられている。内因性の機序としては、染色体末端の不完全な複製（テロメアの短縮）と時計遺伝子の関与、外因性機序としては外因の長期間にわたる侵襲に起因する DNA 複製および修復機能の消耗、フリーラジカルによる損傷の蓄積、細胞内外における異常な蛋白質修飾の蓄積などの仮説がある。いずれにせよ、老化機序の解明には遺伝子制御に関する後生的遺伝学 epigenetics の発展を待たねばならない。

引用文献

1) Kumar V, Abbas AK, Fausto N, et al (eds) *Robbins and Cotran pathologic basis of disease*. 8th ed. Saunders Elsevier, Philadelphia. 2010.

梅村孝司
北海道大学名誉教授

総論

5 循環障害

　生体が正常に機能を維持するためには、血液ならびにリンパ液が正常に循環し、全身の諸臓器・組織を構成する細胞に必要な酸素や栄養分が持続的に供給されること、また二酸化炭素や代謝性老廃物が局所から搬出されて細胞内外液の平衡、電解質などの体液成分の恒常性 homeostasis が保たれなくてはならない。これらの機能を司るために、毛細血管とそのすぐ上流の細動脈あるいは下流の細静脈、さらに同程度の直径を持つ微小リンパ管などの間では微小循環系 microcirculation system が構成され、その内皮細胞の選択的透過性により周囲の組織や間質液との間で、物質移動が盛んに行われる（図1）。微小循環系では組織間隙と血管内およびリンパ管内との間で毛細血管圧や血漿膠質浸透圧による体液流の交換が行われ、物質交換の場ともなっている。したがって、微小循環系を流れる血液量は、臓器や組織の機能や活動により差異がみられる。

1. 血液の循環障害（局所循環障害）

1-1. 充血と鬱血

　いずれも局所の血管に血液量が正常を超えて増加した状態をいい、流入血が増加した能動性（動脈性）充血 active (arterial) hyperemia と流出血が減少した受動性（静脈性）充血 passive (venous) hyperemia に区別される。前者を単に「充血」、後者を「鬱血」ということが多い。

1-1-1）充血 hyperemia

　流入血液量の増加で細動脈および毛細血管の拡張を伴い、多くは急性の変化で炎症に関連している。血流が速くなって局所は鮮紅色を呈し、体表では温度上昇と拍動を認め、臓器や組織では容積が増加して機能が亢進する。組織学的に充血局所の細動脈および毛細血管は拡張し、炎症性であれば他の変化が付随する。一過性かつ可逆性であることが多い。消化時の消化管や運動時の筋肉にみられる機能的（生理的）充血 functional (physiological) hyperemia のほか、打撲や擦過傷などの機械的刺激、日光、紫外線、温熱などの物理的刺激、酸、アルカリ、アルコール、各種毒素などの化学的刺激が直接血管平滑筋に作用して弛緩を起こす筋麻痺性充血 myogenic (myoparalytic) hyperemia、あるいは血管運動神経に作用する血管運動神経性充血 vasomotoric hyperemia などがある。

1-1-2）鬱血 congestion

　静脈血の還流障害が原因で、静脈および毛細血管が拡張し血液量が増加した状態をいい、通常慢性かつ持続性に起こる。全身性に現れたり、臓器単位や組織の一部に局所性に起こったりする。心不全に陥ると全身性の鬱血 generalized congestion が起こり、特に左側に障害がある場合の鬱血は肺に顕著に現れ、右側に障害がある場合は肺以外の肝臓や脾臓を含めた全身性に出現する（写真1）。局所性の鬱血 local congestion は静脈血の完全〜部分的な還流障害が原因として、血栓症や腫瘍形成による圧迫などでみられる。鬱血部は肉眼的に紫藍色を呈し（チアノーゼ cyanosis）、充血とは逆に、局所の温度は一般に健康部より低くなる。心機能が弱化し横臥状態が続くと、下位の器官や組織では重力により血液が沈滞することになる。このような状態を沈降性鬱血 hypostatic congestion という。多くは死戦期に起こるため持続することはないが、肺などでは感染の素地（肺炎）となりやすい。

　組織学的に鬱血は細静脈と静脈側毛細血管で最も顕著に出現し、血管の高度な拡張による周囲組織や実質細胞の圧迫萎縮に加え、持続的な酸素供給不足や栄養障害により実質細胞に変性や壊死を起こすことがある。肺で鬱血が高度になると、静脈圧の上昇と酸素欠乏による血管透過性亢進により、毛細血管から血液液性成分と赤血球が肺胞に漏出する（鬱血水腫 congestive edema）。漏出した赤血球は肺胞マクロファージにより貪食され、ヘモジデリンに変わる（写真2）。これらの変化は心臓の弁膜障害に伴う慢性の全身鬱血によくみられるため、このヘモジデリン貪食細胞を心臓病細胞 heart failure cell と呼

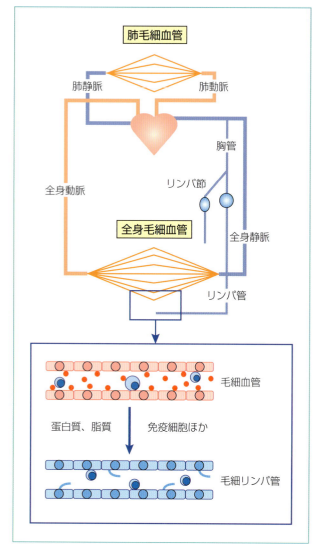

図1 動物の循環系および微小循環系（模式図）
毛細血管、組織間隙、毛細リンパ管との間の微小循環系では毛細血管圧や血漿浸透圧により体液の交換が行われる。
（Eichmannら[1]を改変）

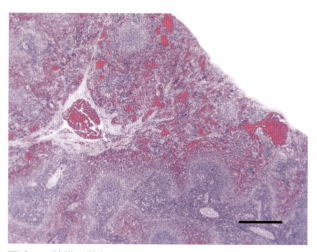

写真1 脾臓、鬱血
CD（SD）ラット、HE染色。目盛り＝500μm。
（写真提供：渋谷一元先生）

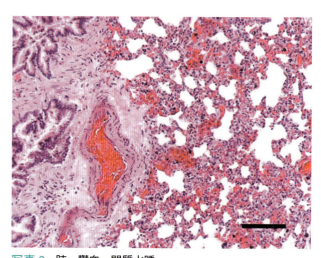

写真2 肺、鬱血、間質水腫
ラット、HE染色。ヘモジデリン貪食細胞散在。目盛り＝100μm。（写真提供：渋谷一元先生）

ぶ。肝臓では中心静脈の拡張と酸素欠乏による小葉中心性の肝細胞変性が起こり、割面が肉豆蔻（ニクズク）に似た独特の像を呈する（ニクズク肝 nutmeg liver）。脾で鬱血が持続すると顕著に腫大し（鬱血性脾腫 congestive splenomegaly）、髄索や脾柱、被膜下から線維化が起こり、硬度を増してリンパ組織の萎縮やヘモジデリン沈着を伴う。鬱血局所は一般に、初期には水腫性であるが、慢性に持続すると組織細胞は酸素欠乏、物理的圧迫、物質代謝障害などにより変性・壊死に陥り、血管周囲から結合組織線維が増殖して硬度を増す。この状態を鬱血性硬化 congestive induration といい、肝臓で起これば肝線維症 liver cirrhosis、肺では肺胞壁の結合組織増加とヘモジデリン貪食細胞の存在により褐色硬結 brown induration を起こす。

1-2. 局所貧血（乏血または虚血）

局所の循環血液量が減少することをいう。貧血 anemia は、基本的に血液中の単位容積あたりの血色素量が正常値以下に減少した状態で全身性にも使われるため、局所的な血液量の減少は局所貧血 local anemia と呼称して区別する。血液が消失する虚血あるいは乏血が同義語として用いられる場合が多い。

1-2-1）虚血 ischemia

局所に動脈からの血液供給量が減少あるいは消失することをいう。原因として、動脈の外部からの物理的圧迫（腫瘍や貯留液による圧迫、結紮など）、動脈壁の病変（動脈硬化、結節性動脈周囲炎など）、動脈内腔の閉塞（血栓、塞栓）、血管運動神経の刺激による攣縮（神経性乏血 neurogenic ischemia ともいい、寒冷やアドレナリンなどの薬剤による）、生体の一部に多量の血液が移動し、他部で乏血を起こす場合（代償性貧血 compensatory ischemia）などがある。このほか、横臥など局所の持続的圧迫なども原因となる（褥瘡 pressure sore）。

貧血の結果は、その程度や冒された動脈の種類、出現速度、持続時間、側副循環 collateral circulation の有無と程度、障害を受ける組織や細胞の種類と広がりなどに

よって異なる。一過性の場合はほとんどの組織および細胞に障害を及ぼさないが、神経細胞、心筋、尿細管上皮などは低酸素状態に耐えられる時間が短く、神経細胞では5分程度で壊死に陥り、心筋では20分以上の虚血で不可逆的な傷害を受けるとされる。肝や肺などでは異なる系統の血管が二重支配しており、片方の血流が停止しても他方から供給されてこれを補うため虚血性変化は起こりにくい。静脈系は動脈系に比べて吻合枝が多く、末梢の循環障害を起こしにくい。

1-2-2）血行静止 stasis

毛細血管および細静脈における血流の停止で、微小循環系が物理的に刺激を受けたときに起こりやすい。血行静止により血漿成分は血管外に漏出するため、血球が血管腔に充満する。この変化は可逆的で、血球の形態は保たれており、血流が再開すれば元に戻る。しかし、血行静止が長期間持続すれば溶血および血液凝固が起こり不可逆的となる。血流が停止せず、赤血球が集塊をなして流れる場合をsludge現象といい、異常蛋白血症や熱傷などでみられる。

1-3．傍側循環

臓器や組織に分布する末梢動脈枝や静脈枝の多くには、隣接枝との間に吻合がある。そのため、一方の内腔が狭窄や閉塞を起こすと血液は吻合枝に流れ、末梢の血流が確保される。この吻合枝（傍側血管 collateral）を流れる循環を傍側循環 collateral circulation という。閉塞した動脈の大きさに比べ吻合枝が小さい場合には、還流領域に充分な血液が供給されず一時的に組織障害が起こるが、経過とともに吻合枝は労働性に肥大し、その機能は適応により回復していくことになる。静脈は動脈に比べ吻合枝が多いため、小静脈では閉塞があっても血液は容易に傍側血管に流れ、末梢循環に障害は起こらない。大静脈に狭窄や閉塞があると、吻合枝の大きさは相応せず鬱血や浮腫などの循環障害が起こる。

1-4．出血 hemorrhage（bleeding）

血液全成分が生体の心臓あるいは血管から外に出ること（管外遊出 extravasation）を出血 hemorrhage（bleeding）といい、組織学的に赤血球が血管外に出ていることにより判定される。その規模によって小さい順から、点状出血 petechiae、紫斑 purpura、斑状出血 ecchymosis、大斑状出血 suggillation などと呼ばれる。また、毛細血管周囲性の小出血を輪状出血 ring hemorrhage、組織内で血液が限局性に腫瘤状に貯留した場合を血腫 hematoma という（写真3）。特定部位からの出血は、鼻出血 epistaxis（鼻孔）、喀血 hemoptysis（気道、肺）、吐血 hematemesis（食道、胃）などと呼び、血尿 hematuria は尿に混じる場合、下血 melena は便に混じる場合をい

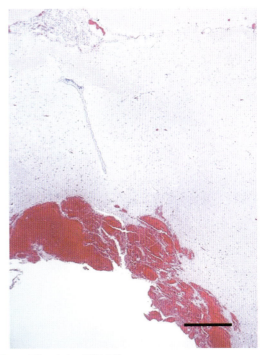

写真3 脳、出血（脳底部）
ラット、HE染色。目盛り＝500μm。
（写真提供：渋谷一元先生）

う。このほか、血心嚢または心嚢血腫 hemopericardium（心嚢内）、血胸 hemothorax（胸腔内）、腹腔内出血または血腹 hemoperitoneum（腹腔内）、関節血腫 hemarthrosis（関節腔）という。なお、リンパ管の破綻によるリンパ液の管外流出はリンパ漏 lymphorrhea と呼ばれる。

出血は管壁の破綻による破綻性出血と、細静脈や毛細血管の壁から赤血球が管外に出る漏出性出血とに大別される。

1-4-1）破綻性出血 hemorrhage by rhexis

破綻性出血には、その出血部位によって、毛細管性出血 capillary hemorrhage、静脈性出血 venous hemorrhage、動脈性出血 arterial hemorrhage、心性出血 cardiac hemorrhage などがある。毛細管性出血が実質臓器で起こる場合を実質性出血 parenchymal hemorrhage ともいう（写真4）。心臓出血は大量かつ急激で、血液が心嚢を満たすと心タンポナーデ cardiac tamponade となる。破綻性出血の原因には、切傷、刺傷、挫創などの血管壁への物理的な損傷による外傷性出血のほかに、外部から間接的に強い作用を受けて破綻する場合がある。血管壁に病変が存在すると外傷や血圧によって容易に破裂して出血するが、実験動物では一般的でない。

1-4-2）漏出性出血 hemorrhage by diapedesis

漏出性出血は、毛細血管と毛細血管後静脈の内皮細胞接合部が病的状況下で開大して赤血球が漏出 diapedesis することによって起こる。毛細血管後静脈に起こりやすく、点状出血程度のものから腔内への大量出血にいたるまでさまざまである。病的状況には血流の緩徐化、管腔の拡張、透過性の亢進などをきたす慢性鬱血、敗血症、

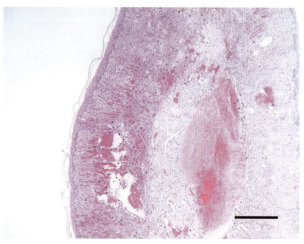

写真4　副腎の出血、血栓、類洞拡張
ラット、HE染色。目盛り＝500 μm。
(写真提供：渋谷一元先生)

血小板減少症、各種化学物質、低酸素症などによる障害作用が含まれる。

1-4-3) 出血性素因 hemorrhagic diathesis

全身性に多発性の出血傾向がある状態を出血性素因という。原因として、血液凝固因子系の異常、血小板の異常、全身性の毛細血管壁障害などがあげられ、これらが複合的に起こる場合もある。

❶ 血液凝固系の異常

血液凝固には多くの因子が関与するが、蛋白質合成が欠損する場合と合成蛋白質に欠陥がある場合に分けられ、下記の3種が知られている。

■**血友病A hemophilia A（第Ⅷ因子欠損症）**
第Ⅹ因子の補因子 cofactor である第Ⅷ因子の欠乏により血液凝固不全が生じ出血傾向となる。外傷を受けやすい関節内や皮下に出血を繰り返し、因子活性の程度と重症度は相関する。第Ⅷ因子遺伝子はX染色体上に局在し、主として男児に発症する。

■**血友病B hemophilia B（クリスマス Chrismas 病、第Ⅸ因子欠損症）**
第Ⅸ因子遺伝子もX染色体上にあり、伴性劣性遺伝する。臨床的には血友病Aと同様で、部分トロンボプラスチン時間が延長する。第Ⅸ因子の測定によって確定診断できる。

■**フォン・ヴィルブランド病 von Willebrand (vW) disease**
第Ⅷ因子の安定化や血小板の内皮下組織との粘着、血小板相互の凝集などに必要なvW因子の欠乏による。vW因子は第Ⅷ因子、血小板糖蛋白（GP Ib、GP Ⅱb-Ⅲa）、コラーゲンとの結合ドメインを有する巨大分子（multimer）で、因子の産生減少あるいは欠損、multimerの形成不全などのタイプがあるが、それらの遺伝子異常については十分に解析されていない。

後天的に発生する凝固異常として、ビタミンK欠乏症、肝疾患、播種性血管内凝固 disseminated intravascular coagulation（DIC）などがある。

❷ 血小板の異常

機能的異常と数的異常とがあり、いずれも出血時間の延長や血餅退縮の低下などを起こす。機能的異常として、血小板膜の主要成分で粘着凝集に関与する糖蛋白（GP Ⅱb-Ⅲa）の欠損・減少、あるいは機能不全のため、出血素因となる常染色体性劣性遺伝病、血小板無力症 thromboasthenia が代表例である。そのほか、GP Ibを先天的に欠損しているベルナール・スリエ Bernard-Soulier 症候群、血小板凝集に関与する濃染顆粒およびα顆粒が先天的に欠損した storage pool 欠乏症などがある。後天的な異常は各種薬物で誘発される。

数的異常、すなわち血小板減少症には血小板の産生障害、血小板の破壊亢進、脾臓の機能亢進などがある。産生障害の原因としては、再生不良性貧血、白血病、化学療法などによる薬物作用がある。破壊亢進の原因として、自己免疫性や薬物による感作など免疫反応によるもの（免疫性血小板減少症 immune thrombocytopenia）があり、特発性血小板減少性紫斑病 idiopathic thrombocytopenia purpura では自己抗体で血小板が破壊される。脾臓の機能亢進は脾腫としてみられ、末梢血小板が脾臓に貯留するため分布に異常が生じる。

全身の細血管に汎発性に血栓が形成されるために血小板の消費が亢進し、血小板減少、出血傾向となる疾患として血栓性血小板減少性紫斑病 thrombotic thrombocytopenic purpura がある。原因は感染、アレルギー、中毒などによる血管内皮の傷害で抗血栓性が失われるためと考えられている。

❸ 血管壁の異常

皮膚や粘膜に分布する血管の透過性亢進や傷害によって生じ、点状出血の場合が多い。髄膜炎菌などの菌血症で血管壁が傷害を受けるとDICが起こり、急性の循環障害や皮膚に紫斑を生じる。薬物アレルギーの際には免疫複合体が血管壁に傷害をきたすことがある。アナフィラキシー様紫斑病 anaphylactoid purupura（ヘノッホ・シェーンライン Henoch-Schönlein 病）では全身の血管や糸球体メサンギウムに免疫複合体が沈着し、四肢の血管炎と出血、消化管出血、糸球体腎炎などが起こる。非アレルギー性として、ビタミンC欠乏による毛細血管の脆弱化、透過性亢進（壊血病 scurvy）や老化による皮下組織、血管壁の脆弱化（老年性紫斑病）などは出血傾向となる。

先天性の遺伝疾患として、遺伝性末梢血管拡張症 hereditary teleangiectasia とコラーゲン形成異常による間葉系組織の発育不全と血管壁の脆弱化を伴うエーラース・ダンロス Ehlers-Danlos 症候群などがある。これらは遺伝性血管性紫斑病 hereditary vascular purpura とも呼ばれる。

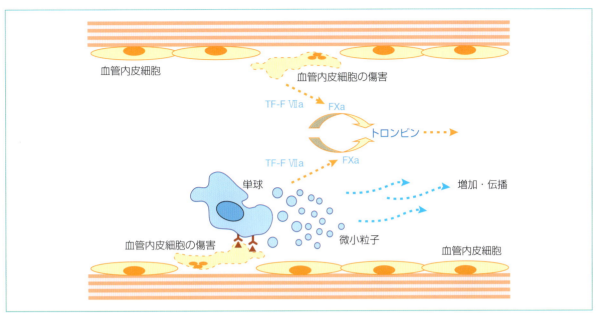

図2 組織因子を介した凝固系の活性化
傷害を受けた血管内皮細胞、単球、それらから放出された微小粒子などは組織因子（TF）を放出してトロンビンを形成し、凝固系の連鎖反応が進行する（F＝凝固因子）。(Zeerlederら[2]を一部改変)

1-4-4）出血の結果

　血管外に出た血液は、正常では速やかに凝固する。出血はその程度や場所によりさまざまな影響を及ぼす。局所的には点状出血から血腫形成、管腔内腔の閉塞、全身的には貧血、酸素欠乏やショック、失血死などが、脳や心臓などでは小出血であっても致命的となる。全血液量の1/3〜1/2を一時に消失すると失血死するといわれる。体内出血の血液液性成分はリンパ管から吸収され、血球や線維素などの多くは崩壊した後、食細胞などに吸収される。赤血球から溶出したヘモグロビンは、食細胞に貪食されリソソームで分解処理を受けて黄褐色の血鉄素（ヘモジデリン）に変わる。血腫などの中心部で赤血球が崩壊すると、ヘモグロビン分解産物のうち鉄を有しない赤褐色結晶状の類血素（ヘマトイジン）が細胞外に沈着する。

1-4-5）止血と凝固

❶ 止血の機序

　止血も血栓同様に、血管内皮と内皮下組織、血小板、凝固因子系の作用が相互に関連して進行する。血管壁が傷害を受けて出血が始まると、初期には神経反射やエンドセリンなどの収縮物質の作用により血管局所の平滑筋が収縮し、出血は減弱する。毛細血管においては内皮細胞内の収縮蛋白質が収縮作用に働く。血管内皮の損傷により内皮下のコラーゲンが血流に露出すると、破綻部には血小板が粘着蛋白質・リガンドを介して凝集する。粘着した血小板は、ADP、セロトニン、トロンボキサンA$_2$、カルシウムなどを放出しながら活性化し、構造変化を起こしてフィブリノゲンやvW因子が結合しやすくなる。これらは血小板凝集を連鎖的に促進して出血部における凝集塊を形成し、損傷部からの出血を止める。この過程は血管壁の損傷後、数分以内に終了する一次止血 primary hemostasis である。

　血管の損傷部位では、組織因子 tissue factor が遊離して外因系凝固反応のカスケードが進行する一方、血液の内皮下組織の露出面との接触により内因系凝固反応も開始する（図2）。こうして形成されたトロンビンは新たに血小板を誘引するとともに、フィブリノゲンの一部を切断して不溶性のフィブリンに変換する。フィブリンは重合して凝集血小板の間や周囲にフィブリン線維を形成し、トロンビンの刺激によって血小板から放出されたトロンボスポンジンやフィブロネクチンによって安定化される。この過程で一次止血は強化され、不可逆性の二次止血 secondary hemostasis となる。凝集塊は最終的に重合したフィブリンと凝集した血小板からなり、損傷部における止血に効果的に働く。また、血小板にはミオシンやアクチンなどの収縮蛋白質が存在し、凝集塊（血餅）の退縮に関わる。

❷ 凝固系

　凝固系の進展には内因系と外因系が関与し、いずれも第X因子を活性型（Xa）に変換する系を経る。凝固系に関わる因子には10種類以上の血漿蛋白質に加え、カルシウムイオン（Ca^{2+}）、リン脂質、リポ蛋白質、血小板因子などが含まれる。それらの中で血液凝固に直接関わるものはⅠ〜ⅩⅢまでのローマ数字で表現され、凝固因子 coagulation factor と呼ばれる（図3）。活性型はローマ数字に"a"を付けて示す。凝固系の連鎖反応は、Xa形成までの初期相 initial phase、トロンビン形成までの増幅相 amplification phase、フィブリン形成までの伝播相 propagation phase、の3相に分けて考えられる。内因系凝固では異物との接触で第ⅩⅡ因子、ⅩⅠ因子が活性化し、

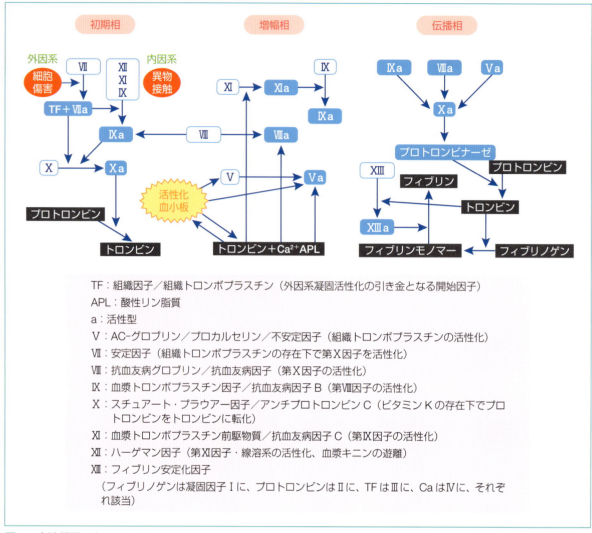

図3 血液凝固のカスケード
(Pérez-Gómeza ら[3]、Undas ら[4]を改変)

外因系凝固では血流中へ放出されたTFが血液中の第Ⅶ因子を活性化することにより、ほかの不活性型を連鎖的に活性型へと増幅し、凝固反応カスケードが爆発的に進行する。各因子の活性化はCa²⁺や血小板などに由来するリン脂質の存在下で大きく促進され、例えば第Ⅶ因子による第Ⅹ因子の活性化は、第Ⅲ因子の存在下で2,000倍にも増幅される。

1-5. 血栓症 thrombosis

血液が流動性を保っているのは、正常では血管内皮が抗血栓性の状態で、凝固系インヒビターにより血液凝固と線維素溶解が動的平衡を保っているためである。この動的平衡が崩れて心臓や血管内で血液凝固が起こる現象が血栓症 thrombosis で、その凝固血液塊を血栓 thrombus という。血栓が形成されると、血管内腔の閉塞によりその灌流域には虚血性の機能障害や変性・壊死が現れるが、障害の程度は閉塞した血管の太さ、閉塞の速さおよび期間、傍側血行路の有無、発生した部位などにより異なる。機能が著しく新陳代謝の盛んな臓器や傍側血行路の少ない臓器ほど受ける障害は大きく、心臓や脳、腎臓などはその代表例である。

1-5-1) 血栓形成の要因

血栓形成の誘因として、血管内皮の傷害、血流の変化、血液成分の変化の3種があげられるが、それら単独では発生しにくく、通常は互いに関連しながら作用する。

❶ 血管内皮の傷害

正常の内皮細胞は、血小板や白血球が内皮下の血栓促進因子と接触できないような隔壁の役割を持っている。また、内皮細胞は陰性に荷電しているため、陰性荷電した血小板などの血液有形成分の付着を物理的に妨げている一方、トロンボモジュリン thrombomodulin (TM)やヘパリン様分子を産生して抗凝固性に働いている。しかし、一度傷害が起こるとその部位は異物面となって血小板が付着しやすくなり、TMの発現低下やトロンビン受容体の発現亢進が起こる。また、内皮細胞は各種刺激により組織因子 tissue factor (TF)を合成したり、Ⅹ因子やⅪ因子などと結合して外因系や内因系凝固系を活性化

する。このように内皮細胞は抗血栓性と向血栓性の相反する性状を有し、正常では抗血栓性が、病的状態では向血栓性が優位となる。血管内皮の傷害因子として、動脈硬化、悪性腫瘍、血液循環障害、微生物毒素、化学毒素などがあり、インターロイキン interleukin（IL）-1、IL-6、TNFなどの炎症性サイトカインは内皮細胞を刺激して凝固系を活性化する。

❷ 血流の変化

血流が緩徐になったり停滞したりすると血栓を生じやすくなる。正常な血流では比重の重い血球成分が中心部に集まっているが、流れが遅くなったり乱流になるとその求心性は弱まり、血小板は血管内皮近くに凝集しやすくなる。血流が停滞すると酸素や栄養補給が不十分となり、内皮細胞の機能不全や透過性亢進、剥離などが起こる。また、血液の入れ替わりが遅滞するため、血小板や局所で生成される活性化凝固因子の希釈や肝臓での除去作用が妨げられ、血栓形成が促進される。動脈瘤や静脈瘤など乱流や停滞を起こしやすい部位で生じる血栓、長期間座席に固定された状態の後発生する肺血栓塞栓症（いわゆるエコノミークラス症候群）などは血流の停滞による血栓形成の例である。

❸ 血液成分の変化

アンチトロンビンⅢ、プロテインC、プロテインSなど抗凝固因子の先天的欠損症や広範な熱傷などによる水分の喪失など血液粘度が上昇する場合には、血栓形成傾向になる。また、加齢による血小板の凝集活性上昇、線溶活性の低下、プロスタグランジンI_2の分泌減少なども血栓形成傾向となる。

1-5-2）血栓の形成過程

血栓は心臓・血管系のどの部位にも発生しうるが、発生部位により形状や大きさ、構造が異なる。心臓や大血管内に発生する血栓は、白血球を多く含む血小板層と、赤血球をより多く含む層とが層構造をとるため、剖検時、白色線状の縞模様（Zahn線条 Zahn's line）として観察される。血流の速い動脈内では、赤血球に乏しい、主として血小板とフィブリンからなる肉眼的に灰白色調の白色血栓 white thrombus が、動脈硬化の内膜損傷部位や動脈瘤内部などに壁在血栓 mural thrombus として発生しやすい。動脈性血栓の多くは血管閉塞性で、冠状動脈、脳動脈、大腿動脈などが好発部位である。

血流の緩やかな静脈では、多くの赤血球が他の有形成分とともに凝集時に取り込まれるため、赤味が強調された赤色血栓となる。伏在静脈や大腿静脈に発生する静脈血栓症 phlebothrombosis がその例である。白色血栓と赤色血栓の中間的な性状の混合血栓 mixed thrombus は血流が渦状となる心弁膜、静脈弁、心耳などに発生しやすい。

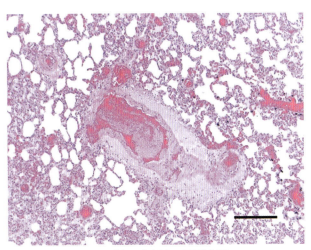

写真5　肺、肺細動脈内死後凝血、間質水腫
ラット、HE染色。肺毛細血管鬱血、担鉄細胞散在。目盛り＝500 μm。（写真提供：渋谷一元先生）

1-5-3）血栓の転帰と影響

血栓は時間の経過とともに変化する。大型の血栓では、中心部の死滅した血小板や白血球から遊離した蛋白質分解酵素やプラスミノーゲンアクチベーターによりプラスミノーゲンが活性化され、生成したプラスミンによる血栓溶解 thrombolysis が開始する。溶解して均質となった血栓は、局所から遊離し血流に乗って塞栓症を起こすことがある。血栓が週単位で経過すると、付着局所の血管壁から毛細血管や平滑筋、結合組織などが増殖して血栓内に侵入し、マクロファージやリンパ球なども加わり、器質化 organization が起こる。大型血栓や閉塞性血栓では、肉芽組織形成の過程で毛細血管が新生し、血栓中枢側と末梢側で血管腔と交通するようになる。この機序を血栓の疎通 canalization あるいは再疎通 recanalization という。壁在血栓や退縮した血栓では、周囲血管から内皮細胞が増殖して血栓表面を被覆し、内膜に限局性の線維性肥厚部を形成する。経過の長い血栓には硝子様物質や石灰の沈着を伴う場合がある。

血栓による直接的な影響は虚血による組織への障害であり、それは血栓の発生部位と経過などに左右される。すなわち、血管の種類（動脈か静脈か）、太さ、傍側血行路の有無、組織や臓器の活動性、閉塞までの時間あるいは閉塞の持続時間などにより規定される。一般に静脈には吻合枝が多いため、影響が弱いか全くみられず、静脈閉塞のある場合は毛細血管の内圧上昇による鬱血と浮腫が顕著となる。動脈では部位により吻合枝数が異なり、特に吻合枝を欠く終動脈 end artery で大きな影響が出る。脳や腎臓の小動脈、網膜中心動脈などはその範疇に入る。血栓は細菌増殖に好都合な場となり、逆に細菌感染が血栓形成の原因になる場合もある。血栓性心内膜炎 thromboendocarditis または疣贅性心内膜炎 verrucous endocarditis はその例である。

1-5-4）血栓と死後凝血

血栓は死後全身の血管内で認められる死後凝血塊

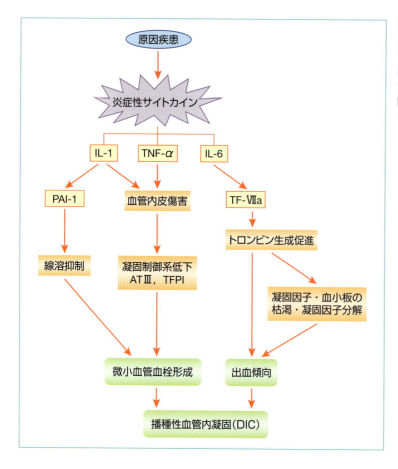

図4 DICの発生機序
IL-1＝インターロイキン1、ATⅢ＝アンチトロンビンⅢ、TNF＝腫瘍壊死因子、TF-Ⅶa＝組織因子活性化因子Ⅶ、PAI-1＝1型プラスミノーゲン活性化因子阻害剤、TFPI (tissue factor pathway inhibitor)＝組織因子経路阻害剤
(Hoら[5])を一部改変)

postmortem clotとは区別されるが、両者の形成過程に本質的な相違はない。死後凝血では、凝固が速やかに起これば血液成分が均等に混ざり合い暗赤色の凝血となるが、凝固時間が長引くと血球が沈降して線維素凝固が別に起こるため、上層に赤血球の少ない黄白色で弾性に富むゼラチン様のフィブリン凝集塊 fibrin clotが形成される（**写真5**）。死後凝血塊は、心臓や血管の内腔を鋳型にした形状を示し、水分や弾性に富んで光沢があり、内腔から容易に剥離する。これに対し、血栓の多くは、水分が少なく堅固で弾性に乏しく、内腔に密着して容易に剥がれない。死戦期に形成された血栓は両者の中間的な性状を示し、死後凝血も時間とともに線溶を受ける。

1-5-5）播種性血管内凝固 disseminated intravascular coagulation(DIC)

播種性血管内凝固（DIC）は胎盤早期剥離、敗血症、急性白血病、悪性腫瘍末期、多発性外傷などで二次的に凝固系が亢進して全身の最小血管内に微小硝子様血栓が多発する現象で、フィブリン、血小板、凝固因子などが消費されて出血傾向となるため、消費性凝固障害 consumption coagulopathyとも呼ばれる。また、血中フィブリノゲンの減少が特徴的なことから、脱線維素症候群 defibrination syndromeの名もある。DICによる全身性血管内凝固の発生には大きく分けて2つの経路があり、1つは敗血症や外傷などでみられるようなサイトカインネットワークと凝固系カスケードの活性化によるもので

あり、他はがんや産科疾患でみられる凝固因子の血中への流出によるものである（**図4**）。DICの最も一般的な原因である敗血症では、細菌細胞壁に存在するLPS（エンドトキシン）あるいは菌体外毒素（例えば黄色ブドウ球菌のα毒素）がマクロファージを刺激して炎症性サイトカインの産生を高め、それらにより内皮細胞の組織因子発現、PAI-1産生、トロンボモジュリンthrombomodulin（TM）の発現低下、抗凝固因子プロテインCの活性化抑制などが誘導される。損傷した血管や組織、腫瘍壊死部などから組織因子が血中に流入したり、傷害を受けた内皮下組織が異物面として認識されると、外因系や内因系凝固系が活性化される。

DICの病理像として、多発性微小血栓、出血、梗塞などがあげられる。特に微小循環系における血流障害は多臓器に虚血性の組織障害や梗塞を誘発する。腎臓はそれらの変化を最も受けやすい臓器の1つで、尿細管壊死やより重度な皮質壊死によって腎不全を生じる。その他の血栓の多発臓器は肺、脾臓、副腎、心臓、脳、肝臓などである。微小血栓は二次線溶によりフィブリンが溶解するため、剖検時には証明されないこともある。

1-6．塞栓症 embolism

血流中に血栓や異物が流れ込み、動脈、静脈、毛細血管、リンパ管などの循環系が部分的あるいは完全に閉塞する病態を塞栓症 embolismといい、閉塞を起こした異物を塞栓（栓子）embolusと呼ぶ。塞栓となるものは性状別に、固形（血栓、組織片、腫瘍細胞など）、液状（脂肪滴）、気体（空気）などに分けられ、それらは、さらに非感染性の単純塞栓 bland embolusと化膿菌を含む敗血性の塞栓 septic embolusに分かれる。また、発生部位により、動脈性塞栓と静脈性塞栓に分けられ、まれにリンパ管性塞栓もみられる。動脈性塞栓症 arterial embolismは、主に左心または動脈内で発生した塞栓が、動脈の末梢部に運ばれ塞栓症を起こした場合で、静脈性塞栓症 venous embolismとは、静脈内で発生した塞栓がその流れにしたがって右心経由で肺動脈に入り、その末梢部で塞栓症を起こした場合をいう。リンパ管の閉塞は炎症産物や腫瘍細胞、寄生虫などが原因になるが、吻合脈管が

多いため閉塞の影響はほとんど出ない。血流が弱く壁の薄い静脈で発生した塞栓が、激しい咳や深呼吸などによる胸腔および腹腔内圧の上昇で血液に逆流を生じ、静脈の上流で塞栓症を起こすことがまれにある。これを逆行性塞栓症 retrograde embolism という。静脈内で発生した塞栓が、心臓の（開存性）卵円孔や中隔欠損部位を介して動脈側に入り（あるいはその逆）、その末梢部で塞栓症を起こした場合は、逆説的（あるいは奇異性）塞栓症 paradoxical embolism となる。左心房などで発生した塞栓が大動脈分岐部に運ばれる場合を鞍状（または騎乗）塞栓 saddle embolus という。

1-6-1）塞栓症の種類と発生部位

❶ 血栓塞栓症 thromboembolism

塞栓症の最も一般的なものは、血流により剥離あるいは分断、離脱した血栓によるものであり、動脈性と静脈性がある。動脈性塞栓症は、左心に発生した壁在血栓や僧帽弁あるいは大動脈弁に生じた血栓（疣形成 vegetation）による場合が多く、時に大動脈瘤内やアテロームの血栓が塞栓となる。脾臓、腎臓、脳、下肢などで塞栓症を起こし（**写真6**）、下肢では壊疽を生じやすい。静脈性塞栓症は下肢や骨盤腔内の静脈に発現することが多いが、頸静脈での繰り返し採血や刺激物の注射、カテーテルの使用などにより血栓が生じ、これが肺塞栓症になることがある。肺動脈幹または肺小動脈に多発性に発生した場合は急性肺性心を起こす。

❷ 脂肪塞栓症 fat embolism

脂肪滴が血流に入って塞栓になるもので、小動脈や毛細血管に多く現れる。肉眼的には検出できず、組織学的に脂肪染色することによって確認される。脂肪滴の供給源として、脂肪髄や皮下脂肪組織、血漿脂質などがある。原因として、運動中の大腿骨や脛骨の骨折による骨髄の挫滅や、肥満動物の外傷による皮下組織からの脂肪滴遊離などがあり、脂肪滴は局所組織圧の増加とともに破綻した静脈から血液中に入る。外傷部が壊疽を起こしたとき、壊死病変が隣接の脂肪組織に波及すると脂肪滴が遊離し、それらが血液中に入り塞栓となる。血漿脂質が分解してカイロミクロンが凝集を起こすと塞栓になることがある。脂肪塞栓は肺、心臓、腎臓などに運ばれやすいが、高度の場合は肺循環を障害して突然死の原因になる。

❸ 気体による塞栓症 gas embolism

血液中に空気あるいは他の気体による気泡が生じ塞栓となるもので、血圧の関係から静脈に起こりやい。胸部や頸部の手術や外傷、運動中の筋肉に解放性の外傷を生じたときなどに太い静脈が破損すると陰圧によって一時に多量の空気が血管内に吸い込まれる。静脈内に入った空気は右心室で多数の気泡となって肺への血流を妨げ、空気が少量の場合には肺動脈末梢で塞栓症を起こす。空気塞栓の生体に及ぼす影響は、生体の健康状態、吸い込

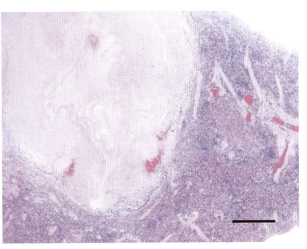

写真6 脾臓、出血、血栓
ラット、HE 染色。目盛り＝500μm。
（写真提供：渋谷一元先生）

まれる空気の量や速度により異なるが、一般にウサギでは10 mLの耳静脈内空気投与で、ヒトの場合は100～150 mLで死にいたる。

■**減圧病 decompression sickness**

環境気圧が高圧から平圧へ、あるいは平圧から低圧へ急速に変化すると、血中および組織液中に溶存していた空気、特に窒素が急激に気泡化して血管を閉塞する。ヒトの潜函病 caisson disease や潜水病 diver's palsy が代表例である。航空機による急速な上昇でも類似の病態が発生するが、平圧から低圧への変化の場合は症状は軽い。生体に対する影響として、中枢神経系の乏血性壊死、肺出血、水腫などがみられる。

❹ 細菌塞栓症 bacterial embolism

病原菌に高度感染した組織では、粗大な菌塊が脱落して機械的に静脈内に入ることがある。この細菌塞栓は心臓を経て毛細血管で捕捉されるが、細菌は普通増殖するため、局所循環障害よりは炎症病巣を形成する原因として重要となる。転移細菌の増殖に適さない臓器もあるが、転移成立の頻度は流入血液と毛細血管網の程度に左右される場合が多く、肝臓、腎臓、肺などが転移病巣になりやすい。多くの動物では、細菌性心内膜炎の弁膜病変 valvular endocarditis で、しばしば潰瘍を伴った血栓性疣贅から剥離した細菌塞栓が諸臓器に運ばれて塞栓症を起こす。

❺ 寄生虫塞栓症 parasitic embolism

住血吸虫卵による肝門脈内塞栓症、赤痢アメーバによる肝内塞栓症、イヌ糸状虫による肺動脈塞栓症などがある。イヌ糸状虫は、主に肺血管系の内膜を傷害し血栓塞栓症を起こす。また、駆虫薬の投与により多数の死滅虫体そのものが塞栓症を起こすことがある。

❻ 細胞あるいは組織片による塞栓症

骨髄片塞栓症 bone marrow embolism は骨折などによ

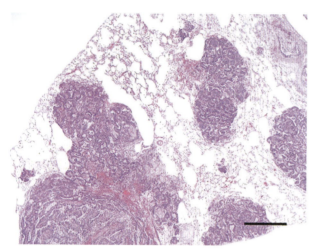

写真7 肺、乳腺癌転移による腫瘍細胞塞栓
ラット、HE 染色。目盛り=500 μm。
(写真提供：渋谷一元先生)

り赤色骨髄片が静脈血流に入り、肺、脳、脊髄などに塞栓症を起こすもので、イヌによくみられる。羊水による塞栓症 amniotic fluid embolism は、羊水中の胎児（仔）表皮、胎脂、被毛などが母体肺血管系に入って塞栓となるもので、ヒトでは分娩中または分娩直後にショックや突然死を起こすことがある。胎盤片による塞栓症 trophoblast embolism はチンチラの肺でしばしばみられる。

アテローム片塞栓症 atheromatous embolism は、腹部大動脈や胸部大動脈のアテローム性潰瘍部で血液中に流出したコレステリン結晶、硝子様物質、石灰化した小片などが原因となり、脾臓、腎臓、消化管など主に腹部臓器に貧血や梗塞を起こす。イヌで時折みられるが、一般に動物ではまれで、ヒトで問題となる。

腫瘍細胞塞栓 tumor embolism は悪性腫瘍でしばしばみられ、転移 metastasis の成立に重要となる。肺にしばしば生じ（**写真7**）、散発性のものから小血管や毛細血管に播種性に起こるものまでさまざまで、イヌの乳癌の肺転移は後者の一例である。腫瘍細胞は血管内よりも血管周囲のリンパ管で増殖しやすいが、血栓を伴う場合は肉芽組織の増殖が起こって吸収され、管腔を閉塞することがある。リンパ管が悪性腫瘍で侵されると、連続的増殖、あるいは塞栓が所属リンパ節に次々と転移し、リンパ行性蔓延が起こる。

1-6-2) 塞栓症の結果

塞栓が生体に及ぼす影響は、血栓とほぼ同様であり、塞栓の種類、数、大きさ、閉塞した血管の種類や部位、その程度などにより異なる。塞栓が大きく、肺動脈幹や冠状動脈など重要臓器の動脈を閉塞するときは、ショック症状を起こし急死の原因となる。塞栓が小さくても、機能的終末動脈を完全に閉塞すれば梗塞が起こり、閉塞が不完全で側副循環が十分であれば梗塞は起こらない。塞栓が無菌性の場合は、閉塞した血管の大きさや分布の状態などに応じ下流に循環障害が生じ、その血管支配下に貧血とそれに伴う変性、壊死（梗塞）などが起こる。

塞栓そのものは周囲からの肉芽組織反応によって吸収されるか、器質化される。塞栓が菌塊などを含んだ感染性の場合は、閉塞部位を中心に新たな動脈炎や多発性膿瘍などが形成される。腫瘍細胞塞栓は、しばしば血管外に脱出して増殖し、転移巣を形成する。その頻度は腫瘍細胞や臓器・組織の種類により異なるが、肺における発生率が比較的高い。

1-7. 梗塞 infarct(infarction)

機能的終末動脈が閉塞を起こし、その支配下組織の血液供給が突然途絶えた結果生じる限局性の虚血性壊死巣を梗塞 infarct（infarction）という。

1-7-1) 梗塞の原因と病理発生

梗塞は動脈の閉塞による場合がほとんどで、多くは血栓や血栓塞栓症の結果である。この場合、血管が末梢性で機能的に終末動脈のときに起こりやすく、動脈に多数の吻合があれば閉塞部位の末梢側に吻合枝からの血液供給が可能となり、梗塞は起こらない。血管の閉塞は急速かつ完全に、持続性であることが必要である。梗塞を起こすかどうかは組織の低酸素状態に対する感受性に左右され、心筋のように多量の酸素を必要とする組織では、冠状動脈硬化症のように閉塞が不完全でも急激な運動により心筋梗塞が起こる。また、腸の絞扼でみられるように、動脈に障害がなく静脈閉塞によって血液の流出が妨げられる場合にも、組織が酸素欠乏状態となり壊死を起こすことがある（鬱血性梗塞 congestion infarct）。血液供給が停止した初期には、一般に、局所組織が酸素欠乏による充血と水腫、出血などにより腫大する。また、組織内の毛細血管網や輸出血管が死滅するにつれ、周囲の正常組織から血液の逆流が起こり、梗塞を起こした領域では血液量が多くなる。infarction とは、もともとこのような状態に対して付けられた名前で、ラテン語の *infarcire*（満たす）に由来する。

梗塞巣では、初期変化として ATP およびピリジン補酵素の消失、水解酵素の活性化、糖原の消失と乳酸蓄積、細胞小器官の膨化および破壊、細胞膜の選択透過性の消失などが実験的に観察されている。組織学的には乏血による凝固壊死で、出血の程度はその臓器の血液供給の状況によって異なる。壊死巣周囲には組織崩壊産物に対して充血と好中球浸潤などの炎症反応が起こり、分界線 demarcation line を形成する。続いて肉芽組織が発達し、小さい梗塞は瘢痕組織により置換されるが、大きな壊死巣は中心部が軟化したり石灰化を伴ったりする。

1-7-2) 梗塞の種類と特徴

梗塞はその外観により、貧血性（白色）梗塞 anemic (pale) infarct と、出血性（赤色）梗塞 hemorrhagic (red) infarct に分類される。いずれの梗塞においても発生初期においてはある程度の充血と出血を伴い赤色調である

が、貧血性梗塞では、赤血球が数日のうちに自己融解して吸収されるか周囲組織に拡散するため白色を呈するようになる。梗塞が貧血性になるか出血性になるかは、臓器の血液供給が単一であるか二重であるかによって決まる。したがって貧血性梗塞は、腎臓や心臓などのような終末動脈の型をとる充実性の臓器で好発し、出血性梗塞は肺や肝臓など二重の血管支配を受ける軟らかな臓器に起こりやすい。

梗塞は、普通、血管の閉塞部位を頂点とし、臓器表面を底辺とする限界明瞭な楔状の形態をとる。これは血液供給が扇状に分布するためである。腎臓や脾臓のように被膜からも血液供給を受けている臓器では、被膜直下の狭い領域だけは壊死に陥らない。梗塞の初期や出血性梗塞の場合、病巣は臓器表面よりもわずかに膨隆するが、貧血性の場合は組織壊死の進行とともに陥凹する傾向にある。また、梗塞は古くなると瘢痕組織によって置換され収縮するため、必ず臓器表面より陥凹し硬くなる。

❶ 貧血性梗塞

腎臓は貧血梗塞を起こす代表的な臓器であるが、その結果と広がりは閉塞を起こす塞栓と血管の種類によって異なる。塞栓が無菌性の場合は典型的な梗塞を起こし、化膿菌を含む場合は膿瘍もしくは化膿性の炎症となる。腎動脈が閉塞したときは臓器全体が乏血性壊死を起こす。皮質と髄質の間を走行する弓形動脈が塞栓されると、この付近を頂点とした典型的な楔形の限局性灰白色壊死巣を形成する。梗塞巣は、初期に浮腫のため表面から隆起しチアノーゼを呈するが、続く肉芽組織の増殖により淡明灰白色の瘢痕へと移行し、健常部との境界が充血帯により明瞭となる。

心筋梗塞は貧血性梗塞の代表の1つで、ヒトで頻発する重要な疾患である。主たる原因は冠状動脈硬化症やそれに随伴する諸病変であるが、塞栓や結節性あるいは閉塞性の動脈炎によることもある。動脈硬化症は動物においてもよくみられるが、一般に心筋に貧血を起こすまでにはいたらない。

中枢神経組織は低酸素症に極めて敏感であるため、動脈が閉塞されるとその支配下組織は直ちに壊死に陥る。この組織は、脂質含有量の割合が凝固に必要な蛋白量より多いため、壊死組織は容易に軟化する(脳軟化 encephalomalacia/cerebral softening)。脳・脊髄の梗塞は普通は貧血性であるため、病巣は白色軟化とも呼ばれるが、二次的に出血を伴う場合がある(赤色軟化)。静脈性の梗塞では、出血が病巣のみならず隣接組織の血管周囲やくも膜下腔に及ぶ。脳梗塞では、初期に漿液の滲出などにより容積が増大するが、次第に軟化に陥り、遊離した脂肪を貪食した多数の脂肪顆粒細胞(マクロファージ)が出現する。病巣内の毛細血管は、酸素欠乏に対して抵抗性が比較的強いため、多くは生き残り、側副循環に役立つときがある。延命し、さらに日時が経過すれば、グリア細胞増殖を伴った嚢胞を形成する(軟化嚢胞 softening cyst)。

❷ 出血性梗塞

肺は肺動脈と気管支動脈の2つの血管系の支配を受けているため、単純な塞栓症のみでは梗塞は現れにくい。しかし、あらかじめ小循環系に異常があったり、DICの場合のように全身性に循環障害があって血栓などによる塞栓症が生じた場合は、梗塞を起こすことがある。

腸の梗塞は輸出静脈の閉塞による場合が最も多く、通常は出血性である。ほとんどの動物において、絞扼性ヘルニア、腸捻転、腸重積などの結果として起こる。これは動脈からの血液流入が停止する前に血管壁の薄い静脈が圧迫されやすく、先に閉塞を起こすためである。粘膜や筋層に限局性の梗塞を起こすことがある。

肝臓では門脈と肝動脈の二重の血管支配があり、かつ肝動脈には吻合が多いので梗塞は起こりにくいが、時に他方の動脈系からの出血が加わって出血性の梗塞となる。

1-7-3) 梗塞の結果

梗塞が小範囲であるか、生命維持に直接関係ない臓器で発生した場合は、臨床的な影響は出にくい。局所の神経末端を刺激したり炎症が起こると発熱や疼痛が現れ、腎では血尿がみられることが多い。梗塞の結果は、塞栓に化膿菌が含まれているか否かによっても異なる。塞栓が細菌を含んでいる場合は、梗塞巣は転移性感染を受けて膿瘍化し(敗血症性梗塞 septic infarction)、壊死巣が腐生菌などの感染を受ければ壊疽になる。これは、壊死巣が感染因子に対する抵抗性を欠如し、かつ細菌繁殖の肥沃な場となるためである。梗塞巣は、初期にその周囲に好中球が集積して分界線 demarcation line を形成する。壊死部は、時間経過とともに線維組織により置換され器質化される。壊死巣が小さい場合は瘢痕組織により完全に置換されるが、大きな梗塞では壊死組織が完全に吸収されず、石灰沈着を伴ったり軟化嚢胞化して線維性被膜により囲まれて残る。

2. 全身循環障害

2-1. 水および電解質の異常

2-1-1) 水と電解質

体液は動物体内の最も主要な構成成分で、体重の70%近くを占める。体液は細胞内液と細胞外液に分けられ、後者は血漿と組織間液からなる。組織間液には生体機能維持のために必要な電解質が溶解している。細胞内液と外液はその電解質構成が異なり細胞膜で境される。細胞内液はK^+とMg^{2+}が多くNa^+とCl^-含量が少ない。血漿は蛋白質量に富むが、組織間液は血漿に比べ少ない。体液は細胞や組織の体積を保持し、細胞代謝に必要な物質の運搬を担うため、その重大な欠乏は血液循環に障害をきたし死をまねく。

体液は電解質を伴い、浸透圧、酸塩基の平衡を維持し

つつ常に流動している。その移動は単なる拡散ではなく、流体力学的法則、体液各区画間の浸透圧差および隔壁の性状などに依存し、血液循環やホルモン環境などの影響を受けている。水の排泄は腎（尿）、消化管（便）、肺（呼気）、皮膚（発汗、蒸散）からなされ、再吸収は主に腎で行われ、下垂体後葉の抗利尿ホルモンによる調節を受ける。

2-1-2）水腫（浮腫）edema

水腫は通常細胞外液のうち血管外液成分が局所性あるいは全身性に増加した状態をいうが、時に細胞内液の増加をさす。浮腫は水腫のほぼ同義語として用いられるが、皮下の水腫をさす。水腫が胸腔内に起こった場合を水胸 hydrothorax、腹腔内の場合を腹水症 hydroperitoneum、心嚢の場合を心嚢水腫 hydropericardium といい、貯留水をそれぞれ胸水、腹水 ascites、心嚢水と呼ぶ。全身の皮下に水腫が起こる場合を全身性浮腫 anasarca と呼ぶ。細胞内液の増加は細胞水腫 cellular edema という。全身性に水腫が起こる場合、組織構成が緻密な部位は水腫が顕著にならず、組織構成が疎性な肺、眼瞼、外陰部などに生じやすい。また、臓器に萎縮が起こるとその部位を補うように水腫が発生することがある（補腔水腫 hydrops ex vacuo）。水腫の発現には血液と組織間隙との間で起こる水と溶質の移動が関与する。この移動は通常毛細血管圧と組織圧の力学的な圧差のほか、血漿と組織の膠質浸透圧の差で起こるが、何らかの原因でそれが妨げられると血管外に体液が貯留して水腫が発生する。原因として毛細血管圧の上昇、血漿膠質浸透圧（血漿蛋白量）の低下、毛細血管透過性の亢進、リンパ還流障害、Naと水の貯留、などが主なものである。

❶ 毛細血管圧の上昇

鬱血水腫 congestive edema が代表例で、毛細血管内圧の上昇に加え、鬱血に伴う局所酸素欠乏による血管透過性の亢進、組織膨脹によるリンパ管の圧迫などが関与する。心機能不全では水腫が全身の下垂部に発生しやすい（心性水腫 cardiac edema）。

❷ 血漿膠質浸透圧の低下

血漿の膠質浸透圧は血漿蛋白質の主成分であるアルブミン量により支配されている。慢性的な低栄養による蛋白質の摂取不足や腎障害による尿への過剰排泄（ネフローゼ性水腫 nephritic edema）、慢性肝障害などによるアルブミン産生の低下などにより血漿蛋白質含量が減ると膠質浸透圧は低下し、血漿アルブミン含量が 2.5 mg/dL 以下になると水腫が起こるといわれている。

❸ 毛細血管透過性の亢進

血管内皮が傷害され透過性が亢進すると、血漿蛋白質が漏出して組織間液の膠質浸透圧が高くなり、組織内水分が血管内へ移動しにくくなって水腫が起こる。また、炎症部位においてはヒスタミン、ブラジキニン、プラスミンなどの生理活性物質が血管内皮細胞に作用し、血管の透過性を亢進させて血漿成分が滲出し、炎症性水腫 inflammatory edema を起こす。血漿滲出の初期には蛋白質含量の少ない主にアルブミンを含む液体成分であるが、経過とともにグロブリンやフィブリノゲンなどの蛋白質量が増加してくる。

❹ リンパ還流障害

リンパ管には多くの吻合があるため、多数のリンパ管が同時に閉塞したり、太いリンパ管が狭窄や閉塞を起こした場合には、その流域に組織液が停滞してリンパ水腫 lymphedema を起こす。成因としてリンパ節腫瘍、周囲からの圧迫や瘢痕などによるものがある。

❺ Naと水の貯留

腎障害や内分泌異常により腎からのNa排泄が減少したり、糸球体の濾過能が低下した状態で尿細管からのNa再吸収が持続あるいは亢進した場合、体内にNaとともに水が蓄積し水腫となる。

❻ 水腫の形態と変化

皮下の浮腫では、その領域は肥厚して盛り上がり、皮膚は緊張する。圧迫するとしばらく圧痕が残り、切開するとゼリー状の割面から水腫液が流出する。組織学的に皮下結合組織は水腫液により疎開するが、長時間持続すると結合組織増殖を伴うことがある。水腫液は原因によりその蛋白質含量が異なり、腔内に漏出する漏出液 transudate よりも炎症により血管透過性が亢進した場合などに滲出する滲出液 exudate のほうが蛋白質含量が高い。

肺水腫は全身性水腫の分症として漏出液が、炎症の初期には滲出液が貯留する。肺毛細血管の透過性亢進が主因で、初めは間質に続いて肺胞に貯留してガス交換を障害し、貯留域が広範になれば死の原因となる。

腹水は、心不全や肝障害、腎障害など門脈枝内圧と血漿蛋白質の膠質浸透圧との平衡が崩れたときに漏出液性となり（漏出性腹水）、感染やがん性の腹膜炎のときに滲出液性となる（滲出性腹水）。

2-1-3）脱水症 dehydration

体液が減少すると脱水症が起こる。水分摂取の制限や人為的な利尿亢進により脱水が進行すると（一次性脱水症 primary dehydration）、腎尿細管からのNaの再吸収が増加して体液が高張になり、細胞外液の浸透圧増加により細胞内液が細胞外へ移動する。その結果、細胞内脱水 intracellular dehydration を起こす。下垂体後葉の抗利尿ホルモン分泌が刺激を受ける結果、乏尿を伴う。嘔吐や下痢などが持続し胃腸液を喪失したり、慢性腎疾患などではNa喪失症（二次脱水症 secondary dehydration）になる。細胞外液は低張となり、浸透圧差により細胞内へ移行し細胞内液が増加する。腎は細胞外液を正常に保つ

ため水分を排泄し、そのため細胞外液の減少をきたす。高度になると、血液濃縮、尿量減少により血中残余窒素が増加しアシドーシスを起こす。脱水症では、剖検時に剝皮しにくく、全身組織は乾燥状態で血液は暗赤色調である。

2-2. ショック shock

ショック shock は、循環血液量が血管容積に対して相対的あるいは絶対的に急激に減少して有効循環血液量を維持できなくなり、その結果、心拍出量の減少と末梢の循環障害により全身組織に酸素欠乏が起こり、重篤な機能障害を引き起こす状態をいう。虚脱 collapse もほぼ同義に用いられる。ショックはさまざまな原因で起こり、その病理は必ずしも一定ではない。

2-2-1) ショックの原因

❶ アナフィラキシーショック anaphylactic shock

多くは血清含有製剤、抗生物質、非ステロイド性抗炎症剤などの投与によって、主に IgE 抗体を介した抗原抗体反応により起こる。ヒスタミン、プロスタグランジン、セロトニンなどの化学伝達物質が放出されることによる急激な血管拡張、透過性亢進が原因である。

❷ 心原性および閉塞性ショック cardiogenic and obstructive shock

心原性ショックは心臓の機能が低下し、急性循環不全が起こることにより生じる。心筋梗塞や急性心筋炎による心拍出量不全に伴う心還流障害が原因である。閉塞性ショックは静脈還流あるいは心臓の動脈血流出路のどちらか、または両方に対する機械的閉塞が存在し、その結果、心拍出量および全身組織への還流が低下する状態である。前者の例として心タンポナーデ、後者は肺塞栓がある。

❸ 出血性ショック hemorrhagic shock

最も高頻度にみられるショックで、急激な大量出血による。外傷や消化管からの出血、腹腔および胸腔への内出血などが原因となる。主要臓器では低酸素症による嫌気性解糖と乳酸の上昇、組織傷害などが起こる。

❹ 敗血症性ショック septic shock

グラム陰性菌の感染による場合が多く、病原体から遊離した毒性成分(エンドトキシン endotoxin)により各種メディエーターがマクロファージや血管内皮細胞から産生され、血圧低下や免疫不全、酸素欠乏による実質臓器の障害などが引き起こされた状態である。メディエーターには IFNγ、IL-1、TNFα、IL-6 などの炎症性サイトカインや NO、血小板活性化因子 platelet activating factor (PAF) などが含まれる。炎症性サイトカインは本来生体に防御的に働くものであるが、大量に産生されると全身性の炎症反応症候群 systemic inflammatory response syndrome (SIRS) が惹起され、この状態が解除されないと多臓器不全症候群 multiple organ dysfunction syndrome (MODS) が起こる。

2-2-2) ショックの病理学的所見

ショックによる死の際にみられる病理所見は、臓器やショックの原因により異なるが、終局的な基本病変は前述のように全身循環障害(酸素欠乏)による充鬱血、出血、組織の変性壊死、血栓形成などである。ショックにより障害の発現しやすい臓器として、腎、肺、肝、副腎、消化管などがある。腎はショックの影響を受けやすい臓器であり、急性尿細管壊死を起こしやすい。多くの場合に、下部ネフロンの変性壊死や間質の浮腫、尿円柱の形成などがみられる。肺では毛細血管透過性の亢進による鬱血水腫が顕著となり、蛋白質漏出、肺胞上皮細胞の変性壊死などが加わり、硝子膜形成をみることがある。肝臓では空胞変性や小葉中心帯壊死がみられ、エンドトキシンショックでは網内系の障害を伴う。副腎では皮質の脂肪消失により暗調小型細胞の集団となり、高度な場合は巣状壊死を伴う。消化管では、微小循環障害による虚血性変化とストレス潰瘍、漏出性出血などをみる。

2-3. 高血圧 hypertension

血圧を規定する因子には心拍出量と末梢血管抵抗とがあり、この両者に多くの因子が複雑に影響し合って血圧の維持が図られている。特に末梢血管抵抗にはプロスタグランジン系をはじめとする血管拡張因子やレニン-アンギオテンシン系の血管収縮因子などの内分泌性因子や交感神経系と副交感神経系による神経因子などが影響し、これらに遺伝性因子や環境因子が加わって血圧は調節され、その破綻は血圧の異常をもたらす。

2-3-1) 高血圧の分類

高血圧 hypertension は症状であって病名ではなく、その成因は多種多様である。日本高血圧学会による血圧分類(JSH2014)では、収縮期血圧 140 以上または拡張期血圧 90 以上を高血圧と定めている。高血圧は、原因不明の本態性高血圧 idiopathic hypertension(一次性高血圧 primary hypertension)と、原因の判明している症候性高血圧 symptomatic hypertension(二次性高血圧 secondary hypertension)に分類される(**表1**)。

2-3-2) 高血圧の成因

本態性高血圧の成因には遺伝的素因と Na やアルコール摂取量、肥満などの環境因子が関与すると考えられており、ヒトでは全高血圧の 90% 以上を占めるとされる。症候性高血圧の原因には、糸球体腎炎、糖尿病性糸球体硬化症、腎腫瘍などの腎疾患による腎性高血圧、副腎腫瘍やクッシング Cushing 症候群などの内分泌性高血圧、

表1 高血圧の分類

A．本態性高血圧
  a．遺伝的素因
  b．環境（Na摂取、肥満、アルコール多飲ほか）
  c．血漿レニン活性の異常
  d．インスリン抵抗性または高インスリン血症
B．症候性高血圧
  a．腎性高血圧（糸球体腎炎、腎盂腎炎、糸球体硬化症、嚢胞腎、アミロイド腎、腎腫瘍）
  b．内分泌性高血圧（副腎皮質腺腫、副腎皮質過形成、褐色細胞腫、クッシング症候群、レニン産生腫瘍）
  c．心臓血管性高血圧（大動脈硬化症、大動脈炎、大動脈閉鎖不全、動脈管開存）
  d．神経性高血圧（脳腫瘍、脳炎、外傷、てんかん、脊髄疾患、末梢神経疾患）

動脈硬化症など動脈弾力性の異常や、血行異常などの心臓血管性高血圧、脳腫瘍や脳炎による脳圧亢進に伴う視床下部血管運動中枢を刺激することによる神経性高血圧などがある。

2-3-3) 高血圧による臓器障害

高血圧が持続すると心臓負荷が増大し、末梢血管の硬化性変化が促進されてさまざまな臓器障害が発生する。心臓では、慢性的な負荷を代償するため左心肥大が惹起される。心筋線維は収縮蛋白質の遺伝子発現により増加して肥大するが、負荷がさらに増大すると収縮機能障害が出現し高血圧性心不全を起こす。末梢循環系の血管病変は、管内圧の上昇による直接作用として、動脈壁平滑筋の増生と血管内皮細胞の透過性亢進を招来して壁の線維性・筋性肥厚にいたると考えられている。高血圧が持続すると脳動脈の粥状硬化や細動脈硬化を起こしやすい。前者は血管分岐部にしばしば生じ、内膜のアテローム変性や中膜筋変性により血管内腔の狭小化をきたす。これら血管病変は血流量の低下や血栓形成による動脈閉塞などの要因となり、脳出血や脳梗塞を引き起こす。

2-3-4) 高血圧自然発症ラット spontaneously hypertensive rat (SHR)

高血圧自然発症ラット（SHR）は1963年に岡本らにより確立された病態モデルラットで、outbredのWistar-Kyoto系ラットコロニーより毎世代高血圧を指標に選抜・交配を繰り返すことにより作出された[6]。7～15週齢で100％の個体が高血圧を自然発症し、血圧は10週齢で平均171 mmHg、約200 mmHgにまで達する。SHRはコレステロール代謝異常ならびにインスリン抵抗性も示す。また、重度の高血圧に加えて100％脳卒中を発症する脳卒中易発性高血圧自然発症ラット stroke-prone spontaneously hypertensive rat (SHRSP) は、1974年に確立されたモデルで、SHR系のA1-sbとA3亜系統を交雑し作出した基礎集団から、毎世代脳卒中で死亡した親からの仔を選抜・交配して作出された[7]。血圧は10週齢で平均187 mmHgに達し、祖先系統のSHRより40～50 mmHg高い血圧にまで達する。本ラットにみられる脳卒中は病理学的にヒトと極めて類似し、脳出血と脳梗塞の両方を発症する。脳出血あるいは脳梗塞の発症率は、雄では100日齢までに82％、雌では150日齢までに58％と高率で、発生部位は大脳皮質前内側および後頭部と基底核である。

引用文献

1) Eichmann A, Yuan L, Moyon D, et al. Vascular development: from precursor cells to branched arterial and venous networks. *Int J Dev Biol* 49: 259-267, 2005.
2) Zeerleder S, Hack CE, Wuillemin WA. Disseminated intravascular coagulation in sepsis. *Chest* 128: 2864-2875, 2005.
3) Pérez-Gómeza F, Boverb R. The new coagulation cascade and its possible influence on the delicate balance between thrombosis and hemorrhage. *Rev Esp Cardiol* 60: 1217-1219, 2007.
4) Undas A, Brummel-Ziedins KE, Mann KG. Statins and blood coagulation. *Arterioscler Thromb Vasc Biol* 25: 287-294, 2005.
5) Ho LWW, Kam PCA, Thong CL. Disseminated intravascular coagulation. *Curr Anaesth Crit Care* 16: 151-161, 2005.
6) Okamoto K, Aoki K. Development of a strain of spontaneously hypertensive rats. *Jap Circ J* 27: 282-293, 1963.
7) Okamoto K, Yamori Y, Nagaoka A. Establishment of the stroke-prone spontaneously hypertensive rats (SHR). *Circ Res* 34-35 (suppl 1): 143-153, 1974.

布谷鉄夫
(一財)日本生物科学研究所

6 炎症と免疫

総論

ヒトを含む動物は、生存の全期間にわたって不可避的に、かつ、絶え間なく外界から種々の刺激を受けるとともに、生命活動に伴って生体内に発生する内在性の刺激に曝される。それらの刺激には、酸素や食物など必須または有益なものだけでなく、病原微生物や毒性化学物質など不都合なものも多く、さらに、前者といえども曝露の量や期間、また曝露時期によって生体に悪影響を与える場合がある。動物は、このような苛酷な条件下においても「健康に」生存するため、進化の過程で、重層的かつ複雑な防御機構を備えるにいたった。防御の最初期段階を担当するのは、物理的機構であり、例えば、直接外界に接する皮膚表面や粘膜表面を覆う表皮や粘膜上皮の構造的・機能的特性に基づくものがあげられ、気道粘膜の線毛円柱上皮による「粘液・線毛エスカレーター」に端的な例をみることができる。一方、そのような物理的機構で対処できない刺激に対しては、さまざまな非特異的および特異的な防御機構が用意されており、原因となる刺激を無力化・除去し、また、そうした刺激により発生した傷害を修復する。単純化すれば、炎症と免疫とは、このような非特異的および特異的な刺激除去と傷害修復の機構をさしていると考えてよく、動物にとって生体防御を担う重要で不可欠なものであるが、完全なフェイルセイフシステムが備わっていないため、時として「暴走」し、そもそもの原因刺激に起因する病変の一翼を担うか、むしろ病変そのものとしてふるまう。さらには、原因刺激と関わりなく、炎症または免疫自体が病変を引き起こすことさえある。したがって、毒性病理学においては、炎症と免疫について、防御機構の一環、すなわち生理的反応としての側面と、特定の病変の一部または全部、すなわち毒性変化としての側面があることを認識した上で、理解する必要がある。ただし、たとえば自己免疫疾患のようにそれら自体が病変の発生原因である場合を除けば、この両側面はひとつの現象の反応量・持続時間の違いに基づく表現型の差にすぎないとも考えられるので、炎症と免疫の本態が「異物」であるところの原因刺激に対する防御機構であることには違いなく、そのことは念頭に置いておくべきである。

本章においては炎症と免疫について総論的に述べるが、それらのすべてを網羅的かつ詳細に解説することはスペース上不可能である。それゆえ、本章では基本的かつ基礎的な情報を提供するにとどめ、それを超える内容については成書や学術論文などに譲るものである。

1. 炎症 inflammation [1〜3]

1-1. 一般的事項

炎症は、生体組織への刺激および傷害に対して、その原因となった要因である「異物」を排除し、状況の拡散を防止する一連の防御反応機構と定義され、組織傷害の修復機構と密接に連携しつつ進行する。したがって、炎症は、本来、生体にとって有用なものであり、その範囲にとどまる場合を特に「生理的炎症」と呼ぶこともある。しかしながら炎症は、往々にして過剰に進行し、生体にとって有害な影響を与え、病的現象として働く。

炎症は、その持続時間や経時的推移の観点から、急性 acute 炎症と慢性 chronic 炎症に大別される。前者は、血漿成分と血漿蛋白質の滲出 exudation および好中球を主とする白血球の遊走 migration を特徴とし、数分〜数日の経過をたどるもので、一過性の転帰をとり軽症に終わることが多いが、時に激しい反応性を示して甚大な組織傷害や死にいたることもあり、劇症型 fulminant form と呼ばれる。後者は、リンパ球やマクロファージの浸潤と血管・結合組織の増生を伴う組織反応の遷延を特徴とし、数日から時に数年の経過をたどるもので、局所において発がん促進因子として機能する場合もある。

ヒトの臨床医学においては、炎症の症状として古くから発赤 redness・腫脹 swelling・熱感 increased heat・疼痛 pain を「四主徴」とし、後に機能障害 loss of function

表1 好中球の細胞質内顆粒に含まれる物質

	一次顆粒（アズール顆粒）	二次顆粒（特殊顆粒）
酸性加水分解酵素（リソソーム酵素）	酸性ホスファターゼ ホスホリパーゼ β-グルクロニダーゼ β-ガラクトシダーゼ β-グリセロホスファターゼ α-マンノシダーゼ α-フコシダーゼ 5'-ヌクレオチダーゼ アリルスルファターゼ カテプシンB カテプシンD	
中性蛋白質分解酵素	コラゲナーゼ エラスターゼ キニノゲナーゼ カテプシンG	コラゲナーゼ
殺菌作用物質	リゾチーム ミエロペロキシダーゼ	リゾチーム ラクトフェリン
その他		アルカリホスファターゼ

を加えた「五主徴」を重視してきた。これらは、急性炎症の肉眼的特徴として今日でも用いられており、毒性病理学分野においても有用である。発赤は、炎症局所における小血管拡張に基づき、外観が赤色調を呈することである。腫脹は、滲出液の貯留による浮腫 edema や、炎症細胞の塊状化に基づく、炎症局所の物理的な容量増加である。熱感は、炎症局所の充血と、炎症メディエーターの作用による温度上昇に基づくものである。疼痛は、浮腫による組織の伸展・歪みと、炎症メディエーターの作用に基づくものである。機能障害は、意識的または疼痛による反射的な運動抑制と、腫脹による物理的な組織可動性低下に基づくものである。

炎症の原因は、すでに述べたように生体が受ける種々の刺激である「異物」であり、外部から曝露されるものを外因 extrinsic factor、体内反応に起因するものを内因 intrinsic factor と呼び、生物的因子・物理的因子・化学的因子・アレルギー allergy（hypersensitivity）因子などが含まれる。生物的因子は、病原微生物や衛生害虫のことであり、それぞれの特性にしたがって炎症反応を惹起するが、グラム陰性細菌 gram-negative bacterium におけるエンドトキシン（内毒素）endotoxin のように直接的・一次的な刺激として機能する場合だけでなく、アレルギー反応などを介する間接的・二次的な刺激として機能する場合もある。物理的因子には、機械的な刺激のほか、温熱・寒冷・電気・放射線（紫外線を含む）などがある。化学的因子は、毒性病理学分野の主たる対象である化学物質のことで、外来性 exogenous のみならず内在性 endogenous のものもあるが、臓器特異性の存在や炎症反応を伴わずに変性 degeneration をもたらす場合もあることなどが特徴である。アレルギー因子は、抗原性 antigenicity が認識される刺激因子のことである。この場合は、免疫反応が惹起され、それが過剰に作用することによる種々のアレルギー反応が炎症の主体となるので、基となる刺激そのものの直接的な作用として想定される以上に強い反応が誘発されたり、基となる刺激が消失した後も反応が継続したりする場合があり、時に急死にいたる激烈かつ重篤な転帰をとることもある。

1-2. 炎症に関与する細胞（炎症担当細胞、エフェクター細胞 effector cell）

1-2-1）好中球 neutrophil

好中球は、遊走能と貪食 phagocytosis 能に優れ、「異物」や変性・損傷・壊死組織などの処理に動員され、特に急性炎症の際に主たる役割を演じる。好中球は、骨髄 bone marrow で産生され、成熟した後に必要に応じて骨髄から末梢血中に移行するが、血管中央部を血流にのって循環するものと、血流の緩徐な血管辺縁部で内皮細胞に接して存在するものがある。好中球は、分葉状または桿状の特徴的な核とヘマトキシリン・エオジン hematoxylin-eosin（HE）染色で染まらない細胞質内顆粒 granule（**表1**）を有するほか、炎症刺激に反応してエイコサノイド eicosanoid・血小板活性化因子 platelet activating factor（PAF）・インターロイキン interleukin（IL）などを産生・分泌し、それらの作用により炎症に関与する。

1-2-2）好酸球 eosinophil

好酸球は、形態的に好中球に類似するがやや大型で、HE染色で好酸性に染まる細胞質内顆粒を有している。

この顆粒には、好中球と同様の物質のほか、カタラーゼ catalase・ヒスタミナーゼ histaminase・好酸球ペルオキシダーゼ eosinophilic peroxidase などが含まれている。好酸球は、好中球に比べ、遊走能・貪食能の点で同等であるが、消化・分解能の点で劣る。好酸球は寄生虫感染症や即時型アレルギー immediate allergy (immediate hypersensitivity) に伴う炎症の際に主役を演じるほか、肥満細胞腫瘍ではしばしば随伴症状として好酸球浸潤を観察する。好酸球は、それらの疾患において炎症局所に投入される好酸球遊走因子 eosinophil chemotactic factor (ECF)・IgE を主とする免疫グロブリン immunoglobulin (Ig)・ヒスタミン histamine を主とするケモカイン chemokine・補体 complement などが細胞表面の特異的受容体 receptor に結合することにより、細胞質内顆粒が放出され、炎症反応に参画する。

1-2-3) 好塩基球 basophil、肥満細胞 mast cell (mastocyte)

好塩基球は、多形核と HE 染色で好塩基性ないし異染性を呈する細胞質内顆粒を有し、少数が末梢血液中に存在する。一方、肥満細胞は、単核で好塩基球と同様の細胞質内顆粒を有し、皮膚・肺・消化管などの粘膜や結合組織に分布している。この顆粒には、中性蛋白質分解酵素・ペルオキシダーゼ・ヒスタミン・セロトニン serotonin・ヘパリン heparin などのプロテオグリカン proteoglycan や、好中球・好酸球に対する遊走因子などが含まれている。好塩基球・肥満細胞は、細胞表面の IgE に対する Fc 受容体と IgE の複合体が適当な抗原 antigen と結合することによる脱顆粒 degranulation と、ロイコトリエン leukotriene (LT) やプロスタグランジン prostaglandin (PG) などのエイコサノイド・PAF・IL などの産生・分泌によって炎症反応に参画するが、好酸球と同様、即時型アレルギーとの関連が深い。

1-2-4) リンパ球 lymphocyte、形質細胞 plasma cell (plasmacyte)

リンパ球は慢性炎症の際に主役を演じ、免疫システムのキープレーヤーとしても働く。リンパ球は表面抗原などにより機能の異なる細胞種に分類されるが、主要なものは T 細胞(T リンパ球)と B 細胞(B リンパ球)である。T 細胞は、細胞表面に T 細胞受容体 T cell receptor (TCR) を有し、いわゆる細胞性免疫 cellular immunity を司るほか、免疫システム全体の制御を行う。一方、B 細胞は、細胞表面に B 細胞受容体 B cell receptor (BCR) を有し、抗体 antibody 産生などを介して、いわゆる液性免疫 humoral immunity を司る。リンパ球は、通常、細胞質と細胞内小器官に乏しい小型単核の細胞形態をとるが、炎症刺激により芽球化して核小体の明瞭な大型核と豊かな細胞質・細胞内小器官を有する細胞に大型化する。特に、B 細胞は、抗原刺激により芽球化・細胞分裂を経て抗体産生に特化した形質細胞に分化する。形質細胞は、卵円形の単核球で、偏在する核と、粗面小胞体の豊富な細胞質を有している。なお、形質細胞の拡張した粗面小胞体に免疫グロブリンが貯留する場合は、ラッセル小体 Russell's body と呼ばれる細胞質内好酸性硝子滴状物が観察される。リンパ球には、このほか、細胞質に好酸性顆粒を有する大型の細胞があり、形態学的に大顆粒性リンパ球 large granular lymphocyte (LGL) と呼ばれる。その多くは、TCR や BCR を細胞表面に持たないナチュラルキラー細胞 natural killer cell (NK cell) であり、その強い細胞傷害性により、「異物」に対する非特異的防御などに関与する。

リンパ球の寿命は比較的長く、マウスでのそれは T 細胞 120〜180 日、B 細胞 35〜50 日とも報告されている。T 細胞は、主として胸腺で抗原刺激非依存的に産生されるほか、リンパ節・脾・消化管や肺などに分布する臓器特異的リンパ装置など、リンパ性器官のいわゆる胸腺依存領域で抗原刺激依存的に産生される。一方、B 細胞は、主として骨髄で抗原刺激非依存的に、リンパ性器官のリンパ濾胞(胚中心 germinal center)で抗原刺激依存的に、それぞれ産生される。リンパ球は産生器官と循環血液の間を行き来するとともに、全身の臓器・組織に遊走した後、局所のリンパ管から再び循環血液中に戻る。ただし、末梢血中のリンパ球の約 70〜80％を占める T 細胞の多くがリンパ性器官やその他の臓器・組織と循環血液中を再循環しているものであるのに対し、約 20％を占める B 細胞の大部分は、骨髄から末梢のリンパ性器官に向かって単一方向性に移動しているもので、B 細胞の内で再循環しているのは抗原情報を記憶したメモリー B 細胞 memory B cell であるとされている。

形質細胞は、前述のとおり B 細胞から分化したもので、通常単一の抗体を産生する。この分化には、抗原刺激のほか T 細胞由来の IL-4/5/6 を必要とし、数日の経過で進行する。分化が終了した形質細胞は、数週間の寿命を有し、その間にきわめて効率よく高速に抗体を産生・分泌する。T 細胞によるサイトカイン cytokine 産生は、リンパ球・マクロファージなど炎症エフェクター細胞の活性化や増殖などにも関与しており、抗原特異的な免疫反応のみならず、非特異的な炎症反応全体に対する制御機能を有している。

1-2-5) 単球 monocyte、マクロファージ macrophage

単球とマクロファージは、単核食細胞系 mononuclear phagocyte system(表2)に属する細胞で、強い貪食機能と、細胞表面の免疫グロブリン・補体・サイトカインに対する受容体の作用を介して、炎症に寄与する。単球は、豆様にくびれた核と、リソソーム・貪食空胞(食胞) phagosome・細胞骨格フィラメント cytoskeletal filament を有する細胞質を持つ、直径が 10〜15 μm の細胞で、骨髄で産生されて末梢血中に入る。単球は、末梢血に入るともはや分裂せず、全身の臓器・組織に分布して

表2 単核食細胞系

骨髄	末梢血	組織
造血幹細胞（HSC）→ 単芽球 → 前単球 → 単球	➡ 単球 ➡	マクロファージ 　結合組織：組織球（遊離マクロファージ） 　肝：クッパー細胞（常在マクロファージ） 　肺（肺胞）：遊離マクロファージ 　脾：遊離・常在マクロファージ 　リンパ節：遊離・常在マクロファージ 　体腔：遊離マクロファージ 　骨髄：常在マクロファージ 　骨：破骨細胞 　滑膜：A 細胞 　皮膚：組織球（遊離マクロファージ） 　神経系組織：ミクログリア 炎症局所 　遊走マクロファージ 　類上皮細胞 　ラングハンス型巨細胞 　異物巨細胞

それらに特有のさまざまな形態と機能を有するマクロファージに分化する。炎症局所に遊走するマクロファージは、T 細胞由来サイトカイン・エンドトキシン・種々の化学物質などにより活性化された状態にあり、通常より大型で、細胞表面のひだや絨毛、また、細胞質のミトコンドリアやリソソームが増加している。

マクロファージの主たる機能は、貪食作用により、生体にとって不要・有害な「異物」や変性・損傷・壊死組織などを捕捉し、消化・分解処理することである。炎症の際には、当該局所に遊走し、貪食作用により自細胞内処理を行うほか、中性蛋白分解酵素・血液凝固因子・PAF・走化性因子 chemotactic factor・線維芽細胞増殖因子 fibroblast growth factor（FGF）・血管内皮細胞増殖因子 vascular endothelial growth factor（VEGF）・活性酸素種 reactive oxygen species（ROS）・エイコサノイド・B 細胞活性化因子 B cell activating factor（BAFF）・インターフェロン interferon（IFN）など多岐にわたるサイトカイン類を分泌して、炎症（特に慢性炎症）と免疫に関与する。例えば、石綿（アスベスト）asbestos をはじめとする人造繊維などの繊維状ないしフィルム状物質による発がん過程では、マクロファージがそれらの異物 foreign body を貪食した後、消化・分解を速やかに終了できず、作用が長期間遷延すること（frustrated phagocytosis）が重要な役割を果たすとされている。

1-2-6) その他の細胞

炎症には、上記以外にもさまざまな細胞が関与する（表3）。また、神経組織においては、グリア細胞 glia cell・上衣細胞 ependymal cell など、通常の臓器・組織に存在しない特殊な細胞が、炎症エフェクター細胞として機能している。

1-3. 炎症のメディエーター

1-3-1) ヒスタミン histamine

ヒスタミンは、肥満細胞・好塩基球・血小板などで産生・貯留される。肥満細胞は、外傷・熱傷などの物理的損傷・主として IgE であるリガンド ligand の Fc 受容体への結合・補体分解産物 C3a または C5a（アナフィラトキシン anaphylatoxin）・好中球由来リソソーム蛋白質・サブスタンス P substance P といった神経性ペプチド・IL-1/8 などのサイトカインによる刺激を受けると、細胞質内顆粒に貯留しているヒスタミンを分泌する。分泌されたヒスタミンは、細動脈拡張・細静脈収縮・血管内皮細胞間隙開裂を介して、血管透過性 vascular permeability を亢進させ、血漿成分の血管外滲出を誘導する。

1-3-2) セロトニン serotonin

セロトニンは、血小板・肥満細胞などで産生・貯留され、ヒスタミンと同様に作用する。I 型アレルギーにおいては、血小板の凝集に続いて放出され、主要な役割を果たす。

1-3-3) アナフィラトキシン anaphylatoxin

補体は、「異物」に対する生体防御機構の一翼を担う 30 種類以上の血清蛋白質および膜蛋白質の総称で、補体系と呼ばれるシステムを形成する。補体系は、「異物」認識からカスケード状の反応を経て補体 C3 の分解にいたる補体活性化過程と、それに引き続く当該「異物」処理過程に大別される。補体活性化経路には、抗原抗体反応に基づく古典的経路、マンノース結合レクチン mannose-binding lectin が介在するレクチン経路、非特異的機構による第二経路などがある。これらの経路は、いずれにしても、最終的に C3 の C3a および C3b への分解に

表3 炎症に関与する種々の細胞

細胞	炎症における作用
血小板 platelet	血液凝固 炎症ケミカルメディエーターの分泌
樹状細胞 dendritic cell	抗原分子貪食・処理 Tリンパ球への抗原提示
血管内皮細胞 (vascular)endothelial cell	血管透過性亢進 炎症細胞の炎症局所への移動をサポート 血栓形成による止血 血管新生による炎症組織の修復
線維芽細胞 fibroblast	肉芽形成 線維成分（コラーゲン、フィブロネクチン、グリコサミノグリカン）産生 増生による炎症組織の修復
筋線維芽細胞 myofibroblast	肉芽組織の瘢痕収縮 肝線維症（肝星細胞 hepatic stellate cell 由来）
類上皮細胞 epithelioid cell	肉芽腫性炎症に関与（マクロファージ由来）
ラングハンス型巨細胞 Langhans-type giant cell	異物貪食や肉芽腫性炎症に関与（マクロファージ由来）
異物巨細胞 foreign body giant cell	異物貪食や肉芽腫性炎症に関与（マクロファージ由来）
その他	

ラングハンス型巨細胞と異物巨細胞はしばしば混在し、移行型も存在するため、基本的に同系統の細胞と考えられる。

いたる。

「異物」処理過程には大別して3経路があり、第1は補体C5の分解産物であるC5bが他の補体C6-9とともに膜傷害複合体 membrane attack complex（MAC）を構成し、対象を処理するものである。MACは、また、血管内皮細胞に作用して種々のサイトカインを分泌させることにより、血管炎発生に関与する。第2の「異物」処理過程は、C3bによるオプソニン化 opsonization であり、好中球やマクロファージの貪食作用を増進する。

第3の「異物」処理過程はC3aとC5のもう1つの分解産物であるC5aに依拠するもので、これらはアナフィラトキシンと呼ばれ、炎症メディエーターとして作用する。アナフィラトキシンは、肥満細胞に作用してヒスタミン・セロトニンなどを分泌させるほか、組織傷害も誘発する。さらにC5aは、走化性因子として働いて好中球・好酸球・単球などの白血球を動員するとともに、白血球と血管内皮細胞におけるセレクチン selectin やインテグリン integrin の作用を増強させて白血球のローリング rolling と接着 adhesion を促進する。

1-3-4）キニン kinin

炎症による組織傷害は、血漿中・組織中のプレカリクレイン prekallikrein からカリクレイン kallikrein、キニノゲン kininogen からブラジキニン bradykinin やカリジン kallidin を生成する。ブラジキニンは、細動脈を拡張し、血管透過性を亢進させ、アラキドン酸 arachidonic acid 代謝を促進するほか、非血管性平滑筋収縮などの作用を示す。また、ブラジキニンやカリジンは、疼痛・発熱も惹起する。

1-3-5）エイコサノイド eicosanoid

細胞膜を構成するリン脂質であるホスファチジルコリン phosphotidylcholine およびホスファチジルイノシトール phosphotidylinositol は、それぞれホスホリパーゼ phospholipase（PL）A_2 および PLC の触媒下にアラキドン酸を生成する。アラキドン酸は、シクロオキシゲナーゼ cyclooxygenase（COX）系とリポキシゲナーゼ lipoxygenase（LOX）系に大別される、いわゆるアラキドン酸カスケードにより、エイコサノイドと総称される各種の代謝産物を生成する。

COX系は、COX-1・COX-2 などのペルオキシダーゼによる PGG_2 さらに PGH_2 の産生に端を発し、PGD_2（PGD 合成酵素 PGD synthase 触媒下）・PGE_2（PGE 合成酵素 PGE synthase 触媒下）→PGF_2・プロスタサイクリン prostacyclin（PGI_2）（プロスタサイクリン合成酵素 prostacyclin synthase 触媒下）・トロンボキサン A_2 thromboxane A_2（TXA_2）を産生する。COX系代謝の動向は炎症細胞によっても差があり、血小板では TXA_2 が、血管内皮細胞では PGI_2 が、それぞれ主として産生されるが、マクロファージではその活性化状態によってさまざまなエイコサノイドが産生される。

LOX系は、5-LOX（ALOX5）によるヒドロペルオキシエイコサテトラエン酸 hydroperoxyeicosatetraenoic acid（HPETE）産生の後、LT系とリポキシン lipoxin（LX）系に分かれる。LT系では、LTA_4 から、水和により LTB_4 が、グルタチオン S-トランスフェラーゼ glutathione S-transferase により LTC_4→LTD_4→LTE_4 が、それぞれ産生される。なお、LTB_4 は、HPETE からヒドロキシエイコサテトラエン酸 hydroxyeicosatetraenoic acid（HETE）経由でも産生される。一方、LX系では、12-LOX（ALOX12）によりLXA$_4$とLXB$_4$が産生される。なお、LOXは、好中球に多く含まれている。

エイコサノイドは、炎症の主要なメディエーターであり、PGD$_2$・PGE$_2$・PGF$_2$において血管拡張、PGE$_2$において疼痛惹起・全身的発熱、PGI$_2$において血管拡張・血小板凝集抑制・浮腫形成・疼痛惹起、TXA$_2$において血管攣縮と血小板凝集促進、LTC$_4$・LTD$_4$・LTE$_4$において血管攣縮・血管透過性亢進・気管支収縮、LTB$_4$において好中球・単球・マクロファージの走化 chemotaxis・動員、LXA$_4$とLXB$_4$において血管拡張・好中球走化性抑制・単球接着と、多岐にわたる作用を発揮する。

なお、エイコサノイドの作用発現に際しては次項に記載するROSが深く関与し、また、ROSとエイコサノイド（またはCOX・LOX）は発がん過程においても重要な役割を果たす。

1-3-6）活性酸素種
reactive oxygen species（ROS）

活性酸素種（ROS）とは酸素と関連分子に由来し、総体的に不安定で強い酸化力を示す分子種の総称であり、狭義には酸素の不完全還元体であるスーパーオキシド陰イオン superoxide anion（O_2^-）・過酸化水素 hydrogen peroxide・ヒドロキシルラジカル hydroxyl radical と酸素分子の高エネルギー状態である一重項酸素 singlet oxygen をさすが、広義には一酸化窒素 nitric oxide（NO）・ペルオキシナイトライト（ペルオキシ亜硝酸または過酸化亜硝酸）peroxynitrite（$ONOO^-$）などの活性酸化窒素種 reactive nitrogen oxide species（RNOS）や過酸化脂質 lipid peroxide などの関連物質を含む。ROSは、ミトコンドリアにおける細胞内呼吸や、種々の生理的代謝過程で常時産生されているが、多層的な抗酸化機構により、生体内の酸化還元バランス redox balance が保たれている。酸化性ストレス（酸化的ストレスまたは酸化ストレス）oxidative stress とは、このバランスが酸化側に傾いた場合をさし、炎症を含むさまざまな病態に関与する。

好中球・マクロファージは、「異物」を貪食すると、ROSを産生して当該「異物」を消化・分解する。また、これらの細胞や血管内皮細胞は、種々の炎症刺激を受けて、ROSを外部へ放出する。放出されたROSは、その強い酸化能により炎症局所の細胞・細胞内小器官・細胞構成成分を直接的に傷害するほか、種々の炎症メディエーターの産生・分泌を調節し、さらに、それらメディエーター間のシグナル伝達において二次情報伝達物質 second messenger として機能するなど、さまざまな経路で炎症の進展に寄与する。

狭義のROS、すなわち酸素由来の分子種はNADPH酸化酵素 NADPH oxidase などで産生される。炎症メディエーターとしての役割には、血管内皮細胞などの直接的傷害のほか、血栓形成・血管透過性亢進・蛋白質分解酵素活性化による細胞外マトリックス extracellular matrix（ECM）破壊などがあげられる。

NOは、NO合成酵素 nitric oxide synthase（NOS）により合成される。NOSには血管内皮型（eNOS/NOS3）および神経型（nNOS/NOS1）に分類される構成型（cNOS）と、誘導型（iNOS/NOS2）の3種類があり、いずれもカルモジュリン calmodulin と NADPH を補酵素として用いてNOを合成するが、cNOSが恒常的に存在しつつ細胞内カルシウム calcium イオン濃度の増加により活性化されるのに対し、iNOSは腫瘍壊死因子 tumor necrosis factor（TNF）の1つであるTNF-αやIFN-γなどによるマクロファージ活性化により誘導される。NOと、そのO_2^-との反応産物である$ONOO^-$の炎症メディエーターとしての役割には、細胞傷害性やマクロファージ内部での「異物」処理のほか、血管平滑筋弛緩作用による血管拡張と、血小板凝集抑制があげられる。なお、NOによる血小板凝集抑制作用は、血小板内のcGMPレベルを上昇させることに基づいており、TXA$_2$の血小板凝集促進作用と拮抗する。

1-3-7）サイトカイン cytokine

サイトカインとは、細胞間シグナル伝達を担う可溶性蛋白質の総称で、炎症・免疫に関係するものが多く、そのほか、細胞の増殖・分化・死や創傷治癒などに関係するものがある。サイトカインの機能は、細胞膜上に存在し、それ自体がチロシンリン酸化酵素 tyrosine kinase であるか、チロシンリン酸化酵素と共役することが多い受容体との結合によって発現する。サイトカインの機能は、標的細胞の状態によって異なり、特定の現象に対する促進効果と抑制効果の双方が現れることも少なくない。また、サイトカインは、他のサイトカインの発現や機能を調節し、複雑なネットワークを形成する。

サイトカインには、きわめて多数の蛋白質が含まれる。IL（表4）は主として白血球が分泌するものであるが、リンパ球が分泌するリンホカイン lymphokine や単球・マクロファージが分泌するモノカイン monokine も含まれる。

IFN-γは、T細胞やNK細胞から分泌され、マクロファージ活性化・ウイルス virus 増殖阻止・細胞増殖抑制の機能を持つ。

血球の分化や増殖を促進する造血因子 hematopoietic growth factor には、顆粒球コロニー刺激因子 granulocyte colony stimulating factor（G-CSF）・マクロファージコロニー刺激因子 macrophage colony stimulating factor（M-CSF）・顆粒球マクロファージコロニー刺激因子 granulocyte macrophage colony stimulating factor（GM-CSF）・PAF・エリスロポエチン erythropoietin などがあり、炎症細胞の活性化に携わる。特に炎症との関連が深いPAFは、主として好中球・好塩基球・単球・血小板・血管内皮細胞の細胞膜を構成するリン脂質からPLA$_2$の触媒下に産生され、血小板の凝集とセロトニン

表4 主なインターロイキン（IL）とその機能

IL	主な産生細胞	主な標的細胞	主な機能
IL-1 (α/β)	好中球、T細胞、B細胞、マクロファージ、単球、血管内皮細胞、樹状細胞、線維芽細胞、B細胞・上皮細胞の一部	T細胞、B細胞、単球、マクロファージ、肝細胞	急性炎症反応を誘導、炎症修復期の線維化促進 T細胞・B細胞・単球・マクロファージの分化・活性化、免疫反応を調節、肝細胞のC反応性蛋白質 C-reactive protein(CRP) 産生促進、発熱
IL-2	T(Th1)細胞、NK細胞	T細胞、B細胞、NK細胞、単球	T細胞・B細胞・NK細胞・単球の増殖・分化・活性化 別名：T細胞増殖因子 T cell growth factor(TCGF)
IL-3	好酸球、T細胞、肥満細胞、胸腺上皮細胞	HSC、血球前駆細胞、肥満細胞	HSCを刺激、血球細胞の増殖・分化、肥満細胞の増殖 別名：コロニー形成刺激因子 colony stimulating factor (CSF)
IL-4*	T(Th2)細胞、NKT細胞、肥満細胞	T(Th1/2)細胞、B細胞、肥満細胞	T細胞・B細胞・肥満細胞の増殖・分化・活性化、IgG/E産生促進、Th1細胞阻害、Th2細胞の分化
IL-5	T(Th2)細胞、肥満細胞	B細胞、好酸球	好酸球の増殖・分化・活性化・遊走、B細胞の分化・増殖、IgG/M/A産生促進
IL-6	T細胞、線維芽細胞、マクロファージ、血管内皮細胞、B細胞の一部	T細胞、B細胞、胸腺リンパ球、マクロファージ、肝細胞	急性炎症反応を誘導、T細胞・B細胞・胸腺リンパ球の増殖・分化、マクロファージの活性化、肝細胞のCRP産生促進、発熱
IL-7	T細胞、血球前駆細胞、間質細胞	T細胞、B細胞、NK細胞とそれらの前駆細胞	T細胞・B細胞・NK細胞とそれらの前駆細胞の維持・増殖・分化、T細胞の細胞傷害活性増強
IL-8	マクロファージ	好中球、好塩基球、T細胞、単球	好中球・好塩基球・T細胞・単球の活性化・遊走
IL-9	T(Th)細胞	T細胞、B細胞、肥満細胞、HSC、血球前駆細胞	肥満細胞の活性化、標的細胞の増殖促進・アポトーシス抑制、気道上皮細胞のサイトカイン産生促進
IL-10*	T(Th2)細胞、マクロファージ	Th1細胞、マクロファージ	Th1細胞の抑制、マクロファージのサイトカイン産生阻害
IL-11*	間質細胞	HSC、血球前駆細胞	急性炎症反応に関与する蛋白質合成を促進、IL-3/4と相乗作用、HSCの増殖、巨核球の成熟と血小板の生成
IL-12	T細胞、B細胞、マクロファージ、樹状細胞	T(Th0/1/2)細胞、NK細胞	T細胞・NK細胞・NKT細胞の活性化、Th0細胞からTh1細胞への分化、Th2細胞の抑制
IL-13*	T(Th2)細胞、NK細胞	IL-4に類似、マクロファージ	IL-4に類似、標的細胞のサイトカイン産生抑制
IL-14	T細胞、腫瘍性B細胞の一部	B細胞（腫瘍性のものを含む）	B細胞の増殖と抗体産生/分泌抑制 別名：高分子量B細胞増殖因子 high molecular weight B cell growth factor(HMW-BCGF)
IL-15	T細胞、マクロファージ	IL-2に類似、マクロファージ	IL-2に類似、メモリーT細胞の維持、骨破壊
IL-16	好酸球、T細胞、B細胞	好酸球、T細胞、単球、樹状細胞	好酸球・T細胞・単球・樹状細胞の活性化・遊走 別名：リンパ球走化因子 lymphocyte chemoattractant factor (LCF)
IL-17	T細胞	好中球、T細胞、マクロファージ、線維芽細胞、血管内皮細胞	標的細胞の遊走とサイトカイン産生促進
IL-18	マクロファージ、クッパー細胞	T(Th1)細胞、B細胞、NK細胞、マクロファージ	Th2細胞の分化、IgE産生促進、標的細胞のサイトカイン産生促進、血管新生
IL-19	単球	T(Th2)細胞、単球	Th2細胞の分化、標的細胞のサイトカイン産生促進
IL-20	単球、ケラチノサイト	表皮細胞、ケラチノサイト	ケラチノサイトの増殖・分化
IL-21	T細胞	T細胞、B細胞、NK細胞	T細胞・B細胞・NK細胞の増殖・分化・活性化
IL-22	NK細胞	線維芽細胞、上皮細胞	標的細胞のサイトカイン産生促進
IL-23	マクロファージ、樹状細胞	T細胞	T細胞の増殖・サイトカイン産生促進
IL-24	Th2細胞、単球、メラノサイト	単球、腫瘍細胞	単球のサイトカイン産生促進、腫瘍細胞の増殖抑制・アポトーシス促進

＊炎症抑制的な作用も示す。

表4 主なインターロイキン（IL）とその機能（つづき）

IL	主な産生細胞	主な標的細胞	主な機能
IL-25	Th2細胞、肥満細胞	T細胞、B細胞、マクロファージ	Th2細胞の作用促進、標的細胞のサイトカイン産生促進
IL-26	メモリーT細胞、単球	上皮細胞	IL-8/10・ICAM-1産生促進
IL-27	マクロファージ、樹状細胞	T細胞、B細胞	Th1細胞の分化、B細胞の増殖・分化、標的細胞のサイトカイン産生促進
IL-31	Th2細胞	ケラチノサイト、上皮細胞	標的細胞のサイトカイン産生促進
IL-32	T細胞、NK細胞、上皮細胞	単球、マクロファージ	標的細胞のサイトカイン産生促進
IL-33	上皮細胞	好塩基球、Th2細胞	標的細胞のサイトカイン産生促進

分泌促進により血管透過性を亢進させる。PAFによる血管透過性亢進は、血管内皮細胞への直接作用や、肥満細胞からのヒスタミン分泌促進にも依拠している。PAFは、さらに、血管や気管支の平滑筋を収縮させ、好中球・好酸球・単球・マクロファージの接着・遊走・脱顆粒にも関与する。

細胞増殖因子と総称されるものには、特定の細胞に対して増殖促進作用を有し、上皮細胞増殖因子 epidermal growth factor（EGF）・FGF・血小板由来増殖因子 platelet-derived growth factor（PDGF）・肝細胞増殖因子 hepatocyte growth factor（HGF）・形質転換増殖因子 transforming growth factor（TGF）・神経成長因子 nerve growth factor（NGF）・VEGFなどが含まれる。

TNFスーパーファミリーに包含される諸因子には、TNF-αやTNF-β（lymphotoxin-α〔LT-α〕）などアポトーシス apoptosis誘発に関わるものが主体をなすが、細胞防御的に機能するものや、B細胞を活性化させるBAFFのように細胞傷害と無関係なものもある。TNF-αは活性化マクロファージ・単球・T細胞・NK細胞・肥満細胞・平滑筋細胞・脂肪細胞が、TNF-βはT細胞・B細胞が、それぞれの主たる分泌細胞で、いずれも、急性炎症の諸反応に関与するほか、発熱・形質細胞の抗体産生促進・肝の蛋白質合成亢進・代謝系消耗・末梢血中白血球増加・副腎皮質ホルモンの合成と分泌の促進などの作用を示す。

ケモカイン（表5）は、G蛋白質共役受容体 G protein-coupled receptor（GPCR）を介してその作用を発現する塩基性蛋白質で、多数のものがあるが、構造上、CC・CXC・C・CX3Cの4種類のクラスに大別される。ケモカインは、走化性因子として作用し、CXCクラスが主に好中球など、CCクラスが主に好酸球・単球・リンパ球などの遊走に関与する。ケモカインは、走化性因子としての役割以外にも、サイトカインの一種として、炎症・免疫の種々の過程に関与する。

前述のとおり、サイトカインは、多くの場合にネットワークを形成して作用するが、炎症においても同様である。急性炎症の際には、骨髄において、幹細胞因子 stem cell factor（SCF）→IL-1→IL-6→IL-3・GM-CSFのカスケード状作用による血液系細胞の増殖・分化、G-CSF・GM-CSFによる好中球の増加と核左方移動、IL-1・TNF-αによる血管内皮細胞における接着分子 adhesion molecule発現、ケモカインによる炎症細胞遊走が順次誘導される。好中球・T細胞はIL-8、単球・マクロファージは単球走化活性因子 monocyte chemotactic protein-1（MCP-1）と血小板・T細胞由来好酸球走化性物質 regulated on activation normal T cell expressed and secreted（RANTES、ケモカイン CCL5）、好酸球はTNF-α・RANTESの作用により遊走・浸潤する。さらに、浸潤した炎症細胞は、IL-1/12・TNF-α・IFN-γなどによって活性化される。活性化好中球は、エラスターゼ elastase・カテプシンG cathepsin G・ROSの産生増加によって血管内皮細胞を傷害し、血管内皮細胞に由来するNOやエイコサノイドの白血球活性化抑制作用を阻害し、さらなる好中球・単球の活性化を惹起するとともに、血管内皮細胞や血管平滑筋細胞における代償性 iNOS誘導に基づく血圧低下によるショック shock症状や、血管内皮細胞傷害に起因する各種の臓器障害を引き起こす。一方、IL-1・TNF-αはC反応性蛋白質 C-reactive protein（CRP）、IL-6はフィブリノゲン（線維素原）fibrinogenやハプトグロビン haptoglobinなど、急性炎症に関わる蛋白質の産生を促進する。また、IL-1・TNF-α・INF-γは、視床下部体温調節中枢におけるPGE$_2$産生を促進し、発熱を誘導する。

炎症の修復期では、マクロファージ・線維芽細胞から産生されるIL-1・TNF-α・EGF・FDF・PDGF・TGF-αなどが局所における線維化 fibrillizationを促進する。

細菌感染症が重篤化した敗血症 sepsisは、IL-1/8・TNF-αなどが血管内皮細胞や血管平滑筋細胞に作用し、PGI$_2$などの産生による血管の拡張と透過性亢進を介して血圧低下を引き起こし、ショック症状を誘導する。

サイトカインには、以上のように炎症反応の進行を促進するもののほか、活性化マクロファージ由来のIL-4/10/11/13・TGF-βのように抑制的に働くものもある。例えば、T細胞やマクロファージから分泌されるTGF-

表5 主なケモカインとその機能

クラス	ケモカイン	別名（略称のみ）	主な産生細胞	主な標的細胞	受容体	走化作用以外の作用
CXC	CXCL1	GRO1	単球、マクロファージ、線維芽細胞、上皮細胞	好中球、T（メモリーT）細胞、NK細胞、単球	CXCR1/2	好中球活性化
	CXCL2	GRO2、MIP-2α	単球、マクロファージ、血管内皮細胞	好中球、T（メモリーT）細胞、NK細胞、単球	CXCR2	好中球活性化
	CXCL3	GRO3、MIP-2β	単球	好中球、T（メモリーT）細胞、NK細胞、単球	CXCR2	好中球活性化
	CXCL4	PF4	血小板	血管内皮細胞	CXCR3B	血小板凝集、凝血促進、ヘパリン中和
	CXCL5		血小板、単球、上皮細胞	好中球、T（メモリーT）細胞、NK細胞、単球	CXCR2	好中球活性化
	CXCL6		線維芽細胞、上皮細胞	好中球、T（メモリーT）細胞、NK細胞、単球	CXCR1/2	
	CXCL7		血小板	好中球、T（メモリーT）細胞、NK細胞、単球	CXCR2	好塩基球からのヒスタミン遊離促進、ヘパリン中和、線維芽細胞増殖
	CXCL8	IL-8	マクロファージ、単球、線維芽細胞、血管内皮細胞、ケラチノサイト	好中球、T（メモリーT）細胞、NK細胞、単球、好塩基球、T細胞	CXCR1/2	好中球活性化
	CXCL9	Mig	マクロファージ、単球、線維芽細胞、血管内皮細胞、上皮細胞	T（Th0・Th1）細胞、B細胞、NK細胞、形質細胞、単球	CXCR3A	細胞接着促進、Th1反応増強
	CXCL10	IP-10	T細胞、マクロファージ、単球、線維芽細胞、血管内皮細胞、上皮細胞、ケラチノサイト	T（Th0・Th1）細胞、B細胞、NK細胞、単球	CXCR3A	CCR5のアンタゴニスト
	CXCL11		好中球、マクロファージ、単球、血管内皮細胞	T（Th0・Th1）細胞、B細胞、NK細胞、単球	CXCR3A	B細胞分化、リンパ球ホーミング、内アクチン重合促進、神経細胞死誘導
	CXCL12	SDF-1	樹状細胞、血管内皮細胞、上皮細胞、間質細胞	T（Th2）細胞、B細胞、NK細胞、単球、血管内皮細胞、血球前駆細胞	CXCR4	リンパ球ホーミング
	CXCL13	BLC	樹状細胞、FDC、間質細胞	Th2細胞、B細胞	CXCR5	
	CXCL14		B細胞、単球、線維芽細胞			単球活性化
	CXCL15		上皮細胞			
	CXCL16		FDC	T（Th1・Tc）細胞、NK細胞、NKT細胞	CXCR6	
	CXCL17					
CC	CCL1		T細胞	好中球、T（Th2）細胞、B細胞、NK細胞、単球	CCR8	
	CCL2	MCP-1	マクロファージ、単球、線維芽細胞、血管内皮細胞、ケラチノサイト	好塩基球、T（メモリーT）細胞、NK細胞、マクロファージ、単球、樹状細胞	CCR2/4/11	好塩基球からのヒスタミン遊離促進、Th2反応増強、マクロファージ・単球活性化
	CCL3	MIP-1α	マクロファージ、単球、肥満細胞、線維芽細胞	好酸球、好塩基球、T（Th0・Th1・メモリー T）細胞、B細胞、NK細胞、マクロファージ、単球、樹状細胞	CCR1/5	Th1反応増強、マクロファージ・線維芽細胞活性化

表5 主なケモカインとその機能（つづき）

クラス	ケモカイン	別名（略称のみ）	主な産生細胞	主な標的細胞	受容体	走化作用以外の作用
CC	CCL4	MIP-1β	好中球、T(Tc)細胞、マクロファージ、単球、血管内皮細胞	好中球、好酸球、T(Th0・Th1・Th2・メモリーT)細胞、B細胞、NK細胞、マクロファージ、単球、樹状細胞	CCR1/5/8	
	CCL5	RANTES	T細胞、単球、血小板、線維芽細胞、血管内皮細胞	好酸球、好塩基球、T(Th0・Th1・Th2・メモリーT)細胞、B細胞、NK細胞、マクロファージ、単球、肥満細胞、樹状細胞	CCR1/3/5	好塩基球脱顆粒、T細胞活性化、NK細胞増殖
	CCL6		好中球、マクロファージ	好酸球、T(メモリーT)細胞、NK細胞、単球、樹状細胞	CCR1	
	CCL7	MCP-3	腫瘍細胞、マクロファージ	好酸球、好塩基球、T(Th2・メモリーT)細胞、NK細胞、マクロファージ、単球、肥満細胞、樹状細胞	CCR1/2/3	蛋白質分解酵素発現誘導
	CCL8	MCP-2	単球、線維芽細胞	好酸球、好塩基球、T(メモリーT)細胞、NK細胞、マクロファージ、単球、樹状細胞	CCR1/2	
	CCL9	MIP-1γ	マクロファージ	好酸球、T(メモリーT)細胞、NK細胞、単球、樹状細胞	CCR1	破骨細胞活性化
	CCL11	Eotaxin-1	T細胞、線維芽細胞、血管内皮細胞、上皮細胞	好酸球、好塩基球、T(Th2)細胞、単球、肥満細胞	CCR3	好酸球活性化、アレルギー関与、接着分子の発現増強、EGFR発現増強
	CCL12	MCP-5	マクロファージ	好酸球、T(Th2)細胞、NK細胞、マクロファージ、単球	CCR2	
	CCL13	MCP-4	マクロファージ、線維芽細胞、血管内皮細胞、上皮細胞	好塩基球、好酸球、T(Th2)細胞、肥満細胞	CCR2/3	
	CCL14			好酸球、T(メモリーT)細胞、NK細胞、単球、樹状細胞	CCR1	単球活性化
	CCL15	MIP-5	T/B/NK細胞、単球	好酸球、T(メモリーT)細胞、NK細胞、単球、樹状細胞	CCR1	破骨細胞機能促進
	CCL16			好中球、好酸球、T(Th0・Th1・Th2・メモリーT)細胞、B細胞、NK細胞、マクロファージ、単球、樹状細胞	CCR1/2/5/8、H4	
	CCL17	TARC	単球、樹状細胞、マクロファージ、表皮細胞	好中球、T(Th2)細胞、B細胞、NK細胞、単球	CCR4/8	血小板の凝集・遊走・活性化
	CCL18	PARC	マクロファージ、樹状細胞	好酸球、好塩基球、T(Th2)細胞、肥満細胞	CCR3	
	CCL19	MIP-3β	FDC	T細胞、B細胞、樹状細胞	CCR7	
	CCL20	MIP-3α	単球、上皮細胞	T細胞、B細胞、マクロファージ、樹状細胞	CCR6	
	CCL21		血管内皮細胞、間質細胞	T細胞、B細胞、樹状細胞	CCR7	
	CCL22		B細胞、樹状細胞	T(Th2)細胞、NK細胞、マクロファージ、単球、樹状細胞	CCR4	T(Thp)細胞接着促進
	CCL23		単球	好酸球、T(メモリーT)細胞、NK細胞、単球、樹状細胞	CCR1	

表5 主なケモカインとその機能（つづき）

クラス	ケモカイン	別名（略称のみ）	主な産生細胞	主な標的細胞	受容体	走化作用以外の作用
CC	CCL24	Eotaxin-2	血管内皮細胞、気道上皮細胞	好酸球、好塩基球、T(Th2)細胞、肥満細胞	CCR3	好酸球活性化、好塩基球脱顆粒
	CCL25	TECK	胸腺樹状細胞	T(メモリー)T細胞、好塩基球、B細胞、胸腺細胞	CCR9	
	CCL26	Eotaxin-3	血管内皮細胞	好酸球、好塩基球、T(Th2)細胞、肥満細胞	CCR3	好酸球・線維芽細胞活性化
	CCL27		表皮細胞	T細胞	CCR10	皮膚炎症関与
	CCL28		上皮細胞	T細胞	CCR3/10	
C	XCL1	lymphotactin	T(Tc)細胞、NK細胞	T細胞、NK細胞	XCR1	リンパ球分化
	XCL2		T細胞、NK細胞	T細胞、NK細胞	XCR1	
CX3C	CX3CL1	Fractkine	単球、ミクログリア、樹状細胞、血管内皮細胞、上皮細胞	T(Th1・Tc)細胞、NK細胞、単球、ミクログリア、樹状細胞	CX3CR1	NK細胞の細胞傷害活性を増強、細胞接着促進

$β$は、好中球の活性化に働く一方、T細胞・B細胞の増殖と分化、NK細胞活性、単球のTNF-$α$・IFN-$γ$産生などを抑制するとともに、上皮細胞や血管内皮細胞の増殖促進と、ECMの産生促進・分解抑制により、炎症の修復過程を進行させる。炎症の発生・進展・終息は、炎症促進性pro-inflammatoryサイトカインと炎症抑制性anti-inflammatoryサイトカインの間の相互作用による動的な量的バランスによって進行するが、このバランスが崩れると遷延性炎症が誘導される。

1-3-8）その他

このほか、各種の転写因子transcription factorや多くのシグナル伝達経路に所属する諸因子も炎症メディエーターとして働くが、これらについては、あまりに多岐にわたる上、日々新たな知見が報告されつつある状況であるため、成書や最新の論文などを参照されたい。

1-4．炎症の経過

1-4-1）急性炎症

❶ 血管収縮性の変化による微小循環系の変動

急性炎症においては、細動脈のLTC$_4$・LTD$_4$による一過性収縮後のPGE$_2$・PGF$_2$・PGI$_2$やNOによる拡張に基づく局所血流量の増加に続き、毛細血管・細静脈も拡張して、毛細血管内圧が上昇する。これに血管内皮細胞間隙開裂などが加わることにより血管透過性が亢進し、血漿成分と血漿蛋白質が血管外の局所組織間質に滲出して浮腫が発生するが、血球成分は血管内に留まるため、血液中の赤血球密度や粘度は高まって鬱血congestion(stasis)が起こる。細静脈レベルにおける鬱血の持続は、血球の流れを血管辺縁部に押しやる。その結果、好中球は、血管内皮細胞付近に集まって辺縁趨向leukocyte margination を示し、血管内皮細胞接着→舗装化pavementing→血管壁膠着stacking→血管外遊出→炎症局所への遊走・集簇という経過をたどることになる。

❷ 血管透過性亢進と滲出

ヒスタミンとセロトニンは、細静脈レベルで血管内皮細胞を収縮し、細胞間隙を開裂して、血漿成分の血管外滲出を誘導する。この現象は、血管透過性亢進の即時相immediate phaseと呼ばれ、炎症発生直後より開始して1～5分間でピークに達した後、30分間程度で終息する一過性で軽度の変化である。これに引き続いて数時間規模で起こる遅延相delayed phaseでは、キニン・PGE$_2$・LTC$_4$・LTD$_4$・LTE$_4$・C3b・C3a・C5a・PAFによる毛細血管の拡張と内圧亢進、さらにIL-1・IL-8・TNF-$α$・IFN-$γ$による血管内皮細胞間隙開裂により、血管透過性が高度に亢進し、免疫グロブリンやフィブリノゲンなどの蛋白質を多量に含む滲出液exudateの漏出である滲出が進行する。フィブリノゲンはECMとの接触によりフィブリン（線維素）fibrinを析出させるが、高度の場合

は線維素性滲出 fibrinous exudation と呼ばれる現象が発生する。

❸ 白血球の遊走

前述の辺縁趨向をきたした白血球は、自らと血管内皮細胞の表面に発現するセレクチンおよびシアロムチン sialomucin の作用により、血管内皮細胞表面にまとわりつき、転がるように動く。これをローリングと呼ぶ。その後、白血球は、ケモカインと血管内皮細胞表面のヘパラン硫酸プロテオグリカン heparan sulfate proteoglycan の作用により表面のインテグリンが活性化 trigerring され、サイトカインの作用により血管内皮細胞表面に発現する細胞接着分子1 intercellular adhesion molecule 1（ICAM-1）や血管細胞接着分子1 vascular cell adhesion molecule 1（VCAM-1）などに接着し、血小板内皮細胞接着分子1 platelet endothelial cell adhesion molecule 1（PECAM-1）の作用下で擬足によるアメーバ様運動とコラゲナーゼ collagenase による基底膜破壊を行い、血管内皮・外皮細胞の間隙を抜けて血管外へ遊出 emigration（transmigration）する。こうして血管外に遊出した白血球は、前述のケモカインをはじめとする各種の走化性因子の調節を受けつつ、炎症局所に遊走する。このとき、ケモカインは、IL-1・TNF-α 依存的に好中球やマクロファージから分泌されるほか、炎症の早期より IL-1・TNF-α 非依存的に常在型マクロファージや血管内皮細胞からも分泌される。

❹ 白血球の活性化と作用

炎症局所に遊走した白血球は、上述した各種のサイトカインにより活性化される。活性化された白血球は、各種の炎症メディエーターを産生・分泌し、炎症反応を増幅させる一方、貪食とエフェクター物質の分泌により作用を発揮する。

白血球は、「異物」や変性・損傷・壊死組織や炎症滲出物を認識 recognition して、自細胞内への取り込み engulfment を行い、貪食空胞を形成する。この認識については、「異物」がIgGや補体によりオプソニン化されて、白血球表面のFc・C3b・スカヴェンジャー scavenger 受容体に結合する機構などが知られている。貪食空胞では、白血球内顆粒との癒合により、デフェンシン defensin・ラクトフェリン lactoferrin・リゾチーム lysozyme などのリソソーム酵素、NADPH 酸化酵素依存性に産生される ROS、ミエロペルオキシダーゼ myeloperoxidase 依存性に産生される次亜塩素酸 hypochlorous acid、エイコサノイドなどが放出され、内容物が消化・分解される。これらのエフェクター物質は、脱顆粒を経て白血球外にも分泌され、エラスターゼ・コラゲナーゼにより周囲の細胞やECMを損傷するとともに、「異物」や変性・損傷・壊死組織や炎症滲出物を白血球外で処理する。

❺ 血管新生 angiogenesis

炎症局所においては、エフェクター細胞の動員効率を上げるため、IL-1・TGF-α や低酸素状態で誘導される EGF・VEGF、ヒスタミン・PAF・NO、一部の CXC ケモカインなどによる血管新生が誘導される。

❻ 終息

炎症局所での「異物」処理がしかるべく進行した場合、炎症は終息に向かう。メディエーター類は、それぞれに特化した消去機構により、不活化・中和・除去される。先に述べた炎症抑制性サイトカインは、炎症促進性サイトカインの産生抑制や作用阻害、白血球の接着解除・遊走停止、血管透過性復元などの作用を示す。作用を終えた白血球は、アポトーシスに陥った後、マクロファージに処理される。アポトーシス細胞を貪食したマクロファージは、IL-10・TGF-β など炎症抑制性サイトカインを分泌する。また、塩基性FGF basic FGF（bFGF）・PDGF・TGF-β は、線維芽細胞増殖と毛細血管増生による肉芽組織形成を誘導し、変性・損傷・壊死組織を処理する。

これらの終息機転が成功裏に終了した場合は、正常組織が再生される。しかし、組織傷害が強度ないし大規模、傷害組織の再生能力が質的または量的に不十分、線維素性滲出が過剰、などの理由で再生が完遂できなかった場合は、肉芽組織の器質化 organization、ついで線維化を経て、瘢痕 scar が形成される。このときは、当該組織が線維化過程で周囲の正常組織より強く収縮するため、瘢痕形成後に変形や機能障害が発生することがある。また、再生が終了しないうちに化膿性細菌や真菌による感染が起こった場合には、強い滲出と白血球浸潤により形成される膿 pus を伴って当該組織が融解し、膿瘍 abscess が発生する。一方、急性炎症反応がその原因を除去できなかった場合は、リンパ球・形質細胞・マクロファージを主たるエフェクター細胞とする慢性炎症に移行する。

1-4-2）慢性炎症

慢性炎症は、主として、「異物」たる原因刺激が急性炎症反応によって処理できず残存する場合や、急性炎症の終息過程が不完全である場合などに、急性炎症から移行するかたちで発生するものであるが、治癒と再燃を繰り返すような急性炎症の経過中に慢性炎症病態が合併することや、急性炎症病態がないか目立たないままに慢性炎症として発生することもある。原因刺激が軽度の毒性作用を長期間もたらす場合は、当初から慢性炎症として病態が進行する。典型的なのはアスベストや珪酸塩など生体内で分解されにくい化学物質に曝露される場合であるが、低用量の化学物質や低線量の放射線に長期間曝露される場合も同様である。また、ある種のウイルス感染なども、全経過にわたって慢性炎症病態をとることがある。自己免疫性 autoimmune 変化は、慢性炎症が長期間

にわたって持続する典型的な例である。ヒトのサルコイドーシス sarcoidosis・ホジキン病 Hodgkin's disease に類似した病変、また、結核 tuberculosis や真菌症 mycosis など特定の感染症では、遅延型アレルギー delayed allergy（delayed hypersensitivity）機序により、肉芽腫形成を特徴とする慢性炎症が発生する。

慢性炎症は、(1) T 細胞・B 細胞・形質細胞・NK 細胞・マクロファージなどを主たるエフェクター細胞とする活動性の炎症反応、(2) 組織傷害と組織構築の改変、(3) 血管新生を伴う組織修復と線維芽細胞増殖を伴う線維化が同時に進行していること、(4) 免疫反応の関与することが特徴である。

慢性炎症におけるリンパ球の役割は、免疫反応とメディエーターの産生・分泌である。B 細胞と、抗体産生機能に特化した形質細胞は、抗原抗体反応を進行させる。T 細胞は、IFN-γ や遊走阻止因子 migration inhibitory factor（MIF）などを介してマクロファージの活性化・集簇を維持する。

急性炎症の場合、原因刺激の消失に伴ってアポトーシスを起こすか、リンパ管を経て炎症局所から去ってしまうマクロファージは、慢性炎症の場合、原因刺激の存続が遷延する中で、MIF により活性化・集簇状態を維持されるほか、マクロファージや線維芽細胞由来の IFN-α・IFN-β などにより NK 細胞とともに活性化され、その炎症エフェクター機能を持続的に発揮する。このように活性化状態を持続させられたマクロファージは、寿命の限界に達すると炎症局所で死滅し、細胞内のリソソーム酵素などを放出して、周囲組織の壊死 necrosis を誘導する。そのほか、IL-4・IFN-γ はマクロファージの融合による多核巨細胞 multinucleated giant cell 形成を促進し、原因刺激の性状によっては既述した frustrated phagocytosis が発生する。

さらに、マクロファージは、肉芽組織において、TNF-α・FGF などを介して血管新生を刺激し、EGF・TGF-α などを介して細胞・組織の再生に寄与する一方、TGF-β・PDGF・FGF などを介して線維芽細胞による線維増生を促進して線維化を誘導する。

1-5. 炎症の分類

1-5-1）変質性炎 alterative inflammation

変質性炎は、典型的な炎症反応が顕著でない一方で、実質細胞の変性が主体となる病態を呼び、炎症の初期変化であることが多い。主な変性性変化としては、混濁腫脹 cloudy swelling や脂肪変性 fatty degeneration があげられる。変質性炎でも、滲出や増殖などの炎症性変化は軽微に観察されることがあり、中でも浮腫は比較的よくみられる。ただし、このときの浮腫は、組織損傷によるリンパ系循環障害に基づくものとされている。

1-5-2）滲出性炎 exuadative inflammation

滲出性炎は、最も頻繁にみる炎症であり、強い炎症反応を伴う。この病態は以下の 7 種類に分類されるが、それらは一連の炎症の部分症と捉えるべきであり、併存・混合・相互転換などをしばしば認める。

❶ 漿液性炎 serous inflammation

漿液性炎は、血液液性成分の血管外滲出による変化で、急性炎症（特に初期）にみられることが多く、一般に可逆性で、炎症の消退とともに滲出物が吸収されて治癒するが、時に遷延して化膿性変化をこうむることもある。典型的な形態学的変化としては、肉眼的に臓器の腫大、組織学的に間質の炎症性浮腫が観察される。滲出物は、血清に類似した組成を持ち、血清蛋白質を含んでいる。フィブリンは含んでいても微量で、炎症細胞は好中球などが少量含まれていることがある程度である。漿液性炎は、毛細血管網の発達した組織で発生するが、局所となる臓器・組織の特性により様相が異なる。例えば皮膚や粘膜組織では、漿液の貯留による水疱 vesicle が発生することがある。実質臓器では、滲出物中の酵素による線維溶解 desmolysis や組織融解 histolysis が起こり、細胞間接着機構が損傷されて、実質細胞間の解離 dissociation が誘導される。

❷ カタル性炎 catarrhal inflammation

カタル性炎は、主に呼吸器・消化器・泌尿生殖器などに発生する、粘膜から内腔側に向けた著しい滲出を特徴とする滲出性炎である。典型的には、漿液性滲出が主徴で粘膜損傷を伴わないが、炎症刺激によって局所の粘液分泌が亢進すると二次的に粘液性滲出を観察するし、炎症が激しいと粘膜上皮の剥離を伴うこともある。たとえば、カタル性肺炎 catarrhal pneumonia は、別名を剥離性肺炎 desquamative pneumonia と呼び、強い滲出性変化とともに、肺胞上皮細胞の剥離と肺胞マクロファージの浸潤を顕著に認める。リンパ節の洞カタル sinus catarrh は、炎症局所の領域リンパ節に観察するもので、洞内に、強い滲出性変化と洞内皮細胞の剥離が認められる。

❸ 線維素性炎 fibrinous inflammation

血管外へ出たフィブリノゲンは組織中で ECM と接触してフィブリンを形成し細網状に沈着するが、滲出物中にこのフィブリンを多量に含む滲出性炎は線維素性炎と呼ばれる。線維素性炎は、線維素溶解 fibrinolysis 機構によりフィブリンが処理・吸収されて治癒するが、時に器質化し、瘢痕形成や癒着にいたる。

呼吸器・消化器・泌尿生殖器などの粘膜においては、上皮細胞が壊死に陥って脱落し、フィブリンと混ざることで偽膜 pseudomembrane を形成して粘膜表面を覆うことが多く、偽膜性炎 pseudomembranous inflammation と呼ばれる。このうち、粘膜の壊死が表層性の軽度な変

化にとどまり偽膜が剥離容易な場合は、クループ性炎（クルップ性炎）croupous inflammation と呼ばれ、喉頭や気管などで観察される。逆に、粘膜の壊死が深層に及ぶ高度な場合は、壊死組織とフィブリンが痂皮 crust を形成して粘膜下の組織に固着し剥離困難となり、痂皮化炎 scabbing inflammation または膜性炎 membranous inflammation と呼ばれる。なお、ヒトの偽膜性炎はかつてジフテリア diphtheria 感染による気道粘膜炎に典型像をみたため、ジフテリア様炎 diphtherioid inflammation と呼ばれたが、動物においても習慣的にこの呼称を用いることがある。

漿膜においては、フィブリンがその表面に凝着し、漿膜面が光沢を失って濁黄白色で乾燥した膜様物質で覆われザラザラしたビロード状を呈し、変化がさらに強いと絨毛状となる。絨毛心 cor villosum と呼ばれる絨毛性心外膜炎 villous pericarditis は、この典型的な例である。漿膜における線維素性炎の程度が軽い場合は、漿液性滲出物が漿膜腔に貯留し、その中にフィブリンが不定形で浮遊する所見が得られる。なお、漿膜の線維素性炎は、癒着を生じることがまれでない。

線維素性肺炎 fibrinous pneumonia は、臓器に発生する線維素性炎として典型的なものである。同疾患は、多量のフィブリンを含む滲出物を特徴とする大葉性肺炎 lobar pneumonia で、肺胞がフィブリンと白血球の混在する滲出物で満たされて肝様に硬くなる肝変 hepatization をきたす。肝変は、初期に充血による赤色肝変として発生し、次第に血流が正常化して灰白色肝変に移行し、通常、白血球由来の蛋白質分解酵素による融解を受けて喀出ないし吸収して治癒に向かう。肝変が高度で喀出・吸収が不完全な場合は、残部が肉芽組織に置換され、器質化されるが、この状態を肉変 carnification と呼ぶ。なお、線維素性肺炎は、尿毒症 uremia の部分症として、心囊炎・食道炎・胃炎・腸炎とともに発生することもある。

❹ **化膿性炎** suppurative inflammation（purulent inflammation）

化膿性炎は、滲出物に多数の白血球、特に好中球が遊走し、その破壊によって湧出する酵素により組織や周囲の白血球が融解壊死に陥って膿が形成されることを特徴とする滲出性炎である。膿は、濁黄白色～濁黄緑色の不透明濃厚なアルカリ性の液体で、脂肪とグリコーゲン glycogen を含んでいる。原因は、主として化膿菌の感染であるが、テルペン油 terpene oil・クロトン油 croton oil・硝酸銀 silver nitrate などの化学物質を原因とする無菌性化膿という現象もある。化膿性炎は、軽度であれば膿の吸収により治癒し、外部への破綻により排膿されると肉芽組織形成を経て吸収・治癒する。感染症による化膿性炎においては、起炎菌の血中侵入による菌血症 bacteremia の発生を許すと、全身の臓器・組織に膿瘍が汎発する膿血症 pyemia が発生し、さらに、それらの各局所で起炎菌排除が失敗した場合、多臓器不全 multiple organ failure（MOF）による敗血症にいたる。化膿性炎は、発生部位や病理学的特徴により、膿性カタル suppurative catarrh・蓄膿症 empyema・蜂窩織炎 phlegmon（phlegmonous inflammation または cellulitis）・膿瘍に分類される。

膿性カタルは、粘膜組織の化膿性炎で、膿の外部への流出である膿漏 pyorrhea を特徴とし、組織融解が顕著でない。同様の変化は、漿膜組織でも発生する。

蓄膿症は、前記の膿性カタル（または漿膜組織におけるその類似病態）において膿漏先が生理的に存在する腔であり、それが閉鎖腔または構造的に排膿困難な腔である場合に、膿が当該腔内に貯留するものである。典型的な例は、副鼻腔炎 paranasal sinusitis 由来蓄膿症・子宮蓄膿症 pyometra・膿胸 pyothorax などにみることができる。

蜂窩織炎は、皮下組織や粘膜下組織などの疎性結合組織内にびまん性に発生する化膿性炎で、当該局所において組織の融解・壊死が起こる。

膿瘍は、化膿性炎局所の組織が滲出物中白血球（好中球）に由来する酵素により融解してできた空間に膿が貯留する病態で、皮下組織・肝・腎・肺・脳などに好発する。膿瘍には、微小膿瘍 microabscess や粟粒膿瘍 miliary abscess と呼ばれるものから、極めて大型のものまでさまざまなサイズがある。浅在性の膿瘍は表層部が菲薄化し、破綻して潰瘍 ulcer を形成する。深在性の膿瘍は、肉芽組織に囲まれた洞管 sinus tract を皮膚や粘膜などとの間に形成して排膿するが、洞管が粘膜間や粘膜・皮膚間に形成されると瘻 fistula が発生する。膿瘍は、自壊または洞管形成により生理的に存在する腔に排膿すると二次的な蓄膿症を発生し、自壊排膿の場合に体外への排膿ができないと周囲に化膿性炎を進展させる。時間が経過した膿瘍の周囲には、肉芽組織が誘導されて膿瘍膜 abscess membrane または化膿性膜 pyogenic membrane と呼ぶ被膜が形成され、被包化膿瘍となり、排膿が起こると空洞が残る。排膿が起こらないか不完全な場合、膿瘍内容は、液体部分が吸収によって濃厚乾酪様となり、時に石灰化を伴うが、細胞成分の吸収によって漿液が残存することもある。

なお、皮膚に発生する化膿性炎は、歴史的経緯から特殊な名称で呼ばれることがある。指先端部の皮下蜂窩織炎は、瘭疽 whitlow（felon）と呼ばれる。膿疱 pustule は、表皮内に限局した膿瘍である。癤（疔）furuncle は毛囊 hair follicle とその付属器に発生した膿瘍のことであり、癰 carbuncle はそれらが多数集合的に発生した場合を呼ぶ。

❺ **出血性炎** hemorrhagic inflammation

滲出性炎においては、一般に出血を伴うが、通常、軽度な付随的変化の範囲に留まる。しかしながら、炎症の原因や程度によって、特異的または非特異的に強い血管

障害や循環障害が発生する場合は、漏出性・破綻性の出血が顕著となり、大量の赤血球を含む滲出物を主徴とし、出血性炎と呼ばれる病態が起こる。出血性炎は、吸収と器質化により終息するが、局所にヘモグロビン(血色素) hemoglobin やヘモジデリン(血鉄素) hemosiderin の沈着が残存することが多い。なお原因としては、血管傷害性・組織傷害性の高い化学物質のほか感染症があげられるが、悪性腫瘍・敗血症・出血性素因などに伴って発生することもあり、全身性疾患の部分症である場合に重篤な転帰をとることもある。悪性腫瘍が体腔の漿膜に播種性転移 dissemination (disseminated metastasis) したときにみられるがん性胸膜炎や、がん性腹膜炎などは、深刻な出血性炎の典型例である。

❻ 壊死性炎 necrotizing inflammation

ある種の化学物質など細胞・組織傷害性の強い炎症刺激は、局所において、炎症反応に加えて細胞・組織の壊死を誘発し、壊死性炎の病態を誘発する。粘膜や皮膚の表面のように外界に接する部位の壊死性炎では、潰瘍が形成される。実質臓器の内部など外界に接しない部位の壊死性炎は、その程度または原因刺激の特性により、単一細胞から臓器・組織の一部ないし全部、さらに周囲の他臓器・組織にいたる種々の程度の壊死を観察する。

❼ 壊疽性炎 gangrenous inflammation

炎症局所に腐敗菌が感染した場合は、壊疽 gangrene が生じ、壊疽性炎または腐敗性炎 putrid inflammation (ichorous inflammation) が発生する。局所は、濁灰白色状で軟化しており、蛋白質分解による硫化水素 hydrogen sulfide・インドール indole・スカトール skatole などの産生と、それらのヘモグロビンとの相互作用による悪臭が醸し出される。さらに、*Clostridium* 属などのガス産生菌 gas bacillus を起炎菌とする場合は、ガス壊疽 gas gangrene となる。

1-5-3) 増殖性炎 proliferative inflammation

増殖性炎は、原因刺激の持続に基づき、通常の炎症反応に加えて発生する結合組織の増殖が病変の主体を占める場合をいい、必然的に慢性炎症として現れる。主体をなすのは、マクロファージ・線維芽細胞・血管内皮細胞の増殖による肉芽組織の形成と、局所の実質細胞の再生性増殖である。アレルギー性の炎症の場合は、初期の好酸球・リンパ球・単球浸潤に続く、局所でのリンパ球・マクロファージの増殖が加味される。

臓器特異的な表現型を示す増殖性炎として、肝においては、慢性肝炎に伴う肝細胞の壊死と再生が持続的に遷延する中で、線維化が進行し、再生結節 regenerative nodule または偽小葉 pseudolobule と呼ばれる特徴的な形態学的変化にいたる肝硬変 liver cirrhosis が発生し、肉眼的な萎縮・変形にいたる。また、腎においては、いわゆる慢性進行性腎症 chronic progressive nephropathy または糸球体腎症 glomerulonephrosis、あるいは糸球体腎炎 glomerulonephritis などの際に、ボウマン嚢 Bowman's capsule 上皮の増殖や、それに線維芽細胞増殖が加わることで起こる半月体 crescent 形成などがみられる。

1-5-4) 肉芽腫性炎 granulomatous inflammation

肉芽腫性炎は、前項の増殖性炎の特殊型と考えられるもので、類上皮細胞 epithelioid cell を主体とする間葉系細胞 mesenchymal cell の増殖を伴う限局性の肉芽組織が結節状の病変である肉芽腫 granuloma を形成する。したがって、この肉芽腫は、類上皮肉芽腫 epithelioid granuloma とも呼ばれる。類上皮細胞は、マクロファージが処理困難な物質の大量貪食によって機能亢進し、淡明で紡錘形の核と、同じく淡明で豊富な細胞質を有し、隣接細胞と密に接する上皮細胞類似の形態に変化したものである。類上皮細胞は、癒合して種々の多核巨細胞を形成する。肉芽腫性炎は、結核菌 tubercle bacillus をはじめとする特定の細菌や真菌による感染や異物を原因とするほか、明確な原因が特定されていないヒトのサルコイドーシスやホジキン病に類似した動物疾患でもみられるが、いずれにしても遅延型アレルギー機序により発生する。なお、結核菌など特定の病原微生物の感染に起因する肉芽腫性炎は、特に、特異性炎 specific inflammation と呼ばれることがある。

結核における肉芽腫は、結核結節 tubercle と呼ばれ、中心部に乾酪壊死 caseous necrosis を伴い、その周囲を類上皮細胞とラングハンス型巨細胞 Langhans-type giant cell が取り巻き、さらにその周囲をリンパ球が取り巻き、最外層を線維性結合組織が取り巻くという特徴的な多層性構造を持つ。ラングハンス型巨細胞は、核が細胞質の周囲に馬蹄状〜花環状に配列し、細胞質が細顆粒状・好酸性・軽度空胞状で、周囲に突起を出すこともある。

サルコイドーシス類似病変の類上皮肉芽腫では、結核と異なり、乾酪壊死を伴わない。ラングハンス型巨細胞の細胞質内には、封入体 inclusion body を観察することがある。ヒトのサルコイドーシスでは、この封入体がエオジン好性で星形の場合に星状小体 asteroid body と呼び、それよりまれだが、ヘマトキシリン濃染性で求心性層状を示す場合にシャウマン小体 Schaumann's body と呼ぶ。

異物肉芽腫 foreign body granuloma においては、細胞中心部に不規則に集合する核を特徴とする異物巨細胞 foreign body giant cell が、しばしば観察される。なお、異物肉芽腫の原因がコレステロール結晶である場合には、多数の核がリング状に配列し、淡明な細胞質にコレステロールや中性脂肪などの脂質を含有するツートン型巨細胞 Touton-type giant cell が出現する。

動物のホジキン病類似病変は、ヒトのホジキン病と同一の疾患概念と判断すべきか否かが確定していない

め、ホジキン様疾患 Hodgkin-like disease と呼ばれる。参考までに述べておくと、ヒトのホジキン病は悪性リンパ腫 malignant lymphoma の一種で、近年ではホジキンリンパ腫 Hodgkin's lymphoma と呼ばれることの方が多い。腫瘍細胞は、マクロファージ様で異型度が高く、クロマチンが核膜付近に集積して核質が淡明化した核に、大型均質で好酸性ないし両染性の核小体を認める。この腫瘍細胞はホジキン細胞 Hodgkin's cell と呼ばれ、これを起源とする多核巨細胞はリード・ステルンベルグ巨細胞 Reed-Sternberg's giant cell と呼ばれる。リード・ステルンベルグ巨細胞は、2つの核が向かい合い、互いに鏡像を呈する特徴がある。

2．免疫 immunity [1,2,4]

2-1．一般的事項

免疫は、ある個体が自らの構成成分である自己 autologous(self)分子と、それ以外の非自己 allologous(nonself)分子を識別し、後者を選択的に排除する機構である。したがって、免疫は生体にとって必要不可欠な防御システムであり、その先天的または後天的な機能低下は感染症の重篤化や日和見感染症 opportunistic infection の発生などにより個体に対して重大な影響を与える。一方、免疫は、本来的に標的分子に対して破壊的に作用するものであるため、過剰反応により、標的たる「異物」周囲に存在する固有の臓器・組織に悪影響を与えて病的な現象を発生させる場合がある。また、自己分子の認識機構に先天的または後天的な破綻が起こった場合には、本来あるべきでない自己免疫 autoimmunity が発動され、自己免疫疾患 autoimmune disease が発症する。

免疫システムは、大別して自然免疫 innate immunity 系と獲得免疫 adaptive immunity 系に分かれる。自然免疫系は、主として感染症に対する初期防御を担当する機構で、個々の病原微生物をそれぞれ異なる抗原として認識するのでなく、共通したパターンとして認識する抗原非特異的なシステムである。グラム陰性細菌のエンドトキシンであるリポ多糖 lipopolysaccharide(LPS)に代表される、個々の病原微生物に特有の病因分子には、病原関連分子パターン pathogen-associated molecular pattern(PAMP)と呼ばれる共通パターンが存在する。自然免疫系は、PAMP がマクロファージや樹状細胞が持つ Toll 様受容体 Toll-like receptor(TLR)に認識され、核内因子 κB nuclear factor κB(NF-κB)システムを介したシグナル伝達により IL-6・IL 12・TNF-α などのサイトカインが産生・分泌されてメディエーターとして働くことで進行する。なお、自然免疫系は、獲得免疫系の制御にも関与する。一方、獲得免疫系は抗原特異的な防御システムである一般的免疫系であり、特に断らずに「免疫」という用語を用いる際には獲得免疫のことをさしている

ことが通例である。以下では、獲得免疫について概説する。

免疫システムが非自己として識別する分子を抗原と呼ぶが、ヒトを含む動物は、免疫学的多様性 immunological diversity と呼ぶ能力により、少なくとも 10^8〜10^{10} 種類以上の物質を別個の抗原として識別することが可能であるものと考えられている。抗原性は、当該抗原分子に複数存在するエピトープ epitope または抗原決定基 antigenic determinant と呼ばれる特定の部分に依拠している。エピトープは、数個のアミノ酸や糖鎖で構成される小規模なものである。ある抗原に対する特異抗体 specific antibody は、その抗原のエピトープに自らの一部構造であるパラトープ paratope を結合させることにより、免疫応答を発動する。このような抗体・パラトープと抗原・エピトープの関係は、一般的な受容体とリガンドのそれを想起すれば理解しやすいかもしれない。一方、分子量がおおむね 1,000 を下回るような低分子は通常抗原性を発揮しにくいが、中には特異抗体と反応する能力である反応原性 reactogenicity を有しながら免疫応答を誘導する能力である免疫原性 immunogenicity を欠くハプテン hapten または不完全抗原 incomplete antigen と呼ばれる分子群があり、これらはそれぞれ単一のエピトープのみを有している。ハプテンは、主として脂質や核酸などであり、キャリアー carrier となる蛋白質と結合して免疫原性を発揮する。現実的には、自然界に由来する抗原の内の少なからぬものがハプテン・キャリアー複合体であるとされ、そうした複合体による免疫応答の典型的な例を薬物アレルギーにみることができる。一般に、ハプテン・キャリアー複合体を含む特定の抗原に対する免疫原性は、抗原由来動物と免疫発動動物の種・系統に関する系統発生学上の距離が離れているほど強い。また、抗原の立体構造は免疫原性の程度に影響し、外部に向かう突出部の多い抗原は免疫原性が強い。これは、エピトープがそのような突出部に存在することが多いことによるものと考えられている。関連事項として、アジュバント adjuvant とは、免疫原性の弱い抗原の抗原性を人工的に高めるために用いられる物質ないし混合物のことで、一種の免疫賦活剤または免疫増強剤として働く。その作用機序は、不明なものも多いが、乳剤 emulsion のように抗原の投与局所への貯留性を高めたり、沈降物形成を促したりして、抗原と免疫エフェクター細胞の接触機会を増加させるものが主流である。なお蛇足ながら、ここでいうアジュバントと悪性腫瘍に対して行われるアジュバント療法 adjuvant therapy とはまったく異なる概念なので、両者を混同してはならない。

2-2．免疫に関与する臓器・組織

2-2-1) 一次リンパ組織または中枢性リンパ組織

骨髄では、造血幹細胞 hematopoietic stem cell（HSC）から分化した前駆細胞を経て、リンパ球を含む種々の血

球系細胞が増殖・分化・成熟し、その多くが免役システムに関与する。T細胞の成熟は、胸腺が重要な役割を果たし、骨髄から未分化なままで流入したリンパ球に、IL-1などのサイトカインやサイモシンthymosin・サイモポエチンthymopoietin・サイムリンthymulinなどのホルモンhormoneが作用して達成されるが、この過程で自己分子を抗原と認識する細胞成分が除去される。B細胞の成熟に関与する臓器・組織としては鳥類のファブリキウス嚢bursa of Fabriciusがよく知られているが、動物ではパイエル板Peyer's patchや、腸管関連リンパ組織gut-associated lymphoid tissue（GALT）・気管支付属リンパ組織bronchus-associated lymphoid tissue（BALT）などのいわゆる粘膜関連リンパ組織mucosa-associated lymphoid tissue（MALT）がこれに代わると考えられている。

2-2-2）二次リンパ組織または末梢性リンパ組織

二次リンパ組織においては、成熟したエフェクター細胞（主としてリンパ球）が「異物」に対して反応し、増殖する。一次リンパ組織が総じて経年齢的に萎縮し、また、損壊（人工的摘出を含む）により免疫不全を誘発するのに対し、二次リンパ組織においては、そのような現象が起こらない。

脾は、脾洞と脾索から構成され赤血球を多く含む赤脾髄と、リンパ球の集蔟巣であるリンパ小節よりなる白脾髄で構成され、赤脾髄では脾索にリンパ球・形質細胞・マクロファージが分布し、白脾髄では血管周囲にリンパ鞘peri-arterial lymphatic sheath（PALS）が形成されるとともにリンパ濾胞が散在している。PALSはT細胞に富むためT細胞領域と呼ばれる。リンパ濾胞はB細胞に富み、一次濾胞primary follicleのみならず、活性化して大型化したB細胞による胚中心が形成された二次濾胞secondary follicleもしばしば観察され、二次濾胞の周囲を小型B細胞によるマントル層が囲んでいる。一次濾胞には、濾胞樹状細胞follicular dendritic cell（FDC）が存在し、B細胞の活性化に関与している。マクロファージは、血流に運ばれてきた抗原を貪食して白脾髄の一次濾胞に移動し、リンパ球に抗原を提示する。T細胞領域で適切なヘルパーT細胞T helper cell（Th cell）により活性化されたB細胞の一部は、一次濾胞に遊走して増殖し、FDCとともに胚中心を形成する。抗原を提示されたB細胞は、濾胞辺縁部または赤脾髄に移動してメモリーB細胞memory B cellや形質細胞へと分化する。

リンパ節は、皮質・傍皮質領域・髄質の三層構造を持っているが、皮質にB細胞、傍皮質領域にT細胞、髄質にB細胞・形質細胞・マクロファージが主に分布している。傍皮質領域は、新生仔期に胸腺を摘出するとリンパ球が消失するので、胸腺依存領域thymus dependent areaとも呼ばれる。マクロファージは、リンパ流に運ばれてきた抗原を貪食して皮質に移動し、リンパ球に抗原を提示する。これを受けて、T細胞は、感作T細胞sensitized T cellに分化する。一方、B細胞は、髄質で形質細胞に分化するが、皮質において活性化されると、大型化して胚中心を形成する。同様の現象は、パイエル板やMALTでも進行する。

2-3. 免疫に関与する細胞（免疫担当細胞、エフェクター細胞）

2-3-1）主要組織適合遺伝子複合体 major histocompatibility complex（MHC）と抗原提示細胞 antigen presenting cell（APC）

主要組織適合遺伝子複合体（MHC）は免疫反応に必要な種々の蛋白質がコードされている遺伝子領域で、ヒトではヒト白血球抗原human leukocyte antigen（HLA）、ラットではRT1、マウスでは組織適合性2 histocompatibility-2（H-2）、イヌではイヌ白血球抗原dog leukocyte antigen（DLA）、ブタではブタ白血球抗原swine leukocyte antigen（SLA）、ウシではウシ白血球抗原bovine leukocyte antigen（BoLA）、ヒツジではヒツジ白血球抗原ovine leukocyte antigen（OLA）、ウマではウマ白血球抗原equine leukocyte antigen（ELA）、ニワトリではB locusと呼ばれる。MHCにコードされている蛋白質には、抗原提示において主要な役割を果たすMHC分子またはMHC抗原や、ペプチドの輸送に関与するtransporter associated with antigen processing（TAP）、プロテアソームproteasomeに関与するlow-molecular-weight protein（LMP）などがある。MHC分子は、細胞表面に存在する細胞膜貫通型糖蛋白質分子で、クラスⅠ/Ⅱ/Ⅲの3種類があり、いずれも細胞内に存在する蛋白質断片を細胞表面に提示する作用を示す。MHCクラスⅡ分子は、抗原提示細胞（APC）に取り込まれ、処理された外来抗原に結合し、当該細胞の細胞表面に提示する。一方、MHCクラスⅠ分子は、感染細胞内で増殖するウイルスや腫瘍抗原tumor antigenなど細胞内に存在する内因性抗原に結合し、当該細胞の細胞表面に提示するが、クロスプライミングcross-primingまたはクロスプレゼンテーションcross-presentationと呼ばれる作用により、外来抗原の提示に関わることもある。なお、MHCクラスⅢ分子は、補体蛋白質などである。

APCは、細胞表面上にMHC分子を持ち、これを「異物」と結合させることにより抗原として提示して、それを認識したT細胞を活性化する。一般に動物の細胞はMHCクラスⅠ分子を保有し細胞傷害性T細胞cytotoxic T cell（Tc cell、CTL）に抗原提示を行う能力を持っているが、APCはさらにMHCクラスⅡ分子を保有し外来抗原をTh細胞に提示しうる。APCとして主たるものは、B細胞・マクロファージ・単球・樹状細胞であり、このうち樹状細胞のみがナイーヴT細胞 naïve T cell（Thp cell）をメモリーT細胞 memory T cellに活性化できる。なお、血管内皮細胞・線維芽細胞・甲状腺濾胞細胞は、IFNなどのサイトカインによる活性化を受けて

MHCクラスⅡ分子が誘導された場合に、APCとしての機能を発揮しうる。

2-3-2) マクロファージ

マクロファージは、抗原刺激を受けたT細胞由来のマクロファージ活性化因子 macrophage activating factor (MAF) やIFN-γにより、MHCクラスⅡ分子・Fc受容体・補体受容体が増加して活性化される。活性化マクロファージは、MHCクラスⅡ分子の作用によりAPCとして働き、Fc受容体や補体受容体の作用により免疫複合体の貪食や標的細胞の破壊を行うほか、ROS・TNF・LT・IFN-β・リゾチーム・アルギナーゼ arginase などを分泌して細胞傷害作用を示す。

2-3-3) リンパ球

リンパ球は、細胞膜上に、それぞれ単一の抗原に対して特異的な受容体である抗原受容体 antigen receptor を発現している。同一の抗原受容体を有し、したがって、抗原特異性を同じくするリンパ球集団をクローン clone と呼ぶが、動物は免疫学的多様性により、実際に抗原に曝露される前にそれらに対応するクローンのセットを保有している。さらに細胞膜表面には、抗原受容体のほか種々の表面マーカーを持つ。これらの表面マーカーは、リンパ球のみならず種々の細胞の固有機能発現のために重要な役割を果たすもので、細胞膜分化抗原群 clusters of differentiation (CD) と総称され、Human Cell Differentiation Molecules (HCDM〈http://www.hlda9.org/〉) という国際組織がCD分類と呼ばれる統一的な分類を管理している (表6)。

T細胞は、胸腺皮質における成熟過程でTCRとCD4・CD8を細胞表面に発現し、その後CD4陽性CD8陰性 (CD4+/8-) またはCD4-/8+の細胞に分化する。末梢リンパ球の8割前後を占めるT細胞の9割程度はα鎖・β鎖のヘテロダイマーからなるTCR-2とCD4またはCD8を持つ。CD4+細胞は主としてTh細胞または遅延型過敏反応性T細胞 delayed type hypersensitivity T cell (Tdth cell)、CD8+細胞は主としてTc細胞として機能する。T細胞の残る1割程度は、γ鎖・δ鎖のヘテロダイマーからなるTCR-1を持つCD4-/8-もしくはCD4-/8+の細胞であり、主にTc細胞として機能する。

Th細胞は、CD4がAPCのMHCクラスⅡ分子と結合することにより、同分子に結合した抗原をTCRで認識し、マクロファージ由来のIL-1などによる活性化を経てIL-2・IFN-γを産生し、自己の分裂増殖と、Tdth細胞・Tc細胞・B細胞・NK細胞・マクロファージ・顆粒球の分化・増殖・活性化を誘導する。Th細胞には複数のサブセットがあり、主要なものはTh0・Th1・Th2細胞である。Th0細胞はTh細胞の基となるナイーヴな細胞である。Th1細胞は、Th0細胞にIL-12・IFN-γが作用して誘導され、IL-2・IFN-γを産生・分泌し、マクロファージ活性化により細胞性免疫に、IgG産生促進により液性免疫に、それぞれ関与する。Th2細胞は、Th0細胞にIL-4/13が作用して誘導され、IL-4/5/6/10を産生・分泌し、好酸球の増殖・分化、IgE産生の促進、炎症反応の誘導などの作用を示す。なお、Th1細胞とTh2細胞は、それぞれIFN-γとIL-10などを介して、相手の増殖・分化や機能に抑制的に働くことにより、免疫システム全体を制御している。Th1細胞優位の場合は細胞性免疫反応が促進され、Th2細胞優位の場合は液性免疫反応が促進される。このほか、比較的最近に発見されたTh細胞サブセットであるTh17細胞は、Th0細胞がIL-6・TGF-βの複合作用により分化したもので、主としてIL-17、そのほかIL-2/6・TNF-αなどのサイトカインを分泌する。

Tc細胞は、かつてキラーT細胞 killer T cell と呼ばれていたもので、CD8がMHCクラスⅠ分子と結合することにより、同分子に結合した標的細胞上に存在する抗原をTCRで認識し、パーフォリン perforin・グランザイム granzyme・TNFなどのメディエーターや自身が持つFasを介したアポトーシス機序により標的細胞を直接的に破壊する。

Tdth細胞は、同様の機序で標的細胞表面に存在する抗原をTCRで認識して活性化され、自ら細胞性免疫反応のエフェクター細胞として機能するほか、MAF・MIFを産生してマクロファージの機能を制御する。

Thp細胞は、樹状細胞による抗原提示により、機能性T細胞とメモリーT細胞に分化する。また、機能性T細胞の多くは、必要な免疫反応が終了すると、CD95 (Fas) とCD178 (Fasリガンド) を発現してアポトーシスにより自己破壊するが、一部がメモリーT細胞として長期生存する。メモリーT細胞は、CD11a・CD18・CD58などの発現により抗原 (再) 曝露時に迅速かつ強力な免疫応答を誘導する能力を持つほか、Th1サイトカインとも呼ばれるIL-12・IFN-γの作用でTh1細胞に、Th2サイトカインとも呼ばれるIL-4の作用でTh2細胞に、それぞれ分化する。

これらのほか、以前はTh細胞に抑制的に作用して免疫反応を制御するCD8+のサプレッサーT細胞 suppressor T cell があるものと考えられていたが、現在はその存在自体が疑われている。Th細胞を抑制する細胞としては、別途、調節T細胞 (制御T細胞) regulatory T cell (Treg cell) があり、胸腺由来でCD4+/25+の細胞、末梢で抗原特異的に誘導されてくる細胞、CD8+のT細胞、TGF-αが作用したTh0細胞などに由来する。

B細胞は、末梢リンパ球の2割弱を占め、BCRのほか、MHCクラスⅡ分子・補体・IgGのFc部の受容体であるCD21/32/35などの表面マーカーを持つ。B細胞は、IL-4/5/6・IFN-γ・TGF-β・CD40リガンド (CD40L)・BAFF (CD257) が作用すると、BCRであるIgD/Mの定常部C領域の構造がIgG/E/Aなど抗原特異的な各種の免疫グロブリンクラスにクラススイッチ class switch し、形質細胞に分化して抗体を産生する一方、メモリー

表6 主な細胞膜分化抗原群(CD)とその機能

CD	別名（略称のみ）	主な発現細胞	主な性格・機能
CD1	T6	胸腺リンパ球、B細胞、樹状細胞	MHCクラスI分子
CD2		T細胞、NK細胞	CD58の受容体
CD3	T3	T細胞	TCRのサブユニット
CD4	T4	T(Th1・Th2・Td)細胞、NK細胞、マクロファージ・単球	MHCクラスII分子の補助受容体
CD5	T1、Leu1	T細胞、B細胞	CD72の受容体
CD8	T8	T(Tc)細胞、NK細胞	MHCクラスI分子の補助受容体
CD9	MRP-1	好酸球、T細胞、B細胞、単球、血小板、グリア細胞	
CD10	CALLA、commonALL	顆粒球、B細胞、線維芽細胞	
CD11a	LFA-1	顆粒球、T細胞、B細胞、単球	インテグリンαL/β2
CD11b	C3bi-R、CR3、LeuCAMb、Mac-1	顆粒球、T細胞、B細胞、NK細胞、単球	インテグリンαM/β2
CD11c	p150/95	顆粒球、マクロファージ、単球	
CD13		顆粒球、単球	アミノペプチダーゼN
CD14		骨髄球、顆粒球、マクロファージ、単球	LPS結合蛋白質
CD15	Lex、3-FAL、X-hapten	顆粒球、単球、上皮細胞	CD62Eの受容体
CD15s	Sialyl Lewis X、s-LeX、SLEX	顆粒球、単球、上皮細胞	
CD16		顆粒球、NK細胞、マクロファージ、単球	FcのγRIII
CD18	LFA-1β、MEM48、p150	顆粒球、T細胞、B細胞、単球	CD11のα鎖、インテグリンβ2
CD19	B4	B細胞、形質細胞	CD21/81に結合
CD20		B細胞	
CD20cy	L26、SL26	B細胞	
CD22	BL-CAM	B細胞	
CD23	MHM6	好酸球、B細胞、単球、樹状細胞	FcのεRII、IgEのFcの受容体
CD25	TacAg	T細胞、B細胞、単球	IL-2の受容体
CD28		T細胞、B細胞	CD80/86に結合
CD29	VLA-β	顆粒球、T細胞、B細胞、NK細胞、マクロファージ、単球、血小板、血管内皮細胞、筋肉細胞	インテグリンβ1
CD30	Ki-1、Ber-H2	T細胞、B細胞、単球、血管内皮細胞	
CD31	gpIIa'	顆粒球、血小板、血管内皮細胞	PCAM-1
CD32		顆粒球（好酸球）、B細胞、マクロファージ	FcのγRII
CD33	Myeloid precursor marker	骨髄球、顆粒球、単球、血管内皮細胞	
CD34	Endothelial cell marker	HDC、血球前駆細胞、血管内皮細胞	CD62Lのリガンド
CD35	CR1	顆粒球、B細胞、NK細胞、単球、樹状細胞、赤血球	C3bの受容体
CD38		胸腺リンパ球、B細胞、NK細胞、形質細胞、単球	
CD41	gpIIb/IIIa	血小板	インテグリンβ3
CD42b	gpIb	血小板、血管内皮細胞	
CD43	MT-1	T細胞、B細胞、血小板、血管内皮細胞	ロイコシアリン

表6 主な細胞膜分化抗原群（CD）とその機能（つづき）

CD	別名（略称のみ）	主な発現細胞	主な性格・機能
CD44	Pgp-1	顆粒球、T細胞、単球、赤血球、上皮細胞	Hyalronates の受容体、HCAM
CD45		顆粒球、T細胞、B細胞、NK細胞、マクロファージ、単球、白血球共通抗原	白血球共通抗原 leucocyte common antigen（LCA）
CD45RA	MB-1	T細胞、B細胞、単球	
CD45RO	UCHL-1、p180	T細胞、B細胞、マクロファージ、単球	CD45 のアイソフォーム
CD49a		単球、血小板、血管内皮細胞	ラミニン・コラーゲンの受容体、インテグリン α1/β1
CD49b	gp Ia/IIa	T細胞、単球、血小板、血管内皮細胞、線維芽細胞	コラーゲンの受容体、インテグリン α2/β1
CD49d	LPAM2	B細胞	フィブロネクチンの受容体、インテグリン α4/β1
CD49f	gp Ic/IIa	T細胞、単球、血小板、上皮細胞	ラミニンの受容体、インテグリン α6/β1
CD50		白血球全般、血管内皮細胞	ICAM-3
CD54	ICAM-1	白血球全般、血管内皮細胞、線維芽細胞	ICAM-1
CD56	Leu-19、NKH-1	T細胞、NK細胞、神経細胞	NCAM
CD57	Leu-7、HNK-1	T細胞、NK細胞、神経内分泌細胞	
CD58	LFA-3	白血球全般	
CD61	gpIIIa	B細胞、単球、肥満細胞、血小板、血管内皮細胞	ビトロネクチンの受容体、インテグリン β3
CD62P	GMP-140、PADGEN	血小板凝集	P-セレクチン、LECAM-3
CD62E		マクロファージ、単球	E-セレクチン
CD66ce	NCA	顆粒球、上皮細胞	癌胎児性抗原 carcinoembryonic antigen（CEA）
CD68	Kp-1	顆粒球、マクロファージ、単球、肥満細胞	
CD71		T細胞、B細胞	トランスフェリンの受容体
CD72		B細胞	CD5 の受容体
CD79a	mb-1	T細胞、B細胞	
CD80	B7-1、BB-1	B細胞	
CD81	TAPA-1	好酸球、T細胞、B細胞、NK細胞、単球、血小板	
CD83		樹状細胞	
CD95		骨髄球、T細胞、B細胞	Fas、APO-1
CD99	MIC2	胸腺リンパ球、T細胞	
CD102		単球、血管内皮細胞	ICAM-2
CD105		血管内皮細胞	エンドグリン
CD106		血管内皮細胞	VCAM-1、INCAM-110
CD117	SCFR	HSC、肥満細胞	c-kit
CD124	IL-4R	HSC、T細胞、B細胞	IL-4R
CD138	Syndecan-1	B細胞、血小板	
CD140a		マクロファージ、単球、血小板、血管内皮細胞	PDGFRα
CD140b		顆粒球、マクロファージ、単球、血管内皮細胞	PDGFRβ

表6 主な細胞膜分化抗原群（CD）とその機能（つづき）

CD	別名（略称のみ）	主な発現細胞	主な性格・機能
CD141		顆粒球、単球、血小板、血管内皮細胞	トロンボモジュリン
CD178		NK細胞、マクロファージ	Fasリガンド
CD235a		赤芽球、赤血球	グリコホリンA
CD254	RANKL、ODF、OPGL、TRANCE、TNFSF11	樹状細胞	

B細胞に分化する。元の表面マーカーは、形質細胞に分化した段階で消失する。B細胞のクラススイッチは、CD40・BCRとT細胞のCD40L・TCRの作用による活性化誘導性シチジン脱アミノ酵素activation induced cytidine deaminase（AID）誘導に基づくT細胞（CD40）依存経路、または、BAFF受容体とマクロファージ・単球・樹状細胞由来のBAFF・CD256（腫瘍壊死因子リガンドスーパーファミリーメンバー13 tumor necrosis factor ligand superfamily member 13, a proliferation-inducing ligand [APRIL]）の作用によりNF-κB関与下で起こるAID活性化に基づくT細胞（CD40）非依存経路を介して誘導される。なお、クラススイッチを誘導する前述のサイトカインのうち、IL-4はIgG1/E、IL-5はIgA、IL-6はIgG/A/M、TGF-βはIgG1/G2/G3/A、IFN-γはIgG2/G3へのクラススイッチを、それぞれ誘導する。

NK細胞は、TCR-/CD2+/3-/16+/56+/161+のLGLで、IL-2・IFN-β/γにより活性化される。この細胞は、MHCクラスI分子を失った細胞を標的とし、NK細胞受容体NK cell receptorであるCD161が標的細胞の特定の糖鎖を認識する一方で、MHCクラスI分子受容体により標的細胞のMHCクラスI分子の非存在を認識して、当該標的細胞を破壊する。したがって、後述のMHC拘束性は及ばない。その破壊機序はTc細胞に類似するが、作用強度はTc細胞より弱い。なお、正常細胞は細胞表面のMHCクラスI分子をMHCクラスI分子受容体が認識することによりNK細胞の作用を受けないが、腫瘍細胞などではMHCクラスI分子の減少・消失によりNK細胞感受性が誘導される。

その他のTc細胞・NK細胞類似の細胞傷害性を示す細胞群としては、NK細胞由来でTCR+/CD3+/4+/16+/56+/244+であるナチュラルキラーT細胞NKT cell、NK細胞・NKT細胞・TCR+/CD2+/3+である胸腺外分化T細胞がIL-2により活性化されて誘導されるリンホカイン活性化キラー細胞lymphokine activated killer cell（LAK cell）、CD16+/56+であるキラー細胞killer cell（K cell）などがある。NKT細胞は、CD4+であるが、Th細胞と異なり、MHCクラスⅡ分子でなく、MHC I分子（CD1）を認識する。NKT細胞はさらに、IL-4を介したTh2細胞分化促進、IFN-γを介した動脈硬化促進、Fasを介した腫瘍細胞傷害などの作用を発揮する。K細胞は、好中球やマクロファージの一種と考えられており、CD16であるFc受容体を有し、これが標的細胞の表面抗原と結合した特定の抗体（主としてIgG抗体）のFc部を認識することにより、当該標的細胞を破壊する。このような反応は抗体依存性細胞傷害（抗体依存性細胞仲介性細胞傷害または抗体依存性細胞媒介性細胞傷害）antibody-dependent cell cytotoxicity（ADCC）と呼ばれ、T細胞・NK細胞などもエフェクター細胞になりうる。

2-4. 免疫反応

T細胞による免疫反応は、MHC分子の作用に規定されており、これをMHC拘束と呼ぶ。抗原は、それ自体または免疫複合体として、マクロファージ・樹状細胞に貪食され、または、エンドサイトーシスendocytosisによりB細胞に取り込まれた後、MHCクラスⅡ分子との結合を経て、それらAPCの細胞表面に提示される。Th細胞はTCRがAPC表面のMHCクラスⅡ分子・抗原複合体に結合することにより当該抗原を認識するが、そのためにはTh細胞側のCD4・リンパ球機能関連抗原lymphocyte function-associated antigen（LFA）-1・CD28・CD2（マクロファージ・樹状細胞）またはCD40L（B細胞）とAPC側のMHCクラスⅡ分子・ICAM-1・CD80（B7）・CD58（LFA-3）（マクロファージ・樹状細胞）またはCD40（B細胞）などの補助刺激分子costimulatorがそれぞれ結合し、各々の間でのシグナル伝達によりTh細胞を活性化させることが必要である。もし補助刺激分子によるシグナル伝達がない場合は、Th細胞が活性化されないため、TCRとMHCクラスⅡ分子が結合しても免疫反応が起こらないアネルギーanergyに陥る。活性化Th細胞は、マクロファージ・樹状細胞に対してIL-4・IFN-γ・TNF・GM-CSFなど、B細胞に対してIL-2/4/5/6・IFN-γなどのサイトカインを分泌して、それらの増殖・分化を誘導する。なお、上記のCD40とCD40Lの結合によるシグナルは、逆方向へも伝達され、抗原刺激によるB細胞の活性化と分化の必須要素となる。

Tc細胞は、活性化Th細胞由来のIL-2や、CD80（B-7）を発現した樹状細胞が提示する標的細胞MHCクラスI分子・抗原複合体とTCRの結合に依拠するシグナル伝達により活性化されるが、この場合もTc細胞側の

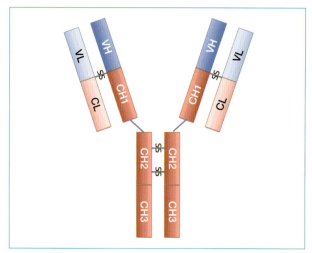

図1 抗体の基本構造（IgGの場合を例示）

CD8・CD2・LFA-1と標的細胞側のMHCクラスI分子・CD58（LFA-3）・ICAM-1それぞれの結合による補助刺激分子シグナル伝達を必要とする。

　免疫反応は冒頭に述べたように自己分子と非自己分子の識別に依拠するが、この識別は個体発生の過程における動的な細胞間相互作用による自己寛容 self-tolerance 機序により達成される。クローン削除 clonal deletion は、自己分子を対象とする抗原受容体を持つT細胞・B細胞のクローンが増殖・分化の過程で廃棄される現象である。クローン削除を逃れた自己分子認識T細胞・B細胞に対しては、自己分子とMHCクラスII分子との結合性が悪いため、APCによる抗原提示ができない。また、仮に抗原が提示されても、そのようなT細胞・B細胞はアネルギーに陥るか、改めてクローン削除される。さらに、Treg細胞は、自己分子に対する免疫反応を抑制する。とはいえ、これらの自己寛容機序は完璧なものでなく、自己分子に反応しうるクローンを生前に完全に消去することはできない。したがって、ある特定の条件下では、自己・非自己識別機構に異常が生じ、自己免疫疾患が発生することがある。なお、個体発生過程で免疫系から隔離された隔絶抗原 sequestered antigen には、例外的に自己寛容が成立しない。端的な例は眼球のレンズの蛋白質にみることができ、レンズ損傷による漏出はブドウ膜炎 uveitis を誘発する。

　液性免疫反応において主役を果たす抗体には免疫グロブリンの5種類のクラスがあり、IgGは単量体で免疫グロブリン全体の約7割を占め胎盤通過能を持ち、IgMは五量体である。IgAは、単量体または二量体の血清型と二量体に糖蛋白である secretory component (SC) が結合した分泌型があり、また、初乳に含まれる。IgD・IgEは単量体で、後者は即時型アレルギーなどに関与する。これらの抗体は、基本的に、それぞれが可変領域 variable region（V領域 V region）と定常領域 constant region（C領域 C region）よりなる大型の重鎖 heavy chain（H鎖 H chain）と小型の軽鎖 light chain（L鎖 L chain）がジスルフィド disulfide（SS）結合で連結した多重鎖構造をとる（図1）。C領域はCκ・Cλ遺伝子でコードされるκ/λ鎖、V領域はCγ1-4・μ・α1-2・δ/ε遺伝子でコードされるIgG1-4・M・A1-2・D・Eで構成される。IgGの場合は、H鎖にVH・CH1-4の4ドメインがあり、L鎖にVL・CLの2ドメインがあるが、免疫グロブリンのクラスによりH鎖のドメイン数に差がある。CH1とCH2の接合部はそれぞれヒンジ領域 hinge region、それを含みCH2-3よりなるC末端側はFc部、残りのN末端側はFab部と呼ばれる。Fc部は、補体活性化機能を持つほか、Fc受容体を有する細胞に結合して免疫反応を起こす。例えばTh細胞はIgM、好中球・NK細胞・マクロファージはIgG、好塩基球・肥満細胞はIgEに対するFc受容体を発現している。V領域には、実質的なパラトープとして機能して抗原側のエピトープとの相補性を決定する相補性決定領域 complementarity determining region（CDR）があり、3ヵ所の高変異領域（超変異領域 supervariable region）がこれにあたる。したがって、1個の抗体には、H鎖側のCDR1-3とL鎖側のCDR1-3の合計6個のCDRがあり、これらが立体的なポケット構造を構成して、その中にエピトープを囲い込む。

　細胞性免疫反応においては、Th細胞の関与の下で、Tc細胞・NK細胞・NKT細胞・LAK細胞・K細胞・マクロファージなどのエフェクター細胞が細胞傷害作用またはアポトーシス誘導作用を介して直接的に標的細胞を破壊する。細胞性免疫反応は移植免疫や腫瘍免疫において主役を演じるが、これについては、成書や最新の論文などを参照されたい。

2-5. アレルギー

　生体においては、過剰な免疫反応に由来する炎症により臓器・組織が傷害されることがあり、これをアレルギーと呼ぶ。アレルギーは一般に以下の4型に分類される。

2-5-1) I型、アナフィラキシー型
anaphylactic type

　I型アレルギーは、液性免疫機序により、数分間で反応が完成する即時型過敏症 immediate hypersensitivity で、アレルゲン allergen と呼ばれる外因性の多価抗原が、好塩基球や肥満細胞のFc受容体に結合したIgEに結合し、当該細胞の脱顆粒やサイトカイン分泌を起こす。メディエーターとしては、ヒスタミンやセロトニン、LTC_4・LTD_4 などのアナフィラキシー遅延反応性物質 slow reacting substance of anaphylaxis（SRS-A）、ヘパリン・β-グルクロニダーゼ β-glucuronidase・PG・ECF・PAFなどがあり、血管透過性亢進・平滑筋収縮・外分泌腺過分泌・好酸球遊走などを惹起する。一方、Th2細胞や肥満細胞は、IL-4を介して、肥満細胞の活性化とB細胞のクラススイッチによるIgE産生促進を誘導

する。

2-5-2) Ⅱ型、細胞傷害型 cytotoxic type

Ⅱ型アレルギーは、液性免疫機序による細胞傷害を主体とする過敏症である。標的細胞の傷害は、当該細胞に結合した抗体が、補体を活性化するか、Fc部に好中球・T細胞・NK細胞・K細胞・マクロファージなどFc受容体保有細胞が結合しADCC機序を作動させることに基づく。

2-5-3) Ⅲ型、免疫複合体型 immune complex type

Ⅲ型アレルギーは、液性免疫機序の下での抗原抗体反応により形成された免疫複合体を作用主体とする過敏症である。これには、アルサス反応 Arthus reaction 型と血清病 serum sickness 型の2類型がある。アルサス反応型は、免疫複合体が抗体過剰で形成され、Fc部の密な分布により補体活性化が顕著となり、アナフィラトキシンの大量産生が起こる。Fc受容体を介した肥満細胞の作用により血管拡張・透過性亢進は著しく、好中球は激しく遊走・脱顆粒して局所組織を傷害する。血清病型は、免疫複合体が抗原過剰で形成されるため小型可溶性となり、血液中を循環し、腎糸球体基底膜などに沈着して炎症を発症する。また、免疫複合体は、好塩基球や血小板のFc受容体にも結合して、それらに由来するメディエーターの産生・分泌を促進する。

2-5-4) Ⅳ型、遅延型 delayed type

Ⅳ型アレルギーは、Tc細胞・NK細胞やマクロファージの介在する細胞性免疫機序に基づくものである。抗原はマクロファージに貪食され、MHCクラスⅡ分子拘束を受けつつTdth細胞に提示される。Tdth細胞は、これを受けて増殖し、感作T細胞として分布する。その状況下で抗原に再曝露されると、同様の抗原提示プロセスを経て、Tdth細胞はMAF・MIFなど、マクロファージはIL-1・PG・ROSなど、好中球・好塩基球はヒスタミン・ROSなど、エフェクター細胞遊走や血管透過性亢進などをもたらす種々のサイトカインを産生・分泌し、局所の炎症反応が誘導される。

2-5-5) その他の免疫原性疾患

ヒトでは、上記4種類に加えて、抗体が特定の受容体にリガンドとして結合して細胞を刺激する、Ⅴ型・刺激型 stimulatory type と呼ばれるアレルギーがある。端的な例は、甲状腺濾胞細胞に対する自己抗体が持続性甲状腺刺激物質 long-acting thyroid stimulator (LATS) として甲状腺刺激ホルモン thyroid stimulating hormone (TSH) 受容体に結合し、TSHと同様のシグナルを伝達することを病因とする甲状腺機能亢進症であるバセドウ（グレーブス）病 Basedow's (Graves') disease にみることができる。

そのほか、免疫原性疾患には種々の免疫不全症・異常免疫グロブリン症・自己免疫疾患があるが、それらについては該当する各論の項とともに、成書や最新の論文などを参照されたい。

引用文献

1) 板倉智敏, 後藤直彰（編）.『動物病理学総論』第2版. 文永堂出版, 東京. 2001.
2) 松川昭博. 生体防御機構.『図説 分子病態学』第3版. 一瀬白帝, 鈴木宏治（編著）, 中外医学社, 東京. 2003.
3) Ringler DJ. Inflammation and repair. In : *Veterinary pathology*, 6th ed. Jones TC, Hunt RD, King NW (eds). Lippincott Williams & Wilkins, Baltimore. pp113-157. 1997.
4) Janeway CA, Travers P, Walport M, et al. *Immunobiology : the immune system in health and disease*, 6th ed. Garland Science, New York. 2005.

中江 大
東京農業大学

7 総論

増殖性病変と腫瘍

動物の細胞は生理的ストレスに適応し、その構造と機能を調節することによって正常組織の恒常性（ホメオスタシス）を維持している。自己複製能と多分化能を持つ各組織の体性幹細胞が細胞の補給源の役割を果たしている。細菌感染や化学物質などによる外界からの刺激に対して細胞は正常の分化、再生の範囲を超えた適応現象を起こす。一方、腫瘍では適応現象の枠を超えた細胞の自律性増殖が起こる。細胞のがん化の過程は分子レベルで説明されるようになってきたが、免疫組織化学や in situ hybridization などによって分子の変化と組織の形態学的変化の関係を理解することが重要である。

なお、悪性腫瘍 cancer を「がん」、上皮由来悪性腫瘍 carcinoma を「癌」と表記する。

1．細胞周期と細胞の再生能力

細胞増殖の重要な過程は DNA 複製 replication と細胞分裂 mitosis である。細胞周期 cell cycle は前 DNA 合成期（G_1）、DNA 合成期（S）、前分裂期（G_2）、分裂期（M）からなる（図1）。チェックポイントでは傷害を受けた細胞の DNA 複製や分裂が起こらないように監視され、DNA 修復もしくはアポトーシス apoptosis に導かれる。G_1 期から細胞周期を進める作用をサイクリン cyclin とサイクリン依存性キナーゼ（cyclin-dependent kinase、CDK）の複合体が担う。p16 や p27 などの CDK インヒビターがブレーキとして作用し、G_1 期で細胞周期を停止させる。がん抑制蛋白質の RB は細胞周期の G_1 期停止に、p53 は DNA 損傷時の G_1 期停止やアポトーシスに関与する。

細胞の再生能力に応じて生体の細胞は3つのグループに分けられる（表1）。不安定細胞 labile cell は持続的に消失・再生を繰り返している細胞である。安定細胞 stable cell は普段は G_0 期に停止しているが、傷害時に高い増殖能力を発揮する細胞である。永久細胞 permanent cell は高度に分化した細胞であり新生児期以降はほとんど分裂しない細胞である。骨格筋細胞もこれに属するが、筋線維の基底膜下に存在する筋衛星細胞 satellite cell が再生能力を有している。

持続分裂組織では成熟細胞の生存期間は短い。死んだ成熟細胞に代わって体性幹細胞 somatic stem cell に由来する細胞を補給することによって組織のホメオスタシスを維持している。幹細胞は自己複製能を有し、非対称性複製（分裂後、分化する細胞と未分化のままとどまる細胞に分かれる）を行う未分化細胞である。体性幹細胞の

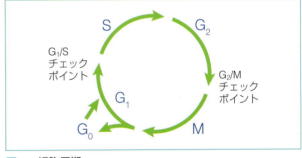

図1　細胞周期

表1　再生能力に応じた細胞の分類

不安定細胞	造血細胞、表皮細胞、消化管粘膜上皮細胞、尿路上皮細胞
安定細胞	肝細胞、尿細管細胞、膵外分泌細胞、内皮細胞、線維芽細胞、平滑筋細胞
永久細胞	神経細胞、心筋細胞、骨格筋細胞

中でも骨髄の造血幹細胞および間葉系幹細胞は広い分化能力を有し（分化の可塑性）、後者は脂肪細胞、軟骨細胞、骨細胞、内皮細胞、骨格筋細胞などに分化することができる[1]。肝臓の幹細胞（ラットの oval cell）はグリソン鞘 Glisson's sheath（Glisson's capsule）の小葉管胆管と肝細胞をつなぐヘリング管 Hering duct に存在する。小腸幹細胞は陰窩のパネート Paneth 細胞の上部に、大腸幹細胞は陰窩の底部に存在する。骨格筋では上述の筋衛星細胞がこれにあたる。

外界からの増殖刺激に対して白血球、実質細胞や間葉系細胞から一過性に増殖因子（成長因子）growth factor

が分泌される。増殖因子は細胞表面の増殖因子受容体 growth factor receptor に結合し、細胞増殖に加えて遊走 migration、分化、蛋白質合成などの多様な働きをする（表2）。増殖因子は標的細胞にオートクリン、パラクリンもしくはエンドクリン伝達され受容体に結合する。増殖因子受容体にはチロシンキナーゼ型受容体、G蛋白質共役型受容体、非チロシンキナーゼ型受容体がある。それぞれ、PI3キナーゼ経路、MAPキナーゼ経路、cAMP経路、JAK/STAT経路を介して細胞膜の内側に存在するシグナル伝達蛋白質や細胞質内蛋白質を順次活性化し、核内増殖制御因子を誘導する（図2）。

2．ストレスに対する細胞の適応

環境の変化に対する細胞の適応現象は可逆的変化であり、細胞の数の変化、大きさの変化、代謝や機能の変化などがある。生理的適応 physiologic adaptation にはホルモンの刺激による細胞の反応、例えば妊娠による子宮の肥大がある。原因がなくなれば増殖は停止し、元の状態に戻る。一方、病的適応 pathologic adaptation にはさまざまな障害を避けるためのいくつかの反応の仕方があり、これには細胞の肥大、過形成、萎縮、化生、異形成がある。

2-1．肥大 hypertrophy

肥大は細胞容積の増加であり、結果的に臓器重量は増加する。肥大には細胞数の増加、すなわち過形成を伴うことがあるが、分裂ができない細胞は肥大という適応現象を起こすことになる。エストロゲン刺激による子宮平滑筋細胞の肥大は生理的肥大であり、平滑筋細胞の増加（過形成）を伴う。一方、分裂能が乏しい骨格筋や心筋の横紋筋細胞は生理的負荷に応じて細胞の肥大を起こす。病的肥大の例としては、高血圧に対する心筋肥大がある。心筋肥大は機械的負荷、α-アドレナリン作動薬およびインスリン様増殖因子（IGF）-1などの増殖因子が引き金になって起こる。

2-2．過形成 hyperplasia

分裂による細胞数の増加を過形成という。過形成も生理的および病的に起こりうる適応現象である。生理的過形成には内分泌性過形成と代償性過形成がある。前者には妊娠期の乳腺の過形成がある。後者には部分肝切除後の肝再生がある。ラットの3分の2肝部分切除では、肝臓の形は元に戻らないが、肝細胞のみならずクッパーKupffer細胞、内皮細胞などの非実質細胞の再生によって約2週間で元の大きさに回復する。その際、肝細胞から産生されるTGF-αがオートクリンに、非実質細胞から産生されるHGFやIL-6などがパラクリンに作用する。病的過形成にはエストロゲン・プロゲステロン均衡の異常による子宮内膜過形成や、さまざまな増殖因子が関与する創傷の修復過程における線維芽細胞や血管の増生がある。

表2 再生に関わる増殖因子（成長因子）とその機能

上皮細胞増殖因子（EGF）	上皮細胞、線維芽細胞の増殖
トランスフォーミング増殖因子α（TGF-α）	上皮細胞の増殖
肝細胞増殖因子（HGF）	肝細胞、上皮細胞、内皮細胞の増殖
内皮細胞増殖因子（VEGF）	内皮細胞の増殖、血管増生
血小板由来増殖因子（PDGF）	白血球・マクロファージ遊走、線維芽細胞および平滑筋細胞の増殖
線維芽細胞増殖因子（FGF）	線維芽細胞および表皮細胞の増殖
トランスフォーミング増殖因子β（TGF-β）	白血球・マクロファージ遊走、線維芽細胞および平滑筋細胞の増殖、上皮細胞の増殖抑制

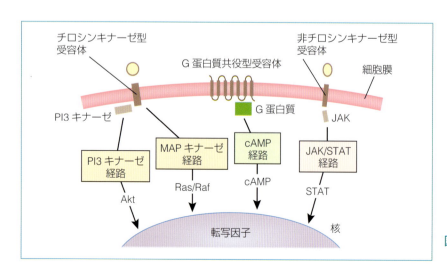

図2　主な増殖因子受容体とシグナル伝達経路

表3 齧歯類の前腫瘍性病変

肺	肺胞上皮過形成
肝臓	肝細胞変異巣
大腸	異型ACF
膵臓	膵管上皮過形成、異型過形成
腎臓	異型尿細管
膀胱	乳頭状／結節状過形成
乳腺	終末導管過形成
子宮	内膜過形成
前立腺	異型過形成

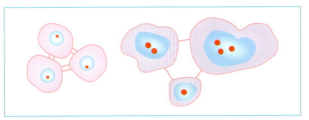

図3 正常細胞とがん細胞
がん細胞は多形性、異型性、接着性の低下を示す。

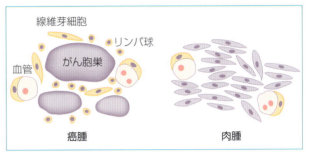

図4 癌腫と肉腫
癌腫では胞巣の形成がみられ、血管、線維芽細胞、リンパ球などからなる間質の量が多い。

2-3. 萎縮 atrophy

細胞容積の縮小を萎縮という。多くの細胞に萎縮が起これば臓器重量は低下する。萎縮には廃用性萎縮、神経支配の消失、血液供給の消失、栄養不良、内分泌刺激の消失によるものがある。加齢もその一因である。萎縮は細胞における蛋白質合成の低下もしくはユビキチン-プロテアソーム系による蛋白質分解の亢進の結果である。

2-4. 化生 metaplasia

化生は成熟した細胞が別の成熟した細胞に置き換わる可逆的な適応現象である。ストレスに対して、幹細胞レベルで環境に耐えやすい細胞に変わる現象と考えられている。ヒトでは喫煙者に気管支上皮の扁平上皮化生がよくみられる。化生上皮の持続は扁平上皮癌を誘発することになる。化生は間葉系細胞でも起こり、傷害部位の軟部組織の骨形成がある。

2-5. 異形成 dysplasia

異形成は通常、上皮に起こる病変をさす。細胞の大小不同（多形性 pleomorphism）、クロマチンの増加、分裂像の増加がみられる。扁平上皮における異形成では分裂像は基底層にとどまらないで表層部にみられることもある。異形成から上皮内癌 carcinoma in situ に進展することもあるが、原因がなくなれば軽度〜中等度の異形成は消失することもある。

3. 前腫瘍性病変

前腫瘍性病変（前がん性病変）preneoplastic lesion は悪性腫瘍に発展しうる病変を意味し、これには、(1)炎症に伴う細胞の持続的再生、(2)異形成、(3)良性腫瘍がある。ヒトの前腫瘍性病変として、(1)には慢性肝炎・肝硬変、気管支上皮（腺上皮）の扁平上皮化生、*Helicobacter pylori* 感染による慢性胃炎とそれに伴う腸上皮化生、潰瘍性大腸炎などがある。(2)にはヒトパピローマウイルス（HPV）感染に伴う子宮頸部異形成、子宮内膜過形成、紫外線による皮膚の日光角化症などがある。(3)には大腸腺腫がある。これらの病変は必ずしも悪性腫瘍に発展するわけではなく、また臓器や病変の種類によって悪性化の頻度は異なる。

実験動物にみられる主な前腫瘍性病変（狭義）を表3に示す。前腫瘍性病変は発がんの初期の形態学的マーカーとして有用なことがある。ラット肝の変異細胞巣 altered foci は、グルタチオン-S-トランスフェラーゼ胎盤型（GST-P）が陽性であり、これを指標にした二段階発がん試験で化学物質の肝発がん性やがん抑制作用を予測することが可能である[2]。マウスやラット大腸の aberrant crypt foci（ACF）のうち、異型ACF dysplastic ACF は β-カテニン陽性であり、大腸発がんの指標として利用されている。

4. 腫瘍性増殖

4-1. 正常細胞とがん細胞の形態

がん細胞は核、細胞質の大小不同（多形性）、核／細胞質（N/C）比の増加、クロマチンの増加（DNA量が増加し塩基性が増す）・不均一、核小体の大型化や数の増加を示すことが多い（図3）。がん細胞は正常細胞と比べて一般に細胞質の塩基性が増す。これはミトコンドリアの減少とリボソームの増加による。これらの変化を細胞の異型性 atypia という。また、がん細胞は接着装置の減少により細胞が剥がれ落ちやすくなる。分裂細胞の増加や異常核分裂がみられる。近年、臓器ごとに幹細胞 stem cell の存在が知られるようになり、急性骨髄性白血病や乳癌

などにはがん細胞の中に少数のがん幹細胞 cancer stem cell の存在が指摘されている。

腫瘍は実質 parenchyma（腫瘍細胞）と間質 stroma（宿主由来の結合組織、血管、リンパ球などの炎症細胞からなる非腫瘍性間葉組織）からなる。上皮性組織に由来する癌腫 carcinoma は肉腫 sarcoma と違って基底膜に囲まれた癌胞巣 cancer nest をつくることが多く、間質の量が多い（図4）。

4-2. 良性腫瘍、境界悪性病変と悪性腫瘍（がん）

良性腫瘍 benign tumor は限局性であり膨脹性にゆっくり発育する。線維性被膜によって被包化されていることもある。分裂細胞はほとんどみられない。悪性腫瘍 malignant tumor（がん cancer）は進行性に周囲の正常組織を破壊して浸潤性に発育し、転移を起こす。悪性度が高いほど分裂細胞が多い。高悪性度の腫瘍 high-grade malignancy では元の組織が何であったかわからなくなる（退形成 anaplasia）。境界悪性病変 borderline malignancy は良性・悪性の境界に位置する腫瘍であり、低悪性度であるがより悪性の腫瘍に進行することもありうるものをさす。

5. 発がん過程とその分子機構

正常細胞の制御遺伝子であるがん原遺伝子 protooncogene、がん抑制遺伝子 tumor suppressor gene、アポトーシス制御遺伝子、DNA修復遺伝子の4クラスが細胞のがん化に関与する。がん遺伝子 oncogene は正常細胞のがん原遺伝子が変異したものであり、単一アレルの変異でもって正常細胞をトランスフォームすることができる。一方、増殖抑制に働くがん抑制遺伝子は両アレルが変異しないと正常細胞をトランスフォームすることができないと考えられている。しかし、片方のアレルの消失でも機能蛋白質量（遺伝子産物）が半分になるためにトランスフォームを促進する場合があることがわかっている（ハプロ不全 haploinsufficiency）。がん抑制遺伝子には細胞増殖を制御し（gatekeeper）、変異によって細胞増殖のブレーキが効かなくなりがん化の促進因子として働くものと、DNA修復遺伝子のように染色体の安定化に働き（caretaker）、直接トランスフォーメーションには関与しないものがある。DNA修復遺伝子に異常があるとゲノムに変異が起こりやすくなり、その結果、細胞のトランスフォーメーションが起こりやすくなる。

5-1. 増殖シグナルの活性化

正常細胞ではがん原遺伝子が細胞増殖を促すが、がん細胞ではがん遺伝子が制御不能の細胞増殖を起こす。その機構には、(1)増殖因子受容体遺伝子の変異による受容体蛋白質の過剰発現（EGFレセプターファミリー）、(2)細胞内のシグナル伝達分子をエンコードする遺伝子の変異によるMAPキナーゼ経路を介する持続増殖刺激（*Ras*遺伝子の点突然変異）、(3)転座 translocation によるDNA転写因子の過剰産生・過剰発現（Myc蛋白質）、(4)サイクリン遺伝子、CDK遺伝子の変異による細胞周期の異常などが知られている。また、非上皮性の腫瘍細胞がTGF-αなどの増殖因子と増殖因子受容体を過剰産生し、オートクリン伝達により自身の増殖を促す場合もある。

5-2. 増殖抑制シグナルの不活性化

がん抑制遺伝子の不活性化には2回のヒット、すなわち変異が必要である（クヌッドソン Knudson の2ヒット仮説 two-hit hypothesis[3]）。家族性のヒト網膜芽腫では患児は生来*Rb*遺伝子の片方のアレルに変異（胚細胞変異 germline mutation）を有しているので1ヒット（1回の体細胞変異）で腫瘍が発生するが、散発性例では腫瘍発生には2ヒットが必要というものである。がん抑制遺伝子では両アレルがホモ接合になること、すなわちヘテロ接合性の消失 loss of heterozygosity によって腫瘍が発生する。*p53*遺伝子はゲノムの守護者と呼ばれ、低酸素やがん遺伝子のシグナル伝達異常などで活性化する。細胞周期の制御、DNA修復、老化やアポトーシスに関与する遺伝子の発現を制御している。DNA修復がうまくいかない場合はp53蛋白質は細胞を老化やアポトーシスに導く。*p53*遺伝子はヒトのがんで最も変異の頻度が高い遺伝子であるが、齧歯類のがんでも変異の頻度は比較的高い。TGF-βは上皮細胞の増殖抑制因子であり、*CDK*インヒビター遺伝子（*p16*）の活性化や*MYC*、サイクリン遺伝子の抑制によって細胞増殖を抑制するが、がん細胞ではTGF-β経路は障害されていることがある。家族性腺腫性ポリポーシスはβ-カテニン蛋白質を制御する*APC*がん抑制遺伝子の変異によって細胞内に蓄積したβ-カテニンが崩壊できずに核内に移行し、細胞周期に関与する転写因子に結合するために起こる。*Apc*遺伝子ヘテロ変異マウスであるMinマウス（$Apc^{Min/+}$）はヒト家族性多発性結腸ポリープのモデル動物としてよく知られている[4]。

5-3. アポトーシスの回避

アポトーシスの起こり方には、(1)細胞表面のFasレセプターを介する経路と、(2)化学物質や放射線によるDNA傷害に対するp53蛋白質およびミトコンドリア膜の向アポトーシス蛋白質（BAX、BAK）／抗アポトーシス蛋白質（BCL2）の制御を介する経路の2つがある。いずれもカスパーゼ caspase による蛋白質溶解を起こしアポトーシスにいたる。アポトーシス制御遺伝子の変異に

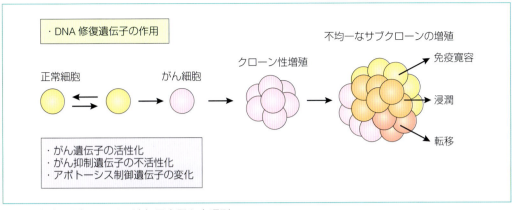

図5 発がん過程における遺伝子変異と表現型

よるアポトーシスの回避によって、腫瘍細胞の蓄積が起こることになる。ヒト濾胞性B細胞リンパ腫では転座によって *BCL2* 抗アポトーシス遺伝子の活性化が起こる。

5-4. 不死化 immortalization

正常細胞はテロメラーゼを欠いているために複製のたびにテロメアの短縮を起こし、やがて分裂能を失う。細胞周期のチェックポイントに関与する *P53* 遺伝子や *Rb* 遺伝子に変異がある場合には、テロメアが短い場合にDNAの二重鎖切断を起こす。腫瘍細胞はテロメラーゼを活性化し、不死化が起こる。

5-5. ゲノム不安定性 genomic instability

DNA修復遺伝子の異常はDNA修復蛋白質の欠如をきたし、がんの原因になる。ヒト遺伝性非ポリポーシス性大腸癌では、ミスマッチ修復遺伝子群（*MSH2*、*MLH1* など）の異常によりがん遺伝子やがん抑制遺伝子に塩基配列のエラーが蓄積する。患者は異常なミスマッチ修復遺伝子を受け継いでいるので、大腸粘膜細胞に第2ヒットが起こるとがんが発生する。ミスマッチ修復遺伝子に異常があるとマイクロサテライト（塩基の反復配列を含むDNA）の長さの異常を生じやすく、これをマイクロサテライト不安定性 microsatellite instability という。ヒト色素性乾皮症では紫外線によって形成されるピリミジン二量体（例：隣り合うチミンどうしがシクロブタン型架橋結合したもの）の除去修復能を欠いているために皮膚癌が多発する。相同組換え homologous recombination によるDNA修復を触媒する組換え酵素（ヘリカーゼなど）の欠如によって起こる疾患は染色体不安定症候群と呼ばれ、がんが発生する危険性が高い。

5-6. DNA メチル化

がん抑制遺伝子やDNA修復遺伝子のプロモーター領域のメチル化 methylation が遺伝子発現を抑制し、がん化を促進することが知られるようになった。DNAメチル化は変異を伴わない遺伝子のサイレンシング機構の1つであり、ヒストン修飾（ヒストン蛋白質のリジン残基アセチル化やリジン残基、アルギニン残基メチル化など）とともにエピジェネティック変化と呼ぶ。

5-7. 血管新生 angiogenesis と転移 metastasis

腫瘍の増殖には酸素や栄養分の供給のための血管新生（既存の血管からの新たな血管の出芽）が欠かせない。血管新生が腫瘍細胞や腫瘍部に浸潤する炎症細胞、および腫瘍周囲の間質細胞で産生される血管新生因子と抗血管新生因子によって制御される。低酸素状態になるとHIF-1αが誘導され、VEGF、塩基性FGF、PDGFなどが産生される。抗血管新生因子としてインターフェロン、アンジオスタチン、エンドスタチンなどがある。

周囲組織への浸潤と転移はがん細胞の重要な性質である。多くの上皮性腫瘍ではE-カドヘリンの機能が失われ、細胞間結合が緩くなる。また、がん細胞や間質細胞から分泌されるマトリックスメタロプロテアーゼ（MMP）、カテプシンなどの蛋白質分解酵素によって基底膜が分解され、がん細胞は移動しやすくなる。結合性が高い上皮細胞が移動しやすい間葉系細胞様に変化することを上皮-間葉転換 epithelial-mesenchymal transition と呼ぶが、これは転移においてもみられる現象である。

6. 多段階発がん

がんは遺伝的素因 inherited predisposition として胚細胞が有している遺伝子異常（胚細胞変異 germline mutation）や化学物質、放射線、ウイルス感染などの環境因子によって起こる非致死的な遺伝子変異が細胞内に蓄積し、この細胞がクローン性に増殖することによって発生する。発がんは多段階的に遺伝子変異が蓄積することによって起こるので、この過程を多段階発がん multistep carcinogenesis と呼ぶ。多数の遺伝子変異が蓄積するにつれて増殖速度が増し、浸潤・転移能力を獲得する（図

5)。すなわち、がん細胞はクローン性増殖の過程で異なる変異が異なる細胞に起こるために多様な形質を持ったがん細胞が現れ、がん細胞の不均一性 heterogeneity が現れる（表現型 phenotype の変化）。また、抗原性が強い細胞は破壊され、生き残った細胞がクローン性に増殖する。ヒト大腸腺腫から大腸癌に進展する過程における遺伝子変異を説明した Vogelstein らの多段階発がんモデルがよく知られている[5]。現在では APC、K-RAS、p53 遺伝子以外にも多数の遺伝子異常が明らかになっている。齧歯類でも異型 ACF を経て腺腫、腺癌にいたる過程が解明されつつある。

多段階発がんの原型は Berenblum のマウス皮膚二段階発がんモデルである[6,7]（図6）。マウス皮膚に発がん物質（イニシエーター）を塗布し、その後それ自体には発がん性がない刺激性化学物質（プロモーター）を頻回に塗布した場合に皮膚乳頭腫が発生するが、プロモーターを先に投与したり、プロモーターを塗布しない場合は乳頭腫は発生しないというものである。このとき使われたプロモーターはクロトン油（ハズという灌木の種子からとる油）であり、後に 12-O-テトラデカノイルホルボール-13-アセテート（TPA）などのホルボールエステルが分離されている。イニシエーションは発がん物質によって標的細胞が変異細胞に変わる過程であり、プロモーションは変異細胞が増殖する過程をさす。プロモーションの後期で臨床がんに発展する過程をプログレッションと呼ぶ。

フェノバルビタール、胆汁酸、サッカリン、食塩はそれぞれ肝、大腸、膀胱、胃の発がんプロモーターとして知られている。二段階発がんモデルは、現在も発がん機構の研究や化学物質の発がんリスク評価に利用されることが多く、肝臓や大腸の発がん促進物質・抑制物質を比較的短期間で検出するために有用である[2]。

7．発がん感受性

現在、ヒトでは約50種類の家族性がん症候群 familial cancer syndrome が知られている[8]。多くは網膜芽腫や家族性腺腫性ポリポーシスのような単一遺伝子の胚細胞変異により常染色体優性遺伝するものであるが、DNA修復欠損による色素性乾皮症や毛細血管拡張性運動失調症のような常染色体劣性遺伝するものもこれに含まれる。一方、大腸や乳腺では遺伝様式が明確でなく多因子遺伝の可能性もある家族性がん familial cancer も存在する。薬物代謝や解毒に関与する CYP 遺伝子の多型性 polymorphism が発がん感受性 cancer susceptibility に関与するという報告がある[9]。

マウスやラットには発がんの系統差 strain differences が知られている。A/J マウス、BALB/c マウスはウレタン誘発肺発がん高感受性、C3H マウス、C57/BL マウスは低感受性である（表4）。全ゲノム上のマイクロサテライトマーカーを利用した連鎖解析により Pas1（第6番染色体）、Par1（第11番染色体）などの多くの肺発がん感受性／抵抗性遺伝子座が報告されている。高密度 SNP マップを利用した全ゲノム関連解析も行われ、たとえば Pas1 遺伝子座では Kras2 遺伝子や Casc1 遺伝子が候補遺

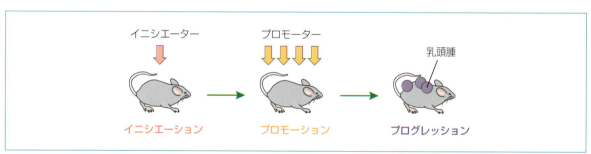

図6　皮膚二段階発がんモデル

表4　マウス、ラットにおける発がん感受性および抵抗性の系統

	臓器	発がん物質	感受性の系統	抵抗性の系統
マウス	肺	ウレタン	A/J、BALB/c	C3H、C57/BL
	肝	DEN	DBA、C3H	C57/BL
	大腸	AOM	C3H	C57/BL
	乳腺	DMBA	WF	WKy、COP
ラット	肝	3'-Me-DAB	F344	DRH
		DEN	F344	BN
	胃	MNNG	ACI	BUF
	大腸	PhIP	BUF	ACI
	乳腺	DMBA	SD	Cop
	神経	ENU	BDIX	BDIV

伝子として同定されている[10]。連鎖解析により大腸、乳腺、肝、皮膚などでも多くの感受性／抵抗性遺伝子座が報告されてきたが、遺伝子が同定された例は多くはない[11]。

8. ヒトの腫瘍と齧歯類の腫瘍

一般にヒトと比べて齧歯類の上皮性腫瘍ではさまざまな分化段階の腫瘍をとらえにくい。例えば、ヒトでは大腸の腺腫から腺癌が発生することが多いが、齧歯類では両者の区別が容易ではないために adenoma-carcinoma sequence をとらえにくい。齧歯類大腸の腺癌は de novo に発生することが多い。ヒト肝では腺腫は非常にまれであり、その悪性化はほとんどなく、ヒト肝細胞癌は de novo に発生することが多い。一方、齧歯類では変異肝細胞巣から腺腫を経て肝細胞癌が発生する過程をとらえやすい。また、齧歯類の腫瘍ではヒトと比べて浸潤性発育や転移は比較的まれである。

齧歯類ではヒトとは異なる発がん機構が知られ、発がん性試験の結果をヒトに外挿する際に考慮が必要となる。B6C3F1マウスでは自然発生肝腫瘍の頻度が高く、フェノバルビタールなどのいわゆる薬物代謝酵素誘導剤によってその発生頻度が上昇する。UDPグルクロン酸転移酵素（UDP-GT）誘導剤はラットの甲状腺ホルモン低下、TSH上昇をまねき、二次的に甲状腺腺腫を発生させることが知られている。高齢F344ラットに好発する大型顆粒リンパ球性白血病 large granular lymphocytic (LGL) leukemia は、まれなヒトのNK-LGL白血病に類似しているが、ヒトに対する発がんリスク評価の際に問題となる[12]。非遺伝毒性物質が雄ラット特異的な腎病変である$\alpha 2$u-グロブリン腎症（尿細管の硝子滴が沈着）を誘発し、腎腫瘍を発生させることがある[13]。

引用文献

1) Vieyra DS, Jackson KA, Goodell MA. Plasticity and tissue regenerative potential of bone marrow-derived cells. *Stem Cell Rev* 1：65-69, 2005.
2) Ito N, Imaida K, Asamoto M, et al. Early detection of carcinogenic substances and modifiers in rats. *Mutat Res* 462：209-217, 2000.
3) Knudson AG, Jr. Mutation and cancer：statistical study of retinoblastoma. *Proc Natl Acad Sci USA* 68：820-823, 1971.
4) Moser AR, Pitot HC, Dove WF. A dominant mutation that predisposes to multiple intestinal neoplasia in the mouse. *Science* 247：322-324, 1990.
5) Fearon ER, Vogelstein B. A genetic model for colorectal tumorigenesis. *Cell* 61：759-767, 1990.
6) Berenblum I. The cocarcinogenic action of croton resin. *Cancer Res* 1：44-48, 1941.
7) Slaga TJ. Overview of tumor promotion in animals. *Environ Health Perspect* 50：3-14, 1983.
8) Lindor NM, McMaster ML, Lindor CJ, et al. Concise handbook of familial cancer susceptibility syndromes—second edition. *J Natl Cancer Inst Monogr*：1-93, 2008.
9) Miyamoto M, Umetsu Y, Dosaka-Akita H, et al. CYP2A6 gene deletion reduces susceptibility to lung cancer. *Biochem Biophys Res Commun* 261：658-660, 1999.
10) Liu P, Wang Y, Vikis H, et al. Candidate lung tumor susceptibility genes identified through whole-genome association analyses in inbred mice. *Nat Genet* 38：888-895, 2006.
11) Demant P. Cancer susceptibility in the mouse：genetics, biology and implications for human cancer. *Nat Rev Genet* 4：721-734, 2003.
12) Thomas J, Haseman JK, Goodman JI, et al. A review of large granular lymphocytic leukemia in Fischer 344 rats as an initial step toward evaluating the implication of the endpoint to human cancer risk assessment. *Toxicol Sci* 99：3-19, 2007.
13) Hard GC, Whysner J. Risk assessment of d-limonene：an example of male rat-specific renal tumorigens. *Crit Rev Toxicol* 24：231-254, 1994.

泉　啓介
徳島大学名誉教授

上原久典
徳島大学大学院

8 遺伝子改変動物

総論

発がん性の評価には、ラットでは108週、マウスでは75週の長期試験が実施されているが、経費節減と動物愛護の立場から、試験期間の短縮と動物数を減らす目的で長期試験に代わる試験モデルの開発が要望されてきた。

発がん性試験では、感受性を亢進させる目的で特定の遺伝子断片（DNA）を導入したトランスジェニック動物（マウス、ラット）や、目的とする遺伝子を不活性化あるいは欠失させたノックアウトマウスが作製された。これらには、マウスでは（1）ヒト型 c-Ha-ras 遺伝子導入モデル（rasH2）、（2）がん抑制遺伝子 p53 の片側アレルを欠損させたノックアウトモデル（$p53^{+/-}$）、（3）v-Ha-ras 遺伝子導入モデル（Tg.AC）および（4）色素性乾皮症修復遺伝子欠損モデル（$XPA^{-/-}$）がある。ラットでは、（1）ヒトプロト型 c-Ha-ras トランスジェニックモデル（Hras128）および、（2）SV40TAg トランスジェニックモデルがある。これらの動物は、遺伝子の機能と動物の本来の発がん感受性に関連して、同じ遺伝子でも発がん標的臓器は同じではない。そのために、短期・中期発がんモデルを利用する場合には、判定指標とする腫瘍についての十分な知識が求められる。

変異原性試験については、生体内における標的臓器の情報が得られるように、（1）Big Blue マウス／ラット、（2）Muta マウス、（3）gptΔ（デルタ）マウス／ラットなど、マーカー遺伝子を導入したモデルが考案されている。ここではこれらの発がん性と変異原性の評価モデルについて解説する。

1. がん原性検出のための遺伝子改変動物モデル

1-1. トランスジェニックマウス

受精卵に外来遺伝子を人為的に組み込む方法で作製する。妊娠したドナーから採取した受精卵前核に、目的とするDNA断片をマイクロインジェクションし、その受精卵を偽妊娠動物（仮親）の卵管内に移植して自然分娩させると、出生仔中に注入したDNAが組み込まれた動物が0.1〜1％程度の確率で得られる。がん遺伝子が組み込まれた場合、あるいはがん抑制遺伝子が欠損した場合には、通常は発がん感受性の亢進がみられる。また化学物質による遺伝子変異のレポーター遺伝子を導入して in vivo 変異原性の検出に使っている。

1-1-1) rasH2 マウス

ヒトプロト型 c-Ha-ras 遺伝子を導入したマウスで、勝木らによって作出された[1,2]。発がん物質の投与および自然発生において肺、皮膚および前胃腫瘍、リンパ腫、血管肉腫などが野生型より短期間に発生する（前胃腫瘍は、N-メチル-N-ニトロソウレア N-methyl-N-nitrosourea を 50 mg/kg、腹腔内投与の場合12週で100％；自然発生18ヵ月以内に50％）。自然発生腫瘍は6ヵ月齢までは少ない[3,4]。使用するマウスの背景系統によって腫瘍の発生する臓器が若干異なる。現在では C57BL/6J-Tg rasH2（♂）× BALB/cByJ（♀）の交配 F1（CB6F1）が使用される。発生した腫瘍では導入遺伝子に点突然変異が高頻度にみられるが、内在 ras 遺伝子の変異は少ない。短期試験代替法として26週投与の実験における検証において、多くの遺伝毒性発がん物質（変異原物質）では陽性を示し、非遺伝毒性発がん物質（非変異原物質）では83％（5/6）に陽性結果が得られた[5,6]。また非がん原物質はすべて陰性結果であり、偽陽性のない点も注目される[3]。例えば、非遺伝毒性発がん物質において、解熱剤で腎盂腫瘍を発生させるフェナセチン phenacetin、ホルモンのジエチルスチルベストロール diethylstilbestrol は陽性であるが、17-β-エストラジオール 17-β-estradiol、鎮静剤のフェノバルビタール phenobarbital、免疫抑制剤のシクロスポリン A cyclosporin A などは陰性であった[3]。

以上から、rasH2 マウスは遺伝毒性発がん物質、非遺

伝毒性発がん物質の両方の検出に比較的信頼性のあるモデルとされている。

1-1-2) Tg.AC マウス

ζ(zeta)-グロビンのプロモーター下に v-Ha-ras 遺伝子を導入したマウス。FVB/N マウスに戻し交配されたものが米国 Taconic Farms 社で維持されている[7]。導入遺伝子の発現は骨髄を除いて検出されないが、皮膚創傷、紫外線照射、発がんプロモーターの 12-O-テトラデカノイルホルボール-13-アセテート 12-O-tetradecanoylphorbol-13-acetate (TPA) 皮膚塗布などによって導入遺伝子の発現がみられ、皮膚腫瘍が発生する[8〜10]。そのほかシクロスポリン A、ジエチルスチルベストロール、エチニルエストラジオール ethinyl estradiol、クロフィブラート clofibrate の皮膚塗布で陽性、dimethylvinyl chloride[11]の経口投与で皮膚腫瘍と前胃腫瘍を発生させる。非遺伝毒性発がん物質でも陽性を示すが、皮膚を除く臓器における腫瘍発生では既知の結果と整合性の高い結果が得られていない[12]。したがって、皮膚塗布のみが実用性の可能性がある。以上から、期待されたほど発がん感受性は高くなく、補助的試験法として用いられる[13]。

1-2. ノックアウトマウス

ターゲッティングによって ES 細胞の目標とする遺伝子またはそのプロモーター領域を欠損(あるいは変異)させ、その遺伝子が機能しなくなるようにした動物である。がん抑制遺伝子を欠損させた場合には発がんの亢進がみられる。ES 細胞が樹立されていることが前提となり、ラットでは ES 細胞樹立の報告[14〜16]はあるが、まだその試みは始まったばかりである。今後、ES 細胞のみならず iPS 細胞[17〜19]や新しい技術[20,21]を用いたノックアウト動物が作製されて、発がん物質の中期検索法への利用へと進展することが期待される。

1-2-1) $p53^{+/-}$ マウス

$p53$ 遺伝子は DNA 傷害の修復に関与するがん抑制遺伝子であるために、欠損させると一般に発がん感受性が亢進する。Exon5 の欠損した $p53^{+/-}$ C57BL/6 マウス[22]と、Exon2 の欠損した $p53^{+/-}$ CBA マウス[23]が中期発がん試験に用いられている。ほかに、$p53$ の Exon 2-6 が欠損しているマウスが 2 系統作製されている[24,25]。これらのマウスは、野生型マウスに比べ、化学発がん物質に対する感受性が高い[22,26]。これらマウスでは共通してリンパ腫が発生するが、遺伝背景を変えると腫瘍の発生臓器が変わって、C57BL/6 背景ではリンパ腫、129/SV 背景では悪性奇形腫、BALB/c 背景ではリ・フラウメニ Li-Fraumeni 症候群に好発する乳癌が多くなる[27〜29]。雌 C57BL/6Ntac と雄 $p53^{-/-}$ N4 マウスを交配させた B6.129N5-Trp53 が市販されている。自然発生腫瘍の少ない生後 6 ヵ月以内が適切な試験期間である。

変異原性陽性のメルファラン melphalan、シクロホスファミド cyclophosphamide は陽性、変異原性陰性物質ではシクロスポリン A とジエチルスチルベストロールでは陽性、フェナセチン、17-β-エストラジオールは陰性であった。変異原性陰性の肝発がん物質であるペルオキシソーム増生物質のうち、クロフィブラートおよびフタル酸ジエチルヘキシル diethylhexylphthalate (DEHP) では肝腫瘍のわずかな増加がみられた。非がん原性物質については、いずれの化合物においても陰性であった[30]。以上から、$p53^{+/-}$ マウスは遺伝毒性発がん物質の検出において比較的信頼性の高いモデルとされている。

1-2-2) XPA ノックアウトマウス

ヒト色素性乾皮症 xeroderma pigmentosum は DNA 修復酵素の先天性異常による高発がん性を示す常染色体劣性遺伝病である。紫外線曝露によって健常人の 1,000〜2,000 倍の頻度で皮膚癌が発生する[31,32]。遺伝子異常の差異によって A〜G の相補性群とバリアントの 8 群があるが、A 群色素性乾皮症の原因遺伝子として DNA 除去修復遺伝子 XPA が同定された[33]。ヌクレオチド除去修復に関与する遺伝子と考えられている。

XPA ノックアウトマウス ($XPA^{-/-}$)[34,35]の皮膚に紫外線 (UV-B) を照射すると、皮膚扁平上皮癌が高頻度に発生する。発がん感受性試験において変異原性発がん物質では、7,12-ジメチルベンズ[a]アントラセン 7,12-dimethylbenz[a]anthracene (DMBA) の塗布でも皮膚乳頭腫が発生する。非変異原性発がん物質において、ペルオキシソーム増生物質 WY-14643 では発がんするが、クロフィブラート、DEHP では陰性であった。同様にフェナセチンは陰性であった。また $p53^{+/-}$ との交配種との比較では 17-β-エストラジオールは $XPA^{-/-}$ では陰性、$XPA^{-/-}/p53^{+/-}$ では陽性であった。非がん原性物質のマンニトール mannitol、アンピシリン ampicillin は陰性であった。しかしながら背景データがまだ少なく、実用にはいたっていない[36]。

1-3. トランスジェニックラット

ラットは、マウスよりも大型であり、解析に必要な組織を採取するのに有利である。また、化学発がん研究による各臓器の前がん病変の生物学的情報がマウスより豊富に得られている。しかしながら、マウスに比べてトランスジェニックラットの報告は少ない。その理由は、飼育に要する費用がマウスより高額となることがあげられる。

1-3-1) ヒトプロト型 c-Ha-ras トランスジェニックラット (Hras128)

rasH2 マウスに導入したヒトプロト型 c-Ha-ras 遺伝子を導入したラットであるが、種々の発がん物質に対し 10

表1　Hras128の発がん物質に対する乳腺発がん感受性

	発がん物質	+/-
乳腺を標的とする発がん物質	N-メチル-N-ニトロソウレア（MNU）	+
	7,12-ジメチルベンズ[a]アントラセン（DMBA）	+
	2-アミノ-1-メチル-6-フェニルイミダゾ[4,5-b]ピリジン（PhIP）	+
	3-メチルコラントレン（3-MC）	+
	ベンゾ[a]ピレン（B[a]P）	+
乳腺を標的としない発がん物質	N-ニトロソビス（2-ヒドロキシプロピル）アミン（DHPN）	+
	アントラセン	+
	ピレン	-
	4-(メチル-ニトロソアミノ)-1-(3-ピリジル)-1-ブタノン（NNK）	-
	2-アミノ-3-メチルイミダゾ[4,5-f]キノリン（IQ）	+
	2-アミノ-3,8-ジメチルイミダゾ[4,5-f]キノキサリン（MelQx）	+
	アゾキシメタン（AOM）	+
	ジエチルニトロソアミン（DEN）	-
	12-O-テトラデカノイルホルボール-13-アセテート（TPA）	+
	N-ニトロソメチルベンジルアミン（NMBA）	+
	ジメチルアルシン酸（DMA）	-

＋＝有意差有、－＝有意差無（溶媒対照との比較）

表2　ILSI*の検証作業により明らかとなった問題点

モデル	問題点
rasH2	遺伝毒性発がん物質すべてが陽性ではない。ホルモンに対して陽性結果が得られているが、そのメカニズムが不明。
p53$^{+/-}$	遺伝毒性発がん物質すべてが陽性ではない。発がんした場合、メカニズムとして必ずしもp53の変異・欠損が関与していない。
Tg.AC	経口投与と経皮投与での結果が異なる。発がん感受性が高いといわれているが、必ずしもすべてを検出できない。発がんメカニズムが明確ではない。
XPA$^{-/-}$	検証試験の数が少なく、検証データ不足。試験期間が9ヵ月と長い（他は26週）。

*ILSI＝International Life Sciences Institute

SV40トランスジェニックラットでは、4～9ヵ月齢で100％の頻度で肝細胞腺腫、またはがんが発生する[44]。さらに、ホスホエノールピルビン酸カルボキシキナーゼ phosphoenolpyruvate carboxykinase（PEPCK）プロモーターを用いたSV40トランスジェニックラットは、T抗原が主に膵臓・脳に発現し、ランゲルハンス島（ラ氏島）腫瘍が発生する[45]。前立腺を標的としてプロバシン probasin プロモーターを用いたSV40トランスジェニックラット（TRAPラット）では、前立腺癌が高率に発生する[46]。このラットでは15週齢で100％の頻度でアンドロゲン依存性の前立腺癌を発生する。これらのラットを用いた化学物質の発がん性評価モデルへの応用のための検証が期待される。

週程度の短期間に乳腺癌が高頻度に発生する[37,38]。乳腺を標的とする物質のみならず、乳腺を標的としていない発がん物質も乳腺癌を発生させることから、乳腺癌を指標として各種化学物質の発がん性の評価が可能である（表1）[39]。現状では変異原性発がん物質で高い陽性結果が得られている。乳腺以外に、食道[40]、舌[41]、膀胱[42]、皮膚[43]においても高い発がん感受性がみられる。以上から、ヒト乳腺発がんと環境中発がん物質、および発がん修飾因子の発がん性評価モデルへ応用できるが、既知の発がん物質による検証はまだ十分とはいえない。

1-3-2）SV40TAgトランスジェニックラット

腫瘍ウイルスSV40の初期遺伝子からは、スプライシングパターンの異なる分子量90 kDの大型T抗原と17 kDの2種の小型T抗原が産生される。大型T抗原は、がん抑制遺伝子である*Rb*や*p53*などと結合し、小型T抗原は、蛋白質ホスファターゼ2A（PP2A）と相互作用してがん遺伝子として機能する。このSV40 T抗原をラットに導入したトランスジェニックラットである。

肝臓に発現するようアルブミンプロモーターを用いた

1-4．まとめ

1997年に開催された、第4回日米EU医薬品規制調和国際会議 International Conference on Harmonization of Technical Requirement for Registration of Pharmaceuticals for Human Use（ICH4）において、従来の2種類の齧歯類（ラットとマウス）での104週（ラット）または75週（マウス）の1種類の齧歯類の長期発がん試験の実施に加えて、遺伝子改変動物を用いた短～中期発がん試験モデル（マウスについては26週間投与による中期試験）、およびイニシエーション・プロモーションモデル、さらに新生仔動物モデルの中から1つの試験を実施してがん原性を評価することが認められた。また1997～2001年には、国際NPOの環境保健科学研究所 Health and Environmental Sciences Institute（HESI）の主催で、50以上の日、米、欧の政府、大学、企業の研究施設が参画して、マウスにおいて26週の統一プロトコールによる評価試験が実施された。p53$^{+/-}$、rasH2、Tg.ACおよびXPAホモ型ノックアウト、さらに新生仔マウス試験とハムスター胎仔細胞試験が加えられた。これらの結果はToxicologic Pathology誌特集号において、rasH2マウスとp53$^{+/-}$

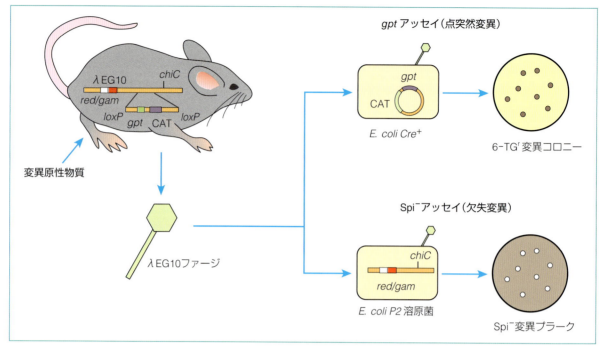

図1　gptΔ トランスジェニックマウス／ラットにおける変異体検出

マウスが「acceptable」、Tg.AC マウスについては「limited usefulness」と報告されている[3,13,30,36]。

以上の遺伝子改変モデルの長所・短所を**表2**にまとめる。

2. 変異原性物質の検出のための遺伝子改変動物モデル

Ames 試験などでは検体は生体防御機構による代謝を経ることがない。そのためにあらかじめ被検物質に肝ミクロソーム分画を加えることや、いったん動物体内に入れて被検物質の代謝活性化を図る（host mediated）方法が実施されている。こうした工夫によって代謝活性化の問題はある程度解決されたが、被検物質の変異原性と発がん性の標的臓器についての情報は得られない。被検物質の生体内における遺伝子突然変異誘発性とその標的臓器の情報が得られるように、変異原性の指標遺伝子を導入したモデルが考案されている。

2-1. Big Blue マウス／ラット（lambda/lacI 遺伝子導入マウス／ラット）

大腸菌の β-ガラクトシダーゼ β-galactosidase の構造遺伝子 lacZ 遺伝子のリプレッサー遺伝子である lacI が導入されたマウスで、変異体（lacI⁻）の検出にカラー・セレクション法を用いている[47]。この方法は検体組織からの DNA を lambda ファージにパッケージングし、これを E. coli に感染させた後に X-Gal プレートに播いて青色の変異体プラークの数を算定する。この手法は煩雑なために、lambda ファージのプラーク形成に関与する遺伝子の cII を用いて突然変異体をポジティブ・セレクションすることによって簡略化がなされている[48]。背景系統は、マウスは C57BL/6、B6C3F1、ラットは F344 である。

2-2. Muta マウス

バクテリアファージの lamda gt10 遺伝子に、大腸菌の β-ガラクトシダーゼの構造遺伝子である lacZ 遺伝子を組み込んだ lamda gt10 lacZ ベクターを導入したマウスである[49]。パッケージングしたファージ溶液を、E. coli C（lac⁻, galE⁻）培養液と混合し吸着操作を行い、変異体の選択には、基質のフェニル-β-ガラクトシダーゼ phenyl-β-galactosidase を含む LB 培地に突然変異した lacZ⁻ファージのみがプラークを形成する方法を用いる（ポジティブ・セレクション）[50]。全プラーク数はフェニル-β-ガラクトシダーゼを含まない培地で算出する。cII を用いたポジティブ・セレクションも可能である[51]。

2-3. gptΔ（デルタ）マウス／ラット

Big Blue マウスでは、変異体（lacI⁻）の検出に、カラー・セレクション法を用いているため手法が煩雑であるが、Muta マウスは変異体（lacZ⁻）の検出はポジティブ・セレクションを用いるため手法は容易である。しかし、lacZ のコード領域が 3 kb もあって変異部位の同定には手間がかかり、放射線などによる欠失変異を検出しにくい。この欠点を改良するために、点突然変異検出レポーター遺伝子である大腸菌 gpt（guaninephosphoribosyltransferase）遺伝子と、欠失変異検出用のレポーター遺伝子λファージ red/gam 遺伝子を持つλEG10 を組み込んだトランスジェニックマウス gptΔ（C57BL6/J）が

開発された[52]。マウスと同じ導入遺伝子λEG10を持つ遺伝背景の異なるSD系とF344系トランスジェニックラットも開発されている[53,54]。

この方法では（図1）、大腸菌gpt遺伝子をレポーターとする6-チオグアニン 6-thioguanine セレクションによって点突然変異（塩基置換変異とフレームシフト）を検出し（gptアッセイ）、λファージのred/gam遺伝子をレポーターとするSpi⁻セレクションでは欠失変異が検出できる（Spi⁻アッセイ）。

3. まとめ

遺伝子改変動物を用いた長期発がん試験に代わる中・短期検索モデル、ならびに従来のin vitro変異原性検索法に代わるin vivo変異原性検索モデルについて記述した。前者では特定の遺伝子断片（DNA）を導入し作出したトランスジェニック動物（マウス、ラット）や目的とする遺伝子を不活性化や欠失させたノックアウトマウスがあり、短期に発がんする形質を利用してrasH2とp53$^{+/-}$マウスが実際に用いられるようになった。rasH2マウスと同じ遺伝子を持つHras128ラットは、外表面から観察できる乳腺癌の発生を判定指標としているので便利ではあるが、背景データが少ないために今後のデータの集積が課題である。変異原性検出モデルは標的臓器が特定できるという特性があって有用性は極めて高いが、検出作業がやや煩雑であるために広く普及はしていない。これらの方法は、今後一層重要になると考えられるが、さらに利便性を考慮したモデルの作出が期待される。

引用文献

1) Saitoh A, Kimura M, Takahashi R, et al. Most tumors in transgenic mice with human c-Ha-ras gene contained somatically activated transgenes. *Oncogene* 5：1195-1200, 1990.
2) Ando K, Saitoh A, Hino O, et al. Chemically induced forestomach papillomas in transgenic mice carry mutant human c-Ha-ras transgenes. *Cancer Res* 52：978-982, 1992.
3) Usui T, Mutai M, Hisada S, et al. CB6F1-rasH2 mouse：overview of available data. *Toxicol Pathol* 29（Suppl）：90-108, 2001.
4) Tamaoki N. The rasH2 transgenic mouse：nature of the model and mechanistic studies on tumorigenesis. *Toxicol Pathol* 29（Suppl）：81-89, 2001.
5) Yamamoto S, Urano K, Koizumi H, et al. Validation of transgenic mice carrying the human prototype c-Ha-ras gene as a bioassay model for rapid carcinogenicity testing. *Environ Health Perspect* 106（Suppl 1）：57-69, 1998.
6) Yamamoto S, Urano K, Nomura T. Validation of transgenic mice harboring the human prototype c-Ha-ras gene as a bioassay model for rapid carcinogenicity testing. *Toxicol Lett* 102-103：473-478, 1998.
7) Leder A, Kuo A, Cardiff RD, et al. v-Ha-ras transgene abrogates the initiation step in mouse skin tumorigenesis：effects of phorbol esters and retinoic acid. *Proc Natl Acad Sci USA* 87：9178-9182, 1990.
8) Cannon RE, Spalding JW, Trempus CS, et al. Kinetics of wound-induced v-Ha-ras transgene expression and papilloma development in transgenic Tg.AC mice. *Mol Carcinog* 20：108-114, 1997.
9) Trempus CS, Mahler JF, Ananthaswamy HN, et al. Photocarcinogenesis and susceptibility to UV radiation in the v-Ha-ras transgenic Tg.AC mouse. *J Invest Dermatol* 111：445-451, 1998.
10) Hansen LA, Trempus CS, Mahler JF, et al. Association of tumor development with increased cellular proliferation and transgene overexpression, but not c-Ha-ras mutations, in v-Ha-ras transgenic Tg.AC mice. *Carcinogenesis* 17：1825-1833, 1996.
11) Cannon RE, Graves S, Spalding JW, et al. Oral administration of dimethylvinyl chloride increases frequency of forestomach papillomas in Tg.AC mice. *Mol Carcinog* 29：229-235, 2000.
12) Tennant RW, Spalding J, French JE. Evaluation of transgenic mouse bioassays for identifying carcinogens and non-carcinogens. *Mutat Res* 365：119-127, 1996.
13) Eastin WC, Mennear JH, Tennant RW, et al. Tg.AC genetically altered mouse：assay working group overview of available data. *Toxicol Pathol* 29（Suppl）：60-80, 2001.
14) Buehr M, Meek S, Blair K, et al. Capture of authentic embryonic stem cells from rat blastocysts. *Cell* 135：1287-1298, 2008.
15) Li P, Tong C, Mehrian-Shai R, et al. Germline competent embryonic stem cells derived from rat blastocysts. *Cell* 135：1299-1310, 2008.
16) Kawamata M, Ochiya T. Generation of genetically modified rats from embryonic stem cells. *Proc Natl Acad Sci U S A* 107：14223-14228, 2010.
17) Takahashi K, Yamanaka S. Induction of pluripotent stem cells from mouse embryonic and adult fibroblast cultures by defined factors. *Cell* 126：663-676, 2006.
18) Liao J, Cui C, Chen S, et al. Generation of induced pluripotent stem cell lines from adult rat cells. *Cell Stem Cell* 4：11-15, 2009.
19) Li W, Wei W, Zhu S, et al. Generation of rat and human induced pluripotent stem cells by combining genetic reprogramming and chemical inhibitors. *Cell Stem Cell* 4：16-19, 2009.
20) Zan Y, Haag JD, Chen KS, et al. Production of knockout rats using ENU mutagenesis and a yeast-based screening assay. *Nat Biotechnol* 21：645-651, 2003.
21) Geurts AM, Cost GJ, Freyvert Y, et al. Knockout rats via embryo microinjection of zinc-finger nucleases. *Science* 325：433, 2009.
22) Donehower LA, Harvey M, Slagle BL, et al. Mice deficient for p53 are developmentally normal but susceptible to spontaneous tumours. *Nature* 356：215-221, 1992.
23) Tsukada T, Tomooka Y, Takai S, et al. Enhanced proliferative potential in culture of cells from p53-deficient mice. *Oncogene* 8：3313-3322, 1993.
24) Purdie CA, Harrison DJ, Peter A, et al. Tumour incidence, spectrum and ploidy in mice with a large deletion in the p53 gene. *Oncogene* 9：603-609, 1994.
25) Jacks T, Remington L, Williams BO, et al. Tumor spectrum analysis in p53-mutant mice. *Curr Biol* 4：1-7, 1994.
26) Harvey M, McArthur MJ, Montgomery CA, Jr., et al. Spontaneous and carcinogen-induced tumorigenesis in p53-defi-

cient mice. *Nat Genet* 5：225-229, 1993.
27) Harvey M, McArthur MJ, Montgomery CA, Jr., et al. Genetic background alters the spectrum of tumors that develop in p53-deficient mice. *FASEB J* 7：938-943, 1993.
28) Donehower LA, Harvey M, Vogel H, et al. Effects of genetic background on tumorigenesis in p53-deficient mice. *Mol Carcinog* 14：16-22, 1995.
29) Kuperwasser C, Hurlbut GD, Kittrell FS, et al. Development of spontaneous mammary tumors in BALB/c p53 heterozygous mice. A model for Li-Fraumeni syndrome. *Am J Pathol* 157：2151-2159, 2000.
30) Storer RD, French JE, Haseman J, et al. P53+/− hemizygous knockout mouse：overview of available data. *Toxicol Pathol* 29（Suppl）：30-50, 2001.
31) de Boer J, Hoeijmakers JH. Nucleotide excision repair and human syndromes. *Carcinogenesis* 21：453-460, 2000.
32) Berneburg M, Lehmann AR. Xeroderma pigmentosum and related disorders：defects in DNA repair and transcription. *Adv Genet* 43：71-102, 2001.
33) Tanaka K, Miura N, Satokata I, et al. Analysis of a human DNA excision repair gene involved in group A xeroderma pigmentosum and containing a zinc-finger domain. *Nature* 348：73-76, 1990.
34) Nakane H, Takeuchi S, Yuba S, et al. High incidence of ultraviolet-B-or chemical-carcinogen-induced skin tumours in mice lacking the xeroderma pigmentosum group A gene. *Nature* 377：165-168, 1995.
35) de Vries A, van Oostrom CT, Hofhuis FM, et al. Increased susceptibility to ultraviolet-B and carcinogens of mice lacking the DNA excision repair gene XPA. *Nature* 377：169-173, 1995.
36) van Kreijl CF, McAnulty PA, Beems RB, et al. Xpa and Xpa/p53+/− knockout mice：overview of available data. *Toxicol Pathol* 29（Suppl）：117-127, 2001.
37) Asamoto M, Ochiya T, Toriyama-Baba H, et al. Transgenic rats carrying human c-Ha-*ras* proto-oncogenes are highly susceptible to N-methyl-N-nitrosourea mammary carcinogenesis. *Carcinogenesis* 21：243-249, 2000.
38) Tsuda H, Fukamachi K, Ohshima Y, et al. High susceptibility of human c-Ha-*ras* proto-oncogene transgenic rats to carcinogenesis：a cancer-prone animal model. *Cancer Sci* 96：309-316, 2005.
39) Ohnishi T, Fukamachi K, Ohshima Y, et al. Possible application of human c-Ha-*ras* proto-oncogene transgenic rats in a medium-term bioassay model for carcinogens. *Toxicol Pathol* 35：436-443, 2007.
40) Asamoto M, Toriyama-Baba H, Ohnishi T, et al. Transgenic rats carrying human c-Ha-*ras* proto-oncogene are highly susceptible to N-nitrosomethylbenzylamine induction of esophageal tumorigenesis. *Jpn J Cancer Res* 93：744-751, 2002.
41) Suzuki R, Kohno H, Suzui M, et al. An animal model for the rapid induction of tongue neoplasms in human c-Ha-*ras* proto-oncogene transgenic rats by 4-nitroquinoline 1-oxide：its potential use for preclinical chemoprevention studies. *Carcinogenesis* 27：619-630, 2006.
42) Ota T, Asamoto M, Toriyama-Baba H, et al. Transgenic rats carrying copies of the human c-Ha-*ras* proto-oncogene exhibit enhanced susceptibility to N-butyl-N-(4-hydroxybutyl) nitrosamine bladder carcinogenesis. *Carcinogenesis* 21：1391-1396, 2000.
43) Park CB, Fukamachi K, Takasuka N, et al. Rapid induction of skin and mammary tumors in human c-Ha-*ras* proto-oncogene transgenic rats by treatment with 7,12-dimethylbenz[a]anthracene followed by 12-O-tetradecanoylphorbol 13-acetate. *Cancer Sci* 95：205-210, 2004.
44) Hully JR, Su Y, Lohse JK, et al. Transgenic hepatocarcinogenesis in the rat. *Am J Pathol* 145：386-397, 1994.
45) Haas MJ, Dragan YP, Hikita H, et al. Transgene expression and repression in transgenic rats bearing the phosphoenolpyruvate carboxykinase-simian virus 40 T antigen or the phosphoenolpyruvate carboxykinase-transforming growth factor-α constructs. *Am J Pathol* 155：183-192, 1999.
46) Asamoto M, Hokaiwado N, Cho YM, et al. Prostate carcinomas developing in transgenic rats with SV40 T antigen expression under probasin promoter control are strictly androgen dependent. *Cancer Res* 61：4693-4700, 2001.
47) Kohler SW, Provost GS, Fieck A, et al. Spectra of spontaneous and mutagen-induced mutations in the lacI gene in transgenic mice. *Proc Natl Acad Sci U S A* 88：7958-7962, 1991.
48) Jakubczak JL, Merlino G, French JE, et al. Analysis of genetic instability during mammary tumor progression using a novel selection-based assay for in vivo mutations in a bacteriophage lambda transgene target. *Proc Natl Acad Sci USA* 93：9073-9078, 1996.
49) Gossen JA, de Leeuw WJ, Tan CH, et al. Efficient rescue of integrated shuttle vectors from transgenic mice：a model for studying mutations in vivo. *Proc Natl Acad Sci USA* 86：7971-7975, 1989.
50) Dean SW, Myhr B. Measurement of gene mutation in vivo using Muta Mouse and positive selection for lacZ⁻ phage. *Mutagenesis* 9：183-185, 1994.
51) Swiger RR. Just how does the cII selection system work in Muta Mouse? *Environ Mol Mutagen* 37：290-296, 2001.
52) Nohmi T, Katoh M, Suzuki H, et al. A new transgenic mouse mutagenesis test system using Spi- and 6-thioguanine selections. *Environ Mol Mutagen* 28：465-470, 1996.
53) Hayashi H, Kondo H, Masumura K, et al. Novel transgenic rat for in vivo genotoxicity assays using 6-thioguanine and Spi-selection. *Environ Mol Mutagen* 41：253-259, 2003.
54) Toyoda-Hokaiwado N, Inoue T, Masumura K, et al. Integration of in vivo genotoxicity and short-term carcinogenicity assays using F344 gpt delta transgenic rats：in vivo mutagenicity of 2,4-diaminotoluene and 2,6-diaminotoluene structural isomers. *Toxicol Sci* 114：71-78, 2010.

深町勝巳
名古屋市立大学大学院

津田洋幸
名古屋市立大学名誉教授

各論 I

各論 I

呼吸器系

1 鼻腔・咽頭・喉頭・気管

1．解剖学的・生理学的特徴

1-1．鼻腔 nasal cavity、咽頭 pharynx

　胎生初期に前頭鼻隆起の下方部の左右両側の表層外胚葉から鼻板 nasal placode と呼ばれる楕円形肥厚部が発生する。鼻板の辺縁部に内側および外側鼻隆起が増殖し、鼻板は鼻窩 nasal pit と呼ばれるくぼみの中に入り鼻腔を形成する。鼻腔と口腔の境界は一次口蓋と二次口蓋から発生した口蓋によって仕切られる。嗅上皮 olfactory epithelium は外胚葉由来の鼻腔上蓋の嗅板 olfactory placode から発生する。嗅板と終脳は胎生初期には間質により隔てられているが、嗅細胞 olfactory cell から終脳に向かって軸索が伸び終脳とつながる。

　鼻腔は周囲を骨 bone で囲まれ、腔（内腔）lumen は軟骨 cartilage を含む鼻中隔 septum により左右に分けられている。齧歯類（ラット）の鼻腔の解剖学的構造を図1に示した。鼻腔の前端、切歯より前の狭い部位は鼻前庭 nasal vestibule と呼ばれ、襞状の突起が背側（plica alaris）と腹側（plica recta）から内腔へ突出している。

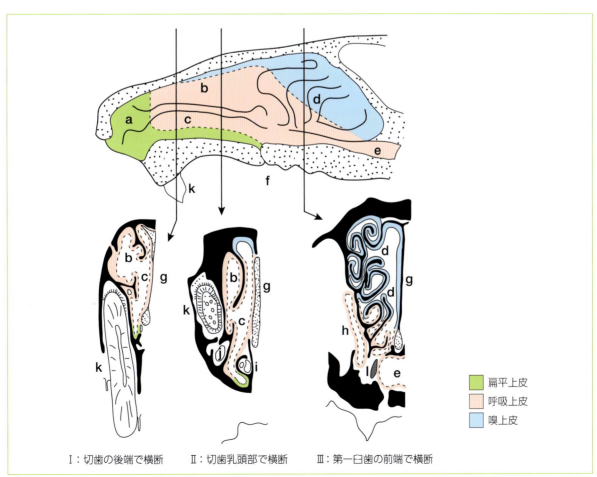

Ⅰ：切歯の後端で横断　Ⅱ：切歯乳頭部で横断　Ⅲ：第一臼歯の前端で横断

図1　齧歯類（ラット）の鼻腔の解剖学的構造と上皮の分布
上図：縦断面、下図：横断面。
a＝鼻前庭、b＝鼻甲介、c＝上顎甲介、d＝篩骨甲介、e＝鼻咽頭管、f＝鼻口蓋管、g＝鼻中隔、h＝上顎洞、i＝鋤鼻器、j＝鼻涙管、k＝切歯、l＝鼻腔粘膜関連リンパ組織。

その後方では背側から鼻甲介 nasoturbinate、腹側から上顎甲介 maxilloturbinate が各1対突出している。この部位の腹側にある鼻口蓋管 nasopalatine duct（切歯管 incisive duct）は口腔と連絡している。さらに後方では多数の篩骨甲介 ethmoturbinate が突出している。内側に位置する篩骨甲介を内側甲介 endoturbinate、外側のものを外側甲介 ectoturbinate と呼ぶ。内側甲介はラット、マウス、ハムスターとも4対、外側甲介はラット2対、マウス1対、ハムスター3対である。イヌは鼻甲介、上顎甲介および篩骨甲介を持ち、上顎甲介と篩骨甲介が複雑に分岐する形状を呈するのが特徴である。一方、サルの甲介は単純な形状の上顎甲介と篩骨甲介により構成されている。副鼻腔 paranasal cavity は、ラット、マウス、ハムスターでは鼻腔の側方に1対の上顎洞 maxillary sinus が存在する。イヌは上顎洞と前頭洞 frontal sinus を持つ。鼻甲介と上顎甲介が位置する部位の鼻中隔の基部には鋤鼻器 vomeronasal organ（ヤコブソン器官 Jacobson's organ）が存在する。また、鼻涙管 nasolacrimal duct が鼻腔の側方を通り、上顎甲介の前端の基部で鼻腔に開口している。鼻腔は鼻甲介と上顎甲介の後方の腹側で鼻咽頭管 nasopharyngeal duct に連絡し、咽頭にいたる。鼻腔と鼻咽頭管を合わせて鼻咽頭 nasopharynx と呼ぶことがある。

鼻腔の内面を覆う粘膜 mucosa は扁平上皮 squamous epithelium、呼吸上皮 respiratory epithelium および嗅上皮 olfactory epithelium に分けられる。これらの上皮が占める割合は、F344ラット（16週齢）では扁平上皮3％、呼吸上皮47％、嗅上皮50％と報告されている[1]。齧歯類（ラット）の鼻腔の上皮の分布を図1に示した。扁平上皮は鼻腔の前部である鼻前庭および鼻口蓋管の開口部までの腹側壁に分布している。呼吸上皮は前端部を除く鼻腔の前半部、すなわち鼻甲介、上顎甲介、これらの甲介の存在する部位の鼻中隔、背側壁および側壁に分布している。ただし、背側壁は前端に近い部分のみが呼吸上皮であり、後半は嗅上皮に移行する。呼吸上皮は単層または多列線毛上皮である。上皮内に杯細胞 goblet cell を含み、その数は前方、あるいは腹側ほど多い。扁平上皮との移行部は線毛のみられない立方上皮であり、移行上皮 transitional epithelium と呼ばれる。粘膜固有層 lamina propria には鼻腺 nasal gland（septal gland）と血管 blood vessel が豊富に存在する。鼻腺は鼻腔に開口する。血管は鼻海綿状静脈叢 cavernous venous plexus of the nose を形成する。嗅上皮は鼻腔の後半部、すなわち篩骨甲介、篩骨甲介の存在する部位の鼻中隔、背側壁、側壁および腹側壁に分布している。ただし、篩骨甲介の基部、側壁および腹側壁ではほかの部位に比べ、後方まで呼吸上皮が分布している。嗅上皮は表層に上皮性の細胞である支持細胞 supporting cell（sustentacular cell）の核が一列にならび、その下に多数の嗅細胞、底部に嗅細胞の幹細胞である少数の基底細胞 basal cell がみられる。嗅細胞は双極神経細胞 bipolar neuron であり、樹状突起側は粘膜の表面に突出して嗅小胞 olfactory vesicle を形成し、軸索側は篩骨の間隙を通り嗅球 olfactory bulb に達している。嗅細胞は神経細胞であるにもかかわらず再生能力があり、ターンオーバーを繰り返している。粘膜固有層には嗅細胞の軸索が集まった神経線維束 nerve bundle や嗅腺 olfactory gland（ボウマン腺 Bowman's gland）が密に存在する。嗅腺は鼻腔に開口し、その導管の上皮は支持細胞に連続している。

上顎洞の表面は単層線毛上皮で覆われ、杯細胞はほとんどみられない。粘膜下組織 submucosa には側腺 lateral gland と上顎洞腺 maxillary sinus gland が密に存在する。側腺は粘液型で鼻腔に開口し、上顎洞腺は漿液型で上顎洞に開口する。イヌの側腺はよく発達し、漿液型である。鋤鼻器は一側が円柱上皮、他側が嗅上皮で覆われている。鼻咽頭管の粘膜は多列線毛上皮であり、杯細胞を多数含む。両側の粘膜下組織にはリンパ組織 lymphoid tissue が存在し、鼻腔粘膜関連リンパ組織 nasal associated lymphoid tissue（NALT）と呼ばれている。

鼻腔は肺にいたる気道の入口であり、外気の変化から呼吸部を守る呼吸器としての働きと、嗅覚のための感覚器としての働きがある。

1-1-1）呼吸器としての役割

吸入した外気は鼻腔内で温度と湿度が調整され、また異物（粉塵、ミスト、ガスなど）の排除も行われる。温湿度の調整には粘膜固有層に豊富に存在する血管が主に関与している。吸気中の粉塵やミスト、ガス状物質は鼻腔壁に衝突し、粘液に沈着あるいは溶解する。鼻甲介は鼻腔の表面積を増加させ、吸気が鼻腔壁に衝突する機会を増やしている。粉塵の大きさと鼻腔での沈着の関係は、粉塵の径が大きいほど沈着率が高く、径が小さくなるにしたがって沈着率が低くなり下部気道へ達する率が高くなる傾向がある。しかし、動物種により沈着率には差がみられ、体重が小さい動物ほど、より小さい径の粉塵が高率に沈着する。ラットでは5μm以上、ヒトでは10μm以上の粒子径の粉塵は、大部分が鼻腔粘膜に沈着する。ガス状物質は、水溶性の高い物質ほど粘液に吸着しやすいため上部気道への沈着率が高い。沈着した異物は粘液とともに線毛の運動（粘液線毛機能 mucociliary function）によって排泄される。鼻腔の前半部に沈着した異物は前方に移動し鼻孔から排泄され、鼻腔の後半部に沈着したものは鼻咽頭管を通り口腔へ運ばれ唾液とともに消化管へ移行する。また、粘液に溶けた物質は粘膜から吸収され、さらに血液に移行する。鼻腔粘膜にはチトクロームP450などの薬物代謝酵素が豊富に存在しており、粘膜から吸収された化学物質、あるいは血液を介して鼻腔粘膜に達した化学物質は鼻腔粘膜で代謝を受ける。薬物代謝酵素は主に呼吸上皮、嗅上皮、鼻腺、嗅腺に含まれており、その活性は組織の種類によって差異がある[2]。また、鼻腔粘膜関連リンパ組織は吸気に含まれる病原性微生物や抗原に対する免疫反応に関与している。

鼻腔内で空気が流れる空間は、背側鼻道 dorsal meatus、側鼻道 lateral meatus、腹側鼻道 ventral meatus、中鼻道 middle meatus に区分される。吸気の流れは呼吸のしかた、鼻腔の解剖学的構造や状態によって変化する。ラットやマウスなどの齧歯類は鼻からの呼吸（鼻呼吸）のみを行うが、イヌやサルでは呼吸が速くなると口からの呼吸（口呼吸）に切り替わる。平静時の呼吸では吸気の多くの部分が鼻甲介／上顎甲介部から直接に鼻咽頭管へ流れる。これに対し、強く空気を吸うと、より後方にある篩骨甲介部まで吸気が達する。また、呼吸上皮の粘膜固有層に発達した血管である鼻海綿状静脈叢も吸気の流れに影響を与える。特に齧歯類、ウサギ、イヌの鼻中隔の腹側に存在する鼻海綿状静脈叢は swell body と呼ばれ、収縮状態では吸気が上顎甲介に沿って流れ、拡張すると上顎甲介より上方を流れるようになる。この swell body の収縮と拡張は外気の炭酸ガス濃度、温度、湿度に反応して起こり、これらの動物種での鼻腔の気流に大きな影響を与えていると考えられている[3]。

1-1-2）感覚器としての働き

鼻腔の嗅上皮は嗅覚をつかさどる化学受容器である。匂いのもとになる化学物質は、嗅腺と支持細胞から分泌された粘液に溶け、嗅上皮の表面に突出した嗅細胞の樹状突起のふくらみである嗅小胞と接触し受容器電位を発生させる。この刺激は嗅細胞の軸索である嗅神経を通り、嗅球を介して嗅脳に伝えられる。

また、鋤鼻器はフェロモンの受容器としての役割があると報告されている[4]。

1-2. 喉頭 pharynx、気管 trachea

1-2-1）喉頭

喉頭は原始咽頭床部 primitive pharyngeal floor に存在する喉頭気管溝 laryngotracheal groove から形成された喉頭気管管 laryngotracheal tube の前方端を覆う内胚葉から、また、周囲組織は間葉から発生する。喉頭蓋 epiglottis は鰓下隆起 hypobranchial eminence の後方半分から、声帯 vocal cord は喉頭の粘膜ひだから発生する。喉頭軟骨は鰓弓の軟骨、喉頭筋は鰓弓の筋組織から発生する。

喉頭は気管の入口に存在する。その構築は複数の軟骨によって形成されている。前端の腹側から喉頭蓋と呼ばれる葉状の突起が出ている。喉頭蓋の基部には喉頭嚢が存在する。被裂軟骨の部分で両側壁からひだ状の声帯が突出している。喉頭の壁は表面から粘膜 mucosa、筋層 muscular layer、間質／結合組織 interstitium/connective tissue、軟骨によりできている。粘膜の上皮 epithelium の種類は、喉頭蓋の大部分、喉頭の前方、室ひだ、声帯では重層扁平上皮 stratified squamous epithelium であるが、他の部分の多くは多列線毛上皮 pseudostratified ciliated epithelium である。両者の間には線毛のない立方〜円柱上皮が介在している。粘膜固有層には喉頭腺 laryngeal gland、血管、神経 nerve、リンパ管 lymphatic duct、リンパ組織 lymphoid tissue が存在する。喉頭腺は粘液漿液混合腺であり、喉頭蓋では多くが粘液細胞であるが、他の部分は漿液細胞と粘液細胞からなる。粘膜下組織 submucosa には筋層が発達している。

喉頭は喉頭蓋を閉じることによって、咽頭から気管への空気の流れと、口腔から食道への飲水や食物の流れを分離する働きをしている。ヒトおよびその他の霊長類では喉頭蓋と軟口蓋の間に広い隙間があるため鼻と口で呼吸ができるが、齧歯類は喉頭蓋と軟口蓋が密着しているため鼻呼吸のみを行っている。声帯は発声器としての役割をはたしている。

1-2-2）気管

気管の上皮と腺は、原始咽頭床部に存在する喉頭気管溝から形成された喉頭気管管の内側面を覆う内胚葉から発生する。気管の軟骨、結合組織、筋組織は周囲の臓側中胚葉から発生する。

気管は喉頭に続く気道であり、後方で分岐して気管支となる。背側が欠けた輪状の軟骨にささえられている。欠けた部分は筋層（平滑筋）を含む結合組織よりなる膜性壁によって両端が結ばれている。軟骨の数はラットで約24個、イヌで42〜46個である。各軟骨の間には弾性に富んだ輪状靭帯が存在する。腔（内腔）の表面を覆う粘膜の上皮は多列線毛上皮であり、線毛細胞 ciliated cell、基底細胞、杯細胞などよりなる。粘膜固有層は弾性線維に富む間質／結合組織であり、血管が豊富である。その外側の粘膜下組織は疎性結合組織で、気管腺 tracheal gland が存在する。気管腺はヒト、サル、イヌなどでよく発達しているが、齧歯類では数が少ない。ラットの気管腺は前方では比較的よくみられるが、甲状腺の位置より後方では少数である。気管周囲組織 peritracheal tissue は薄い疎性結合組織である。

気管に沈着した異物は、杯細胞や気管腺から分泌された粘液とともに線毛細胞の線毛運動（粘液・線毛エスカレーター）によって口腔側へ排泄される。

2．非腫瘍性病変

2-1．鼻腔、咽頭

2-1-1）線毛消失 deciliation

線毛細胞や嗅小胞の表面に存在する線毛の消失である。走査電子顕微鏡による検査で観察される。鼻腔の上皮における最も軽度な変化であり、可逆性であると考えられている。

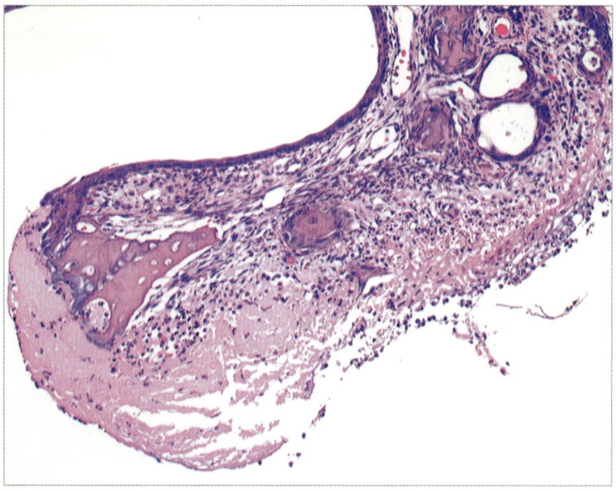

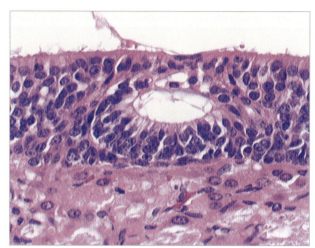

写真 1　壊死
ラット、鼻腔（鼻甲介）、刺激性ガスの吸入曝露、HE 染色。

写真 3　配列不整
ラット、鼻腔（嗅上皮）、刺激性ガスの吸入曝露、HE 染色。

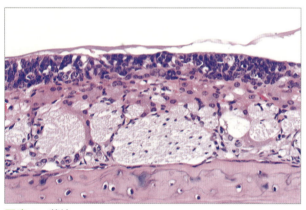

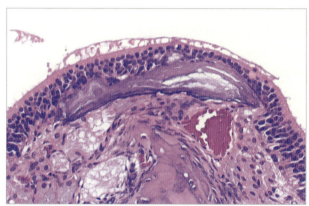

写真 2　萎縮
ラット、鼻腔（嗅上皮）、刺激性ガスの吸入曝露、HE 染色。

写真 4　石灰化
ラット、鼻腔（篩骨甲介）、自然発生、HE 染色。

2-1-2) 変性 degeneration

粘膜上皮や腺組織にみられる、細胞質の空胞化や核の濃染といった所見の総称である。壊死や萎縮にいたる変化の前所見として観察される。死後変化 autolysis や標本作製における人工的な変化との鑑別が困難な場合が多く、動物の生死、対照動物との比較、組織反応や再生性の変化の有無などを参考として診断する必要がある。そのほか、嗅上皮の神経線維束に小型ないし大型の空胞の出現がみられることがある（神経線維変性）。嗅細胞の傷害に伴って観察される場合と嗅細胞の変化を認めない場合がある。

2-1-3) 壊死 necrosis

粘膜上皮や腺組織などが壊死あるいは消失する病変の総称である。急性の変化では呼吸上皮や嗅上皮が基底膜上から剥離 desquamation して内腔に脱落する（**写真 1**）。極めて急激な傷害では、脱落した上皮にほとんど変化がみられないまま剥離することもある。緩徐な経過の壊死では、個々の細胞が変性過程を経て壊死し、細胞数や上皮の高さの減少あるいは消失（萎縮 atrophy）（**写真 2**）がみられる。嗅上皮の萎縮では神経線維束の萎縮を伴うことが多い。重度な場合には、上皮だけの壊死（びらん erosion）にとどまらず、粘膜固有層から時には骨や軟骨に達する潰瘍 ulcer が形成される。さらに甲介や鼻中隔に穿孔 perforation が起こることもある。壊死に続いて炎症、再生 regeneration、化生、増殖性変化が観察される。壊死の程度が弱い場合には元の組織に戻るが、再生した上皮にしばしば配列不整 disarrangement（**写真 3**）がみられる。程度が強い場合には呼吸上皮の壊死部が扁平上皮（扁平上皮化生 squamous metaplasia）に、嗅上皮の壊死部が呼吸上皮（呼吸上皮化生 respiratory metaplasia）や扁平上皮に化生する。原因となる化学物質の種類、投与の方法、期間、用量などによって、壊死する組織の種類や分布が異なり、組織像も種々の形態をとる。呼吸上皮の傷害はアセトアルデヒド acetaldehyde（ハムスター）[5] やオゾン ozone（サル）[6]、嗅上皮の傷害は臭化メチル methyl bromide（ラット）[7]、呼吸上皮と嗅上皮の両者の傷害はブチレンオキシド butylene oxide（ラット）[8] の吸入曝露で発生する。サルでは経鼻的胃カテーテルの挿入による鼻甲介の粘膜のびらんの報告がある[9]。

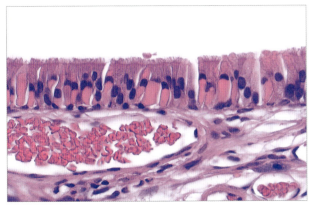

写真5　エオジン好性球状物質
ラット、鼻腔（呼吸上皮）、自然発生、HE染色。

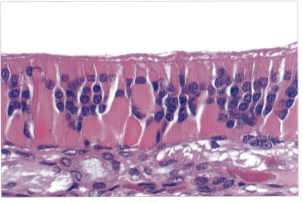

写真6　エオジン好性球状物質
ラット、鼻腔（嗅上皮）、自然発生、HE染色。

2-1-4）鉱質沈着 mineralization（石灰沈着 calcium deposition、石灰化 calcification、石灰沈着症 calcicosis、澱粉様小体 corpora amylacea）（写真4）

好塩基性の物質が粘膜固有層に沈着する所見であり、主に篩骨甲介の嗅上皮の上皮下に認められる。石灰の沈着がみられる。重度な例では上皮の変性を伴う。老齢ラットにしばしば観察される。特に慢性腎症をもつラットで著明にみられる。国際毒性病理用語・診断基準統一化推進委員会（INHAND）[10]では澱粉様小体 corpora amylacea としている。

2-1-5）血鉄素沈着（ヘモジデリン沈着）hemosiderin deposition

血鉄素（ヘモジデリン）の沈着である。血鉄素は黄色〜褐色を呈し、鉄染色に陽性である。主に粘膜固有層に沈着する。溶血作用のある芳香族ニトロ化合物などを長期間投与すると、他臓器への血鉄素沈着に伴って鼻腔粘膜にも観察される。

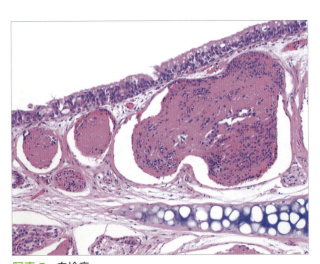

写真7　血栓症
ラット、鼻腔（鼻中隔）、自然発生、HE染色。単核球性白血病による瀕死解剖例。

2-1-6）エオジン好性球状物質 eosinophilic globule（細胞質内好酸性小体 intracytoplasmic eosinophilic body、エオジン好性滴 eosinophilic droplet、エオジン好性変化 eosinophilic change、好酸性変化 acidophilic change、エオジン好性封入体 eosinophilic inclusion、硝子滴 hyaline droplet、硝子変性 hyaline degeneration）

呼吸上皮、鼻腺または嗅上皮の細胞質内へのエオジン好性球状物質の出現である。呼吸上皮での出現（写真5）は嗅上皮との境界部に多い。鼻腺への出現は呼吸上皮化生に伴って観察されることが多い。嗅上皮での出現は、程度の軽い例では背側に位置する篩骨甲介や背側壁にみられることが多く、程度が強くなると嗅上皮全体に広がる（写真6）。ラットでは嗅上皮、マウスでは呼吸上皮と鼻腺での発生が多い。ラット、マウス以外の動物種での報告はない。エオジン好性球状物質は呼吸上皮、鼻腺および嗅上皮とも、HE染色でエオジンに好染、PAS染色とアルシアンブルー Alucian blue 染色に陰性である。しかし、マッソントリクローム Masson trichrome 染色による染色性は部位によりやや異なり、呼吸上皮と鼻腺に出現するものは赤色〜橙色、嗅上皮のものは赤色〜青紫色に染まる。電子顕微鏡による観察では支持細胞の細胞質内に棒状物質と極微細な顆粒を含む領域がみられる。程度が強い部位では嗅細胞の数も顕著に減少する。ラット、マウスとも老齢動物によく観察され、加齢性変化と考えられるが、化学物質の投与、例えばジメチルアミン dimetylamine（ラット、マウス）の吸入曝露で発生が増強することが報告されている[11]。

2-1-7）出血 hemorrhage

炎症や壊死に伴って粘膜内への出血や内腔への血液の貯留がみられることがある。内腔への血液の貯留だけが観察される場合には、より下部の気道からの出血と区別する必要がある。また、眼窩からの採血によって鼻涙管の内腔に血液の貯留がみられることもある。

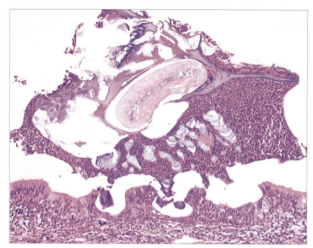

写真8 炎症（異物性）
ラット、鼻腔、自然発生、HE染色。

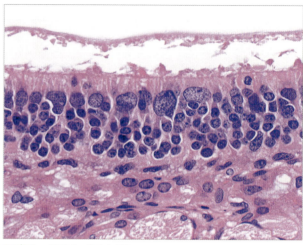

写真9 核変化（巨大核）
ラット、鼻腔（嗅上皮の支持細胞）、1,4-ジオキサン誘発、HE染色。

2-1-8) 血栓症 thrombosis（血栓 thrombus）

単核細胞白血病などによって死亡または瀕死解剖したラットでは、血栓が形成されることが多い（**写真7**）。鼻前庭に近い部分に分布する粘膜固有層の静脈叢に観察される。

2-1-9) 炎症 inflammation（鼻炎 rhinitis）

粘膜上皮または上皮下の組織に炎症性の所見を主体とした変化がみられる病変の総称である。原因は化学物質によるものや自然発生によるものがある。その組織像は時期、傷害の程度、原因などによって異なる。急性の炎症 acute inflammation では好中球を主体とした細胞浸潤と内腔への滲出液 exudate の出現が主であり、周囲の間質に浮腫（水腫）edema がみられることもある。慢性の炎症 chronic inflammation ではリンパ球やプラズマ細胞、マクロファージを主体とした細胞浸潤がみられ、時に粘膜上皮から上皮下の組織に線維化 fibrosis を伴う肉芽腫性炎症 granulomatous inflammation の像を呈する。重度の炎症では好中球を主体とした多量の炎症性細胞の集簇がみられる（化膿性炎 suppurative inflammation）。INHAND[10]では、好中球にリンパ球や組織球が明らかに混在する細胞浸潤がみられた場合に、慢性活動性炎症 chronic active inflammation という用語を用いている。また、リンパ球あるいは好酸球のみの細胞浸潤がみられる場合に、それぞれリンパ球性炎症 lymphocytic inflammation あるいは好酸球性炎症 eosinophilic inflammation という用語を用いている。

刺激性の化学物質の吸入曝露によって粘膜の変性や壊死とともに観察されることが多い。自然発生性の軽度な炎症はマウス、ラットとも週齢にかかわらず観察される。鼻前庭に近い呼吸上皮の移行上皮部にみられることが多く、ほとんどの例では鼻甲介、上顎甲介、または側壁の小部分に炎症性細胞の浸潤と軽度な上皮の変性を認める程度である。

老齢ラットにはしばしば異物性炎症 foreign body inflammation（**写真8**）が観察される。炎症の発生部に異物がみられるのが特徴であり、異物の種類は毛であることが多い。多くの例で呼吸上皮の変性、剥離、扁平上皮化生、粘液細胞過形成がみられ、程度の強い例では鼻腔壁が変形する。鼻腔中央部の鼻甲介／上顎甲介部から篩骨甲介部に発生することが多い。そのほか、マイコプラズマやセンダイウイルスによる感染でも鼻腔に炎症が発生する。

2-1-10) 線維化 fibrosis

粘膜上皮や粘膜固有層が膠原線維を主体とした線維組織に置き換わる所見である。粘膜上皮の線維化は、粘膜上皮の傷害の程度が強く、脱落組織の再生が不完全なときに起こる。また、長期間の炎症に伴って粘膜固有層に線維化が観察される。

2-1-11) 癒着 adhesion

甲介が鼻中隔、側壁、他の甲介などに付着する所見である。癒着部では上皮が消失し、両者の固有層や骨組織が連続する。重度の炎症、歯の異常に伴って観察されることが多い。

2-1-12) 核変化 nuclear alteration

呼吸上皮や嗅上皮の核が大型化（巨大核 karyomegaly）あるいは多核化する所見である。1,4-ジオキサン 1,4-dioxane（ラット、マウス）の経口投与や吸入曝露によって嗅上皮の支持細胞や呼吸上皮に核の大型化が観察される（**写真9**）。

2-1-13) 過角化症（角化亢進）hyperkeratosis

扁平上皮の表層の角質が顕著に厚くなった所見である。扁平上皮あるいは扁平上皮化生した呼吸上皮、嗅上皮、鼻腺などにみられる。特に扁平上皮過形成 squamous

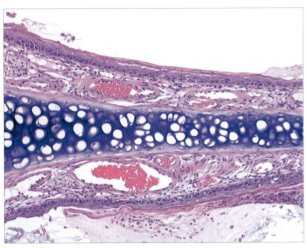

写真 10 呼吸上皮の扁平上皮化生
ラット、鼻腔（鼻中隔）、刺激性ガスの吸入曝露、HE 染色。

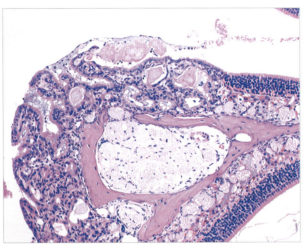

写真 11 嗅上皮と嗅腺の呼吸上皮化生
マウス、鼻腔、自然発生、HE 染色。

cell hyperplasia では過角化症を伴うことが多い。

2-1-14) 扁平上皮化生 squamous metaplasia

正常では呼吸上皮、嗅上皮、あるいは腺組織の導管の上皮が分布する部位に扁平上皮が出現する所見である（**写真 10**）。扁平上皮の層状分化は正常であり、厚さの顕著な増加はみられない（1～4 層程度）。表層は高度に角化するものから、角化に乏しいもの、ケラトヒアリン顆粒のみがみられるものまである。時に、軽度な核の多形化や細胞異型がみられる。

増生が明らかである例は扁平上皮過形成とする。重度の扁平上皮化生では扁平上皮過形成との鑑別が困難な場合が多い。多くの部分が 5 層以上になり、基底細胞の増生が明瞭になった段階から扁平上皮過形成とすべきである。扁平上皮乳頭腫 squamous cell papilloma とは内腔への明瞭な突出や血管を含む間質よりなる茎を伴う乳頭状増生がみられないことにより鑑別する。扁平上皮癌 squamous cell carcinoma とは明瞭な異型性、分裂像の顕著な増加、基底膜の破壊、周囲組織への浸潤性増殖、転移がないことによって鑑別する。

呼吸上皮、嗅上皮、鼻腺などの炎症、変性、壊死に引き続き発生する。アセトアルデヒド（ハムスター）[5] やホルムアルデヒド formaldehyde（ラット）[12] の吸入試験での発生が報告されている。老齢ラットでは異物性炎症に伴って観察されることが多い。

2-1-15) 呼吸上皮化生 respiratory metaplasia

正常では嗅上皮あるいは腺組織が分布する部位に呼吸上皮が出現する所見である。化生した呼吸上皮は立方～円柱状の線毛または無線毛細胞であり、単層または多列状に配列する（**写真 11**）。

化学物質の投与による例では、嗅上皮に傷害を与える臭化メチルなどの投与によって、嗅上皮の脱落部に呼吸上皮が出現する。病変の分布は嗅上皮の傷害部位に一致しており、巣状であることが多い。自然発生では、老齢マウスに嗅上皮と腺組織の呼吸上皮化生が高率に発生する。嗅上皮の呼吸上皮化生は一般的に背側壁の嗅上皮から始まり、化生した上皮の固有層に存在する腺組織も呼吸上皮に化生することが多い。鼻腺の呼吸上皮化生は呼吸部前半の背側から鼻中隔にみられることが多い。ラットでは、マウスより低率ではあるが、加齢に伴って背側壁の嗅上皮、嗅上皮との境界部付近に位置する呼吸上皮の鼻腺に観察される。前腫瘍性の変化とは考えられない。腺腫 adenoma とは結節状の増生を示さないことや、明瞭な異型性がないことによって鑑別する。

2-1-16) 骨化生 osseous metaplasia

粘膜固有層への骨組織の出現あるいは鼻甲介骨が顕著に肥厚した所見である。周囲の粘膜固有層に線維化がみられることがある。骨腫 osteoma や骨肉腫 osteosarcoma とは明瞭な結節状増生や異型性がないことによって鑑別する。化学物質の投与による粘膜固有層の重度の線維化に伴って発生することがある。自然発生は知られていない。腫瘍への移行については不明である。

2-2. 喉頭、気管

2-2-1) 線毛消失 deciliation

線毛細胞の線毛の消失である。走査電子顕微鏡による検査で観察される。障害に対する最も軽度な形態変化であるとされている。二酸化硫黄の吸入曝露[13] や DEN の投与などにより観察される。

2-2-2) 変性 degeneration

粘膜上皮や腺組織にみられる細胞質の空胞化や核の濃染といった所見の総称である。壊死や萎縮にいたる変化の前所見として観察される。死後変化や標本作製における人工的な変化との鑑別が困難な場合が多く、動物の生

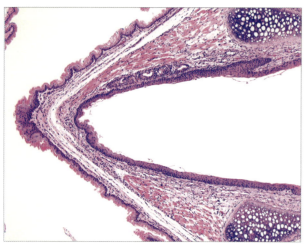

写真 12 扁平上皮化生
ラット、喉頭、刺激性ガスの吸入曝露、HE 染色。

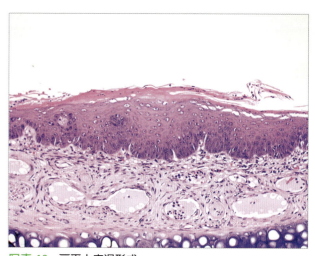

写真 13 扁平上皮過形成
ラット、鼻腔（鼻中隔、呼吸上皮の扁平上皮化生）、化学物質誘発、HE 染色。

死、対照動物との比較、組織反応や再生性の変化の有無などを参考にして診断する必要がある。

2-2-3）壊死 necrosis

急性の壊死では上皮が基底膜から剥離して内腔に脱落する像が観察される。極めて急激な場合には、脱落した上皮にほとんど変化がみられないまま剥離することもある。緩徐な経過の壊死では、個々の細胞が変性過程を経て壊死し、上皮の細胞数の減少あるいは消失（萎縮）がみられる。基底膜より上の上皮の壊死（びらん）にとどまらず、粘膜固有層から時には軟骨に達する潰瘍が形成されることもある。壊死に伴い、炎症、修復／適応性変化、増殖性変化が観察される。傷害の原因が取り除かれた場合や傷害の経過が長い場合には、修復／適応性変化がみられる。例えば、壊死の程度が弱い場合では傷害部は元の組織に戻るが（再生）、程度が強い場合には線毛上皮の壊死部が扁平上皮に化生する（扁平上皮化生）。

2-2-4）エオジン好性球状物質 eosinophilic globule（細胞質内好酸性小体 intracytoplasmic eosinophilic body、エオジン好性滴 eosinophilic droplet、エオジン好性変化 eosinophilic change、好酸性変化 acidophilic change、エオジン好性封入体 eosinophilic inclusion、硝子滴 hyaline droplet、硝子変性 hyaline degeneration）

腺毛上皮の細胞質内へのエオジン好染物質の出現である。鼻腔の呼吸上皮のエオジン好性球状物質と同質の変化である。気管上皮にみられることが多い。ラット、マウスとも老齢動物に観察され、加齢性変化と考えられる。

2-2-5）炎症 inflammation

変性や壊死に伴って炎症がみられる。原因は化学物質によるものや自然発生によるものがある。その組織像は傷害の程度、時期、原因によって異なる。急性の炎症では上皮と粘膜固有層への好中球を主体とした細胞浸潤および内腔への滲出液の出現が主であり、粘膜固有層に浮腫（水腫）がみられることもある。慢性の炎症では時に粘膜から粘膜下組織にかけて線維化がみられることがあり、肉芽腫性炎症の像を呈する。重度の炎症では好中球を主体とした多量の炎症性細胞の集簇がみられる（化膿性炎）。マウス、ラットとも喉頭に軽度の炎症が自然発生する。また、イヌでは、喉頭と気管における炎症の自然発生が報告されている[14]。

2-2-6）扁平上皮化生 squamous metaplasia

正常では線毛上皮が分布する部位や腺組織の導管に扁平上皮が出現する所見である（**写真 12**）。扁平上皮の層状分化は正常である。表層は高度に角化するものから、角化に乏しいもの、ケラトヒアリン顆粒のみがみられるものまである。時に、軽度の核の多形化や細胞異型がみられる。好発部位は喉頭の腹側壁である。

増生が明らかである例は扁平上皮過形成とする。乳頭腫 papilloma とは内腔への明瞭な突出や血管を含む、間質よりなる茎を伴う乳頭状増生がみられないことにより鑑別する。扁平上皮癌とは明瞭な異型性、分裂像の顕著な増加、基底膜の破壊、周囲組織への浸潤性増殖、転移がないことによって鑑別する。

炎症、変性、壊死に引き続き発現する。タバコ煙への曝露によって喉頭に発生する[15,16]。また、ビタミンA欠乏食で飼育したラットの気管上皮に発生する[17]。一般的に可逆性であるが、原因によっては扁平上皮過形成や乳頭腫、扁平上皮癌に移行すると考えられている[18]。イヌの気管分岐部における自然発生が報告されている[14]。

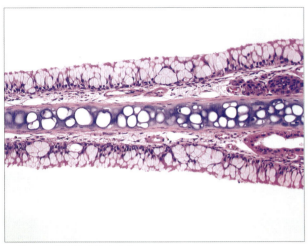

写真 14　粘液細胞過形成
ラット、鼻腔（鼻中隔、呼吸上皮）、刺激性ガスの吸入曝露、HE 染色。

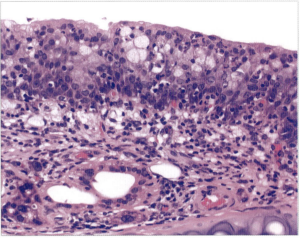

写真 15　呼吸上皮過形成
ラット、鼻腔（鼻中隔）、化学物質誘発、HE 染色。

3．増殖性・腫瘍性病変

3-1．鼻腔、咽頭

3-1-1）扁平上皮過形成
squamous cell hyperplasia

■**同義語**　squamous hyperplasia
■**組織発生**　扁平上皮、あるいは扁平上皮化生した呼吸上皮、嗅上皮、腺組織の導管に発生する。
■**組織学的特徴**　巣状またはびまん性に扁平上皮の肥厚（多くの部分が 5 層以上）がみられる所見である。内腔への突出は明らかでないが、軽度な嘴状突出がみられることがある。扁平上皮の層状分化は正常である。表層は角化することが多く、過角化症 hyperkeratosis を伴うことがある（**写真 13**）。核小体の明瞭化や豊富な細胞質が存在する部分もみられる。時に、軽度な核の多形化や細胞異型がみられる。
■**鑑別診断**　扁平上皮乳頭腫 squamous cell papilloma とは内腔への明瞭な突出や血管を含む間質よりなる茎を伴う乳頭状増生がみられないことにより鑑別する。扁平上皮癌 squamous cell carcinoma とは明瞭な異型性、分裂像の顕著な増加、基底膜の破壊、周囲組織への浸潤性増殖、転移がないことによって鑑別する。
■**解説**　自然発生はまれである。ホルムアルデヒド（ラット）[12] や 1,2-ジブロモ-3-クロロプロパン 1,2-dibromo-3-chloro propane（ラット、マウス）[19,20] などの吸入試験で扁平上皮癌の前がん性変化として発生することが報告されている。

3-1-2）粘液細胞過形成
mucous cell hyperplasia

■**同義語**　杯細胞過形成 goblet cell hyperplasia、粘液細胞化生 mucous cell metaplasia、杯細胞化生 goblet cell metaplasia
■**組織発生**　呼吸上皮に発生する。
■**組織学的特徴**　杯細胞の数が正常に比較して増加している所見である。個々の杯細胞は背が高く、粘液を豊富に含む（**写真 14**）。程度の強い例では、増殖した杯細胞の集団が上皮内で腺様の構造をつくり、上皮の表面が不規則に起伏する像がみられる。線毛細胞は減少し、変性や炎症などの変化を伴うことが多い。INHAND では[10]、正常では杯細胞が存在しない部位（例：移行上皮部）における杯細胞の出現に粘液細胞化生 mucous cell metaplasia という用語を用いている。
■**鑑別診断**　鼻腔の杯細胞の分布は、後方より前方、背側より腹側が多い。したがって、標本の作製部位によって杯細胞の量が異なることを考慮して診断する必要がある。
■**解説**　軽度な刺激が長く続いた場合や感染に伴って観察される。前腫瘍性の変化とは考えられない。可逆性の変化と考えられている。

3-1-3）呼吸上皮過形成
respiratory epithelium hyperplasia

■**同義語**　respiratory epithelial hyperplasia
■**組織発生**　呼吸上皮、呼吸上皮化生した腺組織や嗅上皮に発生する。
■**組織学的特徴**　細胞数の増加により巣状またはびまん性に呼吸上皮が肥厚した所見である。線毛を持つ呼吸上皮細胞の増生が主体であるが、線毛を持たない細胞を含むこともある。程度が強い例では、上皮の表面が不規則に起伏する像や配列の不整がみられる（**写真 15**）。炎症細胞の浸潤や上皮の変性を伴うことが多い。
■**鑑別診断**　腺腫 adenoma や腺癌 adenocarcinoma とは、内腔への明瞭な突出性の増生や下方への浸潤性あるいは圧排性の増生がみられないことにより鑑別する。
■**解説**　刺激が長く続いた場合や感染に伴って観察されることが多い。腺腫や腺癌に移行する可能性もあるが、多くは可逆性の変化と考えられる。鼻腔の呼吸上皮の高

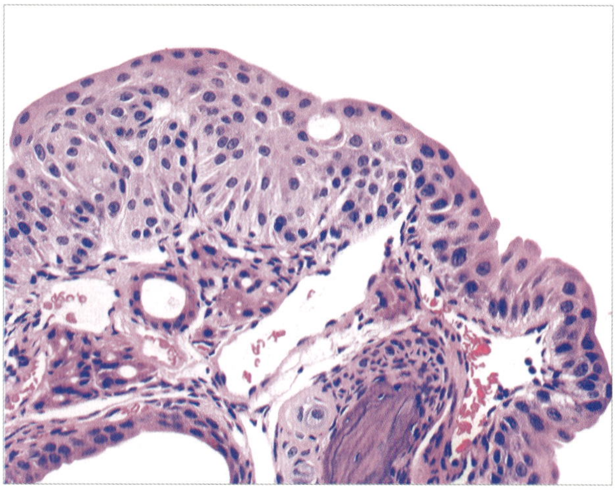

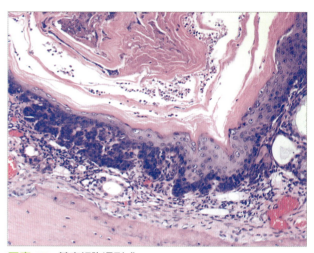

写真 16　移行上皮過形成
ラット、鼻腔（鼻甲介）、化学物質誘発、HE 染色。

写真 17　基底細胞過形成
ラット、鼻腔（呼吸上皮の扁平上皮化生部）、化学物質誘発、HE 染色。

さは部位によって異なるため、正常構造と比較して診断する必要がある。呼吸上皮の移行上皮部における線毛を持たない細胞を主体とした呼吸上皮の増生は、移行上皮過形成と診断する。

3-1-4）移行上皮過形成
transitional epithelium hyperplasia

■**同義語**　transitional cell hyperplasia
■**組織発生**　呼吸上皮の移行上皮部に発生する。
■**組織学的特徴**　鼻腔前方の側壁や鼻甲介に分布する移行上皮が 3 層以上に増生する所見である（写真 16）。びまん性に増生する場合と巣状／結節状に増生する場合がある。
■**鑑別診断**　巣状／結節状の過形成は腺腫 adenoma との鑑別が困難であるが、ポリープ状の増生や血管を伴う間質がないことで腺腫と鑑別する。
■**解説**　刺激が長く続いた場合に観察されることが多い。びまん性の過形成は可逆性の変化と考えられる。巣状／結節状の過形成は腺腫（移行上皮腺腫 transitional cell adenoma、類表皮腺腫 epidermoid adenoma）に移行することが多い。

3-1-5）嗅上皮過形成
olfactory epithelium hyperplasia

■**同義語**　olfactory epithelial cell hyperplasia
■**組織発生**　嗅上皮に発生する。
■**組織学的特徴**　嗅上皮の嗅細胞や基底細胞が増生する所見である。
■**鑑別診断**　神経上皮癌 neuroepithelial carcinoma とは、明瞭な浸潤性あるいは圧排性の増生がみられないことにより鑑別する。
■**解説**　基底細胞の増生は、嗅上皮に変性や壊死が生じた場合に嗅細胞の再生に伴って観察される。異型的過形成 hyperplasia with atypia を伴う嗅上皮過形成は、神経上皮癌に移行する可能性がある。

3-1-6）基底細胞過形成
basal cell hyperplasia

■**組織発生**　扁平上皮、呼吸上皮、嗅上皮、腺組織に発生する。
■**組織学的特徴**　基底細胞層の細胞密度や厚さが増加した所見である（写真 17）。
■**鑑別診断**　他の過形成とは、細胞の増生が上皮の基底側に局在することによって鑑別する。
■**解説**　扁平上皮、呼吸上皮、嗅上皮、腺組織に変性や壊死が起こった場合に、その再生に伴って観察される例と、過形成に伴って観察される例がある。再生に伴って観察される例では、原則として上皮の肥厚を伴わない。なお、過形成に伴って観察される例では、上皮の配列の不整や細胞異型を伴うことがあり、異型的過形成として診断する。

3-1-7）異型過形成 atypical hyperplasia
（写真 18）

■**同義語**　異型的上皮過形成 epithelial hyperplasia with atypia、異形成 dysplasia
■**組織発生**　扁平上皮、呼吸上皮、嗅上皮、腺組織に発生する。
■**組織学的特徴**　上皮の過形成に伴って、配列の不整、細胞の異型性、基底細胞や未分化な細胞の増生、分裂像の増加が明らかに認められる所見である。なお、腺組織の異型的過形成では、異型性や多形性のみられる細胞が粘膜固有層内に増生し、結節を形成する像がみられることもある。
■**鑑別診断**　異型性を伴わない上皮の過形成とは、正常構築からの逸脱、細胞異型、基底細胞や未分化な細胞の増生の存在によって鑑別する。扁平上皮癌 squamous cell carcinoma、腺癌 adenocarcinoma、腺扁平上皮癌 adenosquamous carcinoma、神経上皮癌 neuroepithelial carcinoma とは、病変の広がり、異型性の程度、分裂像の数、

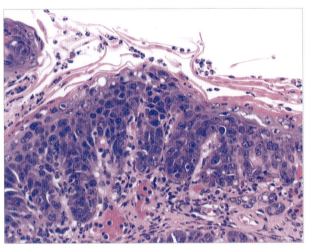
写真 18　異型過形成
ラット、鼻腔（呼吸上皮の扁平上皮化生部）、化学物質誘発、HE 染色。

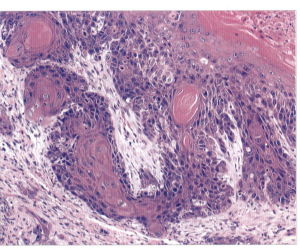
写真 19　扁平上皮癌
ラット、鼻腔、1,4-ジオキサン誘発、HE 染色。

浸潤性増殖の有無によって鑑別する。
■**解説**　扁平上皮過形成、呼吸上皮過形成、移行上皮過形成、嗅上皮過形成に伴ってみられる。例えば、squamous cell hyperplasia with atypia と記録する。扁平上皮癌、腺癌、腺扁平上皮癌、神経上皮癌などに移行すると考えられている。

3-1-8）扁平上皮乳頭腫　squamous cell papilloma

■**同義語**　乳頭腫 papilloma、乳頭状腺腫 papillary adenoma、乳頭状ポリープ papillary polyp
■**組織発生**　扁平上皮、あるいは扁平上皮化生した呼吸上皮、嗅上皮、腺組織の導管から発生する。
■**組織学的特徴**　扁平上皮が内腔へ乳頭状に突出増生する。指状に伸びた血管を含む薄い間質の表面を増殖した上皮が覆う。層状分化は比較的正常であり、異型性や多形性は明瞭でない。通常、粘膜下への浸潤性増殖はみられないが、時に粘膜の下方への増生が主体となる例があり inverted または endophytic papilloma と呼ばれる。扁平上皮内に少量の粘液細胞がみられることがある。粘液細胞が目立つ例は粘表皮型 muco-epidermoid type と呼ばれる。
■**鑑別診断**　扁平上皮化生 squamous cell metaplasia や扁平上皮過形成 squamous cell hyperplasia とは異なり、内腔への明瞭な突出や血管を含む間質よりなる茎を持つ乳頭状増生がみられることにより鑑別する。扁平上皮癌 squamous cell carcinoma とは、明瞭な異型性、分裂像の顕著な増加、基底膜の破壊、周囲組織への浸潤性増殖および転移がないことによって鑑別する。
■**解説**　自然発生はまれである。1,2-ジブロモ-3-クロロプロパン（ラット、マウス）[19,20]や1,2-エポキシブタン 1,2-epoxybutane（ラット）[21]の吸入試験での発生が報告されている。

3-1-9）扁平上皮癌　squamous cell carcinoma
　　　　　（写真 19）

■**同義語**　epidermoid carcinoma
■**組織発生**　扁平上皮、あるいは扁平上皮化生した呼吸上皮、嗅上皮、腺組織の導管から発生する。
■**組織学的特徴**　扁平上皮よりなる組織が充実性、しばしば分岐を伴う索状あるいは集塊状に、内腔または粘膜下に増生する。扁平上皮の層状分化に極性の乱れが目立ち、癌真珠を形成するものもある。腫瘍細胞の形、大きさ、配列は不規則であるが、一般的に細胞質はエオジン好性であり、ケラトヒアリン顆粒や細胞間橋が認められる。分裂像が豊富な部位もある。粘膜下へ浸潤性に増殖し、甲介や骨の破壊がみられることが多い。時に周囲の血管や神経内への浸潤性増殖が観察される。分化の程度により高分化型と低分化型に分類される[22]。高分化型は多くの部分に明瞭な細胞間橋や正常な角化がみられ、核の異型性や核分裂像が少ない。ただし、低分化型の細胞を一部に含むことがある。低分化型では細胞間橋が認められず、異常角化、核および細胞の異型性、異常核分裂像がみられる。また、周囲の骨組織に骨融解のみられる例や紡錘形細胞が主体をなす例がある。
■**鑑別診断**　異型性、分裂像の増加、粘膜下や周囲組織への浸潤性増殖、遠隔転移などによって扁平上皮乳頭腫 squamous cell papilloma、扁平上皮過形成 squamous cell hyperplasia と鑑別する。腺組織を巻き込んだ例では、腺扁平上皮癌 adenosquamous carcinoma との鑑別が困難になる。腺組織の腫瘍性増殖が明らかである場合のみ、腺扁平上皮癌と診断すべきであろう。
■**解説**　自然発生はまれである。ホルムアルデヒド（ラット）[12]、アセトアルデヒド（ラット）[23]、1,2-ジブロモ-3-クロロプロパン（ラット、マウス）[19,20]、1,2-ジブロモエタン 1,2-dibromoethane（ラット）[24]、α-エピクロロヒドリン α-epichlorohydrin（ラット）[24]、ジメチルカルバモイルクロリド dimethylcarbamoyl chloride（ラット）[24]などの吸入試験や1,4-ジオキサン（ラット）[24]、ジ

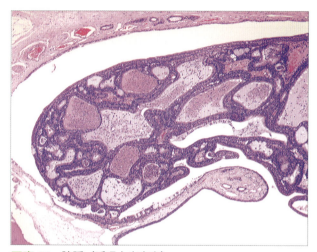

写真20　腺腫（呼吸上皮由来）
ラット、鼻腔（鼻甲介）、自然発生、HE染色。

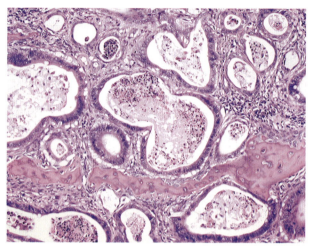

写真22　腺癌
ラット、鼻腔、1,4-ジオキサン誘発、HE染色。

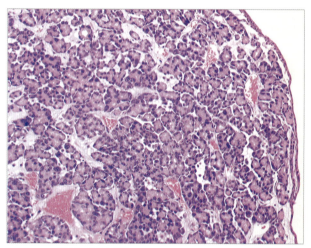

写真21　腺腫（腺由来）
マウス、鼻腔（篩骨甲介）、自然発生、HE染色。

メチルビニルクロリド dimethylvinyl chloride（ラット）[24]の経口投与試験での発生が報告されている。なお、鼻咽頭管における扁平上皮化生、扁平上皮乳頭腫、扁平上皮癌の自然発生が F344 ラットで報告されている[25]。

3-1-10）腺腫 adenoma
（写真 20、21）

■**同義語**　ポリープ様腺腫 polypoid adenoma、villous adenoma、腺腫様ポリープ adenomatous polyp、villous polyp

■**組織発生**　呼吸上皮、腺組織（鼻腺、嗅腺、上顎洞腺など）、呼吸上皮化生した嗅上皮から発生する。

■**組織学的特徴**　呼吸上皮や腺組織に類似した立方状〜円柱状の線毛あるいは無線毛細胞が腺様、管状あるいは充実性に増生する。腫瘍組織が内腔に突出し乳頭状あるいはポリープ状の形態をとる例や粘膜の下方へ圧排性に増生する例がある。腫瘍細胞に多形性や異型性があまりみられず、分裂像も少ない。呼吸上皮由来の腺腫は、主に鼻腔の前半に発生し、腫瘍組織内に粘液細胞が混在することが多い。腺組織由来の腺腫は当該の腺組織の分布する部位に発生する。

■**鑑別診断**　明瞭な異型性や粘膜下への浸潤性増殖がないことによって腺癌 adenocarcinoma と鑑別する。

■**解説**　まれに自然発生する。1,2-ジブロモ-3-クロロプロパン（ラット、マウス）[19,20]、1,2-エポキシブタン（ラット）[21]、酸化プロピレン propylene oxide（ラット）[26]の吸入曝露や p-クレシジン p-cresidine（ラット）[27]の経口投与によって発生することが報告されている。呼吸上皮の移行上皮部から発生する腺腫は、移行上皮腺腫あるいは扁平上皮様の像を呈するため類表皮腺腫 epidermoid adenoma と呼ばれることがある[24]。

3-1-11）腺癌 adenocarcinoma
（写真 22）

■**組織発生**　呼吸上皮、腺組織（鼻腺、嗅腺、上顎洞腺など）、呼吸上皮化生した嗅上皮から発生する。

■**組織学的特徴**　異型性や多形性に富む立方状〜円柱状の細胞が腺様、管状あるいは充実性に増生する。分裂像も豊富である。粘膜下、周囲の骨組織、脳への浸潤性増殖がみられる。時に、リンパ節や肺への遠隔転移もみられる。

■**鑑別診断**　腺腫 adenoma とは、明瞭な異型性、多層化あるいは浸潤性増殖がみられることによって鑑別する。

■**解説**　自然発生はまれである。1,2-ジブロモ-3-クロロプロパン（ラット、マウス）[19,20]、1,2-ジブロモエタン（ラット）[24]の吸入曝露やフェナセチン phenacetin（ラット）[28]、ジメチルビニルクロリド（ラット）[24]、2,6-キシリジン 2,6-xylidine（2,6-ジメチルアニリン 2,6-dimethylaniline）（ラット）[24]の経口投与によって発生することが報告されている。イヌでは、鼻腔や副鼻腔における自然発生が報告されている[29]。

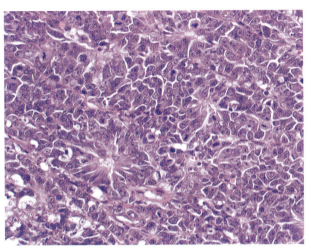

写真 23　神経上皮癌
ラット、鼻腔、1,4-ジオキサン誘発、HE 染色。

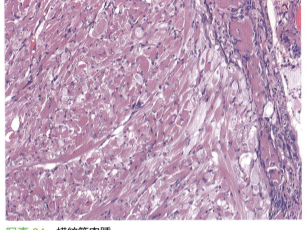

写真 24　横紋筋肉腫
ラット、鼻腔、1,4-ジオキサン誘発、HE 染色。

3-1-12) 腺扁平上皮癌
adenosquamous carcinoma

■**同義語**　mixed carcinoma、粘表皮癌 muco-epidermoid carcinoma、adenoid squamous carcinoma

■**組織発生**　呼吸上皮、嗅上皮、腺組織、およびこれらの化生部位から発生する。

■**組織学的特徴**　扁平上皮と腺組織の両者が内腔または粘膜下に増生する。異型性、分裂像の増加、周囲組織への浸潤性増殖などの所見が観察される。腺組織に粘液の著明な産生をみる例を粘表皮癌 mucoepidermoid carcinoma と呼ぶことがある。

■**鑑別診断**　扁平上皮癌 squamous cell carcinoma や腺癌 adenocarcinoma との鑑別が困難な場合が多い。扁平上皮および腺組織の両者に明らかな腫瘍性の増生が認められる場合のみ腺扁平上皮癌とすべきである。

■**解説**　自然発生はまれである。ヘキサメチルリン酸トリアミド hexamethylphosphoramide[30)]のラットでの吸入試験での発生が報告されている。

3-1-13) 神経上皮癌 neuroepithelial carcinoma
（写真 23）

■**同義語**　鼻腔神経芽細胞腫 esthesioneuroblastoma、嗅神経芽細胞腫 olfactory neuroblastoma、鼻腔神経上皮腫 esthesioneuroepithelioma、鼻腔神経細胞腫 esthesioneurocytoma、嗅神経上皮腫 olfactory neuroepithelioma、olfactory neuroepithelial carcinoma、olfactory carcinoma

■**組織発生**　嗅上皮から発生する。

■**組織学的特徴**　嗅上皮が分布する部位に発生する。核は円形〜卵円形でクロマチンは明瞭であり、細胞質は淡染性で不明瞭である。小葉状あるいは薄い間質に沿ってシート状に配列することが多い。一部に腺様構造がみられる例もある。特徴的なロゼットまたは偽ロゼットを形成する例もある。しばしば、篩骨を通り脳に浸潤性に増殖する。

■**鑑別診断**　低分化型の腺癌 adenocarcinoma や扁平上皮癌 squamous cell carcinoma との鑑別が問題となる。ロゼット構造があれば、これらの腫瘍と区別できる。しかし、ロゼット構造は常に存在するわけではないため、発生部位（嗅上皮の分布する鼻腔後半からの発生）や嗅上皮に類似した構築（薄い間質に沿ったシート状の配列）から神経上皮癌と診断される例が多い。電子顕微鏡による嗅上皮の特徴（嗅小胞、線毛、microtubule など）の証明が有用であるとされている。免疫組織化学的な証明も有用と考えられているが、ほとんどの例が intermediate filament に対する抗体に陰性である。

　イヌには神経上皮癌に類似した組織像を呈する神経内分泌腫瘍 neuroendocrine cell tumor（neuroendocrine carcinoma）の鼻腔からの自然発生の報告がある[31)]。神経内分泌腫瘍は神経内分泌細胞由来の腫瘍であり、神経内分泌細胞マーカーの免疫組織化学的検索や電子顕微鏡による神経内分泌顆粒の証明によって、神経上皮癌と鑑別診断する。

■**解説**　自然発生はきわめてまれである。塩化ビニルモノマー vinyl chloride monomer[32)]、ビス（クロロメチル）エーテル bis(chloromethyl)ether[33)]の吸入曝露、p-クレシジン[27)]の経口投与、トリス（アジリジニル）ホスフィンスルフィド tris(aziridinyl)-phosphine sulfide(thio-TEPA)[24)]、プロカルバジン procarbazine[24)]の腹腔内投与によりラットに誘発されることが報告されている。

3-1-14) 横紋筋肉腫 rhabdomyosarcoma
（写真 24）

■**組織発生**　粘膜固有層の未分化間葉系細胞から発生すると考えられている。

■**組織学的特徴**　腫瘍組織はよく分化した横紋筋細胞、あるいは未分化な多形性の核を持つ大小不同の円形細胞よりなる。分化した腫瘍細胞は、エオジン好性の豊富な細胞質を持つ大型の細胞で、1個〜複数の核を有する。また、特徴的な所見である横紋が認められることがあ

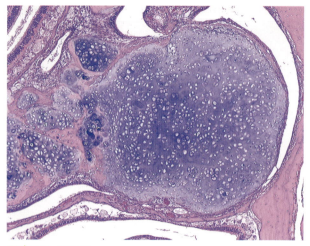

写真25　軟骨腫
ラット、鼻腔（篩骨甲介）、自然発生、HE染色。

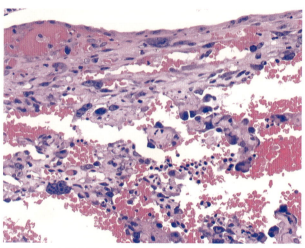

写真27　血管肉腫
マウス、鼻腔、化学物質誘発、HE染色。

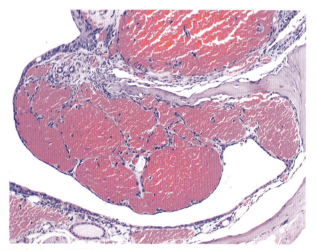

写真26　血管腫
マウス、鼻腔、化学物質誘発、HE染色。

る。嗅上皮が分布する部位の上皮下に発生することが多い。

■**鑑別診断**　光学顕微鏡での横紋の存在や電子顕微鏡でのバンドを持つミオフィラメントの確認によって、他の腫瘍と鑑別する。腫瘍組織内に神経上皮癌 neuroepithelial carcinoma と横紋筋肉腫の像が混在する例があり、その場合は、両者の混合腫瘍とするのが適当であると考えられている。

■**解説**　自然発生の報告はない。1,4-ジオキサン、2,6-キシリジンの経口投与やニトロソアミノケトン nitorosoaminoketone の腹腔内投与によりラットに誘発されることが報告されている[24]。

3-1-15) 軟骨腫 chondroma （写真25）

■**組織発生**　骨組織から発生する。
■**組織学的特徴**　軟骨細胞を含む軟骨様組織よりなる腫瘍である。骨組織が一部に見られることが多い。篩骨甲介に発生することが多い。
■**鑑別診断**　軟骨細胞の存在によって他の腫瘍と鑑別する。

る。
■**解説**　ラットでまれに自然発生する。化学物質による誘発の報告はない。

3-1-16) 血管腫 hemangioma （写真26）

■**同義語**　良性血管内皮腫 benign hemangioendothelioma
■**組織発生**　粘膜固有層の血管叢から発生する。
■**組織学的特徴**　海綿状血管腫の形態をとる例が多い。血管腔は比較的広く、よく分化した扁平な血管内皮細胞で裏打ちされる。血管内皮細胞の核は比較的小型であり、分裂像はあっても少数である。鼻甲介／上顎甲介部の前半部に発生することが多い。腫瘍以外の部位の粘膜下の静脈に血管拡張や血栓が観察される例が多い。
■**鑑別診断**　血管肉腫 hemangiosarcoma とは異型性の程度と周囲組織への浸潤性増殖の有無によって鑑別する。
■**解説**　マウスでまれに自然発生する。酸化プロピレン[26]の吸入実験でマウスに誘発されることが報告されている。

3-1-17) 血管肉腫 hemangiosarcoma （写真27）

■**同義語**　悪性血管内皮腫 malignant hemangioendothelioma
■**組織発生**　粘膜固有層の血管叢から発生する。
■**組織学的特徴**　血管腔を形成する。腫瘍組織を構成する血管腔を裏打ちする内皮細胞は異型性があり、核の大型化や多形性が顕著である。分裂像も多くみられる。鼻甲介／上顎甲介部の前半部に発生することが多い。周囲組織への浸潤性増殖がみられる。
■**鑑別診断**　血管腫 hemangioma とは、異型性の程度や内皮細胞の重層化、周囲組織への浸潤性増殖の有無によって鑑別する。
■**解説**　自然発生の報告はない。酸化プロピレン[26]の吸入実験でマウスに誘発されることが報告されている。

3-2. 喉頭、気管

3-2-1) 扁平上皮過形成
squamous cell hyperplasia

■**同義語** squamous hyperplasia
■**組織発生** 喉頭の扁平上皮、あるいは扁平上皮化生した喉頭や気管の線毛上皮、腺組織の導管に発生する。
■**組織学的特徴** 巣状またはびまん性に扁平上皮の肥厚がみられる所見である。内腔への突出は明らかでない。扁平上皮の層状分化は正常である。表層は角化することが多い。核小体の明瞭化や豊富な細胞質が存在する部分もみられる。時に、軽度な核の多形化や細胞異型がみられる。
■**鑑別診断** 乳頭腫 papilloma とは、内腔への明瞭な突出や血管を含む間質よりなる茎を伴う乳頭状増生がみられないことにより鑑別する。扁平上皮癌 squamous cell carcinoma とは、明瞭な異型性、分裂像の顕著な増加、基底膜の破壊、周囲組織への浸潤性増殖、転移がないことによって鑑別する。
■**解説** タバコ煙の長期間曝露によって喉頭や気管に発生する[16,34]。可逆性であることもあるが、原因によっては乳頭腫や扁平上皮癌に移行すると考えられている。

3-2-2) 呼吸上皮過形成
respiratory epithelium hyperplasia

■**同義語** respiratory epithelial hyperplasia
■**組織発生** 喉頭や気管の粘膜上皮に発生する。
■**組織学的特徴** 喉頭や気管の粘膜上皮（線毛あるいは無線毛上皮）が細胞数の増加により肥厚した所見である。内腔に突出した像を呈することがある。
■**鑑別診断** 乳頭腫 papilloma とは、内腔への明瞭な突出性増生や血管を含む間質よりなる茎を持つ乳頭状増生がみられないことによって鑑別する。
■**解説** イヌの気管分岐部における自然発生の報告がある[14]。

3-2-3) 粘液細胞過形成 mucous cell hyperplasia

■**同義語** 杯細胞過形成 goblet cell hyperplasia
■**組織発生** 線毛上皮あるいは腺組織の上皮に発生する。
■**組織学的特徴** 杯細胞の数が正常に比較して増加する所見である。個々の杯細胞は背が高く、粘液を豊富に含む。程度の強い例では、増殖した杯細胞の集団が上皮内で腺様の構造をつくり、上皮の表面が不規則に起伏する像がみられる。線毛細胞は減少し、変性や炎症などの変化を伴うことが多い。
■**鑑別診断** 特になし。
■**解説** 刺激性物質やタバコ煙の曝露[16]、感染によって発現する。

3-2-4) ポリープ polyp

■**同義語** 炎症性ポリープ inflammatory polyp
■**組織発生** 主に喉頭に発生する。
■**組織学的特徴** 組織が内腔へポリープ状に突出する。増殖している組織の主体は間質であり、表面は重層扁平上皮、単層の線毛上皮または立方上皮に覆われる。間質には細胞浸潤や浮腫がみられることが多い。
■**鑑別診断** 乳頭腫 papilloma とは、増殖の主体が間質であり、しばしば炎症を伴うことによって鑑別する。
■**解説** 硫酸コバルト cobalt sulfate の吸入曝露によって、喉頭の粘膜の壊死や慢性の炎症に引き続き、喉頭蓋の基部に炎症性ポリープが発生する[35]。なお、イヌには喉頭のポリープが自然発生することがある。

3-2-5) 乳頭腫 papilloma

■**同義語** 扁平上皮乳頭腫 squamous cell papilloma、乳頭状腺腫 papillary adenoma、乳頭状ポリープ papillary polyp
■**組織発生** 喉頭の扁平上皮、あるいは扁平上皮化生した喉頭や気管の線毛上皮、腺組織の導管から発生する。
■**組織学的特徴** 内腔に乳頭状またはポリープ状に突出増生する。指状に伸びた血管を含む薄い間質の表面を、増殖した上皮が覆う。異型性や多形性は明らかでない。通常、粘膜下への浸潤性増殖はみられないが、時に粘膜の下方への増生が主体となる例があり、inverted (endophytic) papilloma と呼ばれる。表面を覆う上皮の種類によって扁平上皮型 squamous cell type と混合型 mixed type に分類される[36]。扁平上皮型は重層扁平上皮で覆われる。重層扁平上皮の層状分化は比較的正常であり、角化の程度はさまざまである。混合型は重層扁平上皮に加えて、立方状～円柱状の呼吸上皮で覆われ、粘液細胞を含むこともある。
■**鑑別診断** 扁平上皮化生 squamous cell metaplasia や扁平上皮過形成 squamous cell hyperplasia とは、内腔への明瞭な突出や血管を含む間質よりなる茎を持つ乳頭状増生がみられることにより鑑別する。扁平上皮癌 squamous cell carcinoma とは、明瞭な異型性、分裂像の顕著な増加、基底膜の破壊、周囲組織への浸潤性増殖および転移がないことによって鑑別する。
■**解説** 自然発生はまれである。ニトロソ化合物[37]の投与によってハムスターの気管に発生することが報告されている。

3-2-6) 扁平上皮癌 squamous cell carcinoma

■**同義語** epidermoid carcinoma
■**組織発生** 喉頭の扁平上皮、あるいは扁平上皮化生した喉頭や気管の線毛上皮、腺組織の導管から発生する。
■**組織学的特徴** 扁平上皮よりなる組織が充実性、しばしば分岐を伴う索状あるいは集塊状に、内腔または粘膜下に増生する。扁平上皮の層状分化に極性の乱れが目立ち、癌真珠を形成するものもある。腫瘍細胞の形、大きさ、配列は不規則であるが、一般的に細胞質はエオジン好性であり、ケラトヒアリン顆粒や細胞間橋が認められ

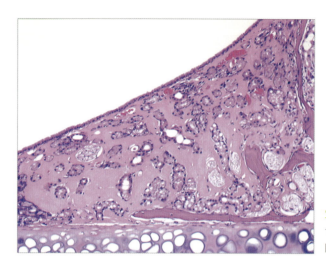

写真28　エオジン好染物質の沈着
マウス、鼻腔（鼻中隔）、自然発生、HE染色。

る。分裂像が豊富な部位もある。基底膜を貫き、周囲組織への浸潤性増殖が認められることが多い。浸潤に伴い硬化性の反応がみられこともある。

■**鑑別診断**　異型性、分裂像の増加、基底膜の破壊、周囲組織への浸潤性増殖、遠隔転移などによって乳頭腫 papilloma、扁平上皮過形成 squamous cell hyperplasia と鑑別する。

■**解説**　自然発生はまれである。ニトロソ化合物[37]の投与でハムスターの気管に発生することが報告されている。

3-2-7）神経内分泌腫瘍
neuroendocrine cell tumor

■**同義語**　カルチノイド carcinoid、neuroendocrine tumor、neuroendocrine carcinoma、neuroendocrine papilloma、clear cell carcinoma

■**組織発生**　気管上皮の神経内分泌細胞から発生すると考えられている。

■**組織学的特徴**　腫瘍組織は気管上皮から粘膜下に増生し、内腔側へ結節状に隆起する。腫瘍細胞は細胞境界が明瞭で類円形ないし立方状であることが多いが、紡垂形を呈するタイプもある。核は円形で均一である。細胞質は比較的豊富で、顆粒状に淡染する。腫瘍細胞の配列は敷石状または索状である。周囲組織への破壊性あるいは浸潤性増殖の有無によって、良性神経内分泌腫瘍 benign neuroendocrine cell tumor と悪性神経内分泌腫瘍 malignant neuroendocrine cell tumor に分ける。

■**鑑別診断**　グリメリウス Grimelius 染色、免疫組織学的染色あるいは電子顕微鏡により神経分泌顆粒の証明を行うことが望ましい。

■**解説**　まれに自然発生する。化学物質による誘発の報告はない。

4．その他の特記事項

マウスの鼻中隔の鼻腺周囲の間質に HE 染色でエオジンに好染する物質の沈着がみられることがある（写真28）。この所見は加齢に伴って程度が増強するが、加齢による増強には限りがある。また、雌に比べて雄の方が程度が強い。INHAND[10]ではアミロイド amyloid という用語を用いている。また、アミロイドの沈着とする成書[38]もある。しかし、近年の報告[39,40]では、このエオジン好染物質は、コンゴーレッド Congo red 染色に陰性であることからアミロイドではないことが証明され、複合糖質と考えられる物質とコラーゲンからなり鋤鼻腺の上皮細胞により産生され間質に移行したものであり、生理的な現象であることが示唆されている。

引用文献

1) **Gross EA, Swenberg JA, Fields S, et al.** Comparative morphometry of the nasal cavity in rats and mice. *J Anatomy* 135：83-88, 1982.
2) **Bogdanffy MS.** Biotransformation enzymes in the rodent nasal mucosa：the value of a histochemical approach. *Environ Health Perspect* 85：177-186, 1990.
3) **Proctor DF, Chang JCF.** Comparative anatomy and physiology of the nasal cavity. In：*Nasal tumors in animals and man. Vol 1. Anatomy, physiology, and epidemiology.* Reznik G, Stinson SF（eds）. CRC Press, Boca Raton. pp1-33, 1983.
4) 谷口和之．鋤鼻器と動物行動．『匂いの科学』高木貞敬，渋谷達明（編）．朝倉書店，東京．pp154-159．1989．
5) **Kruysse A, Feron VJ, Til HP.** Repeated exposure to acetaldehyde vaper. Studies in Syrian golden hamsters. *Arch Environ Health* 30：449-452, 1975.
6) **Carey SA, Minard KR, Trease LL, et al.** Three-dimensional mapping of ozone-induced injury in the nasal airways of monkeys using magnetic resonance imaging and morphometric techniques. *Toxicol Pathol* 35：27-40, 2007.
7) **Hurtt ME, Morgan KT, Working PK.** Histopathology of acute toxic responses in selected tissues from rats exposed by inhalation to methyl bromide. *Fundam Appl Toxicol* 9：352-365, 1987.
8) **Miller RR, Quast JF, Ayres JA, et al.** Inhalation toxicity of butylene oxide. *Fundam Appl Toxicol* 1：319-324, 1981.
9) **Sato J, Doi T, Kanno T, et al.** Histopathology of incidental findings in cynomolgus monkeys（*Macaca fascicularis*）used in toxicity studies. *J Toxicol Pathol* 25：63-101, 2012.

10) Renne R, Brix A, Harkema J, et al. Proliferative and nonproliferative lesions of the rat and mouse respiratory tract. *Toxicol Pathol* 37：5S-73S, 2009.
11) Buckley LA, Morgan KT, Swenberg JA, et al. The toxicity of dimethylamine in F-344 rats and B6C3F1 mice following a 1-year inhalation exposure. *Fundam Appl Toxicol* 5：341-352, 1985.
12) Swenberg JA, Kerns WD, Mitchell RI et al. Induction of squamous cell carcinomas of the rat nasal cavity by inhalation exposure to formaldehyde vapor. *Cancer Res* 40：3398-3402, 1980.
13) 矢川寛一，依田弘史．低濃度亜硫酸ガス暴露による気道上皮微細構造の変化．細胞 8：215-227，1976.
14) Sato J, Doi T, Wako Y et al. Histopathology of incidental findings in beagles used in toxicity studies. *J Toxicol Pathol* 25：103-134, 2012.
15) Coggins CRE, Fouillet XLM, Lam R, et al. Cigarette smoke induced pathology of the rat respiratory tract：a comparison of the effects of the particulate and vapour phases. *Toxicology* 16：83-101, 1980
16) Smith G, Wilton LV, Binns R. Sequential changes in the structure of the rat respiratory system during and after exposure to cigarette smoke. *Toxicol Appl Pharmacol* 46：579-591, 1978.
17) Wong YC, Buck RC. An electron microscopic study of metaplasia of the rat tracheal epithelium in vitamin A deficiency. *Lab Invest* 24：55-66, 1971.
18) Renne RA, Gideon KM. Types and patterns of response in the larynx following inhalation. *Toxicol Pathol* 34：281-285, 2006.
19) Reznik G, Reznik-Schüller H, Ward JM, et al. Morphology of nasal-cavity tumours in rats after chronic inhalation of 1,2-dibromo-3-chloropropane. *Br J Cancer* 42：772-781, 1980.
20) Reznik G, Ulland B, Stinson SF, et al. Morphology and sex-dependent manifestation of nasal tumors in B6C3F1 mice after chronic inhalation of 1,2-dibromo-3-chloropropane. *J Cancer Res Clin Oncol* 98：75-83, 1980.
21) Dunnick JK, Eustis SL, Piegorsch WW et al. Respiratory tract lesions in F344/N rats and B6C3F1 mice after inhalation exposure to 1,2-epoxybutane. *Toxicology* 50：69-82, 1988.
22) IARC. *International Classification of Rodent Tumours. Part 1：The Rat. 1. Respiratory system*. Mohr, U（ed），IARC, Lyon. pp15-16. 1992.
23) Woutersen RA, Appelman LM, van Garderen-Hoetmer A, et al. Inhalation toxicity of acetaldehyde in rats．Ⅲ．Carcinogenicity study. *Toxicology* 41：213-231, 1986.
24) Brown HR. Neoplastic and potentially preneoplastic changes in the upper respiratory tract of rats and mice. *Environ Health Perspec* 85：291-304, 1990.
25) Hayashi S, Mori I, Nonoyama T. Spontaneous proliferative lesions in the nasopharyngeal meatus of F344 rats. *Toxicol Pathol* 26：419-427, 1998.
26) National Toxicology Program. *Toxicology and carcinogenesis studies of propylene oxide（CAS No.75-56-9）in F344/N rats and B6C3F1 mice（inhalation studies）*. NTP Technical Report Series. No. 267. US Departement of Health and Human Services, National Institutes of Health. 1985.
27) Reznik G, Reznik-Schüller HM, Hayden DW, et al. Morphology of nasal cavity neoplasms in F344 rats after chronic feeding of p-cresidine, and intermediate of dyes and pigments. *Anticancer Res 1*：279-286, 1981.
28) Isaka H, Yoshii H, Otsuji A, et al. Tumors of Sprague-Dawley rats induced by long-term feeding of phenacetin. *Gann* 70：29-36, 1979.
29) Ninomiya F, Suzuki S, Tanaka H, et al. Nasal and paranasal adenocarcinomas with neuroendocrine differentiation in dogs. *Vet Pathol* 45：181-187, 2008.
30) Lee KP, Trochimowicz HJ. Induction of nasal tumors in rats exposed to hexamethylphosphoramide by inhalation. *J Nat Cancer Inst* 68：157-171, 1982.
31) Sako T, Shimoyama Y, Akihara Y, et al. Neuroendocrine carcinoma in the nasal cavity of ten dogs. *J Comp Pathol* 133：155-163, 2005.
32) Feron VJ, Kroes R. One-year time-sequence inhalation toxicity study of vinyl chloride in rats．Ⅱ．Morphological changes in the respiratory tract, ceruminous glands, brain, kidneys, heart and spleen. *Toxicology* 13：131-141, 1979.
33) Laskin S, Kuschner M, Drew RT, et al. Tumors of the respiratory tract induced by inhalation of bis（chloromethyl）ether. *Arch Environ Health* 23：135-136, 1971.
34) Wynder EL, Taguchi KT, Baden V, et al. Tabacco carcinogenesis．Ⅸ．Effect of cigarette smoke on respiratory tract of mice after passive inhalation. *Cancer* 21：134-153, 1968.
35) Boorman GA, Morgan KT, Uriah LC. Nose, larynx and trachea. In：*Pathology of the Fischer rat*. Boorman GA, Eustis SL, Elwell MR, et al（eds）. Academic Press, San Diego. pp315-337, 1990.
36) IARC：*International Classification of Rodent Tumours. Part 1：The Rat. 1. Respiratory System*. U Mohr（ed）. IARC, Lyon. pp25-26. 1992.
37) Mohr U. Tumours of the respiratory tract. In：*Tumours of the hamster.〈Pathology of Tumours in Laboratory Animals〉*Vol Ⅲ. Turusov VS（ed）. IARC, Lyon. pp115-145, 1982.
38) Herbert RA, Leininger JR. Nose, larynx, and trachea. In：*Pathology of the mouse*. Maronpot RR, Boorman GA, Gaul BW（eds）. Cache River Press, Vienna. pp259-292, 1999.
39) Doi T, Kotani Y, Kokoshima H, et al. Eosinophilic substance is "not amyloid" in the mouse nasal septum. *Vet Pathol* 44：796-802, 2007.
40) Doi T, Kokoshima H, Kanno T, et al. New findings concerning eosinophilic substance deposition in mouse nasal septum：sex difference and no increase in seniles. *Toxicol Pathol* 38：631-636, 2010.

その他の有用な成書・文献情報

1) Reznik GK. Comparative anatomy, physiology, and function of the upper respiratory tract. *Environ Health Perspect* 85：171-176, 1990.
2) Uraih LC, Maronpot RR. Normal histology of the nasal cavity and application of special techniques. *Environ Health Perspect* 85：187-208, 1990.
3) Morgan KT, Monticello TM. Airflow, gas deposition, and lesion distribution in the nasal passages. *Environ Health Perspect* 85：209-218, 1990.
4) Harkema JR. Comparative pathology of the nasal mucosa in laboratory animals exposed to inhaled irritants. *Environ Health Perspect* 85：231-238, 1990.
5) Everitt JI, Richter CB. Infectious diseases of the upper respiratory tract：implications for toxicology studies. *Environ Health Perspect* 85：239-247, 1990.
6) Monticello TM, Morgan KT, Uraih L. Nonneoplastic nasal lesions in rats and mice. *Environ Health Perspect* 85：249-274,

1990.

7) Gaskell BA. Nonneoplastic changes in the olfactory epithelium—experimental studies. *Environ Health Perspect* 85：275-289, 1990.

8) Schwartz LW, Hahn FF, Keenan KP, et al. Proliferative lesions of the rat respiratory tract, R-1. In：*Guides for toxicologic pathology*. STP/ARP/AFIP, Washington DC. pp1-24, 1994.

9) Renne RA, Dungworth DL, Keenan CM, et al. Non-proliferative lesions of the respiratory tract in rats. In：*Guides for toxicologic pathology*. STP/ARP/AFIP, Washington DC. pp1-26, 2003.

10) Feron VJ, Arts JH, Kuper CF, et al. Health risks associated with inhaled nasal toxicants. *Crit Rev Toxicol* 31：313-347, 2001.

11) Craven BA, Neuberger T, Paterson EG, et al. Reconstruction and morphometric analysis of the nasal airway of the dog (*Canis familiaris*) and implications regarding olfactory airflow. *Anat Rec* 290：1325-1340, 2007.

12) Pereira ME, Macri NP, Creasy, DM. Evaluation of the rabbit nasal cavity in inhalation studies and a comparison with other common laboratory species and man. *Toxicol Pathol* 39：893-900, 2011.

長野嘉介
元 日本バイオアッセイ研究センター

今井田克己
香川大学

相磯成敏
日本バイオアッセイ研究センター

2 肺

1. 解剖学的・生理学的特徴

1-1. 発生・全般

　発生学的に、肺は原始咽頭の前壁に生じた咽頭・気管芽から発生する。咽頭・気管芽は咽頭から分離したのち喉頭・気管溝を形成し、さらに先端が分かれて肺・気管支芽を生ずる[1]。このように、肺内の上皮成分はすべて同一起源の内胚葉由来であるが、間質成分の結合組織、軟骨、平滑筋などは中胚葉から形成される。

　肺の表面は肺胸膜 visceral pleura によって覆われ、肺門および肺靭帯を介して移行する壁側胸膜 parietal pleura とともに胸膜腔を形成する。胸膜の最表層は中皮 mesothelium と呼ばれる内皮層からなる。肺は肝臓と同様に動物種による分葉の差異が著しい臓器の1つである。すなわち、気管が左右の主気管支に分岐し、左肺と右肺を構成するまでは同じであるが、ヒトで左2葉、右3葉に分葉するのに対し、ラット、マウス、ハムスターでは左1葉、右4葉に、イヌ、サル、ウサギ、ネコでは左3葉、右4葉に分かれている。ヒトの肺葉を上葉 upper lobe、中葉 middle lobe、下葉 lower lobe と呼ぶのに対応し、動物では前葉 anterior lobe、中葉 middle lobe、後葉 posterior lobe を用い、右の付属的な肺葉は副葉 accessory lobe とも呼ばれている（図1）。分葉の差異ばかりでなく、気管支分枝の様式そのものに基本的な種差が存在すると考えられている。すなわち、分枝の様式には大きく分けて、中枢の気管支から次々に側枝を出す様式（monopodial）と、中枢から平等に2つの分枝を出す様式（dichotomous）あるいは不規則に数個の分枝を出す様式（polychotomous）がある。齧歯類では monopodial な分枝をするのに対し、ヒトを含め、齧歯類を除く哺乳類動物では基本的には dichotomous な分枝様式をとり、特に比較的長い気管をもつイヌでは中枢側では dichotomous に、また、末梢側では monopodial に分枝する。

1-2. 気管支 bronchus・細気管支 bronchiole・肺の中間領域（細葉中心域）

　気管支は分岐を繰り返し、細気管支、終末細気管支 terminal bronchiole となり、呼吸細気管支 respiratory bronchiole からさらに肺胞管 alveolar duct を経て、最終的には肺胞嚢 alveolar sac となる[2]。ラットやマウスの肺は、家畜や霊長類と比較して胸膜（臓側胸膜）と間質結合組織が薄く、肺の小葉構造が明瞭でなく、呼吸細気管支を欠き、終末細気管支から肺胞管に移行する。鼻腔から終末細気管支までが気道系であり、そのうち鼻腔から喉頭までを上気道と呼ぶのに対し、気管から終末細気管支までを下気道と呼んでいる。呼吸細気管支から末梢の部位が実際にガス交換に携わる肺実質系である。細気管支の基本的構造単位として小葉 lobulus がある。小葉は終末細気管支以下の末梢に付属する細葉 acinus から構成される。下気道の基本的組織構築は、内腔より粘膜 mucosa、粘膜下層 submucosa、筋層、筋外層、気管支腺 bronchial gland、気管支軟骨 bronchial cartilage、気管支周囲組織 peribronchial tissue からなるが、終末細気管支に向かうにつれて、漸次その構造は単純になる（図2）。粘膜上皮は線毛上皮細胞を主体とし、粘液細胞（杯細胞）および少数の中間細胞、神経分泌細胞、基底細胞 basal cell からなっている[3]。神経分泌細胞の細胞質には、電顕的に分泌顆粒が証明され、セロトニン serotonin、カルシトニン calcitonin などを含む。この細胞は胎児（仔）期に多くみられ、成長とともにその数を減ずると言われている。平滑筋層は肺胞嚢の肺胞入口部にいたる範囲で認められるが、特にイヌでは末梢においてもその発達が著

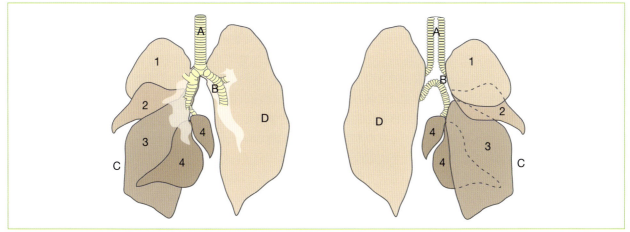

図1　ラットおよびマウスの呼吸器系の外貌
A＝気管、B＝気管支、C＝右葉、D＝左葉、1＝前葉（上葉）、2＝中葉、3＝後葉（下葉）、4＝副葉

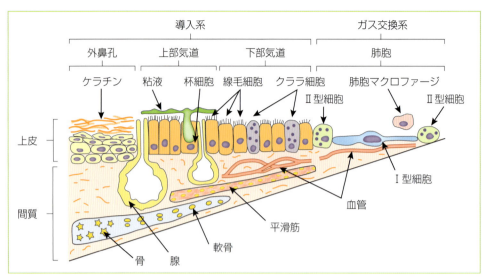

図2 呼吸器系の基本構造

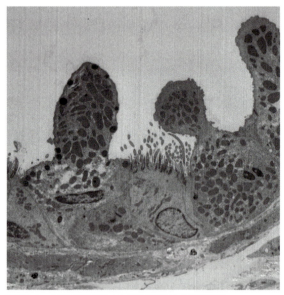

写真1 気道終末部のクララ細胞と線毛細胞
マウス、終末細気管支。クララ細胞は頂部がドーム状に突出し、内部に分泌顆粒を容れる。電子顕微鏡像。

しい。軟骨層と気管支腺は細気管支以下の末梢では欠如する。終末細気管支と呼吸細気管支粘膜は線毛細胞とクララ細胞 Clara cell[4]と呼ばれる非線毛上皮細胞 non-ciliated cell で被覆されている（**写真1**）。クララ細胞は細気管支領域によって形態が異なり、線毛細胞と混在する領域では、クララ細胞の胞体は気道内腔にドーム状に強く張り出し、先端部滑面小胞体 apical sER が豊富で、他の上皮成分に比較して化学物質の代謝活性化に関係の深いチトクローム P450 アイソザイムなどの各種薬物代謝酵素が豊富である。また、分泌顆粒を有し、イヌやネコではグリコーゲンが豊富にみられる。非線毛上皮細胞が主に分布する領域でのクララ細胞は丈の低い立方上皮細胞で、先端部に微小な突起があり、両側の細胞との境界にはタイトジャンクション tight junction が存在する。

呼吸細気管支（ラット、マウスでは終末細気管支）から肺胞管の入口付近にかけての肺の気道と気腔の中間の領域は肺の中間域 intermediate zone とも、細葉中心域とも呼ばれる。この領域は細菌や化学物質による傷害を受けやすく、ヒトにおいても慢性汎細気管支炎や小葉中心性肺気腫の発生する部位であり、ラットやマウスを用いた毒性試験では化学物質の吸入曝露、繊維状／粒子状物質の気管内投与や吸入曝露試験で組織学的変化が好発する。

1-3. 肺胞 alveolus

肺胞の壁は弾性線維や膠原線維を含み、毛細血管に富む。毛細血管は少量の間質と肺胞上皮を介して肺胞腔 alveolar lumen に面し、肺胞中隔 alveolar septum を形成する。隣接する肺胞間には、両者を連絡する肺胞孔 interalveolar pore（Kohn's pore）と呼ばれる小孔があり、肺胞間の副行換気に関与するとされる。肺胞内腔は肺胞上皮 alveolar epithelium によって覆われる。肺胞上皮は薄く扁平なⅠ型肺胞上皮細胞 alveolar typeⅠ cell（typeⅠ pneumocyte、以下「Ⅰ型細胞」）とやや大型で立方形のⅡ型肺胞上皮細胞 alveolar typeⅡ cell（typeⅡ pneumocyte、以下「Ⅱ型細胞」）[5]に区別される。Ⅰ型細胞は基底膜をはさんで毛細血管内皮細胞と向かい合って肺胞表面に広がり、ガス交換の場である血液-空気関門 blood-air barrier を構成している。Ⅰ型細胞は肺胞を構成する上皮細胞の10%程度を占めるにすぎないが、肺胞壁の上に薄く広がった細胞質により肺胞腔表面積の90%以上を被覆する。Ⅱ型細胞は細胞質内に多くの層板状小体 lamellar body を含有し、表面活性物質 surfactant を貯蔵している。さらに、ラットやイヌではⅢ型肺胞上皮細胞 alveolar typeⅢ cell（typeⅢ pneumocyte）と呼ばれる刷子細胞が主として肺胞中隔の岐部に少数観察される。この細胞の大部分はⅠ型細胞の細胞質で覆われており、わずかに気腔に露出する細胞表面には微絨毛がみられ、細胞質内には微細線維が認められる。肺胞腔内には、細胞質内に多数のリソソームを含み貪食能を有する肺胞マクロファージ alveolar macrophage が存在する[6]。

1-4. 毒物と肺の組織反応

　有害物質による傷害で呼吸器の上皮が壊死すると、壊死に陥った上皮は、抵抗性のある上皮細胞で修復される。有害物質を吸入曝露した肺でみられる傷害の様相は、傷害を受ける上皮の解剖学的な位置関係、薬物代謝能など機能的な特性によって異なり、また、肺に到達する有害物質の濃度や毒性の強さによって異なる。細気管支上皮のクララ細胞には薬物代謝酵素が存在し、毒性の発現に代謝活性化を必要とする化学物質に対して高い感受性を示す一方、薬物代謝酵素が細胞毒性物質を失活させて毒性を減弱させることもある。線毛上皮細胞は毒性発現に代謝活性を必要としない直接傷害物質に対して高い感受性を示す。一般に、呼吸器系上皮の毒物に対する抵抗性は、粘液産生細胞 mucous cell とⅡ型細胞が強く、細気管支のクララ細胞は中等度に、Ⅰ型細胞と線毛上皮細胞は最も抵抗性が弱く傷害を受けやすいとされ、Ⅰ型細胞はⅡ型細胞よりも毒物による傷害を受けやすく、Ⅱ型細胞よりも早期に変性・脱落するとされているが、有害物質によって上皮細胞の代謝活性化や不活性化の程度が異なるため、傷害される組織の種類や傷害の程度も異なってくる[7,8]。ある種の両親媒性薬剤 amphiphilic drug はⅡ型細胞にリン脂質代謝異常をきたし、Ⅱ型細胞を標的とした傷害（薬剤誘導性ホスホリピドーシス）がみられることがある。吸入曝露を週単位で連続して行う毒性試験では、肺内の気道上皮細胞や肺胞上皮に高濃度曝露群で細胞傷害所見と再生所見が同時に認められるが、低濃度曝露群では再生性変化が傷害性変化を凌駕して、ほとんど傷害の痕跡を残さずに元の組織で完全に修復される。再生上皮には、基本構造を保持した状態で細胞質の好塩基性変化、核／細胞質比の増加、上皮細胞の配列の乱れ、病変部の内部や周囲における変性、壊死性、過形成あるいは化生がみられる[9]。齧歯類を用いたオキシダントガスの吸入曝露による急性傷害とそれに続く再生機転の研究によると、肺胞領域では、Ⅰ型細胞の急性壊死と傷害されたⅠ型細胞の剥離・脱落が起こり、このことが傷害に対して抵抗性のあるⅡ型細胞の増殖を促し、Ⅱ型細胞によってⅠ型細胞の欠損部が修復される[10]。Ⅱ型細胞の有糸分裂のピークは受傷後約48時間で、1週間以内に欠損部分がⅡ型細胞の娘細胞によって完全に被覆される。終末細気管支では、線毛細胞の壊死とクララ細胞に電顕レベルでの脱顆粒 degranulation が起こり、クララ細胞の分裂・増殖によって上皮の欠損部が修復される。クララ細胞の分裂ピークは受傷後約72時間であり、傷害の程度が比較的穏やかで、曝露の停止などで傷害因子と上皮の接触がなくなった場合には、増殖したクララ細胞に線毛細胞への分化がみられ[11,12]、傷害因子との接触が持続するとクララ細胞の過形成が起こることがある[13]。クララ細胞の壊死にいたる変化としては、投与後3分以内にクララ細胞先端部の膨化、核膜および滑面小胞体の拡張が起こり、24～72時間後には膨化は最大に達するとされている。投与用量が高い場合、傷害が持続する間は、基底膜に接して残存するクララ細胞は丈が低い立方細胞となる。

1-5. 肺の血管

　肺の血管 blood vessel には、肺循環系と気管支動脈系の2つの系統がある。肺循環系は右心室から出る肺動脈 pulmonary artery に始まり、左心房に入る肺静脈 pulmonary vein で終わる低圧系であり、ガス交換にあずかる。肺動脈は気道系と並行して気管支の分枝とともに肺毛細血管 capillary へ移行するが、肺静脈は気道系と離れて間質内を走行するという気道との位置関係が組織標本上での両者の鑑別点となる。解剖学的には肺毛細血管がガス交換系 exchange system に一致するが、実際には毛細血管に連なる直前の肺細動脈 arteriole においてすでにガス交換をしており、生理学的にこれらの小血管系をまとめて肺胞内血管系と称し、肺動静脈を含むそのほかの部分を肺胞外血管系と区別して呼ぶことがある。さらに、肺胞外血管系の肺動脈側、肺静脈側をそれぞれ前毛細血管性、後毛細血管性と区分するが、この分類は肺高血圧症の発生機序を理解する上で重要である。一方、気管支動脈系は大循環系に属する高圧系であり、肺の組織の栄養供給に重要である。気管支動脈も肺動脈と同様に気管支の分枝に一致した走行を示すが、肺循環系が呼吸細気管支以下の末梢を栄養するのに対し、気管支動脈系は呼吸細気管支までの中枢領域に血液を分配し、その部位の栄養を供給する。

1-6. 肺の生理的機能

　肺の最も基本的な生理機能はガス交換を行うこと、すなわち呼吸であるが、そのほかの肺機能として、異物に対するいくつかの防御機構を有し、また、多彩な薬物代謝・内分泌機能を示す[14]。呼吸により吸引され、下気道内に達した微小な異物粒子は気流の停滞とともに気管支粘膜に付着し、反射的に気管支の収縮や咳を誘発する。さらに、これら異物の多くは気道粘膜上皮の「粘液・線毛エスカレーター mucociliary escalator」によって外部に排除される。

　肺胞内にまで達した微細な粒子は、肺胞マクロファージによって貪食される。細菌などはこのマクロファージによって処理されるが、アスベストなどの針状物質や結晶性シリカやナノマテリアルはこの処理系によって十分処理されず、長時間とどまることが知られている。肺実質に起こる病理組織像は、吸入された毒性物質の曝露経路や曝露期間、物理化学的特性、濃度など多くの要因で異なる。ガス状物質の吸入によって、肺の深部まで病変が及ぶかどうかは物質の親水性や組織との反応性が重要な要因となる。また粒子状物質の吸入曝露では、通常、空気動力学的直径が3 μm（計算上、断面が真円で比重

1.0の粒子を基準としたとき、直径3μmの球体に相当）よりも小さな粒子が肺胞管や肺胞に毒性影響を及ぼす。肺毒性物質の吸入曝露や多くの環境毒性物質では、終末細気管支から肺胞管に移行する細葉中心域centriacinar regionに病変がみられる。肺胞マクロファージは、食作用のほかに、抗原提示細胞として免疫侵襲を有する吸入抗原の処理を行う。吸入粉塵などの異物を貪食して活性化された肺胞マクロファージが活性酸素種や活性窒素酸化物を放出し、これらが酸化的ストレスとなって肺の慢性炎症を引き起こし、さらに線維化にいたるといわれている。気管支内の分泌物には免疫グロブリンIgAが含まれており、粘膜における感染を防御する作用がある。気管支壁に存在する気管支付属リンパ組織 bronchus-associated lymphoid tissue（BALT）と呼ばれるリンパ組織も、粘膜免疫機構上、重要な役割を演ずる。

アンジオテンシンI angiotensin I からアンジオテンシンII angiotensin II への変換を触媒するアンジオテンシン変換酵素 angiotensin converting enzyme が毛細血管内皮などに認められる[15]。アンジオテンシンIは血圧の昇圧作用を示さないが、アンジオテンシンIIは強い昇圧活性を持つ。

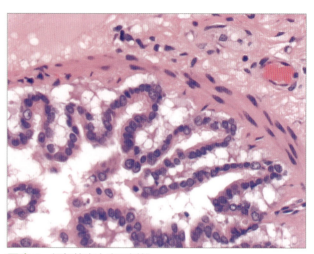

写真2 細気管支上皮の剥離
ラット、肺、ガス状物質の吸入曝露、HE染色。線毛を有する細気管支上皮が基底膜から剥離している。

2．非腫瘍性病変[1,9,16]

2-1．先天異常 congenital lesion

2-1-1）先天性嚢胞 congenital cyst

終末細気管支、肺胞、胸膜にみられる先天異常で、病理組織学的には一部の肺胞の著しい拡張としてみられるが、炎症反応や線維性反応を欠く。また、周囲組織に気道狭窄をきたす増殖性病変はみられない。肺気腫や気道栓塞による二次的な肺胞拡張との鑑別が必要となる。肺気腫との鑑別では、肺気腫には炎症所見の存在、多発性、肺細葉中心域に認められることが多く、肺胞道や肺胞の拡張により細葉構造が伸展し、肺胞中隔はつぶれる、といった所見が認められる。また、気道栓塞による二次的な肺胞拡張には、炎症所見と気道閉塞の原因となった所見が認められる。

2-1-2）肺の低形成 pulmonary hypoplasia

肺の発達不良で、病理組織学的には終末細気管支、肺実質の形成不全とII型細胞が目立つ。肺の発生の進行が途中で抑えられる発育遅滞によって起こる奇形で、II型細胞からI型細胞への分化の停滞が病因とされている[17]。II型細胞の過形成との鑑別が必要となる。肺の低形成、II型細胞過形成ともにII型細胞が目につく病変であるが、肺胞の発達の良否が鑑別点となり、II型細胞の過形成では肺胞構造は正常である。肺の低形成は農薬のニトロフェンの大量強制経口投与でラットの新生仔に誘発され、ヒトの肺の形成不全の動物モデルとして用いられる[18]。

2-2．上皮細胞性病変 epithelial change

2-2-1）変性 degeneration

細気管支／終末細気管支や肺胞上皮にみられる細胞の変性所見で、線毛の消失、細胞内に水疱や空胞の出現、立方状〜円柱状の上皮細胞が丸味を帯びる。核濃縮、上皮細胞相互の間隙の拡大、上皮細胞の配列の乱れ、などの所見がみられるが、死後変化や人工産物（アーティファクト）との鑑別が難しく、診断には注意を要する。

大気汚染物質のオゾンや二酸化窒素で気管支や細気管支の上皮細胞が丸味を帯び、クララ細胞頂端のドーム状突出の消失がみられ、ブロモベンゼン、四塩化炭素、アセトアミノフェンなどの毒性発現に代謝が関与する化学物質でクララ細胞の変性や壊死が報告されている[8,19]。

2-2-2）壊死 necrosis

細気管支／終末細気管支上皮、肺胞上皮が壊死あるいは消失する病変の総称として用いられる。急性の変化では上皮が基底膜上から剥離 desquamation して内腔に脱落する。極めて急激な急性傷害では、剥離上皮にほとんど変化がみられないこともある（**写真2**）。経過が緩徐な壊死では、細胞が変性過程を経て壊死に陥る。重度な場合には、上皮細胞だけの壊死（びらん erosion）にとどまらず、組織の欠損が粘膜固有層に達して潰瘍 ulcer が形成される。壊死に続いて炎症、再生 regeneration、化生、過形成などの増殖性変化が観察され、2週間や13週間の連続吸入曝露試験では、変性、壊死とともに、これらの再生性や増殖性変化が病変部に混在してみられる。壊死、剥離した細気管支上皮やI型細胞から放出される炎症性メディエーターによる刺激で、急性炎症反応、マクロファージの流入、クララ細胞やII型細胞の増生が起こる[20]。

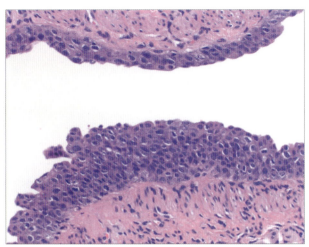

写真 3 細気管支上皮の再生（上）と過形成（下）
ラット、肺、ガス状物質の吸入曝露、HE 染色。

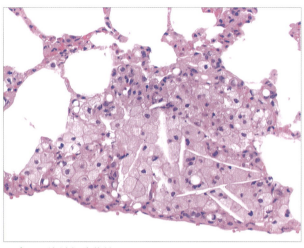

写真 5 泡沫細胞集簇
ラット、自然発生、HE 染色。肺胞腔内に細胞質が泡沫状のマクロファージの集簇がみられる。またスリット状のコレステリン結晶を認める。

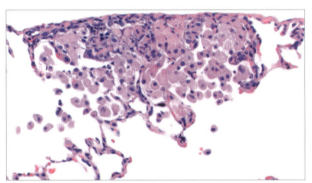

写真 4 肺胸膜下マクロファージ集簇
ラット、自然発生、HE 染色。

2-2-3) 再生 regeneration（写真 3）

変性、壊死に続く組織の修復として再生がみられる。傷害により壊死・脱落した組織がもとの組織で完全に修復される場合と、もとの組織とは異なる組織で修復される場合がある。もとの組織で修復される場合の再生上皮にみられる一般的な所見として、細胞質の好塩基性変化、核／細胞質比の増加、上皮の基本構造を保持した状態での上皮細胞の配列の乱れ、が観察される。壊死の程度が弱いと傷害部はもとの組織で再生されるが、壊死の程度が強い場合は壊死部が扁平上皮で置き換えられる（扁平上皮化生 squamous cell metaplasia）。肺胞管および肺胞の表面を覆う上皮では、傷害されたⅠ型細胞はⅡ型細胞の増殖によって修復され、修復の過程でⅡ型からⅠ型細胞への分化が起こると考えられている。齧歯類では、肺胞管や肺胞上皮の修復の際にみられる変化として細気管支肺胞上皮過形成 bronchiolo-alveolar hyperplasia、上皮の細気管支化 bronchiolization がみられる[21]。

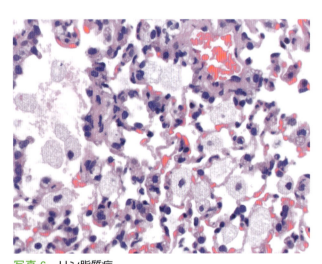

写真 6 リン脂質症
SD 系ラット、アミオダロン誘発、HE 染色。
（写真提供：義澤克彦先生）

2-3. 肺胞内集簇
intra-alveolar accumulation

2-3-1) 肺胞マクロファージ集簇 alveolar macrophage accumulation（肺胞マクロファージ凝集 alveolar macrophage aggregation、肺組織球症 alveolar histiocytosis、肺リン脂質症 alveolar phospholipidosis）

肺胞管や肺胞内に泡沫状のマクロファージが集簇した所見で、泡沫細胞集簇 foamy cell accumulation と記載されることもある。肺胞マクロファージの小集簇巣は加齢ラットの自然発生病変としてよくみられ[1]、臓側胸膜下の肺胞によくみられる（写真 4、5）。マクロファージにヘモジデリン hemosiderin の沈着がみられることがある。

同義語として「肺組織球症」が用いられることがある。組織球系細胞の系統的増殖態を一括して組織球症 histio-

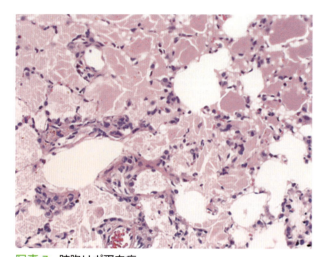

写真7　肺胞リポ蛋白症
ラット、二酸化セリウム10 mg気管内投与後6ヵ月、HE染色。（写真提供：戸谷忠雄先生）

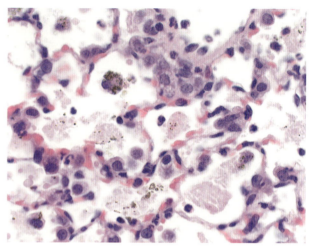

写真8　マクロファージによる粒子の貪食
ラット、粒子状物質の吸入曝露、HE染色。

cytosisといい、このうち肺にみられるものは肺組織球症といわれ、肺胞マクロファージの小集簇巣から炎症性細胞を交えた集簇巣（肺胞マクロファージが優位）、さらには線維化病変にいたるまで連続した病態に対して用いられる[16]。肺リン脂質症は、脂質を取り込んだマクロファージが肺内に多数集積するもので、内因性の脂質代謝異常によるリン脂質の蓄積異常[22]などによってラットに起こり、陽イオン性両親媒性化合物 cationic amphiphilic compoundで誘発されるものは薬剤誘導性リン脂質症 drug induced phospholipidosisといわれる（写真6）。肺リン脂質症では、Ⅰ型およびⅡ型細胞、間質細胞、気管支上皮細胞、血管内皮細胞にミエロイド小体がみられ、高度の症例では肺胞上皮細胞が肺胞腔内に剥離、脱落する[23]。

2-3-2）肺胞リポ蛋白症 alveolar lipoproteinosis

肺胞内にエオジンに濃染し、PAS陽性の蛋白様物質（リポプロテイン lipoprotein）が蓄積する病変（写真7）。マクロファージの出現がみられるが、その程度はさまざまである。リポ蛋白質は電子顕微鏡による検索でⅡ型細胞が産生するリン脂質を成分としたサーファクタント phospholipid surfactant materialとされている[16]。肺胞リポ蛋白症は、結晶性シリカなど細胞傷害物質のラットへの反復投与で誘発される[16,24]。肺組織球症／リン脂質症 histiocytosis/phospholipidosis、肉芽腫性炎症 granulomatous inflammation、肺水腫 pulmonary edema、肺胞内へのフィブリン fibrinの沈着、粘液 mucinの貯留などとの鑑別が必要となる。肺組織球症／リン脂質症ではマクロファージの増加がみられるが、PAS陽性の蛋白様物質の肺内貯留はみられない。薬剤誘導性リン脂質症では肺以外の臓器にもマクロファージの増加が認められる。肉芽腫性炎症ではマクロファージが目立ち、リポ蛋白症よりも細胞浸潤が顕著となる。

2-3-3）色素 pigment、粉塵 dust、不活性物質 inert material の沈着（写真8）

細気管支や肺胞の内腔、間質および胸膜にさまざまなサイズの粒子状物質の沈着がみられる。肺胞腔内にはマクロファージに貪食された粒子と貪食されていない粒子がみられる。肺組織球症、リポ蛋白症、吸入曝露した物質に対する炎症性反応との鑑別を要する。

ヘモジデリンは、マクロファージの胞体中に褐色の顆粒としてみられる色素蛋白体で、プルシアンブルー Prussian blueなどの鉄染色で陽性に染まり、無処置の加齢ラットの肺の血管や細気管支周囲にみられることが多い。リポフスチン lipofuscinは黄褐色～褐色の細顆粒状の消耗色素で、マクロファージの胞体の中にみられる。また、大型のヘモグロビン結晶 hemoglobin crystalがマクロファージの胞体の中にみられることがある。粉塵も多くの場合マクロファージの中にみられる。ディーゼル排気中の炭化物 carbonaceous materialや他の炭化水素 hydrocarbonの吸入では、肺の色調が暗色となり、肺胞には粉塵粒子沈着が認められる。シリカやタルクには複屈折性 birefringenceがあり、偏光顕微鏡で検出できる。粉塵を吸入することによって肺に生じた線維増殖性変化を主とする疾病を、ヒトでは塵肺症 pneumoconiosis[25]と称している。通常認められる炭粉（炭肺 anthracosis）の場合には線維化は軽度であるが、硅肺 silicosisでは線維化の著明な結節性病巣が形成される。石綿肺 asbestosisでは呼吸細気管支領域を中心として、間質の細胞増殖と線維化が起こる。ベリリウム症 berylliosisでは出血を伴う激しい急性炎症を経過した後、類上皮細胞を主体とした肉芽腫が形成される。

2-3-4）アミロイド症 amyloidosis（アミロイドの沈着 amyloid deposition）

アミロイド沈着は老齢ICRマウスの肝、小腸、脾に好発するが、肺への沈着はまれである。主として肺の血管周囲や肺胞中隔に認められる。アミロイドはコンゴー

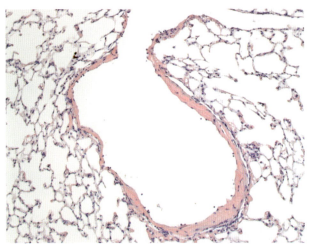

写真9　アミロイド沈着
マウス、コンゴーレッド染色。肺静脈壁に沈着したアミロイドが赤色に染色される。

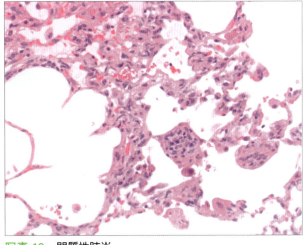

写真10　間質性肺炎
ビーグル犬、抗生物質誘発、HE染色。
（写真提供：義澤克彦先生）

レッドCongo redで赤色に染まり（**写真9**）、偏光顕微鏡下で複屈折を示す。

2-4. 炎症 inflammation（気管支炎 bronchiolitis、肺臓炎 pneumonitis、肺炎 pneumonia、胸膜炎 pleuritis）

炎症性の所見を主体とした病変の総称である。炎症を起こした部位に応じて、気管支炎、肺臓炎、肺炎、胸膜炎とすることもある。原因は化学物質によるもののほかに自然発生によるものがある。その組織像は時期、傷害の程度、原因などによって異なり、上気道での変化と基本的に同様の組織反応がみられる。急性の炎症 acute inflammation では好中球を主体とした細胞浸潤と内腔への滲出が主体であり、周囲の間質に浮腫（水腫）edemaがみられることもある。慢性の炎症 chronic inflammation ではリンパ球やプラズマ細胞、マクロファージを主体とした細胞浸潤がみられ、時に粘膜上皮から上皮下の組織に線維化 fibrosis を伴う肉芽腫性炎症 granulomatous inflammation の像を呈する。好中球を主体とした多量の炎症性細胞の浸潤がみられる場合を化膿性炎 suppurative inflammation といい、リンパ球あるいは好酸球のみの細胞浸潤がみられる場合は、それぞれリンパ球性炎 lymphatic inflammation あるいは好酸球性炎 eosinophilic inflammation という用語を用いて、関与した炎症性細胞の種類を明確に示すこともある。肺炎 pneumonia は終末細気管支を中心とした肺胞領域に炎症がみられる bronchioloalveolar pattern と、間質を中心に炎症がみられる alveolar/interstitial pattern（間質性肺炎）に大別される[1]。炎症性変化では、細気管支や肺胞腔内への滲出がみられ、その性状は漿液性、線維素性、粘液膿性などさまざまで、時間経過によって病変の程度も変化する。急性炎症の際に、傷害された局所や血管周囲に浸潤してくる好中球やマクロファージの数や様相はさまざまである。肺実質に強い刺激性物を吸入曝露（または気管内投与）した場合は、急性壊死、びらん、潰瘍の形成がみられ、ゆっくりとした経過をたどった場合には、膿瘍 abscess、肉芽腫性炎症、肺線維症などに移行する。

高濃度の二酸化チタン titanium dioxide のような粒子状物質の吸入で起こる化膿性炎症反応には動物種差がみられ、ラットではマウスやハムスターよりも強い反応がみられる[26,27]。

2-4-1）急性肺炎 acute alveolar inflammation、急性間質性肺炎 acute interstitial inflammation

肺の急性炎症で、高濃度の化学物質の吸入、または吸入した化学物質の毒性が強い場合には、細気管支や肺胞に肺水腫、出血、漿液性・線維素性滲出液がみられる。

毒性が弱い粒子状物質やガス状物質の吸入曝露では、漿液性、線維素性、あるいは化膿性の滲出液が一過性にみられ、肺胞内へのマクロファージの浸潤はあっても軽度である。

2-4-2）慢性間質性肺炎 chronic interstitial inflammation

細気管支周囲、肺胞管、肺および胸膜の結合組織を中心とした慢性炎症で、肺胞中隔や間質の線維化、血管周囲や細気管支周囲に単核球の浸潤がみられ（**写真10**）、気管支付属リンパ組織 bronchus-associated lymphoid tissue（BALT）には過形成がみられる。

間葉系腫瘍の初期病変との鑑別が必要となる。間葉系腫瘍では単一の細胞集団による広範な浸潤増殖がみられる。

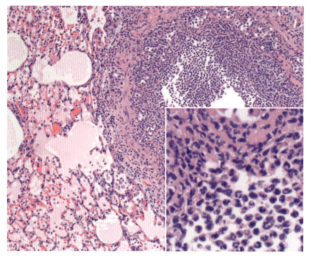

写真 11　気管支肺炎
ラット、HE 染色。細気管支を中心とした領域に好中球の浸潤（挿入写真）と肺胞内にエオジンに淡染する滲出液の貯留。

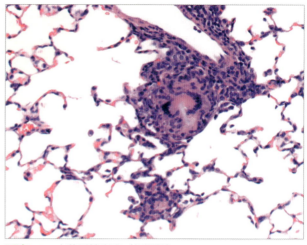

写真 12　肉芽腫性炎症（初期像）
ラット、ガス状物質の吸入曝露、HE 染色。肺静脈近傍に異物巨細胞がみられる。

2-4-3）急性細気管支肺炎 acute bronchiolo-alveolar inflammation（気管支肺炎 bronchopneumonia）

細気管支、肺胞管の内腔に漿液性、線維素性あるいは化膿性の滲出を特徴とする病変で、滲出液の肺胞内への広がりの程度はさまざまで、鬱血や肺水腫もみられる（写真 11）。初期変化は、終末細気管と細葉中心域にみられる。粒状物質の投与によって肺胞管や肺胞にみられる病変では、マクロファージの浸潤が目立つ。

2-4-4）慢性細気管支肺炎 chronic bronchiolo-alveolar inflammation（慢性気管支肺炎 chronic bronchopneumonia）

慢性化した細気管支肺炎（気管支肺炎）で、血管周囲や細気管支周囲に炎症性の単核細胞浸潤、肺胞中隔、間質や胸膜の線維化、鉱質沈着 mineralization、骨化生 osseous metaplasia、肺胞管や肺胞上皮の細気管支上皮への化生（細気管支化 bronchiolization）、細気管支上皮やⅡ型肺胞上皮の過形成、扁平上皮化生または粘液細胞（杯細胞）への化生、気管支付属リンパ組織（BALT）の過形成がみられる。

齧歯類の肺では、細胞毒性物質や刺激性物質への曝露を繰り返し受けた場合、肺に上皮細胞の変性や壊死、炎症性細胞浸潤や滲出が起こる。こうした変化は、時間とともにその程度が軽減され、間質の線維症、傷害を受けた細気管支や肺胞上皮の化生や過形成へと進む[28]。細気管支化は加齢ラットでまれに自然発生するが、毒性物質の反復曝露による慢性炎症でラットの肺の細葉中心域にしばしば誘発される[9,29,30]。細気管支化の誘発には動物種差がみられ、二酸化チタン titanium dioxide[26,27]やカーボンブラック carbon black[31]に曝露したラットにみられるが、マウスやハムスターにはラットと同様の濃度で曝露しても発生しない。

間質性肺炎 interstitial inflammation や血液系腫瘍、間

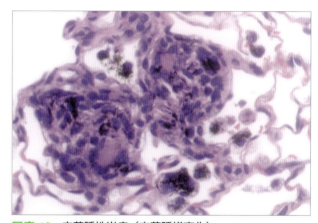

写真 13　肉芽腫性炎症（肉芽腫様変化）
ラット、多層カーボンナノチューブ 160 μg を単回気管内投与後 3ヶ月、HE 染色。

葉系腫瘍あるいは上皮系腫瘍の初期病変との鑑別が必要になる。原発性間質性肺炎は、間質を中心とした炎症であり、細気管支や肺胞上皮から炎症が広がったという証拠がみられず、病変がびまん性に分布する。これに対して、慢性細気管支肺炎では病変が細葉中心域にみられる。腫瘍性の初期病変との鑑別では、腫瘍性の病変は均一な細胞集団が浸潤性に増殖する。

2-4-5）肉芽腫性炎症
granulomatous inflammation

細気管支、肺胞管、肺胞および関連組織にみられる。多数のマクロファージ、リンパ球、形質細胞および線維化を特徴とする肉芽腫性病変で、類上皮細胞や多核巨細胞を認めることが多い（写真 12〜14）。

肉芽腫性炎症は、感染性病原体や金属や粉塵などの異物の吸入で起こり[32]、異物に対する肺の炎症反応は、肺内に吸引した異物の物理化学的特性と量によって変化する。塵肺症は、吸入した粉塵とそれに対する肺の非腫瘍性肉芽腫性反応の総称として用いられている[25,33]。結晶

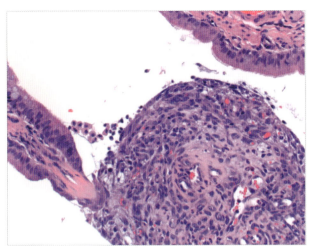

写真14　細気管支の肉芽腫性炎症
ラット、ガス状物質の吸入曝露、HE染色。

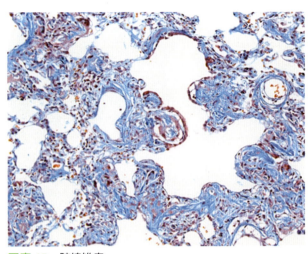

写真15　肺線維症
ラット、酸化イットリウム10mg単回気管内投与、マッソントリクローム染色。

性シリカ、二酸化チタン、ディーゼル排気ガス、ベリリウムの影響がラットやマウスを用いた実験で広範囲に調べられてきている[26,27,34]。肺の肉芽腫性炎症のモデルとしてよく用いられる結晶性シリカの細胞毒性は、結晶表面の物理化学的性状によって大きく異なるとされている[35,36]。

　肺に入った異物の刺激性が強い場合には、重度の肺水腫や、致死的な気管支肺炎や肉芽性炎症反応を起こし、比較的大きな肉芽腫内に異物が認められることがある[16]。強制経口投与の際の誤投与や、バルビタール系麻酔薬を用いた麻酔による唾液の過剰分泌や喉頭麻痺によって起こる誤嚥も、ラット肺に肉芽腫性炎症を起こす原因となる（異物性肺炎 foreign body pneumonia、異物性肉芽腫 foreign body granuloma）[1]。

　Brown-Norwayラットは自然発生性の肉芽腫性肺病変の背景発生率が高く、アレルギー性気道疾患の研究に用いられている[37]。アレルギー性気道疾患では好酸球、マクロファージ、リンパ球、多核巨細胞の間質への浸潤と肺胞内滲出がみられ、ヘキサクロロベンゼン hexachlorobenzen の経口投与[38]、や無水トリメリト酸 trimellitic anhydride の吸入曝露[39]で病変が悪化する。マウスにみられる好酸性結晶肺炎 eosinophilic crystalline pneumonia では、好中球とマクロファージに貪食された結晶蛋白質（Ym1）が認められる[40]。Ym1蛋白質 Ym1 protein は生体の免疫防御、組織の再生、造血に関与するとされている。

　血液系、間葉系腫瘍や上皮系腫瘍の初期病変との鑑別が必要となり、腫瘍性の初期病変では、均一な細胞集団の浸潤性増殖がみられる。

2-4-6) 肺線維症 pulmonary fibrosis

　肺線維症は、形態学的に認識可能なコラーゲンの増加や正常な肺にはみられない部位にコラーゲンが認められる変化[41]、またはコラーゲンの性状に異常をきたした病的変化[42]で、非可逆的変化と考えられている。肺胞中隔 alveolar septum、間質 interstitium および胸膜 pleura にみられる。形態学的に認識できない極めて小さな線維化病変を形成する線維芽細胞が可逆性に増殖する場合の線維形成 fibrogenesis や線維芽細胞性反応 fibroblastic response と非可逆性の線維化病変を形成する肺線維化病変（肺線維症）と区別して考える必要がある[41]。

　肺線維症の病因としては、肺実質の傷害への反応として活性化されたマクロファージによって産生されるサイトカイン cytokine とフィブロネクチン fibronectin が考えられている。ラットの肺線維症は、肺の反復傷害に対する慢性炎症の所見の1つとしてよく認められる。ブレオマイシン bleomycin や BCNU（1,3-bis[2-chloroethyl]-1-nitroso-urea）の単回による急性肺傷害で、早い時期にびまん性間質線維化 diffuse interstitial fibrogenesis が出現する[43]が、90日以内に線維化病変は融解する[41]。しかし、これらの毒性物質を反復投与すると、非可逆的な肺線維症が誘発される。結晶性シリカの反復投与でラットの肺に線維症を引き起こし、誘発モデルとして利用されている。オゾン ozone の反復曝露で肺間質にコラーゲンの緩慢な増加、強い刺激性物質であるメチルイソシアネート methyl isocyanate の吸入曝露でラットの細気管支内腔に顕著な線維化が起こる。肺線維症の実験的誘発には動物種差がみられ、ラットでは、肺胞にまで到達するサイズの鉱物線維を長期間吸入曝露すると間質、肺胸膜下および胸膜の線維症が顕著にみられ、二酸化チタン、カーボンブラックなどの超微粒子の高濃度曝露でも肺胞中隔に肺線維症を起こす[44,45]が、マウスやハムスターが同じ濃度に曝露しても線維症は認められない[26,27,31]。病変部のコラーゲン量を把握するには肺組織の生化学的な手法による定量が必要となるが、マッソントリクローム Masson trichrome（**写真15**）、ワンギーソン van Gieson などの特殊染色を用いた形態学的手法も半定量的ではあるが、線維化の程度を測る目安として利用できる[41]。

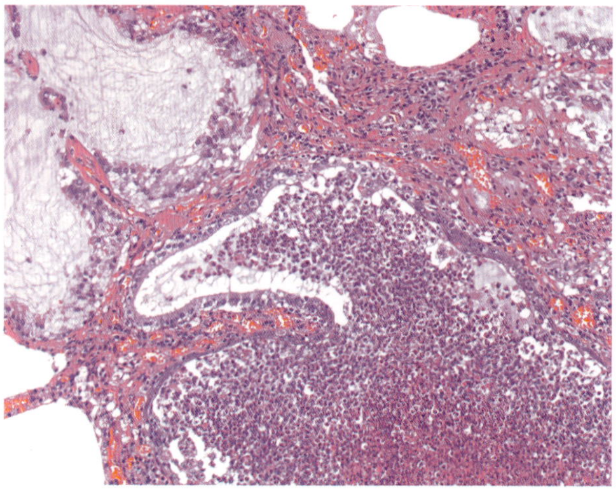

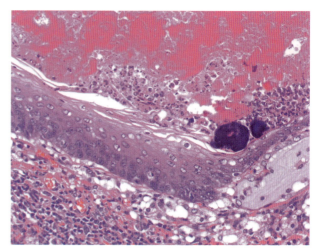

写真 16　化膿性気管支肺炎
ラット、肺　センダイウイルス感染＋細菌感染、HE 染色。
（写真提供：義澤克彦先生）

写真 17　化膿性気管支肺炎
ラット、肺、センダイウイルス感染＋細菌感染、HE 染色。
細気管支上皮の扁平上皮化生、菌塊を伴う。
（写真提供：義澤克彦先生）

2-4-7）膿胸 pyothorax、化膿性胸膜炎 suppurative pleuritis、胸膜炎 pleuritis

　胸腔内や胸膜への化膿性滲出物の貯留で、化膿性胸膜炎、胸膜炎ともいわれ、通常は化膿性所見が肺にもみられる。肺の化膿性炎症は、特に滲出物が線維素性である場合には、肺胸膜にまで病変が広がることがある。水胸 hydrothorax、血胸 hemothorax、乳び胸 chylothorax との鑑別が必要となる。水胸、血胸、乳び胸では、貯留液に化膿性所見（好中球）の出現を認めない。

2-5．感染性病変 infection

　呼吸器疾患を起こすものとして、マウス、ラットではセンダイウイルス（HVJ）やマイコプラズマの感染症で、気管支周囲や肺の辺縁に楔状の病変がみられ、ネズミコリネ菌やパスツレラ感染では灰白黄色膿瘍の形成がみられる。イヌでは、ジステンパー、トキソプラズマ病、結核の微生物感染症、イヌ糸状虫や回虫の仔虫の肺への移行がみられる。サル類では、肺炎双球菌、気管支敗血症菌、溶血連鎖球菌、パスツレラ、肺炎桿菌、ヘモフィラス、ブドウ球菌、結核菌などの細菌とパラインフルエンザウイルスやアデノウイルスあるいは肺ダニなどがあげられる。これらの実験動物の感染性疾患は、近年の微生物・寄生虫管理によって減ってきており、特にラットやマウスでの発生は極めてまれになっている。過去に実施された試験の報告では、これら感染症が背景として存在することがあるので毒性評価に際しては注意を要する。

2-5-1）センダイウイルス感染症
Sendai virus infectious disease

　センダイウイルス Sendai virus（hemagglutinating virus of Japan：HVJ）の感染による急性炎症反応は、細気管支と肺胞上皮の壊死と化膿性滲出で、それに引き続き、血管周囲性、細気管支周囲性のリンパ球や形質細胞の浸潤、傷害された細気管支上皮に粘液細胞 goblet cell の過形成がみられる[28]（写真 16、17）。

2-5-2）ニューモシスチス肺炎（カリニ肺炎）
Pneumocystis carinii pneumonia (Carinii pneumonia)

　Pneumocystis carinii による代表的な日和見感染症の1つであるが重篤な肺炎を引き起こす。1950 年代のヨーロッパで虚弱体質の児童に発生した古典的な病型では形質細胞を主体とした間質性肺炎 interstitial plasma cell pneumonia の像を呈していたが、近年の白血病、悪性リンパ腫、癌腫、臓器移植患者に対する免疫抑制療法中のヒトの発症例では、間質の病変に乏しく、肺胞上皮の剥離と壊死、硝子様膜形成、肺胞内へのマクロファージの遊出が特徴で、急激な呼吸困難に陥る例が多いとされる。P. carinii には組織侵入性はないが、肺胞内で増殖した多数の虫体が肺胞上皮に付着し、充満した泡沫状物質で肺の換気障害に陥る。コンベンショナル環境飼育されるラットなどの齧歯類では、しばしば肺に P. carinii の潜在性または不顕性感染状態が存在し、副腎ステロイド剤の連続投与で発症することがある。発症例は間質性肺炎の像を示し、肺胞壁の水腫、肺胞上皮の壊死および反応性増生、リンパ球・形質細胞の浸潤をみる。

　P. carinii が肺胞内で増殖すると、相互に重なり合い、あるいは連なって合胞体様となり、HE 染色では泡沫状の集積としてみえる。虫体は、厚薄多様な膜に囲まれた径約 2〜10 μm の球状シストとして認められ、時にコップ状あるいは半月状を呈し、ゴモリ Gomori のメセナミン鍍銀染色やグロコット Grocott 染色あるいは PAS 反応陽性に染色される（写真 18、19）。シスト内に 2〜8 個の径約 1 μm の小体をみることもある。原虫は肺胞上皮に糸状仮足 filopodia を伸ばして付着し、あるいは肺胞壁の間隙に食い込んで I 型細胞あるいは肺胞液から栄養分を得ると考えられている。カリニ肺炎治療薬の有効性をみ

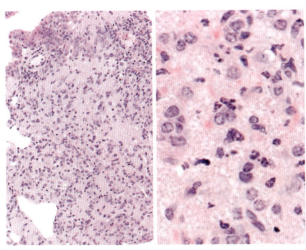

写真18　ニューモシスチス肺炎（カリニ肺炎）
重症複合型免疫不全症 severe combined immunodeficiency (SCID) のマウスに発症させた症例。左：肺胞内に *P. carinii* の増殖による泡沫状物質の集積所見を認める。HE染色。右：左図の拡大像。（写真提供：義澤克彦先生）

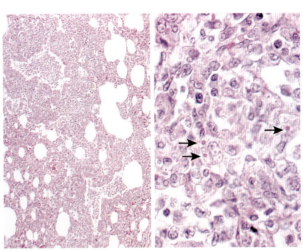

写真20　ジステンパーウイルス感染による間質性肺炎
ビーグル犬、肺、自然発生、HE染色。右：左図の拡大像。好酸性のウイルス性封入体（矢印）がみられる。（写真提供：義澤克彦先生）

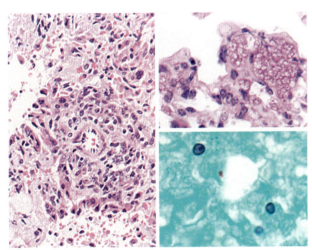

写真19　ニューモシスチス肺炎（カリニ肺炎）
マウス、感染モデル。左：HE染色、右上：PAS反応、右下：グロコット染色。（写真提供：藤平司郎先生）

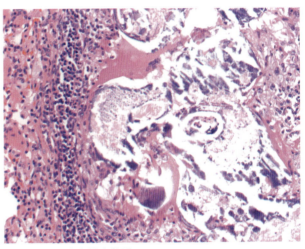

写真21　寄生虫性肉芽腫
ビーグル犬、肺、HE染色。（写真提供：義澤克彦先生）

るために感染モデルとして利用されることがある。

2-5-3）イヌジステンパー（イヌ）
canine distemper

　イヌ科やイタチ科の動物の全身感染症で、肺での病態は、初期にカタル性肺炎を起こし、慢性に経過した場合には間質性肺炎となることがある。

　気管支上皮、肺胞上皮、巨細胞（合胞体 syncytium）の核内または細胞質内に好酸性のウイルス性封入体が認められる（**写真20**）。

　ワクチン接種により現在のGLP施設での発生はないが、過去に実施された試験報告で毒性評価をする際には、イヌジステンパーウイルス感染が背景に存在する可能性を考える必要がある。

2-5-4）寄生虫性肉芽腫（イヌ）
parasitic (verminous) granulomatous inflammation

　まれに寄生虫感染を原因とする肉芽腫がイヌ（ビーグル犬）の肺内でみられることがある（**写真21**）。

2-5-5）肺ダニ症（サル）pulmonary acariasis

　肺ダニ lung mite（*Pneumonyssus simicola*）のサル類への寄生による肺病変。肉眼では肺の表面に半透明囊胞様で白色～黒色混じりの結節（虫嚢）が多数みられ、複数の虫嚢が癒合することも多い。寄生するダニの数が多いと細菌の二次感染による化膿性肺炎を併発することが多く、膿性胸水の貯留、肺炎、肺葉間や肺胸壁間の線維素性癒着がみられることがある。病理組織学的には、細気管支炎あるいは細気管支周囲炎の像を呈し、好酸球、リンパ球、形質細胞の浸潤、褐色色素を保有したマクロファージの集簇、細気管支内腔に虫体（ダニ）の断面が

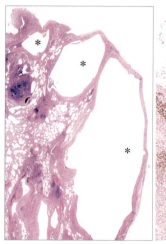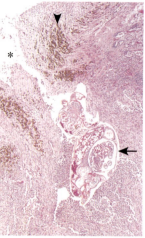

写真 22　肺ダニ症
アカゲザル、肺、自然発生、HE 染色。左：高度の気管支拡張（＊）、右：気管支（＊）へのダニの寄生。ダニが気管支壁を破壊し（矢印）、周囲に好酸球浸潤（ダニ周囲に認められる赤色部）がみられる。黄褐色色素（矢頭）はダニの糞由来色素。（写真提供：義澤克彦先生）

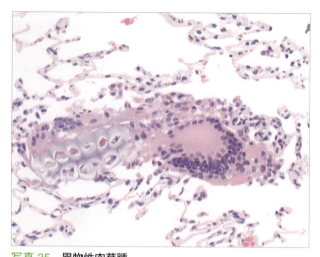

写真 25　異物性肉芽腫
ラット、自然発生、HE 染色。飼料粉末の縦断面と異物巨細胞。

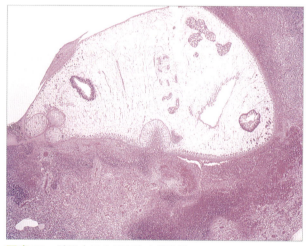

写真 23　肺吸虫による寄生虫性肺炎
カニクイザル、自然発生、HE 染色。虫体の断面と、その周囲に炎症がみられる。（写真提供：義澤克彦先生）

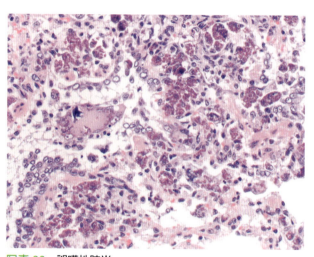

写真 26　誤嚥性肺炎
ビーグル犬、HE 染色。赤紫色の異物を貪食したマクロファージ、細気管支内には異物巨細胞を認める。（写真提供：義澤克彦先生）

みられる。マクロファージ胞体の中にみられる褐色色素はダニの糞由来の色素で、肺ダニ症の特徴的な所見となる（**写真 22**）。

2-5-6）肺吸虫によるサルの寄生虫性肺炎
　　　　parasitic (verminous) pneumonia
　　　　(lung fluke parasitize)

カニクイザルに肺吸虫の感染による寄生虫性肺炎がまれにみられる。病理組織標本上では虫体の断面がみられ、虫体の周囲には炎症性反応がみられる（**写真 23**）。

2-5-7）巨細胞性肺炎
　　　　（サルのサイトメガロウイルス感染）

サル類では麻疹ウイルス感染で、ヒトの症例と同様な巨細胞性肺炎が認められる（**写真 24**）。

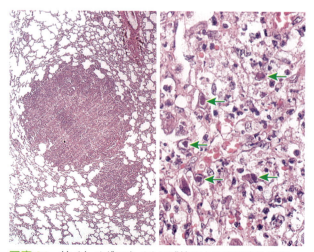

写真 24　サイトメガロウイルス感染による巨細胞性肺炎
サル、自然発生、HE 染色。好塩基性核内封入体（矢印）が認められる。（写真提供：義澤克彦先生）

2-5-8）誤嚥性肺炎（吸引性肺炎）
aspiration pneumonia

　異物の吸引、誤嚥によって起こる肺炎。吸引した異物に細菌が混在する場合は、炎症が重篤となり、化膿性肺炎を起こす。肺胞内にマクロファージ、好中球、好酸球の浸潤がみられ、マクロファージによる異物の貪食像もみられる（**写真 25、26**）。

2-6. 肺胞の異常拡張、肺胞構造の破壊
abnormal dilatation/destruction of alveoli

2-6-1）肺細葉拡張 pulmonary acinar ectasia

　肺胞と肺胞管の軽度な拡張で、肺胞壁の組織構造の破壊はみられない。加齢ラットで肺の胸膜下領域によくみられる。この変化は、肺気腫と診断されることがあるが、肺胞壁の構造に破壊が認められない[16]ため、INHANDでは肺気腫とは別所見として扱われている。肺気腫や固定液注入時のアーティファクトとの鑑別が必要となる。肺気腫では肺胞壁の組織構造の破壊がみられ、慢性の炎症性細胞浸潤や細葉中心域に局在する病変がみられる。固定液注入時のアーティファクトでは、肺胞の拡張は切片全体に広くみられる。

2-6-2）肺気腫 alveolar emphysema

　肺胞中隔の組織構造の破壊を伴う終末細気管支より末梢の気腔の異常拡張所見で、肺の容積の増加、肺胞のサイズの増加も肺気腫の診断要素となる。固定液の定圧注入、動物の週齢を揃えた対照群との比較が重要となる。ラットでの自然発生は報告されていない。肺気腫はさまざまな肺の傷害が原因となって起こり[46]、いくつかの肺気腫誘発モデルが報告されている。膵液のエラスターゼ pancreatic elastase またはパパイン papain の気管内投与[47]、ニッケル化合物のような細胞毒性を有する粒子の吸入では限局性の激しい炎症を起こしてラットに肺気腫が誘発される。また、ラットだけでなくマウスでもタバコの煙の慢性曝露で細葉中心性に弱い肺気腫が誘発される[48]ことが報告されている。タバコの煙のような刺激物の慢性曝露で誘発される肺気腫の病因としては、プロテアーゼと抗プロテアーゼのレベルの不均衡、免疫異常を伴う持続性炎症およびアポトーシスが考えられている[49]。また、新生仔期にセンダイウイルスに感染したラットは、生後4ヵ月齢までに肺気腫を起こすとされている[50]。

　肺細葉の拡張との鑑別が必要となる。肺細葉拡張では、炎症所見や胞隔組織に構造破壊所見を欠き、病変が細葉中心域に局在しない。

2-6-3）無気肺 atelectasis

　無気肺は、肺胞領域の全域または、肺の一部に限局した肺胞管や肺胞の虚脱（肺胞の拡張不全）所見で、限局

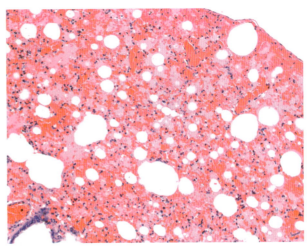

写真 27 肺出血
ラット、自然発生、HE 染色。

性無気肺 focal collapse のケースが多い。炎症性滲出物や腫瘍により気道が閉塞される場合には、閉塞部より末梢側に肺胞の虚脱がみられ、重度の気管支拡張症でも末梢側の肺胞に虚脱がみられる。コロナウイルス感染でもラットに無気肺が報告されている[51]。解剖時の肺の摘出や、固定液注入の不手際による人工的な虚脱との鑑別が必要となる。人工的な虚脱では、肺胞の拡張不良が広い範囲に起こり、炎症反応がみられない。

2-7. 血管の変化 vascular changes

2-7-1）出血 hemorrhage（**写真 27**）

　肺の組織中に、血管内から逸脱した赤血球がみられる変化で、上部の気道で出血した赤血球が肺に流入したものと区別する必要がある。麻酔に二酸化炭素（70%）を用いると、肺胸膜下に出血がよくみられるが、ルーチンでの病理組織学的評価には影響を及ぼさないとされている。パラコート paraquat を投与したラットに血管内皮の傷害による肺出血が報告されている[52,53]。

2-7-2）鬱血 congestion

　肺の毛細血管に血液を充満した変化で、肺胞壁は拡張した毛細血管によって肥満してみえる。衰弱死するラットに起こる死戦期の変化、剖検後に時間が経過した症例あるいは放血が不充分な例、二酸化炭素による麻酔で安楽死させたラットの肺では、鬱血との鑑別が困難である[54]。

2-7-3）肺水腫 edema

　細気管支、肺胞管、肺胞および関連組織で起こる。

　肺水腫は、肺の血液動態の変化、肺胞壁の損傷による肺毛細血管壁の透過性亢進が原因と考えられる変化で、HE 染色で淡くピンク色に染まる均一な滲出液が間質や肺胞腔に貯留し、その色調の濃淡は滲出液の蛋白質含量に比例する（**写真 28**）。肺水腫の程度が重い場合には死因となることもある。血管周囲などの間質や肺胞内に、

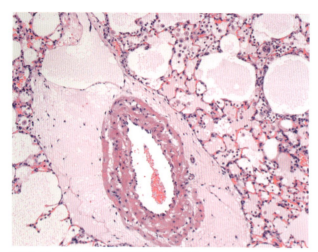

写真 28　肺水腫（肺静脈周囲と肺胞）
ラット、ガス状化学物質の吸入曝露、HE 染色。

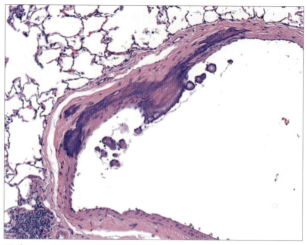

写真 30　肺動脈壁の鉱質沈着
ラット、自然発生、HE 染色。

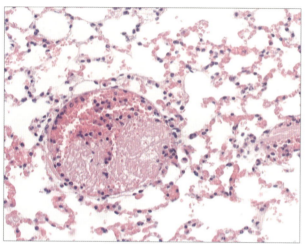

写真 29　肺小動脈の血栓
ラット、自然発生、HE 染色。

初期変化や弱い病変がみられる場合には、血管周囲腔や肺小葉間のスペースに拡張がみられる。齧歯類の肺では、胸膜に存在する小孔 stomata からの滲出が比較的頻繁に起こる[19]。肺胞リポ蛋白症、線維素性滲出、リンパ水腫 lymphedema との鑑別が必要になる。線維素性の滲出ではフィブリンが層状に析出する所見がみられ、リンタングステン酸（PTAH）染色による線維素の確認が有効である。滲出液に線維素が検出されると、単純な水腫よりも重度な変化であることが示唆される。肺胞リポ蛋白症では、無細胞性でPAS陽性の均一な物質が肺胞腔を埋め、マクロファージの出現の程度はさまざまである。線維素性滲出では滲出物が層状構造を呈し、リンパ水腫では滲出物中にリンパ球を認める。

2-7-4）肺栓塞 emboli（写真 29）

脈管の中で析出したフィブリンや、外部から脈管の中に流入した種々の遊離片によって脈管が閉塞され、循環障害を起こした状態を栓塞症（塞栓形成）という。脈管を閉塞する物質を栓子 embolus、フィブリンが栓子となったものを血栓 thrombus、脂肪が栓子となったものを脂肪栓塞 fat embolism という。静脈内注射による投与を繰り返した毒性試験では、毛髪または皮膚の断片からなる栓塞が 20％以上のラットの肺動脈または毛細血管に報告されている[55]。これらの異物は、化膿性ないし多核巨細胞が出現する肉芽腫性反応を引き起こす。血栓は重度の肺炎の合併症や、ある種の薬剤投与でラットに肺動脈血栓の発生が報告されている[56]。肺の循環系は気管支循環と肺循環の 2 系統からなっており、全身循環の障害がない場合には、血栓による影響は少ない。死後の血液凝固との鑑別が必要になる。死後の血液凝固では、白血球はほとんど認められず、また、フィブリンの層状沈着はみられない。

2-7-5）肺動脈の中膜肥厚
medial hypertrophy of pulmonary arteries

筋型動脈の中膜平滑筋の肥大と結合組織の増生、外膜の結合組織の増生がみられる病変で、中膜の厚さと外径との比の増加が参考になる。

2-7-6）鉱質沈着 mineralization

肺の血管、肺胞中隔、関連する結合組織で起こる。

肺胞中隔や肺の血管に直線状の鉱質沈着がみられ、しばしば、マクロファージや炎症を伴うが、確定診断には石灰化の確認が必要となる。高齢ラットにしばしば肺動脈壁に限局した鉱質（石灰）沈着が肺動脈の内膜下から中膜にかけてみられる（写真 30）[16]が、通常、肺実質への影響はないと考えられている。慢性進行性腎症が重度な高齢ラットでは、肺胞壁や肺血管の鉱質沈着にマクロファージの集簇や急性漿液性炎症を伴うことがある[1]。

死後の自己融解、骨や鉱質の吸引、骨化生との鑑別が必要となる。死後の自己融解では均一で広範な融解がみられ、組織構造の変化や器質化はみられない。

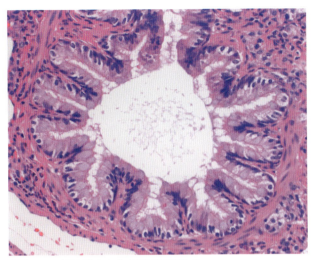
写真 31　細気管支上皮の粘液細胞化生
ラット、ガス状化学物質の吸入曝露、HE 染色。

2-7-7）非炎症性胸膜滲出 noninflammatory pleural effusion（水胸または胸水症 hydrothorax、血胸 hemothorax、乳び胸または乳び胸症 chylothorax）

　胸腔内に滲出液が多量に貯留する病変で、透明な漿液性漏出液が貯留した場合を水胸（胸水症）、血液が貯留した場合を血胸、リンパ球が貯留した場合を乳び胸（乳び胸症）という。膿胸、中皮過形成および中皮腫との鑑別が必要となる。膿胸は胸腔内への化膿性浸出液の貯留を特徴とする病変で、中皮過形成と中皮腫では中皮や、直下の結合組織に増生がみられる。中皮の増生と滲出が同時に認められることもしばしば起こる。

3．増殖性・腫瘍性病変

3-1．非腫瘍性増殖性病変 nonneoplastic proliferative lesion（終末細気管支、肺胞、胸膜）

3-1-1）粘液細胞化生 mucous cell metaplasia
■同義語　杯細胞化生 goblet cell metaplasia
■組織発生　クララ細胞やⅡ型肺胞上皮細胞から粘液細胞への化生で生じる。
■組織学的特徴　終末細気管支や肺胞の上皮に粘液の貯留所見が優勢となる変化で、粘液細胞の分裂活性は極めて低い。通常、炎症や線維化を伴い、線毛細胞やクララ細胞の増生がみられることもある。
■鑑別診断　細気管支肺胞上皮過形成 bronchiolo-alveolar hyperplasia、細気管支肺胞上皮腺腫 bronchiolo-alveolar adenoma、腺房癌 acinar carcinoma との鑑別が必要となる。細気管支肺胞過形成では、粘液の貯留や粘液細胞の増生はみられないか、みられるとしてもわずかである。粘液の観察には PAS 反応やアルシアンブルー Alcian blue 染色が有用である。細気管支肺胞腺腫、腺房癌との鑑別は、「3-2-5）腺房癌」の項を参照。
■解説　粘液細胞化生は刺激性のある大気汚染物質に長期間曝露した動物の細気管支や肺胞の上皮に認められることが多い（写真 31）。マウスでは、小さな病変が自然発生することがある。硫酸コバルトのエアゾル cobalt sulfate aerosol への曝露で、まれではあるが中間的な太さの気道の分岐部に粘液細胞化生が目立つことがある。

3-1-2）扁平上皮化生 squamous cell metaplasia
■組織発生　終末細気管支から肺胞管への移行部の肺胞上皮（クララ細胞やⅡ型細胞）の扁平上皮への化生で生じる。
■組織学的特徴　肺胞上皮細胞がケラトヒアリン顆粒、高度な角化など扁平上皮の特徴を有する細胞によって置き換えられる変化で、通常、多中心性にみられる。角化領域には基底細胞から角化層に向かう重層扁平上皮の層状の分化がみられる（写真 17）。まれに軽度の核異型や細胞異型、分裂像がみられる。
■鑑別診断　細気管支肺胞過形成 bronchiolo-alveolar hyperplasia、扁平上皮癌 squamous cell carcinoma、角化嚢胞 keratinizing cyst（ラットのみ）、嚢胞性角化上皮腫 cystic keratinizing epithelioma（ラットのみ）、嚢胞性非角化上皮腫 nonkeratinizing epithelioma（ラットのみ）など、扁平上皮系の増殖性病変との鑑別診断が必要となる。細気管支肺胞上皮過形成では、病変部に扁平上皮成分を認めることはほとんどない。ほかの扁平上皮系の増殖性病変との鑑別は「3-2-7）扁平上皮癌」の項を参照。
■解説　扁平上皮化生は、ビタミンＡの欠乏した食餌、慢性的な感染性肺炎、刺激物質を慢性吸入したラットに発生が知られている。

3-1-3）細気管支肺胞上皮過形成 bronchiolo-alveolar hyperplasia（写真 32〜34）
■同義語　Ⅱ型肺胞上皮過形成 type Ⅱ cell hyperplasia、細気管支化 bronchiolization
■組織発生　肺胞のⅡ型細胞、細気管支の線毛細胞または分泌細胞の増殖によって生じる。
■組織学的特徴　細気管支や肺胞の上皮細胞が既存構造に沿って、通常、一層性に増殖する病変。低倍率の観察で、細胞密度が増加した円錐状の領域として認められ、周囲組織を圧排するような境界をつくらない。
　細気管支肺胞上皮過形成をサブタイプとして、肺胞型、細気管支型（細気管支化）、混合型に分類することもある。
・肺胞型 alveolar type（写真 32）：周囲との境界が不明瞭な細胞密度が高い円形〜円錐形の領域としてみられ、単発ないし多発する。肺胸膜下では円錐状の病変をつくる。病変部では、Ⅱ型細胞が肺胞壁に沿って一層性に増殖し、好酸性の円形／卵円形あるいは立方細胞が増殖するケースと、好塩基性の立方細胞が増殖するケースがあり、細胞質に空胞が認められる。前者の

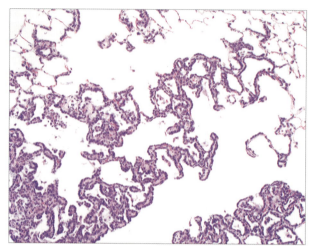

写真 32 細気管支肺胞上皮過形成（肺胞型）
ラット、ガス状化学物質の吸入曝露、HE 染色。

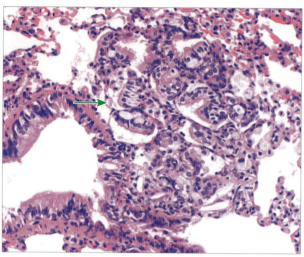

写真 34 細気管支肺胞上皮過形成（細気管支型／細気管支化）
ラット、ガス状化学物質の吸入曝露、HE 染色。肺胞に線毛細胞（矢印）が認められる。

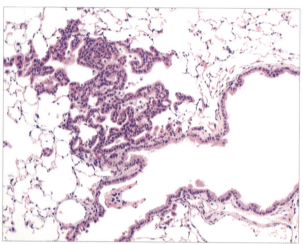

写真 33 細気管支肺胞上皮過形成（細気管支型）
マウス、ガス状化学物質の吸入曝露、HE 染色。

場合、しばしば細胞質が豊かで肥大した細胞が増殖する。過形成病巣内には肺胞マクロファージの流入もみられる。肺胞内の過形成病変が気道終末部にまで広がることもある。また、充実性や乳頭状に増殖するケースでは腫瘍性病変に進展することがある。

- **細気管支型（細気管支化）bronchiolar type（bronchiolization）（写真 33、34）**：肺胞壁に沿って、立方ないし円柱上皮が一層性に増殖し、線毛やクララ細胞にみられる頂部の突出、細胞質内に粘液や好酸性小球など細気管支上皮への分化を示唆する所見が認められる。病変部内の所々に、既存のⅡ型やⅠ型細胞が残存し、扁平上皮化生を伴うこともある。小房状に増殖するところでは偽重層上皮のようにみえる。正常部との境界は肺胞型と同様、明瞭ではない。肺胞壁に線毛細胞など細気管支上皮に分化した細胞が認められる状態を細気管支化と称することもある（写真 34）。この場合、標本作製時の薄切の状態によって終末細気管支との連続性がみられないことがある。細胞異型が目立つ、肺胞内での増殖に多層化傾向がみられる、基底膜への浸潤性増殖がみられる、といった所見がみられる場合は、腫瘍性病変の可能性を検討する必要がある。
- **混合型 mixed type**：混合型では、細気管支型と肺胞型の両方がみられ、両者の構成比はさまざまである。

■ **鑑別診断** 細気管支肺胞腺腫 bronchiolo-alveolar adenoma、細気管支肺胞上皮癌 bronchiolo-alveolar carcinoma との鑑別が必要となる。細気管支肺胞腺腫、細気管支肺胞癌との鑑別は、「3-2-5）腺房癌」の項を参照。

■ **解説** クララ細胞とⅡ型細胞の鑑別には、surfactant apoprotein A（SP-A）または C（SP-C）などのⅡ型細胞の特異抗体や CC10 や CC16 などクララ細胞の特異抗体を用いた免疫染色が有効とされる。

3-1-4）中皮過形成 mesothelium hyperplasia

■ **組織発生** 胸腔の内面を覆う中皮から発生する。

■ **組織学的特徴** 胸膜中皮が巣状ないし、びまん性に 1〜2 層の増生をする病変で、炎症性細胞浸潤や中皮を裏打ちする結合組織の増生を伴う。通常、中皮細胞は扁平な細胞が胸膜面に沿って並ぶが、過形成では、細胞質が豊富な細胞が胸膜面から突出するように並び、核小体が目立つ。

■ **鑑別診断** 中皮腫 mesothelioma、炎症に伴う胸膜線維化 pleural fibrosis との鑑別が必要となる。中皮腫では中皮の重層化、細胞異型、周囲組織への浸潤性増殖がみられる。胸膜線維化では、炎症に随伴した紡錘形細胞（膠原線維）の束が交錯するが、中皮の増生はみられない。

3-1-5）角化嚢胞 keratinizing cyst（ラット）

■ **組織発生** 扁平上皮化生を起こした肺胞または細気管支上皮から生じると考えられている。

■ **組織学的特徴** 嚢胞の径は数 cm にまで達し、嚢胞内に多量の角質を容れる。嚢胞壁は薄く均一で、重層扁平上皮によく分化した扁平上皮が認められ、嚢胞に隣接した周囲の肺組織への圧排は、通常目立たず、有糸分裂像

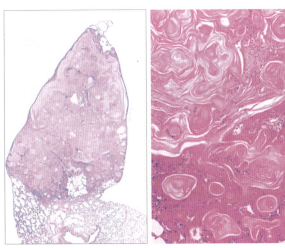

写真 35　肺角化嚢胞
ラット、HE 染色。（写真提供：堤 雅弘先生）

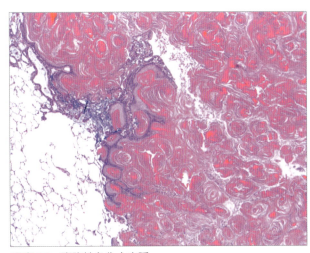

写真 36　嚢胞性角化上皮腫
ラット、HE 染色。（写真提供：義澤克彦先生）

はまれ、あるいは認められない（写真 35）。ラットにのみ発生が知られている。

■**鑑別診断**　扁平上皮化生、嚢胞性角化上皮腫、嚢胞性非角化上皮腫、扁平上皮癌との鑑別が必要となる。扁平上皮系の増殖性病変との鑑別は「3-2-7）扁平上皮癌」の項を参照。

3-2. 腫瘍性増殖性病変
neoplastic proliferative lesion

3-2-1）嚢胞性角化上皮腫
cystic keratinizing epithelioma

■**同義語**　良性嚢胞性角化扁平上皮腫瘍 benign cystic keratinizing squamous cell tumor、扁平上皮腫 squamous epithelioma、扁平上皮嚢胞 squamous cyst

■**組織発生**　扁平上皮化生を起こした組織の腫瘍性増殖で、肺胞の上皮細胞やクララ細胞が腫瘍性形質転換を起こして発生すると考えられている。

■**組織学的特徴**　腫瘍結節の内部に多量の角化物と壊死した腫瘍組織を容れる嚢胞を形成する。嚢胞壁は多くの有糸分裂像が認められる領域や、正常な重層扁平上皮の層状分化がみられない領域が混在する腫瘍細胞からなり、薄い扁平上皮系腫瘍細胞の増殖が、主気管支と並走する血管周囲の間質組織に接するようにみられる（写真 36）。腫瘍組織は、肺胞腔に沿って末梢方向に広がることから、腫瘍結節の辺縁は石を敷きつめたようにでこぼこした様相を呈する。増殖が活発な部位では、基底部の細胞に配列の乱れ、有糸分裂像の増加が認められる。

■**鑑別診断**　扁平上皮化生、角化嚢胞、嚢胞性非角化上皮腫（ラットのみ）、扁平上皮癌との鑑別が必要になる。扁平上皮系の増殖性病変との鑑別は「3-2-7）扁平上皮癌」の項を参照。

3-2-2）嚢胞性非角化上皮腫
nonkeratinizing cystic epithelioma

■**同義語**　良性非角化扁平上皮腫瘍 benign nonkeratinizing squamous cell tumor

■**組織発生**　扁平上皮化生を起こした組織の腫瘍性増殖、肺胞の上皮細胞やクララ細胞の腫瘍性形質転換で生じると考えられている。

■**組織学的特徴**　扁平上皮系の腫瘍細胞が肺胞腔を埋めながら膨脹性に増殖する病変で、腫瘍結節の辺縁部で増殖する細胞は重層扁平上皮の基底細胞に類似し、腫瘍結節の中心部で増殖する細胞は、重層扁平上皮の棘細胞に類似するが、細胞間橋は目立たない。有糸分裂像を認めることはまれで、角化はほとんど認められない。ラットにのみ報告がある。

■**鑑別診断**　扁平上皮化生、角化嚢胞、嚢胞性角化上皮腫、扁平上皮癌との鑑別が必要になる。扁平上皮系の増殖性病変との鑑別は「3-2-7）扁平上皮癌」の項を参照。

3-2-3）細気管支肺胞上皮腺腫
bronchiolo-alveolar adenoma

■**同義語**　II型肺胞上皮腺腫 type II cell adenoma、肺腺腫 pulmonary adenoma

■**組織発生**　終末細気管支上皮や肺胞の上皮細胞から発生し、II型細胞またはクララ細胞に由来すると考えられている。マウスでは乳頭型の細気管支肺胞腺腫の大部分がII型細胞由来と考えられている。

■**組織学的特徴**　細気管支肺胞上皮腺腫は肺の末梢域で発生することが多く、大きさは径 3～4 mm 以下と小さいものが多い。終末細気管支や肺胞上皮から発生した腫瘍細胞が既存の肺胞を埋めながら増殖する。腫瘍細胞は比較的均一で、増殖が盛んなものでは周囲に対して強く張り出し、境界は明瞭となる。腫瘍組織の周辺の肺組織構築に目立った破壊はない。有糸分裂像は認めないか、認められたとしてもまれである。腫瘍組織中に、少し様相が異なる小増殖巣を形成することがある。こうした小

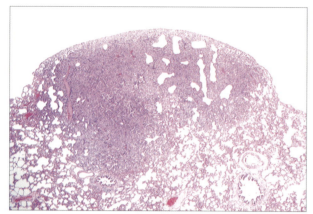

写真 37　細気管支肺胞上皮腺腫
ラット、HE 染色。

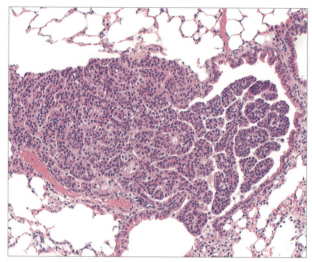

写真 39　細気管支肺胞上皮腺腫
マウス、ガス状化学物質の吸入曝露、HE 染色。

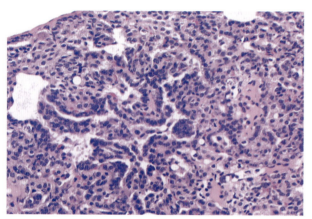

写真 38　細気管支肺胞上皮腺腫
ラット、HE 染色。

増殖巣の細胞では、多型性が強く有糸分裂像が増加する傾向がある。しばしば、肺胞からが細気管支内に侵入することがあるが、この所見をもって悪性所見とはしない。細気管支肺胞上皮腺腫を充実型、乳頭型、混合型のサブタイプに分類することもある。またラットには、肺胞型、管状型もみられる（**写真 37～39**）。

- **充実型 solid type**：Ⅱ型細胞が起源とされ、円形～卵円形の腫瘍細胞が既存の肺胞腔を埋めながら充実性に増殖する。腫瘍細胞の細胞質は豊かで、顆粒状または空胞状を呈する。核は円形～卵円形で、通常、有糸分裂像は認められないが、認められたとしてもまれである。腫瘍組織の背後に存在する肺の組織構築は明瞭でなく、周囲組織への圧排をしばしば認める。
- **乳頭型 papillary type**：腫瘍組織の中で、好塩基性が強い立方～円柱細胞の乳頭状増殖が優位を占め、腫瘍組織内に構造異型や、異型細胞の増殖巣はみられない。標本の薄切方向によっては、細長く伸張した管腔を立方上皮が取り囲む管状構造が目立つことがある。周囲の過形成病変との連続がみられることが多いが、非腫瘍部とは明瞭に区別される。大型のマクロファージや泡沫状のマクロファージの浸潤を認めることもある。通常、細胞異型は弱く、有糸分裂像を認めることはまれであり、周囲組織への浸潤や破壊もない。
- **肺胞型 alveolar type**（ラットのみ）：立方上皮、または円柱上皮が肺胞を模倣した腺様の増殖パターンを示す。細胞異型は軽度で、しばしば卵円形の核小体を認める。
- **管状型 tubular type**（ラットのみ）：細長く伸張した管状腺腫の増殖パターンを示す。
- **混合型 mixed type**：ラットでは同じ腫瘍中に、充実型、肺胞型、管状-乳頭型がみられる。マウスでは同じ腫瘍中に、充実型と乳頭型がみられる。

■**鑑別診断**　細気管支肺胞上皮腺腫は細気管支肺胞上皮過形成から進展すると考えられていて、細気管支肺胞上皮過形成と細気管支肺胞上皮腺腫や細気管支肺胞上皮癌を明確に区分することは困難である。

■**解説**　細気管支肺胞上皮腺腫に細胞質内の好酸性小体 eosinophilic globule がみられることがある。しばしば、細気管支肺胞上皮腺腫が細気管支内に侵入することがあるが、これを悪性所見とはしていない。充実型にはⅡ型細胞の特徴がみられ、良性のⅡ型肺胞上皮細胞腺腫に相当すると考えられているが、マウスに充実性の腺癌の報告はない。ラットとマウスでは細気管支由来と肺胞細胞由来を区別することが困難であることから、細気管支肺胞上皮腺腫の用語を使用するが、イヌやサルでは腺腫 adenoma、Ⅱ型肺胞上皮細胞腺腫 typeⅡ cell adenoma、肺腺腫 pulmonary adenoma の用語が使用される。

3-2-4）細気管支肺胞上皮癌
bronchiolo-alveolar carcinoma

■**同義語**　肺腺癌 pulmonary adenocarcinoma、細気管支肺胞上皮癌 bronchiolo-alveolar adenocarcinoma

■**組織発生**　終末細気管支細胞や肺胞細胞から発生し、Ⅱ型細胞またはクララ細胞由来とされている。

■**組織学的特徴**　腫瘍細胞が既存の肺胞構造を破壊しながら増殖し、不規則な結節性の病変を形成する。腫瘍が1葉全体に広がることもあり、マウスではしばしば径3～

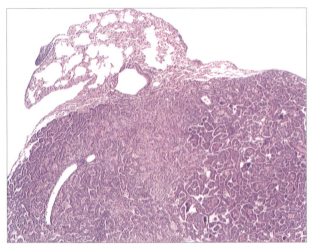

写真40　細気管支肺胞上皮癌
マウス、ガス状化学物質の吸入曝露、HE染色。

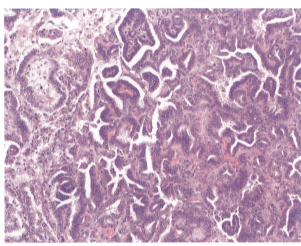

写真41　細気管支肺胞上皮癌
マウス、自然発生、HE染色。

4mmを超える大きな病変となる。非腫瘍部との境界は、適度に区画されたり、不明瞭であったりと一定しない。細気管支肺胞癌は下記のように、ラットとマウスで増殖パターンが異なるが、ラットとマウスに共通したものとして次のような所見がみられる。

　腫瘍組織中に、ひときわ好塩基性が強く、異型の程度が増した腫瘍細胞の増殖巣が認められることがある。こうした増殖巣は多型性が強く有糸分裂像が増加する傾向があり、より低分化の腫瘍細胞集団と考えられている。大きな腫瘍組織内には、壊死巣、出血巣、コレステリン沈着、細気管支に閉塞性線維化病変が認められる。また、胸膜下に病変が局在する場合には線維化がみられる。悪性を示す徴候として、肺実質の破壊、細気管支壁や間質組織および胸膜への浸潤、リンパ管や気腔を介した転移、さらに遠隔臓器転移がみられる。悪性度が高い症例や胸膜への浸潤が進行した症例では、紡錘形や円形の異型細胞が出現するなど腫瘍細胞に強い多型性が認められ、線維形成desmoplasiaや有糸分裂像の増加がみられる。扁平上皮化生を伴うことがある（**写真40～42**）。

① ラットの細気管支肺胞上皮癌にみられる組織学的特徴

ラットでは、5種類の増殖型がみられる。

- **肺胞（腺様）alveolar（glandular）type**：立方細胞や円柱細胞が腺様構造をとりながら増殖する。
- **乳頭型 papillary type**：立方細胞や円柱細胞、または多型な細胞が結合組織を芯とした乳頭状増殖を示す。
- **管状型 tubular type**：長く伸張した管状構造が目立つ。
- **充実型 solid type**：丸みを帯びた細胞が、隙間なく増殖する。
- **混合型 mixed type**：1つの腫瘍の中に、充実性、腺様および乳頭状の増殖パターンをとる領域が混在する。

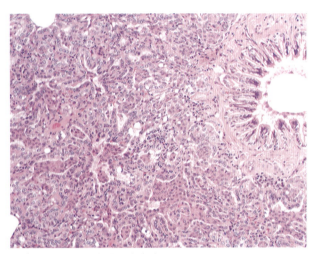

写真42　細気管支肺胞上皮癌
ラット、自然発生、HE染色。

② マウスの細気管支肺胞癌にみられる組織学的特徴

マウスでは、1種類の増殖型がみられる。

- **乳頭型**：立方細胞や円柱細胞、または多型な細胞が結合組織を芯とした乳頭状増殖を示す。腫瘍細胞の細胞質にはグリコーゲンや中性脂肪、または、その両方の貯留がみられる。

■**解説**　細気管支肺胞上皮腺腫と細気管支肺胞上皮癌は、ラット、マウスで自然発生や化学物質誘発腫瘍としてよくみられる腫瘍であり、肺胞／細気管支領域に分布するⅡ型細胞やクララ細胞が起源と考えられるが、これら両者のいずれから起こるのかを特定できないことが多いので、細気管支肺胞上皮腺腫または細気管支肺胞上皮癌という診断用語が用いられている。INHAND[9]では、ラット、マウスそれぞれにいくつかのサブタイプを提示しているが、実際にこれらの組織型に分類するとなると、困難なことが多い。イヌやサルでは腺癌adenocarcinoma、Ⅱ型肺胞上皮腺癌typeⅡcell adenocarcinoma；肺腺癌pulmonary adenocarcinomaの用語が使用される。

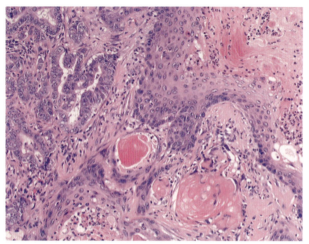

写真 43　腺扁平上皮癌
ラット、ガス状化学物質の吸入曝露、HE 染色。

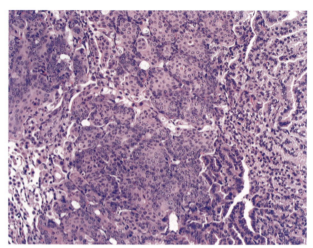

写真 44　腺扁平上皮癌
マウス、ガス状化学物質の吸入曝露、HE 染色。

3-2-5）腺房癌 acinar carcinoma（マウスのみ）

■**組織発生**　終末細気管支のクララ細胞が悪性の形質転換を起源とする説（クララ細胞が肺胞上皮の中に移動）と、肺胞壁に分布しているクララ細胞を起源とする説（Ⅱ型細胞の化生）がある。

■**組織学的特徴**　周囲組織との境界が不規則なびまん性増殖病変、または限局性の結節を形成する。腫瘍細胞は既存の肺胞構築に沿って、腺様ないし腺房構造 glandular/acinar pattern の増殖を示す。腫瘍は立方状、円柱状、あるいは特定の種類に分類できない多型細胞から構成され、線毛細胞または粘液細胞を混じえることが多い。粘液腺癌 mucinous adenocarcinoma のように、ある組織型が腫瘍全体ないし、その大部分を占めている腫瘍組織では、優勢な種類の細胞への分化が示唆され、腫瘍細胞の細胞質内に認められる好酸性小体 cytoplasmic eosinophilic globule の程度は一定しておらず、明瞭な扁平上皮化生はみられない。基底膜への侵入や組織構造の破壊などの悪性所見がみられる。

■**鑑別診断**　細気管支肺胞上皮癌、腺扁平上皮癌、扁平上皮癌との鑑別が必要。

■**解説**　腺房癌の自然発生は極めてまれである。メチルコラントレン methylcholanthrene の気管内投与や N-ニトロソビス-(2-クロロエチル)ウレア N-nitrosobis-(2-chloroethyl) urea の皮膚への投与で誘発される。

細気管支、肺胞上皮系の増殖性病変の鑑別

- **細気管支肺胞上皮過形成**：細気管支や肺胞の上皮細胞が既存構造に沿って、通常、一層性に増殖する。
- **細気管支肺胞上皮腺腫**：肺胞腔内や肺胞管内で、乳頭状ないし充実性の腫瘍性増殖がみられる。肺胞構造は腫瘍細胞の増殖で不明瞭となる。
- **腺房癌**：よく分化した腺様構造と基底膜を破る浸潤増殖がみられる。
- **細気管支肺胞上皮癌**：細胞異型の増加、浸潤性増殖、既存構築の破壊がみられる。

3-2-6）腺扁平上皮癌 adenosquamous carcinoma

■**同義語**　粘表皮癌 mucoepidermoid carcinoma

■**組織発生**　ラットでは、Ⅱ型細胞、クララ細胞、あるいはその両者から発生した細気管支肺胞上皮癌の一部に、悪性の扁平上皮に分化するクローナルな変異が起こったと考えられる。マウスでは、腺房癌、または細気管支肺胞上皮癌の一部に、悪性の扁平上皮に分化するクローナルな変異が起こったと考えられている。

■**組織学的特徴**　1つの腫瘍の中に腺癌の成分と扁平上皮癌の成分が併存する癌で、両成分とも十分な領域を占める（写真 43、44）。一方が認められる領域が極めて小さい場合は、優勢な組織型による診断名（腺癌、または扁平上皮癌）をつける。その際、小さい方の領域にみられる組織型を付記してもよい。扁平上皮に高度に分化したケースでは、癌真珠を形成し、剥離した角化細胞が充満して拡張する。一方、角化所見が認められないケースでは、著しく大型の非角化多角細胞 nonkeratizing polygonal cell に細胞間橋や核異型が認められる。いずれのケースでも、基底膜への浸潤や組織構築の破壊などの明確な悪性徴候が認められる。

■**鑑別診断**　細気管支肺胞上皮癌、扁平上皮癌との鑑別が必要。

■**解説**　腺扁平上皮癌と扁平上皮化生を伴う細気管支肺胞上皮癌の鑑別は明快ではない。マウスでは、腺房癌や細気管支肺胞上皮癌の中で扁平上皮癌への変異が起こるとされている。

3-2-7）扁平上皮癌 squamous carcinoma

■**同義語**　類表皮癌 epidermoid carcinoma

■**組織発生**　肺胞上皮細胞やクララ細胞、またはその両者が扁平上皮化生を起こした細胞の悪性形質転換によって起こる。

■**組織学的特徴**　癌真珠の形成を伴う角化や不規則な増殖をするパターンと、顕著な角化所見は認められないが細胞間橋を明瞭に認めるパターンがある。腫瘍組織中に

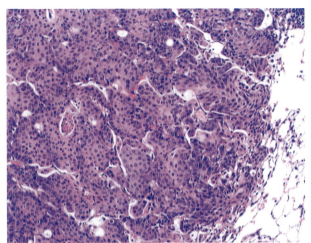

写真 45　扁平上皮癌（非角化）
マウス、ガス状化学物質の吸入曝露、HE 染色。

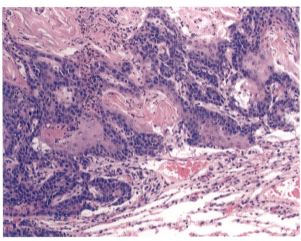

写真 46　扁平上皮癌（角化）
ラット、ガス状化学物質の吸入曝露、HE 染色。

は、好中球を主体とした炎症性細胞、細胞残渣や壊死が認められる。腫瘍細胞の径が 60 μm を超える巨細胞など、多型な細胞が頻繁にみられるほか、核異型や細胞異型、既存の組織構築の破壊、有糸分裂像の増加や周囲の肺実質や胸膜、血管、気管支への浸潤などの悪性徴候がみられる。間質結合組織の増殖が著しく、硬癌の様相を呈したケースがしばしばみられる。扁平上皮癌を非角化 nonkeratinizing、角化 keratinizing に分類することもある。

- **非角化扁平上皮癌**：角化は明瞭でないが、細胞間橋が認められる。腫瘍細胞は多型で、細胞質に乏しい基底細胞に類似した小型細胞や、好酸性の豊かな細胞質を持つ棘細胞に類似した大型細胞が増殖する（**写真 45**）。
  ラット：基底細胞様から少し大型の非角化扁平上皮が増殖した結節状ないし小型の腫瘤を形成する。
- **角化扁平上皮癌**：角化が明瞭な扁平上皮癌で、角化物の産生は乏しいケースから豊富なケースまでさまざまである（**写真 46**）。
  ラット：腫瘍の内部に多量の角化物と壊死組織を容れる扁平上皮癌は、良性の囊胞性角化扁平上皮腫の囊胞壁の中で悪性形質転換が生じて発生すると考えられている。

■**鑑別診断**　扁平上皮化生、腺扁平上皮癌、細気管支肺胞上皮癌、腺房癌との鑑別が必要となる。また、ラットでは、囊胞性非角化上皮腫との鑑別が必要になる。

■**解説**　ラットでは、縦隔への転移や浸潤がよくみられる。良性の扁平上皮系腫瘍と高分化扁平上皮癌との鑑別は困難なことがある。

マウスでは、扁平上皮癌の自然発生は極めてまれであり、角化囊胞、角化上皮腫といった扁平上皮系の良性増殖性病変の発生は報告されていない。

扁平上皮系の増殖性病変の鑑別

- **扁平上皮化生**：小さな病変が多発する傾向があり、既存の組織構築が保存される。
- **角化囊胞**：多量の角化物を容れた直径が数 cm にも及ぶ囊胞を形成する非腫瘍性病変で、囊胞壁は薄く均一で、よく分化した扁平上皮からなる。周囲組織への圧排は明瞭でない。有糸分裂像は全く認められないか、認められるとしてもまれである。ラットのみに発生が報告されている。
- **囊胞性角化上皮腫**：ラットのみに発生が報告されており、腫瘍内部に角化物や壊死組織を容れた囊胞を形成し、肺実質全体を占拠するほどの膨脹性発育を示す。囊胞壁は厚く、腫瘍内部に向かって不規則で複雑に入り組む。有糸分裂像が多くみられ、正常な重層扁平上皮にみられる層状分化を欠く。
- **囊胞性非角化上皮腫**：ラットのみに発生が報告されており、扁平上皮系の腫瘍細胞が膨脹性に増殖する。既存の肺胞構造は破壊されて不明瞭。腫瘍の辺縁部では、細胞質に乏しく、核は小型で、円形～卵円形の腫瘍細胞が増殖して基底細胞様所見 basaloid appearance を呈する。腫瘍の中心部には、棘細胞

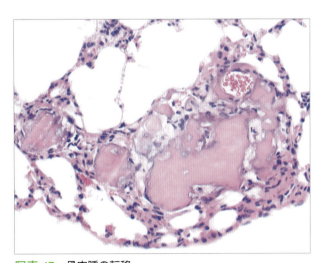

写真 47　骨肉腫の転移
マウス、自然発生、HE 染色。

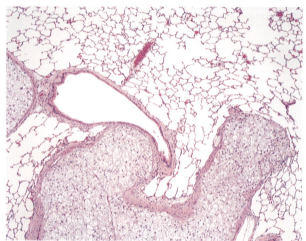

写真 48　脊索腫の転移
ラット、自然発生、HE 染色。

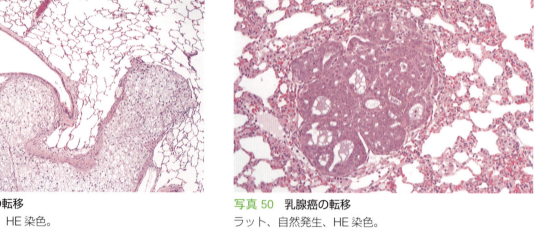

写真 50　乳腺癌の転移
ラット、自然発生、HE 染色。

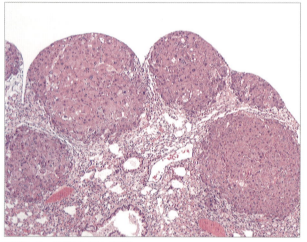

写真 49　肝細胞癌の転移
マウス、自然発生、HE 染色。

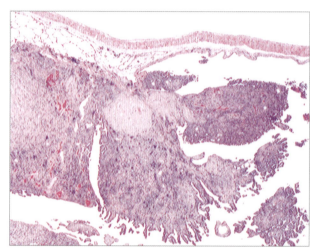

写真 51　胸膜中皮腫
ラット、自然発生、HE 染色。

に類似した好酸性微細顆粒状の細胞質が豊かな細胞が増殖するが、細胞間橋は不明瞭、もしくは目立たない。角化はほとんど認められない。
- **扁平上皮癌**：肺の既存構築の破壊、細胞異型、極性の乱れ、有糸分裂像が多く認められ、間質、リンパ、血管、胸膜表面への浸潤や遠隔転移といった悪性腫瘍の徴候がみられる。

3-2-8）転移性腫瘍 metastatic tumor
■**組織発生**　原発腫瘍の発生部位の組織。
■**組織学的特徴**　原発腫瘍の病理組織学的特徴に準ずる。
■**鑑別診断**　肺原発の腫瘍。
■**解説**　肺は他臓器に発生した悪性腫瘍の転移が比較的多い臓器で、原発部位での組織像と比較すれば鑑別が容易な場合が多い。肺転移と腫瘍細胞が脈管内のみに認められる腫瘍塞栓と区別する必要があり、肺転移と判定するためには、腫瘍細胞が脈管内だけでなく脈管周囲の肺実質への浸潤を示す必要がある。骨肉腫や脊索腫は、原発病巣が発見されにくく、肺への転移病巣によって診断されることが多い。写真47～50にそれぞれ骨肉腫、脊索腫、肝細胞癌、乳癌からの肺転移像を示す。

3-2-9）中皮腫 mesothelioma
■**組織発生**　中皮細胞の多層化した腫瘍性細胞が増殖し、細胞異型、隣接する肺の組織実質や胸壁への浸潤がみられる（**写真51**）。ラットやマウスの胸腔内にアスベストを投与することにより、胸膜中皮腫が発生する。カルレチニン calretinin やメソテリン mesothelin などの特異抗体を用いた免疫染色が腺癌との鑑別には有用である。詳細は各論 I の第13章「体腔」を参照されたい。

引用文献
1) Boorman GA, Eustis SL. Lung. In：*Pathology of the Fischer Rat*. Boorman GA, Eustis SL, Elwell MR, et al (eds). Academic Press, San Diego. pp339-367. 1990.
2) Hyde DM, Plopper CG, St. George JA, et al. Morphometric cell biology of air space epithelium. In：*Electron microscopy of the lung*. Schraufnagel DE (ed). Marcel Dekker, New York.

pp71-120. 1990.
3) Plopper CG, Hyde DM. Epithelial cells of bronchioles. In : *Treatise on Pulmonary Toxicology, Vol. 1 : Comparative Biology of the Normal Lung*. Parent RA (ed). CRC Press, Boca Raton. pp85-92. 1992.
4) Plopper CG, Hyde DM, Buckpitt AR. Clara cells. In : *The lung : scientific foundations*. Ravan Press, New York. pp215-226. 1991.
5) Young SL, Spain CL, Fram EK, et al. Development of type II pneumocytes in rat lung. *Am J Physiol Lung Cell Mol Physiol* 260 : L113-L122, 1991.
6) Shellito J, Esparza C, Armstrong C. Maintenance of the normal rat alveolar macrophage cell population. The roles of monocyte influx and alveolar macrophage proliferation in situ. *Am Rev Respir Dis* 135 : 78-82, 1987.
7) Schwartz DA. Acute inhalational injury. *Occup Med* 2 : 297-318, 1987.
8) Harkema JR, Plopper CG, Hyde DM, et al. Response of the macaque nasal epithelium to ambient levels of ozone. A morphologic and morphometric study of the transitional and respiratory epithelium. *Am J Pathol* 128 : 29-44, 1987.
9) Renne R, Brix A, Harkema J, et al. Proliferative and nonproliferative lesions of the rat and mouse respiratory tract. *Toxicol Pathol* 37 : 29S-73S, 2009.
10) Mercer RR. Morphometric analysis of alveolar responses of F344 rats to subchronic inhalation of nitric oxide. *Res Rep Health Eff Inst* 88 : 1-15, 1999.
11) Evans MJ, Johnson LV, Stephens RJ, et al. Renewal of the terminal bronchiolar epithelium in the rat following exposure to NO2 or O3. *Lab Invest* 35 : 246-257, 1976.
12) Lum H, Schwartz LW, Dungworth DL, et al. A comparative study of cell renewal after exposure to ozone or oxygen. Response of terminal bronchiolar epithelium in the rat. *Am Rev Respir Dis* 118 : 335-345, 1978.
13) Plopper CG, Dungworth DL. Structure, function, cell injury and cell renewal of bronchiolar and alveolar epithelium. In : *Lung Carcinomas*. McDowell EM(ed). Churchill Livingstone, Edinburgh. pp29-44. 1987.
14) Mauderly JL, Gillett NA. Changes in respiratory function. In : *Pathobiology of the aging rat. Vol. 1*. Mohr U, Dungworth DL, Capen CC(eds). ILSI Press, Washington DC. pp129-142. 1992.
15) Danilov SM, Muzykantov VR, Martynov AV, et al. Lung is the target organ for a monoclonal antibody to angiotensin-converting enzyme. *Lab Invest* 64 : 118-124, 1991.
16) Dungworth DL, Ernst H, Nolte T, et al. Nonneoplastic lesions in the lung. In : *Pathobiology of the aging rat*. Mohr U, Dungworth DL, Capen CC(eds). ILSI Press, Washington DC. 143-160. 1992.
17) Brandsma AE, ten Have-Opbroek AA, Vulto IM, et al. Alveolar epithelial composition and architecture of the late fetal pulmonary acinus : an immunocytochemical and morphometric study in a rat model of pulmonary hypoplasia and congenital diaphragmatic hernia. *Exp Lung Res* 20 : 491-515, 1994.
18) Kimbrough RD, Gaines TB, Linder RE. 2,4-Dichlorophenyl-p-nitrophenyl ether(TOK) : effects on the lung maturation of rat fetus. *Arch Environ Health* 28 : 316-320, 1974.
19) Witschi H. Role of the epithelium in lung repair. *Chest* 99 : 22S-25S, 1991.
20) Driscoll KE, Maurer JK, Higgins J, et al. Alveolar macrophage cytokine and growth factor production in a rat model of crocidolite-induced pulmonary inflammation and fibrosis. *J Toxicol Environ Health* 46 : 155-169, 1995.
21) Stinn W, Buettner A, Weiler H, et al. Lung inflammatory effects, tumorigenesis, and emphysema development in a long-term inhalation study with cigarette mainstream smoke in mice. *Toxicol Sci* 131 : 596-611, 2013.
22) Halliwell WH. Cationic amphiphilic drug-induced phospholipidosis. *Toxicol Pathol* 25 : 53-60, 1997.
23) Emi Y, Higashiguchi R, Konishi Y. Pulmonary lipidosis, rat. In : *Respiratory system*. Jones TC, Mohr U, Hunt RD(eds). Springer-Verlag, Berlin. pp169-170. 1985.
24) Hook GE. Alveolar proteinosis and phospholipidoses of the lungs. *Toxicol Pathol* 19 : 482-513, 1991.
25) Dagle GE, Whner AP. Fly ash pneumoconiosis, hamster. In : *Respiratory system*. Jones TC, Mohr U, Hunt RD(eds). Springer-Verlag, Berlin. pp180-183. 1985.
26) Bermudez E, Mangum JB, Asgharian B, et al. Long-term pulmonary responses of three laboratory rodent species to subchronic inhalation of pigmentary titanium dioxide particles. *Toxicol Sci* 70 : 86-97, 2002.
27) Bermudez E, Mangum JB, Wong BA, et al. Pulmonary responses of mice, rats, and hamsters to subchronic inhalation of ultrafine titanium dioxide particles. *Toxicol Sci* 77 : 347-357, 2004.
28) Buchweitz JP, Harkema JR, Kaminski NE. Time-dependent airway epithelial and inflammatory cell responses induced by influenza virus A/PR/8/34 in C57BL/6 mice. *Toxicol Pathol* 35 : 424-435, 2007.
29) Brix AE, Jokinen MP, Walker NJ, et al. Characterization of bronchiolar metaplasia of the alveolar epithelium in female Sprague-Dawley rats exposed to 3,3′,4,4′,5-pentachlorobiphenyl(PCB126). *Toxicol Pathol* 32 : 333-337, 2004.
30) National Toxicology Prgram. Toxicology and carcinogenesis studies of p-nitrotoluene (CAS no. 99-99-0) in F344/N rats and B6C3F(1) mice (feed studies). *Natl Toxicol Program Tech Rep Ser* : 1-277, 2002.
31) Elder A, Gelein R, Finkelstein JN, et al. Effects of subchronically inhaled carbon black in three species. I. Retention kinetics, lung inflammation, and histopathology. *Toxicol Sci* 88 : 614-629, 2005.
32) Salehi F, Zayed J, Audusseau S, et al. Immunological responses in C3H/HeJ mice following nose-only inhalation exposure to different sizes of beryllium metal particles. *J Appl Toxicol* 29 : 61-68, 2009.
33) Dormans JA, van Bree L, Boere AJ, et al. Interspecies differences in time course of pulmonary toxicity following repeated exposure to ozone. *Inhal Toxicol* 11 : 309-329, 1999.
34) Haley PJ. Mechanisms of granulomatous lung disease from inhaled beryllium : the role of antigenicity in granuloma formation. *Toxicol Pathol* 19 : 514-525, 1991.
35) Parkes W. Fundamentals of pathogenesis and pathology. In : *Occupational Lung Disorders*, 2nd ed. Parkes WR(ed). Butterworths, London. pp54-83. 1982.
36) Roggli VL, Shelburne JD. Pneumoconioses, mineral and vegetable. In : *Pulmonary Pathology*, 2nd ed. Dail DH, Hammar SP(eds). Springer-Verlag, New York. pp867-900. 1994.
37) Ohtsuka R, Doi K. Environmental effect on eosinophilic granulomatous pneumonia(EGP) in Brown Norway rats. *J Toxicol Pathol* 16 : 129-131, 2003.
38) Michielsen CP, Leusink-Muis A, Vos JG, et al. Hexachlorobenzene-induced eosinophilic and granulomatous lung inflammation is associated with in vivo airways hyperresponsiveness in the Brown Norway rat. *Toxicol Appl Pharmacol* 172 : 11-20, 2001.

39) Zhang XD, Andrew ME, Hubbs AF, et al. Airway responses in Brown Norway rats following inhalation sensitization and challenge with trimellitic anhydride. *Toxicol Sci* 94：322-329, 2006.
40) Ward JM, Yoon M, Anver MR, et al. Hyalinosis and Ym1/Ym2 gene expression in the stomach and respiratory tract of 129S4/SvJae and wild-type and CYP1A2-null B6, 129 mice. *Am J Pathol* 158：323-332, 2001.
41) Richards RJ, Masek LC, Brown RF. Biochemical and cellular mechanisms of pulmonary fibrosis. *Toxicol Pathol* 19：526-539, 1991.
42) Reiser KM, Tryka AF, Lindenschmidt RC, et al. Changes in collagen cross-linking in bleomycin-induced pulmonary fibrosis. *J Biochem Toxicol* 1：83-91, 1986.
43) Enami T, Nishikawa A, Furukawa F, et al. Protective effects of butylated hydroxyanisole against bleomycin-induced diffuse alveolar damage in hamsters. *J Toxicol Pathol* 8：7-14, 1995.
44) Yokohira M, Hashimoto N, Yamakawa K, et al. Lung carcinogenic bioassay of CuO and TiO(2)nanoparticles with intratracheal instillation using F344 male rats. *J Toxicol Pathol* 22：71-78, 2009.
45) Yokohira M, Kuno T, Yamakawa K, et al. An intratracheal instillation bioassay system for detection of lung toxicity due to fine particles in f344 rats. *J Toxicol Pathol* 22：1-10, 2009.
46) Snider GL. Experimental studies on emphysema and chronic bronchial injury. *Eur J Respir Dis Suppl* 146：17-35, 1986.
47) Johanson WG, Jr., Pierce AK, Reynolds RC. The evolution of papain emphysema in the rat. *J Lab Clin Med* 78：599-607, 1971.
48) Binns R. Animal inhalation studies with tobacco smoke. *Rev Environ Health* 2：81-116, 1975.
49) Jin H, Chang SH, Xu CX, et al. High dietary inorganic phosphate affects lung through altering protein translation, cell cycle, and angiogenesis in developing mice. *Toxicol Sci* 100：215-223, 2007.
50) Castleman WL, Sorkness RL, Lemanske RF, et al. Neonatal viral bronchiolitis and pneumonia induces bronchiolar hypoplasia and alveolar dysplasia in rats. *Lab Invest* 59：387-396, 1988.
51) Parker JC, Cross SS, Rowe WP. Rat coronavirus(RCV)：a prevalent, naturally occurring pneumotropic virus of rats. *Arch Gesamte Virusforsch* 31：293-302, 1970.
52) Hayashi M, Yoshikane T, Ichimura E, et al. Histopathological, histometrical and ultrastructural studies in protective effects of superoxide dismutase against diffuse alveolar damage of the rats induced by paraquat. *Toxicol Pathol* 5：29-38, 1992.
53) Hunter GS, Prahlad KV. The effects of paraquat on neonatal rat lung：a histological and biochemical study. *Arch Environ Contam Toxicol* 10：151-158, 1981.
54) Seaman WE, Eriksson E, Dobrow R, et al. Inositol trisphosphate is generated by a rat natural killer cell tumor in response to target cells or to crosslinked monoclonal antibody OX-34：possible signaling role for the OX-34 determinant during activation by target cells. *Proc Natl Acad Sci USA* 84：4239-4243, 1987.
55) Kast A, Tsunenari Y. Hair embolism in lungs of rat and rabbit caused by intravenous injection. *Lab Anim* 17：203-207, 1983.
56) Sato H, Shinozuka J, Tanaka M, et al. Acute thrombus formation in the lungs of phenylhydrazine-treated rats. *Toxicol Pathol* 21：249-251, 2008.

今井田克己
香川大学

相磯成敏
日本バイオアッセイ研究センター

2 各論 I

消化器系

1 歯

　歯は生体を構成する重要な器官の1つであるが、毒性試験を実施する上で、実験動物の歯の病変に遭遇することは極めてまれであり、肝臓や腎臓のように薬剤の吸収・代謝・排泄などと直接的な関連性が少ないことから毒性学的にはあまり重視されないことがある。しかし、哺乳類では成長に伴って分化が終了するものの、ラットやマウスのような齧歯類の切歯は生体内で最も旺盛に成長し続ける器官の1つであり、薬剤の投与によって歯の形成が阻害された場合は、一定の日数を経過した後に器質的変化として外見上からも明確に識別されることがある。したがって、歯は薬剤の影響を retrospective に知る上で重要な情報を提供する biological indicator であり、毒性学的な意義は大きいと考えられる。

1. 解剖学的・生理学的特徴

1-1. はじめに

　歯 tooth は鳥類以外のすべての脊椎動物の口腔に存在し、食物摂取の機能を持つ石灰化組織からなる器官と定義され、歯冠 tooth crown、歯根 tooth root および歯頸 tooth neck からなる。歯冠は歯肉 gingiva より外に露出している部分であり、歯根は顎骨の歯槽 alveolus dentalis に埋没している部分である。歯冠と歯根の移行部はやや細く、歯頸を形成する。歯の内部にはその外形と相似の小腔があり、これを歯髄腔 pulp cavity といい、歯髄 dental/tooth pulp を容れる。歯髄腔は歯冠では広いが歯根では細管状に下に伸び（歯根管）、その先端は1～数個の小さい歯根尖孔 apical foramen によって歯槽に連なる。

　哺乳類では、摂食器官として食物を捕食するための切歯 incisor と犬歯 canine および食物を咀嚼するための臼歯 molar に大きく分化している。イヌ、ネコ、ブタおよびカニクイザルなどでは切歯、犬歯、前臼歯および後臼歯が存在するが[1]、ラットやマウスのような齧歯目では、切歯と後臼歯は存在するものの犬歯と前臼歯はない。また、ウサギのような重歯目では、切歯、前臼歯および後臼歯は存在するが犬歯はない。

　イヌ、ネコ、ブタおよびカニクイザルなどの切歯は、歯根が存在することから有根歯 rooted tooth と呼ばれ、萌出後に生え替わることはない[2]。一方、齧歯目および重歯目の切歯は、歯根が存在しないことから、無根歯 rootless tooth あるいは根尖部にある歯胚細胞の分裂増殖によって終生成長し続けることから、常生歯 continuously growing tooth と呼ばれている[2]。歯は、切歯、犬歯および臼歯などの各歯種に共通して、エナメル質 enamel、象牙質 dentin およびセメント質 cementum の3種類の硬組織と、象牙質で囲まれた軟部組織の歯髄から構成されており、ほかに歯を支える歯周組織 periodontal tissue によって取り囲まれている[3]。エナメル質は外胚葉由来のエナメル芽細胞 ameloblast によって形成され、生体内で最も石灰化度が高い組織で、約95％の無機成分を含んでいる[4]。象牙質およびセメント質はそれぞれ中胚葉由来の象牙芽細胞 odontoblast およびセメント芽細胞 cementoblast によって形成され、骨組織と類似の組成で、それぞれ約65％および45％の無機成分を含み、残りは膠原線維を主体とした有機質と水分から構成される[4]。このように主要な石灰組織がエナメル芽細胞、象牙芽細胞およびセメント芽細胞という発生を異にする3種類の細胞群によって形成されるところに歯の特徴がある。

1-2. 歯の発生

　ラット切歯の発生は胎生14日頃から始まり、その形成過程は蕾状期 bud stage（胎生17日頃）→帽状期 cap stage（胎生19日頃）→鐘状期 bell stage（胎生20日頃）と進行する[5]。形成初期において、将来切歯の生える位置の口腔粘膜上皮が増殖・陥入し、切歯の原基である歯堤 dental lamina が形成される。歯堤は肥厚するとともに分化し、その先端に上皮細胞塊（結節歯胚）が形成され、直下に中胚葉系細胞が集合する。次いで結節歯胚の自由縁が陥入し、釣鐘状を示すようになる。釣鐘状の上皮性器官は後にエナメル質を形成することからエナメル器 enamel organ と呼ばれ、内部にある中胚葉由来の細胞からなる組織は歯乳頭 dental papilla と呼ばれる。エナメル器と歯乳頭は、歯小嚢 dental follicle と呼ばれる結合組織の袋（結合組織鞘）に包まれ、歯小嚢とそれに

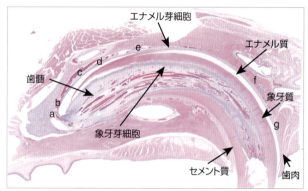

写真1 ラット上顎切歯の正中矢状断面およびエナメル質の形成過程
HE染色。a＝細胞増殖期、b＝組織分化期、c＝基質形成期、d＝移行期、e＝成熟期、f＝色素沈着期、g＝退縮期。

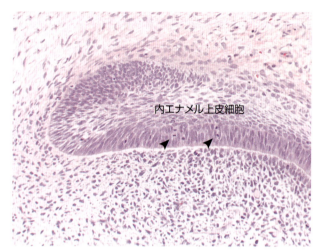

写真2 細胞増殖期および組織分化期のエナメル芽細胞
写真1のaおよびbの拡大像、HE染色。エナメル芽細胞の分裂像（矢頭）が観察される。

包まれた内容を併せて歯胚tooth germと呼ぶ。歯胚がある程度発育すると、エナメル器では、内エナメル上皮inner enamel epithelium および外エナメル上皮outer enamel epithelium とそれらに挟まれた星状網工stellate reticulum が分化し、内エナメル上皮が高円柱状のエナメル芽細胞に分化してエナメル質を形成する。一方、内エナメル上皮に面する中胚葉由来の細胞は、高円柱状の象牙芽細胞に分化して、象牙質を形成し、残された軟組織が歯髄となる。歯小嚢からは、セメント質や歯根膜periodontium、歯槽骨alveolar bone の一部が形成される。

　口腔内へ萌出した上顎および下顎切歯の唇側（歯の表層）は厚さ約100〜130 μmのエナメル質で覆われ、舌側（歯の裏側）は厚さ約2〜3 μmの薄いセメント質で覆われる。このエナメル質およびセメント質の内層には象牙質が存在し、切歯の内部に歯髄腔を形成する。象牙質は歯胚の存在する根尖部では薄く、切歯端に移行するにしたがって厚みを増し、唇側および舌側の象牙質は次第に接近する。歯髄腔は歯髄によって満たされており、象牙質とは逆に根尖部から切歯端に向かって狭くなっている。切歯は歯周組織である歯肉および歯根膜ならびにセメント質によって歯槽骨に固定されている。

　ラットの切歯は根尖部にある歯胚の細胞の分裂増殖によって絶えず成長する。切歯は生後約10日頃から口腔内へ萌出して伸長し、萌出した切歯端は噛み合わせによって磨耗し、切歯の長さはほぼ一定に保たれる。初期の切歯の表面は白色であるが、成熟とともに黄褐色調を示すようになる。これはエナメル質表層への鉄色素沈着によるもので、これを着色エナメル質pigmented enamel と呼ぶ[2]。色素沈着は切歯の萌出に先立って、生後10〜12日齢から始まり、生後28〜30日以降の萌出後では表面に色素沈着が観察される[5,6]。通常、上顎切歯の褐色調は、下顎切歯に比較して濃いが、それはエナメル質形成過程における色素沈着期の長さと関連する[7]。10週齢のF344ラットの萌出速度は餌の形状に関係なく、1週間に上顎で約3 mm、下顎で約4 mmであった。また、切歯の萌出部分の長さは、雌雄ともに下顎切歯が長く、その萌出（伸長）率も下顎切歯が高値を示した。

1-3. 切歯のエナメル質形成

　ラット切歯のエナメル質enamel は、エナメル質-象牙質境界dentino-enamel junction からエナメル質表層にまで及ぶ微細結晶の束からなるエナメル小柱enamel rod および小柱間質から構成され、小柱エナメル質と呼ばれる[2]。機能的にみるとアメロゲニンやエナメリンなどのエナメル蛋白質からなる有機性基質が形成される時期、電解質輸送による石灰化の進行とともに形成された基質が脱却される時期、および最終的にハイドロキシアパタイトを主成分とする鉱質によって置換されて高度の石灰化を示す時期に分類され[8]、また、形態学的変化を加味した須賀の分類[9]によれば、エナメル質の形成過程は細胞増殖期、組織分化期、基質形成期および成熟期の4段階に分類される（**写真1**）。

1-3-1）細胞増殖期

　根尖部にある歯胚の上皮性細胞が分裂・増殖する時期（外エナメル上皮層と内エナメル上皮層とが相接する部分を起点として、それより切歯端に向かって、象牙質の基質形成が開始するまでの時期；**写真2**）で、後エナメル芽細胞に分化する内エナメル上皮細胞、後に乳頭層papillary layer を形成する中間層細胞、星状細胞および外エナメル上皮細胞の4種類の細胞が出現する。内エナメル上皮細胞は扁平ないし立方状の細胞で、核の位置は極性がなく不揃いであるが、明確な核仁をもち、一部の細胞は分裂像を示す。中間層細胞は不規則な形状を示すが、末期には立方あるいは扁平状を呈し、2〜3層に配列する。星状細胞は星形の明るい細胞で、外エナメル上皮細胞は初期には不規則な形状を示し、数層に配列しているが、末期には紡錘形を示して1層に配列し、毛細血管

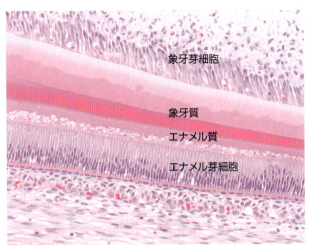

写真3　基質形成期のエナメル芽細胞
写真1のcの拡大像、HE染色。エナメル芽細胞は高円柱状で遠位側にエナメル基質の形成が観察される。

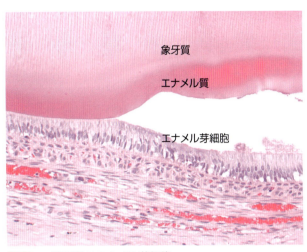

写真4　移行期のエナメル芽細胞
写真1のdの拡大像、HE染色。壊死性のエナメル芽細胞およびその残渣が観察される。

がそれに近接する。この時期の内・外エナメル上皮層間には豊富な星状網工がみられる。

1-3-2）組織分化期

　エナメル基質の分泌は象牙質の形成より少し遅れて始まるが、この象牙質の形成からエナメル基質の分泌が始まるまでの時期をさす。初期には内エナメル上皮細胞は低い立方状を示し、核の位置も極性がなく不揃いで、一部の細胞には分裂像もみられる。やがて、前半の約1/3の時期においては、内エナメル上皮細胞の核は次第に細胞質の基底部（中間層細胞に面する側）に移動し、核下部（象牙質に面する側）の細胞質は逆に拡大する。この時期の約2/3を過ぎる頃には、内エナメル上皮細胞における細胞内小器官の分化はほとんど完了して高円柱状となる。中間層細胞は次第に扁平化し、2〜3層に配列する。外エナメル上皮細胞は不規則な形状でほぼ1層に配列し、その外側に毛細血管が近接する。この時期の内・外エナメル上皮層間の星状網工の領域は次第に狭くなる。

1-3-3）基質形成期

　エナメル芽細胞がエナメル基質を形成する時期をさす（**写真3**）。エナメル基質はアメロゲニンやアメロブリンなどのエナメル蛋白質からなり、高度な石灰化を示さず、酸不溶性である[9]。エナメル芽細胞は高さ約60〜70 μmの高円柱状で基底側細胞質には1〜2個の核小体を持つ楕円形の核が偏在している。この時期のエナメル芽細胞の先端部にはトームス線維 Tomes' fiberと呼ばれる突起の形成がみられ、電顕的には典型的な蛋白質分泌型の細胞形態を備えている[10]。エナメル芽細胞の基底側には扁平な中間層細胞、その外側に広い細胞間隙を持った星状細胞、さらにその外側には不整立方形の外エナメル上皮細胞があり、それが周囲の結合組織に接している。これらの細胞の機能的役割はよくわかっていないが、^{125}I標識血清アルブミンの分布様式から、血液とエナメル基質の間の「血液-エナメル基質関門 blood-enamel matrix

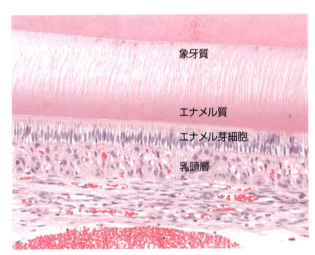

写真5　成熟期のエナメル芽細胞
写真1のeの拡大像、HE染色。エナメル芽細胞の近位側に接して乳頭層が観察される。

barrier」の形成に関与している可能性がある[11]。

1-3-4）成熟期

　エナメル基質の形成が終了してから萌出するまでの時期をさす（**写真4〜7**）。この時期にエナメル芽細胞やエナメル基質の機能と形状が劇的に変化する。これらの変化は、初期におけるエナメル芽細胞の形態変化（高円柱状→立方状）に始まり、エナメル蛋白質の脱却とそれに伴う石灰化度の上昇ならびにエナメル質における石灰化の完了、鉄色素の沈着（色素沈着期）、エナメル芽細胞の退縮（退縮期）と続く。成熟期の初期においてエナメル芽細胞は高円柱状から、短小化して立方状の形態に移行し、その形態的特徴からこの時期を移行期と呼ぶ（**写真4**）。移行期において約25％のエナメル芽細胞は変性・壊死を呈し、これらは中間層細胞あるいはマクロファージによって処理される[12,13]。成熟期に入ってから後（**写真5**）、エナメル芽細胞の退縮が始まるまでの期間、エナメル芽細胞は細胞質の基質側末端に刷子縁を持つ時期（ruffle-ended ameloblast：RA）と持たない時期

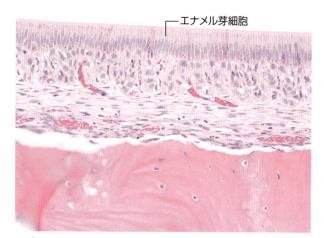

写真6　色素沈着期のエナメル芽細胞
写真1のfの拡大像、HE染色。エナメル芽細胞の胞体内に微細顆粒状の色素沈着が観察される。

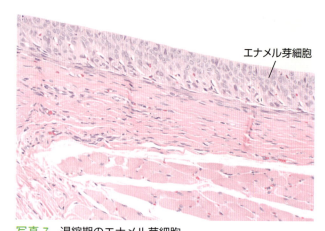

写真7　退縮期のエナメル芽細胞
写真1のgの拡大像、HE染色。エナメル芽細胞の胞体内の色素沈着は消失している。

（smooth-ended ameloblast：SA）を交互に3〜4回繰り返しながら変化する。これはエナメル質の有機性基質脱却のほかに、ミネラルの添加をはじめとするエナメル質成熟化のための諸機能と密接に関連した形態変化と考えられている[14]。色素沈着期にはエナメル芽細胞の胞体内に鉄反応陽性の色素顆粒が出現し、この色素顆粒は次第にエナメル質表層へと移行沈着する（**写真6**）。切歯の表面が褐色調を示すのはこの鉄色素に由来する。鉄色素はトランスフェリンを介して血清中の鉄イオンがエナメル芽細胞に輸送されて形成されたもので、前述した刷子縁を持つ時期のエナメル芽細胞（RA）にはトランスフェリンのレセプターが多く分布している[15]。色素沈着期を経過するとエナメル芽細胞は次第に退縮する（**写真7**）。このようにして形成された切歯の先端部はやがて萌出し、噛み合わせによって切歯端から磨耗消失する。前述した中間層細胞、星状細胞および外エナメル上皮細胞は成熟期に入ると、形態と配列を変えて乳頭層を形成し、その間に毛細血管が介在するようになる。

1-4．切歯の象牙質形成

象牙質 dentin は中胚葉由来の歯胚の歯乳頭細胞から分化した象牙芽細胞 odontoblast によって形成される。象牙芽細胞は初めに有機性基質を分泌し、次いで電解質輸送を行って石灰化を促進して象牙質を形成するが、象牙質は全体が均一な石灰化を示さず、球状の石灰化域とその間を占める球間区 interglobular space と呼ばれる石灰化不全域からなるまばらな部分から構成される。象牙質はエナメル質の形成過程とは異なり、象牙質基質が石灰化の進行に伴って脱却されるという過程は存在しない。ラット切歯における象牙質形成過程は象牙芽細胞の微細構造を基準にして分化期、象牙前質形成期、添加性石灰化開始期、毛細血管侵入期および石灰化休止期の5段階に分類されている[14,16,17]。

1-4-1）分化期

上皮鞘内側に存在する歯乳頭細胞が象牙芽細胞への分化を開始した時期をさす（**写真2**）。この時期の歯乳頭細胞は differentiating dental papilla cell と呼ばれ[16]、内エナメル上皮直下 basal lamina 付近に集合し、内エナメル上皮に面する側の細胞質が次第に増量して、星形から直径10〜20μmの不規則な楕円形を呈するようになる。この時期に分裂像がみられる。

1-4-2）象牙前質形成期

分化期の歯乳頭細胞がその高さを増して短円柱状を示し、象牙芽細胞としての極性と形態的特徴を示す時期をさす。この時期の象牙芽細胞は preodontoblast と呼ばれ[16]、卵円形の核が近位側に偏在するとともに反対側には広い細胞質を形成するようになり、以後、この極性は石灰化休止期まで続く。細胞の遠心端と内エナメル上皮直下の間には未石灰化の象牙前質 predentin の形成がみられる。

1-4-3）添加性石灰化開始期

象牙質の石灰化が球状石灰化から添加性石灰化へ移行した時期をさす（**写真3**）。この時期には象牙質の厚さが添加性に増加するとともに、象牙前質の中の島状の石灰化巣も次第に範囲を広げて相互に融合して1層の薄い象牙質が形成される。この時期の象牙芽細胞は young odontoblast と呼ばれ[16]、胞体の幅径を減じるとともに長さをさらに増し、高さは約30〜40μmに達する。細胞先端からトームス線維が形成され、象牙前質とすでに添加性石灰化を開始した象牙質の中の象牙細管 dentinal tubule に侵入し、以後、象牙芽細胞はこの突起を伸長させながら歯髄側へ後退すると同時に、切歯の萌出に伴って切端側へも移動する。

1-4-4）細血管侵入期

象牙芽細胞層に毛細血管が侵入してくる時期をさす。

この時期の象牙芽細胞は old odontoblast と呼ばれ[16]、胞体の幅径は減じるとともにさらに背丈が伸長して最大約 60 μm に達する。この段階は life cycle の大部分を占めており、切端部にいたるまで長く続く。

1-4-5）石灰化休止期

切歯の切端部における時期をさす。この時期の象牙芽細胞は短円柱状や紡錘形となり、高さが 20～30 μm に減少することから short odontoblast と呼ばれる[16]。象牙芽細胞の核の位置は不規則で、遠心方向に著しく変位しているものもある。切歯の萌出後には咬耗とともに消失する。

1-5．切歯のセメント質形成

ラット切歯のセメント質 cementum は上・下顎切歯ともに舌側面の象牙質の表層を覆う、厚さ約 2～3 μm の比較的薄い組織で、歯を歯槽骨に固定する役割を持っている。セメント質は中胚葉由来の歯小嚢の線維芽細胞から分化したセメント芽細胞 cementoblast によって形成される。セメント芽細胞の形態は形成過程に応じて変化を示す。初期には、大型の核と楕円形の胞体を示して 1 層に配列し、象牙質の形成開始に伴って次第に扁平化するが、再び大型の核と類円形の胞体を示してセメント質を形成する。ラット切歯のセメント質はその組織中に細胞成分を含まない無細胞セメント質 acellular cement で、膠原線維系のシャーピー線維 Sharpey's fiber に富み、ヘマトキシリンで濃染する。セメント質と周囲の歯根の表面には直角に走行するシャーピー線維がみられる。セメント芽細胞と石灰化したセメント質の間には、膠原小線維と均質無構造な基質よりなる類セメント質がみられる。

1-6．臼歯の正常構造・組織

ラットやマウスでは、上顎・下顎に 6 本ずつ計 12 本の後臼歯が存在する（**写真 8**）。切歯とは異なり、これらの後臼歯は、歯根を有する有歯根歯である。ラットでは、上顎と下顎に若干の差異はあるが、第 1 後臼歯は、生後 19 日頃に萌出し、その後、生後 22 日頃に第 2 後臼歯、生後 35 日頃に第 3 後臼歯が萌出する[5]。切歯とは異なり、後臼歯のエナメル質はいったん形成が完了すると、エナメル上皮が退縮するため、後に形成されることはない。また、後臼歯の歯先端部は、enamel-free cusp と呼ばれ、エナメル質の形成を欠いている[5]。臼歯も切歯と同様に、エナメル質、象牙質およびセメント質の 3 種類の硬組織と、象牙質で囲まれた軟部組織の歯髄および歯を支える歯周組織で構成されている[3]。象牙質の中軸に位置する歯髄腔の下部には、歯根尖孔と呼ばれる小さな穴があり、血管や神経が歯髄と根尖部歯周組織間を交通している。

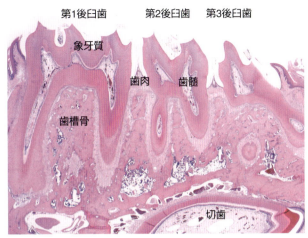

写真 8 下顎第 1～第 3 後臼歯の縦断切片、ラット HE 染色。（写真提供：中原 豊先生）

1-7．歯髄

歯髄はゼラチン状の特殊な結合組織であり、歯髄細胞 pulp cell と呼ばれる星状や紡錘形の線維芽細胞が散在してみられる。そのほか、組織球、リンパ球、形質細胞などが散見される。また、これらの細胞間には膠原線維およびその他の細網線維がみられる。

1-8．歯の周囲組織

歯槽骨、歯根膜および歯肉などを総称して歯周組織と呼ぶ。歯槽は顎骨に歯根がはまり込む穴で、歯槽の壁をなす骨質は歯槽骨と呼ぶ。歯根膜は歯根と歯槽の間を埋める結合組織で、その大部分はシャーピー線維から構成される。この線維の一端は歯槽骨に、他端はセメント質に結合している。歯のセメント質と歯槽骨が歯根膜を介してシャーピー線維によって結合されている。歯肉は口腔粘膜が歯槽縁と歯頸部に接する部位であり、歯肉は歯頸を囲む堤をなすが、その頂の歯槽頂粘膜 alveolar ridge mucous membrane より外側の上皮を外縁上皮、内側の歯に面する上皮を内縁上皮と呼ぶ。内縁上皮の上部は歯から遊離しており、ここに歯肉嚢と呼ばれるポケットを形成する。これらの歯周組織には組織球、形質細胞、肥満細胞、好酸球などの各種遊走細胞が散見される。

2．非腫瘍性病変

2-1．歯石 dental calculus

口腔内に露出している歯の表面に付着した硬い沈着物で、歯苔（プラーク）の石灰化したもの[4,18]。リン酸カルシウムを主体とし、組織学的には、一般的に多少層板状を呈し、エナメル質や象牙質に比べてフクシンに染まる有機質が多い[18]。一般に歯頸部に沈着していることが多

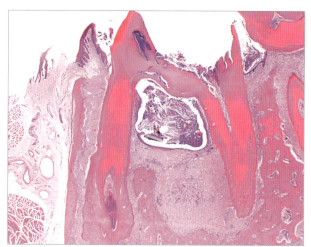

写真9　齲蝕
ラット下顎第1後臼歯、自然発生、HE染色。歯冠部は崩壊し、歯髄は壊死している。崩壊した歯牙の表層には、多数の菌塊が認められる。（写真提供：兒玉安史先生）

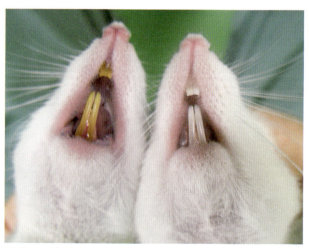

写真10　切歯の白色化
ラット、自然発生。エナメル質の色素沈着欠如により切歯が白色化している（右）。左は正常動物。

い。イヌの上顎犬歯にしばしばみられる[19]。イヌの歯石はリン酸石灰と酸石灰を主成分とし、暗灰色を呈し硬く、歯に密着し、悪臭を放つ。歯石は歯肉と歯頸部を剥がして間隙をつくり、歯肉炎を誘発しやすい。

2-2. 齲蝕 caries

人では虫歯として知られる。口内の飼料残渣に繁殖した酸産生微生物（乳酸菌、酵母菌など）が産生した乳酸、酪酸、蟻酸などの作用でエナメル質が脱灰され、有機基質の溶解により歯質の崩壊・欠損が起こった状態をいう。齲蝕が象牙質に及ぶと病変は象牙細管を伝わって進行しやすい。組織学的には、エナメル質齲蝕に際して先ず小柱構造が明らかになり、次いでこれが顆粒状になり崩壊して齲窩が形成される（**写真9**）。病変は石灰化の少ない有機質に富んだ部分ですみやかに進行する。齲蝕に対する防衛反応として二次的に象牙質が形成される（第二象牙質）が、齲蝕が自然治癒することはない[18]。放置すれば経過の遅速はあっても、ほとんど歯髄炎にいたる。齲蝕は野生動物には極めてまれであるが、家畜あるいは人為的に飼育されている動物には多い。通常臼歯に発生するが、歯の構造上の違いで、肉食獣では歯頸部から、草食獣では咀嚼面から起こる[19]。

2-3. 象牙質粒 denticle

結節状の象牙質の集塊をいう。歯髄組織の中に遊離性にあるもの、髄壁の象牙質に癒着しているもの、髄壁、特に歯根部の象牙質中に埋入しているものなどがある[20]が、その構造はいずれも第二象牙質の場合と同様であり、単なる石灰変性物は象牙粒とは呼ばない。成因は歯の発育期における象牙質形成の異常による場合と、歯牙形成後に歯髄の二次的病変、特に石灰変性物を中心にして歯髄細胞が象牙芽細胞に変わって生ずる場合とがある。

2-4. エナメル小滴 enamel droplet

多根歯の根分岐部や根の溝部などにみられる異所性のエナメル質である。形状は半球状、卵円形、長楕円形としてみられる。組織学的には、エナメル質のみからなるもの、象牙質を持つものなどがある。成因は明らかでないが、歯胚のエナメル上皮が融合部で活性化した結果と考えられている[18]。

2-5. エナメル質の色素沈着欠如 loss of pigment in enamel

ラットの切歯のように本来エナメル質表層が褐色を示す動物において、エナメル芽細胞の変性・壊死に伴って歯の表面が白色化してみられる（**写真10**）。組織学的には、エナメル芽細胞の胞体内の色素（鉄色素）が減少あるいは消失し、エナメル質への鉄色素分泌障害がみられる[21,22]。卵巣摘出ラットではカドミウム投与により虚血が生じ、色素沈着の欠如がみられたことが報告されている[23]（**写真11、12**）。

2-6. 歯根膜炎 periodontitis

歯根膜における炎症をいう。歯根膜炎は外傷あるいは歯槽縁に存在する歯垢、歯石が要因となり、歯根膜への細菌の侵入、歯髄炎あるいは歯肉炎の波及によって起こる[19,24]。イヌやネコでは歯石が原因になっていることが多い。歯根膜炎は充血、漿液の滲出に始まり、白血球の浸潤をみて化膿性炎にいたる。膿瘍を多数形成することもまれではなく、化膿性歯根膜炎はしばしば骨、骨髄に波及する。

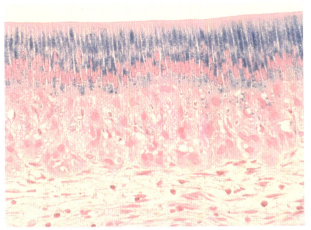

写真 11　切歯のエナメル芽細胞
ラット、ベルリンブルー染色。エナメル芽細胞に鉄色素がみられる。（写真提供：勝田 修先生）

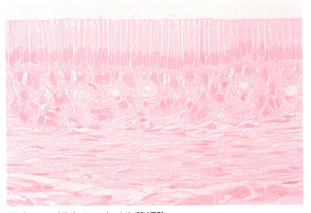

写真 12　切歯のエナメル芽細胞
ラット、卵巣摘除、カドミウム誘発、ベルリンブルー染色。エナメル芽細胞の鉄色素の消失。（写真提供：勝田 修先生）

2-7. 歯苔（プラーク）dental plaque

歯頸部の歯肉縁に発現する軟らかい沈着物で、粘液、飼料などの有機物、剥離上皮、細菌などからできている[18,19]。加齢動物では歯肉の萎縮によって、歯との間にくぼみが生ずるので歯苔ができやすい。

2-8. 髄石 pulp stone

歯髄細胞が象牙質様組織を歯髄組織内に生ずるもので、慢性齲蝕、咬耗症などの場合にみられる。髄石の表面に歯髄細胞が象牙芽細胞様に並び、象牙細管を思わせる細管が中心に向かって不規則に走行してみられる。

2-9. 第二象牙質 secondary dentin

歯の形成が一応完了しても歯髄が生存している限り、象牙質の形成は引き続いて行われる。歯の形成期につくられる象牙質を原生象牙質 primary dentin と呼ぶのに対し、二次的に形成されるものを第二象牙質という。第二象牙質は咬耗、磨耗、齲蝕などの病的状態では特に多量に形成される。その構造は象牙芽細胞の生活力と、これに作用する刺激の性状によって左右され、原生象牙質とほとんど同様なものから、象牙細管の数および配列の異常、基質形成および石灰化の異常を伴う不規則なものまで多様である[20]。

2-10. 歯髄炎 pulpitis

ほとんどの場合細菌感染によって起こる。菌は齲歯、破損歯などの露出した歯髄から直接的に、あるいは歯根膜炎部から侵入してくるが、時には血行性に到達することもある。歯髄炎は通常急性に経過するが、慢性化することもある。急性歯髄炎は、充血、水腫、少数の白血球浸潤で始まる。炎症が軽度であればこの時期に治癒するが、菌の感染が続けば白血球の浸潤が強くなり化膿性歯髄炎にいたる。さらに腐敗菌が侵入すれば壊疽性歯髄炎にいたる。歯髄炎はしばしば周辺の歯根膜に波及し、顎骨を侵して化膿性骨髄炎を発症し、あるいは上顎に蓄膿症を継発することもある。炎症が軽度である場合には、急性炎は慢性炎に移行し、歯髄に肉芽組織が形成される[19]。

2-11. 歯肉炎 gingivitis

歯頸部の歯面に沈着した歯苔内に増殖した細菌からの持続的な障害性刺激のために、歯肉縁に原発した炎症をいう。組織学的には、炎症性変化は歯肉に限局し、歯槽骨の吸収退縮や歯根膜の破壊を伴わない[18]。

2-12. エナメル質形成不全 enamel hypoplasia

切歯の形成途上においてビタミンD欠乏、内分泌腺、特に上皮小体の障害、フッ素中毒、テトラサイクリンなどの薬剤による中毒などによって、エナメル芽細胞の変性・壊死、石灰沈着不良（石灰化不全）が起こる結果、生ずる[19,21,25~27]。組織学的には、エナメル芽細胞の変性と配列不整に伴う囊胞および異常なエナメル基質の形成がみられる。ラットのような齧歯目ではエナメル質の鉄色素沈着の欠如を伴う場合がある[21,25]。未脱灰標本の顕微X線法による観察では、エナメル質に線状あるいは巣状の低石灰化がみられ、障害が強い場合はエナメル質の厚さも減少する。この線状の石灰化不全は基質形成期エナメル芽細胞の障害に、また、巣状の石灰化不全は成熟期エナメル芽細胞の障害に起因すると考えられている[4]。

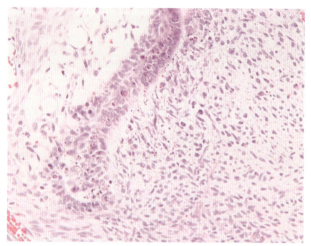

写真 13　エナメル芽細胞の壊死
マウス、抗がん剤単回静脈内投与後 3 日目、HE 染色。壊死したエナメル芽細胞および細胞残渣がみられる。
（写真提供：佐藤 洋先生）

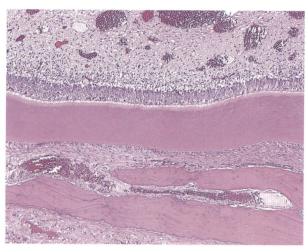

写真 16　エナメル芽細胞・象牙質・象牙芽細胞
ラット、HE 染色。（写真提供：永谷真理子先生）

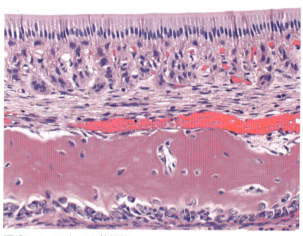

写真 14　エナメル芽細胞
ラット、HE 染色。

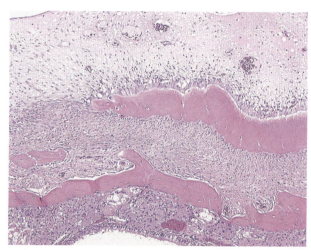

写真 17　エナメル芽細胞・象牙質・象牙芽細胞の変性・壊死
ラット、薬物誘発、HE 染色。象牙芽細胞が消失し、象牙質が形成されていない。（写真提供：永谷真理子先生）

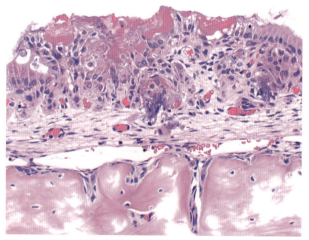

写真 15　エナメル芽細胞の変性・壊死
ラット、HE 染色。抗がん剤の 2 週間反復投与誘発。

2-13. エナメル芽細胞の変性・壊死
degeneration/necrosis of ameloblast

　ある種の抗がん剤は細胞分裂を阻害することにより、エナメル芽細胞に変性・壊死を生じさせることが知られている（**写真 13**）[28]。すなわち、障害を受けた時点より先の歯の形成が行われないことになり、毒性試験においては投薬後数週間～1ヵ月以上が経過してから、上述したエナメル質の色素沈着消失（歯の白色化）やエナメル質形成不全として現れる場合があるので、注意が必要である（**写真 14、15**）。また、同様な病変が象牙芽細胞に及ぶものもある（**写真 16～19**）。

2-14. 歯肉増殖症（エプーリス）epulis

　エプーリスは歯肉部に生じる限局性腫瘤状病変の臨床的名称であり、イヌやサルでしばしば認められる。組織

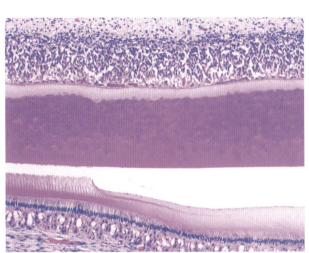

写真 18　象牙芽細胞・象牙質
ラット、HE 染色。

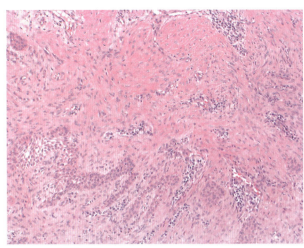

写真 21　線維腫性エプーリス
イヌ、自然発生、HE 染色。（写真提供：尾崎清和先生）

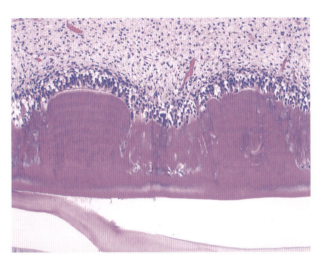

写真 19　象牙芽細胞の変性・壊死
ラット、抗がん剤誘発、HE 染色。象牙質が波を打ったようにみえる。

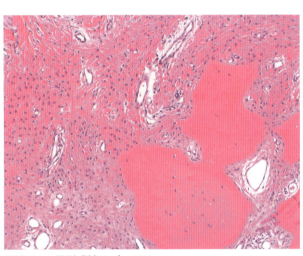

写真 22　骨形成性エプーリス
イヌ、自然発生、HE 染色。（写真提供：尾崎清和先生）

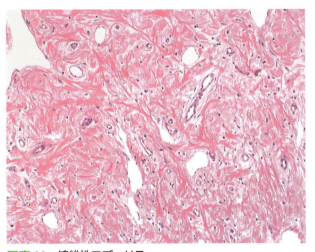

写真 20　線維性エプーリス
イヌ、自然発生、HE 染色。（写真提供：尾崎清和先生）

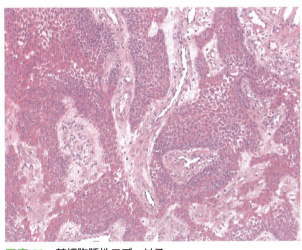

写真 23　棘細胞腫性エプーリス
イヌ、自然発生、HE 染色。（写真提供：尾崎清和先生）

学的には、歯肉、歯根膜、骨外膜などの炎症性ないし反応性増殖および各種の腫瘍など種々の病変を含む。一般に組織診断に用いられる場合は、慢性炎症後の線維増生である線維性エプーリス fibrous epulis（限局性線維性過形成 focal fibrous hyperplasia（**写真 20**）をさすが、歯肉上皮の潰瘍や過形成を伴い多核巨細胞が肉芽組織中に

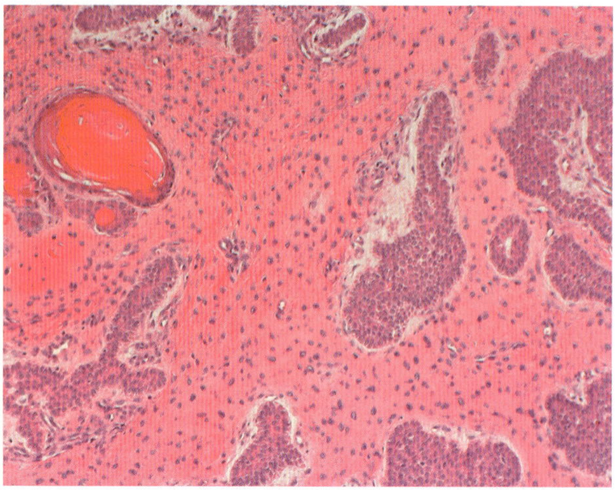

写真 24 混合型エプーリス
イヌ、自然発生、HE 染色。（写真提供：尾崎清和先生）

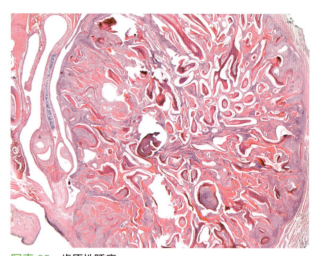

写真 25 歯原性腫瘍
TG.AC マウス、自然発生、HE 染色。
（写真提供：Dr. David Malarkey）

多数認められる巨細胞性エプーリス giant cell epulis（周辺性巨細胞性肉芽腫 peripheral giant cell granuloma）、肉芽腫性エプーリス granulomatous epulis、歯原性線維腫として位置づけられている線維腫性エプーリス fibromatous epulis（**写真 21**）および線維基質中にしばしば類骨や骨組織形成を伴う骨形成性エプーリス ossifying epulis（**写真 22**）（「3-4. 歯原性線維腫」の項参照）、歯肉上皮に棘細胞腫性ないし偽上皮腫性の反応性増殖がみられ、組織学的にはエナメル上皮腫として診断される棘細胞腫性エプーリス acanthomatous epulis（**写真 23**）（「3-1. エナメル上皮腫」の項参照）などの名称として用いられる場合もある[4,29,30]。なお、これらのエプーリスを構成する病変の広がりや質を考慮して診断をつけることになるが、成分が複数含まれる場合には混合型エプーリス mixed epulis（**写真 24**）という名称が使用されている[31]。

2-15. 化膿性肉芽腫 pyogenic granuloma

組織学的には血管に富む肉芽組織であり、その名称とは異なり、肉芽腫性ではなく、局所的な刺激や感染に対する反応と考えられ、潰瘍ができやすく、出血しやすい[4]。

2-16. 歯原性囊胞 odontogenic cyst

エナメル器や歯堤などの歯原性上皮に由来する囊胞[32]で、組織学的には囊胞内壁は重層扁平上皮で覆われており、囊胞壁に埋伏歯を持つものを含歯性囊胞 dentigerous cyst、持たないものを原始性囊胞 primordial cyst という。イヌでみられる濾胞性歯囊胞 follicular dental cyst は前者にあたる。また、原始性囊胞で角化亢進の著しいものは角化囊胞 keratocyst と呼ばれる。重層扁平上皮に介在して粘液細胞や線毛上皮をみることがある。

3. 腫瘍性病変

ヒトでは 2005 年に再改訂された WHO 分類で詳細に分類されている[32]が、齧歯類の毒性評価として米国 STP では、エナメル上皮腫 ameloblastoma、歯牙腫 odontoma を ameloblastic なものとそうではないもの、歯原性線維腫 odonotogenic fibroma とその他の歯原性腫瘍 odontogenic tumor について、それぞれ良性あるいは悪性に分類することを推奨している。歯原性腫瘍の発生はまれであるが、TG.AC マウス（v-Ha-*ras* 遺伝子を導入した遺伝子改変マウス）では、好発することが知られている[44]（**写真 25**）。

3-1. エナメル上皮腫 ameloblastoma

■**同義語**：adamantinoma、adamantinoblastoma、enamelblastoma、multilocular cyst
■**組織発生**：歯堤ないし歯胚上皮あるいはその遺残、歯原性囊胞の上皮細胞あるいは歯肉上皮の基底細胞に由来する。
■**組織学的特徴**：上皮細胞の腫瘍性増殖および成熟したコラーゲンを含む線維性間質からなる腫瘍であり、明らかな歯牙硬組織の形成は認められない。実質細胞は、間質に接する辺縁部でエナメル器に類似した立方状〜円柱状の配列を示し、胞巣の中心部はエナメル髄に似た紡錘形あるいは星形の細胞で構成される。濾胞型 follicular type（胞巣の中心部あるいは間質の変性消失により囊胞を形成）、叢状型 plexiform type（索状の歯原性上皮が線維性基質内に叢状に増殖したもの）、棘細胞腫型 acanthomatous type（実質細胞が扁平上皮の棘細胞様に化生したもの；**写真 26**）、基底細胞型 basal cell type（基底細胞腫様のもの）、顆粒細胞型 granular cell type（細胞質が好酸性の顆粒状を呈する上皮細胞が多数を占めるもの）などに分類される。これらの型では角化のみられることもあり、扁平上皮癌および基底細胞癌との鑑別が困

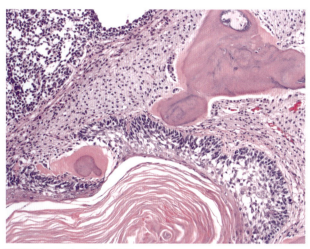

写真26　エナメル上皮腫
ラット、上顎切歯、自然発生、HE染色。既存骨を破壊して浸潤性に増殖し、一部腫瘍細胞が棘細胞様に化生している。（写真提供：高信健司先生）

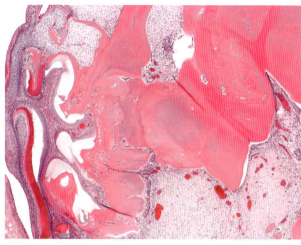

写真27　歯牙腫
ラット、上顎切歯、自然発生、HE染色。歯牙硬組織が不規則にみられる。

難なことがある。また、歯原性上皮細胞の増殖からなるが、エナメル芽細胞に類似した上皮細胞による腺管状構造の形成がみられる病変は、腺腫様歯原性腫瘍 adenomatoid odontogenic tumor と分類される。本腫瘍は腺エナメル上皮腫 adeno-ameloblastoma とも呼ばれ、腺腔様構造内および間質に未熟なエナメル質様の好酸性無定形物質がみられる。

■鑑別診断：エナメル上皮腫は歯牙硬組織の形成は起こらない腫瘍であり、明確な硬組織の形成が認められる場合には歯牙エナメル上皮腫 odonto-ameloblastoma と診断されるべきである。また、エナメル上皮腫は良性であっても上皮細胞の局所浸潤性増殖を示すこと、および成熟したコラーゲンを含む線維性間質が特徴であり、この点において圧排性増殖を示す歯牙腫および幼若線維組織の増殖を主体とするエナメル上皮線維腫 ameloblastic-fibroma やエナメル上皮線維歯牙腫と鑑別される。イヌで好発する歯肉のエナメル上皮腫 ameloblastic fibro-odontoma は、臨床的には棘細胞腫性エプーリスと呼ばれるが、組織学的には周辺性エナメル上皮腫と診断される[33]。周辺性エナメル上皮腫では、歯肉上皮の反応性過形成を伴う線維性過形成や周辺性歯原性線維腫との鑑別が問題となるが、炎症反応および浸潤性増殖の有無や線維性間質の性状の違いにより鑑別できる。

■解説：イヌやサルで比較的多くの報告があるが、齧歯類での発生はまれである[34]。エナメル上皮腫の誘発はまれであるが、ラットやハムスターにニトロソ化合物の経胎盤投与や経口投与、あるいはマウスにおけるポリオーマウイルスの実験的感染による濾胞型、基底細胞型ないし棘細胞腫型エナメル上皮腫などの発生が報告されている[35]。いずれのタイプのエナメル上皮腫においても、自然発生のものと同様、わずかながら象牙質やエナメル質様の基質形成を伴うことが多い。

3-2. 歯牙腫 odontoma

■同義語：composite odontoma

■組織発生：歯の発生過程において、あるいは機械的損傷または感染により生じた奇形あるいは異形成から発生する。

■組織学的特徴：歯牙硬組織が主体をなす腫瘍（**写真27**）で、その形態から複雑性および集合性歯牙腫に分けられるが、両者の中間型の形態を示すものもある。複雑性歯牙腫 complex odontoma は組織学的にはエナメル質、象牙質、セメント質のほか、発育中のものではエナメル芽細胞、象牙芽細胞、歯髄組織など歯牙を構成するすべての成分が存在するが、その配列状態は複雑で完全な形の歯牙の形成は認められない。集合性歯牙腫 compound odontoma は、大小不同で形は不規則ながらエナメル質、象牙質および歯髄を有する歯に類似した形態を示す構造物の集合からなる病変で、発育中のものでは歯胚に類似した組織も認められる。

■鑑別診断：齧歯類では、咬合不整や損傷に起因した切歯の異形成との鑑別が必要であるが、歯牙腫では顎骨など周囲組織を破壊的に圧排、増殖する像がみられる。

■解説：齧歯類の切歯は無根歯であり生涯成長を続けるため、機械的な損傷などにより奇形あるいは異形成が生じやすいと考えられるが、特定の系統のマウス、ラットを除いては歯牙腫の発生はまれである[36]。実験的には、強力な発がん剤であるニトロソ化合物のラットやハムスターへの投与、ラット切歯歯胚に機械的損傷を与えることにより、あるいはがん関連遺伝子を導入したトランスジェニックマウスにおいて歯牙腫の発生が報告されている[35,37]。

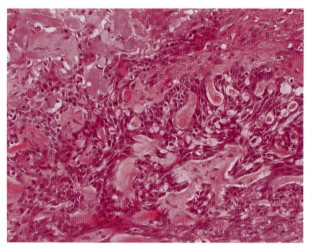

写真28　アミロイド産生性歯原性腫瘍
イヌ、自然発生、HE染色。好酸性の均質なアミロイド様物質を認める。

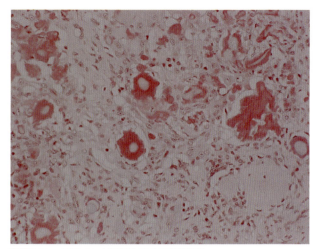

写真29　アミロイド産生性歯原性腫瘍
イヌ、自然発生、コンゴーレッド染色。アミロイド陽性物質がみられる。

3-3. 歯原性石灰化上皮腫 calcifying epithelial odontogenic tumor

■同義語：Pindborg tumor、amyloid-producing odontogenic tumor

■組織発生：歯原性上皮に由来する。

■組織学的特徴：線維性結合組織中に多角形の上皮細胞のシート状、島状あるいは索状の増殖を示す。腫瘍細胞は好酸性細顆粒状を呈し、細胞境界明瞭でしばしば細胞間橋を認める。実質細胞巣内には好酸性の均質なアミロイド様物質を認め、石灰化を認めることもある（**写真28、29**）。

■鑑別診断：腫瘍細胞の細胞質が淡明空胞状を示す変種が知られており、粘表皮腫など淡明細胞型の腫瘍との鑑別が必要な場合がある。

■解説：ヒトでは、その発生に未萌出歯との関連が示唆されているが、骨外性の発生報告もあり、その関連は明らかではない[38]。動物における発生は極めてまれである[39]。イヌにおいてもアミロイド沈着を伴う腫瘍が報告されている[40]。

3-4. 歯原性線維腫 odonotogenic fibroma

■同義語：ossifying fibroma、cementifying fibroma

■組織発生：歯髄、歯根膜などの歯の間葉系組織に由来する。

■組織学的特徴：組織学的には血管、細胞成分およびコラーゲンに富んだ線維性基質からなり、歯原性上皮の小塊が認められる。しばしば類骨、骨、セメント質あるいは象牙質様の硬組織の形成がみられる。

■鑑別診断：組織学的に歯原性上皮が確認できない場合には、限局性線維性過形成、歯原性以外の線維腫、神経線維腫などとの鑑別に注意を要する。また、歯原性上皮の増殖に富むものではエナメル上皮線維腫との鑑別が必要である。

■解説：歯肉に生じたものは周辺性歯原性線維腫 peripheral odontogenic fibroma あるいは線維腫性エプーリス、骨形成性エプーリスなどと呼ばれ、イヌでしばしばみられる[33]。齧歯類での報告はまれである[41]。また、歯原性線維腫と同様に歯原性上皮の小塊を含む細胞成分に富んだ線維性組織の増殖があり、間質に豊富な粘液に富む基質を伴うものは歯原性粘液腫 odontogenic myxoma、セメント芽細胞およびセメント質様硬組織の密な梁状の増殖を特徴とするものはセメント芽細胞腫 cementoblastoma、象牙質の形成が顕著なものは象牙質腫 dentinoma と診断される[39]。

3-5. エナメル上皮線維腫 ameloblastic fibroma

■同義語：fibroadamantoblastoma、soft mixed odontoma、enamel epithelial fibroma

■組織発生：歯原性上皮および歯の間葉系組織に由来する。

■組織学的特徴：エナメル上皮様組織と歯乳頭部にみられるような紡錘形、円形あるいは星形の幼若線維組織の増殖を示す腫瘍で、明らかな歯の硬組織の形成は認められない。

■鑑別診断：本腫瘍では、エナメル上皮腫でみられるような明らかな局所浸潤性増殖を示さず、嚢胞形成や大きな上皮細胞巣はなく、間質には成熟したコラーゲンはほとんどみられない。

■解説：本腫瘍はまれに幼若動物での発生が報告されており、歯牙腫の幼若型とする考えもある。実験的には、ラットでアフラトキシン投与による発生の報告がある[41]。

3-6. 歯牙エナメル上皮腫
odonto-ameloblastoma

■同義語：ameloblastic odontoma
■組織発生：エナメル上皮腫あるいは歯牙腫から生じたものか、両者へ分化しうる組織の増殖として生じたものかは明らかでない。
■組織学的特徴：エナメル上皮腫と同様な歯原性上皮の増殖があり、一部に歯牙腫と同様な歯牙硬組織を形成する部分を混在する腫瘍である。本腫瘍のエナメル上皮腫成分は局所浸潤性の増殖を示し、エナメル上皮腫の変種と考えられる。
■鑑別診断：歯牙腫およびエナメル上皮線維歯牙腫との鑑別が問題となる。歯牙エナメル上皮腫と診断するためには歯原性の浸潤性増殖が証明されなければならない。
■解説：ラット、サルおよびイヌでまれに自然発生の報告があり、実験的にはラットやハムスターにニトロソ化合物を投与することによる発生が報告されているが、いずれも歯牙腫やエナメル上皮線維歯牙腫との鑑別が不十分なものが含まれている[35,42]。

3-7. エナメル上皮線維歯牙腫
ameloblastic fibro-odontoma

■同義語：enamel epithelial fibrous odontoma
■組織発生：歯原性上皮および歯の間葉系組織に由来する。
■組織学的特徴：エナメル上皮線維腫と同様の組織に、象牙質やエナメル質など歯牙硬組織の形成を伴う腫瘍である。
■鑑別診断：本腫瘍では、歯牙エナメル上皮腫でみられるような明らかな局所浸潤性増殖を示さず、間質には成熟したコラーゲンはほとんどみられない。
■解説：本腫瘍は、成熟すると硬組織が主体を占めてエナメル上皮線維腫成分がなくなり、歯牙腫になるとする考えもある。イヌでまれにみられ、マウスでの発生も報告されている[43]。エナメル上皮線維歯牙腫と前述した歯牙エナメル上皮腫は併せてエナメル上皮歯牙腫 ameloblastic odontoma として扱われることもあるが、前者はエナメル上皮線維腫の、後者はエナメル上皮腫の一部に歯牙腫様組織が混在した変種であり、独立した疾患として分類されるべきものと考えられる。自然発生およびニトロソ化合物の投与によりラットやハムスターでエナメル上皮歯牙腫あるいは歯牙エナメル上皮腫として報告されているものの中には、エナメル上皮線維歯牙腫に分類されるべきものが含まれていると考えられる[35]。

3-8. 悪性エナメル上皮腫
malignant ameloblastoma

■同義語：ameloblastic carcinoma
■組織発生：歯原性上皮に由来する。
■組織学的特徴：遠隔転移や著しい局所への浸潤増殖を示すエナメル上皮腫で、形態学的には良性のエナメル上皮腫と同様で、細胞学的悪性度は一般に顕著でないもの（malignant ameloblastoma）および腫瘍性上皮細胞には多数の核分裂像や異型性、多型性を認めるが、遠隔転移のみられないもの（ameloblastic carcinoma）がある。
■鑑別診断：形態学的悪性度と転移能との相関が得られないことがあり、組織学的な良性および悪性エナメル上皮腫の鑑別は困難とされる。
■解説：動物における発生は極めてまれである[39]。実験的には、幼若ラットの切歯歯胚に機械的損傷を与えるとともにエチルニトロソウレア（エチルニトロソ尿素）ethylnitrosourea を局所投与することにより、悪性エナメル上皮腫が高率に発生したという報告がある[35]。

3-9. 原発性骨内癌
primary intra-osseous carcinoma

■同義語：primary intra-alveolar epidermoid carcinoma
■組織発生：歯原性上皮細胞由来。
■組織学的特徴：顎骨内に発生する、異型性が強く角化傾向に乏しい扁平上皮癌である。
■鑑別診断：顎骨内への転移癌および顎骨内浸襲の著しい口腔粘膜原発癌との鑑別に注意を要する。
■解説：動物における発生は極めてまれである[39]。

3-10. 歯原性嚢胞 odontogenic cyst 由来の癌腫

■組織発生：歯原性嚢胞上皮由来。
■組織学的特徴：扁平上皮癌あるいは粘表皮癌の形態を示す。
■鑑別診断：確定診断には組織学的に嚢胞上皮からの癌化が証明されなければならない。
■解説：動物における発生は極めてまれである。

3-11. 歯原性線維肉腫 odontogenic fibrosarcoma、エナメル上皮肉腫 ameloblastic sarcoma、エナメル上皮歯牙肉腫 ameloblastic odontosarcoma

■同義語：エナメル上皮肉腫は ameloblastic fibrosarcoma とも呼ばれる。
■組織発生：歯の間葉系組織に由来する。
■組織学的特徴：線維組織成分が異型性、多型性、核分裂像を示す線維細胞からなる線維肉腫の像を示すが、上皮成分に悪性像は認められない。
■鑑別診断：歯原性上皮が確認できない場合には、顎骨内への転移あるいは歯周組織由来の線維肉腫との鑑別が必要である。

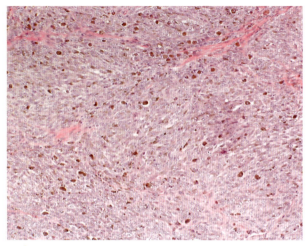

写真30　悪性黒色腫
イヌ、自然発生、HE染色。メラニン色素を持った腫瘍細胞が多数認められる。

■解説：歯原性線維肉腫、エナメル上皮肉腫およびエナメル上皮歯牙肉腫はそれぞれ歯原性線維腫、エナメル上皮線維腫およびエナメル上皮線維歯牙腫の悪性型とみなされる。動物での発生は極めてまれである。

3-12. 扁平上皮癌
squamous cell carcinoma

■同義語：epidermoid carcinoma
■組織発生：舌、歯肉、扁桃などの口腔粘膜、鼻腔粘膜などに由来する。
■組織学的特徴：ほかの部位に生じるものと同様であるが、周辺組織の浸襲、破壊が特徴的である。
■鑑別診断：顎骨内浸襲の著しい例では、悪性エナメル上皮腫、原発性骨内癌、歯原性囊胞由来の扁平上皮癌との鑑別を要する。
■解説：イヌでは口腔内腫瘍としては珍しくないが、齧歯類での発生はまれである[39]。

3-13. 悪性黒色腫 malignant melanoma

■同義語：melanoma
■組織発生：歯肉、頬部、口唇、口蓋などの口腔粘膜に発生する。
■組織学的特徴：腫瘍細胞内にメラニン色素（**写真30**）が種々の程度に証明されるが、無色素性のものも存在する。腫瘍細胞の形態から紡錘形細胞型、小細胞型、類上皮細胞型が区別されるが、それぞれの型が混在するものや多核巨細胞の形成をみることもある。
■鑑別診断：無色素性黒色腫では、粘膜下や間質における色素顆粒を貪食したマクロファージの存在、電顕的なメラノソームの証明が診断の助けとなる。
■解説：イヌの口腔内腫瘍の中で最も発生頻度の高い腫瘍である。皮膚の黒色腫と異なり、口腔のものはその形態学的特徴に関わらず通常悪性と考えられている[39]。本腫瘍は急速な発育を示し、潰瘍や壊死巣の形成、歯肉に発生したものでは歯牙や顎骨に浸潤性に増殖し、血行性あるいはリンパ行性の遠隔転移もまれではない。その他の間葉系腫瘍として、顎骨、鼻腔、歯肉などの間葉系組織に由来する線維細胞、軟骨細胞、骨細胞などから発生する腫瘍が歯牙を巻き込んで増殖することがある。これらの腫瘍は、通常の結合組織由来の腫瘍と同様な組織形態を示す。

引用文献

1) 花村 肇．哺乳類の歯10：齧歯類（目）．『歯の比較解剖学』後藤仁敏，大泰司紀之（編）．医歯薬出版，東京．pp154-161. 1986.
2) 後藤仁敏．緒論．『歯の比較解剖学』後藤仁敏，大泰司紀之（編）．医歯薬出版，東京．pp1-30. 1986.
3) Fawcett DW. *A textbook of histology*. W. B. Saunders, Philadelphia. pp602-618. 1986.
4) Brown CC, Baker DC, Baker IK. Alimentary system. In：*Pathology of domestic animals*, 5th ed. Maxie MG（ed）. Saunders Elsevier, Philadelphia. pp1-32. 2007.
5) Schour I, Massler M. The teeth. In：*The rat in laboratory investigation*. Farris EJ, Griffith JQ（eds）. JB Lippincott Co., pp104-165. 1963.
6) Halse A. Location and first appearance of rat incisor pigmentation. *Scand J Dent Res* 810：428-433, 1972.
7) Lindemann G. Rat incisor pigmentation. *Tandlaegebladet* 74：662-670, 1970.
8) 森脇 豊．エナメル質の結晶化学．『エナメル質、その形成、構造、組成と進化』須賀昭一（編）．クインテッセンス出版，東京．pp2-13. 1987.
9) 須賀昭一．エナメル質形成過程のあらまし．『エナメル質、その形成、構造、組成と進化』須賀昭一（編）．クインテッセンス出版，東京．pp46-49. 1987.
10) 小澤英浩．エナメル芽細胞の微細構造学的特徴と機能．細胞 16（12）：6-11，1984.
11) Ogura H, Kinoshita Y. The difference in the distribution pattern of administered serum albumin between developing dentine and enamel matrix in the rabbit incisor. In：*Mechanisms of tooth enamel formation*. Suga S（ed）. Quintessence, Tokyo/Berlin/Chicago. pp143-154. 1983.
12) Smith CE, Warshawsky H. Quantitative analysis of cell turnover in the enamel organ of the rat incisor. Evidence for ameloblast death immediately after enamel matrix secretion. *Anat Rec* 187：63-97, 1977.
13) Moe H. Physiological cell death of secretory ameloblasts in the rat incisor. *Cell Tissue Res* 197：443-451, 1979.
14) 小澤英浩．歯の形成と構造．『骨の科学』須田立雄ほか（著）医歯薬出版，東京．pp76-109. 1985.
15) McKee MD, Zerounian C, Martineau-doizo B, et al. Specific binding sites for transferrin on ameloblasts of the enamel maturation zone in the rat incisor. *Anat Rec* 218：123-127, 1987.
16) Takuma S, Nagai N. Ultrastructure of rat odontoblasts in various stages of their development and maturation. *Arch Oral Biol* 16：993-1011, 1971.
17) Smith CE, Warshawsky H. Cellular renewal in the enamel

organ and the odontoblasts layer of the rat incisor as followed by radioautography using ^{3}H-thymidine. *Anat Rec* 183：523-562, 1975.
18) 飯島宗一（編）．『現代病理学大系 第12巻A 消化管Ⅰ．口腔・咽頭・食道・胃Ⅰ』中山書店，東京．pp131-201．1984．
19) 藤本 胖，藤原公策，田島正典（編）．『家畜病理学各論』朝倉書店，東京．pp105-108．1984．
20) 鈴江 懐，小林忠義（編）．『病理学各論（1）』医学書院，東京．pp445-455．1966．
21) 阿部敏男，宮嶌宏彰．ラット切歯のエナメル質形成に及ぼす影響．*J Toxicol Pathol* 3：245-256，1990．
22) Katsuta O, Hoshino N, Takeda M, et al. A spontaneous mutation：amelogenesis imperfecta with cysts in rats. *Toxicol Pathol* 31：411-416, 2003.
23) Katsuta O, Hiratsuka H, Matsumoto J, et al. Cadmium-induced dental lesions in ovariectomized rats. *Toxicol Pathol* 24：451-457, 1996.
24) Jones TC, Hunt RD. The digestive system. In：*Veterinary pathology*, 5th ed. Lea & Febiger, Philadelphia. pp1350-1353. 1983.
25) Pindborg JJ. *Pathology of dental hard tissues*. Munksgaard, Copenhagen. pp138-210. 1970.
26) Goeppa RA. The oral cavity. In：*Pathology of drug-induced and toxic disease*. Riddell RH(ed). Churchill Livingstone, New York. pp147-154. 1982.
27) Fejerskov O, Richards A, Josephsen K. Pathogenesis and biochemical findings of dental fluorosis in various species. In：*Fluorides-effects on vegetation, animals and humans*. Shupe JL, Peterson HB, Leone NC（eds）. Paragon Press, Salt Lake City. pp305-317. 1983.
28) Satoh H, Uesugi Y, Kawabata T, et al. Morphological classification of dental lesions induced by various antitumor drugs in mice. *Toxicol Pathol* 29：292-299, 2001.
29) Bostock DE, White RA. Classification and behaviour after surgery of canine 'epulides'. *J Comp Path* 97：197-206, 1987.
30) Dubielzig RR, Goldschmidt MH, Brodey RS. The nomenclature of periodontal epulides in dogs. *Vet Pathol* 16：209-214, 1979.
31) Head KW, Cullen JM, Dubielzig RR, et al. *WHO histological classification of tumors of the alimentary system of domestic animals*, 2nd series. Vol X. pp53-57. 2003.
32) 下野正基，高田 隆（編）．『新口腔病理学』医歯薬出版株式会社，東京．p195．2008．
33) Verstraete FJM, Ligthelm AJ, Weber A. The histological nature of epulides in dogs. *J Comp Path* 106：169-182, 1992.
34) Lewis DJ, Cherry CP, Gibson WA. Ameloblastoma（adamantinoma）of the mandible in the rat. *J Comp Path* 90：379-384, 1980.
35) Gardner DG. Experimentally induced ameloblastomas：a critical review. *J Oral Pathol Med* 21：337-339, 1992.
36) Sokoloff L, Zipkin I. Odontogenic hamartomas in an inbred strain of mouse（STR/1N）. *Proc Soc Exp Biol Med* 124：147-149, 1967.
37) Gibson CW, Lally E, Herold RC, et al. Odontogenic tumors in mice carrying albumin-myc and albumin-ras transgenes. *Calcif Tissue Int* 51：162-167, 1992.
38) Gorlin RJ, Meskin LH. Odontogenic tumors in man and animals：pathologic classification and clinical behavior．A review. *Ann NY Acad Sci* 108：722-771, 1963.
39) Head KW. Tumours of the upper alimentary tract. *Bulletin of the World Health Organization* 53：145-166, 1976.
40) Kuwamura M, Kanehara T, Yamate J, et al. Amyloid-producing odontogenic tumor in a Shih-Tzu dog. *J Vet Med Sci*, 62：655-657, 2000.
41) Cullen JM, Ruebner BH, Hsieh DPH, et al. Odontogenic tumors in Fischer rats. *J Oral Pathol* 16：469-473, 1987.
42) Fitzgerald JE. Ameloblastic odontoma in the Wistar rat. *Toxicol Pathol* 15：479-481, 1987.
43) Nyska A, Waner T, Tal H, et al. Spontaneous ameloblastic fibro-odontoma in a female mouse. *J Oral Pathol Med* 20：250-252, 1991.
44) Wright JT, Hansen L, Mahler J, et al. Odontogenic tumors in the v-Ha-*ras*(TG.AC)transgenic mouse. *Archs Oral Biol* 40：631-628, 1995.

その他の有用な成書・文献情報

Weber, K. Induced and spontaneous lesions in teeth of laboratory animals. *J Toxicol Pathol* 20：203-213, 2007.

田中丸善洋
武田薬品工業㈱

2 唾液腺

1. 解剖学的・生理学的特徴

1-1. 解剖学的特徴

齧歯類では唾液腺原基は妊娠後13～14日に形成される。大唾液腺のうち、耳下腺は一次口腔の外胚葉性上皮、顎下腺と舌下腺は口腔底部の内胚葉性上皮に由来する。出生時、唾液腺は間葉系組織により小導管が区画された未発達な組織であり、生後の成長とともに発達する。

唾液腺は外分泌腺に属し、口腔粘膜や粘膜下組織に腺体をもつ小唾液腺と口腔粘膜の外側に位置し、長い導管により口腔内に開口する大唾液腺に大別される。大唾液腺は頸部腹側の皮下組織に位置し、耳介基部にまで及ぶ。耳下腺、顎下腺および舌下腺は互いに接して存在し、下顎リンパ節および眼窩外涙腺とも近接する。

- 小唾液腺
  口唇腺 labial gland、頰腺 buccal gland、口蓋腺 palatine gland、舌腺 lingual gland
- 大唾液腺
  耳下腺 parotid gland、顎下腺 submandibular gland、舌下腺 sublingual gland、頰骨腺 infraorbital gland（イヌのみ）

組織学的には、唾液腺は薄い被膜に覆われ、間質結合組織が各小葉に区画する。分泌作用を行う漿液腺 serous gland と粘液腺 mucous gland が終末部を構成し、イヌ、サルでは上記2種の腺が混在して一腺体にまとまった混合腺 mixed gland よりなる。混合腺では大部分が粘液細胞ででき、漿液細胞は数個が腺底部に存在し半月状に観察されるため、漿液半月 serous demilune と呼ばれる。唾液腺の構成細胞で重要な要素の1つとして、筋上皮細胞 myoepithelial cell があるが、この細胞は腺房を籠のように包んでおり、神経刺激により収縮する。そのほか、分泌物の輸送管である介在導管 intercalated duct、線状導管（腺状部）strained duct および導管 excretory duct より構成される。

1-1-1) 耳下腺 parotid gland

漿液腺からなり、漿液腺の腺房細胞は組織学的には膵臓の外分泌腺の組織学的形態に類似する。イヌ、サルでは混合腺であるが、大部分が漿液腺より構成される。

1-1-2) 顎下腺 submandibular gland

齧歯類では最も大型の唾液腺であり、齧歯類およびイヌ、サルともに漿液腺が主体をなす。齧歯類では顎下腺の介在導管は他の唾液腺より短く、顎下腺に特有な顆粒管 granular duct へとつながる。顆粒管は丈の高い円柱上皮により裏打ちされ、特に成熟した雄性マウス・ラットでは多量の好酸性分泌顆粒を含有する。この顆粒管上皮はテストステロン、甲状腺ホルモン、副腎皮質ホルモンなどにより調節されると考えられる。

1-1-3) 舌下腺 sublingual grand

齧歯類では顎下腺に密接して存在する。粘液腺で構成され、顎下腺と比べ導管系の構造が単純である。

1-2. 生理学的特徴

唾液腺の分泌物はpH 7.0～8.0で消化酵素とムチンが主成分であるが、粘膜免疫に関与するIgAや抗菌物質であるリゾチームも含んでおり、咀嚼、嚥下に加えて口腔内を清浄に保持する上で重要な機能を果たしている。唾液腺は自律神経の支配を受けており、M3受容体が唾液分泌に関与している。副交感神経の刺激により水様の唾液を分泌する。交感神経が刺激されたときには蛋白質やムチンに富む唾液が分泌される。

2. 非腫瘍性病変

2-1. 先天的病変

唾液腺における先天的病変はまれである。F344ラットおよびB6C3F1マウスでは異所性細胞巣が報告されている。F344ラットでは、時に漿液性の耳下腺組織が粘性の舌下腺組織内に認められる。NFS/N-sldマウスは常染色体劣性遺伝子異常を有し、舌下腺細胞の粘液産生が低下し、組織学的には小型の立方形上皮を呈する[1]。

2-2. 萎縮 atrophy

唾液腺の萎縮は、ラットでは1年以上の年齢において、組織学的に腺房細胞の大きさあるいは数の減少、または線維性結合組織の増加として認識される。腺房間あるいは葉間に脂肪細胞の巣状集簇を伴うこともあるが、これらの変化は膵臓や胸腺の退縮に類似している。唾液腺の萎縮は、毒性によって誘発されることがある。単核細胞性白血病、顔面神経由来の神経鞘腫 schwannoma の浸潤によっても誘発される。神経支配の切断あるいはβアドレナリン性刺激遮断により耳下腺および顎下腺の萎縮が認められるが、交感神経支配を受けない舌下腺は萎縮しない。また、液体飼料を9日間与えると唾液腺の萎縮が誘発されることから、咀嚼による刺激も唾液腺の機能・形態維持に重要であると考えられる。液体飼料による唾

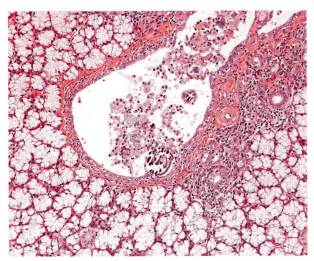
写真1 唾液腺結石
ラット、舌下腺、自然発生、HE染色。

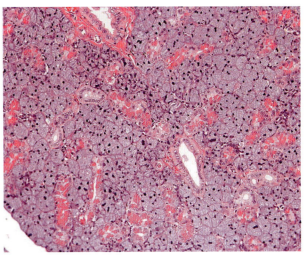
写真2 唾液腺肥大
ラット、顎下腺、薬物誘発、HE染色。

液腺萎縮は耳下腺が最も影響を受けやすく、舌下腺はほとんど影響を受けない[2]。唾液腺の萎縮はマウスでも老齢において時折認められる。舌下腺に比較して顎下腺および耳下腺に発生が多い。病変の広がりは一般に葉の単位で、萎縮に加えて腺管あるいは間質への細胞浸潤を伴う場合がある。舌に分布する小唾液腺も、加齢とともに空胞化を伴って萎縮し、導管には脱落した細胞の蓄積を認める。

2-3. 結石 calculus(sialolith)

結石は、唾液腺の導管あるいは腺房内に慢性炎症の結果、剥離した細胞あるいは分泌物が凝固して、そこに鉱質が沈着して形成される(**写真1**)。二次的にほかの病変を誘発することがある。

2-4. 粘液嚢胞 mucocele、ガマ腫 ranula、導管嚢胞 ductular cyst、導管拡張 ductular dilatation

外傷、唾液腺結石、導管内異物などに伴って二次的に認められる。ラットおよびマウスではまれである。

2-5. 肥大 hypertrophy

副交感神経刺激により持続的な流涎を伴って唾液腺は肥大する(**写真2**)。経口投与の薬剤の味(苦味など)あるいは刺激性によっても、一過性の流涎を伴う唾液腺肥大が認められる。いずれの肥大も、一般的に可逆性を示す。ラットにおいて下顎の切歯を切断すると、顎下腺および舌下腺の肥大が認められるが、組織学的には神経終末膨化を伴う腺房細胞の肥大および過形成であり、神経支配の変化に伴うものと考えられる。

2-6. 唾液腺涙腺炎ウイルス感染 sialodacryoadenitis virus(SDAV)infection

唾液腺涙腺炎ウイルス(SDAV)はコロナウイルスの一種である。ラットに感染すると、唾液腺および下顎リンパ節の腫大が認められるとともに、流涙により顔面の被毛の汚れを認める。組織学的には漿液腺である顎下腺および耳下腺の腺房、および導管上皮の壊死、および著明な炎症が認められるが、粘液腺である舌下腺には変化はない。炎症細胞は好中球から徐々に単核細胞にシフトする。腺組織が炎症細胞で置き換えられた後、扁平上皮化生を伴う再生に移行する。このように、SDAVに感染すると毒性評価に影響を及ぼす。

マウスには間質性肺炎などを一過性に誘発するが、唾液腺には病変を形成しない。

2-7. SDAV以外のコロナウイルス感染 coronaviral infection other than SDAV

サイトメガロウイルス cytomegalovirus は免疫機能が低下したマウスに全身性に感染し、唾液腺にも病変を誘発することがあるが、通常の実験環境ではまれである。病変は上皮にみられ、細胞腫大、細胞質内および核内封入体形成、巣状壊死、非化膿性の炎症反応が主要な組織学的変化である。顎下腺に最も病変ができやすく、耳下腺には最もできにくい。

ポリオーマウイルス polyomavirus、サイトメガロウイルスはラット唾液腺に感染する可能性があるが、F344ラットでは報告はない。

2-8. その他の炎症性変化

B6C3F1マウスにおいては、単核炎症細胞(リンパ球、形質細胞)の浸潤がしばしば認められるが(**写真3**)、その重要性についてはわかっていない。リンパ腫が唾液腺

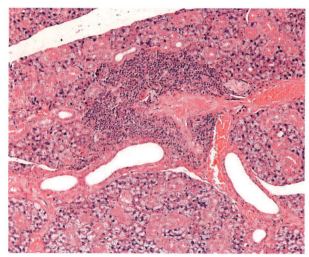

写真3　リンパ球浸潤
マウス、顎下腺、自然発生、HE染色。

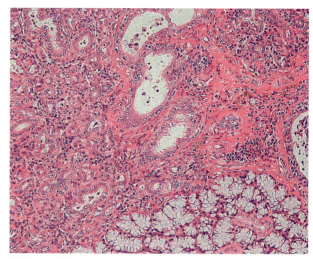

写真5　腺腫
ラット、顎下腺、自然発生、HE染色。

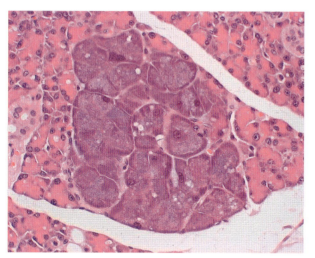

写真4　好塩基性肥大細胞巣
ラット、耳下腺、HE染色。（写真提供：尾崎清和先生）

に浸潤することがあり、著明なリンパ球浸潤との鑑別が必要な場合がある。好中球主体の化膿性唾液腺炎はあまり多くない。ラット、サルおよびイヌにおいては、上記以外で唾液腺に特異的に発生する炎症性変化、血管の変化は知られていない。

3. 増殖性および腫瘍性病変

3-1. 好塩基性肥大細胞巣
basophilic hypertrophic foci（写真4）

　マウス、ラットの耳下腺に限局して認められる。この変化は肉眼的な識別は難しいが、顕微鏡レベルで主として限局的な腺房細胞 acinar cell の細胞質の肥大として特徴づけられる。膵臓の外分泌腺 exocrine gland にも同様の病変がみられる。細胞質内の微細な小胞が細胞所見の1つである。核は肥大するが、時に細胞質の好塩基性により不明瞭になることがある。ほとんどの腺房細胞が肥大したような、よりびまん性の変化がみられることがあるが、個々の細胞は限局性病変における変化ほどは大きくない。無処置マウス、ラットに加齢性病変として認められるほか、ドキシラミン doxylamine による F344 ラットでの誘発が知られている。

3-2. 腺腫 adenoma

■組織発生：導管、腺房上皮細胞。
■組織学的特徴：核の大きさやクロマチン量などに軽度の異型性を有する細胞の限局性増殖巣としてみられる（写真5）。腺房細胞が充実性に増殖する腺房細胞腺腫 acinar adenoma、未分化な腺管が増殖する管状腺腫 tubular adenoma、明らかな腺房および腺管を形成しない充実性腺腫 solid adenoma に分類される。上記の腺房および腺管成分などが混在して認められる場合もある。
■鑑別診断：まれにみられる腺癌とは細胞異型や組織異型の強さ、浸潤性増殖の有無などにより鑑別する。
■解説：唾液腺の腫瘍はまれであり、7,12ジメチルベンズ[a]アントラセン 7,12-dimethylbenz[a]anthracene（DMBA）、ベンゾ[a]ピレン benzo[a]pyrene（B[a]P）、3-メチルコラントレン 3-methylcholanthrene（3-MC）を局所に投与することにより唾液腺腫瘍が発生するが、通常非上皮性腫瘍が多い。放射線照射によってラットに腺腫が、ポリオーマウイルスの接種でマウスに特異的な腺腫が発生することが知られている。

3-3. 腺癌 adenocarcinoma

■組織発生：導管、腺房上皮細胞。
■組織学的特徴：組織像は発生する唾液腺の部位と細胞型によってさまざまであるが、一般に高頻度の核分裂像や周囲組織への浸潤を伴う（写真6）。腺腔構造を示さない境界不明瞭な小葉構造を有する腺房細胞腺癌 acinar cell adenocarcinoma、明瞭な腺管の浸潤性増殖よりなる

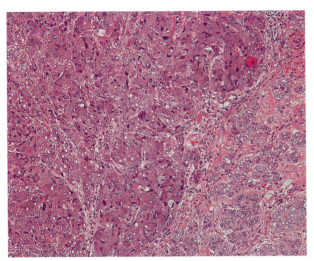

写真6 腺癌
ラット、顎下腺相当部、自然発生、HE染色。

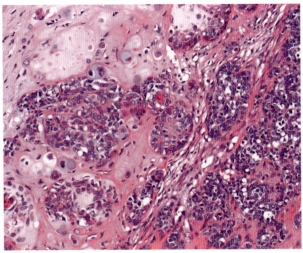

写真7 混合腫瘍
ラット、HE染色。（写真提供：今井 清先生）

管状腺癌 tubular adenocarcinoma、小型卵円形の核が特徴的な基底細胞様細胞 basaloid cell の胞巣状増殖よりなる充実性腺癌 solid adenocarcinoma に分類される。腫瘍内に腺房、腺管または充実性増殖巣がさまざまな程度で混在する場合もある。

■鑑別診断：腺腫とは細胞の異型性および浸潤性により鑑別する。低分化な腺癌で強い線維増生を伴うものは、唾液腺上皮の変性・再生を伴う線維肉腫との鑑別に苦慮することがある。唾液腺涙腺ウイルス（SDAV）感染による広範な壊死に伴う高度の再生性変化も、時に腺癌との鑑別を要することがある。

■解説：腺腫と同様、原発性のものはまれであり、ジンバル腺 Zymbal's gland や乳腺由来の悪性腫瘍の転移の可能性をまず除外する必要がある。

3-4. 扁平上皮癌 squamous cell carcinoma

■同義語：類表皮癌 epidermoid carcinoma
■組織発生：唾液腺上皮（導管上皮由来と考えられる）。
■組織学的特徴：扁平上皮または円柱上皮様細胞の増殖よりなる。通常、著明な角化を伴う分化型が多いが、時に角化物を有さない未分化な腫瘍もみられる。
■鑑別診断：扁平上皮化生を伴う腺癌とは腫瘍内に管状または腺房細胞の腺構造を含まないことで鑑別する。またジンバル腺または表皮由来の扁平上皮癌の転移の可能性も考慮する必要がある。
■解説：唾液腺原発の扁平上皮癌はまれである。DMBAの導管内投与または局所投与により、他の唾液腺腫瘍同様、扁平上皮癌が誘発されることが報告されている。

3-5. 筋上皮腫 myoepithelioma

■組織発生：筋上皮細胞。
■組織学的特徴：間葉系細胞に類似した紡錘形細胞の増殖からなり、多角形または上皮様の形態が混在することがある。時に扁平上皮様の増殖がみられることがある。周囲組織に浸潤傾向が高く、リンパ節、肺転移をみることがある。

■鑑別診断：組織学的特徴から診断は容易であるが、低分化の扁平上皮癌との鑑別に迷うことがある。
■解説：BALB/cマウスで自然発生の頻度が比較的高く、特に雄よりも雌で発生頻度が高い。

3-6. 混合腫瘍 mixed tumor

唾液腺上皮腫瘍に筋上皮由来の腫瘍または間葉系成分が混在する場合、混合腫瘍 mixed tumor と診断する（写真7）。細胞・組織異型や浸潤性の有無により良性混合腫瘍 benign mixed tumor と悪性混合腫瘍 malignant mixed tumor に分類される。上皮系の腫瘍細胞に粘液腫状または線維性の腫瘍細胞が混在し、時に軟骨形成や類骨などの骨形成もみられる。

3-7. 間葉系腫瘍 mesenchymal tumor

悪性神経鞘腫 malignant schwannoma、線維肉腫 fibrosarcoma、分類不能悪性軟部腫瘍などの発生が知られているが、組織所見の詳細は軟部腫瘍の項を参照のこと。

引用文献

1) Hayashi Y, Kojima A, Hata M, et al. A new mutation involving the sublingual gland in NFS/N mice. Partially arrested mucous cell differentiation. *Am J Pathol* 132：187-191, 1988.
2) Scott J, Gunn DL. A comparative quantitative histological investigation of atrophic changes in the major salivary glands of liquid-fed rats. *Arch Oral Biol* 36：855-857, 1991.

眞鍋 淳
第一三共㈱

3 口腔・舌

1．解剖学的・生理学的特徴

舌tongueは前2/3と後ろ1/3とで発生が異なり、両者は分界溝でつながっている。舌体は、左右の外側舌隆起が癒合して生じる。第1鰓弓から発生するので、三叉神経の下顎枝によって知覚性に支配される。舌根は、第2鰓弓、第3鰓弓から生じる。舌咽神経によって知覚性に支配される。

ヒトでは、口腔の発生は胎生第3週頃。胎生5～7週頃に前頭突起の内側鼻突起および外側鼻突起と上顎突起から形成される一次口蓋の形成異常により口唇裂や唇顎裂が発生する。胎生8週頃に硬口蓋、軟口蓋、口蓋垂を形成する二次口蓋が、舌の両脇から上方に移動して舌の上で両方が接触癒合して形成されるが、この異常により口蓋裂が発生する。実験動物における代表的な催奇形性として、マウスにおける口蓋裂、水腎症があげられる。口蓋裂を示す動物では、口腔と鼻腔が直接交通する。ヒト以外の動物ではイヌ、特に短頭種での発生が多く、ウマではまれに認められる。誤嚥性肺炎を併発することが多い。

口唇・口蓋裂の発生する原因は、遺伝的要因と染色体異常と環境的要因との3つがあると考えられ、これらが単独で発症するのではなく、主に遺伝的要因と環境的要因とが複雑に絡み合って発生すると考えられている。これを「多因子しきい説」という。この易罹病性は連続して変異しており、それらがある一定のしきい値を超えたときに発現するものと考えられている。

環境的要因には妊娠初期における子宮内の環境のほか、タバコ、酒、薬、ビタミンAの過剰摂取、ウイルス感染などの報告がある。

動物実験報告として、ハムスターの妊娠7～9日にエンドリンendrin 5 mg/kgを1回経口投与すると妊娠8日投与で奇形（開眼、口蓋裂、彎曲足など）発現が特に増加し、ICR（CD-1）マウスの妊娠7～9日にエンドリン2.5 mg/kgを1回経口投与すると妊娠9日投与で開眼、口蓋裂などの奇形発現が増加したという報告もある。

口腔、舌、咽頭は、食物や化学物質の経口摂取（食餌、飲水、強制投与）のルートとなっている。このため、機械的、化学的刺激に対応できる構造となっている。

1-1．口腔 oral caviry

口腔は、口唇から咽頭を経て食道に連なる消化管の入口であり、食べ物の咀嚼に関わる構造、口唇、頬、口蓋、舌、歯で構成され、前面に口唇 lip、歯 teeth、上面に口蓋 palate、側面に頬 cheek、下面に舌 tongueがあり、咽頭 pharynxに連なる。口腔は、唾液の分泌場所でもある。口腔は、口唇の外側皮膚部より粘膜に移行し、その表層は、重層扁平上皮粘膜で覆われている。その直下に粘膜固有層があり、粘膜筋板はない。この構造は機械的刺激に対して抵抗性がある。同時に、外からの異物を認識する免疫系に関わる構造も有する。齧歯類では広範に角化をみる。

口唇 lipは、上唇、下唇からなる。顔面の有毛皮膚部から無毛部に、さらに口腔粘膜へと移行する。粘膜固有層には、弾性線維が網目状に発達し、粘膜下組織から筋層にかけて口唇腺がみられる。ヤギ、イヌでは純粘膜腺、ウマ、ウシ、ブタ、ウサギでは混合腺である。齧歯類、ウサギなどは上唇が、中央の縦列により左右に分けられ、兎唇（としん）となっている。

口蓋 palateは、硬口蓋 hard palateと軟口蓋 soft palateからなる。重層扁平上皮に覆われ、硬口蓋では弾性線維を含む粘膜下組織から結合組織性骨膜（切歯骨、上顎骨、口蓋骨）へと移行する。草食動物では特に角化層が発達する。軟口蓋では粘膜下組織に口蓋腺が発達し、中心に筋層（口蓋筋）を認める。ウマやブタでは、口蓋帆扁桃が出現する。

頬 cheekの粘膜は重層扁平上皮よりなり、角化を認めない。ネコの上唇粘膜の乳頭、ウサギの絨毛状乳頭は、錯角化する。粘膜下組織の下層あるいは筋層には頬腺が存在する。ハムスターには口腔内に**頬嚢 cheek pouch**と呼ばれる特殊な袋がある。その内腔は重層扁平上皮よりなる頬嚢膜で覆われ、構造的に食道の上皮粘膜に類似する。上皮下にはわずかの結合組織が存在し、筋層に連続する。皮膚と頬嚢の間を特に粘膜網目層 muco-areolar tissue layerと呼ぶ。

1-2．舌 tongue

舌は、重層扁平上皮粘膜に覆われた筋肉性の器官で、口腔の下壁を構成し、舌背部には、多くの舌乳頭 lingual papillaがあり、摂食や食物の移動などの機械的機能に関与する乳頭と、味覚機能を持つ乳頭に分けられる（**写真1**）。前者には糸状乳頭、円錐乳頭、レンズ状乳頭、後者には茸状（じじょう）乳頭、有郭乳頭、葉状乳頭が含まれる。粘膜下では疎な線維性結合組織をはさみ、種々に交錯走行する骨格筋が存在する。小唾液腺の舌腺も舌根部を中心に存在する。肉食動物には、舌尖中央部腹側に縦走するリッサ lyssaと呼ばれる構造物がある。

糸状乳頭 filiform papilla（**写真2**）は、最も多く認められるもので、動物の種類で棍棒状、三角錐状、糸状など形状は多様で、角化の程度もさまざまである。一般に、舌尖部舌背面に発達し、先の尖った形態で、そのため表面がざらざらしてヤスリ状となり食物がなめ取りやすく

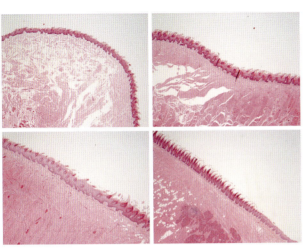

写真1　舌
ラット、HE染色。

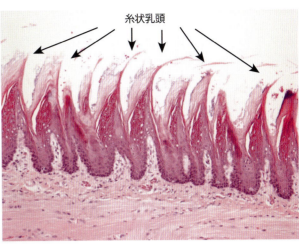

写真2　糸状乳頭
ラット、HE染色。

なっている。乳頭の内部には固有層由来の結合組織乳頭が芯となって、上面が数個の二次乳頭に分かれているものもある。乳頭は、舌根部に向かって傾斜している。なお舌の裏面には乳頭は存在せず、重層扁平上皮のみである。

茸状乳頭 fungiform papilla は、キノコ状で、舌背に広く分布し、糸状乳頭の間に散在している。その数は、糸状乳頭よりはるかに少なく、角化がないため粘膜下の血管が透けて赤くみえる。結合組織乳頭が、いくつかの指状の二次乳頭を出している。血管と神経が豊富にみられ、味蕾 taste bud も認められる。味蕾は、ウシとウマで少なく、ヒツジとブタでやや多く、食肉類とヤギで豊富である。ヒトでは、胎生期後半と乳児期は点在してみられるが、成人ではほとんどみられない。

葉状乳頭 foliate papilla は、ウマ、ブタ、ウサギなどの口蓋舌弓の吻側舌側縁にある長楕円形乳頭。複数の乳頭溝が乳頭の長軸に直行して数条存在し、乳頭溝の深部には漿液腺があり、溝の底部にその導管が開口している。味蕾は、乳頭溝側面に多数存在し、これに分布する神経が粘膜固有層内に多数みられる。葉状乳頭は、サルでもかなりよく発達しているが、ヒトでは発達が悪く不明瞭である。食肉類では痕跡的であり、反芻類では欠く。

有郭乳頭 vallate papilla は、舌根部に分布する大型扁平な乳頭で、上皮で覆われた輪状の溝である乳頭溝とそれに囲まれたドーナツ状の乳頭郭からなる。茸状乳頭、葉状乳頭と同様に血管および神経に富み、その側面には味蕾をみる。乳頭溝の底部には漿液腺が開口している。

円錐乳頭 conical papilla は、低い円錐状の乳頭で、イヌ、ネコ、ブタの舌根に分布する。この乳頭は糸状乳頭より大型で、通常あまり角化しない。

レンズ状乳頭 lenticular papilla は、扁平なレンズ状で、主に反芻類の舌背隆起部に観察される。

舌筋は、舌の中核を占め、骨格筋線維の束で縦横に走行し、その筋束間にみられる結合組織に神経や脈管が存在する。

舌腺は、小唾液腺で、粘膜下および筋層内にみられる（**写真1右下**）。舌尖近傍の下面粘膜下には混合腺が、後方の有郭乳頭あるいは外側の葉状乳頭の底部に漿液腺が、また舌根部粘膜下には多量の粘液腺が存在する。葉状乳頭にみられる漿液腺はヒトでは少ないが、ウサギなどではよく発達している。大型の反芻類やウマで混合腺、肉食動物やヒツジで粘液腺である。

1-3.　咽頭 pharynx

咽頭は、口腔と鼻腔が出会う喉頭と食道の上方に続く部位で、上端は咽頭円蓋として頭蓋底に達し、その前方は鼻腔、口腔につながる空隙部である。鼻腔に通じる咽頭呼吸器部 pharynx respiratorius と呼ばれる部位は、重層扁平上皮から杯細胞をもつ多列線毛上皮への移行形態を示し、重層扁平上皮の角化は認めない。咽頭下部の咽頭消化器部 pharynx digestoxria は、角化のない重層扁平上皮で、口腔および食道と同様の形態を示す。粘膜固有層は乳頭状に上皮と接しており、呼吸器部では骨膜を介して骨に、また消化器部では筋層に接する。粘膜固有層には混合腺である咽頭腺がみられる。粘膜筋板はないが、それに相当する層に弾性線維が発達している。食物が通過するときに咽頭が変形できるのは、この層が存在するためである。

2．非腫瘍性病変

2-1.　炎症 inflammation、びらん erosion

病変の程度により炎症細胞の浸潤のみの場合や、粘膜のみの欠損（びらん）、さらに深部へ病変の進んだ潰瘍を形成する。血管の損傷を伴うときには出血もみられる。イヌでは毛繕いにより、舌に被毛が刺さり異物性肉芽を認めることがある（**写真3**）。

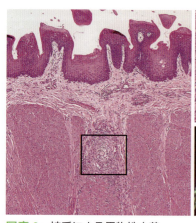
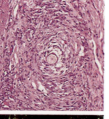
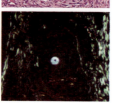

写真3　被毛による異物性肉芽
ビーグル犬、自然発生、HE染色。右上：左図の枠内の拡大像、右下：偏光像による被毛断面の発光。（写真提供：大石裕司先生）

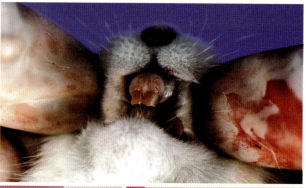
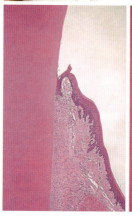
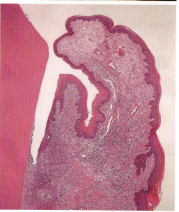

写真4　歯肉増生
ラット、薬物誘発、下段はHE染色。上：肉眼像、左下：正常、右下：顕著な歯肉の結合組織の増生とリンパ球浸潤が認められる。（写真提供：大石裕司先生）

2-2. 歯肉炎 gingivitis

　歯肉の急性または慢性炎症で、歯周病の第1段階とされる。歯石や歯垢（その大部分は嫌気性菌）が原因で歯茎が炎症を起こして腫れている状態で、進行すると歯茎と歯の間に隙間が生じ、そこに歯垢が溜まり炎症がさらに悪化し、骨に達する。この状態を歯周病という。細菌の日和見感染によるものが多く、衛生状態や免疫状態の悪化、歯石、虫歯、感染症、ビタミン不足、感染症などに続発する。歯肉の損傷に続発することもある。毒性試験で歯肉炎が生じることは少ないが、歯肉炎を惹起する化学物質として重金属、免疫抑制剤（シクロスポリンA cyclosporine A）や種々のカルシウムチャンネルブロッカー（ニフェジピン nifedipine、ベラパミル verapamil、ジルチアゼム diltiazem）、抗痙攣剤、ニコチンなどが知られる。ラットやマウスの強制経口投与試験では、投与時、粘膜に受傷し、軽度の小円形細胞浸潤を生じることがある。

　肉眼的に出血、充血、腫脹が観察できる。組織学的には、炎症は歯肉結合組織に限局することが多く、好中球、リンパ球、形質細胞の浸潤を伴う。また、上皮の過形成を伴うことも多い。潰瘍を伴うこともある。組織切片上に病原体が認められないことが多い。歯肉炎が自然発症する実験動物としては、歯肉炎自然発症ラットなどがある。糖尿病のイヌでは唾液中のグルコース濃度が上昇するため、口腔内細菌叢が変化し、慢性歯肉炎を生ずる。

2-3. 潰瘍 ulcer

　口腔粘膜は粘膜筋板を欠き、上皮だけでなく粘膜固有層に組織欠損が及んだ状態である。自己免疫、尿毒症やナイアシン、ビタミンC欠乏、外的要因による授傷などによって生じる。また、感染症によっても生じることがある。

　口腔の特徴として、いったん潰瘍が生じると微生物の感染源となり、感染症の原因となる。口腔潰瘍は毒性試験では生じることが少ないが、歯肉炎が薬物投与により悪化し、潰瘍となる場合、薬物への過敏反応として頬に潰瘍が生じることがある。口腔粘膜は高濃度の薬物に直接曝露する可能性があり、ヒトの例であるが、アスピリンの誤用により口腔潰瘍が生じた例が報告されている。また、メトトレキサート methotrexate などの細胞増殖に抑制的に作用する抗がん剤では口内炎・口腔潰瘍が生じることがある。潰瘍は、治癒過程において瘢痕を形成する。

2-4. 穿孔 perforation、破裂 rupture

　重度の潰瘍形成の結果、筋層まで損傷し穿孔を起こすことがある。また、誤投与によりゾンデなどで機械的に食道破裂を起こすこともある。いずれも炎症反応を伴い、致命的な結果となる。

2-5. 歯肉増生 gingival hyperplasia

　歯肉増生は、ヒトやイヌ、サルでは、歯肉増殖症（エプーリス）として知られる。抗てんかん剤であるジフェニルヒダントイン、バルプロ酸Na、カルシウムチャンネル遮断剤、免疫抑制剤シクロスポリンAを長期間投与することでヒト、ラット、イヌで誘発されることが知られている。歯肉粘膜下の線維性結合組織の著明な増殖と、表層粘膜上皮の増殖を特徴としている。炎症を伴うこと

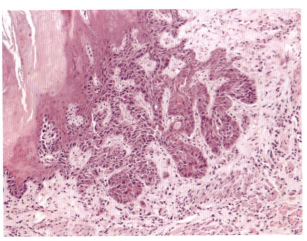

写真5　基底細胞過形成
ラット、4NQO誘発、HE染色。

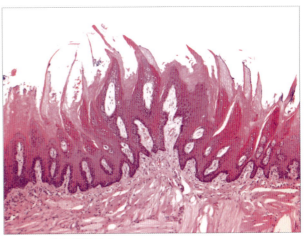

写真7　乳頭状過形成
ラット、4NQO誘発、HE染色。

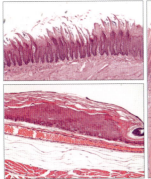 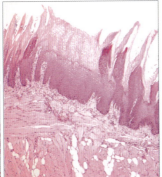

写真6　単純性過形成
ラット、4NQO誘発、HE染色。

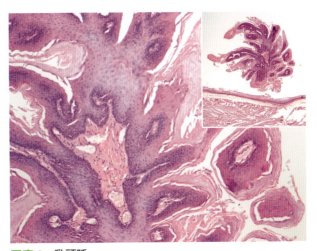

写真8　乳頭腫
ラット、4NQO誘発、HE染色。右上挿入写真は乳頭腫の全体像。

もあり、hyperplastic gingivitis と呼ばれることもある（**写真4**）。

3．増殖性および腫瘍性病変

3-1．舌・口腔上皮の増殖性および腫瘍性病変

下記のように、基本的に上皮の病変は3病変に分けられる。

舌・口腔上皮性増殖性および腫瘍性病変分類（IARC）	
hyperplasia, squamous cell	扁平上皮過形成
papilloma, squamous cell	扁平上皮乳頭腫
carcinoma, squamous cell	扁平上皮癌

3-1-1）扁平上皮過形成
squamous cell hyperplasia

びまん性ないし限局性に出現する。板状、あるいはなだらかな乳頭状突起を形成する扁平上皮粘膜の肥厚よりなり、細胞の数の増加による細胞層の増加を伴う。しばしば過角化 hyperkeratosis、錯角化 parakeratosis、異状角化 dyskeratosis を伴う。粘膜下に軽度の炎症性細胞浸潤を伴うことがある。よく分化した細胞形態および明確な間質成分の欠如が乳頭腫との鑑別に重要である（**写真5〜7**）。

❶ **基底細胞過形成** basal cell hyperplasia
時に基底細胞の下方への増殖進展を認めることがある。これを基底細胞過形成という。IARC分類では、食道には存在するが、口腔では分類がない（**写真5**）。

❷ **単純性過形成** simple hyperplasia
重層扁平上皮の有棘層などが多層化してびまん性に肥厚し、表層には軽度の角化亢進がみられる（**写真6**）。

❸ **限局性過形成** focal hyperplasia
限局的乳頭状あるいは結節状に上方増殖を示す。血管結合組織のコアをもつことがある。乳頭腫を経て扁平上皮癌に進展することもある。

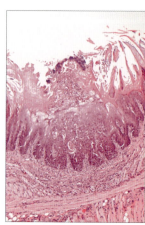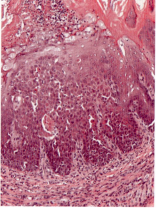

写真9　扁平上皮癌
ラット、4NQO誘発、HE染色。右は左図の拡大像。

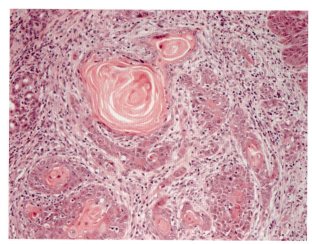

写真11　扁平上皮癌
ラット、4NQO誘発、HE染色。

岐した間質の有無により鑑別する。扁平上皮癌に比し、乳頭腫は細胞配列が規則的で、核の大小不同等異型性、核分裂像に乏しい。基底膜も通常明瞭。浸潤性増殖はない。

3-1-3）扁平上皮癌 squamous cell carcinoma

■同義語　類上皮癌 epidermoid carcinoma、有棘細胞癌 prickle cell carcinoma

■組織学的特徴　肉眼的には、灰白色、ポリープ状ないし平皿状腫瘍として認められ、深部に向かって浸潤増殖する傾向が強く、潰瘍形成を伴うこともある。組織的には、細胞の分化度に応じて高分化型、低分化型に分類される。高分化型では基底細胞から表層細胞まで各層に分化した細胞がみられ、角化傾向が強く、癌真珠 cancer pearl と呼ばれる角化物の層状集塊をみることもある。これに対して、低分化になるにしたがって表層成分が乏しくなり、角化がみられなくなる。核異型、クロマチン量増量、核分裂像が目立つようになっていく（写真9～11）。

■鑑別診断　細胞配列の不規則性、細胞の異型性、浸潤性などから乳頭腫との鑑別は通常可能であるが、高分化型扁平上皮癌は時に鑑別が難しいことがある。

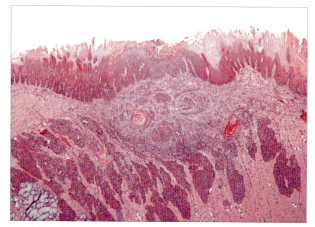

写真10　扁平上皮癌
ラット、4NQO誘発、HE染色。

❹ **乳頭状過形成** papillary hyperplasia
　扁平上皮粘膜の乳頭状の増殖を示す。過角化、錯角化を認め、基底細胞の増生を伴うこともある。間質を伴うが、分枝はない（**写真7**）。

❺ **異型過形成** atypical hyperplasia
　細胞配列に極性の乱れがみられ、異型的となる。表層部には過角化や錯角化も伴うことがある。

❻ **過角化症** hyperkeratosis、**顆粒層増生** hypergranulosis、**表皮肥厚症** acanthosis
　それぞれ、上皮粘膜の角質層、顆粒層、棘細胞層が肥厚したものである。

3-1-2）乳頭腫 papilloma

■同義語　扁平上皮乳頭腫 squamous cell papilloma
■組織学的特徴　肉眼的には、有茎性ないし、無茎性の白色結節として認められる。組織学的には、角化の明らかな分化した重層扁平上皮の増殖からなることが多く、樹枝状に分岐した間質を伴う。細胞異型は通常軽度で、腫瘍の基底膜はよく保たれていて、浸潤性増殖はない。腔内に向かって発育する傾向がある（**写真8**）。

■鑑別診断　乳頭状過形成とは、基本的に、樹枝状に分

3-2. 舌・口腔の非上皮性の増殖性および腫瘍性病変

　横紋筋肉腫 rhabdomyosarcoma、平滑筋肉腫 leiomyosarcoma、線維肉腫 fibrosarcoma などがみられるが、まれである。

4. その他の特記事項

4-1. 口腔発がん

　ヒトにおいては、喫煙、嗅ぎタバコや噛みタバコが口

腔粘膜の前がん病変や腫瘍の増加をもたらしてきた。白板症は、粘膜の白色病変であるが、最もありふれた病変で、口腔のいかなる部分にも発生しうる。平滑均質なものと不均質なものがあり、後者には3種類がある。(1)赤白板症もしくはびらん性白板症、(2)結節性白板症、(3)疣贅性白板症である。この3種類はともにハイリスクであり、平滑均質なものはローリスクである。これらの病変は上皮の過形成に分類され、上皮内癌から異形成にみられる異型細胞と区別される。口腔癌や前がん病変は、喫煙、ビンロウジ噛み、アルコール嗜好に関連する。

実験動物における腫瘍性病変の自然発症はまれである。齧歯類の口腔粘膜はヒトと大きく異なるが、ハムスターの頬嚢は口腔発がんのモデルに用いられる。ラット口唇粘膜、ウサギ頬粘膜もタバコや嗅ぎタバコ製品や成分の試験に使われてきた。またラット口唇粘膜で外科的に管や嚢を形成されたものが、タバコ由来ニトロソアミンや噛みタバコの発がん性試験に用いられてきた。

4-1-1) 頬

ハムスターの頬嚢の口腔発がん実験モデルにおいて、発生する腫瘍は、主に扁平上皮癌で、3-メチルコラントレン 3-methylcholanthrene（3-MC）、ベンゾ[a]ピレン benzo[a]pyrene（BP）、9,10-ジメチル-1,2-ベンズアントラセン 9,10-dimethyl-1,2-benzanthracene（DMBA）などの発がん物質が用いられる。

4-1-2) 口腔粘膜

DMBAや4-ニトロキノリン-1-オキシド 4-nitroquinoline 1-oxide（4NQO）をマウス口腔内に塗布することにより、またハムスターに1-メチル-1-ニトロソウレア 1-methyl-1-nirtosourea（MNU）を静注ないし胃内投与すると、舌を含めた口腔粘膜に扁平上皮癌が発生する。

4-1-3) 舌

DMBA、4-NQO、N-メチル-N-アミルニトロサミン N-methyl-N-amylnitrosamine、N-プロピル-N-ニトロソウレタン N-propyl-N-nitrosourethane、MNUなどの塗布、あるいは飲水投与によりラット、マウスあるいはハムスターに主に扁平上皮由来の乳頭腫、および種々の分化度を示す扁平上皮腫瘍が発生する。横紋筋肉腫などの非上皮性腫瘍の発生はまれ。

有用な成書・文献情報

1) Ottolenghi AD, Haseman JK, Suggs F. Teratogenic effects of aldrin, dieldrin, and endrin in hamsters and mice. *Teratology* 9 : 11-16, 1974.
2) Brown HR, Herdisty JF. Oral cavity, esophagus and stomach. In : *Pathology of the Fischer rat*. Boorman GA, Eustis SL, Elwell MR, et al(eds). Academic Press, San Diego. pp6-30. 1990.
3) 賀来 亨. 消化器：口腔.『新病理学各論』第13版. 菊地浩吉, 吉木 敬(編). 南山堂, 東京. pp213-215. 2000.
4) 真鍋 淳, 松村尚史, 高橋道人ほか. 消化管.『毒性病理組織学』日本毒性病理学会(編). pp153-167. 2000.
5) 奥田綾子, 浅利昌男, 北村延夫ほか. 消化器系.『獣医組織学』第3版. 日本獣医解剖学会(編). 学窓社, 東京. pp121-132. 2005.

杉江茂幸
朝日大学歯学部附属村上記念病院

4 食道

1. 解剖学的・生理学的特徴

食道は咽頭と胃を結ぶ伸張性の高い筋膜性の管状器官で、蠕動運動により食物を咽頭から胃へ送るとともに、胃内容物の逆流を防いでいる。食道は、頸部では気管の背面で正中のやや左側を気管に沿って下行し、胸部では気管、大動脈弓の背側で縦隔中を走り、横隔膜食道裂孔を貫いて直ちに胃の噴門に連結する。咽頭の輪状軟骨の基部や大動脈弓との交差部位、横隔膜貫通部位では内腔の伸展が限られる(生理的狭窄部)。粘膜上皮は機械的刺激に強い重層扁平上皮 stratified squamous epithelium からなり、ヒト、サル、イヌでは角化を認めないのに対し、マウス、ラットでは完全に角化し、その下に淡明層、顆粒層、有棘層、基底層がある。また、粘膜上皮の深層にはメラニン形成細胞、内分泌細胞、ランゲルハンス細胞などの特殊機能細胞がわずかに存在する。粘膜固有層は繊細な膠原線維と弾性線維の網工からなり、乳頭を形成して上皮に接する。粘膜筋板は平滑筋線維からなり、ラットでは食道の下部3分の1に存在する。粘膜下組織は疎な結合組織からなり、血管、リンパ管、神経線維のほか、リンパ小節やリンパ球浸潤が観察される。また、ヒト、サル、イヌでは食道腺 esophageal gland（粘膜下腺 submucosal gland）と呼ばれる粘液腺が観察される。食道腺は、咽頭部小唾液腺の延長と考えられており、食道全域に分布するが、上部と下部により集中している。筋層は基本的には内輪外縦の2層で構成され、さらに内側に副層を認めることもある。食道の上部では輪状咽頭筋に連続する横紋筋からなるが、イヌ以外の多くの動物では胸部付近で平滑筋に置き換わる。他の消化管と異なり、食道の最外層は漿膜を欠き、疎性結合組織である外膜で周囲の結合組織に移行する。

2. 非腫瘍性病変

2-1. 食道拡張 esophagectasis（巨大食道症 megaesophagus）

粉末飼料を給餌された雌性F344ラットに比較的多く認められる[1,2]。粉末飼料給餌による食道拡張発症の機序は、食道への食物のつめこみであり、主に食道の遠位端に発生する。また、平滑筋弛緩作用のある薬物の投与によって食道拡張が発生することもある。食道拡張自体は深刻な病変ではないが、嚥下障害から鼻炎や誤嚥による異物性肺炎を併発することが多く、その場合には致死率は高い。肉眼的に食道内腔の拡張が認められた場合（写真1）にも、組織学的な異常は特に認められないことが多い（写真2）。イヌやネコなどでは巨大食道症が報告されているが、これは嚥下に関連する支配神経の異常により発症する遺伝性疾患と考えられている。イソプロピルフルオロリン酸 isopropyl fluorophosphate、あるいはアクリルアミド acrylamide を投与されたイヌにみられる巨大食道症は、迷走神経軸索傷害に伴う二次的な変化と考えられている[3]。

なお、食道拡張とは別に、F344ラットでは固形飼料による長期飼育において口腔から咽頭に飼料を充満した状態の突然死が高頻度に出現することがある（写真3）。原因不明であるが、粉末飼料に変更すると発生しないことが知られている[4,5]。

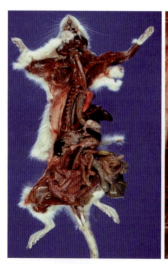
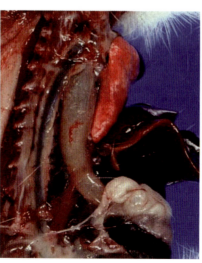

写真1 食道拡張
ラット、自然発生。（写真提供：大石裕司先生）

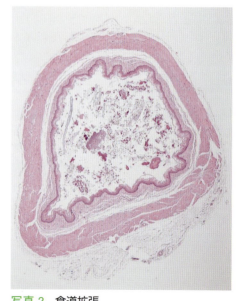

写真2 食道拡張
ラット、食道、自然発生、HE染色。組織学的異常は認められない場合が多い。

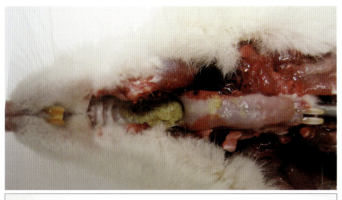
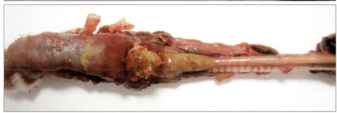

写真3　口腔に飼料の充満を呈する突然死
F344ラット、固形飼料飼育での自然発生。
(写真提供：河部真弓先生)

2-2. 破裂 rupture

ほとんどが強制経口投与時の投与過誤による物理的刺激により生ずる[1]。投与過誤による食道の傷害は、軽いものは上皮のびらんから、重いものは穿孔による食道壁の壊死や食道周囲炎、膿瘍を伴うものまで、さまざまである。その他の原因としては、異物や腐食性薬物などによる刺激があげられる。

2-3. 食道炎 esophagitis

嘔吐や麻酔あるいは食道括約筋弛緩作用を有する薬剤投与による胃内容物の逆流などにより、胃酸や胆汁による食道炎（逆流性食道炎）を生じることがある。いずれの原因でも、食道炎は治癒機転において食道狭窄を起こしやすい。

3. 増殖性および腫瘍性病変

各論Ⅰの第2章5.「胃」の「前胃」の項を参照。

引用文献

1) **Brown HR, Hardisty JF.** V. Inflammatory and vascular lesions. B. Esophagus. In：*Pathology of the Fischer rat*. Boorman GA, Eustis SL, Elwell MR, et al(eds). Academic Press, San Diego. p16. 1990.
2) **Maita K, Hirano M, Harada T, et al.** An outbreak of esophagectasis in F344 rats. *Jpn J Vet Sci* 48：539-546, 1986.
3) **Gopinath C, Prentice DE, Lewis DJ.** The alimentary system and pancreas. In：*Atlas of experimental toxicological pathology*. Gopinath C, Path MRC, Prentice DE, et al(eds). MTP press limited, Lancaster/Boston. 1987.
4) **Ohishi T, Mochizuki M, Enami T, et al.** Unexpected sudden deaths of F344 rats in long-term toxicity studies：relationship between sudden deaths and stomach tube material or feed type. *J Toxicol Sci* 33：509-513, 2008.
5) **Shirai T, Kawabe M, Ichihara T, et al.** Chronic exposure to a 1.439 GHz electromagnetic field used for cellular phones does not promote N-ethylnitrosourea induced central nervous system tumors in F344 rats. *Bioelectromagnetics* 26：59-68, 2005.

眞鍋　淳
第一三共㈱

5 胃

1. 解剖学的・生理学的特徴

胃は食道と十二指腸との間にある嚢状の器官で、嚥下した食物の一時的貯蔵および消化を行う。上縁を小彎、下縁を大彎といい、食道とは噴門 cardia で、十二指腸とは幽門 pylorus で境される。胃の形態は動物種により異なり、ラット、マウス、ハムスターなどでは食道から続く無腺の前胃と、十二指腸に続く腺胃に区分される。イヌ、サル、ウサギ、モルモットなどでは腺胃のみで、前胃は認められない。前胃と腺胃は前胃粘膜の隆起である境界縁 limiting ridge により明瞭に区分される（**写真1**）。

前胃の粘膜面は白色で光沢があり、角化重層扁平上皮 keratinized stratified squamous epithelium により覆われている。角質層の厚さは、動物の年齢や食餌などにより変化しやすい。粘膜固有層にはリンパ球、形質細胞、好中球、マクロファージおよび肥満細胞を認め、粘膜筋板は腺胃の粘膜筋板と連続している。粘膜下組織は非常にゆるい結合組織からなり、比較的太い血管、リンパ管、神経および神経叢を認める。筋層は内斜走、中輪走、外縦走の異なる方向に走る3層の平滑筋からなり、中輪走筋と外縦走筋との間には筋間神経叢を認める。筋層の外側には疎性結合組織の薄層があり、その表面は中皮細胞で裏打ちされた漿膜で覆われている。前胃は飲食物の貯蔵庫として機能しており、摂食後約12～16時間、食物を

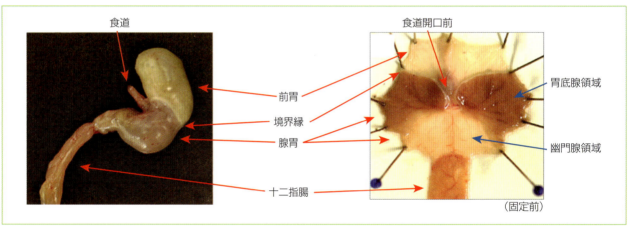

写真1　マウスの胃
左：食道～十二指腸を摘出。胃は前胃と腺胃からなる。食道は前胃と腺胃の間に開口。右：大彎切開後。

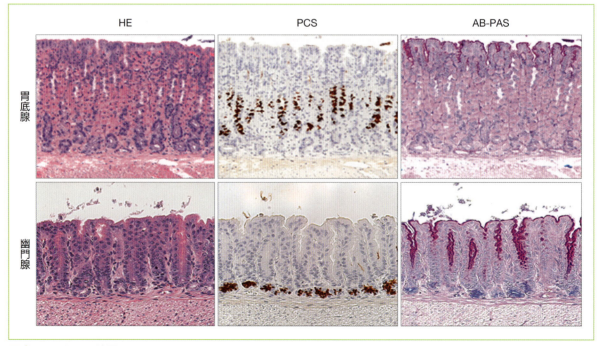

写真2　マウスの腺胃
左列：HE染色。中列：Ⅲ型粘液を持つ胃底腺副細胞、幽門腺細胞が paradoxical concanavalin A（PCS）染色で陽性（茶色）を示す。右列：腺窩上皮が PAS アルシアンブルー染色で陽性（赤紫色）を示す。

貯蔵することにより高血糖状態を維持している。また、前胃領域における血流量は、腺胃領域を流れる血液の約25％にすぎない。

　腺胃は胃酸（塩酸）とペプシン pepsin による消化作用を主な機能とする器官である。肉眼的に暗調な近位の胃底腺領域 fundus と、明るい遠位前庭部の幽門腺領域 pylorus（antrum）に区分される。胃底腺領域の表層は単層円柱上皮である表層粘液細胞（腺窩上皮）surface mucous cell（foveolar epithelium）で覆われ、その下部に胃小窩 small gastric pit が形成される（**写真2、3**）。粘液細胞は胃粘液 gastric mucin と重炭酸イオンを分泌し、胃酸による粘膜傷害を防いでいる。腸上皮の表層粘液細胞とは異なり、腺胃の表層上皮は刷子縁を持たず、杯細胞 goblet cell を含まない。胃小窩の下部に位置する固有腺（胃底腺 fundic gland）は主細胞 chief cell、壁細胞 parietal cell、および副細胞（頸部粘液細胞）mucous neck cell の3種類の腺細胞で構成される。主細胞は腺底部に多く、蛋白質分解酵素ペプシンの前駆体であるペプシノーゲン pepsinogen を産生する。細胞質は好塩基性を呈し、核は基底側に偏在する。壁細胞は胃底腺の中〜上部、腺体から腺頸部に多い大型の細胞で、核は細胞中央に位置し、細胞質は好酸性を示す。壁細胞は小胞体に局在するプロトンポンプ proton pump を介して胃酸の合成と分泌を担っており、ヒスタミン histamine やガストリン gastrin はこれらの機能に対し促進的に作用する。副細胞は胃小窩の頸部（胃底腺の中〜上部）に多く、細胞質に分泌顆粒を含まない明るい細胞である。

　このほか腺底部には、ヒスタミン分泌に関与する神経内分泌細胞（腸クロム親和性細胞様細胞 enterochromaffin-like cell〔ECL cell〕など）が介在する（**写真4**）。内分泌細胞は種々の機能を有することが知られるが、腺胃における分布など、詳細については不明な点が多い。グリメリウス Grimelius 染色などの好銀性染色、クロモグラニン A chromogranin A 免疫染色をはじめとした内分泌顆粒に特徴的なマーカーによって、その存在を証明できる。

　幽門腺領域の胃小窩は胃底腺領域と同じく、腺の上方は腺窩上皮に覆われ、深部はペプシノーゲンを産生する固有胃腺（幽門腺 pyloric gland）によって構成される。胃底腺領域と比べ胃小窩はより深く、胃腺は壁細胞を欠き丈は短い[1]。腺底部には胃底腺領域と同様に多くの神経内分泌細胞が介在し、ガストリンやソマトスタチン somatostatin などの消化管ホルモンが分泌される。

　腺胃の粘膜表層には胃粘液が層状に重なり、粘膜を保護するための物理的障壁を形づくっている。表層粘液細胞由来のⅠ型粘液と、固有胃腺由来のⅢ型粘液に大きく分けられ、それぞれ Periodic acid Schiff（PAS）染色、およびアルシアンブルー alcian blue（AB）染色によって染め分けることができる。

　胃底腺および幽門腺では、それぞれ腺頸部に細胞増殖帯があり、ここに幹細胞 stem cell が存在すると考えられている。増殖帯で分裂・増殖した細胞は、分化しつつ上下方向に移動する。幽門腺では、上方（内腔側）に腺窩上皮細胞が、下方（基底側）に幽門腺細胞が移動する。胃底腺では、下行した細胞は主細胞・壁細胞・副細胞へと分化する。表層に達した粘液細胞はやがてアポトーシスによる細胞死にいたり、細胞増殖とアポトーシスのバ

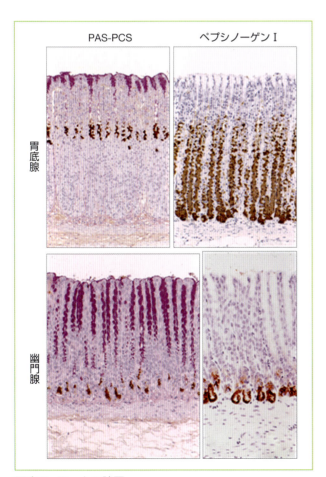

写真3　ラットの腺胃
左列：腺窩上皮が PAS 染色で陽性（赤紫色）を、Ⅲ型粘液を持つ胃底腺副細胞、幽門腺細胞が paradoxical concanavalin A（PCS）染色で陽性（茶色）を示す。PAS-PCS 染色。右列：胃底腺主細胞および幽門腺細胞がペプシノーゲンⅠ陽性（茶色）を示す。ペプシノーゲンⅠ免疫染色。

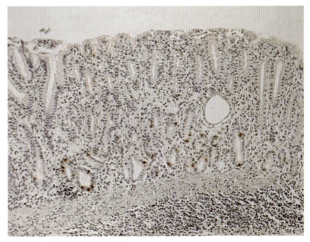

写真4　神経内分泌細胞
スナネズミ、胃底腺、*H. pylori* 感染、クロモグラニン A 免疫染色。

ランスによって組織の恒常性が保たれている。表層上皮の寿命はマウス、ラット、ハムスターでは約3～4日である一方、ハムスターの主細胞および壁細胞では200日に達することが報告されており、固有胃腺を構成する増殖分化はより長周期で複雑であることが示唆される[2]。また、集合キメラマウスを用いた検討から、胃底腺、幽門腺、および小腸、大腸の陰窩は、単クローン性の組織構築を示すことが明らかとなっている[3]。

2．前胃 forestomach

2-1．非腫瘍性病変

2-1-1）びらん erosion

前胃のびらんとは、前胃壁の内腔側表層が壊死に陥り脱落 desquamation することであり、粘膜の欠損が粘膜筋板に及ばないものをさす。原因としては、経口投与された化学物質による刺激、胃内容物・飼料による機械的刺激、胃酸の異常分泌、感染症などがある。肉眼的には、前胃粘膜の限局性充出血、および浅い粘膜欠損として認められる。一般に、前胃粘膜の壊死・脱落に伴い炎症と修復が引き続き起こるが、原因が早期に除去された場合、粘膜欠損部を炎症性滲出物が覆い、続いて粘膜上皮が再生し治癒する。一方、原因が除去されない場合や刺激が強い場合は潰瘍へと進展する。

2-1-2）潰瘍 ulcer

前胃の潰瘍とは、前胃壁の粘膜筋板よりも深層に及ぶ組織欠損であり、完全であれ不完全であれ粘膜筋板の断裂を伴う。肉眼的には、急性の潰瘍では粘膜欠損部の辺縁は切り立っており、底は平坦である。一方、慢性化すると治癒と再燃とを繰り返すため、辺縁および底は不整形になる。しばしば出血や滲出物の付着を伴っている。

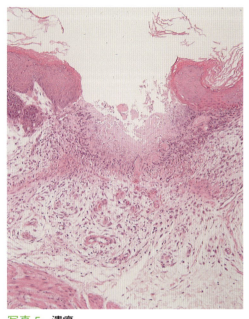

写真5　潰瘍
マウス、前胃、自然発生、HE染色。

組織学的には、粘膜上皮の欠損、粘膜上皮から粘膜筋板に及ぶ壊死、好中球を主体とする細胞浸潤、粘膜下組織の水腫、ならびに線維芽細胞の増生などが認められる（**写真5**）。また、潰瘍周辺の扁平上皮は肥厚し、角化亢進 hyperkeratosis を認めることが多い。潰瘍が治癒に向かう場合、肉芽組織による瘢痕と上皮の再生によって治癒する。しかし多くの場合、粘膜の欠損領域には胃液や胃内容物あるいは経口投与された化学物質などが直接作用し、時には細菌あるいは真菌が繁殖して慢性化する。また、潰瘍が漿膜を破り胃壁に穴があくこと（穿孔 perforation）があり、このような潰瘍は穿孔性潰瘍 perforating ulcer と呼ばれる。穿孔しても隣接の消化管、大網、肝臓、膵臓などに覆われ腹腔に交通しない潰瘍を、特に穿通性潰瘍 penetrating ulcer と呼び、区別する。穿孔性潰瘍に進展した場合、胃内容物が穿孔部を通じて腹腔内

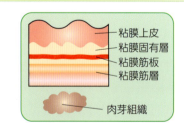

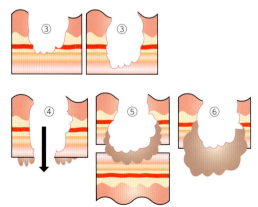

- 潰瘍＝粘膜側組織の欠損が粘膜筋板をこえるもの：③
  - 穿孔性潰瘍 perforating ulcer：④
  - 穿通性潰瘍 penetrating ulcer：⑤
  - 胼胝性潰瘍 callous ulcer：⑥

- びらん
  - 粘膜組織の欠損が粘膜層内（口腔、舌、食道）：①
  - 粘膜組織の欠損が粘膜筋層板をこえないもの（前胃～直腸）：②

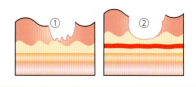

図1　びらんと潰瘍

写真6　類表皮嚢胞
ラット、自然発生、HE染色。不完全な重層扁平上皮で形成された嚢胞であり、層板状の角質が充満し、周囲には線維化と少数のリンパ球浸潤が認められる。

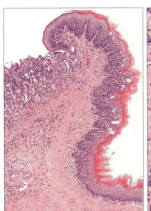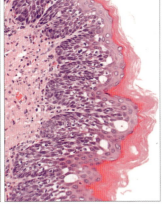

写真7　境界縁の空胞化
ラット、自然発生、HE染色。

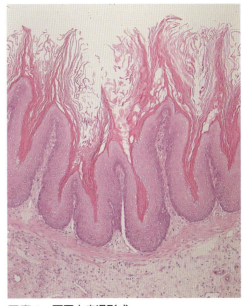

写真8　扁平上皮過形成
ラット、前胃、自然発生、HE染色。

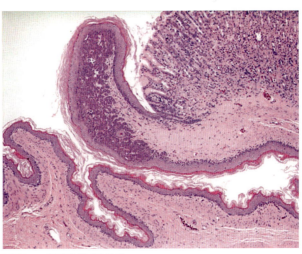

写真9　基底細胞過形成
ラット、自然発生、HE染色。限局性に基底細胞が基底側へ増殖している。（写真提供：岩田 聖先生）

に流出するため腹膜炎 peritonitis を伴うことが多い。慢性変化として筋層から漿膜側の潰瘍底周囲に肉芽組織が発達して結節状を呈するものは胼胝性潰瘍 callous ulcer と称される（**図1**）。ラット・マウスでは1～2週間と短期間に形成される場合がある。

2-1-3）類表皮嚢胞 epidermal cyst（epidermal inclusion cyst, keratinizing cyst, squamous cyst）

粘膜下組織に迷入した重層扁平上皮からなる嚢胞で、齧歯類の前胃あるいは境界縁に認められる。内部は角化物で充満し石灰化や粘液細胞が混在することもある。周囲に線維化やリンパ球の浸潤を認める場合もある（**写真6**）。

2-1-4）境界縁の空胞化
vacuolar change of limiting ridge

薬物の刺激、あるいは加齢性変化として、主に境界縁の扁平上皮の棘細胞に空胞化がみられる。上皮内および境界縁周辺の固有層に炎症細胞の浸潤を伴うことが多い（**写真7**）。また、扁平上皮の過形成や過角化と並行してみられることも多い。薬物性に惹起された場合は休薬に

より速やかに回復する。

2-2．増殖性・腫瘍性病変

2-2-1）扁平上皮過形成
squamous cell hyperplasia

■**組織発生**　扁平上皮。

■**組織学的特徴**　角化亢進を伴った扁平上皮細胞の増殖による上皮層の肥厚 thickening を特徴とする。過角化 hyperkeratosis を伴うことが多く、錯角化 parakeratosis、異常角化 dyskeratosis もみられることがある。上皮層はしばしば波状起伏を示す（**写真8**）。また、時に基底細胞の下方増殖を主体とすることがあり、顕著な場合、基底細胞過形成 basal cell hyperplasia と呼ばれる（**写真9**）。扁平上皮過形成は限局性 focal あるいはびまん性 diffuse にみられ、肉眼的には、限局性過形成は白色斑として、びまん性過形成は粘膜の肥厚として観察される[1]。

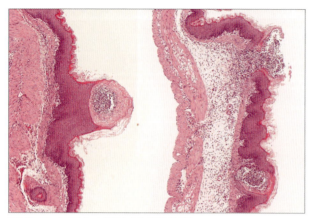

写真10　扁平上皮過形成を伴う潰瘍
ラット、前胃、自然発生、HE染色。肉眼的には小さなクレーター状病変であり、左および右下の病変は扁平上皮内の膿胞に見えるが右上部病変のような微小な潰瘍の隣接切断面であり、注意が必要である。

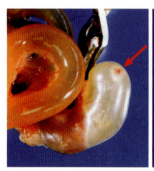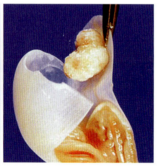

写真11　扁平上皮乳頭腫
ラット、自然発生。（写真提供：岩田 聖先生）

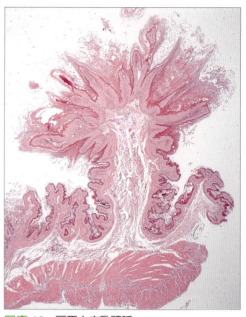

写真12　扁平上皮乳頭腫
マウス、前胃、自然発生、HE染色。

■**鑑別診断**　限局性過形成は境界縁において好発し、しばしば乳頭状あるいは噴火口状の形態を示すことから、扁平上皮乳頭腫との鑑別が困難な場合もあるが、扁平上皮乳頭腫では上皮の乳頭状増殖に間質結合組織の樹枝状（指状）ないし有茎状の増生を伴っている点で区別される。

■**解説**　マウス、ラットの食道および前胃、特に前胃における扁平上皮の過形成は、化学物質をはじめとするさまざまな刺激に対する反応性の変化として、また、加齢性にも生じる。びらんや潰瘍など粘膜欠損周辺に上皮の過形成が伴うことが多く、肉眼的にはクレーター状をしばしば呈する。びらんおよび潰瘍の過度の修復反応としてのような場合は過形成とせずに、その原因から上皮過形成を伴うびらん、あるいは潰瘍と診断すべきである（**写真10**）。また、発がん物質投与による病変など異型性の強い、低分化型扁平上皮癌の前がん病変を異型過形成 atypical hyperplasia（同義語：dysplasia）として用いることがある。

2-2-2）扁平上皮乳頭腫
squamous cell papilloma（写真11、12）

■**同義語**　乳頭腫 papilloma
■**組織発生**　扁平上皮。

■**組織学的特徴**　角化を伴う異型性のほとんどない扁平上皮が、樹枝状（指状）～有茎状の間質結合組織を伴って乳頭状に増殖する。表面は過剰なケラチン形成を伴い、時に錯角化を伴う。壁内増殖もみられるが、通常基底膜は保たれており、浸潤性増殖は認められない。異型性も乏しい。肉眼的には、白色ないし黒色で有茎性あるいは無茎性のポリープ状あるいはカリフラワー状結節として、単発あるいは多発性に観察される[1]。

■**鑑別診断**　扁平上皮癌に比し細胞異型や核分裂像は乏しい。粘膜上皮の限局性過形成との鑑別に注意を要することがある。

■**解説**　自然発生腫瘍は極めてまれであるが、老齢のラットやマウスで時にみられる。National Toxicology Program（NTP）で実施された発がん性試験の対照群データでは、前胃乳頭腫はF344ラットで0.2％、B6C3F1マウスで0.3～0.5％の発生率であった。一方、ハムスターでは前胃乳頭腫の発生はやや多く、3～8％の動物にみられると報告されている。前胃の上皮性腫瘍は、ニトロソ化合物（N-メチル-N-ニトロソウレア N-methyl-N-nitrosourea：MNU、N-メチル-N'-ニトロ-N-ニトロソグアニジン N-methyl-N'-nitro-N-nitrosoguanidine：MNNG、N-メチル-N-ニトロソウレタン N-methyl-N-nitrosourethane など）、ニトロ化合物（4-ニトロキノリン 1-オキシド 4-nitroquinoline 1-oxide：4-NQO、8-ニトロキノリン 8-nitroquinoline など）、アミノアゾ化合物（4-ニトロスチルベン 4-nitrostilbene など）、多環芳香族炭化水素（ベンゾ[a]ピレン benzo[a]pyrene、ジベンズ[a,h]アントラセン dibenz[a,h]anthracene など）、ハロゲン化炭化水素（メチルブロミド methylbromide、クロロフルオロメタン chlorofluoromethane など）およびエチレンオキシド ethylene oxide や抗酸化剤のブチルヒドロキシアニソール butylated hydroxyanisole あるいはスルファ

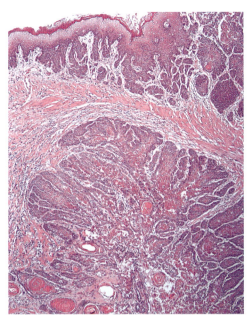

写真 13　扁平上皮癌
ラット、前胃、自然発生、HE 染色。

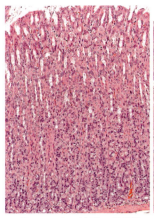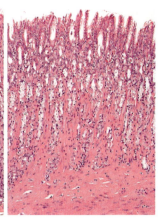

写真 14　腺胃粘膜の線維化
ラット、腺胃、自然発生、HE 染色。左：正常、右：粘膜固有層に強い線維化がみられ、胃底腺の萎縮もみられる。

ラート sulphallate やキンマ betel quid、2-(2-フリル)-3-(5-ニトロ-2-フリル)アクリルアミド 2-(2-furyl)-3-(5-nitro-2-furyl) acrylamide などの投与により、ラット、マウス、ハムスターにおいて比較的高頻度に誘発され、化学発がん物質による主要標的臓器の1つと考えられる。また、食道の上皮性腫瘍も多くのニトロソ化合物（*N*-メチル-*N*-ニトロソウレタン、*N*-ジエチルニトロソアミン *N*-diethylnitrosamine、メチルベンジルニトロソアミン methylbenzylnitrosamine、メチルアミルニトロソアミン methylamylnitrosamine、*N*-ニトロソピペリジン *N*-nitrosopiperidine など）によって誘発される。

2-2-3）扁平上皮癌 squamous cell carcinoma
（写真 13）

■**同義語**　有棘細胞癌 prickle cell carcinoma、類表皮癌 epidermoid carcinoma
■**組織発生**　扁平上皮。
■**組織学的特徴**　高分化型 well-differentiated type と低分化型 poorly-differentiated type の2型に分類される。高分化型では、基底細胞から角化細胞までの分化がみられ、細胞配列も比較的よく保たれる。明らかな角化を伴っており、粘膜下に胞巣状浸潤巣をつくり、癌真珠 keratin pearl を形成する。ラットやマウスの食道から発生する場合は、角化を伴う分化型扁平上皮癌が圧倒的に多く、低分化型のものや転移を伴うものはほとんどみられない。低分化型は細胞および核の異型性が顕著で、細胞の解離や細胞質内の空胞形成が目立ち、クロマチンに富む異型核の出現を伴う。また、腫瘍細胞は充実性に増殖し、分化型でみられるような細胞の層状配列が失われ、角化もほとんどみられない。核分裂像が多く、リンパ節への転移もまれではない。肉眼的には、灰白色でポリープ状〜平皿状の腫瘍として認められ、潰瘍、壊死あるいは出血を伴うことが多い。

■**鑑別診断**　細胞の多形性、構造異型、特に粘膜筋板を越えた粘膜下への浸潤性増殖や遠隔転移の有無が、乳頭腫との鑑別点になる。
■**解説**　NTP の発がん性試験の対照群データでは、前胃の上皮性腫瘍は F344 ラットにおいて 0.1％以下の発生率である。乳頭腫を誘発する化合物質の多くは、また扁平上皮癌を誘発する。化学物質による前胃発がん過程の経時的な組織学的変化として、初期には重層扁平上皮が多層になる単純性過形成が出現する。次いで、血管結合組織の増生を伴う乳頭状または結節状過形成が現れる。このとき、基底細胞の増殖を伴うことがあり、基底細胞の増殖が主体となったものは基底細胞過形成 basal cell hyperplasia と呼ばれる。乳頭状過形成から乳頭腫を経て扁平上皮癌が発生すると考えられ、小さな初期癌は乳頭腫の基部にみられることが多い。しかし、乳頭腫を経由しない直接的な癌化も否定できない。基底細胞の基底膜を越えた下方増殖が著明な腫瘍について、良性基底細胞腫瘍 benign basal cell tumor あるいは悪性基底細胞腫瘍 "carcinoma" に "悪性" の意味が含まれる basal cell carcinoma として分類する場合も時としてあり、WHO/IARC（欧州）で採用されている。

2-2-4）間葉系腫瘍 mesenchymal tumor
腺胃の間葉系腫瘍の項を参照のこと。

3．腺胃 glandular stomach

3-1．非腫瘍性病変

3-1-1）粘膜の線維化 mucosal fibrosis
齧歯類の胃粘膜では、加齢とともに固有層の線維化が生じ、同時に胃底腺の萎縮がしばしば認められる（写真 14）。多くは加齢性変化として、あるいは局所的な炎症、潰瘍、組織障害が過去に生じたことによる転帰と考えら

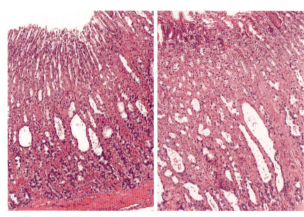

写真 15　胃腺の拡張
左：マウス、右：ラット、自然発生、HE 染色。

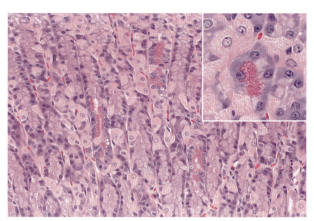

写真 17　膵化生
ラット、薬物誘発、HE 染色。右上の挿入写真は部分拡大像。

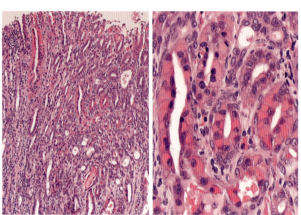

写真 16　胃腺の好酸性変化
マウス、自然発生、HE 染色。右は左図の部分拡大像。

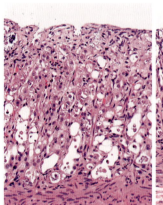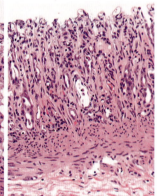

写真 18　粘膜の壊死・萎縮
カニクイザル、胃体部、薬物誘発、HE 染色。左：びまん性に上皮の脱落、壊死した細胞や細胞残渣が散見される。右：萎縮した粘膜内に一部好塩基性の再生上皮がみられる。

れている。また、通常動物室で飼育した場合には、炎症性細胞浸潤やリンパ濾胞の形成を伴って、腺窩上皮の過形成性の変化とともに胃底腺領域の萎縮をきたす[1,4]。

胃酸抑制剤の一種であるピレンゼピン pirenzepin の投与は、ラット胃底腺に壁細胞の減数を特徴とする萎縮をもたらす[2]。同じく胃酸分泌抑制剤として汎用されるプロトンポンプ阻害剤 proton pump inhibitor も、主細胞の萎縮を誘発することが知られている。

3-1-2) 胃腺の拡張 glandular dilatation

マウスおよびラットでは、加齢性変化として主細胞、壁細胞および副細胞の萎縮、扁平化により胃底腺の拡張が高頻度にみられる（写真 15）。囊胞性に拡張することもあり、また、線維化とともにみられることも多い。

3-1-3) 胃腺の好酸性変化 glandular eosinophilic change（硝子化 hyaline change）

主にマウスの腺上皮細胞質内に硝子様封入物として観察される。老齢マウスで認められることが多く、加齢性変化の1つであるが、薬物投与によって惹起されることもある。マウスおよびラットの吸入試験の際に呼吸器系の上皮にしばしば観察される所見（エオジン好性球状物質）と同質のものとされている（写真 16）。

3-1-4) 膵化生 pancreatic metaplasia（好酸性主細胞 eosinophilic chief cell）

主として薬物により胃酸分泌抑制・高ガストリン状態が続いた際に、腺上皮細胞の管腔側に好酸性の顆粒を持って現れる（写真 17）。主細胞の分泌顆粒が好酸性化して、パネート細胞様の形態を示すと記載されているものもあるが、最近の研究ではむしろ膵臓の腺房細胞への化生と考えられている。

3-1-5) 粘膜の壊死・萎縮 mucosal necrosis/atrophy

抗がん剤などの細胞増殖阻害作用のある薬物により、著しい消化管粘膜の壊死（単細胞壊死／アポトーシス）が惹起され、細胞が脱落し粘膜の萎縮および平坦化が生じる（写真 18）。同時に細胞浸潤や好塩基性の再生上皮が混じる場合も多い。基本的には胃よりも細胞回転の速い腸で顕著にあらわれやすい。また、後述のように薬物が特定の細胞に影響を与えることも多く、その影響として胃腺の萎縮をきたすこともある（写真 19）。

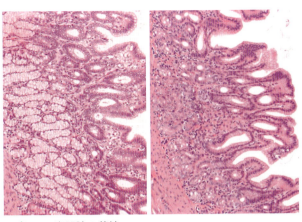

写真 19　幽門腺の萎縮
カニクイザル、胃幽門部、薬物誘発、HE 染色。左：正常、右：薬物誘発。

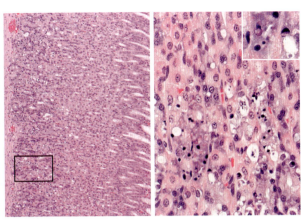

写真 22　主細胞の単細胞壊死
ラット、薬物誘発、HE 染色。右：左図の囲み部分の拡大像。右上の挿入写真は右図の部分拡大像。

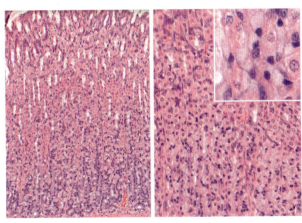

写真 20　主細胞の肥大
ラット、薬物誘発、HE 染色。左：正常、右：薬物誘発、右上の挿入写真は部分拡大像。

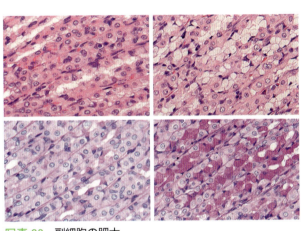

写真 23　副細胞の肥大
ラット。左列：正常、右列：薬物誘発、上段：HE 染色、下段：PAS 染色。

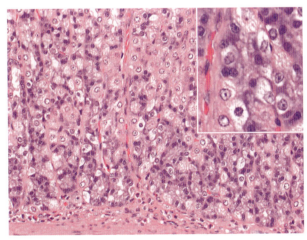

写真 21　主細胞の空胞化
ラット、薬物誘発、HE 染色。右上の挿入写真は部分拡大像。

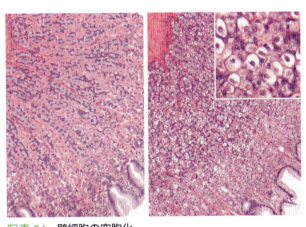

写真 24　壁細胞の空胞化
ビーグル犬、胃体部、HE 染色。左：正常、右：薬物誘発、右上の挿入写真は部分拡大像。

3-1-6）粘膜構成細胞の肥大 hypertrophy・空胞化 vacuolar change・単細胞壊死 single cell necrosis・壊死 necrosis

　薬物により腺胃粘膜の特定の構成細胞に肥大（**写真 20、23**）・空胞化（**写真 21、24**）・単細胞壊死（**写真 22**）・壊死（**写真 25**）などの種々の変化が認められる。対照動物の同一部位の組織と比較しないと微妙な変化を見落とすことがあり、均等な組織標本の作製が肝要である。また、その原因は個々に異なるが、その原因が明らかでない場合が多い。

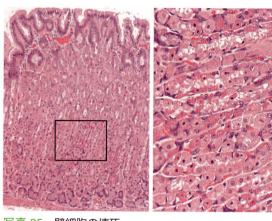

写真 25　壁細胞の壊死
カニクイザル、胃体部、薬物誘発、HE 染色。右：左図の枠内の拡大像。

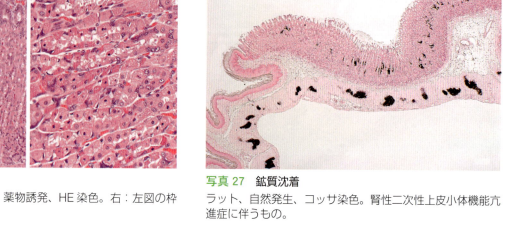

写真 27　鉱質沈着
ラット、自然発生、コッサ染色。腎性二次性上皮小体機能亢進症に伴うもの。

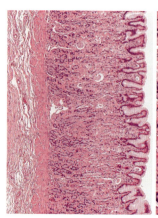
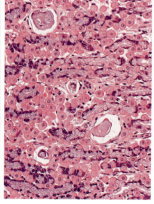

写真 26　鉱質沈着
ビーグル犬、自然発生、HE 染色。

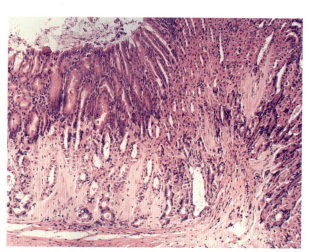

写真 28　アミロイド症
マウス、自然発生、HE 染色。（写真提供：岩田 聖先生）

3-1-7）鉱質沈着 mineralization（石灰沈着 calcification）

　カルシウム塩が正常では存在しない組織に沈着する病態であり、腺胃はイオン交換が活発に行われているため、転移性の石灰沈着を生じやすい組織である。胃底腺粘膜や筋層、血管などに沈着が認められる。HE 染色では、好塩基性で微細顆粒状を呈し、細胞内あるいは間質にみられ、血管壁では弾性線維に沿って沈着する（**写真 26**）。沈着したカルシウムは異物として認識されるため、異物巨細胞 foreign body giant cell の浸潤を認めることがある。

　齧歯類やイヌでしばしば観察され、ラットやマウスでは、胃底腺領域、特に腺頸部より下の壁細胞の豊富な領域に沈着をきたしやすい[1]。多くは加齢性変化であるが、重度の沈着を招く原因としては、ビタミン D 過剰症や重度の腎病変に伴う上皮小体機能亢進症 hyperparathyroidism などがあげられ（**写真 27**）、尿毒症 uremia や電解質異常を引き起こす薬剤によっても誘発される。壁細胞の変性、主細胞の萎縮を伴い、胃底腺の配列にはゆがみが認められる。また、粘膜固有層は水腫や線維化によって拡張する。血管への石灰沈着による循環障害の結果として、虚血性の変化や、壁細胞の機能異常による腺上皮のびらんが生じることもある。

　ラット腺胃へのカルシウム沈着を誘発する物質として、線維芽細胞増殖因子チロシンキナーゼ fibroblast growth factor tyrosine kinase の特異的阻害剤、および造影剤として利用されるガドリニウム化合物 gadolinium compounds が報告されている[2]。

3-1-8）アミロイド症 amyloidosis（アミロイド沈着 amyloid deposition）

　種々の器官や組織において、細胞外にアミロイドが沈着する病変である。ICR（CD-1）マウスの腺胃では、加齢により粘膜固有層および漿膜下の血管周囲において認められる[1,4]（**写真 28**）。アミロイドの証明には、コンゴーレッド染色にて偏光を確認することが有効である。

3-1-9）びらん erosion、潰瘍 ulcer

　びらんおよび潰瘍は、粘膜表層から漿膜にいたるまで、種々の段階の組織が欠損した状態である。欠損が粘膜固有層にとどまった状態をびらん（**写真 29**）、粘膜筋板を越えて粘膜下組織に及んだものを潰瘍（**写真 30**）として区別する（**図 1**）。組織学的に粘膜は剥離し、びら

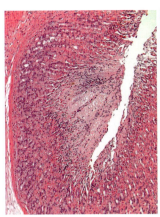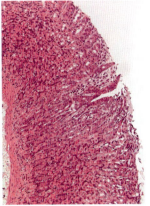 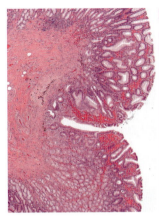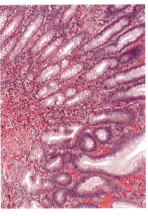

写真29 びらんと再生
ラット、薬物誘発、HE染色。左：びらん（粘膜の巣状壊死）、右：中央部に好塩基性上皮からなる限局した粘膜再生像。過去のびらんの修復像。

写真31 潰瘍の再生
カニクイザル、薬物誘発性、HE像。左：粘膜固有層に出血が認められ、構造が乱れた好塩基性の胃粘膜。粘膜下には線維化や色素沈着がみられ粘膜筋板を欠いていることから過去に潰瘍を生じ、その再生像と判断される。右：左図の拡大像。

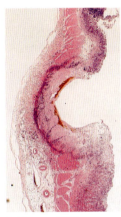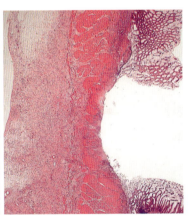

写真30 潰瘍
左：ラット、薬物誘発、漿膜に達する潰瘍。右：カニクイザル、薬物誘発、漿膜側に著しい肉芽組織が認められる（胼胝性潰瘍）。HE染色。

ん・潰瘍底部には出血および線維素の析出、凝固壊死や浮腫を伴う炎症反応が認められる。病態の経過とともに粘膜上皮の再生が起こり、底部は瘢痕化 scarring して徐々に修復される。毒性試験では障害と再生が同時に生じ、びらん・潰瘍と並行して好塩基性の上皮からなる粘膜の再生像が観察されることがあり、過去の障害の痕跡として注意深い観察が必要である（**写真29右、写真31**）。びらんを Ul-Ⅰ、潰瘍のうち粘膜下組織にとどまったものを Ul-Ⅱ、固有筋層にいたるものを Ul-Ⅲ、胃壁の穿孔をきたした状態を Ul-Ⅳ と区分することもある。

実験動物におけるびらん・潰瘍の原因は感染に伴う炎症、行動抑制などのストレス、薬剤投与など多岐にわたる。自然発生性のものは、胃液の消化作用と粘液による粘膜保護作用のバランスが崩れることで生じる。副腎皮質ホルモン、およびアスピリン aspirin やインドメタシン indomethacin をはじめとする非ステロイド性抗炎症剤 non-steroidal anti-inflammatory drugs（NSAIDs）、ならびにアンジオテンシン変換酵素 angiotensin converting enzyme（ACE）阻害剤は、潰瘍を誘発する化学物質として知られている。副腎皮質ホルモンによる潰瘍は胃酸分泌の亢進、粘膜の再生能抑制が原因と考えられている。また、NSAIDs による胃粘膜傷害は、シクロオキシゲナーゼ cyclooxygenase（COX）のアイソフォームのうち、細胞内で常時発現し粘膜保護作用を有する COX-1 を抑制するためと考えられてきた。一方で、プロスタグランジン prostaglandin 産生に関与する誘導型アイソフォームである COX-2 の抑制もまた、胃粘膜傷害の原因となることがわかっている[2]。このほか、ACE 阻害剤の投与や、イヌに多い尿毒症に関連したびらん・潰瘍の発生が知られている[2]。化学物質投与によるびらん・潰瘍の発生部位や傷害の程度は、種や系統差だけでなく、単回投与か反復投与か、また動物の絶食の有無によっても変化する。

3-1-10）胃炎 gastritis

胃粘膜の炎症性病変を胃炎と呼び、粘膜の充血、浮腫、粘液分泌の亢進、リンパ球を主体とする細胞浸潤を特徴とする。びらんや潰瘍を伴うことも多い。炎症の経過期間によって急性胃炎と慢性胃炎に分けられ、ヒトの場合、後者は萎縮性胃炎 atrophic gastritis としばしば同義に扱われる。萎縮性胃炎は固有胃腺の萎縮・消失、胃小窩上皮の過形成、および粘膜内のリンパ球浸潤が特徴で、腸上皮化生 intestinal metaplasia が顕著な化生性胃炎の像を呈する場合もある。

胃炎は細菌あるいは真菌への感染、薬剤投与など、さまざまな原因で生じる。イヌ、サルでは自然発生的に慢性胃炎がみられる。粘膜固有層へのリンパ球浸潤を特徴とし多数のリンパ濾胞の形成もみられる（**写真32**）。粘膜細胞への影響は比較的乏しい場合が多く、所見表現としてリンパ球浸潤・リンパ装置過形成と記録されることもある。ヘリコバクター菌感染を原因とすることが多い。

3-1-11）ヘリコバクター細菌感染 *Helicobacter* sp. infection

SPF 動物を用いるラット・マウスの毒性試験では、薬

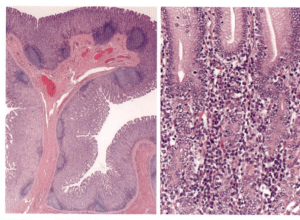

写真32　慢性胃炎
ビーグル犬、自然発生、HE染色。左：多数のリンパ濾胞の形成と固有層にリンパ球浸潤がびまん性にみられる。右：左図の拡大像。

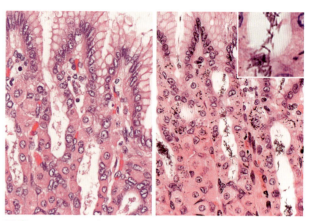

写真33　ヘリコバクター細菌感染
カニクイザル、自然発生。左：HE染色、右：Warthin—Starry＋HE重染色。胃腺腔、壁細胞に比較的大型のヘリコバクター菌が認められる。

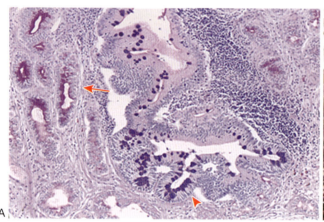

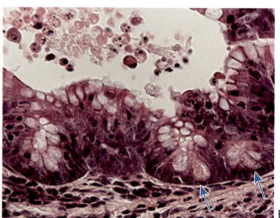

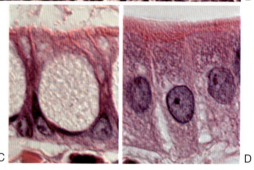

写真34　腸上皮化生
スナネズミ、腺胃、H. pylori感染。A：アルシアンブルー(AB)-PAS染色。PAS陽性の胃型粘液を有する腺管（矢印）と、AB陽性の杯細胞（矢頭）を混ずる腸型腺管の増生がみられる。B：HE染色。パネート細胞（矢印）の出現が認められる。C／D：Bの部分拡大像。杯細胞および吸収上皮。
（写真：Tsukamotoら[25]より許可を得て転載）

物の影響で免疫能力の著しい低下による場合を除いて、ウイルス、細菌や寄生虫に基づく感染病変は通常みられない。しかし、イヌ、サルの胃にヘリコバクター細菌 *Helicobacter* sp.（*H. heilmannii*, *H. pylori* など）の感染（**写真33**）がしばしば認められ[2]、慢性胃炎像も観察されることから、毒性評価で注意が必要である。*H. heilmannii* は、ヒトを含む霊長類やイヌ、ネコにも感染する人畜共通感染菌であり、胃腺内腔や壁細胞にみられる。有名な *H. pylori* 菌は *H. heilmannii* より小型で主として粘液層にみられる。ヒトでは、*H. pylori* 感染による慢性胃炎が特に重要である[5,6]。ヒトの消化性潰瘍 peptic ulcer の直接的な原因であるほか、その進行度は胃癌のリスクに深く関与することが明らかになっている。これらヒトの胃疾患のモデルとして、スナネズミやマウスなどの *H. pylori* 感染動物モデルが広く利用されている[7]。また、ネコから単離されたヘリコバクター・フェリス *Helicobacter felis*[8] もマウスに感染し、慢性胃炎を惹起することが知られる。

3-1-12）腸上皮化生 intestinal metaplasia
（**写真34**）

　腺胃の粘膜上皮細胞が、刷子縁を有する吸収上皮 absorptive cell や、粘液の充満した杯細胞 goblet cell などの腸上皮様細胞に置換された、不可逆性の病変である。腸上皮化生を示す円柱上皮は小腸の陰窩に類似した腺腔を形成し、腺底部にはパネート細胞の出現も認められる。陰窩は時に囊胞状で異型細胞を含み、多数の核分裂像がみられることもある。

　H. pylori 感染による慢性胃炎、発がん物質やX線照射

表1 胃腸管上皮細胞における分化マーカーの発現

組織の由来	細胞の種類	マーカー
胃	腺窩上皮細胞 foveolar cell	MUC5AC、human gastric mucin、PAS染色
	幽門腺細胞 pyloric cell	MUC6、paradoxical concanavalin A 染色
腸	吸収上皮細胞 absorptive cell	ビリン villin、CD10、小腸アルカリホスファターゼ、Cdx2
	杯細胞 goblet cell	MUC2、small intestinal mucinous antigen（SIMA）、Cdx2、アルシアンブルー染色
	パネート細胞 Paneth cell	デフェンシン defensin、リゾチーム
胃、腸	神経内分泌細胞 neuroendocrine cell	クロモグラニンA、グリメリウス染色

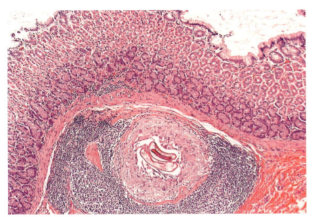

写真35 寄生虫感染
カニクイザル、HE染色。胃粘膜下層のリンパ装置内に線虫の断面が認められる。

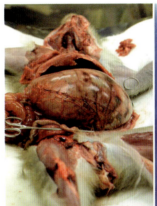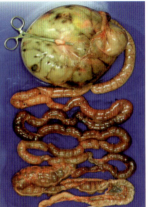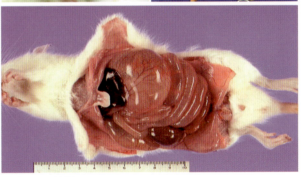

写真36 鼓腸
自然発生。上：カニクイザル、サルの急性胃拡張症候群。なんら症状を示さず突発的に鼓腸を呈して死亡。下：ラット、人工的鼻閉処置による鼓腸死。いずれも著しい胃の膨満が認められる。

などの刺激、または加齢に伴って、腺胃の粘膜上皮細胞が形態学的および機能的に、腸上皮類似の細胞に置き換わることが知られている。機能的にはアルカリホスファターゼ alkaline phosphatase、スクラーゼ sucrase といった小腸型の酵素や、アルシアンブルー染色陽性粘液の発現が認められる（表1）。腸上皮化生はラットに誘発されるほか、H. pylori 感染スナネズミあるいは H. felis 感染マウスで報告がある[2]。また、ポリ塩化ビフェニル polychlorinated biphenyl（PCB）の投与によって、ラットおよびサルの腺胃に腸上皮化生の発生がみられる[2]。

腸上皮化生は粘膜上皮が傷害を受けた後、増殖帯細胞が本来持つ分化の方向性を失うことで生じるとされている。腸上皮化生それ自体は、慢性炎症や酸分泌低下、あるいは H. pylori 感染に対する防御的適応と考えられる。ヒト胃癌の臨床例や、発がん物質投与による動物胃癌モデルにおいても高頻度に発生するため、これまで前がん病変の有力な候補として詳細な解析が行われてきた[9]。しかし近年の研究成果から、腸上皮化生は直接的な前がん病変ではなく、随伴病変に過ぎないと考えられるようになっている[2,7,10]。

3-1-13）寄生虫感染 parasite infection
サルでは繁殖施設での駆虫剤投与などの努力にも関わらず、線虫 Nematoda（写真35）や住肉胞子虫 Sarcocystis が消化器の固有層や筋層内あるいは大網・腸間膜に認められることが少なくない。また、サルの胃では毛様線虫の Nochtia 感染による寄生虫性ポリープの形成も知られている。

3-1-14）鼓腸 meteorism/bloat/tympanites
サルで突然腹部膨満が生じ死亡することがある。原因は明確でなく環境変化のストレスなどが推測されている。胃の著しいガスの貯留による膨満により、胸腔が横隔膜側より圧迫され、呼吸困難で死亡する。サルでは急性胃拡張症候群 acute gastric dilatation syndrome とも呼ばれる。また、ラットでは鼻腔の炎症や腫瘍によって

表2 ラット腺胃における増殖性・腫瘍性病変の組織学的分類（IARC、1997）

		分類	亜分類
上皮系 epithelial	粘液／吸収上皮細胞 mucous/absorptive cell	過形成 hyperplasia	
		腺腫 adenoma	
		腺癌 adenocarcinoma	(1) 分化型腺癌 differentiated adenocarcinoma（乳頭状腺癌 papillary adenocarcinoma、管状腺癌 tubular adenocarcinoma、粘液癌 mucinous adenocarcinoma）
			(2) 低分化型腺癌 poorly-differentiated adenocarcinoma／印環細胞癌 signet-ring cell carcinoma
			(3) その他（扁平上皮癌 squamous cell carcinoma、未分化癌 undifferentiated carcinoma）
	神経内分泌系細胞 neuroendocrine cell	神経内分泌細胞過形成 neuroendocrine cell hyperplasia	
		内分泌細胞腫瘍（良性）endocrine cell tumor, benign	
		内分泌細胞腫瘍（悪性）endocrine cell tumor, malignant	
間葉系 stromal (non-epithelial)		良性腫瘍、悪性腫瘍（肉腫 sarcoma）	(1) 平滑筋腫 leiomyoma、平滑筋肉腫 leiomyosarcoma
			(2) 線維腫 fibroma、線維肉腫 fibrosarcoma
			(3) 神経鞘腫（良性／悪性）schwannoma, benign/malignant
			(4) 血管腫 hemangioma、血管肉腫 hemangiosarcoma
			(5) 横紋筋腫 rhabdomyoma、横紋筋肉腫 rhabdomyosarcoma
			(6) 消化管間質腫瘍 gastrointestinal stromal tumor (GIST)
			(7) 組織球肉腫 histiocytic sarcoma、悪性線維性組織球腫 malignant fibrous histiocytoma
			(8) リンパ腫 lymphoma
			(9) 中皮腫 mesothelioma
			(10) 未分化肉腫 undifferentiated sarcoma
		リンパ腫 lymphoma	(1) MALT リンパ腫 malignant lymphoma of mucosa-associated lymphoid tissue type
			(2) その他

鼻呼吸道が閉塞すると、口呼吸により空気嚥下 aerophagia（呼吸・摂餌時に呼気を飲み込む）が生じるが、生理的に胃内に進入した呼気の排出が困難であることから鼓腸をきたし死亡する（**写真36**）。いずれも突然死を呈する場合が多く、病理組織学的には胃に死後変化以外の有意な所見はみられない。

3-2. 増殖性・腫瘍性病変（表2）

3-2-1）過形成 hyperplasia

■**組織発生** 腺胃粘膜上皮増殖帯細胞、壁細胞、神経内分泌細胞。

■**組織学的特徴** 異型に乏しく、よく分化した上皮細胞が、正常の組織構築を保ちつつ増生する。

■**鑑別診断** 異型過形成／腺腫様過形成では腺腫との鑑別が問題となる。

■**解説** 腺胃における過形成は、主に潰瘍やびらん周囲における再生性過形成 regenerative hyperplasia として認められることが多く、対照群の動物には比較的少ない。マウスでは、系統によって頻度は異なるものの、加齢に伴って胃小窩および腺頸部上皮の過形成が生じる（**写真37**）。

　化合物投与に直接起因した過形成として、壁細胞、粘膜上皮および神経内分泌細胞の過形成があげられる。化合物投与によって生じる限局性の過形成は円柱上皮からなり、小腸陰窩の細胞に似た形態を示す。ガストリンやその合成アナログであるペンタガストリン pentagastrin の投与により、ラットおよびマウスに高ガストリン血症 hypergastrinemia に関連した壁細胞あるいは神経内分泌細胞の過形成が誘発される。プロトンポンプ阻害剤、ヒスタミン H2 受容体拮抗剤 histamine H2 receptor antagonist も同様に壁細胞の増殖を促す。一方、コレシストキ

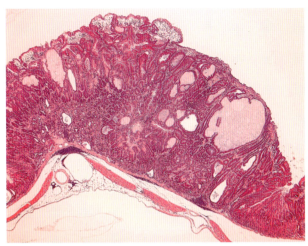

写真37　粘膜過形成
マウス、自然発生、HE 染色。

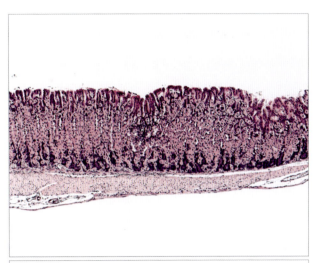

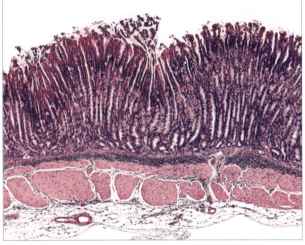

写真38　びまん性過形成
上：野生型マウス、正常。下：K19-C2mE トランスジェニックマウス、*H. pylori* 感染。HE 染色。

ニン cholecystokinin 投与は、マウスにおいて主細胞の過形成を引き起こす。ある種のプロスタグランジン類は、腺胃全体にかけて、特定の細胞によらない過形成を誘発する。また、プロスタグランジン E1 の合成アナログの投与で、イヌとラットの腺胃にびまん性過形成が生じる[2]。このほか腺胃の過形成を誘発する物質として、齧歯類では炭酸ランタン lanthanum carbonate が報告されている。腺胃の過形成性病変は、病態、分布、あるいは細胞分化に基づいてさまざまに分類することができる。

■病態による分類：
① 再生性過形成 regenerative hyperplasia：びらん、潰瘍の修復過程で発生することが多い。通常、異型は伴わない。
② 異型過形成／腺腫様過形成 atypical hyperplasia/adenomatous hyperplasia：細胞異型を伴う過形成で、腺腫とは判断できないもの。異形成 dysplasia と同義に用いられることもある。病変の範疇が不明瞭なため、できるだけ使用しないほうがよい。異型がない場合は過形成、異型がある場合は腺腫に含める。

■病変分布による分類：
① 限局性過形成 focal hyperplasia：限局性の病変。
② びまん性過形成 diffuse hyperplasia：びまん性の病変（写真38）。
③ 異所性過形成 heterotopic hyperplasia：過形成性の腺管が固有層にとどまらず、粘膜下組織に伸展したもの。異所性増殖性腺管 heterotopic proliferative gland（HPG）として、*H. pylori* 感染スナネズミでの例がよく知られている（写真39）。

■細胞分化による分類：
① 腺窩上皮過形成 foveolar hyperplasia
② 胃底腺過形成 fundic hyperplasia

3-2-2）腺腫 adenoma

■同義語　腺腫様過形成 adenomatous hyperplasia、腺腫様ポリープ adenomatous polyp
■組織発生　腺胃粘膜上皮。
■組織学的特徴　肉眼的には、ポリープ状あるいはプラーク状の結節として認められる。正常様あるいは軽度の異型を示す円柱上皮細胞が、腺腔形成を伴いながら増生する。周囲正常粘膜との境界は明瞭で、膨脹性の発育を示す（写真40）。腺管を構成する腫瘍細胞は単層であることが多いが、偽重層化など軽度の構造異型が認められることもある。ポリープ型は異型腺が上方に増生したもので、間質の一部には時おり線維化がみられる。通常、腺腫の増殖は粘膜内にとどまるが、粘膜下増殖型では粘膜筋板を越え、粘膜下組織に腫瘍成分が認められることもある（pseudoinvasion）。
■鑑別診断　再生性過形成や高分化型腺癌との鑑別が問題となる。腺癌と比べて、細胞異型および構造異型は弱い。圧排性の増殖を示すが、浸潤や転移は伴わない。
■解説　齧歯類における腺胃の自然発生腫瘍はまれである[11]。参考として、ラット腺胃における増殖性・腫瘍性病変の組織学的分類を（表2）に示す[12]。

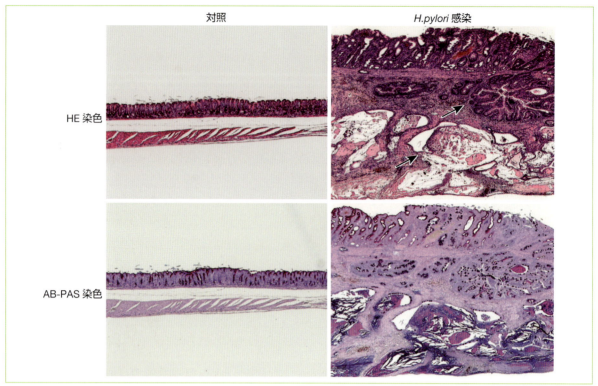

写真39　異所性増殖性腺管（HPG）
スナネズミ、幽門腺。粘膜下から漿膜下にかけて再生性腺管の強い増生が認められ、PAS陽性の胃型粘液（赤紫色）あるいはアルシアンブルー陽性の腸型粘液（青色）を容れる。
（写真：Tsukamotoら[25]より許可を得て転載）

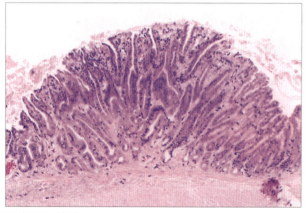

写真40　腺腫
マウス、MNU誘発、HE染色。

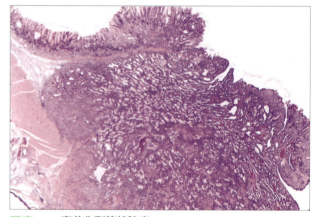

写真41　高分化型管状腺癌
ラット、MNNG誘発、HE染色。

3-2-3）腺癌 adenocarcinoma

■**組織発生**　腺胃粘膜上皮。

■**組織学的特徴**　異型の強い上皮細胞が、極性を喪失して増生する。粘膜下織への浸潤がしばしば認められ、転移することもある。構造や細胞の分化度に基づいて下記のように分類されるほか、腫瘍細胞の化生の程度に応じて胃型・腸型にも分けることができる。

❶ **管状腺癌 tubular adenocarcinoma**
（写真41～44上）
円柱あるいは立方上皮から構成される大小の腺管の増生からなる。腺管は時に癒合傾向を示し、篩状構造を呈することもある。腺腔形成の程度により高分化型、中分化型、および低分化型に細分される。いずれの分化型においても、幽門腺細胞に特異的なIII型粘液など、胃や腸の細胞マーカーの発現が保たれているものが多い。高分化型 well-differentiated は異型性の少ない、比較的分化した腺構造を形成する。間質には種々の程度の炎症や、骨・軟骨の形成を伴うこともある[11]。中分化型 moderately-differentiated では腺腔の形成は不完全で、その構造は大小不同で不規則性が目立つ。低分化型 poorly-differentiated では明らかな腺腔構造はほとんどみられず、腫瘍細胞は充実性、小胞巣状、索状あるいは散在性に増殖し、間質は高度の線維化を伴うこともある。

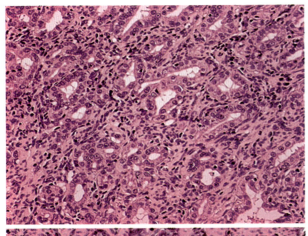
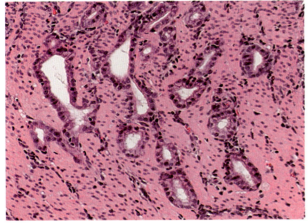

写真42　高分化型腺癌
スナネズミ、*H. pylori* 感染＋MNU 誘発。上：異型腺管の密な増生。下：固有筋層内への浸潤。

❷ **乳頭状腺癌** papillary adenocarcinoma
　細い間質を軸として、異型円柱上皮が乳頭状に増生する。

❸ **印環細胞癌** signet-ring cell carcinoma
（**写真44 下**）
　腫瘍細胞は粘液に満たされた明るい泡沫状の細胞質をもち、充実性あるいは散在性に浸潤増殖する。核は粘液によって辺縁部に押しつけられるように偏在し、印環のようにみえることが特徴である。

❹ **粘液癌** mucinous adenocarcinoma（**写真45**）
　癌細胞からの強い粘液産生による粘液結節 mucous lake を特徴とする。この粘液結節内に、索状あるいは不完全な腺腔構造をとる腫瘍細胞が小集塊をなし、粘液内に浮遊するような像を呈する。
■ **鑑別診断**　腺腫と比べて、細胞異型および構造異型が強い。浸潤性や転移の有無も考慮して判断する。粘膜下の異所性増殖性腺管との鑑別も重要である。
■ **解説**　腺腫と同様に、動物において胃癌の自然発生は極めてまれである。齧歯類やイヌに対し、ニトロソ化合物をはじめとした発がん物質を投与することによって胃癌が誘発される。実験動物における腺胃発がん物質として、*N*-メチル-*N*'-ニトロ-*N*-ニトロソグアニジン（MNNG）、

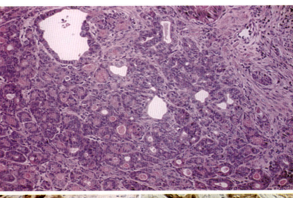
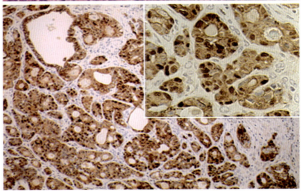

写真43　中分化型腺癌
マウス、MNU 誘発。上：小腺腔を形成する中分化型腺癌。下：β-カテニンの核内への集積（挿入写真は部分拡大像）が認められる。（写真：Tsukamoto ら[25]より許可を得て転載）

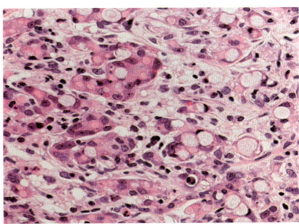
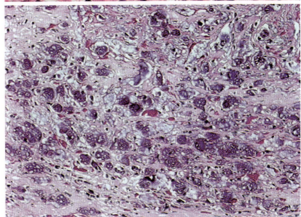

写真44　低分化型腺癌および印環細胞癌
スナネズミ、*H. pylori* 感染＋MNU 誘発。上：低分化型腺癌。小塊状の腫瘍細胞とともに、印環細胞様腫瘍細胞の増生もみられる。下：印環細胞癌。PAS アルシアンブルー染色。アルシアンブルー陽性の粘液を有する異型細胞の増生。
（写真：Tsukamoto ら[25]より許可を得て転載）

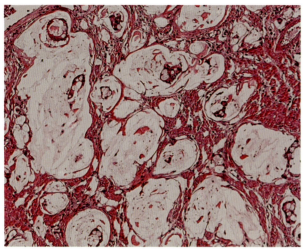

写真 45　粘液癌
スナネズミ、*H. pylori* 感染＋MNU 誘発。

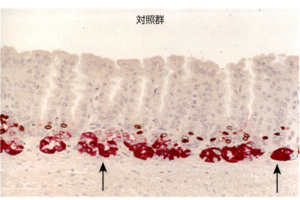
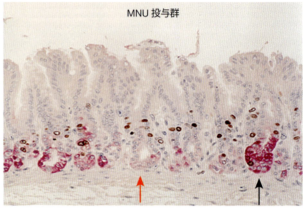

写真 46　ペプシノーゲン変異幽門腺（PAPG）
マウス、幽門腺、MNU 誘発。上／下：ペプシノーゲン I（赤色）と BrdU（茶色）の二重免疫染色。対照群、MNU 投与群のいずれも、正常幽門腺ではペプシノーゲン I の発現が保たれている（黒矢印）。下：MNU 投与群の一部でペプシノーゲン I が減弱ないし欠失する幽門腺がみられ（赤矢印）、これらの腺管では BrdU 取り込みが亢進している。
（写真：Tsukamoto ら[25]より許可を得て転載）

N-エチル-*N*′-ニトロ-*N*-ニトロソグアニジン *N*-ethyl-*N*′-nitro-*N*-nitrosoguanidine（ENNG）、*N*-メチル-*N*-ニトロソウレア（MNU）、および 4-ニトロキノリン-1-オキシド（4-NQO）などが知られている[13]。感受性は系統および種によって異なり、ラットでは ACI、F344 は感受性、Baffalo は抵抗性である[14]。マウスでは BALB/c は比較的感受性が高く[15]、C57BL/6 および C3H はやや抵抗性であることが知られている[16]。MNNG や ENNG の飲水投与によって、ラット、ハムスター、イヌに高率に胃癌を誘発できる。マウスは MNNG 抵抗性であるが、MNU を用いることで胃癌モデルとしての利用が可能となった。スナネズミは MNNG および MNU に感受性を示すことが明らかにされている。

ペプシノーゲン変異幽門腺 pepsinogen-altered pyloric gland（PAPG）（写真 46）は酵素変異巣 enzyme-altered foci の一種で、MNNG や MNU の投与に伴い、腺胃ペプシノーゲンの発現量が減少する病態である。幽門腺におけるペプシノーゲン I 発現の局所的な減少または消失として認められる。変異細胞では 5-ブロモ-2′-デオキシウリジン 5-bromo-2′-deoxyuridine（BrdU）の取り込みが増えるなど細胞増殖能が亢進しており、前がん病変の一種と考えられている[17]。MNU 誘発マウス胃癌モデルでは、発がん感受性の高い BALB/c において、PAPG の検出率も他の系統と比較し高いことが報告されている[18]。

ラットの腺癌は腺窩上皮類似の高分化型腺癌がほとんどであり、粘膜内病変の診断には難渋することが多い。一方マウスでは、細胞異型と構造異型がともに強い中分化型管状腺癌の形態をとることが多く、粘膜内癌の診断が可能である。近年では、*Cdx2* あるいは *Cox2* 遺伝子を導入した、トランスジェニックマウスによる胃癌モデルも用いられている。

スナネズミは *H. pylori* の感染が成立し、重度の慢性胃炎が惹起されることから、ヒト胃癌の優れたモデルとして汎用されている[19~21]。スナネズミは MNNG と MNU のいずれによっても腺胃癌を誘発でき、組織学的にも高～低分化型腺癌から印環細胞癌まで、ヒトに類似の多彩な組織型を示す。

H. pylori に感染していないラット、マウスおよびスナネズミに発がん物質単独で誘発した腺癌は、胃型の粘液形質を有する。一方、*H. pylori* 感染を併用した誘発胃癌では、腸型形質を種々の程度で発現する。このことは従来考えられてきたように腸上皮化生から胃癌が発生するのではなく、腸型化と胃発癌は独立した現象であること、*H. pylori* 感染は腫瘍化していない胃粘膜と胃癌の双方において、腸上皮化生の発生を促進することを示唆している[10]。

3-2-4）神経内分泌細胞過形成・腫瘍
neuroendocrine cell hyperplasia/tumor

■**同義語**　カルチノイド（良性／悪性）carcinoid（benign/malignant）、好銀腫 argentaffinoma（benign/malignant）

■**組織発生**　腺胃粘膜上皮内神経内分泌細胞。

■**組織学的特徴**　小型類円形の核と弱好酸性の比較的広い胞体を有する神経内分泌細胞 neuroendocrine cell/enterochromaffin-like（ECL）cell が、びまん性あるいは充実性に増生する。組織学的に過形成から悪性腫瘍まで

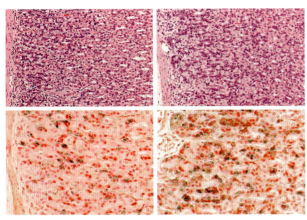

写真47　神経内分泌細胞過形成
ラット、左列：正常、右列：薬物誘発、上段：HE染色、下段：グリメリウス染色。（写真提供：岡崎欣正先生）

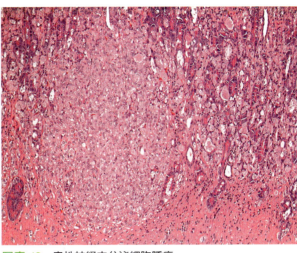

写真48　良性神経内分泌細胞腫瘍
ラット、薬物誘発、HE染色。限局性に神経内分泌細胞の増殖がみられ、周囲組織の圧迫像もみられる。周辺には膵化生も散見されている。（写真提供：岩田 聖先生）

連続移行するために鑑別点としては、便宜上、3つの胃腺の大きさ相当あるいはそれ以下を過形成（**写真47**）、それより大きいものが腫瘍（**写真48**）と診断される。腫瘍は、明らかな浸潤やあるいは粘膜部分を越えて粘膜筋板や粘膜下層・筋層への浸潤増殖がみられるもの、転移がみられるものを悪性（**写真49**）とする。

■**鑑別診断**　低分化型腺癌や未分化癌との鑑別を要する。免疫組織化学的にクロモグラニンAなどの神経内分泌マーカーの発現、あるいはグリメリウス染色によって好銀顆粒を証明することで鑑別可能である。

■**解説**　腺胃における神経内分泌細胞の過形成および腫瘍を誘発する原因として、H. pyloriの長期感染、プロトンポンプ阻害剤（PPI）、ヒスタミンH2受容体拮抗剤などが知られている。

　PPIは胃酸分泌抑制剤として広く用いられるが、長期間の服用は胃粘膜に副作用をもたらす。PPIの高用量あるいは長期投与は、ヒトとラットに胃酸抑制に伴う高ガストリン血症を招く。過剰なガストリンの刺激は胃底腺における神経内分泌細胞の過形成を誘発し、さらには腫瘍へと進展する[22]。PPIの一種であるオメプラゾールomeprazoleをラットに投与することで、胃底腺では主細胞の萎縮とともに好銀性細胞の過形成および腫瘍の発生がみられ、雌で特に顕著であることが知られている[2]。一方、イヌではオメプラゾール投与で内分泌細胞の過形成は誘発されるものの、明らかな腫瘍化は認められず、マウスでは過形成も生じない[2]。酸アミド系除草剤のアラクロールalachlorやブタクロールbutachlorも、PPIと同様の非遺伝毒性メカニズムでラットに対し神経内分泌腫瘍を誘発することが知られている[23]。

3-2-5）間葉系腫瘍 mesenchymal tumor

■**同義語**　間質細胞腫瘍 stromal cell tumor
■**組織発生**
① 線維腫 fibroma、線維肉腫 fibrosarcoma：線維芽細胞。
② 平滑筋腫 leiomyoma、平滑筋肉腫 leiomyosar-

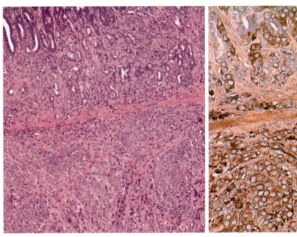

写真49　悪性神経内分泌細胞腫瘍
ラット、薬物誘発、左：HE染色、右：グリメリウス染色。粘膜下層、筋層までびまん性に浸潤増殖している。
（写真提供：岩田 聖先生）

coma：平滑筋細胞。
③ 血管腫 hemangioma、血管肉腫 hemangiosarcoma：血管内皮細胞（**写真50**）。
④ 悪性線維性組織球腫 malignant fibrous histiocytoma：組織球。
⑤ 神経鞘腫 schwannoma：神経鞘（シュワン）細胞 Schwann cell。
⑥ 起源不明肉腫（肉腫NOS）sarcoma, NOS：起源の特定不能 not otherwise specified（**写真51**）。

■**組織学的特徴**　線維芽細胞、平滑筋、神経鞘細胞、組織球由来の腫瘍は、組織学的に紡錘形細胞腫瘍 spindle cell tumor の像を呈することが多い。血管腫および血管肉腫は血管内皮細胞の増生からなる。組織所見は、他の部位における結合組織由来の腫瘍と同様である。

■**鑑別診断**　日常の毒性評価の中で、特に薬物の評価に直接関わらないような自然発生の場合は、従来どおりの形態学的な診断で十分である。しかし、薬剤によってあ

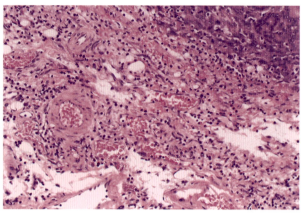

写真 50　血管肉腫
ラット、腺胃、MNNG 誘発、HE 染色。

る特定の腫瘍が誘発される場合は、詳細にその起源を調べるべきものと考えられる。免疫組織化学的解析による鑑別法を**表 3** に示す。

■**解説**　ニトロソ化合物や 4-NQO の投与は、腺癌だけでなくさまざまな間葉系腫瘍を誘発する[11]。ラットでは肥満細胞腫 mast cell tumor、および漿膜由来の中皮腫 mesothelioma の発生をまれに認めることがある[2]。

3-2-6）消化管間質腫瘍
gastrointestinal stromal tumor（GIST）

■**組織発生**　カハール細胞 Cajal cell。
■**組織学的特徴**　紡錘形腫瘍細胞の増生からなる。
■**鑑別診断**　平滑筋、線維芽細胞、神経鞘細胞など他の紡錘形細胞腫瘍との鑑別を要するが、HE 染色像のみでは困難なことが多い。免疫組織化学的に、c-Kit（CD117）および CD34 に陽性を示すことが重要な判断基準となる。
■**解説**　胃腸管に発生する間葉系腫瘍の、新たな疾患概念として近年提唱された。平滑筋肉腫や神経鞘腫など、胃腸管に発生する紡錘形細胞腫瘍を包括的に含める場合もあるが、免疫組織化学的に c-Kit および CD34 に陽性を示し、カハール細胞起源が示唆されるものが狭義の GIST として扱われる。カハール細胞は筋間神経叢や筋層内に存在し、消化管運動を調節する機能を持つ細胞である。平滑筋細胞と同じ未分化間葉系細胞から分化すると考えられており、カハール細胞への機能分化には c-

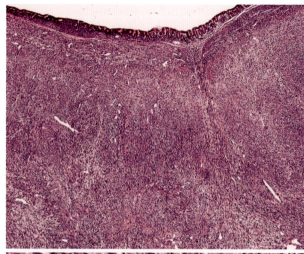

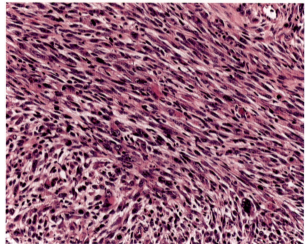

写真 51　起源不明肉腫（肉腫 NOS）
マウス、腺胃、MNU 誘発、HE 染色。下は上図の拡大像。

Kit 遺伝子の発現が必須である。GIST の腫瘍細胞では c-*Kit* 遺伝子や、血小板由来増殖因子受容体α platelet derived growth factor receptor α（PDGFRA）のチロシンキナーゼドメイン tyrosine kinase domain、またはその近傍に高率に変異を有することが報告されている。

3-2-7）リンパ腫 lymphoma
■**同義語**　MALT リンパ腫 mucosa-associated lymphoid tissue lymphoma
■**組織発生**　リンパ球。

表 3　腺胃に生じる紡錘形細胞腫瘍の免疫染色による鑑別

	サイトケラチン	ビメンチン	SMA	デスミン	S-100	c-Kit	CD34
化生性紡錘細胞癌	+	+/−	−	−	−	−	−
線維腫／線維肉腫	−	+	−	−	−	−	−
平滑筋腫／平滑筋肉腫	−	+	+	−	−	−	−
横紋筋肉腫	−	+	−	+	−	−	−
消化管間質腫瘍（GIST）	−	+	−	−	−	+	+
神経鞘腫	−	+	−	−	+	−	−

■**組織学的特徴** 異型を示すリンパ球が、粘膜内および粘膜下組織に濾胞の形成を伴いながら増生する。

■**鑑別診断** リンパ濾胞過形成との鑑別。

■**解説** *H. pylori* あるいは *H. felis* に感染させた BALB/c マウスに、ヒトの胃 MALT リンパ腫 gastric mucosa-associated lymphoid tissue lymphoma に類似した B 細胞リンパ腫 B-cell lymphoma が発生するとの報告がある[24]。

引用文献

1) Brown HR, Hardisty JF. VI. Hyperplastic and neoplastic lesions. C. Stomach. 1. Forestomach. In: *Pathology of the Fischer rat.* Boorman GA, Eustis SL, Elwell MR, et al (eds). Academic Press, San Diego. p21. 1990.
2) Greaves P. Stomach (glandular). In: *Histopathology of preclinical toxicity studies,* 4th ed. Greaves P (ed). Academic Press, San Diego. pp349-372. 2012.
3) Tatematsu M, Fukami H, Yamamoto M, et al. Clonal analysis of glandular stomach carcinogenesis in C3H/HeN↔BALB/c chimeric mice treated with *N*-methyl-*N*-nitrosourea. *Cancer Lett* 83: 37-42, 1994.
4) Leininger JR, Jokinen MP, Dangler CA, et al. Oral cavity, esophagus, and stomach. In: *Pathology of the mouse.* Maronpot RR, Boorman GA, Gaul BW (eds). Cache River Press, Saint Louis. pp29-48. 1999.
5) Marshall BJ, Warren JR. Unidentified curved bacilli in the stomach of patients with gastritis and peptic ulceration. *Lancet* 1: 1311-1315, 1984.
6) Warren JR, Marshall BJ. Unidentified curved bacilli on gastric epithelium in active chronic gastritis. *Lancet* 1: 1273-1275, 1983.
7) Tsukamoto T, Toyoda T, Mizoshita T, et al. *Helicobacter pylori* infection and gastric carcinogenesis in rodent models. *Semin Immunopathol* 35: 177-190, 2013.
8) Lee A, Fox JG, Otto G, et al. A small animal model of human *Helicobacter pylori* active chronic gastritis. *Gastroenterology* 99: 1315-1323, 1990.
9) Tsukamoto T, Mizoshita T, Tatematsu M. Gastric-and-intestinal mixed-type intestinal metaplasia: aberrant expression of transcription factors and stem cell intestinalization. *Gastric Cancer* 9: 156-166, 2006.
10) 立松正衞. 『胃癌研究の新しい羅針盤』西村書店, 東京. 2010.
11) Takahashi M, Hasegawa R. Tumours of the Stomach. In: *Tumours of the rat.* 〈Pathology of Tumours in Laboratory Animals〉 Vol 1, 2nd ed. Turusov V, Mohr U (eds). IARC, Lyon. pp129-157. 1990.
12) IARC. *International classification of rodent tumours. Part 1: The rat. 10. Digestive system.* Mohr U (ed). IARC, Lyon. 1997.
13) 伊東信行. 『最新毒性病理学』中山書店, 東京. 1994.
14) Sugimura T, Fujimura S. Tumour production in glandular stomach of rat by *N*-methyl-*N'* -nitro-*N*-nitrosoguanidine. *Nature* 216: 943-944, 1967.
15) Tatematsu M, Ogawa K, Hoshiya T, et al. Induction of adenocarcinomas in the glandular stomach of BALB/c mice treated with *N*-methyl-*N*-nitrosourea. *Jpn J Cancer Res* 83: 915-918, 1992.
16) Tatematsu M, Yamamoto M, Iwata H, et al. Induction of glandular stomach cancers in C3H mice treated with *N*-methyl-*N*-nitrosourea in the drinking water. *Jpn J Cancer Res* 84: 1258-1264, 1993.
17) Yamamoto M, Furihata C, Fujimitsu Y, et al. Dose-dependent induction of both pepsinogen-altered pyloric glands and adenocarcinomas in the glandular stomach of C3H mice treated with *N*-methyl-*N*-nitrosourea. *Jpn J Cancer Res* 88: 238-244, 1997.
18) Yamamoto M, Furihata C, Ogiu T, et al. Independent variation in susceptibilities of six different mouse strains to induction of pepsinogen-altered pyloric glands and gastric tumor intestinalization by *N*-methyl-*N*-nitrosourea. *Cancer Lett* 179: 121-132, 2002.
19) Shimizu N, Inada K, Nakanishi H, et al. *Helicobacter pylori* infection enhances glandular stomach carcinogenesis in Mongolian gerbils treated with chemical carcinogens. *Carcinogenesis* 20: 669-676, 1999.
20) Sugiyama A, Maruta F, Ikeno T, et al. *Helicobacter pylori* infection enhances *N*-methyl-*N*-nitrosourea-induced stomach carcinogenesis in the Mongolian gerbil. *Cancer Res* 58: 2067-2069, 1998.
21) Tatematsu M, Yamamoto M, Shimizu N, et al. Induction of glandular stomach cancers in *Helicobacter pylori*-sensitive Mongolian gerbils treated with *N*-methyl-*N*-nitrosourea and *N*-methyl-*N'* -nitro-*N*-nitrosoguanidine in drinking water. *Jpn J Cancer Res* 89: 97-104, 1998.
22) Tsukamoto H, Mizoshita T, Sasaki M, et al. Long-term high-dose proton pump inhibitor administration to *Helicobacter pylori*-infected Mongolian gerbils enhances neuroendocrine tumor development in the glandular stomach. *Asian Pac J Cancer Prev* 12: 1049-1054, 2011.
23) Furukawa S, Harada T, et al. Consensus diagnoses and mode of action for the formation of gastric tumors in rats treated with the chloroacetanilide herbicides alachlor and butachlor. *Toxicol Pathol* 42: 386-402, 2014.
24) Enno A, O'Rourke JL, Howlett CR, et al. MALToma-like lesions in the murine gastric mucosa after long-term infection with *Helicobacter felis*. A mouse model of *Helicobacter pylori*-induced gastric lymphoma. *Am J Pathol* 147: 217-222, 1995.
25) Tsukamoto T, Mizoshita T, Tatematsu M. Animal models of stomach carcinogenesis. *Toxicol Pathol* 35: 636-648, 2007.

眞鍋 淳
第一三共㈱

塚本徹哉
藤田保健衛生大学

乾 公正
石原産業㈱

大石裕司
大阪市立大学大学院

6 小腸・大腸

1．解剖学的・生理学的特徴

1-1．発生

消化管上皮は、口腔と肛門を除けばすべて内胚葉に由来する。上皮以外の筋組織や結合組織は中胚葉由来である。胎生期に内胚葉の一部が前腸・中腸・後腸からなる原始腸管を形成する。この原始腸管が発育・回転することにより位置の移動を行い、最終的な正常位置に固定される。原始腸管の頭側ループからは十二指腸と空腸が発生し、尾側ループからは回腸、盲腸および結腸が発生する。マウスやラットの腸上皮は発生初期には単純な多列円柱上皮で、絨毛の発達とともに胎生最終日までに単層上皮に変化する。腸陰窩は生後早期に凹凸の乏しい絨毛上皮から生ずる。粘膜上皮は多クローン性の初期陰窩細胞に由来するが、発達が進むにつれて多層の未熟細胞集団から選択的に単層単クローン性陰窩集団へと移行する。腸上皮細胞のクローン起源は成熟段階にまで引き継がれる。ヒトでは食道・胃・十二指腸球部および下行脚上2分の1までは前腸から、十二指腸下行脚下2分の1から横行結腸口側3分の2までは中腸から、横行結腸肛門側3分の2から肛門までは後腸から分化する。

1-2．小腸の機能

小腸 small intestine は、十二指腸 duodenum、空腸 jejunum および回腸 ileum からなり、長さは、ヒト 7m、ラット 1.2m、マウスで 0.35m 程度と消化器の中で最も長い。十二指腸の胃に近い領域には粘膜下に十二指腸腺 duodenal gland（ブルンネル腺 Brunner gland）が存在し、総胆管と膵管が開口するファーター乳頭 Vater papilla を有する。空腸と回腸に明確な境目はないが、十二指腸以下 40％ が空腸、60％ が回腸として一応考えられている。小腸の主な機能は栄養吸収であり、ホルモン分泌の場でもある。また、バクテリアや非吸収物質などの管腔内容物に対するバリアーの免疫機能として腸管付属リンパ装置（GALT：gut-associated lymphoid tissue）が発達している。さらには摂取物が体内を通過する際の導管としても機能する。加えて、種々の物質のグルクロン酸抱合や硫酸抱合による活性化と解毒化といった小腸粘膜における代謝機能も重要である。小腸は、その長さに加え、輪状ひだ plicae circulares（Kerckring's valve）、絨毛 villius および微絨毛 microvillus などの解剖学的特徴が小腸粘膜の表面積を拡大し、小腸機能を効率化している。したがって、小腸内での物質の通過時間は胃や大腸と比較して速く、数時間程度である。

近位および遠位小腸の間には、イオンと水の輸送・透

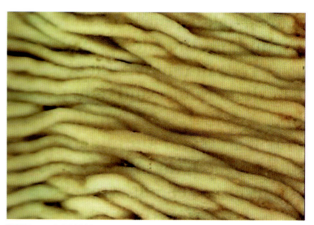

写真1　小腸輪状ひだ
マウス、マクロ写真。

過に対して機能的勾配が存在し、液体や電解質の移動を制御している。すなわち、近位小腸ではナトリウムや水は血液・組織側から小腸内腔側へ受動的に移動するが、遠位小腸では液体やナトリウムは内腔側から血流の方向へ移動する。分泌はモルモットの空腸と回腸、ウサギの回腸、およびブタ新生仔の空腸近位部で起こる。空腸は電気化学的勾配に逆らって、ナトリウム、塩素および重炭酸塩を吸収するが、この機能は加齢に伴って減退する。胆汁酸塩は原則として回腸で吸収される。

液体と電解質は陰窩細胞が分泌するが、電解質の輸送のメカニズムはナトリウムのような単一のイオンの濃度勾配的な移動のみならず、同一方向への2つのイオン（例えば Na^+ と Cl^-）が同時に同調して移動、逆に反対方向に2つのイオン（例えば Na^+ と H^+）が交換するなど、多岐のメカニズムが存在する。上記、Na^+ と Cl^- の両イオンの輸送はアセタゾラミド acetazolamide により抑制され、またアデニル酸シクラーゼを刺激する物質に感受性がある。こうした輸送システムにはエネルギーとしてATPが必要であり、cAMP や cGMP ないし細胞内 Ca^{2+} の増加により刺激される。また、水の移動はセロトニン（分泌の増加）や神経ペプチドY（吸収の増加）などの神経伝達物質により修飾される。

1-3．小腸の基本構造

小腸の解剖学的な動物種差は、相対的な長さ、直径、絨毛の形態、輪状ひだの発達の程度、筋層の厚さなどにみられるが、小腸の基本的な組織構造にはほとんど差がない。

肉眼的に、小腸の内壁は初めから終わりまで**写真1**のような輪状ひだでできている。小腸の基本的組織構造は、組織学的には、内腔側から絨毛状の粘膜上皮層 mucosal epithelium、粘膜固有層 lamina propria muco-

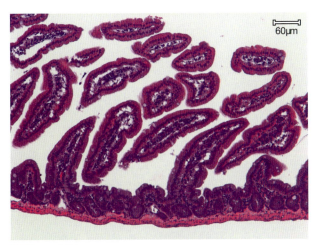

写真2 小腸
マウス、正常、HE染色。

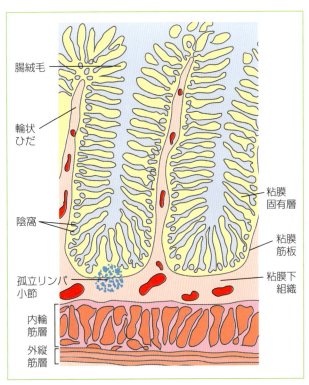

図1 小腸構造の組織図

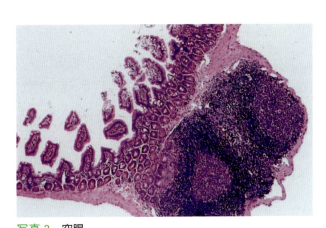

写真3 空腸
マウス、正常、HE染色。右はパイエル板。

sae、粘膜筋板 muscularis mucosae、粘膜下組織 submucosa、固有筋層 muscularis propria（内輪走筋層、外縦走筋層）、漿膜下組織 subserosa、漿膜 serosa の順に構成されており（**写真2、図1**）、内輪外縦の筋層間には神経叢が存在する。小腸粘膜組織の形態は吸収という生理的な機能を反映している。粘膜上皮は、吸収および酵素活性に関与する絨毛と、分泌および細胞の再生に関与する陰窩 crypt（リーベルキューンの陰窩 crypt of Lieberkühn）の2つの領域に分けられる。小腸絨毛構造の長さは小腸の遠位部よりも近位部で長く、陰窩は絨毛の基部に開口する。絨毛は基底膜に沿って移動した分化した吸収上皮細胞 absorptive cell により主に構成され、その絨毛構造の中心部は結合組織、脈管などからなる間質により支持される。この間質は粘膜固有層と呼ばれ、リンパ管と血管および孤立リンパ小節を認め、特に回腸ではリンパ小節の集簇した集合リンパ小節が発達している。その部の内腔表面は絨毛を欠き、特有の凹凸観があり、肉眼で確認でき、腸間膜の対側に小判状を呈するのでパイエル板 Peyer's patch（**写真3**）と呼ばれる。粘膜固有層の脈管には盲端のリンパ管である中心乳び管が含まれており、脂肪溶解物質を吸収しやすくするとともに、肝での代謝・解毒を受けずに全身循環系に供給する。胃の筋層が3層（内斜中輪外縦）からなるのに対し、小腸の筋層は2層（内輪外縦）から構成される。十二指腸腺 duodenal gland（ブルンネル腺 Brunner's gland）は哺乳類の十二指腸上部の粘膜下層に存在し、ヒトやモルモットでは粘液を含む強アルカリ性の液体を分泌し、胃酸から十二指腸粘膜を保護していると考えられる。

毒性物質による腸管障害の程度を評価するのに利用される陰窩／絨毛長比（絨毛長に対する陰窩の深さの比率）は、動物種ごとにほぼ一定である。陰窩と絨毛は、両者の境界部である"肩"によって区分される。近位小腸における陰窩／絨毛長比はブタで小さく（1：7）、イヌで大きい（1：2）。この比は管腔内の食物の量、拡張の程度および食餌によって変動する。

1-3-1）小腸粘膜

小腸の最も特徴的な組織構造として粘膜部の内腔に突出する絨毛構造（**図2**）があり、その絨毛は十二指腸から空腸にかけて発達している。絨毛表面には単層円柱上皮細胞の吸収上皮細胞あるいは腸細胞 enterocyte と呼ばれる細胞があり、その下半分に丸い核を有し、細胞頂部には刷子縁 brush border（小皮縁 cuticular border、線条縁 striated border）と呼ばれる均一な層を有する。刷子縁はぎっしりと並ぶ微絨毛の層で、各々の微絨毛は細胞頂部から円柱状に伸び、細胞膜が他の細胞骨格蛋白質と関係したアクチンフィラメントの芯を包む（**図3**）。ヒトでは各々の吸収上皮は平均3,000本の微絨毛を持つと概算され、粘膜1 mm²には約2億本存在している。ひだは腸管内壁の面積を約3倍、絨毛は約10倍、微絨毛は約20倍に増やし、あわせて600倍となる。このような構

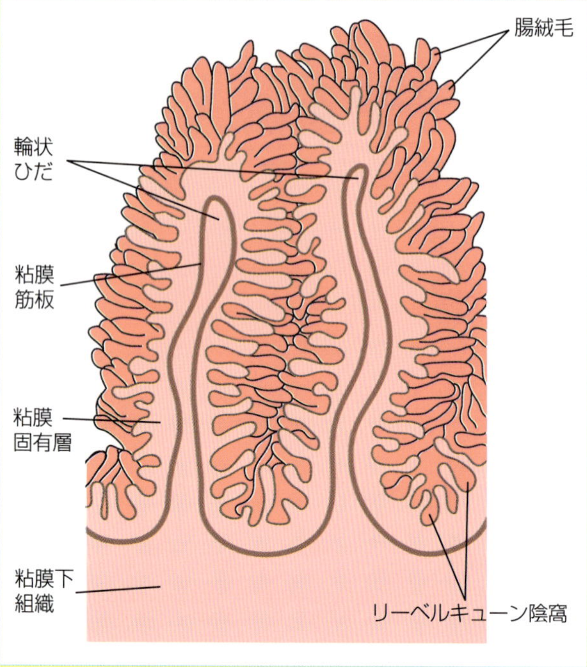

figure

図2 小腸粘膜部の内腔に突出する絨毛構造

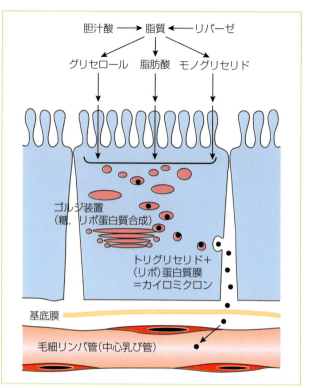

図4 小腸における脂質吸収

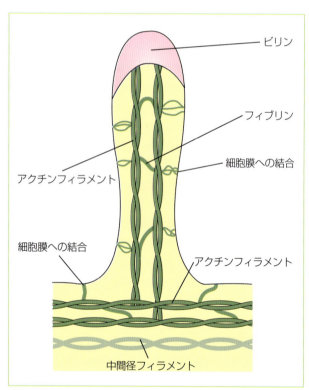

図3 微絨毛構造

造は栄養分の吸収効率の増大に大いに貢献している。小腸吸収円柱上皮細胞の最も重要な機能は消化過程で産生された栄養分子を吸収することである。これらの吸収細胞によって分泌され、刷子縁の微絨毛に結合した二糖類分解酵素とペプチダーゼが二糖とジペプチドを加水分解し、単糖とアミノ酸に変える。これらは容易に二次性能動輸送により吸収される。脂質の分解は主に膵のリパーゼと胆汁の作用により行われ、主としてグリセロール、脂肪酸およびモノグリセリドに分解されたものを吸収上皮細胞が取り込む。細胞内ではトリグリセリドに再合成され、ゴルジ装置内でリポ蛋白と結合させ、リポ蛋白粒子であるカイロミクロン chylomicron を合成する。カイロミクロンは吸収上皮細胞からエクソサイトーシスにより間質に分泌され中心乳び管 central lacteal にいたる（図4）。その後、粘膜下織のリンパ管叢から胸管を経て大循環にいたり全身を循環する。

吸収上皮細胞の間には杯細胞 goblet cell が介在し、散在しており、その数は近位小腸から遠位小腸へと漸増する。

絨毛構造の基底部には腸腺 intestinal gland あるいは陰窩と呼ばれる陥凹がみられ、腸腺あるいはリーベルキューン腺と呼ばれる単純腺組織を認め、その単純管腺の小さな開口から消化液を分泌する。腸腺には幹細胞 stem cell、相当量の吸収上皮細胞、杯細胞、パネート細胞 Paneth cell と腸内分泌細胞 enteroendocrine cell（腸クロム親和性細胞 enterochromaffin cell、基底顆粒細胞 basal-granulated cell）が含まれている。

❶ 吸収上皮細胞 absorptive cell

絨毛上皮の大部分を占める吸収上皮細胞は陰窩の細胞分裂によって置換され、徐々に上層（小腸内腔側）に移動し、最も上層の細胞は内腔側に剥離脱落する。この過程は2〜5日で完了する。個々の絨毛は2,000〜8,000個の細胞から構成され、吸収上皮細胞は1層の円柱上皮細胞で、刷子縁と呼ばれる微絨毛膜（厚さ約11 nm）を有するが、その構築は内腔側に多数の代謝酵素類を有し、微小管などの細胞骨格成分や閉鎖堤 terminal bar によって保持されている。単糖類、アミノ酸、生体異物（xenobiot-

表1 主要な消化管ホルモンの生理・薬理作用

細胞	消化管ホルモン	局在	生理・薬理作用		
			消化器系外分泌	消化管運動	内分泌
G細胞	ガストリン	幽門	胃酸・ペプシン分泌促進、胃腺増生作用、胃粘膜血流促進	下部食道・胃・腸管運動促進	インスリン・グルカゴン・カルシトニン分泌促進
I細胞	コレシストキニン（CCK）	小腸	膵液分泌促進、胆汁分泌促進、ブルンネル腺分泌刺激	下部食道・胃運動抑制、胆嚢運動促進	インスリン・グルカゴン・カルシトニン分泌促進
S細胞	セクレチン	小腸	膵液・胃粘膜HCO_3^-分泌促進、胃酸分泌抑制、ブルンネル腺分泌刺激	下部食道・胃・十二指腸・空腸運動抑制	ガストリン・グルカゴン分泌抑制、インスリン分泌促進
L細胞	グルカゴン様ペプチド1（GLP-1）	小腸	胆汁酸分泌刺激	小腸運動抑制	インスリン・ソマトスタチン分泌促進
K細胞	胃抑制ポリペプチド	小腸	胃酸分泌抑制、小腸分泌促進	下部食道運動抑制	インスリン・グルカゴン分泌促進、ガストリン分泌抑制
EC細胞	サブスタンスP	消化管	胃液・膵液分泌抑制、胆汁酸排泄抑制	内臓痛伝達	グルカゴン分泌促進、インスリン分泌抑制
D細胞	ソマトスタチン	消化管	胃液・膵液分泌抑制	胃液・膵液分泌抑制	モチリン・セクレチン分泌促進
Mo細胞	モチリン	消化管	胃酸・ペプシン分泌促進	空腹時胃腸運動促進	

ics）を吸収し、これらはそのまま近傍の毛細血管から門脈を介して肝臓に輸送される。

❷ 陰窩上皮細胞 cryptal cell

絨毛下方を6～14個の陰窩（リーベルキューンの陰窩）により構成される。陰窩上皮細胞の多くは立方上皮細胞の形態を呈する。陰窩は細胞増殖の単位（ユニット）であり、基底部から4～6個上方の細胞集団（増殖帯）で最も活発である。個々の陰窩は最終的に4型の細胞、吸収上皮細胞、杯細胞、パネート細胞および腸内分泌細胞に分化する。個々の陰窩は1日約300～400個の細胞を生じており、パネート細胞を除き、個々の上皮細胞の寿命は平均3日とされている。細胞増殖帯で生まれた細胞はこの周期で上方に移動して、細胞はアポトーシスをきたして内腔に排泄される。

❸ 杯細胞 goblet cell

十二指腸ではあまり多くなく、回腸に近づくにつれ増加する。これらの細胞はムチン型の酸性糖蛋白をつくり、それらは水和化され架橋結合し粘液となる。主な機能は小腸内壁を保護し、滑らかにすることである。

❹ パネート細胞 Paneth cell

細胞頂部にエオジン好性分泌顆粒を持つ外分泌細胞である。ややピラミッド型の形態をとるパネート細胞は、陰窩の基底部近くに存在し、リゾチームとペプチダーゼに富む。その寿命は平均21日とされている。パネート細胞は、サル、マウス、ラット、ハムスター、モルモット、ウシなどの反芻動物やウマにはみられるが、イヌ、ネコ、ブタ、アライグマには認められない。霊長類における慢性メチル水銀中毒時には細胞壊死を呈する。免疫組織学的手法によりパネート細胞のエオジン好性分泌顆粒にリゾチーム（細菌の細胞壁を破壊する酵素）が存在することがわかった。また、パネート細胞はマトリライシン（MMP-7）などを産生するが、その細胞機能の全貌はわかっていない。

❺ 腸内分泌細胞 enteroendocrine cell（腸クロム親和性細胞 enterochromaffin cell、基底顆粒細胞 basal-granulated cell）

胃と同様に、腸陰窩の下半部には基底顆粒細胞が散在する。基底顆粒細胞には、腸クロム親和性細胞、EC細胞（副腎髄質細胞と同様に、重クロム酸カリを含む固定液に浸すと黄変する顆粒を持つ）とクロム親和性のない細胞に区別される。腸における基底顆粒細胞の大部分はセロトニンを内分泌する腸クロム親和性細胞である（表1）。これが腸管に広く分布する散在性神経内分系diffuse neuroendocrine system（DNES）の細胞である。これらの細胞の胞体には電顕的に、電子密度の高い小分泌顆粒（写真4）が存在し、細胞は刺激を受けると、エクソサイトーシス exocytosisによりこの分泌顆粒を放出する。ペプチドホルモンは傍分泌 paracrine（局所的）あるいは内分泌 endocrine（血行性）効果で作用を発揮する。胃腸管の内分泌細胞は開放型 open type（細胞頂部に微絨毛があり、管腔に面する）と閉鎖型 closed type（細胞頂部が他の上皮細胞に覆われている）に分類される。小腸において開放型の内分泌細胞は近くの吸収上皮よりも細長く、細胞頂表層に微絨毛と細胞質に小さな分泌顆粒を持つ。消化管の化学物質（栄養素）やpHはこれらの微絨毛に作用し、細胞の分泌に影響する。胃腸内分泌系全体

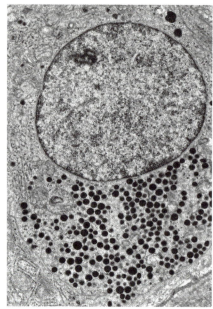

写真4　腸内分泌細胞（開放型）
ラット、十二指腸、電子顕微鏡像。電子密度の高い小分泌顆粒をみる。

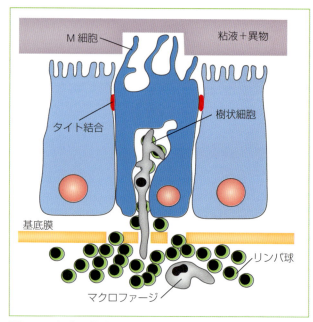

図5　M細胞の模式図

像の解明はまだ不十分であるが、神経系により支配されている消化器系におけるペプチドホルモンの局所的産生は、その複雑なシステムにより調節されている。

❻ M細胞（小襞細胞）microfold cell

　ドーム状に盛り上がったパイエル板の表層は絨毛がなく濾胞関連上皮 follicle-associated epithelium（FAE）と呼ばれ、その中にM細胞（小襞細胞）と呼ばれる特殊な上皮が存在する。M細胞は特殊な吸収上皮細胞であり、微絨毛は持たず短い不規則な皺状の突起 microfold が細胞表面に存在し、基底側には、陥入により小窩を形成して樹状細胞などの抗原提示細胞やリンパ球に接している（図5）。消化管内の抗原物質（細菌、ウイルスなど）を積極的に補足し樹状細胞などの抗原提示細胞に受け渡すことで、腸管免疫系のトリガーとして非常に重要な役割を有している。なお、腸管免疫系は全身の末梢リンパ球の半数以上を占めており生体の最大の免疫系でもある。M細胞直下の基底膜は不連続であり粘膜固有層とM細胞の間の異物移動を容易にしている。病原性細菌などには免疫応答として最終的に有害抗原特異的な分泌型IgAを腸管内に分泌して腸内細菌叢の調節を含む生体防御を行う。（詳細は各論Ⅰの第7章 免疫系「1-1-4）粘膜関連リンパ組織」を参照）なお、M細胞はその特殊性から逆にラテックスビーズやアスベストなどの毒性粒子の通路としても機能することが知られている。

1-3-2）小腸の粘膜固有層から漿膜

　粘膜固有層は血管、リンパ管、神経、結合組織、平滑筋とともに、小腸絨毛の芯に進入している。平滑筋は絨毛のリズミカルな運動に関係し、吸収に重要である。粘膜筋板は平滑筋線維よりなる。粘膜下組織は十二指腸の最初の部位で分岐し、とぐろを巻いたような管状腺があり、腸腺に開口する。これが十二指腸腺 duodenal gland（ブルンネル腺 Brunner's gland）である。この腺の産生物は粘液で、強いアルカリ性を示し（pH 8.1～9.3）、胃酸の影響から十二指腸粘膜をまもり、小腸内容物を膵酵素の至適 pH にし、酵素活性を促す。しかし、マウスでは多くの漿液成分が混在し、またラットやウサギではむしろ漿液成分を主体としているなど、この腺組織の機能は十分には解明されていない。小腸の粘膜固有層と粘膜下組織は、リンパ小節が集合したパイエル板（GALTの重要なメンバー）を含んでいる。各々の板は10～200の小節を含み、小腸の腸間膜対側に肉眼で丸い領域として観察できる。ヒトには30ほどのパイエル板があり、その大半は回腸にある。内壁からみると各々のパイエル板は絨毛が欠損したドーム状の領域として観察される。固有筋層はよく発達し、内輪層、外縦層からなっている。組織切片上における筋層平滑筋束の見え方は切片の切る方向（横断ないし縦断）に依存する。漿膜は中皮細胞 mesothelial cell で覆われた薄い線維組織で、固有筋層と漿膜の間には漿膜下組織と呼ばれる疎性結合組織が存在する。

1-3-3）小腸の血管と神経

　小腸の血管は、吸収された消化産物を運ぶため、筋層に入り粘膜下組織で大きな叢をつくる。血管枝は粘膜下組織から粘膜筋板、粘膜固有層を通り、絨毛に伸びる。各々の絨毛はそのサイズにより、1～数本の枝を受け、上皮直下で毛細血管網をつくる。絨毛の頂点で毛細血管から1～数本の細小静脈になり、下方に走り、粘膜下の静脈叢に達する。小腸のリンパ管は絨毛の芯で盲管として始まる。この毛細リンパ管（中心乳び管 central lacteal）は毛細血管よりはるかに大きいが、壁が近接しつぶれた

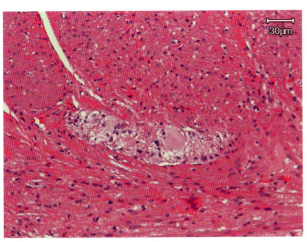

写真5　アウエルバッハ神経叢
ラット、小腸の筋層間、HE染色。

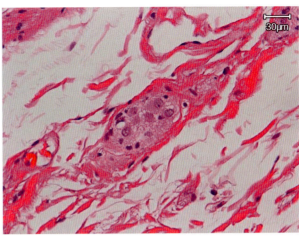

写真6　マイスナー神経叢
ラット、小腸の粘膜下組織、HE染色。

ように見えるため、観察するのは難しい。乳び管は粘膜筋板上の粘膜固有層に走行し、そこで叢を形成した後、粘膜下組織に向かい、リンパ小節の周りに分布する。乳び管は吻合を繰り返し、血管とともに小腸を離れ胸管にいたる。

また、絨毛のリズミカルな運動も小腸の重要な機能の1つである。この動きは粘膜筋板と絨毛の頂点の間を縦に走る平滑筋が収縮することによる。これらの収縮は1分間に数回の割合で起こり、ポンプ作用によりリンパ液を絨毛から腸間膜リンパ管に流す。

小腸の神経分布構成は内因性要素 intrinsic component と外因性要素 extrinsic component からなる。内因性要素には内輪、外縦筋層間の筋層間アウエルバッハ神経叢 myenteric (Auerbach's) nerve plexus（**写真5**）と粘膜下組織の粘膜下（マイスナー）神経叢 submucosal (Meissner's) plexus（**写真6**）がある。この神経叢には一部知覚神経が含まれ、腸内容の組成（化学受容器 chemoreceptor）、小腸壁の拡張の程度（機械受容器 mechanoreceptor）に関わる情報をそれぞれ上皮細胞層の近傍および平滑筋層の神経末端から得る。他の神経細胞は作動性で筋層とホルモン分泌細胞に分布する。これらの叢によって形成された内因性の神経支配により外因性の神経支配が全くない状態でも消化管の収縮が生じる。外因性の神経支配は消化管の平滑筋の活動を刺激する副交感性コリン作動性神経および消化管の平滑筋活動を抑制する交感性アドレナリン作動性神経により構成されている。

1-4．大腸の機能

大腸 large intestine の主要な働きは、摂取・消化物の貯蔵、水と電解質（Na^+、Cl^-）の吸収および分泌である。電解質の吸収過程の主たるものは Na^+/K^+-ATPase を介するものである。一般に、草食動物は唾液、膵液および胆汁を大量に分泌するが、例えばウマでは細胞外液の40％相当量が大腸で分泌される。しかし、上部消化管で分泌された液体およびイオンの約98％は盲腸や結腸で再吸収される。この再吸収の過程は毒性により誘発される下痢を理解するうえで重要である。大腸は摂取・消化物が停滞する主な部位であるが、停滞の時間やその部位には種差がある。

一方、盲腸の基本的機能は摂取物の微生物学的な発酵と貯蔵である。盲腸腔内には摂取物を解毒化、活性化を行い、必須ビタミンを産生する多数の細菌が存在する。このため抗菌作用を有する薬物は正常の盲腸内細菌叢の変化に直接的に影響することがある。腸内容は大腸を通過する前に盲腸と近位大腸を往復するため、機能的に活発で大きい盲腸を持つ動物と、痕跡程度の盲腸を持つ動物とでは物質の通過時間が著しく異なる。ウサギの盲腸はリンパ組織に富み、リンパ濾胞内の組織球は正常でも多数の細菌を含む。

大腸内の細菌数が多い場合、繊維性物質の消化や物質の代謝を容易にする。こうした細菌による代謝は栄養に重要であり、また毒性過程にも影響するが、大腸内細菌の生理学的役割は十分にはわかっていない。

1-5．大腸の基本構造

大腸 large intestine は盲腸 cecum と結腸 colon、直腸 rectum からなり、さらに結腸は上行、横行、下行に分けられる。齧歯類では、ヒトにみられるS状結腸ははっきりしない。その形態には種差が大きく、その解剖学的な相違は、相対的な長さ、直径、容量および構造の複雑さに起因する。盲腸や結腸は縦走する筋束（結腸ひも）によって囊状の形態を示すが、草食動物では大腸は大きくて複雑な形態を示し、長期の貯蔵と消化や代謝の効率化に寄与するとともに、腸内細菌の助けを得てビタミンなどの栄養素の取り込みを図っている。大腸の分泌能および吸収能は解剖学的複雑さと動物の水分要求量に深く関係する。盲腸の形態は種差により大きく異なり、齧歯類では大きく囊状であるが、イヌでは屈曲回転しており、

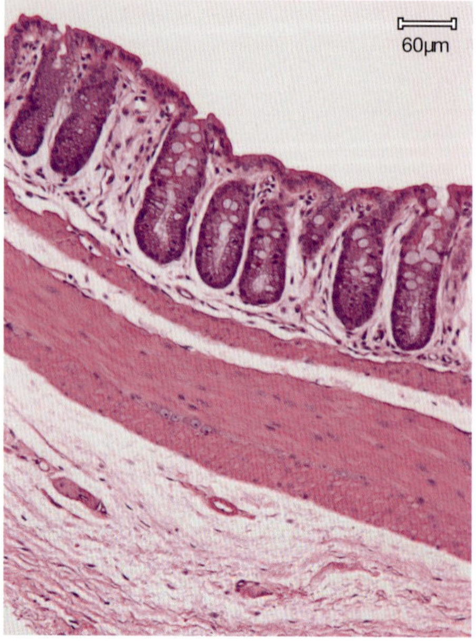

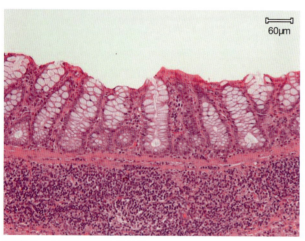

写真7　大腸
マウス、正常、HE染色。

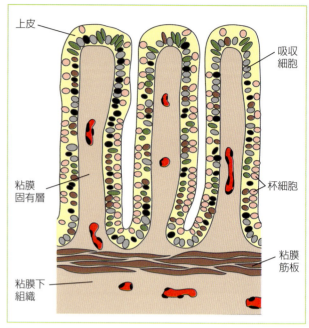

図6　大腸粘膜～粘膜下層の模式図

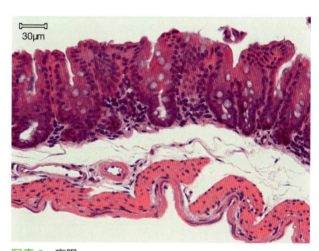

写真8　大腸粘膜下のGALT
マウス、正常、HE染色。

写真9　盲腸
マウス、正常、HE染色。

サルでは突出した円錐状である。ラットや草食動物の盲腸は極めて大きいが、ネコでは小さく、霊長類では痕跡的である。雑食動物および草食動物の結腸は囊状の結腸膨起を形成するが、肉食動物では平坦である。ヒトの潰瘍性大腸炎などの疾患では結腸膨起が破壊されて、内容物の緩徐な移動を妨げられ、その結果、結腸における水分や電解質の吸収不良や下痢が引き起こされる。ヒトでみられる虫垂は、ウサギを除いてこれらの実験動物類では明らかではない。

　結腸の粘膜部は小腸粘膜と異なり、肉眼的に輪状ひだや絨毛を欠如し、比較的平坦な表面を呈するが、盲腸から上行結腸部ではひだ状の隆起構造を呈する。大腸の組織構築は基本的に小腸と同様の層構造を呈し、内腔側から粘膜上皮層 mucosal epithelium、粘膜固有層 lamina propria mucosae、粘膜筋板 muscularis mucosae、粘膜下組織 submucosa、固有筋層 muscularis propria、漿膜下組織 subserosa、漿膜 serosa の順に構成されている（**写真7**）。粘膜上皮細胞は、刷子縁を有する吸収上皮細胞と発達した杯細胞により構成される単層円柱上皮であり、基本的に小腸粘膜に類する陰窩形成を認める（**写真8、図6**）。また、大腸腺と呼ばれる粘液腺を陰窩基底部に認める。大腸粘膜は杯細胞に富み、粘液の分泌により脱水化した内容物に粘性を与える。大腸の陰窩底部にはパネート細胞はなく、多数の腸内分泌細胞が認められる。粘膜固有層は疎な結合組織と毛細血管、リンパ管からなり、孤立リンパ小節を一部に伴う。特にウサギの盲腸ではリンパ小節が発達しており、盲腸扁桃とも称される。粘膜筋板は薄い平滑筋よりなり、厚く発達した固有筋層は小腸と同様に内輪外縦である。粘膜下層にはマイスナー神経叢、筋層間にはアウエルバッハ神経叢を認め、神経叢内には神経節細胞が認められる。大腸末端すなわち直腸部は骨盤腔後腹膜部に存在し、この部には漿膜を認めない。盲腸の粘膜は結腸のものと基本的に同様であるが、ひだや腸腺の発達は結腸に比べ十分でなく（**写真

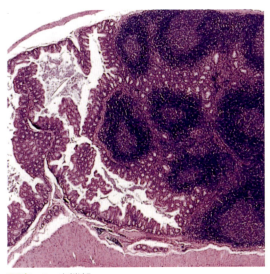

写真10 盲端部
マウス、正常、HE染色。粘膜下のよく発達したリンパ組織をみる。

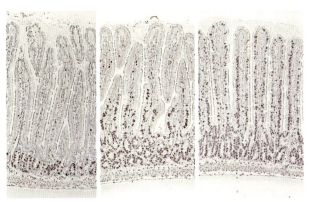

写真11 空腸の細胞交代
ラット、空腸、BrdU免疫染色。左よりBrdU単回投与1時間後、24時間後、48時間後。（写真提供：大石裕司先生）

9）、盲端部粘膜下には小腸のパイエル板のような機能を有するリンパ組織がよく発達している（**写真10**）。

結腸における頻回の炎症は上皮の化生をきたし、その結果粘液産生を減じ、粘膜に出血が生じやすくなる。

1-6．腸管の特殊構造と特殊機能

1-6-1）腸管における細胞交代

胃腸管全体の上皮細胞は絶え間なく脱落し、幹細胞の分裂により新しく補給される。幹細胞は食道の上皮では基底層、胃腺では頸部、腸腺では下半分、大腸の陰窩では下3分の1に局在する。おのおのの増殖領域から細胞は成熟領域に移動し、そこで構造的、酵素的成熟を果たし、各領域の機能的特徴を示す細胞となる。小腸上皮細胞は、幹細胞の分裂分化により新生したのち上方へ向かい、絨毛先端部に達するとアポトーシスを起こし脱落していく。ラットの小腸上皮のほとんどは数日間で新たな細胞に更新される（**写真11**）が、パネート細胞は寿命が20～30日程度と長い。

1-6-2）腸管リンパ組織

腸管の免疫反応は複数の要素から構成され、細胞性および液性免疫機序の双方が関与する。

❶ 免疫グロブリンA immunoglobulin A (IgA)

腸管粘膜にはIgAを産生する多数の形質細胞が存在し、IgAが消化管における免疫応答の中核をなす。腸管には分泌型sIgAという特殊型を有している。しかし、毒性物質に対する粘膜の反応には細胞性免疫も関与するが、この細胞性免疫は非粘膜部位の反応と違い、例えば小腸の吸収上皮細胞は抗原提示細胞、IgA抗原キャリアーおよびTリンパ球のアクチベーターとして機能する。

❷ 腸管関連リンパ組織
gut-associated lymphoid tissue (GALT)

小腸全体にわたってみられるリンパ組織の集合体はパイエル板と呼ばれ、腸管関連リンパ組織の一部をなす。パイエル板は腸間膜付着側の反対側に沿ってみられ、多くの動物種で十二指腸から回腸まで存在する。回腸のパイエル板は加齢に伴い萎縮するので、成熟時よりも新生時期に高い生物学的意義を有するものと考えられる。二次リンパ濾胞はBリンパ球優位の胚中心とその周囲にTリンパ球から構成される。結腸ではパイエル板は認めず、lymphoglandular complexがGALTとして重要な役割を果たしている。通常粘膜の彎入を伴う部分の粘膜下層に二次リンパ濾胞の形態で認める。GALTが活性化されると、パイエル板からリンパ球の増加を伴い、活性化されたTおよびBリンパ球が腸内リンパ組織に進入する。細菌、化学物質や食餌性抗原に反応する免疫システムはそれらの体内侵入を防御する。粘膜固有層に存在するTリンパ球は基本的にCD4陽性のヘルパー細胞（helper/inducer cell）で、新たな抗原に対する初期の免疫学的反応の進展に主要な役割を行う。一方、CD8陽性細胞（cytotoxic/suppressor cell）は、この部分にはほとんど認められない。

1-6-3）腸管神経組織

腸管の神経組織は、びまん性かつ系統的に構築されている。運動および感覚系神経細胞は腸管壁に全体的に枝分かれし、多彩な神経叢を形成する。中心神経系からの直接の支配がない点で他部位の自律神経系とは異なっているが、神経情報は腸管に存在する交感および副交感の両自律神経系運動神経細胞から、または腸管の感覚系神経細胞からもたらされている。このため、脳や脊髄系から独立して反射活動を示す。なお、中枢神経系は腸管粘膜細胞の増殖の状態を制御する。

副交感神経の刺激は血流、分泌、筋収縮能の増加をきたし、交感神経は逆の効果を示す。すべての神経組織は統合されたサーキットを形成し、筋間や粘膜内の感覚系受容体からの情報を共有する。感覚神経細胞は腸管管腔

内容物の流動性、量、化学組成および温度情報を感知する。腸管蠕動は運動神経細胞を介してもたらされる。特異的な運動神経細胞は粘膜内エフェクターの近傍、血管内および筋層に神経伝達物質を放出したり、さらにその伝達物質の受容体が上皮細胞上および近傍に存在する。

副交感神経節の神経単位は、粘膜下（マイスナー神経叢）および筋層間（アウエルバッハ神経叢）に存在する。両神経叢は相互に連絡して1つの機能単位を形成するため、電気生理学的な活動は消化管のいくつかの部位で同調して起こる。筋間神経単位は加齢に伴い減少し、老齢モルモットの小腸では若いモルモットの約50%にすぎない。老齢ラットの大腸および小腸における神経単位の数は新生時期の40〜60%以下になり、すべての種類の神経単位が減少する。また、アントラキノン anthraquinone のような毒性物質は神経線維を傷害し、神経単位の数を変化させる。消毒剤の塩化ベンザルコニウム benzalkonium chloride のような陽性界面活性剤の局所的な投与は小腸内筋層間の神経細胞を破壊する。

1-6-4）腸肝循環 enterohepatic circulation

腸管から吸収された物質は、主に門脈循環を経由して肝臓に達し、胆汁を介して十二指腸内に排泄される。グルクロン酸抱合を受けて十二指腸に排泄される物質は水溶性であるため、そのままのかたちでは再吸収されないが、下部腸管で腸内細菌叢によって脱抱合されると脂溶性となり、吸収されて再び肝臓に達する。このように代謝性および非代謝性物質の回収に寄与する腸肝循環は、腸管毒性発現に大きな意義を有する。腸肝循環に入らない物質は、再吸収前に糞便中に排出されるか、血液内から肝で処理されずに尿中に排泄されるしかない。腸肝循環に入り糞便中に排泄される物質の量は、その化合物の脂溶性や脂溶性特性に変化させる代謝機能の程度に依存する。

腸肝循環の種差は、非ステロイド系抗炎症剤（NSAIDs）であるインドメタシンを投与した場合に最もよく現れる。インドメタシンは腸肝循環に入った後、イヌでは糞便中に排泄されるが、ラットでは尿中に排泄される。この物質の腸肝循環に要する時間はイヌやラットで長く、ウサギやヒトでは短い。

腸肝循環の間に物質は腸内容物と反応する。胆汁酸は腸管粘膜からの物質の輸送を促進することによりその毒性を増幅させるが、食餌性繊維との結合は胆汁酸塩の再吸収を抑制し、その結果毒性を低下させる。一方、腸肝循環の過程において、物質がその活性を保持し続ければその臓器障害性は増強される。インドメタシンのイヌにおける腸管潰瘍形成作用には、腸肝循環による濃縮機能が重要な役割を演じている。同様に腸肝循環は 2,3-ジメチル-4-アミノビフェニル 2,3-dimethyl-4-aminobiphenyl（DMAB）のラット大腸発がんにも重要な役割を果たし、同発がん物質の経口投与ラットでは胆汁中に変異原物質を認めるのに対して、皮下注射での投与では大腸腫瘍の発生を認めない。

1-7. 腸管細胞代謝と生体内変化
biotransformation

1-7-1）活性化と不活性化

腸管粘膜細胞は高い酵素活性と抱合能をもつ。粘膜では物質の代謝と活性化あるいは不活性化（解毒）が行われ、化学物質の毒性の増強ないし軽減と密接に関連している。増強される毒性化合物の例として、代謝を受け究極発がん物質 ultimate carcinogen となる 1,2-ジメチルヒドラジン 1,2-dimethylhydrazine（DMH）の大腸発がんが挙げられる。解毒は非毒性中間物質への代謝を介して吸収させるか、または糞便中にそのまま排泄させることで行っている。

腸管の薬物代謝酵素活性には日内変動があるので、物質の生体内変化の割合も時間帯によって変動する。例えば、ウサギでは多くの酵素系の活性が6:00にピークに達するのに対し、12:00〜15:00にはその活性が低くなる。また、部位別にみると、結腸では脱メチル化などの酵素活性が小腸に比して3〜5倍高い。また、腸のP450（CYP）の活性はウサギでは肝臓のおよそ33%であるのに対し、マウスでは肝臓の5%以下である。また、腸管のすべての部位にこのような酵素系があるわけではない。

1-7-2）薬物代謝活性の勾配

腸管には部位によって、いくつかの薬物代謝活性勾配が存在する。小腸上部では下部に比べ、より酸素を必要とし、アルカリホスファターゼ alkaline phosphatase や二糖類分解酵素（ジサッカリダーゼ）disaccharidase の活性が高い。P450（CYP）や UDP-グルクロニル基転移酵素 UDP-glucuronyl transferase 活性は小腸や大腸に比べ、十二指腸上部で高い。硫酸抱合は小腸下部や結腸よりも小腸上部でより迅速に行われる。さらに、絨毛の頂部から底部へかけて活性の勾配があり、薬物代謝酵素に富む細胞内小器官と粘膜頂部の上皮細胞の細胞膜に存在する能動輸送システムによって制御されている。

1-7-3）対流交換システム

粘膜固有層における微小血管構造によって、対流交換システムが形成されている。このシステムは、絨毛の先端へ向かう血流と陰窩部へ戻る血流との相互交換によって生じる。主に受動的拡散に影響を及ぼすことにより、腸管内腔で吸収された物質を濃度勾配に逆らって絨毛先端部へ押し戻す働きをする。結果として、物質吸収の緩徐化と代謝時間の延長をもたらし、毒性物質などの門脈循環への導入を緩和する。この機構は、各種の栄養素や拡散物質、ガス（酸素や二酸化炭素）などの場合にも機能するとされている。

1-8. 腸内細菌による代謝

　ヒトや動物の腸は、摂取した食餌を分解し吸収するための器官であるため、生物が生育するのに必要な栄養分が豊富な環境である。このため、体表面や泌尿生殖器などと比較して、腸内は種類と数の両方で、最も常在細菌が多い部位である。この多様な細菌群は、消化管内部で生存競争を繰り広げ、互いに排除したり共生関係を築きながら、一定のバランスが保たれた均衡状態にある生態系がつくられる。このようにしてつくられた生態系を腸内細菌叢と称する。この系には細菌だけでなく酵母などの菌類や、細菌に感染するファージなども混在してバランスを形成しているため、腸内常在微生物叢、腸内フローラ、腸内ミクロフローラなどの用語も用いられるが、一般的にはこれらの細菌以外の微生物も含めて腸内細菌叢と呼ばれる。

　ヒトや動物が摂取した食餌は、口、食道、胃を経て、十二指腸などの小腸上部に到達し、その後、宿主に栄養分を吸収されながら、大腸、直腸へと送り出される。このため、消化管の場所によって、その内容物に含まれる栄養分には違いが生じる。また消化管に送り込まれる酸素濃度が元々高くないのに加えて、腸管上部に生息する腸内細菌が呼吸することで酸素を消費するため、下部に進むほど腸管内の酸素濃度は低下し、大腸にいたる頃にはほとんど完全に嫌気性の環境になる。このように同じ宿主の腸管内でも、その部位によって栄養や酸素環境が異なるため、腸内細菌叢を構成する細菌の種類と比率は、その部位によって異なる。一般に小腸の上部では腸内細菌の数は少なく、呼吸と発酵の両方を行う通性嫌気性菌の占める割合が高いが、下部に向かうにつれて細菌数が増加し、また同時に酸素のない環境に特化した偏性嫌気性菌が主流になる。

　摂取された物質は腸の消化酵素ばかりでなく、常在する細菌によっても代謝される。ヒトおよび動物の糞便中には1 gあたりおよそ10^9〜10^{12}個の細菌が存在するため、消化管におけるその潜在的な酵素活性は無視できない。特に細菌の持つ還元酵素、加水分解酵素、脱メチル化酵素、β-グルクロニダーゼ β-glucuronidase および β-グルコシダーゼ β-glucosidase は種々の物質の生体内変化や代謝に関与する。これら腸内細菌の種類を変換するような物質は栄養状態の変化をきたす。

　ヒトの腸管細菌は胃のグラム陽性菌から回腸ではグラム陰性菌優位に変化する。嫌気性菌は好気性菌に対して約10^2〜10^4倍に多い。よくみられる嫌気性菌はバクテロイデス属、ビフィドバクテリウム属、ユーバクテリウム属、嫌気性グラム陽性球菌とクロストリジウム属であり、好気性菌は腸内細菌の大腸菌や連鎖球菌、ブドウ球菌およびカンジダ菌などである。

　腸内細菌叢の宿主に対する影響として、無菌動物では腸管の重さや粘膜の厚さの減少をきたす。一方、過剰な細菌数は、脂肪と炭水化物の吸収を促進し、胆汁酸抱合物の加水分解とミセル化能の変化による脂肪便を誘発する。さらに細菌のプロテアーゼは腸管細胞の刷子縁のマルターゼ maltase（α-グルコシダーゼ α-glucosidase）に影響し、炭水化物の消化・吸収障害をきたす。

　細菌のほとんどは下部小腸、盲腸および結腸に存在するため、宿主の応答を修飾する細菌の役割はこれら下部消化管において最も著明である。ジゴキシン digoxin の薬理学的作用はある種の細菌（*Eubacterium lentum*）による三糖類の加水分解に依存しているといわれており、これによりジゴキシゲニン digoxigenin が産生する。ヒトではジゴキシンの代謝は成人に比べ小児で低いが、これは小児に特殊な腸内細菌叢の発達が不完全であるためではなく、細菌の酵素システムが未熟なためと考えられている。また、抗生物質は消化管における細菌の種類を変化させるだけではなく、神経終末器官や神経筋伝達系をも抑制することから、これらの機序が複合して大腸炎や盲腸の拡張を招来する。

　細菌の脱アミノ反応はもう1つの重要な機能である。細菌のウレアーゼ urease により尿素は二酸化炭素とアンモニアへ分解される。肝で生成される尿素の約40％は多くの細菌により分解される。

　腸管毒性に対する細菌の役割は発がん物質の活性化をみると明らかである。多くの化学発がん物質は直接的作用というより、酵素による活性化を要する間接的作用で発がん性を発揮する。細菌のβ-グルクロニダーゼは解毒として抱合しているグルクロン酸を取り去り、ある種の発がん物質を活性化させる。また、糞便細菌叢のニトロ還元酵素は前発がん物質の活性化を惹起する。一方で、細菌は発がん物質の解毒化にも関与しており、N-脱水酸化により発がん物質を不活性化する。

2．非腫瘍性病変

2-1. 発育異常 developmental malformation

2-1-1）異所性膵 ectopic pancreas[1]

　十二指腸あるいは空腸に異所性の膵組織の島状の出現が時折みられる（写真12）。限局性に認められ、びまん性にみられる薬物性胃粘膜の膵腺房化生とは異なり、発生学的な迷入組織と考えられる。

2-1-2）異所性胃粘膜 ectopic gastric mucosa

　小腸に異所性に胃粘膜が認められることがある（写真13、14）。肉眼ではパイエル板に似た様相を呈するが、腸間膜側に位置することや、やや粘膜が赤味を帯びることで区別可能である。ビーグル犬でみられることが多く、ブリーダー間によりその発生頻度が異なることから、遺伝的要素も考えられ、また、若齢犬に比較的多く認められる。実験動物では胃酸分泌による周辺小腸粘膜への障害はほとんどみられない。

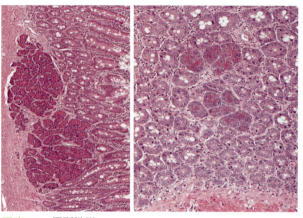

写真12　異所性膵
左：ラット、空腸、右：イヌ、空腸、いずれも自然発生、HE染色。（写真提供：大石裕司先生）

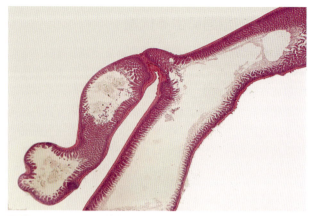

写真15　メッケル憩室
ラット、自然発生、HE染色。（写真提供：大石裕司先生）

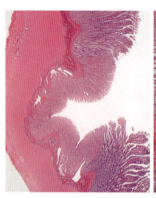

写真13　異所性胃粘膜
イヌ、回腸、自然発生、HE染色。左：弱拡大像、右：強拡大像（写真提供：大石裕司先生）

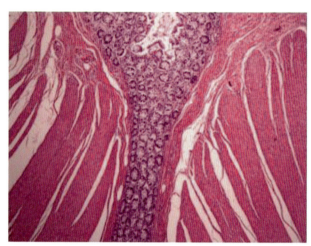

写真16　大腸憩室
ラット、大腸、自然発生、HE染色。

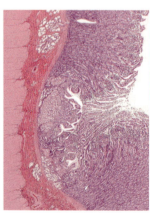

写真14　異所性胃粘膜
カニクイザル、十二指腸、自然発生、HE染色。左：弱拡大像、右：強拡大像（写真提供：大石裕司先生）

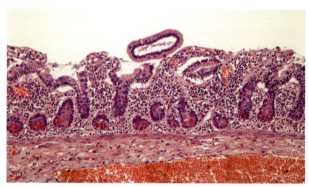

写真17　粘膜萎縮
マウス、小腸、薬物誘発、HE染色。

2-1-3）憩室 diverticulum[1]

　憩室とは、内腔を持つ組織の一部が外側に拡張し袋状の突起物を形成したものである。発育異状としては、メッケル憩室 Meckel's diverticulum がみられる。これは、胎生期の卵黄嚢と中腸をつないでいる卵黄腸管（臍腸管）の遺残であり、盲腸に近い回腸の腸間膜付着部位の反対側に腸壁の全層が突出し、粘膜、筋層、漿膜をそなえた完全憩室である（**写真15**）。また、大腸では、嚢状の正常粘膜構造が固有筋層あるいは漿膜までの範囲の憩室が時に認められる（**写真16**）。その粘膜は萎縮状だが、周囲粘膜に類似する。先天的なものか、後天的な、例えば炎症性病変の二次的な変化なのかを、個々の症例で推定することは困難である。いずれにおいても、固有筋層の脆弱部や不連続部において粘膜と粘膜下層にヘルニアを生じて憩室が発症する。

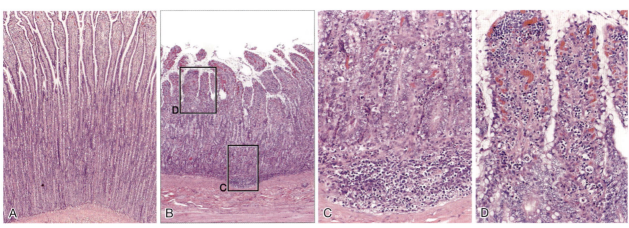

写真 18　粘膜の単細胞壊死
イヌ、回腸、薬物誘発、HE 染色。
A：正常、B：単細胞壊死した粘膜、C/D：Bの枠内の拡大像。（写真提供：大石裕司先生）

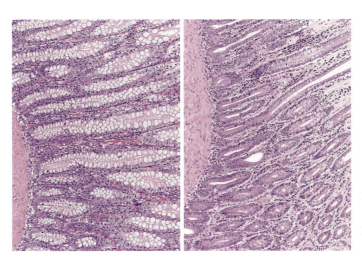

写真 19　杯細胞の萎縮
イヌ、結腸、薬物誘発、HE 染色。
左：正常、右：杯細胞の萎縮。
（写真提供：大石裕司先生）

2-1-4）扁平上皮嚢胞 squamous cyst[1]

粘膜、固有筋層あるいは漿膜に観察される扁平上皮で裏打ちされた嚢胞。上皮は角化を伴った重層扁平上皮でしばしば内に角化物を含む。本症は固有筋層の脆弱性や不連続性と関連し、粘膜と粘膜下層から漿膜方向へのヘルニアが生じることが一因と考えられている。

2-1-5）腺上皮嚢胞 glandular cyst[1]

粘液腺の拡張したもので、嚢胞状の腺は粘膜下組織や固有筋層あるいは漿膜まで広がる。高度に分化した立方上皮〜扁平上皮で裏打ちされ、上皮は変性を伴う。内腔には粘液ムチン mucin を容れており、鉱化を伴うことがある。周囲には慢性炎症がみられる。

2-2．退行性病変 degenerative change

2-2-1）粘膜萎縮 mucosal atrophy[1〜5]

分裂能の低下による粘膜萎縮。小腸では、絨毛丈や陰窩長の短縮がみられ（**写真 17**）、大腸では粘液細胞のサイズや数が減少し、粘膜の厚さを減じる。
診断のポイントは、絨毛丈の短縮とその幅が広くなる点である。小腸では陰窩の、大腸では粘液腺の深さを減じている。分裂細胞数の減少やアポトーシス（単細胞壊死；**写真 18**）や壊死による細胞消失が増加する（**写真 17**）。上皮の配列異常がみられ、上皮細胞は平坦化し、立方状となり空胞を細胞質に認めるようになる。粘膜萎縮は絶食や細胞分裂阻害剤の投与で誘発され、また慢性炎症に付随して観察される。さらに、絨毛の萎縮は、下垂体切除や甲状腺摘出によって実験的に誘発され、また外科的バイパスを行った腸管に区域的に生じる。細胞分裂阻害剤投与の場合、細胞増殖に強い影響を及ぼせば、この萎縮は、びらん・潰瘍形成、出血や二次感染が惹起される。なお、粘膜の構成細胞のいずれもが減じて粘膜全体が萎縮するだけでなく、薬物の直接あるいは間接作用により、特定の構成細胞や組織に特異的に退行性変化が生じる場合も多い（**写真 19、20**）。

2-2-2）脂肪沈着 fatty deposition、空胞化 vacuolar change[2,6]

小腸の脂質の吸収運搬に影響を与える薬剤により、吸収部位であるファーター乳頭より下部の小腸において、その吸収経路上の吸収上皮細胞内（**写真 21**）、間質（粘

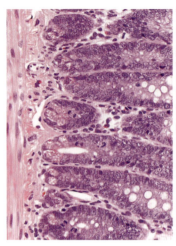
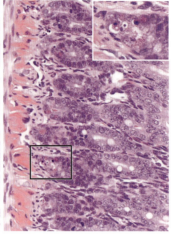

写真 20　パネート細胞の萎縮
ラット、回腸、薬物誘発、HE 染色。
左：正常、右：パネート細胞の萎縮、右上の挿入写真：パネート細胞の単細胞壊死（枠内の拡大像）。
（写真提供：大石裕司先生）

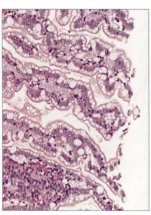
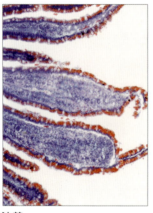

写真 21　小腸吸収上皮の脂肪沈着
イヌ、回腸、薬物誘発。左：HE 染色、右：オイルレッドO 染色。（写真提供：大石裕司先生）

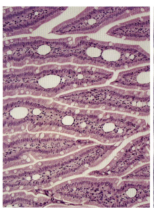
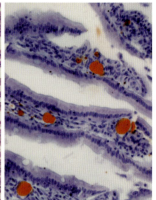

写真 22　小腸中心乳び管の脂肪沈着
ラット、空腸、薬物誘発。左：HE 染色、右：オイルレッドO 染色。（写真提供：大石裕司先生）

膜固有層）あるいは中心乳び管内（**写真 22**）に脂肪沈着を生じることがある。上皮細胞内への沈着は絨毛上部に強く生じる傾向があり、脂質合成やその輸送を阻害するピューロマイシン puromycin やエチオニン ethionine などグルコース輸送阻害剤などで報告されている。さらに、エリスロマイシン erythromycin のエステル化合物の投与で観察される。また、その化合物は加水分解されずに吸収されて乳び脂粒様小滴に変換されて、マクロファージに蓄積する場合もある。なお、脂肪染色での確定ができない場合は、空胞化と診断すべきである。また、脂肪沈着と後述のリン脂質症との鑑別が重要であるが、小腸での脂肪沈着は脂質吸収部位に限定した中性脂肪の沈着であるのに対して、薬物性のリン脂質症は、沈着物がリン脂質と薬物複合体であり血球を含む全身の種々の部位に発現することが多い。

2-2-3）ヘモジデリン沈着
hemosiderin deposition

鉄の生理学的吸収部位は主に小腸上部の十二指腸および空腸であるが、時に吸収されたと思われる鉄がヘモジデリンとして粘膜固有層に沈着することがある（**写真 23**）。また、サルでは大腸を含めた腸管組織に出血痕と思われる巣状性のヘモジデリン沈着が粘膜下組織・筋層などの様々な部位で認められることがあるが、これは寄生虫感染との関連が疑われる。

2-2-4）リン脂質症 phospholipidosis[2,7,8,9]

主に陽イオン性両親媒性化合物を投与するとリソソーム中に薬物-リン脂質複合体が蓄積し、その結果、細胞質に泡沫状の空胞が形成される。上皮細胞（**写真 24**）、マクロファージ、筋細胞および神経細胞の胞体に空胞を認める。

診断のポイントは、(1)泡沫状胞体を持つ細胞の肥大、(2)リソソームのサイズおよび数の増加、(3)組織化学（アルカリホスファターゼ）、免疫染色（LAMP-2 リソソーム膜蛋白質）、あるいは透過型電子顕微鏡によって、同心状の多層構造（ミエロイド小体／層板状体）が観察されること、である。

一般に、泡沫状の空胞を形成するリン脂質症に比べ、中性脂肪の蓄積（脂肪化、脂肪沈着）による空胞は、はっきりした空胞を持つ傾向がある。

腸におけるリン脂質症による変化は、マクロファージに観察されるが、薬物の細胞分布によっては上皮細胞、筋細胞および神経節にも影響する。変化した細胞は、お

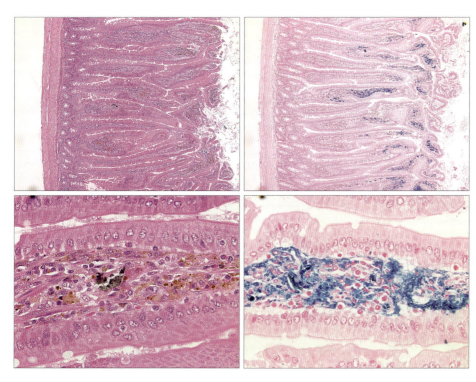

写真23 ヘモジデリン沈着
ラット、十二指腸、薬物誘発。
左列：HE染色、右列：ベルリンブルー染色、上段：弱拡大像、下段：強拡大像。
（写真提供：大石裕司先生）

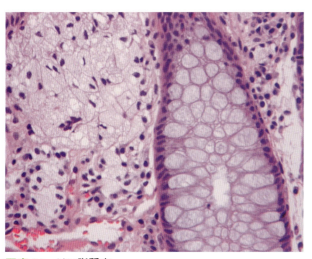

写真24 リン脂質症
マウス、大腸の陰窩と間質、薬物誘発、HE染色。

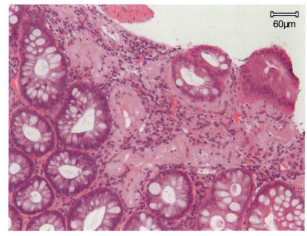

写真25 アミロイドーシス
マウス、大腸、自然発生、HE染色。大腸粘膜下の間質に均一な好酸性物質の沈着を認める。

そらく他の臓器や組織でも観察されるが、腸管は、リン脂質症を惹起する生体異物の非経口投与や静脈内投与で重篤な影響を受ける組織の1つである。古典的かつ厳密な診断基準は、透過型電子顕微鏡によるリソソームの層状体の同定である。しかし、リソソーム膜蛋白質の免疫組織化学染色により、リソソームとアディポフィリンadipophilin免疫組織化学染色で染めだされる中性脂肪空胞膜とを鑑別することができる。

2-2-5) アミロイド症 amyloidosis[10,11]

アミロイド症はICR(CD-1)、BDF-1などのマウスにおいて加齢に伴って好発する。ハムスター小腸にも頻度は少ないが、アミロイド沈着がみられることがある。個々の臓器の感受性は系統間で異なるが、アミロイド沈着は多くの場合、絨毛の粘膜固有層に著明である。加齢

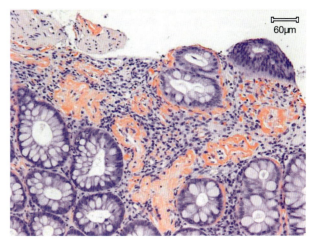

写真26 アミロイドーシス
写真25のDFS染色。

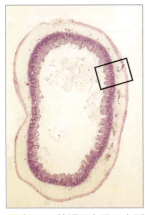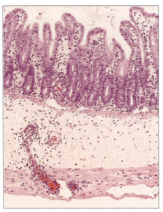

写真27　粘膜固有層の水腫
ラット、直腸、薬物誘発、HE染色。
右：左図の枠内の拡大像。
（写真提供：大石裕司先生）

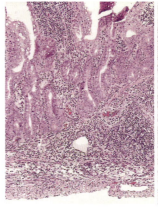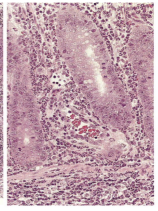

写真29　好中球浸潤
ラット、回腸、薬物誘発、HE染色。
右：左図の拡大像。
（写真提供：大石裕司先生）

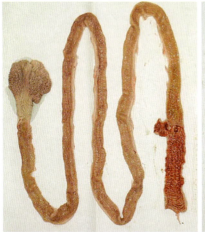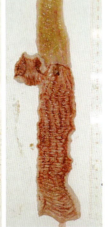

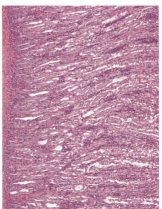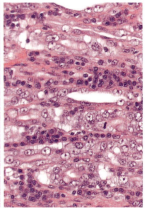

写真30　リンパ球浸潤
イヌ、空腸、薬物誘発、HE染色。
右：左図の拡大像。
（写真提供：大石裕司先生）

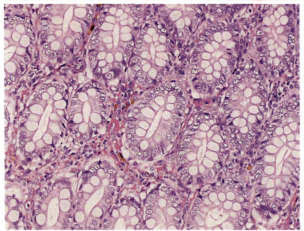

写真28　大腸に限局した出血
イヌ、大腸、薬物誘発。
上：肉眼像、下：HE染色。
（写真提供：大石裕司先生）

性変化として特に、ICR（CD-1）マウス空腸の粘膜固有層に著明なアミロイド沈着がしばしば観察される。

組織学的には沈着したアミロイドは上記蛋白質の種類にかかわらず、HE染色で均一な好酸性で厚みのある染色物質として細胞外にびまん性に認められる（**写真25**）。アミロイド蛋白質は、コンゴーレッドCongo red染色や

DFS（direct fast scarlet）染色により赤橙色に染色される（**写真26**）。コンゴーレッドで赤く染まったアミロイドは偏光顕微鏡下で緑色複屈折性を示す。電子顕微鏡ではβシート型の結晶を意味する細長い細線維として認められる。最近では抗AL抗体、抗AA抗体を利用した免疫組織化学染色での特定も可能になっている。

2-3．炎症 Inflammation[2,10]

急性、亜急性、慢性の炎症性細胞浸潤がみられる。
診断のポイントは、(1)急性炎症：水腫（**写真27**）や出血（**写真28**）、あるいは好中球（**写真29**）、リンパ球（**写真30**）、時にマクロファージ（**写真31**）が粘膜内、粘膜下組織に浸潤し、上皮細胞の変性、壊死（**写真32**）、びらん（**写真33**）や潰瘍（**写真34**）を伴う。(2)慢性炎症：粘膜内や粘膜下組織にマクロファージ、リンパ球、形質細胞の浸潤および種々の程度の好中球浸潤を認め、絨毛萎縮、びらん、潰瘍形成、粘膜内の線維増生などの退行性変化や上皮細胞の分裂像増加、好塩基性胞体を持

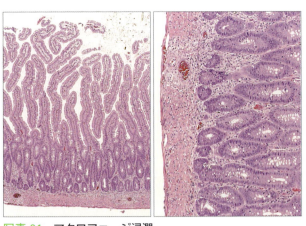

写真31　マクロファージ浸潤
ラット、空腸、薬物誘発、HE染色。右：左図の拡大像。
（写真提供：大石裕司先生）

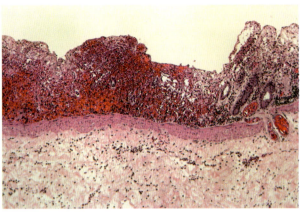

写真33　出血性びらん
マウス、大腸、HE染色。

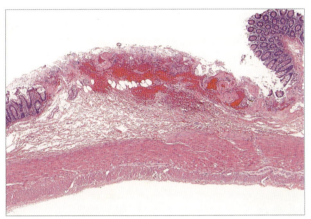

写真32　出血壊死
サル、盲腸、薬物誘発、HE染色。
（写真提供：大石裕司先生）

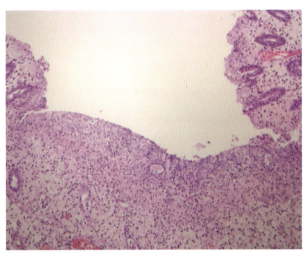

写真34　潰瘍
マウス、大腸、HE染色。

つ未熟細胞の出現などの再生変化を伴う。また、ラットでは筋層や漿膜に達するほどの高度な潰瘍を生じた場合でも、穿孔するよりも修復反応が強く、非常に短期間に隣接組織と癒着（穿通性潰瘍）したり、漿膜側に結節状の肉芽組織を形成して胼胝性潰瘍（**写真35**）となることが多い。加えて、一般に、びらんや潰瘍で欠損した粘膜、あるいは何らかの損傷された上皮は、残存した周辺上皮から好塩基性の未熟な上皮として速やかに再生され、やがて修復される（後述の「2-4-1」粘膜過形成・肥大」を参照）。

飼育バリアーで維持された齧歯動物で炎症性病変が発生する場合に最も多い原因は、生体異物の投与によるものであり、よく知られているのは、非ステロイド系抗炎症剤や細胞分裂阻害作用を有する抗がん剤投与である。腸管に存在する多数の共生細菌により、障害粘膜部からの二次的侵入や組織障害の悪化、および炎症反応が生じる可能性がある。飼育バリアーに障害があると、炎症性病変は、サルモネラ菌 *Salmonella*、シトロバクター・フロインディイ *Citrobacter freundii* などの病原菌あるいはノロウイルス norovirus、マウス肝炎ウイルス（MHV）などのウイルスによって発生する場合がある。

腸管において多くみられる加齢性変化は腸炎で、小腸、大腸に認められ、急性型と慢性型がある。ラットでは、特に結腸炎 colitis と盲腸炎 typhlitis が主な病変で、発生率は5％以下とされる。粘膜に充血、浮腫あるいは粘液産生の亢進がみられ、粘膜固有層にリンパ球、形質細胞、好中球などの炎症性細胞浸潤がみられる。そのほか、線維素性炎や出血性炎が認められることがある。マウスでは、小腸と大腸に慢性型の小さな結節状炎症巣が時にみられるが、急性型炎症はほとんどみられない。ハムスターでは、小腸炎と結腸炎が最も多くみられ、その発生率は高く、それぞれ6％および9％前後とされる。両病変とも粘膜壊死を伴った潰瘍形成がみられる。特に、結腸炎は変化が強い。

大腸の炎症性変化は起因物質により特徴的な形態臓器や組織を示すことが多いが、通常、粘膜表層の変化は非特異的な形態像を示すことが多い。軽度〜中等度の炎症では表面および陰窩の粘膜は正常様の構造ではあるが、ムチンは枯渇し、杯細胞における粘液の減少および細胞質の好塩基性ないし好酸性の増加として観察される。また、好中球のびまん性浸潤が上皮内および粘膜固有層で

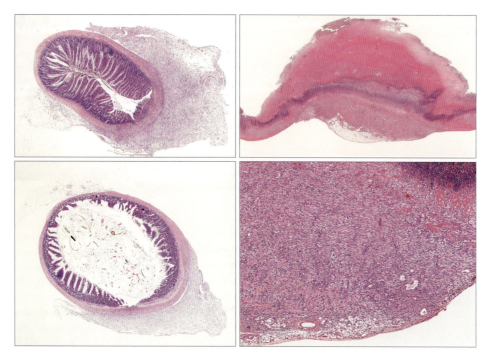

写真 35　肝胚性潰瘍
ラット、薬物誘発、HE 染色。
左上：空腸、左下：回腸、右上：盲腸、右下：右上図の肉芽部分の拡大像。
（写真提供：大石裕司先生）

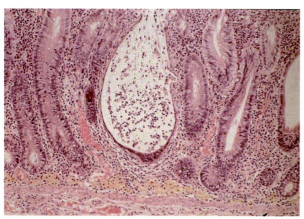

写真 36　陰窩膿瘍を伴う大腸炎
ラット、大腸、1.5% 1-ヒドロキシアントラキノン混餌投与、HE 染色。

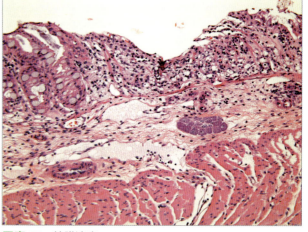

写真 37　粘膜潰瘍
マウス、大腸、2% DSS 飲水投与、HE 染色。下部大腸の粘膜に潰瘍が認められる。

認められる。重度の場合、陰窩は炎症性細胞で充満あるいは拡張する（陰窩膿瘍 crypt abscess）。粘膜固有層には充血、鬱血、そして多くの単核球の増加を認める。さらに重篤になると、上皮細胞の剥離・びらん、線維性滲出物に覆われた穿孔性潰瘍 perforated ulcer がみられるようになる。残存する陰窩は、拡張あるいは圧排され扁平化した上皮細胞で裏打ちされる場合や、再生分裂像が豊富な反応性再生上皮に置き換わる場合がある。

マウス、ラットなどの実験動物の大腸における炎症性変化では投与された薬物の直接的な影響だけでなく、細菌などの常在する微生物が重要な役割を果たしている。したがって、毒性試験に供された動物の大腸にみられる炎症性変化は、被験薬物投与による直接的な影響であるのか、あるいは常在微生物による間接的な影響であるのかを鑑別する必要がある。

写真 36 は 1-ヒドロキシアントラキノン 1-hydroxyanthraquinone を投与されたラットにみられた陰窩膿瘍を示す。また、**写真 37** はデキストラン硫酸ナトリウム dextran sulfate sodium（DSS）投与によるマウスの大腸でのびまん性腸炎の組織像で、出血、好中球性細胞浸潤を呈し、上皮粘膜細胞の壊死、脱落が観察される。

2-3-1）動脈炎 arteritis、血管炎 vasculitis[12]

ラットでは自然発生として多発性動脈炎が横隔膜・腸管を含め広範囲にみられ（**写真 38**）、ビーグル犬においてもしばしば認められる（各論Ⅰの第 3 章　循環器系、2. 血管・リンパ管の「2-6. 動脈炎」を参照）。RF マウスでは加齢性変化として、腸間膜血管に壊死性多発性動脈炎が観察されるが、この病変は他組織の血管には発生しない。組織学的には炎症性細胞浸潤を伴う中膜の類線維素壊死 fibrinoid necrosis を認める。

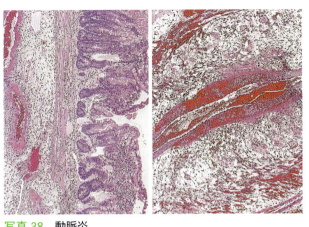

写真38　動脈炎
ラット、薬物誘発、HE染色。左：回腸、右：腸間膜。
（写真提供：大石裕司先生）

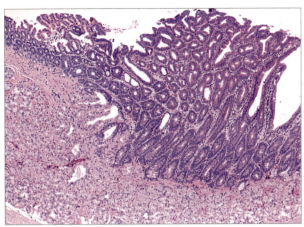

写真40　限局性粘膜過形成
マウス、十二指腸、自然発生、HE染色。
（写真提供：岩田　聖先生）

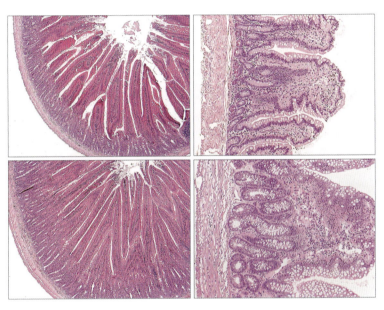

写真39　びまん性粘膜過形成
左列：ラット、空腸、右列：サル、回腸。
上段：正常、下段：薬物誘発による粘膜過形成。
HE染色。（写真提供：大石裕司先生）

2-3-2）偽膜性大腸炎
pseudomembranous colitis

　薬物の直接作用ではなく、抗生剤などによる腸内細菌叢の交代が生じ、グラム陽性の偏性嫌気性桿菌であるクロストリジウム・ディフィシル *Clostridium difficile* が優位となった結果、その産生トキシン-A、-B毒素により惹起される。線維素性滲出物と壊死脱落した上皮および炎症細胞が膜状に凝固（偽膜）して粘膜を覆う。SPFのマウス・ラットでは起因菌を持っておらず、病因的に惹起されない。このような抗生剤の腸内細菌交代による二次毒性は、非SPFのウサギ、ハムスター、モルモットでは非常に惹起されやすく致死的であり、伴侶動物の臨床では抗生剤治療による腸性毒血症 enterotoxaemia としてもよく知られている。

2-4. 進行性病変 progressive change

2-4-1）粘膜過形成[2,3]・肥大
mucosal hyperplasia/hypertrophy

　小腸や大腸では肉眼的に粘膜の肥厚がみられ、組織学的にはびまん性（写真39）あるいは巣状性（写真40）の絨毛の肥大、丈の増加が観察される。分裂能の上昇もみられる。粘膜の厚さあるいは絨毛長の増加は過形成を反映する。齧歯類の授乳期にはびまん性の粘膜過形成が認められ、老齢マウスでは十二指腸に限局性の粘膜過形成 focal hyperplasia（avilious hyperplasia）が時にみられる。アロキサン alloxan、芳香族塩素化合物 polychlorinated aromatics、プロスタグランジンE、甲状腺ホルモン様化合物の投与や甲状腺機能亢進などのホルモン環境の変化でも誘発される。形態学的に正常粘膜の構成で細胞形態にも変化がなく、機能や組織障害を伴わないびまん性過形成は、栄養吸収の生理的要求に対応した反応性変化と考えられる。また、粘膜の損傷に対する反応性変

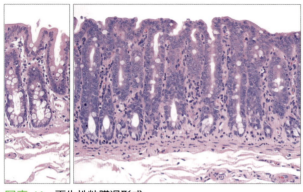

写真 41　再生性粘膜過形成
マウス、盲腸、自然発生、HE 染色。
左：正常、右：再生性粘膜過形成。
（写真提供：岩田 聖先生）

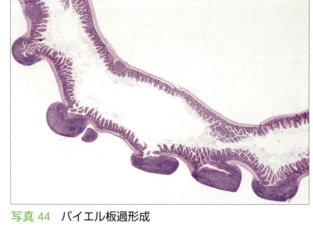

写真 44　パイエル板過形成
マウス、回腸、自然発生、HE 染色。
（写真提供：大石裕司先生）

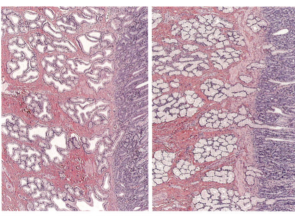

写真 42　ブルンネル腺の過形成
イヌ、十二指腸、薬物誘発、HE 染色。
左：正常、右：ブルンネル腺の過形成。
（写真提供：大石裕司先生）

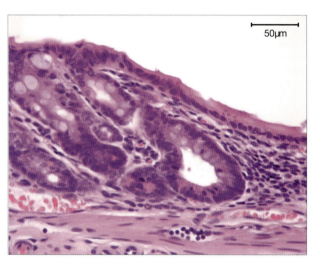

写真 45　パネート細胞化生
マウス、大腸、DSS 誘発、HE 染色。

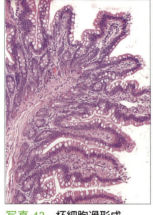

写真 43　杯細胞過形成
サル、回腸、薬物誘発、HE 染色。
左：正常、右：杯細胞過形成。（写真提供：大石裕司先生）

化としての再生上皮は、好塩基性で核の位置も高い未熟な細胞からなり、再生性過形成 regenerative hyperplasia（**写真 41**）とも称される。

その他、粘膜の種々の構成組織や細胞の肥大や過形成が認められる（**写真 42、43**）。また、加齢 B6C3F1 マウス（特に雌）では、悪性リンパ腫が頻発するが、その前駆病変としてパイエル板の過形成（リンパ組織過形成 lymphoid hyperplasia）が生じ、肉眼的にも多発した結節がふれる（**写真 44**）。

2-4-2）パネート細胞過形成
Paneth cell hypertrophy[13,14]

小腸におけるパネート細胞の肥大。肥大したパネート細胞とともに絨毛の萎縮やパネート細胞の過形成が観察される。

2-4-3）パネート細胞化生
Paneth cell metaplasia[15]

大腸粘膜にパネート細胞を認める状態（**写真 45**）。大腸に慢性炎症病変がある場合に生じることがある。1,2-ジメチルヒドラジン 1,2-dimethylhydrazine（DMH）とデキストラン硫酸ナトリウム（DSS）の投与で誘発された大腸炎部には、炎症が惹起された 4 週後にはパネート細胞化生が観察され、その化生パネート細胞には、β-カテニン β-catenin の発現増加を認める。

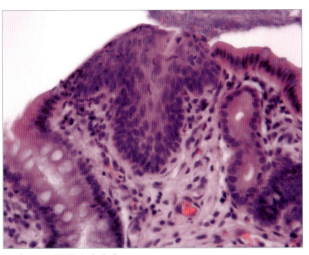

写真 46　扁平上皮化生
マウス、直腸、DSS 誘発、HE 染色。

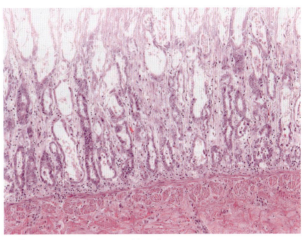

写真 48　パルボウイルス性腸炎
イヌ、空腸、自然感染、HE 染色。壊死性腸炎、出血および一部陰窩の拡張性変化をみる。(写真提供：渋谷 淳先生)

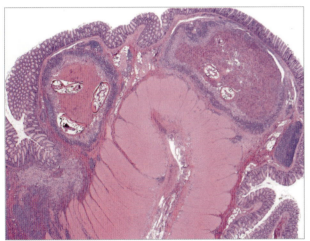

写真 47　線虫感染
サル、結腸、自然感染、HE 染色。(写真提供：大石裕司先生)

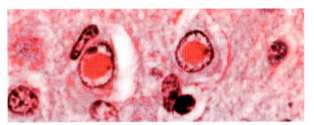

写真 49　パルボウイルス感染の好酸性核内封入体
イヌ、空腸、自然感染、HE 染色。写真 49 の部分拡大像。

2-4-4) 扁平上皮化生
squamous cell metaplasia[16,17]

　大腸粘膜が重層扁平上皮で置換された状態(**写真46**)。慢性炎症と関連し、減成カラギーナン degraded carrageenan や DSS などの硫酸化多糖類 sulfated polysaccharide を長期間経口投与するとラットやマウス大腸で観察される[16]。扁平上皮化生は遠位大腸や直腸に限局し、扁平上皮癌の母地となりうる[17]。

2-5. 感染症

2-5-1) 線虫 nematodes[10]
　腸管あるいは、腸管腔中に寄生線虫類がみられることがある。
　診断のポイントは、(1)大腸の管腔中に存在する寄生線虫類の横断面、(2)粘膜下組織に肉芽腫が形成されることだが、サル(**写真47**)を除いてまれである。
　バリアー飼育された齧歯類では、腸内寄生虫の発生は極めてまれである。バリアー破損下で齧歯類に最もよくみられる微生物は、大腸に寄生する蟯虫の *Syphacia muris*、*Syphacia obvelata* および *Aspicularis tetrapertera* である。非バリアー飼育齧歯類や野生齧歯類の腸内寄生虫のリストについては、成書を参照されたい。

2-5-2) パルボウイルス性腸炎
parvoviral enteritis[18〜20]

　1970年に正常イヌから分離されたイヌのパルボウイルスと本疾患との関連が確認されたのは1978年である。パルボウイルス性腸炎(**写真48**)は嘔吐と下痢を主徴とする伝染性疾患である。臨床病理学的には腸炎型と心筋炎型に大別される。腸炎型は6週齢以降のイヌにみられ、嘔吐、下痢および脱水を主徴とし、発熱と白血球減少を伴う。肉眼的には小腸粘膜は暗赤色〜赤紫色を呈し、組織学的には小腸の壊死性腸炎 necrotic enteritis、出血 hemorrhage および陰窩の拡張性変化が認められ、粘膜表層の上皮細胞は剥離し、残存部は過形成 hyperplasia を示す。粘膜上皮の再生像もしばしば認められる。粘膜固有層では充血、出血を、粘膜下組織では炎症性細胞浸潤が認められる。また、陰窩上皮細胞には好酸性核内封入体 eosinophilic intranuclear inclusion body (**写真49**)が認められる。

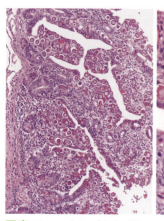
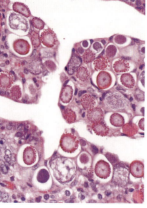

写真 50　コクシジウム感染
ウサギ、回腸、自然感染、HE 染色。右：左図の拡大像。多数のオオシストがみられる。（写真提供：大石裕司先生）

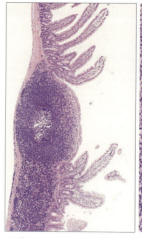
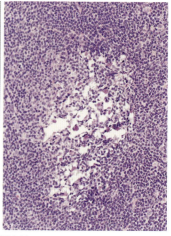

写真 52　パイエル板の鉱質沈着
ラット、回腸、自然発生、HE 染色。右：左図の拡大像。（写真提供：大石裕司先生）

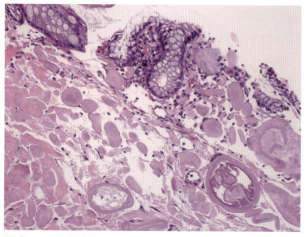

写真 51　鉱質沈着
老齢マウス、大腸、HE 染色。

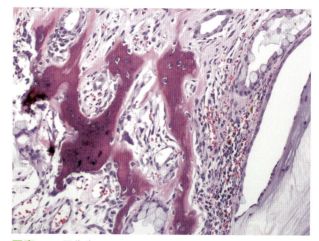

写真 53　骨化生
老齢ラット、大腸粘膜、自然発生、HE 染色。

2-5-3）上皮性合胞体細胞　epithelial syncytia[1,10]

　マウスコロナウイルスの腸管親和性株であるマウス肝炎ウイルス mouse hepatitis virus（MHV）の感染による。
　診断のポイントは、(1) 腸上皮細胞の合胞体化、風船状細胞は時に好酸性の細胞質内封入を含む、(2) 絨毛の萎縮や粘膜壊死もみられるが、これは特に幼若マウスに観察される。腸管親和性株の感染では病変は腸管に限局し、通常回腸、盲腸および近位結腸に認められる。病変の程度は、幼若マウスに著明で、成体マウスでは限定的である。感染から生き延びたマウスでは、腸上皮の代償性過形成が観察される。呼吸器系菌種では、腸管病変をきたすことはまれで、感染は GALT に限局する。
　毒素あるいはノロウイルス、ヘリコバクター helicobacter など、他の微生物による壊死や炎症との鑑別を要するが、この感染には合胞体形成がみられることが診断のポイントである。

2-5-4）コクシジウム感染　coccidiosis

　時に、SPF でないウサギやイヌで認められることがある。粘膜上皮に特徴的なコクシジウム原虫 Eimeria の好酸性の球状のオオシスト oocyst がみられる（写真 50）。

2-6. その他

2-6-1）鉱質沈着 mineralization （石灰沈着 calcification）[21]

　筋組織、線維・弾性組織への鉱質（無機物）沈着（写真 51）。
　診断のポイントは、(1) 鉱質は筋層、血管、基底膜、あるいは粘膜と粘膜下組織の間質で観察されること、(2) 非細胞の好塩基性物質の沈着であること、(3) 粘膜での鉱質沈着は、小さく限局的なものであること、である。結腸および直腸粘膜表面の広汎な鉱質沈着は、蠕動を減少させ、便の貯留をきたすような生体異物の投与で生じる。また、パイエル板にも生じることがある（写真 52）。鉱質沈着は、慢性腎不全の結果として生じる場合がある。

2-6-2）骨化生　osseous metaplasia[3,5]

　腸管組織に類骨が出現することがある（写真 53）。
　診断のポイントは、鉱化した、あるいは非鉱質性骨基

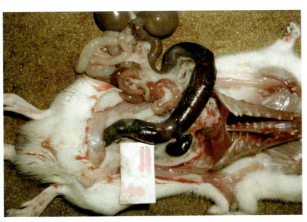

写真54　巨大結腸
ラット、薬物誘発、肉眼像。（写真提供：大石裕司先生）

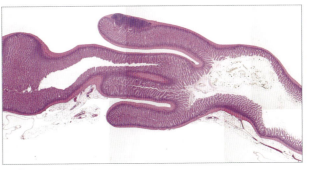

写真55　腸重積
ラット、回腸、自然発生、HE染色。
（写真提供：大石裕司先生）

質の存在。

骨化生は、老齢ラットの粘膜下組織および粘膜固有層に観察されるが、これは慢性炎症、潰瘍形成あるいは再生性過形成と関連している。

2-6-3）腸管拡張 intestinal dilatation[2,10,22]

■同義語　巨大腸閉塞 megaileus、盲腸肥大症 cecomegaly、巨大結腸 megacolon

基本的に腸の蠕動運動が低下して消化管内の食物の滞留時間が増加することにより、糞便中の水分が過剰に吸収されることで生じる。抗コリン剤および抗コリン作用を有する抗パーキンソン病薬、フェノチアジン系向精神剤、三環系抗うつ剤などで弛緩性に生じ、モルヒネ製剤ではオピオイド受容体を介し、副交感神経のアセチルコリン分泌抑制作用により蠕動運動抑制と肛門括約筋の緊張亢進により生じる（写真54）。

診断のポイントは、(1)肉眼的に確認できる、(2)内腔の拡張、(3)粘膜、粘膜下組織および固有筋は伸展により薄い、(4)神経叢中の筋線維および神経節細胞の変性が観察される、(5)原因により、壊死、出血および炎症がみられることがある。

炎症を伴う巨大回腸（巨大回腸炎）は *Clostridium piliforme* 感染によるティザー Tyzzer 病を発症したラットにも認められる。病変は、貫壁性の壊死性回腸炎で、粘膜、筋層の壊死、浮腫、単核球を主体とする炎症性細胞浸潤が特徴である。盲腸肥大症は、抗生物質、澱粉、多価アルコール、ラクトース、ファイバーおよび浸透作用を持つ溶媒の投与で観察される。便秘の結果による結腸肥大症 colonmegaly は、カルシウムチャンネル拮抗剤の投与で誘発され、二次的な粘膜壊死・出血・炎症が生じることがある。麻酔薬のトリブロモエタノール tribromoethanol（アベルチン Avertin）を腹腔内投与すると齧歯類の腸閉塞 ileus を発症する。

2-6-4）腸重積 intussusception[10,21]

腸重積とは、腸管のある箇所が嵌入（嵌まり込む）することである。過度の蠕動運動あるいはその乱れにより生じ、通常に肛門側に入り込む。原因不明の場合が多いが、まれに薬剤誘発として認められることや多数の線虫に感染した動物に発生することがある。病巣部の血行障害により比較的短時間で組織の壊死や出血をまねくが、組織反応がみられないものは、屠殺時の死戦期に生じたものと判断される（写真55）。また、解剖時に手荒く扱うと嵌入部分が元に戻ることがあり注意を要する。ヒトの乳幼児では離乳時に解剖学的原因なしに発生するが、成人では憩室や腫瘍の解剖学的原因で生じる。

2-6-5）逸脱（脱出症）prolapse[10]

肛門を介した直腸の外反。バリアー飼育された齧歯類では直腸の脱出症（直腸脱）はまれであるが、肛門括約筋の収縮力が減弱したり、多数の線虫感染をきたした結腸・直腸に炎症が生じると二次的に発生することがある。

3．増殖性・腫瘍性病変

3-1．上皮性病変 epithelial change

3-1-1）異型過形成 atypical hyperplasia、異形成 dysplasia[23,24]

異型過形成（写真56）は、粘膜にみられる最も初期の増殖性病変として考えられている。濃染核を有する細胞により被覆される1～数個の腺構造からなる。杯細胞の減少やパネート顆粒の出現を認める場合がある。腺は構造異型や迂曲がみられるが、周囲粘膜との境界が不明瞭である場合がある。ヒト大腸では粘膜内腫瘍性病変を腺腫 adenoma あるいは粘膜内腺癌 adenocarcinoma in situ と表するようになり、異形成 dysplasia という語句は、現在では潰瘍性大腸炎 ulcerative colitis に認められる異型性病変の表現に用いられているのみである。

これらとは別に、前がん病変としても位置づけられ、大腸発がん研究者でよく利用される大腸変異陰窩巣 aberrant crypt foci（ACF）、ムチン枯渇巣 mucin-depleted foci（MDF）という類似した同義的な名称があ

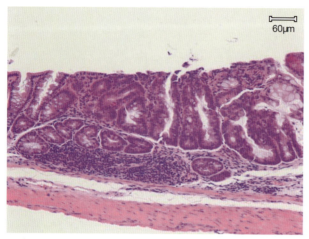

写真56　異形成
ラット、大腸粘膜、アゾキシメタン azoxymethane（AOM）とDSS誘発、HE染色。

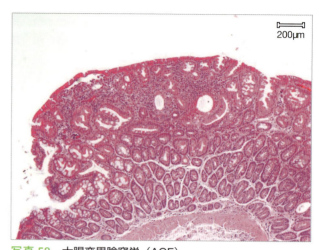

写真58　大腸変異陰窩巣（ACF）
HE染色。陰窩は拡張と軽度鋸歯状変化を認め、核は小型で、異型は乏しい。

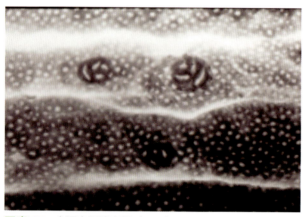

写真57　大腸変異陰窩巣（ACF）
ラット、大腸粘膜表層、AOM誘発、メチレンブルー染色。左上と右下に陰窩が拡張し、微絨毛幅が厚い隆起性胞巣のACFを3個みる。

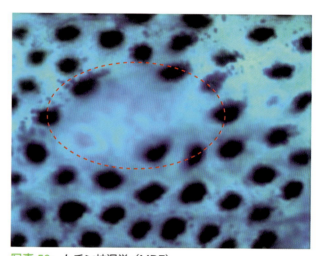

写真59　ムチン枯渇巣（MDF）
ラット、大腸、AOM誘発、アルシアンブルー染色。大腸の粘膜表面に観察されたMDF像で、多くの陰窩粘液は青色に染色されているが、写真中央に陰性の陰窩胞巣のMDFをみる。

るので、以下に記載しておく。

❶ 大腸変異陰窩巣 aberrant crypt foci（ACF）[25]

1987年、Bird[25]により提唱された病変である。メチレンブルー染色により大腸粘膜表面に弱拡大の顕微鏡下で観察される（**写真57**）。実体顕微鏡ないし弱拡大顕微鏡で、肉眼的に大腸粘膜表面から周囲の陰窩構造と比べ、陰窩の拡大・拡張とともに軽度の隆起として検出できる。組織学的には比較的杯細胞は保たれており、腺管の延長と軽度鋸歯状変化を認める組織像を呈する（**写真58**）。ACFは組織学的にhyperplastic ACFとdysplastic ACFに分類される。前者は反応性病変、後者はK-ras遺伝子コドン12の変異率が高く前がん性病変として注目されている。

❷ ムチン枯渇巣 mucin-depleted foci（MDF）[26,27]

2003年Caderniら[26]が提唱した病変で、ACFと同様に大腸粘膜表面に実体顕微鏡ないし弱拡大の顕微鏡下でアルシアンブルー染色を施すと観察される病変である（**写真59**）。ACFとは異なり、周囲の境界は明瞭ではあるが、隆起性変化ははっきりせず、組織学的には細胞質には粘液成分を有さず、腺腫に類似する好酸性細胞質で、核は正常陰窩細胞に比べ軽度拡大している（**写真60**）。β-カテニン免疫染色を施すと写真61にみられるように、細胞質のみならず、核にも陽性を示す細胞で構成されている[27]。また、一部のMDFにはパネート顆粒を有する異型細胞が存在する（**写真60**の挿入写真）[27]。MDFは2000年、Yamadaら[28]が提唱した大腸前がん性病変、β-カテニン蓄積巣 β-catenin accumulated foci（BCAC）に病変の90％が一致すると報告されている[27]。BCACは水平方向でのパラフィン薄切標本で観察できる組織学的病変であり、名前のごとく、β-カテニン蛋白質の細胞質蓄積とともに核内にも蓄積することが特徴である。その遺伝子変異はexon 3領域で好発するが、K-ras遺伝子変異は乏しい点でACFと異なる。β-カテニンは細胞シグナル伝達系のうちWnt関連遺伝子群に属し、そ

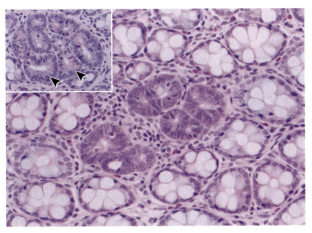

写真60　ムチン枯渇巣（MDF）
写真59と同症例。いずれもHE染色。核は軽度大小不同と一部分裂像をみ、左上の挿入写真では好酸性パネート顆粒を有する異型細胞（矢頭）が観察される。

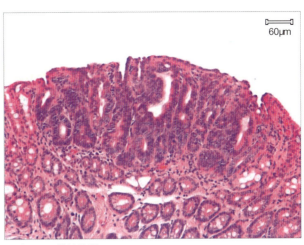

写真62　管状腺腫
ラット、大腸、AOM誘発、HE染色。

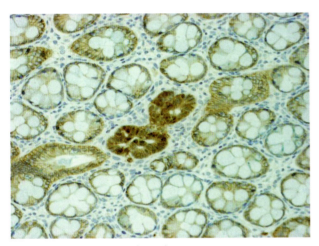

写真61　ムチン枯渇巣（MDF）
写真59と同症例。MDF構成異型細胞の細胞質、核に陽性所見をみる（β-カテニン免疫組織化学染色）。BCACとして報告された病変とほぼ同一所見である（本文参照）。

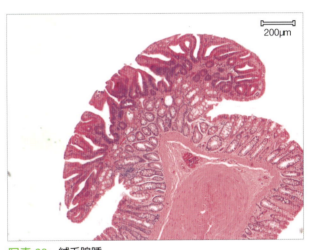

写真63　絨毛腺腫
ラット、大腸、AOM誘発、HE染色。

の関連遺伝子である*Apc*遺伝子異常はヒト大腸腺腫ないし大腸癌において最も初期の遺伝子変異として同定されており、ヒト大腸腫瘍の多くが、β-カテニン蛋白質の異常蓄積として観察されている。動物系モデルとしてはMinマウスの小腸・大腸に頻発して観察される。

3-1-2）腺腫[23,24,29]

■**組織発生**　腸粘膜上皮。

■**組織学的特徴**　正常な腸粘膜の腺管に類似する構造を伴い、多くは管状腺腫 tubular adenoma の組織像（**写真62**）を呈する。一列の立方から円柱状腫瘍細胞が細い結合組織により支えられ、絨毛状形態を呈する場合は、絨毛腺腫 villous adenoma（**写真63**）と呼ぶことがある。大腸に発生する腺腫は粘液含有量が低下しており、細胞異型として核の極性はよく保たれ、核の大小不同も乏しい。肉眼的に有茎性（**写真64**）ないし広基性の隆起病変の形態を呈する（**写真65**）。マウス、ラットとも、自然

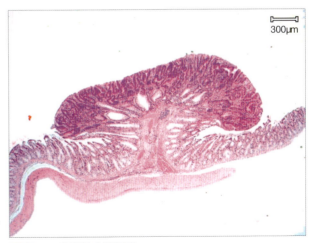

写真64　有茎性大腸腫瘍
ラット、AOM誘発、HE染色。

発生はまれである。ヒトの家族性大腸ポリポーシスの動物モデルとされるMinマウスを代表とする遺伝子改変動物では小腸に多発する腺腫が観察される[29]。

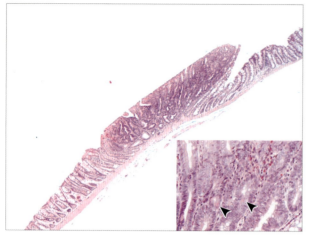

写真 65　広基性、隆起性大腸腫瘍
ラット、AOM 誘発。広基性、隆起性大腸腫瘍で、病理組織学的には管状腺腫であり、一部パネート顆粒を持つ腫瘍細胞をみる（右下の挿入写真：矢頭は細胞質内の好酸性顆粒）。いずれも HE 染色。

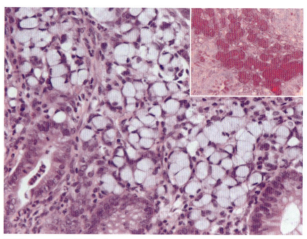

写真 68　印環細胞癌
ラット、大腸、AOM 誘発、HE 染色。腫瘍細胞は PAS 染色陽性を呈する（右上の挿入写真）。

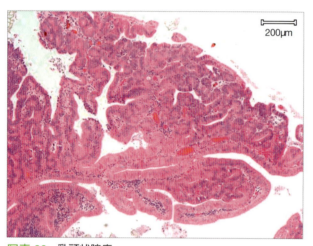

写真 66　乳頭状腺癌
ラット、大腸、AOM 誘発、HE 染色。

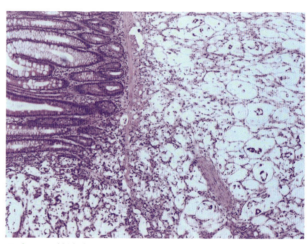

写真 69　粘液癌
ラット、大腸、AOM 誘発、HE 染色。

■**鑑別診断**　腫瘍細胞の異型（細胞異型、構造異型）の程度や浸潤性変化により、腺癌と区別される。

3-1-3）腺癌[23,24]

■**組織発生**　腸粘膜上皮。
■**組織学的特徴**　乳頭状腺癌 papillary adenocarcinoma（**写真 66**）、管状腺癌 tubular adenocarcinoma（**写真 67**）、印環細胞癌 signet-ring cell carcinoma（**写真 68**）、粘液癌 mucinous carcinoma（**写真 69**）に分類される。管状腺癌はその分化度から腺管形成が保たれる高分化型 well differentiated type（**写真 70**）から充実性増殖を主体とする低分化型 poorly differentiated type（**写真 71**）、その中間の中分化型 moderately differentiated type（**写真 72**）に亜分類される。印環細胞癌や低分化腺癌は GALT 内に微小病変として観察される場合がある（**写真 73**）。ラットの小腸腺癌は肉眼的に無茎性の隆起性腫瘍として認められることが多く、リンパ濾胞との鑑別を要するが、漿膜までの浸潤性増殖とともに内腔側方向にも発育して、

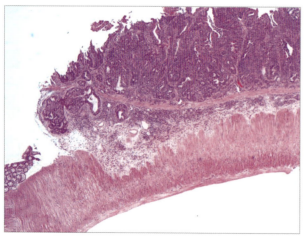

写真 67　管状腺癌
ラット、大腸、AOM 誘発、HE 染色。固有筋層に浸潤をみる。

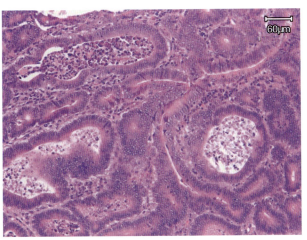
写真 70　高分化型管状腺癌
ラット、大腸、AOM 誘発、HE 染色。

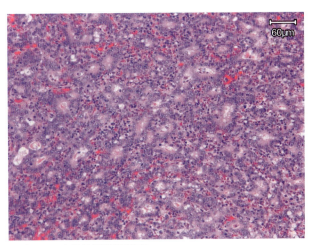
写真 72　中分化型管状腺癌
ラット、大腸、AOM 誘発、HE 染色。

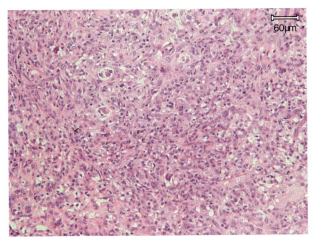
写真 71　低分化型管状腺癌
ラット、大腸、AOM 誘発、HE 染色。腫瘍は充実性増殖する腫瘍細胞からなり、一部に腺管様構造をみる。

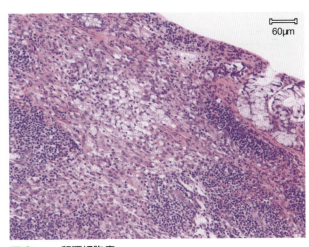
写真 73　印環細胞癌
ラット、大腸、AOM 誘発、HE 染色。大腸粘膜〜粘膜下層のリンパ装置内にみられる印環細胞癌の組織像。

通過障害や腫瘍を先端部とする腸重積の合併、あるいは腫瘍表面の潰瘍形成による出血により、動物の衰弱をきたす場合も多い。大腸の腺癌は隆起性またはポリープ性に増殖するため、大きく増殖した腫瘍表面は壊死・潰瘍形成を伴ってくることが多い。肝転移や腹膜播種をきたすことがあるが、まれである。

3-2. 非上皮性（間葉系）腫瘍
non-epithelial（mesenchymal）tumor[30]

小腸、大腸における非上皮性腫瘍には良性腫瘍として線維腫 fibroma、血管腫 hemangioma、平滑筋腫 leiomyoma、平滑筋線維腫 leiomyofibroma、脂肪腫 lipoma、神経鞘腫 schwannoma（neurilemmoma）など、悪性腫瘍として線維肉腫 fibrosarcoma、血管肉腫 hemangiosarcoma、平滑筋肉腫 leiomyosarcoma、悪性リンパ腫 malignant lymphoma、骨肉腫 osteosarcoma、悪性神経鞘腫 malignant schwannoma（malignant neurilemmoma）などがあるが、これらは大腸に比べ小腸に発生することが多い。しかし、F344 ラットでは平滑筋由来腫瘍を除き、その頻度は低い。非上皮性腫瘍の病理像は他臓器に発生するそれとほぼ同様である[30]。本書他章とともに、成書を参照されたい。

引用文献

1) **Shackelford CC, Elwell MR.** Small and large intestine, and mesentery. In：*Pathology of the mouse*. Maronpot RR（ed），Cache River Press, Vienna. 1999.
2) **Greaves P.** *Histopathology of preclinical toxicity studies*. Elsevier, New York. 2007.
3) **Bertram TA, Markovitz JE, Juliana MM.** Non-proliferative lesions for the alimentary canal in rats. GI-1. In：*Guides for toxicologic pathology*. STP/ARP/AFIP, Washington DC. 1996.
4) **Kramer JA, O'Neill E, Phillips ME, et al.** Early toxicology signal generation in the mouse. *Toxicol Pathol* 38：452-471, 2010.
5) **Maekawa A.** Changes in the intestine. In：*Pathobiology of the*

aging rat. Vol 2. Mohr U, Dungworth DL, Capen CC, et al (eds). ILSI Press, Washington DC. 1994.

6) Visscher GE, Robinson RL, Hartman HA. Chemically induced lipidosis of the small intestinal villi in the rat. *Toxicol Appl Pharmacol* 55：535-544, 1980.

7) Percy DH, Barthold SW. *Pathology of laboratory rodents and rabbits*. Iowa State University Press, Ames. 1993.

8) Halliwell WH. Cationic amphiphilic drug-induced phospholipid. *Toxicol Pathol* 25：53-60, 1997.

9) Nonoyama T, Fukuda R. Drug-induced phospholipidosis—Pathological aspects and its prediction. *J Toxicol Pathol* 21：9-24, 2008.

10) Obert LA, Sobocinski GP, Bobrowski WF, et al. An immunohistochemical approach to differentiate hepatic lipidosis from hepatic phospholipidosis in rats. *Toxicol Pathol* 35：28-34, 2007.

11) Korenaga T, Fu X, Xing Y, et al. Tissue Distribution, biochemical properties, and transmission of mouse type A AApoAII amyloid fibrils. *Am J Pathol* 164：1597-1606, 2004.

12) Upton AC, Conklin JW, Cosgrove GE, et al. Necrotizing polyarteritis in aging RF mice. *Lab Invest* 16：483-487, 1967.

13) Keren DF, Elliott HL, Brown GD, et al. Atrophy of villi with hypertrophy of Paneth cells in isolated (thiry-Vella) ileal loops in rabbits. Light microscopic studies. *Gastroenterology* 68：83-93, 1975.

14) Porter EM, Bevins CL, Ghosh D, et al. The multifaceted paneth cell. *Cell Mol Life Sci* 59：156-170, 2002.

15) Imai T, Fukuda K, Hasumura M, et al. Significance of inflammation-associated regenerative mucosa characterized by Paneth cell metaplasia and β-catenin accumulation for the onset of colorectal carcinogenesis in rats initiated with 1,2-dimethylhydrazine. *Carcinogenesis* 28：2199-2206, 2007.

16) Ishioka T, Kuwabara N, Oohashi Y, et al. Induction of colorectal tumors in rats by sulfated polysaccharides. *Crit Rev Toxicol* 17：215-244, 1987.

17) Hirono I, Kuhara K, Yamaji T, et al. Induction of colorectal squamous cell carcinomas in rats by dextran sulfate sodium. *Carcinogenesis* 3：353-355, 1982.

18) Pollock RV, Coyne MJ. Canine parvovirus. *Vet Clin North Am Small Anim Pract* 23：555-568, 1993.

19) Goddard A, Leisewitz AL. Canine parvovirus. *Vet Clin North Am Small Anim Pract* 40：1041-1053, 2010.

20) Dossin O. Laboratory tests for diagnosis of gastrointestinal and pancreatic diseases. *Top Companion Anim Med* 26：86-97, 2011.

21) Gopinath C, Prentice DE, Lewis DJ. *Atlas of experimental toxicological pathology*. MTP Press limited, Norwell. 1987.

22) Nyska A, Waner T, Galiano A, et al. Constipation and megacolon in rats related to treatment with Oxodipine, a calcium antagonist. *Toxicol Pathol* 22：589-594, 1994.

23) Tanaka T. Colorectal carcinogenesis：review of human and experimental animal studies. *J Carcinog* 8：5, 2009.

24) Rosenberg DW, Giardina C, Tanaka T. Mouse models for the study of colon carcinogenesis. *Carcinogenesis* 30：183-196, 2009.

25) Bird RP. Observation and quantification of aberrant crypts in the murine colon treated with a colon carcinogen：preliminary findings. *Cancer Lett* 37：147-151, 1987.

26) Caderni G, Femia AP, Giannini A, et al. Identification of mucin-depleted foci in the unsectioned colon of azoxymethane-treated rats：correlation with carcinogenesis. *Cancer Res* 63：2388-2392, 2003.

27) Yoshimi N, Morioka T, Kinjo T, et al. The histological and immunohistochemical observantions of mucin-depleted foci (MDF) stained with Alcian blue, in rat colon carcinogenesis induced with 1,2-dimethylhydrazine dihydrochloride. *Cancer Sci* 95：792-797, 2004.

28) Yamada Y, Yoshimi N, Hirose Y, et al. Frequent β-catenin gene mutations and accumulations of the protein in the putative preneoplastic lesions lacking macroscopic aberrant crypt foci appearance, in rat colon carcinogenesis. *Cancer Res* 60：3323-3327, 2000.

29) Boivin GP, Washington K, Yang K, et al. Pathology of mouse models of intestinal cancer：consensus report and recommendations. *Gastroenterology* 124：762-777, 2003.

30) Elwell MR, McConnell EE. Small and large intestine. In：*Pathology of the Fischer rat*. Boorman SA, Eustis SL, Elwell MR, et al (eds). Academic Press, San Diego. pp43-61. 1990.

■ その他の有用な成書・文献情報

1) 伊東信行 (編著).『最新毒性病理学』中山書店, 東京. 1994.
2) 伊東信行 (編).『カラーアトラス実験動物組織学』ソフトサイエンス社, 東京. 1986.
3) 榎本 真, 林 裕造, 田中寿子 (編).『実験動物の病理組織』ソフトサイエンス社, 東京. 1980.
4) 多田伸彦.『マウス組織学：カラーアトラス』学際企画, 東京. 2004.
5) 日本トキシコロジー学会 教育委員会 (編).『トキシコロジー』朝倉書店, 東京. 2002.
6) 日本毒性病理学会 (編).『毒性病理組織学』日本毒性病理学会, 東京. 2000.
7) Autrup H, Williams G (eds). *Experimental colon carcinogenesis*. CRC Press, Boca Raton. 1993.
8) 横路謙次郎, 伊東信行, 橋本嘉幸 (編著).『発癌：理論と実際』学会出版センター, 東京. 1992.
9) Bannasch P, Gossner W (eds). *Pathology of neoplasia and preoplasia in rodents*. Vol 2. EULEP Color Atlas. Schattauer, Stuttgart/NY, 1997.
10) Bertram TA. Gastrointestinal Tract. In：*Handbook of toxicologic pathology*. Haschek WM, Rousseaux CG, Wallig MA (eds). Academic Press, San Diego. 2001.
11) Boorman G, Eustis SC, Elwell MR, et al (eds). *Pathology of the Fischer rat*. Academic Press, San Diego. 1990.
12) Clayson DB (ed). *Toxicological carcinogenesis*. Lewis Publishers, Boca Raton. 2001.
13) Dixon D, Heider K, Elwell MR. Incidence of nonneoplastic lesions in historical control male and female Fischer-344 rats from 90-day toxicity studies. *Toxicol Pathol* 23：338-348, 1995.
14) Fosslien E. Adverse effects of nonsteroidal anti-inflammatory drugs on the gastrointestinal system. *Ann Clin La Sci* 28：67-81, 1998.
15) Frantz JD, Betton G, Cartwright ME, et al. Proliferative lesions of the non-glandular and glandular stomach in rats, GI-3. In：*Guides for toxicologic pathology*. STP/ARP/AFIP, Washington DC. 1991.
16) Ghanayem BI, Wang H, Sumner S. Using cytochrome P-450 gene knock-out mice to study chemical metabolism, toxicity, and carcinogenicity. *Toxicol Pathol* 28：839-850, 2000.
17) Grasso P (ed). *Essentials of pathology for toxicologists*. Taylor & Francis, London. 2002.
18) Wanda M, Haschek WM, Rousseaux CG, et al (eds). *Handbook of toxicologic pathology*, 2nd ed. vol 2. Academic Press,

San Diego. pp129-185, 2002.
19) Van den Heuvel JP, Greenlee WF, Perdew GH, et al(eds). *Cellular and molecular toxicology.*⟨*Comprehensive Toxicology*⟩ Vol 14. Pergamon Press, NY, 2002.
20) Jones TC, Mohr U, Hunt RD. *Digestive system*：*Monographs on pathology of laboratory animals.* Springer-Verlag, Berlin. 1985.
21) Klaassen CD, Watkins JB III(eds). *Casarett and Doull's essentials of toxicology.* McGraw-Hill, New York. 2003.
22) Maekawa A, Enomoto M, Hirouchi Y, et al. Changes in the intestine and peritoneum. In *Pathobiology of the aging mouse.* Vol 2. Mohr U, Dungworth DL, Capen CC, et al(eds). ILSI Press, Washington DC. 1996.
23) Mohr U(ed). *International classification of rodent tumours.* Part I：*The rat. 10. Digestive system.* IARC, Lyon. 1997.
24) Nygard G, Anthony A, Piasecki C, et al. Acute indomethacin-induced jejunal injury in the rat：Early morphological and biochemical changes. *Gastroenterology* 106：567-575, 1994.
25) Pascual DW, Kiyono H, McGhee JR. The enteric nervous and immune systems：interactions for mucosal immunity and inflammation. *Immunomethods* 5：56-72, 1994.
26) Rozman K, Hanninen O. *Gastrointestinal Toxicology.* Elsevier, Amsterdam. 1986.
27) Searle CE(ed). *Chemical Carcinogens*, 2nd ed. Vol 1 & 2：ACS Monograph 182. American Chemical Society, Washington DC. 1984.
28) Sigthorsson G, Jacob M, Wrigglesworth J, et al. Comparison of indomethacin and nimesulide, a selective cyclooxygenase-2 inhibitor, on key pathophysiologic steps in the pathogenesis of nonsteroidal anti-inflammatory drug enteropathy in the rat. *Scand. J. Gastroenterol* 33：728-735, 1998.
29) Toth B(ed). *Hydrazines and cancer.* Harwood Academic Publishers, The Netherlands. 2000.
30) Walsh CT. Methods in Gastrointestinal Toxicology. In：*Principles and methods of toxicology*, 3rd ed. Hayes AW(ed), Raven Press, New York. 1994.
31) Whiteley LO, Anver MR, Botts S, et al. Proliferative lesions of the intestine, salivary glands, oral cavity, and esophagus in rats, GI-1/2/4. In：*Guides for toxicologic pathology.* STP/ARP/AFIP, Washington DC. 1996.
32) Weisburger JH. Colon carcinogens：their metabolism and mode of action. *Cancer* 28：60-70, 1971.

田中卓二
岐阜市民病院

吉見直己
琉球大学大学院

西川秋佳
国立医薬品食品衛生研究所

7 肝臓

1. 解剖学的・生理学的特徴

　発生学的に、肝臓は原始十二指腸近位部（前腸末端）に生じた肝芽 hepatic bud（別名、肝窩 hepatic diverticulum）と呼ばれる内胚葉性上皮芽から発生する。この肝芽は、さらに頭側および尾側に分芽を出し、頭側分芽は肝臓の腺実質に分化し、尾側分芽は胆嚢 gallbladder となる。ただしラットでは、胆嚢の形成を欠く。両分芽の起始部は、それぞれ肝管 hepatic duct と胆嚢管 cystic duct となり、総胆管 common bile duct に連結する。肝臓実質となる頭側分芽は、急速に増殖する上皮性肝細胞索 hepatic cord として将来横隔膜の一部となる横中隔 transverse septum の間葉組織中に進入し、互いに吻合し合う細胞索塊となる。増殖する細胞索間には間葉組織由来の内皮細胞によって毛細血管洞（類洞）sinusoid が形成され、同時に肝細胞索によって裏打ちされた毛細胆管 bile canaliculus が出現する。毛細胆管は、互いに集まって小葉間胆管 interlobular bile duct となり、さらに集約して肝臓を出る肝管につながる。横中隔の中で発達する肝細胞索塊は、多様な間葉成分を含み、同間葉成分から小葉間結合組織 interlobular connective tissue（グリソン鞘 Glisson's sheath）、胎生期の造血機能を担う造血組織 hematopoietic tissue および異物処理機能を有するクッパー細胞 Kupffer cell がつくられる（**図 1**、**写真 1**）。

　この肝細胞索塊は、その後も成長を続け、卵黄静脈および臍静脈と錯綜し、胎盤から母体の栄養分や酸素を多く含んで帰来する胎児（仔）の血液をいったん肝臓内で処理して心臓に送り込む。このため肝臓はますます充実した大きな器官に成長し、やがて横中隔からはみ出して、ついには分離・独立するにいたるが、横中隔とはなお数ヵ所、すなわち鎌状間膜 falciform ligament、三角間膜 triangular ligament および冠状間膜 coronary ligament によって連結される。解剖学的に、肝臓は肺と同様に多数の葉 lobe に分かれるが、分葉の仕方は動物種により異なる。

　肝臓は、栄養血管 vasa publica と機能血管 vasa privata の 2 つの血管系よりなる、特有な循環系を有する。栄養血管は、通常の循環系に属するもので、大動脈から分枝した固有肝動脈 hepatic artery が小葉間動脈 interlobular artery となって、酸素を多く含んだ血液を小葉内に送り込む。一方、消化管からの栄養物質を含んだ静脈血は、門脈 portal vein を介して肝臓に入り、小葉間静脈 interlobular vein を経て、類洞で先の動脈血と混じる。臓側面のほぼ中央は、血管および胆管の出入口で、肝門 hilus hepatis（porta hepatis）という。肝臓の表面は横隔膜に付着する部分を除き腹膜 peritoneum（漿膜 serosa）で覆われている。腹膜は、中皮と線維性結合組織（漿膜下組織 subserosa）からなる。肝臓内では、漿膜下組織に連続する結合組織成分が肝実質を無数の小葉 lobule に分けており、この結合組織を小葉間結合組織（グリソン鞘）という。グリソン鞘には、門脈三つ組 portal triad と称される小葉間動脈、小葉間静脈および小葉間胆管が存在し、この三つ組と並んでリンパ管 lymphatic duct がみられる。小葉は六角形様で、中心静脈 central vein を囲んで肝細胞 hepatocyte が放射状に配列（**写真 2**）し、この列を肝細胞索 hepatic cord（肝細胞板 hepatic plate）という（**図 2**）。

　相隣り合う肝細胞の間には毛細胆管が走って肝細胞が分泌する胆汁を遠心性に小葉間胆管に運び、肝細胞索の間には類洞（洞様毛細血管 sinusoidal capillary）が求心性に走り、類洞から中心静脈に集まった血液は小葉下静脈 sublobular vein から肝静脈 hepatic vein を経て肝臓の外へ出る。

　類洞内皮細胞と肝細胞の間には、ディッセ腔 Disse's

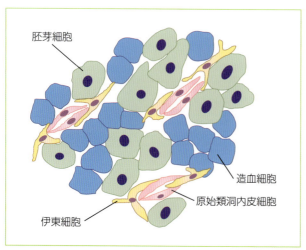

図 1　胎生期の肝臓（模式図）

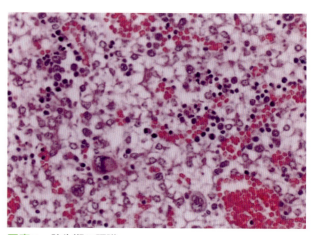

写真 1　胎生期の肝臓
マウス胎仔、HE 染色。

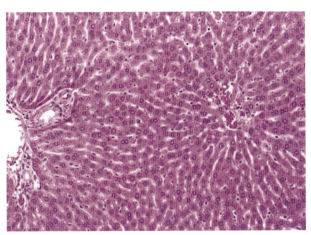

写真2　正常小葉構造
ラット、HE染色。

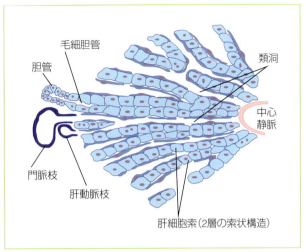

図2　肝細胞索（模式図）

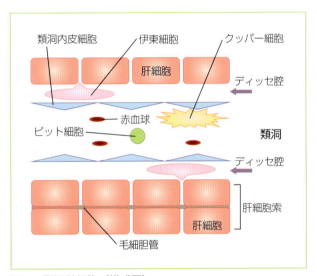

図3　類洞壁細胞（模式図）

space（類洞周囲腔 perisinusoidal space）と呼ばれる間隙がある（**図3**）。

類洞内皮細胞 sinusoidal endothelial cell は、一般的な毛細血管の内皮細胞と異なり、基底膜を欠き、細胞質に多数の小孔 sinusoidal endothelial fenestrae を有しており、小孔の一部が集簇して、いわゆる篩板状小孔 sieve plate-like pore を形成する[1,2]。この小孔は、微小環境の変化に応じて収縮・拡張する動的状態にあり、血液・肝細胞間の物質交換や類洞の血流調整に関与するほか、他の類洞壁細胞であるクッパー細胞および伊東細胞 Ito cell（肝星細胞 hepatic stellate cell：HSC）あるいは血球とも相互作用することが知られている。クッパー細胞は、類洞内皮の所々に存在する突起を出す肝常在マクロファージであるが、前述した横中隔の間葉組織に由来する肝臓固有の細胞であり、ペルオキシダーゼ活性が核膜周囲と粗面小胞体にみられることにより、同活性がアズール顆粒に限局する単球由来のマクロファージと区別される[3,4]。クッパー細胞は、小葉内で門脈周囲領域 periportal area に多く（全体の約40％）分布する。同細胞は加水分解酵素、活性酸素種、アラキドン酸代謝産物、モノカイン、補体成分、凝固因子、細胞増殖因子など、さまざまな生理活性物質を分泌し、それらの働きは多岐にわたる[3,5,6]。ディッセ腔には細網線維と伊東細胞がみられ、伊東細胞は脂肪滴を持つことから脂肪摂取細胞 fat-storing cell とも呼ばれる[7,8]が、塩化金法により星状にみえることから、肝星細胞とも呼ばれる。伊東細胞は、電顕的に線維芽細胞に類似した構造を示し、肝細胞や内皮細胞とともにコラーゲン、フィブロネクチン、ラミニンなどの細胞外基質を分泌し、さらに病的肝において、他の種々の細胞とともに産生するサイトカインを介して線維形成作用を発揮する[9]。伊東細胞の脂肪滴は、生体内での最大のビタミンAの貯蔵部位であり、ビタミンAの過剰投与により伊東細胞の数の増加、脂肪滴の増大が確認されている[10,11]。これらの細胞のほか、血管内皮に付着する細胞としては、ピット細胞 pit cell[12,13]が知られている。ピット細胞は、肝固有のナチュラルキラー細胞 natural killer cell であり、非特異的抗腫瘍作用を持つ。その形態的特徴は、ゴルジ装置がよく発達し、ペルオキシダーゼ陰性のアズール顆粒と rod-cored vesicle を持つことである。rod-cored vesicle はピット細胞にのみ存在し、ナチュラルキラー活性亢進時にはその数が増加するが、その性状は不明である。肝臓のナチュラルキラー活性は年齢に伴って変化し、マウスでは生後6～8週をピークとして9週で急に低下し、ラットでも同様の傾向がみられる。内皮細胞や伊東細胞が小葉内に均一に分布するのに対し、ピット細胞は、クッパー細胞や白血球と同様、門脈周囲領域に多い。内皮細胞、クッパー細胞、伊東細胞、ピット細胞の小葉内での存在比は、2：3：4：0.3である。

肝細胞の生存期間は、ラットで200日とされている。正常肝において、細胞分裂は主に門脈域でみられ、肝細胞は小葉の中心へ移動する。この細胞分裂においては、肝細胞そのものが分裂して新しい肝細胞を生み出していく一方で、幹細胞 stem cell や卵円形細胞 oval cell も関与することが知られている[14]。肝細胞は、肝臓の全細胞

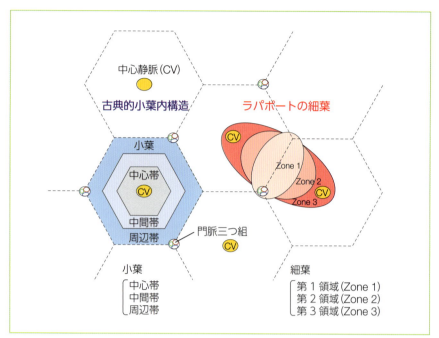

図4 古典的小葉構造とラパポートの細葉との比較（模式図）

数の60%、体積の80%を占め、多面体で、類洞、毛細胆管、隣接肝細胞に面する3表面を持つ。核は1つまたはそれ以上の明瞭な核小体を持ち、細胞質は好酸性顆粒状で、多量のグリコーゲンを含み、粗面小胞体、リボソームのため虎斑状を示す。電顕的には大型のミトコンドリアが豊富に含まれ、類洞極には粗面小胞体が、毛細胆管極にはゴルジ装置がよく発達する。そのほかには、滑面小胞体、リソソーム、ペルオキシソーム、ポリリボソームもみられる。毛細胆管に面する側には指状の微絨毛が発達し、ディッセ腔に面する側にも無数の不規則な微絨毛がみられる。

　肝小葉は、古典的に中心静脈を中心として捉えられており、組織学的にも小葉中心帯 centrilobular area、小葉中間帯 midzonal area、小葉周辺帯 periportal area を認識しやすい（図4）。

　一方、ラパポート Rappaport[15]は、機能面から門脈域を中心とした細葉 acinus の概念を提唱し、これは肝の毒性病変を考える上で有用であるため、多くの毒性病理学者に受け入れられている（図4）。ラパポートの細葉は、3領域に分けられ、血圧、酸素・栄養素量、代謝、酵素活性などの各領域による相違が明らかとなっている。第1領域 Zone 1 は、門脈周囲で酸素・栄養素の高い血液が通過する。第3領域 Zone 3 は、小葉中心部で血液中の酸素・栄養素量が最も少なく、それゆえに障害を受けやすい。第2領域 Zone 2 は、両者の中間的性格を持つ。細胞学的に、細葉第1領域の肝細胞にはミトコンドリアが豊富であり、細葉第3領域の肝細胞は大型で粗面小胞体が多く、また後者には薬物代謝酵素であるチトクロームP450、エポキシド酸化分解酵素、グルタチオンS-転移酵素が豊富に含まれる。

　肝臓は、薬物の代謝において生体内で最も重要な器官である。生体は脂溶性化合物を吸収し、水溶性化合物に変換して排泄している。これは酵素反応によるが、古典的に第1相反応 phase I reaction と第2相反応 phase II reaction に分けられる。第1相反応は酸化、還元、加水分解により官能基の露出、付加を行い、第2相反応は生体内分子との抱合体（グルクロン酸抱合、硫酸抱合など）を形成させて水溶性を増す。これらの過程は、解毒という作用の反面、毒性の高い中間代謝物を生成し細胞障害をもたらす可能性を有している。第1相反応を触媒する酵素群には、チトクロームP450、アミン酸化酵素、エポキシド酸化分解酵素などが含まれる。第2相反応は生合成的であり、反応にはエネルギーを必要とし、触媒する酵素群にはグルクロン酸転移酵素、硫酸転移酵素、N-アセチル転移酵素、グルタチオンS-転移酵素などが含まれる。一方、薬物の胆汁排泄は、尿中排泄に次いで主要な排泄経路である。肝細胞でつくられた胆汁は、毛細胆管に分泌され、細胆管 bile ductule に移行し、次いでそれが数本集まった小葉間胆管に流入する。多くの小葉間胆管は、肝門で肝臓の外へ出ると肝管となり、途中で2つに別れ、一方は胆嚢管となって胆嚢に注ぎ、他方は総胆管となって十二指腸に注ぐ。胆嚢のないラットにおいては、肝管から肝腸管 hepatoenteric duct を経て十二指腸に注ぐ。また、イヌでは、肝門から離れた実質中から胆管が出て胆嚢の頸部に直接開く肝嚢管 hepatocystic duct がある。

2．非腫瘍性病変

2-1．肝横隔膜面結節 hepatodiaphragmatic nodule（横隔膜ヘルニア diaphragmatic herniation）

発生段階での異常として発生する。肉眼的には、肝臓中間葉の横隔膜面に突出する、おおむね5〜10 mm前後

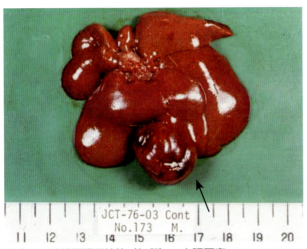

写真3 肝横隔膜面結節（矢印）の肉眼写真
ラット、自然発生。（写真提供：今井 清先生）

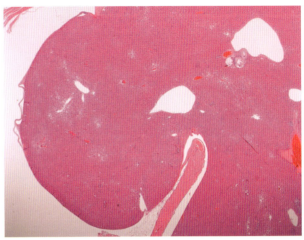

写真4 肝横隔膜面結節
写真3の組織像、HE染色。（写真提供：今井 清先生）

の球状結節として認められ、肝固有色を呈する（**写真3**）。組織学的に、同結節はほぼ正常な肝実質組織よりなり（**写真4**）、周囲との境界は不明瞭であるが、構成する肝細胞には時折分裂像の増加あるいは核質濃染など若干の細胞異型が観察されることがある。

腫瘍性結節との鑑別においては、本結節の発生部位が中間葉の横隔膜面に一定しており、肉眼的に肝固有色を呈し、組織学的にも正常組織と比べほとんど差異がないことが鑑別点となる。本病変は先天性横隔膜ヘルニアの一種で、ラットにおいて自然発生がしばしばみられるが、発生段階で何らかの原因により異常が生じたものと推察される[16]。発生頻度は動物のロットあるいは系統によっても異なるが、Fischer 344（F344）系ラットの場合では2～10％前後とされている。なお、除草剤ニトロフェン nitrofen を妊娠動物に投与すると増加することが報告されている。

2-2. 囊胞 cyst（胆管囊胞 biliary cyst、肝囊胞 hepatic cyst）

先天異常として認められる場合と生後の自然発生病変としてみられる場合の両方があるが、原因は不明である。肉眼的には種々の大きさの単発性 simple あるいは多発性 multiple（多胞性 multilocular）囊胞として認められ、内腔には透明あるいは黄色を帯びた漿液を充満している（**写真5**）。組織学的には、肝内胆管が囊胞状に拡張した形態像を示し、扁平ないし立方上皮が内面を覆っている。囊胞の間には薄い結合組織が存在し、まれに圧迫された肝細胞が観察されることもある。

鑑別病変としては、囊胞状の形態を示す肝海綿状変性 spongiosis hepatis、血管拡張 angiectasis および胆管腫 cholangioma があげられる。肝海綿状変性では病巣の囊胞間に結合組織の増生が通常観察されず、血管拡張は内腔にしばしば血液を容れ、血管との関係が明らかである。また、胆管腫の場合には内腔を覆う上皮が増殖性で、

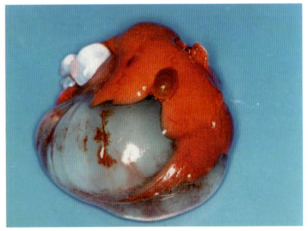

写真5 囊胞の肉眼写真
マウス、自然発生。

病巣は大きく周囲組織を圧迫する。本変化は、マウスで先天異常としてまれに観察される。ラットでは、系統間での発生率に差があり、一般的に雄よりも雌の方が発生率が高く、加齢に伴って増加する。ハムスターでは、発生率が他の動物種に比べて高く、加齢によって増加し、20カ月齢以上で30％以上の動物に観察される。

2-3. 脂肪化 fatty change（脂肪変性 fatty degeneration、脂肪症 steatosis、空胞化 vacuolation）

中性脂肪の代謝障害に伴い発生する。肝細胞の細胞質内に大小の主に中性脂肪（トリグリセリド）よりなる脂肪滴が増加する場合をさし、脂肪滴が大型の場合（大滴性脂肪化 macrovesicular fatty change）には核の偏在をもたらす（**写真6**）。一方、小型の脂肪滴の沈着を主体とする場合（小滴性脂肪化 microvesicular fatty change）には、核の偏在を伴わない（**写真7**）。脂肪滴の大きさはその原因によって異なるが、両者の関連性は必ずしも解明されていない。脂肪滴を有する肝細胞の分布より、小葉中心性、小葉周辺性、びまん性に分類される。

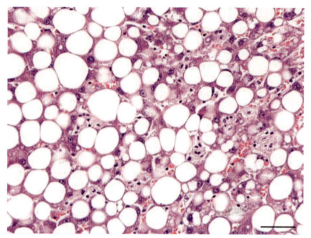

写真6 脂肪化（大型脂肪滴）
マウス、自然発生、HE 染色。目盛りは 50.0 μm を示す。
（写真提供：Dr. David Malarkey）

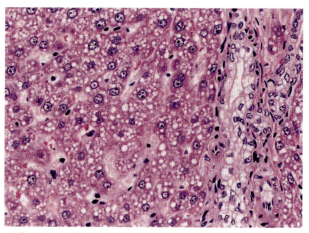

写真8 リン脂質症
ラット、薬物誘発、HE 染色。

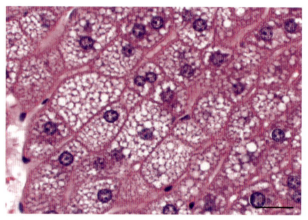

写真7 脂肪化（小型脂肪滴）
マウス、薬物誘発、HE 染色。目盛りは 25.0 μm を示す。
（写真提供：Dr. David Malarkey）

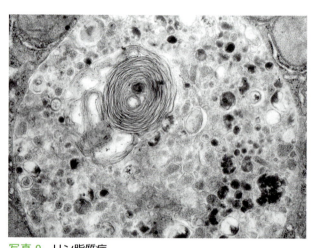

写真9 リン脂質症
ラット、薬物誘発、電子顕微鏡像。肝細胞質内にミエリン様層状構造物が観察される。（写真提供：大石裕司先生）

　糖原（グリコーゲン）蓄積あるいは水腫変性との鑑別が必要となるが、グリコーゲン蓄積の場合には、形態的に不整形な形状を示し、PAS 染色陽性が鑑別点となる。水腫変性の場合には、形状が類似しているが、脂肪染色あるいは PAS 染色いずれも陰性である。薬物の投与によって出現する脂質症の発生機序としては、脂肪代謝系のアンバランスのほか、膜の脂質過酸化、ATP 合成阻害、ゴルジ装置の機能障害、ミトコンドリアによる脂肪酸の β 酸化障害、微小管の障害、ステロイドホルモンの分泌亢進などがあげられている。肝細胞の脂肪化は、薬物によるもの以外に生理的にもしばしば観察され、また、慢性の貧血で小葉中心部に出現する。

2-4. リン脂質症 phospholipidosis

　リン脂質代謝障害あるいはリソソーム酵素の先天的欠損によりリン脂質が細胞質内に過剰に蓄積することにより発生する。組織学的には肝細胞内やクッパー細胞内にリン脂質蛋白質（リポ蛋白質）の蓄積がみられ、細胞は腫大して泡沫様の細胞質を呈する（**写真8**）。電顕的には特徴的なミエリン様層状構造物 laminated cytosome (membranous cytoplasmic body) が観察される（**写真9**）。

　通常の脂肪変性（中性脂肪の蓄積）あるいは水腫変性との鑑別が問題となるが、リン脂質症は、オイルレッド O 染色陰性で、電顕的にミエリン様層状構造を観察することにより区別される。リン脂質症は、広義の脂質症 lipidosis に含まれるが、発生機序が中性脂肪の場合と異なるため、区別して考えられる。本症は、いわゆるリソソーム蓄積症 lysosomal storage disease[17]と呼ばれる疾患の1つで、リン脂質が細胞質内のリソソームに過剰に蓄積することで発現する病変であり、原因としては先天的な場合と後天的な場合の両方がある。前者はリソソーム酵素の先天的欠損により代謝できない脂質がリソソーム内に蓄積した場合であり、後者は薬剤などによってリソソームの pH が変化したり、あるいは酵素の阻害が生じて二次的に蓄積症が発生した場合である。本症の原因となる薬剤としては、血管拡張剤コラルジル coralgil など種々の例があげられるが、一般に親水性と疎水性の両者の性質を持つ陽イオン性両親媒性化合物 cationic

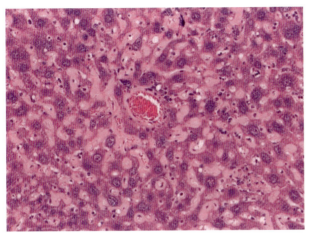

写真 10　アミロイド症
マウス、自然発生、HE 染色。類洞に沿ってアミロイドの沈着が認められる。

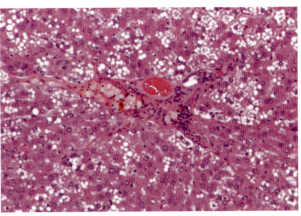

写真 11　リポフスチン沈着
ラット、自然発生、HE 染色。門脈域に黄褐色の消耗性色素の沈着がみられる。

amphophilic compound であることが多く、細胞のリン脂質と複合体を形成してその代謝を阻害し、この複合体がリソソームに蓄積することが指摘されている[18,19]。したがって、この場合は、肝細胞のほかにも全身の諸組織に蓄積が観察される。なお、リソソーム蓄積症には、本症のほかにムコ多糖症なども含まれており、肝臓に類似病変が観察されることが知られている[17,20]。

2-5. アミロイド症 amyloidosis（アミロイド沈着 amyloid deposition）

　種々の原因により異常な線維性アミロイド蛋白質が細胞外に沈着することにより発生する。アミロイドは、肝臓でグリソン鞘の血管壁に沈着する場合が多いが、類洞壁に沿ってびまん性に沈着が認められる場合もある（**写真 10**）。

　アミロイドは、ヘマトキシリン・エオジン（HE）染色標本において均質で淡明な好酸性物質として認められ、コンゴーレッド染色で陽性、偏光顕微鏡下で緑色の複屈折性を示す。電顕的には、直径8〜10 nmの分岐しないフィラメント構造を示すが、構成蛋白質には化学的性質の異なるいくつかの種類が検出されている。硝子様変性あるいは壊死との鑑別が問題となるが、アミロイドの組織化学的特性（コンゴーレッド染色陽性）および電顕的形態像（フィラメント構造）により区別される。本症は、アミロイド（類澱粉質）と呼ばれる線維性蛋白質が細胞外の組織間隙に沈着する疾患で、原発性と続発性、あるいは全身性と局所性などに分類される。肝臓は、好発臓器の1つである。実験動物では、マウスやハムスターで発生がみられ、特にマウスにおいて好発し、慢性皮膚炎など種々の炎症性疾患に随伴して発生することが多いが、一部の近交系マウスで遺伝性アミロイド症も報告されている。全身性アミロイド症では、肝臓のほかに脾臓、腎臓、小腸、甲状腺、副腎、卵巣などの諸組織にアミロイドの沈着が観察される。なお、沈着するアミロイド蛋白質は近年の生化学的・免疫組織化学的分析法の進歩により血清蛋白質の前駆物質（単クローン性免疫グロブリン短鎖 AL フィブリル、血清アミロイド A 蛋白質 AA フィブリル、前アルブミンフィブリルなど）に由来することが判明し、その物質は沈着する臓器により異なることが示唆されている。

2-6. 色素沈着症 pigmentation（色素沈着 pigment deposition）

　種々の原因により生体内あるいは生体外色素が肝組織内に沈着することで発生する。HE 染色標本では一般に褐色色素沈着として観察されるケースが多く、沈着部位は色素の由来・特性により肝細胞、クッパー細胞あるいは間質などさまざまである。肝臓に沈着する色素には、さまざまなものがあるが、組織化学的、蛍光顕微鏡的あるいは電顕的手法を用い特性を解析することにより、互いに区別される。沈着する色素の大部分は、体内性色素 endogenous pigment であるが、体外性色素 exogenous pigment もまれに認められる。体内性色素の代表例としては、リポフスチン lipofuscin（消耗性色素）、セロイド ceroid、血鉄素（ヘモジデリン）hemosiderin、胆汁色素 bilirubin、ポルフィリン色素 porphyrin などがあげられる。

　リポフスチン沈着においては、肝細胞の老化あるいは消耗によって細胞質内に黄色、顆粒状の色素が出現し、クッパー細胞や間質のマクロファージ内にも観察される（**写真 11**）。本色素は、紫外線下で自動蛍光を発し、シュモール Schmorl 反応で緑青色を呈し、ベルリンブルー反応に陰性で、ペルオキシソーム誘導剤の投与によって顕著な増加をみることがある。

　セロイド沈着は、肝実質の破壊の強い疾患、特に肝炎や四塩化炭素 carbon tetrachloride 中毒の肝臓において、クッパー細胞や間質のマクロファージ内に黄褐色顆粒状構造物として出現する。本色素は、リポフスチンと本質的に同じものと考えられているが、単一の物質で構成さ

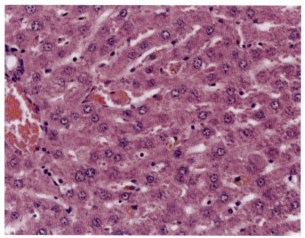

写真 12　ヘモジデリン沈着
ラット、薬物誘発、HE 染色。クッパー細胞質内に黄褐色色素の沈着が認められる。

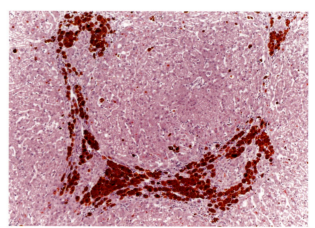

写真 14　褐色色素沈着
イヌ、薬物誘発、HE 染色。

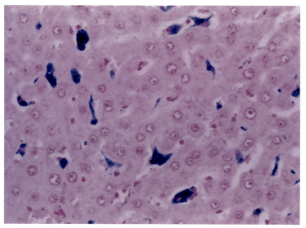

写真 13　ヘモジデリン沈着
写真 12 と同症例。ベルリンブルー染色。主にクッパー細胞質内に鉄染色陽性色素（青色）の沈着が認められる。

れておらず、リポフスチンに比べ脂質含量が高い。ズダンブラック陽性、脂質溶媒に不溶、PAS 強陽性、チール・ニールセン Ziel-Nielsen 染色で抗酸性を示すなどの特徴のほか、リポフスチンとの染色上の鑑別としては、シュモール反応に陰性であることがあげられる。

血鉄素（ヘモジデリン）沈着は肝細胞、クッパー細胞あるいは間質のマクロファージの細胞質内に出現し、溶血性変化に起因する場合にはクッパー細胞内への沈着が主体になる（**写真 12**）。本色素は、組織学的に HE 染色で黄褐色を呈し、ベルリンブルー染色に陽性である（**写真 13**）。電顕的には、リソソームに類似した限界膜を有するジデロソーム siderosome として観察される。

胆汁色素沈着は、肝外あるいは肝内の因子による胆汁鬱滞により発生し、胆汁栓とともに肝細胞あるいはクッパー細胞内への黄褐緑色の胆汁成分の過剰蓄積として観察される。また、α-ナフチルイソチオシアン酸 α-naphthylisothiocyanate（ANIT）による胆汁酸の代謝異常によっても発現することが報告されている。本色素は胆汁染色（ホール Hall 法）で緑青色に染色され、ベルリンブ

ルー反応やズダンⅢにはともに陰性であることから、血鉄素やリポフスチンと鑑別される。

ポルフィリン色素の沈着は、先天的あるいは後天的にヘム合成に必要な酵素が障害されたときにみられ、ヘム合成基質のプロトポルフィリンが組織内に蓄積した状態をさす。ある種の向精神剤あるいは除草剤の一種であるプロトックス（protoporphyrinogen oxidase）阻害剤を投与した場合に観察されることが知られている[21]。組織学的には主に毛細胆管内あるいは肝細胞質内に沈着し、HE 染色標本では暗褐色色素として観察され、蛍光染色では鮮紅色に染まり、偏光下では特徴的なマルタ十字様構造を示す。そのほか、毒性試験において投与薬剤あるいはその代謝物に関連した色素が、小葉内の一定部位に沈着することがある（**写真 14**）。

2-7．胆汁鬱滞 cholestasis（bile stasis）

肝内あるいは肝外の胆道系における胆汁の通過障害により発生する。組織学的には、毛細胆管から小葉間胆管にいたる肝内胆管中に胆汁栓が出現し、肝細胞およびクッパー細胞内に黄色～緑褐色調の顆粒状あるいは無定型塊の胆汁色素 bile pigment が観察される。電顕的には、毛細胆管の微絨毛の膨化、ブレブ bleb 形成を伴った腔の拡張がみられる。一方では、微絨毛の減少・消失や細胞質の膨隆による狭窄も生じる。毛細胆管近くの肝細胞質内には胆汁栓を含むリソソームと粗面小胞体が増加する。リポフスチンあるいはポルフィリン色素との鑑別が問題となるが、シュモール法（陰性）あるいはホール法（陽性）の染色結果により区別することが可能である。

本病変は、胆汁の流れの障害に基づく変化であり、肝内胆道の閉塞が続くと、明るい網状の肝細胞群（網状変化 reticular change あるいは羽毛様変性 feathery degeneration）が小葉内に散見される。これは、胆汁酸による細胞の融解壊死の反映である。臨床的には、黄疸として認められることがあり、高ビリルビン血症、アルカリホスファターゼの活性上昇、ブロモスルファレイン bromo-

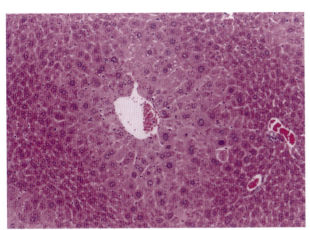

写真15　小葉中心性肝細胞肥大
マウス、フェノバルビタール誘発、HE染色。

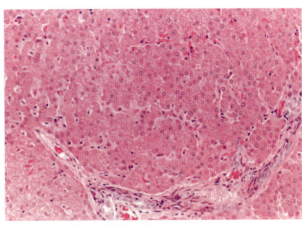

写真16　小葉周辺性肝細胞肥大
イヌ、除草剤誘発、HE染色。

sulphalein（BSP）やインドシアニングリーン indocyanine green（ICG）検査値の異常を示す。原因としては、化学物質や各種感染病などによる肝細胞の機能異常のほかに、胆石、胆道癌、膵頭部癌による肝外胆道の機械的閉塞がある。胆汁鬱滞を引き起こす化学物質として、ヒトでは多種の薬剤で発生報告があり、実験動物ではラットやウサギにおいて同様の変化を誘発させることができる。肝細胞に対する中毒性の肝内胆汁鬱滞と肝外胆道の機械的閉塞との鑑別は、困難な場合が多い。しかし、中毒性の肝内胆汁鬱滞は、組織学的に、小葉間胆管などの太い胆道での拡張所見のないこと、小葉中心部の肝細胞に目立って胆汁色素が沈着したり胆汁栓を形成したりすることがないこと、グリソン鞘での浮腫、好中球の浸潤あるいは線維増生を示さないこと、肝細胞に羽毛様変性による壊死を起こさないことなどにより、肝外胆道の機械的閉塞と鑑別できる。また、黄疸（高ビリルビン血症）は赤血球の破壊亢進などによる溶血によっても発生するが、この場合には形態的に肝細胞に特に異常が観察されないため、鑑別は容易である。

2-8．肝細胞肥大 hepatocellular hypertrophy（hepatocytomegaly）

　肝細胞肥大は、一般に生体内に侵入した異物を代謝・解毒するための肝臓の適応反応として認められる変化で、それに伴い肝臓自体も大きさ（容積）を増し、重量も増加する。組織学的には、肝細胞の容積の増大をさすが、細胞数の増加を伴う場合もある。肥大した肝細胞の形態あるいは染色性は、細胞質内で増加する物質あるいは小器官により異なる。肥大部位に関しては、小葉中心性（**写真15**）にみられることが多いが、小葉周辺性（**写真16**）やびまん性（**写真17**）に認められる場合もある。
　変性病変との鑑別が必要となるが、変性の場合ではある種の物質（脂質、糖原、硝子体など）が正常範囲を超え蓄積していることが鑑別点となろう。
　肝細胞肥大は、化学物質の毒性試験において最も頻繁

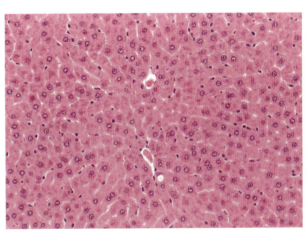

写真17　びまん性肝細胞肥大
ラット、クロム銅砒素系木材保存剤誘発、HE染色。

にみられる所見のひとつで、フェノバルビタール phenobarbital（PB）や3-メチルコラントレン 3-methylcholanthrene（3-MC）に代表される薬物群は薬物代謝酵素チトクローム P450 モノオキシゲナーゼ活性を誘導し、特にフェノバルビタールの場合には滑面小胞体が増加して小葉中心部の肝細胞がすり硝子状に肥大する（くもり硝子様変化）。ある種の抗脂血症剤やプラスチックの可塑剤はペルオキシソーム peroxisome を増加させ、小葉中心部の肝細胞は好酸性顆粒状に肥大する。クプリゾン cuprizone、エチオニン ethionine、オロチン酸 orotic acid、メタピリレン methapyrilene などは、ミトコンドリアの増大あるいは増生をもたらす[22]。肝細胞肥大は異物代謝に伴う適応反応であり、原因が取り除かれれば正常に復帰する可逆的変化として捉えられているが、過剰な刺激が持続的に加わった場合にはしばしば変性あるいは壊死に陥る。なお、薬物代謝酵素誘導剤に起因する肝細胞肥大に関しては近年の遺伝子改変動物を用いた研究などにより種々の核内受容体が関与していることが判明し、特に constitutive androstane receptor（CAR）、pregnane X receptor（PXR）、peroxisome proliferators-activated receptor alpha（PPARα）を介しての肝細胞肥

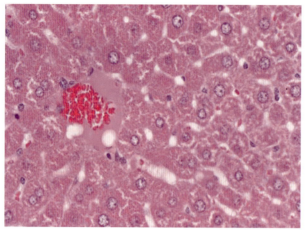

写真 18　顆粒変性
ラット、クロフィブラート誘発、HE 染色。肝細胞質内に微細顆粒状物質が認められる。（写真提供：田中浩二先生）

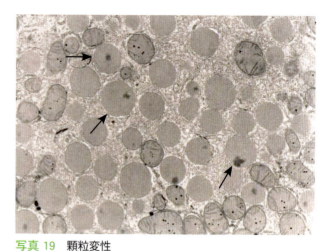

写真 19　顆粒変性
写真 18 と同症例。電子顕微鏡像。ペルオキシソーム（矢印）の増加が観察される。（写真提供：田中浩二先生）

大の毒性学的意義に関しては齧歯類（ラット、マウス）特有の適応反応であり、ヒトへの外挿性が低いものと解釈されている[23]。

2-9. 肝細胞萎縮 hepatocellular atrophy

　動物の栄養状態が悪化した場合、例えば飢餓、衰弱あるいは悪液質などの際に認められる。低栄養状態では、肝細胞がびまん性に萎縮するが、小葉中心部の方がより顕著である。萎縮した肝細胞は容積を減じ、グリコーゲンが消失するため、細胞質は一般に好酸性を増す。電顕的には糖原顆粒の減少とともにミトコンドリアの数も減少するが、その大きさは正常よりも大きくなる。そのほか、滑面小胞体の減少あるいはリポフスチン顆粒の増加が観察されることもある。標本作製上のアーティファクトとして萎縮がみられる場合もあるので、動物の栄養状態を考慮した上で鏡検する必要がある。

　肝細胞萎縮は、毒性試験の高用量群の動物にしばしば観察される所見であるが、老化した動物においても生体の代謝能力の低下を反映した萎縮が認められる。また、鬱血や腫瘍などの際に部分的に圧迫萎縮が観察されることがある。

2-10. 顆粒変性 granular degeneration（顆粒状変化 granular change、混濁腫脹 cloudy swelling、好酸性顆粒状変性 eosinophilic/acidophilic granular degeneration）

　薬物などによりミトコンドリアの腫大あるいはペルオキシソームの増生が惹起された場合に発生する。組織学的に、肝細胞質は、好酸性顆粒状を呈し腫大する（写真 18）。電顕的にはミトコンドリアの膨化あるいはペルオキシソームの増加が観察される（写真 19）。

　硝子変性との鑑別が問題となるが、電顕的検索により区別される。

　本病変の原因としては、ミトコンドリアの変化とペルオキシソームの増加の2つがあげられる。前者は、ミトコンドリアの腫大によって細胞質が顆粒状を呈する肝細胞腫大をさし、混濁腫脹とも呼ばれる。ミトコンドリアの腫大が高度になると、組織学的には空胞として観察される。同変化は、ミトコンドリアの機能障害性変化の中で最も頻繁に認められるもので、多種の細胞障害因子によって発現するほか、低酸素症 hypoxia で定型像が観察される。軽度のものは、可逆性と考えられているが、基質にカルシウムが沈着すると不可逆的となり、外膜およびクリスタの崩壊へと進む。ミトコンドリアに影響を及ぼす肝毒性物質には四塩化炭素 carbon tetrachloride、蟻酸アリル formic acid allyl、エチオニン、ジメチルニトロソアミン dimethylnitrosamine（DMN）などがあるが、これらの多くは小胞体にも影響を及ぼすことが知られている[24]。一方、後者はペルオキシソーム（マイクロボディ）の増加および大型化によって出現する細胞質の好酸性顆粒状腫大を特徴とし、顆粒はミトコンドリアの腫大によって出現するものに比べ、微細で小型である。同変化の発現にはペルオキシソーム増殖剤応答性受容体 peroxisome proliferator activated receptor（PPAR）の関与が知られており、ラットやマウスでは小葉中心領域の肝細胞に出現する傾向があり、ペルオキシソーム誘導剤 peroxisome proliferator[25]（抗脂血症剤や可塑剤など）および各種の有機溶媒などで誘発される。これらの薬物の長期投与では、リポフスチンの増加を伴う場合がある。なお、齧歯類ではこれらの薬剤によって肝細胞腫瘍の発生頻度がしばしば増加するが、この現象は種特異的でヒトに外挿できないものと考えられている。

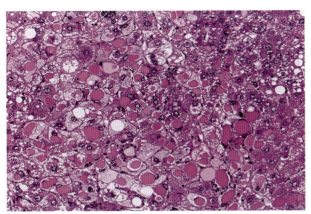

写真20　肝細胞腫瘍細胞質内好酸性封入体
マウス、有機水銀誘発、HE染色。

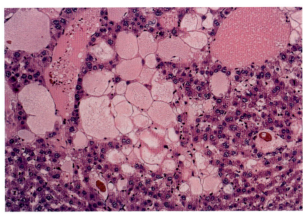

写真21　肝海綿状変性
ラット、自然発生、HE染色。

2-11. 硝子変性 hyaline degeneration （好酸性変性 eosinophilic/acidophilic degeneration）

　肝障害あるいは腫瘍の二次的変化として発生する。組織学的には、肝細胞質内に硝子様物質が沈着する変化で、HE染色標本では好酸性で均質な塊状物質（硝子体）が観察される。顆粒変性との鑑別が問題となるが、組織学的に沈着物質が顆粒状か均質な塊状物質かによって区別され、また、組織化学的あるいは電顕的差異によっても鑑別が可能である。肝細胞質中に出現する硝子体 hyaline body は、好酸性で通常、円形、均質な硝子状外観を呈し、しばしばPAS反応に強陽性でジアスターゼに抵抗性を示す。アルコール性肝障害時に発現する硝子体は、巨大ミトコンドリア megamitochondria の出現によるものと、マロリー小体 Mallory body[26]と称される微小管 microtubule、中間型線維および細線維の凝集塊に属するものとがある。マロリー小体は、微小管形成抑制剤などによっても発現する。そのほか、α1 アンチトリプシン α1-antitripsin 欠乏時の糖蛋白質結合体 non-lipid glycoprotein や蛋白質分泌物の小胞体への過剰蓄積なども硝子体の形態をとり、後者はマウスの肝細胞腫瘍の細胞質内の封入体[27]として観察される（写真20）。また、異常なリソソームが硝子体として観察されることもある。

2-12. 水腫変性 hydropic degeneration （空胞変性 vacuolar degeneration）

　種々の細胞傷害作用によって非特異的に発現する。組織学的には、肝細胞質内に水分貯留による小滴が多数発現し、それらが互いに融合して空胞を形成する。電顕的には、粗面小胞体の膜状のリボソームが遊離・離散し、小胞体腔の拡張やミトコンドリアの腫大、核濃縮が観察されることが多い。これらの変化は、いわゆるイオンポンプ機能を維持する細胞膜の代謝機能が障害され、水分とナトリウムが細胞質内に流入し、カリウムの脱出を起こすことが主因で発生するものと考えられている。脂肪変性・リン脂質症あるいは糖原蓄積症との鑑別が問題となるが、水腫変性の場合、いずれの組織化学的染色においても陰性であることが鑑別点となる。

　本病変は細胞膜障害に起因する細胞内液の蓄積過剰によって発現する細胞質の膨化ないし空胞状変化で、四塩化炭素の投与で出現するような高度の膨化を呈す細胞については風船細胞 ballooning cell と呼ばれる。本変化は細胞膜の透過性異常に起因することから本来可逆性の性格を有するが、四塩化炭素の中毒性肝病変では壊死した肝細胞に接して観察されることから前壊死性病変としての性格も有する。四塩化炭素や二硫化炭素 carbon disulphide などの薬物投与では小葉中心域に発現し、高度の病変では中間帯に及ぶこともある。アルコールに起因する肝細胞障害において出現する水腫変性は、肝細胞が産生するアルブミンやトランスフェリンなどの輸出性蛋白質の分泌障害による過剰蓄積によるもので、細胞膜障害と異なった発現機序を持つ。なお、肝内循環圧の亢進による細胞膜の嵌入や、水分蛋白質代謝障害による小胞体の拡張などによって肝細胞の細胞質内に空胞をみることもある。

2-13. 肝海綿状変性 spongiosis hepatis （肝嚢胞状変性 cystic degeneration）

　一般に、伊東細胞の変性病変として発生するものと考えられている。組織学的には、肝細胞間に発生する嚢胞状病変で、腔内にエオジン淡染の架状あるいは細顆粒状の液状成分を容れる（写真21）。

　時折赤血球の混在を認めることもあるが、二次的変化と考えられる。電顕的に嚢胞を内張りする内皮あるいは上皮細胞は認められないが、隔壁には線維芽細胞様の細胞と互いに連結する細長い細胞突起が観察される。この線維芽細胞様の細胞は、細胞質にオスミウム好性の脂肪滴が認められ、伊東細胞であることが示唆されている。また、隔壁を構成する細胞突起の表面には、基底膜様構造物が認められ、しばしば膠原線維 collagen が混在する。伊東細胞は、元来、線維芽細胞系の細胞で、活性化

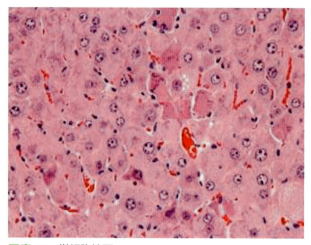

写真 22　単細胞壊死
ラット、薬物誘発、HE 染色。炎症反応が乏しい。
(写真提供：Dr. David Malarkey)

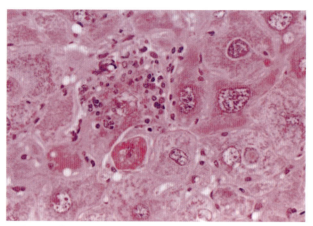

写真 23　単細胞壊死
マウス、自然発生、HE 染色。周囲に炎症細胞反応がみられる。

すると筋線維芽細胞へと分化し、膠原線維を産生することが知られている。類洞拡張、血管拡張、胆道系の嚢胞性病変との鑑別が問題となるが、血液成分あるいは内張り細胞の有無によって区別される。

　本病変の自然発生は低頻度ながら雄性ラットあるいはマウス（F344系ラット：5％前後、B6C3F1系マウス：約0.2％）に観察されるが、雌ではほとんど認められない。一方、実験的には N-ニトロソモルフォリン N-nitrosomorpholine、DMN、ニトロソピロリジン nitrosopyrrolidine、2-アセチルアミノフルオレン 2-acetylaminofluorene（2-AAF）など種々の肝発がん物質投与により誘発されることが知られており[28]、変異肝細胞巣や肝腫瘍内にもしばしば散見される。原因としては酸性ムコ多糖類あるいは蛋白質の細胞外での過剰蓄積が示唆されており、伊東細胞の関与が考えられているが、本病変の病理発生および生物学的意義については腫瘍性病変（間葉系腫瘍）との関連性を含め、いまだ十分解明されるにいたっていない。

2-14. 壊死 necrosis（細胞死 cell death、腫脹性細胞死 oncotic cell death）

　種々の原因により重度に細胞が傷害された場合、機能を失い、細胞死すなわち壊死に陥る。壊死に陥った細胞では、細胞質内の分解酵素の活性化により蛋白質の分解あるいは変性・凝固が生じる。壊死は、その形態像から融解壊死 lytic necrosis（colliquation necrosis）と凝固壊死 coagulation necrosis とに分けられる。融解壊死は蛋白質融解の目立つもので、水分の流入により胞体の腫大や小器官の著しい変化を伴う。蛋白質融解は、自己の蛋白質分解酵素や好中球、マクロファージの酵素による。凝固壊死は細胞質内の蛋白質の変性と水分の消失が目立つもので、細胞はゾルからゲルの状態になり、自己融解は起こりにくい。また、壊死の程度および小葉内分布から単細胞壊死、巣状壊死、塊状壊死および帯状壊死（小葉中心帯、中間帯、周辺帯壊死）に分けられる。単細胞壊死では、アポトーシスとの鑑別が問題となるが、炎症反応の有無、DNAの断片化（TUNEL法）、免疫組織化学的特性（ssDNA や cleaved caspase 3）あるいは電顕的形態像により区別される（詳細は下記の「単細胞壊死」および「アポトーシス」の項を参照）。肝細胞は種々の原因で容易に壊死に陥るが、一般に化学物質誘発性の壊死は小葉内において一定の帯状パターンを示すことが多い。しかし、用量、投与期間によって帯状パターンが変化する場合があり、ブチル化ヒドロキシトルエン butylated hydroxytoluene（BHT）を投与した場合には、小葉中心部から周辺部へ壊死病巣が移行する。

2-14-1）単細胞壊死 single cell necrosis（単細胞死 single cell death、腫脹性単細胞死 single oncotic cell death）

　単一の肝細胞が傷害を受け、壊死に陥る状態をさす。壊死に陥った肝細胞では細胞内小器官の膨化や蛋白質の分解、変性、凝固が生じ、細胞自体は膨化し、核は崩壊、濃縮、消失するため、細胞質は無構造な好酸性を呈し、通常は凝固壊死の形態を示す（写真 22）。また、壊死に陥った細胞では細胞膜も傷害を受け、細胞内酵素などの遊出が起こるため、周囲にはクッパー細胞の活性化などの炎症反応を伴う（写真 23）。ただし、炎症細胞の動員には一定の条件と時間を要するため、壊死の初期過程では明確な炎症反応がみられない場合もある（写真 22）。

　アポトーシスとの鑑別が問題となるが、炎症反応の有無、DNAの断片化を伴わない点（TUNEL法陰性）、免疫組織化学的特性（ssDNA や cleaved caspase 3 免疫染色は通常陰性）あるいは電顕的形態像により区別される。ただし、上述のように壊死過程の初期では炎症反応がみられない場合もあるので、正確な鑑別には TUNEL法や免疫組織化学的染色あるいは電顕検索が必要となる。単細胞壊死はラット、マウスの毒性試験の高用量群でしば

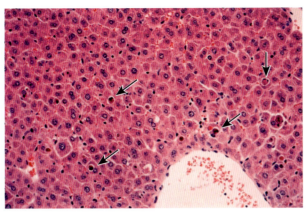

写真 24　アポトーシス
マウス、ガラクトサミン誘発、HE 染色。周囲にハローを形成するアポトーシス小体が観察される（矢印）。
（写真提供：森島英喜先生）

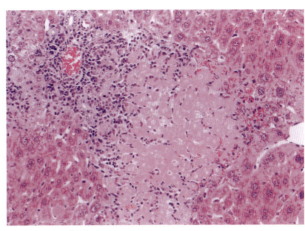

写真 25　巣状壊死
マウス、自然発生、HE 染色。凝固壊死部を取り囲むように炎症細胞の浸潤が認められる。

しば観察される所見であるが、HE 染色標本上の形態像からではアポトーシスとの区別が困難な場合があり、その際に毒性病理用語・診断基準国際統一化事業 International Harmonization of Nomenclature and Diagnostic Criteria（INHAND）（本稿末の「その他の有用な成書・文献情報」の 40）参照）ではアポトーシスを裏付ける確証が得られない限り「単細胞壊死」として診断することを推奨している。ただし、本件については再度検討中で、単細胞壊死かアポトーシスかの確証が得られない場合に加え単細胞壊死とアポトーシスが同時に共存する場合も想定されることから、その際には単細胞壊死とアポトーシスを併記する用語「単細胞壊死・アポトーシス single cell necrosis/apoptosis」を使用するのが妥当ではないかとの提案があり、現在、INHAND の「アポトーシス・壊死検討委員会」で検討が進められている。

2-14-2）アポトーシス apoptosis（プログラム細胞死 programmed cell death）

アポトーシスには、発生や生体の恒常性維持に必要な生理的細胞死として機能する場合と、種々の疾患（変性、虚血、がん、免疫疾患など）の発症に関わる病的細胞死として発現する場合の両方がある[29,30]。組織学的に、アポトーシスの初期段階では核のクロマチン凝集、縮小、断片化がみられるが、細胞内小器官は比較的保持されている。進行すると細胞質も縮小し、断片化した核を少量の細胞質で取り囲んだアポトーシス小体 apoptotic body が形成される。アポトーシス小体は、好塩基性の核崩壊物を含んだ卵円形〜円形の好酸性小体で、正常肝細胞の細胞質内あるいはそれに隣接してみられ、電顕的に細胞内小器官を容れた膜で囲まれた円形構造物として観察される。アポトーシスに陥った細胞は、やがて周囲の肝細胞あるいはマクロファージによって取り込まれ処理されるが、細胞膜が比較的保持されて細胞内酵素の遊出が起きないため、通常は周囲に炎症反応がみられない（**写真 24**）。ただし、ウイルス性肝炎など感染症の炎症過程においてもアポトーシスが誘導されることが知られており、その発現機序は、感染した肝細胞上のウイルス抗原を細胞傷害性 T 細胞 cytotoxic T lymphocyte（CTL）が認識し、サイトカインの一種 Fas リガンドを発現し、肝細胞の Fas と結合することによって肝細胞にアポトーシスを誘発するものと考えられている[31]。したがって、炎症反応の有無は、必ずしもアポトーシスと壊死の判別に有効とは限らない。

単細胞壊死との鑑別が問題となるが、炎症反応の有無、DNA の断片化（TUNEL 法陽性）、免疫組織化学的特性（ssDNA や cleaved caspase 3 免疫染色陽性）あるいは電顕的形態像により区別される。ただし、HE 染色標本上では両者の鑑別が困難な場合があり、その際に INHAND では単細胞壊死として診断することを推奨しているが、この用語の取り扱いに関しては肝臓と他臓器（特に免疫関連組織）との間で必ずしも整合性が取れていないため、現在、前述のように統一化を目指し議論が進められており、近々に統一案が提出される予定である。アポトーシスは肝臓の恒常性、細胞数を維持するため能動的に発生する細胞死であるが、通常の壊死は、各種のストレスにより細胞が適応しきれなくなり生じる受動的な細胞死である。アポトーシスには、蛋白質合成と ATP に由来するエネルギーを必要とし、リンパ球の関与、増殖因子、ホルモン、放射線、抗がん剤などで惹起される。また、1,2 ジクロロエチレン 1,2-dichloroethylene、DMN、フラン furan などの化学物質の投与によっても誘発されるが、フェノバルビタールやペルオキシソーム誘導剤など細胞増殖亢進作用を有する非変異原性肝発がん物質 non-genotoxic mitogenic hepatocarcinogen 投与では、逆に抑制されることが知られている[32]。

2-14-3）巣状壊死 focal necrosis（限局性壊死 localized necrosis）

数個あるいはそれ以上の肝細胞が傷害を受け、集合して壊死に陥った状態をさす。組織学的には、数個から数

十個の肝細胞の壊死をいい、小葉内で不規則に散在する壊死巣として観察され、クッパー細胞活性化や円形細胞浸潤を伴う（**写真 25**）。

塊状壊死との鑑別が問題となるが、壊死の広がり（塊状壊死は小葉単位の広がりを示す）により区別される。ラット、マウスでは、若齢のものから自然発生がみられる。実験動物の化学物質投与による誘発例はまれであるが、D-ガラクトサミン D-galactosamine のラット急性毒性試験での報告がある。その場合、壊死細胞は除去されて周囲肝細胞に置換されるが、線維化は起こらない。巣状壊死の発現機構は不明である。

2-14-4) 塊状壊死（広範壊死）massive necrosis、多小葉壊死 multilobular necrosis

1つの小葉あるいは複数の小葉が傷害を受け小葉単位で壊死に陥った状態をさすが、肝臓全体が壊死に陥ることではない。組織学的には、傷害を受けた小葉全体が限界板を含め壊死に陥るため、やがて小葉構造は虚脱し、小葉を分ける結合組織が集積し、瘢痕形成にいたる。通常は凝固壊死の形態をとるが、融解壊死の形態像を示す場合もある。複数の小葉が侵された場合は、広範囲にわたる壊死像を呈すが、残存する健常な肝細胞から再生が起こり、随伴事象として線維化、血管新生もみられる。鑑別診断では、巣状壊死あるいは梗塞との区別が問題となるが、壊死の広がりや瘢痕萎縮あるいは循環障害の有無などにより鑑別が可能である。本病変は、四塩化炭素、クロロホルム chloroform、麻酔薬ハロタン halothane などの化学物質に高濃度曝露された場合や、マウスのウイルス性肝炎あるいはティザー Tyzzer 病の重症例において観察されることが報告されている[33,34]。

2-14-5) 小葉中心性壊死 centrilobular necrosis（小葉中心帯壊死 central lobular necrosis, periacinar necrosis）

薬物中毒、循環障害、感染症などに付随して発生する。組織学的には、小葉中心帯の肝細胞が傷害を受け壊死に陥る状態をさし、壊死の形態は凝固壊死で、中心静脈周囲の1層の肝細胞に限局するものから小葉の中間帯にまで広がるものまでみられる（**写真 26**）。

巣状壊死との鑑別が問題となるが、小葉中心性壊死の場合は中心静脈を取り囲む肝細胞全体に壊死が及ぶ点が鑑別となる。

本病変は、四塩化炭素、アセトアミノフェン acetaminophen、チオアセタミド thioacetamide、ブロモベンゼン bromobenzene など多くの化学物質投与に誘発される帯状壊死である[35]。小葉中心帯はラパポート Rappaport の細葉第3領域に相当し、この領域は門脈血、動脈血が肝細胞に最終的に接するところで、血中の酸素、栄養素が少なく循環ショックを受けやすい。また、この領域の肝細胞には、薬物代謝酵素が小葉の他の部位に比較し多く含まれているため、化学物質が活性の高い代謝物

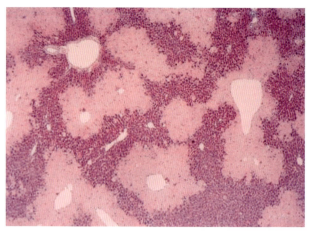

写真 26　小葉中心性壊死
マウス、四塩化炭素誘発、HE 染色。
（写真提供：森島英喜先生）

に変化し、細胞傷害を起こしやすい。一般に化学物質の用量に依存して壊死範囲が拡大するが、四塩化炭素では中間帯を越えず、組織破壊が顕著であるにもかかわらず炎症反応に乏しい。また、四塩化炭素では肝細胞のみが傷害されるが、ニトロソ化合物 nitroso compounds では類洞内皮も傷害され、その場合、小葉構造が失われて小葉中心帯の出血が著明である。小葉中心性壊死は、一般に修復されやすく、休薬により1週間程度で正常に修復する。この修復には類洞内皮が重要な役割を果たし、四塩化炭素では完全に修復されるが、ニトロソ化合物では線維化が残存する。

2-14-6) 小葉中間帯壊死 midzonal necrosis（小葉中間性壊死 midlobular necrosis）

小葉中間帯の肝細胞が傷害を受け機能を失うことにより発生する。組織学的には、小葉中間帯の肝細胞が層状に壊死に陥る状態をさすが、壊死に陥る肝細胞は2～3層で比較的薄い層に限定される。非常にまれな壊死であるが、フラン（マウス）、アフラトキシン（ウサギ）、ヘキサクロロフェン hexachlorophene（ネコ）など種々の薬剤投与により、中心静脈と門脈域の中間層に壊死が発生することが報告されている[36]。小葉中間帯肝細胞は、代謝能力あるいは酸素圧にかなりの幅があることから、ある種の条件が整った場合においてのみ壊死に陥る。

2-14-7) 小葉周辺帯壊死 periportal necrosis（小葉周辺性壊死 perilobular necrosis）

小葉周辺帯の肝細胞が傷害を受け機能不全に陥った場合に発生する。組織学的に、壊死は門脈域周囲にみられ、1層の肝細胞が傷害されるものから小葉の1/3程度に広がるものまでみられる。出血や炎症反応はまれである。修復は残存する肝細胞から急速に起こり、線維化、胆管増生 bile duct proliferation あるいは卵円形細胞増殖 oval cell proliferation などを伴うこともある。基本的にまれな病変で、発生率は小葉中心帯壊死に比べて低いが、小

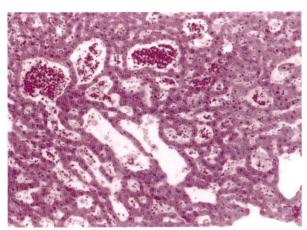

写真27 類洞拡張
ラット、自然発生、HE染色。

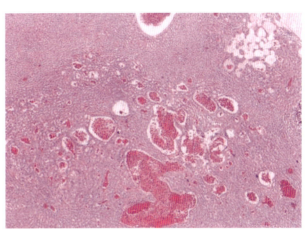

写真28 血管拡張症
ラット、自然発生、HE染色。

葉中間帯壊死よりは高い。門脈周囲は、酸素分圧が高く、化学物質が小葉を最初に通過する領域で、肝細胞が高濃度の化学物質に曝露されることが、壊死誘発の理由の1つとしてあげられる。また、薬物代謝酵素の小葉内分布・局在性も関与しているものと推察される。アリルアルコール allyl alcohol、N-ヒドロキシ-2-アセチルアミノフルオレン N-hydroxy-2-acetylaminofluorene、アフラトキシン、白リン white phosphorus、硫酸鉄 ferrous sulphate、蟻酸アリル formic acid allyl によって周辺帯壊死が誘発されることが報告されている[37]。

2-15. 鬱血 congestion（肝受動性鬱血 hepatic passive congestion）

心不全などに基づく肝静脈あるいは下大静脈の血流障害により惹起される。肝静脈血の還流不全に起因する変化であり、急性期には、肝臓が強く腫大し、中心静脈とその周辺の類洞が拡張して血液を満たし、肝細胞索が圧迫されて萎縮する。各小葉部に鬱血が限局することにより、小葉は明瞭になる。鬱血がさらに持続すると小葉周辺帯にも拡大し、小葉辺縁部の肝細胞は鬱血の持続による酸欠によって脂肪化を起こす。この状態にまで進行すると肉眼的に鬱血の赤色部と脂肪化の黄色化の織りなす模様で木の実のニクズク（ナツメグ）の割面に似るため、このような肝は、ニクズク肝 nutmeg liver と呼ばれる。慢性期では、浮腫や出血がみられ、鬱血がさらに長期に及ぶと肝細胞の萎縮・壊死が進行し、間質に結合組織線維が増生し、最終的に鬱血性の肝硬変に移行する。類洞拡張 sinusoidal dilatation あるいは血管拡張 angiectasis（紫斑症 peliosis hepatis）との鑑別が問題となるが、限局性の変化か否かによって区別される。肝臓の循環障害の最大の原因は、心不全（弁膜病、心筋炎、心嚢炎）であり、心機能に異常を起こす心毒性のある薬物の投与によっても発生する。急性期の変化は動物が瀕死状態の場合にもみられるが、死後の動物や放血の不十分な動物では判定が困難な場合がある。

2-16. 類洞拡張 sinusoidal dilatation（限局性鬱血 focal congestion）

肝小葉内の局所循環障害により発生する。組織学的には、小葉内において限局性に認められ、類洞の形態をほぼ保持しつつ赤血球を含んだ類洞が限局性に拡張し、まれに嚢胞状を呈する（**写真27**）。

血管拡張症 angiectasis との鑑別が問題となるが、類洞の形態をほぼ保持していることが鑑別点である。病変が限局していることが単なる鬱血との違いであるとする成書もあるが、しばしば鑑別が困難なこともある。本変化は、ラットに硝酸塩あるいはある種のステロイド避妊薬を長期投与すると誘発されることが報告されている。

2-17. 血管拡張症 angiectasis（肝紫斑症 peliosis hepatis）

消耗性疾患、あるいはある種の薬物を投与した際に誘発される。肉眼的には、小さな、血液を充満した嚢胞状病変として観察される。組織学的には、不規則に拡張した類洞内に血液成分を容れ、その類洞を1層の分化した内皮細胞が内張りしている（**写真28**）。内皮細胞や肝細胞にはほとんど異常はみられないが、病変が進行した場合、肝細胞は萎縮・変性に陥る。

鑑別診断で、血管腫 hemangioma とは内皮細胞の異型性や増殖の有無により区別される。また、同じく血管の病変としては前項の類洞拡張があり、本変化と類洞拡張とを同義語としている文献もあって多少の混乱があるが、類洞拡張は類洞の形態と場所を保持し、限局性の鬱血であることが本病変との鑑別点であるとの記載がある。その他の類症鑑別病変としては、肝海綿状変性 spongiosis hepatis と胆管嚢胞 biliary cyst があげられる。本病変は、内皮細胞を一次的に傷害するニトロソ化合物の投与によりラット、マウス、ハムスターに誘発されるが、自然発生も認められる[38]。本変化は類洞拡張と血管腫との境界病変と考えられるが、血管腫との鑑別はしばしば

困難なため、本変化を腫瘍性に分類する意見と反応性の血管拡張とする意見に分かれている。血管の腫瘍に伴って観察されたり、海綿状血管腫 cavanous hemangioma に似た過誤腫的な形態をとることもある。

2-18. 出血 hemorrhage

血管病変あるいは凝固系因子の異常に伴い発生する。組織学的には、血管外への血液の流出をさし、血管壁あるいは類洞壁の破綻により生ずるが、肝細胞の壊死を伴うこともある。出血巣が塊状となる場合、凝血塊 coagulated blood mass を形成する。血栓と同様に次第に器質化する。好中球などの白血球の浸潤あるいは線維芽細胞の増殖を伴う。鬱血との鑑別が問題となるが、病変部位が血管系の内腔か否かにより区別される。出血の原因には、血管自体の病変（平滑筋弛緩剤投与、血管炎）による血管壁の破綻あるいは透過性異常と、血小板減少など凝固系因子の機能低下による出血性素因などがある。

2-19. 塞栓症 embolism

血栓（血栓症 thrombosis）をはじめとする種々の栓子による血管腔の閉塞（栓塞）によって発生する。組織学的に、塞栓が発生した場合、肝臓では、その構造上から、他の臓器でみられるような真性の梗塞をみることがなく、一般に局所性の強い鬱血として観察される。限局性鬱血や壊死との鑑別が問題となるが、塞栓症の場合には栓塞の生じた血管の支配領域に一致した部位に影響がみられることが鑑別点となろう。本症の原因となる栓子には血栓、細菌、脂肪、腫瘍細胞などがあり、肝硬変、慢性砒素中毒、塩化ビニルモノマー中毒、銅中毒などの血管には栓塞が発生することがある。血管の炎症でも血管の閉塞が起こり、自然発生性の結節性動脈炎では、肝動脈に血管の閉塞が観察される。また、蛋白質同化ホルモンや経口避妊薬などの投与により、肝静脈の血栓が形成されるとの報告がある。

2-20. 梗塞 infarction

門脈枝が血栓などで閉塞された場合に発生する。組織学的には、門脈枝が閉塞すると、その還流領域の血流が停止し、梗塞が起こるが、その際には肝動脈系から出血が生じるため、出血性梗塞の形態像を示す。限局性壊死との鑑別が問題となるが、梗塞の場合では病変が閉塞した血管の支配領域に一致した円錐形あるいは楔状の形態像を示すことが鑑別点となろう。梗塞は支配領域の血管閉塞のため動脈血の供給あるいは静脈血の還流が途絶えることによって惹起されるが、肝臓では門脈および肝動脈の両系統から血液の供給を受けているうえ、随伴枝や動脈枝吻合も発達しているため、一般に梗塞は起こりにくい。しかし、肝循環において門脈枝の占める割合は大きく、この門脈枝に閉塞が起これば梗塞が惹起される。また、ラットあるいはマウスの尾状葉などでは、葉基部の捻転により葉全体が梗塞に陥ることがある。

2-21. 炎症 inflammation（肝炎 hepatitis）

肝臓の炎症は、その他の組織と同様にいろいろな原因により発生する。組織学的に、急性炎症では肝細胞の変性・壊死に加え、初期には好中球の、その後はリンパ球やマクロファージなどの炎症性細胞浸潤が認められる。炎症の原因がなくなれば、肝実質の再生あるいは線維化によって治癒する。原因がなくならない場合には炎症反応が持続し、限局性の炎症では肉芽腫や膿瘍が形成される。より広範囲かつ長期間にわたる炎症では、炎症反応に加えて、実質の脱落、線維化、再生などが同時に認められ、慢性肝炎の像を呈する。慢性肝炎から肝硬変に移行する場合もある。また、炎症に関連して、出血、鬱血、ペリオーシス、クッパー細胞増殖、胆汁鬱滞、胆管増生、色素沈着（リポフスチン、血鉄素、セロイド、胆汁色素など）、結晶沈着（コレステリンなど）、異物巨細胞の出現などがみられることもある。髄外造血巣や白血病との鑑別が問題となるが、肝実質組織の傷害の有無あるいは浸潤する細胞の種類によって鑑別可能である。炎症は肝毒性物質の曝露あるいは細菌、ウイルス、真菌、寄生虫などの感染によって生じるが、感染症による炎症は実験動物、特に specific pathogen-free（SPF）動物を用いた安全性試験において比較的まれである。

2-22. 細胞浸潤 cellular infiltration（細胞集簇 cell aggregation）

種々の原因に対する生体反応（炎症反応あるいは免疫応答）として認められる。組織学的に、肝臓における細胞浸潤は門脈周囲、中心静脈周囲、類洞内、あるいは肝細胞の壊死巣の周囲などにみられ、浸潤する細胞成分は原因によって異なるが、一般的にはリンパ球、形質細胞、多形核白血球などの炎症性細胞に加え、クッパー細胞が動員されることが多い。髄外造血巣や白血病との鑑別が問題となるが、浸潤部位や浸潤する細胞成分によって鑑別が可能である。浸潤細胞は、1種類のみの細胞が単独で、あるいは複数種が混在して認められ、出現する細胞の種類や出現部位はその原因や時期によって異なる。特定の種類の細胞を主体とした細胞浸潤では、例えば、リンパ球浸潤、形質細胞浸潤あるいは好中球浸潤など細胞の種類を特定した表現がなされる。

2-23. 膿瘍 abscess（化膿性肝膿瘍 pyogenic liver abscess）

化膿性炎の付帯事象として発生する。組織学的には好中球を主体とした滲出物が限局性に蓄積し、中心部には

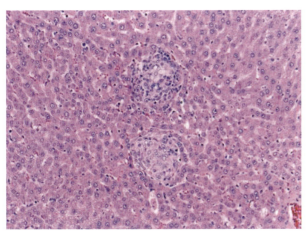

写真 29　小肉芽腫
ラット、自然発生、HE 染色。

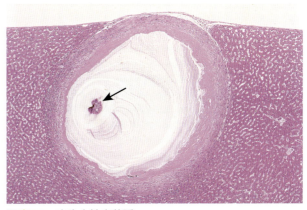

写真 30　寄生虫性肉芽腫
サル、自然発生、HE 染色。肉芽腫の中心部に虫体（矢印）が観察される。（写真提供：前田 博先生）

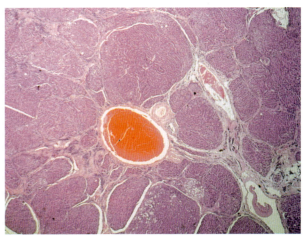

写真 31　線維化
ラット、薬物誘発、HE 染色。肝細胞の再生性過形成を取り囲むように線維化がみられる。
（写真提供：Dr. Robert Maronpot）

顆粒状あるいは無定形の壊死に陥った好中球や細胞残渣からなる膿が観察される。進行例では、周囲から肉芽組織の増生が起こり、膿瘍を被包する膿瘍膜が形成され、また、周囲組織との間にマクロファージあるいは線維芽細胞による分界線が形成される。肝実質細胞の壊死巣との鑑別が問題となるが、好中球を主体とした膿の形成あるいは周囲組織との間の分界線の形成の有無が鑑別点となろう。肝臓の膿瘍は、消化管からの経胆管感染に起因するものが最も多く、化膿性門脈炎や包膜炎の波及によって発生することもある。起炎因子の主体は大腸菌、腸内細菌ないしブドウ球菌であり、また、赤痢アメーバなどの原虫や寄生虫がこれらの細菌感染の引き金となることもある。モルモットでは、*Pasteurella pseudotuberculosis* が起炎菌となることが報告されている。清浄な環境で維持されている実験動物に肝膿瘍を観察することはまれで、薬物の中毒性変化として膿瘍が発生することもほとんどない。本病変は、化膿性炎を反映する所見であり、炎症細胞反応に乏しい限局性あるいは塊状の肝細胞壊死とは区別され、肝実質を広範に侵襲するウイルスあるいは細菌感染に起因する肝炎あるいは薬物による中毒性肝炎とは形態学的にも異なる。

2-24. 肉芽腫 granuloma
（小肉芽腫 microgranuloma）

炎症あるいはアレルギー反応の過程において発生する。組織学的には、肉芽組織よりなる限局性結節性病変として観察される（**写真 29、30**）。

病変を構成する細胞成分としてリンパ球、好中球、内皮細胞、クッパー細胞、マクロファージ、類上皮細胞、線維芽細胞などがあげられるが、病変の発生時期（急性、慢性）あるいは原因の種類によって動員される細胞構成は異なる。髄外造血巣との鑑別が問題となるが、構成細胞の違いにより区別される。ラット、マウスあるいはサルにおいて、無処置対照群の動物にも自然発生性の肉芽腫がしばしば散見される。その病理発生として肝細胞壊死の修復反応と考えられるものもあるが、腸肝循環に基づく *Helicobacter hepaticus* など、ある種の細菌の上行性感染に起因すると考えられるものや、そのほか寄生虫感染が関与している場合もある。また、化学物質の投与によって発生することもあり、このような場合にはアレルギー的な機序によるといわれている。近年の免疫学的解析により、肉芽腫は、微生物や化学物質に由来する抗原の侵襲に対するアレルギー反応によって形成されることが指摘されている。

2-25. 線維化（線維症）fibrosis
（線維細胞増生 fibrocyte proliferation）

持続性あるいは反復性の肝実質傷害に伴い発生する。組織学的には、肝臓の線維化は、長期間にわたり傷害を受けた肝実質組織の病巣部（壊死部）に沿ってみられ、線維性組織の増生像として観察される（**写真 31**）。

ラットでは、加齢とともに、胆管周囲に自然発生性の線維化がしばしば観察される（**写真 32**）。また、カニク

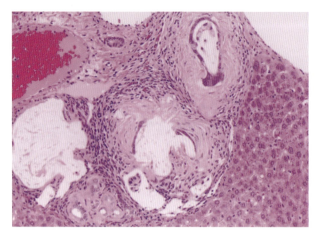

写真32　胆管周囲線維化
ラット、自然発生、HE染色。肥厚した壁周囲に細胞浸潤がみられ、胆管上皮も軽度の異型性を示す。

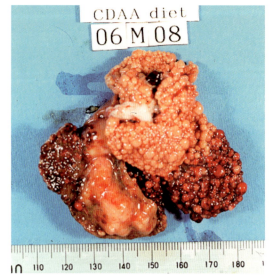

写真34　肝硬変
ラット、コリン欠乏メチオニン低減アミノ酸食投与。表面は粗造で結節状である。

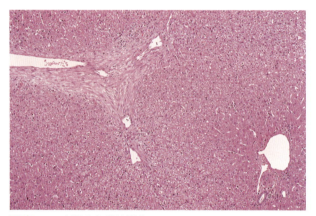

写真33　小葉中心帯線維化
サル、薬物誘発、HE染色。（写真提供：前田　博先生）

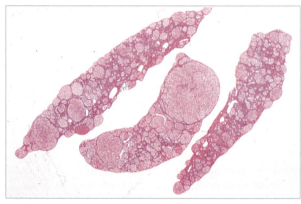

写真35　肝硬変
写真34の組織像、HE染色。大小さまざまな再生性結節性病変を線維成分が取り囲み、小葉構造の改築が認められる。

イザルに四塩化炭素などの化学物質を投与すると、小葉中心帯に線維化が誘発されることが知られている（**写真33**）。

　胆管線維症との鑑別が問題となるが、胆管上皮成分の異型性の有無が鑑別点となろう。

　肝臓における線維化は、一般に傷害を受けた肝実質組織（壊死）の脱落に対する修復反応として観察されるが、壊死性変化がみられない場合においても発現する。壊死を伴う肝傷害では、脱落した壊死組織に対し、まず肝細胞の再生が始まるが、再生が不十分な場合に、その補填のため線維芽様細胞が増殖し、膠原線維（コラーゲン）が産生され、線維化が起こる。この線維化に関与する細胞は部位によって異なることが指摘されており、肝細胞が壊死で脱落した場合には伊東細胞が主役をなし、門脈域ではグリソン鞘に存在する線維芽細胞がその役割を担っていると考えられている[39,40]。また、肝細胞に著変がないのにディッセ腔に線維化がみられる場合には、その役割を主に肝細胞と類洞内皮細胞が担っているものと推察されている。肝傷害が持続あるいは反復する場合には線維化が増強され、瘢痕組織が形成される。重度の肝傷害に伴い、顕著な線維化と同時に肝細胞の再生が認め

られ、肝小葉構造の乱れや改築がみられる場合には、肝硬変として別に分類される。また、細胞浸潤や肝細胞の変性・壊死のような炎症所見を主とする場合には、慢性肝炎として分類されることもある。

2-26．肝硬変 cirrhosis

　慢性肝実質傷害の終末像として発現する。組織学的に、肝細胞の壊死、再生、線維化など慢性肝実質傷害を示唆する所見に加えて、線維性隔壁に囲まれた再生肝細胞結節（偽小葉）の形成による小葉構造の改築が観察される（**写真34、35**）。

　肝細胞の壊死、再生、線維化がびまん性にみられ、小葉構造の改築がみられることが、他の病変（肝線維症、限局性肝細胞過形成）との鑑別点となる。

　肝硬変は、慢性的に肝実質細胞の変性・壊死と修復が繰り返されることにより発生し、著しい線維化および小葉構造の改築を伴う非可逆的な病変である。肝硬変は、

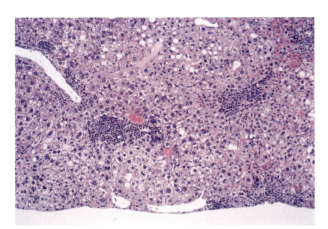

写真36 慢性活動性肝炎
マウス、ヘリコバクター・ヘパティカス感染症、HE染色。
（写真提供：森島英喜先生）

まず肝細胞の変性・壊死に伴って線維化が起こり、この線維性結合組織の帯が肝小葉を歪め（配列不整）、分割するように隔壁の形成 septal formation がみられ、同時に血管走行が乱れ、生き残った肝組織が結節状過形成を引き起こした状態である。肝硬変の成立には、びまん性の肝細胞の破壊（壊死・脱落）と再生、結合組織の増生、および小葉構造の改築の3つが必須とされている。ヒトでは、ウイルス性、中毒性、アルコール性の肝硬変が最も多く、そのほかに鬱血、胆汁鬱滞、寄生虫感染などの原因も知られている。実験動物では中毒性肝障害に対して間質の反応が乏しいため、肝毒性因子による一次的な肝硬変の実験的誘発は概して容易ではない。しかし、四塩化炭素などの化学物質あるいはコリン choline 欠乏食などの投与によって、マウスあるいはラットに誘発することが可能であるとされている[41]。肝硬変による慢性の肝障害では、肝の血流が阻害され、そのため門脈圧が上昇する。イヌでは、血管の圧力の増加によって腹水が増加する。

2-27．感染症 infectious disease

安全性試験における供試動物は多種にわたるが、齧歯類ではSPF動物を、イヌやサルでは病原性微生物に対するワクチン接種など検疫処理を受けた動物を用いることから、基本的に感染症に冒されることは極めてまれである。ただし、試験施設あるいはブリーダーの防疫体制が不備であったり、輸送中の事故などで防御機構が破綻した場合には、感染を招く可能性が残されている。ここでは、代表的な感染症のみを取り上げ簡単に紹介する。詳細については、稿末の「その他の有用な成書・文献情報」に掲載されている獣医病理学の教科書などを参考にされたい。

2-27-1）ティザー病 Tyzzer's disease

ティザー菌 *Clostridium piriforme* の感染により発生する。肉眼的には腫大した肝臓に黄色の壊死斑が散在性に認められるのが特徴で、組織学的には壊死巣周囲に好中球を主体とした炎症性細胞浸潤が観察される。病変部のグロコット染色により、ティザー菌の検出が可能である。ティザー菌の検出により、他の感染症と区別できる。ティザー菌はグラム陰性の細長い桿菌で、マウス、ラット、ハムスター、モルモットなど広範囲の動物種に感染し、病変としては消化管の肥厚、肝臓・心臓の散在性壊死斑が特徴的である。本菌の感染は、多くの場合、不顕性感染に終わるが、輸送や実験的ストレスが加わった場合に、腸炎、肝炎あるいは心筋炎が誘発される。

2-27-2）マウス肝炎ウイルス感染症 mouse hepatitis virus infection

マウス肝炎ウイルスの感染により発症する。組織学的に、比較的広範囲にわたる壊死巣を形成し、病巣を取り囲むように炎症性細胞浸潤が認められ、巨細胞を伴うこともある。ELISA法や間接蛍光抗体法などにより本ウイルスの抗体を検出することによって鑑別できる。本ウイルスは、コロナウイルスに属するRNAウイルスで、マウスおよび近縁齧歯類を宿主とする。マウスに感染すると、ウイルスは肝臓で増殖するが、多くの場合は不顕性感染で終わる。ただし、免疫不良動物や幼若動物では感受性が高いため、壊死斑が肝臓全体に広がり急性経過で死亡する場合もある。

2-27-3）ヘリコバクター・ヘパティカス感染症 Helicobacter hepaticus infection

グラム陰性らせん状桿菌である *Helicobacter hepaticus* の感染により発症する。感受性宿主のマウスに感染すると、特徴的な微小壊死斑（直径1～3mm前後の灰白色斑点）が肉眼的に認められ、組織学的に炎症性細胞浸潤を伴う肝細胞壊死巣が散在性に観察される。進行例では、慢性活動性肝炎 active chronic hepatitis 像を呈する（**写真36**）。

ワルチン・スターリー Warthin-Starry 染色により病巣部に本菌を検出するか、PCR法によるDNA検出により菌を同定することにより、他の感染症と区別できる。本菌は、マウスに感染すると、大腸および肝臓に慢性的な炎症を引き起こし、やがて高い確率で肝硬変と肝細胞癌を誘発することが知られている[42,43]。

2-27-4）イヌ伝染性肝炎 infectious canine hepatitis

アデノウイルス科に属するイヌアデノウイルス1の感染により発症する。組織学的に、肝細胞の巣状壊死がおおむね小葉中心部（細葉周囲領域）に一致して認められ、壊死巣内および周囲の血管内皮細胞は活性化を示すが、炎症性細胞浸潤はまれである。出血傾向の強い症例も認められる（**写真37、38**）。病巣部の血管内皮細胞、クッパー細胞あるいは残存肝細胞の核内に、好塩基性封入体が観察される。この好塩基性核内封入体により他の感染

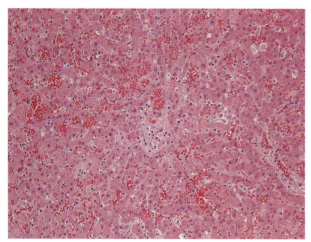

写真 37　イヌ伝染性肝炎
イヌ、イヌアデノウイルス1感染症、HE染色。
（写真提供：森田剛仁先生）

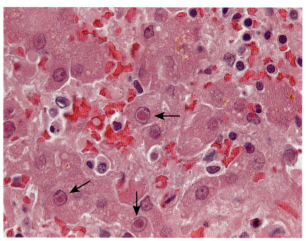

写真 38　イヌ伝染性肝炎
写真37の拡大像。核内封入体（矢印）が認められる。
（写真提供：森田剛仁先生）

症から鑑別される。本ウイルスに感染したイヌの多くは、特に成犬の場合、臨床的に無症状の不顕性感染に終わるが、いったん発症すると致死率が高い。発症は3歳以下の若齢犬に多く、肝臓病変のほか、胆嚢の水腫性肥厚、脾臓・リンパ装置の腫大、諸臓器における出血などが観察される。

2-28. 薬物誘発性肝障害
drug-induced hepatic disorders

薬物誘発性肝障害とは化学物質により肝臓が機能的あるいは器質的に異常をきたした状態を意味し、広義には胆道系障害を含む。本疾患は、医薬・農薬などの化学物質の安全性試験において、しばしば遭遇する代表的毒性所見の1つである。これまで本稿では各種変化の病理組織学的特徴を中心に述べてきたが、ここでは実験動物における化学物質投与に起因する肝障害の代表例について紹介する。化学物質により誘発される肝障害は、発現する病変の種類・病態により肝細胞壊死型、脂肪肝型、肝炎型、胆汁鬱滞型、代謝物蓄積型、およびその他の型に大別される[44]。その概要を表1に示す。

表1に示すように、肝細胞壊死を誘発する化学物質は種々あるが、壊死の発現部位は薬剤によって異なり、例えば、四塩化炭素やアセトアミノフェンは小葉中心性壊死を、フランやベリリウム berylliumは中間帯壊死を、リン phosphorus や蟻酸アリル formic acid allyl は周辺帯壊死を、それぞれ誘発することが知られている。壊死の発現機序としては、化学物質の活性中間体（代謝物）と生体分子との共有結合による細胞機能障害、酸化ストレス、グルタチオンなどによる解毒機構の機能不全などがあげられる。

化学物質による脂肪肝（脂肪変性）は、一般に中性脂肪の代謝障害に起因し、多くの場合、その代謝活性化で生じた活性酸素種により膜系の脂質過酸化が進み、小胞体膜に結合しているリボソームが脱落し、蛋白質合成が阻害されることにより惹起されるものと考えられている。すなわち、リポ蛋白質の合成が抑制され、中性脂肪の排出が阻害されることにより、細胞内に蓄積する結果

表1　化学物質による肝障害の分類*

障害タイプ	障害機序	代表的な化学物質
直接障害型		
肝細胞壊死型	細胞膜や代謝系を障害	アセトアミノフェン、リン、ブロモベンゼン、フラン
脂肪肝型	代謝系を障害	テトラサイクリン、エチオニン、四塩化炭素、クロロホルム
肝炎型（ヒト）	免疫系の関与	ハロタン、イソニアジド、ヒドラジン構造を有する薬物、スルホンアミド、オキシフェニサチン oxyphenisatin
胆汁鬱滞型	胆汁生成・分泌機構の障害	ステロイドホルモン、アジマリン ajmaline、フェニンジオン phenindione、チオウラシル thiouracil、クロルプロマジン、ファロイジン
代謝物蓄積型	代謝物の蓄積	クロロキン、ポリビニルピロリドン、トロトラスト、プロトックス阻害剤
その他	個々の薬物に特有	フェノバルビタール、ポリ塩化ビフェニル（PCB）、クロフィブラート、アフラトキシン B1（肝細胞癌）、塩化ビニルモノマー（血管肉腫）

＊佐藤[44]から引用して一部改変。

となる。

　肝炎型肝障害に関して、ヒトではウイルス性肝炎が主体となるが、化学物質に関連した疾患としては薬物過敏性肝障害が知られている。この薬物過敏性肝障害は、おそらく免疫機構の関与によるアレルギー反応の1つとして考えられているが、いまだ実験的に十分解明されるにいたっていない。

　胆汁鬱滞は、胆汁の排泄障害により肝内にビリルビンが蓄積する現象で、種々の薬物投与により誘発される。例えば、クロルプロマジン chlorpromazine は、胆汁酸合成能と排泄率を抑制し、薬物自体と胆汁酸が不溶性の複合物を形成し、物理的に胆汁の通過障害を誘発する。また、リファンピシン rifampicin は、非抱合型ビリルビンが類洞から肝細胞へ摂取される部位と抱合型ビリルビンの排泄部位の両方を障害することにより、胆汁鬱滞を誘発することが知られている。

　代謝産物が肝内に蓄積する代表例の1つとして、リン脂質症があげられる。本疾患は、過剰のリン脂質が肝細胞やクッパー細胞内に蓄積する疾患で、肝臓以外にも肺やリンパ装置など種々の組織に蓄積し、いわゆる"リソソーム蓄積症 lysosomal-storage disease"とも呼ばれる[17～19]。そのほか、プロトックス阻害剤は、血色素の構成成分ヘムの前駆物質の代謝障害を惹起し、肝内にポルフィリンあるいはプロトポルフィリンの蓄積を誘発する。

2-29. 細胞質変化 cytoplasmic alteration（cytoplasmic change）

　医薬・農薬などの化学物質の安全性試験において最も頻繁に観察される所見は、異物代謝を担う肝臓における肝細胞質の変化で、化学物質の種類に応じて細胞質内の小器官あるいは物質が反応・変化するため、さまざまな形態像を示す。以下にその代表的所見を例示する。なお、INHANDではHE染色標本上での組織学的観察結果の記述用語として、原因が不明で確定診断が得られていない段階では観察された細胞質の変化をそのまま記述所見として記録することを推奨している。

2-29-1) 好酸性変化 acidophilic change（eosinophilic change）

　肝細胞質の好酸性（エオジン好性）色素に対する染色性が亢進した状態をいい、好酸性変性 eosinophilic degeneration とも呼ばれる。本変化は、毒性試験において頻繁に観察される所見の1つで、その染色態度から種々の毒性学的知見が得られる。一般に細胞質内の小器官のびまん性あるいは限局性の増加、あるいは好酸性物質の過剰蓄積が原因で、好酸性染色域は、ミトコンドリア、滑面小胞体あるいはペルオキシソーム（マイクロボディ microbody）に相当することが多い。好酸性変化には細胞質全体に及ぶ変化（顆粒変性、好酸性顆粒状変化、すり硝子様変化など）と細胞質の局所的変化（硝子体、

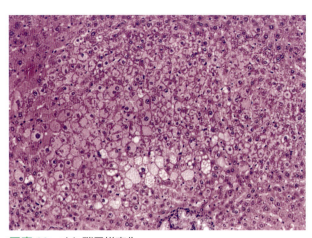

写真39　すり硝子様変化
ラット、ジクロロジフェニルトリクロロエタン dichlorodiphenyltrichloroethane（DDT）投与、HE染色。

好酸性封入体など）とがあり、その発生機序および組織像は多岐にわたる。なお、萎縮した細胞にも好酸性の変化が観察されることがあるが、萎縮細胞の場合には単にグリコーゲンの減少と細胞小器官の密度亢進によるものである。

2-29-2) すり硝子様変化 ground glass appearance

　肝細胞質の全域あるいは大部分にわたるやや淡色の好酸性変化をさす（写真39）。フェノバルビタールなどの肝臓の酵素誘導剤に対する特徴的な反応性変化として観察されることが多く、電顕的には滑面小胞体の顕著な増殖と粗面小胞体の分散、貯蔵グリコーゲンの減少として捉えられる。抗酒剤シアナミド cyanamide などの投与によっても出現するが、この場合にはPAS反応、脂肪染色およびコロイド鉄反応が陽性で、糖脂質の蓄積と小脂肪滴の出現を伴う。

2-29-3) 好塩基性変化 basophilic change

　肝細胞質内の粗面小胞体や遊離リボソームの増加によって細胞質のヘマトキシリンの染色性が亢進した状態をいう。粗面小胞体の増加は蛋白質合成亢進を、リボソームの増加は細胞自体に使われる増殖用蛋白質の増加を示し、幼若細胞、再生細胞あるいは腫瘍や前腫瘍性細胞などの増殖傾向の盛んな細胞状態を意味する。

2-29-4) 両染性変化 amphophilic change

　化学物質投与により、特にラットにおいてまれに発生する所見で、組織学的には肝細胞質の染色性がヘマトキシリンおよびエオジンの両方に対して亢進した状態をさし、HE染色標本上では紫～薄紫色の染色性を呈する（写真40）。電顕的には、肝細胞質内の小器官であるミトコンドリアと粗面小胞体の両方の増加がみられる（写真41）。

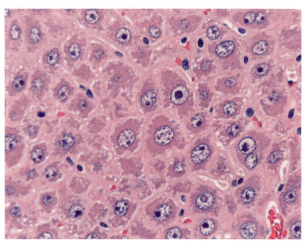

写真 40　両染性変化
ラット、薬物誘発、HE 染色。

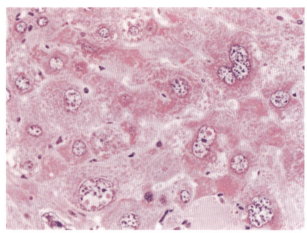

写真 42　核大小不同、巨大核
マウス、自然発生、HE 染色。

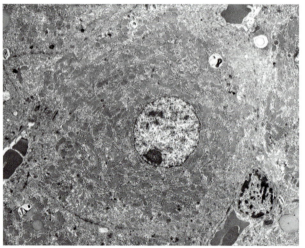

写真 41　両染性変化
写真 40 と同症例。電子顕微鏡像、ミトコンドリアと粗面小胞体の増生が認められる。

2-30．核変化 nuclear alteration

　肝細胞の核変化は、実験動物においてしばしば遭遇する所見であるが、その代表的変化として、大小不同 anisonucleosis（nuclear pleomorphism）、倍数体 polyploid（倍数性 polyploidy）、多核細胞 multinucleated cell、巨大核 karyomegaly、空胞化 vacuolation などが挙げられる。核の大小不同は倍数体の増加に起因する変化で、核の形態は通常円形〜楕円形であるが、まれに分葉状を示す。また、核質クロマチンの分布異常、核小体の数の増加や大きさの増大あるいは好酸性化などを伴うこともある。これらの変化は、動物の加齢とともに増加し、特にマウスで著しいが（写真 42）、化学物質の投与によっても増加する。

　倍数体は、体細胞の分裂時に、染色体の複製過程が細胞質分裂と同調しなくなったときに生ずるゲノムの重複現象を意味し、細胞 1 個あたりの基本染色体組数（n）が整数倍（3n 以上）になった状態をいう。例えば 4 倍のものを四倍体（4n）、8 倍のものを八倍体（8n）と呼ぶ。こ の状態の肝細胞核は、DNA 含量の増加に伴い容積を増すか、あるいは二核となる。一般に幼若動物の肝細胞はほとんどが 2 組の染色体（2n）構成をもつ二倍体細胞よりなるが、加齢とともに倍数体の数が増加する。成熟ラットでは、肝細胞の 50% 前後が四倍体となり、そのうちの 20% 前後が二核細胞となる。倍数体の増加は、種々の化学物質によっても誘発される。多核肝細胞は、ダイオキシン類を投与したラットに発生することが報告されている[45,46]。巨大核は、特にマウスにピロリジジンアルカロイド pyrrolizidine alkaloid、α-ヘキサクロロシクロヘキサン α-hexachlorocyclohexane、テニルジアミン thenyldiamine などを投与した際に出現し、そのほとんどが巨大肝細胞症 megalocytosis に伴って観察される[47]。同変化は、小葉中心性に認められることが多いが、びまん性に観察されることもある。核の空胞化は、細胞の変性・壊死過程で出現するが、核内の封入体に観察されることもある。その他の核変化として、核小体の増大（肥大）があげられる。核小体の肥大は、RNA 合成の亢進を意味し、再生やがん細胞の形成に伴って観察される。一般に肝発がん物質を投与した場合には、核小体が明瞭となる。

2-31．封入体 inclusion body

　封入体は、異常な物質の集積により形成される小体で、重金属中毒やウイルス感染あるいは腫瘍性疾患などにおいてみられる。集積部位によって細胞質内封入体と核内封入体に大別されるが、細胞質内と核内の両方に形成される混合型も存在する。以下に、細胞質内と核内の封入体の症例を紹介する。

2-31-1）細胞質内封入体
　　　　　　intracytoplasmic inclusion body

　細胞質内の好酸性あるいは好塩基性滴状物を大きく包含するもので、前項の細胞質内小器官の変性あるいは異常増殖に起因する硝子体のほか、ウイルス性封入体、ア

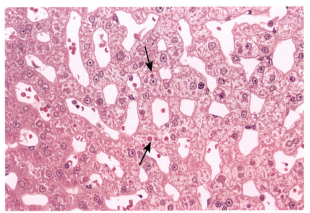

写真43　細胞質内封入体
サル、自然発生、HE染色。（写真提供：前田 博先生）

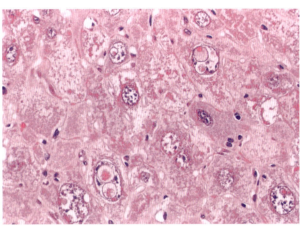

写真44　好酸性核内封入体（細胞質の核内陥入）
マウス、自然発生、HE染色。

ポトーシス小体も含まれる（**写真43**）。

2-31-2）核内封入体 intranuclear inclusion body

　肝臓の核内封入体は、実験動物においてしばしば遭遇する所見であるが、ある種の中毒性変化あるいはウイルスなどの感染症に随伴して観察されることもある。ラットやマウスで通常みられる核内封入体は好酸性、円形で核の辺縁に位置し、大きさは核の1/3～1/2を占める（**写真44**）。

　周囲との境界は明瞭であるが、内部にしばしばミトコンドリア、小胞体、脂肪滴、グリコーゲンなどが観察されるため、この封入体は細胞質の核内への陥入 invagination によるものであり、この種の封入体の発生は核内の圧力の減少に起因するものと考えられている。一般的にこの封入体をもつ細胞自体には、あまり形態的異常がみられないが、肝細胞癌あるいは巨大細胞症に伴い発生する場合もある。そのほか、ラットではパルボウイルス感染によって核内の封入体が出現するが、このようなウイルス感染の封入体は好塩基性で、かなり大型のものが出現し、肝細胞の壊死を伴っている。また鉛中毒では、腎臓に核内封入体が出現するが、肝臓にも軽度に核内封入体が観察されることがある。核内封入体の発生はマウスで最も多く報告されており、老齢マウスでは正常な細胞に対する発生率が0.25～0.72％であるとされている。同様の封入体は、ハムスターでも報告されている。イヌでは、伝染性肝炎の肝細胞や類洞内皮細胞の核に、好酸性から中性、好塩基性の封入体がみられる。また、イヌの肝細胞には好酸性の結晶状の封入体（ブリック封入体 brick inclusion）がまれにみられるが、これは蛋白質によって構成されていること以外にその由来や意義については不明である[48]。

2-32. 髄外造血 extramedullary hematopoiesis（hepatic hematopoiesis, ectopic hematopoiesis, myeloid metaplasia）

　骨髄以外の臓器・組織における造血反応を意味し、肝臓でもしばしば観察されるもので、組織学的に赤芽球系細胞や骨髄球系細胞の小集簇巣が類洞内に観察される。各集簇巣は、赤芽球系あるいは骨髄球系のどちらか一方の成分からなることが多く、巨核球 megakaryocyte が認められることもある。一般に、肝臓での髄外造血は、生体にとって必要な造血量が骨髄の造血機能を上回った場合に生じる。出血性疾患では赤芽球系が、感染や腫瘍の壊死の場合には骨髄球系が主体となり、また、骨髄自体の傷害の際には赤芽球系・骨髄球系双方の造血が認められる。このほか、骨髄細胞増多症に伴って肝臓に病的な造血亢進が起こる場合や、肝細胞腫瘍中に造血巣が認められる場合もある[49]。肝臓で髄外造血が認められる場合、多くは脾臓、リンパ節、副腎など、造血機能を持つ他の組織でも造血亢進が観察される。なお、胎仔期あるいは出生直後の動物では、正常でも類洞に造血細胞が認められる。

2-33. 白血病細胞浸潤 leukemic cell infiltration

　ラットの大顆粒リンパ球性白血病 large granular cell leukemia（LGL）や骨髄性白血病、マウスの悪性リンパ腫や骨髄性白血病において、肝臓は白血病細胞の主たる侵襲部位の1つで、類洞あるいはグリソン鞘の脈管周囲に浸潤・集簇巣が観察される。ラットのLGLでは、しばしば肝細胞索に沿って類洞内にびまん性に浸潤するため、酸欠状態を招来し、二次的に肝細胞の壊死とそれに伴う再生性過形成病変を誘発することもある。髄外造血との鑑別が必要となるが、造血組織の組織検査あるいは血液塗抹標本の検査結果を考慮すれば容易に区別しうる。

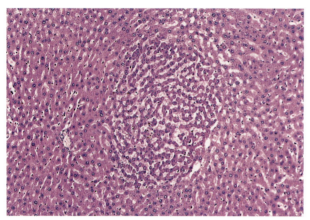

写真 45 好塩基性変異肝細胞巣（虎斑状型）
ラット、自然発生、HE 染色。

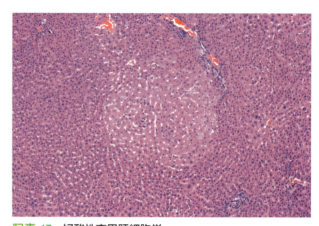

写真 47 好酸性変異肝細胞巣
ラット、自然発生、HE 染色。やや大型のエオジンに淡染する細胞質を示す。

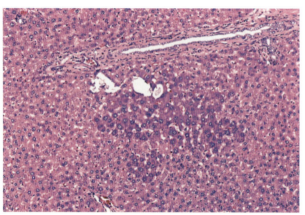

写真 46 好塩基性変異肝細胞巣（びまん性型）
ラット、自然発生、HE 染色。

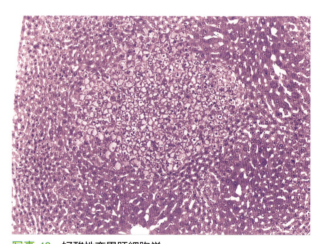

写真 48 好酸性変異肝細胞巣
ラット、DDT 誘発、HE 染色。すり硝子状の細胞質を示す。

3．増殖性・腫瘍性病変

3-1．変異肝細胞巣
focus of cellular alteration

■**同義語** 変異肝細胞域 area of cellular alteration、変異肝細胞小増殖巣 focus of altered hepatocytes、phenotypically altered focus、過形成肝細胞巣 hyperplastic focus、前腫瘍性肝細胞巣 preneoplastic focus、酵素変異肝細胞巣 enzyme altered focus

■**組織発生** 肝細胞より発生する。

■**組織学的特徴** 変異肝細胞巣は、通常の HE 染色標本においても、その細胞形態像および染色性により比較的容易に識別される。変異肝細胞巣の大きさはさまざまで、数個の細胞よりなる小型のものから数小葉にいたる大きなものまであるが、周囲組織への圧迫あるいは周囲肝細胞との境界は一般に不明瞭である。変異肝細胞巣はHE 染色標本において、構成細胞質の染色性により、好塩基性 basophilic、好酸性 eosinophilic (acidophilic)、明細胞性 clear cell、両染性 amphophilic、空胞性 vacuolated (fat-storing)、混合型 mixed などの各型に分類[50]されるが、その分類方法は研究者によって若干異なる。

好塩基性変異肝細胞巣はヘマトキシリン好性の細胞質を特徴とするが、特にラットではその染色状態によりさらに虎斑状型 tigroid basophilic type とびまん性型 diffuse (homogeneous) basophilic type の2つに細分される。虎斑状型は、小型の細胞よりなり、蒼白な細胞質に粗面小胞体に由来する好塩基性顆粒が塊状あるいは線状に認められる（**写真 45**）。肝細胞索の配列には乱れがあり、時折濃縮性の核が散見される。一方、びまん性型はやや大型の細胞よりなり、細胞質はリボソームに富み、ヘマトキシリンにびまん性に濃染する（**写真 46**）。増殖形態はしばしば不整形で、大型の核と明瞭な核小体が認められる。

好酸性変異肝細胞巣は一般にやや腫大した大型の細胞よりなり（**写真 47**）、細胞質はグリコーゲンや滑面小胞体に富み、エオジンに淡染することが多いが、すり硝子状 ground-glass appearance を呈す場合（**写真 48**）やエオジンに濃染する場合（**写真 49**）もある。

明細胞性変異肝細胞巣は、細胞質内に多量のグリコーゲンを含む細胞巣で、上記のグリコーゲンに富む好酸性変異肝細胞巣と併せてグリコーゲン蓄積変異肝細胞巣 glycogen-storage focus ともいう。この蓄積したグリ

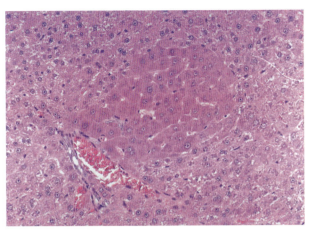

写真49　好酸性変異肝細胞巣
ラット、フタル酸ビス（2-エチルヘキシル）bis(2-ethylhexyl) phthalate 誘発、HE 染色。より強い好酸性の細胞質を示す。

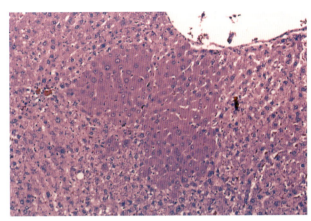

写真51　両染性変異肝細胞巣
ラット、1-アミノ-2,4-ジブロモアントラキノン 1-amino-2,4-dibromoanthraquinone 誘発、HE 染色。薄紫色の細胞質を示す。

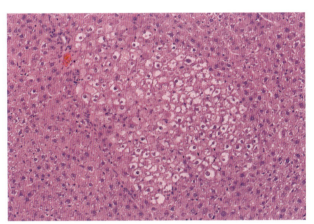

写真50　明細胞性変異肝細胞巣
ラット、自然発生、HE 染色。

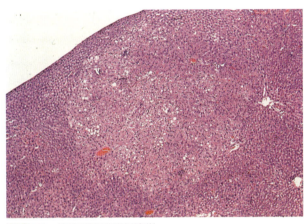

写真52　混合型変異肝細胞巣
ラット、自然発生、HE 染色。

コーゲン顆粒は、HE 染色標本作製過程で溶出してしまうため、光顕的に細胞質内の不整形な空隙 clear space として観察される（**写真50**）。

　両染性変異肝細胞巣は好酸性と好塩基性の両方に染まる均質な細胞質を持つ大型の細胞よりなるが、通常はエオジンに濃染しヘマトキシリンに淡染するため薄紫色の色調を呈す（**写真51**）。細胞質内のグリコーゲン含量は少なく、主としてミトコンドリアや粗面小胞体の増加を伴うことが多い。

　空胞性変異肝細胞巣は、細胞質に脂肪沈着による大小の円形〜卵円形の空胞を含む細胞よりなる。同細胞巣は、巣状肝細胞脂肪化 focal lipidosis と形態像が類似しており、しばしば鑑別が困難なため、変異肝細胞巣の分類から除外される傾向にある。

　混合型変異肝細胞巣は2種類以上の変異肝細胞が混在する細胞巣であるが、現在では好塩基性変異肝細胞と好酸性変異肝細胞がほぼ均等に混在する細胞巣を混合型とし、その他は優勢な細胞種を基準に上記のいずれかの変異細胞巣に含める傾向にある（**写真52**）。

■**鑑別診断**　肝細胞腺腫、再生性あるいは非再生性肝細胞過形成との鑑別が問題となる。肝細胞腺腫は、一般に小葉数個以上の大きさを持つ結節状病変で、周囲への圧排性増殖が明らかであり、かつ周囲組織との境界が明瞭である。また肝細胞腺腫は、通常グリソン鞘を欠き、小葉構造が不明瞭である。これらの点が変異肝細胞巣との鑑別点となろう。一方、再生性肝細胞過形成との鑑別では、次の点が重視される。すなわち、再生性肝細胞過形成は、一般に多発性結節状で、周囲組織に線維化を含む慢性炎症像あるいは肝実質細胞傷害が観察され、小葉構造が乱れ、肝細胞の壊死巣が散見される。また、再生性肝細胞過形成の構成細胞は、弱塩基好性でやや充実性の増生を示すが、細胞の異型性がほとんど認められない。非再生性過形成との鑑別は、基本的に構成細胞に表現型の異常 phenotypical alteration（好塩基性、好酸性、グリコーゲンの蓄積、酵素変異など）がみられず、染色性あるいは細胞形態が正常細胞とほとんど差が認められないことによる。

■**解説**　変異肝細胞巣はラット、マウス、ハムスターなど種々の動物種に自然発生し、加齢とともに増加するが、その発生頻度および組織型には種差、系統差あるいは性差が認められる。変異肝細胞巣の自然発生率はラットで最も高く、F344系ラットでは24ヵ月齢でほぼ100％

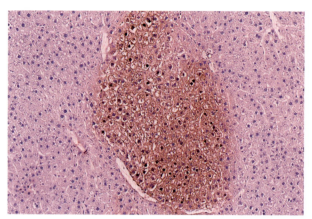

写真53　GST-P陽性変異肝細胞巣
ラット、DDT誘発、GST-P免疫染色＋HE染色。

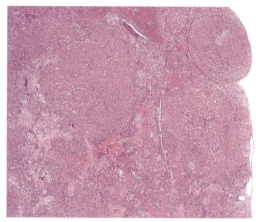

写真54　再生性肝細胞過形成
ラット、自然発生、HE染色。

近くに達するが、マウスでは同じ月齢でも10〜20％前後と低く、ハムスターではその中間である。また、変異肝細胞巣の自然発生頻度を種類別に比較した場合、ラットでは好塩基性細胞巣の虎斑状型の発生率が高く[51〜53]、マウスでは系統にもよるが、ICR（CD-1）マウスでは好塩基性細胞巣が、B6C3F1マウスでは好酸性および明細胞性細胞巣が、それぞれ高い発生率を示す。これに対し、びまん性好塩基性および両染性変異肝細胞巣の自然発生頻度は極めて低いが[51,54]、種々の肝発がん物質の投与により増加することが知られており[55,56]、腫瘍に移行する前がん病変とみなされるものである。また、変異肝細胞巣は、HE染色標本における組織学的特徴に加え、組織化学的あるいは免疫組織化学的にもγ-グルタミルトランスフェラーゼγ-glutamyltransferase（GGT）や胎盤型グルタチオンS-トランスフェラーゼglutathione S-transferase placental form（GST-P）の上昇、グルコース6-脱リン酸酵素glucose 6-phosphatase（G6Pase）の減少あるいは鉄取り込み能の減少iron-loading resistanceなど種々の特性を示すことが知られている。これらの組織化学的あるいは免疫組織化学的特性をマーカーにした肝発がん物質の短・中期スクリーニング法が種々開発され、ラットでは、GGTとGST-Pが簡便で感受性の高いマーカーとして応用されており、特にGST-P陽性巣（**写真53**）を指標にしたラットの肝発がんモデルが信頼性の高い検出モデルとして推奨されている[57]。ただし、肝発がん物質であってもGST-P陽性巣をほとんど誘発しない化合物（ペルオキシソーム誘導剤など）もあり、その場合には、他のマーカーを用いて評価する必要があろう。

なお、GST-P陽性を示す変異肝細胞巣は好酸性あるいは明細胞性であり、その他の型の細胞巣はおおむね陰性である。一方、マウスやハムスターでも、ラットと同様に組織化学的あるいは免疫組織化学的特性をマーカーにした検査法が種々試みられているが、まだ信頼性のある検出モデルは開発されていない。非齧歯類では、イヌにおいて上記の変異肝細胞巣に類似した病変の結節性肝細胞過形成nodular hepatocellular hyperplasiaが加齢に伴って自然発生し、老齢動物において10〜60％の頻度で観察されることが知られている。しかし、同病変に関する情報は乏しく、形態学的特徴および組織化学的特性を含めまだ十分解明されるにいたっていない。また、イヌを用いた通常の毒性試験では、若い動物を用いる上に、試験期間が短いこともあって、変異肝細胞巣の発生に関する報告がほとんどない。

3-2. 再生性肝細胞過形成 regenerative hepatocellular hyperplasia

■**同義語**　肝細胞過形成hepatocellular hyperplasia、再生性過形成regenerative hyperplasia、結節状過形成nodular hyperplasia、再生性結節nodular regeneration

■**組織発生**　肝細胞より発生する。

■**組織学的特徴**　単発性あるいは多発性の結節性病変で、しばしば周囲組織への圧排像が観察されるが、構成細胞および組織像に腫瘍性変化が認められない（**写真54**）。病巣内の肝細胞はやや肥大した均質な好塩基性細胞質を保有し、肝細胞索は比較的正常な形態像を示す。しかし、小葉構築はかなり乱れ、病巣によっては消失し、中心静脈および門脈域は不明瞭なことが多い。周囲組織には肝細胞の変性・壊死など実質傷害を示唆する所見が認められ、加えて、しばしば胆管増生、卵円形細胞増殖、慢性炎症性細胞浸潤あるいは線維化が観察される[58]。

■**鑑別診断**　変異肝細胞巣、非再生性肝細胞過形成、肝細胞腺腫との鑑別が問題となるが、再生性肝細胞過形成では周囲組織に肝細胞壊死など肝実質細胞傷害あるいは線維化を含む慢性炎症像が観察されることによって鑑別される。再生性肝細胞過形成の構成細胞には少数の分裂像も観察されるが、異型性はほとんど認められない。

■**解説**　再生性肝細胞過形成は、化学物質の反復投与、感染症あるいは栄養障害などにより肝実質細胞が長期間にわたり持続性の傷害を受けた場合に発生する。例えば、抗てんかん剤のプリミドンprimidoneを長期投与し

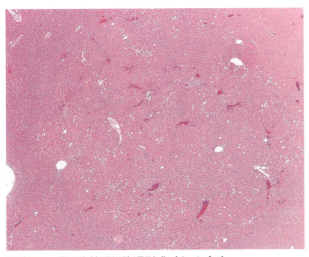

写真 55　非再生性肝細胞過形成（タイプ1）
ラット、自然発生、HE染色。数葉を超える大きさの過形成病変が認められる。

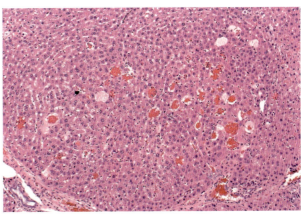

写真 57　非再生性肝細胞過形成（タイプ2）
ラット、自然発生、HE染色。軽度の血管拡張および海綿状変性を伴う。

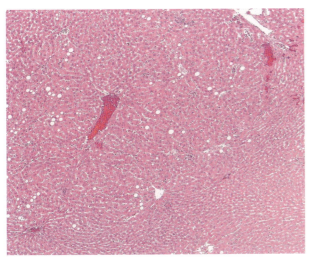

写真 56　非再生性肝細胞過形成（タイプ1）
写真55の拡大像。周囲正常肝細胞よりやや大型の細胞からなり、境界部に軽微な圧排像も観察される。

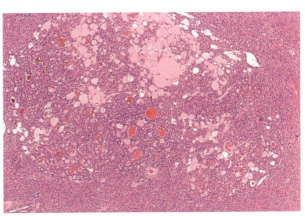

写真 58　非再生性肝細胞過形成（タイプ2）
ラット、自然発生、HE染色。血管拡張および海綿状変性を伴う数葉を超える大型の過形成病変。

たイヌ、アフラトキシンを投与したサル、ヘリコバクター・ヘパティカス感染症のマウス、食餌性コリン欠乏症ラットあるいは Long Evans Cinnamon（LEC）ラットなどにおいて観察されることが知られている。また、ラットでは、白血病の進行例で観察されることがある。本病変の認められる肝臓の実質はしばしば結節状で、肉眼的にも変形した外観を呈し、進行例では肝細胞の再生性過形成と間質成分の増殖（線維化）により組織の改築が起こり肝硬変にいたる場合もある。

3-3. 非再生性肝細胞過形成 non-regenerative hepatocellular hyperplasia

■**同義語**　肝細胞過形成 hepatocellular hyperplasia、限局性肝細胞過形成 focal hepatocellular hyperplasia
■**組織発生**　肝細胞より発生する。
■**組織学的特徴**　単発性あるいは多発性の結節性病変

で、しばしば周囲組織への圧排像が観察されるが、近隣組織に肝細胞の変性・壊死など実質傷害を示唆する所見はみられず、構成細胞および組織像に腫瘍性変化は認められない。本過形成病変には2つのタイプがあり、第1のタイプ（タイプ1）は比較的大型で数葉を超える大きさを示すものの、小葉構造は保持されており、病巣内の肝細胞はやや肥大傾向にあるが、正常細胞とほぼ同様な染色性や形態像を示し、表現型の異常は観察されない（**写真55、56**）。

一方、第2のタイプ（タイプ2）は病巣内に血管拡張あるいは肝海綿状変性を伴う過形成病変で、この随伴病変の存在により肝細胞索の走行はしばしば乱れ、部分的に中心静脈および門脈域が不明瞭なこともあるが、全体として小葉構造はほぼ保持されており、周囲組織との境界も不明瞭である（**写真57、58**）。

なお、両タイプの過形成病変は、ともに周囲正常組織に比べ高い細胞増殖活性を示すが、GST-P染色に対していずれも陰性である。

■**鑑別診断**　変異肝細胞巣、再生性過形成、肝細胞腺腫との鑑別が問題となるが、変異細胞巣とは表現型に異常がないことにより、再生性肝細胞過形成とは周囲組織に

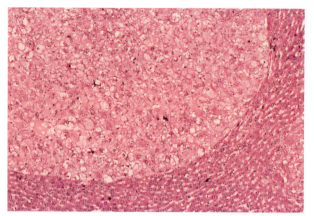

写真 59 肝細胞腺腫
ラット、メチルニトロソウレア methylnitrosourea（MNU）誘発、HE 染色。周囲組織との境界が明瞭である。
（写真提供：Dr. Robert Maronpot）

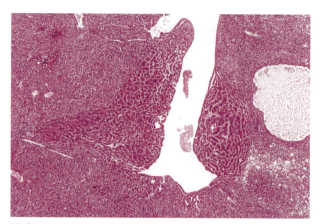

写真 60 肝細胞腺腫内癌 carcinoma in adenoma
マウス、自然発生、HE 染色。

肝細胞壊死など肝実質細胞傷害を示唆する所見がみられないことによって鑑別される。また、異型性や腫瘍性増殖がみられないことが腫瘍との鑑別点となる。

■**解説** 非再生性肝細胞過形成は、ラットで加齢とともに自然発生性にみられるが、化学物質の反復投与によっても誘発される。例えば、ダイオキシン類の化合物を長期投与したラットでは大型の過形成病変（タイプ1）[59]が、抗酸化作用のある食品添加物のトコトリエノール tocotrienol を投与したラットでは血管拡張・肝海綿状変性を伴う過形成病変（タイプ2）[60]が、それぞれ誘発されることが報告されている。なお、これらの過形成病変は、以前は大型の好酸性変異細胞巣のサブタイプとして分類されており、F344 系ラットでは数葉を超える大型のものが雌に好発し、血管拡張・肝海綿状変性を伴う病変は雄に好発する傾向にあることが報告されている[51]。

3-4. 肝細胞腺腫 hepatocellular adenoma

■**同義語** 腫瘍性結節 neoplastic nodule、過形成結節 hyperplastic nodule
■**組織発生** 肝細胞より発生する。
■**組織学的特徴** 本腫瘍は一般に小葉数個以上の大きさをもつ円形〜楕円形の結節性病変で、周囲への圧排性増殖が明らかで、周囲組織との境界は明瞭である（**写真59**）。

腫瘍組織中には通常グリソン鞘を欠き小葉構造が認められないが、周囲組織を巻き込んで増殖する場合にはグリソン鞘が腫瘍組織中に残存することもある。腫瘍を構成する細胞の大きさおよび染色性は多彩であるが、一般に正常の肝細胞と同じかやや大型で、核膜および核小体が明瞭である。細胞質の染色性から変異肝細胞巣と同様に好酸性、好塩基性、明細胞性、空胞性、混合型などに分類される[61,62]。細胞索の配列は、不明瞭か不規則で、明瞭な場合多層化傾向を示すが、2〜3層にとどまる。腫瘍は、細胞の配列状態から充実型 solid type と索状型 trabecular type の2型に大別される。充実型では、腫瘍細胞が充実性に増殖し、索状構造や類洞構造が不明瞭である。索状型では、通常2〜3層の明瞭な索状構造 two or three cell cords を示し、細胞索に不規則な分枝や屈曲がみられる。両型とも、構成細胞は軽度の異型性を示す。なお、ラットでは腺腔形成を伴う偽腺管構造 pseudoglandular pattern を示す場合もある。

■**鑑別診断** 変異肝細胞巣あるいは再生・非再生性肝細胞過形成との鑑別が問題となる。変異肝細胞巣や過形成病変では、周囲組織との境界が不明瞭で、部分的に圧排像が観察されることがあるが、軽度であり、小葉構築も保持されている。また、再生性肝細胞過形成では、周囲組織に肝細胞壊死や線維化など肝実質傷害を示唆する所見が観察されることが鑑別点となる。

■**解説** 肉眼的には円形〜楕円形の結節として認められ、通常は単発性であるが、肝発がん物質を投与すると多発傾向を示す。また、酵素変異を伴っていることが多いが、変異肝細胞巣よりは多様であり、種差も認められる。なお、特に齧歯類において肝細胞腺腫の組織中にがん化した部分 carcinoma in adenoma が観察されることがあるが（**写真60**）、これは腫瘍細胞がさらに悪性方向に形質転換 malignant transformation したものと考えられ、所見として記載するのはともかく、病変としてはむしろ肝細胞癌として診断する方が妥当と思われる。

肝細胞腺腫の自然発生率には系統差があるが、ラットでは通常2〜5%前後、マウスでは5〜20%前後の幅があり、雄の方が高率である。イヌ、サルにおいても肝細胞腺腫は老齢動物で観察されるが、通常の毒性試験ではほとんどみられない。実験的には、アフラトキシンや N-ニトロソジエチルアミンなどの肝発がん物質を投与するとラット、マウス、ウサギ、イヌ、サルなどの多くの動物種において誘発される。なお、本病変は1975年に Squire と Levitt[63] により"neoplastic nodule"という名称が与えられ、以来この用語が広く使用されてきたが、その後の幾多の論議の結果、現在ではその他の上皮性組織と同様に"adenoma"という用語[64]が一般的に使用されている。

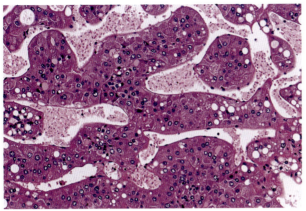

写真 61 肝細胞癌（索状型）
ラット、薬物誘発、HE 染色。多層化した腫瘍細胞の索状配列が認められる。（写真提供：Dr. Robert Maronpot）

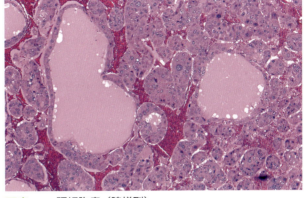

写真 62 肝細胞癌（腺様型）
ラット、薬物誘発、HE 染色。特徴的な腺様構造が認められる。（写真提供：Dr. Robert Maronpot）

3-5. 肝細胞癌 hepatocellular carcinoma

■**同義語**　肝細胞腺癌 hepatic/hepatocellular adenocarcinoma（hepatic/liver cell carcinoma）、悪性肝腫瘍 malignant hepatoma、肝癌 hepatoma

■**組織発生**　肝細胞より発生する。

■**組織学的特徴**　本腫瘍は、腫瘍細胞の増殖形態像から索状型 trabecular type、腺様・偽腺管型 acinar/pseudoglandular type、充実型 solid type の 3 型に大別され、さらにそれぞれ、構造や細胞の異型度により高分化型 well differentiated type、中分化型 moderately differentiated type および低分化型 poorly differentiated type に細分類される[58,61〜64]。索状型肝細胞癌は腫瘍細胞の索状ないしシート状の増殖配列（写真 61）を特徴とし、高分化型では正常の肝細胞よりやや大型の細胞が通常 3 層以上の索状あるいはシート状に配列し、正常組織に類似した類洞構造も認められる。腫瘍細胞の細胞質は好酸性を示すことが多く、核は濃染する核膜と大型で明瞭な核小体を保有する。細胞異型は肝細胞腺腫に比べより明らかで、細胞索は複雑に分岐し、類洞が拡張して島状にみえることもある。核の異型性や多型性は比較的軽度で、核分裂像も少ない。中分化型では細胞索はさらに多層化および不規則化し、類洞構造は不明瞭になる。腫瘍細胞の細胞質は塩基性を増し、核の大小不同が著明となる。細胞は、高分化型に比べ小型で、核／細胞質比が大きい。低分化型では、索状ないしシート状構造を示す部分が減少し、むしろ無構造髄様に増殖する部分の割合の方が大きい。腫瘍細胞は大小不同となり、大型で多核の異型巨細胞や異型性の強い小型の腫瘍細胞の出現もみられる。細胞質は一般に好塩基性で、核の大小不同や異型性が顕著で、核分裂像が目立ち、核／細胞質比も大きい。細胞質内に多量の脂肪滴や空胞が出現することもある。なお、マウスでは、小型の異型細胞よりなるものが多い。腺様型肝細胞癌は腫瘍細胞の腺腔形成（写真 62）を特徴とし、腺腔を構成する腫瘍細胞は 1 層〜数層の異型上皮細胞よりなるが、分化度が高くなるにつれ単層化する傾向を示す。また、腺房中心に分泌物が貯留して拡大し、腺管様あるいは囊胞状構造をとることもある。充実型肝細胞癌は、明らかな索状構造または類洞構造をとらず、種々の程度の異型性を示す腫瘍細胞が充実性に増殖することを特徴とする。腫瘍を構成する細胞は一般に他の型の肝細胞癌に比べ未分化で、核分裂像も多い傾向にある。本型腫瘍は増殖形態が低分化型索状型肝細胞癌に類似しているため、両者の鑑別が困難なことがある。

■**鑑別診断**　肝細胞腺腫および肝細胞・胆管細胞癌（混合型肝癌）との鑑別が問題となる。肝細胞腺腫も肝細胞癌と同様に索状構造や充実性増殖を示すが、異型性は軽度であり、索状構造を示す腫瘍細胞も 2〜3 層以内にとどまる。また、核分裂像も肝細胞癌に比べ少ない。肝細胞・胆管細胞癌との鑑別では、肝細胞・胆管細胞癌において肝細胞と胆管上皮の両方の成分が腫瘍性増殖を示し、明らかな腺管構造（腺様肝細胞癌にみられる腺管様構造とは異なる）が認められることが鑑別点となる。なお、肝細胞癌の組織中にしばしば胆管上皮の増生がみられることがあるが、その場合の胆管上皮には異型性は認められず、通常の加齢に伴う胆管増生と類似しており、腫瘍性の増殖形態は観察されない。

■**解説**　肝細胞癌は肝臓のいずれの葉からも発生し、肉眼的には一般に球状の腫瘤塊として認められるが、境界線は不規則なことが多い。腫瘤の実質は軟らかく、割面の色は一般に分化度の高いものは赤褐色調で、悪性度の高い低分化型のものは白色調の傾向を示す。壊死、出血、間質増生などを伴う場合には、色彩がさまざまとなる。ニトロソアミン誘発の索状肝細胞癌では、しばしば組織中に血液湖 blood lake が生じ、腹腔内出血で動物が死亡する原因となる。出血部の周辺では、腫瘍細胞が変性し、配列が乱れ、一見血管肉腫様にみえることがあるので、真性血管腫瘍と区別する必要がある。肝細胞癌の自然発生率はマウス（4〜20%前後）を除き極めて低い（ラット、ハムスター、イヌでは 1% 以下）が、実験的にはアゾ色素、アフラトキシン、ジエチルニトロソアミン diethylnitrosoamine（DEN）など種々の肝発がん物質の

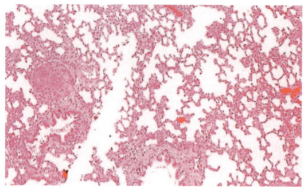

写真 63　肝細胞癌の肺転移巣
ラット、コリン欠乏メチオニン低減アミノ酸食投与、HE 染色。

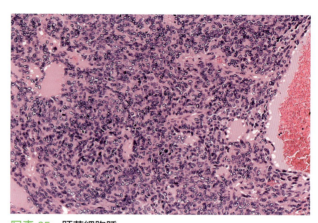

写真 65　肝芽細胞腫
マウス、薬物誘発、HE 染色。organoid structure が認められる。

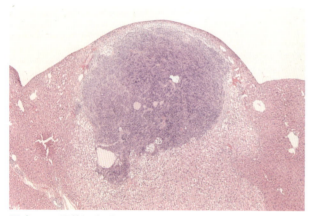

写真 64　肝芽細胞腫
マウス、薬物誘発、HE 染色。
（写真提供：Dr. Robert Maronpot）

投与によってマウス、ラット、ハムスター、モルモット、ウサギ、イヌ、サルなど多くの動物種で誘発される。また、LEC ラット、ヘリコバクター・ヘパティカス感染マウスあるいは食餌性コリン欠乏症ラットにおいて誘発されることが知られている。一方、肝細胞癌の組織型別発生頻度では、索状型が最も多く、次いで腺様型、最も低いのが充実型である。なお、腺様型肝細胞癌では腺様構造が腫瘍組織全体の50％以上を占めることが少ないとされているが、その割合が何％以上の場合に本型腫瘍とするのかの判断基準は特に定められているわけではない。一般に悪性度の高い低分化型肝癌では、α-フェトプロテイン α-fetoprotein が、より多く産生される傾向がある。他組織への転移は比較的まれであるが、近隣リンパ節、脾臓あるいは肺などに転移[65]することがある（**写真 63**）。

3-6．肝芽細胞腫 hepatoblastoma

■**同義語**　未分化混合腫瘍 poorly differentiated mixed tumor、unusual liver tumor with rosette formation
■**組織発生**　胎児（仔）性の未分化な肝細胞より発生すると考えられている。

■**組織学的特徴**　本腫瘍は、胎児（仔）の肝細胞に類似した好塩基性の小型腫瘍細胞からなり、索状あるいは充実性増殖を示し、時にロゼット形成などの類器官構造 organoid structure[66]が認められる（**写真 64、65**）。腫瘍組織中には、しばしば拡張した血管様の管腔構造あるいは囊胞が観察される。また、他の上皮性成分や骨様組織など非上皮性成分が混在することもある。
■**鑑別診断**　本腫瘍は好塩基性の強い小型の腫瘍細胞よりなり、ロゼット形成などの特徴的な形態像を示すため、他の肝癌とは容易に鑑別される。
■**解説**　肉眼的には、境界明瞭な灰白色～褐色の結節状腫瘤として認められ、しばしば出血、壊死を伴い囊胞状を呈する。本腫瘍の自然発生はマウスで低頻度（0.2～0.4％）に認められるが、ラット、ハムスター、イヌではほとんど観察されない。マウスでは、DDT、2-アセチルアミノフルオレン（2-AAF）、オキサゼパム oxazepam などの肝発がん物質により誘発されることが知られている[67]。なお、肝芽細胞腫は肝細胞腺腫あるいは肝細胞癌の組織内に混在することがあるが、その場合、INHAND では単一腫瘍（肝芽細胞腫）として診断することを推奨している。

3-7．胆管増生 bile duct proliferation

■**同義語**　胆管過形成 bile duct hyperplasia、細胆管増生 bile ductule proliferation
■**組織学的特徴**　門脈域を中心にほぼ正常な胆管上皮よりなる小腺管の増生で、単純性過形成 simple hyperplasia とも呼ばれる。若齢動物では門脈域に少数の小胆管がみられるにすぎないが、加齢とともに増加し、その場合には周囲に線維化あるいは単核細胞浸潤がしばしば認められる（**写真 66**）。胆管上皮が変性・萎縮に陥ることもある。

なお、管腔が囊胞状に拡張したものは、胆管囊胞 biliary cyst として分類される（非腫瘍性病変の「囊胞」の項参照）。また、細胆管上皮由来と考えられる卵円形の小

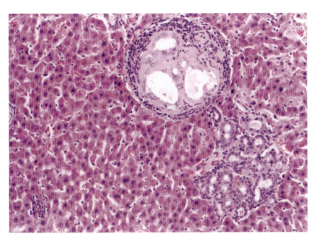

写真66　胆管増生
ラット、自然発生、HE染色。周囲に軽微な細胞浸潤が認められる。

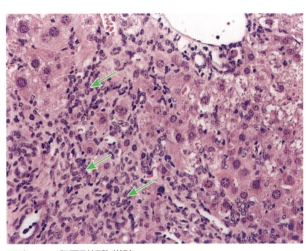

写真67　卵円形細胞増殖
マウス、自然発生、HE染色。卵円形細胞（矢印）の増殖が認められる。（写真提供：Dr. Robert Maronpot）

型細胞が門脈域を中心として小葉内に浸潤性に増殖する病変は細胆管過形成とも呼ばれるが、一般に次項の卵円形細胞増殖 oval cell proliferation として分類される。同病変では、明瞭な腺腔形成がほとんど認められない。

■**鑑別診断**　胆管腺腫 cholangiocellular adenoma の単純型 simple type との鑑別が問題となるが、腫瘍では圧排性の結節性増殖がみられることにより鑑別される。

■**解説**　胆管増生はラット、マウス、イヌで自然発生的にみられ、その発生率はF344系ラットの雄96.8%、雌34.7%、B6C3F1系マウスの雄0.8%、雌0.6%、ビーグル犬の雄6.7%、雌13.3%前後である。化学物質の投与あるいは総胆管結紮によっても誘発され、ラットでは、2-AAFの投与により数日～数週間以内にみられ、胆管あるいは胆管周囲に炎症を伴う。また、ラットにANITを投与すると胆管増生に前駆して上皮の変性・壊死がみられることが知られている。

3-8. 卵円形細胞増殖・過形成
oval cell proliferation/hyperplasia

■**同義語**　細胆管上皮過形成 bile ductular cell hyperplasia

■**組織発生**　肝内細胆管（ヘリング管）上皮由来と考えられている[68]。

■**組織学的特徴**　卵円形細胞 oval cell は、少量の淡明な塩基性胞体と円形～楕円形の核を保有する小型の上皮性細胞で、門脈域を中心に小葉内に浸潤性に増殖する（**写真67**）。明瞭な腺腔形成は、ほとんど認められない。組織学的には、正常な細胆管上皮に類似し、細胞質内小器官に乏しく、細胞接着装置（デスモソーム desmosome、タイトジャンクション tight junction）を持ち、細胞接合部位に微絨毛 microvillus を含む小空隙がみられる。

■**鑑別診断**　胆管増生との鑑別が問題となるが、小葉内への浸潤増殖を示すことと腺腔形成の乏しいことにより鑑別される。

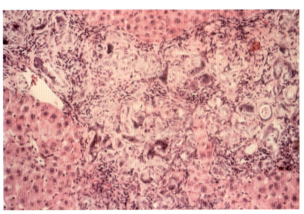

写真68　胆管線維症
ラット、フラン誘発、HE染色。
（写真提供：Dr. Robert Maronpot）

■**解説**　自然発生はまれであるが、ヘリコバクター・ヘパティカス感染マウス[69]、LECラットあるいは食餌性コリン欠乏症ラットにおいてはしばしば認められる。また、ラット、マウスではアゾ色素、四塩化炭素、2-AAF、アフラトキシンなどの化学物質の投与によっても誘発されるが、その他の動物種ではほとんど報告がない。卵円形細胞は胆管および肝細胞の両方に分化しうる能力を保有[70]し、一部の肝細胞癌あるいは胆管細胞癌はこれを発生母地に発生するという報告[71]もあるが、これに対し否定的な意見も多い。

3-9. 胆管線維症 cholangiofibrosis

■**同義語**　胆管腺腫症 bile duct adenomatosis、腺線維症 adenofibrosis

■**組織発生**　肝内胆管上皮細胞より発生する。

■**組織学的特徴**　門脈周辺部にやや異型性のある胆管上皮よりなる腺様組織が、周囲に強い結合組織の増加を伴いつつ増生する病変（**写真68**）で、しばしば門脈周辺部を連続的に巻き込み、1つの肝小葉全体を占めることも

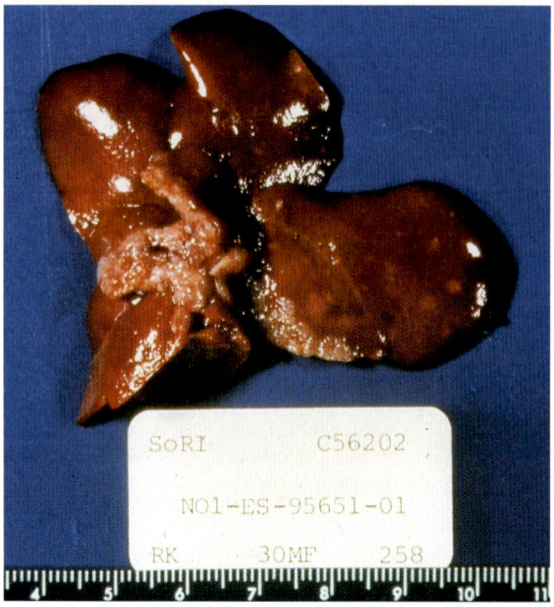

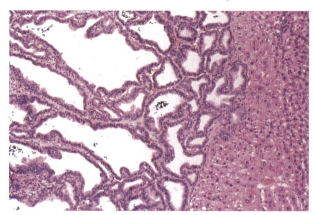

写真71　胆管細胞腺腫
ラット、薬物誘発、HE染色。腫瘍細胞の乳頭状増殖が認められる。（写真提供：Dr. Robert Maronpot）

大きさ以外に特に差はなく、胆管線維症と同じ範疇に含まれる病変と考えられる。

■**解説**　一般に多発性で病変の大きさはさまざまであるが、肉眼的に認められる大きなものでは真珠色の硬い病巣として観察される（**写真69**）。自然発生はまれであるが、ラットではトリハロメタン trihalomethane、アゾ色素、2-AAF などの化学物質投与により誘発される。なお、ラット以外の動物種では、ほとんど報告がない。本病変を前がん病変とみなす研究者もいるが、否定的意見も多い。

3-10. 胆管細胞腺腫
cholangiocellular adenoma

■**同義語**　胆管腫 cholangioma
■**組織発生**　肝内胆管上皮細胞より発生する。
■**組織学的特徴**　本腫瘍は、その形態像より、単純性腺腫 simple type と囊胞状腺腫 cystic type とに分けられる。単純性腺腫は小葉間胆管に類似した比較的小型の腺管が結節状に増殖する病変で、一般に間質の量は乏しい（**写真70**）。腺管上皮はほとんど異型性のない単層立方上皮細胞よりなり、腺管相互は薄い線維性結合組織によって隔てられる。周囲正常組織との境界は明瞭で、圧排像も観察される。囊胞状腺腫は増殖する多胞性の腺管が囊胞状を呈するもので、被覆上皮は全般に扁平化する傾向にあるが、立方上皮も残存し、部位によっては上皮の多層化、乳頭状増殖あるいは小型腺管形成も認められる（**写真71**）。間質は乏しく、正常組織との境界は明瞭で、しばしば圧排像も観察される。

■**鑑別診断**　単純性腺腫では胆管の単純性過形成との鑑別が問題となるが、腫瘍の場合には周囲組織を圧排する結節状増殖が認められることが鑑別点となる。囊胞状腺腫では胆管の多胞性囊胞 multi-locular biliary cyst との鑑別が問題となるが、胆管囊胞では拡張した管腔を被覆する上皮は扁平化した1層の細胞であり、腫瘍でみられる上皮の多層化、乳頭状増殖あるいは小腺管形成などは

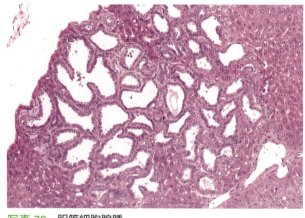

写真69　胆管線維症
ラット、フラン誘発。不整形で乳白色の病巣部が観察される。（写真提供：Dr. Robert Maronpot）

写真70　胆管細胞腺腫
マウス、薬物誘発、HE染色。（写真提供：岩田 聖先生）

ある。

　本病変の特徴像の1つとして、病巣中心部に向かって求心性に増殖する線維性組織の増生があげられる。また、腺様組織の管腔は、しばしば不規則に拡張し、上皮細胞の壊死が散見されたり、内腔に粘液物質や上皮あるいは白血球の細胞残渣が認められたりする。上皮は、単層の立方状〜円柱状細胞よりなり、細胞異型および構造異型ともに比較的強く、杯細胞 goblet cell がしばしば観察される。

■**鑑別診断**　組織形態像の類似性から胆管細胞癌 cholangiocellular carcinoma との鑑別が問題となる。胆管細胞癌では腺様組織の細胞異型および構造異型がより顕著であり、上皮細胞が強い好塩基性細胞質とクロマチンに富む核を保有し、分裂像が目立ち、しばしば多層化するなどの特徴があり、これらの点が胆管線維症との鑑別点となろう。なお、類似病変として胆管線維腫 cholangiofibroma を別にあげている研究者もいるが、組織学的には

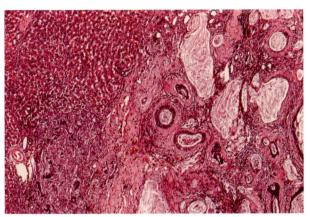

写真72 胆管細胞癌
ラット、フラン誘発、HE染色。
（写真提供：Dr. Robert Maronpot）

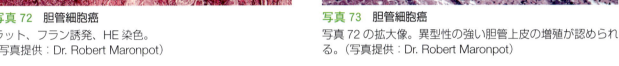

写真73 胆管細胞癌
写真72の拡大像。異型性の強い胆管上皮の増殖が認められる。（写真提供：Dr. Robert Maronpot）

認められない。また、腫瘍では周囲組織への圧排像が明らかな点が鑑別点となろう。

■**解説** 肉眼的に本腫瘍は一般に白色～灰白色の硬結節として認められるが、嚢胞状のものではスポンジ状の外観を呈す。本腫瘍の自然発生はラット、マウス、イヌでまれであるが、ハムスターでは嚢胞状腺腫の発生が時折観察される。誘発例では、ビーグル犬に N-エチル-N′-ニトロ-N-ニトロソグアニジン N-ethyl-N′-nitro-N-nitrosoguanidine（ENNG）を投与すると発生することが知られている。

3-11. 胆管細胞癌
cholangiocellular carcinoma

■**同義語** 胆管腺癌 cholangiolar adenocarcinoma、胆管癌 cholangiocarcinoma、肝内胆管癌 intrahepatic cholangiocarcinoma

■**組織発生** 肝内胆管上皮細胞より発生する。

■**組織学的特徴** 本腫瘍は、胆管上皮由来の異型性を示す上皮細胞からなる腺癌で（**写真72、73**）、一般に粘液の産生あるいは豊富な間質結合組織の増生を伴うことが多い。腺管を構成する立方あるいは円柱上皮は、多層化傾向を示し、充実性あるいは乳頭状増殖を示すこともある。腫瘍細胞は、強い好塩基性の細胞質およびクロマチンの豊富な核を保有し、異型性に富み、しばしば核分裂像が観察される。腺管は一般に不整形で、拡張したものでは上皮細胞が部分的に欠損していることがある。

■**鑑別診断** 胆管線維症 cholangiofibrosis（胆管線維腫 cholangiofibroma）および肝細胞胆管細胞癌 hepatocholangiocellular carcinoma との鑑別が問題となる。胆管線維症では腺管を構成する上皮細胞はほとんど1層であるのに対し、胆管細胞癌では多層化上皮よりなり異型性も強いことが鑑別点となる。一方、肝細胞胆管細胞癌では、胆管上皮に加え肝細胞も腫瘍性増殖を示す点が基本的に胆管細胞癌と異なる。また、肝細胞胆管細胞癌では、粘液の産生や豊富な間質の増生がほとんど認められない。

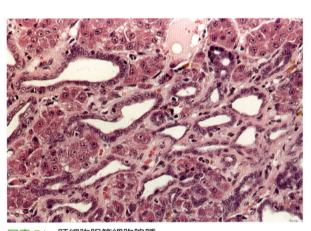

写真74 肝細胞胆管細胞腺腫
ラット、薬物誘発、HE染色。肝細胞と胆管上皮の腫瘍性増殖が認められる。（写真提供：Dr. Robert Maronpot）

■**解説** 肉眼的には白色～灰白色の不整形硬結節として認められ、嚢胞形成を伴う場合には割面がスポンジ状を呈し、内腔から透明～黄色の液体が流出する。本腫瘍の自然発生はハムスターで時折観察されるが、ラットやマウスでは極めてまれである。イヌでも老齢動物（10歳以上）ではまれに発生するが、通常の毒性試験ではほとんどみられない。誘発腫瘍はラットに N-ニトロソモルホリン N-nitrosomorpholine やフラン、ハムスターにジメチルニトロソアミン（DMN）を投与すると発生することが知られている。

3-12. 肝細胞胆管細胞腺腫
hepatocholangiocellular adenoma

■**同義語** 肝細胞胆管細胞混合型腺腫 mixed hepatocholangiocellular adenoma

■**組織発生** 肝細胞および肝内胆管上皮細胞より発生する。

■**組織学的特徴** 基本的な組織形態像は、肝細胞腺腫と同様であるが、胆管上皮の腫瘍性増殖を伴う点が異なる（**写真74**）。腫瘍性の胆管上皮は腫瘍実質内で浸潤性に増

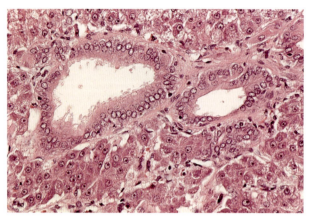

写真75　肝細胞胆管細胞癌
ラット、薬物誘発、HE染色。異型性の強い肝細胞と胆管上皮の腫瘍性増殖が認められる。
（写真提供：Dr. Robert Maronpot）

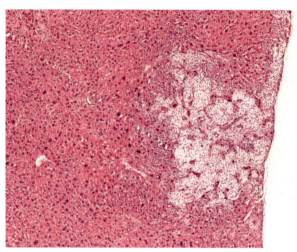

写真76　伊東細胞過形成
マウス、自然発生、HE染色。淡明な伊東細胞の増殖巣が認められる。（写真提供：Dr. Robert Maronpot）

殖し、しばしば軽度に拡張した腺管を形成し、内腔は正常な胆管上皮に類似した立方上皮細胞により内張りされる。

■**鑑別診断**　胆管増生を伴う肝細胞腺腫との鑑別が問題となるが、本腫瘍の場合肝細胞と胆管上皮の両方の成分が腫瘍性に増殖する点が鑑別点となる。

■**解説**　肉眼的には肝細胞腺腫と特に差がなく、ほとんど区別できないが、組織学的には肝細胞と胆管上皮の両方の成分が腫瘍性に増殖する点で異なる。本型腫瘍の自然発生はきわめてまれで、ラット、マウスでも1％以下の低率であり、その他の動物種ではほとんどみられない。実験的には幼若ラットにDENを投与すると誘発されることが報告されている。

3-13. 肝細胞胆管細胞癌 hepatocholangiocellular carcinoma

■**同義語**　肝細胞胆管細胞混合型肝癌 mixed hepato-cholangiocellular carcinoma

■**組織発生**　肝細胞および肝内胆管上皮細胞より発生する。

■**組織学的特徴**　本腫瘍は、肝細胞癌と胆管細胞癌の両方の腫瘍性成分が混在する腫瘍で、腫瘍性肝細胞が索状あるいは充実性に増殖する部分と、胆管上皮様の腫瘍細胞が腺管様構造を形成する部分とが併存して認められる（**写真75**）。ただし、肝細胞癌と胆管細胞癌が近接して発生し融合したいわゆる衝突癌の場合は、本病変の概念から除かれる。

■**鑑別診断**　肝細胞癌（特に腺様型肝細胞癌）および胆管細胞癌との鑑別が問題となるが、肝細胞胆管細胞癌では肝細胞および胆管上皮にそれぞれ類似した細胞の両方の成分が腫瘍性増殖を示す点で基本的に異なる。また、腺様型肝細胞癌にみられる腺様構造は、腫瘍性肝細胞により形成されており、肝細胞胆管細胞癌でみられる腫瘍性胆管上皮よりなる腺管様構造と異なり、粘液の産生も

認められない。

■**解説**　肉眼的に、腫瘍の外観は、肝細胞癌の場合とほぼ同様である。本型腫瘍の自然発生はまれで、ラット、マウスでも1％以下の低率であり、その他の動物種ではほとんど報告がない。実験的には、ラットにアゾ色素を投与したり、マウスにN-2-アセチルアミノフルオレン N-2-acetylaminofluorene あるいはベンジジン二塩酸塩 benzidine dihydrochloride を投与したりすると誘発されることが知られている。

3-14. 伊東細胞過形成 Ito cell hyperplasia

■**同義語**　肝星細胞過形成 hepatic stellate cell hyperplasia、脂肪蓄積細胞増生 fat-storing cell proliferation、脂肪腫様病変 lipomatous lesion

■**組織発生**　類洞周囲のディッセ腔に存在する伊東細胞（肝星細胞）より発生すると考えられている。

■**組織学的特徴**　淡明な細胞質を有す小型の細胞あるいは脂肪細胞に類似した空胞状の細胞が類洞を充填するかたちで孤立結節性に増殖する病変で、周囲組織との境界は比較的明瞭である（**写真76**）。構成細胞の形態は、小型のもので卵円形〜紡錘形で、大型のもので円形で空胞状の細胞質を有す。いずれも脂肪染色（オイルレッドO）陽性を示し、大型の脂肪滴を保有する細胞では核が細胞辺縁に偏在する。

■**鑑別診断**　限局性肝細胞脂肪化 fatty change/lipidosis との鑑別が必要であるが、本病巣内には肝細胞がほとんど含まれないことが鑑別点となろう。加えて、免疫組織化学的に伊東細胞により産生されるラミニンやテネイシンなど細胞外基質蛋白の増加が病巣内に証明されれば、有力な診断根拠となる。

■**解説**　肉眼的には、直径1mm前後の類白色の斑点あるいは小結節状病変として認められる。本病変の自然発生は、極めてまれで、ラット、マウスともに0.1％以下の

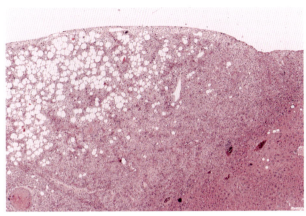

写真 77 伊東細胞腫
マウス、自然発生、HE 染色。淡明・空胞状の腫瘍細胞の増殖が認められる。（写真提供：Dr. Robert Maronpot）

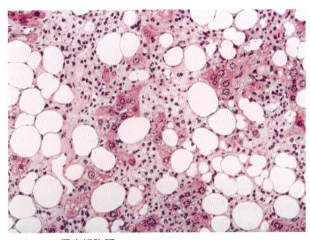

写真 78 伊東細胞腫
写真 77 の拡大像。（写真提供：Dr. Robert Maronpot）

発生率であり、誘発例の報告もほとんどない。なお、イヌでは、結節性肝細胞過形成を有する老齢動物においてしばしば伊東細胞の増生が観察されること[72]、およびカロチノイド色素を投与すると伊東細胞が顕在化することが報告されている。

3-15. 伊東細胞腫 Ito cell tumor

■**同義語** 肝星細胞腫 hepatic stellate cell tumor、脂肪腫様病変 lipomatous lesion

■**組織発生** 類洞周囲のディッセ腔に存在する伊東細胞（肝星細胞）より発生すると考えられている。

■**組織学的特徴** 本腫瘍は、淡明な細胞質を有す小型の細胞あるいは脂肪細胞に類似した空胞状の細胞が孤立結節状に増殖したもので、他組織における脂肪腫に類似している（**写真 77、78**）。周囲組織との境界は比較的明瞭であるが、不規則な境界線を示し、部分的に圧排像も観察される。病巣の大部分は大型で円形の脂肪様細胞で占められるが、卵円形～紡錘形の小型細胞が類洞に沿って増殖する部分も観察される。

■**鑑別診断** 限局性肝細胞脂肪化 fatty change/lipidosis との鑑別が必要であるが、本腫瘍の場合には結節状で境界が比較的明瞭であり、肝実質細胞は部分的に残存するものの、ほとんど含まれない。また、部分的にではあるが、圧排像があることも鑑別点となろう。加えて、免疫組織化学的に伊東細胞により産生されるラミニンやテネイシンなど細胞外基質蛋白の増加が病巣内に証明されれば、有力な診断根拠となりうる。

■**解説** 肉眼的には類白色の結節性病変として認められ、大きさはマウスで 2～25 mm 前後で、実質は軟らかく、やや弾力性がある。本腫瘍は特にマウスにおいてまれに自然発生することが知られている（B6C3F1 系マウスで約 0.1%）が、その他の動物種ではほとんど報告例はない。本腫瘍の起源に関しては、米国 National Toxicology Program（NTP）の研究者グループ[73]により、B6C3F1 系マウスに発生した脂肪腫様病変 13 例の発生起源について詳細に検討され、伊東細胞起源の可能性も示唆されたが、確証が得られなかった。しかし、その後、ドイツの研究者グループにより、マウスにおける同病変について免疫組織化学的解析が加えられ[74]、その結果、当該病変を構成する細胞はビメンチン、アクチンおよびデスミン陽性であること、さらに、病巣内に伊東細胞由来とされる細胞外基質蛋白のラミニンとテネイシンの増加が証明されたことから、本腫瘍の伊東細胞起源説が有力となった。なお、米国 NTP のデータベースでは悪性伊東細胞腫の発生報告もあるが、詳細については不明である。

3-16. クッパー細胞過形成・増生
Kupffer cell hyperplasia/proliferation

■**同義語** 組織球性細胞増生 histiocytic cell proliferation、組織球増殖 histiocytosis

■**組織発生** 類洞壁のクッパー細胞より発生する。

■**組織学的特徴** クッパー細胞が類洞を充填するかたちで増生する病変で、しばしば肉芽腫様に結節状を呈するが、不整形で境界は不明瞭である。細胞形態は卵円形～やや紡錘形で他組織の組織球性細胞に類似し、異物の貪食像が散見される。

■**鑑別診断** 伊東細胞過形成 Ito cell hyperplasia との鑑別が問題となるが、伊東細胞過形成では構成細胞のほとんどが脂肪滴を蓄積しており、異物の貪食像がみられないことが鑑別点となろう。加えて、免疫組織化学的にクッパー細胞の Fc レセプターが証明できれば、有力な診断根拠となりうる。

■**解説** 実験動物におけるクッパー細胞過形成の自然発生頻度はマウスで 1～2%、ラットで 1% 以下と低いが、実験的にはラットあるいはマウスに鉄などの外因性粒子物を投与すると、クッパー細胞はそれを貪食し、増殖する。また、ラットにエストロゲンを投与すると、クッパー細胞の増殖および食作用亢進を促すことが知られている。

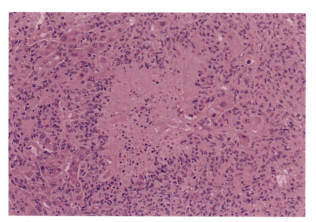

写真 79 組織球性肉腫
ラット、自然発生、HE 染色。

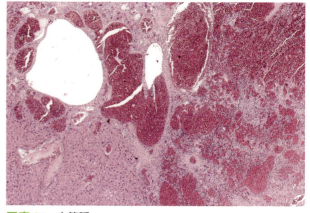

写真 81 血管腫
ラット、自然発生、HE 染色。

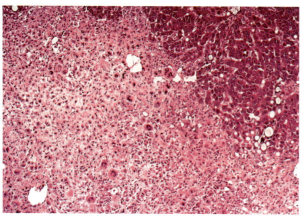

写真 80 組織球性肉腫
ラット、自然発生、HE 染色。巨細胞の出現を伴う。

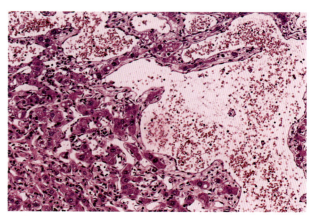

写真 82 血管腫
ラット、自然発生、HE 染色。

3-17. 組織球性肉腫 histiocytic sarcoma

■**同義語** クッパー細胞肉腫 Kupffer cell sarcoma

■**組織発生** 類洞内のクッパー細胞 Kupffer cell より発生すると一般に考えられているが、骨髄由来の単核性食細胞（マクロファージ）mononuclear phagocytic cell (macrophage) から発生するという説もある。

■**組織学的特徴** 本腫瘍は主に卵円形～やや紡錘形の組織球様細胞が類洞を充填するかたちで増殖し、肝実質内で結節状腫瘍塊を形成するが、境界線は不明瞭である。中心部はしばしば壊死に陥り、それを取り囲むように腫瘍細胞が配列する（**写真 79**）。腫瘍細胞の一部は泡沫状の細胞質を保有し、また、細胞残渣あるいは赤血球を貪食する像も観察される。そのほか巨細胞の出現を伴うこともある（**写真 80**）。なお、同時に他組織（脾臓、肺、あるいは骨髄など）において同様の組織球様細胞の腫瘍性増殖が観察されることもあり、その際には、原発部位を特定するのがしばしば困難なことから、全身性疾患 systemic disease の 1 つとして評価するのが妥当であろう。

■**鑑別診断** 悪性線維性組織球腫 malignant fibrous histiocytoma（MFH）との鑑別が問題となるが、本腫瘍は線維成分の増生が MFH に比べ乏しく、腫瘍細胞の渦巻様配列や花むしろ模様 storiform pattern がみられないことが鑑別点となろう。しかし、両病変は形態的に互いに類似した部分が多いことから、極めて鑑別が困難な場合もある。その際には、免疫組織化学的にクッパー細胞の Fc レセプターが証明できれば、有力な診断根拠となる。

■**解説** 肉眼的には、多発性の灰白色小結節として認められる。本腫瘍の自然発生率はラット、マウス、ハムスターともに低く（1% 以下）、その他の動物種でもほとんど認められない。実験的には、ラットにトリパンブルー trypan blue、DMN あるいは 2-AAF などを投与することにより誘発されるという報告がある。なお、本病変は肝臓以外の他組織においても同時に発生することがあるが、ラットでは肺、脾、リンパ節および骨髄に、マウスでは肺、脾、および子宮に好発する傾向がある。

3-18. 血管腫 hemangioma

■**同義語** 良性血管内皮腫 benign hemangioendothelioma

■**組織発生** 血管内皮細胞より発生する。

■**組織学的特徴** 本腫瘍は 1 層の内皮細胞で被覆された

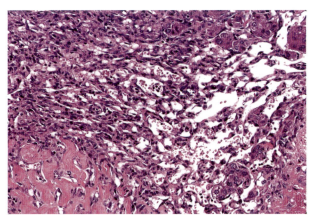

写真83 血管肉腫
ラット、自然発生、HE染色。異型性の強い血管内皮細胞の増殖が認められる。

血管の良性腫瘍で、小血管腔を形成する毛細血管腫 capillary hemangioma と拡張した血管腔よりなる海綿状血管腫 cavernous hemangioma（**写真81、82**）に分けられる。腫瘍細胞は軽度の異型性を示す。

■**鑑別診断** 肝ペリオーシス peliosis hepatis との鑑別が問題となるが、肝ペリオーシスは類洞が限局性に拡張したもので、血液腔と肝細胞間の内皮細胞に形態学的変化はみられず、増殖も認められない。

■**解説** 肉眼的には、境界明瞭な暗赤色の軟病変として認められ、割面を入れると多量の血液の流出をみる。本腫瘍の自然発生率は低く、マウスで2％前後、ラットでは1％以下である。イヌでも5歳以上の年齢の動物にまれに発生するが、通常の毒性試験ではほとんど認められない。実験的には、マウスに DEN を投与、あるいはイヌに ENNG を投与した場合に誘発されることが知られている。

3-19. 血管肉腫 hemangiosarcoma

■**同義語** 悪性血管内皮腫 malignant hemangioendothelioma

■**組織発生** 血管内皮細胞より発生する。

■**組織学的特徴** 本腫瘍は血管内皮細胞が肉腫性増殖を示すもので、血管腫よりも異型性の強い多陵〜紡錘形の腫瘍細胞が不規則な血管腔を形成して増殖し、部位によっては充実性の増殖を示す（**写真83**）。核分裂像も多数認められる。腫瘍の周辺部では、腫瘍細胞が類洞に沿って内皮を置換するようなかたちで浸潤発育する。他組織への転移もしばしば認められる。

■**鑑別診断** 血管腫との鑑別が問題となるが、血管肉腫では細胞の異型性が強く、充実性の増殖を示すことが鑑別点となる。

■**解説** 肉眼的には出血性の結節病変として認められ、割面では出血部とやや充実性の部分が混在する。本腫瘍の自然発生は血管腫と同様にまれであるが、DEN あるいは ENNG など種々の化学発がん物質により、マウスあるいはイヌなどに誘発される。なお、他組織にも同じ血管肉腫が存在する場合には、転移を考慮した上で原発部位を特定する必要があろう。

引用文献

1) 織田正也，東 俊文，西田次郎ほか．肝類洞内皮細胞．代謝 27：701-721，1990．
2) 岡上 武．内皮細胞の形態と機能．肝胆膵 24：847-854，1992．
3) 藤原研司，持田 智．Kupffer 細胞と肝マクロファージ．代謝 27：681-689，1990．
4) 内藤 眞，高橋 潔．Kupffer 細胞の発生と分化．肝胆膵 24：873-879，1992．
5) 白鳥康史．Kupffer 細胞の機能とその異常．肝胆膵 24：881-888，1992．
6) 持田 智，藤原研司．Kupffer 細胞の実験的肝障害における役割．肝胆膵 24：889-899，1992．
7) 岡上 武．伊東細胞の形態と機能．代謝 27：693-699，1990．
8) 円山英昭．伊東細胞の形態：特に活性化伊東細胞について．肝胆膵 24：901-913，1992．
9) 高瀬修二郎，高田 昭．伊東細胞の線維化における役割．肝胆膵 24：921-930，1992．
10) 円山英昭，山本正美．ビタミンA貯蔵細胞：総論．細胞 12：2-9，1980．
11) 伊東俊夫．肝臓の脂肪摂取細胞：形態と機能．細胞 12：10-21，1980．
12) 金田研司．Pit 細胞：肝防御系を構成するナチュラルキラー細胞．代謝 27：723-732，1990．
13) 金田研司．Pit 細胞：肝に分布するナチュラルキラー細胞．肝胆膵．24：931-939，1992．
14) Sell S. Is there a liver stem cell? *Cancer Res* 50：3811-3815, 1990.
15) **Rappaport AM**：Physioanatomical basis of toxic injury. In：*Toxic injury of the liver*. Farber E, Fisher MM (eds). Marcel Dekker, New York. pp1-57. 1979.
16) **Rittinghausen S, Ernst H, Ahlowede-Sannecke F**. Incomplete herniation of liver lobes through the diaphragm in Han：WIST rats. *Z Versuchstierkd* 31：151-154, 1988.
17) **Glew RH, Basu A, Prence EM**, et al. Lysosomal storage diseases. *Lab Invest* 53：250-269, 1985.
18) 林 裕造，森本和滋，前川昭彦．薬物誘発性脂質症（薬物の蓄積と毒性）．トキシコロジーフォーラム 8：468-479，1985．
19) **Chatman LA, Morton D, Johnson TO**, et al. A strategy for risk management of drug-induced phospholipidosis. *Toxicol Pathol* 37：997-1005, 2009.
20) **Yoshida M, Ikadai H, Maekawa A**, et al. Pathological characteristics of mucopolysaccharidosis VI in the rat. *J Comp Pathol* 109：141-153, 1993.
21) **Greijdanus-van der Putten SWM, van Esch E, Kamerman J**, et al. Drug-induced protoporphyria in beagle dogs. *Toxicol Pathol* 33：720-725, 2005.
22) **Wakabayashi T, Asano M, Kawamoto S**. Induction of megamitochondria in the mouse liver by isonicotinic acid derivatives. *Exp Mol Pathol* 31：387-399, 1979.
23) **Hall AP, Elcombe CR, Foster JR**, et al. Liver hypertrophy：a review of adaptive (adverse and non-adverse) changes-conclusions from the 3rd international ESTP expert workshop. *Toxicol Pathol* 40：971-994, 2012.
24) **Recknagel RO, Glende EA Jr**. Carbon tetrachloride hepatotoxicity：an example of lethal cleavage. *CRC Crit Rev Toxicol* 2：263-297, 1973.

25) Baumgart E, Stegmeier K, Schmidt FH, et al. Proliferation of peroxisomes in pericentral hepatocytes of rat liver after administration of a new hypocholesterolemic agent (BW15766). Sex-dependent ultrastructural differences. *Lab Invest* 56：554-564, 1987.
26) Kachi K, Wong PT, French SW. Molecular structural changes in Mallory body proteins in human and mouse livers：an infrared spectroscopy study. *Exp Mol Pathol* 59：197-210, 1993.
27) Muzzillo DA, Hoshino M, Matsuyama M. Ultrastructural cytochemistry of eosinophilic inclusions in the cells of hyperplastic nodules and hepatomas in mouse liver. *Acta Pathol Jpn* 41：806-810, 1991.
28) Bannasch P, Bloch M, Zerban H. Spongiosis hepatis. Specific changes of the perisinusoidal liver cells induced in rats by *N*-nitrosomorpholine. *Lab Invest* 44：252-264, 1981.
29) Malhi H, Gores GJ, Lemasters JJ. Apoptosis and necrosis in the liver：a tale of two deaths? *Hepatology* 43：S31-S44, 2006.
30) Elmore S. Apoptosis：a review of programmed cell death. *Toxicol Pathol* 35：495-516, 2007.
31) 須田貴司．Fasリガンドによるアポトーシスと炎症の分子機構とその意義．蛋白質核酸酵素 44：1478-1486，1999.
32) Goldsworthy TL, Conolly RB, Fransson-Steen R. Apoptosis and cancer risk assessment. *Mutation Res* 365：71-90, 1996.
33) Robbins SL, Angell M. The hepatobiliary system and pancreas. In：*Basic Pathology*, 2nd ed. Robbins SL, Angell M (eds). Saunders, Philadelphia. pp508-546. 1976.
34) 榎本 真．肝臓．『実験動物の病理組織』榎本 真，林 裕造，田中寿子（編）．ソフトサイエンス社，東京．pp326-361. 1980.
35) Pritchard DJ, Wright MG, Sulsh S, et al. The assessment of chemically induced liver injury in rats. *J Appl Toxicol* 7：229-236, 1987.
36) Purushotham KR, Lockard VG, Mehendale HM. Amplification of chloroform hepatotoxicity and lethality by dietary chlordecone (Kepone) in mice. *Toxicol Pathol* 16：27-34, 1988.
37) Badr MZ, Belinsky SA, Kauffman FC, et al. Mechanism of hepatotoxicity to periportal regions of the liver lobule due to allyl alcohol：role of oxygen and lipid peroxidation. *J Pharmacol Exp Ther* 238：1138-1142, 1986.
38) Bergs VV, Scotti TM. Virus-induced peliosis hepatis in rats. *Science* 158：377-378, 1967.
39) Burt AD. Pathobiology of hepatic stellate cells. *J Gastroenterol* 34：299-304, 1999.
40) Mak KM, Lieber CS. Lipocytes and transitional cells in alcoholic liver disease：a morphometric study. *Hepatology* 8：1027-1033, 1988.
41) Tamayo RP. Is cirrhosis of the liver experimentally produced by CCl4 an adequate model of human cirrhosis? *Hepatology* 3：112-120, 1983.
42) Ward JM, Fox JG, Anver MR, et al. Chronic active hepatitis and associated liver tumors in mice caused by a persistent bacterial infection with a novel *Helicobacter* species. *J Natl Cancer Inst* 86：1222-1227, 1994.
43) Suerbaum S, Josenhans C, Sterzenbach T, et al. The complete genome sequence of the carcinogenic bacterium *Helicobacter hepaticus*. *PNAS* 100：7901-7906, 2003.
44) 佐藤秀隆．肝毒性．『毒性学』藤田正一（編）．朝倉書店，東京．pp111-118. 1999.
45) Jones G, Butler WH. Morphology and spontaneous neoplasia. In：*Mouse hepatic neoplasia*. Butler WH, Newberne PM (eds). Elsevier, Amsterdam/Oxford. pp21-59. 1975.
46) Gopinath C, Prentice DE, Lewis DJ. The liver. In：*Atlas of experimental toxicological pathology*. Gresham GA(ed). MTP Press, Lancaster. pp43-60. 1987.
47) Jackson CD, Cronin GM, Stone TW. Subchronic studies of thenyldiamine in B6C3F1 mice. *J Am Coll Toxicol* 10：243-253, 1991.
48) Stein RJ, Richter WR, Brynjolfsson G. Ultrastructural pharmacopathology. I. Comparative morphology of the livers of the normal street dog and purebred beagle. A base-line study. *Exp Mol Pathol* 5：195-224, 1966.
49) Emura I, Ohnishi Y, Yamashita Y, et al. Immunohistochemical and ultrastructural study on erythropoiesis in hepatoblastoma. *Acta Pathol Jpn* 35：79-86, 1985.
50) Harada T, Maronpot RR, Boorman GA, et al. Foci of cellular alteration in the rat liver：a review. *J Toxicol Pathol* 3：161-188, 1990.
51) Harada T, Maronpot RR, Morris RW, et al. Morphological and stereological characterization of hepatic foci of cellular alteration in control Fischer 344 rats. *Toxicol Pathol* 17：579-593, 1989.
52) Walsh KM, Razmpour A. Stereological evaluation of altered hepatocellular foci in control Wistar rats. *Toxicol Pathol* 20：27-31, 1992.
53) Newsholme SJ, Fish CJ. Morphology and incidence of hepatic foci of cellular alteration in Sprague-Dawley rats. *Toxicol Pathol* 22：524-527, 1994.
54) Sato H, Sakairi T, Takagi S, et al. Spontaneous amphophilic focus in the liver of a young Sprague-Dawley rat. *Exp Toxicol Pathol* 65：35-37, 2013.
55) Weber E, Moore MA, Bannasch P. Enzyme histochemical and morphological phenotype of amphophilic foci and amphophilic/tigroid cell adenomas in rat liver after combined treatment with dehydroepiandrosterone and *N*-nitrosomorpholine. *Carcinogenesis* 9：1049-1054, 1988.
56) Harada T, Maronpot RR, Morris RW, et al. Observations on altered hepatocellular foci in National Toxicology Program two-year carcinogenicity studies in rats. *Toxicol Pathol* 17：690-708, 1989.
57) Ito N, Tatematsu M, Hasegawa R, et al. Medium-term bioassay system for detection of carcinogens and modifiers of hepatocarcinogenesis utilizing the GST-P positive liver cell focus as an endpoint marker. *Toxicol Pathol* 17：630-641, 1989.
58) Maronpot RR, Haseman JK, Boorman GA, et al. Liver lesions in B6C3F1 mice：the National Toxicology Program, experience and position. *Arch Toxicol* (Suppl) 10：10-26, 1987.
59) Hailey JR, Walker NJ, Sells DM, et al. Classification of proliferative hepatocellular lesions in Harlan Sprague-Dawley rats chronically exposed to dioxin-like compounds. *Toxicol Pathol* 33：165-174, 2005.
60) Tasaki M, Umemura T, Inoue T, et al. Induction of characteristic hepatocyte proliferative lesion with dietary exposure of Wistar Hannover rats to tocotrienol for 1 year. *Toxicology* 250：143-150, 2008.
61) Frith CH, Ward JM. A morphologic classification of proliferative and neoplastic hepatic lesions in mice. *J Environ Pathol Toxicol* 3：329-351, 1979.
62) Hayashi Y. Histologic typing of liver tumors in rats, mice and hamsters- a workshop report. *Exp Path* 28：140-141, 1985.
63) Squire RA, Levitt MH. Report of a workshop on classification of specific hepatocellular lesions in rats. *Cancer Res* 35：3214-3223, 1975.
64) Maronpot RR, Montgomery CA Jr, Boorman GA, et al.

National Toxicology Program nomenclature for hepatoproliferative lesions of rats. *Toxicol Pathol* 14：263-273, 1986.

65) Ward JM. Morphology of hepatocellular neoplasms in B6C3F1 mice. *Cancer Lett* 9：319-325, 1980.

66) Turusov VS, Deringer MK, Dunn TB, et al. Malignant mouse-liver tumors resembling human hepatoblastomas. *J Natl Cancer Inst* 51：1689-1695, 1973.

67) Cunningham ML, Maronpot RR, Thompson M, et al. Early responses of the liver of B6C3F1 mice to the hepatocarcinogen oxazepam. *Toxicol Appl Pharmacol* 124：31-38, 1994.

68) Factor VM, Radaeva SA, Thorgeirsson SS. Origin and fate of oval cells in dipin-induced hepatocarcinogenesis in the mouse. *Am J Pathol* 145：409-422, 1994.

69) Ward JM, Anver MR, Haines DC, et al. Chronic active hepatitis in mice caused by *Helicobacter hepaticus*. *Am J Pathol* 145：959-968, 1994.

70) Marceau N. Cell lineages and differentiation programs in epidermal, urothelial and hepatic tissues and their neoplasms. *Lab Invest* 63：4-20, 1990.

71) Sell S, Dunsford HA. Evidence for the stem cell origin of hepatocellular carcinoma and cholangiocarcinoma. *Am J Pathol* 134：1347-1363, 1989.

72) Bergman JR. Nodular hyperplasia in the liver of the dog：an association with changes in the Ito cell population. *Vet Pathol* 22：427-438, 1985.

73) Dixon D, Yoshitomi K, Boorman GA, et al. "Lipomatous" lesions of unknown cellular origin in the liver of B6C3F1 mice. *Vet Pathol* 31：173-182, 1994.

74) Tillman T, Kamino K, Dasenbrock C, et al. Ito cell tumor：immunohistochemical investigations of a rare lesion in the liver of mice. *Toxicol Pathol* 27：364-369, 1999.

その他の有用な成書・文献情報

1) EC Greene (ed). *Anatomy of the rat*. Hafner Publishing Co, New York. 1963.
2) 高橋忠雄(監). 『肝臓：構造・機能・病態生理』第3版. 三浦義彰, 斎藤 守, 織田敏次(編). 医学書院, 東京. 1976.
3) 北川知行. 肝癌・動物. 『ヒトの癌と動物モデル』太田邦夫, 山本 正, 杉村 隆ほか(編). 南江堂, 東京. pp204-223. 1979.
4) Greenblatt M. Tumours of the liver. In：*Pathology of Tumours in Laboratory Animals. Vol 3*：*Tumours of the hamsters*. Turusov VS(ed). IARC, Lyon. pp69-102. 1982.
5) Schmidt RE, Eason RL, Hubbard GB, et al. Liver, gallbladder and pancreas. In：*Pathology of aging Syrian hamsters*. Schmidt RE, Eason RL, Hubbard GB, et al (eds). CRC Press, Florida. pp67-87. 1983.
6) Greaves P, Faccini JM. Liver, bile ducts and biliary system. In：*Rat histopathology*. Greaves P, Faccini JM (eds). Elsevier, Amsterdam. pp88-97. 1984.
7) 加藤嘉太郎, 山内昭二. 肝臓・肝臓の構造と胆嚢. 『新編 家畜比較解剖図説』上巻. 加藤嘉太郎, 山内昭二(著). 養賢堂, 東京. pp260-263. 2003.
8) 野口知雄(編著). 『ペルオキシソーム』講談社サイエンティフィク, 東京. 1985.
9) 福島昭治, 桑原紀之, 立松正衛ほか. 肝腫瘍. 『腫瘍組織病理アトラス：実験動物の自然発生腫瘍』. 西塚泰章, 高山昭三, 伊東信行ほか(編). 文光堂, 東京. pp48-54. 1985.
10) Hollander CF, de Leeuw AM, van Zwieten MJ. The liver. In：*ILSI Monograph on Pathology of Laboratory Animals*：*Digestive Sytem*. TC Jones, U Mohr, RD Hunt (eds). Springer-Verlag, Berlin. pp1-173. 1985.
11) 藤田尚男, 藤田恒夫. 肝臓と胆路. 標準組織学(各論). 藤田尚男, 藤田恒夫(著). 医学書院, 東京. pp139-157. 1986.
12) Adams DR. Digestive system. In：*Canine anatomy*：*a systemic study*. Adams DR (ed). Iowa State University Press, pp223-251. 1986.
13) 織田敏次(責任編). 『肝臓の研究』1～3巻. 同文書院, 東京. 1987.
14) 榎本 眞, 赤崎兼義. 消化器病変. 『毒性病理学』榎本 眞, 赤崎兼義(編). ソフトサイエンス社, 東京. pp109-159. 1987.
15) 大塚 久, 高橋精一, 森 秀樹. 消化器：肝臓. 『実験腫瘍病理組織学』伊東信行, 林 裕造(編). ソフトサイエンス社, 東京. pp122-147. 1987.
16) MacSween RNM, Anthony PP, Scheuer PJ (eds). *Pathology of the liver*. Churchill Livingstone, Edinburgh/New York. 1979
17) Frith CH, Ward JM. Digestive system. In：*Color atlas of neoplastic and non-neoplastic lesions in aging mice*. Frith CH, Ward JM(eds). Elsevier, Amsterdam. pp10-26. 1988.
18) JR Craig, RL Peters, HA Edmondson (eds). *Tumors of the liver and intrahepatic bile ducts*. AFIP, Washington DC. 1989.
19) Moore KL, Persaud TVN. 星野一正(訳). 消化器系. 『ムーア人体発生学』第6版. Moore KL, Persaud TVN(著), 瀬口春道(監訳). 医歯薬出版, 東京. pp285-317. 2001
20) Popesko P, et al (eds). *A colour atlas of the anatomy of small laboratory animal*. Wolfe Publishing, London. 1992.
21) Faccini JM, Abbott DP, Paulus GJJ. Liver, bile ducts and biliary system. In：*Mouse histopathology*. Faccini JM, Abbott DP, Paulus GJJ (eds). Elsevier, Amsterdam. pp74-86. 1990.
22) Eustis SL, Boorman GA, Harada T, et al. Liver. In：*Pathology of the Fischer rat*. Boorman GA, Eustis SL, Elwell MR, et al(eds). Academic Press, San Diego. pp71-94. 1990.
23) Bannasch P, Zerban H. Tumours of the liver. In：*Tumours of the rat*, 2nd ed. 〈*Pathology of Tumours in Laboratory Animals*〉Vol 1. Turusov V, Mohr U(eds). IARC, Lyon. pp199-240. 1990.
24) 榎本 眞. 肝臓. 『毒性病理学』〈毒性試験講座5〉前川昭彦, 林裕造(編). 地人書館, 東京. pp136-220. 1991.
25) Meeks RG, Harrison SD, Bull RJ (eds). *Hepatotoxicology*. CRC Press, Boston. 1991.
26) 伊東信行. 肝臓・胆嚢. 『最新毒性病理学』伊東信行(編著). 中山書店, 東京. pp149-171. 1994.
27) Ishak KG, Anthony PP, Sobin LH (eds). *Histological typing of tumours of the liver*. 〈World Health Organization. International Histological Classification of Tumours〉Springer-Verlag, New York. 1994.
28) Frith CH, Ward JM, Turusov VS. Tumours of the liver. In：*Tumours of the mouse*, 2nd ed. ＜*Pathology of Tumours in Laboratory Animals*＞Vol 2. Turusov V, Mohr U (eds). IARC, Lyon. pp223-269. 1994.
29) Harada T, Maronpot RR, Enomoto A, et al. Changes in the liver and gallbladder. In：*Pathobiology of the Aging Mouse*. Vol 2. Mohr U, Dungworth DL, Capen CC, et al (eds). ILSI Press, Washington DC. pp207-241. 1996.
30) Harada T, Enomoto A, Boorman GA, et al. Liver and gallbladder. In：*Pathology of the mouse*. Maronpot RR, Boorman GA, Gaul BW(eds). Cache River Press, Vienna. pp117-183. 1999.
31) 内田俊和. 『最新肝臓病理学：形態と分子病態』中外医学社, 東京. 1999.
32) Deschl U, Cattley RC, Harada T, et al. Liver, gallbladder, and exocrine pancreas. In：*The mouse*. 〈*International Classification of Rodent Tumors*〉Mohr U(ed). Springer, Berlin. pp59-86. 2001.

33) 江口保暢. 肝臓の発生. 『動物発生学』第 2 版. 江口保暢（著）. 文永堂出版, 東京. p131. 1999.
34) **Cattley RC, Popp JA**. Liver. In : *Handbook of toxicologic pathology*. Vol 2. Haschek WM, Rousseaux CG (eds). Academic Press, San Diego. pp187-225. 2002.
35) **Narama I, Imaida K, Iwata H, et al**. A review of nomenclature and diagnostic criteria for proliferative lesions in the liver of rats by a working group of the Japanese Society of Toxicologic Pathology. *J Toxicol Pathol* 16 : 1-17, 2003.
36) 石村和敬（訳）. 肝臓. 『最新カラー組織学』ガートナー LP, ハイアット JL（著）. 石村和敬, 井上貴央（監訳）. 西村書店, 東京. pp357-368. 2007.
37) **Greaves P**. Liver and Pancreas. In : *Histopathology of preclinical toxicity studies*. 3rd ed. Greaves P(ed). Academic Press, Amsterdam. pp457-569. 2007.
38) **Koemer G, Galluzzi L, Vandenabeele P, et al**. Classification of cell death : recommendations of the Nomenclature Committee on Cell Death 2009. *Cell Death and Differentiation* 16 : 3-11, 2009.
39) **Haschek WM, Rousseaux CG, Walling MA**. The liver. In : *Fundamentals of toxicologic pathology*. Haschek WM, Rousseaux CG, Walling MA (eds). Academic Press, San Diego. pp197-235. 2010.
40) **Thoolen B, Maronpot RR, Harada T, et al**. Proliferative and nonproliferative lesions of the rat and mouse hepatobiliary system. *Toxicol Pathol* 38 (7 Suppl) : 5S-81S, 2010.
41) 三森国敏, 渋谷 淳, 落合謙爾ほか. 肝臓. 『動物病理学各論』第 2 版. 日本獣医病理学会（編）. 文永堂出版, 東京. pp204-239. 2011.
42) **Galluzzi L, Vitale I, Abrams JM, et al**. Molecular definitions of cell death subroutines : recommendations of the Nomenclature Committee on Cell Death 2012. *Cell Death and Differentiation* 19 : 107-120, 2012.
43) **Jaeschke H**. Toxic responses of the liver. In : *Casarett and Doull's toxicology*, 8th ed. Klaassen CD（ed）. McGraw-Hill Education, New York. pp639-664. 2013.

原田孝則
（一財）残留農薬研究所

中江　大
東京農業大学

玉野静光
㈱DIMS 医科学研究所

上田　誠
日本新薬㈱

8 胆嚢

1. 解剖学的・生理学的特徴

　発生学的に、胆嚢 gallbladder は前腸末端に生じた肝芽 hepatic bud が横中隔 transverse septum の間葉系組織につき入った後、その尾側部分が分芽・膨化して形成される（**写真 1**）。

　すなわち、肝門部より出た肝管 hepatic duct から胆嚢管 cystic duct が分岐し、その先端がふくらんで胆嚢となる。したがって、肝外胆路 extrahepatic biliary tract における胆汁の流れは、肝管から総胆管 common bile duct を経て十二指腸乳頭部 duodenal papilla（ファーター乳頭 Vater's papilla）に直接注ぐ系（肝臓胆汁）と、胆管の途中より胆嚢管を経て胆嚢に貯蔵されたのち総胆管へ排泄される系（胆嚢胆汁）の2者に分けられる。ただし、イヌなどの一部の動物種では、このほかに肝門を離れた実質中より胆管が出て胆嚢頸部に直接開口する肝嚢管 hepatocystic duct がある。

　解剖学的に、胆嚢の壁は粘膜層 mucosal layer、筋層 muscular layer（線維筋層 fibromuscular layer）および外膜 adventitia の3層で構成され、外膜表面は肝臓に接しない部分が肝包膜に続く漿膜で覆われる。胆嚢の内腔 lumen には多数の粘膜ひだ mucosal fold が観察され、大きいひだは二次ひだを出し、互いに複雑に嵌合する。このひだは、胆嚢頸部でらせん状に横走し、らせん弁 spiral valve of Heister を形成する。また、胆嚢管においても、粘膜はらせんひだ spiral fold と呼ばれるらせん状の隆起をつくっている。ただし、胆汁が充満すればひだの大部分は消失する。粘膜 mucosa は1層のエオジン色素に淡染する円柱上皮（マウスは立方状）で覆われ、基底細胞 basal cell はない。上皮細胞 epithelial cell は旺盛な吸収機能を有し、細胞質内に多量の水分を含む場合には明調でやや膨化した形態をとり樽状細胞 oncocyte（light cell）と呼ばれる。これに対し、細長く圧迫されたような暗調な細胞は筆細胞 pin cell（dark cell）と呼ばれる。電子顕微鏡像では、粘膜上皮の自由縁に短いが豊富な微絨毛 microvilli が観察され、その表層を薄い多糖性の糖衣 glycocalyx が覆っている。隣接する細胞とは自由縁側で閉鎖堤により結合され、基底膜 basal lamina に近い部位では細胞膜嵌合 interdigitation が発達する。上皮細胞の上端近くに PAS 陽性顆粒があり、その一部は水解小体、一部は粘液性の分泌物である。マウスでは粘液性分泌顆粒が上皮細胞のゴルジ装置で形成され、開口分泌で放出される[1,2]。胆嚢の粘膜には、頸部にみられる単一管状腺を除き、腺構造がみられない。粘膜固有層 lamina propria は、線維性結合組織からなり、細動脈 arteriole から分枝した毛細血管 capillary が比較的発達し、しばしばリンパ球や顆粒球を観察する。粘膜上皮細胞下では、弾性

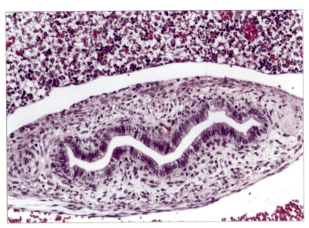

写真 1　胎生期胆嚢
マウス胎仔、HE染色。

線維の密網が形成されている。胆嚢には明らかな粘膜筋板 lamina muscularis が観察されず、したがって粘膜下組織 submucosa という領域はない。筋層は、胃や腸と比較してはるかに薄く、種々の方向に走る平滑筋線維網で構成され、線維細胞や弾性線維性結合組織が混在するため線維筋層とも呼ばれる。外膜は、動脈 artery やリンパ管 lymphatic vessel および神経 nerve の幹枝を含む。

　胆嚢の動脈は固有肝動脈 hepatic artery に由来する胆嚢動脈 cystic artery で、毛細血管を集める静脈 vein は肝の毛細血管に注ぐ系と胆嚢静脈 cystic vein を介して門脈 portal vein に流入する系に分かれる。胆嚢の脈管系の特徴は、そのリンパ管の豊富さにある。リンパ管は、粘膜固有層に起こり、筋層を貫いて外膜にいたるリンパ管網を形成し、肝臓からきたリンパ管と合流して、胆嚢管、総胆管に沿って十二指腸部の乳び槽 chylous cistern に開く。また、肝臓から胆嚢外膜へのリンパの流れも証明されている。胆嚢は、主に自律神経支配下にあり、交感神経と迷走神経からなる神経線維網が粘膜層、筋層および外膜に分布する。わずかに有髄神経や神経細胞をみることもある。

　肝管、胆嚢管および総胆管はおおむね同様の組織構築で、単層円柱の導管上皮 ductal epithelium と周りを包む結合組織層からなり、筋線維は少ない。ただし、総胆管では、十二指腸に近づくにつれ、粘膜固有層下の内縦、外斜の平滑筋線維束が発達し、十二指腸乳頭において厚い輪走筋構造をとるオッディ括約筋 Oddi's sphincter となる。十二指腸が近づくにつれ、総胆管は膵管と並走し、多くの場合、合流して十二指腸に円いふくらみの乳頭をなして開く。

　胆嚢の生理機能は、主に胆汁の貯蔵と濃縮である。胆嚢は、肝臓から持続的に分泌される胆汁を、食餌摂取後、断続的かつ律動的に十二指腸内へ排泄するまで貯蔵し、

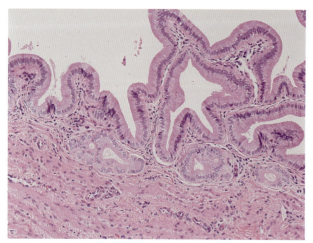

写真2　ロキタンスキー・アショフ洞
イヌ、HE染色。

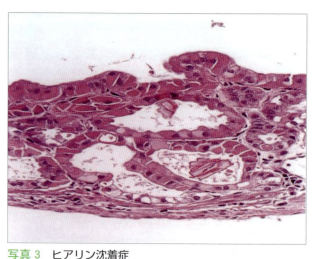

写真3　ヒアリン沈着症
マウス、自然発生、HE染色。好酸性結晶様構造物が観察される。

貯蔵期間中に胆汁中の電解質（Cl、Br、HCO_3およびNaイオン）および水を吸収する。このため、胆嚢胆汁は、肝臓胆汁の6～10倍の濃度があるとされている。胆嚢の胆汁濃縮は、粘膜上皮細胞の能動的液体輸送に負っている。すなわち、上皮基底部の細胞間腔が開大し、この細胞外腔内の浸透圧がナトリウムの能動輸送によって高調に保たれ、胆嚢腔内との浸透圧勾配を形成する。その結果、胆嚢腔内より水分がこの細胞間腔に移動し、次いで、細胞間腔の水圧が上昇すると胆嚢壁中の血管に水が移動する。前述した粘膜上皮細胞の発達した微絨毛と豊富な細胞間嵌合より、水分や電解質の活発な吸収がうかがわれる。胆汁の十二指腸腔への排泄は、食餌中の脂肪が十二指腸粘膜を刺激することによりコレシストキニンとセクレチンが分泌され、両者によってオッディ括約筋の弛緩と胆嚢収縮が互いに働きあって胆汁を十二指腸腔に排泄する。

各種の実験動物の特徴として、ラットでは胆嚢を欠く。イヌでは、前述した肝嚢管のほか、筋層および粘膜ひだが発達し、粘膜ひだの一部が固有層を介し筋層に嵌入してロキタンスキー・アショフ Rokitansky-Aschoff 洞を形成する（写真2）。

2．非腫瘍性病変

2-1. 形成不全 hypoplasia（無形成 aplasia、欠損症 agenesis）

胆道系の先天的奇形の1つとしてまれに発生する。組織の痕跡が残存している場合においても、線維性結合組織の増生以外に正常組織はほとんど認められない。萎縮との鑑別が必要であるが、萎縮の場合には粘膜や固有層など基本的構成成分が残存して認められる点が鑑別点となる。胆嚢の形成不全あるいは無形成は、ビーグル犬でまれに観察される。胆嚢のみならず肝内胆管を含む胆道系全般に異常がある場合には、先天性胆道閉鎖症 congenital biliary atresia と呼ばれ、黄疸や慢性肝障害の併発が予測される。

2-2. 異所性組織 ectopic/heterotopic tissue

発生段階の迷入として発現する。組織学的には、胆嚢粘膜固有層に肝臓、膵臓あるいは胃組織が混在して観察される。腫瘍の転移巣あるいは標本作製過程における組織の混在（アーティファクト）との鑑別が必要となるが、混在部位、細胞形態、異型性の有無などにより区別される。本病変はまれな変化であるが、マウスでは胆嚢粘膜固有層に肝組織が混在することがある。そのほか、膵臓あるいは胃の組織がまれに混在することも知られている。

2-3. ヒアリン沈着症 hyalinosis（結晶沈着 crystal deposition、好酸性結晶 eosinophilic crystal）

胆嚢粘膜上皮の分泌物の変性・沈着に伴い発生する。組織学的に、胆嚢粘膜上皮の細胞質内あるいは胆嚢腔内に好酸性の結晶様構造物（写真3）として観察され、しばしば胆道系の粘膜や付属腺の増生を伴う。

アミロイドあるいはウイルス感染時の封入体との鑑別が問題となるが、結晶様構造により区別される。本結晶物質は、マウスやハムスターにおいて老齢化に伴い粘膜上皮の細胞質あるいは胆嚢腔内に観察されるが、同様の変化が老齢動物の気管支や腺胃の粘膜上皮においても観察されることが知られている。この結晶の本態については、キチナーゼ様蛋白（Chi3l3）であることが判明し、おそらく腺細胞の分泌物が物理化学的変化により結晶化したものと推察されている。本症の発生頻度は、ICR（CD-1）マウスの雄で0.8％、雌で1.9％前後とされている。

2-4. アミロイド症 amyloidosis（アミロイド沈着 amyloid deposition）

　原因は不明ながら、自然発生的にみられるが、薬物投与により誘発されることもある。胆嚢のアミロイド沈着は、通常、粘膜固有層に均質で淡いエオジン好性物質として観察される。血漿蛋白質との鑑別が必要となるが、コンゴーレッド染色（アミロイド染色）により区別される。本症は、好発系であるICR（CD-1）マウスにおいて胆嚢の粘膜固有層にアミロイド沈着が時折観察される。ICR（CD-1）マウスにおける胆嚢のアミロイド沈着の自然発生頻度は4％前後であるが、雌の方がより高い傾向にある[3]。

2-5. 鉱質沈着 mineralization（石灰沈着 calcification）

　壊死に伴う二次的変化あるいは鉱質物質の代謝異常に起因する変化として発生する。組織学的に、ヘマトキシリンに濃染する好塩基性沈着物として観察される。コッサ反応 Kossa's method for calcium により他の物質と区別される。通常は、粘膜壊死あるいは炎症などに伴い二次的に石灰沈着が観察される。また、全身性の転移性石灰沈着症の際に胆嚢壁や血管壁に石灰沈着が生ずることもある。

2-6. 色素沈着 pigment deposition（色素沈着症 pigmentation）

　加齢性変化あるいは薬物誘発性の変化として発生する。組織学的に、粘膜上皮あるいは固有層に沈着する褐色色素として観察される。組織化学的手法により区別される。本症は、まれな所見であるが、肉眼的に著しい膨満を呈した老齢マウスの胆嚢において、粘膜上皮層や浮腫性に肥厚した粘膜固有層中のマクロファージおよび毛細血管内に、胆汁由来と思われる褐色色素の沈着が観察されることがある。また、イヌに血管拡張剤であるビンカミン vincamine 誘導体を高用量投与すると粘膜上皮内に顆粒状の褐色色素が沈着することが知られている。

2-7. 胆汁鬱滞 cholestasis（bile stasis）

　加齢性変化あるいは薬物誘発性の変化として発生する。胆嚢内に胆汁が鬱滞した状態をさし、肉眼的に胆嚢は膨化する。組織学的に、粘膜が胆汁に圧排され扁平化する場合と、上皮が肥大し分泌亢進像を示す場合の両方がある。本症は、単に機能亢進による胆汁鬱滞なのか、胆道系の閉塞などによる通過障害に起因する変化なのかを、肝臓の組織学的変化あるいは臨床病理学的変化などを考慮して判断する必要がある。マウスやハムスターでは老齢動物において胆汁の鬱滞を伴う胆嚢の膨満が時折観察されるが、特に germ-free マウスにおいて好発することが知られている[4]。同変化は、通常の毒性試験においても、マウスやイヌで被験物質投与に関連してしばしば認められる所見である。原因としては、胆汁産生機能の亢進、胆嚢粘膜の粘液分泌亢進あるいは胆汁の排泄障害などが考えられる。マウスでは、絶食後の再給餌[5]、コレシストキニン-パンクレオザイミン cholecystokinin-pancreozymin[6]、アドレナリン adrenaline あるいはコリン作動性薬物[7]の投与により胆嚢粘膜の粘液分泌が亢進し、胆汁が鬱滞する。また、コルヒチン colchicine をマウスに投与した場合にも同様に胆汁が鬱滞し、胆嚢は著しく膨満する[8]。

2-8. 胆石 gallstone/cholelith（胆汁結石 biliary calculus、胆石症 cholelithiasis）

　胆汁成分が胆嚢内で凝固して形成される。組織学的に、ヘマトキシリン・エオジン（HE）染色標本上で確認できる場合には、胆石の成分にもよるが、通常、褐色調の凝固物の切断面として観察される。ただし、硬度の高い胆石では剖検時に摘出され、病理組織切片上では観察されないこともある。肉眼的に胆嚢内に凝固物が観察できれば診断は容易だが、組織切片上での判断は難しい。胆石の自然発生は比較的まれであるが、実験的胆石形成の症例は種々の動物種で報告されている。例えば、モルモットにリンコマイシン lincomycin を投与[9]、ウサギにジヒドロコレステロール dihydrocholesterol を投与[10]、マウスに胆石食（コレステロール、コール酸 cholic acid 含有飼料）[11]あるいはサルに高コレステロール食を給与した場合に胆石が形成される。また、リトコール酸 lithocholic acid 投与ラットに低蛋白食を給与すると、総胆管に結石が形成されることが知られている。胆石の生成機転は動物種によって異なり、餌の成分やコレステロール・胆汁酸の代謝、腸内細菌叢など種々の因子によって影響を受け、胆石成分も条件によって異なる。コレステロール結石は、動物性の脂肪摂取が多く、糖質性の不消化物摂取の少ない場合に形成されやすい。色素性結石は、胆汁中における非抱合型ビリルビン濃度の上昇にもとづき形成される。実験動物における胆石形成にはヒトと同様に性差がみられるが、一般にエストロゲン estrogen は血中コレステロール値を低下させ、そのため胆汁中へのコレステロール排泄を増すことが雌に胆石が発生しやすい原因と考えられる。なお、イヌでは時折胆汁中に微細な黒色砂状物（胆砂）が含まれることがあるが、その生物学的あるいは毒性学的意味は不明である。

2-9. 肥大 hypertrophy（粘膜肥大 mucosal hypertrophy）

　胆嚢粘膜の機能亢進あるいは炎性刺激に対する反応性変化として生じる。組織学的に、粘膜上皮が肥大し、し

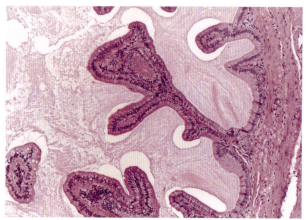

写真4　粘膜肥大
イヌ、薬物誘発、HE 染色。腔内に粘液様物質が認められる。

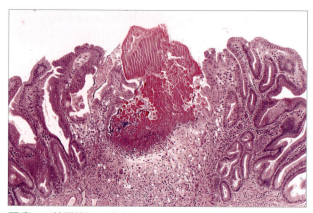

写真6　粘膜壊死・潰瘍
マーモセット、自然発生、HE 染色。
(写真提供：前田 博先生)

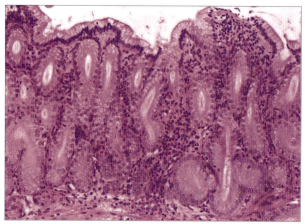

写真5　粘膜肥大・過形成
イヌ、薬物誘発、HE 染色。

しばしば上皮過形成あるいは粘液の分泌亢進がみられる（**写真4、5**）。

胆囊炎との鑑別が必要となるが、炎症性細胞浸潤の有無あるいはその程度により識別は可能であろう。本症は、胆囊粘膜上皮の機能亢進時や、胆石あるいは炎症などにより粘膜が刺激された場合にみられ、上皮細胞が肥大する。同変化は、イヌで老齢動物において自然発生性にみられるが、種々の毒性試験においてもしばしば観察される所見である。その際には粘膜の過形成あるいは粘液の分泌亢進を伴うことが多く、イヌでは囊胞状粘液性肥大 cystic mucinous hypertrophy とも呼ばれる。また、サルにポリ塩化ビフェニル polychlorinated biphenyl (PCB) を投与すると、囊胞状過形成を伴った胆囊粘膜の肥大が生ずることが知られている[12]。

2-10. 萎縮 atrophy
（粘膜萎縮 mucosal atrophy）

胆汁鬱滞などによる物理的圧迫に伴い発生する。組織学的に、胆囊粘膜は圧迫によりひだの丈が低くなり、上皮は萎縮・扁平化する。イヌでは、胆汁が充満すると、粘膜ひだのほとんどが消失する。先天性形成不全との鑑別が必要となるが、正常組織成分の有無が鑑別点となろう。また、肝臓から胆囊にいたる肝管に胆汁の通過障害が起これば、胆囊自体が萎縮する。ただし、これらの萎縮性変化のほとんどは、原因が除去されれば回復する、可逆性の変化である。

2-11. 壊死 necrosis
（粘膜壊死 mucosal necrosis）

種々の原因により粘膜上皮が傷害を受けた場合に発生する。組織学的に、通常エオジン好性の凝固壊死の形態をとり、やがて脱落し、びらん・潰瘍を形成し炎症性細胞浸潤を伴う（**写真6**）。

好酸性沈着物質（結晶など）との鑑別が必要となるが、硝子あるいは結晶様構造により区別は可能である。一般に、胆石症あるいは胆囊炎に付随する二次的変化として認められる。

モルモットでは、周囲に急性炎症を伴った原因不明の限局性粘膜壊死が時折観察されることがあるが、おそらくサルモネラ菌 Salmonella などの細菌感染に起因するものと推察されている。なお、壊死して腔内に脱落した細胞残屑 cell debris が芯 core となり結石を形成することもある。

2-12. びらん erosion、潰瘍 ulcer

物理化学的刺激により粘膜が傷害を受け脱落した場合に発生する。粘膜の欠損が粘膜層内にとどまるものをびらんとし、それをこえる欠損は潰瘍とする。組織学的に、粘膜の一部が脱落・欠損し、炎症性細胞反応を伴う。マウスやハムスターの老齢動物において、胆石症に付随して胆囊粘膜にびらん・潰瘍がみられることがある。また、イヌではクリンダマイシン clindamycin の高用量投与により、胆囊に潰瘍が発生することが知られている[13]。

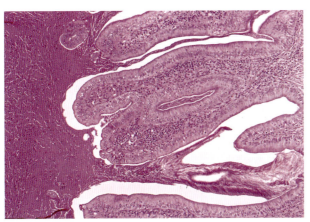

写真7 胆嚢炎（急性）
サル、自然発生、HE染色。
（写真提供：前田 博先生）

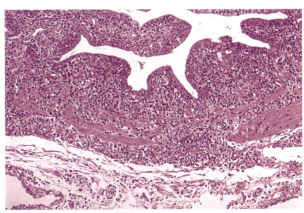

写真8 胆嚢炎（慢性）
マーモセット、自然発生、HE染色。
（写真提供：前田 博先生）

2-13. 鬱血 congestion、充血 hyperemia、出血 hemorrhage

　種々の原因による循環障害に伴い発生する。組織学的に粘膜固有層の血管に鬱血・充血がみられることが多く、原因によっては出血を伴うこともある。血管腫 hemangioma との鑑別が問題となるが、内皮細胞の異型性や増殖の有無により区別される。胆嚢の粘膜固有層には、毛細血管が発達しており、胆汁中の水分などの吸収を盛んに行っている。循環障害あるいは炎症の際に毛細血管の鬱血あるいは充血が観察される。イヌにおいては、アデノウイルス感染症の際に、浮腫とともに出血が認められることがある。なお、イヌでは、剖検時の放血が不十分な場合に、鬱血がみられるので注意を要する。そのほか、びらん・潰瘍が形成されている場合や、全身性出血を引き起こすような疾病がある場合にも出血が認められる。

2-14. 水腫（浮腫）edema

　炎症や循環障害に伴い発生する。組織学的に、血管周囲など組織間隙に均一・透明な水様物質が滲出した状態で観察される。鑑別診断として、出血の場合には血球成分が多数含まれるので区別される。マウスにおいて、重篤な慢性糸球体腎炎や循環障害などによる全身性浮腫が認められる場合、胆嚢粘膜固有層にもしばしば浮腫性の肥厚がみられる。また、イヌでは、アフラトキシン aflatoxin 中毒の際にも、しばしば浮腫が生ずることが知られている[14]。なお、胆嚢壁には、リンパ管が発達しており、炎症あるいは循環障害の際にしばしば拡張 lymphangiectasis する。

2-15. 胆嚢炎 cholecystitis（炎症 inflammation）

　種々の原因により粘膜が傷害された場合に惹起される。組織学的に、粘膜上皮の肥大、変性・壊死あるいはびらん・潰瘍に伴い、炎症性細胞浸潤が観察される（**写真7、8**）。

　腫瘍との鑑別が問題となるが、腫瘍の場合には上皮の腫瘍性増殖が明らかな点が鑑別点となろう。胆嚢炎は微生物や寄生虫の感染、胆石形成あるいは薬物投与などに起因して発生するが、衛生状態の良い飼育条件下での実験動物における自然発生はまれである。モルモットでは、サルモネラ菌感染症の際にしばしば限局性の粘膜壊死を伴う胆嚢炎がみられ、また、リンコマイシン lincomycin を投与[9]すると、胆石形成を伴った胆嚢炎が誘発されることが知られている。イヌでは、ある種の化学物質を投与すると、胆嚢粘膜の浮腫と炎症が惹起されることが報告されている。なお、マウスやハムスターの老齢動物では時折胆嚢壁に限局性の細胞浸潤がみられるが、その原因は不明なことが多い。

2-16. 封入体 inclusion body

　イヌにおいて、ジステンパーウイルス感染症の際に胆嚢上皮の細胞質内に封入体 intracytoplasmic inclusion body が形成される。また、サルではアデノウイルス感染症において胆管上皮に核内封入体 intranuclear inclusion body が観察されるが、胆嚢上皮での形成は不明である。

2-17. 総胆管拡張 common bile duct dilatation（cholangiectasis）

　一般にラットなど胆嚢を欠く動物種に時折観察される所見（**写真9**）で、原因としては末端の開口部での狭窄 stenosis が考えられる。炎症、胆石、寄生虫、腫瘍などがその原因となりうる。ラットでは加齢とともに本病変の発生頻度が増加し、拡張した管腔内に黄褐色の凝固物（胆石）がしばしば観察される。なお、マウスにエストロゲンを投与すると、総胆管が著しく拡張し、粘膜の肥厚・腺増生が誘発されることが知られている。

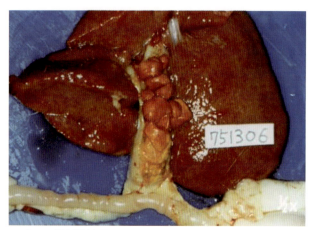

写真9　総胆管結石
ラット、自然発生。

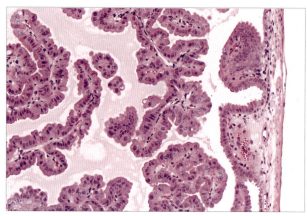

写真11　腺腫
マウス、自然発生、HE染色。

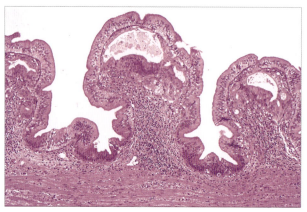

写真10　粘膜過形成
イヌ、抗がん剤投与、HE染色。（写真提供：前田　博先生）

像も少ない。
■解説　肉眼的に、イヌでは胆嚢壁が肥厚し、さまざまな大きさの多胞性、ゼラチン様、半透明嚢胞状病変として観察されることが多いが、マウスやハムスターでは胆嚢自体が小さいため肉眼的に異常を検出することがしばしば困難である。胆嚢粘膜あるいは付属腺の過形成病変はマウス、ハムスター、イヌなどの老齢動物においてしばしば自然発生し、イヌでは粘膜の嚢胞状過形成の発生頻度が高い[15]。実験的には、合成プロゲストーゲン progestogen を長期投与したイヌ[16]あるいは PCB を投与したサル[12]に、粘膜の嚢胞状過形成が誘発されたという報告がある。また、マウスでは、コレステロールとコール酸を含む飼料（胆石食）で飼育すると胆石形成、胆嚢炎に伴い粘膜の過形成が生ずることが知られている。

3．増殖性・腫瘍性病変

3-1. 過形成 hyperplasia（粘膜過形成 mucosal hyperplasia、嚢胞状粘液性肥大 cystic mucinous hypertrophy、上皮増生 epithelial proliferation、腺腫様病変 adenomatoid lesion）

■組織発生　粘膜あるいは付属腺の上皮細胞より発生する。
■組織学的特徴　立方状～円柱状の上皮細胞よりなる粘膜や付属腺の過形成性病変で、形態的には乳頭状 papillary（写真10）、嚢胞状 cystic あるいは腺腫様 adenomatoid の増殖形態を示す。しばしば粘液の分泌亢進を伴っており、上皮細胞の細胞質内、腺管内腔あるいは嚢胞内に HE 染色で淡く青染する粘液の蓄積が認められ、胆嚢粘膜は厚い粘液層で被覆される。また、マウスに時折観察される腺腫様過形成では、好酸性の結晶構造物が、上皮細胞の細胞質内あるいは腺管内腔にしばしば認められる。
■鑑別診断　腺腫 adenoma との鑑別が問題となるが、過形成では細胞異型および構造異型ともに乏しく、核分裂

3-2. 腺腫 adenoma（乳頭腫 papilloma）

■組織発生　粘膜あるいは付属腺の上皮細胞より発生する。
■組織学的特徴　軽度の異型性を示す立方～円柱上皮よりなる良性腫瘍で、乳頭状～カリフラワー状の増殖形態を示すことが多い（写真11）。間質の結合組織はしばしば水腫性で炎症性細胞浸潤あるいは石灰沈着を伴う。上皮は1層のことが多いが、多層化する場合もあり、核分裂像が散見される。発生部位は胆嚢底部に多いが、肝外胆管（肝管、胆嚢管、総胆管）にみられることもある。
■鑑別診断　過形成との鑑別が問題となるが、過形成では異型性がほとんど認められず、上皮が単層であることなどが鑑別点となろう。
■解説　実験動物における胆嚢腺腫の自然発生は極めてまれであるが、マウスでは時折観察される[17]。また、胆嚢を有する特殊な系統のラット、いわゆる"デブスナネズミ fat sand rat"（Psammomys obesus）では好発することが知られている。実験的には、マウスに N-メチル-N-ホルミルヒドラジン N-methyl-N-formylhydrazine を投与、あるいはハムスターに 1-ビス(2-オキソプロピル)ニトロソアミン 1-bis(2-oxopropyl)nitrosamine を投与す

ると誘発されることが報告されている[18]。

3-3. 腺癌 adenocarcinoma

■**同義語** 癌腫 carcinoma

■**組織発生** 粘膜あるいは付属腺の上皮細胞より発生する。

■**組織学的特徴** 本腫瘍は、主として立方〜円柱上皮よりなる悪性腫瘍で、内腔に向かって乳頭状に増殖を示す隆起型と、粘膜下層に向けて浸潤増殖を示す浸潤型の2型に大別される。上皮は、多層化傾向を示し、異型性に富む。発生部位は、胆嚢で底部と頸部に多く、肝外胆管で総胆管に好発する。他組織への転移はまれであるが、近隣リンパ節、副腎、腎臓などに認められることがある。

■**鑑別診断** 腺腫との鑑別が問題となるが、異型性の強さ、核分裂像の多さ、上皮の多層化傾向の強さなどにより鑑別できる。

■**解説** 実験動物における胆嚢腺癌の自然発生は極めてまれであるが、実験的には3-メチルコラントレン 3-methylcholanthrene、o-アミノアゾトルエン o-aminoazotoluene、ジメチルニトロソアミン dimethylnitrosamine などの発がん物質をハムスターに投与すると誘発されることが知られている[19,20]。また、マウスではN-プロピル-N-ホルミルヒドラジン N-propyl-N-formylhydrazine の長期投与あるいは2-アセチルアミノフルオレン 2-acetylaminofluorene 投与と胆石食の給与により誘発される。イヌでは、アラマイト aramite の長期投与により誘発されることが知られている[21]。

引用文献

1) Hayward AF. Aspects of the fine structure of the gall bladder epithelium of the mouse. *J Anat* 96：227-236, 1962.
2) Wahlin T, Bloom GD, Carlsoo B. Histochemical observations with the light and the electron microscope on the mucosubstances of the normal mouse gallbladder epithelial cells. *Histochemistry* 42：119-131, 1974.
3) Frith CH, Chandra M. Incidence, distribution, and morphology of amyloidosis in Charles Rivers CD-1 mice. *Toxicol Pathol* 19：123-127, 1991.
4) Gordon HA, Bruckner-Kardoss E, Wostmann BS. Aging in germ-free mice：life tables and lesions observed at natural death. *J Gerontol* 21：380-387, 1966.
5) Wahlin T, Bloom GD, Carlsoo B, et al. Effects of fasting and refeeding on secretory granules of the mouse gallbladder epithelium. A quantitative electron microscopic study. *Gastroenterology* 70：353-358, 1976.
6) Wahlin T, Bloom GD, Danislsson A. Effect of cholecystokinin-pancreozymin（CCK-PZ）on glycoprotein secretion from mouse gallbladder epithelium：an ultrastructural and cytochemical study. *Cell Tiss Res* 171：425-435, 1976.
7) Axelsson H, Danielsson A, Henriksson R, et al. Secretory behavior and ultrastructural changes in mouse gallbladder principal cells after stimulation with cholinergic and adrenergic drugs. A morphometric study. *Gastroenterology* 76：335-340, 1979.
8) Hopwood D, Milne G, Ross PE, et al. Effects of colchicine on the gallbladder of the mouse. *Histochem J* 18：80-89, 1986.
9) Scott AJ. Lincomycin-induced cholecystitis and gallstones in guinea pigs. *Gastroenterology* 71：814-820, 1976.
10) Lee SP, Scott AJ. Dihydrocholesterol-induced gallstones in the rabbit：evidence that bile acids cause gallbladder epithelial injury. *Br J Exp Path* 60：231-238, 1979.
11) Tepperman J, Caldwell FT, Tepperman HM. Induction of gallstones in mice by feeding a cholesterol-cholic acid containing diet. *Am J Physiol* 206：628-634, 1964.
12) Tryphonas L, Truelove J, Zawidzka Z, et al. Polychlorinated biphenyl（PCB）toxicity in adult cynomolgus monkeys（*M. fascicularis*）：a pilot study. *Toxicol Pathol* 12：10-25, 1984.
13) Gray JE, Weaver RN, Bollert JA, et al. The oral toxicity of clindamycin in laboratory animals. *Toxicol Appl Pharmacol* 21：516-531, 1972.
14) Newberne PM, Butler WH. Acute and chronic effects of aflatoxin on the liver of domestic and laboratory animals：a review. *Cancer Res* 29：236-250, 1969.
15) Kovatch RM, Hildebrant PK, Marcus LC. Cystic mucinous hypertrophy of the mucosa of the gall bladder in the dog. *Path Vet* 2：574-584, 1965.
16) Nelson LW, Kelly WA. Progestogen-related gross and microscopic changes in female Beagles. *Vet Pathol* 13：143-156, 1976.
17) Yoshitomi K, Alison RH, Boorman GA. Adenoma and adenocarcinoma of the gallbladder in aged laboratory mice. *Vet Pathol* 23：523-527, 1986.
18) Toth B, Nagel D. Tumors induced in mice by N-methyl-N-formylhydrazine of the false morel *Gyromitra esculenta*. *J Natl Cancer Inst* 60：201-204, 1978.
19) Bain GO, Allen PB, Silbermann O, et al. Induction in hamsters of biliary carcinoma by intracholecystic methylcholanthrene pellets. *Cancer Res* 19：93-96, 1959.
20) Kowalewski K, Todd EF. Carcinoma of the gallbladder induced in hamsters by insertion of cholesterol pellets and feeding dimethylnitrosamine. *Proc Soc Exp Biol Med* 136：482-486, 1971.
21) Sternberg SS, Popper H, Oser BL, et al. Gallbladder and bile duct adenocarcinomas in dogs after long term feeding of aramite. *Cancer* 13：780-789, 1960.

その他の有用な成書・文献情報

1) Andersen AC. Pathology：abnormalities of the gastrointestinal tract and associated organs. In：*The Beagle as an experimental dog*. Andersen AC, Good LS（eds）. The Iowa State University Press, Ames. pp524-529. 1970.
2) Smith HA, Jones TC, Hunt RD. The gallbladder. In：*Veterinary pathology*. Smith HA, Jones TC, Hunt RD（eds）. Lea & Febiger, Philadelphia. pp1236-1239. 1972.
3) Bloom W, Fawcett DW. The gallbladder and choledochoduodenal junction. In：*A textbook of histology*. Bloom W, Fawcett DW（eds）. Saunders, Philadelphia. pp718-725. 1975.
4) Ponomarkov V, Mackey LJ. Tumours of the liver and biliary system. *Bull World Health Organ* 53：187-194, 1976.
5) 榎本 眞. 胆管と胆嚢.『実験動物の病理組織』榎本 眞, 林 裕造, 田中寿子（編）. ソフトサイエンス社, 東京. pp356-357. 1980.

6) **Greenblatt M.** Tumours of the liver. In： *Tumours of the hamsters.*〈*Pathology of Tumours in Laboratory Animals*〉Vol 3. Turusov V, Mohr U(eds). IARC, Lyon. pp69-102. 1982.
7) **Schmidt RE, Eason RL, Hubbard GB, et al.** Liver, gallbladder and pancreas. In： *Pathology of aging syrian hamsters*. Schmidt RE, Eason RL, Hubbard GB, et al(eds). CRC Press, Boca Raton. pp67-87. 1983.
8) 藤田尚男, 藤田恒夫. 胆路と胆囊. 『標準組織学各論』第2版. 藤田尚男, 藤田恒夫(著). 医学書院, 東京. pp152-157. 1984.
9) 立松正衛, 津田洋幸. 胆囊. 『実験動物組織学：カラーアトラス』伊東信行(著). ソフトサイエンス社, 東京. pp92-95. 1986.
10) **Adams DR.** Digestive system. In： *Canine anatomy：a systemic study*. Adams DR(ed). Iowa State University Press, Ames. pp223-251. 1986.
11) 高橋精一. 胆囊. 『実験腫瘍病理組織学：カラーアトラス』伊東信行, 林 裕造(編). ソフトサイエンス社, 東京. pp146-147. 1987.
12) 榎本 眞, 赤崎兼義. 消化器系病変. 『毒性病理学』榎本 眞, 赤崎兼義(編). ソフトサイエンス社, 東京. pp152-153. 1987.
13) **Gopinath C, Prentice DE, Lewis DJ.** The liver. In： *Atlas of experimental toxicological pathology*. Gopinath C, Prentice DE, Lewis DJ(eds). MTP Press, Lancaster. pp43-60. 1987.
14) **Frith CH, Ward JM.** Digestive system. In： *Color atlas of neoplastic and non-neoplastic lesions in aging mice*. Frith CH, Ward JM(eds). Elsevier, Amsterdam. pp14-26. 1988.
15) **Faccini JM, Abbott DP, Paulus GJJ.** Gallbladder. In： *Mouse histopathology*. Faccini JM, Abbott DP, Paulus GJJ(eds). Elsevier, Amsterdam. p86. 1990.
16) 榎本 眞. 肝臓. 『毒性病理学』〈毒性試験講座5〉福田英臣, 林 裕造, 和田 攻ほか(編). 地人書館, 東京. pp136-220. 1991.
17) *Histological typing of tumours of the gallbladder and extrahepatic bile ducts*. Albores-Saavedra J, Henson DE, Sobin LH (eds). WHO/Springer-Verilag, New York. 1991.
18) 伊東信行. 肝臓・胆囊. 『最新毒性病理学』伊東信行(編著). 中山書店, 東京. pp149-171. 1994.
19) **Yoshitomi K, Boorman GA.** Tumours of the gallbladder. In： *Tumours of the mouse.*〈*Pathology of Tumours in Laboratory Animals*〉Vol 2. Turusov V, Mohr U(eds). IARC, Lyon. pp271-279. 1994.
20) **Harada T, Maronpot RR, Enomoto A, et al.** Changes in the liver and gallbladder. In： *Pathobiology of the aging mouse*. Vol 2. Mohr U, Dungworth DL, Capen CC, et al(eds). ILSI Press, Washington DC. pp207-241. 1996.
21) **Harada T, Enomoto A, Boorman GA, et al.** Liver and gallbladder. In： *Pathology of the mouse*. Maronpot RR, Boorman GA, Gaul BW(eds). Cache River Press, Vienna. pp117-183. 1999.
22) 江口保暢. 肝臓の発生. 『動物発生学』第2版. 文光堂, 東京. p131. 2002.
23) ガートナー LP, ハイアット JL. 胆囊. 『最新カラー組織学』石村和敬, 井上貴央(監訳). 西村書店, 東京. pp367-368. 2007.
24) **Greaves P.** Gallbladder. In： *Histopathology of preclinical toxicity studies*, 3rd ed. Greaves P(ed). Academic Press, Amsterdam. pp513-514. 2007.
25) **Haschek WM, Rousseaux CG, Walling MA.** The liver. In： *Fundamentals of Toxicologic Pathology*. Haschek WM, Walling MA, Rousseaux CG(eds). Academic Press, San Diego. pp197-235. 2010.
26) **Thoolen B, Maronpot RR, Harada T, et al.** Proliferative and nonproliferative lesions of the rat and mouse hepatobiliary system. *Toxicol Pathol* 38（7 Suppl）：5S-81S, 2010.
27) 佐藤常男. 胆囊・胆管. 『動物病理学各論』第2版. 日本獣医病理学会(編). 文永堂出版, 東京. pp239-241. 2011.
28) **Jaeschke H.** Toxic responses of the liver. In： *Casarett and Doull's toxicology*, 8th ed. Klaassen CD(ed). McGraw-Hill Education, New York. pp639-664. 2013.

原田孝則
(一財)残留農薬研究所

中江 大
東京農業大学

玉野静光
㈱DIMS医科学研究所

上田 誠
日本新薬㈱

9 膵臓（外分泌）

1. 解剖学的・生理学的特徴

膵臓は種々の消化酵素を分泌する外分泌腺と種々のホルモンを分泌する内分泌腺を併せ持つ特異な臓器である。発生学的には両者とも内胚葉由来である。

膵臓は十二指腸より脾門部に広がり、後腹膜あるいは腸間膜脂肪の中に存在する。臓器重量は多くの動物で体重の約 0.1％程度である。膵臓はラット、マウス、ハムスターやウサギにおいては葉状に広がった膜状の組織であるが、イヌ、モルモット、サルやヒトでは充実性の実質臓器として認められる。膵は十二指腸側から脾門にいたる間を3つに分け、十二指腸側から、頭部 head、体部 body、尾部 tail とするが、ラットやハムスターのような膜様の膵では、膵管の走行により傍胆管部 parabiliary lobe、胃葉 gastric lobe、十二指腸葉 duodenal lobe、脾葉 splenic lobe に分けられている。膵管は全葉の末梢部より十二指腸開口部に走行している。齧歯類の十二指腸葉の小膵管には直接十二指腸へ開口するものもある。

組織学的に、膵臓は腺房と導管である膵管から構成される複合管状房状腺である。膵臓表面は薄い結合組織性の被膜で覆われ、結合組織が膵臓内に連続性に入り込み、膵臓を多数の小葉 lobule に分けている。小葉間の結合組織中には、膵管、血管、神経が走行する。小葉には多数の腺房が存在し、膵臓の約 80％以上を腺房細胞 acinar cell が占め、膵管細胞は 2〜4％を占めている。

腺房は基底膜で取り囲まれており、中心には小さな腔が存在する。腺房には好酸性顆粒をもつ腺房細胞と淡明な細胞質を持つ小型の腺房中心細胞 centroacinar cell がある。腺房細胞は核周囲の好塩基性部分と腺腔側の好酸性顆粒のみられる部分よりなり、超微形態的には核周辺領域に豊富な粗面小胞体が、腺腔側に豊富なチモーゲン顆粒 zymogen granule が存在する。さらに腺房細胞の特徴として、よく発達したゴルジ装置や腺腔面の微絨毛が存在する。腺房中心細胞は核が腺房の中心にみられ、細胞の一端は腺房を囲む基底膜に付着している。漿液性唾液腺と形態学的に類似しているが、唾液腺では腺房周囲に筋上皮細胞が存在するのに対し、膵腺房には筋上皮はみられない。このことが、唾液腺では上皮と間質の混合した腫瘍が発生するのに対し、膵臓では上皮・間質細胞の混合腫瘍が極めてまれであることに起因すると考えられる。

膵管系は、腺房から続く膵管介在部 intercalated duct から始まり、小葉内膵管 intralobular duct、小葉間膵管 interlobular duct、葉膵管 lobar duct（実質性の膵臓を持つ動物の膵臓では主膵管 main pancreatic duct）となり、胆管と合流して十二指腸へ開口して終わる。膵管は、ほぼ1層の膵管上皮細胞よりなり葉膵管（主膵管）は膠原線維よりなる厚い壁に囲まれ、この壁を分枝した膵管が貫いている。小葉内膵管では、膠原線維よりなる壁はみられない。超微形態的に、膵管細胞は粗面小胞体や滑面小胞体に比較的乏しく、粘液顆粒を認めることがある。内腔面には微絨毛がみられる。

小葉間間質には血管や神経がみられ、時に交感神経節がみられる。脂肪細胞は正常でも小葉間に散見されるが、加齢や肥満で増加する。

膵液は食物の消化に重要であり、特に脂肪の消化には大きな働きをなしている。膵液の pH は約8で、主成分は水、電解質、蛋白質である。電解質成分で重要なものは重炭酸塩で、蛋白質成分の大部分は消化酵素が占め、他にラクトフェリンなどの非酵素蛋白質を含んでいる。腺房細胞はチモーゲン顆粒のエクソサイトーシス（開口分泌）により消化酵素を腺腔内へ分泌する。チモーゲン顆粒には種々の消化酵素（アミラーゼ、トリプシン、キモトリプシン、リパーゼなど）が含まれている。腺房細胞より分泌されるのは活性のないプロエンザイムで、これらのうちのトリプシノーゲンが十二指腸内においてエンテロキナーゼにより分解・活性化を受けて活性を持つトリプシンとなる。他の膵のプロエンザイムはトリプシンによって活性化される。膵管上皮細胞は電解質（特に重炭酸イオン）の豊富な膵液を分泌する。重炭酸塩は胃酸を中和するほか、プロエンザイムの安定に寄与する。

2. 非腫瘍性病変

2-1. 水腫変性 hydropic degeneration

薬物投与による急性の細胞傷害で細胞の腫大、膨化がみられる。膵臓において化学物質などにより傷害を受けるのは主として腺房細胞であり、膵管上皮細胞や腺房中心細胞の変化は腺房細胞ほど目立たない。膵管上皮の傷害は腺房細胞傷害の結果生じる二次的なものであることが多い。

2-2. 脂肪変性 fatty degeneration

軽度の傷害の結果、細胞質に中性脂肪の蓄積がみられる。脂肪滴の大きさは中性脂肪では小型から大型で、ホスホリピドでは微細顆粒状となることが多い。これらの変性像はエタノール、エチオニンなどの薬物の投与により誘発されるが、加齢性変化としても認められる。

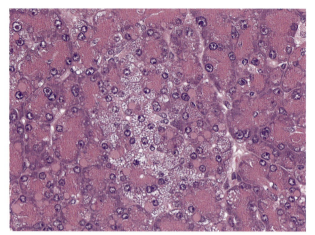

写真1　腺房細胞の空胞変性
ラット、アロキサン誘発、HE染色。腺房細胞内に好塩基性の小空胞がみられる。また、それより大型の好酸性球状の空胞もみられる。（写真提供：尾崎清和先生）

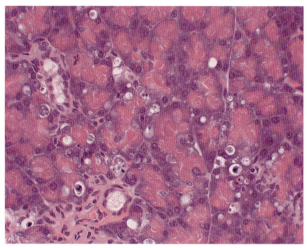

写真3　腺房細胞のアポトーシス
ラット、シクロスポリン類縁物質誘発、HE染色。濃縮した核、無構造な好酸性胞体を持つ単細胞壊死に陥った腺房細胞がみられる。核分裂像も散見される。
（写真提供：岡崎欣正先生）

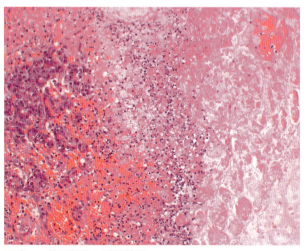

写真2　腺房細胞の融解壊死
イヌ、HE染色。膵組織の広範囲の出血、壊死がみられ、好中球を主体とする炎症性細胞浸潤がみられる。急性膵炎像を呈している。（写真提供：尾崎清和先生）

出血がみられ、組織学的には、融解壊死と好中球やリンパ球などの炎症性細胞浸潤を伴う急性膵炎の像を呈する（**写真2**）。また、周囲脂肪組織に脂肪壊死や炎症性細胞浸潤がみられることもある。急性膵炎様の膵障害を誘発する薬物としては、セルレイン、エチオニン、アルギニンやコリンエステラーゼ阻害剤などが知られている。また、膵管結紮や膵の虚血によっても誘発される。

アポトーシスは、濃縮した核、無構造な好酸性胞体をもつ孤在性の細胞死としてみられる（**写真3**）。アポトーシスでは炎症性細胞浸潤は伴わない。種々の薬物により誘発されるが、若齢の動物においても腺房細胞のアポトーシスが少数観察されるので、薬物投与による軽微な膵障害の判定のときには、同週齢の対照動物との比較が必要である。通常のヘマトキシリン・エオジン（HE）染色標本による観察では、単細胞壊死 single cell necrosis という用語が使われることもある。

2-3. 空胞変性 vacuolation

腺房細胞内に好酸性から好塩基性あるいは無染性の空胞がみられる（**写真1**）。種々の薬物により誘発される。空胞の鑑別のためには各種の染色や電顕検索が必要である。

2-4. チモーゲン顆粒の消失

腺房の萎縮過程の変化と考えられている。種々の薬物投与や絶食によっても誘発される。

2-5. 壊死 necrosis、アポトーシス apoptosis

腺房細胞傷害の結果、細胞内に含まれる水解酵素が放出され、細胞融解が生じる。肉眼的には膵全体の浮腫や

2-6. 萎縮 atrophy

膵臓の萎縮は腺房細胞の減少により生じる。小葉内あるいは小葉間の膠原線維増加、脂肪組織の増加がみられる。形質細胞やリンパ球の浸潤を伴う慢性膵炎像を呈することもある。腺房細胞が萎縮し、膵管状を呈する duct-like structure（ductular metaplasia）が目立つこともある（**写真4**）。膵臓の萎縮では、腺房細胞に比較し、膵管やランゲルハンス島（ラ氏島、膵島）の変化は軽度であるが、高度に萎縮した膵臓では腺房細胞のみならず膵管も脱落する。このような場合でも膵島は残ることが多い。萎縮は1つの小葉に限局するものから膵全体に及ぶものまである。自然発生糖尿病モデルであるWBN/Kobラットでは、糖尿病が発生する以前の3ヵ月齢頃から膵管や血管周囲に炎症性細胞浸潤、線維増生がみられ、6ヵ月齢以降になると線維化が顕著となり小葉間結

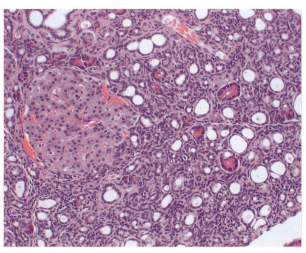

写真 4　萎縮
ラット、HE 染色。膵腺房が小葉単位で萎縮し、多数の小腺管構築がみられる。（写真提供：尾崎清和先生）

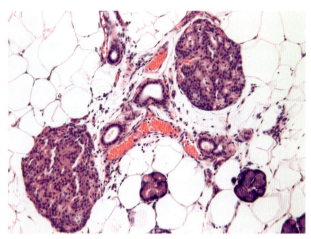

写真 6　脂肪化
シリアンハムスター、セルレイン誘発、HE 染色。腺房が消失し、膵組織の多くが脂肪で置換されている。膵島は比較的よく保たれている。

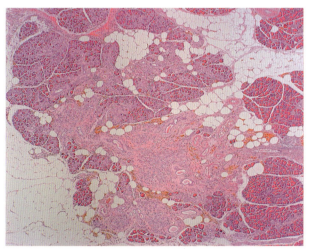

写真 5　萎縮・線維化
ラット、HE 染色。膵腺房が萎縮、脱落し、線維増生や軽度のリンパ球を主とする炎症細胞浸潤がみられる。膵管の軽度拡張も認められる。慢性膵炎像を呈している。
（写真提供：尾崎清和先生）

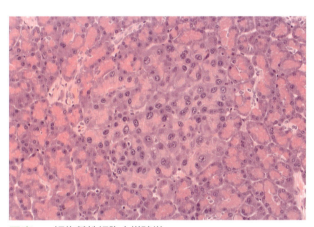

写真 7　好塩基性細胞小増殖巣
ラット、自然発生、HE 染色。好塩基性を示す胞体を持つ大型の腺房細胞が巣状に認められる。

合組織が拡大し、腺房や膵島へ線維化が進展する慢性膵炎の像がみられる（**写真 5**）。

2-7. 脂肪化 fatty change

ほぼ正常な膵組織に成熟脂肪細胞が浸潤するようにみられる場合と、萎縮した膵臓が脂肪で置換される場合がある（**写真 6**）。加齢変化や肥満によっても生じる。エタノールなどの薬物を長期間投与すると、腺房細胞や膵管上皮細胞に脂肪滴がみられるのみならず、膵臓の小葉内や小葉間に脂肪組織が認められる。腺房細胞傷害性の薬物（セルレインなど）の長期投与により腺房細胞が脱落すると膵の大部分が脂肪で置換されることもある。

2-8. 好塩基性細胞小増殖巣 basophilic acinar cell focus

チモーゲン顆粒が消失し、好塩基性を示す胞体を持つ大型の腺房細胞が巣状に認められる小病変（**写真 7**）。核異型がみられることがあるが、増殖能は低く、一種の退行性変化であると考えられている。ラットでは3ヵ月齢くらいから認められる。

2-9. 膵管拡張 dilatation of pancreatic duct

小葉間膵管の囊状拡張と、周囲の結合組織が増加した病変。

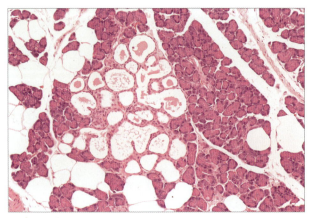

写真8　末梢膵管増生
シリアンハムスター、N-ニトロソビス（2-オキソプロピル）アミン N-nitrosobis(2-oxopropyl)amine（BOP）誘発、HE染色。囊胞状に拡張した膵管の集簇が認められる。

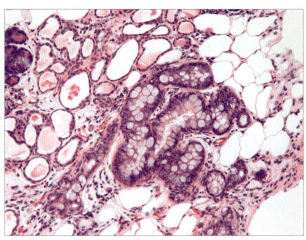

写真10　膵管上皮細胞の杯細胞化生
シリアンハムスター、BOP誘発、HE染色。膵管内に粘液滴が目立つ杯細胞がみられる。軽度の低乳頭状増生を示している。

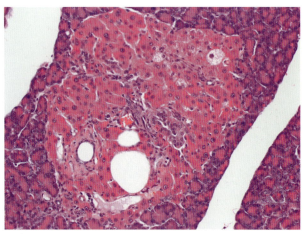

写真9　膵臓肝細胞
ラット、雌、10週齢、自然発生。腫大した肝細胞に類似した好酸性の胞体を持つ細胞の集簇がみられる。
（写真提供：神鳥仁志先生）

2-12. 末梢膵管増生 ductular proliferation

囊胞状に拡張した膵管が集まった病変（写真8）で、真の腫瘍ではないと考えられている。ヒトの囊胞腺腫と類似した像がみられるが、この病変においては、線維性被膜形成はみられない。また、発がん物質投与後かなり早期よりみられるが、細胞異型に乏しく、明らかな腫瘍への移行像はみられない点から、腺房細胞の脱落に伴って随伴性に生じる病変と考えられている。

2-13. 膵臓肝細胞 pancreatic hepatocyte

膵臓内に正常の肝細胞に類似した細胞が認められることがある（写真9）。膵島周囲に島状に認められることが多い。自然発生することもあるが、エチオニン投与などで膵障害を誘発した後にみられることが多い。この細胞は正常の肝細胞と同様の形態を示し、細胞内にグリコーゲン顆粒や胆汁の産生が認められる。

2-10. 結節性多発性動脈炎 polyarthritis nodosa（壊死性動脈炎 necrotizing arteritis）

老齢ラットでは、腹腔内の血管の変化として動脈炎がみられるが、腸間膜とともに膵臓の動脈が好発部位である。

2-14. 膵管上皮の扁平上皮化生、杯細胞化生 squamous metaplasia, goblet cell metaplasia

膵管上皮細胞傷害により膵管上皮の扁平上皮化生や杯細胞化生（写真10）がみられることがある。

2-11. 色素沈着 pigmentation

間質に褐色色素の沈着がみられることがある。小葉間結合組織、特に血管周囲にPAS陽性のリポフスチン顆粒がみられることがある。また、膵島周囲にヘモジデリンの沈着がみられることがある。老齢マウスでは膵にアミロイドが沈着することがある。

3. 増殖性・腫瘍性病変

膵臓に発生する腫瘍は腺房細胞由来、膵管上皮由来、膵島由来および非上皮性の腫瘍に大別される。膵外分泌由来の腫瘍は動物種により好発する組織型が異なっている。非上皮性腫瘍としては線維肉腫、神経鞘腫、血管腫の報告があるが、いずれもまれである。

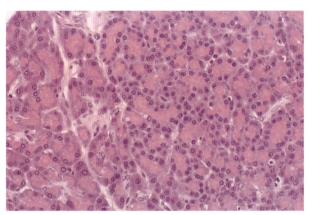

写真 11　好酸性細胞小増殖巣
ラット、アザセリン誘発、HE 染色。周囲の腺房細胞より、やや大型で核／細胞質比の高い細胞からなる病変。腺房のサイズもやや大型で、細胞密度は軽度増加している。

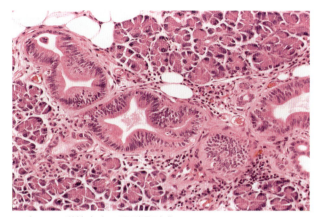

写真 12　膵管上皮の異型過形成
シリアンハムスター、BOP 誘発、HE 染色。腫大した核を持つ膵管上皮細胞が低乳頭状に増生している。

3-1. 腺房細胞過形成 acinar cell hyperplasia、好酸性細胞小増殖巣 eosinophilic acinar cell focus

■**組織発生**　腺房細胞。
■**組織学的特徴**　前がん病変と考えられる小病変で、正常の腺房細胞より核／細胞質（N/C）比がやや大きい細胞からなり、腺房のサイズも正常よりやや大きい。被膜形成はみられず、腺腫とは異なり周囲組織の明瞭な圧排は示さない（**写真 11**）。核異型の目立つものを異型腺房細胞結節 atypical acinar cell nodule（AACN）と呼ぶことがある。
■**解説**　細胞増殖活性が高く、腺房細胞腺腫、腺房細胞癌へ進展しうる前がん病変と考えられている。一方、好酸性細胞小増殖巣と類似した病変で、構成する細胞の胞体が好塩基性を示す好塩基性細胞小増殖巣は増殖活性が低く、前がん病変ではないと考えられている。

3-2. 膵管上皮過形成・異型過形成 hyperplasia/atypical hyperplasia of ductal cell（写真 12）

■**同義語**　異形成 dysplasia、異形成病変 dysplastic lesion
■**組織学的特徴**　膵管上皮過形成は、膵管上皮の背が高くなり、核の大きさや密度が増加する。異型過形成では、核がさらに腫大し、紡錘形の核や核の重層化が認められる。太い膵管では、細胞の低乳頭状増生が目立つが、細い膵管では乳頭状増生はみられず、細胞の大きさや核異型で診断される。細い膵管の異型過形成では、しばしば病変周囲に強いリンパ球浸潤が認められる。
■**鑑別診断**　正常膵管とは膵管上皮細胞の大きさや低乳頭状増生の有無で鑑別される。癌と同様の細胞異型や膵管内に篩状の細胞増生や線維血管間質を伴わない上皮の架橋構築がみられる場合には、膵管内癌 intraductal car-

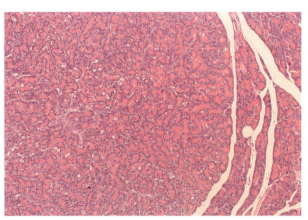

写真 13　腺房細胞腺腫
ラット、アザセリン誘発、HE 染色。正常の腺房細胞よりやや大型な腺房細胞からなる腫瘍。周囲膵組織を圧排するように増生している。

cinoma（ductal carcinoma in situ）とする。
■**解説**　膵管癌の前がん病変と考えられている。浸潤癌と連続してみられることがある。膵管腺癌は、膵管上皮過形成、異型過形成、膵管内癌、浸潤癌へと進展する過程がハムスターでは示されている。これらの病変は、近年ヒトでは pancreatic intraducal neoplasia（PanIN）と呼ぶことが提唱され、異型度により PanIN-1（過形成に相当）、PanIN-2（異型過形成に相当）、PanIN-3（膵管内癌に相当）に分類されている。

3-3. 腺房細胞腺腫 acinar cell adenoma

■**同義語**　好酸性腺腫、酸好性腺腫
■**組織発生**　腺房細胞。
■**組織学的特徴**　チモーゲン顆粒を有する胞体の豊富な錐状の細胞からなり、明瞭な腺房構造を示す。腫瘍細胞は正常の腺房細胞に比較してやや大型であるが、核異型や核の大小不同はほとんどみられない。また、核分裂像もほとんど認められない。周囲の膵組織を圧排する像が認められるが、浸潤や被膜形成はみられない（**写真 13**）。

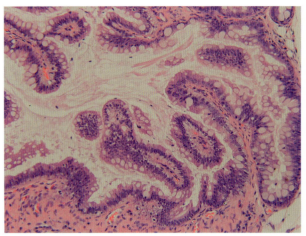

写真14　膵管内乳頭腫
シリアンハムスター、BOP誘発、HE染色。拡張した膵管内に乳頭状に膵管細胞が増生している。乳頭状構築の軸には血管線維間質がみられる。

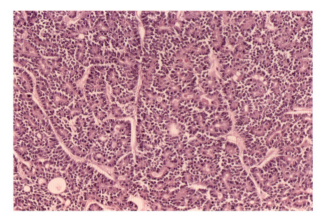

写真15　腺房細胞癌
ラット、アザセリン誘発、HE染色。核／細胞質比の高い異型腺房細胞からなる腫瘍。腺房構築には不整な吻合、配列の乱れが目立つ。

小型の腫瘍は単結節性であるが、大型の腫瘍では複数の結節を認めることがある。

■**鑑別診断**　過形成病変とされる好酸性細胞小増殖巣との鑑別は、腺腫は周囲への圧排増生が明瞭であること、好酸性細胞小増殖巣では病変内に膵島がみられる場合があること、が鑑別点としてあげられる。

■**解説**　マウス、ラットでは自然発生的にみられ、特にコーン油などを添加した飼料で長期間飼育すると発生頻度が増加する。

3-4. 膵管内乳頭腫 intraductal papilloma

■**組織発生**　胆膵共通管および太い膵管。

■**組織学的特徴**　膵管内で膵管上皮が乳頭状に増生する。大型の粘液滴を有する細胞や杯細胞 goblet cell 様の粘液細胞が多くみられる（**写真14**）。

■**鑑別診断**　高度の細胞異型性や核分裂像が多くみられたり、篩状の増生がみられる場合は膵管内癌とする。膵管内癌と異なり乳頭状構築を示す部位には、線維血管間質がみられる。

■**解説**　ハムスターに N-ニトロソビス（2-ヒドロキシプロピル）アミン N-nitrosobis(2-hydroxypropyl)amine（BHP）関連発がん物質を投与すると発生する。

3-5. 腺房細胞癌 acinar cell carcinoma

■**組織発生**　腺房細胞。

■**組織学的特徴**　腫瘍細胞の核クロマチンの増加、明瞭な核小体がみられ、核の異型性や大小不同が目立つ。腺房構築の乱れ、小腺管形成や充実胞巣状あるいは索状の増生もみられる（**写真15**）。核分裂像も認められる。腺腫と異なり線維性被膜を持ち、周囲への浸潤がみられることが多い。肝臓および肺への転移がみられることもある。

■**鑑別診断**　腺房細胞腺腫とは腫瘍細胞の異型性や腺房構築の異型性、被膜形成や浸潤増生の有無により鑑別される。膵管腺癌とは細胞の染色性、腺房様の細胞配列から鑑別されるが、電顕や免疫染色によりチモーゲン顆粒や膵酵素の存在を証明することが必要な場合がある。

■**解説**　ラットに4-ヒドロキシアミノキノリン-1-オキシド 4-hydroxyaminoquinoline-1-oxide（4-HAQO）やアザセリン azaserine などの発がん物質を投与することで発生する。ラットにおける自然発生は極めてまれである。

3-6. 膵管癌 ductal carcinoma・膵管腺癌 ductal adenocarcinoma

■**同義語**　膵腺癌

■**組織発生**　膵管上皮細胞。腺房細胞あるいは膵島細胞から膵管への分化 transdifferentiation によって発生するとの説もある。ハムスターやヒトでは膵管上皮細胞からのがん化過程が示されているが、マウスでは腺房細胞からの発生過程が示されている。

■**組織学的特徴**　高円柱状ないし立方状の細胞が腺管を形成し増生する腫瘍で、多くは間質の増生を伴う（**写真16**）。腺腔が嚢胞状に拡張したり、乳頭状の増生が目立つことがある。

■**鑑別診断**　末梢膵管増生や腺房萎縮に伴う限局性の小膵管（duct-like structure）の集簇巣との鑑別は、細胞異型性や増殖する腺管の形状が不整であることや間質増生を伴うことから診断される。腺房細胞癌との鑑別は、腫瘍細胞が腺管を形成すること、間質増生が目立つことや腫瘍細胞に粘液滴がみられること、が鑑別点となる。

■**解説**　ヒト膵管癌に類似した腫瘍で、ハムスターにBHP関連ニトロソ化合物を投与することで高頻度に誘発される。K-ras 遺伝子変異が高頻度にみられ、K-ras 遺伝子変異が膵管発がん過程に重要な molecular event とされている。ラットにはまれに発がん物質投与で誘発される。種々の遺伝子改変マウスによる膵癌モデルも開発

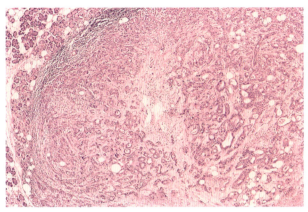

写真16　膵管腺癌
シリアンハムスター、BOP誘発、HE染色。形状不整な腺管の増生がみられる。間質増生を伴っている。

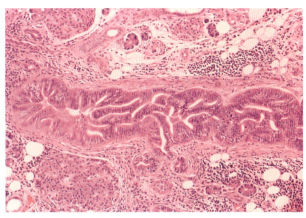

写真18　膵管内癌
シリアンハムスター、BOP誘発、HE染色。拡張した膵管内に異型細胞が低乳頭状に増生している。膵管上皮細胞の架橋構築がみられる。

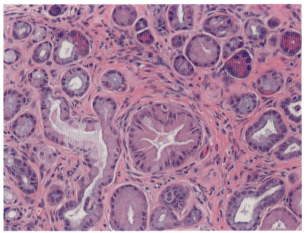

写真17　膵管腺癌
遺伝子改変マウス（マウスの系統 B6/129SvJ/FVB。導入した遺伝子 Ela-tTA；tet-o-cre；LSL-KrasG12V-ires-Bgeo）、自然発生、HE染色。エラスターゼ・プロモーターを使うことから腺房細胞優位に変異 K-*ras* が発現し、腺房細胞が膵管様に変化して管状腺癌が発生したと考えられている。
（写真提供：古川　徹先生）

されている（**写真17**）。腫瘍細胞には粘液がみられ、杯細胞様の細胞がみられることがあるが、著明な細胞外粘液分泌はみられない。しばしば、腫瘍および腫瘍の周囲にリンパ球浸潤を伴う。時に、リンパ節への転移がみられる。比較的太い膵管内には、膵管内に篩状に増殖する膵管内癌（非浸潤癌、**写真18**）もみられることがある。ハムスターやラットでの自然発生は極めてまれである。

有用な成書・文献情報

1) 高橋道人．膵臓．『毒性病理学』前川昭彦，林　裕造（編）．地人書館，東京．pp221-227．1991．
2) 竹内　正（編）．『膵臓病学』南江堂，東京．1993．
3) Denda A, Tsutsumi M, Konishi Y. Exocrine pancreas. In：*Pathology of the aging rat*. Mohr U, Dungworth DL, Capen CC（eds）. ILSI Press, Washington DC. pp351-360. 1994.
4) Jones TC, Mohr U, Hunt RD （eds）. *Digestive systems*. 〈Monographs on Pathology of Laboratory Animals〉Springer-Verlag, New York. 1996.
5) Tsutsumi M, Konishi Y. Precancerous conditions for pancreatic cancer. *J Hepatobiliary Pancreat Surg* 7：575-579, 2000.
6) Bockman DE, Guo J, Buchler P, et al. Origin and development of the precursor lesions in experimental pancreatic cancer in rats. *Lab Invest* 83：853-859, 2003.
7) 堤　雅弘，小西陽一．実験モデルにおける膵発癌メカニズム．『膵上皮内癌フォーラム』跡見　裕（監），高折恭一（編）．メディカルトリビューン，東京．pp128-132．2005．
8) Hruban RH, Adsay NV, Albores-Saavedera J, et al. Pathology of genetically engineered mouse models of pancreatic exocrine cancer：consensus report and recommendations. *Cancer Res* 66：95-106, 2006.

堤　雅弘
済生会中和病院

各論 I 3 循環器系

1 心臓

1. 解剖学的・生理学的特徴

心臓 heart は、脊椎動物の胚において最初に器官としての機能を獲得する臓器である。内臓中胚葉を発生母地とする1本の管が複雑に彎曲して形成されることが知られているが、近年の分子生物学的手法の進歩によってその詳細なメカニズムが次第に明らかにされつつある[1]。

外観上円錐形をなす心臓は、胸腔内で心膜靱帯によって保持され、胸膜から連続する漿膜（中皮 mesothelium）で覆われた心膜 pericardium 内に存在する。円錐形の底面、心底 base 側にあって大静脈および肺静脈から血液が流入する部分を心房 atrium、円錐の頂部、心尖 apex 側にあって大動脈および肺動脈に血液を駆出する部分を心室 ventricle と呼ぶ。心房も心室もその壁の主体は心筋組織の層で、内面は心内膜 endocardium という血管内膜の続きで覆われ、外面は心外膜 epicardium で包まれている。心外膜は臓側心膜 visceral pericardium とも呼ばれるが、動静脈幹の基部で折れ返って壁側心膜 parietal pericardium として心囊 pericardial sac を裏打ちし、漿液を容れた心膜腔 pericardial cavity を形成する。

通常哺乳類の心臓は2心房2心室から構成され、心房中隔 interatrial septum・心室中隔 interventricular septum によって隔てられた左右の心房・心室は、一方が肺循環を、他方が体循環を支配する。肺呼吸を行っていない胎児（仔）期には卵円孔 foramen ovale と呼ばれる心房中隔の小孔および肺動脈と大動脈を結ぶ動脈管 ductus arteriosus を通して血液が肺循環から体循環に移動するため、肺循環をめぐる血液はごく少量でしかない。卵円孔および動脈管はいずれも出生後、肺循環の開始とともに閉鎖して、卵円窩 fossa ovaris および動脈管索 ligamentum arteriosum としてその痕跡を残すのみとなり、肺循環と体循環が交通することはなくなる。

心臓の重量は10週齢のSDラットの場合、体重約350gの雄で約1.1g、同一週齢、体重約220gの雌で約0.7gである。心重量と体重との比率は動物種により異なり、体重に比して小さな心臓を持つ動物（ラットのほか、ブタなど）で約0.3%、中程度の大きさの心臓を持つ動物（ウシ、マウス、モルモットなど）で約0.5%、大きな心臓を持つ動物（イヌ、ネコ、ウマなど）で約0.75〜1.25%といわれている。

1-1. 心房 atrium

左心房 left atrium および右心房 right atrium とも、その先端部分に心耳 auricular (atrial) appendage と呼ばれる容積を拡大させるための盲嚢状の構造をもつ。心房壁はごく薄く、その内側に櫛状筋 pectinate muscle と呼ばれる肉柱状の構造が発達している。心房には肺循環あるいは全身循環を経て大量の血液が流入する部分であることから、このような心房の解剖学的特徴は容積の著しい変化に対応するための構造と考えられよう。一般に心房筋にはミトコンドリアが少なく、しばしば心房性ナトリウム利尿ペプチド atrial natriuretic peptide (ANP) の分泌顆粒を含有する。心房に流入した血液は心室との境にある房室弁 atrioventricular valve を経て心室に流入する。

1-2. 心室 ventricle

左心室 left ventricle および右心室 right ventricle は、それぞれ心房から流入してきた血液を大動脈 aorta あるいは肺動脈 pulmonary artery を経て全身あるいは肺に駆出する機能を有するため、心房と比較すると筋層は著しく厚い。特に左心室は全身循環へ駆出するため、その遊離壁 free wall は右心室の約3倍の厚さを持つ。右心室は比較的遊離壁が薄く、過度の拡張を防ぐために遊離壁と心室中隔を結ぶ調節帯 moderator band と呼ぶ肉柱構造が存在する。心室筋はアクチン actin およびミオシン myosin といった収縮性筋原線維 contractile myofibril を多量に含み、強力かつ持続的な駆出力を有する。

1-3. 線維性骨格 fibrous skeleton

心臓の構築はその大部分が心筋によって占められているが、心房と心室の境界には基礎としての支持構築、線維性骨格が存在する。この基礎的構築は房室弁、大動脈弁および肺動脈弁のそれぞれの周囲を取り囲む線維輪 fibrous ring と、それぞれの線維輪の中心に存在する線維三角 fibrous triangle から構成される。線維三角は中心

線維体 central fibrous body とも呼ばれ、しばしばその中心部には軟骨化生が認められる。また動物によっては心骨 os cordis が形成される場合もある。

1-4. 弁 valve

　心臓には血液の逆流を防ぐための弁が発達している。心房と心室の間にある房室弁は、左心房・心室側を僧帽弁 mitral valve（二尖弁）、右心房・心室側を三尖弁 tricuspid valve と呼ぶ。これらの房室弁は先端部で腱索 cordae tendineae により乳頭筋 papillary muscle と結ばれており、弁尖の心房側への反転を防止している。左右心室の中隔側および遊離壁側に存在する円錐状の乳頭筋は、その収縮によって弁尖を下方へ牽引して開口し、心房から心室へ血液を流入させる。乳頭筋の先端部では、腱索に連なる線維性結合組織が深く進入している。

　大動脈および肺動脈にはそれぞれに半月弁 semilunar valve が存在する。これらはいずれも三尖性で、各弁尖はその先端に半月弁結節 noduli arentii を有する。

1-5. 心臓の細胞

　心臓の主たる構成成分は心筋線維（細胞）であるが、このほかにも心臓には弁あるいは心内膜の結合組織に存在し、線維芽細胞と平滑筋細胞の中間的な存在であるといわれる筋線維芽細胞 myofibroblast、原始的な間葉系細胞 primitive mesenchymal cell、コンドロイチン硫酸やヒアルロン酸を産生するといわれる星状細胞 stellate cell などが存在する。

　心筋は、出生後その分裂能をほとんど喪失してしまうため、心筋における器質的障害は非可逆性で、心筋壊死の転帰は通常線維化・瘢痕組織による置換でしかない。しかしながら前述したように、心筋の発生メカニズムが分子生物学的に詳細に解明されるにつれ[2]、心筋細胞再生の可能性もみえ始めている。特に骨形成タンパク質 bone morphogenic protein（BMP）あるいは線維芽細胞増殖因子 fibroblast growth factor（FGF）が心筋細胞の発生・分化に果たす役割の重要性が示唆されており[3,4]、これらのメカニズム研究は胚性幹細胞などを用いた再生医療の道を開くものとして大いに期待されるところである[5,6]。

　心筋細胞は中央に卵円形あるいは棒状の核を1個、時に2個有する。核はクロマチンに乏しく核小体が明瞭である。細胞質には多数の筋原線維が縦に並行して走り、その周期的配列は電子顕微鏡的には暗調なA帯、明調なI帯およびI帯を二分するZ帯として、光学顕微鏡的には横紋として観察される。筋原線維の間を埋める細胞質部分は筋形質と呼ばれ、多数のミトコンドリアが筋原線維に沿って列をなす。また、グリコーゲンがかなり多く散在する。核の両端部の筋形質にはゴルジ装置があり、周辺にリポフスチン顆粒がみられ、加齢に伴って増加する。心筋細胞の形質膜も骨格筋の場合と同様にT系と呼ばれる細管のシステムを有する。隣接した心筋細胞の両端は介在板 intercalated disk を介して接しており、心筋細胞内の電気的刺激は介在板を通して効率よく伝達される。

　心筋線維化巣や心原発腫瘍の周囲には活性化した筋線維芽細胞あるいは線維芽細胞様の間葉系細胞とみなされるアニチコフ Anitschkow 細胞が観察される場合がある。この細胞はクロマチンが中心部に棒状に集合し、羊の眼のようにみえる核を特徴とする。

　細胞以外の心臓の構成成分としては、微細なネットワークを形成する膠原線維 collagen fiber や弾性線維 elastic fiber などがあげられる。心筋細胞と毛細血管を取り囲む膠原線維は、正常心では心筋の伸展に対する静止張力の発生にかかわり、筋節が至適長以上に伸ばされるのを防いでいる。近年、高血圧性心不全における心筋リモデリングに際して、これら細胞外基質の代謝が重要な意義を持つものとして注目されている[7]。

1-6. 刺激伝導系 conduction system

　心臓は、他からの支配がなくとも自らが形成するリズムをもって自律的に収縮・弛緩の運動を繰り返すことができるが、この自動能 automaticity の中心的役割を果たしているのが刺激伝導系と呼ばれる特殊な心筋線維群である。これらの特殊心筋線維 specialized myocardium は多量のグリコーゲンを含み、筋原線維に乏しく横細管 transverse tubules（T系）を欠く。また細胞間の連絡効率を上げるため介在板がよく発達している。

　特殊心筋線維が集合し、結節状になっている部分が2ヵ所存在する。前大静脈と右心房との接合部に存在する洞房結節 sinoatrial node は一次的なペースメーカーであり、正常な状態ではこのペースメーカーが発するリズム（洞リズム sinus rhythm）により心臓全体の収縮が制御されている。もう1つは房室結節 atrioventricular node と呼ばれ、冠状静脈洞開口部、三尖弁中隔尖の直上に位置する。

　これら2つの結節を結ぶ、いわゆる結節間伝導路の存在に関しては、長い間論争が繰り返されてきた。線維性組織で絶縁されたような特殊な伝導路は存在しないという見解では一致しているものの、心房の入り組んだ立体構造が伝導路の発見を困難にしているというのもまた一方の事実であり、現在のところ、刺激の伝導をその本来的機能とする特殊化した心房筋による"伝導路"の存在に関しては、いまだに形態学的な確証は得られていない[8,9]。

　特殊心筋線維は、房室結節からヒス束 His bundle となって右線維三角を貫き、心室中隔にまたがるような格好で左脚 left bundle ならびに右脚 right bundle に分岐する。さらに分岐を繰り返して網状に心室の心内膜下にプルキンエ線維 Purkinje fiber として広がってゆく。プルキンエ線維は次第に細くなり、随所で一般心筋に移行する。

1-7. 心臓の循環

心臓は大動脈の起始部から分かれる左右の冠状動脈 coronary artery によって灌流される。冠状動脈とその枝は筋型の動脈で、互いに豊富な吻合を持つにも関わらず、心筋組織の酸素需要が非常に高いためにその閉塞や狭窄が直ちに流域心筋の壊死を引き起こす。心筋層の血管は一般に筋線維の走行に並行して走り、毛細血管は著しく多い。横断面でみると筋線維数とほぼ同数の毛細血管を数えることができる。静脈血は心静脈に集められ冠状静脈洞を経て右心房へ送り返されるが、一部はごく小さな静脈から直接心房・心室に流される場合もある。

心臓のリンパ管 lymphatic は心内膜と心外膜、心筋層における結合組織の間、あるいは心膜に細かい網をなして発達しているが、個々の心筋線維の間にまでは分布していない。

1-8. 心臓の生理学的特徴

心臓の収縮刺激の形成およびその伝播は電気生理学的な事象であり、通常心筋線維はカリウムおよびナトリウムイオンの濃度差によって静止電位 resting potential を保っている。ここに閾値 threshold potential を超える刺激が伝わると、カルシウムイオンの急激な流入によって電位は逆転し、活動電位 action potential を生ずる。活動電位はどの方向へも伝播が可能であるが、脱分極した心筋線維は電位の回復 charge までに時間がかかるので、通常、活動電位は一方向性にしか伝播されない。一度活動電位を発し、脱分極 depolarization した心筋線維は、イオンの能動輸送によって電位を回復し、再分極 repolarization する。

心臓の電気的活動を体外から観察するのが心電図 electrocardiogram である。心電図の誘導には単極誘導 unipolar lead、双極誘導 bipolar lead、標準肢誘導 standard limb lead、増高肢誘導 augmented limb lead などの方法があるが、いずれも体表に設置した電極 electrode 間の電位差を測定するもので、アイントーフェンの三角形 Einthoven's triangle の原理に従っている。

一般的な誘導のほか、電極を心臓内に挿入するヒス束心電図 His bundle electrogram（HBE）や、ホルター心電図 Holter monitor、誘導装置一式を体内に埋め込んで非拘束下で長時間にわたる観察を可能にしたテレメトリー telemetry といった手法が、近年では頻繁に用いられている。

心筋の再分極に関与する IKr、IKs などの遅延整流性カリウムチャンネルが抑制されると、心電図上 QT（QTc）間隔の延長として知られる心筋再分極の遅延が生じる。QT（QTc）間隔の延長は心室性頻拍、トルサード・ド・ポワント（torsade de pointes）による突然死との因果関係が指摘されていることから注目を集めている。*in vitro* 試験での IKr に対する影響の評価、*in vivo* 試験における QT（QTc）間隔に対する影響の評価などは、ICH のトピック S7B でも指摘されているように、安全性薬理試験における主要評価項目の１つになっている[10]。

1-9. 心活動の調節

自律神経 autonomic nervous system は、心臓の活動における最も重要な調節系である。交感神経幹から分かれる上、中、下の心臓神経と迷走神経からの上下心臓枝が吻合しつつ下行し、大動脈弓の裏側にいたって心臓神経叢を形成し、ここから多数の神経線維が心臓に達する。洞房結節と房室結節には多量の無髄神経線維が束をなして進入しており、神経細胞もかなりたくさん含まれている。

交感神経刺激は神経終末からのノルアドレナリン放出により心筋の収縮性を高めるが、その機構はおよそ次のように説明される。放出されたノルアドレナリンは心筋の細胞膜にあるβ-アドレナリン受容体を刺激し、共役する促進性 G 蛋白質（Gs）の活性化を介してアデニル酸シクラーゼを活性化する。活性化されたアデニル酸シクラーゼは細胞内のサイクリック AMP 濃度の増加によって、細胞内のサイクリック AMP 依存性蛋白キナーゼ（PKA）を活性型に変化させ、細胞膜のカルシウムチャンネルをリン酸化して内向きのカルシウムイオン電流を増加させるとともに、心筋小胞体のカルシウムポンプに隣接するホスホランバンという蛋白質をリン酸化して、カルシウムイオン取り込みを促進する。その結果、小胞体内のカルシウムイオン量が増加し、以後の収縮におけるカルシウムイオンの放出が促進されることにより、心筋の収縮性が高められる。加えて、収縮蛋白質のトロポニン I のリン酸化によるトロポニン C のカルシウム感受性低下は、心筋の弛緩を速め心拍出量を増加させる。

一方、迷走神経刺激によるアセチルコリン分泌はムスカリン受容体を刺激し、抑制性の G 蛋白質（Gi）活性化を介してβ受容体刺激に拮抗するとともに、心房では促進性の Gk 蛋白質を活性化して細胞膜のカリウムチャンネルを開くことにより心拍数を減少させる。

心拍数および心筋の収縮力は、自律神経系のほか、副甲状腺ホルモン parathyroid hormone や、カルシトニン calcitonin、チロキシン thyroxine などの液性因子によっても影響を受ける。

2. 非腫瘍性病変

2-1. 心筋肥大 myocardial hypertrophy
（写真1）

心肥大 cardiac hypertrophy は年齢、性や体重に応じた正常な心臓の大きさを超えて心筋の容積が増加した状態であり、心重量（比体重値）の増加および心室壁の肥

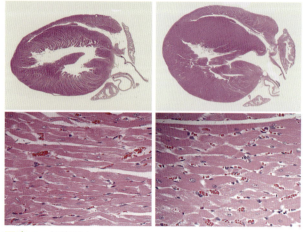

写真1　心筋肥大
ラット、薬物誘発、HE染色。左：正常、右：心筋肥大。
（写真提供：大石裕司先生）

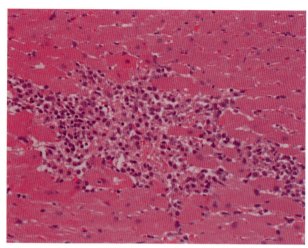

写真3　齧歯類の進行性心筋症（単核細胞集簇巣）
老齢ラット、自然発生、HE染色。

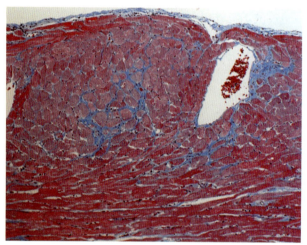

写真2　心筋肥大および線維化
ラット、右心房、薬物誘発、マットソントリクローム染色。

厚がみられる。心肥大は形態学的に求心性肥大と遠心性肥大に分けられ、前者は大動脈弁口狭窄のような圧負荷の場合に、後者は大動脈弁や僧帽弁閉鎖不全のような容量負荷の場合に生じる。負荷の増大により心筋線維や核が肥大するが、求心性肥大の場合は筋線維の幅の増加が、遠心性肥大の場合は心筋線維の幅よりも長さの増加が顕著である[11]。また、過度の心肥大では間質のびまん性線維増加（**写真2**）や限局性の心筋壊死もみられる。しかし、通常の組織学的検査では心筋線維や核の肥大が明瞭でないことも多く、正確な評価は、分離した心筋線維を用いた形態計測が必要な場合がある。電子顕微鏡的には筋原線維の増加、核の肥大とクロマチン増加、ミトコンドリアの肥大および増数、介在板の増加などがみられる。なお、心筋梗塞では、壊死巣周囲に限局した心筋線維の肥大がみられることがある。

心肥大は、前述の弁膜異常のほか、肺や腎毒性物質投与に伴う高血圧やペルオキシソーム増殖因子受容体γ peroxisome proliferator activated receptor γ（PPARγ）作動剤投与などによる循環血漿量増加によっても誘発される。一方、アンジオテンシンⅡ受容体拮抗剤などの投与により心負荷が軽減されると心重量は低下する。

これまで心肥大は容量あるいは圧負荷に対する適応性変化とみなされてきた。しかし近年では、肥大した心室壁の肥厚は負荷に対する心排出力の維持にとって必ずしも必要ではなく、心肥大はむしろ結果として虚血や刺激伝導系の機能障害、ひいては不整脈や心不全の原因となる病的な現象と考えられている[11]。一方、適度な運動によるいわゆるスポーツ心臓は、今日においても唯一の例外的な生理的心肥大と考えられている。容量あるいは圧負荷による心肥大はアンジオテンシンⅡ受容体などのG蛋白質共役受容体の活性化により線維化や心機能の低下をきたすのに対して、運動による心肥大はIGF-1受容体などの受容体型チロシンキナーゼを介したホスホイノシタイド3-キナーゼ phosphoinositide 3-kinase（PI3K）経路の活性化により正常な構造を保ったまま心機能を向上させるものとして注目されている[12]。

2-2. 齧歯類の進行性心筋症 murine (rodent) progressive cardiomyopathy

齧歯類の進行性心筋症はラットおよびマウスでしばしばみられる自然発生病変で、その発生頻度および程度は加齢とともに増悪する[13]。病変の好発部位は心尖、線維輪の下部、乳頭筋、心内膜下などである。若齢ラットでみられる初期病変は数個の心筋線維の変性 focal myocardial degeneration と壊死 necrosis、単核細胞浸潤 mononuclear cell infiltration（**写真3**）および軽度の線維化 fibrosis（**写真4**）からなる小さな病巣が散見されるにすぎず、「齧歯類の進行性心筋症」という診断名ではなく、変性、壊死、単核細胞浸潤、線維化などの個々の所見名が用いられる場合もある。しかしながら、長期毒性試験では、一般に診断名が用いられることが多い。加齢に伴い病巣の数および広がりが増し、線維化を主体とした典型的な病変となり（**写真5**）、時に鉱質沈着や軟骨

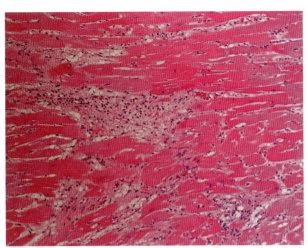

写真4　齧歯類の進行性心筋症（線維化巣）
老齢ラット、自然発生、HE染色。

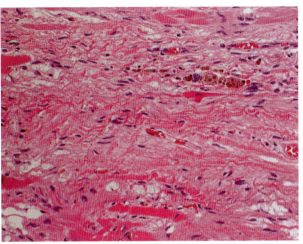

写真5　齧歯類の進行性心筋症（広範な線維化）
老齢ラット、自然発生、HE染色。

ないし骨化生を伴う。マウスではラットに比して細胞浸潤の程度は軽微である。

　自然発生病変の病理発生は不明である。ラットでは、その好発部位などから冠状動脈病変に起因した虚血性変化である可能性が推察されている。また、ラットの進行性心筋症の発症時期や程度は餌、環境要因およびストレスにより影響される。さらに、種々の薬剤投与により本病変の発症時期の早期化や程度の増悪がみられること、あるいは薬剤起因性心筋障害の終末像も自然発生病変と同様に壊死、細胞浸潤および線維化という過程を経ることから、病変の分布や初期像の確認、背景病変の発生頻度の把握などにより自然発生病変と誘発病変との鑑別が必要である。その場合は、診断ではなく個々に所見を分けた詳細な分析を考慮すべきである。なお、心筋症 cardiomyopathy という診断学的用語は「心機能障害を伴う心筋疾患」と定義されており[14]、病変が若齢時からみられ、加齢とともに徐々に進行していく齧歯類の本心筋病変とは区別されるべきとの観点から、安易に略称として「心筋症 cardiomyopathy」という診断名を用いてはならない。また、毒性試験においては、狭義の心筋症に該当する病変に遭遇することは極めてまれである。

2-3. イヌ、サルにおける単核細胞浸潤
mononuclear cell infiltration

　ビーグル犬[15]やカニクイザル[16]でしばしばみられる限局性の軽微な心筋変性・壊死を伴うリンパ球を主体とした細胞浸潤であり、一般に、加齢に伴い増悪する傾向はない。心筋変性・壊死や線維化を伴う場合も含めて、ここでは「単核細胞浸潤 mononuclear cell infiltration」と代表させたが、限局性の心筋変性 focal myocardial degeneration と壊死 necrosis、および線維化 fibrosis が明らかな場合は、これらの所見を併記してもよい。

2-4. 筋原線維変性
myofibrillar degeneration

　トリコモナス治療薬で、近年抗 Helicobacter pylori 薬としても注目されているフラゾリドン furazolidone は、鳥類に投与することにより心筋筋原線維のびまん性融解 myocytolysis と顕著な心肥大をきたす。その生化学的機作は明らかにされていないが、ヒトの拡張型心筋症のモデルとして活用されている。I帯特異的な筋原線維融解は、カリウム欠乏や抗マラリア薬であるプラスモシド plasmocid 投与で誘発されることが知られている[17]。

2-5. 心筋空胞化 myocardial vacuolation （vacuolization）

　空胞変性 vacuolar degeneration とも称される心筋線維の筋形質内蓄積症の多くが、ヘマトキシリン・エオジン（HE）染色標本の観察では空胞化として認められるが、蓄積した物質およびその蓄積部位により以下のように分類される。

2-5-1）水腫変性 hydropic degeneration

　ドキソルビシン doxorubicin などのアントラサイクリン系抗がん剤投与による特徴的病変の1つであり、筋形質内に大小さまざまな不定形の空胞形成がみられ（写真6、7）、電子顕微鏡的には筋小胞体およびT管の拡張が観察される（写真8）。同様の変化は、サブセルラーな酸素欠乏やある種の薬剤投与で惹起されるミトコンドリアの水腫性膨化の場合にもみられるが、この場合、空胞は小型均一で類円形を示す（写真9、10）。これらの鑑別は組織化学染色では困難であり、確定診断には電子顕微鏡検査が必要である。そのほか、自然発生病変としての心筋壊死や線維化にいたる過程の病変として、あるいは固定不良によるアーティファクトとしてもみられることがあるので注意が必要である。

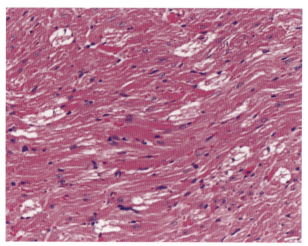

写真6　水腫変性（筋小胞体拡張）
ラット、薬物誘発、HE 染色。

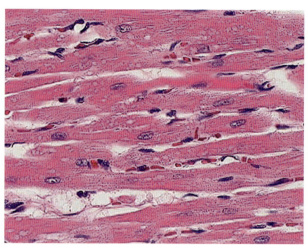

写真9　水腫変性（ミトコンドリア水腫性膨化）
ラット、薬物誘発、HE 染色。

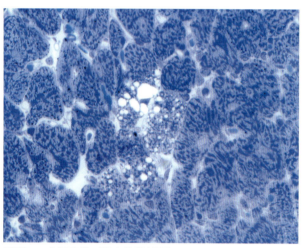

写真7　水腫変性（筋小胞体拡張）
ラット、薬物誘発、樹脂包埋トルイジンブルー染色。

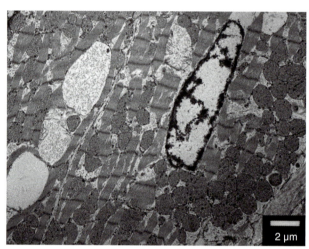

写真10　水腫変性（ミトコンドリア水腫性膨化）
ラット、薬物誘発、電子顕微鏡像。

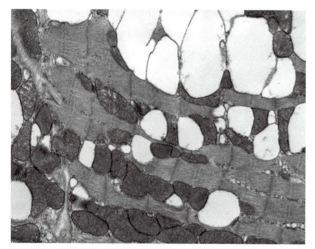

写真8　水腫変性（筋小胞体拡張）
ラット、薬物誘発、電子顕微鏡像。

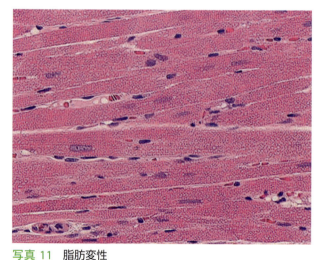

写真11　脂肪変性
ラット、薬物誘発、HE 染色。心筋内にごく微細な空胞(脂肪)。

2-5-2）脂肪変性 fatty degeneration

　脂肪変性（脂肪化 fatty change）病変において筋形質内にみられるさまざまな大きさの空胞（**写真11**）は、電子顕微鏡的には限界膜を持たない脂肪滴であり（**写真12**）、凍結切片の脂肪染色により脂質の沈着として確定診断できる。心筋細胞の脂肪変性は、菜種やカラシ油に

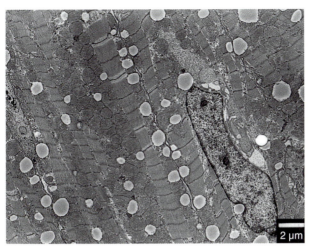

写真 12　脂肪変性
ラット、薬物誘発、電子顕微鏡像。

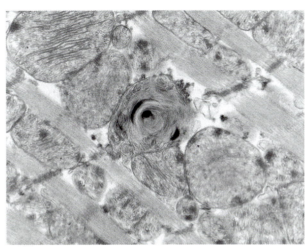

写真 14　リン脂質症
ラット、薬物誘発、電子顕微鏡像。

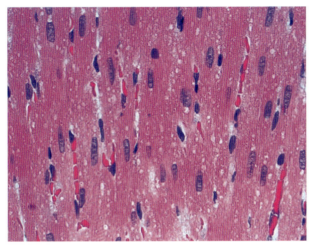

写真 13　リン脂質症
ラット、薬物誘発、HE染色。

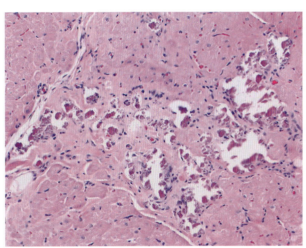

写真 15　鉱質沈着
ビーグル犬、自然発生、HE染色。

含まれるエルカ酸 erucic acid 投与で生じることが知られているが、カルニチン carnitine 欠乏やある種の薬剤投与によっても誘発される。なお、主として肥満動物で心外膜下の脂肪組織に連続して、心筋線維間あるいは心筋線維を置換して脂肪細胞がみられる場合があるが、この場合は脂肪変性ではなく、脂肪浸潤 fatty infiltration あるいは脂肪置換 fatty replacement と診断される。

2-5-3）リン脂質症 phospholipidosis

リン脂質症（脂質症 lipidosis）では、脂肪変性同様に、筋形質内にさまざまな大きさの球形の小滴がみられるが、小滴内は完全に空虚ではなく、芯様の構造や恕状物 flocculent material を容れている場合がある（**写真 13**）。組織化学的にナイルブルー Nile blue 染色で陽性に染色される場合もあるが、確定診断には電子顕微鏡的にリソソーム内のミエリン様構造を証明する必要がある（**写真 14**）。心筋のリン脂質症は、全身性のリン脂質症の一部として、多くの陽イオン性両親媒性化合物投与でみられる。

2-6．鉱質沈着 mineralization

鉱質沈着は、石灰沈着 calcification（石灰沈着症 calcinosis）とも呼ばれ、HE染色標本の観察では心筋細胞内あるいは壊死後の線維化巣内に好塩基性不定形物質の粗大な沈着物（**写真 15**）として認められるが、転移性石灰沈着や DBA/2 マウスなどでの自然発生鉱質沈着では、初期には好塩基性の微小球状物（鉱質沈着し、腫大したミトコンドリア）が筋形質内に線状に配列して認められることがある。

心筋の鉱質沈着は上皮小体ホルモンやビタミンDなどのカルシウム調節因子あるいはその誘導体投与、自然発生の慢性進行性腎症あるいは薬物誘発腎障害による二次的上皮小体過形成などに伴う全身性の転移性鉱質沈着の一分症として、および心筋壊死後の異栄養性鉱質沈着としてみられるほか、DBA/2 など、特定の系統のマウスでは自然発生病変として高頻度に観察される。

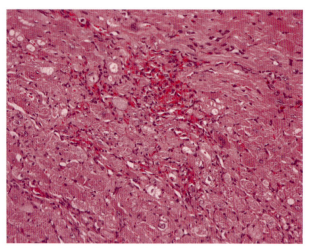
写真 16　色素沈着（ヘモジデリン沈着）
マウス、自然発生、HE 染色。

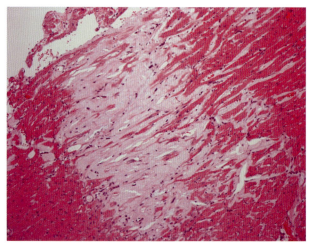
写真 18　アミロイド症
マウス、自然発生、HE 染色。

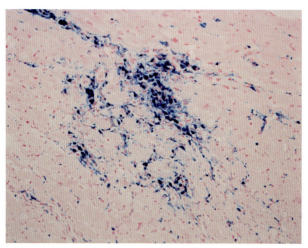
写真 17　色素沈着（ヘモジデリン沈着）
マウス、自然発生、ベルリンブルー染色。

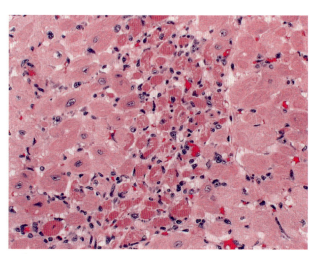
写真 19　凝固壊死
カニクイザル、薬物誘発、HE 染色。

2-7. 色素沈着
pigmentation(pigment deposition)

　心臓で通常みられる色素沈着にはリポフスチン沈着 lipofuscin deposition(lipofuscinosis)とヘモジデリン沈着 hemosiderin deposition(hemosiderosis)がある。リポフスチン沈着では核周囲の筋形質内に、ヘモジデリン沈着（**写真 16**）では心内膜下や間質のマクロファージの細胞質内に黄褐色の微細顆粒状物質の沈着として認められる。電子顕微鏡的にはいずれもリソソーム内の電子密度の高い膜様あるいは無構造物の集積である。リポフスチンは自家蛍光によって黄色〜橙色を呈するほか、シュモール Schmorl 染色で暗青色に染色される。ヘモジデリンはベルリンブルー Berlin blue 染色で青色に染色される（**写真 17**）。

　リポフスチン沈着は健常な動物でも加齢により発現し、また、重度の悪液質でもみられ、肉眼所見から褐色萎縮 brown atrophy と表現される場合もある。ヘモジデリン沈着は、通常、出血後の生理的な異物処理反応として観察され、弁膜や乳頭の心内膜下では種々の動物で自然発生病変としても認められる。

2-8. アミロイド症 amyloidosis
（アミロイド沈着 amyloid deposition）

　アミロイド（類澱粉）症は、HE 染色標本の観察では心筋線維間に弱好酸性の均質な蛋白質様物が心筋線維を置換して集積した像として認められる（**写真 18**）。

　全身性のアミロイド症の一分症として認められ、ヒトでは全身性アミロイド症の 3 分の 1 程度の症例で心症状を呈し、症状を伴う心アミロイド症では予後不良とされている。

2-9. 心筋壊死 myocardial necrosis

　心筋壊死は形態学的特徴から凝固壊死 coagulation necrosis と収縮帯壊死 contraction band necrosis に大別される。凝固壊死は HE 染色標本の観察では筋形質の硝

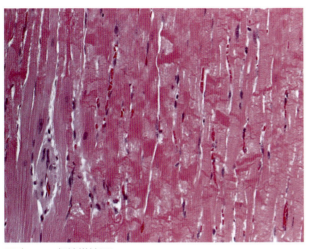

写真20　収縮帯壊死
ビーグル犬、薬物誘発、HE染色。

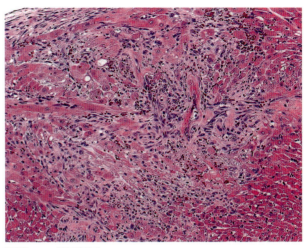

写真22　凝固壊死
ラット、薬物誘発、HE染色。出血を伴う壊死巣。線維芽細胞増殖による線維化も認められる。

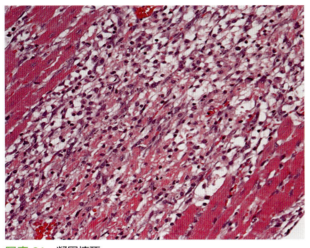

写真21　凝固壊死
ラット、イソプロテレノール誘発、HE染色。凝固壊死した心筋周囲への炎症性細胞浸潤。（写真提供：大石裕司先生）

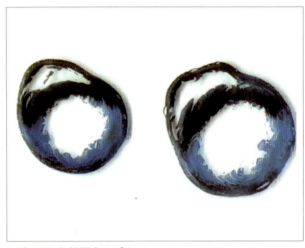

写真23　心筋梗塞モデル
ラット、ミオグロビン免疫染色、ルーペ像。

子化と核膜へのクロマチン凝集がみられ（写真19）、電子顕微鏡的には細胞膜の小孔あるいは欠損、筋原線維の不明瞭化を伴った弛緩および、さまざまな段階の細胞間結合の分離で特徴づけられる。収縮帯壊死は筋原線維の過収縮による筋原線維の不整凝集を特徴とし（写真20）、虚血性の心筋梗塞 myocardial infarction では凝固壊死巣の周辺部にみられることが多い。薬物の直接傷害による心筋壊死では炎症性細胞浸潤（写真21）や出血および線維化（写真22）を伴う多彩な像がみられる。なお、標本の辺縁部での切り出し時の機械的損傷などのアーティファクトにより、凝固壊死に類似した筋線維の好酸性の増強や収縮帯壊死に類似した筋原線維の不整凝集がみられることがあり、真の心筋壊死との鑑別が困難な場合がある。また、心筋壊死の初期段階では筋線維の染色性の変化が不明瞭な場合がある。このような場合には、トロポニン troponin やミオグロビン myoglobin（写真23）などの筋原線維構成蛋白質の免疫組織化学染色が診断の一助となる場合があり、壊死巣の組織形態計測学的評価にも有用である[18]。心筋壊死の初期に心筋細胞から逸脱す

るこれらの蛋白質のうち、特に心筋特異的とされるトロポニンは心筋障害のバイオマーカーとしてもしばしば活用されている[19]。

心筋壊死は自然発生病変として、あるいは種々の薬剤による直接的な心筋障害として発生するほかに、冠状動脈血栓や動脈炎による虚血ないし降圧薬により誘起された低血圧に対する反射性のあるいはアドレナリンβ受容体作動薬投与による直接的な心拍数増加に基づく心筋の過負荷により生ずる。冠状動脈障害による心筋壊死は当該冠状動脈の支配領域に生じるが、心拍数増加による心筋壊死はイヌおよびサルでは左心室乳頭筋に、ラットおよびマウスにおける虚血性壊死では心尖部に生じることが多い。また、毛細血管内皮障害をきたす薬剤投与では、心内膜下や外膜下に出血を伴う心筋壊死をみることがある。凝固壊死は薬物の直接的な心筋障害や虚血により惹起されるが、収縮帯壊死は虚血によって傷害された筋細胞内への大量のカルシウムイオンの流入による過収縮により起こるものとされている。

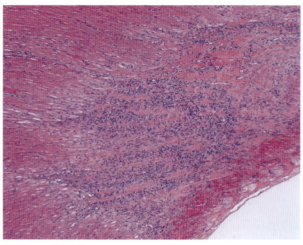

写真24　線維化
ビーグル犬、薬物誘発、HE染色。線維芽細胞増殖が主体を占める初期像。

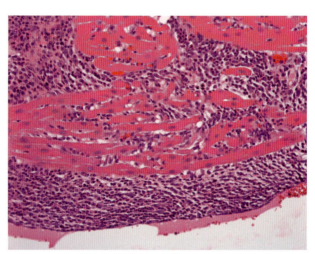

写真26　炎症性細胞浸潤（心内膜炎）
写真25の拡大像。

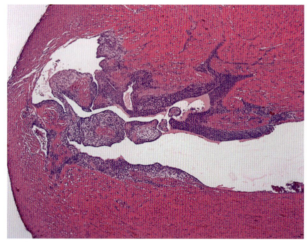

写真25　炎症性細胞浸潤（心内膜炎）
ラット、薬物誘発、HE染色。

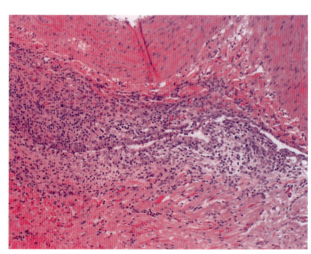

写真27　炎症性細胞浸潤（心外膜炎）
ラット、自然発生、HE染色。

2-10．線維化 fibrosis

　線維化は間質線維芽細胞の増殖 fibroplasia と膠原線維の増生からなり（写真24）、膠原線維はマッソントリクローム Masson trichrome 染色で青染される（写真2）。
　心筋壊死後の器質化過程として、壁内の限局性病変あるいは心内膜ないし心外膜下に帯状の変化として認められるほか、心肥大に際しては心筋線維間にびまん性の膠原線維増生として認められる。

2-11．炎症性細胞浸潤 inflammatory cell infiltration

　好中球や好酸球を主体とした炎症性細胞浸潤で、心実質にみられる心筋炎 myocarditis、弁膜を含む心内膜炎 endocarditis（写真25、26）および心外膜炎 pericarditis（写真27）に区分される。
　急性の心筋壊死や冠状動脈炎に随伴してみられる場合や、主として心外膜にみられる投与過誤などに起因して異物性あるいは感染性の心外膜炎がみられる場合がある。ヒトでは自己免疫疾患としての過敏性心筋炎が知られているが、実験動物での発生はまれである。過敏性心筋炎類似のリンパ球や好酸球を主体とした炎症性細胞浸潤は、IL-2などの炎症性サイトカインを投与した場合に認められることがある。

2-12．出血 hemorrhage

　心外膜下、心内膜下（写真28）あるいは心筋線維間（写真29）の赤血球漏出で、周囲の心筋壊死やヘモジデリン沈着を伴う場合もある。
　血管拡張性降圧剤やアドレナリンβ受容体作動剤投与で右心房やさまざまな部位の心外膜および心内膜下に出血が惹起される。また、セロトニン2型受容体作動剤投与でイヌの大動脈弁に出血を伴う壊死がみられることが報告されている。なお、乳頭筋の心内膜下では自然発生所見としてもヘモジデリン沈着を伴う軽微な出血がみられることがある。

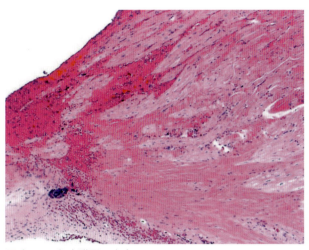

写真 28　心内膜下の出血
カニクイザル、薬物誘発、HE 染色。

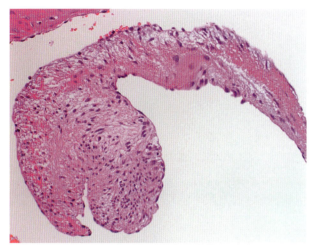

写真 30　僧帽弁の粘液腫様変性
老齢ラット、自然発生、HE 染色。

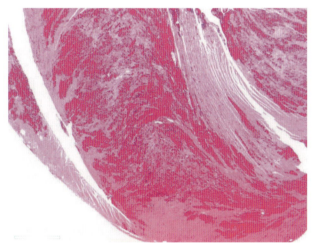

写真 29　心筋線維間の出血
ラット、薬物誘発、HE 染色。

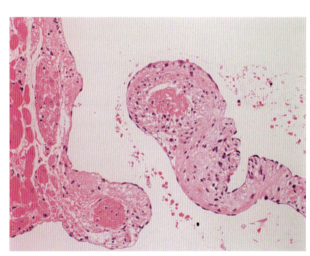

写真 31　腱索の粘液腫様変性
老齢ラット、自然発生、HE 染色。

2-13. 粘液腫様変性
myxomatous degeneration

　粘液腫様変性とは、心内膜粘液腫様変化 endocardial myxomatous change、心内膜症 endocardiosis あるいは弁膜症 valvulopathy とも呼ばれ、既存の膠原線維の減少と疎な粘液腫様の組織の増生による限局性あるいはびまん性の弁膜（写真 30）や腱索（写真 31）の肥厚である。弁の障害が明らかな例では心内膜の軽度の過形成、限局性の出血やヘモジデリン沈着、硝子化、血栓形成、炎症性細胞および肥満細胞の集簇もみられ、重度の例ではポリープ状の疣腫形成がみられる。イヌおよびラットでは僧帽弁に、マウスでは肺動脈弁に好発するが、三尖弁や大動脈弁でもみられる。

　イヌや齧歯類においては加齢性病変として高頻度に発生するが、その発現機作としてセロトニン 2 受容体の関与を示唆する報告もある[20]。また、ラットへのセロトニンやペルゴリド pergolide の長期投与でその発生が促進されたとの報告もあり、ヒトにおける薬物誘発弁膜症のモデルとして期待される[21]。

2-14. 血管拡張症 angiectasis

　主として三尖弁にみられる血液を容れた嚢胞 blood cyst（hematocyst）（写真 32）で、内皮細胞で裏打ちされており、血管との連続性も報告されていることから[22,23]、本書では血管拡張症という診断名を採用した。イヌにおける陳旧病変では、嚢胞壁の変性・壊死、線維性肥厚や骨化生がみられる場合もある[22]。

　イヌ、ラット、マウス、ウシ、ブタおよびヒトで自然発生病変として報告されているが、その病理発生は不明である[22,23]。

2-15. 心房血栓症 atrial thrombosis

　老齢ラットやマウスで心房、特に左心房に好発するが、まれに心室内に形成される場合（心室血栓症 ventricular thrombosis）もある。血栓形成に伴い心房は拡

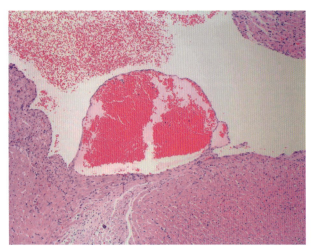

写真32 僧帽弁基部の血管拡張症
ラット、自然発生、HE染色。

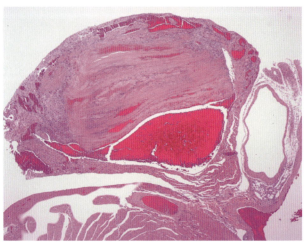

写真33 左心房の血栓症
老齢マウス、自然発生、HE染色。

張し（**写真33**）、心筋の変性、心内膜炎、アミロイド症や弁膜の粘液腫様変性を伴うことが多い。血栓は赤色血栓から多量の白血球を混じた白色血栓までさまざまで、しばしば器質化し、顕著な鉱質沈着をみることもある。心耳に限局している場合は心耳血栓症 auricular thrombosis、心室内にまで波及している場合は心血栓症 cardiac thrombosis と称される場合もある。

心房血栓形成には弁膜疾患、心房細動などによる心房内血流の停滞、心内膜内皮細胞の障害や血液凝集能の亢進が関与し、ヒトではCOX-2阻害薬による心血栓症の発生が注目されている。ラットやマウスでは、ビス（2-クロロエトキシ）メタン bis(2-chloroethoxy)methane や 2-ブトキシエタノール 2-butoxyethanol などによる心房血栓症の誘発が報告されている[24]。

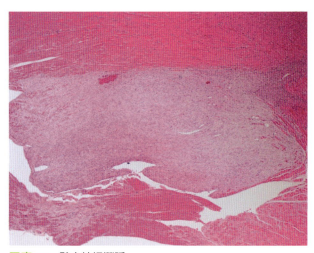

写真34 壁内神経鞘腫
老齢ラット、自然発生、HE染色。心内膜に達するやや大型の腫瘍。

3．増殖性・腫瘍性病変

3-1．神経鞘腫 schwannoma

■**同義語**　心内膜下増殖 subendocardial proliferation、心内膜過形成 endocardial hyperplasia、心（筋）内膜線維化 endo(myo)cardial fibrosis、心（筋）内膜症 endo(myo)cardial disease、心（筋）内膜神経線維腫症 endo(myo)cardial neurofibromatosis、神経腫 neurinoma、粘液腫・肉腫 myxoma/myxosarcoma、線維腫・肉腫 fibroma/fibrosarcoma、線維腫症 fibromatosis、心内膜間葉腫 endocardial mesenchymal tumor、心内膜肉腫 endocardial sarcoma、アニチコフ細胞肉腫 Anitschkow's cell sarcoma

■**組織発生**　心内膜下あるいは心筋間に存在する神経鞘Schwann細胞から発生するとする説が有力である。

■**組織学的特徴**　ラット、特にF344ラットで好発する。壁内 intramural および心内膜 endocardial の2つのタイプに分けられる。壁内に発生した場合には、心筋線維間に単状性あるいはびまん性の増殖を示し、大型のものでは心外膜や心内膜に達する。核は紡錘形でクロマチンに富み、細線維状の細胞質で膠原線維形成に乏しく、粘液腫様の組織像を示す（**写真34～36**）。一方、心内膜下に発生した場合は膠原線維に富み、核は長楕円形で杉綾様 herringbone 配列を示すなど線維芽細胞性腫瘍に類似した組織像を示すことが多く（**写真37**）、左心室が好発部位である。より進行したものでは心内膜下の全周性に帯状に増生し、一部では心室内に突出してポリープを形成することもある。心内膜および壁内に関わらず、核は時としてアニチコフ細胞 Anitschkow's cell の形態をとり、核分裂像もみられることがある。

■**鑑別診断**　かつて同義語に示したさまざまな診断名で報告されてきたが、多くは免疫組織化学染色にてS-100蛋白質に陽性を示すこと、細胞核の柵状配列 palisade arrangement やベロケイ体 Verocay body（2つの平行な核の柵状配列が、中心の核のない領域を囲む構造）がみられたり、電顕的に基底膜の存在が報告されていることから、近年は神経鞘腫 schwannoma として認知されてい

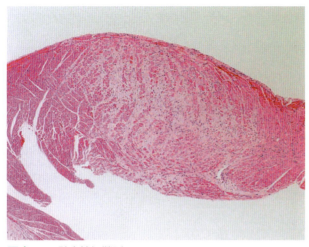

写真 35　壁内神経鞘腫
老齢ラット、自然発生、HE 染色。心筋線維間にびまん性の増殖を示す。

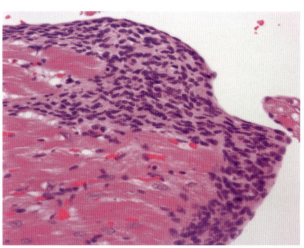

写真 37　心内膜下神経鞘腫
老齢ラット、自然発生、HE 染色。

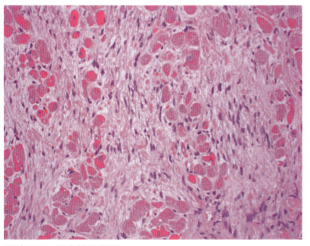

写真 36　壁内神経鞘腫
写真 35 の拡大像。

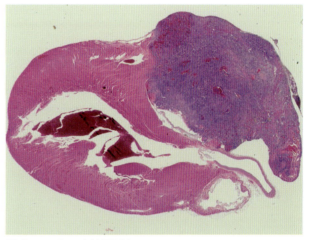

写真 38　心房大静脈腫瘍
老齢ラット、自然発生、HE 染色。

る[25〜27]。良性と悪性の診断根拠は基本的に軟部組織などの他の器官組織での神経鞘腫に準じて、遠隔転移が認められる場合、細胞異型や分裂像が顕著な場合に悪性とする。また、心内膜タイプの場合の過形成との鑑別は、便宜上、増殖細胞の層が 20 層以上か未満かとされている。また、弁膜や腱索の心内膜における軽度の増殖性病変では、粘液腫様変性との鑑別を要する。

3-2. 心房大静脈腫瘍 atriocaval tumor

■**同義語**　心房大静脈中皮腫 atriocaval mesothelioma、房室結節腫瘍 atrioventricular node mesothelioma

■**組織発生**　胎生期に房室結節領域に遺残した中皮細胞あるいは胎生期の内胚葉組織（前腸）に由来する遺残組織から発生するという説があり、その組織発生が確定していない。

■**組織学的特徴**　房室結節近傍あるいは近心部大静脈に発生する（**写真 38**）。立方から低円柱上皮で内張りされた腺あるいは嚢胞様構造と、それらを取り囲む線維性間質からなり、腺あるいは嚢胞内には細胞残屑や顆粒状物を容れる（**写真 39**）。上皮細胞は豊富で好酸性を示し、基底部に位置する核は円形で核小体が明瞭であるが、核分裂像はまれである。脈管内増殖部位では真の中皮腫に類似した乳頭状増殖もみられることがある（**写真 40**）。上皮細胞の細胞質内および腔内の細胞残屑の一部はアルシアンブルー Alcian blue 陽性のムコ多糖類（ヒアルロン酸）[28]を含む。免疫組織化学的に上皮細胞はサイトケラチン陽性を示すが、ビメンチンに対する染色性はさまざまであり、電顕では微絨毛とデスモソームなどの細胞間接着装置が確認できる[28〜30]。

■**鑑別診断**　本腫瘍は心膜や心外膜に発生した中皮腫および転移性の上皮性腫瘍、特に肺癌との鑑別が必要である。本腫瘍は上述のように、その組織発生が確定していないため、また、心膜由来の真の中皮腫との混同を避けるため、本書では心房大静脈腫瘍 atriocaval tumor という診断名を採用した。なお、本腫瘍は NZR/Gd 系ラットで高率に自然発生することが知られており、遠隔転移も報告されている[28,31]。

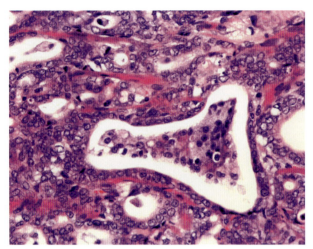

写真39　心房大静脈腫瘍
写真38の拡大像。

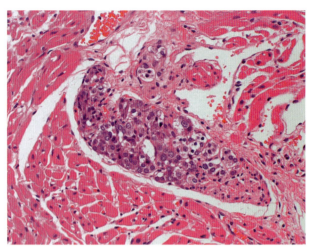

写真41　傍神経節腫
老齢ラット、自然発生、HE染色。

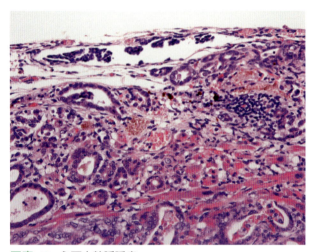

写真40　心房大静脈腫瘍
写真38の拡大像。脈管内の乳頭状増殖。

3-3．中皮腫 mesothelioma

■**同義語**　心膜中皮腫 pericardial mesothelioma、心外膜中皮腫 epicardial mesothelioma

■**組織発生**　心膜あるいは心外膜の中皮細胞から発生する。

■**組織学的特徴**　組織学的には肺胸膜や壁側胸膜に発生する中皮腫と同様の組織像、すなわち立方〜低円柱状の中皮細胞の線維-血管性結合組織を伴う乳頭状増殖であるが、腺様構造を示す場合もある[25,32,33]。悪性中皮腫では紡錘形細胞の増殖と実質臓器への浸潤性増殖も認められる。イヌでは顆粒細胞 granular cell の形態を示す症例も報告されている[34]。腫瘍細胞はアルシアンブルー陽性で、免疫組織化学的に上皮細胞はサイトケラチンおよびビメンチン陽性を示し、電顕では微絨毛とデスモソームなどの細胞間接着装置が認められる。齧歯類における自然発生は極めてまれだが、aluminum-zirconium の胸腔内移植により、ラットで心内膜中皮腫が発生することが報告されている[35]。

■**鑑別診断**　心房大静脈腫瘍および心外膜中皮の非腫瘍性の過形成 mesothelial hyperplasia との鑑別が重要であるが、過形成では間質を伴う増殖構築を認めない。

3-4．傍神経節腫 paraganglioma

■**同義語**　化学受容体腫瘍 chemodectoma (chemoreceptor tumor)、大動脈小体腫瘍 aortic body tumor、グロムス（小体）腫瘍 glomus (body) tumor

■**組織発生**　大動脈-肺傍神経節より発生する。

■**組織学的特徴**　心底部に位置し、悪性腫瘍では心筋間への浸潤性増殖や遠隔転移もみられる。組織学的には他の部位にみられる傍神経節腫と同様の組織像、すなわち微細顆粒状の明るく豊富な細胞質を有する腫瘍細胞の胞巣状増殖と血管に富む繊細な間質からなる（**写真41**）。腫瘍胞の核は胞体の中心に位置し、類円形で大きく、微細な点状のクロマチンを有する。イヌでは心臓原発の腫瘍として血管肉腫に次いで好発するが[36]、ラットでの発生はまれである[37]。

■**鑑別診断**　腫瘍細胞質内の神経内分泌顆粒を電顕的に証明するか、免疫組織化学的なクロモグラニンA chromogranin A 陽性所見により、確定診断が可能であるが、悪性腫瘍では陰性の場合もある。また、クロモグラニンA 陰性腫瘍においても神経特異エノラーゼ neuron-specific enolase やシナプトフィジン synaptophysin 陽性であれば診断の一助となる。

3-5．横紋筋腫 rhabdomyoma

■**同義語**　横紋筋腫症 rhabdomyomatosis、プルキンエ細胞腫 Purkinjeoma

■**組織発生**　心筋より発生するが、プルキンエ細胞腫とも呼ばれるように、刺激伝導系の特殊心筋に由来するとする説もある。

■**組織学的特徴**　心臓の横紋筋腫は、グリコーゲンを含

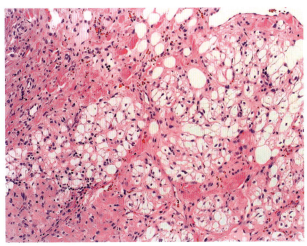

写真42 横紋筋腫
ビーグル犬、自然発生、HE染色。

有した大型の空胞を有する心筋細胞の集団であり（**写真42**）、ヒトおよびモルモットやブタでは腫瘤形成もみられるが、真の腫瘍ではなく、過誤腫あるいは変性性疾患とする説もある。毒性試験に通常用いられる実験動物での発生はまれで、数例のイヌ[38]およびヒトのBirt-Hogg-Dubé症候群モデルであるニホンラット[39]ならびにヒトの横紋筋腫の原因遺伝子の1つと考えられているTSC1欠損マウス[40]での発生が報告されているにすぎない。

■鑑別診断　グリコーゲンを多量に含む正常の刺激伝導系の特殊心筋線維とは、細胞の分布および配列ならびに大型の空胞を有する点で鑑別できる。また、脂肪腫・脂肪肉腫や心筋間に存在する正常の脂肪細胞、転移性の脊索腫や印環細胞癌など細胞質内に空胞を有する腫瘍細胞の浸潤との鑑別が必要である。なお、真の横紋筋肉腫 rhabdomyosarcoma の発生は極めてまれだが、マウス[35]およびイヌ[36]で報告がある。

3-6. その他の腫瘍

心臓原発のその他の自然発生腫瘍としては、次の「血管・リンパ管」の章で後述する血管腫や血管肉腫が最も多く、マウスでは組織球肉腫、間葉腫や間葉系肉腫[35]、イヌでは軟骨肉腫、骨肉腫、線維腫、線維肉腫、悪性間葉腫、リンパ管肉腫、神経線維腫、血管脂肪腫、粘液腫が[36]、サルでは線維肉腫の発生が報告されているほか[41]、種々の腫瘍の遠隔転移もみられる。

引用文献

1) Brand T. Heart development: molecular insights into cardiac specification and early morphogenesis. *Dev Biol* 258: 1-19, 2003.
2) van den Hoff MJ, Kruithof BP, Moorman AF. Making more heart muscle. *Bioessays* 26: 248-261, 2004.
3) Kruithof BP, van Wijk B, Somi S, et al. BMP and FGF regulate the differentiation of multipotential pericardial mesoderm into the myocardial or epicardial lineage. *Dev Biol* 295: 507-522, 2006.
4) van Wijk B, Moorman AF, van den Hoff MJ. Role of bone morphogenic proteins in cardiac differentiation. *Cardiovasc Res* 74: 244-255, 2007.
5) Strivastava D, Ivey KN. Potential of stem-cell-based therapies for heart disease. *Nature* 441: 1097-1099, 2006.
6) Campione M, Moorman AF, Kelly RG. From developmental biology to heart repair. *Cell Mol Life Sci* 64: 643-645, 2007.
7) López Salazar B, Ravassa Albéniz S, Arias Guedón T, et al. Altered fibrillar collagen metabolism in hypertensive heart failure. Current understanding and future prospects. *Rev Esp Cardiol* 59: 1047-1057, 2006.
8) Moorman AF, de Jong F, Denyn MM, et al. Development of the cardiac conduction system. *Circ Res* 82: 629-644, 1998.
9) Anderson RH, Christoffels VM, Moorman AF. Controversies concerning the anatomical definition of the conduction tissues. *Anat Rec B New Anat* 280: 8-14, 2004.
10) ICH Steering Committee. ICH Harmonized Tripartite Guideline: the non-clinical evaluation of the potential for delayed ventricular repolarization (QT interval prolongation) by human pharmaceuticals. Topic S7B, Step 4, 12 May 2005.
11) Kang YJ. Cardiac hypertrophy: A risk factor for QT-prolongation and cardiac sudden death. *Toxicol Pathol* 34: 58-66, 2006.
12) McMullen JR, Jennings GL. Differences between pathological and physiological cardiac hypertrophy: novel therapeutic strategies to treat heart failure. *Clin Exp Pharmacol Physiol* 34: 255-262, 2007.
13) Jokinen MP, Lieuallen WG, Johnson CL, et al. Characterization of spontaneous and chemically induced cardiac lesions in rodent model systems. The National Toxicology Program experience. *Cardiovasc Toxicol* 5: 227-244, 2005.
14) Richardson P, McKenna W, Bristow M, et al. Report of the 1995 World Health Organization/International Society and Federation of Cardiology Task Force on the classification of cardiomyopathies. *Circulation* 93: 841-842, 1996.
15) Morishima H, Nonoyama T, Sasaki S, et al. Spontaneous lesions in Beagle dogs used in toxicity studies. *Exp Anim* 39: 239-248, 1990.
16) Chamanza R, Parry NMA, Rogerson P, et al. Spontaneous lesions of the cardiovascular system in purpose-bred laboratory nonhuman primates. *Toxicol Pathol* 34: 357-363, 2006.
17) Van Vleet JF, Ferrans VJ. Myocardial disease of animals. *Am J Pathol* 124: 98-178, 1986.
18) Fishbein MC, Wang T, Matijasevic M, et al. Myocardial tissue troponins T and I. An immunohistochemical study in experimental models of myocardial ischemia. *Cardiovasc Pathol* 12: 65-71, 2003.
19) Walker DB. Serum chemical biomarkers of cardiac injury for nonclinical safety testing. *Toxicol Pathol* 34: 94-104, 2006.
20) Donnelly KB. Cardiac valvular pathology: comparative pathology and animal models of acquired cardiac valvular diseases. *Toxicol Pathol* 36: 204-217, 2008.
21) Droogmans S, Franken PR, Garbar C, et al. In vivo model of drug-induced valvular heart disease in rats: pergolide-induced valvular heart disease demonstrated with echocardiography and correlation with pathology. *Eur Heart J* 28: 2156-2162, 2007.
22) Takeda T, Makita T, Nakamura N, et al. Morphologic aspects and morphogenesis of blood cysts on canine cardiac

valves. *Vet Pathol* 28：16-21, 1991.
23) Fang H, Howroyd PC, Fletcher AM, et al. Atrioventricular valvular angiectasis in Sprague-Dawley rats. *Vet Pathol* 44：407-410, 2007.
24) Yoshizawa K, Kissling GE, Johnson JA, et al. Chemical-induced atrial thrombosis in NTP rodent studies. *Toxicol Pathol* 33：517-532, 2005.
25) Alison RH, Elwell MR, Jokinen MP, et al. Morphology and classification of 96 primary cardiac neoplasms in Fischer 344 rats. *Vet Pathol* 24：488-494, 1987.
26) Novilla MN, Sandusky GE, Hoover DM, et al. A retrospective survey of endocardial proliferative lesions in rats. *Vet Pathol* 28：156-165, 1991.
27) Teredesai A, Wöhrmann T. Endocardial schwannomas in the Wistar rat. *J Vet Med A Physiol Pathol Clin Med* 52：403-406, 2005.
28) Oishi Y, Matsumoto M, Yoshizawa K, et al. Malignant atriocaval tumor of the heart in an old male Sprague-Dawley rat. *J Toxicol Pathol* 6（suppl）：89-95, 1993.
29) Chandra M, Davis H, Carlton WW. Naturally occurring atriocaval mesotheliomas in rats. *J Comp Pathol* 109：433-437, 1993.
30) Peano S, Conz A, Carbonatto M, et al. Atriocaval mesothelioma in a male Sprague-Dawley rat. *Toxicol Pathol* 26：695-698, 1998.
31) Goodall CM, Doesburg RM. Age-specific incidence of neoplasms in untreated NZR/Gd rats：an inbred strain with cardiovascular tumors and liver glycogen strage disease. *J Pathol* 135：147-157, 1981.
32) McDonough SP, MacLachlan NJ, Tobias H. Canine pericardial mesothelioma. *Vet Pathol* 29：256-260, 1992.
33) Chandra M, Mansfield KG. Spontaneous pericardial mesothelioma in a rhesus monkey. *J Med Primatol* 28：142-144, 1999.
34) Brower A, Herold LV, Kirby BM. Canine cardiac mesothelioma with granular cell morphology. *Vet Pathol* 43：384-387, 2006.
35) Hoch-Ligeti C, Restrepo C, Stewart HL. Comparative pathology of cardiac neoplasms in humans and in laboratory animals：a review. *J Natl Cancer Inst* 76：127-142, 1986.
36) Aupperle H, Marz I, Ellenberger C, et al. Primary and secondary heart tumours in dogs and cats. *J Comp Pathol* 136：18-26, 2007.
37) van Zwieten MJ, Burek JD, Zurcher C, et al. Aortic body tumours and hyperplasia in the rat. *J Pathol* 128：99-112, 1979.
38) Kizawa K, Furubo S, Sanzen T, et al. Cardiac rhabdomyoma in a Beagle dog. *J Toxicol Pathol* 15：69-72, 2002.
39) Kouchi M, Okimoto K, Matsumoto I, et al. Natural history of the Nihon（Bhd gene mutant）rat, a novel model for human Birt-Hogg-Dubé syndrome. *Virchows Arch* 448：463-471, 2006.
40) Meikle L, McMullen JR, Sherwood MC, et al. A mouse model of cardiac rhabdomyoma generated by loss of Tsc1 in ventricular myocytes. *Hum Mol Genet* 14：429-435, 2005.
41) Brown RJ, Kessler MJ, Kupper JL. Myocardial fibrosarcoma in rhesus monkey. *Lab Ani Sci* 27：524-525, 1977.

■ その他の有用な成書・文献情報

1) Ruben Z, Arceo RJ, Bishop SP, et al. Non-proliferative lesions of the heart and vasculature in rats. In：*Guides for toxicologic pathology*. STP/ARP/AFIP, Washington DC. 2000.
2) Nyska A, Mahler B, Maronpot R. *Heart trimming protocol of the laboratory rat*. Version 2（CD-ROM）. Distributed by the NIEHS NTP. 2005.
3) Keenan CM, Vidal JD. Standard morphologic evaluation of the heart in the laboratory dog and monkey. *Toxicol Pathol* 34：67-74, 2006.

永井博文
武田製薬工業㈱

泉澤信行
アステラス・アムジェン・バイオファーマ㈱

2 血管・リンパ管

1. 解剖学的・生理学的特徴

血管系は胚内中胚葉組織内に点在する血島 blood islet を発生母地とし、出芽 budding によって体内の隅々にまで達する閉鎖血管系 closed circulatory system を形成する。

1-1. 動脈系 arterial system

動脈系は大動脈などの大きな弾性動脈 large elastic artery、中等大の筋型動脈 medium muscular artery、各臓器内に分布する小さな筋型動脈 small muscular artery および細動脈 arteriole に区分される。

動脈は組織学的に内膜 tunica intima、中膜 tunica media および外膜 tunica adventitia の3層を識別できる。

内膜は通常1層の扁平な内皮細胞 endothelium からなり、その下にわずかな結合組織 subendothelial connective tissue を伴う。内膜と中膜の境界には弾性線維からなる内弾性板 internal elastic lamina が存在する。

中膜は動脈壁の厚さの大部分を占め、構成成分は平滑筋細胞 smooth muscle cell および弾性線維 elastic fiber を主体とするが、大きな弾性動脈では著しく多量の弾性線維を含み、そのため内外の弾性板が明確でない。大きな動脈では、壁の構成細胞に血液を供給するための血管の血管 vasa vasorum が中膜内に認められる。

中膜と外膜の境界部には外弾性板 external elastic lamina が存在する。外弾性板の外側を外膜と称するが、一般的には動脈をとりまく結合組織の層にすぎない。

1-2. 微小循環 microcirculation

分岐を重ねて細くなってゆく動脈は、直径約 100 μm 以下、中膜の平滑筋層が1～3層以下になると細動脈と呼ばれ、動脈血はここから微小循環に入る。

細動脈はさらに分岐し、終末細動脈 terminal arteriole から毛細血管床 capillary bed にいたる。終末細動脈には前毛細血管括約部 precapillary sphincter area が存在し、毛細血管床に流入する血液量を制御している。

毛細血管 capillary は直径が 5～10 μm で、赤血球の直径よりも細い部分もある。組織学的には内皮細胞およびその周囲をとりまく基底膜 basal membrane および周皮細胞 pericyte よりなるが、内膜の立体的な構築によって大きく4種類に分けられる。すなわち、タイトジャンクションによって結合し閉鎖したタイプの毛細血管（continuous type）、腎臓糸球体や内分泌臓器に認められ、内膜に小孔を有する毛細血管（fenestrated type）、細胞内および細胞間に大きな間隙のある肝臓の洞様毛細血管（discontinuous type〔hepatic type、sinusoid〕）および柱状の杆状細胞が平行して走り、その側方への突起が結合しあっているだけの脾洞の毛細血管である。毛細血管で組織に酸素あるいは栄養物質を与えた血液は、静脈系に入る。

1-3. 静脈系 venous system

静脈系は、細静脈 venule、集合静脈 collecting venule、筋性静脈 muscular venule および突出した内膜が弁を形成している静脈 vein に区分される。

組織学的には静脈も、内膜、中膜および外膜の3層構造を有するが、動脈と比較すると中膜は極めて薄く、直径に比して内径が著しく大きい。

1-4. 血管系を構成する細胞とその機能

1-4-1) 血管内皮細胞 vascular endothelium

血管内皮細胞は、前述の圧力によって物質交換を行うほかに、積極的に飲作用 pinocytosis によって物質を取り込む能力も持っており、この作用によって細胞内に取り込まれた物質は原形質小胞 plasmalemmal vesicle として内皮細胞内に認めることができる。

また内皮細胞は、直接血流に接する組織であり、抗血栓形成性 thromboresistance とともに出血を防止する機構を有していなければならない。そのため、プロスタサイクリン prostacyclin やプラスミノーゲンアクチベーター plasminogen activator などの抗血栓性物質 anticoagulant とともに全く逆の働きを持つ血液凝固第Ⅷ因子やプラスミノーゲンインヒビター plasminogen inhibitor などの血液凝固促進因子 procoagulant を分泌する機能を有する。

血管内皮細胞は、このほかにも薬物代謝[1]、エンドセリン endothelin やアンジオテンシン変換酵素 angiotensin-converting enzyme などの血管作用物質 vasoactive substance の分泌、タイプⅢコラーゲン collagen type Ⅲ あるいはタイプⅣコラーゲン collagen type Ⅳ などの細胞骨格 cytoskeleton や基底膜 basement membrane の構成成分の産生、細胞接着因子であるフィブロネクチン fibronectin の産生など、さまざまな生理学的機能を有することが報告されている[2～4]。

血管内皮細胞は、第Ⅷ因子関連抗原、BMA120 あるいは ICAM1 などの抗原を表現しており、免疫組織化学によって特異的に染め出すことができる。また Ulex europaeus agglutinin Ⅰ（UEA Ⅰ=ハリエニシダ擬集素Ⅰ）などのレクチンを用いた染色も特異性が高い。

1-4-2）血管平滑筋細胞 vascular smooth muscle

血管平滑筋細胞は、血管の収縮 vasoconstriction ならびに弛緩 vasodilation によって血圧や血流を支配する中膜の主要構成成分であるとともに[5]、タイプⅣコラーゲンやラミニン laminin、プロテオグリカン proteoglycan、エラスチン elastin などの基底膜ないし血管の支持構築を産生する機能をもつ。

一般に血管平滑筋細胞の表現型は、筋原線維やミトコンドリアに富み、血管の収縮を制御する収縮型 contractile phenotype であるが、高い血圧やマクロファージあるいは血管内皮細胞などに由来する各種のサイトカインによっていわゆる合成型 synthetic phenotype に変化する場合がある。内弾性板を越えて遊走 migration する平滑筋細胞はいずれもこの表現型をとっており、動脈硬化巣の粥腫形成あるいは高血圧による中膜肥大の場合などにおいて主要な役割を果たしているものと考えられている。

血管平滑筋細胞は、α平滑筋アクチン α isoform of smooth muscle actin（αSMA）やデスミン desmin などによって特異的に染め出すことができる。

1-4-3）物質交換 transvascular exchange

組織における動脈血 oxygenated arterial blood の物質交換は、主に3つの圧力に左右される。すなわち血圧 blood pressure、静水圧 hydrostatic pressure および浸透圧 osmotic pressure である。また内皮細胞の物質透過性 endothelial permeability も大きく関与する。

1-5．リンパ管 lymphatic vessel

リンパ管は静脈の補助器官のようなもので、毛細リンパ管 lymph capillary として組織内に起こり、毛細リンパ管網 lymphatic capillary network を形成して取り入れた組織液をリンパ管に送る。リンパ管は各部位のリンパ節を結んでリンパ管叢 lymphatic plexus を形成し、交互に連絡しながら最終的には胸管 thoracic duct または右リンパ本幹 right lymphatic duct に合し、組織液を静脈内に流入させる。

毛細リンパ管は毛細血管と似た構造をもつが内皮細胞がさらに薄く、外膜細胞を認めない。リンパ管の構造も大体において静脈と同じで、弁を有する点も静脈と同様であるが、内、中、外膜の構造がより不明瞭である。近年、リンパ管内皮細胞は5´-ヌクレオチダーゼ 5´-nucleotidase、リンパ管内皮細胞ヒアルロン酸受容体1 lymphatic vessel endothelial receptor-1（LYVE-1）、血管内皮細胞増殖因子受容体3 vascular endothelial growth factor receptor-3（VEGFR3）、ポドプラニン podoplanin やホメオボックス転写因子（Prox-1）などの分子を特異的に発現していることが知られてきており、免疫組織化学染色によって血管内皮細胞との鑑別が可能となっている[6]。

2．非腫瘍性病変

2-1．内膜肥大 endothelial hypertrophy

内膜細胞が大きく明瞭な核を有して内腔側へ突出する像を示す。フェノルドパム Fenoldopam を投与されたラットの膵動脈において発現することが報告されており、vWF/第Ⅷ因子の含有量が増大していることが免疫組織化学的に証明されている[7]。また内膜細胞は、ほかの種々の刺激によっても活性化・肥大することが知られていることから、内膜肥大は血管作動性あるいは炎症関連物質などの産生が増大して"活性化"した状態と理解することができる。

2-2．内膜増殖 endothelial proliferation

動脈内膜の肥厚がアリルアミン allylamine やホスホジエステラーゼ phosphodiesterase 阻害剤を投与されたラットにおいてみられることが知られている。多くは弾性型動脈あるいは大径の筋型動脈における線維芽細胞性内膜肥厚、あるいは中小径の動脈における線維筋性内膜肥厚であり、弁あるいは心内膜に病変がみられることもある。

同様の病態はイヌにおいても認められることが知られており、筋線維芽細胞の浸潤あるいは増殖による動脈内膜の肥厚を、特発性内膜線維症 idiopathic intimal fibrosis あるいは動脈硬化症 arteriosclerosis と呼ぶこともある。組織学的には部分的あるいは全周性に認められる膠原線維、弾性線維あるいは平滑筋細胞による内膜肥厚であり、壁外性あるいは壁内性の冠状動脈、特に分岐部に好発する。内弾性板の断裂あるいは細片化を伴うことは多いが、"粥腫"をみることはなく、血栓形成もまれである[8]。

同様の病態が経口避妊薬、エルゴタミン ergotamine やメチルセルジド methysergide などを服用していたヒトにおいてみられることが知られているが、近年では薬物誘発性弁膜症との関連からセロトニン作動薬 serotonin agonist 作用に基づく線維芽細胞性の内膜肥厚が注目を集めている[9]。

一方、イヌにおける病変は一般には加齢性病変と考えられている。鬱血性心不全の徴候を示した老齢犬において壁外冠状動脈における重度の硬化性病変が認められたとの報告もあるが、これらの動脈硬化性病変が心機能に及ぼす影響に関してはあまり解明されていない。

肺循環における病変としては、ラットのモノクロタリン monocrotaline 肺高血圧症モデルで、末梢細動脈中膜平滑筋細胞の内膜内増殖による新生内膜 neointima の形成がみられる（写真1）。

静脈内投与の際に機械的あるいは化学的な刺激性によって内膜が増殖したり、あるいは動脈炎においても内膜肥厚が生じることがあるので鑑別が必要である。

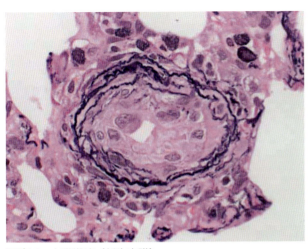

写真1　内膜増殖（新生内膜）
ラット、肺動脈、薬物誘発、エラスチカ・ワンギーソン染色。

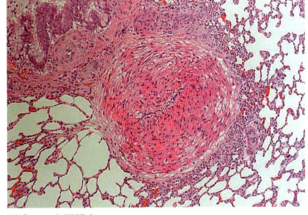

写真2　中膜肥大
ラット、肺動脈、薬物誘発、HE染色。

2-3. 中膜肥大 medial hypertrophy

　筋型動脈における中膜の肥大 medial hypertrophy あるいは過形成 medial hyperplasia は、平滑筋細胞が大きく肥大、あるいは数を増して、中膜そのものが肥厚している状態 medical thickening を意味する（写真2）。切片上斜めに切られたために、見かけ上厚くなった血管との鑑別に注意しなければならない。

　動脈中膜の肥大・過形成は一般には高血圧の指標となる組織変化で、増大した血管内圧に対する反応として生じるものと理解されており、自然発生性高血圧ラット（SHR）や、実験的に高血圧症を惹起したイヌにおいて認められることが報告されている[10,11]。一方、同様の中膜肥大は血管拡張剤を長期投与されたラットの腸間膜動脈において認められたという報告があるが、この実験では高血圧は認められていない[12]。中膜肥大は高血圧に対する反応だけではなく、過剰な血管拡張作用に基づく血管壁張力の変調の持続などによっても生じる可能性があるらしい。

　中膜肥大は糖尿病性血管症の1つとしても知られており、また、ほかのメカニズムによる中膜肥大も考察されている。しかしスプレプトゾトシン streptozotocin によって実験的に惹起した糖尿病モデルラットでは、平滑筋細胞が増殖しているという直接的な証拠は得られなかった。この実験では、むしろコラーゲンなどの細胞外マトリックスの増加が中膜肥大に関与している可能性が示唆されている[13,14]。

　肺動脈における中膜肥大は肺高血圧症 pulmonary hypertension との関連性が深く、実験動物よりもむしろヒトにおいて頻繁に認められる。ヒトの肺高血圧症の病態を実験動物において再現することは容易ではないが、低酸素状態あるいは過量の酸素吸入による肺胞傷害を起こすことによって肺動脈の中膜肥大を惹起することができるという報告がある[15,16]。なお、ラットでは正常の解剖学的構造として分節状に中膜肥厚がみられるので注意が必要である。

2-4. 中膜空胞変性 medial vacuolar degeneration

　中膜平滑筋細胞の細胞質に液体や脂質などが蓄積し、空胞として認められる状態をいう。空胞の形態ならびにサイズはさまざまであるが、内容物が脂質の場合にはオイルレッドO Oil Red Oやスダン IV Sudan IV などの脂溶性色素によって検出することができる（脂肪浸潤 fatty infiltration、脂肪化 fatty change、脂肪変性 fatty degeneration、脂肪症 steatosis）。また、電子顕微鏡的に断片化した小胞体あるいはミトコンドリアの集積として確認される場合もある。

　脂質代謝の制御において中心的な役割を果たしているペルオキシソーム増殖因子活性化受容体-γ（PPAR 作動剤〔アゴニスト〕）peroxisome proliferators activated receptor γ作動剤の投与によって、小～中等大の動脈の中膜あるいは外膜、褐色ならびに脂肪組織の細動脈において空胞変性が誘発されることが報告されている[17,18]。

2-5. 血栓症 thrombosis

　動脈血栓症 arterial thrombosis は動脈炎や粥状硬化症の部分症として発現するほかにも、肝、肺、副腎、腎臓など種々の器官でみられることがあるが、血栓 thrombus そのものは心房血栓症 atrial thrombosis からの転移性栓子であることも多い。老齢のラットに好発し、腎臓では梗塞巣に伴ってみられる。

　毛細血管血栓症 capillary thrombosis は、老齢ラットで多く認められる肺胞壁毛細血管に生じる線維素性血栓がよく知られている。一般的に巣状に生じ、間質の反応を伴う。特に胸膜下に生じた場合には周囲組織の微小な梗塞と胸膜の壊死を伴う。

　「血流の異常」、「血液成分の異常」および「血管壁の異

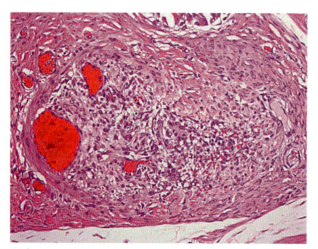

写真3　器質化血栓（血管再疎通）
ラット、尾静脈、静脈内投与による非特異的変化、HE染色。

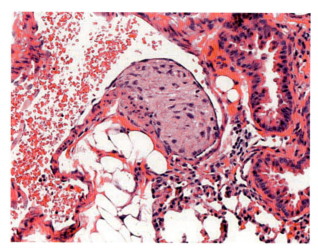

写真5　プラーク
マウス、肺動脈、自然発生、HE染色。

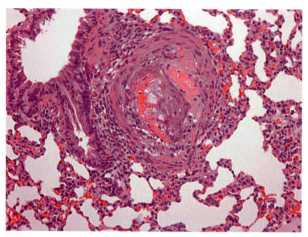

写真4　異物栓子（組織片）
ラット、肺動脈、静脈内投与による非特異的変化、HE染色。

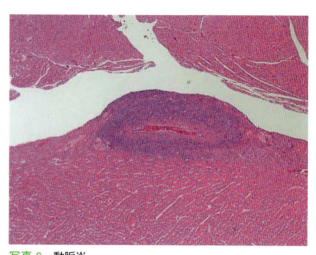

写真6　動脈炎
ラット、心臓、自然発生、HE染色。外膜の単核細胞浸潤。

常」が血栓形成を惹起する三大要因であることは、古くからウイルヒョウの三徴 Virchow's triad として知られているところである[19]。したがってこれらの要因のいずれかに対して影響する薬物を用いれば、実験的に血栓症を誘発することができる。代表的な薬物としては、血管内皮を直接に傷害する5-FUやブスルファン busulfan など、血小板の凝集能を高める t-PA やある種のイオン性造影剤、線溶系の機能低下や血管収縮を惹起する副腎皮質ホルモンなどがあげられる[20]。

静脈内反復投与試験では投与部位に種々の器質化過程にある血栓形成をしばしば認め（写真3）、投与部位からの異物の流入により肺動脈などに異物性の栓子 embolus をみることもある（写真4）。

なお、マウスでは肺に限局して動脈プラーク arterial plaque（内膜プラーク intimal plaque）と呼ばれる血管壁から内腔に突出した結節性病変（写真5）が知られており、器質化血栓との異同が議論されている。組織学的にはPAS陽性顆粒を含む線維性結節で、陳旧病変では鉱質沈着も認められる[21]。

2-6. 動脈炎 arteritis

ひとくちに血管炎 vasculitis といっても、動物種や標的血管（動脈、静脈、微小循環）、発症原因（感染性、非感染性、薬物誘発性）によってさまざまな組織像を示し、特にヒトにおいては約20種類の基本的な分類がなされている[22]。毒性試験に用いられる齧歯類、非齧歯類において認められ毒性学的重要性が高いのは、壊死性動脈炎 necrotizing arteritis を含む動脈炎に分類される病変であり、静脈内投与時の局所障害としての血栓性静脈炎 thrombophlebitis を除くと、全身性の毒性としての静脈炎 phlebitis はほとんど例がない。

壊死性動脈炎あるいは多発性動脈炎 polyarteritis では、初期には好中球、リンパ球あるいは好酸球など、種々の炎症性細胞浸潤を伴う中膜のフィブリノイド壊死が特徴的であるが、内膜肥厚や内弾性板の断裂がみられることも多い。病期の進展に伴って中膜や外膜には線維増生 fibrosis が認められ、周囲には単核細胞の浸潤が目立つようになる。一般に中小の筋型動脈において発生することが多く、特にラットにおいては膵臓、精巣、腸間

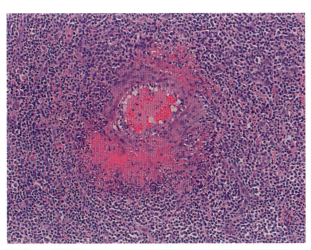

写真7　動脈炎
ビーグル犬、心臓、自然発生、HE染色。フィブリノイド壊死および炎症性細胞浸潤。

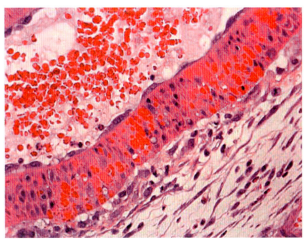

写真9　動脈炎
ラット、腸間膜動脈、薬物誘発、HE染色。中膜の出血。

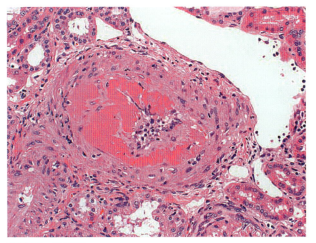

写真8　動脈炎
ラット、腎臓、薬物誘発、HE染色。フィブリノイド壊死。

膜の動脈において頻繁に認められる（**写真6**）。これら齧歯類における壊死性動脈炎の発生原因についてはいまだ不明な点が多く残されているが、ヒトにおける結節性動脈炎 polyarteritis nodosa と同様、自己免疫的な反応が重要な役割を担っていることが指摘されている[23]。また中膜壊死は自然発症性高血圧ラットや腎性高血圧ラット、アンジオテンシンⅡ angiotensin Ⅱ投与ラットなどにおいても発症することが知られていることから、過剰な血管収縮・血管拡張に関連している可能性も示唆されている[24]。これらの自然発生性の動脈炎は、食餌中の脂質・蛋白質量、摂餌制限の有無により影響されることが知られているが、近年ではエストロゲンによる血管保護作用が注目を集めている[25,26]。

　実験用のビーグル犬においても、自然発生性の壊死性動脈炎、あるいは動脈周囲炎 periarteritis、イヌ特発性多発性動脈炎 idiopathic canine polyarteritis がしばしば認められることは広く知られている[27]（**写真7**）。明確な病理発生はいまだ明らかにはされていないが、ヒトにおける多発性動脈炎や川崎病と同様に自己免疫反応の関与が示唆されており、遺伝的素因の影響が大きい。ラットにおける動脈炎と同様、組織学的には巣状あるいは結節状の血管周囲性細胞浸潤病巣として認められ、中膜の変性・フィブリノイド壊死あるいは好中球浸潤を伴う。病期が進行すると中膜肥大、内膜肥厚、中膜ならびに外膜への単核細胞浸潤などがみられるようになり、内弾性板の破壊・細片化をみることもある。動脈病変は比較的大きな壁内・壁外の冠状動脈分枝において最も頻繁に認められるが、そのほかにも胸腺、甲状腺、髄膜、縦隔、精巣、卵巣、胃など、発生臓器は多岐にわたる[28]。ほかにHartmanの報告で知られる壁外冠状動脈炎 extramural coronary arteritis も毒性試験で高頻度に遭遇する病変であり[29]、外膜の単核細胞浸潤と内皮下ないし中膜内の炎症性細胞浸潤を特徴とするが、陳旧な病変では細胞浸潤に乏しく、内膜および外膜の肥厚が顕著である。

　ヒトにおいて動脈炎を誘発することが報告されている薬剤にはペニシリン penicillin やスルホンアミド sulfonamide、ヒドララジン hydralazine、D-ペニシラミン D-penicillamine などがあり、ほとんどのケースが単核細胞、好酸球あるいは少数の多形核白血球の浸潤を特徴とする非壊死性の過敏症性血管炎に分類されている[30,31]。齧歯類においても心血管作動剤やカフェイン caffeine、抗生物質などさまざまな薬剤によって血管傷害が惹起されるという報告がある[32,33]（**写真8〜10**）。血管拡張剤やホスホジエステラーゼ phosphodiesterase 阻害剤、あるいは血管収縮剤によって中小の動脈における中膜壊死や炎症が生じていることから考えて、これらの血管傷害の発現には血行力学的な変化が関わっているものと考えられているが、残念ながら齧歯類のような小型動物において血行動態の変化に関する直接的な証拠を収集することは困難なのが実状である。多くの薬物誘発性血管傷害、動脈炎に共通する組織学的所見は、自然発生性の動脈病変とほぼ同様、中膜の壊死・出血 medial necrosis/hemorrhage、外膜周囲での出血ならびに炎症性細胞浸潤 perivascular hemorrhage inflammation であり、中膜平

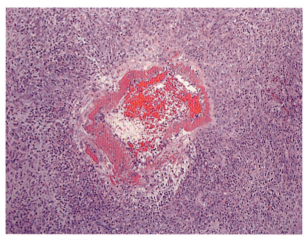

写真10　動脈炎
ラット、腸間膜動脈、薬物誘発、HE染色。フィブリノイド壊死および炎症性細胞浸潤。

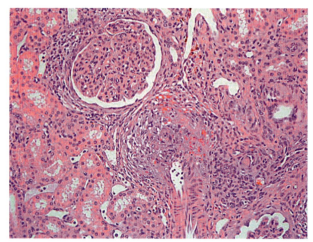

写真12　動脈炎
カニクイザル、腎臓、自然発生、HE染色。出血、フィブリノイド壊死および炎症性細胞浸潤。

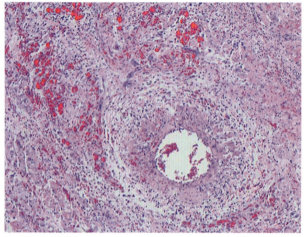

写真11　動脈炎
ビーグル犬、右心房、薬物誘発、HE染色。出血、フィブリノイド壊死および炎症性細胞浸潤。

滑筋層が4～5層程度の大きさの動脈が最も多く罹患する。血管作動薬のほかにも、ある種の抗がん剤や免疫調整剤によっても血管傷害が誘発されることが報告されているが、これらは血管壁の構成成分に対する直接的な傷害作用や免疫系の変調に基づくものと推測されている[34,35]。

血管拡張性血圧降下剤 vasodilating antihypertensive がビーグル犬において壊死性動脈炎を惹起することはよく知られている[36,37]。この種の変化を誘発する薬剤としてはミノキシジル minoxidil やテオブロミン theobromin などが有名であるが、共通する特徴としては右心房壁を走行する冠状動脈分枝の分節状の壊死であり、種々の程度の出血・炎症性病変が周囲の心筋組織あるいは脂肪組織に波及する像を認めることができる（写真11）。本病変の病理発生、なぜ右心房壁を走行する冠状動脈分枝に発生するのかについては、いまだ明らかにはされていないが、顕著な血管拡張作用による中膜の破綻、あるいは右心房の顕著な容積変化が心房壁を走行する動脈の器質的傷害に関与している可能性も考えられる。近年では冠状動脈に特定した遺伝子発現解析が可能となり、病理発生メカニズムについての知見が徐々に集まりつつある[38]。このほか、ビーグル犬において血管傷害を誘発する薬剤として、変力性アミン（イソプレナリン isoprenaline、ノルアドレナリン noradrenalin、ドパミン dopamin、ドブタミン dobutamine）、ホスホジエステラーゼⅢ阻害剤、ジゴキシン digoxin などの強心配糖体、エンドセリン1(ET-1)受容体拮抗剤、アデノシン adenosine 受容体作動剤などに関する報告があるが、ビーグル犬における薬物誘発性血管傷害は壁内・壁外の冠状動脈分枝における中膜の出血・壊死と反応性の炎症を組織学的な特徴とするため、自然発生性動脈炎との鑑別には常に困難を伴う[38～41]。一般的に前者は心臓、冠状動脈に限局し、後者は心臓以外の諸臓器にも発生することから鑑別が可能とされているが、薬物投与によって自然発生性動脈炎が増悪するようなケースもあるため、ビーグル犬で認められた血管傷害が薬物誘発性か否かを見極めるためには、臨床症状や当該薬物の薬効メカニズムなどを考慮して総合的に判断することが重要である[42]。

薬物誘発性の血管傷害に対しては、従来イヌが極めて高感受性であるとされてきたこともあり、霊長類に関する報告はあまり多くない。しかしカニクイザルにおいては、自然発生性の動脈炎が冠状動脈において発生することや、エンドセリンA受容体拮抗剤、アデノシン受容体作動剤、ホスホジエステラーゼⅣ阻害剤によって血管傷害を発現するなど、ビーグル犬と同様の事象が報告されている[43,44]（写真12）。

薬物誘発性の血管傷害は、根本的な発生メカニズムが解明されていないことや特異的・鋭敏なバイオマーカーが存在せず、臨床試験におけるモニタリングが困難であることから、医薬品開発における大きな妨げとなってきた。米国食品医薬品局（FDA）は製薬会社や他の研究機関と協力して種々のバイオマーカーに関する検討を行ったが、ゴールドスタンダードになりうるような特定のパ

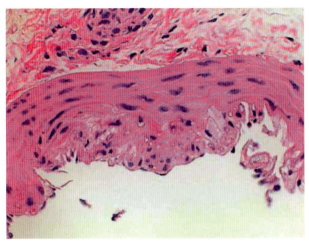

写真13　粥状硬化症
ApoEノックアウトマウス、大動脈、自然発生、HE染色。

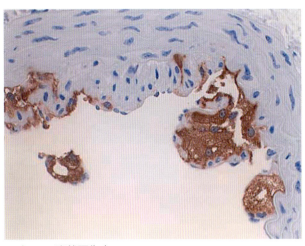

写真14　粥状硬化症
ApoEノックアウトマウス、大動脈、自然発生、MAC2（Galectin3）免疫染色。

ラメーターに絞り込むのはなかなか難しいようである[45]。現時点では、血管内皮細胞の傷害マーカーとしてのフォン・ヴィルブランド因子 von Willebrand factor（vWF）、フォン・ヴィルブランド因子プロペプチド、カベオリン-1 caveolin-1、一酸化窒素、あるいはホスホジエステラーゼIV阻害剤による血管傷害に特異的とされる、炎症性マーカーとしてのインターロイキン-6 interleukin-6などが注目を集めている[46,47]。

2-7. 粥状硬化症 atherosclerosis

　ヒトにおけるいわゆる"動脈硬化"の病態で、血管内膜における粥腫 atheromaの形成を特徴とする（**写真13**）。粥腫とは、主としてコレステロールなどの脂質成分を多量に含有して泡沫状の形態を示したマクロファージ（**写真14**）ならびに中膜から移行してきた平滑筋細胞からなる、内腔側に突出したプラーク plaqueである。大動脈に形成された粥腫は、肉眼的に不整形の線状病巣として認められ、脂肪染色に反応することから脂肪線条 fatty streakと呼ばれる。

　粥腫の拡大に伴って内部では浸潤細胞の壊死、石灰化、線維化が生じ、内皮細胞も破綻する。内腔側表面は平滑さを欠き、抗血栓形成性を減弱し、あるいは失うため、プラーク上に形成された血小板凝集塊、血栓が血流によって運ばれ塞栓症を発症する。

　高脂血症、高コレステロール血症が粥状硬化症の発生を規定する主たる要因であることから、通常の条件下では実験動物において粥状硬化症をみることはほとんどないが、カニクイザルでは自然発生性病変として認められることがある。

　高コレステロール食をラットやウサギに与えて実験的に発症させることも可能であるが、ヒトのモデルとしてはプラークの構成要素として平滑筋細胞の関与が高いことが指摘されている遺伝性高脂血症ウサギあるいはApoEノックアウトマウスが注目を集めている[48,49]。

2-8. アミロイド症 amyloidosis （アミロイド沈着 amyloid deposition）

　細線維状のアミロイド蛋白質が沈着した状態 amyloid depositionで、光顕的には血管内皮下における弱好酸性の均質な蛋白質様物が集積した像として認められるため、フィブリノイド壊死などとの鑑別を必要とする。細小血管、特に脾臓の細動脈において多く発生し、腎糸球体あるいは肝類洞の毛細血管壁への沈着も比較的頻繁に認められる。

　マウスやハムスターにおいては自然発生性に認められ、また実験的に惹起することも可能とされているが、ラットは比較的抵抗性があるとされている[50,51]。循環血中のアミロイド前駆蛋白質が血管の障害部位から浸潤し、大量に集積することによって組織学的に認められるアミロイド沈着症となると考えられている[52]。

2-9. 鉱質沈着 mineralization （石灰沈着 calcification, calcinosis）

　動脈中膜あるいは内膜における鉱質沈着は実験動物においても一般的に認められる。初期には好塩基性、顆粒状の顆粒が弾性線維に沿って沈着する像をみるだけであるが、病変の進展に伴ってこのような石灰化顆粒が全周性に認められるようになる（**写真15**）。大動脈において発生することが多いが、弾性型、筋型のタイプを問わず、冠状動脈やその他の動脈にも発生する。

　中膜における石灰沈着は、ヒトにおけるメンケベルグ型動脈(中膜)硬化症 Mönckeberg arterial sclerosisの像に一致することから、広義においては"動脈硬化"と捉えることもできる。しかしラットの場合には老齢の、特に慢性進行性腎症あるいは上皮小体過形成を有する雄ラットで認められることが多く、むしろカルシウム代謝の変調に起因している可能性が高い。ビタミンDやある種の植物によっても生じることが報告されている。

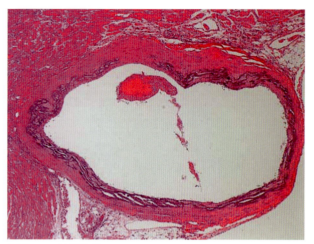

写真 15　鉱質沈着
ラット、大動脈、自然発生、HE 染色。

2-10. 血管拡張症 angiectasis (angiectasia, telangiectasis, hemangiectasis)

　小血管、毛細血管あるいは類洞が異常に拡張した状態をいい、血管内皮細胞によって内張りされた、大きく拡張した血液を満たす洞状の構築 sinusoidal dilatation/blood cyst として認められる。ラットの場合、海綿状血管腫 cavernous hemangioma との鑑別が難しい場合もあるが、血管拡張症においては血管の数そのものが増加することはなく、血管としての構築あるいは間質に変化はない。また腎糸球体病変の発生時、メサンギウム細胞の融解に伴って毛細血管が拡張することがあり、これを微小血管瘤 microaneurysm と呼ぶ。

　一方、大型の弾性型動脈における血管拡張、壁内弾性線維の断裂によって壁の弾性・強度が減少して部分的に拡張・突出して拡張した状態を動脈瘤 aneurysm (aneurism) という。進行すれば最終的に血管壁の破綻にいたる病変で、ヒトの場合には真性動脈瘤、仮性動脈瘤、解離性動脈瘤の3種類に分類される。

　多くは肝臓や副腎において類洞あるいは洞様毛細血管の海綿状拡張として認められる (peliosis hepatis、peliosis adrenalis)。病理発生は明らかにはされていないが、副腎髄質や下垂体後葉における増殖性病変との関連も指摘されている。また、肝臓において血管腫あるいは血管肉腫を誘発する化学物質が同時に血管拡張症を誘発するという報告もある。B6C3F1 を含むある種のマウスでは、腸間膜リンパ節において比較的頻繁に血管拡張症が認められるとされている。

　大型の弾性型動脈における、いわゆる動脈瘤が実験動物において発生することは極めてまれであるが、ある種の遺伝子操作あるいはスイートピー中毒のようなコラーゲンあるいはエラスチンの架橋結合 cross-linking 障害、アドレナリンの大量投与などによる動脈壁の壊死、弾性線維の断裂、石灰化あるいは炎症性反応が惹起されるようなケースでは、大動脈において動脈瘤が発症すること

があると報告されている[53〜55]。

2-11. リンパ管拡張症 lymphangiectasis

　末梢における毛細リンパ管の拡張 dilatation (lymphatic sinus) であり、インドール-3-カルビノール indole-3-carbinol の経口投与によって、空回腸および腸間膜リンパ節において誘発されることが報告されている[56]。

　空回腸における変化は、投与量に依存した絨毛の毛細リンパ管（乳び管）の拡張として認められ、好酸性あるいは両染性の細線維状物を容れる場合もある。炎症性反応には乏しいが、脂質様の空胞を有するマクロファージの出現をみる場合もある。

　腸間膜リンパ節における変化は、主に被膜下、皮質あるいは傍皮質に認められ、髄質のリンパ管が拡張することはまれである。拡張したリンパ管は内皮細胞によって裏打ちされ、髄洞に泡沫状マクロファージあるいは多核巨細胞の出現をみることもある。

　いずれの場合も、リンパ管の拡張が高度の場合には既存の組織構築の破壊をみる場合がある。

3. 増殖性・腫瘍性病変

3-1. 血管腫様過形成 angiomatous hyperplasia

■同義語　capillary hyperplasia、endothelial hyperplasia

■組織発生　血管あるいはリンパ管における内皮細胞の増殖であり、リンパ節の被膜下、リンパ洞において発生することが多い。

■組織学的特徴　小血管の嚢胞状拡張として認められるが、周囲の既存組織を圧迫することはない。血管は正常な内皮細胞からなり、多形性や分裂活性は認められないが、腔内には蛋白質様の液体成分やリンパ球ないし赤血球を容れることもある。増殖した血管の周囲は少量の線維性組織で仕切られる。

■鑑別診断　血管拡張や血管腫・リンパ管腫との鑑別が必要であるが、前者とは血管の数が増加することはなく正常な血管の構築を保持していることから、後者とは一般に周囲組織の圧迫と軽度の細胞異型を伴うことから区別することができる[57]。

3-2. 血管腫 hemangioma

■同義語　angioma、benign hemangioendothelioma
■組織発生　血管、特に血管内皮細胞から発生する。
■組織学的特徴　単層の内皮細胞によって内張りされた、種々の大きさの血液を容れた血管の増殖からなる境

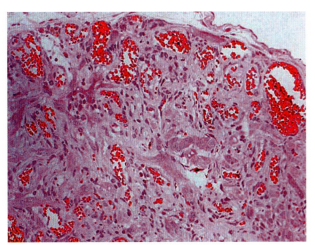

写真 16 血管腫
ラット、心臓、自然発生、HE 染色。

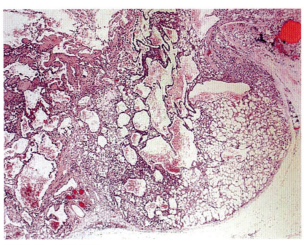

写真 17 血管肉腫
マウス、皮下脂肪組織、薬物誘発、HE 染色。血管脂肪腫から発生。

界不明瞭な結節性病変として認められる（**写真 16**）。通常間質に乏しく、出血、血栓形成、壊死あるいは炎症を伴うこともある。増殖した血管の形状あるいは種類から毛細血管腫 capillary hemangioma、海綿状血管腫 cavernous hemangioma といった亜型に分類することもある。肝あるいは脾に発生することが多い。周囲組織への浸潤はみられない。

■**鑑別診断** 血管の形成異常あるいは肉芽組織、臓器によっては単なる血管拡張とも鑑別が難しいことがあるので注意を要する。

■**解説** 一般的に老齢犬の四肢、頸部、眼瞼などにおいて発生するといわれているが、実験動物ではマウスに好発することが報告されている（次の「血管肉腫」の項参照）。

3-3．血管肉腫 hemangiosarcoma

■**同義語** angiosarcoma、malignant hemangioendothelioma

■**組織発生** 血管、血管内皮細胞から発生する悪性腫瘍である。血管腫と同様、体内のどの部位においても発生しうるが、一般には肝および脾に多い。周囲組織への浸潤性を有し、広範な転移を生じた場合には原発巣の識別が困難な場合も多い。

■**組織学的特徴** 血管腫と同様、血管内皮細胞によって内張りされた血管腔の存在を特徴とする結節性病変として認められるが、主要構成成分である血管内皮細胞が多型性を有して分化度が低く、時に多層化する。血栓形成、出血、ヘモジデリン沈着ないし壊死を伴うことも多い。

■**鑑別診断** 低分化度の場合、紡錘形の細胞が主体となる他の腫瘍との鑑別が難しい。血管内皮細胞に特異的な第Ⅷ因子関連抗原や、UEA Ⅰレクチンなどを用いた組織化学染色が有効な鑑別手段となる。電顕的にはバイベル・パラーデ Weibel-Palade 小体の存在が診断の根拠となる。

■**解説** 血管腫および血管肉腫の発生に関しては PPAR 作動剤を投与されたマウスでの発生が報告されており、class effect との見方が強い[58]。またマウスにおいては、神経伝達物質である γ-アミノ酪酸 γ-aminobutyric acid（GABA）の誘導体であるプレガバリン pregabalin の投与によって血管肉腫の発現頻度が増加するという報告もある[59]。発現メカニズムに関しては現時点でも解明されていない部分が多く残されているものの、血管腫および血管肉腫がマウスに好発することは確かなようである。

イヌやハムスターを含むいくつかの動物種において血管脂肪腫 angiolipoma と診断される腫瘍が認められている[60,61]。この病変はよく分化した脂肪組織と血液を容れるさまざまな大きさの血管腔の混在からなり、脂肪腫 lipoma の亜型と考えられてきた。しかし最近発表された Hardisty らの研究によれば、PPAR 作動薬を投与されたマウスにおいて血管脂肪腫から発生した血管肉腫の存在が確認されており（**写真 17**）、血管脂肪腫における血管組織が腫瘍性の性格を帯びている可能性が注目を集めている[62]。

3-4．血管周皮腫 hemangiopericytoma

■**組織発生** 増殖する細胞はいわゆる周皮細胞 pericyte とよばれ、ヒトにおいてはその電顕的特徴あるいは免疫組織化学染色に対する反応性が詳細に研究されているが、動物における本腫瘍に関する情報はあまり多くない[63〜65]。

■**組織学的特徴** 増殖する細胞は紡錘形で卵円形〜楕円形の核を有し、膠原線維とともに小血管を同心円状に取り囲む像を示す。血管の数と増殖する細胞の量との割合は必ずしも一定でなく、そのため組織像にもある程度のバリエーションが認められる。

イヌに関するある検討では、検討した31例中、20例が血管周囲性に同心円状に増殖するパターン、8例が花むしろ状パターン、3例が上皮様の増殖パターンを示し

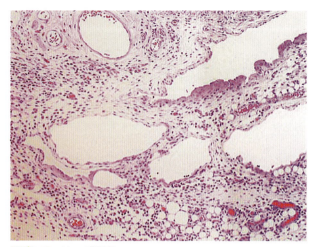

写真 18　リンパ管腫
ラット、陰嚢皮下組織、自然発生、HE 染色。

たとされ、全例でビメンチンに陽性、サイトケラチン、第Ⅷ因子関連抗原、GFAP、S-100 蛋白質に陰性を示し、少数例でアクチン、デスミンあるいは CD34 抗原に陽性を示したと報告されている[66]。

■鑑別診断　この腫瘍は血管を中心にその周囲に細胞増殖がみられるパターンを示すことを特徴とするが、線維肉腫や滑膜肉腫、平滑筋肉腫においても類似した増殖パターンを示すことがあり、これらの腫瘍との鑑別が難しい。周皮細胞の場合、電顕検査によって基底膜の存在が確認できる。

■解説　近年イヌにおける血管周皮腫は、グロムス腫瘍 glomus tumor、筋周皮腫 myopericytoma、血管平滑筋腫・肉腫 angioleiomyoma/sarcoma、血管線維芽細胞腫 angiofibroblastoma あるいは血管線維腫 angiofibroma とともに血管壁腫瘍 perivascular wall tumor (PWT) の一型として取り扱われるようになってきている[67]。組織学的ならびに免疫組織化学的な検討を行った Avallone らによると、PWT と診断された 20 例のイヌ皮膚腫瘍のうち、最も多かったのは血管平滑筋腫・肉腫、あるいは筋周皮腫であり、血管周皮腫と診断できたのは 2 例にすぎなかった[68]。

3-5. リンパ管腫 lymphangioma

■同義語　benign lymphangioendothelioma
■組織発生　リンパ管内皮細胞から発生する。先天異常（過誤腫 hamartoma）であるとする見方もある。
■組織学的特徴　毛細管状、海綿状あるいは囊胞状のリンパ管腔の形成を特徴とする良性腫瘍である（写真 18）。
■鑑別診断　リンパ管拡張との鑑別が必要。リンパ管と血管との鑑別は必ずしも容易ではないが、近年開発された LYVE-1 やポドプラニン podoplanin などのマーカーによって免疫組織化学的に識別することが、ある程度は可能となっている[69〜71]。
■解説　動物におけるリンパ管腫の発生は、種にかかわらずまれであるが、Mancardi らは不完全フロイントアジュバントの腹腔内投与によってマウスにリンパ管腫を発生させることに成功し[72]、Kasten らはそのモデル腫瘍とヒトにおけるリンパ管腫の組織学的類似点と相違点について報告している[73]。

3-6. リンパ管肉腫 lymphangiosarcoma

■同義語　malignant lymphangioendothelioma
■組織発生　リンパ管内皮細胞から発生する極めてまれな悪性腫瘍である。
■組織学的特徴　組織学的には血管肉腫に類似するが、不規則な管腔は赤血球に乏しい。浸潤性が強く、広範に転移することもある。良性のリンパ管腫と同様動物における発生の報告はかなり少ないが、イヌについては Williams がこれまでに報告されている 16 例のリンパ管肉腫についてレビューしているので参考にされたい[74]。
■鑑別診断　血管肉腫との鑑別が必要。電顕的な特徴（基底膜の欠如、微小な飲み込み小胞、あるいは細胞間結合に乏しい）が鑑別の根拠となる。免疫組織化学マーカーによる識別も、ある程度は可能となっている（「リンパ管腫」の項参照）。

引用文献

1) Annas A, Brittebo EB. Localization of cytochrome P4501A1 and covalent binding of a mutagenic heterocyclic amine in blood vessel endothelia of rodents. *Toxicology* 129：145-159, 1998.
2) Gotlieb AI. The endothelial cytoskeleton：organization in normal and regenerating endothelium. *Toxicol Pathol* 18：603-617, 1990.
3) Ross R. Atherosclerosis—an inflammatory disease. *N Engl J Med* 340：115-126, 1999.
4) Galley HF, Webster NR. Physiology of the endothelium. *Br J Anaesth* 93：105-113, 2004.
5) Owens GK, Kumar MS, Wamhoff BR. Molecular regulation of vascular smooth muscle cell differentiation in development and disease. *Physiol Rev* 84：767-801, 2004.
6) Kato S, Shimoda H, Ji RC, et al. Lymphangiogenesis and expression of specific molecules as lymphatic endothelial cell markers. *Anat Sci Int* 81：71-83, 2006.
7) Ikegami H, Kajikawa S, Ito K et al. Immunohistochemical study in inducible type of nitric oxide (iNOS), basic fibroblast growth factor (bFGF) and tumor growth factor-β1 (TGF-β1) in arteries induced in rats by fenoldpam and theophylline, vasodilators. *Exp Toxicol Pathol* 54：1-7, 2002.
8) Kelly DF. Classification of naturally occurring arterial disease in the dog. *Toxicol Pathol* 17：77-93, 1989.
9) Roth BL. Drugs and valvular heart disease. *N Engl J Med* 356：6-9, 2007.
10) Limas C, Westrum B, Limas CJ. The evolution of vascular changes in the spontaneously hypertensive rat. *Am J Pathol* 98：357-384, 1980.
11) Cimprich RE, Ziemba LJ, Kutz SA, et al. Experimentally

11) induced malignant hypertension in beagle dogs. *Toxicol Pathol* 14：183-187, 1986.
12) Westwood FR, Iswaran TJ, Greaves P. Pathologic changes in blood vessels following administration of an inotropic vasodilator (ICI 153,110) to the rat. *Fundam Appl Toxicol* 14：797-809, 1990.
13) Vranes D, Cooper ME, Dilley RJ. Cellular mechanisms of diabetic vascular hypertrophy. *Microvasc Res* 57：8-18, 1999.
14) Fukuda G, Khan ZA, Barbin YP, et al. Endothelin-mediated remodeling in aortas of diabetic rats. *Diabets Metab Res Rev* 21：367-375, 2005.
15) Myrick B, Reid L. Hypoxia-induced structural changes in the media and adventitia of the rat hilar pulmonary artery and their regression. *Am J Pathol* 100：151-178, 1980.
16) Coflesky JT, Adler KB, Woodcock-Mitchell J, et al. Proliferative changes in the pulmonary arterial wall during short-term hyperoxic injury to the lung. *Am J Pathol* 132：563-573, 1988.
17) Tang W, Zeve D, Suh JM, et al. White fat progenitor cells reside in the adipose vasculature. *Science* 322：5901, 2008.
18) Elangbam CS, Brodie TA, Brown HR, et al. Vascular effects of GI262570X (PPAR-gamma agonist) in the brown adipose tissue of Han Wistar rats: a review of 1-month, 13-week, 27-week and 2-year oral toxicity studies. *Toxicol Pathol* 30：420-426, 2002.
19) Virchow R. Ⅳ.Thrombose und Embolie. Gefassentzundlung und septische Ifektion. In：*Gesammelte Abhandllungen zur wissenschaftlichen Medizin.* Meidinger, Frankfurt. 1856.
20) Ramot Y, Nyska A. Drug-induced thrombosis—Experimental, clinical, and mechanistic considerations. *Toxicol Pathol* 35：208-225, 2007.
21) Rehm S, Wcislo A, Deerberg F. Non-neoplastic lesions of female virgin Han：NMRI mice, incidence and influence of food restriction throughout life span. Ⅱ. Respiratory tract. *Lab Anim* 19：224-235, 1985.
22) Saleh A, Stone JH. Classification and diagnostic criteria in systemic vasculitis. *Best Pract Res Clin Rheumatol* 19：209-221, 2005.
23) Alexander EL, Moyer C, Travlos GS, et al. Two histopathologic types of inflammatory vascular disease in MRL/MP autoimmune mice. Model for human vasculitis in connective tissue disease. *Arthritis Rheum* 28：1146-1155, 1985.
24) Nemes Z, Dietz R, Mann JFE, et al. Vasoconstriction and increased blood pressure in the development of accelerated vascular disease. *Virchows Arch A Pathol Anat Histol* 386：161-173, 1980.
25) Yu BP, Masoro EJ, Murata I, et al. Life span study of SPF Fischer 344 male rats fed ad libitum or restricted diets：longevity, growth, lean body mass and disease. *J Gerontol* 37：130-141, 1982.
26) Mendelsohn ME, Karas RH. The protective effects of estrogen on the cardiovascular system. *New Engl J Med* 340：1801-1811, 1999.
27) Spencer A, Greaves P. Periarteritis in a beagle colony. *J Comp Pathol* 97：122-128, 1987.
28) Kerns WD, Roth L, Hosokawa S. Chapter 15：Idiopathic canine polyarteritis. In：*Pathobiology of the aging dog.* Mohr U, Carlton WW, Dungworth DL, et al(eds). Iowa State University Press, Ames. pp118-126. 2001.
29) Hartman HA. Idiopathic extramural coronary arteries in beagle and mongrel dogs. *Vet Pathol* 24：537-544, 1987.
30) ten Holder SM, Joy MS, Falk RJ. Cutaneous and systemic manifestations of drug-induced vasculitis. *Ann Pharmacother* 36：130-147, 2002.
31) Mullick FG, MacAllister HA, Wagner BM, et al. Drug-related vasculitis. Clinicopathologic correlations in 30 patients. *Hum Pathol* 10：313-325, 1979.
32) Yuhas EM, Morgan DG, Arena E, et al. Arterial medial necrosis and hemorrhage induced in rats by intravenous infusion of fenoldopam mesylate, a dopaminergic vasodilater. *Am J Pathol* 119：83-91, 1985.
33) Ohmachi Y, Toriumi W, Takashima K, et al. Systemic histopathology of rats treated with 6-sulphanilamidoindazole, a novel arthritogenic sulphonamide. *Toxicol Pathol* 26：262-270, 1998.
34) Bregman CL, Buroker RA, Bradner WT, et al. Cardiac, renal and pulmonary toxicity of several mitomycin derivatives in rats. *Fundam Appl Toxicol* 13：46-64, 1989.
35) Kindt MV, Kemp R, Allen HL, et al. Tacrolimus toxicity in rhesus monkey：model for clinical side effects. *Transplant Proc* 31：3393-3396, 1999.
36) Mesfin GM, Robinson FG, Higgins MJ, et al. The pharmacological basis of the cardiovascular toxicity of minoxidil in the dog. *Toxicol Pathol* 23：498-506, 1995.
37) Mesfin GM, Shawaryn GG, Higgins MJ. Cardiovascular alterations in dogs treated with hydralazine. *Toxicol Pathol* 15：409-416, 1987.
38) Enerson BE, Lin A, Lu B, et al. Acute drug-induced vascular injury in beagle dogs：pathology and correlating genomic expression. *Toxicol Pathol* 34：27-32, 2006.
39) Sandusky GE, Means JR, Todd GC. Comparative cardiovascular toxicity in dogs given inotropic agents by continuous intravenous infusions. *Toxicol Pathol* 18：268-278, 1990.
40) Joseph EC, Jones HB, Kerns WD. Characterization of coronary arterial lesions in the dog following administration of SK and F 95654, a phosphodiesterase Ⅲ inhibitor. *Toxicol Pathol* 24：429-435, 1996.
41) Uprichard ACG, Mets AL, Hallak H, et al. A selective endothelin-A receptor antagonist. *Cardiovasc Drug Rev* 16：89-104, 1998.
42) Clemo FA, Evering WE, Snyder PW, et al. Differentiating spontaneous from drug-induced vascular injury in the dog. *Toxicol Pathol* 31 (Suppl)：25-31, 2003.
43) Albassam MA, Lillie LE, Smith GS. Asymptomatic polyarteritis in a cynomolgus monkey. *Lab Anim Sci* 43：628-629, 1993.
44) Losco PE, Evans EW, Barat SA, et al. The toxicity of SCH 351591, a novel phosphodiesterase-4 inhibitor, in Cynomolgus monkeys. *Toxicol Pathol* 32：295-308, 2004.
45) Expert Working Group on Drug-Induced Vascular Injury. Drug-induced vascular injury—a quest for biomarkers. *Toxicol Appl Pharmacol* 203：62-87, 2005.
46) Louden C, Brott D, Katein A, et al. Biomarkers and mechanisms of drug-induced vascular injury in non-rodents. *Toxicol Pathol* 34：19-26, 2006.
47) Dietsch GN, DiPalma CR, Eyre RJ, et al. Characterization of the inflammatory response to a highly selective PDE4 inhibitor in the rat and the identification of biomarkers that correlate with toxicity. *Toxicol Pathol* 34：39-51, 2006.
48) Rosenfeld ME, Ross R. Macrophage and smooth muscle cell proliferation in atherosclerotic lesions of WHHL and comparably hypercholesterolemic fad-fed rabbits. *Arteriosclerosis* 10：680-687, 1990.
49) Rosenfeld ME, Polinsky P, Virmani R, et al. Advanced ath-

erosclerotic lesions in the innominate artery of the ApoE knockout mouse. *Arterioscler Thromb Vasc Biol* 20：2587-2592, 2000.
50) Gruys E, Timmermans HJF, Van Ederen AM. Deposition of amyloid in the liver of hamsters：an enzyme-histochemical and electron-microscopical study. *Lab Anim* 13：1-9, 1979.
51) Gruys E. Comparative approach to secondary amyloidosis：mini-review. *Dev Comp Immunol* 3：23-36, 1979.
52) Schultz RT, Pitha J. Relation of hepatic and splenic microcirculation to the development of lesions in experimental amyloidosis. *Am J Pathol* 119：123-127, 1985.
53) Brophy CM, Tilson JE, Braverman IM, et al. Age of onset, pattern of distribution, and histology of aneurysm development in a genetically predisposed mouse model. *J Vasc Ser* 8：45-48, 1988.
54) Boor PJ, Gotlieb AI, Joseph EC, et al. Chemical-induced vasculature injury. *Toxicol Appl Pharmacol* 132：177-195, 1995.
55) Haft JI. Cardiovascular injury induced by sympathetic catecholamines. *Prog Cardiovasc Dis* 17：73-86, 1972.
56) Boyle MC, Crabbs TA, Wyde ME, et al. Intestinal lymphangiectasis and lipidosis in rats following subchronic exposure to indole-3-carbinol via oral gavage. *Toxicologic Pathol* 40：561-576, 2012.
57) IARC. Angiomatous hyperplasia. In：*International Classification of Rodent Tumours. Part I：The rat. 2.Soft tissue and musculoskeletal system*. Mohr U, Dungworth DL, N. Ito et al.(eds). IARC, Lyon. 1992.
58) El Hage J. Preclinical and clinical safety assessments for PPAR agonists. http://www.fda.gov/cder/present/DIA2004/elhage. ppt.(Center for Drug Evaluation and Research, FDA, Rockville, 2004)
59) LYRICA® (pregabalin) prescribing information.(Pfizer Inc., New York, 2005)
60) Liggett AD, Frazier KS, Styer EL. Angiolipomatous tumors in dogs and a cat. *Vet Pathol* 39：286-289, 2002.
61) Kondo H, Sato T, Shibuya H, et al. Subcutaneous angiolipoma of abdomen in a golden hamster (Mesocrietus auratus). *J Vet Med* A 52：395-396, 2005.
62) Hardisty JF, Elwell MR, Ernst H, et al. Histopathology of hemangiosarcomas in mice and hamsters and liposarcomas/fibrosarcomas in rats associated with PPAR agonists. *Toxicol Pathol* 35：928-941, 2007.
63) Battifora H. Hemangiopericytoma：ultrastructural study of five cases. *Cancer* 31：1418-1432, 1973.
64) Miettinen M. Antibody specific to muscle actins in the diagnosis and classification of soft tissue tumors. *Am J Pathol* 130：205-215, 1988.
65) Porter PL, Bigler SA, McNutt M, et al. The immunophenotype of hemangiopericytomas and glomus tumors, with special reference to muscle protein expression：an immunohistochemical study and review of the literature. *Mod Pathol* 4：46-52, 1991.
66) Mazzei M, Millanta F, Citi S, et al. Haemangiopericytoma：histological spectrum, immunohistochemical characterization and prognosis. *Vet Dermatol* 13：15-21, 2002.
67) Weiss SW, Goldblum JR. Perivascular tumors. In：*Soft tissue tumors*, 4th ed. Weiss SW, Goldblum JR (eds). Mosby, St Louis. pp985-1035. 2001.
68) Avallone G, Helmbold P, Caniatti M, et al. The spectrum of canine cutaneous perivascular wall tumors：morphologic, phenotypic and clinical characterization. *Vet Pathol* 44：607-620, 2007.
69) Banerjii S, Ni J, Wand SX, et al. LYVE-1, a new homologue of the CD44 glycoprotein, is a lymph-specific receptor for hyaluronan. *J Cell Biol* 144：789-801, 1999.
70) Breteneder-Geleff S, Soleiman A, Kowalski H, et al. Angiosarcomas express mixed andothelial phenotypes of blood and lymphatic capillaries：podoplanin as a specific marker for lymphatic endothelium. *Am J Pathol* 154：385-394, 1999.
71) Ezaki T, Kuwahara K, Morikawa S, et al. Production of two novel monoclonal antibodies that distinguish mouse lymphatic and blood vascular endothelial cells. *Anat Embryol* 211：379-393, 2006.
72) Mancardi S, Stanta G, Dusetti N, et al. Lymphatic endothelial tumors induced by intraperitoneal injection of incomplete Freund adjuvant. *Exp Cell Res* 246：368-375, 1999.
73) Kasten P, Schnoink G, Bergmann A, et al. Similarities and differences of human and experimental mouse lymphangiomas. *Dev Dyn* 236：2952-2961, 2007.
74) Williams JH. Lymphangiosarcoma of dogs：a review. *J S Afr Vet Assoc* 76：127-131, 2005.

■ その他の有用な成書・文献情報

1) Eutis SL, Boorman GA, Harada T, et al. 7：Liver. In：*Pathology of the Fischer rat*. Boorman GA, Eustis SL, Elwell MR, et al(eds). Academic Press, San Diego. pp71-94. 1990.
2) Goldschmidt MH, Hendrick MJ. Chapter 2：Tumors of the skin and soft tissues. In：*Tumors in domestic animals*, 4th ed. Meuten DJ(ed). Iowa State Press, Ames. pp45-117. 2002.
3) Mitsumori K. 29：Blood and lymphatic vessels. In：*Pathology of the Fischer rat*. Boorman GA, Eustis SL, Elwell MR, et al (eds). Academic Press, San Diego. pp473-484. 1990.
4) Ruben Z, Arceo RJ, Bishop SP, et al. Non-proliferative lesions of the heart and vasculature in rats. In：*Guides for toxicologic pathology*. STP/ARP/AFIP, Washington DC. 2000.
5) Van Vleet JF, Ferrans VJ, Herman E. Chapter 35：Cardiovascular and skeletal muscle systems. In：*Handbook of toxicologic pathology*, 2nd ed. Haschek WM, Rousseaux CG, Wallig MA(eds). Academic Press, San Diego. pp363-455. 2001.
6) Ward JM, Mann, PC, Morishima H, et al. 13：Thymus, spleen, and lymph nodes. In：*Pathology of the mouse*. Maronpot RR, Boorman GA, Gaul BW(eds). Cache River Press, Vienna. pp333-360. 1999.

永井博文
武田製薬工業㈱

泉澤信行
アステラス・アムジェン・バイオファーマ㈱

各論 I

4 泌尿器系

1 腎臓

1．解剖学的・生理学的特徴

1-1．発生

胎仔発生過程において、中胚葉 mesoderm から前腎 pronephros、中腎 mesonephros および後腎 metanephros が順に形成される。前腎は爬虫類より高等の脊椎動物では完全に発達しないうちに消失する。その後中腎が前腎の後方に現れる。中腎からは中腎管 mesonephric tubule（ウォルフ管 Wolffian duct）が形成され胎生前期の泌尿器として働き、胎仔の時代に退縮する。爬虫類より高等の脊椎動物には、これに続いて後腎が生じ、永久腎となる。哺乳類の腎は、2つの原基、すなわち中腎管の基部から膨出する尿管芽 ureteric bud と、それを先端部分で取り囲む後腎由来の後腎芽体 metanephric blastema（後腎原組織）から形成される。尿管芽は後腎芽体に進入し先端がふくれて枝分かれを繰り返すことで集合管 collecting duct となる。一方、間葉系の特徴を有する後腎芽体細胞 metanephric blastemal cell は密集し造腎帽 nephrogenic cap を、続いて丸みをおびた腎小胞（後腎小胞）metanephric vesicle を形成する。腎小胞の中へ血管が進入することで腎小体 renal corpuscle が形成されるとともに、腎小胞から伸びた管は集合管と結合した後、近位尿細管、ヘンレ係蹄および遠位尿細管へと分化し、ネフロンが形成される。腎小体はその発達過程において形態的にS字状に認められる段階があり、これをS字体 S-shaped body と呼ぶ（写真1）。ラットやマウスの腎は生後15日頃までに完成することから、新生仔期においても被膜下に未熟な発達段階の糸球体が散見される。

1-2．生理機能

腎は、代謝性老廃物の排泄、体液中の水・電解質のバランス調節、さらに血液の酸-塩基平衡の調整など生体の恒常性維持に重要な役割を担う。また、腎血流量や血圧の調節に関わるレニン（傍糸球体細胞から産生）や造血因子であるエリスロポエチンなどのホルモンの産生や、体内に吸収されたビタミンD3を骨代謝に関わる活性型ビタミンD3に変換する役割も担う。

1-3．肉眼解剖

腎は腹腔腰部に脊柱を介して左右に位置する1対の臓器である。腎は腎葉の集合体からなる臓器で、そのために外観的に明らかな分葉状構造を示す葉状腎と呼ばれるものがある。生活環境が水に縁のある哺乳類（クジラやホッキョクグマなど）はブドウの房状にみえる葉状の腎であり、また、不完全ではあるがウシは葉状腎の形態をとる。一方、マウス、ラット、イヌおよびサルなどの腎は単腎と呼ばれ、各腎葉が全体的に癒合して独立性を失ったものである。腎の基本的な形態はソラマメの形をし、内縁がくぼみ、そこが腎門 hilum enalis と呼ばれる。腎門から腎動脈、腎静脈、リンパ管、神経や尿管が出入りする。腎の前端には副腎 adrenal gland が存在する。腎の腹側面だけが腹膜（漿膜）peritoneum で覆われ、背側面は、横隔膜筋柱、腸骨筋膜、腰部の筋肉に疎性結合組織によりゆるやかに直接付着する。よって、腎は周囲からの圧迫で移動しやすい。左右の腎の前端は前後にずれており、左腎が右腎よりも少し後方に位置する。

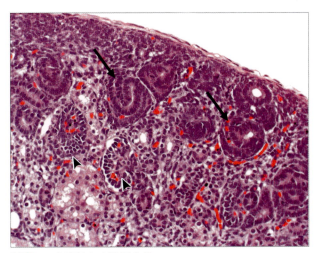

写真1　S字体と未熟腎小体
ラット、HE染色。腎発生時にみられるS字体（矢印）と未熟腎小体（矢頭）。

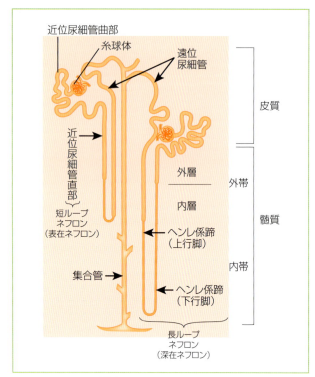

図1 ネフロンの模式図

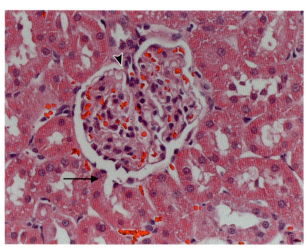

写真2 腎小体
ラット、HE染色。尿管極（尿細管極）（矢印）と血管極（矢頭）。

1-4. 組織構造

　腎は薄い強靭な線維性被膜で包まれるが、被膜は腎門部を除いて容易に剥がすことができる。割面では被膜側から、皮質 cortex、髄質外帯 outer medulla（外層・内層に細分）、髄質内帯 inner medulla に区分され、腎乳頭 renal papilla は髄質内帯に相当し、尿を腎盂に排出する。動物によっては、単一の腎乳頭（総腎乳頭）の動物（イヌ、ラット、マウス）と複数の腎乳頭を有する動物（ヒト、サル、ブタ）がある。総腎乳頭は腎稜とも呼ばれる。腎杯 renal calix あるいは腎盤は、腎乳頭の乳頭管 papillary duct（ベリニ管 duct of Bellini）に開口する篩状野を包むように存在し、乳頭管から排出される尿を受けとり、その後に続く尿管 ureter に尿を送り出す。なお、慣用として腎杯や腎盤を腎盂 renal pelvis と呼ぶ。腎の基本的な機能はネフロン nephron と血管系により営まれる。

　ネフロン（図1）は腎小体 renal corpuscle（ボウマン嚢、糸球体）と尿細管 renal tubule（近位尿細管、ヘンレ係蹄〔ヘンレループ〕、遠位尿細管）からなり、腎組織を構成する最小の機能単位である。ネフロンは皮質から髄質外帯にとどまるヘンレ係蹄を持つ短ループネフロン（表在ネフロン）と、皮質から髄質内帯にヘンレ係蹄を持つ長ループネフロン（深在ネフロン）の2つの型に大きく分けられる。一側の腎においてイヌでは40～50万、ラットでは3～3.5万個のネフロンがある。

1-4-1）腎小体 renal corpuscle （マルピーギ小体 Malpighan body）

❶ 糸球体とボウマン嚢 Bowman's capsule

　腎小体には血管極と尿管極（尿細管極）が対峙するように存在する（写真2）。尿管極からは近位尿細管が連なり、血管極には1対の輸入細動脈 afferent arteriole と輸出細動脈 efferent arteriole が入出する。1本の輸入細動脈は、糸球体に入り多数の吻合を持つ毛細血管となり、いくつものループを形成する。これを糸球体係蹄 glomerular tuft と呼ぶ。ループ状となり分岐した糸球体の毛細血管は統合されて1本の輸出細動脈として糸球体を出る。すなわち糸球体は、輸入細動脈と輸出細動脈の間をつなぐ係蹄状の毛細血管網である。係蹄壁 glomerular wall は、扁平で無数の小孔 pore を持つ1層の血管内皮により内張りされ、糸球体の表面（ボウマン嚢腔側）に存在する臓側上皮細胞 visceral epithelial cell（糸球体上皮細胞）との間に特異的な糸球体基底膜 glomerular basement membrane を形成する。この臓側上皮細胞は、内皮細胞より大型の核を持ち、よく発達したゴルジ装置を有し、さらに多数の細胞質突起（足突起 foot process）を出して基底膜を隙間なく覆っていることからタコ足細胞 podocyte とも呼ばれる。足突起と足突起の間にはスリット膜 slit membrane がある。糸球体基底膜は、電顕的に血管内皮側から内透明層（内疎性層）lamina rara interna、緻密層 lamina densa、外透明層（外疎性層）lamina rara externa の3層の構造が区別できる。基底膜は、PAS や PAM 染色で陽性を呈し、コラーゲン（Ⅳ、V型）、ラミニンやフィブロネクチン、そしてヘパラン硫酸などが存在する。基底膜には、サイズバリアーとチャージバリアーの2つのバリアー機構があり、血液成分の選択的濾過を行っている。サイズバリアーにはⅣ型コラーゲンが、チャージバリアーにはヘパラン硫酸がその機能に関わるとされる。サイズバリアーではアルブミンのような大きな分子は通過できない。ヘパラン硫酸は陰性に荷電しているので陽電化をもつ分子の方がチャージバリアーを通過しやすい。この機能により、血液中の水分、低分子物質、ブドウ糖、電解質、アミノ酸などは基底膜を通過しボウマン嚢腔へ濾過されるが、これら物質の多くは尿細管で再吸収される。ボウマン嚢腔の液は

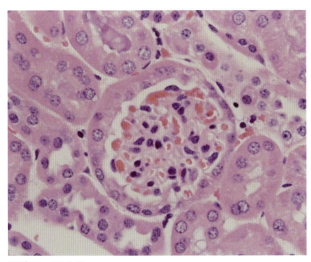

写真3　腎小体
マウス雄、立方形の壁側上皮、HE染色。

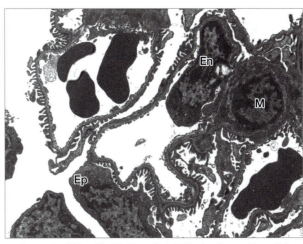

写真4　糸球体の構成細胞、上皮細胞（Ep）、メサンギウム細胞（M）、内皮細胞（En）
ラット、電子顕微鏡像。

尿と異なることから原尿と呼ばれる。糸球体全体は、ボウマン嚢により包まれている。糸球体側は臓側上皮細胞（タコ足細胞）で覆われるが、その対側は壁側上皮細胞 parietal epithelial cell と呼ばれ、尿細管と同じ基底膜を有する。臓側上皮と壁側上皮により内張りされた腔がボウマン嚢腔である。壁側上皮細胞は尿管極で近位尿細管上皮と連なり、原尿を尿細管に送り出す。マウスでは壁側上皮に性的二型性が知られており、雌は扁平な上皮が多いのに対し、雄では立方形が多い（**写真3**）。この上皮の形態は未成熟雄あるいは去勢雄では雌と同様になり、逆にアンドロゲンにより雌の壁側上皮は雄のようになる。この現象をボウマン嚢上皮の化生・過形成 Bowman's capsule metaplasia/hyperplasia というが、老齢ラットにおいてもボウマン嚢上皮の化生・過形成が認められる。

❷ メサンギウムと傍糸球体装置

糸球体のループ状の毛細血管と毛細血管の間にはメサンギウムがあり、それが軸となり係蹄構造が維持される（**写真2, 4**）。メサンギウムは、メサンギウム細胞 mesangial cell とメサンギウム基質 mesangial matrix からなる。メサンギウム細胞の核は多角形で血管内皮の核よりやや大きい。毛細血管に面する部分ではメサンギウム基質が血管基底膜に連なるように存在し、そのために糸球体基底膜構造が不明瞭となっている。メサンギウム細胞には2つのタイプがあり、この部分のメサンギウム細胞は貪食作用を営むと考えられている。一方で、アクトミオシン有する平滑筋に類似した収縮能をもつメサンギウム細胞が存在する。このタイプはアンジオテンシンIIやバソプレッシンに対するレセプターがあることから、レニン-アンジオテンシン系の影響を受け収縮する。また、メサンギウム細胞の収縮はみずから産生するプロスタグランジンにより抑制される。このようにメサンギウム細胞は糸球体内の血流の調節に深く関わる。糸球体硬化症は、メサンギウム細胞がTGF-βやPDGFなどの影響によりα-平滑筋アクチンを発現する筋線維芽細胞に変異し、過剰の細胞外基質（I型コラーゲンやフィブロネクチン）を産生することで生じる。メサンギウム基質には抗原提示能をもつマクロファージも存在するとされる。

傍糸球体装置は、糸球体の血管極に存在し、傍糸球体細胞 juxtaglomerular cell、傍糸球体顆粒細胞 juxtaglomerular granular cell、糸球体外メサンギウム細胞 extraglomerular mesangial cell と緻密斑 macula densa からなる。傍糸球体細胞は輸入細動脈が糸球体に入る直前の血管中膜の平滑筋細胞が特殊化したもので、レニンを分泌する顆粒を有する。この顆粒はPAS染色で赤色に染まり、Bowie染色で青紫色に染まる。なお、レニン分泌顆粒は小葉間動脈壁にも存在する。傍糸球体細胞と係蹄壁のメサンギウム細胞の間には、糸球体外メサンギウム細胞（ゴールマハティヒ Goormaghtigh 細胞〔lacis cell〕とも呼ばれる）があり、ギャップ結合 gap junction によりメサンギウム細胞とつながり、メサンギウム細胞と協調することで血流の調節や貪食物の処理に関わるとされる。緻密斑は、糸球体の血管極に近接する遠位尿細管上皮の一部で、丈が高く密に配列する尿細管上皮細胞である。尿量・電解質の変化を伝えるセンサーの役割を担う。傍糸球体細胞から放出されるレニンは、血中のアンジオテンシノーゲンをアンジオテンシンIに変え、アンジオテンシンIはさらにアンジオテンシン変換酵素によってアンジオテンシンIIとなり、副腎皮質のアルドステロン分泌を刺激する。これはレニン-アンジオテンシン-アルドステロン系と呼ばれ血圧の調節に関わる。レニンの産生は、ナトリウム制限、血圧の低下、プロスタグランジンによって促進される。このような機能において傍糸球体装置とメサンギウム細胞は協調することで、糸球体濾過量・尿細管内の尿の流れ・腎血液量を調節している。これを尿細管糸球体フィードバックと呼ぶ。なお、糸球体における血管内皮細胞、メサンギウム細胞、臓側上皮細胞の割合は3：2：1とされる。

1-4-2）尿細管の構造と機能（図1参照）

尿細管は基底膜を有する上皮系組織で、糸球体に近い部分から以下のように区分される。

- 近位尿細管 proximal tubule
  - 曲部　proximal convoluted tubule
  - 直部　pars recta
- ヘンレ係蹄 Henle's loop
  - 細い部分　thin limb
  - 太い部分　thick limb
- 遠位尿細管 distal tubule
  - 緻密斑　macula densa
  - 曲部　distal convoluted tubule
- 集合管　collecting duct
- 乳頭管　papillary duct

❶ 近位尿細管

尿管極のボウマン嚢の壁側上皮から連続するかたちで始まる近位尿細管は、皮質と髄質外帯の大部分を占める。尿管極から出た近位尿細管は糸球体周辺で著しく迂曲する曲部と、その後髄質に向かう直部とがある。近位尿細管の上皮は、円柱状あるいは立方状で好酸性の細胞質と腔側に微絨毛 microvillus からなる刷子縁 brush border がある。微細構造学的には、S1～3（P1～3）に区分される。曲部は S1 にあたり、細胞の丈はやや高く、微絨毛は密で、微絨毛の基部では pinocytic vesicle（apical vacuole）像が目立つ、一方基底部には長い桿状のミトコンドリアが基底膜に垂直に密に配列し、その間に細胞膜のひだ状の基底陥入 basal folding がみられる。細胞間の嵌合 basolateral interdigitation もよく発達している。S2 は曲部の終わりから直部の移行部分で、上皮細胞の微絨毛は S1 より短く疎である。apical vacuole は S1 と同じ程度であるが、リソソームは S1 よりも多く大型である。ミトコンドリアは S1 よりも小型で、基底陥入も浅い。細胞間の嵌合も少ない。S3 は直部を構成する部分で、apical vacuole は少なく、リソソームも小型で数が少なく、ミトコンドリアも小型である。微絨毛は、ラットにおいて S1 や S2 よりも長く比較的発達している細胞膜の基底嵌合はほとんどみられない。S1 は皮質表層に多く存在し、S2 は皮質深部に多くが分布する。S3 は特に髄質外帯に多く、虚血や薬剤に対し感受性が高く細胞機能障害を受けやすい。

❷ ヘンレ係蹄（ヘンレループ）

近位尿細管直部の S3 に続く尿細管で、髄質外帯内層に始まる。下行脚 descending limb は髄質外帯から髄質内帯に向かって下降し、U 字構造をつくり上行脚 ascending limb となる。下行脚と上行脚の起始部はヘンレループ（細脚 thin limb）といわれ、その後の上行脚はヘンレループの太い部分（太脚 thick limb）となる。ヘンレ係蹄を形成する上皮は小型扁平で、微絨毛がまばらに見える程度である。刷子縁はない。

❸ 遠位尿細管

遠位尿細管はヘンレの上行脚からつながる尿細管で、最初のあたりは管がいまだ直上行し "太い部分" thick region と呼ばれ、ヘンレ係蹄の太脚に対応する。次いで、糸球体の血管極あたりで緻密斑（傍糸球体装置構成領域）となる。ここでヘンレ係蹄が終了し、遠位曲部 distal convoluted tubule の起始部となる。なお、上行するヘンレの太い部分（太脚）の細胞膜はタム・ホースフォール Tamm-Horsfall 蛋白質により覆われている。遠位尿細管は皮質と髄質外帯に位置し、糸球体の周辺では近位尿細管と混ざって存在するが、遠位尿細管の上皮は近位尿細管上皮に比べると好酸性が弱く、刷子縁の発達が乏しい。また、遠位尿細管の核の分布密度は高く、管腔は軽度拡張する。電顕では、縦に並んだミトコンドリアと、よく発達した基底嵌合が観察される。曲部では直部より微絨毛がやや多く認められる。

❹ 集合管

集合管にはいくつかのネフロンが合流する。皮質での集合管の数は少ないが、存在する部位により皮質集合管、髄質外帯集合管、髄質内帯集合管と呼ばれ、さらに乳頭部では乳頭管 papillary duct（ベリニ管 Bellini duct）といわれる。集合管は立方状の上皮細胞からなり、核は中央に位置し、明らかな管腔がみられる。近位尿細管に比べると、微絨毛はほとんどみられない。主細胞（明細胞）と介在細胞（暗細胞）が区別できる。

❺ 尿細管の機能

糸球体からボウマン嚢腔へ濾過された原尿は、尿細管で水や電解質などの大部分が再吸収されるとともに、一方老廃物が含まれた尿は体外に排泄される。尿細管、とりわけ近位尿細管では、原尿中の Na^+ が能動的に再吸収されるとともに、K^+、重炭酸イオン（HCO_3^-）、Cl^-、PO_4^{3-}、Ca^{2+} などの電解質、ブドウ糖、アミノ酸やクエン酸回路の中間代謝物、そして 60～80％ の水分など生体にとって必要な物質の大部分が再吸収される。近位尿細管では、また、原尿中の低分子蛋白質（$α_{2u}$-グロブリンや β2 ミクログロブリンなど）もエンドサイトーシスにより細胞内に取り込まれ再吸収される。これらは主に S1 で行われ、S2 や S3 ではこの機能はやや弱い。また、グアニジンやヒスタミンなどの有機塩基やフェノールレッドなどの有機酸を逆輸送して尿細管腔内に放出し、尿として排出させる。この機能は特に S3 で著明である。ビタミン D3 が活性型ビタミン D3 に変換される部位も近位尿細管である。近位尿細管の各領域で化学物質による障害が異なるのは機能的な特性が異なることと関連している。ヘンレ係蹄や遠位尿細管では、Na^+ や Cl^- などわずかな電解質が再吸収され、集合管ではアンモニアが排泄される。なお、ヘンレ係蹄では、原尿の 15～20％、遠位尿細管では 15％、集合管では 5％ の水分が再吸収される。遠位尿細管や集合管の水分の再吸収は下垂体後葉から分

泌されるバソプレッシンによって促進される。尿細管の各部位における薬物に対する感受性の違いは、このような尿濃縮機能や浸透圧調節機能の違いと関連する[1]。

1-4-3）血管系（図2）

　左右の腎には腹大動脈 abdominal aorta より分岐したそれぞれ1本の腎動脈 renal artery が入る。腎には1回の心拍出量の約25％が運ばれる。腎動脈は、腎門入口で分岐し数本の葉間動脈 interlobar artery となる。葉間動脈は皮質と髄質の境界部あたりで、腎表面に平行に走る弓状動脈 arcuate artery を形成する。そのため、この部位では血管が豊富で、割面では赤みをおびてみえることから血管帯と呼ばれる。弓状動脈は、その後、腎表面に向かって放射状（直角の状態）に走行する小葉間動脈 interlobular artery となる。小葉間動脈は髄放線 medullary ray（皮質にみられる近位および遠位の直尿細管や集合管が束状に集まった、複数のネフロンにより構成される単位）間に存在する。皮質や髄質外帯を走行する小葉間動脈から規則的に分岐した輸入細動脈 afferent arteriole がそれぞれに腎小体の血管極から糸球体に入り毛細血管網 glomerular loop（糸球体係蹄）を形成する。この血管網は糸球体の血管極で再度集合し、1本の輸出細動脈 efferent arteriole となり、糸球体から出る。皮質の表在ネフロンでは糸球体から出た輸出細動脈は、尿細管を取り巻くように再び毛細血管となり、血管網（傍尿細管毛細血管網 peritubular capillary network）をつくり、その血管網は集合して弓状静脈に連なる。一方、髄質に近い深在ネフロンでは、糸球体から出る輸出細動脈は髄放線に沿って乳頭近くまで下降し、直細動脈 arteriolae rectae をつくる。この直細動脈は、乳頭部で反転し尿細管を囲むように配列し皮質に向かって上行し直細静脈 venulae rectae となり、これが集合し小葉間静脈 interlobular vein を形成する。被膜には、小葉間動脈から分枝した毛細血管が分布し、その毛細血管は星状静脈に集まり小葉間静脈へと続く。小葉間静脈は、弓状静脈 arcuate vein、さらに葉間静脈 interlobar vein へと移行し径が大きくなり、腎静脈 renal vein を経て腹大静脈 abdominal vein へ出る。

　腎血管は交感神経の支配を受けているので、アドレナリン、ノルアドレナリン、アンジオテンシンなどの生理活性物質に対し感受性が高く、その作用により血管収縮が起こる。

1-4-4）リンパ管

　リンパ管は輸入細動脈に隣接して始まり、その後は基本的には動・静脈系に並走して存在する。すなわち小葉内リンパ管、小葉間リンパ管 interlobular lymphatic vessel、弓状リンパ管 arcuate lymphatic vessel、葉間リンパ管 interlobar lymphatic vessel へと続く。葉間リンパ管は、最終的には腎門部の大きなリンパ管につながる。腎内のリンパ液は尿細管で再吸収された体液に由来する

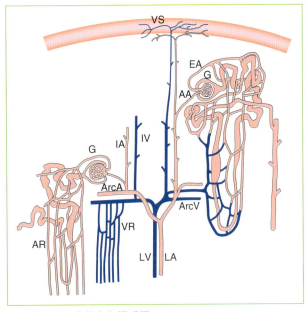

図2　腎臓の血管走行模式図

LA＝葉間動脈	IA＝小葉間動脈	AR＝直細動脈
LV＝葉間静脈	IV＝小葉間静脈	VR＝直細静脈
ArcA＝弓状動脈	AA＝輸入細動脈	VS＝星状静脈
ArcV＝弓状静脈	EA＝輸出細動脈	G＝糸球体

とされる。リンパ管の分布密度は尿細管での尿濃縮の強いハムスターで最も高く、濃縮力の弱いウサギで密度が低いとされる[1,2]。

1-4-5）間質

　腎門部の腎動・静脈周囲の結合組織は、弾性線維や膠原線維を含む疎性結合組織からなる被膜から連なる。動物により被膜の結合組織には平滑筋線維がみられる。腎実質では、血管系、特に葉間動・静脈、小葉間動・静脈や弓状動・静脈の周囲には豊富な結合組織が存在する。ラットでは、電顕で、皮質や髄質において3種の間質細胞が存在しているとされている[3]。Ⅰ型はヘンレ係蹄と毛細血管に隣接して存在する多数の脂肪滴と粗面小胞体を持ち、細胞突起の長い不規則な細胞であり、Ⅱ型は大型の核と多数のリボソームを有する細胞質の乏しい円形細胞で、Ⅲ型は細い細胞質突起を持つ扁平な細胞である[3]。しかし、間質細胞のこの分類は現在ほとんど用いられていない。基本的には、皮質や髄質の尿細管間質には細網線維と線維芽細胞が存在し、これら成分は皮質に比べると乳頭部でかなり豊富である。乳頭部の間質にはムコポリサッカライド（ムコ多糖）mucopolysaccharide が基質としてみられる。これは加齢とともに増加する。また、間質には、脂肪小滴を含む間質細胞が存在し、さらに免疫組織化学染色により、主要組織適合抗原クラスⅡを発現する樹状細胞や組織球（固着マクロファージ）などが散見される[4]。血管周囲には未分化な間葉系細胞（いわゆる血管周皮細胞 pericyte）が存在するとされる。腎線維化においては、既存の線維芽細胞や血管周皮細胞が筋線維芽細胞に変異すると報告されている[5]。なお、間質の線維芽細胞は、皮質ではエリスロポエチン産生

を、髄質では尿の浸透圧を保つ機能やプロスタグランジンE2産生に関わるとされる。

1-4-6）腎盂

マウスやラットでは、腎乳頭は単層の立方上皮で覆われ、腎盂の両側の陥凹部の半分程度あたりから尿路（移行）上皮になる。イヌやサルでは腎乳頭の先端は単層の立方上皮であるが、すぐに尿路上皮となり腎盂表面を覆う。尿路上皮は尿管上皮へと続く。なお、腎盂上皮の下には豊富な結合組織が存在し、さらにその下に平滑筋層をみる。

2．非腫瘍性病変

2-1．先天性病変

2-1-1）無発生 agenesis、無形成 aplasia

発生過程において後腎形成が欠如すると腎は無発生となる。後腎からある程度腎組織が形成されるが、痕跡のみの状態を無形成という。一側の腎が無形成・無発生の場合には、他方の腎（単腎状態となる）には代償性肥大 compensatory hypertrophy が生じる。両側の腎の無発生・無形成は致死性であり、片側の発生はマウス、ラットやイヌで偶発的にみられることがある[6,7]。

2-1-2）低形成 hypoplasia、異形成 dysplasia

腎が通常の大きさに比べて先天的に小さい状態で存在するものを低形成という。異形成は腎構成組織の分化異常で、多くは低形成の状態であることが多く、両者を明確に区別することは困難である。異形成の腎には、組織学的には未熟な糸球体や尿細管が存在し、間質に軟骨形成など間葉成分をみることがある[8]。低形成や異形成では、進行すると間質に線維化が生じ、究極的には萎縮腎の状態になり、尿毒症にいたり、若齢時に死亡する[9]。ラットやマウスでは、腎低形成・異形成が遺伝性に、また偶発性にみられる[10,11]。マウスではシクロオキシゲナーゼ-2の欠損により、腎異形成が生じる[12]。

2-1-3）遊走腎 wandering kidney

腎の異常な移動状態を遊走腎という。多くは、後腹膜方向に移動する。腎重量が増すような水腎症や嚢胞腎などで生じることがある。実験動物ではまれである。

2-1-4）水腎症 hydronephrosis （腎盂拡張 pelvic dilatation）

水腎症には先天性と後天性がある。先天性水腎症では、発生異常による尿管の狭窄や閉塞などにより腎盂に尿が大量に貯留することにより生じる。ラットにおいて右腎の自然発生性の水腎症が偶発的にみられるがことがある。これは右の精巣動脈あるいは卵巣動脈が尿管と交叉して生じると考えられている[13]。後天的には、腎盂や尿管あるいは膀胱に結石が停滞したり、また尿路系の周囲に腫瘍が形成されることで尿の通過障害が生じると、腎盂の拡張や水腎症が生じる。腎盂に尿が多量に鬱滞し、腎組織が圧迫されると、間質に線維化が生じ、腎組織が萎縮する。これを水腎性萎縮腎 hydronephrotic contracted kidney という。なお、尿管を結紮することによる実験的な水腎症モデルがある[14,15]。

2-1-5）嚢胞腎 cystic kidney

無数の大小の嚢胞 cyst が形成される先天性多発性嚢胞 congenital polycystic kidney がある。ヒトの常染色体劣性多発性嚢胞のモデルとして PCK ラットが知られている[16]。また、常染色体優性あるいは劣性の多発性嚢胞のラットやマウスモデルもある[17〜19]。薬剤性にはテトラブロモビスフェノール tetrabromobisphenol[20]、ノニルフェノール nonylphenol[21]、p-クミルフェノール p-cumylphenol[22]やジフェニルアミン diphenylamine[23]の経胎盤曝露や新生仔曝露でマウスやラットに生じることが報告されている。これらの嚢胞の本体は拡張した尿細管である。偶発性の病変として健常なマウスやラットに嚢胞が孤在性に散見されることがある。これは、尿管芽に由来する集合管と遠位尿細管との融合が発生学的に不完全な場合に先天的に生じる。後天性の嚢胞状の尿細管拡張は、種々の腎病変（尿細管内結石、間質性腎炎、腎異形成、慢性進行性腎症、腎線維化など）において尿細管の狭窄・閉塞により生じる。

2-1-6）副腎遺残 adrenal rest、異所性副腎 ectopic adrenal

被膜内あるいは被膜下の細胞塊として副腎皮質組織を認めることがある。

2-2．腎小体の病変

2-2-1）未熟（形成不全）糸球体 immature（aplastic） glomerulus

腎小胞から形成される腎小体の発生過程で形成不全のまま残存した糸球体と思われる。クロマチンに富んだ核を有する立方状の上皮が目立ち、係蹄の発達が悪い。正常なイヌで皮質にしばしばみられる（写真5）。マウスやラットにおいてもみられることがある。

2-2-2）糸球体構成細胞の傷害

糸球体はネフロンの中で最初に薬物に曝露される部位であり、数多くの薬物で投与に起因する糸球体構成細胞の傷害が報告されている。薬物によるこのような糸球体構成細胞の傷害は、その後炎症性の反応や修復性の変化を誘起することから、糸球体腎炎・腎症のモデルとしても利用される。アドリアマイシン adriamycin（ドキソルビシン doxorubicin）（写真6）、ピューロマイシンアミノ

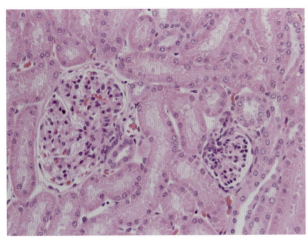

写真5　未熟糸球体
イヌ、HE 染色。左の糸球体は正常であるが、右の糸球体は未熟。

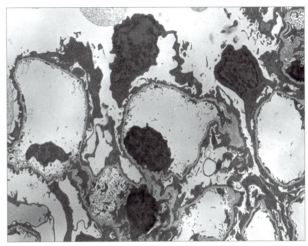

写真7　糸球体上皮細胞の傷害（突起の癒合）
ラット、ピューロマイシンアミノヌクレオシド誘発、電子顕微鏡像。（写真提供：仲辻俊二先生）

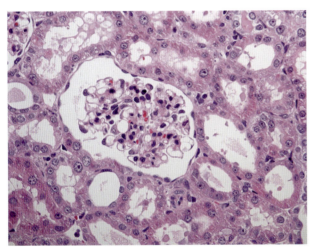

写真6　糸球体上皮細胞の空胞化
ラット、アドリアマイシン誘発　HE 染色。
（写真提供：仲辻俊二先生）

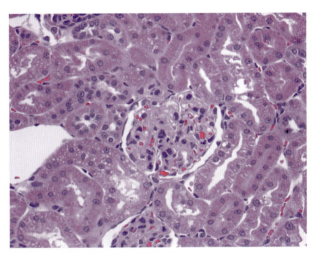

写真8　メサンギウム基質の増加
ラット、モノクロタリン誘発、HE 染色。
（写真提供：仲辻俊二先生）

ヌクレオシド puromycin aminonucleoside（写真7）の投与により、糸球体上皮が傷害を受け、時に空胞状の変性としてみられる[24,25]。このうち、アドリアマイシンはラジカルの生成による上皮細胞傷害を起こす。また、ピューロマイシンアミノヌクレオシドは活性酸素生成や荷電選択性の変化により、上皮細胞の足突起を標的として傷害し、突起の癒合を導き（写真7）、経過すると分節状糸球体硬化症を形成する。チロロン tilorone（インターフェロン誘導物質）も糸球体上皮細胞を傷害するが、この薬剤ではリソソーム内でのグリコサミノグリカン酸 acid glycosaminoglycan の蓄積が特徴的にみられる[26]。血管内皮細胞を傷害するモノクロタリン monocrotaline やハブ毒では、投与後数週間経過すると係蹄の内皮細胞に空胞状の変化がみられ、さらにモノクロタリンでは、その後メサンギウムの増殖（写真8）が、ハブ毒ではメサンギウム細胞の融解 mesangiolysis を伴った微小血管瘤が形成される[27]。ホルボールエステルは過酸化水素の生成による血管内皮の傷害と好中球の集簇を誘起することで、糸球体に病変が形成される。抗リウマチ剤である

ペニシラミン penicillamine 投与では、糸球体基底膜が影響を受けて肥厚することから、膜性糸球体腎炎の病変を形成することが知られている。

2-2-3）糸球体の硝子滴変性
glomerular hyaline droplet degeneration

糸球体上皮細胞に好酸性顆粒の硝子滴沈着を認めることがある。特に、近位尿細管上皮での硝子滴沈着が高度の場合に現れることがある。また、糸球体上皮細胞を傷害するアドリアマイシンやピューロマイシンアミノヌクレオシドでは、糸球体での透過性の亢進や上皮細胞の機能障害など、蛋白質の漏出と関連して硝子滴変性が上皮細胞にみられることがある（写真9）。

2-2-4）糸球体の脂肪沈着
glomerular lipid deposition

ビーグル犬で、糸球体に泡沫状細胞の集塊が偶発的にみられることがある（写真10）。これは中性脂肪の沈着である[28]。泡沫化した細胞は、メサンギウム細胞、糸球

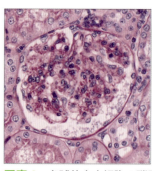
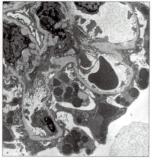

写真9　糸球体上皮細胞の硝子滴変性
ラット、ピューロマイシンアミノヌクレオシド誘発。左：PAS染色、右：電子顕微鏡像。（写真提供：仲辻俊二先生）

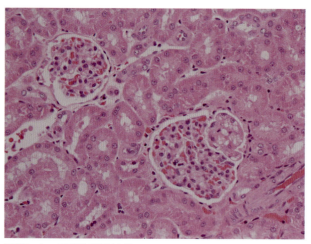

写真10　糸球体脂肪沈着
イヌ、HE染色。

体上皮細胞あるいはマクロファージ由来と考えられているが、明確にされていない。なお、代謝異常や腎機能異常とは関連しないとされている。マウスやラットでの報告はない。この変化に対して脂質症 lipidosis と診断されることがあるが、病的な所見ではないことから、脂肪沈着の表現が適している。

2-2-5）糸球体のリン脂質症　glomerular lipidosis（phospholipidosis）

薬物誘発性に生じる全身性のリン脂質症、あるいは尿細管上皮でのリン脂質症の高度な症例での一分症として糸球体上皮細胞に認めることがある[29]。これは陽イオン性両親媒性化合物で惹起され、細胞膜のリン脂質と結合してその代謝を阻害し、リソソーム内に蓄積することに起因する。

2-2-6）ボウマン嚢基底膜の肥厚　thickening of Bowman's capsule basement membrane

糸球体構成細胞が傷害され、その後硬化・線維化が進行すると、ボウマン嚢上皮が肥大し、やがて基底膜が肥厚する。この変化は二次的なもので、糸球体アミロイド症、ラットの慢性進行性腎症や萎縮腎などにおいてもみられる。

2-2-7）糸球体基底膜の肥厚　thickening of glomerular basement membrane

糸球体腎炎、特に膜性糸球体腎炎やメサンギウム増殖性糸球体腎炎、またラットの慢性進行性腎症の初期病変として、糸球体基底膜の肥厚がみられる。糸球体腎炎では、肥厚は連続性であったり断片的であったりする。電顕的には肥厚部に高電子密度の沈着物が観察される。肥厚に伴って基底膜が二重に見えることがあり、これを基底膜の二重構造化 duplication と呼ぶ。なお、糸球体係蹄に広範に類線維素が沈着した状態をヒアリノーシス hyalinosis という。ペニシラミン誘発糸球体病変において糸球体基底膜の肥厚がみられる。

2-2-8）メサンギウム細胞の融解　mesangiolysis

メサンギウム細胞が傷害され、壊死に陥ることをいい、内皮細胞の傷害を伴うこともある。血管毒性物質や糖尿病、抗 Thy-1 抗体やヘビ毒で生じ、微小血管瘤が形成される[27]。糸球体にフィブリンが沈着し、ボウマン嚢腔には蛋白質成分が漏れ出る。半月形成や糸球体硬化につながる。

2-2-9）糸球体萎縮　glomerular atrophy

糸球体全体が小さく縮み、尿細管が壊死消失した場合、慢性進行性腎症の最終段階などで認められる。ボウマン嚢腔は拡張する。

2-2-10）ボウマン嚢腔拡張　Bowman's space dilataton

糸球体濾過量の増加、あるいは糸球体萎縮に引き続いてボウマン嚢腔の内圧が上昇した結果生じる。尿細管内原尿の逆流によっても生じる。梗塞病巣で尿細管が壊死消失した場合や進行した慢性進行性腎症例においても認められる。

2-2-11）傍糸球体細胞の過形成（肥大）　juxtaglomerular cell hyperplasia（hypertrophy）

糸球体に入る直前の輸入細動脈の壁に存在するレニン分泌細胞である傍糸球体細胞が肥大・増殖した状態で（写真11）、アンジオテンシン変換酵素阻害剤（ACE阻害剤）の投与により誘発される[30,31]。ACE阻害剤である、カプトプリル captopril、エナラブリル enalabril、ラミプリル ramipril、キナプリル quinapril などで報告されている。レニン顆粒の増加は輸入細動脈収縮に伴う腎血液量の低下状態において、糸球体濾過量を維持するための適応現象と考えられている。投与が長期に及ぶと、輸入細動脈から小葉間動脈にかけて動脈壁が肥厚する[32]。

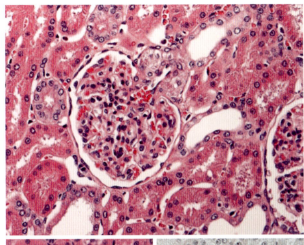

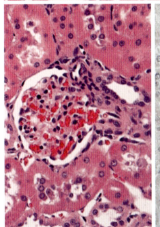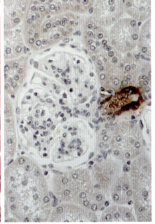

写真 11　傍糸球体細胞の過形成
上：サル、下：ラット、薬物誘発。上／左下：HE 染色、右下：レニン免疫染色。（写真提供：上／右下＝大石裕司先生、左下＝仲辻俊二先生）

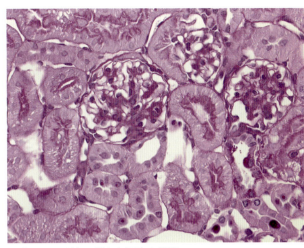

写真 12　メサンギウム細胞の増殖
マウス、ストレプトゾトシン誘発糖尿病モデル、PAS 染色。（写真提供：仲辻俊二先生）

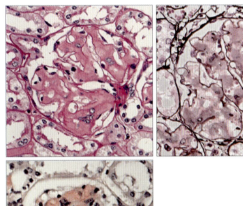

写真 13　糸球体アミロイド症
CD-1 マウス、自然発生。上左：HE 染色、右上：PAM 染色、下：コンゴーレッド染色。（写真提供：仲辻俊二先生）

2-2-12）メサンギウム過形成 mesangial hyperplasia、増殖 mesangial proliferation

　メサンギウム細胞の数の増加を主体とし、メサンギウム細胞の肥大を伴うこともある。長期化するとメサンギウム基質の増加 increase in mesangial matrix にもつながる。Thy-1 腎症（後述）の際には傷害されたメサンギウム細胞を補うようにメサンギウム細胞の結節性の増殖像がみられる。また、糸球体腎炎や糸球体構成細胞の傷害時に反応性あるいは修復性に生じる。アドリアマイシン（上皮細胞傷害）、ピューロマイシンアミノヌクレオシド（上皮細胞足突起傷害）、モノクロタリン（内皮細胞傷害）やハブ毒（内皮細胞傷害）などによる糸球体構成細胞の傷害後にメサンギウムが修復性に増殖することが知られている[33]。糖尿病性腎症（ストレプトゾトシン streptozotocin 誘発糖尿病モデル〔写真 12〕など）や高血圧症ラットでもメサンギウムの増殖がその早期の病変としてみられる[34, 35]。増殖・肥大したメサンギウム細胞は筋線維芽細胞に変異し、α-平滑筋アクチンあるいはデスミンに対し免疫組織化学的に陽性となる。増殖したメサンギウム基質にはコラーゲン（Ⅰ型）やフィブロネクチンなどが蓄積する。メサンギウムの増殖には TGF-β1 が関わることが知られている。この病態が進行すると糸球体硬化症や糸球体線維化となる。なお、メサンギウム基質の顕著な増加を軸性硬化 axial sclerosis という[33]。

2-2-13）糸球体のアミロイド症
glomerular amyloidosis

　糸球体はアミロイドが沈着しやすい部位で、マウスにおいて加齢性病変として認められる[36]。特に ICR（CD-1）マウスに好発する。全身性アミロイドーシスの一分症として認められることから、続発性アミロイドーシスと考えられるが、基礎疾患が明確でないことが多い。イヌでは糸球体に慢性炎症に伴う続発性のアミロイド沈着がみられる（写真 13）。アミロイドは糸球体の内皮細胞と基底膜の間（内皮下）およびメサンギウム基質に沈着する。HE 染色では、弱好酸性の無構造・均質な物質として認める。高度な場合には糸球体の構造が消失する。ハムスター、特にシリアンハムスターでアミロイド沈着が自然

発生することが報告されており、また日本住血吸虫の実験感染でその発生が増加するとされる[37]。

2-2-14) 糸球体線維症 glomerular fibrosis

正常の糸球体に存在する細胞外基質は主としてIV型コラーゲンであるが、III型コラーゲンが異常に沈着する病態である糸球体線維症が知られている。免疫組織化学的に抗III型コラーゲン抗体に強陽性反応を示すことで証明できる。イヌやサル（写真14）のほかにブタやネコでの報告がある[38〜40]。電顕では特有の周期性を持つ大小の膠原細線維の集合で構成される[38]。ヒトの症例では、コラーゲン線維性糸球体腎症 collagenofibrotic glomerulonephropathy と称されている。ヒトでは常染色体劣性の遺伝子疾患であり、動物でも遺伝性が疑われている。糸球体線維症では、二次的に生じる尿細管上皮の変性や間質の炎症性細胞浸潤と線維化が認められる[38]。

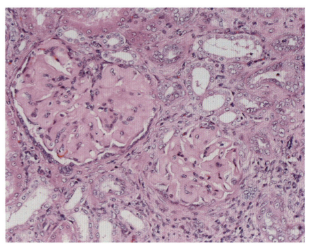

写真14　糸球体線維症
サル、自然発生、HE染色。

2-2-15) ヒアリン糸球体症 hyaline glomerulopathy

糸球体に免疫グロブリンの沈着を認める。これはPAS陽性、マッソントリクローム染色に染まるが、コンゴーレッド染色には陰性である。メサンギウム細胞の増殖は認めず、逆に細胞数は減少する。電子顕微鏡的には微細顆粒状で均質な免疫複合体でメサンギウム領域が埋められている。マウスで自然発生病変として認められるが、化合物誘発病変としてはプレゴン pulegone の反復経口投与でラットおよびマウスに報告されている[41]。ヒトでは immunotactoid glomerulopathy として知られている。

2-2-16) 糸球体腎炎 glomerulonephritis

糸球体に生じる炎症性病変のことを糸球体腎炎と称する。ヒトでは重要な腎疾患として位置づけられる。糸球体腎炎の原因は(1)免疫複合体の沈着、(2)抗糸球体基底膜抗体の沈着、(3)糸球体構成細胞の直接傷害と、大きく3つに分けることができる。(1)と(2)の原因においても二次的には糸球体構成細胞が傷害される。これらの原因による糸球体腎炎の組織像については後述する。

(1) **免疫複合体の沈着**：ヒトや動物の糸球体腎炎の多くは、免疫複合体の沈着によるもので、ウイルス、細菌や寄生虫などの感染因子由来の抗原が知られているが、免疫複合体をつくる抗原は複雑多様で、いまだ不明なものも多い。沈着物は基底膜に沿って顆粒状あるいはスパイク spike 状にみえる。免疫複合体による糸球体腎炎の実験モデルとしては、ウシ血清アルブミンなどの異種蛋白質の反復投与やヒトの膜性腎炎に類似する病態が作製できるラットでのハイマン腎炎 Heymann rephritis などがある[42]。コンカナバリンA、水銀、ペニシラミンなどの投与により、血中に抗核抗体が現れ、その結果この種の糸球体腎炎が実験的に誘発される。

(2) **抗糸球体基底膜抗体の沈着**：抗糸球体基底膜抗体が関与する腎炎はまれであるとされる。この病態では免疫グロブリンが基底膜に沿って線状に沈着する像が観察される。ヒトではグッドパスチャー Goodpasture 症候群がよく知られ、自己免疫疾患と関連している[43,44]。古典的に知られる馬杉腎炎はこの代表的な動物モデルである[45]。

(3) **糸球体構成細胞の直接傷害**：糸球体構成細胞を特異的に傷害する薬物としてモノクロタリン（内皮細胞の傷害）、ホルボールエステル（内皮細胞）、アドリアマイシン（上皮細胞の傷害）、ピューロマイシンアミノヌクレオシド（上皮細胞足突起の傷害）があり、糸球体腎炎の薬物誘発モデルとして使用されている[24,25,27,46,47]。このような薬物誘発性の初期の病変では、炎症細胞の反応に乏しいことから糸球体腎症 glomerulonephropathy（あるいは腎症 nephropathy）と呼ばれる。また、糸球体の血管内皮を直接傷害するハブ毒をラットやマウスに投与することで、糸球体の血管内皮が傷害され、その結果微小血管瘤やその破綻による出血、さらには反応性の炎症細胞が出現する。その後修復性のメサンギウム細胞が増殖することから、メサンギウム増殖性の糸球体腎炎の像を呈する。免疫抑制作用を持つカルシニューリン阻害剤のシクロスポリン cyclosporine でも細動脈や糸球体の内皮細胞を傷害し、血栓性微小血管障害が生じる[48]。さらに、Thy-1腎症では、抗Thy-1抗体がメサンギウム細胞を融解・傷害し、その後炎症細胞の反応と修復性のメサンギウム細胞の結節性増殖が生じる[49]（写真15、16）。

糸球体腎炎は、免疫学的機序（免疫複合体や抗糸球体基底膜抗体の沈着）あるいは化学物質などによる糸球体構成細胞の傷害により生じる。初期の変化は、変性性変化が主体となるが、その後は炎症細胞の反応、そして修復過程としてのメサンギウムの増殖と線維化である。これらの一連の経過に基づいて、基本的な組織学的な分類が行われる。組織像としては、大きく2つに分けられる。それは、膜性糸球体腎炎と増殖性糸球体腎炎で、後者の増殖性糸球体腎炎は、さらに膜性増殖性糸球体腎炎、メサンギウム増殖性糸球体腎炎、管内増殖性糸球体腎炎、

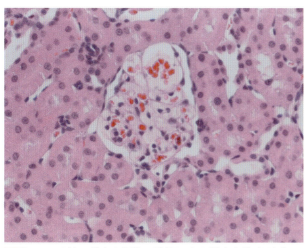

写真15　メサンギウム細胞の融解による微小血管瘤形成
ラット、Thy-1腎症、HE染色。（写真提供：仲辻俊二先生）

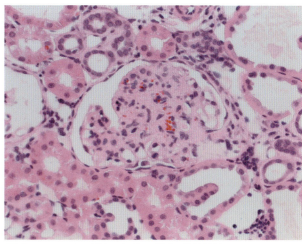

写真16　メサンギウム細胞の増生（結節性）
ラット、Thy-1腎症、HE染色。（写真提供：仲辻俊二先生）

および硬化性糸球体腎炎に分けられる。なお、病変を有する糸球体が、腎組織内のほとんどの糸球体に及んでいる場合にはびまん性diffuseの、限局した部位の糸球体のみにみられる場合には巣状focalの形容をつける。さらに1つの糸球体において、病変が糸球体の全体に及ぶ場合を全節性globalと、一部ならば分節性segmentalと形容する。

❶ 膜性糸球体腎炎
membranous glomerulonephritis

糸球体基底膜の肥厚とメサンギウム基質の増加が特徴で、そのために係蹄壁の全節性肥厚がみられる。電顕では、肥厚した基底膜には高電子密度の沈着物が観察される。この物質は免疫複合体で、免疫グロブリンや補体が証明される。また、この物質は上皮側でPASやPAM染色によりスパイク状にみえる。なお、炎症性細胞の反応が乏しいことから膜性腎症membranous nephropathyとも呼ばれ、ヒトではネフローゼ症候群を主徴とする糸球体病変とされる。水銀や揮発性炭化水素などの投与により、この種の腎炎が誘発される[50]。

❷ 膜性増殖性糸球体腎炎
membranoproliferative glomerulonephritis

メサンギウム（細胞と基質）の増殖を特徴とする腎炎である。電顕では基底膜が二重化する特徴がある。これは、係蹄の内皮細胞に沿ってメサンギウムが進入・増生するためであるとされる。糸球体基底膜に、補体の顆粒状の沈着や免疫グロブリンが証明される。

❸ メサンギウム増殖性糸球体腎炎
mesangioproliferative glomerulonephritis

メサンギウムの増殖を特徴とし、糸球体基底膜の肥厚に乏しい。メサンギウム基質には免疫グロブリンや補体が認められる。ヒトではIgA腎症が知られる。初期では炎症性細胞反応に乏しく、わずかなメサンギウム領域の増加や分節性病変としてみられるが、進行すると糸球体血管内における細胞成分の増加や、さらには血管外への炎症細胞の波及が高度となる。基底膜肥厚や単核細胞などの炎症性細胞反応を認めない場合は、mesangioproliferative glomerulopathyとして糸球体腎炎と区別する。

❹ 管内増殖性糸球体腎炎
endocapillary proliferative glomerulonephritis

糸球体の傷害が高度となる腎炎で、好中球やマクロファージの反応や、さらには線維素の析出によるフィブリノイド変性などがみられる。このように炎症性細胞の反応が目立つことから、この状態を"富核"と呼ぶ。また、炎症反応に伴いボウマン嚢の壁側上皮が数層に増生する特徴がある。これを細胞性半月体cellular（epithelial）crescentと呼ぶ。このような半月体で細胞成分が減じ、コラーゲンなどの細胞外基質が増加したものを線維性半月体fibrous crescentと呼ぶ。係蹄壁には免疫複合体や抗糸球体基底膜抗体の沈着がみられることから、初期像としては膜性糸球体腎炎やメサンギウム増殖性糸球体腎炎があり、糸球体の傷害が慢性的に高度となるとこの病態になると考えられている。さらにボウマン嚢腔やその周囲に炎症が波及すれば管外増殖性糸球体腎炎と診断される。

❺ 硬化性糸球体腎炎 sclerosing glomerulonephritis（糸球体硬化症 glomerulosclerosis）

上記した各糸球体腎炎の終末像として、メサンギウム基質の著しい増加や糸球体基底膜の虚脱・凝集した糸球体を硬化性糸球体腎炎と診断する。硬化の広がりの程度により分節状硬化から全節状硬化と呼ばれる。この硬化がさらに進行すると、細胞成分が減じ、細胞外基質であるコラーゲンやフィブロネクチンが異常に蓄積した線維化の状態になる。線維化の形成機序には、細胞外基質を産生するメサンギウム細胞から変異した筋線維芽細胞が中心的な役割を果たす。糸球体硬化や線維化は、間質の

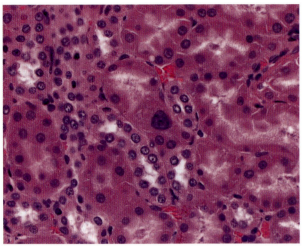

写真 17　カリオメガリー
ラット、アカネ色素誘発、HE 染色。

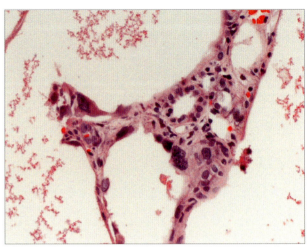

写真 18　カリオメガリー
ラット、シスプラチン誘発、HE 染色。

線維化がかなり進行した萎縮腎においても頻繁にみられる。臨床的には慢性腎不全や尿毒症が惹起される。

❻ 付帯性糸球体腎炎

以上のような原発性糸球体疾患のほかにも、糖尿病や全身性エリテマトーデス systemic lupus erythematosus (SLE) などの疾患に伴う付帯性の糸球体腎炎がある。長期に及ぶ真性糖尿病では、メサンギウム基質の増加や基底膜の肥厚を特徴とした糸球体腎炎がみられる（**写真 12** 参照）。SLE では、多量の免疫複合体の沈着に起因した多彩な組織像を呈する腎炎がみられ、ループス腎炎 loops nephritis といわれる。遺伝的に SLE を発症する NZB マウスでも類似の糸球体腎炎がみられる。

2-3. 尿細管の病変

2-3-1）カリオメガリー karyomegaly

尿細管上皮の再生時の DNA 複製の異常と考えられている。顕著に大型化した核がみられることから、このような細胞をカリオメガリーと呼ぶ。このような細胞は、自然発生性の変化としてもみられる。シスプラチン cis-platin などの白金錯体（**写真 17、18**）、鉛などの重金属を含む薬物やオクラトキシンA ochratoxin A の投与により生じる[51〜54]。カリオメガリーは核に異型性があるが、前がん状態の細胞とは考えられていない。また、細胞質が豊富で大型の細胞をサイトメガリー cytomegaly と呼ぶが、カリオメガリーを伴っていることが多い。

2-3-2）再生尿細管 tubular regeneration（好塩基性尿細管 basophilic tubule）と萎縮尿細管 tubular atrophy

ラットにおいては、正常個体においても若齢時から再生上皮を有する尿細管が皮質から髄質に時に散在してみられる。このような再生しつつある尿細管は、好塩基性の細胞質を有する立方状の上皮からなる（**写真 19**）。再

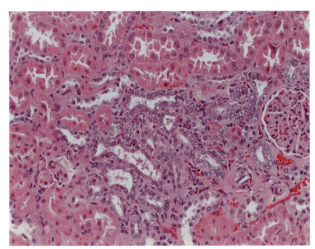

写真 19　再生尿細管（好塩基性尿細管）
ラット、自然発生、HE 染色。

生性の証拠がつかめない場合は所見として、好塩基性尿細管が好んで用いられるが、初期の萎縮性病変や軽微な毒性に対する反応の場合もあり、その病理発生を勘案し評価する必要がある。薬物により傷害された尿細管上皮は壊死・脱落した後、再生する。傷害後のこのような再生上皮も好塩基性の細胞質を有する（**写真 20**）。なお、再生には、基底膜が完全に破壊されていないことが条件である。薬物による傷害後の再生上皮は、形態学的には扁平状〜立方状で、その後上皮が増殖し多層化することがある。多層化した上皮は、後にアポトーシスで脱落し1層の立方上皮となる。一方、著しく肥厚した基底膜を有し、腔が狭窄した尿細管がみられることがある。これは萎縮尿細管で、その上皮は立方状で尿細管周囲には線維化がみられる[51]。ラットの慢性進行性腎症では、再生尿細管や萎縮尿細管（**写真 21**）が混在している。なお、再生しつつある尿細管や萎縮尿細管が近位であるか遠位であるかを区別することは困難である。

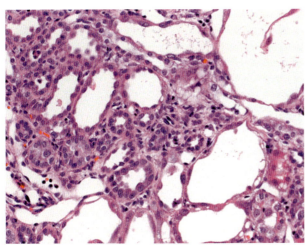

写真20　再生尿細管（好塩基性尿細管）と拡張尿細管
ラット、シスプラチン誘発、HE染色。

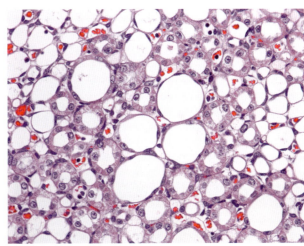

写真22　ヘンレループの囊胞性拡張
ラット、トリアムテレン誘発、HE染色。
（写真提供：仲辻俊二先生）

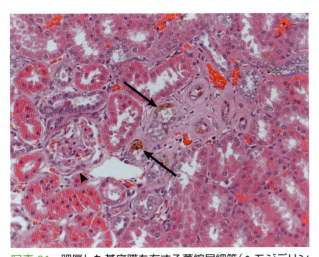

写真21　肥厚した基底膜を有する萎縮尿細管（ヘモジデリン沈着を伴う）（矢印）とボウマン囊基底膜肥厚（矢頭）
ラット、自然発生慢性進行性腎症、HE染色。

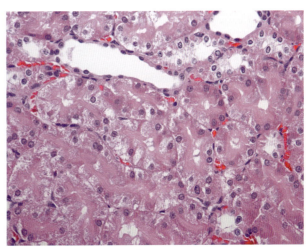

写真23　近位尿細管の肥大
ラット、メチルテストステロン誘発、HE染色。
（写真提供：仲辻俊二先生）

2-3-3）尿細管拡張 tubular dilatation、囊胞 cyst

　尿細管腔が通常より拡張している状態を尿細管拡張という。程度が増すと上皮は扁平で平坦となり、著しい場合には囊胞状となる。水腎症などの初期変化として腎盂に尿が鬱滞すると尿細管が拡張する。また、間質に生じた炎症や線維化により圧迫されネフロンが狭窄することで尿細管に尿が鬱滞し、腔が拡張する。また、薬物による尿細管上皮の傷害後に、基底膜が破壊された尿細管では弾性が消失し拡張する。Ca拮抗剤、テトラクロロジフェニルエタン tetrachlorodiphenylethane、リチウム lithium、ACE阻害剤、フロセミド furosemide、ミゾリミン muzolimine、長時間作用型副腎皮質ステロイドなどでは、遠位尿細管に拡張がみられることがある[55〜57]。トリアムテレン triamterene 投与ではヘンレ係蹄（ヘンレループ；写真22）から集合管の拡張が、また2-アミノ-4,5-ジフェニルチアゾール HCl 2-amino-4,5-diphenylthiazole HCl は集合管の基底膜を傷害することで多発性の囊胞を形成する。

2-3-4）尿細管肥大 tubular hypertrophy

　尿細管上皮が肥大する。タモキシフェン tamoxifen、バンコマイシン vancomycin やメチルテストステロン methyltestosterone（写真23）により近位尿細管に肥大が生じるとされる。また、遠位尿細管の肥大がフロセミドやインダクリノン indacrinone などの利尿剤で起こり、集合管の肥大がリチウムで生じるとされる。糖尿病モデルラットにおいても報告され、これは高血糖と関連するとされる[58]。糖、マンニトール、デキストリンなどの高張溶液を投与すると、近位尿細管上皮は水分を大量に取り込み、細胞質は空胞化し腫大して見える。これを浸透圧性腎症 osmotic nephrosis と呼ぶ。急性毒性試験で大量に薬物を投与した際にも尿細管上皮に肥大がみられることがある。

2-3-5）尿細管変性 tubular degeneration

　尿細管の変性は、壊死と同様に虚血、ATP産生障害、

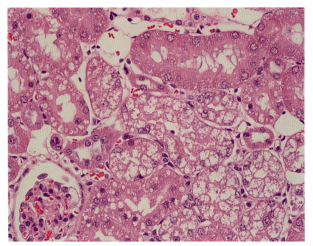

写真24　近位尿細管の空胞変性
ラット、シクロデキストリン誘発、HE染色。
（写真提供：仲辻俊二先生）

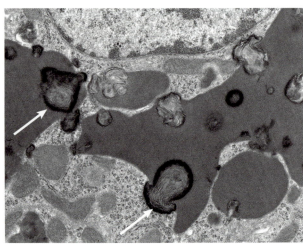

写真25　近位尿細管のミエリン様小体（矢印）
ラット、アミカシン（アミノグリコシド）誘発、電子顕微鏡像。
（写真提供：仲辻俊二先生）

ミトコンドリア障害あるいは活性酸素など種々の原因で生じる。空胞化、染色性変化、ブレッブ（ブレブ）bleb形成などが生じ、電子顕微鏡レベルではグリコーゲン顆粒消失、微絨毛消失、細胞質のvesiculation、核のclumpingや小胞体の拡張など、さまざまである。混濁腫脹cloudy swellingは尿細管変性のうち、通常は好酸性化eosinophlic change、好酸性顆粒状変化eosinophilic granular changeとして認められ、電顕的には腫大したミトコンドリアである。ミトコンドリアのエネルギー代謝が阻害されることにより生じるとされ、ミトコンドリアが豊富な近位尿細管でよくみられる。

2-3-6）空胞変性 vacuolar degeneration、空胞化 vacuolation

尿細管上皮が空胞状にみえる変化を一般に空胞変性と呼ぶが、その本態は以下に分類される。(1)pinocytosisによるapical vacuoleの増大ないし大型化で、糖、デキストリン（シクロデキストリン cyclodextrin〔**写真24**〕など）、マンニトールなどの投与による浸透圧性腎症の際に肥大した尿細管上皮にみられる。(2)lamellar bodyを含んだリソソームの増加は、陽イオン性両親媒性化合物によるリン脂質症 phospholipidosis でみられる[59]。これは、エンドサイトーシス endocytosis により取り込まれた、薬物あるいはその代謝物と刷子縁のリン脂質の複合体の蓄積によるもので、真の空胞変性とは異なる。電顕では、ミエリン様構造 myelin figure を有するファゴソームである（**写真25**）。リン脂質症を誘発する代表的な薬物はアミノグリコシド aminoglycoside 系抗生物質であるゲンタマイシン gentamycin やアミカシン amikacin などで、リン脂質の蓄積が近位尿細管にみられる[59]。また、クロロキン chloroquine は遠位尿細管や集合管に空胞変性を起こし（**写真26**）、その本態はリン脂質の蓄積である。(3)シクロスポリンA投与で尿細管上皮に空胞化がみられるが、これは小胞体の拡張とされる[60]。脂肪滴も

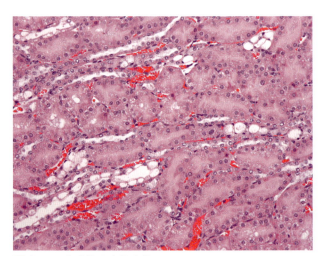

写真26　集合管の空胞変性
ラット、クロロキン誘発、HE染色。
（写真提供：仲辻俊二先生）

空胞としてみえるため、脂肪染色を施し、鑑別する必要がある。ネコでは近位尿細管上皮に空胞状の脂肪滴が生理的にみられるが、空胞変性と混同してはいけない。

2-3-7）脂肪変性 fatty degeneration

尿細管上皮に中性脂肪が滴状あるいは空胞状に形成される病態で、エタノールを投与したアカゲザルでは尿細管全域に脂肪変性がみられる。過剰な栄養摂取による肥満では尿細管に脂肪滴が沈着し、その結果、腎機能が障害される。これは、細胞内で non-esterified fatty acid が形成されることによりミトコンドリア機能が障害されるためであるとされる。このような障害を lipotoxicity と呼ぶ[61,62]。なお、ネコでは正常な個体において尿細管上皮に脂肪滴が認められることから、病的な脂肪変性と鑑別する必要がある。通常の標本作製法では空胞として認められるため、脂肪と診断するためにはその存在を証明する必要がある。

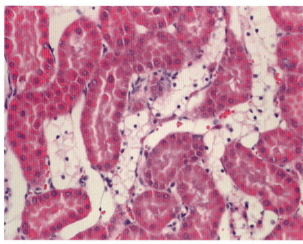

写真27 尿細管の糖原変性
db/db マウス、糖尿病モデル、HE 染色。

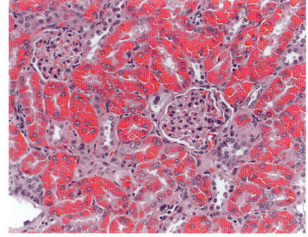

写真28 硝子滴変性
ラット、自然発生組織球性肉腫を有する個体、HE 染色。

2-3-8) 糖原変性 glycogen degeneration、糖原蓄積 glycogen accumulation

　糖尿病モデルのマウスやラット、あるいはストレプトゾトシン誘発糖尿病の実験動物において、尿細管上皮（主に遠位尿細管や集合管）に糖原が蓄積することが報告されている[63]。糖やデキストリンによる浸透圧性腎症に続発しても生じる。ホルマリン固定のパラフィン包埋切片では糖原は抜けて空胞状となり（**写真27**）、明細胞 clear cell とも言われる。糖原の蓄積を所見に挙げるためには、アルコール固定標本を用いた PAS 反応を行い、糖原を証明する必要がある。

2-3-9) 硝子滴変性 hyaline droplet degeneration（hyaline droplet nephropathy）

　薬物投与による近位尿細管上皮でよくみられる変性であり、好酸性で、PAS 染色陽性の球状物として出現する。電顕的にはリソソームで、細胞外の血清蛋白質が細胞内に吸収されたものである。糸球体で濾過された原尿中の蛋白質の再吸収による変化であることから、糸球体を傷害する薬物でみられる。これは糸球体基底膜の透過性の亢進と関連しているとされる。さらに、尿細管の再吸収の亢進によっても生じる。尿細管を傷害するアミカシンやヘキサクロロベンゼン hexachlorobenzene では近位尿細管上皮での硝子滴変性が報告されている。ラットやマウスでは組織球性肉腫の個体で尿細管上皮に硝子滴変性が腫瘍随伴病変としてみられる（**写真28**）が、この発生機序は不明である[64,65]。また最近では ICR（CD-1）マウスでリンパ腫との関連性も示唆されている[66]。後述する α₂ᵤ-グロブリン腎症でも通常の HE 標本では硝子滴として認められる。

2-3-10) α₂ᵤ-グロブリン腎症 α₂ᵤ-globulin nephropathy

　性成熟した雄ラットの近位尿細管上皮にはエオジン好性で、PAS 染色陰性の大小の顆粒状物がみられる。硝子滴 hyaline droplet、好酸性滴 eosinophilic droplet、好酸性小体 eosinophilic body と呼ばれることもあるが、その本態は電顕ではリソソームで、生化学的には低分子蛋白質の α₂ᵤ-グロブリンが証明されている。α₂ᵤ-グロブリンはアンドロゲンの制御下で肝で合成され、糸球体で濾過され近位尿細管上皮で再吸収される。しかし、リソソーム酵素で消化されにくいことからリソソーム内に蓄積する。正常の雄ラットで通常みられることから、病的な硝子滴変性とは区別すべきである。一方、d-リモネン、無鉛ガソリン、パラジクロルベンゼン、レバミゾール levamisole など多くの薬物で α₂ᵤ-グロブリンの異常な蓄積が誘発される。これを α₂ᵤ-グロブリン腎症と呼ぶ。これは、これら薬物が雄ラットに特有な α₂ᵤ-グロブリンと結合し、さらにリソソーム内で分解されにくくなり蓄積・増加するためである。なお、d-リモネンは代表的な α₂ᵤ-グロブリン腎症を誘発する薬物で、この蓄積により上皮細胞は傷害され、長期間の投与では慢性進行性腎症、さらには尿細管上皮由来の腫瘍が形成される。しかし、α₂ᵤ-グロブリンはヒトや他の動物には存在しないことから、薬物誘発性の α₂ᵤ-グロブリン腎症はヒトには外挿できないとされる[67]。α₂ᵤ-グロブリンの蓄積は HE 染色では硝子滴として認められるが、α₂ᵤ-グロブリン抗体を用いた免疫染色を施し、その本態を明確にしておく必要がある[68]（**写真29**）。

2-3-11) 色素沈着 pigment deposition（pigmentation）

　腎機能に対して毒性学的意義の乏しいリポフスチンから、重篤な障害を引き起こすヘモジデリンまで多様であるため、色素の同定は重要である。

❶ ヘモグロビン hemoglobin、ミオグロビン myoglobin

　溶血性の毒性を示す薬物では、ヘモグロビンの崩壊産物が尿細管上皮に赤褐色微細顆粒物として蓄積する。高

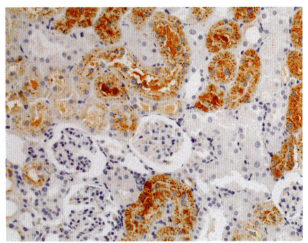

写真29　α₂ᵤ-グロブリン腎症
ラット雄、正常、抗α₂ᵤ-グロブリン免疫染色。

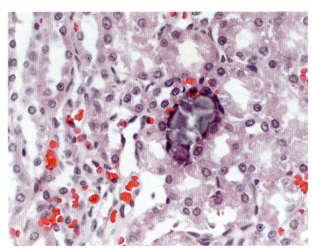

写真30　集合管における鉱質沈着
ラット、自然発生、HE染色。

度の場合には、肉眼的に腎は黒褐色となり、尿細管にヘモグロビン円柱をみる。高度の筋肉傷害時においても構造的にヘモグロビンに類似したミオグロビンが近位尿細管に沈着し、ミオグロビン円柱がみられる。形態学的にヘモグロビンとミオグロビンの区別はできない。

❷ ヘマトイジン hematoidin

糸球体などの腎組織内に出血が生じた場合に、尿細管内に、鉄染色陰性の赤褐色結晶状のヘマトイジンが沈着することがある。

❸ ヘモジデリン hemosiderin

ヘモジデリンは褐色の微細顆粒状物として主に近位尿細管上皮にみられる。鉄染色陽性であることから、ほかの色素とは区別できる。血管内溶血毒性を起こす薬物では、ヘモグロビンは糸球体で濾過され、その後尿細管で吸収・破壊されヘモジデリンが沈着する。高度に沈着した場合には腎機能が障害される。その病態はヘモジデリン腎症 hemosiderin nephropathy と呼ばれる。ラットの慢性進行性腎症においてもヘモジデリンの沈着がみられる（写真21）。

❹ リポフスチン lipofuscin

リポフスチンは褐色の微細顆粒状物で、近位から遠位尿細管に認められる。シュモール Schmorl 反応やチール・ニールセン Ziehl-Neelsen 染色で陽性である。消耗性色素と呼ばれるもので、栄養不良や悪液質などの状態において沈着する。カニクイザルやマーモセットでは無処置の動物でもみられることがある。なお、老齢動物では加齢性に生じる。薬物ではベンゾジアゼピン benzodiazepine などの大量投与で生じることが報告されている[69]。

❺ 胆汁色素 bile pigment

黄疸時に緑黄色の色素であるビリルビンが微細な顆粒として尿細管上皮に沈着する。これは、肝での胆汁色素代謝が不完全なためにビリルビンが沈着することによるもので、特に閉塞性黄疸で高度である。

2-3-12）鉱質沈着 mineralization、石灰沈着 calcification

カルシウムの存在が証明されていない場合は鉱質沈着が用いられる。正常なラットやイヌにおいて皮髄境界から乳頭部の尿細管や集合管に石灰沈着がみられる（写真30）。ラットでは年輪状あるいは層状構造物としてみられることから multilamellar body と呼ばれることがある。このような石灰沈着は雌ラットでより出現頻度が高い。また、老齢ラットでは腎盂尿路上皮にも認められ、上皮の過形成を伴うことも多い。時に尿細管を閉塞するような結石（尿細管内結石 intratubular lithogeny として認められることもある。高カルシウム血症に伴う石灰沈着は、近位尿細管の基底膜や上皮細胞内、周囲の間質に沈着する。沈着が高度となると尿細管上皮は壊死し、腎機能が障害される。腎組織に石灰が高度にびまん性に沈着した状態を腎石灰症 nephrocalcinosis と呼び、それが高カルシウム血症による場合には、高カルシウム血症性腎症 hypercalcemic nephropathy と呼ぶ。ビタミンD（写真31）や、フルセミドなどのループ利尿剤 loop diuretic の投与により腎石灰症が生じることが報告されている[70,71]。一方、薬物などによる尿細管上皮の傷害に伴う異栄養性の石灰沈着がマウスやラットでみられる。

2-3-13）尿酸塩の沈着 urate deposition

尿酸塩沈着は痛風 gout とも呼ばれる。核酸に含まれるプリン代謝の最終産物である難溶解性の尿酸を排泄する鳥類と尿酸酸化酵素を持たない霊長類で生じやすく、ラット、マウス、イヌなどの他の哺乳類では尿酸が分解されることから生じない。ヒトでは関節（関節型痛風 arthritic gout）に生じるが、鳥類では腎などの内臓（内臓型痛風 visceral gout）（写真32）に形成される。弱好塩基性の放射状針状結晶としてみられ、その周囲にマク

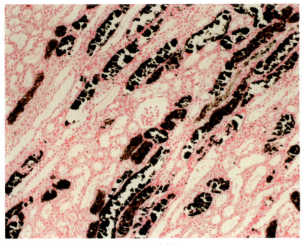

写真31　尿細管における石灰沈着
ウサギ、ビタミンD誘発、フォン・コッサ von Kossa 染色。

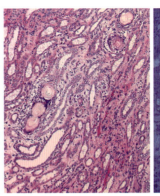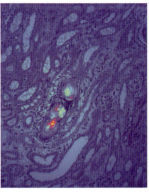

写真33　尿細管内の結晶物の沈着
ラット、薬物誘発、左：HE染色、右：偏光顕微鏡像。（写真提供：仲辻俊二先生）

2-3-15) 結晶物の沈着 crystal deposition

　薬物やその代謝物は糸球体を通じ濾過され尿中に排泄されることから、大量の薬物が投与されると尿細管腔や尿細管上皮に薬物に起因した結晶物がみられることがある。結晶物の沈着が大きく高度になると多核の異物巨細胞を含む炎症反応が生じ、さらに尿細管炎 tubulitis、尿細管間質性腎炎を惹起する。病態の成因から閉塞性腎症とも呼ばれる。非ステロイド系抗炎症剤によるものが知られている[73]。また、アロプリノール allopurinol（**写真33**）を含むキサンチンオキシダーゼ阻害剤 xantine oxidase inhibitor では尿中に排泄されるキサンチンが結晶化する。スルホンアミド sulfonamide、ダントロレン dantrolene、キノロン系抗生物質、サルでベンゾピラン-4-オン benzopyran-4-one（ドパミン dopamine 作動剤）などでも結晶物の形成が知られている[74～76]。

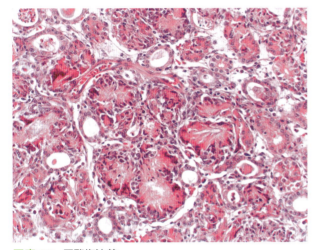

写真32　尿酸塩沈着
ニワトリ、HE染色。

ロファージや異物巨細胞が反応する。この病変を痛風結節 tophus という。腎機能が障害されると尿酸塩腎症 uratic nephropathy と呼ばれる。

2-3-14) シュウ酸塩の沈着 oxalate deposition

　エチレングリコール中毒でみられる。これはアルコール脱水素酵素によりシュウ酸（蓚酸）となり尿中のカルシウムと結合してシュウ酸カルシウムとして尿細管に沈着する[72]。シュウ酸の過剰投与、あるいはマグネシウム欠乏状態においても形成される。高度沈着では、シュウ酸塩腎症 oxalate nephrotoxicosis と呼ばれ、腎機能が障害される。シュウ酸カルシウムは、滑車様あるいはロゼット様の淡黄色の結晶として現れる。また、シュウ酸の結晶物は、コラーゲンの主構成成分であるグリシンの分解産物であることから、腎の瘢痕巣内において、残存した尿細管内や結合組織にシュウ酸の結晶がみられることがある。

2-3-16) 顆粒物の沈着 granule deposition（好酸性・好塩基性顆粒 eosinophilic/basophilic granule）

　薬物あるいはその代謝物が微細な顆粒物として尿細管に沈着することがある。セファロスポリン cephalosporin 系抗生物質の多くは、固有の褐色調の顆粒物が近位尿細管上皮にみられることがあるが、長期にわたっても壊死などにはいたらないことから適応反応とみられている。一方、アミノグリコシド系抗生物質によるリン脂質症では（前述の「2-3-6) 空胞変性、空胞化」の項を参照）、好酸性の顆粒が近位尿細管上皮に沈着し、その結果、上皮は壊死する。このような顆粒物の多くはリソソーム内に蓄積し、通常は硝子滴変性としてみられる。また、アンチセンスオリゴヌクレオチド製剤の投与により、好塩基性ないし好酸性顆粒が認められることが報告されている[77]。なお、生体色素の沈着とは異なることから鑑別を要する。

2-3-17) 円柱 cast

　糸球体濾過の亢進や破綻により、さまざまな血液成分が尿中に排泄され、尿細管腔内に貯留・停滞・閉塞して

みられることがある。これは円柱と呼ばれる。その成分により以下のように分類される。

❶ 硝子円柱 hyaline cast

糸球体の濾過亢進や尿細管の吸収障害など、種々の腎病変において出現する最も一般的な円柱である。尿細管腔内にエオジンに均一に淡染する蛋白質様物質が停滞（**写真 12** 参照）したもので、無構造で、PAS 反応陽性を呈する。成分としては、尿成分、血漿蛋白質成分や尿細管上皮が産生する糖蛋白（タム・ホースフォール糖蛋白 Tamm-Horsfall glycoprotein）などである。明らかな尿成分が含まれる場合には尿円柱 urinary cast と呼ばれる。

❷ 赤血球円柱 red blood cell cast、ヘモグロビン円柱 hemoglobin cast

赤血球円柱は尿細管内に赤血球が閉塞・停滞している状態で、糸球体の血管や尿細管間質の血管網の破綻などにより生じる。ヘモグロビン円柱（色素円柱）は、尿細管内で赤血球が破壊された際や、溶血性の疾患時にみられる。また、ヘモグロビンの分解により形成されたヘムを含む円柱をヘム円柱と呼ぶ。ヘモグロビンとヘムは鉄染色陰性である。

❸ 白血球円柱 white blood cell cast

好中球などが尿細管内に蛋白質様物質に混じて出現することがある。これを白血球円柱と呼ぶが、多くは腎盂腎炎などの細菌感染時などに認める。

❹ 細胞性円柱 cellular cast

尿細管上皮を傷害する薬物の投与により、剥離した壊死上皮が下部尿細管内で停滞・集塊をつくり円柱状にみえる。これを細胞性円柱と呼ぶ。尿細管上皮を傷害する薬物（塩化第二水銀、カドミウム、アミノグリコシド系抗生物質、セファロリジン cefaloridine、シスプラチン、アロプリノールなど）の投与時にみられる。

❺ 顆粒状円柱 granular cast

細胞屑や他成分が混在し、一様でない場合をいう。

2-3-18）結石 calculus

正常なイヌ、ラットやマウスにおいて、髄質内帯や乳頭部の集合管内にヘマトキシリンに染まる結石がみられることがある。このような尿細管内結石が高度となると、尿細管が閉塞したり、周囲に炎症反応や線維化をみることがある。尿細管内結石は尿細管基底膜や尿細管上皮に沈着する病的な石灰沈着症とは区別すべきである。また、腎盂に結石の形成をみることがある。その形成には食餌（カルシウムやリンの含量）、尿量、細菌感染（尿路系由来）などが関連するといわれる。なお、結石は脱落した上皮が核となり形成されることが多い。

2-3-19）核内・細胞質内封入体 inclusion body (intranucleus or intracytoplasm)

鉛はサイトゾル蛋白質と結合し 80～90% の鉛が核内に移送されることから、鉛中毒では、近位尿細管の上皮細胞の特に核内に好酸性の封入体様物が形成される。鉛中毒では、尿細管上皮以外にも、破骨細胞や神経細胞の核内にも同様の封入体が認められる[78]。イヌにおいては、正常個体において加齢に伴い近位尿細管上皮細胞の核内に好酸性の立方状の結晶物（ブリック封入体 brick inclusion）が認められる。イヌでは同様の核内の結晶物が肝細胞にもみられることがあるが、病的な意義はないとされる。ウイルス感染では核内あるいは細胞質内に封入体を認めることがある。

2-3-20）単細胞壊死 single cell necrosis (single cell death, apoptotic necrosis)

他器官と同様であり炎症は伴わず、孤在性あるいは散在性に認められ、好酸性化および核濃縮を特徴とする。アポトーシスと同義語として使われることもある。

2-3-21）尿細管壊死 tubular necrosis、急性尿細管壊死 acute tubular necrosis

尿細管上皮は好酸性化し、尿細管腔内に剥離し、細胞性円柱を認めることもある。通常、尿細管の変性性変化も関連して認め、炎症反応が生じている場合もある。発生要因に基づいて虚血性と中毒性に大別される。なお、腎では中小動脈の閉塞・狭窄による貧血性梗塞が生じるが、貧血性梗塞による凝固壊死とは区別すべきである。貧血性梗塞の場合、壊死は楔状で、梗塞部位の尿細管のみならず間質や糸球体も壊死するが、尿細管壊死は尿細管上皮に限り生じる病態である。また、梗塞では周囲正常組織とは分画線 demarcation line などで区別されるが、尿細管壊死は腎組織全体（主に皮質と髄質）に生じる。

❶ 虚血性急性尿細管壊死 ischemic acute tubular necrosis

近位尿細管はミトコンドリアが発達しており、酸素消費量が高い。近位尿細管では S3 にあたる直部、さらにヘンレの太い部分が虚血に対して特に脆弱である。よってこの尿細管壊死は、皮質から皮髄境界部に認められる。外傷などの大量出血、高度溶血、重篤な嘔吐・下痢、急性膵炎（急性膵壊死）時などの、血液量低下あるいは酸素欠乏が原因となる。また、色素誘発性急性尿細管壊死 pigment-induced acute tubular necrosis の原因として、ヘモグロビン尿症やミオグロビン尿症があるが、それらの色素自体には腎毒性はないが、高度となると腎血量が低下することで尿細管に壊死が生じるとされる。

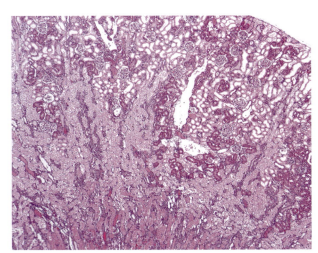

写真34　近位尿細管壊死
ラット、塩化第二水銀誘発　HE染色。
（写真提供：仲辻俊二先生）

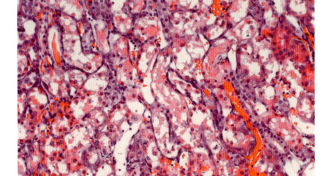

写真35　近位尿細管上皮の壊死・脱落
ラット、シスプラチン誘発、HE染色。

❷ 中毒性急性尿細管壊死
toxic acute tubular necrosis

　尿細管に毒性を示す薬物による細胞傷害性の壊死で、近位尿細管上皮に生じることが多い。多くの薬物があり、その傷害機序もさまざまである。細胞内の薬物濃度が高くなると活性酸素種の増加あるいはその消去系の機能が低下し、その結果として脂質の過酸化lipid-peroxidationが生じたり、SH基やアミノ基の酸化により酵素活性が失活したり、蛋白質の変性やDNA傷害が引き起こされたりする。このような複雑な機序により膜機能や細胞内小器官の機能障害が生じ、細胞が壊死する。特に、ゲンタマイシンやオクラトキシンAは、ファゴソーム内にミエリン小体myelin bodyを形成し尿細管を傷害する[55]。重金属であるカドミウムは、メタロチオネインと結合し糸球体で濾過された後、近位尿細管上皮から再吸収されるが、リソソーム内で遊離し、カドミウムが蛋白質合成障害やフリーラジカルによる細胞機能障害を引き起こすとされる。塩化第二水銀は、主に近位尿細管でSH基と結合し、グルタチオンglutathione枯渇やミトコンドリア酵素を阻害し、細胞死を導く。セファロリジンは、近位尿細管で脂質過酸化を生じさせ、細胞膜を傷害する。

　また、薬物による急性尿細管壊死の傷害部位には特異性があり、クロム酸カリは近位尿細管のS1に、セファロリジンはS1とS2に、D-セリンD-serine、シクロスポリンA、塩化第二水銀（**写真34**）やシスプラチン（**写真35**）はS3に初期の傷害が生じ、その後近位尿細管全体に壊死が波及する。セファゾリンcefazolin、ゲンタマイシンやエチオンアミドethionamideなども近位尿細管を傷害するとされる。さらに、チロロン（インターフェロンインデューサー）は遠位尿細管を、アンホテリシンB amphotericin Bはヘンレ係蹄上行脚の太い部分を、ネダプラチンnedaplatinは近位尿細管に加え、乳頭部の集合管を傷害するとされる[79]。これらの薬物による尿細管上皮の細胞死では、薬物量によるが壊死以外にアポトーシスによる細胞死apoptotic necrosis（通常の毒性試験では単細胞壊死single cell necrosisとして扱う）も誘導する。中毒性急性尿細管壊死により傷害を受けた上皮は剥離desquamationし、尿細管に細胞性円柱を形成したり、尿中に細胞残屑cell debrisとして認められる。傷害後、基底膜が保存されていれば上皮はある程度再生するが、慢性化すると傷害尿細管周囲に炎症反応と線維化が生じる。なお、中毒性急性尿細管壊死において尿細管の基底膜が完全に崩壊すれば、急性腎不全に陥る。

2-4. 間質の病変

2-4-1）リンパ球浸潤 lymphoid infiltration、間質性腎炎 interstitial nephritis

　尿細管間質の限局した部位に軽度のリンパ球の集簇が正常な個体においても散見されることがある。加齢により増加するが、その原因は不明である。このような軽度の変化は間質性腎炎と診断するよりも、リンパ球浸潤の表現がよい。一方、非ステロイド系抗炎症剤では主に乳頭部の間質にリンパ球を主体とした炎症細胞の反応が、また中毒性急性尿細管壊死を誘起する薬物では、傷害を受けた尿細管周囲にリンパ球や形質細胞の集簇あるいはびまん性の反応がみられることがある。程度が重い場合、このような変化は尿細管間質性腎炎tubulo-interstitial nephritisと呼ばれる。イヌでは、亜急性から慢性経過のレプトスピラ感染症の個体で、間質にリンパ球や形質細胞を主体とした炎症反応がびまん性に生じる。これは非化膿性間質性腎炎non-purulent interstitial nephritisと診断される（**写真36**）。原因菌は、*Leptospira canicola*あるいは*L. icterohemorrhagiae*である。予防にはワクチンが用いられている。

2-4-2）間質(性)線維化 interstitial fibrosis

　腎線維化と呼ばれる病態には、糸球体線維化と尿細管間質(性)線維化tubulo-interstitial fibrosisの2つがある。

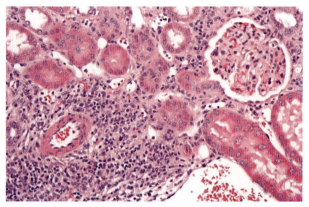

写真36　間質性腎炎
ラット、腎移植モデルの移植腎、HE染色。間質にリンパ球の浸潤がみられる。(写真提供:能登貴久先生)

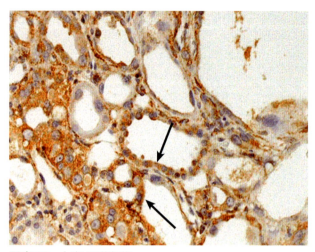

写真38　上皮-間葉転換
ラット、シスプラチン誘発、α-平滑筋アクチン免疫染色。尿細管上皮(矢印)と間質細胞に陽性細胞がみられる。

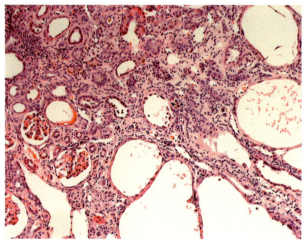

写真37　間質の線維化・尿細管拡張
ラット、シスプラチン誘発、HE染色。

どちらも、傷害後の修復過程として膠原線維が増生し瘢痕化する現象である。近年は、間質性線維化は増悪しつつある腎機能の指標となることから、尿細管間質性線維化のことを一般的に腎線維化 renal fibrosis と呼ぶ。間質の線維化は、中毒性急性尿細管壊死を誘起する薬物により、その病変が慢性的に進行する過程において生じる(**写真37**)。リンパ球、形質細胞、マクロファージの反応を伴う。特にマクロファージや再生しつつある尿細管上皮から TGF-β1 が産生され、その因子が既存の間質の線維芽細胞を筋線維芽細胞に形質転換させ、この筋線維芽細胞から過剰な細胞外基質(Ⅰ型およびⅢ型コラーゲンやフィブロネクチンなど)が産生されることで、線維化が進行する。また、傷害部位の萎縮した尿細管周囲の基底膜が肥厚し、間質の線維化に関わる。この基底膜成分には細胞外基質であるラミニンやⅣ型コラーゲンが含まれる。なお、筋線維芽細胞は、間質の線維芽細胞のほかに、血管周皮細胞(未分化間葉系細胞と考えられている)や再生尿細管の上皮-間葉転換 epithelial-mesenchymal transition/transdifferentiation(EMT)にも由来するとされる。EMT とは、傷害後の再生尿細管が正常な上皮に分化しないで間質細胞に変異する現象であり、腎線維化においては尿細管上皮が細胞外基質を産生する筋線維芽細胞に変換することから、この EMT は腎線維化において重要な現象であるとされている[4,80,81]。また、筋線維芽細胞は、その形成過程において α-平滑筋アクチン、ビメンチン、デスミンなどの細胞骨格を種々の割合で発現することが示され、このうち α-平滑筋アクチンに対する抗体は筋線維芽細胞の免疫組織化学的な同定に有用である(**写真38**)。

2-4-3) 間質アミロイド症 interstitial amyloidosis

糸球体のアミロイド症と同様に、マウス、特に ICR (CD-1)マウスにおいて加齢性病変として認められ、多くの場合糸球体病変が進行してから顕在化する(**写真39**)。

2-4-4) 間質脂肪細胞集簇 adipose aggregate

皮質間質よりも、髄質において多くみられる。成熟脂肪細胞からなる小集団が間質に認められ、周囲尿細管はわずかに圧排されることもあるが、脂肪腫のように大きな領域を占めず、境界は不明瞭である。起源は不明であり、髄質のⅠ型間質細胞あるいは未分化間葉細胞と考えられている。肥満モデル動物や、脂肪代謝に影響する化合物投与で認められる。

2-4-5) 間質水腫 interstitial edema

血管周囲や尿細管間質に蛋白質成分を含んだ浸出液が沈着し、急性炎症に伴い認められることがある。

2-4-6) 髄外造血 extramedullary hematopoiesis

脾臓や肝臓ほど反応しないが、貧血あるいはエリスロポエチン erythropoietin 投与で腎盂近辺の脂肪組織あるいは間質結合組織で生じる。赤芽球系あるいは顆粒球系

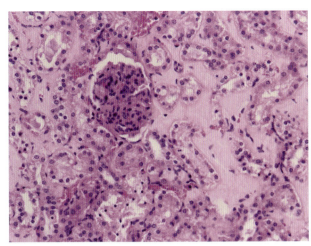

写真39　間質アミロイド症
ICR(CD-1)マウス、HE染色。

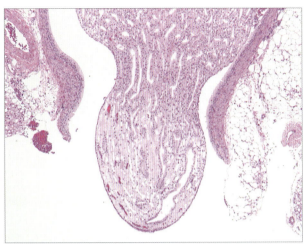

写真40　腎乳頭壊死
ラット、NSAIDs誘発、HE染色。（写真提供：仲辻俊二先生）

細胞の成熟度の異なる細胞集団からなる。

2-4-7) 骨化生 osseous metaplasia

F344ラットで知られている限局性変化であり、鉱質沈着とは関連性のない骨組織が尿細管間質に認められる。

2-5. 腎盂・腎乳頭の病変

2-5-1) 腎乳頭壊死 papillary necrosis

非ステロイド性抗炎症剤NSAIDs（アスピリン、フェナセチン、フェニルブタゾンなど）で乳頭壊死が生じる[82]（写真40）。ヒトやサルに比べ、ラットとイヌで感受性が高いとされる。初期の変化としては、腎乳頭部間質の浮腫やムコイド様変化がみられ、ついで間質や乳頭上皮の壊死や出血がみられる。高度になると、壊死の範囲が広がり、乳頭上皮には潰瘍が形成され、好中球の反応や石灰化がみられる。経過すると壊死部は脱落し、生存部位の組織から上皮が形成され、壊死部は脱落する。また、傷害された乳頭部に線維化が生じることもある。病変の形成過程から梗塞病変と考えられており、虚血性変化と直接毒性が原因とされる。薬物やその代謝物の沈着による血流障害や、血管拡張作用を介して血流を上昇させるプロスタグランジン（特にE2）の生成の阻害などがあるとされる[82,83]。NSAIDsの作用点であるプロスタグランジン合成酵素シクロオキシゲナーゼ cyclooxygenase（cox）のうち、cox-1は常時発現し、cox-2は炎症メディエーターによって誘導される。しかしながら、腎臓ではcox-2も常に発現し、ラットとイヌではこれらの発現、特にcox-1の乳頭部での発現が多いことと関係する[84,85]。

2-5-2) 腎盂炎 pyelitis、腎盂腎炎 pyelonephritis

老齢のマウスおよびラットで乳頭部や腎盂に好中球の種々の程度の反応がみられることがある。これは尿路系から上行性の炎症が波及し、腎盂炎が生じたものと考え

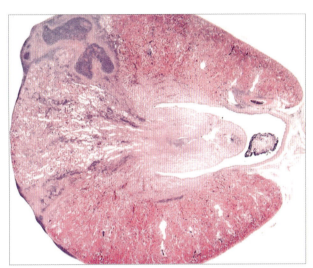

写真41　化膿性腎盂腎炎
ラット、自然発生、HE染色。左上に炎症が波及した白血球円柱がみられる。（写真提供：仲辻俊二先生）

られる。また、腎乳頭壊死、水腎症や腎盂結石・膀胱結石などでも好中球の反応を主体とした腎盂炎がみられる。化膿性の腎盂炎が高度となるとネフロン単位で炎症が上行性に波及し、白血球円柱の形成がみられ、化膿性の腎盂腎炎にいたる（写真41）。化膿性腎盂腎炎が高度で、腎盂が膿で満たされた状態を膿腎症 pyonephrosis と呼び、さらに膿が腎実質に及ぶと腎膿瘍 renal abscess となる。このような化膿性の炎症は、下部尿路系における化膿菌の感染に起因すると考えられる。

2-5-3) 逆行性腎症 retrograde nephropathy

上行性の腎盂腎炎もこの範疇に含まれるが、尿路の感染性病変だけに限られる変化ではない。薬剤性にはメラミン melamine 投与での腎毒性が報告されている[86]。

2-5-4) 腎盂拡張 dilatation of renal pelvis

尿路系の狭窄・閉塞により腎盂に尿が貯留し、その結

果腎盂が拡張する。これが高度となると後天性の水腎症となる。尿管結石や膀胱結石、あるいは尿路周囲の腫瘍形成などでみられる。マイトマイシンC mitomycin Cやスルホンアミドをマウスに投与すると尿道の上皮が増生・肥大し、水腎症となることが知られている。膀胱結石を誘発するウラシル投与で腎盂拡張がみられることがある。また、実験的な尿管結紮においても腎盂拡張や水腎症が誘発できる[15]。

2-6．その他

2-6-1）慢性進行性腎症
chronic progressive nephropathy
（chronic progressive nephrosis）

齧歯類でのみみられ、特にラットでの代表的な加齢性病変で、自然発生性糸球体硬化症 spontaneous glomerular sclerosis とも呼ばれる。SD 系および F344 ラットで好発し、アンドロゲンによる影響を受けて、雌よりも雄で発生時期が早く、発現頻度も高く、病変の程度も高度である。長期試験での生存率に大きく影響する。肉眼的には、表面は顆粒状で、高度になると凹凸がきわだち緑褐色調を呈するようになる。初期には基底膜肥厚を伴う好塩基尿細管（再生性尿細管）として比較的若い動物でも気づかれるが、1 年齢程度のラットにおいては糸球体に初期像がみられ始め、その後徐々に進行し、尿細管病変も増強し、その結果腎組織全体が荒廃する。糸球体においては、初期像として糸球体基底膜が肥厚し、IgG や IgM の沈着をみることがある。その後、メサンギウム細胞・基質の増加、糸球体基底膜の肥厚、さらにはボウマン嚢の肥厚などが生じ、高度となると糸球体全体が硬化・線維化する。尿細管では、近位尿細管の基底膜の肥厚とヘンレの太い部分・遠位尿細管の硝子円柱の形成がみられ、さらに進行すると、尿細管上皮は肥大あるいは萎縮し、硝子滴変性やヘモジデリン沈着、時には石灰沈着がみられる。影響を受けた尿細管の周囲の間質にはリンパ球や形質細胞の浸潤、そして線維化が生じる。間質の線維化が高度となると圧迫された尿細管は拡張し、部位によっては肥厚した基底膜を有する萎縮尿細管がみられる[87,88]（写真 21 参照）。変性像のほかに、尿細管上皮には再生像や上皮多層化を伴う過形成像（基底膜肥厚を伴う再生性過形成であって前がん病変とは異なる）もみられる。このような多彩な変化を示す尿細管にはしばしば硝子円柱がみられ、それが高度となると甲状腺濾胞様にみえることから thyroid kidney と称される（写真 42）。低蛋白食給餌ラットや給餌を制限したラットで、その発生時期の遅延、程度の軽減がみられることから、慢性進行性腎症は糸球体の濾過機能の異常が初期変化と考えられている。また、発がん性試験などで、被験物質を忌避する行動により摂餌量が減少したラットでも慢性進行性腎症の軽減がみられる。慢性・発がん性試験においては、化合物による増悪あるいは軽減影響を評価するために、

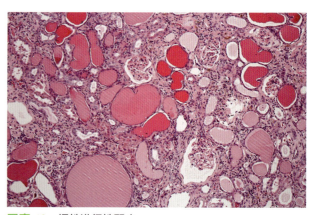

写真 42　慢性進行性腎症
ラット、自然発生、HE 染色。（写真提供：仲辻俊二先生）

慢性進行性腎症は個々の変化を分けて所見をとるのではなく、慢性進行性腎症としてグレード分類（Ⅰ〜Ⅳ程度）し、詳細に評価する必要がある[87]。

なお慢性化すると、中毒性急性尿細管壊死を誘発する薬物によっても糸球体や尿細管に類似の病変が形成され、間質に炎症細胞反応や線維化などが生じる[5]。このような病変は、病態としては同じであるが、自然発生性の慢性進行性腎症とは区別すべきである。

2-6-2）梗塞 infarct

腎臓では貧血性梗塞が生じる。血管病変、塞栓あるいは転移腫瘍などによって血液循環が絶たれた場合に生じ、楔状の弓状動脈支配下皮質領域が壊死に陥る。新しい病巣では、楔状の壊死領域と、周囲組織との境界明瞭な分画線を認める（写真 43 左）。梗塞部位では尿細管のみならず間質や糸球体も壊死し、境界では炎症反応、鬱血、尿細管変性を伴う。陳旧化すると線維で置換された瘢痕化巣となり、鉱質沈着や萎縮尿細管を認めることもある。最終的には限局した萎縮巣となる（写真 43 右）。

2-6-3）萎縮腎 contracted kidney、硬化腎 nephrosclerosis、終末腎 end-stage kidney

腎組織全体に線維化が生じ、腎が萎縮した状態を萎縮腎と呼ぶ。この病態は線維化が高度となり瘢痕収縮も著しいことから硬化腎とも呼ばれ、かつ種々の腎疾患の末期像として生じることから終末腎とも呼ばれる。慢性経過をたどる増殖性の糸球体腎炎、糸球体硬化症、非化膿性間質性腎炎、慢性進行性腎症や腎盂腎炎、また先天性疾患としての腎低形成・腎異形成や多発性嚢胞腎などで、その終末像としてみられる。また、高血圧症や糖尿病などの全身性疾患においても、腎組織が傷害され慢性化すると、腎線維化（萎縮腎の状態）を導く。尿路系の長期にわたる閉塞・狭窄では、腎盂が拡張し水腎症となり、圧迫された腎組織に線維化が生じることから水腎性萎縮腎 hydronephrotic contracted kidney と呼ばれる。萎縮腎の状態となると、腎機能は著しく低下し慢性腎不全・尿毒症に陥る。

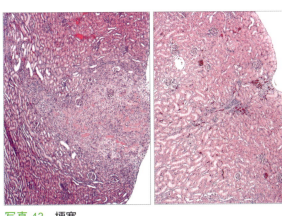

写真43　梗塞
ラット、自然発生、HE染色。（写真提供：仲辻俊二先生）

2-6-4）腎不全 renal failure、尿毒症 uremia、腎性上皮小体機能亢進症 renal hyperparathyroidism

　腎不全は腎機能が障害された状態で、急性に生じる急性腎不全と、徐々に腎機能が低下する慢性腎不全がある。急性腎不全は、急性尿細管壊死による尿細管の機能不全時や、播種性血管内凝固など腎の微小血管が急激に閉塞された際にみられる。慢性腎不全は、糸球体腎炎、非化膿性間質性腎炎、尿細管壊死、腎盂腎炎や慢性進行性腎症などの病態が徐々に進行し萎縮腎となる過程でみられる。

　慢性腎不全により腎機能が低下すると全身性にさまざまな病態が現れる。これを尿毒症という。老廃物の排泄ができなくなることから血中に尿素、クレアチニン、インジカン、フェノールなどの毒性物質が循環するようになり、さまざまな臓器に機能障害を引き起こす。また、尿細管での電解質の再吸収が不十分となり、血中の電解質（カリウム、塩素、カルシウム、ナトリウム、リンなど）のバランスに異常が生じ、その結果、高カリウム血症、低塩素血症、カルシウム減少症などが生じる。さらに、代謝性アシドーシス（血中pHの異常）やビタミンD代謝障害も起こる。病理学的には、尿毒症の動物には、壊死性（潰瘍性）口内炎・喉頭炎、出血性・潰瘍性胃腸炎、胸膜炎、心外膜・内膜炎などが認められる。また、尿細管からの電解質の吸収障害による血中のカルシウム・リンのバランスが異常となる結果、腎性（続発性）上皮小体機能亢進症 renal (secondary) hyperparathyroidism が生じ、上皮小体から過剰に分泌されるパラソルモンにより骨からカルシウムイオンが脱出し、腎性（線維性）骨異栄養症 renal (fibrous) osteodystrophy が生じる。また、高カルシウム血症となり転移性石灰沈着症（肺、腎、胃）や炎症・壊死・変性部位における異栄養性石灰沈着症が生じる。さらに、尿毒症性肺炎 uremic pneumonia が起こりやすくなり、肺機能が低下する。

2-6-5）ループス腎炎 lupus nephritis

　全身性エリテマトーデス（SLE）のモデルであるNZB/NZWF1マウスでは、免疫複合体の沈着を特徴とするさまざまな糸球体腎炎がみられる。これはループス腎炎と呼ばれる[89]。

2-6-6）肉芽腫性腎炎 granulomatous nephritis

　ネコの伝染性腹膜炎 feline infectious peritoneal (FIP) の病変（被膜の血管周囲）、イヌやウサギでの Encephalitozoon cuniculi 感染病変、イヌのイヌ回虫の迷入した病変では、腎にリンパ球、形質細胞、マクロファージから成る限局した肉芽腫が形成される[90]。

2-6-7）閉塞性腎症 obstructive nephropathy

　尿細管腔や尿細管上皮に薬物に起因した結晶物が多量沈着し、尿の排泄を阻害した場合に生じる。尿細管は拡張し、結晶を中心に類上皮細胞や多核異物巨細胞を含む肉芽腫性炎が生じ、好中球反応や線維化も混じる。腫瘍塊による尿管圧迫や、雄性マウスでの蛋白性プラグによる尿道や膀胱閉塞など、尿の排泄を障害した場合にも生じる。

2-6-8）栓塞性化膿性腎炎 embolic suppurative nephritis、微小膿瘍 microabscess

　心臓僧帽弁に菌塊を含んだ化膿性炎症（血栓形成）が生じるとその剥離した組織片が栓子となり、腎の中小動脈や糸球体係蹄の血管に塞栓し、いわゆる塞栓性化膿性腎炎が生じる。好中球の反応が集簇すると微小膿瘍となる。

2-6-9）播種性血管内凝固 disseminated intravascular coagulation (DIC)

　組織中のトロンボプラスチンの放出や血管内皮細胞傷害により凝固因子が活性化することで、全身性の微小血管にフィブリン血栓が生じる病態で、腎では糸球体係蹄の血管内にみられることがある。急激な虚血が生じ、急性腎不全に陥ることがある。ラットではリポ多糖 lipopolysaccharide の投与で誘発できる[91]。

2-6-10）糖尿病性腎症 diabetic nephropathy

　高血糖が持続すると糸球体のメサンギウム（細胞・基質）の増殖と糸球体基底膜の肥厚を特徴とした糸球体腎症が形成される（写真12、27参照）。これが進行すると糸球体の血管内皮やその他の糸球体構成細胞が傷害され、糸球体腎炎、さらには尿細管機能障害や間質の線維化が生じる[92,93]。初期の糸球体病変は糖尿病を自然発症する動物モデルやストレプトゾトシンやアロキサンなどによる誘発糖尿病モデルでみられる。

3．増殖性・腫瘍性病変

3-1．尿細管

3-1-1）尿細管単純性過形成
simple tubule hyperplasia

■**同義語**　尿細管限局性過形成 focal tubule hyperplasia
■**組織発生**　尿細管上皮。
■**組織学的特徴**　尿細管上皮の過形成は、被覆細胞の数の増加を意味するが、個々の尿細管構造の基底膜による枠組みをこえた増殖は伴わない。単純性過形成は、上皮細胞の数が増加し、それとともに尿細管腔が拡大するが、上皮細胞は1層に保たれている（**写真44**）。正常の組織構築をこえずに、尿細管腔の拡張によって横断面での尿細管の直径が増大することもある。腎乳頭壊死に続発する腎盂腎炎の尿細管でみられるように、再生上皮の密集によって、時に偽重層の様相を呈することもあるが、真の重層化ではない。細胞数の増加と尿細管腔の拡張のために、しばしば尿細管の大型化を伴う。細胞質の染色性は主として好塩基性であるが、異なる染色性を示すこともある。管腔が著明に拡張している場合には、嚢胞性過形成と呼ばれることがある。
■**鑑別診断**　異型過形成は重層あるいは乳頭状の増殖性を示す。
■**解説**　過形成は疾患の過程あるいは生体異物によって最も影響を受けやすい部位である近位尿細管に主として観察されるが、尿細管のいずれの部位も化学的傷害に対する反応として過形成を生じうる可能性がある。齧歯類での加齢性病変として認める慢性進行性腎症のネフロンに特徴的に観察されるように、再生に随伴する近位尿細管の単純性過形成では、尿細管径の増大を伴わずに好塩基性上皮細胞の数が増加する。近位尿細管以外の単純性過形成の例には、カリウム欠乏時に観察される髄質集合管上皮の過形成があり、可逆的変化であることが知られている[94,95]。慢性進行性腎症に認められる過形成は慢性進行性腎症の範疇におさめて、別所見として評価すべきでない[96]。

3-1-2）尿細管異型過形成
atypical tubule hyperplasia

■**同義語**　腎細胞異型過形成 atypical renal cell hyperplasia
■**組織発生**　尿細管上皮。
■**組織学的特徴**　異型過形成は孤在性の分布を示し、上皮細胞の重層化あるいは乳頭状増殖によって特徴づけられ、しばしば細胞径および核径の不整を含む細胞や核の多形性、核／細胞質比の増大などを伴う（**写真45、46**）。また細胞数の増加と尿細管腔の拡張のために、しばしば尿細管の大型化を伴う。したがって、異型過形成は次の3つの形態をとりうる。すなわち、(1)増殖上皮の尿細管腔への限局性突出、(2)上皮の多層化、(3)上皮細胞の充

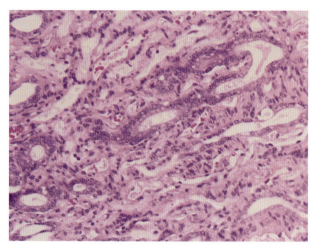

写真44　尿細管単純性過形成
ラット、自然発生　HE染色。

実性増殖による尿細管腔の閉塞、がみられるが、いずれの場合でも基本構築は保たれ、個々に識別できる。細胞質の染色性は主として好塩基性であるが、時に好酸性、淡明性 clear あるいは膨大細胞性 oncocytic であり、染色性によって過形成をさらに分けることがあるが、後述の膨大細胞性を除いては、これらは本質的な分類ではない。管腔が著明に拡張している場合には、嚢胞性過形成と呼ばれることがある。
■**鑑別診断**　腎腺腫との鑑別が問題となるが、過形成性変化では個々のネフロン構造の範囲内にとどまり、周囲への圧排性は認めない。皮質では同一の過形成性尿細管が隣接する迂曲部分が、腺腫に類似した所見を呈することがあるので注意を要する。ミトコンドリアの呼吸連鎖の最終酵素であるチトクロームC酸化酵素の免疫組織化学的証明は、膨大細胞過形成の特異的指標になりうる。
■**解説**　単純性過形成と同様に近位尿細管の特定の分節に主として観察されるが、尿細管のいずれの部位も化学的傷害に対する反応として過形成を生じうる可能性がある。慢性進行性腎症に認められる過形成は単純性であっても異型を伴っても、それが再生性の変化、つまり基底膜肥厚を伴う場合は慢性進行性腎症の範疇におさめて、過形成としては評価すべきでない[96]。一方で、前がん病変と考えられる基底膜肥厚を伴わない異型過形成は、たとえ慢性進行性腎症の進行した腎であっても別個の変化として評価すべきである[96]。過形成巣を取り囲む線維芽細胞性および微小血管からなる組織の存在は、異型過形成の膨脹性成長の目印となる[97,98]。種々の化学発がん物質による腎尿細管発がんの実験モデルにおいて、異型過形成は尿細管の腺腫や腺癌へ連続的に移行する前駆病変と考えられている。一般に、非遺伝毒性発がん物質 non-genotoxic carcinogen の連続投与によって誘発される、横断面において正常糸球体の直径の2倍をこえない尿細管の増殖性病変は、曝露の中断によって可逆性に回復しうる可能性が示唆されている。腎盂腎炎やニトリロ三酢酸ナトリウム sodium nitrilotriacetate の投与[99,100]に伴う

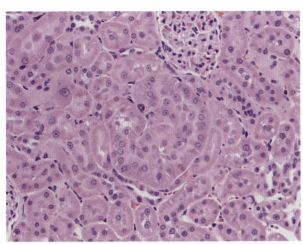

写真45　尿細管異型過形成（好酸性）
ラット、自然発生　HE染色。

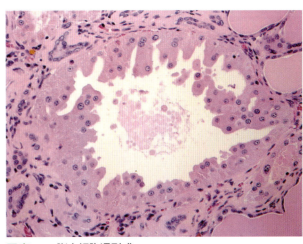

写真47　膨大細胞過形成
ラット、自然発生、HE染色。（写真提供：岩田 聖先生）

3-1-4）腺腫 adenoma

■**同義語**　腎細胞腺腫 renal cell adenoma、尿細管腺腫 renal tubule adenoma

■**組織発生**　尿細管上皮。

■**組織学的特徴**　個々の尿細管の構築を破壊せず、顕著な空胞化や出血・変性・壊死の限局巣を欠如するが、明らかな上皮細胞の増殖を示す小型の腫瘍性病変である（**写真48～50**）。しかし、通常、単細胞壊死、わずかな核分裂像および細胞の多形性を伴う。形状は類円形～不規則形であり、充実性 solid、管状 tubular、嚢胞性 cystic、葉状 lobular、乳頭状 papillary、嚢胞乳頭状 cystopapillary の成長パターンをとる。大きさに依存して、腺腫は周囲実質を軽度に圧排することがあるが、通例、周囲に偽被膜の形成を伴わない。染色性は好塩基性である場合が多いが、時に好酸性、両染性、淡明性（**写真51**）、あるいは膨大細胞性（好酸性顆粒状）と記載されることがある。腺腫の組織構築は、腺癌、特に高分化型のものに類似する。

■**鑑別診断**　腺腫は横断面において、一般に尿細管の過形成よりも直径が大きく、尿細管径5～6個分をこえる。また、病変内において、新生の管腔を形成する細胞集塊の出現は、異型過形成との別の鑑別点となりうる。単独の尿細管腔の高度の拡張が周囲ネフロンを圧排することがあるので、圧排性のみでは腺腫を過形成から鑑別できない。腺癌は明らかな出血あるいは壊死、顕著な増殖活性、浸潤や転移が存在する。

■**解説**　腎腫瘍の発生を増加させる多くの化学物質が知られており、その化学物質が作用するネフロンの各分節から腎腫瘍が発生する。例えば、N-（4'-フルオロ-4-ビフェニル）アセトアミド N-(4'-fluoro-4-biphenyl)acetamide は、髄放線あるいは髄質外帯外層の近位尿細管直部に腫瘍を誘発するのに対し[101]、ジメチルニトロソアミン誘発腫瘍は皮質の近位尿細管曲部から発生する[102]。一般に、異型過形成から腺腫を経て腺癌に連続的に進展すると考えられているが、腺腫の中には増殖能に限界があり、実験期間内には腺癌にまで発展しないことがしば

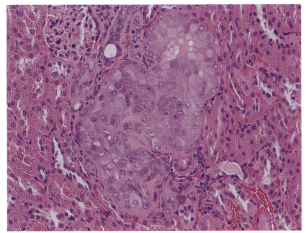

写真46　尿細管異型過形成（好塩基性）
ラット、ジメチルニトロソアミン dimethylnitrosamine 誘発、HE染色。

ものは、可逆的であることもある。

3-1-3）膨大細胞過形成 oncocytic hyperplasia

■**組織発生**　集合管上皮。

■**組織学的特徴**　膨大細胞 oncocyte は淡明な、わずかに好酸性の、微細顆粒状細胞質を持つ細胞をいい（**写真47**）、この顆粒状物質は超微形態学的には充満した異型ミトコンドリアである。核は中央に位置し、核小体は明瞭ではない。このような上皮細胞からなる尿細管過形成を膨大細胞過形成と呼び、ほかの異型性尿細管過形成と区別する。ミトコンドリアの証明にはチトクロームC酸化酵素の免疫組織化学染色が有効である。

■**鑑別診断**　膨大細胞腫との鑑別が必要となる。膨大細胞腫は尿細管構造をこえて成長する大きな病変で、周囲実質を圧排する。

■**解説**　尿細管過形成とは、異なるネフロンの分節から発生するため、形態的な差異だけでなく、リスク評価上区別される。

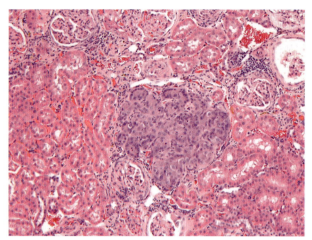

写真48　腺腫（好塩基性）
ラット、ケルセチンによる慢性進行性腎症例、HE染色。

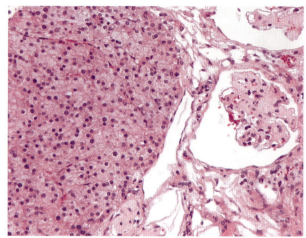

写真50　腺腫（好酸性）
マウス、自然発生、HE染色。

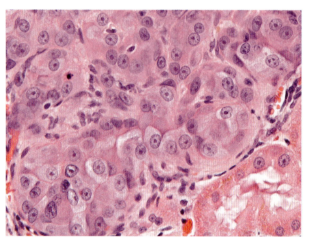

写真49　腺腫（好塩基性）
写真48の拡大像。

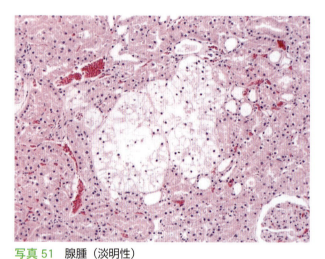

写真51　腺腫（淡明性）
ラット、N-エチル-N-ヒドロキシエチルニトロソアミン N-ethy-N-hydroxyethylnitrosamine 誘発、HE染色。
（写真提供：津田洋幸先生）

しばある。ラットの慢性進行性腎症の進展が尿細管上皮の好塩基性増殖性病変の要因となることは知られており[103]、これに関連してヒドロキノン hydroquinone、エチルベンゼン ethylbenzene およびケルセチン（クエルセチン）quercetin[104]などで腺腫の発現が報告されているが、このような齧歯類特異な病変による腺腫の増加はヒトへは外挿されない[96]。$α_{2u}$-グロブリン腎症に関連して腺腫の発生が認められるが[105]、これについても同様にヒトへ外挿されない[106,107]。

3-1-5）膨大細胞腫 oncocytoma

■**同義語**　膨大細胞腺腫 oncocytic adenoma、好酸性細胞腫 eosinophilic adenoma

■**組織発生**　集合管上皮。

■**組織学的特徴**　髄質外層でみられ、淡明からわずかに好酸性の微細顆粒を持った膨大細胞から構成される。比較的小さな病巣であるが、線維性被膜の形成をみることがあり、周囲実質を圧排する。細胞質に充満した異型ミトコンドリアの証明にはチトクロムC酸化酵素の免疫組織化学染色が有効である。

■**鑑別診断**　膨大細胞過形成では個々のネフロン構造の範囲内にとどまり、周囲への圧排性は認められない。糸球体径の3倍をこえるサイズのものは膨大細胞腫とすべきである。

■**解説**　膨大細胞腫は、悪性への進展を示さない良性腫瘍とされている。他の腺腫とは異なるネフロンのセグメントから発生し、かつヒトに対する関連性が明らかでないため、形態的な差異からだけでなく、リスク評価上区別される。

3-1-6）癌 carcinoma

■**同義語**　腺癌 adenocarcinoma、腎細胞癌 renal cell carcinoma、グラヴィッツ腫瘍 Grawitz tumor、尿細管腺癌 renal tubule adenocarcinoma

■**組織発生**　尿細管上皮。

■**組織学的特徴**　特に腎発がん物質によって誘発される場合は、時に数cmの大きさの膨脹性発育を示す境界明瞭な肉様物である。組織型は、染色性に基づいて好塩基性、好酸性、淡明性、両染性もしくは混合型、組織構築

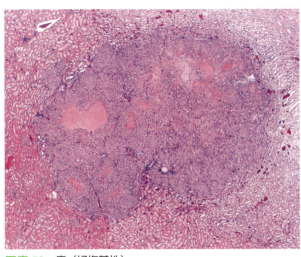

写真 52　癌（好塩基性）
ラット、アカネ色素誘発、HE 染色。

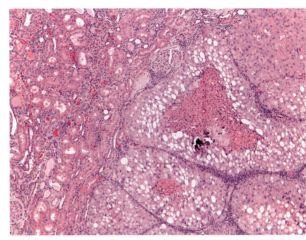

写真 54　癌（好酸性）
ラット、自然発生、HE 染色。

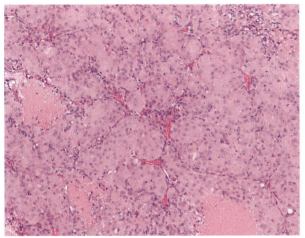

写真 53　癌（好塩基性）
写真 52 の拡大像。

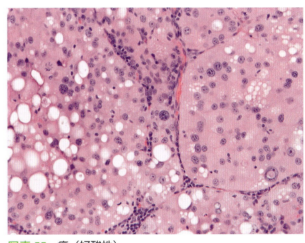

写真 55　癌（好酸性）
写真 54 の拡大像。

に基づいて管状、小葉状、乳頭状、充実性ないし混合型に分けられることがある。高分化型の好塩基性および好酸性癌は、管状あるいは乳頭状になる傾向にあるが、明細胞癌はしばしば組織構築を欠き、小葉性ないし充実性癌の形態をとることが多い。大型の腫瘍は、多形性を伴い、染色と構築パターンが混ざり合った混合型を呈することが多い。まれには未分化癌も認められ、ラットよりもマウスで多い。一般に、腎癌は膨脹性に発育し、被膜形成を伴う場合も、そうでない場合も、周囲実質を圧排するが、時に腫瘍辺縁から直接隣接する実質への局所的な浸潤を示す。また、未分化癌は既存の尿細管への浸潤性増殖を示すことがある。核分裂像は癌組織全体を通じて散見される程度であることが多いが、一般に明細胞癌では非常に少なく、未分化癌では顕著である。尿細管腫瘍の間質は、通常、毛細血管と結合組織からなる繊細な構造をなすが、未分化癌では間質がよく発達し、硬癌の性格を呈することが多い。

■**鑑別診断**　腺腫との鑑別は明確ではなく、腫瘍細胞の形態や組織構築のみに基づいた単純な判定は困難であるが、腺腫と比較して、癌は大小の出血・壊死巣、新生血管を伴い、腫瘍径が 0.5 cm をこえることが多い（**写真 52〜55**）。大きな腫瘍ほど転移もみられる傾向にある。しかし、特に 1 枚の切片上での病変の広がりが必ずしも真の腫瘍径を表すとは限らないので、大きさのみでは腺腫との厳密な鑑別点とはならない。

■**解説**　自然発生性にも遭遇する[108]が、腺腫と同様にニトロソ化合物で誘発される。マウスではストレプトゾトシン[109]やリン酸トリス(2,3-ジブロモプロピル) tris (2,3-dibromopropyl) phosphate[110]で報告がある。腎尿細管に対する発がん物質の長期曝露実験では、遠隔臓器への転移はまれであるが、ジメチルニトロソアミンの単回投与実験においては比較的よくみられる[111]。転移をきたす原発性腎癌は、しばしば未分化な腫瘍細胞を含む多彩な組織形態を呈することが多い。両染性癌は膨大細胞腫と同様に、他のタイプから区別すべきともいわれている。

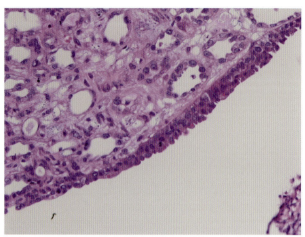

写真56　単純性過形成
ラット、自然発生、HE染色。

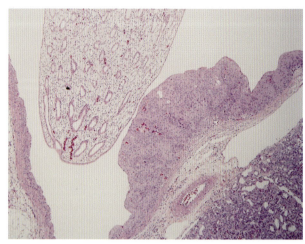

写真58　結節状過形成
ラット、N-ビス(2-ヒドロキシプロピル)ニトロソアミン N-bis(2-hydroxypropyl)nitrosamine 誘発、HE染色。

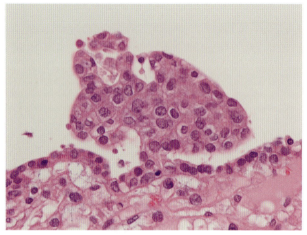

写真57　乳頭状過形成
ラット、自然発生、HE染色。

3-2. 腎盂

3-2-1) 尿路上皮過形成 urothelial hyperplasia

■**同義語**　移行上皮過形成 transitional cell hyperplasia
■**組織発生**　腎盂粘膜上皮。
■**組織学的特徴**　尿路上皮過形成は、腎盂粘膜表面のいかなる部位に限局性、あるいはびまん性に生じ、成長パターンから単純性 simple、乳頭状 papillary、結節状 nodular に分類される。単純性過形成は腎盂上皮の無茎均一な肥厚で、外方・内方への限局性の成長を伴わない（写真56）。乳頭状過形成は上皮の腎盂腔内への外方突起様増殖を示し、しばしば基部に結合組織性の芯を形成する（写真57）。結節状の過形成については充実性で、増殖パターンが、(1)腎盂内腔への突出、(2)腎盂粘膜の板状肥厚、あるいは(3)上皮下のみに限局、のいずれであるかによって、それぞれ外方性、広基性あるいは内方性と呼ばれる（写真58）。また、細胞の形態が多彩で異型性を伴うこともある。異型のない尿路上皮過形成では、細胞は均一で正常の尿路上皮の形態とほとんど区別できない。異型を伴う尿路上皮過形成は、細胞の多形性、核異型、細胞質の好塩基性化、不規則な配列および顕著な核分裂像を特徴とする。

■**鑑別診断**　尿路上皮（移行上皮）癌とは出血、壊死、転移あるいは浸潤の有無、周辺正常組織との境界の明瞭さで鑑別する。乳頭腫は齧歯類においては尿管および膀胱には認められるものの、腎盂腔内に限局して発生した例は報告されていない。

■**解説**　尿路上皮過形成は、細菌感染、尿路系に対する毒性物質や発がん物質への曝露、結石形成または腎乳頭壊死に随伴して生ずる。内方性発育を示すものはラットではまれであるが、ニトリロ三酢酸の投与時に観察される[100,112]。最もよくみられる外方性発育は乳頭状ないし結節状に増殖する。乳頭状型は特に尿路系感染の過程でみられるもので、通常はっきりした発育の核となる間質線維成分の増量を伴う。結節状尿路上皮過形成は、一般には腎乳頭傷害物質による反応としてみられる。尿路系を標的とする化学発がん物質は、異型のある、または異型のない尿路上皮過形成を誘発するが、異型過形成は前がん病変と考えられている。まれに扁平上皮化生を伴う。

3-2-2) 尿路上皮癌 urothelial carcinoma

■**同義語**　移行上皮癌 transitional cell carcinoma、腎盂癌 renal pelvic carcinoma
■**組織発生**　腎盂粘膜上皮。
■**組織学的特徴**　腎盂癌のうち、尿路上皮から構成されるが、一部で扁平上皮への分化を認めることが多い。尿路上皮癌は初期には腎盂内へ増殖し、その後浸潤による腎実質の変形を伴い、境界不明瞭な発育を示す（写真59、60）。腫瘍細胞は、乳頭状、小葉状または索状に配列し、細胞自体は正常の尿路上皮と鑑別しにくいが、充実性部分は著明な細胞および核の多形性や不規則性配列などの異型性を示す。尿路上皮癌の腎盂腔内への増殖は乳頭状ないし結節状であるが、腎実質への浸潤は、通常、索状ないし不規則な細胞集塊として出現する。核分裂像は頻繁にみられ、一般には明らかな好中球浸潤を伴う顕著な炎症反応や出血、さらに壊死巣を随伴する。

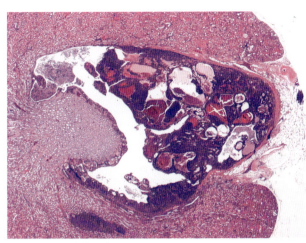
写真59　尿路上皮癌
ラット、アカネ色素誘発、HE染色。

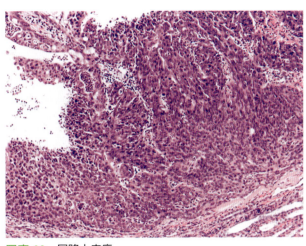
写真60　尿路上皮癌
写真59の拡大像。

■**鑑別診断**　扁平上皮癌はシート状ないし不規則な島状に配列し、角化や癌真珠形成を伴う扁平上皮様細胞から構成される。多くの尿路上皮癌が比較的繊細な間質を形成するのに対して、扁平上皮癌はよく発達した膠原線維性の間質を伴うことが多い。

■**解説**　DA/Han系ラットにおいて、最も頻度の高い自然発生性腎腫瘍であるが[113]、実験室で繁用される齧歯類ではまれである。腎盂腫瘍を誘発する化学物質の数は、尿細管の腫瘍を誘発するものよりもずっと少ない。

3-2-3）扁平上皮癌 squamous cell carcinoma

■**同義語**　類表皮癌 epidermoid carcinoma
■**組織発生**　腎盂粘膜上皮。
■**組織学的特徴**　悪性度が高く浸潤性、転移性の増殖を示す。高分化なものでは角化や真珠形成も認められる。低分化型では細胞異型を伴い、異常な角化（不全角化 parakeratosis）もみられ、核分裂像は頻繁である。索状、シート状ないし不規則な島状に配列し、扁平上皮様細胞はケラトヒアリン顆粒を細胞質に含む。また、よく発達した膠原線維性の間質を伴い、小石灰化巣は特にラットにおいてよく認められる。

■**鑑別診断**　尿路上皮癌は扁平上皮癌に比べて繊細な間質を形成する。尿路上皮癌の扁平上皮化生との区分は、扁平上皮細胞が主な構成細胞かどうかである。

■**解説**　尿路上皮の扁平上皮化生から生じる場合と、尿路上皮癌細胞が扁平上皮に分化して生じる場合が考えられる。自然発生性病変は極端にまれである。

3-3. 間葉系組織の腫瘍

3-3-1）腎間葉系腫瘍 renal mesenchymal tumor（RMT）

■**同義語**　stromal nephroma、malignant mesenchymal cell tumor
■**組織発生**　間質細胞。

■**組織学的特徴**　浸潤性の発育様式のため、境界不鮮明な不規則な形状を呈する。髄質外帯外層から発生し、まず腎の最外層を巻き込み、時間の経過とともに腎盂内へも進展する。小型のものは組織構築上、線維性である傾向にあるが、大型の腫瘍は顕著な囊胞、出血壊死巣および膠様組織を伴い多胞状であることが多い。核分裂像はよくみられ、腫瘍は腹腔内を充満するほどの発育能力を示し、宿主を死にいたらしめることがある。腹壁への局所浸潤がみられ、まれには転移を伴うこともある。したがって、本腫瘍は悪性腫瘍である。腎間葉系腫瘍（RMT）の特徴は、通常孤在性の腫瘍内に多様な軟部組織の細胞成分が混在することである。基本的な細胞成分は、正常な腎尿細管の間を浸潤性に増殖する腫瘍先端部にみられ、しばしばヘリンボーン状（杉綾様）あるいは渦巻状パターンを含む線維肉腫様の配列をなす。特徴像は、紡錘形細胞が孤立した腎尿細管を多層性に取り囲む所見である（**写真61、62**）。細胞密度の低い部分では、時に未熟な間葉組織もしくは粘液腫様組織に類似した細網構造を形成する。平滑筋線維は極小な例を除きほとんど常に存在するが、細胞密度の低い囊胞腔を取り囲む部分では疎らに分布する。時には平滑筋が豊富で、平滑筋肉腫とすべき領域が線維肉腫の部分に混在することがある。多くの例においては、血管腫、血管内皮腫ないし血管肉腫と区別できない異常な血管構造の発達がみられ、それらの領域は線維肉腫様の配列部分に連続する。時にみられる他の細胞成分として、横紋筋芽細胞、成熟横紋筋、軟骨があり、まれに類骨組織がみられることもある。腫瘍細胞の産生する著明なコラーゲンの沈着も明らかな細網構造と同様に特徴的である。腫瘍全体あるいはその大部分が、線維腫（膠原線維優位）、線維肉腫、平滑筋肉腫、横紋筋肉腫または血管肉腫として診断できるような、単一の細胞成分からなる場合もある。

■**鑑別診断**　腎芽腫との鑑別が問題となるが、RMTでは腫瘍性結合組織が異質の細胞成分の混在からなること、また腎芽腫では高度に好塩基性の糸球体あるいは尿

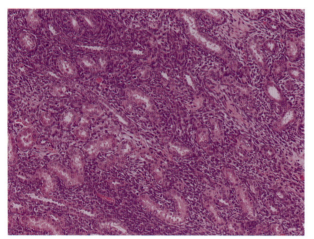

写真 61　腎間葉系腫瘍
ラット、アカネ色素誘発、HE 染色。

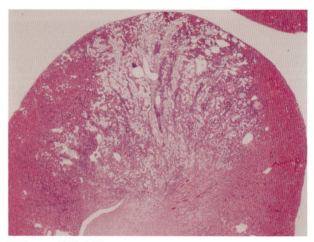

写真 63　脂肪肉腫
ラット、自然発生、HE 染色。

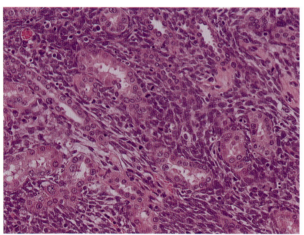

写真 62　腎間葉系腫瘍
写真 61 の拡大像。

細管原基が目立つことなどから鑑別可能である。RMT にみられる尿細管と糸球体は、既存の構造が腫瘍内に取り残されたものであるが、腎芽腫におけるそれらの構造は上皮系への分化を示す腫瘍性成分である。ただし RMT におけるこの取り残された尿細管は、しばしば過形成かつ化生を生じ、中腎管様の不動毛を持った管腔構造を呈することがあり、この点で腎芽腫との鑑別をさらに困難にしている[114]。RMT における不規則な発育は、円形で境界明瞭な腎芽腫の増殖とは対照的である。RMT は、しばしば血管腫や血管肉腫と区別できないような腫瘍性血管への分化を示すので、ラット腎においては純粋な血管原性腫瘍が RMT とは別個の腫瘍群を構成するかどうかが不明である。したがって、主として腫瘍性血管からなる腎腫瘍は、RMT の血管腫性あるいは血管肉腫性の亜型と呼ぶべきである。同様に、長期の動物実験では、好塩基性の紡錘形細胞が大部分を占める細胞密度の高い腫瘍が時にラットの腎臓に出現する。

■解説　ラットにおいて遺伝毒性物質であるニトロソ化合物による RMT の誘発が知られているが、かなりまれに自然発生する[115,116]。誘発腎腫瘍において、RMT は尿細管腫瘍の発生よりもはるかにまれである。マウスについての本腫瘍はほとんど知られていない。

3-3-2) 脂肪腫 lipoma

■組織学的特徴　通常直径 0.5 cm 以下の小さい病変として髄質外帯の外層に局在することが多い。組織学的には、均一な成熟した脂肪細胞が間質に集簇し、その領域にわずかに尿細管が存在して認められることもある。顕著な血管新生はなく、核分裂像、出血ないし壊死は認められない。

■鑑別診断　脂肪性腫瘍はおそらく良性から悪性へと連続的な発育を示すが、腎腫瘍においては大きさと構成細胞の成熟度や異型性から脂肪腫と脂肪肉腫に区別する。血管新生は顕著でなく、分裂像、壊死および出血は認められない。

■解説　化学物質による脂肪性腫瘍の明らかな誘発例はこれまで報告されていない。

3-3-3) 脂肪肉腫 liposarcoma

■組織学的特徴　浸潤性発育を示すやや大型の腫瘍で、腎間葉系腫瘍（RMT）に類似した不規則で不鮮明な境界をもつ。成熟した脂肪細胞、脂肪芽細胞（泡沫状細胞あるいは印環細胞様）ならびに比較的未分化な間葉系細胞が混在する（写真 63、64）。脂肪肉腫の多くはよく分化した脂肪細胞からなるが、同一腫瘍の他の部分ではそれら成熟細胞と未熟な脂肪芽細胞が混在する。低分化な間葉系の細胞は特に浸潤境界部において観察されることが多く、大型の腫瘍では周囲の成熟型脂肪細胞に比べて明らかに密度の高い細胞集塊を形成する。明らかな出血ないし壊死巣はしばしばみられる。核分裂像もしばしば観察されるが、通常は未分化な間葉細胞を含む領域に限られる。

■鑑別診断　RMT と比較して、脂肪細胞への分化のみを示し、腫瘍性の血管組織、平滑筋、横紋筋、軟骨および類骨などの、他の結合組織成分は認められない。コラーゲンもレチクリンもその量は乏しい。残存する尿細

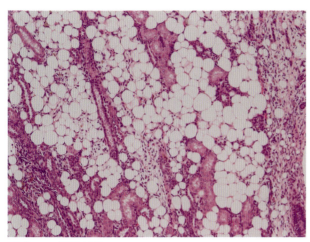
写真 64　脂肪肉腫
写真 63 の拡大像。

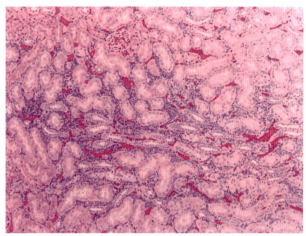
写真 65　腎芽腫症
ラット、自然発生　HE 染色。（写真提供：岩田 聖先生）

管上皮、糸球体および尿路上皮の細胞集塊は、腫瘍組織内に点在し、RMT よりももっと疎らに観察される。これらは基底膜の肥厚を伴い、萎縮状ないし囊胞状となることが多い。
■解説　ラットの大部分の系統では、自然発生性の腎腫瘍は腎尿細管由来のものが一般的であり、腎脂肪肉腫の発生はまれである。マウスでの発生は知られていない。

3-4．胎児（仔）性組織の腫瘍

3-4-1）腎芽腫症 nephroblastematosis（nephroblastomatosis）

■同義語　腎原基遺残 blastemal rest（nephrogenic rest）
■組織発生　後腎原基由来の上皮。
■組織学的特徴　小さな孤在性の、芽細胞 blast cell からなる好塩基性細胞集塊として認められる（写真 65）[117]。皮髄境界部あるいは髄質外帯の直尿細管に挟まれた領域でみられ、細胞集団の中には取り残された既存尿細管がわずかに圧迫されたようにして存在することもある。blast cell は時にロゼット状や胞巣状構造となり、尿細管原基や糸球体様構造を形成しつつあるように認められる。
■鑑別診断　腎芽腫は大きく、ネフロン原基と、腎上皮への分化を示す特徴がある。
■解説　腎芽腫へ進展する病態と考えられている。Upj: TUC(SD)spf.nb ラットは tumor-bearing Upjohn Sprague-Dawley ラットのコロニーから作製された腎芽腫好発系であるが、このラットにおいて詳細に報告されている[117]。また近年は Wistar ラットやサルの自然発生性の報告もみられる[118,119]。

3-4-2）腎芽腫 nephroblastoma

■同義語　ウィルムス腫瘍 Wilms' tumor、胎児性混合腫瘍 embryonal mixed tumor
■組織発生　後腎原基由来の上皮。
■組織学的特徴　腫瘍が小型の場合には、好塩基性の強いネフロン原基の単調な増殖巣として皮質表層部にみられることが多い。肉眼的に確認できる大きさに達すると、周囲実質からよく分界された境界鮮明な増殖を示す。時間の経過とともに、多分葉状の大型の腫瘍塊に発育することが多い。腎芽腫の病理組織像は、高度に好塩基性のネフロン原基と、腎上皮に類似した分化の傾向によって特徴づけられる。原基を構成する腫瘍細胞は、境界不鮮明なわずかな細胞質と、大型でクロマチンに富むか、または小胞状の核を有し、上皮様を呈する。これらの原基様細胞は、密に結合して集塊状、球状ないし柱状に配列し、その断面はおおむね類円形を示す（写真 66～68）。原基細胞はまた、吻合して索状、胞巣状あるいは乳頭状に配列し、まれには円筒状としてみられる。極めて早期の病変はほとんどが未分化な芽細胞（芽体 blastema）からなるが、肉眼的に観察される大きさの腫瘍では尿細管ないし糸球体様構造の如何を問わず、器官様分化は常に認められる。新生尿細管は、単調なロゼット構造からしっかりとした好塩基性の管腔構造までさまざまである。成熟した立方～円柱上皮で形成された管腔は、芽体の集塊から樹枝状に伸びる分枝を形成することがある。好酸性間質の茎に支持された小型濃染細胞の集塊が小囊胞に浮かんだ像として観察される原始糸球体は、ラットにおける腎芽腫の約 60％ に出現する。間質成分は成熟した線維細胞、コラーゲンおよび血管からなるよく発達したものから、比較的発達の乏しいものまで色々である。腫瘍の発育に伴い、しばしば圧迫された周囲の実質内に慢性炎症反応が認められ、大型の腫瘍では周囲性に偽被膜を形成する。小さい未熟な細胞巣は、線維性組織からなる偽被膜内部ないし被膜直下に存在する。核分裂像は、通常、原基や尿細管の形成と一致してよくみられる。マウスでの自然発生は非常にまれであり、組織学的特徴はラットと同様であるが、ネフロン原基様の構造は認めるものの、疎な網状組織に散在した原基細胞からなり、分化の傾向に乏しい。
■鑑別診断　腎間葉系腫瘍（RMT）との鑑別点は、前述

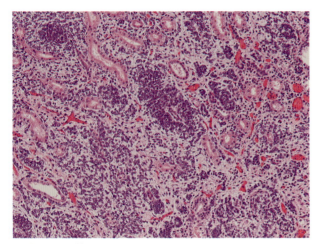

写真 66 腎芽腫
ラット、自然発生、HE 染色。

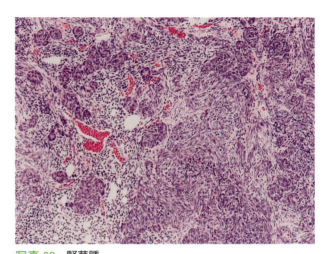

写真 68 腎芽腫
ラット、自然発生、HE 染色。

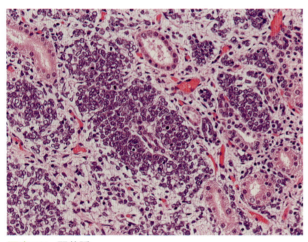

写真 67 腎芽腫
写真 66 の拡大像。

の RMT の項を参照。過去、腎芽腫として診断された病態の中に RMT が多く含まれているとの報告がある[114]。

■**解説** たとえ転移がまれであるとしても、腎芽腫は悪性腫瘍と判断すべきである。長期の動物実験に繁用されるラットでも、ごくまれに自然発生性のものが認められるが、たいていは若齢時に発見される。ラットの自然発生性腎腫瘍の中では最も頻度の高い腫瘍である。従来より Nbhooded[120] および WAB/Not ラットで自然発生率が高いとされているが、Upj:TUC(SD)spf.nb ラットは自然発生率が雄で 6.5％、雌で 21.6％ と著しく高い[122]。経胎盤投与あるいは若齢期投与による本腫瘍の誘発が、ごく少数の遺伝毒性化学物質においてのみ知られている[123]。毒性病理分野で腫瘍性病変に遭遇することのない非齧歯類においても、まれな腫瘍として報告されている[124,125]。また、イヌでは若齢犬の胸腰部脊髄腫瘍 thoracolumbar spinal cord tumor があるが、これは実験動物では報告がなく、大型犬で認める異所性の腎芽腫と考えられている。

3-5．その他

3-5-1）腎肉腫 renal sarcoma

■**同義語** 腎線維肉腫 renal fibrosarcoma
■**組織発生** 不明。
■**組織学的特徴** 密に凝集した好塩基性の均一な線維芽細胞様の紡錘形細胞から構成され、浸潤性に増殖する。分裂像は認められ、時として顕著である。膠原線維の量はさまざまである。わずかに取り残された既存の尿細管や糸球体が腫瘍の周辺部に認められることもある。出血や壊死が認められる。
■**鑑別診断** 腎間葉系腫瘍（RMT）も線維肉腫瘍構造をとるが、細胞密度の疎な領域や、多様な軟部組織の細胞成分が混在する。脂肪肉腫の場合は、低分化であるとしても脂肪細胞への分化を示す特徴がみられるはずである。
■**解説** まれな自然発生病変として認める。ポリオーマウイルスやメチルコラントレン methylcholanthrene での誘発病変が報告されている。

引用文献

1) Niiro GK, Jarosz HM, O'Morchoe PJ, et al. The renal cortical lymphatic system in the rat, hamster, and rabbit. *Am J Anat* 177：21-34, 1986.
2) O'Morchoe CCC, Albertine KH. The ranal cortical lymphatic system in dogs with unimpeded lymph and urine flow. *Anat Rec* 198：427-438, 1980.
3) Bohman SD. The ultrastructure of the medulla as observed after improved fixation methods. *J Ultrastruct Res* 47：329-360, 1974.
4) Yamate J, Machida Y, Ide M, et al. Effects of lipopolysaccharide on the appearance of macrophage populations and fibrogenesis in cisplatin-induced rat renal injury. *Exp Toxicol Pathol* 56：13-24, 2004.
5) Yamate J. Heterogeneity of macrophage populations and myofibroblasts appearing in rat renal interstitial fibrosis. *J Toxicol Pathol* 20：185-195, 2007.
6) Morita T, Michimae Y, Sawada M, et al. Renal dysplasia

with unilateral renal agenesis in a dog. *J Comp Pathol* 133：64-67, 2005

7) Taney KG, Moore KW, Carro T, et al. Bilateral ectopic ureters in a male dog with unilateral renal agenesis. *J Am Vet Med Assoc* 223：817-820, 2003.

8) Picut CA, Lewis RM. Microscopic features of canine renal dysplasia. *Vet Pathol* 24：156-163, 1987

9) Miyamoto T, Wakizaka S, Matsuyama S, et al. A control of a golden retriever with renal dysplasia. *J Vet Med Sci* 59：939-942, 1997.

10) Suzuki H, Yagi M, Saito K, et al. Embryonic pathogenesis of hypogonadism and renal hypoplasia in hgn/hgn rats characterized by male sterility, reduced female fertility and progressive renal insufficiency. *Congenit Anom* (Kyoto) 47：34-44, 2007.

11) Ruehl-Fehlert CI, Deschl U, Kayser M, et al. Bilateral noncystic renal dysplasia in a Wistar-rat. *Exp Toxicol Pathol* 54：293-299, 2003.

12) Norwood VF, Morham SG, Smithies O. Postnatal development and progression of renal dysplasia in cyclooxygenase-2 null mice. *Kidney Int* 58：2291-300, 2000.

13) Barton DS, Maronpot RR, Howard FL. Frequency of hydronephrosis in Wister rats. *Lab Anim* 29：642-644, 1979.

14) Akin M, Demirbilek S, Ay S, et al. Attenuation of ureteral obstruction-induced renal injury by polyenylphosphatidylcholine. *Int J Urol* 14：350-356, 2007.

15) Yamate J, Okado A, Kuwamura M, et al. Immunohistochemical analysis of macrophages, myofibroblasts, and transforming growth factor-beta localization during rat renal interstitial fibrosis following long-term unilateral ureteral obstruction. *Toxicol Pathol* 26：793-801, 1998.

16) Sato Y, Harada K, Furubo S, et al. Inhibition of intrahepatic bile duct dilation of the polycystic kidney rat with a novel tyrosine kinase inhibitor gefitinib. *Am J Pathol* 169：1238-1250, 2006.

17) Wahl PR, Le Hir M, Vogetseder A, et al. Mitotic activation of Akt signalling pathway in Han：SPRD rats with polycystic kidney disease. *Nephrology* (Carlton) 12：357-363, 2007.

18) Hassane S, Claij N, Lantinga-van Leeuwen IS, et al. Pathogenic sequence for dissecting aneurysm formation in a hypomorphic polycystic kidney disease 1 mouse model. *Arterioscler Thromb Vasc Biol* 27：2177-2183, 2007.

19) Mrug M, Zhou J, Woo Y, et al. Overexpression of innate immune response genes in a model of recessive polycystic kidney disease. *Kidney Int* 73：63-76, 2008.

20) Tada Y, Fujitani T, Yano N, et al. Effects of tetrabromobisphenol A, brominated flame retardant, in ICR mice after prenatal and postnatal exposure. *Food Chem Toxicol* 44：1408-1413, 2006.

21) Chapin RE, Delaney J, Wang Y, et al. The effects of 4-nonylphenol in rats：a multigeneration reproduction study. *Toxicol Sci* 52：80-91, 1999.

22) Kai K, Sato N, Watanabe A, et al. Polycystic disease of the kidney and Liver in Crj：CD (SD) rats. *J Toxicol Pathol* 14：51-55, 2001.

23) Gardner KD Jr, Solomon S, Fitzgerrel WW, et al. Function and structure in the diphenylamine-exposed kidney. *J Clin Invest* 57：796-806, 1976.

24) Rossmann P, Matousovic K, Bohdanecká M. Experimental adriamycin nephropathy. Fine structure, morphometry, glomerular polyanion, and cell membrane antigens. *J Pathol* 169：99-108, 1993.

25) Yamazaki T. Podocytic degeneration and regeneration in puromycin aminonucleoside nephropathy in the rat. *Pathol Int* 45：465-472, 1995.

26) Prokopek M. The tilorone-induced mucopolysaccharidosis in rats. Biochemical investigations. *Biochem Pharmacol* 42：2187-2191, 1991.

27) Kurozumi T, Tanaka K, Kido M, et al. Monocrotaline-induced renal lesions. *Exp Mol Pathol* 39：377-386, 1983.

28) Thiel W, Hartig F, Frese K. Glomerular lipidosis in the dog. *Exp Pathol* 19：154-160, 1981.

29) Tulkens PM. Nephrotoxicity of aminoglycoside antibiotics. *Toxicol Lett* 46：107-123, 1989.

30) Berka JL, Alcorn D, Bertram JF, et al. Effects of angiotensin converting enzyme inhibition on glomerular number, juxtaglomerular cell activity and renin content in experimental unilateral hydronephrosis. *J Hypertens* 12：735-743, 1994.

31) McGuire EJ, Anderson JA, Gough AW, et al. Preclinical toxicology studies with the angiotensin-converting enzyme inhibitor quinapril hydrochloride (accupril). *J Toxicol Sci* 21：207-214, 1996.

32) Hashimoto K, Imai K, Yoshimura S, et al. Twelve months studies on the chronic toxicity of captopril in rats. *J Toxicol Sci* 6 (supple 2)：215-246, 1981.

33) Nakayama M, Okuda S, Tamaki K, et al. Short- or long-term effects of a low-protein diet on fibronectin and transforming growth factor-beta synthesis in Adriamycin-induced nephropathy. *J Lab Clin Med* 127：29-39, 1996.

34) Okada M, Yanagida H, Kuwajima H, et al. Antiproliferative effect of fluvastatin and thiazolidinedione in mesangial cells of diabetic rats. *Pediatr Nephrol* 19：26-32, 2004.

35) Efrati S, Berman S, Ilgiyeav E, et al. PPAR-gamma activation inhibits angiotensin II synthesis, apoptosis, and proliferation of mesangial cells from spontaneously hypertensive rats. *Nephron Exp Nephrol* 106：107-112, 2007.

36) Chandra M, Frith CH. Spontaneous renal lesions in CD-1 and B6C3F1 mice. *Exp Toxicol Pathol* 46：189-198, 1994.

37) Sobh M, Moustafa F, Hamed S, et al. Effect of colchicine on schistosoma-induced renal amyloidosis in Syrian golden hamsters. *Nephron* 70：478-485, 1995.

38) Fujisawa-Imura K, Takasu N, Tsuchiya N, et al. Spontaneous Collagenofibrotic Glomerulonephropathy in a Young Cynomolgus Monkey. *J Toxicol Pathol* 17：279-282, 2004.

39) Adachi K, Mori T, Ito T, et al. Collagenofibrotic glomerulonephropathy in a cynomolgus macaque (*Macaca fascicularis*). *Vet Pathol* 42：669-674, 2005.

40) Nakamura S, Shibata S, Shirota K, et al. Renal glomerular fibrosis in a cat. *Vet Pathol* 33：696-699, 1996.

41) Toxicology and Carcinogenesis Studies of Pulegone (CAS No. 89-82-7) in F344/N Rats and B6C3F1 Mice (Gavage Studies). National Toxicology Program. NTP TR 563, NIH Publication No. 10-5905. 2009.

42) Spicer ST, Tran GT, Killingsworth MC, et al. Induction of passive Heymann nephritis in complement component 6-deficient PVG rats. *J Immunol* 179：172-178, 2007.

43) Fu Y, Du Y, Mohan C. Experimental anti-GBM disease as a tool for studying spontaneous lupus nephritis. *Clin Immunol* 124：109-118, 2007.

44) Salam N, Rezki H, Fadili W, et al. Goodpasture's syndrome-four case reports. *Saudi J Kidney Dis Transpl* 18：235-238, 2007.

45) Marketos SG, Koutras DA. Experimental nephritis：one of

the earliest publications on the subject by a pioneer of Neo-hippocratism. *Am J Nephrol* 19：333-335, 1999.
46) Bos H, Henning RH, De Boer E, et al. Addition of AT1 blocker fails to overcome resistance to ACE inhibition in adriamycin nephrosis. *Kidney Int* 61：473-480, 2002.
47) Hagiwara M, Yamagata K, Capaldi RA, et al. Mitochondrial dysfunction in focal segmental glomerulosclerosis of puromycin aminonucleoside nephrosis. *Kidney Int* 69：1146-1152, 2006.
48) Naesens M, Kuypers DR, Sarwal M. Calcineurin inhibitor nephrotoxicity. *Clin J Am Soc Nephrol* 4：481-508, 2009.
49) Rampino T, Soccio G, Gregorini M, et al. Neutralization of macrophage-stimulating protein ameliorates renal injury in anti-thy 1 glomerulonephritis. *J Am Soc Nephrol* 18：1486-1496, 2007.
50) Couser WG, Nangaku M. Cellular and molecular biology of membranous nephropathy. *J Nephrol* 19：699-705, 2006.
51) Yamate J, Kuribayashi M, Kuwamura M, et al. Differential immunoexpressions of cytoskeletons in renal epithelial and interstitial cells in rat and canine fibrotic kidneys, and in kidney-related cell lines under fibrogenic stimuli. *Exp Toxicol Pathol* 57：135-147, 2005.
52) Markowitz GS, Radhakrishnan J, Kambham N, et al. Lithium nephrotoxicity : a progressive combined glomerular and tubulointerstitial nephropathy. *J Am Soc Nephrol* 11：1439-1448, 2000.
53) National Toxicology Program. Toxicology and Carcinogenesis Studies of Furosemide (CAS No. 54-31-9) in F344/N Rats and B6C3F1 Mice (Feed Studies). *Natl Toxicol Program Tech Rep Ser* 356：1-190, 1989.
54) Planelles G, Meilhac B, Anagnostopoulos T. Effects of muzolimine on the late distal tubule of necturus kidney. *J Pharmacol Exp Ther* 246：1152-1157, 1988.
55) Boorman GA, McDonald MR, Imoto S, et al. Renal lesions induced by ochratoxin A exposure in the F344 rat. *Toxicol Pathol* 20：236-451, 1992.
56) Maaroufi K, Zakhama A, Baudrimont I, et al. Karyomegaly of tubular cells as early stage marker of the nephrotoxicity induced by ochratoxin A in rats. *Hum Exp Toxicol* 18：410-415, 1999.
57) Maltoni C, Lefemine G, Cotti G, et al. Long-term carcinogenicity bioassays on trichloroethylene administered by inhalation to Sprague-Dawley rats and Swiss and B6C3F1 mice. *Ann N Y Acad Sci* 534：316-342, 1988.
58) Huang JS, Chuang LY, Guh JY, et al. Antioxidants attenuate high glucose-induced hypertrophic growth in renal tubular epithelial cells. *Am J Physiol Renal Physiol* 293：F1072-F1082, 2007.
59) Nonclercq D, Wrona S, Toubeau G, et al. Tubular injury and regeneration in the rat kidney following acute exposure to gentamicin : a time-course study. *Ren Fail* 14：507-521, 1992.
60) Anarat A, Noyan A, Gonlusen G, et al. Influence of enalapril on experimental cyclosporin A nephrotoxicity. *Pediatr Nephrol* 10：616-620, 1996.
61) Dominguez J, Wu P, Packer CS, et al. Lipotoxic and inflammatory phenotypes in rats with uncontrolled metabolic syndrome and nephropathy. *Am J Physiol Renal Physiol* 293：F670-F679, 2007.
62) Weinberg JM. Lipotoxicity. *Kidney Int* 70：1560-1566, 2006.
63) Eid A, Bodin S, Ferrier B, et al. Intrinsic gluconeogenesis is enhanced in renal proximal tubules of Zucker diabetic fatty rats. *J Am Soc Nephrol* 17：398-405, 2006.
64) Yamate J, Tsujino K, Kumagai D, et al. Morphological characteristics of a transplantable histiocytic sarcoma (HS-J) in F344 rats and appearance of renal tubular hyaline droplets in HS-J-bearing rats. *J Comp Pathol* 116：73-86, 1997.
65) Yamate J, Tajima M, Kudow S, et al. Background pathology in BDF1 mice allowed to live out their life-span. *Lab Anim* 24：332-340, 1990.
66) Decker JH, Dochterman LW, Niquette AL, et al. Association of renal tubular hyaline droplets with lymphoma in CD-1 mice. *Toxicol Pathol* 40：651-655, 2012.
67) Doi AM, Hill G, Seely J, et al. α_{2u}-globulin nephropathy and renal tumors in national toxicology program studies. *Toxicol Pathol* 35：533-540, 2007.
68) Hamamura M, Hirose A, Kamata E, et al. Semi-quantitative immunohistochemical analysis of male rat-specific α_{2u}-globulin accumulation for chemical toxicity evaluation. *J Toxicol Sci* 31：35-47, 2006.
69) Owen GS, Smith THF, Agersborg HPK. Toxicity of some benzodiazepine compounds with CNS activity. *Toxicol Appl Pharmacol* 16：556-570, 1970.
70) Sjöden G, Lindgren U. The effect of prednisolone on kidney calcification in vitamin D-treated rats. *Calcif Tissue Int* 37：613-616, 1985.
71) Osorio AV, Alon MM, Nichols MA, et al. Effect of age on furosemide-induced nephrocalcinosis in the rat. *Biol Neonate* 73：306-312, 1998.
72) Leth PM, Gregersen M. Ethylene glycol poisoning. *Forensic Sci Int* 155：179-184, 2005.
73) Fairley KF, Woo KT, Birch DF, et al. Triamterene-induced crystalluria and cylinduria : clinical and experimental studies. *Clin Nephrol* 26：169-173, 1986.
74) Appel GB, Neu HC. The nephrotoxicity of antimicrobial agents. *New Engl J Med* 296：784-787, 1977.
75) Schlutter G. Ciprofloxacin. Review of potential toxicologic effects. *Am J Med* 82：91-93, 1987.
76) Macallum GE, Smith GS, Barsoum NJ, et al. Renal and hepatic toxicity of a benzopyran-4-one in the Cynomolgus monkey. *Toxicology* 59：97-108, 1989.
77) Henry SP, Templin MV, Gillett N, et al. Correlation of toxicity and pharmacokinetic properties of a phosphorothioate oligonucleotide designed to inhibit ICAM-1. *Toxicol Pathol* 27：95-100, 1999.
78) Vicente-Ortega V, Martínez-García AF, Cremades-Campos A, et al. Ultrastructural investigation of lead-induced intranuclear inclusion bodies in mice. *Ultrastruct Pathol* 20：263-273, 1996.
79) Uehara T, Watanabe H, Itoh F, et al. Nephrotoxicity of a novel antineoplastic platinum complex, nedaplatin : a comparative study with cisplatin in rats. *Arch Toxicol* 79：451-460, 2005.
80) Zeisberg M, Bonner G, Maeshima Y, et al. Renal fibrosis : collagen composition and assembly regulates epithelial-mesenchymal transdifferentiation. *Am J Pathol* 159：1313-1321, 2001.
81) Desmouliere A, Darby IA, and Gappiani G. Normal and pathologic soft tissue remodeling ; role of the myofibroblats with special emphasis on liver and kidney fibrosis. *Lab Invest* 83：1689-1707, 2003.
82) Khan KN, Alden CL, Gleissner SE, at al. Effect of papillotoxic agents on expression of cyclooxygenase isoforms in the rat kidney. *Toxicol Pathol* 26：137-142, 1998.
83) Molland EA. Experimental renal papilloma necrosis. *Kidney*

Int 13：5-14, 1978.

84) **Radi ZA.** Pathophysiology of cyclooxygenase inhibition in animal models. *Toxicol Pathol* 37：34-46, 2009.

85) **Khan KN, Venturini CM, Bunch RT, et al.** Interspecies differences in renal localization of cyclooxygenase isoforms：implications in nonsteroidal anti-inflammatory drug-related nephrotoxicity. *Toxicol Pathol* 26：612-620, 1998.

86) **Hard GC, Flake GP, Sills RC.** Re-evaluation of kidney histopathology from 13-week toxicity and two-year carcinogenicity studies of melamine in the F344 rat：morphologic evidence of retrograde nephropathy. *Vet Pathol* 46：1248-1257, 2009.

87) **Nakatsuji S, Yamate J, Sakuma S.** Relationship between vimentin expressing renal tubules and interstitial fibrosis in chronic progressive nephropathy in aged rats. *Virchows Arch* 433：359-367, 1998.

88) **Nakatsuji S, Yamate J, Sakuma S.** Macrophages, myofibroblasts, and extracellular matrix accumulation in interstitial fibrosis of chronic progressive nephropathy in aged rats. *Vet Pathol* 35：352-360, 1998.

89) **Hylkema MN, van Bruggen MC, van de Lagemaat R, et al.** Heparan sulfate staining of the glomerular basement membrane in relation to circulating anti-DNA and anti-heparan sulfate reactivity：a longitudinal study in NZB/W F1 mice. *J Autoimmun* 9：41-50, 1996.

90) **Wicher V, Baughn RE, Fuentealba C, et al.** Enteric infection with an obligate intracellular parasite, *Encephalitozoon cuniculi*, in an experimental model. *Infect Immun* 59：2225-2231, 1991.

91) **Asakura H, Takahashi Y, Kubo A, et al.** Immunoglobulin preparations attenuate organ dysfunction and hemostatic abnormality by suppressing the production of cytokines in lipopolysaccharide-induced disseminated intravascular coagulation in rats. *Crit Care Med* 34：2421-2425, 2006.

92) **Menini S, Iacobini C, Oddi G, et al.** Increased glomerular cell (podocyte) apoptosis in rats with streptozotocin-induced diabetes mellitus：role in the development of diabetic glomerular disease. *Diabetologia* 50：2591-2599, 2007.

93) **Kang ES, Lee GT, Kim BS, et al.** Lithospermic acid B ameliorates the development of diabetic nephropathy in OLETF rats. *Eur J Pharmacol* 579：418-425, 2008.

94) **Toback FG, Ordóñez NG, Bortz SL, et al.** Zonal changes in renal structure and phospholipid metabolism in potassium-deficient rats. *Lab Invest* 34：115-124, 1976.

95) **Cheval L, Duong Van Huyen JP, Bruneval P, et al.** Plasticity of mouse renal collecting duct in response to potassium depletion. *Physiol Genomics* 19：61-73, 2004.

96) **Seely JC, Hard GC.** Chronic progressive nephropathy (CPN) in the rat：review of pathology and relationship to renal tumorigenesis. *J toxcol pathol* 21：199-205, 2008.

97) **Hard GC, Seely JC.** Recommendations for the interpretation of renal tubule proliferative lesions occurring in rat kidneys with advanced chronic progressive nephropathy (CPN). *Toxicol Pathol* 33：641-649, 2005.

98) **Hard GC, Seely JC.** Histological investigation of diagnostically challenging tubule profiles in advanced chronic progressive nephropathy (CPN) in the fischer 344 Rat. *Toxicol Pathol* 34：941-948, 2006.

99) **Alden CL, Kanerva RL.** Reversibility of renal cortical lesions induced in rats by high doses of nitrilotriacetate in chronic feeding studies. *Food Chem Toxicol* 20：935-957, 1982.

100) **Myers MC, Kanerva RL, Alden CL, et al.** Reversibility of nephrotoxicity induced in rats by nitrilotriacetate in subchronic feeding studies. *Food Chem Toxicol* 20：925-934, 1982.

101) **Dees JH, Heatfield BM, Reuber MD, et al.** Adenocarcinoma of the kidney. III. Histogenesis of renal adenocarcinomas induced in rats by N-(4'-fluoro-4-biphenylyl) acetamide. *J Natl Cancer Inst* 64：1537-1545, 1980.

102) **Hard GC, Butler WH.** Morphogenesis of epithelial neoplasms induced in the rat kidney by dimethylnitrosamine. *Cancer Res* 31：1496-1505, 1971.

103) **Hard GC, Betz LJ, Seely JC.** Association of advanced chronic progressive nephropathy (CPN) with renal tubule tumors and precursor hyperplasia in control F344 rats from two-year carcinogenicity studies. *Toxicol Pathol* 40：473-481, 2012.

104) **Hard GC, Seely JC, Betz LJ, et al.** Re-evaluation of the kidney tumors and renal histopathology occurring in a 2-year rat carcinogenicity bioassay of quercetin. *Food Chem Toxicol* 45：600-608, 2007.

105) **Doi AM, Hill G, Seely J, et al.** α_{2u}-globulin nephropathy and renal tumors in national toxicology program studies. *Toxicol Pathol* 35：533-540, 2007.

106) **U. S. Environmental Protection Agency.** α_{2u}-Globulin：Association with chemically induced renal toxicity and neoplasia in the male rats. Prepared for the Risk Assessment Forum. EPA/625/3-91/019F；Washington DC. 1991.

107) **Swenberg JA, Lehman-McKeeman LD.** α2-urinary globulin-associated nephropathy as a mechanism of renal tubule cell carcinogenesis in male rats. In：*Species differences in thyroid, kidney and urinary bladder carcinogenesis*. Capen CC, Dybing E, Rice JM, et al (eds). IARC Scientific Publications, Lyon. pp95-118, 1999.

108) **Hosoi M, Ueda Y, Nagai K, et al.** A spontaneously occurring renal tubule carcinoma in a mouse. *J toxicol Pathol* 20：254-256, 2007.

109) **Delahunt B, Wakefield JS.** Ultrastructure of streptozotocin-induced renal tumours in mice. *Virchows Arch* 430：173-180, 1997.

110) **Reznik G, Ward JM, Hardisty JF, et al.** Renal carcinogenic and nephrotoxic effects of the flame retardant tris (2,3-dibromopropyl) phosphate in F344 rats and (C57BL/6N × C3H/HeN) F1 mice. *J Natl Cancer Inst* 63：205-212, 1979.

111) **Hard GC.** High frequency, single-dose model of renal adenoma/carcinoma induction using dimethylnitrosamine in Crl：(W)BR rats. *Carcinogenesis* 5：1047-1050, 1984.

112) **Merski JA.** Alterations of renal tissue structure during a 30-day gavage study with nitrilotriacetate. *Food Chem Toxicol* 20：433-440, 1982.

113) **Deerberg F, Rehm S.** Spontaneous renal pelvic carcinoma in DA/Han rats. Short communication. *Z Versuchstierkd* 27：33-38, 1985.

114) **Seely JC.** Renal mesenchymal tumor vs nephroblastoma：revisited. *J Toxicol Pathol* 17：131-136, 2004.

115) **Poteracki J, Walsh KM.** Spontaneous neoplasms in control Wistar rats：a comparison of reviews. *Toxicol Sci* 45：1-8, 1998.

116) **Zwicker GM, Eyster RC, Sells DM, et al.** Spontaneous renal neoplasms in aged Crl:CDBR rats. *Toxicol Pathol* 20：125-130, 1992.

117) **Mesfin GM.** Intralobar nephroblastematosis：precursor lesions of nephroblastoma in the Sprague-Dawley rat. *Vet*

118) **Kalaiselvan P, Mathur KY, Pande VV, et al.** Intralobar nephroblastematosis in a nine-week-old Wistar rat. *Toxicol Pathol* 37：819-825, 2009.

119) **Goens SD, Moore CM, Brasky KM, et al.** Nephroblastomatosis and nephroblastoma in nonhuman primates. *J Med Primatol* 34：165-170, 2005.

120) **Li K, Gao J, Xiao X, et al.** The enhancing role of vitamin A deficiency on chemically induced nephroblastoma in rats. *J Pediatr Surg* 40：1951-1956, 2005.

121) **Hard GC, Noble RL.** Occurrence, transplantation, and histologic characteristics of nephroblastoma in the Nb hooded rat. *Invest Urol* 18：371-376, 1981.

122) **Mesfin GM, Breech KT.** Heritable nephroblastoma（Wilms' tumor）in the Upjohn Sprague Dawley rat. *Lab Anim Sci* 46：321-326, 1996.

123) **Sharma PM, Bowman M, Yu BF, et al.** A rodent model for Wilms tumors：embryonal kidney neoplasms induced by N-nitroso-N′-methylurea. *Proc Natl Acad Sci* 91：9931-9935, 1994.

124) **Lu DP, Taki R, Uetsuka K,** A case of canine nephroblastoma with unusual neuronal and mesenchymal components. *J Toxicol pathol* 10：209-220, 1997.

125) **Zöller M, Mätz-Rensing K, Fahrion A, et al.** Malignant nephroblastoma in a common marmoset（Callithrix jacchus）. *Vet Pathol* 45：80-84, 2008.

その他の有用な成書・文献情報

1) **Brenner BM.** *The kidney*. W. B. Saunders. 2007.

2) 江口保暢．『動物発生学』第2版．文永堂出版，東京．pp141-146．2001.

3) 渡辺満利，西川秋佳．各論第8章 腎臓．『毒性病理組織学』日本毒性病理学会（編）. pp247-266. 2000.

4) **Alden CL, Frith CH.** Chapter 15：Urinary System. In：*Handbook of toxicologic pathology*. Haschek WM, Rousseaux CG（eds）. Academic Press, San Diego, pp315-387. 1991.

5) **Schnellman RG.** 第14章 腎臓の毒性反応．『キャサレット＆ドール トキシコロジー』第6版．仮家公夫ほか（総監訳）．サイエンティスト社，東京．pp567-593. 2004.

6) 伊東信行ほか．C 腎臓．『最新毒性病理学』伊藤信行（編著）．中山書店，東京．pp193-209. 1994.

7) 代田欣二，吉川 堯，落合謙爾．第6章 泌尿器．『動物病理学各論』日本獣医病理学会（編）．文永堂出版，東京．pp280-314. 2004.

8) **Meuten DJ, Everitt J, Inskeep W, et al.** *Histological classification of tumors of the urinary system of domestic animals.* 〈WHO International Classification of Tumors of Domestic Animals〉Vol XI. American Registry of Pathology. 2004.

西川秋佳
国立医薬品食品衛生研究所

山手丈至
大阪府立大学大学院

林　新茂
三栄源エフ・エフ・アイ㈱

宮田かおり
住友化学㈱

2 膀胱・尿管・尿道

1. 解剖学的・生理学的特徴

1-1. 膀胱

　発生学的に膀胱は内胚葉および中胚葉の両者に由来する。尿路上皮 urothelium（移行上皮 transitional epithelium）は、膀胱三角部を除いて内胚葉に由来する。膀胱三角部の尿路上皮、筋肉および結合組織は中胚葉に由来する。

　膀胱は、ラットの場合、妊娠第11日に形成される排泄腔（原始後腸の拡張した部位）の一部より形成される。妊娠第12～15日に、排泄腔は尿直腸中隔により後に直腸へ分化する背部、および尿生殖器洞へと分化する腹部とに分割される。尿生殖器洞の頭部が膀胱へ、尾部が尿道へと分化する。尿膜動脈および一対の臍動脈が、膀胱に隣接して存在するが、生後、尿膜動脈は膀胱の中間靭帯を形成し、臍動脈は外側靭帯となる。肉眼的に膀胱は、恥骨の頭部と直腸の間に位置し、中間靭帯 middle ligament と一対の外側靭帯 lateral ligament により固定されている。膀胱は、後面で尿道と連続している頸部、体部およびドーム型をしている底部に区分される。膀胱三角部とは、尿道開口部と一対の尿管開口部に囲まれた三角形の領域を示す。

　膀胱の粘膜 mucosa は尿路上皮からなり、腎盂や尿管のそれと本質的に同じである。粘膜は3～4層の尿路上皮細胞からなっているが、これは膀胱内の尿量によって異なり、尿量が少ないときの粘膜には著明な雛襞形成がみられ、上皮は多層化している。イヌ、ウサギの粘膜は比較的多層であり、また、ハムスターの粘膜は三角部において著しく肥厚している。本稿で示す写真はすべて膀胱内に固定液をほぼ充満した状態のものである。ラット、マウスなどの小動物の正常粘膜は3種の尿路上皮細胞層より構成されている。すなわち、基底細胞 basal cell、中間細胞 intermediate cell および表層細胞 superficial cell である。基底細胞は、基底膜 basement membrane に接して存在する比較的小型の立方形の細胞である。核は塩基性に富み、染色体は通常 2N である。中間細胞は、基底細胞よりやや大きく、より分化した細胞で、染色体には 4N のものもみられる。表層細胞は膀胱内腔を覆う大きく扁平な多角形の細胞であり、1個の大型核または2～数個の小型の核を有し、染色体は、一般に 8N または 16N である。この細胞が、数個の中間細胞を覆っていることから、洋傘細胞 umbrella cell とも呼称されている。

　粘膜の基底細胞層直下には毛細血管網がみられる。粘膜下には弾性線維 elastic fiber を含む疎な結合組織 connective tissue を認める。この粘膜下の領域は、固有層 lamina propria ないし粘膜下層 submucosa とみなされるが、小動物では粘膜筋板 muscularis mucosae が存在しないことにより粘膜下と呼ばれている。筋層 muscular layer は平滑筋 smooth muscle からなり不規則な走行を示すが、基本的には3層からなっており、比較的厚い中層の輪状筋 circular muscle をはさんで、薄い縦走筋 longitudinal muscle が走っている。筋層の外側には外膜 adventitia があり、腹腔面は漿膜（腹膜）serosa に覆われている。比較的大きな血管は外膜にみられ、筋層内外には神経線維 nerve fiber が多数分布している。左右の尿管口と内尿道口とでつくられる膀胱三角部 trigone の周辺は、粘膜下組織に乏しく伸展性に欠け、筋層は厚く上皮は多層となっている。

1-2. 尿管

　発生学的に、尿管は原始中腎管より形成される。中腎管は排泄腔へ向けて発育し、ラットでは妊娠第12日までには排泄腔へ開口する。第13日には後腎管（尿管芽）が排泄腔近傍の中腎管より出芽し、第14日までには後腎管は腎臓の発生母地である後腎芽体へ進入する。後腎管は腎臓の導管系（尿管および腎盂）を形成する。中腎管の尾部から後腎管の起始部は遠位尿管へ組み込まれる。中腎管の頭部は、雄では精巣の導管系に分化するが、雌では退化する。

　肉眼的に尿管は、腎臓の腎門部より尾部へ向かって大腰筋の腹側表面に沿って走行し、膀胱の背側面へ通じている。尿管は膀胱の筋層を斜めに貫通し、膀胱から尿の逆流を防ぐために弁を有している。腎臓の解剖学的な位置により、左の尿管は右より若干短くなっている。尿管の粘膜は膀胱や腎盂と同様の尿路上皮からなっており、上皮細胞は3～6層に重なり、縦走する雛襞を形成しているため、尿管腔の横断面は星状を呈している。粘膜の基底細胞直下には毛細血管網が認められる。粘膜下層は繊細な膠原線維 collagenous fiber と弾性線維に富む。平滑筋と外側の輪状筋よりなり、膀胱に近い尿管では輪状筋の外側にさらに縦走筋がみられることもある。筋層の外側には疎な結合組織の外膜 adventitia があり、比較的大きな脈管 vessel と神経線維 nerve fiber が走っている。外膜は脂肪組織 adipose tissue に包まれている。

　動物種差として、横断面においてラット、マウス、ハムスターの粘膜基底膜は輪状であるのに対して、イヌ、ウサギ、モルモットでは粘膜下層が厚く、粘膜には雛襞形成がみられる。とくにウサギにおいて顕著である。

1-3. 尿道

　発生学的には尿道は雌ではすべて、また、雄ではその

骨盤部は尿生殖洞の尾部より生ずる。陰茎部尿道は、性器結節（尿生殖洞の開口部すなわち胎児（仔）の腹側外表の隆起）より分化する。雄の尿道は雌のそれよりも長く、一般に尿道球部 bulbo-urethral part を境として骨盤部 pelvic part と陰茎部 penile part に大別され、骨盤部はさらに前立腺部 prostatic part と膜性部 membranous part に分けられる。骨盤部から尿道球部までの粘膜は尿路上皮からなるが、陰茎部では重層扁平上皮 stratified squamous epithelium となっている。齧歯類において、前立腺部の尿道には一対の輪精管、精嚢ならびに凝固腺の導管および前立腺腹葉の5～7の導管、背側葉の数十の導管が開口し、尿道球部の球状に拡張した尿道憩室 urethral diverticulum には尿道球腺 bulbo-urethral gland の導管が開口している。膜性部から球部にかけての粘膜下組織は血管に富んだ疎性結合組織よりなり、粘膜に接近して尿道腺 urethral gland および導管が散在している。尿道の粘膜下には海綿組織 cavernous tissue が種々の程度にみられ、精丘 seminal colliculus の部でよく発達している。これは尿道球腺の海綿体 corpus cavernosum bulbus へ続き、さらに徐々に小さくなりながら陰茎部へ達し、陰茎では陰茎海綿体 corpus cavernus glandis を形成する。尿道骨盤部では尿道は膀胱三角部に始まり尿道球部に終わる、厚い輪状の骨格筋である尿道筋 m. urethralis で囲まれている。尿道球部は球部海綿体筋 m. bulbocavernosus と坐骨海綿体筋 m. ischiocavernosus の厚い筋層に包まれている。陰茎部には一般に尿道周囲の尿道海綿体 corpus cavernosum urethrae と一対の陰茎海綿体 corpus cavernosum penis があり、それぞれ平滑筋を含む線維性の白膜 tunica albuginea に包まれている。ラット、マウス、ハムスター、モルモット、イヌでは尿道背側部に陰茎骨 ospenis が存在し、陰茎海綿体は陰茎周辺部に広がって認められるが、ウサギでは陰茎骨はなく、厚い白膜に囲まれた陰茎海綿体は陰茎全長にわたり明瞭に認められる。陰茎骨の先端部は軟骨組織 cartilaginous tissue になっている。陰茎は包皮 prepuce に包まれている。

雌の尿道は短く、粘膜は主として尿路上皮であるが、後半部では重層扁平上皮となっている。粘膜下層には血管が豊富で海綿体構造をなしており、尿道腺が散在している。

2．非腫瘍性病変

2-1．膀胱

2-1-1）憩室 diverticulum
まれな先天性変化として認める。慢性炎症などの持続的刺激によっても生じ、粘膜上皮は反転し、筋層内や外膜のほうへ伸び、ポケットを形成する。

2-1-2）尿路上皮の空胞化 urothelial vacuolation
種々の化学物質投与による尿路上皮細胞の変性の1つとして、多くの場合は表層細胞（洋傘細胞）細胞質内に大小の空胞が認められることがある。

2-1-3）尿路上皮肥大 urothelial hypertrophy
peroxisome proliferator activated receptor（PPAR）α/γ デュアル作動剤のラガグリタザール ragaglitazar はラット膀胱に腫瘍を発現させるが、短期経口投与でラットの尿路上皮細胞のサイズ増加と蛋白質量の増加の報告がある[1]。発がん陰性の炭酸脱水素酵素阻害剤アセタゾラミド acetazolamide でも報告があり[2]、必ずしも発がん性と関連するわけではなさそうである。

2-1-4）封入体 inclusion
たいていは表層細胞（洋傘細胞）であるが、中間および基底細胞にも認める。好酸性あるいは淡明な封入体であり、空胞との鑑別を要する。イヌにおいてはジステンパーウイルス感染で核内および細胞質内好酸性封入体をみることがある。マウスでは傷害性変化と無関係な好酸性封入体あるいは標本作製過程での融解消失による空胞が報告されているが[3]、無機砒素による細顆粒状好酸性封入体は、電顕でミトコンドリア内顆粒として確認されている[4]。サルでは正常な個体においても好酸性顆粒がみられる[5]。

2-1-5）鉱質沈着 mineralization、石灰沈着 calcification
変性・壊死後に、またCa：P比の異常に起因して認められる。Caの存在が証明されていない場合は鉱質沈着とすべきである。老齢ラットにおいて、また、イヌで膀胱円索の部分に、膀胱粘膜下の間質に石灰沈着をみることがある。

2-1-6）結石 calculus（concretion）、結晶 crystal
尿結晶 urine crystal は正常尿にも存在し、F344系ラットでは、主にリン酸アンモニウム・マグネシウム塩（struvite；magnesium ammonium phosphate）よりなり、炎症、そのほか種々の条件による尿pHの上昇で結晶の増加が知られている。尿結晶には、このほかに屈折性小球 refractile spherule が、マウスの雌雄、特に雄にみられ、通常膀胱の拡張を伴っている。この屈折性小球はコレステロールを含んでおり、二重屈折性を示し、抗酸菌染色およびPAS染色に陽性を呈する。発生原因は不明である。

尿結石 urine calculus の構成成分は種々雑多であり、一般に飼料中の鉱物質の含有量および尿のpHにより影響されることが知られている。自然発生的な尿結石は、通常まれなものであるが、Brown Norway（BN/BiRij）系ラットではシュウ酸カルシウム塩結石を、無菌 germ free ラットではシュウ酸カルシウム塩およびクエン酸カ

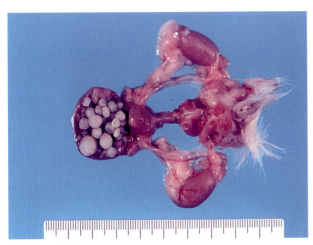

写真1　結石
ラット、膀胱、自然発生。

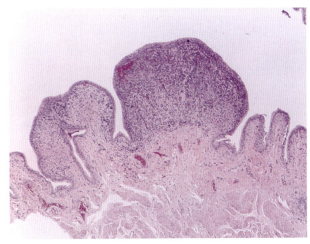

写真2　尿路上皮過形成
写真1の膀胱粘膜の組織像、HE染色。

ルシウム塩結石を高頻度に認める。食餌に起因する結石としては、ビタミンB6欠乏食によりシュウ酸カルシウム塩結石が、蛋白質欠乏食によりクエン酸カルシウム結石が高率で発生する。

また、尿結石（結晶）は薬物投与に関連して発生することもよく知られた事実であり、シュウ酸塩腎症 oxalate nephropathy、尿酸塩腎症 urate nephropathy、および薬物自体の折出によるもの、の3種の型に大別される。

シュウ酸塩腎症は、エチレングリコール ethylene glycol、ジエチレングリコール diethylene glycol、メトキシフルラン methoxyflurane およびハロタン halothane 投与に起因して発現し、シュウ酸塩を含む結石／結晶を生ずる。

尿酸塩腎症は、抗がん剤（メルカプトプリン mercaptopurine、チオテパ thiotepa）や抗尿酸血症剤（フェニルブタゾン phenylbutazone、プロベネシド probenecid）により発生し、二次的に結石／結晶形成がみられる。

薬物自身の尿中折出に起因する結石／結晶形成では、スルホンアミド系の薬剤がその代表的なものである。

ウラシル uracil、チミン thymine、メラミン melamine、ジフェニル diphenyl、ニトリロトリアセテート nitrilotriacetate、アセタゾラミド acetazolamide、ハルマン harman、メルカプトプリン、ノルハルマン norharman、プリミドン primidone などの化学物質においても結石／結晶は生ずる。

結石および結晶の機械的刺激により、粘膜の炎症が惹起され、尿路上皮は増殖する（**写真1、2**）。

2-1-7）アミロイド症 amyloidosis
　　　　（アミロイド沈着 amyloid deposition）

全身性アミロイド症の場合、膀胱の間質においても沈着がみられることがある。診断の確定には、クリスタルバイオレット crystalviolet、コンゴーレッド Congo red またはチオフラビンT thioflavin T などのアミロイド染色を実施することが望ましい。

2-1-8）びらん erosion、潰瘍 ulcer

病変が表層部にとどまり、基底膜の露出がない場合はびらんとする。化学物質（シクロホスファミド cyclophosphamide など）の投与により、膀胱尿路上皮は壊死、脱落し、びらん、または潰瘍を形成する。潰瘍部には、出血、炎症性細胞浸潤などがみられ、急性炎症の像を呈する。なお、この病変は自然発生的な膀胱炎に際しても観察される。

2-1-9）壊死 necrosis

膀胱粘膜のびらん、または潰瘍を伴った炎症、特に化学物質投与に起因して観察される。

2-1-10）炎症 inflammation、炎症性細胞浸潤 inflammatory cell infiltration

膀胱において最もよく観察される病変の1つである（**写真3〜5**）。細菌の上行性感染に起因し、特に尿道の短い雌に好発する。また、シクロホスファミドをはじめとする膀胱上皮に毒性を示す化学物質投与による尿路上皮

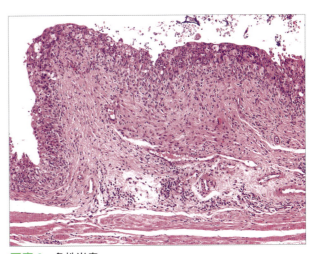

写真3　急性炎症
マウス、自然発生、HE染色。

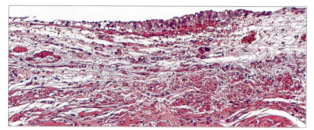

写真 4　急性炎症
ラット、シクロホスファミド誘発、HE 染色。

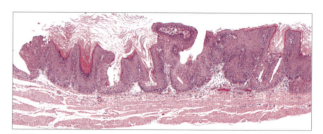

写真 6　扁平上皮化生
ラット、N-ブチル-N-(4-ヒドロキシブチル)ニトロソアミン(BBN)誘発、HE 染色。

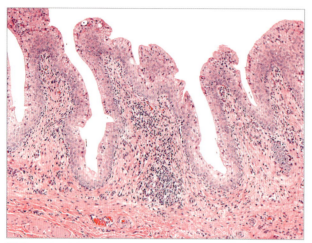

写真 5　慢性炎症
イヌ、自然発生、HE 染色。

の壊死、変性に伴う二次的変化としても発生する。

炎症性細胞浸潤、出血、組織崩壊産物などが種々の程度にみられ、重篤なものでは小膿瘍の形成や腔内の炎症滲出物などがみられる。上皮のびらん、潰瘍などの変化は、特に化学物質の投与に起因して発現する。また、慢性の経過をとるものでは、尿路上皮の過形成、扁平上皮化生および粘膜下組織におけるリンパ球、形質細胞の浸潤、線維化などが種々の程度に観察される。

2-1-11) 水腫 edema

通常は炎症や循環不全に伴ってみられる。解離した粘膜下結合組織の間には、淡い好酸性滲出物を認める。

2-1-12) 化生 metaplasia

膀胱尿路上皮の**扁平上皮化生** squamous cell metaplasia（写真 6）は、通常、過形成、乳頭腫および癌に随伴してみられるが、単独で観察されることもある。ケラチン産生が著明で腔内の大半を埋める例も観察される。また、ビタミンA欠乏食により、膀胱上皮の過形成を伴わない扁平上皮化生の発生することが報告されている[6]。
腺（粘液）化生 glandular (mucinous) metaplasia は、まれに小動物の尿路上皮に観察され、1層の腺構造を示す立方〜円柱状の上皮よりなる。杯細胞様の円柱状粘液細胞が混じることはごくまれである。**骨様化生** osseous metaplasia は、膀胱粘膜下の間質における骨片形成とし

て、極めてまれに観察される。

2-1-13) 蛋白質性栓 proteinaceous plug、精嚢液栓 seminal plug

齧歯類雄において、精嚢液や凝固腺液などの雄の副生殖器腺の分泌液より形成される、粘液様、蛋白様物質がしばしば膀胱内に観察されるが、尿道閉塞を起こさない限り病理学的意義はない。時に精子を含むこともある。実験動物の屠殺方法により、出現頻度に差がみられるとの報告がある。

2-1-14) 閉塞性膀胱症 obstructive uropathy

マウスで認める。炎症、特に細菌感染に関して、あるいは精嚢液栓に起因して生じ、尿で拡張した膀胱は炎症、びらん、潰瘍をはじめ、病態の持続期間によって種々の変化を伴う。原因の1つに雄どうしの fighting があげられる。

2-1-15) 線虫症 nematodiasis

Trichosomoides crassicauda の感染による。ラットで膀胱内、あるいは粘膜表面に付着して認めることがある。びらんや尿路上皮の過形成を認めることがあるが、炎症をみることはまれである。鉱質沈着や結石を生じることもある。

2-2. 尿管

尿管の非腫瘍性病変は、膀胱のものに準ずるが、その発生頻度は極めて低い。この原因として尿の滞留時間が膀胱と比較して極めて短く、尿中に含まれる種々の内因性あるいは外因性の物質との接触時間が短いことが主な原因と考えられる。また、尿管の病理組織学的検査は、通常、肉眼的病変を認める例に限定され、検査例数の少ないことも一因であろう。尿管に特異的な非腫瘍性病変は、次のとおりである。

2-2-1) 欠損 unilateral abscence

先天性の変化として、片側性の尿管の欠損 unilateral abscence を認めることがある。特に、ACI系ラットでは、高率に発生すると報告されている。

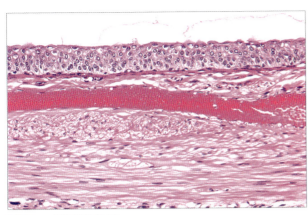

写真7 単純性過形成
ラット、BBN誘発、HE染色。

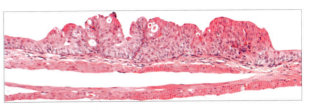

写真8 PN過形成
ラット、BBN誘発、HE染色。

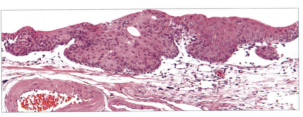

写真9 PN過形成
ラット、BBN誘発、HE染色。

2-2-2）拡張 dilatation、水尿管症 hydroureter

　水腎症 hydronephrosis や、膀胱結石 urinary calculus による排尿障害を呈するラットでは、尿管の拡張や水尿管症を認めることが多い。特に後者では、しばしば尿路上皮の増殖性変化を随伴している。先天的な病変として、尿管の拡張や水尿管症が、Sprague-Dawley 系ラットの胎仔に低頻度に発生することが知られている、水腎症や水尿管症を高率に発症する小動物には SD/Shi ラットや NON/Shi マウスがある。また、化学物質（甲状腺刺激ホルモン、クロルサイクリジン chlorcyclizine、エタノール ethanol[7]）を胎仔の器官形成期に投与すると、胎仔に水腎症、水尿管症を発現させうることが報告されている。

2-2-3）炎症 inflammation、炎症性細胞浸潤 inflammatory cell infiltration

　炎症は尿管のみに発生することはなく、一般に膀胱炎 cystitis や腎盂腎炎 pyelonephritis に際して尿管に観察される。

2-2-4）閉塞 obstruction

　結石や炎症に続発する。

2-3．尿道

　尿道の非腫瘍性病変は、膀胱のものに準ずるが、その発生頻度は極めて低い。この原因として、尿道における尿の滞留時間が極めて短く、尿に含まれる種々の物質との時間も短いことに関連すると考えられる。また、毒性ないし発がん性試験において尿道の病理学的組織検査は、肉眼的病変を認める例に限定され、検査例数の少ないことも一因であろう。尿道に特異的な非腫瘍性病変は、次のとおりである。

2-3-1）拡張 dilatation

　先天性に生じるが、尿路結石や薬物誘発性に生じることにより、腎臓腎盂の拡張を伴っていることが多い。

2-3-2）炎症 inflammation

　炎症は、尿道のみに発生することはなく、一般に膀胱炎や腎盂腎炎に際して尿道に観察される。

　マウスでは、陰茎の咬傷に起因して尿道陰茎部に炎症をみることがある。

3．増殖性・腫瘍性病変

3-1．膀胱

3-1-1）上皮性病変

❶ 尿路上皮過形成 urothelial hyperplasia

■同義語　移行上皮過形成 transitional cell hyperplasia
■組織発生　尿路上皮。
■組織学的特徴　過形成 hyperplasia は、尿路上皮が通常以上に増殖したものをいい、限局性、あるいはびまん性に発生する。過形成は通常、単純性過形成（写真7）、乳頭状ないし結節状過形成（PN過形成）（写真8、9）に分類される。**単純性過形成** simple hyperplasia は、尿路上皮が単に増殖し粘膜が肥厚したもので、異型性が認められない。血管、結合組織の新生を伴わないものであり、増殖性変化の最も初期の像であり、粘膜下における血管の増生がしばしばみられる。**乳頭状過形成** papillary hyperplasia は、尿路上皮が血管結合組織の新生を伴って腔内へ乳頭状に増殖しているものをいう。膀胱結石に伴うびまん性の乳頭状過形成を特に乳頭腫症 papillomatosis（写真10）と診断する場合がある。**結節状過形成** nodular hyperplasia は、尿路上皮が粘膜下へ向かい増殖したものであり、粘膜下に球～卵円形の結節としてみられ、細胞異型を伴うことが多い。なお、乳頭状過形成と結節状過形成は、混在して観察されることが多いため、両者をあわせ乳頭状ないし結節状過形成（PN過形成）と

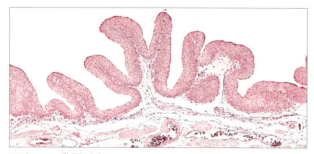

写真 10　乳頭腫症
ラット、ウラシル誘発、HE 染色。

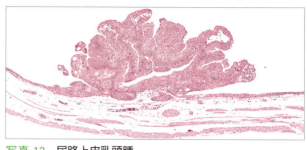

写真 13　尿路上皮乳頭腫
ラット、BBN 誘発、HE 染色。

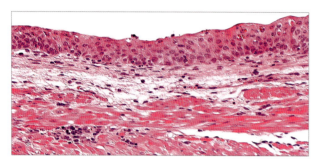

写真 11　異形成
マウス、BBN 誘発、HE 染色。

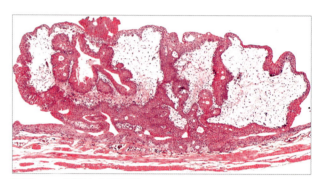

写真 14　尿路上皮乳頭腫
ラット、BBN 誘発、HE 染色。

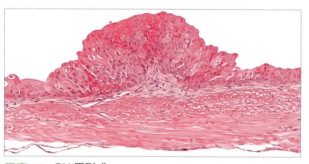

写真 12　PN 異形成
マウス、BBN 誘発、HE 染色。

称している。軽度の異型性を伴うことが多い。ごくまれに扁平上皮化生を認める。

■鑑別診断　乳頭腫に比較して間質の樹枝状形成が少ない。尿路上皮癌とは境界明瞭で異型性の少ないことから鑑別される。

■解説　過形成は一般にラットでみられ、感染症や結石による慢性炎症を含め、種々の原因による尿路上皮の損傷部における再生像であり、毒性学的な刺激を除去すれば正常に復する。しかしながら、膀胱発がん物質に起因して発現するラットの PN 過形成の大部分は不可逆的な変化であり、腫瘍へと進展することより前がん病変とみなされている。再生としての PN 過形成と前がん病変としての PN 過形成を病理組織学的に区別することは困難である[8]。免疫組織学的にサイクリン D1 cyclinD1 陽性像を示す PN 過形成が腫瘍に移行することが報告されている[9]。

❷ 異形成 dysplasia

■組織学的特徴　中〜高度の細胞異型 cellular atypia を示す粘膜上皮が乳頭状でなく、平坦な発育を示す病巣である（写真 11）。発がん物質投与により、マウスにしばしばみられる病変である。乳頭状発育を示す場合もあり、それは PN 異形成（写真 12）と呼ばれる。

■鑑別診断　高度の異形成は上皮内癌 carcinoma in situ との鑑別を要する。

■解説　マウス、特に膀胱発がん物質投与の場合に出現する[10,11]。ラットは過形成から乳頭腫を経て悪性に転じるが、マウスでは異型性から上皮内癌を経て浸潤癌へ移行するとされている[3,12]。

❸ 尿路上皮乳頭腫 urothelial papilloma

■同義語　transitional cell papilloma

■組織発生　尿路上皮より発生。単純性過形成から PN 過形成を経て発生する。

■組織学的特徴　異型の乏しい尿路上皮により構成されている。中心に血管があり、樹枝状に分枝した間質がみられる。明らかな極性を有し、血管を軸として規則正しく配列し、核も小さく揃っていて核分裂像はまれである。乳頭腫は腔内へ増殖しているものが多いが（写真 13、14）、粘膜下へ内反性に増殖したものもある。後者は内反性乳頭腫 inverted papilloma という（写真 15、16）。

■鑑別診断　PN 過形成との鑑別が問題となるが、乳頭腫では樹枝状に分枝した間質がみられる。内反性乳頭腫の下方成長は、尿路上皮癌の浸潤部との鑑別が問題となる。

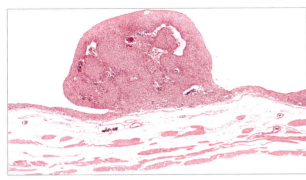

写真 15　尿路上皮乳頭腫、内反性
ラット、ウラシル誘発、HE 染色。

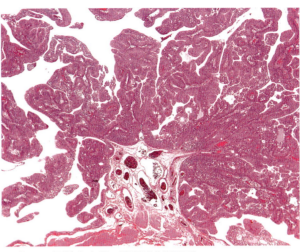

写真 17　尿路上皮癌、乳頭状非浸潤型
ラット、BBN 誘発、HE 染色。

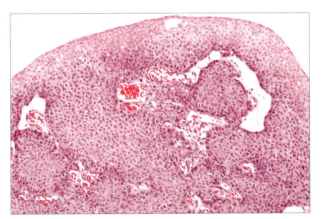

写真 16　尿路上皮乳頭腫、内反性
写真 15 の拡大像。

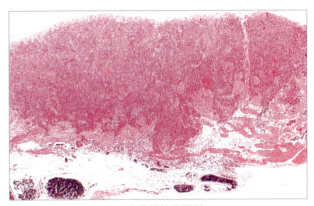

写真 18　尿路上皮癌、非乳頭状浸潤型
ラット、BBN 誘発、HE 染色。

■解説　膀胱を標的とする N-ブチル-N-(4-ヒドロキシブチル)ニトロソアミン N-butyl-N-(4-hydroxybutyl) nitrosamine (BBN) とニトロフラン系化合物の N-[4-(5-ニトロ-2-フリル)-2-チアゾイル]ホルムアミド N-[4-(5-nitro-2-furyl)-2-thiazoyl] formamide (FANFT) などの発がん物質を投与すると、比較的短期間に高率に乳頭腫が発生し、癌へ移行する。通常の発がん性試験では、腫瘍を亜型に分けることはないため、内反性乳頭腫の自然発生例については知られていない。

❹ 尿路上皮癌 urothelial carcinoma

■同義語　transitional cell carcinom
■組織発生　尿路上皮より発生。
■組織学的特徴　尿路上皮由来腫瘍のうち異型性、あるいは浸潤を有する悪性のものを尿路上皮癌と診断する。出血、壊死、分裂活性は高く、リンパ球や肥満細胞といった炎症性細胞浸潤を伴うことが多い。扁平上皮化生は種々の程度にみられるが、偽腺構造や腺（粘液）化生や粘液産生をみることもある。尿路上皮癌は乳頭状と非乳頭状に分類することができる。乳頭状尿路上皮癌は膀胱腔内に乳頭状に発育するものであり、非浸潤型が多い（写真 17）。膀胱発がん物質誘発のラット膀胱癌でよくみられる。非乳頭状尿路上皮癌は一般に高異型度であり、浸潤傾向が強い（写真 18、19）。膀胱発がん物質誘発のマウス膀胱癌でよくみられる。

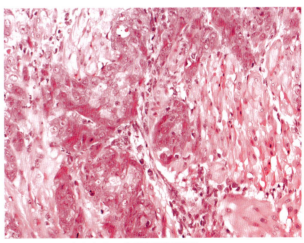

写真 19　尿路上皮癌、非乳頭状浸潤型
写真 18 の拡大像。

■鑑別診断　尿路上皮乳頭腫との鑑別が必要である。表層を覆う上皮細胞は多層で、粘膜下組織、筋層などへの浸潤を認めなくても、上皮細胞の異型、核分裂像を認めるものは乳頭状の尿路上皮癌と診断する。扁平上皮細胞のほうが優勢である場合は扁平上皮癌と診断する。
■解説　ヒトでは、全膀胱腫瘍の約 90% を占め、その男女比では男性が女性の約 4 倍の発生率を示す。ラットや

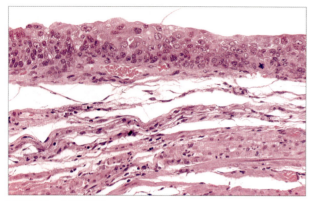

写真20　上皮内癌
マウス、EHBN誘発、HE染色。

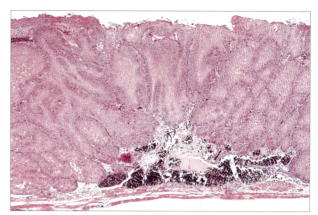

写真21　扁平上皮乳頭腫
ラット、ウラシル誘発、HE染色。

マウスにおける自然発生率は低く、F344ラットでは0.1％以下であり、B6C3F1マウスでは報告されていない。なお、Brown Norway（BN/BiRij）ラットでは、雄で20％、雌で2％と高率に尿路上皮癌の発生がみられる。これは同系ラットにおける膀胱結石の形成と関連している。

膀胱発がん物質に関する研究は、人工染料工場の従業員に膀胱癌の多発することが報告されたことに端を発している。膀胱を標的とする発がん物質として、ニトロソ化合物であるBBNとニトロフラン系化合物のFANFTが、ヒト膀胱癌の疾患モデルとして多方面での研究に用いられている[13,14]。さらに両発がん物質類縁の誘導体であるN-エチル-N-（4-ヒドロキシブチル）-ニトロソアミンN-ethyl-N-（4-hydroxybutyl）-nitrosamine（EHBN）[11]、N-ブチル-N-（3-カルボキシプロピル）ニトロソアミンN-butyl-N-（3-carboxypropyl）nitrosamine、N-［4-（5-ニトロ-2-フリル）-2-チアゾイル］アセトアミドN-［4-（5-nitro-2-furyl）-2-thiazoyl］acetamideなども膀胱に対して強力な発がん性を示すことが知られている。これらのほかニトロソ尿系のN-メチル-N-ニトロソウレアN-methyl-N-nitrosourea、芳香族アミンの2-ナフチルアミン2-naphthylamine、ベンジジンbenzidine、2-AAF、環境化学物質のo-アミノアゾトルエンo-aminoazotoluene、4-（エチルスルホニル）-1-ナフタレンスルホンアミド4-（ethylsulfonyl）-1-sulfonamide、ワラビ、フェナセチンphenacetin、シクロホスファミドによっても膀胱癌の発生することが報告されている。PPARγあるいはPPARα/γ作動剤によっても結晶や結石形成による刺激によって膀胱癌が報告されている[15,16]。

サッカリンsodium saccharin、チクロsodium cyclamateおよびDL-トリプトファンDL-tryptophanに膀胱発がんプロモーション作用のあることが報告されて以来、環境化学物質の検索が広範に行われた。その結果、種々のナトリウム塩（L-アスコルビン酸ナトリウムsodium L-ascorbate、エリソルビン酸ナトリウムsodium erythorbate、クエン酸ナトリウムsodium citrate、NaHCO3、オルトフェニルフェノールsodium orthophenylphenate、NTA）、酸化防止剤（ブチル化ヒドロキシアニソールbutylated hydroxyanisole：BHA）、ブチル化ヒドロキシトルエンbutylated hydroxytoluene：BHT、tert-ブチルヒドロキノンtert-butylhydroquinone、エトキシキンethoxyquin）、必須アミノ酸（イソロイシンisoleucine、ロイシンleucine）、そのほかジフェニルdiphenylなどに膀胱発がんプロモーション作用が認められている。これとは逆にオルニチン脱炭酸酵素ornithine decarboxylase生成阻害剤、4,4′-ジアミノジフェニル-メタン4,4′-diaminodiphenyl-methane、芳香族レチノイドaromatic retinoidおよびジスルフィラムdisulfiramでは発がん抑制作用が見出されている。

❺ 上皮内癌 carcinoma in situ

■**組織学的特徴**　膀胱粘膜内に限局した癌で、膀胱内腔への乳頭状増殖あるいは膀胱粘膜下組織への浸潤性増殖を示さないものと定義される（**写真20**）。尿路上皮からなる上皮内癌 transitional cell carcinoma in situ が主体であるが、極めてまれには扁平上皮内癌 squamous cell carcinoma in situ もみられる。上皮内癌の診断には核の異型性が主たる指標となり、G2以下の異型度では上皮異形成との区別が困難であるため、G3のそれを上皮内癌と規定するのが一般的である。

■**鑑別診断**　高度の上皮異形成 severe epithelial dysplasiaとの鑑別が問題となる。

■**解説**　ラットやマウスにおける自然発生例は知られていない。しかしながら、B6C3F1マウスに膀胱発がん物質のBBNやEHBNを投与すると早期から膀胱粘膜の上皮異形成が高率に出現し、この病変を場として上皮内癌の発生がみられる。

❻ 扁平上皮乳頭腫 squamous cell papilloma

■**組織発生**　尿路上皮より発生。

■**組織学的特徴**　分化した扁平上皮からなる外方性発育を示し、膀胱内に脱落した角化物をみることがある（**写真21**）。細胞異型や核分裂像はまれである。

■**鑑別診断**　扁平上皮化生は上皮の増殖を伴わない。細

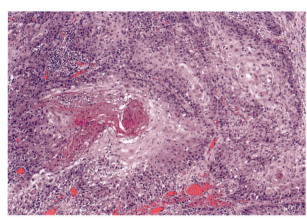

写真22　扁平上皮癌
マウス、BBN誘発、HE染色。

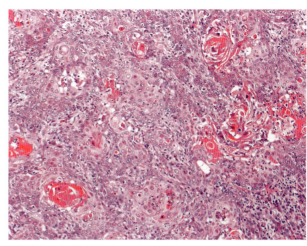

写真24　扁平上皮癌
写真23の拡大像。

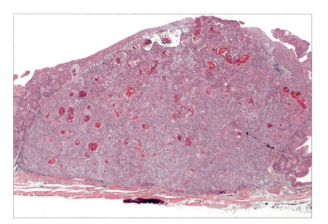

写真23　扁平上皮癌
ラット、BBN誘発、HE染色。

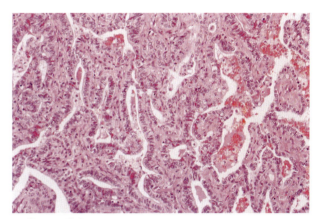

写真25　腺癌
マウス、BBN誘発、HE染色。

胞異型や分裂活性、浸潤の有無によって扁平上皮癌とは区別する。
■**解説**　実験動物において自然発生の報告はない。発がん物質誘発による扁平上皮乳頭腫がまれにみられる。

❼ 扁平上皮癌 squamous cell carcinoma
■**同義語**　epidermoid carcinoma
■**組織発生**　尿路上皮の扁平上皮化生部が腫瘍化、あるいは尿路上皮癌の腫瘍細胞からの発生と考えられている。
■**組織学的特徴**　腫瘍細胞が主として扁平上皮細胞で構成されており、病理組織学的には、角化傾向を示す重層扁平上皮よりなる高分化型から、異型性の強い低分化型まであり、一般に尿路上皮癌より悪性である（**写真22～24**）。線維性間質は一般に豊富であり、鉱質沈着を認めることもある。
■**鑑別診断**　尿路上皮癌の一部に扁平上皮癌の成分を有する場合は、尿路上皮癌に含まれる。
■**解説**　ヒトでは、全膀胱上皮性腫瘍に対する発生比率は7～10%であるが、実験動物における自然発生は極めてまれである。米国のNTPにおける発がん実験において、F344系ラットおよびB6C3F1系マウスにおいて1例も観察されていない。しかし、膀胱を標的とする発がん物質投与により、小動物、特にマウスに扁平上皮癌が高

率に発生するし、また尿路上皮癌の一部にしばしば認められる。

❽ 腺癌 adenocarcinoma
■**同義語**　urothelial adenocarcinoma
■**組織発生**　胎生期の尿膜管の遺残組織 remnants of the urachus からの発生では膀胱頂部あるいは前壁にみられ、そのほか膀胱粘膜の腺（粘液）化生からの発生が考えられる。
■**組織学的特徴**　大腸にみられる腺癌のあらゆる型、すなわち乳頭状、管状、粘液あるいは印環細胞癌がみられ、**写真25**は高分化型腺癌である。
■**鑑別診断**　結腸、精嚢、前立腺癌など、他臓器の腺癌からの転移病巣との区別が重要である。尿路上皮癌の構成成分としての腺構造を腺癌としてはいけない。
■**解説**　ヒトでも全膀胱上皮性腫瘍に対する比率は低く、実験動物では極めてまれなものであり、米国のNTPにおける膨大な発がん実験において、F344ラットおよびB6C3F1マウスではその発生は観察されていない。ラット、マウスの発がん物質誘発膀胱癌でまれにみられる。また、尿路上皮癌の一部に腺癌の像を合併している

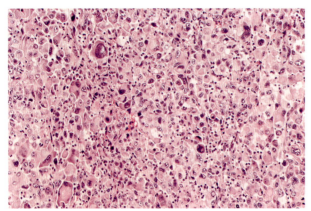

写真26 起源不明癌（癌NOS）
マウス、BBN誘発、HE染色。

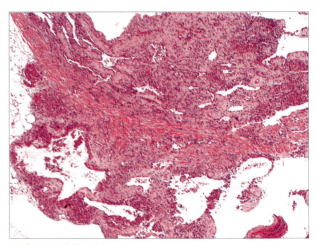

写真27 血管肉腫
マウス、BBN誘発、HE染色。

ことがある。

❾ 起源不明癌（癌NOS）carcinoma, NOS
■**同義語** spindle and giant cell carcinoma、carcinosarcoma、spindle cell carcinoma、pseudosarcoma
■**組織学的特徴** 癌であることは明らかであるが、癌細胞が未分化なために、尿路上皮、扁平上皮または腺癌のいずれの組織型にも分類できないものをいう（写真26）。細胞の形状は円形のもの、紡錘形のもの、巨細胞を有する多形性のものなどがある。
■**鑑別診断** 平滑筋肉腫、横紋筋肉腫との鑑別が必要であるが、明らかな癌の成分を含んでいるか否かが判断基準となる。
■**解説** ラット、マウスなど発がん性試験に用いられている動物における報告はまれである。

3-1-2) 上皮性以外の増殖性病変
❶ 血管腫 hemangioma
■**同義語** benign hemangioendothelioma
■**組織発生** 粘膜下層血管由来のものが多い。
■**組織学的特徴** 増殖した血管からなる境界不明瞭な良性病変の総称であり、増殖した血管の形状、種類などから毛細血管腫、海綿状血管腫、良性血管内皮腫などの亜型に分けられる。
■**解説** B6C3F1系マウスでは、低頻度に観察される。ラットでは報告がない。

❷ 血管肉腫 hemangiosarcoma
■**同義語** malignant hemangioendothelioma
■**組織発生** 血管内皮細胞。
■**組織学的特徴** 不規則に吻合する血管腔を形成し、1層ないし多層の未熟な異型内皮細胞がこれを被覆する（写真27、28）。細胞が多層の場合、しばしば内腔形成がみられず、上皮様形態を示すこともあるが、鍍銀染色により細胞集団を囲む基底膜が血管の形態を現出する。
■**鑑別診断** 腫瘍細胞が充実性にみえるときは無色素性黒色腫や転移性癌と誤られることがあり、また血管に富

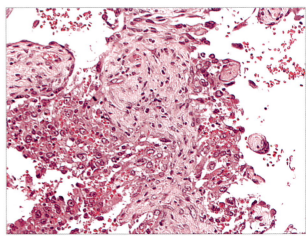

写真28 血管肉腫
写真27の拡大像。

む脂肪肉腫あるいは腎細胞癌の転移と鑑別を要する場合がある。
■**解説** ラット、マウスなど発がん性試験に用いられる動物において報告はない。発がん物質BBNの投与により、ラットやマウスにまれにみられる。

❸ 平滑筋腫 leiomyoma
■**同義語** myoma、fibroleiomyoma、leiomyofibroma
■**組織発生** 平滑筋に由来し、膀胱の粘膜下層ないし筋層内にみられる。
■**組織学的特徴** 粘膜下層および周囲の正常な筋層との境界は明瞭である（写真29）。組織学的には、紡錘形の平滑筋細胞の並走する細胞束が錯綜して唐草模様 interlacing pattern を示す。筋線維の核は先端が鈍円の桿状を呈し、その横断面はいわゆる太陽像 Sonnenbild を示す。核や筋線維が平行に並び、柵状あるいは観兵式配列 palisading (regimentation) をみることがある。
■**鑑別診断** 線維腫との区別は上記の形態像のほか、アザン Azan 染色、マッソントリクローム Masson trichrome 染色などによる鑑別、また鍍銀染色により嗜銀

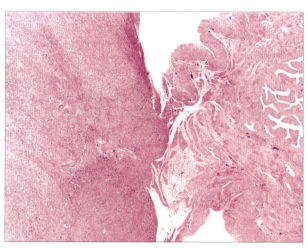

写真 29　平滑筋腫
ラット、自然発生、HE 染色。

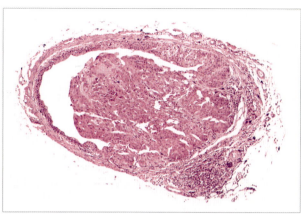

写真 32　尿路上皮癌
ラット、BBN 誘発、HE 染色。

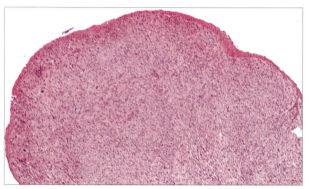

写真 30　平滑筋肉腫
マウス、ウラシル誘発、HE 染色。

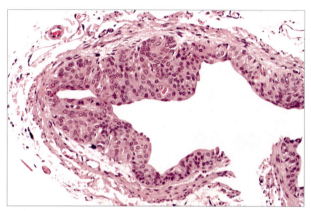

写真 33　PN 過形成
ラット、BBN 誘発、HE 染色。

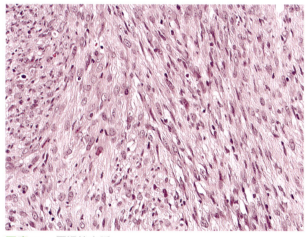

写真 31　平滑筋肉腫
写真 30 の拡大像。

■**組織学的特徴**　平滑筋細胞由来腫瘍のうち、異型性あるいは浸潤性増殖を示す悪性のものを平滑筋肉腫という（写真 30、31）。

■**鑑別診断**　平滑筋腫との鑑別では、異型性または浸潤性増殖の有無の確認が、また横紋筋肉腫との鑑別では、横紋の有無の確認が必要である。

■**解説**　ラット、マウスでの自然発生は極めてまれなものである。C. I. ジスパースブルー 1 C. I. Disperse Blue 1（1,4,5,8-テトラアミノアントラキノン 1,4,5,8-tetra aminoanthraquinone）は、膀胱に高率に平滑筋肉腫を発生させることが知られている。

線維が細胞を取りまく所見などで可能である。

■**解説**　ラットやマウスでの自然発生腫瘍は、極めてまれなものである。

❺ **リンパ管腫** lymphangioma

発がん性試験に用いられるラット、マウスの膀胱において本腫瘍の発生は報告されていない。

❹ **平滑筋肉腫** leiomyosarcoma

■**同義語**　malignant leiomyoma、metastasizing leiomyoma、myosarcoma

■**組織発生**　平滑筋細胞より発生。

❻ **リンパ管肉腫** lymphangiosarcoma

発がん性試験に用いられるラット、マウスの膀胱において本腫瘍の発生は報告されていない。

❼ **起源不明肉腫（肉腫 NOS）** sarcoma, NOS

■**同義語**　sarcoma unclassified、sarcoma undifferentiated

■**組織発生** 膀胱原発の間葉系腫瘍で、由来する組織を特定できないもの。
■**解説** ラット、マウスなどの発がん性試験に用いる動物では極めてまれであるが、F344ラットに報告例がみられる。

❽ mesenchymal proliferative lesion
■**同義語** decidual-like reaction
■**組織発生** 膀胱原発とされているが、由来細胞は不明である。
■**組織学的特徴** 筋層でなく粘膜下に発生し、時に内腔へ突出する。線維芽細胞あるいは平滑筋細胞様の紡錘形細胞と、大型多形性上皮様細胞で構成される。
■**鑑別診断** 平滑筋腫瘍や肉芽腫との鑑別が必要である。
■**解説** ICR（CD-1）を含めてSwiss系のマウスで報告があるが、B6C3F1マウスではいまだ報告されていない。submucosal mesenchymal tumors of the mouseという名称で提唱されたこともあるが、真の腫瘍であるかどうか疑問視されている[17,18]。

3-2. 尿管

膀胱に準ずる（写真32、33）。

3-3. 尿道

膀胱に準ずる。

引用文献

1) Oleksiewicz MB, Thorup I, Nielsen HS, et al. Generalized cellular hypertrophy is induced by a dual-acting PPAR agonist in rat urinary bladder urothelium in vivo. *Toxicol Pathol* 33：552-560, 2005.
2) Molon-Noblot S, Boussiquet-Leroux C, Owen RA, et al. Rat urinary bladder hyperplasia induced by oral administration of carbonic anhydrase inhibitors. *Toxicol Pathol* 20：93-102, 1992.
3) Cohen SM. Comparative pathology of proliferative lesions of the urinary bladder. *Toxicol Pathol* 30：663-671, 2002.
4) Suzuki S, Arnold LL, Muirhead D, et al. Inorganic arsenic-induced intramitochondrial granules in mouse urothelium. *Toxicol Pathol* 36：999-1005, 2008.
5) Hardisty JF, Anderson DC, Brodie S, et al. Histopathology of the urinary bladders of cynomolgus monkeys treated with PPAR agonists. *Toxicol Pathol* 36：769-776, 2008.
6) Gijbels MJ, van der Ham F, van Bennekum AM, et al. Alterations in cytokeratin expression precede histological changes in epithelia of vitamin A-deficient rats. *Cell Tissue Res* 268：197-203, 1992.
7) Gage JC, Sulik KK. Pathogenesis of ethanol-induced hydronephrosis and hydroureter as demonstrated following in vivo exposure of mouse embryos. *Teratology* 44：299-312, 1991.
8) Fukushima S, Murasaki G, Hirose M, et al. Histopathological analysis of preneoplastic changes during *N*-butyl-*N*-(4-hydroxybutyl) nitroramine-induced urinary bladder carcinogenesis in rats. *Acta Pathol Jpn* 32：243-250, 1982.
9) Lee CC, Yamamoto S, Wanibuchi H, et al. Cyclin D1 overexpression in rat two-stage bladder carcinogenesis and its relationship with oncogenes, tumor suppressor genes, and cell proliferation. *Cancer Res* 57：4765-4776, 1997.
10) Ohtani M, Kakizoe T, Nishio Y, et al. Sequential changes of mouse bladder epithelium during induction of invasive carcinomas by *N*-butyl-*N*-(4-hydroxybutyl)nitrosamine. *Cancer Res* 46：2001-2004, 1986.
11) Tamano S, Hagiwara A, Suzuki E, et al. Time- and dose dependent induction of invasive urinary bladdercancers by *N*-ethly-*N*-(4-hydroxybutyl)nitrosamine in B6C3F1 mice. *Jpn J Cancer Res* 82：650-656, 1991.
12) Cohen SM. Urinary bladder carcinogenesis. *Toxicol Pathol* 26：121-127, 1998.
13) Mori S, Murai T, Takeuchi Y, et al. No promotion of urinary bladder carcinogenesis by sodium L-ascorbate in male ODS/Shi-od/od rats lacking L-ascorbic acid-synthesizing ability. *Carcinogenesis* 12：1869-1873, 1991.
14) Murai T, Iwata H, Mori S, et al. Thymosin fraction 5 does not influence urinary tract carcinogenesis by phenacetin and *N*-butyl-*N*-(4-hydroxybutyl)nitrosamine in NON/Shi mice. *Oncol Res* 7：139-144, 1995.
15) Long GG, Reynolds VL, Dochterman LW, et al. Neoplastic and non-neoplastic changes in F-344 rats treated with Naveglitazar, a γ-dominant PPAR α/γ agonist. *Toxicol Pathol* 37：741-753, 2009.
16) Suzuki S, Arnold LL, Pennington KL, et al. Effects of pioglitazone, a peroxisome proliferator-activated receptor γ agonist, on the urine and urothelium of the rat. *Toxicol Sci* 113：349-357, 2010.
17) Halliwell WH. Submucosal mesenchymal tumors of the mouse urinary bladder. *Toxicol Pathol* 26：128-136, 1998.
18) Karbe E. "Mesenchymal tumor" or "decidual-like reaction"? *Toxicol Pathol* 27：354-362, 1999.

その他の有用な成書・文献情報

1) Fukushima S. Carcinogenesis, Urinary Tract, Rat. In：*Urinary system*：*Monographs on pathology of laboratory animals*, 2nd ed. Jones TC, Hard GC, Mohr U(eds). Springer, Heiderberg. pp375-381. 1998.
2) Fukushima S. Modification of tumor development in the urinary bladder In：*Modification of tumor development in rodents*. F Homburger, Ito N, Sugano H(eds). Karger, Basel. pp154-174. 1991.
3) Ito N, Fukushima S, Hasegawa R. Bladder cancers-their process of development and its modification. *Acta Pathol Jpn* 39：1-14, 1989.
4) Jokinen MP. Urinary bladder, ureter and urethra. In：*Pathology of the Fischer rat*. Boorman GA, Eustis SL, Elwell MR, et al(eds). Academic Press, San Diego. pp109-126. 1990.

鰐渕英機
大阪市立大学大学院

野々山 孝
元 武田薬品工業㈱

林 新茂
三栄源エフ・エフ・アイ㈱

5 各論 I 生殖器系

1 雄性生殖器

1. 解剖学的・生理学的特徴

雄の生殖器は下記の器官によって構成されている。

1) 生殖細胞（精細胞、胚細胞 germ cell）を産生する生殖腺（生殖巣 sex gland〔gonad〕）
   ①精巣（睾丸）testis
2) 生殖細胞を体外へ運搬する生殖道（生殖管 genital tract〔reproductive tract〕）
   ①精巣上体（副睾丸）epididymis
   ②精管 vas deferens（ductus deferens、spermatogenic duct）
   ③尿道 urethra
3) 付属器官としての副生殖腺 accessory genital gland（accessory reproductive gland）
   ①精嚢 seminal vesicle（イヌにはない）
   ②前立腺 prostate（prostate gland）
   ③凝固腺 coagulating gland（齧歯類のみ）
   ④尿道球腺 bulbourethral gland（カウパー腺 Cowper's gland）（イヌにはない）
   ⑤精管膨大部腺 ampullary gland
4) 外生殖器 external genital organ
   ①陰茎 penis
   ②陰嚢 scrotum
   ③包皮腺 preputial gland

1-1. 精巣 testis

精巣の外形は卵円形で（図1）、胎生初期に中腎の腹側で形成され、後期に精巣下降によって腹腔から陰嚢内に移動する。精巣上体に接する精巣の面を精巣上体縁、対側を自由縁という。精巣は線維性被膜の薄膜 tunica albuginea で包まれた複合管状腺で、サルやイヌでは放射状に伸びた疎性結合組織で囲まれた小葉構造を示す。各小葉は精細管と間質によって構成され、精細管は長くコイル状に屈曲しており、マウスやラットでは約32本、ハムスターでは200本以上の精細管がある[1]。精細管内には精上皮として生殖細胞（精細胞、胚細胞）とセルトリ細胞 Sertoli cell があり、生殖細胞として未分化な精祖細胞

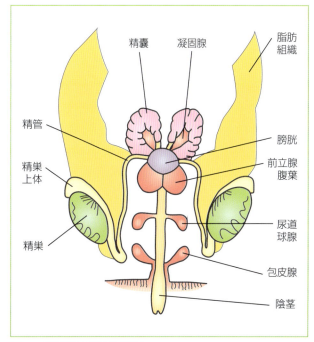

図1　齧歯類の雄性生殖器

が基底側に配列し、順次内腔に向かって精母細胞、精子細胞、精子に分化が進行する[2]（図2、3）。精上皮細胞の10～15％を占めるセルトリ細胞は基底側に接し、垂直柱状に立つ細胞で各段階に分化した生殖細胞を細胞質で抱えている（図3）。屈曲したループ状の各精細管の両端は精巣上部の精巣網に開口し、精巣輸出管 efferent duct（efferent ductule）によって、精巣上体管につながる。齧歯類の精細管は1層の連続した上皮様の層が扁平な多角形の外膜細胞（周囲細胞 peritubular cell）で包まれる。この周囲細胞は平滑筋に類似して収縮性があり、筋様細胞 myoid cell ともいう（図3）。その精細管周囲を毛細血管が網目状に取り囲む。間質には、間細胞（ライディッヒ細胞 Leydig cell ともいう）、血管、リンパ管、神経、肥満細胞、マクロファージなどが存在する。成熟した精巣では、生殖細胞はその分化にしたがって精子形成のサイクルを形成し、一定の形態学的なパターンを示す。これを精子形成段階（ステージ）spermatogenic stage といい、ラットでは14（図4）、マウスやサルでは12、イヌやハムスターでは8のステージに分けられる。各ステー

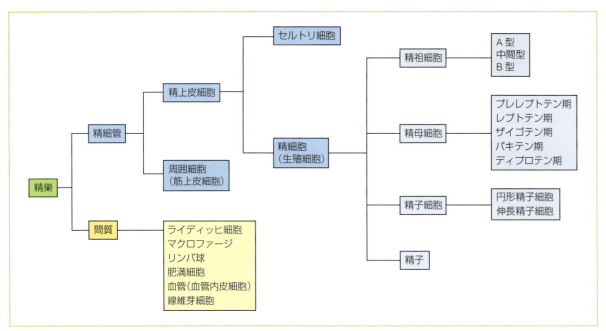

図2 精巣を構成する細胞

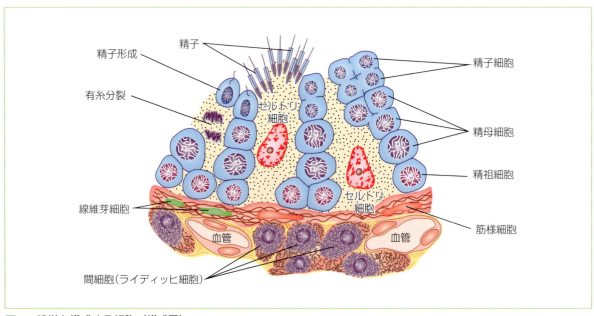

図3 精巣を構成する細胞（模式図）
（Junqueiraら[2]より図を引用して改変）

ジは一定の時間で進行し、ラット、マウス、イヌでは精祖細胞から精母細胞を経て精子の形成まで約4〜4.5サイクルを要するが、ラットでは1サイクル311時間（約2週間）、マウスでは約234時間（約10日間）、イヌで約265時間（約11日間）であるという[3,4]。

精巣には、旺盛な有糸分裂と減数分裂による精子産生とアンドロゲン（雄性ホルモン）などの産生という2つの大きな機能がある。ラットでは6週齢以後に最初の精子が完成し、以後、ほぼ生涯にわたって精子形成が継続する。精祖細胞にはA型、中間型 intermediate type、B型の3種類の細胞があり、A型精祖細胞は増殖し、B型精祖細胞は精母細胞に分裂・分化する。その後、減数分裂により円形精子細胞となる（図4）。この後に核と細胞質の再構成過程を経て伸長精子細胞や精子となり、精子形成が完了する。多くの哺乳類の精子形成には深部体温よりも数度低い温度が必要であり、精巣は比較的薄い陰嚢内におさめられ外気温に曝されるとともに、精巣動脈の精巣表層蛇行や蔓状に屈曲した精巣動脈と精巣静脈の対向による熱交換などによって冷却される。陰嚢内への精巣の下降不全により停留精巣（停留睾丸）となると、精子形成が障害される。通常はヒトでは胎児（仔）期に、ラットでは出生後に精巣下降が生じる。

精子形成とアンドロゲン産生は主として、下垂体から分泌されるゴナドトロピン gonadotropin である黄体形成ホルモン luteinizing hormone（LH）と卵胞形成ホルモン follicle stimulating hormone（FSH）よって支配され、

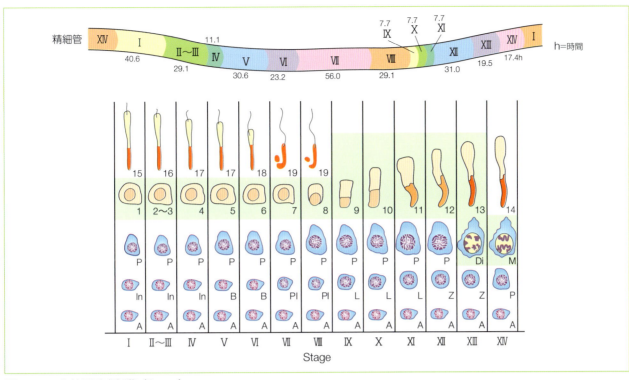

図4　ラット精子形成段階（Stage）
精祖細胞　A＝A型、In＝中間型、B＝B型
精母細胞　Pl＝プレレプトテン期、L＝レプトテン期、Z＝ザイゴテン期、P＝パキテン期、Di＝ディプロン期、M＝減数分裂、1〜19＝Step1〜19の精子細胞、Di、M、1〜13の細胞（淡緑色の背景で示した）はその存在に注意してStageを同定。（高橋[3]より引用して改変）

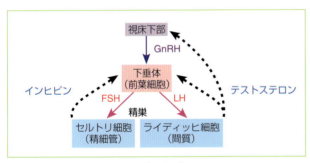

図5　ホルモンのフィードバック系

精巣で産生されるホルモンとともにフィードバック系を形成している（**図5**）。これらゴナドトロピンを放出させるgonadotropin releasing hormone（GnRH）が視床下部から分泌され（その分泌はmetastin＝kisspeptinが調節）、門脈を経て下垂体に到達し、下垂体前葉細胞からLHが分泌されると精巣間質の間細胞でテストステロン産生が亢進する。テストステロンはセルトリ細胞を刺激し、精子発生の開始と精母細胞の減数分裂を促進する。同様に下垂体前葉細胞から分泌されるFSHはセルトリ細胞の多様な機能を亢進させ、生殖細胞を成熟させ、栄養を供給し、生殖細胞の数的維持に寄与する。そのほか、下垂体前葉から分泌されるプロラクチンも前立腺や精嚢の発育促進を介して精子形成に関与する。

　精巣における血液-精巣関門blood testis barrier（BTB）には3種類ある。1つめは精巣間質に存在する血管の内皮細胞、2つめは精細管を囲む周囲細胞、3つめは隣り合うセルトリ細胞との間に形成されている密着結合（タイトジャンクション）tight junction、細隙結合、接着斑などの複合体である。それらのうちで閉鎖結合が最も強固である。BTBは有害物質が生殖細胞に接するのを防止し、生殖細胞の分化や増殖に適した環境を形成し、減数分裂で一倍体（1n）となった精子細胞や精子などの蛋白質抗原を精細管内に閉じ込めて、自己抗体の産生を阻止する機能があり、毒性発現に重要である。BTBは、狭義にはこのセルトリ細胞間の密着結合をさす場合が多い。ラットでは閉鎖結合は生後しばらくは形成されず、精巣管内腔の形成とともにセルトリ細胞が成熟分化して形成される。生後18日頃までは密着結合は完成しないので、セファロスポリン系抗生物質の側鎖などに用いられているN-メチルテトラゾルチオール N-methyltetrazolethiol（NMTT）のような、それを通過できない化学物質は幼若期の投与でのみラットの精巣に変化を生じさせる。いったん完成したBTBは比較的強固で、ホルモンのアンバランスや物理的化学的傷害に対してもほとんど影響を受けない。

　セルトリ細胞は中胚葉由来で、ラットでは生後2週間くらいまで分裂・増殖するが、その後は分裂しない。セルトリ細胞の機能には、精子形成過程の栄養に関連し、生殖細胞の育成・分化・増殖を促し、アンドロゲン結合蛋白質 androgen binding protein（ABP）を産生・分泌して（ラット）、アンドロゲンの移送や局所アンドロゲン濃度を高めるとともに、インヒビンを分泌して下垂体にネガティブフィードバックをかけて、FSH分泌を抑制し、また、精子形成に必要な鉄などの移送に関与する鉄

表1 精巣・精巣上体・精子に影響する化学物質

標的細胞（精巣、精巣上体）	精巣毒性物質（ラット）
精祖細胞	シクロホスファミド cyclophosphamide ブスルファン busulfan ブレオマイシン bleomycin アドリアマイシン adriamycin （ドキソルビシン doxorubicin）
精母細胞	エチレングリコールモノメチルエーテル ethylene glycol mono-methyl ether（EGME） ジニトロピロール dinitropyrrole
円形精子細胞	塩化メチル methyl chloride メタンスルホン酸エチル ethyl methane sulfonate（EMS）
伸長精子細胞	ホウ酸 boric acid ジクロロ酢酸 dichloroacetic acid ジブロモ酢酸 dibromoacetic acid
セルトリ細胞	2,5-ヘキサンジオン 2,5-hexanedione フタル酸エステル phthalate ester（MEHP, DEHP） シクロヘキシルアミン cyclohexylamine 1,3-ジニトロベンゼン 1,3-dinitrobenzene リン酸トリクレジル tricresyl phosphate
ライディッヒ細胞	エタンジメタンスルホン酸 ethane dimethane sulfonate ランソプラゾール lansoprazole
精巣血管	塩化カドミウム cadmium chloride ヒスタミン histamine セロトニン serotonin（5-ヒドロキシトリプタミン 5-hydroxytriptamine） プロスタグランジン prostaglandin
精巣上体管上皮	α-クロロヒドリン α-chlorohydrin 塩化メチル methyl chloride カルベンダジム carbendazim
精巣上体管腔内精子	α-クロロヒドリン α-chlorohydrin デオキシクロログルコース deoxychloroglucose

文献5, 6)から作表。

結合糖蛋白（トランスフェリン transferin）やエストラジオール estradiol、アクチビン activin、インスリン様成長因子 insulin-like growth factor（IGF）、トランスフォーミング成長因子 transforming growth factor-α（TGF-α）、TGF-βなどの因子を産生する。セルトリ細胞にはアンドロゲン受容体やエストロゲン受容体-αが存在する。精母細胞や精子細胞のエネルギー産生に必要な乳酸やピルビン酸を分泌し、精子形成の環境を調整

し、また、精子形成時の精子細胞の細胞質由来の遺残体 residual body や変性・壊死した精細胞を貪食・処理する。これに加えて、精子形成過程における基底側から精細管腔側への精細胞の移動や精細管液の分泌などには細胞骨格が重要な働きを担っており、フタル酸モノ（2-エチルヘキシル）mono（2-ethylhexyl）phthalate（MEHP）や2,5-ヘキサンジオン 2,5-hexanedione でセルトリ細胞のビメンチン vimentin や微小管 microtubule が影響を受けると精子遊離障害などが生じる。周囲細胞は IGF-1、TGF-α、TGF-β、プラスミノーゲン活性化因子阻害剤 plasminogen activator inhibitor を産生し、セルトリ細胞の蛋白質合成を促進する。

間細胞はマクロファージや血管とともに精巣の間質に存在し、LH の刺激によりコレステロールからテストステロンなどのアンドロゲンを合成し分泌する。その合成にはミトコンドリア蛋白質の steroidogenic acute regulatory protein（StAR）が関与する。その位置関係から、マクロファージと間細胞の機能的関連性が示唆されているが、詳細は不明である。ヒト精巣間細胞に存在する蛋白質様のラインケ結晶 Reinke crystalloid はラットでは観察されない。

精巣、精巣上体、精子に影響する化学物質を表1に示す[5,6)]。

1995 年の ICH ガイドラインでは、精巣毒性評価のための精巣固定にはブアン液（飽和ピクリン酸液：ホルマリン：酢酸＝15：5：1）やそれに準ずる適切な固定液の使用が指示されたが、TUNEL や PCNA 染色などの免疫組織化学的手法が多用される最近では、ブアン液に代わって改変ダビドソン固定液[7)]（ホルマリン：エタノール：酢酸：水＝約30：15：5：50）が多くの施設で使用されつつある。

1-2. 雄性生殖道 male genital canal

1-2-1) 精巣上体 epididymis

精巣上体は、精巣上体縁に沿って精巣の背側に薄い間膜で付着している。精巣網から出た精巣輸出管 efferent duct はイヌで約 15 本、ラットで 4～8 本存在するが、それぞれの輸出管は結合組織に覆われ、やがて 1 本の精巣上体管にまとまる。精巣輸出管上皮は精巣液（精巣から流出してくる精漿）を旺盛に取り込み、その約 90％を再吸収する。いくつかの薬物はこの精巣輸出管や精巣網を閉塞させることが知られており、その場合には、精巣に浮腫、精細管に拡張や萎縮（pressure atrophy）がみられる。精巣上体管は液の吸収や糖蛋白、シアル酸、グリセロリン酸コリンなどを分泌して pH、イオン、アミノ酸、蛋白質などを調節し、精子の成熟と貯蔵に適した微小環境を整える。ラットでは通常約 2 週間かけて頭部から尾部に精子が移動し、その間に精子は潜在的な運動能と受精能を獲得する。これを、精子の精巣上体内成熟 epididymal maturation と呼び、射精後に起こる受精能獲

得capacitationとは区別される。精巣上部に接する太い部分を精巣上体頭部caputといい、精巣輸出管から続く精巣上体管の始部initial segmentを含み、血管に富んでいる。これに続いて細長い精巣上体体部corpusがあり、次いで、太い精巣上体尾部caudaとなり、精巣の下部背面と接する。精巣上体管上皮は、刷子縁を有する多列円柱上皮で、主細胞principle cell（chief cell）、狭細胞narrow cell、明細胞clear cell、基底細胞basal cell、ハロー（暈、明庭）細胞halo cell（頭細胞apical cellを加えることもある）の5つの細胞型からなり、細胞の丈は尾部にかけて低くなる。上皮の多くは主細胞で分泌と吸収を行い、密着結合により血液精巣上体関門を形成する。狭細胞は頭部のinitial segmentのみに存在し、明細胞は高密度のリソソームで満たされた明るく大きな細胞で尾部に比較的多く、精子から分離した細胞質小滴を取り込んで処理する。基底部に存在する基底細胞は、上皮内のTリンパ球やマクロファージと考えられているハロー細胞とともに、免疫学的防御を担っている。精巣上体管の直径は精子の貯蔵機能を反映して尾部で太くなり、同様に筋層も尾部で厚く発達する。尾部の精巣上体管内に貯蔵された成熟精子は、射精時には精巣上体管周囲の筋肉の収縮によって精管（輸精管）・尿道を通じて放出される。精巣上体毒性物質は精巣のセルトリ細胞で産生された液の吸収や精子の移動・貯蔵に影響し、管の上皮細胞の空胞化や破綻を誘発する。

　一般的に雌動物受胎能への影響は、精巣毒性物質の場合は数週間もの比較的長い期間を要して発現するが、精巣上体やその管腔中の精子への直接的な影響は比較的短期間で発現する。病理組織学的には精巣上体の変化は軽微であることが多いものの、精巣における変化を示唆する重要な情報源であり、精巣上体頭部の内容物は2～5日前の、尾部の内容物は8～14日前の精巣での変化を反映する。さらに、精子の形態や運動性などを調べる精子検査との組み合わせが精巣上体の毒性評価に役立つ。

1-2-2）精管 vas deferens

　精管は精巣上体尾部に始まり、陰嚢内を上行し、鼠径管を通って骨盤腔に入り、腹膜下の結合組織の中を走り、前立腺を通って尿道に開口する。組織学的には、粘膜、発達した筋層、漿膜の3層からなり、精管末端部は太くなるため精管膨大部と呼ばれ[8]、後述の精管膨大部腺を含む。精管は精子の輸送路であると同時に精子の貯蔵所であり、受精に必要な精子の熟成所でもある。また一方で、精管の上皮細胞は蛋白質の吸収や運動性の低下した精子や壊死した精子を取り除く作用も備えている。

1-2-3）尿道 urethra

　精液の射出管であると同時に、尿を膀胱から体外に排出する管である。膀胱頸の内尿道口に始まり、骨盤腔内を通り、陰茎の尿道海綿体内から亀頭先端の外尿道口に開く。起始部は移行（尿路）上皮であるが、終末部は扁平上皮からなる。

1-3. 雄性副生殖器 male accessory genital gland（male accessory reproductive gland）

　雄性生殖器は、動物種によってさまざまな形態をとるが、機能は共通しており、すべてが尿道周囲に限局して種々の粘液を分泌し、精巣で産生された精子の代謝、成熟、輸送、蓄積、保存などを行う。また、これらの構造や機能はいずれも精巣から分泌されるアンドロゲンに大きく依存している。発生学的には胎生期の中腎管（ウォルフ管 Wolffian duct）あるいは尿生殖洞に由来する。

1-3-1）精嚢（精嚢腺）seminal vesicle

　中腎管（ウォルフ管）由来で精管の遠位部から発生し、膀胱近傍で精管膨大部に沿ってみられる一対の腺である。齧歯類ではよく発達し、弱アルカリ性の白色または黄白色ゼリー状の粘液を分泌貯蔵する白色嚢状の器官で、膀胱基部から左右に一対、角のように突出して存在し、その粘液は膣栓形成に関与する[9]。霊長類やウマなどでは嚢状を呈するために精嚢と呼ぶが、ブタや反芻動物では充実した腺からなるため精嚢腺と呼ばれる。ウサギの精嚢は精管膨大部背面にあり、長さ2.5 cm程度の嚢状の腺で、導管は1本で尿道に開口している。さらにウサギでは精嚢の後背部に精嚢腺があり、これらの精嚢と精嚢腺を併せたものが他の動物の精嚢腺に相当すると考えられている。

　組織学的には分岐管状腺で、粘膜は基底部に円形な核をもつ単層の立方～円柱上皮からなり、複雑な乳頭状の一次ひだを構成し、さらに二次、三次のひだに分枝するが、時には腔に向かって長く突出し、しばしば吻合する。細胞内には多数の分泌顆粒をもちアポクリン様分泌を行う。腺中央の腔は広く、HE染色で好酸性を示す分泌液が充満している。

　分泌液の組成は動物種によって異なるが、主要成分はクエン酸や果糖で、ほかにプロスタグランジン（PG）、HCO_3^-、精子運動抑制因子 seminal plasma motility inhibitor、ラクトフェリン、K、ホスホリルコリン、アミノ酸、アスコルビン酸、エルゴチネインやイノシトールなどが含まれる。PGの中でも19-OH PGEは精子の運動性を促進させ、19-OH PGFは抑制するという。HCO_3^-はアデニルシクラーゼadenylate cyclaseを活性化し、cAMPレベルを上昇させ精子の運動性を亢進させるが、精子運動抑制因子は鞭毛軸糸のダイニンATPase dynein ATPaseを阻害して、精子の運動性を抑制する。果糖は精子の重要な栄養源であると同時に代謝の基質となり、上皮のグルコース6-ホスファターゼ glucose 6-phosphatase活性の働きによって分泌される。

　これらの分泌液は前立腺、尿道球腺の分泌液とともに精液として排出される。主要な実験動物のうち、イヌお

よびネコには精嚢（腺）がない。精嚢分泌液が精液中に占める割合は多くの動物で10〜30%と報告されているが、ヒトでは70〜80%とされている。

1-3-2）前立腺 prostate

前立腺は動物種によって変異の大きい臓器の1つであり、発生学的には尿道球腺と同じ尿生殖洞から分化する[10]。解剖学的には膀胱頸の背位にあり、多数の前立腺管で尿道背壁に開口する。組織学的には腺房状または円柱状の腺細胞からなる腺組織とそれに続く導管および周囲の疎性結合組織からなる。腺の間質は平滑筋線維を含む緻密な結合組織で、射精に際してこの筋が収縮して前立腺分泌液を尿道に放出する。イヌの腺組織は類円球状で左右に分葉しており、この点はヒトと類似している。ヒト前立腺の腺組織は組織学的に内腺および外腺に区別され、前立腺癌は主として外腺で、前立腺肥大は内腺で発症する。サルではヒトと類似した内腺および外腺の組織学的区別が報告されている[11]。

齧歯類では、前立腺腹葉 ventral lobe、側葉 lateral lobe、背葉 dorsal lobe および前葉 anterior lobe の4葉に分かれる。腹葉は膀胱の前部と恥骨間にあって、扁平ハート型で、左右に一対存在する。腺房は比較的大型で主として円柱上皮からなり、粘膜ひだの形成が少ない。腺腔内容物はエオジンに淡染する。側葉は単層立方上皮からなり、粘膜ひだの形成が多い。腺腔内容物はエオジンに強染する。背葉と隣接するが境界は不明瞭である。背葉は他の葉と比較して、腺房がやや大型で疎な結合組織に囲まれている。腺腔内容物の色調は腹葉と側葉の中間程度であり、時にアポクリン分泌による細胞断片の混入をみる。前葉は別名、凝固腺と呼ばれる。また、背葉と側葉は区別が難しいことから一括して背側葉として扱われることが多い。

前立腺の分泌液は弱酸性で、精液の液体成分の約1/3を占め[12]、精嚢の分泌液とともに精液の主体をなし、精子の代謝、生存維持や生殖器の機能維持に関連すると考えられている。前立腺の分泌液の構成は非蛋白成分として、クエン酸、コレステロール、アミノ酸、ポリアミン、スペルミン、酵素として、酸性ホスファターゼ、LDH、マルターゼ、アミラーゼ、β-グルクロニダーゼ、フィブリン溶解酵素、血清蛋白および類似物質としてアルブミン、免疫グロブリン、ほかに Zn、Na、K、Ca、Cl、PO_4、HCO_3 などの塩類を含んでいる。

前立腺はテストステロンおよび視床下部制御機構により影響を受けるが、胎生期の分化および生後の発育と機能は精巣から分泌されるアンドロゲンにより支配されている。

ほかに、プロラクチンやGnRH、エストロゲンなども前立腺の機能に影響を与えているという[13]。

1-3-3）凝固腺 coagulating gland

齧歯類の前立腺の一部は凝固腺となっており、肉眼的には透明感があり、別名、前立腺前葉と呼ばれている。

左右の精嚢の内側に接して、一対存在し、精嚢と連続する被膜を持ち、2〜3本の導管で精管の開口部付近で尿道に開口する。組織学的には胞状腺または管状腺で、腺房間は疎性結合組織によって取り囲まれている。腺構成細胞は淡明な立方上皮で分泌液は均一無構造でエオジンに淡染し、細かく陥入するひだを形成する。核は小さく濃縮状である。齧歯類以外では凝固腺はない。交尾後、精嚢の分泌物が凝固腺中の酵素（vesiculase）によって膣内で凝固し、齧歯類特有の膣栓 vaginal plug を形成し、精液の膣外流出を防いでいる。

1-3-4）尿道球腺 bulbourethral gland

発生学的には前立腺と同じ尿生殖洞から分化する。解剖学的には尿道骨盤部背壁の骨盤腔出口に近く、尿道球前位にある左右一対の白色〜黄褐色調の卵円形の腺で、シアル蛋白質に富んだ粘液を分泌し、潤滑油の働きをしている。別名カウパー腺 Cowper's gland ともいう。齧歯類では膣栓形成に関与している。非齧歯類では射精直後に起こる精漿 seminal plasma のゲル化に重要な役割を担っている。一般に1本の太い尿道球腺管が尿道に開口する。尿道球腺は組織学的には薄い結合組織に取り囲まれた複合管状胞状腺で、小葉に分かれており、周囲を間質結合組織が取り巻いている。腺上皮は高円柱状で、細胞質は淡明顆粒状で基底部に小型で円形の核が遍在し、弱好酸性の細胞質には粘液性の分泌顆粒が充満している。導管は多列円柱上皮からなり、尿道に開口する。主要な実験動物のうち、イヌでは尿道球腺がない。

1-3-5）精管膨大部腺 ampullary gland

前立腺近傍の精管末端部では、精管腔が不規則に拡大して太くなり、らせん状の膨大部を形成する。これを精管膨大部 ampulla ductus deferentis という。精管膨大部は精管膨大部腺を含む。この腺の分泌液は射精の際に精液中に混入し、精液を冷却してゼラチン化させる作用がある。精管膨大部腺は精管の粘膜内に存在し、分岐管状腺で腺房は単層円柱上皮からなり、固有層内に入り込むが導管はなく、腺腔自体が直接精管腔内に開口する。ネコ、ブタでは精管膨大部はないが、対応する部位に精管膨大部腺がある。

1-4．外生殖器 external genital organ

1-4-1）陰茎 penis

陰茎は長円筒状で陰茎体 corpus penis とその先端部の陰茎亀頭 glans penis、包皮 prepuce からなり、排尿のための泌尿器であるとともに、雌の膣内に精液を射出する交尾器でもある。陰茎体は背側の左右一対の白膜に囲まれた陰茎海綿体と、尾側正中線上に位置し腹側の尿道を含む結合組織によって境された広範な静脈洞からなり、その周囲は緻密な線維性結合組織と平滑筋からなる白膜

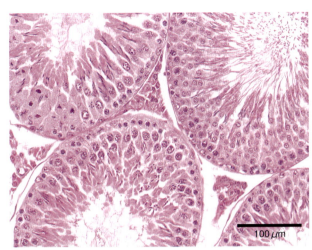

写真1　正常精細管
成熟ラット、HE染色。

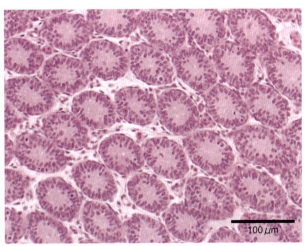

写真2　未成熟精細管（正常）
ラット、10日齢、HE染色。

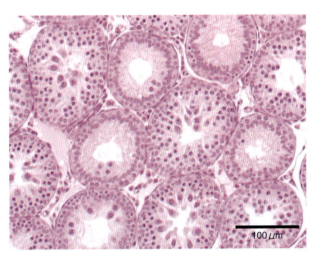

写真3　未成熟精細管（正常）
ラット、28日齢、HE染色。

によって覆われている。これらの海綿体をコアとして表面を薄い陰茎皮膚が包んでいる。陰茎皮膚には皮下脂肪組織はなく、包皮は外側の皮膚と内側の粘膜からできている。陰茎の形態と勃起の機構は動物種によって異なり、ブタのように細長くて硬く、陰茎後引筋によって後方に引かれてS字曲をつくり、勃起時に完全に伸縮する線維弾性型 fibroelastic type と、イヌのようによく発達した海綿体と筋組織がS状曲を形成せず、勃起時に陰茎海綿体の血液の流入増加と流出減少などによって陰茎が膨脹し、硬度を増す筋海綿型 musculocavernous type がある。また、動物種によってはイヌやネコのように陰茎海綿体の遠位部が骨化して陰茎骨 os penis を形成することがある。

1-4-2）陰嚢 scrotum

精巣および精巣上体を容れ、嚢状の構造をしている。陰嚢の壁は外側の薄い伸縮性に富んだ陰嚢皮膚と内側の肉様の膜からなる。陰嚢皮膚にはブタを除き粗大な汗腺と皮脂腺が発達している。肉様膜は腹壁の皮下組織の続きで、脂肪に乏しく弾性線維と平滑筋線維に富む。肉様膜は陰嚢縫線に沿って嚢の内部に陰嚢中隔として発達し、内腔を左右の2室に分ける。肉様膜の内側には筋膜とその内面の腹膜が重なり合った精巣鞘膜があり、精巣、精巣上体、精管、血管、神経などをまとめて袋状に包んでいる。陰嚢は環境温度の変化に応じ適宜伸縮して熱の放散を調節し、精巣の温度を体温より低く保っている。

1-4-3）包皮腺 preputial gland

陰茎の先端を覆う薄い皮膚の鞘を包皮 prepuce といい、平滑筋を含んだ皮下組織から構成される。包皮の内側には汗腺や毛髪はないが、包皮腺がある。包皮腺は表皮由来の皮脂腺の一種で雌の陰核腺と相同である。分泌物は脂肪性で剥離細胞とともに包皮垢 smegma を形成する。齧歯類では特徴的な像として細胞質内に好酸性顆粒が認められる。包皮腺は通常、副生殖腺には含めない。

2. 非腫瘍性病変

2-1. 精巣 testis

2-1-1）正常

成熟ラットの精巣中央部横断面ではほぼ円形の精細管断面が約700本観察され、それぞれが精子形成段階のI～XIVのいずれかのステージを示すが、Stage I～VIIIの正確な同定にはアクロソームを染めるPAS染色が必要である。**写真1**の左上の精細管には減数分裂像がみえ、左下にはパキテン期の大きな核の精母細胞と伸張しつつある核の精子細胞がみえる（Stage XII）。右上の精細管はStage I～VIのいずれかである。精細管はラットでは9週齢頃、マウスでは7週齢頃、イヌでは9～10ヵ月齢頃、カニクイザルでは4～5歳頃（体重は約4 kg）に形態的に成熟するので、精巣毒性の正確な評価には精子形成段

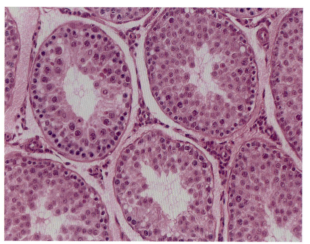

写真 4　精子形成不全
ラット、エストロゲン誘発、HE 染色。

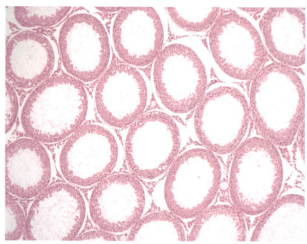

写真 6　精細管腔拡張（pressure atrophy）
ラット、外科的手術、HE 染色。

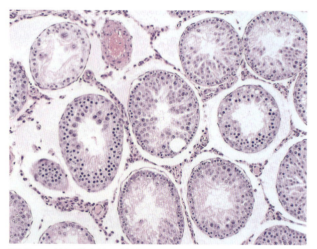

写真 5　精細管変性・萎縮
ラット、薬物誘発、HE 染色。

階が揃うその齢以後の組織採取が必要である。

2-1-2) 未成熟 immature

若齢ラットの精細管を示す（**写真 2、3**）。成熟ラット（**写真 1**）に比べて精細管の径は小さい。10 日齢では精母細胞の、28 日齢では精子細胞の形成にはいたっていない。イヌやサルの短期毒性試験では、性成熟に達する前に精巣が採材されることがあるため、未成熟像がみられることがある。

2-1-3) 萎縮 atrophy

病理総論的には組織の大きさ、すなわち組織を構成する細胞の数の減少および細胞の容積の減少した状態。精巣の臓器としての萎縮の多くは精細管に原因があり（「2-1-4) 精細管変性・萎縮」の項を参照）、間質のみの萎縮はまれである。肉眼的な変化としては精巣はやや黄変して小さく、また、軟らかくて弾力を欠く。老齢ラットではよくみられる。精母細胞以後の精細胞の成熟の抑制によって精子細胞や精子の形成がほとんどみられない状態を、成熟抑制 maturation arrest ともいう。間細胞の萎縮の主原因は LH の低下であり、エストロゲンやアンドロゲンの投与で生ずる変化（**写真 4**）もネガティブフィードバックによる LH 低下が関与している。安息香酸エストラジオール estradiol benzoate はラットで間細胞萎縮を惹起するが、B6C3F1 マウスでの報告はない。

2-1-4) 精細管変性・萎縮 degeneration/atrophy of seminiferous tubule

精上皮細胞が変性に陥り細胞数が減少し、精細管径に減少がみられる状態（「2-1-3) 萎縮」の項を参照）（**写真 5**）。精上皮細胞の容積の減少よりも数の減少の場合が多く、精巣体積や重量の低下もみられる。精細管の変性・萎縮は薬物の毒性試験で最も頻繁にみられる誘発変化であるが、造精機能が完全には成熟していない若齢動物を試験に用いる場合は、薬物による動物の体重増加抑制などに伴う変化（低形成、未成熟）との鑑別も重要である。変化は精上皮への直接的影響のほかに下垂体からの性腺刺激ホルモンの分泌低下に起因する二次的変化としても生ずる。また、精巣外の血管の捻転でも生じ、間質の浮腫や線維化もみられる。ドパミン関連物質（レセルピン reserpine[14]やブロモクリプチン bromocriptine）、エストロゲンやプロゲスチン[15]でもラットの精巣に本変化が生じる。また、エチレングリコールモノメチルエーテル ethylene glycol monomethyl ether（EGME）[16]、ニトロフラントイン nitrofurantoin やニトロフラゾン nitrofurazone も精細管の変性・萎縮を引き起こす。MEHP などのフタル酸エステルはラットやマウスに精細胞の剥離を伴う精細管の変性・萎縮を惹起するが、これはセルトリ細胞の変化に伴うものとされており、若齢で感受性が高い。F344 ラットでは自然発生性の間細胞腫の進展に伴い、高頻度で精細管の変性・萎縮が生ずる。一般的に化学物質の精上皮への直接作用の場合と内分泌環境変化による場合では、精上皮の種類や数などで精細管像は異なる。LH、FSH、テストステロンなどの内分泌環境の変化

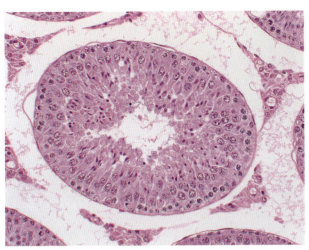

写真7 精上皮変性
ラット、薬物誘発、HE染色。

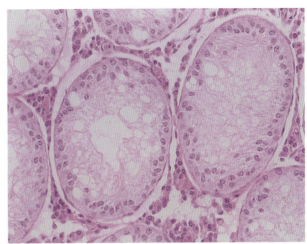

写真8 セルトリ精細管（精細管萎縮）
ラット、薬物誘発、HE染色。

では、ほぼすべての精細管でびまん性の変化がみられる。変化が軽度で精子形成が抑制されたものはmaturation arrestともいわれる。これに対し、化学物質の精上皮細胞への直接的影響による変化は、初期には限局性のことが多く、用量や曝露期間により、精上皮の軽度減少から、後述のほぼセルトリ細胞のみの精細管（セルトリ精細管）まで組織像はさまざまとなる。精祖細胞が残存したセルトリ精細管では部分的な回復性がみられることもあるが、完全回復は容易ではない。加齢、ビタミンEや亜鉛の慢性的な不足、あるいは停留睾丸でも同様の変化が生じ、加齢性萎縮の場合は動脈周囲炎や精細管の部分的な石灰沈着がみられることがある。また、精子細胞由来の多核巨細胞もしばしば発現し、精細管の基底膜にリポフスチンと考えられる褐色色素をみることもある。精巣輸出管などの閉塞で液が精細管に鬱滞すると、精細管腔は拡張し、精上皮は精細管壁へ圧排されてpressure atrophyが生じ、精子の産生は低下する（**写真6**）。

2-1-5）精上皮変性 degeneration of germ cell

精祖細胞、精母細胞、精子細胞などの特定の精上皮細胞が変性に陥った状態。しばしば核内や細胞質内に空胞がみられる（空胞化）。精祖細胞の変性はアポトーシスapoptosis様にみえ、精母細胞のパキテン期の変性は核濃縮としてみられるが、レプトテン期やザイゴテン期の変性の同定は容易ではない。**写真7**はアクロソーム異常に引き続いて生じた精子細胞の核濃縮である。精細管に出現する多核巨細胞も精細胞（精子細胞、精母細胞）の変性所見である。

2-1-6）セルトリ精細管 Sertoli cell-only（精細管萎縮 atrophy of seminiferous tubule）

セルトリ精細管は精細管の精上皮のうち精細胞のほとんどが消失し、主に少数の精祖細胞とセルトリ細胞のみが残存して、精細管腔に火炎状あるいは線維様に細胞質が突出する像が特徴的である（**写真8**）。精細管萎縮は本

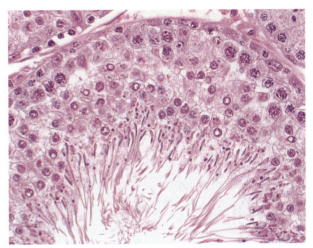

写真9 空胞化（円形精子細胞核）
ラット、薬物誘発、HE染色。

変化と同義語として用いられる。精細胞への薬剤の直接的影響あるいはセルトリ細胞への機能的影響は精細胞の変性・壊死およびそれに引き続く脱落などを誘発する。セルトリ細胞は生殖細胞に比べて薬剤に対して抵抗性があり、その機能は低下するものの死滅にはいたらないことが多く、これがセルトリ細胞が残存しやすい原因とされている。セルトリ細胞も損傷した場合には、それに栄養などを依存している精細胞はもはや生存できない。このような精細管をセルトリ精細管Sertoli tubuleともいう。

2-1-7）空胞化 vacuolization

核や細胞質内あるいは細胞間に空胞が認められる状態で、変性の一種である。核内の空胞化の多くは円形精子細胞の核（**写真9**）や多核巨細胞の核にみられる。なお円形精子細胞の核の空胞化は染色質の偏在chromatin marginationによるものである。2,5-ヘキサンジオン[17]やフタル酸エステル[18]はセルトリ細胞の細胞質に滑面小胞体の拡張が原因とされる空胞化を惹起する。これらの観

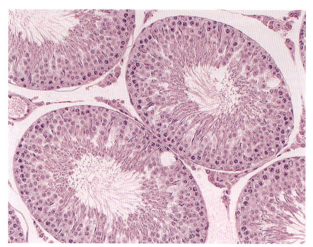

写真 10　空胞化（セルトリ細胞 細胞質）
ラット、自然発生、HE 染色。

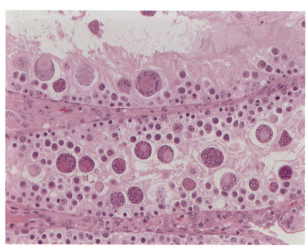

写真 12　多核巨細胞形成（精子細胞）
ラット、hCG 誘発、HE 染色。

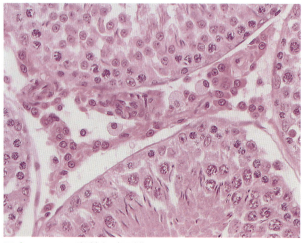

写真 11　リン脂質症（間質）
ラット、陽イオン性両親媒性化合物誘発、HE 染色。

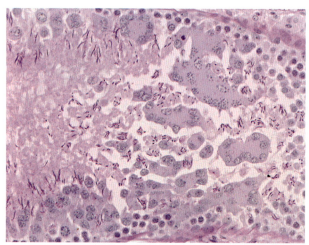

写真 13　多核巨細胞形成（精母細胞）
ラット、薬物誘発、HE 染色。

察には電子顕微鏡が必要であり、光顕的には細胞質の空胞化と細胞間の空胞形成との鑑別は容易ではない。なお、セルトリ細胞の空胞化は自然発生病変としても観察される（写真 10）。また、ブアン液に浸漬固定した精巣でも精巣被膜に近い部位では、精細管基底側にセルトリ細胞のアーティファクトによる空胞化がみられる。このように固定が良好でない場合はアーティファクトとして発現しやすく、病変の判断を誤らせる。また、死後変化として精上皮などの核や細胞質に空胞が形成される（核濃縮も生じる）。

2-1-8）リン脂質症 phospholipidosis

陽イオン性両親媒性化合物 cationic amphiphilic compound を投与した場合に精巣の間質に泡沫細胞をみることがある[19]（写真 11）。これはマクロファージの細胞質にリン脂質が蓄積したものである。休薬により当変化は消失し、間細胞のアンドロゲン産生能には影響しないことが多い。

2-1-9）巨大核 karyomegaly

精上皮細胞に巨大な核がみられる状態で、多くは精母細胞にみられる。

2-1-10）多核巨細胞形成
multinucleated giant cell formation

精細管内に数個〜十数個の核を有する大型の細胞がみられる状態で、精上皮変性の一種である。核の配列に規則性はないが、多数核の場合はリング状に配列することが多い（写真 12）。円形精子細胞の多核化は細胞分裂時の細胞骨格の異常による細胞質の分裂不全が原因と推測されている。一方、パキテン期精母細胞の核を多数含む巨細胞がみられることがあるが（写真 13）、これは精母細胞の融合による可能性が高い。多核化が精子細胞に生じやすいのは、細胞融合よりも減数分裂時の細胞質不分離のほうが生じやすいからであろう。多核巨細胞はその特殊な形態から目につきやすいが、精上皮に影響がある場合には容易に出現するもので、特異的な変化ではない。セルトリ細胞間の血液-精巣関門の内側である精細

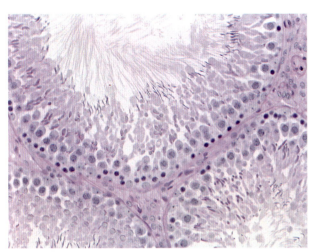

写真 14　精子遊離障害
ラット、ホウ酸誘発、HE 染色。

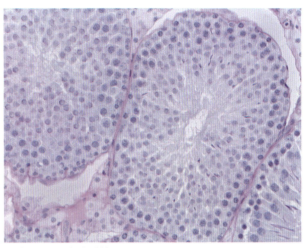

写真 15　精上皮脱落
ラット、薬物誘発、H-PAS 染色。

管腔内の多核巨細胞は、すべて精子細胞あるいは精母細胞由来の巨細胞であり、間質に出現するマクロファージ由来の巨細胞とはその由来が異なる。カドミウム、エンドセリン、プロスタグランジン投与による虚血性変化に伴っても主に円形精子細胞の核をもつ多核巨細胞が出現する。

2-1-11）精子遊離障害 sperm release failure

ホウ酸を投与したラットではStage VIIIにおいて、成熟精子細胞（Step 19）のセルトリ細胞からの遊離 spermiationが阻害され、Stage IX以後のステージの精細管でもStep 19精子細胞が認められる[20]（写真 14）。これは精子を遊離させるセルトリ細胞の機能の低下が原因と推測される。sperm retention (spermatid retention) ともいい、精細管の基底側にセルトリ細胞による精子や伸長精子細胞の貪食像がみられることが多い。

2-1-12）精上皮脱落 desquamation of seminiferous epithelium

精上皮細胞が本来存在する部位から離れて精細管の管腔側に位置してみられる（exfoliationまたはsloughing）。これはセルトリ細胞が精細胞を保持する機能が低下したためと考えられる。変化が進むと精細管腔や精巣上体管腔に遊離した細胞としてみられる。写真 15は一部の円形精子細胞が正常よりも精細管腔側に位置している[21]。この脱落は剖検時の精巣の不注意な採取でもアーティファクトとして生じる。

2-1-13）セルトリ細胞貪食 Sertoli cell phagocytosis

セルトリ細胞は精細管内の異物などを貪食して排除する役割を担っており、精上皮が変性・壊死した場合には貪食像がみられる。写真 16は精子遊離障害で精上皮からの遊離が遅延した精子細胞をセルトリ細胞が処理しつつある像で、精細管の基底側に精子がみられる。Stage

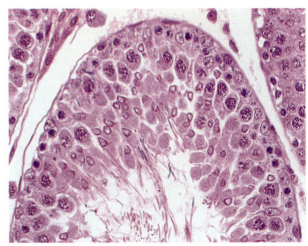

写真 16　セルトリ細胞貪食
ラット、ホウ酸誘発、HE 染色。

XII～XIIIなどで多い。

2-1-14）色素沈着 pigment deposition

色素が組織に沈着した状態。老齢ラットの間質にみられる黄褐色色素の多くは消耗色素のリポフスチンであり、PASおよびシュモール Schmorl 反応陽性である。出血の後にはしばしば赤血球崩壊のために鉄を含むヘモジデリン（血鉄素）の褐色顆粒が主にマクロファージにみられ、ベルリンブルー染色で青色を呈す。

2-1-15）石灰沈着 calcium deposition（石灰化 calcification）

カルシウム塩が軟組織に沈着した状態。HE 染色では紺色～紫色を呈す。加齢に伴って精細管の基底膜や血管壁に生ずることが多い。梗塞などでセルトリ細胞を含む精上皮が凝固壊死に陥った場合には精細管内では異物除去系が働かず、数日後には壊死部に石灰化が生じ、コッサ反応で黒褐色に認められる（写真 17）。石灰化した精細管は肉眼でも白色巣としてみることができる。このよ

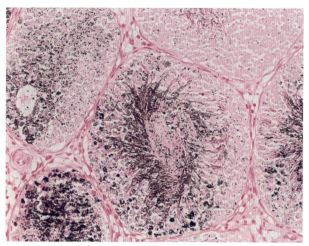

写真 17　石灰沈着
ラット、hCG誘発、コッサ反応。

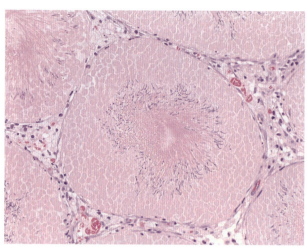

写真 19　壊死（精上皮凝固壊死）
ラット、hCG誘発、HE染色。

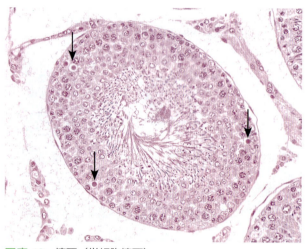

写真 18　壊死（単細胞壊死）
ラット、薬物誘発、HE染色。

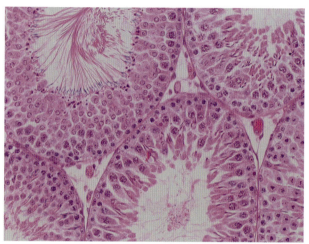

写真 20　壊死（ライディッヒ細胞）
ラット、EDS誘発、HE染色。

うに組織の壊死に続発するものを異栄養性石灰化という。全身臓器の基底膜や動脈壁に石灰化がみられる転移性石灰化の場合は、血清カルシウムの増加、ビタミンD過剰、上皮小体機能亢進を示唆する。

2-1-16） 壊死（凝固・びまん性・限局性）
necrosis（coagulation/diffuse/focal）

　組織や細胞の死で、核の濃縮、崩壊、融解、細胞質のエオジン好性化などがみられる。精細管の精細胞に壊死（単細胞壊死）（**写真18**、矢印）が生じた場合は、壊死細胞はセルトリ細胞に貪食されるか、あるいは精細管腔を経て精巣上体へ運搬されるが、セルトリ細胞と精細胞が凝固壊死した場合は（**写真19**）、その後、壊死部は石灰化を示し回復性はみられない[22]。虚血などの循環障害が長時間続くと非特異的に壊死が生じるが、生殖細胞の方がセルトリ細胞よりも虚血への抵抗性が低い。シクロホスファミド cyclophosphamide やアドリアマイシン adriamycin（ドキソルビシン doxorubicin）は精祖細胞を壊死させ、数日後には精上皮から精祖細胞が消失する。コ

バルト摂取はラットの精上皮を壊死させ[23]、EGMEなどのグリコールエーテル glycol ether は精母細胞を壊死させ、それに伴い2週後には精子細胞がみられなくなる。エタンジメタンスルホナート ethane dimethane sulfonate（ethylene dimethane sulfonate：EDS）はラットの間細胞を選択的に壊死させ[24]、その後は間質に間細胞はみられないが（**写真20**）、数週間で再生する。マウスに大量のEDSを投与してもその変化は極めて弱いが、種差の原因は不明である。なおアポトーシス apoptosis と壊死 necrosis との鑑別には TUNEL 法が有用である。

2-1-17） 浮腫（水腫） edema

　組織間隙の組織液が増加した状態。多くは間質の変化であり、これは間質内水分の平衡の障害によるもので、血管からの水分の流入が搬出を上回ることが原因である。精細管腔の組織液の増加はまれであるが、セルトリ細胞の分泌機能亢進や精巣輸出管の閉塞などによるものと考えられる（**写真6参照**）。浮腫が強い場合は一般に精巣は柔らかく弾力に乏しい。精巣の灌流固定時の灌流圧

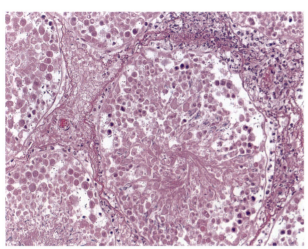

写真21　出血
ラット、Cdcl₂誘発、HE染色。

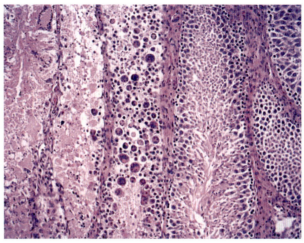

写真22　梗塞
ラット、hCG誘発、HE染色。

が高い場合にもアーティファクトとして生ずる。

2-1-18）出血 hemorrhage

赤血球が間質の血管外にある状態。血管の破綻などにより生ずるもので、ラットにカドミウムを非経口投与した場合の急性的な血管内皮傷害による出血は有名である[25]（写真21）。出血に伴う壊死を出血性壊死 hemorrhagic necrosis という。ビタミンK欠乏などによる出血傾向時でも発現し、二次的に精上皮に虚血性の変化が招来される。

2-1-19）梗塞 infarction

血行障害による乏血性の組織変化。ラットやマウスの精巣は側副路のない精巣動脈で栄養されており、動脈の閉塞はその支配領域の組織の変性および壊死を引き起こす。ラットにhCGやプロスタグランジン[26]を注射すると精巣動脈の限局的な収縮によって精巣下極にのみ梗塞が生じ、精細管や間質に虚血性の壊死や変性が発生する（写真22）。カドミウム投与による出血後の凝固壊死は、血小板凝集による毛細血管の梗塞によるとされている。

2-1-20）血栓 thrombus

血管内に血液成分から形成される固形構成物。カドミウム投与後のラット精巣の毛細血管でみられる。

2-1-21）精子肉芽腫 sperm granuloma

精子や精子細胞の精細管外への遊出に起因した肉芽腫形成をいう。血液精巣関門の内側で減数分裂を経て半数体（1n）となった精子は生体にとっては異物となり、それが精細管外に漏出すると免疫系の活性化により異物除去反応が発動される。肉芽腫の中心部には多くの場合、その抗原となった精子がみられ、その周囲には類上皮細胞（マクロファージ）や小円形細胞浸潤、コラーゲンの増生などがみられる。精管摘除で精子の鬱滞が生じた場合に精巣上体と同様に逆行性に生じ、エチオニン ethio-

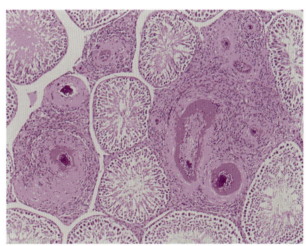

写真23　動脈炎
ラット、薬物誘発、HE染色。

nine 投与でも生ずる[27]。

2-1-22）炎症 inflammation

主に間質に炎症性細胞がみられる状態。実験的に一側の精巣を虚血に陥らせると対側精巣に炎症が生ずる場合があり、また、精巣抽出液投与でも炎症が生じるが、これは虚血精巣などからの抗原に対する反応と考えられている[28]。精管摘除でも精細管腔に精子が鬱滞し、ラット、ウサギ、モルモット、サルに精巣炎が生じる。また、生後3日齢のある種の系統のマウスにおいて胸腺を摘出するとリンパ球とマクロファージからなる精巣炎が生じる。

2-1-23）動脈炎 arteritis、動脈周囲炎 periarteritis

主に動脈周囲に炎症性細胞浸潤をみる状態（写真23）。ニトロフラントインでは動脈壁にフィブリノイド壊死 fibrinoid necrosis が生じ（PTAH染色により濃青色、鍍銀染色で黒色に染まる）、血管周囲に炎症がみられる。血管の線維組織の増生で壁肥厚と血管腔の狭小化が生じ、

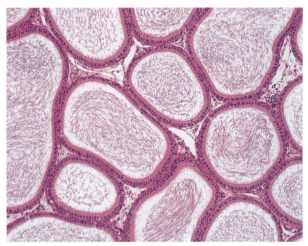

写真 24　精巣上体頭部（正常）
ラット、HE 染色。

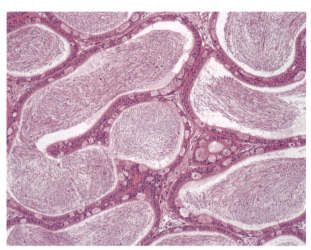

写真 26　精巣上体尾部の管上皮空胞化
ラット、薬物誘発、HE 染色。

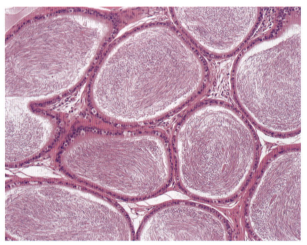

写真 25　精巣上体尾部（正常）
ラット、HE 染色。

しばしば血栓もみられる。ラットでは精巣は膵臓や腸間膜動脈とともに自然発生の動脈炎がみられやすい器官である。イヌではいわゆる汎動脈炎が認められた動物で精巣および精巣上体にも観察されることがある。これらの病理発生は不明だが、免疫反応が関与しているらしい。

2-1-24）線維化 fibrosis
結合組織線維、特にコラーゲンが過剰に沈着した状態。線維化は間質に生じ、精細管は萎縮している場合が多い。

2-1-25）精液瘤 spermatocele
精液の通過障害のために精子が精細管や精巣網に鬱滞した状態。上皮細胞の増生や線維化、精巣上体の炎症を伴うことがある。

2-2．精巣上体 epididymis

2-2-1）萎縮 atrophy
組織の大きさ、すなわちその組織を構成する細胞の数の減少および細胞の容積の減少した状態。精巣上体の萎縮は管上皮の細胞の容積の減少による場合が多く、一般に管径の減少を伴う。通常はテストステロン低下などの内分泌環境の異常で生じ、精巣における精子産生も低下しており管腔内の精子数は少ない。

2-2-2）肥大 hypertrophy
管上皮の体積が増加した状態で、アンドロゲンの短期投与などで生ずる。

2-2-3）拡張 dilatation
管腔が拡がった状態。輸出路に閉塞が生ずると精巣上体管に精子などが鬱滞し、管腔が拡張する。拡張が著明な場合には扁平な上皮で裏打ちされる囊胞となる。精子肉芽腫に伴って生ずることも多い。拡張が著明な場合などは、囊胞状拡張 cystic dilatation、囊胞 cyst あるいは精液瘤 spermatocele という。

2-2-4）空胞化 vacuolization
管上皮細胞に空胞がみられる状態である。精巣上体の変性所見の中で最もしばしばみられるが、核の空胞化はまれである。頭部の管上皮には正常では空胞はみられないが（**写真 24**）、尾部の管上皮には正常でも空胞がみられる（**写真 25**）。**写真 26** はその増加像である。マウスではスチルベストロール stilbestrol やアフラトキシン B1 aflatoxin B1[29]）によって誘発され、主細胞の脱落後に基底細胞が精子などを取り込んで形成されるとの報告がある。

2-2-5）精子消失 loss of sperm
管腔に精子が認められない状態で、精巣における精子

産生あるいは移送の障害を示す。標本作製時のアーティファクトとしても生じるので、異常形態を示す精子の存在の確認も重要である。

2-2-6）色素沈着 pigment deposition

管上皮あるいは間質に褐色の色素をみる状態。出血に伴ってヘモジデリンが、また、加齢によって消耗色素のリポフスチンが沈着する。

2-2-7）鉱質沈着 mineralization

管上皮に石灰化をみる。

2-2-8）壊死 necrosis

組織や細胞の死で、核の濃縮、崩壊、融解、細胞質のエオジン好性化などがみられる。フタル酸ブチルベンジル butylbenzyl phthalate や α-クロロヒドリン α-chlorohydrin は管上皮の壊死を引き起こす。

2-2-9）浮腫（水腫）edema

組織液が増加した状態で、多くは間質の変化である。性成熟期のラットで自然発生性に見られる変化である。

2-2-10）出血 hemorrhage

間質に赤血球をみる。

2-2-11）精巣上体炎 epididymitis

炎症性細胞浸潤を主に間質にみる状態で、B6C3F1マウスの精巣上体の自然発生性変化で最も多い変化である（発現頻度は約2%）。サリチルアニリド salicylanilide 系駆虫剤のクロサンテル closantel でラットに円形細胞浸潤、浮腫、線維化が生ずる。塩化メチル methyl chloride で生ずる急性炎症は管上皮の消失を伴い、尾部に限局する。

2-2-12）膿瘍 abscess

好中球を主体とした炎症性細胞の集簇巣をみる状態。

2-2-13）精子肉芽腫 sperm granuloma（spermatic granuloma）

精巣上体管が破綻することにより、精子が精巣上体管外へ遊出し、生体にとって非自己である精子に対する異物反応により形成された肉芽腫をいう。

精巣における精子肉芽腫と同様に、精子を中心としてその周囲をマクロファージや多核異物巨細胞が取り巻き、さらに結合組織、リンパ球、プラズマ細胞をみることが多い。エチオニンやグアネチジン guanethidine（アドレナリン受容体ブロッカー）による精子肉芽腫は、当剤の薬理作用に起因した精巣上体管の収縮能の消失によって管外へ精子が遊出し、それに対する異物除去反応で生ずるものである[27]。その他の誘発化学物質として、L-システイン L-cysteine、クロサンテル、α-クロロヒド

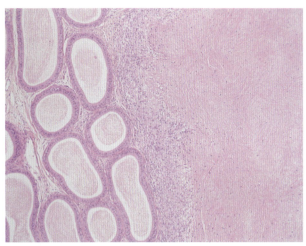

写真27　精巣上体、精子肉芽腫
ラット、L-システイン誘発、HE染色。

リン、カドミウム、塩化メチルなどが知られている。写真27は、L-システイン投与により尾部の精巣上体管の外に漏出した精子（写真右の好酸性部分は高密度で絡み合った精子）に対するマクロファージを主体として形成された肉芽腫[30]を示す。写真左は隣接する正常な精巣上体管を示す。

2-2-14）血管周囲炎 perivasculitis、血管炎 vasculitis

血管周囲にリンパ球を主体とした炎症性細胞浸潤をみる状態。

2-2-15）線維化 fibrosis

間質にコラーゲンや線維芽細胞などをみる。

2-3．精管 vas deferens

2-3-1）萎縮 atrophy

精管はアンドロゲンレベルが低下した状態では、萎縮あるいは形成不全となる。

2-4．精嚢 seminal vesicle

2-4-1）萎縮 atrophy

エストロゲンやプロゲステロンの投与や去勢で誘発されるが、血中のアンドロゲンレベルが数日以上低い場合にも生じる。老齢ラットやマウスには、精巣の萎縮や精巣間細胞腫に伴ってしばしばみられる。組織学的には、通常腺腔へ突出している腺房の分岐が短くなり、腺房上皮も小型化する（写真28）。腺腔が狭くなり、内腔のコロイドは減少する。上皮と比較して間質が著明となる。

2-4-2）扁平上皮化生 squamous metaplasia

エストロゲンの慢性投与、ビタミンA欠乏（写真29）、ある種のハロゲン化炭化水素の慢性中毒によって起こ

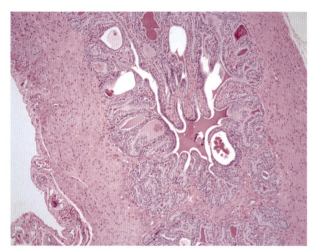

写真 28　精嚢、萎縮
ラット、去勢2週後、HE 染色。

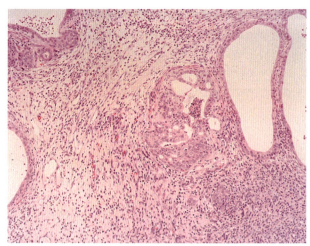

写真 30　精嚢、炎症
ラット、自然発生、HE 染色。

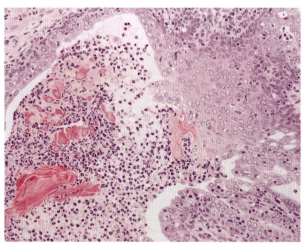

写真 29　精嚢、扁平上皮化生
ラット、ビタミンA欠乏食、HE 染色。

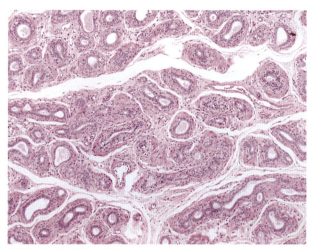

写真 31　前立腺、萎縮
ラット、去勢2週後、HE 染色。

る[31]。**写真 29** では炎症も惹起されており、腺腔内に好中球を主体とする細胞浸潤もみられる。

2-4-3）上皮空胞化 epithelial vacuolization

齧歯類の毒性試験において全身性のリン脂質症を示した例では、精嚢の上皮に空胞化がみられることがある。

2-4-4）炎症 inflammation

齧歯類では加齢に伴い頻度が増加する。好中球を主体とした細胞浸潤が粘膜および周囲の間質にみられ、上皮の反応性過形成を伴うことが多い（**写真 30**）。腺腔には剝離した上皮や浸潤細胞がみられることがある。

2-5．前立腺 prostate

2-5-1）萎縮 atrophy

エストロゲンやプロゲステロンの投与や去勢、老衰などの血中アンドロゲンレベルが低い場合に生じる（**写真 31**）。萎縮した前立腺は肉眼的に矮小で硬度が増す。絶対重量が減少し、組織学的に腺房は扁平化して上皮は分化度が下がり好塩基性で小粒になり、腺腔は拡張あるいは虚脱する。上皮と比較して間質の線維性結合組織は著明となる。被膜の平滑筋が消失し線維性結合組織で置換される。分泌像はほとんどみられない。老齢ラットでは自然発生し、アミロイド小体が腺腔にみえることが多く、脂質や鉄色素を貪食したマクロファージの集簇がみられることがある。去勢による萎縮では重量が急速に低下し、アポトーシスによる上皮の著しい脱落がみられる[32]。フルタミド（非ステロイド性抗アンドロゲン剤）を投与したラットではテストステロン刺激の減少による前立腺の萎縮がみられる[33]。シメチジン（H2 ブロッカー）を2～3ヵ月投与したラットおよびイヌでも前立腺の萎縮がみられ、H2 レセプターを介さない本薬物の抗アンドロゲン作用を推察した報告がある[34]。ベンゾジアゼピン投与で視床下部－下垂体－生殖腺系への影響によると思われる前立腺萎縮がみられたという報告がある[35]。また、毒性試験の高用量投与による身体的ストレスにより、全身の成長抑制を伴う前立腺の重量減少や萎縮がみ

られることがある。強い前立腺炎に引き続いて生ずることもある。

2-5-2）結石 calculus

イヌでは前立腺結石がごくまれにみられる。硬質、白色、球形で、主成分はリン酸カルシウムや炭酸カルシウムである。大きさ1〜5 mmの多数の結石が数個の拡張した腔内に充満して観察されることが多い。結石の中心核には脱落した上皮などの細胞残渣がみられることが多い。慢性の炎症や過形成と併発して成長するのが常である。

2-5-3）扁平上皮化生 squamous metaplasia

エストロゲンの慢性投与、ハロゲン化炭化水素の慢性中毒、ビタミンA欠乏、ポリクロロビフェニル化合物の慢性中毒によって生じることが知られている[31]。エストロゲン分泌能を持つセルトリ細胞腫を有するイヌの30%に副生殖器の扁平上皮化生がみられる。慢性の炎症の際にみられることもある。組織学的には、通常立方〜円柱上皮である腺房上皮および導管上皮が角化扁平上皮に置換されている。腺腔は剥離した種々の量の角質によって満たされ拡張する。エストロゲン投与によって誘発した実験では前立腺の葉によって感受性に差がみられる。ラットでは凝固腺と前立腺背葉で感受性が高く、マウスでは前立腺よりも凝固腺と精嚢で感受性が高い。

2-5-4）上皮空胞化 epithelial vacuolization

組織学的に前立腺上皮の細胞質に空胞がみられることがある。老齢ラットでは前立腺炎に伴ってみられることがある。ある種の抗がん剤を霊長類に投与した毒性試験で前立腺上皮にびまん性の空胞化がみられたとの報告がある。齧歯類の毒性試験において全身性のリン脂質症を示した例では、前立腺の上皮にも空胞化がみられることがある。

2-5-5）前立腺炎 prostatitis

前立腺炎は好中球やリンパ球の浸潤が顕著で（**写真32**）、非特異的化膿性炎の像を呈することが多い。あるいは限局性の化膿性炎、すなわち膿瘍がみられることもある。精巣の萎縮や精巣間細胞腫の発生に伴って炎症がみられることもある。ラットの前立腺炎は若齢でもみられるが、加齢に伴って出現頻度は増し[36]、他の副生殖器の炎症を併発する場合や、尿路感染に伴ってみられることもある。肉眼的に前立腺の大きさはさまざまで病変部には変色がみられることもあるが、判別できない場合もある。組織学的に急性期には腺腔に好中球や細胞残渣の充満がみられ、炎症の強い部位の上皮は変性し脱落する。慢性化した場合、間質は線維化し、リンパ球、形質細胞および好中球の浸潤を伴う。上皮の扁平上皮化生を伴うことがある。イヌの前立腺炎は若齢でみられることもあるが、加齢による増殖性変化に伴ってみられる場合

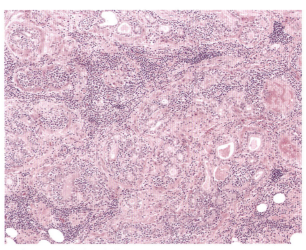

写真32 前立腺、炎症
ラット、自然発生、HE染色。

が多い[37]。臨床症状にも変化が現れる場合が多い。肉眼的には歪み、腫大あるいは矮小化がみられる。これらは限局性あるいはびまん性の化膿性炎であり、多発性の小型、あるいは1〜2個の大型な膿瘍を伴うことが多い。組織学的には腺房および間質に好中球やリンパ球の浸潤がみられる。腺房上皮は種々の程度に変性、壊死する。炎症が強い場合、治癒後も腺房は再生されず、強い線維化が残ることが多い。

2-6. 凝固腺 coagulating gland

2-6-1）萎縮 atrophy

エストロゲンやプロゲステロンの投与で誘発される。

2-6-2）扁平上皮化生 squamous metaplasia

ジエチルスチルベストロール diethylstilbestrol をマウスに反復投与すると誘発されるという。また、ビタミンA欠乏によっても生じることが知られている[31]。

2-7. 尿道球腺 bulbo-urethral gland

2-7-1）萎縮 atrophy

エストロゲンやプロゲステロンの投与や去勢によって誘発される（**写真33**）。

2-7-2）肥大 hypertrophy

アンドロゲンを大量投与した場合、尿道球腺では上皮の乳頭状増生は顕著ではなく、細胞肥大が主たる変化としてみられる（**写真34**）。

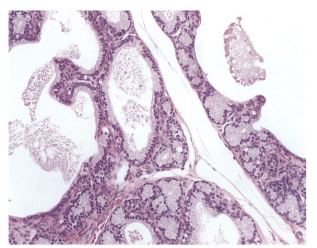

写真33　尿道球腺、萎縮
ラット、去勢2週後、HE染色。

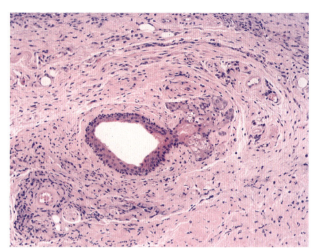

写真35　包皮腺、萎縮
ラット、自然発生、2年齢、HE染色。

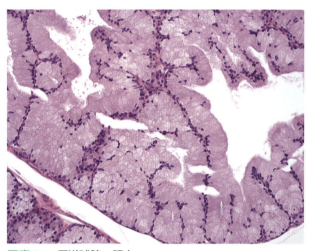

写真34　尿道球腺、肥大
ラット、テストステロン2週間投与、HE染色。

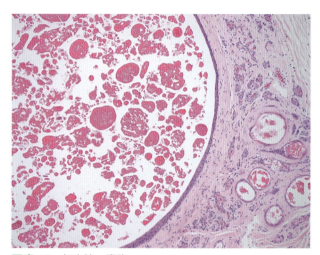

写真36　包皮腺、嚢胞
ラット、自然発生、2年齢、HE染色。

2-8. 陰嚢 scrotum、陰茎 penis

2-8-1) 炎症 inflammation

　陰嚢および陰茎の炎症は、外傷による二次感染に起因する場合が多い。イヌでは包皮開口部から粘液膿の浸出によって認知されることが多い。炎症が長びくと陰茎や包皮の粘膜は鬱血が著明になり、びらん形成、肥厚、紫色化する。包皮粘膜下のリンパ濾胞が腫大し、管腔に突出することがある。組織学的には、多量の分葉核細胞や単核細胞の浸潤がある。粘膜下のリンパ濾胞は反応性に増殖し、粘膜の限局性のびらんがみられることもある。

2-9. 包皮腺 preputial gland

2-9-1) 萎縮 atrophy

　老齢ラットで自然発生的にみられることがある（写真35）。

2-9-2) 嚢胞 cyst

　包皮腺の腺腔が嚢胞を形成した状態をいい、老齢ラットで自然発生することがある（写真36）。内腔に分泌物の蓄積がみられ、扁平上皮に裏打ちされる。表皮嚢胞との鑑別が必要であるが、周囲に正常の包皮腺構造がみられることが診断の助けとなる。

2-9-3) 過角化症 hyperkeratosis

　包皮腺の炎症など慢性刺激の結果として、角化の増強がみられる場合がある。

2-9-4) 炎症 inflammation

　老齢ラットで自然発生することがある（写真37）。

2-9-5) 膿瘍 abscess

　包皮腺の膿瘍は老齢のラット、マウスに多い。慢性像をとることが多く、時に巨細胞のみられる肉芽腫を形成する。

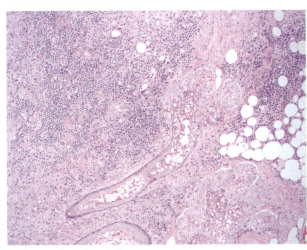

写真37　包皮腺、炎症
ラット、自然発生、2年齢、HE染色。

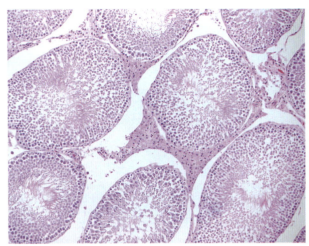

写真38　間細胞過形成（びまん性）
ラット、自然発生、HE染色。

3. 増殖性・腫瘍性病変

3-1. 精巣 testis

3-1-1) 間細胞過形成（びまん性・限局性）
　　　　interstitial cell hyperplasia (diffuse/focal)

■**組織学的特徴**　間細胞（Leydig cell、interstitial cell）の増殖像である。間質に沿って非結節性に細胞数が増加するものをびまん性 diffuse（写真38）、間質の一部で間細胞が結節性に増加するものを限局性 focal とする（写真39）。限局性の過形成は F344 ラットでは加齢により 40〜50 週齢で自然発生し、その後 60〜70 週齢で間細胞腫に成長する[38]。

■**鑑別診断**　かつては結節の径が精細管の径よりも小さく、精細管を圧排せず細胞異型もみられないものを過形成巣としていたが、1992 年の米国毒性病理学会（STP）は精細管径の 3 倍以下の直径の結節をラットとマウスの限局性過形成巣と定義しており（3 倍を超える径の場合は間細胞腫）、診断にはその定義を用いるべきであろう。

■**解説**　ラットにおけるこの過形成巣の発生には LH が関与しており、薬剤でテストステロンが低下した状態が続くと、ネガティブフィードバックで LH が高値を示し過形成がみられる。ジエチルスチルベストロール投与により BALB/c マウスで、抗アンドロゲン剤ビカルタミド bicalutamide[39] でラットに間細胞の過形成が生じる。

3-1-2) 精巣網管状過形成
　　　　tubular hyperplasia (rete testis)

■**組織学的特徴**　精巣網の上皮細胞が管状構造を示して増殖する状態で 1〜3 層の立方上皮がその腔内へ乳頭状に増殖する像や、腔内・間質への炎症性細胞浸潤がみられることがある。腔内の精子の鬱滞や近傍組織の圧迫像はない。

■**鑑別診断**　セルトリ細胞腫に類似するが、それは上皮の背が高くしばしば空胞化がみられること、あるいは精

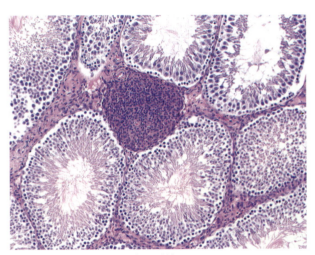

写真39　間細胞過形成（限局性）
ラット、自然発生、HE染色。

上皮と類似していることで区別しうる。

■**解説**　F344 ラットで高率に自然発生する間細胞腫に伴ってみられることもあるが、ICR（CD-1）マウスでは両者の関連性はみられていない。

3-1-3) 精巣腫瘍 testicular tumor

　実験動物における精巣腫瘍の分類は[40〜43]、基本的にヒトの分類に基づいてなされている[44,45]。腫瘍の組織発生は、(1) 胚細胞（生殖細胞、精細胞）由来、(2) 精索および性腺間質由来、(3) 付属器、精巣鞘膜および軟部組織由来、に大別される。精巣ではリンパ腫、白血病、組織球腫や他臓器原発の転移巣もみられる。

　動物に自然発生する精巣腫瘍の発生頻度は、動物の種および系統によって異なっている。ヒトの精巣腫瘍では、胚細胞由来の腫瘍が圧倒的に多く、その 90％以上を占め、若年者に好発するのに対して[44]、齧歯類では加齢で増加し精索および性腺間質由来の間細胞腫の発生頻度が高い[46]。間細胞腫は齧歯類を用いたがん原性試験で最も頻繁にみられる腫瘍であり、間細胞過形成とともにそ

表2 精巣腫瘍の分類

1）精索／性腺間質腫瘍
　①間細胞腫
　②セルトリ細胞腫
　③顆粒膜細胞腫
　④混合型精索／性腺間質腫瘍
　⑤不完全分化型精索／性腺間質腫瘍

2）胚細胞腫瘍
　①精上皮腫
　②精母細胞性精上皮腫
　③胎児性癌
　④卵黄嚢腫瘍
　⑤絨毛癌
　⑥奇形腫
　⑦多胎芽腫
　⑧複合組織型胚細胞腫瘍

3）胚細胞および精索／性腺間質成分をもつ腫瘍性腺芽腫

4）精巣付属器の腫瘍
　精巣網腺腫

5）精巣鞘膜腫瘍
　中皮腫

6）軟部組織腫瘍

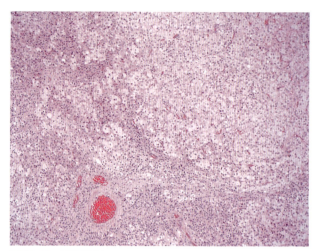

写真40 間細胞腫
ラット、自然発生、HE染色。

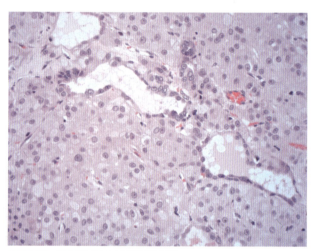

写真41 間細胞腫内の腺管様構造
ラット、自然発生、HE染色。

の発現は化学物質の投与により影響を受ける。

イヌにおける精巣腫瘍は他の動物種と比べて発生頻度が高く、その大部分は精上皮腫（セミノーマ）、セルトリ細胞腫、間細胞腫およびそれらの混合型である。しかし、これらの腫瘍は通常の毒性試験に用いられる若いビーグル犬ではほとんどみられない[47,48]。実験用のサルでは精巣腫瘍はまれであるが、精上皮腫、セルトリ細胞腫、間細胞腫の発生例が報告されている[49]。

表2に組織の性状からみた腫瘍および腫瘍性病変の分類例を記す[40～43]。

❶ 精索／性腺間質腫瘍
mesenchymal tumor of spermatic cord/gonad

■間細胞腫（良性／悪性）
interstitial cell tumor（benign/malignant）

■**同義語**　ライディッヒ細胞腫（良性／悪性）Leydig cell tumor（benign/malignant）

■**組織発生**　精巣間細胞の増殖は一般的に精子形成と逆相関を示し、間細胞の増殖がある場合は精子形成の抑制がみられる。間細胞過形成はびまん性diffuse型と結節性focal型に分けられるが、間細胞腫の多くは結節性の過形成巣から進展すると考えられ、大部分は良性である。良性と悪性の明確な鑑別は容易ではないが、通常は異型性、分裂像の有無、血管や精巣被膜への浸潤および遠隔転移が判断基準となる。

■**組織学的特徴**　最も高頻度にみられるラットを中心に述べる。腫瘍細胞は索状、束状、島状あるいは巣状に配列し、それらの間に毛細血管網がよく発達する。間質は少なく、被膜はない。大きいものでは、透明あるいは褐色の貯留物を容れた嚢胞、出血、壊死、石灰巣を混じている。腫瘍細胞は4型に分けられ、最もよくみられる中型の多角形細胞は細胞質が好酸性で空胞を有し、核は円形～卵円形を示す。そのほか、細胞質が種々の程度の空胞化を示す大型細胞、細胞質が好塩基性でクロマチンに富む核を持つ小型細胞、細胞質が好酸性顆粒状の長紡錘形細胞からなる。小型細胞や長紡錘形細胞は、中型あるいは大型細胞を主とする増殖巣の周辺にみられることが多い（写真40）。間細胞腫の一部にみられる腺管様の構造は立方～円柱上皮化生と考えられている[50,51]（写真41）。

■**鑑別診断**　間細胞の結節状過形成との区別は、正常な精細管の直径の3倍を超えるものを腫瘍としている[40]。遠隔転移や精巣の白膜をこえ増殖したものを悪性とする。

■**解説**　かつて米国National Toxicology Program推奨でがん原性試験で汎用されたF344ラットの2年齢では両側精巣にほぼ100％に自然発生するが、SDラットやWistarラットでは5％以下である。当腫瘍の発生

表3 ラット精巣に間細胞腫を誘発する化学物質

薬理作用（薬効）	薬剤名
抗痙攣剤	カルバマゼピン carbamazepine
H2レセプター拮抗剤	シメチジン cimetidine
降圧剤	ヒドララジン hydralazine
アドレナリン拮抗剤	オクサゼパム oxazepam
アデニンアラビノシド adenine arabinoside	ビダラビン vidarabine
Caチャンネル阻害剤	イスラジピン isradipine
	フェロジピン felodipine
	ラシジピン lacidipine
LHRHアゴニスト剤	ナファレリン nafarelin
	リュープロリド leuprolide
抗アンドロゲン剤	フルタミド flutamide
	グアナドレル guanadrel
プロトンポンプ阻害剤	ランソプラゾール lansoprazole
抗高脂血症剤	メチルクロフェナペート methylclofenapate
	ゲムフィブロジル gemfibrozil
	クロフィブラート clofibrate

文献[52〜56]から作表。

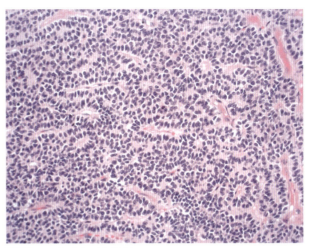

写真42　セルトリ細胞腫
ラット、自然発生、HE染色。

管腔はみられず、分化度が低い領域では紡錘形の細胞がびまん性の増殖を示す。

■**鑑別診断**　腫瘍細胞の組織像のみによる良性と悪性の区別は困難であり、被膜や脈管への浸潤などを参考にする。

■**解説**　セルトリ細胞腫はヒトや齧歯類では極めてまれな腫瘍である[41,44,60,61]。イヌでの発生頻度は高く、乳房発育や乳汁分泌などの雌化性徴を伴うことがある。

■**顆粒膜細胞腫（良性／悪性）**
granulosa cell tumor（benign/malignant）

■**組織発生**　精索／性腺間質腫瘍には雌雄の区別はなく、理論的には精巣においても顆粒膜細胞型の腫瘍が発生しうる。

■**組織学的特徴**　腫瘍細胞は、好塩基性の核と乏しい細胞質を有する円形〜卵円形の小型細胞で、卵巣の二次卵胞を模倣するように小型の嚢胞を囲み、多層性に増殖する[41]。

■**混合型精索／性腺間質腫瘍**
mixed sex cord/stromal cell tumor

■**組織学的特徴**　間細胞、セルトリ細胞あるいは顆粒膜細胞に分化した腫瘍細胞成分が混在する[62]。

■**不完全分化型精索／性腺間質腫**
incompletely differentiated sex cord/stromal cell tumor

■**組織学的特徴**　莢膜細胞または幼若な性腺間葉細胞に類似した紡錘形細胞が主成分で、前述の分化型の特徴に欠ける。

❷ 胚細胞腫瘍 germ cell tumor

胚細胞腫瘍は、精上皮腫、精母細胞性精上皮腫、胎児性癌、卵黄嚢腫瘍、絨毛癌、奇形腫、多胎芽腫からなる。電子顕微鏡観察や免疫組織化学的検査により、多くは精上皮腫から移行すると報告されている。胚細胞が多分化

にはLHが重要であるが[38]、薬剤誘発性の腫瘍のほとんどは間脳・下垂体・精巣の内分泌系の乱れで生じ、ヒトへの外挿性に乏しい[52〜56]（表3）。当腫瘍では一般的に雄性ホルモン活性のあるアンドロゲンの産生は低下しており、大きな腫瘍塊を両側に発生したラットの精細管や精嚢・前立腺は萎縮する。ラットではカドミウム塩、乳糖、ビカルタミドなどの投与により[39,57,58]、マウスではエストロゲン投与で誘発されるが[59]、BALB/cやNMRIは好発性の、C3Hは抵抗性の系統である。

■**セルトリ細胞腫（良性／悪性）**
Sertoli cell tumor（benign/malignant）

■**同義語**　支持細胞腫瘍 sustentacular cell tumor、管状腺腫 tubular adenoma、精索間質腫瘍 sex cord stromal tumor、男芽腫 androblastoma

■**組織発生**　イヌではしばしば発生し、加齢や停留精巣との関係が深い。精上皮腫や間細胞腫と併発することが多い。

■**組織学的特徴**　高分化型では、腫瘍細胞は多形あるいは高円柱状で、柵状に配列することが特徴である[42]（写真42）。細胞境界は不明瞭で、細胞質には空胞や好酸性の封入体様物をみることがある。核は大型で円形〜卵円形を示し、好酸性の核小体を有する。腫瘍細胞は索状ないし管状構造を示すことが多いが、明瞭な

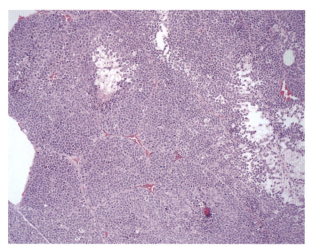

写真43　精上皮腫（悪性）
ラット、自然発生、HE染色。

能をもたない精上皮腫と多分化能をもつ精母細胞性精上皮腫の2方向に発展し、精上皮腫から卵黄嚢腫瘍、絨毛癌、奇形腫、胎児性癌が発生すると考えられている[63]。

■ **精上皮腫 seminoma**

■ 同義語　精上皮癌 seminal carcinoma、精芽細胞腫 spermatoblastoma、未分化胚細胞腫 dysgerminoma、胚細胞腫瘍 germinoma

■ 組織発生　精細管内異型胚細胞から発生し、上皮内癌あるいは精細管内精上皮腫瘍の段階を経て大きな腫瘍になると考えられる。精細管基底膜を越えて浸潤増殖する場合には悪性と診断される。

■ 組織学的特徴　均一な腫瘍細胞が胞巣状ないし索状に配列する（写真43）。腫瘍細胞は大型の多角形ないし円形細胞で明瞭な細胞境界をもつ。細胞質は淡明あるいは好酸性顆粒状で、類円形の核が胞体のほぼ中心に位置し、N/C比は高く、核小体は明瞭で核分裂像は多い。組織化学的にグリコーゲン陽性、胎盤性アルカリホスファターゼ陽性を示す。間質は繊細な血管結合組織からなり、リンパ球および組織球の浸潤を特徴とする。時に壊死巣を混じえるが、出血や嚢胞はみられない。

■ 鑑別診断　胎児性癌や絨毛癌との鑑別を要する。精上皮腫の腫瘍細胞はケラチン陰性である。

■ 解説　ヒトの精巣腫瘍では最も頻度が高い。実験動物では老齢のイヌにみられるが、齧歯類での自然発生は極めてまれである[41, 64]。

■ **精母細胞性精上皮腫 spermatocytic seminoma**

■ 組織発生　精子形成過程のある程度分化した胚細胞から発生する。

■ 組織学的特徴　好酸性の中型細胞とリンパ球様の小型細胞に大型細胞を混じえることが特徴である。大型細胞は、好酸性の豊富な細胞質と不規則に凝集した細線維状ないし毛糸玉状のクロマチンをもつ。

■ 鑑別診断　腫瘍細胞の細胞質にグリコーゲン顆粒を欠き、間質にリンパ球や組織球の反応がみられないことなどが精上皮腫と異なる。

■ 解説　加齢ラットで偶発的にみられる[65]。

■ **胎児性癌 embryonal carcinoma**

■ 組織発生　精細管内異型胚細胞より発生し、単一組織型あるいは複合組織型の一成分としてみられる。

■ 組織学的特徴　比較的大きな多角形の上皮性腫瘍細胞からなり、異型性のある核をもつ。細胞境界は不明瞭で、充実性または合胞体形成の傾向を示す。出血と壊死傾向が強く、間質成分が乏しいことが特徴である。

■ 鑑別診断　精上皮腫と比較して、胎児性癌の腫瘍細胞は大型で、繊細なクロマチンと明瞭な核小体をもつ。

■ 解説　ヒトでは精上皮腫に次いで多い胚細胞腫瘍であるが、実験動物では極めてまれである[64]。

■ **卵黄嚢癌 yolk sack carcinoma**

■ 同義語　悪性内胚葉洞腫瘍 malignant endometrial sinus tumor、悪性卵黄嚢腫瘍 malignant yolk sac tumor

■ 組織発生　腫瘍性の胚細胞が卵黄嚢を模倣する方向に分化し、α-フェトプロテインを産生するにいたった腫瘍。

■ 組織学的特徴　組織学的には、内胚葉洞型、多嚢性卵黄嚢型、類肝細胞型、腺型の4型に分けられる。最も多い内胚葉洞型は、扁平ないし立方状の内皮様細胞が網目状、乳頭状あるいは類洞状の配列を示す。腫瘍細胞は PAS 陽性物質に富む細胞質を持ち、α-フェトプロテインの産生を特徴とし、ラットでは基底膜を形成する壁細胞を混じえる[66]。腹膜、リンパ節、肺に転移する。

■ 鑑別診断　胎児性癌や未熟奇形腫との鑑別を要するが、実際にはこれらの胚細胞腫瘍と混在していることが多い。

■ 解説　本腫瘍の組織発生論はラットの実験モデルによって確立されている[67]。

■ **絨毛癌 choriocarcinoma**

■ 同義語　悪性絨毛上皮腫 malignant chorioepithelioma

■ 組織発生　腫瘍性の胚細胞が栄養膜（芽）細胞の方向へ分化したもので、単一組織型はまれで、大部分は複合組織型胚細胞腫瘍の一成分としてみられる。

■ 組織学的特徴　腫瘍細胞は細胞性栄養膜細胞様細胞と合胞性栄養膜細胞様細胞からなる。内部に細胞性栄養膜細胞様細胞を容れ、その周囲を合胞性栄養膜細胞様細胞が取り巻く絨毛様配列が特徴である。また、previllus stage に類似した組織像に血管腔の拡張と著しい出血を伴うことがある。

■ 鑑別診断　細胞性栄養芽細胞様細胞は低分子量サイ

トケラチンに陽性、合胞性栄養膜細胞様細胞はhCG-βに陽性を示すことが、他の胚細胞腫瘍との鑑別に役立つ。
- **解説** 実験動物の精巣に絨毛癌の報告例はない[68]。

■奇形腫 teratoma

- **同義語** 良性(悪性)奇形腫 benign(malignant) teratoma、成熟(未熟)奇形腫 mature(immature) teratoma
- **組織発生** 原始胚細胞に由来し、外胚葉、内胚葉、中胚葉のうち複数の胚葉の組織成分からなる。構成要素の分化度により成熟型および未熟型に分けられる。類表皮嚢胞 epidermoid cyst を除く奇形腫は、たとえ成熟型でも潜在的に悪性能を有するものと考えられる。停留精巣に発生することがある。
- **組織学的特徴** 成熟型では、皮膚様あるいは粘膜様の嚢胞内腔に角化物質、脂質、粘液、漿液などを容れる。充実部では骨や軟骨様組織、気管、消化管、神経系組織などがみられる。奇形腫に出現する組織は、通常は組織相互の有機的なつながりを欠く。未熟型では扁平ないし円柱上皮で被覆された嚢胞、胎児(仔)性の扁平上皮、神経管、消化管、膵臓、甲状腺、幼若な骨、軟骨、血管結合組織、平滑筋、骨格筋などを認める。類表皮嚢胞の壁は扁平上皮とそれを囲む線維性結合組織からなり、嚢胞内腔に角化硝子様物を容れる。悪性のものは低分化型で、しばしば壊死や出血を伴い、侵潤や転移もみられる。
- **鑑別診断** 他の悪性胚細胞腫瘍と併存することがある。
- **解説** イヌでは類表皮嚢胞の発生例がある[69]が、齧歯類の実験動物では極めてまれである[44,64]。

■多胎芽腫 polyembryoma

- **組織発生** 胚様体を主成分とする未熟な胚細胞性腫瘍。
- **組織学的特徴** 羊膜腔、胚盤、卵黄嚢および間葉組織からなる多数の胚様体が疎な粘液腫様間質に散在し、腸管、肝、扁平上皮の小胞巣を混じ、しばしば合胞体性巨細胞を伴う。
- **鑑別診断** 胎児性癌と奇形腫の一方あるいは両方の成分を伴うことが多い。
- **解説** 実験動物における報告はない。

■複合組織型胚細胞腫瘍 mixed germ cell neoplasm

- **組織学的特徴** 前記7型の胚細胞腫瘍のうち、2つ以上の組織型が同一組織内にみられる。

❸ 胚細胞および精索/性腺間質成分をもつ腫瘍性腺芽腫 gonadoblastoma

- **組織発生** 胚細胞と未熟な顆粒膜細胞あるいはセルトリ細胞に類似した精索/性腺間質細胞の混在した腫瘍で、発育異常の性腺や停留精巣にみられる。

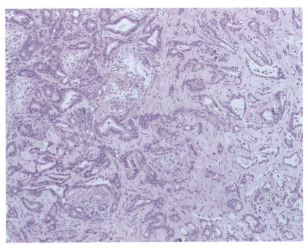

写真44 精巣網腺癌
ラット、自然発生、HE染色。(写真提供:小林吉彦先生)

- **組織学的特徴** 腫瘍は線維性結合組織に境された胞巣からなる。弱好酸性あるいは淡明な細胞質と円形で小胞状の核を持つ大型細胞および境界不明瞭な細胞質と細長い核を持つ小型細胞からなり、前者は胚細胞、後者は未熟な精索/性腺間質細胞と考えられる。精索/性腺間質細胞は胞巣の周辺に花冠状に配列するか、単離したあるいは集塊状の胚細胞を囲むか、コール・エクスナー小体 Call-Exner body に類似した好酸性物質の貯留を取り囲む。
- **鑑別診断** 精索/性腺間質細胞との区別は、胚細胞の有無による。
- **解説** 表現型が雄の場合は不全な雌の生殖器をみることがあり、表現型が雌の場合は雄化を伴う。

❹ 精巣付属器の腫瘍

■精巣網腺腫(腺癌)
rete testis adenoma(adenocarcinoma)

- **組織発生** 精巣直精細管と精巣輸出管との間に位置する1層または多層の腺上皮をもつ網状の腺管に由来する。
- **組織学的特徴** 腺腫では腫瘍細胞が嚢胞乳頭状型の増殖を示す。腺癌は充実性浸潤型、多嚢胞乳頭状型および混合型に分けられ、硬化性変化 scirrhous response がみられることがある(**写真44**)。充実性浸潤型は密な乳頭状、腺管状または低分子腺癌からなり、多嚢胞乳頭状型では糸球体構造や線毛を持つ上皮の介在、漿液嚢胞などがみられる。拡張した腔に精子を容れることもある。上皮はビメンチン陰性で、ムチンを産生しPAS染色やアルシアンブルー Alcian blue 染色に陽性となる。
- **鑑別診断** 腺腫と腺癌の鑑別は浸潤性増殖、硬化性変化、出血、壊死を指標とする。ラットでは間細胞腫に伴う精巣網の過形成がみられることがある[40]。また、中皮腫との区別は精巣網腺腫上皮がビメンチンに

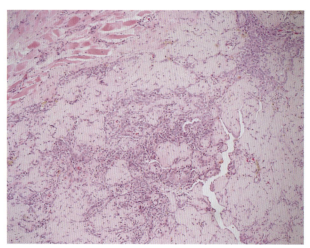

写真45　陰嚢、中皮腫
ラット、自然発生、HE染色。

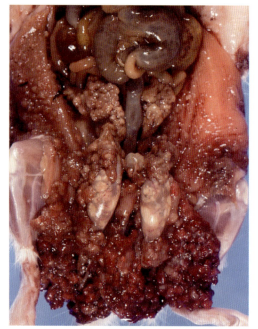

写真46　腹腔、中皮腫および精巣間細胞腫
ラット、自然発生。

陰性であることによる。
■解説　本腫瘍の自然発生はまれである[70,71]。

❺ **精巣鞘膜腫瘍** tumor of the tunica vaginalis testis

■**中皮腫（良性／悪性）** mesothelioma (benign/malignant)

■組織発生　精巣鞘膜の中皮および中皮直下の結合組織の未分化間葉細胞に由来する。
■組織学的特徴　良性では線維性成分の増殖を主とするが、悪性では上皮性成分と線維性成分とが二相性を示す。上皮性成分は乳頭状あるいは細管状に増生し（**写真45**）、間葉系細胞は充実性ないし線維肉腫様に増殖する。腫瘍細胞は立方形～多角形のものが多く、軽度に好酸性の細胞質と類円形の核をもつ。腫瘍細胞はヒアルロン酸を産生するがムチンは産生しないことを特徴とする[72]。腫瘍細胞の分泌による腹水を伴うことがある。**写真46**は陰嚢壁や腹膜に小結節状に増殖する中皮腫の肉眼像（中皮腫とは別に、精巣に間細胞腫の白色や灰色の結節がみられる）。
■鑑別診断　陰嚢内の炎症に際してみられる中皮細胞の過形成との鑑別を要する。
■解説　ラットの精巣腫瘍では間細胞腫に次ぐ発生率をみる。

❻ **軟部組織腫瘍** soft tissue tumor
■組織発生　精細管周囲の結合組織から生じる。
■組織学的特徴　実験動物では神経鞘腫、血管肉腫、平滑筋肉腫の発生例がある[41,64]。組織像は、他臓器でみられるものと基本的に同一である。

3-2．副生殖腺および導管系

　精嚢、前立腺および凝固腺の過形成はアンドロゲンの大量投与などで誘発されるが、自然発生性にも観察される。副生殖腺および導管系の腫瘍は、ラットにおける前立腺の腺腫、腺癌、中皮腫および包皮腺の腺腫、腺癌を除き、実験動物においては極めてまれである。また、老齢のイヌには前立腺癌が比較的多くみられるが、過形成の結果ではなく、ホルモン環境の不均衡がその一因と考えられている[37]。副生殖腺の間質系腫瘍は、発生頻度は低いが種々の組織型がみられる[36,41,73~77]。これらの組織学的特徴は他の臓器でみられるものと同様である。そのほか、齧歯類では精管の血管肉腫、尿道の尿路上皮癌、包皮および陰茎の角化棘細胞腫、扁平上皮癌、扁平上皮乳頭腫などの報告例がある[36,41,73~77]。以下、齧歯類を中心に前立腺、精嚢、包皮腺および精巣上体の腫瘍について記載する。前がん病変を含む雄性副生殖腺の腫瘍分類および鑑別診断には統一見解の得られていない部分が残されているが、本書では国際的な基準[76,77]に沿って記載する。なお、齧歯類の尿道球腺や通常の毒性試験に用いられる年齢の実験用イヌおよびサルの雄副生殖器における腫瘍の発生は知られていない[47,78,79]。

3-2-1）精巣上体 epididymis
　実験動物の精巣上体では腺上皮由来の自然発生腫瘍は知られていない。

❶ **異所性間細胞腫** ectopic interstitial cell tumor
■同義語　異所性ライディッヒ細胞腫 ectopic Leydig cell tumor
■組織発生　正常な精巣上体に間細胞の存在は確認されておらず、本腫瘍は異所性の間細胞を起源とする。
■組織学的特徴　精巣上体の間質にみられ、精巣の間細胞腫と同様に空胞化細胞、色素細胞、好酸性細胞あるいは好塩基性細胞から構成される。
■鑑別診断　異物巨細胞、炎症、線維症や壊死などの非

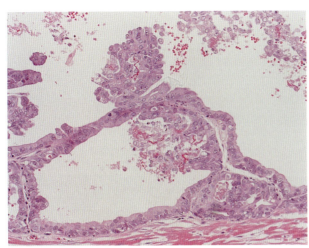
写真47　精嚢、過形成
ラット、自然発生、HE染色。

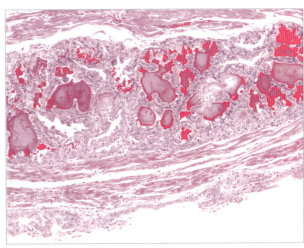
写真48　精嚢、腺腫
ラット、自然発生、HE染色。

腫瘍性病変を伴わないこと、精巣に間細胞腫がないことが診断の一助となる。
■解説　B6C3F1マウスの自然発生例が報告されている[80]。

❷ 間質腫瘍 mesenchymal tumor
■組織発生　間質の結合組織を起源とする。
■組織学的特徴　いずれの腫瘍もその形態は他臓器でみられる場合と同様である。
■解説　齧歯類では脂肪腫、脂肪肉腫、脂肪線維腫、平滑筋腫、血管肉腫および組織球肉腫の報告例がある[41,75,81,82]。

3-2-2）精嚢（精嚢腺）seminal vesicle
　精嚢の自然発生腫瘍は上皮性および非上皮性ともに極めてまれであり、齧歯類では数例の報告があるのみである[36,41,74,75,83,84]。

❶ 過形成 hyperplasia
■組織学的特徴　過形成の発生初期には上皮の管腔への乳頭状増生が顕著であり、その後、細胞質内に多量の分泌顆粒が蓄積することにより肉眼的にも肥大する。ラット、マウスではアンドロゲン分泌能を有する精巣間細胞腫に伴ってみられることがある。老齢のラット、マウスでしばしば自然発生所見としてみられるが、その多くは限局性病変である（写真47）。腺腔は占拠されず、細胞や腺構造は通常形態を保持しており、上皮の重層化はみられない。細胞は腫大し両染性を示す。周囲組織への圧排はなく被膜で覆われることもない。血管新生や結合組織増生も伴わない。分裂像は時にみられる。ラットでは扁平上皮化生を伴うことがある。

❷ 腺腫 adenoma
■組織発生　精嚢上皮を起源とする。化学物質誘発例では腺腫は過形成から移行する。
■組織学的特徴　境界明瞭な結節性病変で腺腔を部分的あるいは完全に占拠する。正常構築は失われており、周囲組織を圧排する。線維性結合組織で正常組織と隔てられることがある。細胞極性は部分的に喪失し、乳頭状、篩状あるいは微小腺管状の増殖を示す。細胞異型は時にみられるが核分裂像は少ない。腫瘍細胞は円形〜類円形でクロマチンに富む核と好酸性の細胞質を有する（写真48）。マウスでは間質結合組織の増生を伴うこともある。ラットでは腫瘍細胞は正常の上皮細胞より大きいのが通例である。
■鑑別診断　過形成では構築が保持されており、腺腔が占拠されることはない。

❸ 腺癌 adenocarcinoma
■組織発生　精嚢上皮を起源とする。
■組織学的特徴　正常構造は失われており、被膜、筋層あるいは周囲組織への浸潤性増殖を伴うことがある。炎症や壊死を伴うことが多く、まれに転移がみられることもある。腺上皮の極性は失われ、核／細胞質比は不均一で核分裂像も多い。上皮の分化度は多様である[84]（写真49、50）。ラットでは、豊富な間質を伴う腺管構造状の増殖形態を示すことが多い。マウスでは管状、乳頭状あるいは微小腺管状を呈すことが多く、充実性増殖はまれである。
■鑑別診断　腺腫では周囲組織への浸潤増殖はなく、細胞異型度も低い。
■解説　精嚢に異型過形成あるいは腫瘍を誘発する物質としてラットでは2-アセチルアミノフルオレン2-acetyl-aminofluorene（2-AAF）、マウスではパラフィンラノリン、レセルピンなどが知られている[74,75,85〜87]。

❹ 間質腫瘍 mesenchymal tumor
　間質由来の腫瘍としてマウスの平滑筋肉腫、顆粒細胞腫などの報告はあるが極めてまれである[88]。低分化型腺癌との鑑別が大切である。

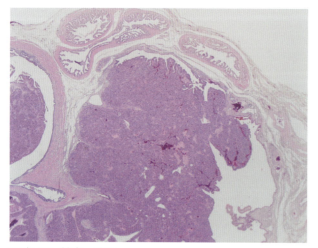

写真 49 精嚢、腺癌
ラット、自然発生、HE 染色。（写真提供：正田俊之先生）

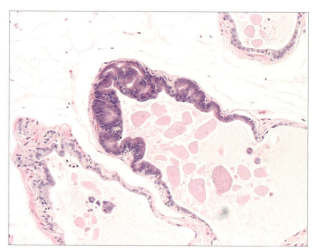

写真 51 前立腺、過形成
ラット、自然発生、HE 染色。

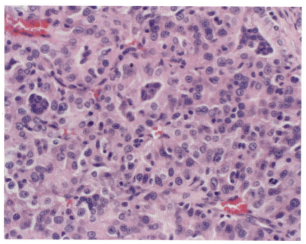

写真 50 精嚢、腺癌
写真 49 の拡大像。（写真提供：正田俊之先生）

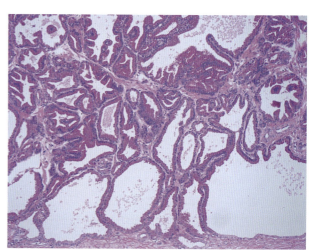

写真 52 前立腺、過形成
イヌ、自然発生、HE 染色。（写真提供：尾崎清和先生）

3-2-3) 前立腺 prostate

実験動物における前立腺腫瘍は、自然発生あるいは化学物質により誘発されるものが知られているが、最近では遺伝子改変により高頻度に腫瘍を生じる動物が開発されている[89]。

❶ 過形成 hyperplasia

■**組織学的特徴** 肉眼的に表面は結節状で、割面で通常みられる分葉構造が黄色海面状の結節によって歪められている。囊胞がみられることも多い。組織学的には、絨毛状あるいは乳頭状に増殖した丈の高い円柱上皮からなる腺組織の結節がみられる。上皮の増殖は常に腺腔に向かい、基底膜から間質へ浸潤することはない。この点が腫瘍との鑑別点となる。間質には線維性結合組織や平滑筋の増殖があり、結節を不規則に分割する[91]。ラットの腹葉の過形成は比較的よくみられ、加齢に伴って出現頻度は増加する。1～3個の腺房に限局してみられることが多いため肉眼的な病変としては判別困難だが、組織学的には著明な上皮の増殖として観察され、丈の高い上皮が基底膜に沿って増生する場合や（**写真 51**）、細胞異型を示す上皮が3～5層になり、特徴的な篩状 cribriform の増殖形態をとる場合がある。時に分裂像もみられる。細胞浸潤は増殖部位やその周辺には通常みられない。腺腔を占拠することはなく、被膜や周辺組織への圧迫も通常みられない。この過形成は腺腫へ移行しうると考えられている。

■**解説** イヌでは自然発生性に前立腺の過形成がみられ、加齢によるホルモンの失調が原因と考えられている（**写真 52**）。加齢に伴い出現頻度は増加し、1～2年齢のビーグル犬では10%以上に、4～5年齢では50%以上にみられる[90]。実験的には3,2′-ジメチル-4-アミノビフェニル 3,2′-dimethyl-4-aminobiphenyl (DMAB)[92] や N-ニトロソビス(2-オクソプロピル)アミン N-nitrosobis(2-oxopropyl)amine (BOP)[93] で誘発した報告がある。ラットの背側葉では良性の増殖性変化はまれであるが、発がん物質による誘発の報告がある[94]。

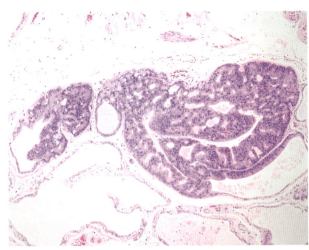

写真53　前立腺腹葉、腺腫
ラット、自然発生、HE染色。

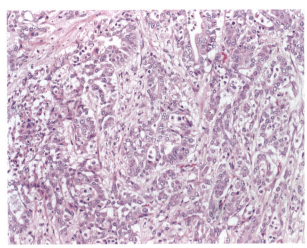

写真55　前立腺、腺癌
ラット、自然発生、HE染色。

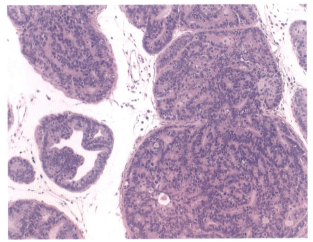

写真54　前立腺腹葉、腺癌
probasin/SV40 T抗原トランスジェニックラット、HE染色。
（写真提供：白井智之先生）

❷ 腺腫 adenoma

■**組織発生**　ラットの自然発生腫瘍は腺様の分化を示し、その大部分は腹葉より発生する。腺房内の過形成から発し、近接の数個の腺房を埋めつくすように進展し、多発性に発現することもまれではない。

■**組織学的特徴**　腺房上皮は特徴的な篩状増殖を示し、時に小腺管状あるいは充実性に増殖した領域もみられる。このため腺房は拡張し、腺房固有の腔は消失する。腫瘍細胞は周囲の正常上皮細胞に比べて好酸性を増し、その核はやや大きく多形で濃染性である（**写真53**）。大型の腫瘍の場合には異型性や扁平上皮化生を示すこともあり、繊細な線維性被膜により、正常組織と区分される。

■**鑑別診断**　過形成と腺腫を明瞭に区別することは難しいが、腺腫では、腺房上皮の複雑な結節状増殖あるいは明瞭な篩状、充実性の増殖がみられ、腺房腔が腫瘍細胞でほぼ埋めつくされる。正常な腺房構造の消失や隣接組織への圧排像がみられることもある。腺腫と腺癌の鑑別は、(1)組織構造の異型、(2)核・細胞の異型および浸潤性増殖が基準となり、特に上皮と間質成分の相互秩序の破綻、間質組織への浸潤が重視される。

■**解説**　ラットの前立腺腺腫はヒトあるいはイヌのいわゆる腺腫とは形態学的に異なり、上皮の篩状の増殖が特徴的である[83,91,95〜98]。また、ヒトの過形成で知られる間質の著しい増殖はイヌの過形成やラットの腺腫では通常はみられない[37,47,78]。

❸ 腺癌 adenocarcinoma

■**同義語**　癌 carcinoma

■**組織発生**　前立腺上皮を起源とする。前立腺腺腫から腺癌への進展がF344ラットの腹葉において報告されているが[96]、性ホルモン投与による前立腺癌が背側葉のみにみられたとの報告もある[95]。化学物質やホルモン剤で誘発された背側葉の腺癌は、精嚢や凝固腺の基部に限局してみられることが多い[95,99]。

■**組織学的特徴**　腹葉にみられる腺癌は、腺腫と同様な腺房上皮の充実性あるいは篩状の増殖を示すが、細胞異型はより明らかであり、腫瘍の大きさも増大する[100]（**写真54**）。しばしば出血巣や限局性壊死を伴っている。明瞭な線維性被膜が認められ、また、腫瘍組織は線維性の中隔により区分され、いわゆる偽小葉を形成することが多い。一方、背側葉にみられる腺癌は腫瘍ごとに分化度が大きく異なるが、通常、多型性の腫瘍細胞が腺様構造を示すことが多い。腺癌では細胞分裂像が多く著しい間質の増殖もみられることがある（**写真55**）。

■**解説**　加齢ラットでは過形成や腺腫は前立腺腹葉にみられることが多いが、腺癌は背側葉にも自然発生する[95]。腹葉にみられる典型的な篩状あるいは面皰状増殖を示す前立腺癌はヒトではみられない。いずれの腺癌においても、ラットでは近隣組織や尿道への浸潤がみられることがあるが、ヒトやイヌと異なり、肺などへの転移はほとんどない。一方、ラット前立腺背側葉の腺癌はヒトの前立腺癌に似て上皮は管腔状の増殖を示す。ラットの前立腺に腫瘍を誘発する化学物質としてN-メチル-N-ニトロソウレア N-methyl-N-nitrosourea（MNU）、N-ニ

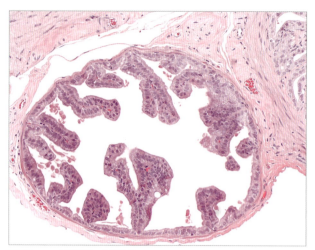

写真 56　凝固腺、過形成
ラット、自然発生、HE 染色。

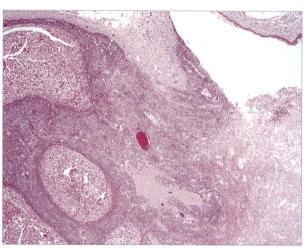

写真 58　包皮腺、腺癌
ラット、自然発生、HE 染色。

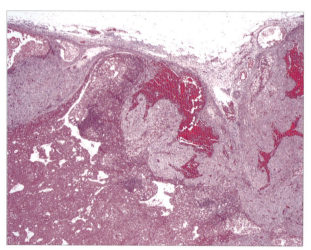

写真 57　包皮腺、腺腫
ラット、自然発生、HE 染色。

トロソビス(2-オクソプロピル)アミン (BOP)、3,2′-ジメチル-4-アミノビフェニル 3,2′-dimethyl-4-aminobiphenyl(DMAB)などが知られているが[73~75,85,94,101~110]、腫瘍の好発部位は物質によって異なる。例えば、DMAB 単独では腹葉に誘発されるが、ホルモン剤と組み合わせると背側葉などに多発する[102,111]。なお、化学物質で誘発した場合にみられる異型過形成はヒトの管内異型過形成に相当する前がん病変と考えられている[95,101]。

❹ 間質腫瘍 mesenchymal tumor
■組織発生　間質結合組織を起源とするが、その発生は極めて少なく、散発的である。
■組織学的特徴　いずれの腫瘍もその形態は他臓器でみられる場合と同様である。
■解説　齧歯類では中皮腫、平滑筋肉腫、横紋筋肉腫、線維腫、線維肉腫、神経節細胞腫、神経線維腫、神経線維肉腫、組織球肉腫、血管肉腫、血管腫などの報告例がある[36,41,73~77]。

3-2-4) 凝固腺 coagulating gland
❶ 過形成 hyperplasia
■解説　アンドロゲンの大量投与で誘発されるが、ラット、マウスでは加齢性病変としても観察される（写真56）。

3-2-5) 包皮腺 preputial gland
F344 および Wistar ラットでは、腺腫ないし腺癌が生殖器系腫瘍としては比較的高頻度にみられるが[112~116]、SD ラットでの発生はまれである[117]。また、扁平上皮癌、血管肉腫などの報告例がある[41,75]。46,752 匹の B6C3F1 マウスのうちで腺腫が1例、扁平上皮乳頭腫2例、同癌5例がみられたが、腺癌は認められなかったとの報告がある。包皮腺腫瘍を誘発する化学物質としてベンゼン、7,12-ジメチルベンズアントラセン 7,12-dimethylbenz[a]anthracene（DMBA）などが知られている[112,118]。

❶ 腺腫 adenoma
■組織発生　腺房細胞より発生する。
■組織学的特徴　小型空胞と特徴的な好酸性顆粒を有し核が中心部に位置する腫瘍細胞が、周囲組織を圧排しながら多くは結節性に増殖する（写真57）。ラットでは増殖形態から solid、cystic、papillary に細分類することが提唱されている[76]。腫瘍組織は、正常組織との染色性が異なることが多く、明瞭に区分される。
■鑑別診断　包皮腺腫瘍は高分化型の腫瘍細胞から構成されることが多く、良性ないし悪性の診断は一般的に分裂像の多寡、周辺組織への侵襲度、細胞および核の異型度を指標とする。また、部位的に乳腺の腫瘍および皮膚の皮脂腺腫瘍との鑑別が必要であるが、包皮腺細胞にみられる細胞質内好酸性顆粒の存在が非常に良い指標となる。

❷ 腺癌 adenocarcinoma
■組織発生　腺房細胞より発生する。

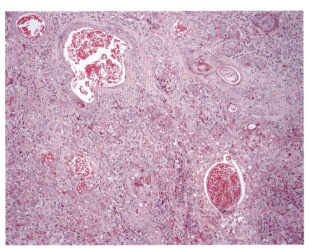

写真 59　包皮腺、扁平上皮癌
ラット、自然発生、2年齢、HE 染色。

■**組織学的特徴**　しばしば多葉性を示し、腺房構造は消失し、腫瘍細胞は不規則な塊状あるいは敷石状に増殖する。扁平上皮化生を示すことが多く、周囲組織への浸潤性増殖もみられるが、間質成分は乏しい（**写真58**）。ラットでは腺腫と同様に増殖形態から solid、cystic、papillary への細分類が提唱されている[76]。

❸ **扁平上皮乳頭腫** squamous cell papilloma
■**組織発生**　基底細胞あるいは導管を被覆する扁平上皮より発生する。
■**組織学的特徴**　扁平上皮細胞の乳頭状増殖であり増殖巣の中央部に結合組織の茎の形成を伴う。細胞分裂像はまれである。単発性あるいは多発性で排出導管を圧排することがある。
■**鑑別診断**　扁平上皮癌では正常な基底膜構造がみられず周囲組織に浸潤性に増殖する。細胞の異型度がより高く細胞分裂も多くみられる。

❹ **扁平上皮癌** squamous cell carcinoma
■**組織発生**　基底細胞あるいは導管を被覆する扁平上皮より発生する。
■**組織学的特徴**　種々の分化度を示す扁平上皮の浸潤性増殖がみられ、角化の程度も様々である（**写真59**）。ケラトヒアリン顆粒が確認されることもある。細胞分裂像が多く、中心部の壊死や炎症を伴うことが多い。

❺ **間質腫瘍** mesenchymal tumor
■**解説**　齧歯類では線維腫、血管腫、血管肉腫などの報告例がある[41,114]。

📄 **引用文献**
1) Kessel RG, Kardon RH. *Tissue and organs. A text-atlas of scanning electron microscopy*. The University of Iowa. 1978.
2) Junqueira LCU, Carneiro J, Contopoulos AN. *Basic histology*. Lange Medical Publications, California. 1975.
3) 高橋道人（編）『精巣毒性評価のための精細管アトラス：ラット・マウス・イヌ』．ソフトサイエンス社，東京．1994．
4) Dreef HC, Van Esch E, De Rijk EP. Spermatogenesis in the cynomolgus monkey (*Macaca fascicularis*): A practical guide for routine morphological staging. *Toxicol Pathol* 35：395-404, 2007
5) Creasy DM, Pathogenesis of male reproductive toxicity. *Toxicol Pathol* 29：64-76, 2001.
6) 木原隆英、谷村 孝．生殖発生毒性．『トキシコロジー』日本トキシコロジー学会教育委員会（編）．朝倉書店，東京．pp157-175，2002．
7) Latendresse JR, Warbrittion AR, Jonassen H, et al. Fixation of testes and eye using a modified Davidson's fluid : comparison with Bouin's fluid and conventional Davidson's fluid. *Toxicol Pathol* 30：524-533, 2002.
8) Rugh R. *The mouse ; Its reproduction and development*. Burgess, Minneapolis. 1968.
9) Mann T, Lutwak-Mann C. *Male reproductive function and semen*. Springer-Verlag, Berlin. 1981.
10) Price D. Comparative aspects of development and structure in the prostate. *Natl Cancer Inst Monogr* 12：1-27, 1963.
11) Blacklock NJ, Bouskill K. The zonal anatomy of the prostate in man and in the rhesus monkey (*Macaca mulatta*). *Urol Res* 5：163-167, 1977.
12) 島崎 淳、秋元 晋、鈴木啓悦．前立腺疾患のホルモン依存性．臨床検査 38：635-641, 1994．
13) Walsh PC, Wilson JD. The induction of prostatic hypertrophy in the dog with androstanediol. *J Clin Invest* 57：1093-1097, 1976.
14) Newmann F, Effects of drugs and chemicals on spermatogenesis. *Arch Toxicol*(Suppl) 7：109-117, 1984.
15) Schardein JL. Studies of the components of an oral contraceptive agent in albino rats. Ⅱ. Progesterone component and comparison of effects of this component and the combined agent. *J Toxicol Environ Health* 6：895-906, 1980.
16) Chapin RE, Dutton SL, Ross MD, et al. The effects of ethylene glycol monomethyl ether on testicular histology in F344 rats, *J Androl* 5：369-380, 1984.
17) Chapin RE, Morgan KT, Bus JS. The morphogenesis of testicular degeneration induced in rats by orally administered 2,5-hexanedione. *Exp Mol Pathol* 38：149-169, 1983.
18) Creasy DM, Beech LM, Gray TJ, et al. The ultrastructural effects of di-n-pentylphthalate on the testis of the mature rat. *Exp Mol Pathol* 46：357-371, 1987.
19) Nonoyama T, Fukuda R. Drug-induced phospholipidosis—pathological aspects and its prediction. *J Toxicol Pathol* 21：9-24, 2008.
20) Fukuda R, Hirode M, Mori I, et al. Collaborative work to evaluate toxicity on male reproductive organs by repeated dose studies in rats 24). Testicular toxicity of boric acid after 2- and 4-week administration periods. *J Toxicol Sci* 25：233-239, 2000.
21) Ooshima Y, Chatani F, Sugitani T, et al. Collaborative project to establish the optimal period and parameters for detection of reproductive toxicity in male rats —effects of compound T on male fertility. *J Toxicol Sci* 20：229-238, 1995.
22) Chatani F. Testicular focal necrosis induced by hCG in rats —time-course and age- and strain-differences—. *J Toxicol Pathol* 9：369-379, 1996.

23) Corrier DE, Mollenhauer HH, Clark DE, et al. Testicular degeneration and necrosis induced by dietary cobalt. *Vet Pathol* 22 : 610-616, 1985.
24) Morris ID, Phillips DM, Bardin CW. Ethylene dimethanesulfonate destroys Leydig cells in the rat testis. *Endocrinology* 118 : 709-719, 1986.
25) Pařízek J, Záhoř Z. Effect of cadmium salts on testicular tissue. *Nature* 177 : 1036-1037, 1956.
26) Chatani F. Possible mechanism for testicular focal necrosis induced by hCG in rats. *J Toxicol Sci* 4 : 291-303, 2006.
27) Benson WR, Clare FS. Regenerative changes and spermatic granuloma in the rat testes after treatment with DL-ethionine. *Am J Pathol* 49 : 981-991, 1966.
28) Harrison RG, Lewis-Jones DI, Moreno de Marval MJ, et al. Mechanism of damage to the contralateral testis in rats with an ischemic testis. *Lancet* 2 : 723-725, 1981.
29) Agnes VF, Akbarsha MA. Pale vacuolated epithelial cells in epididymis of aflatoxin-treated mice. *Reproduction* 122 : 629-641, 2001.
30) Sawamoto O, Kurisu K, Kuwamura M, et al. Relationship of interstitial edema with L-cysteine-induced sperm granulomas in the pubertal rat epididymis. *Exp Toxicol Pathol* 55 : 121-127, 2003.
31) Greaves P. Chapter 11 : Male genital tract. In : *Histopathology of preclinical toxicity studies*, 3rd ed. Elsevier, Boston. pp661-716. 2007.
32) Kerr JF, Searle J. Deletion of cells by apoptosis during castration-induced involution of the rat prostate. *Virchows Arch B Cell Pathol* 13 : 87-102, 1973.
33) Chapin RE, Williams J. Mechanistic approaches in the study of testicular toxicity : toxicants that affect the endocrine regulation of the testis. *Toxicol Pathol* 17 : 446-451, 1989.
34) Walker TF, Whitehead SM, Leslie GB, et al. Safety evaluation of cimetidine : report at the termination of a seven-year study in dogs. *Hum Toxicol* 6 : 159-164, 1987.
35) Black HE, Szot RJ, Arthaud LE, et al. Preclinical safety evaluation of the benzodiazepine quazepam. *Arzneimittelforschung* 37 : 906-913, 1987.
36) Boorman GA, Elwell MR, Mitsumori K. Male accessory sex glands, penis, and scrotum. In : *Pathology of the Fischer rat*. Boorman GA, et al (eds). Academic Press, San Diego. 1990.
37) Robert AF, Philip WL. Male genital system. In : *Pathology of domestic animals*, 5th ed. Maxie MG (ed). Elsevier Saunders, Edinburgh. 2007.
38) Chatani F, Nonoyama T, Sudo K, et al. Stimulatory effect of luteinizing hormone on the development and maintenance of 5α-reduced steroid-producing testicular interstitial cell tumors in Fischer 344 rats. *Anticancer Res* 10 : 337-342, 1990.
39) Iswaran TJ, Imai M, Betton GR, et al. An overview of animal toxicology studies with bicalutamide (ICI 176,334). *J Toxicol Sci* 22 : 75-88, 1997.
40) McConnell RF, Westen HH, Ulland BM. et al. Proliferative lesions of the testis in rats with selected examples for mice. In : *Standardized system of nomenclature and diagnostic criteria (SSNDC)*. STP/ARP/AFIP, Washington DC. 1992.
41) Mitsumori K, Elwell MR. Proliferative lesions in the male reproductive system of F344 rats and B6C3F1 mice : incidence and classification. *Environ Health Perspect* 77 : 11-21, 1988.
42) Nielsen SW, Lein DH. Tumours of the testis. *Bull WHO* 50 : 71-78, 1974.

43) Nielsen SW, Kennedy PC. Tumors of the genital system. In : *Tumors in domestic animals*, 4th ed. Metuen DJ (ed). Iowa University Press, Ames/Blackwell, Oxford. 2002.
44) Mostofi FK, Price EB Jr. *Tumors of the male genital system*. AFIP, Washington DC. 1973.
45) Mostofi FK, Sobin LH, Sesterhenn IA. *Histological typing of testis tumours*. WHO, Geneve. 1998.
46) Maekawa A, Hayashi Y. Neoplastic lesions of the testis. In : *Pathobiology of the aging rat*. Vol 1. Mohr U, Dungsworth DL, Capen CC (eds). ILSI Press, Washington DC. pp413-418. 1992.
47) James RW, Heywood R. Age-related variations in the testes and prostate of beagle dogs. *Toxicology* 12 : 273-279, 1979.
48) Post K, Kilborn SH. Canine Sertoli cell tumor : a medical records search and literature review. *Can Vet J* 28 : 427-431, 1987.
49) Brack M. Malignant Leydig cell tumour in a *Tupaia belangeri* : case report and literature review of male genital tumours in non-human primates. *Lab Anim* 22 : 131-134, 1988.
50) Kanno J, Matsuoka C, Furuta K, et al. Glandular changes associated with the spontaneous interstitial cell tumor of the rat testes. *Toxicol Pathol* 15 : 439-443, 1987.
51) Qureshi SR, Perentes E, Ettlin RA, et al. Morphologic and immunohistochemical characterization of Leydig cell tumor variants in Wistar rats. *Toxicol Pathol* 19 : 280-286, 1991.
52) Griffith RW. Carcinogenic potential of marketed drugs. *J Clin Res Drug Develop* 2 : 141-144, 1988.
53) Davies TS, Monro A. Marketed human pharmaceuticals reported to be tumorigenic in rodents. *J Am Coll Toxicol* 14 : 90-107, 1995.
54) Cook JC. Klinefelter GR, Hardisty JF, et al. Rodent Leydig cell tumorigenesis : a review of the physiology, pathology, mechanisms, and relevance to humans. *CRC Crit Rev Toxicol* 29 : 169-261, 1999.
55) Fort FL, Miyajima H, Ando T, et al. Mechanism for species-specific induction of Leydig cell tumors in rats by lansoprazole. *Fund Appl Toxicol* 26 : 191-202, 1995.
56) Tucker MJ, Orton TC. *Comparative toxicology of hypolipidaemic fibrates*. Taylor & Francis, London. 1995.
57) Bar A. Significance of Leydig cell neoplasia in rats fed lactitol or lactose. *J Am Coll Toxicol* 11 : 189-207, 1992.
58) Bomhard E, Vogel O, Löser E. Chronic effects on single and multiple oral and subcutaneous cadmium administrations on the testes of Wistar rats. *Cancer Lett* 36 : 307-315, 1987.
59) Huseby RA. Estrogen-induced Leydig cell tumor in the mouse : a model system for the study of carcinogenesis and hormone dependency. *J Toxicol Environ Health* (Suppl) 1 : 177-192, 1976.
60) Abbott DP. A malignant Sertoli cell tumour in a laboratory rat. *J Comp Pathol* 93 : 339-343, 1983.
61) Nagaoka T, Onodera H, Matsushima Y, et al. Two case reports of spontaneous gonadal stromal tumors in rats. *J Toxicol Pathol*. 4 : 175-181, 1991.
62) Rehm S, Waalkes MP. Mixed Sertoli-Leydig cell tumor and rete testis adenocarcinoma in rats treated with CdCl2. *Vet Pathol* 25 : 163-166, 1988.
63) Srigley JR, Mackay B, Toth P, et al. The ultrastructure and histogenesis of male germ neoplasia with emphasis on seminoma with early carcinomatous features. *Ultrastruct Pathol* 12 : 67-86, 1988.
64) Mostofi FK, Sesterhenn IA, Bresler VM. Tumours of the

64) testis. In：*Tumours of the rat.*〈*Pathology of tumours in laboratory animals*〉Vol 1, 2nd ed. Turusov VS, Mohr U（eds）. IARC. pp399-419. 1990.
65) Kim AN, Fitzgerald JE, De La Iglesia FA. Spermatocytic seminoma in the rat. *Toxicol Pathol* 13：215-221, 1985.
66) Damjanov I. Animal model of human disease：yolk sac carcinoma（endodermal sinus tumor）. *Am J Pathol* 98：569-572, 1980.
67) Sakashita S, Hirai H, Nishi S, et al. α-fetoprotein synthesis in tissue culture of human testicular tumors and an examination of experimental yolk sac tumors in the rat. *Cancer Res.* 36：4232-4237, 1976.
68) Pirak M, Waner T, Abramovici A, et al. Histologic and immunohistochemical study of a spontaneous choriocarcinoma in a male Sprague Dawley rat. *Vet Pathol* 28：93-95, 1991.
69) Wakui S, Furusato M, Nomura Y, et al. Testicular epidermoid cyst and penile squamous cell carcinoma in a dog. *Vet Pathol* 29：543-545, 1992.
70) Nyska A, Waner T, Goldstein J, et al. Spontaneous rete testis adenocarcinoma in a Fischer 344 rat：A cytomorphological and ultrastructural study. *J Comp Pathol* 104：449-454, 1991.
71) Yoshitomi K, Morii S. Benign and malignant epithelial tumors of the rete testis in mice. *Vet Pathol* 21：300-303, 1984.
72) Tanigawa H, Onodera H, Maekawa A. Spontaneous mesotheliomas in Fischer rats —a histological and electron microscopic study. *Toxicol Pathol* 15：157-163, 1987.
73) Bosland MC. Lesions in the male accessory sex glands and penis. In：*Pathology of the aging rat.* Mohr U, Dungworth DL, Capen CC（eds）. ILSI Press, Washington DC. 1992.
74) Ito N, Shirai T. In：*Tumours of the accessory male sex organs.*〈*Pathology of Tumours in Laboratory Animals*〉Vol 1. IARC, Lyon. 1990.
75) Mitsumori K, Elwell MR. Tumours of the male accessory sex glands. In：*Tumours of the mouse.*〈*Pathology of Tumours in Laboratory Animals*〉Vol 2. Turusov VS, Mohr U（eds）. IARC, Lyon. 1994.
76) Mohr U. *International classification of rodent tumours. Part I：The Rat. 8. Male genital system.* Mohr U（ed）. IARC, Lyon. 1997.
77) Mohr U. *The mouse.*〈*International classification of rodent tumors*〉Springer, Berlin/London. 2001.
78) Lowseth LA, Gerlach RF, Gillett NA, et al. Age-related changes in the prostate and testes of the beagle dog. *Vet Pathol* 27：347-353, 1990.
79) Thorgeirsson UP, Dalgard DW, Reeves J, et al. Tumor incidence in a chemical carcinogenesis study of nonhuman primates. *Regul Toxicol Pharmacol* 19：130-151, 1994.
80) Mitsumori K, Tally FA, Elwell MR. Epididymal interstitial （Leydig）cell tumors in B6C3F1 mice. *Vet Pathol* 26：65-69, 1989.
81) Boorman GA, Chapin RE, Mitsumori K. Testis and epididymis. In：*Pathology of the Fischer rat.* Boorman GA, et al （eds）. Academic Press, San Diego. 1990.
82) Itagaki I, Tanaka M, Shinomiya K. Spontaneous histigenic tumors of epididymis observed in B6C3F1 mice. *J Vet Med Sci* 55：241-246, 1993.
83) Ward JM, Reznik G, Stinson SF, et al. Histogenesis and morphology of naturally occurring prostatic carcinoma in the ACI/segHapBR rat. *Lab Invest* 43：517-522, 1980.
84) Shoda T, Mitsumori K, Imazawa T, et al. A spontaneous seminal vesicle adenocarcinoma in an aged F344 rat. *Toxicol Pathol* 26：448-451, 1998.
85) Pour PM. Prostatic cancer induced in MRC rats by *N*-nitrosobis（2-oxopropyl）-amine and *N*-nitrosobis（2-hydroxypropyl）amine. *Carcinogenesis* 4：49-55, 1983.
86) Bielschowsky F, Hall WH. Carcinogenesis in parabiotic rats；tumours of liver and seminal vesicle induced by acetylaminofluorene in normal males joined to castrated males or females. *Br J Cancer* 5：106-114, 1951.
87) Huff J, Cirvello J, Haseman J, et al. Chemicals associated with site-specific neoplasia in 1394 long-term carcinogenesis experiments in laboratory rodents. *Environ Health Perspect* 93：247-270, 1991.
88) Kaspareit J, Deerberg F. Spontaneous tumours of the seminal vesicles in male Han：NMRI mice. *Z Versuchstierkd* 29：277-281, 1987.
89) Shirai T, Takahashi S, Cui L, et al. Experimental prostate carcinogenesis — rodent models. *Mutat Res* 462：219-226, 2000.
90) Berry SJ, Strandberg JD, Saunders WJ, et al. Development of canine benign prostatic hyperplasia with age. *Prostate* 9：363-373, 1986.
91) Isaacs JT. The aging ACI/Seg versus Copenhagen male rat as a model system for the study of prostatic carcinogenesis. *Cancer Res* 44：5785-5796, 1984.
92) Shirai T, Sakata T, Fukushima S, et al. Rat prostate as one of the target organs for 3,2′-dimethyl-4-aminobiphenyl-induced carcinogenesis：effects of dietary ethinyl estradiol and methyltestosterone. *Jpn J Cancer Res* 76：803-808, 1985.
93) Pour PM. A new prostatic cancer model：systemic induction of prostatic cancer in rats by a nitrosamine. *Cancer Lett* 13：303-308, 1981.
94) Bosland MC, Prinsen MK, Kroes R. Adenocarcinomas of the prostate induced by *N*-nitroso-*N*-methylurea in rats pretreated with cyproterone acetate and testosterone. *Cancer Lett* 18：69-78, 1983.
95) Leav I, Ho SM, Ofner P, et al. Biochemical alterations in sex hormone-induced hyperplasia and dysplasia of the dorsolateral prostates of Noble rats. *J Natl Cancer Inst* 80：1045-1053, 1988.
96) Reznik G, Hamlin MH 2nd, Ward JM, et al. Prostatic hyperplasia and neoplasia in aging F344 rats. *Prostate* 2：261-268, 1981.
97) Leav I, Cavazos LF. Some morphologic features of normal and pathologic canine prostate. In：*Normal and abnormal growth of the prostate.* Goland M（ed）. Springfield, San Antonio. 1975.
98) Mostofi FK, Price EB Jr. In：*Tumors of the male genital system.*〈*Atlas of tumor pathology*〉AFIP, Washington DC. 1973.
99) Shirai T, Imaida K, Masui T, et al. Effects of testosterone, dihydrotestosterone and estrogen on 3,2′-dimethyl-4-aminobiphenyl-induced rat prostate carcinogenesis. *Int J Cancer* 57：224-228, 1994.
100) Kandori H, Suzuki S, Asamoto M, et al. Influence of atrazine administration and reduction of calorie intake on prostate carcinogenesis in probasin/SV40 T antigen transgenic rats. *Cancer Sci* 96：221-226, 2005.
101) Shirai T, Fukushima S, Ikawa E, et al. Induction of prostate carcinoma in situ at high incidence in F344 rats by a combination of 3,2′-dimethyl-4-aminobiphenyl and ethinyl estra-

diol. *Cancer Res* 46 : 6423-6426, 1986.
102) **Bosland MC, Prinsen MK, Dirksen TJ, et al.** Characterization of adenocarcinomas of the dorsolateral prostate induced in Wistar rats by N-methyl-N-nitrosourea, 7,12-dimethylbenz[a]anthracene, and 3,2′-dimethyl-4-aminobiphenyl, following sequential treatment with cyproterone acetate and testosterone propionate. *Cancer Res* 50 : 700-709, 1990.
103) **Hoover DM, Best KL, McKenney BK, et al.** Experimental induction of neoplasia in the accessory sex organs of male Lobund-Wistar rats. *Cancer Res* 50 : 142-146, 1990.
104) **Katayama S, Fiala E, Reddy BS, et al.** Prostate adenocarcinoma in rats : induction by 3,2′-dimethyl-4-aminobiphenyl. *J Natl Cancer Inst* 68 : 867-873, 1982.
105) **Pollard M.** The Lobund-Wistar rat model of prostate cancer. *J Cell Biochem* (Suppl) 16H : 84-88, 1992.
106) **Noble RL.** The development of prostatic adenocarcinoma in Nb rats following prolonged sex hormone administration. *Cancer Res* 37 : 1929-1933, 1977.
107) **Pollard M, Luckert PH.** Production of autochthonous prostate cancer in Lobund-Wistar rats by treatments with N-nitroso-N-methylurea and testosterone. *J Natl Cancer Inst* 77 : 583-587, 1986.
108) **Pour PM, Stepan K.** Induction of prostatic carcinomas and lower urinary tract neoplasms by combined treatment of intact and castrated rats with testosterone propionate and N-nitrosobis(2-oxopropyl)amine. *Cancer Res* 47 : 5699-5706, 1987.
109) **Shirai T, Iwasaki S, Masui T, et al.** Enhancing effect of cadmium on rat ventral prostate carcinogenesis induced by 3,2′-dimethyl-4-aminobiphenyl. *Jpn J Cancer Res* 84 : 1023-1030, 1993.
110) **Waalkes MP, Rehm S, Riggs CW, et al.** Cadmium carcinogenesis in male Wistar [Crl:(WI)BR] rats : dose-response analysis of effects of zinc on tumor induction in the prostate, in the testes, and at the injection site. *Cancer Res* 49 : 4282-4288, 1989.
111) **Shirai T, Tamano S, Kato T, et al.** Induction of invasive carcinomas in the accessory sex organs other than the ventral prostate of rats given 3,2′-dimethyl-4-aminobiphenyl and testosterone propionate. *Cancer Res* 51 : 1264-1269, 1991.
112) **Copeland-Haines D, Eustis SL.** Specialized sebaceous glands. In : *Pathology of the Fischer rat*. Academic Press, San Diego. 1990.
113) **Maronpot RR, Ulland B, Mennear J.** Transplantation characteristics, morphologic features, and interpretation of preputial gland neoplasia in the Fischer 344 rat. *Environ Health Perspect* 77 : 33-36, 1988.
114) **Reznik G.** Pathology of the clitoral and preputial glands. In : *Pathology of the aging rats*. Mohr U, Dungworth DL, Capen CC (eds). ILSI Press, Washington DC. 1994.
115) **Reznik G, Ward JM.** Morphology of neoplastic lesions in the clitoral and preputial gland of the F334 rat. *J Cancer Res Clin Oncol* 101 : 249-263, 1981.
116) **Reznik G, Ward JM.** Morphology of hyperplastic and neoplastic lesions in the clitoral and preputial gland of the F344 rat. *Vet Pathol* 18 : 228-238, 1981.
117) **Chandra M, Riley MG, Johnson DE.** Spontaneous neoplasms in aged Sprague-Dawley rats. *Arch Toxicol* 66 : 496-502, 1992.
118) **Yoshida H.** Preputial tumors induced by intragastric intubations of 7,12-dimethylbenz[a]anthracene in gonadectomized female and male rats. *J Cancer Res Clin Oncol* 105 : 299-302, 1983.

茶谷文雄
㈱新日本科学

神鳥仁志
武田薬品工業㈱

2 雌性生殖器

1．解剖学的・生理学的特徴

1-1．成熟後の解剖学的・生理学的特徴

1-1-1）卵巣 ovary

皮質と髄質からなるが、皮髄の境界は明らかではない。皮質に各種の成長段階の卵胞や黄体が位置し、髄質には卵巣門から進入する血管、神経、リンパ管や結合組織が分布する。齧歯類の卵巣は卵巣嚢に包まれ、卵巣嚢は卵管に連続する[1]。皮質の間質細胞は、紡錘形の特徴的な形態を有し、ホルモン感受性であると考えられている。

卵胞および黄体の分類を**表1**に示す。

顆粒膜（層）細胞の外側には、順に内莢膜細胞および外莢膜細胞が配列し、間質細胞とともに卵胞ホルモンの生成に関与する。齧歯類では、閉鎖卵胞の内莢膜細胞は脂質顆粒を増して肥大し、エストロゲン estrogen 分泌能を有する間質腺 interstitial gland を形成する。

卵祖細胞から第一次卵母細胞に分化した直後、第一減数分裂期に入り、原始卵胞が形成されるが、卵子成熟抑

表1 卵胞および黄体の分類

卵胞 follicle

ゴナドトロピン依存性	卵胞の種類	定義	直径（μm）	Pedersenによるマウス卵胞の分類[2]	顆粒膜層または細胞数	
					ラット	マウス
非依存	原始卵胞* primordial follicle	1層の扁平上皮が卵母細胞を取り囲む。		1～2		
	一次卵胞* primary follicle	1または数層の立方状の顆粒膜細胞が卵母細胞を取り囲む。		3a～3b	4層	<61
	小型前胞状卵胞 small preantral follicle	二次卵胞および前胞状卵胞	<150	4～5a		61～200
依存	大型前胞状卵胞 large preantral follicle	大きさは小型胞状卵胞より小さく、腔（antrium）が確認できない。	151～390	5b		201～600
	小型胞状卵胞 vesicular follicle, small antral follicle	腔ができはじめているが、明らかに1つの腔でない、卵細胞は卵胞の中心に存在する。	<390	6	細胞 1,000個	400～600
	大型胞状卵胞 tertiary follicle, large antral follicle	腔がひとつのものとして明らかで、卵細胞が偏在する。	390～500	7		>600
	排卵前卵胞（グラーフ卵胞） preovulatory follicle, Graafian follicle	腔が大きく、顆粒膜細胞層も厚い、三次卵胞	500～750	8	細胞 2,000～2,500個	>600

黄体 corpus luteum

種類	定義	組織学的特徴
新黄体 new copora lutea, the most recent corpora lutea	排卵後、最も新しい黄体	性周期に伴い、著しく形態が変化する。子宮、膣、膣スメアとともに性周期の分類に有用。とくに発情期では排卵を確認することができる。詳細は、本文中の「1-5-1）マウス、ラット；①卵巣の組織学的特徴」および**写真2**を参照。
大型旧黄体 recent copra lutea	排卵後4～5性周期を経過した比較的大きな黄体	大きさは、新黄体の休止期、発情前期に類似。黄体細胞は好酸性で脂肪滴を含む。黄体細胞の変性像が認められる。黄体内には線維芽細胞やリンパ球などの浸潤も観察される。
旧黄体 old corpoa lutea	recent以前の退行が進んだ小型の黄体	小型であり、黄体内に結合組織やリンパ球の浸潤が認められる。さらに退行が進むと卵巣の間質組織の一部となる。

*は small follicle、以降は medium follicle に分類される。

制物質により複糸期のままとどまる。

　排卵直前に２回の減数分裂を繰り返した卵子は、放線冠を付けたまま排卵され、卵胞の顆粒膜細胞と内莢膜細胞が内腔に向かって増殖し、血管が基底膜を通過し進入して黄体を形成する。卵子形成は、1個の一次卵母細胞から１個の成熟卵子と３個の極体を生ずる。

1-1-2) 卵管 oviduct

　卵巣付近から漏斗、膨大部、狭部などに分けられ、サルではヒトと同様、卵管付近は卵管采を形成する。内腔は複雑に内側に陥入するひだからなり、卵巣近くの卵管膨大部で最もよく発達しているが、子宮に向けて上皮の高さは低くなる。上皮は２種の細胞からなり、ひとつは線毛細胞で、もう一方は粘液細胞であり、卵子の運搬に関与する。

子宮 uterus

　頭部から体部（子宮角）、頸部および膣部により構成され、体部の壁は内側から子宮内膜 endometrium、子宮筋層 myometrium および子宮外膜 perimetrium（漿膜）からなる。齧歯類およびウサギでは、左右一対の子宮が別々の子宮口から膣に開口する重複子宮の形態であり、イヌでは、両分子宮と双角子宮の中間の形態をとる。サルはヒトと同様単一子宮であり、卵管だけが左右に分かれている。

　子宮内膜は単層円柱上皮で内張りされ（被覆上皮）、粘膜固有層には粘膜上皮が陥入した子宮腺（腺上皮）が散在する。子宮筋層は厚い平滑筋層からなる。

1-1-3) 膣 vagina

　膣壁は分泌腺を欠いた粘膜上皮、筋層および線維層からなる。膣の粘液は主に子宮頸管の分泌物である。粘膜上皮は重層扁平上皮であるが、齧歯類では性周期のステージにより表層の形態が変化し、膣スメアを観察することによって容易に性周期を判別することができる。イヌ、サルの膣上皮は齧歯類ほどの変化はないが、排卵前の膣上皮は厚く、排卵後にプロゲステロン progesterone（P4）の濃度が高いときには上皮は薄くなる。

　臨界期である新生仔期に合成エストロゲンであるジエチルスチルベストロール diethylstilbestrol（DES）やアンドロゲン androgen を投与されたマウスでは、性周期が停止し、膣粘膜上皮が発情期 estrus を示す角化状態を維持することが知られているが、これは視床下部・下垂体・性腺軸の異常による無排卵と、膣への直接的作用に影響の両方の結果であることが報告されている。

1-1-4) 陰核腺 clitorial gland

　齧歯類などに特徴的な臓器で、陰核の左右に一対ある黄褐色の皮脂腺由来の全分泌腺である。好酸性の顆粒を多数有する細胞が集まって腺房を形成する（**写真 1**）。導管は扁平上皮からなり、導管は腺の中心にある排出管（中心管）につながっている。排出管上皮は厚い重層扁平上皮であり、陰核包皮に開口する。

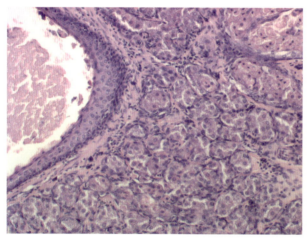

写真 1　陰核腺
ラット、正常、HE 染色。

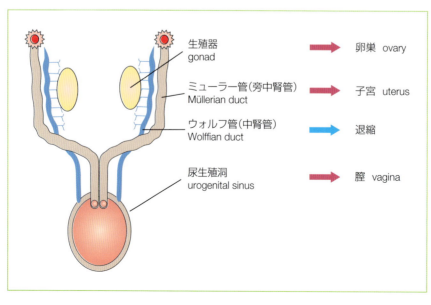

図 1　雌性生殖器の発生

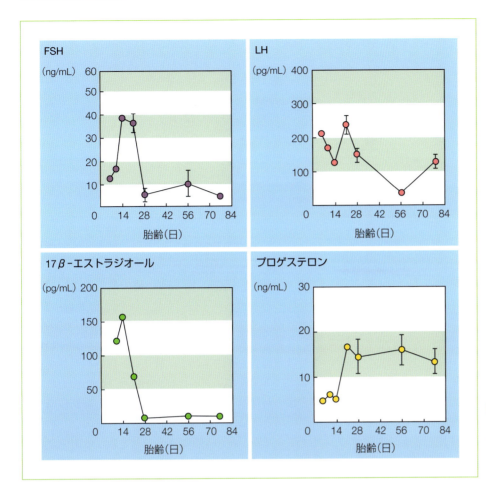

図2 性成熟期までのホルモンの変化
Donryuラットにおける生後の内分泌環境の変化(平均値±標準誤差)。

1-2. 発生・分化とそれに関わる病理機構

　卵巣は中胚葉の一部から発生した生殖腺に由来するが、この領域は性染色体の組み合わせのいかんに関わらず、精巣へも卵巣へも分化できる能力を備える。遺伝的な性は性染色体により決定され、生殖腺が雌性に性分化する。発生初期に原始生殖細胞が卵黄嚢より移動して卵巣原基へと到達し、そこで卵祖細胞に分化する。その後、卵祖細胞が有糸分裂を繰り返すことにより卵巣皮質部分に多数の卵母細胞が生産される。個々の卵母細胞が単層の扁平細胞（顆粒膜細胞）により覆われたものだけが原始卵胞である。原始卵胞は卵巣の皮質部分に配列する。新生児（仔）期の卵巣は放射線やホルモンに対する感受性が性成熟期以降より高く、放射線照射によりすみやかな原始および一次卵胞死あるいはDES曝露による多卵性卵胞の発現頻度などが増加する。一方、卵管、子宮および膣などの生殖器は左右のミュラー管 Müllerian duct に由来する[3]。ラットでは、ミュラー管は胎齢14日頃に発生し始め、胎齢17日頃には左右のミュラー管は遠位端で癒合して1つの腔となり、膣を形成する。左右の子宮は頸管部で癒合するが、間質により区画されるため双角子宮の形態をとる（図1）[3,4]。

　出生時において齧歯類の子宮は未熟な形態であり、将来、粘膜上皮（被覆上皮）に分化する立方細胞が内腔を内張りし、その周囲を間質および筋層になると考えられる未分化間葉細胞が取り囲んでいる。生後1週間の間に輪走および縦走筋層が分化する。さらに、生後14日には粘膜上皮が間質に陥入することにより、子宮腺が発生し始める[5]。一方、膣は生後4〜5週頃まで開口せず、内張りする上皮も未分化な状態である[3]。春機発動は膣開口直後の約5週に開始され、はじめは不安定な周期を示す個体もあるが、やがて4〜5日の発情周期が膣スメアから明確となる。内分泌環境もこの時期には著しく変化する（図2）。下垂体前葉からは卵胞刺激ホルモン follicular stimulating hormone（FSH）が生後2週頃まで多量に分泌され卵胞の発育を促す。この時期には血中の17β-エストラジオール 17β-estradiol（E2）濃度も極めて高い値を示す[6〜8]。しかし、この時期には血中に多量に存在するα-フェトプロテイン α-fetoprotein がE2に結合し、生物活性がマスクされるため、子宮などの標的器官が利用しうるいわゆるフリーのエストラジオールは限られていると考えられている[9]。

　前述のとおり齧歯類の生殖器は出生時には未熟な状態であり、中枢の性分化と春機発動ならびに性成熟には生後の正確な内分泌系の制御が必要である[8]。雌の性成熟は、初回LHサージによる初回排卵と引き続いて膣開口が認められる時期をさし、ラットで生後30〜35日程度が多い。ラットでは、子宮内膜粘膜上皮のエストロゲンレセプター estrogen receptor のmRNAは生後7日までは検出されず、子宮腺については生後9日以降に認められるようになる。その後腺の数は増加して、エストロゲンレセプターmRNAのシグナルは生後15日までには急速

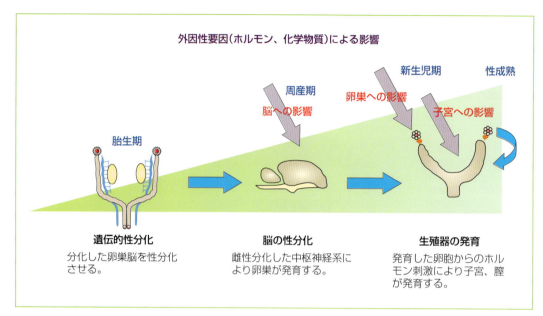

図3 発生・分化とそれに関わる病理機構
齧歯類の雌性生殖系の発育と外因性要因の影響。

に増強する[10]。

　生後間もない時期にアンドロゲンやエストロゲン類の曝露は、視床下部の発達を障害し、結果としてFSHや黄体形成ホルモンluteinizing hormone（LH）のゴナドトロピンgonadotrophinの分泌パターンを変化させ、内分泌環境と子宮内膜の分化・発育の障害、膣開口後の連続発情、子宮内膜腺の減少およびエストロゲンに対する過剰な反応などを誘発し、生殖器系の機能および形態に対して長期間にわたる影響を及ぼす[11]（図3）。新生仔期のDES曝露はエストロゲンに対する反応性を変化させる[12]。アルキルフェノールなどエストロゲン様作用を示す化学物質の多量曝露もエストロゲン類と同様の影響をもたらす[13]。農薬のメトキシクロルmethoxychlor、植物エストロゲンであるイソフラボンのコウメストロールcoumestrolなども連続発情を起こすと報告されている[14,15]。これらの作用は成熟期の投与では認められない変化であり、不可逆的な反応であることが注目される（図4）。

　環境化学物質や医薬品は生涯をとおした曝露が想定されることから、たとえ曝露量が一定であっても発育、成熟、老化という生涯の生体側の変化によりその影響は多様となる。また、胎生期に胎盤をとおして影響を及ぼす場合もある。そこで、雌性生殖器への影響を検討する場合、曝露される年齢により異なった反応を示すことを考慮に入れなければならない。特にホルモン作用またはホルモン様作用については、成熟期における影響は可逆的であるが、上述したように発生時期においては不可逆となる場合がある。また、ホルモン様作用を有する物質が外来性に生体に影響を及ぼす場合、内因性ホルモンの働きを亢進する場合と抑制する場合のいわば両刃の剣の作用を有していることを忘れてはならない。一方、ホルモンの制御を受けている臓器に対しては、化学物質が直接的に影響する場合もあるし、視床下部・下垂体性腺軸のホルモン制御機構が不調となることにより間接的に障害を受ける場合も想定される。例えば、成熟した齧歯類において、外来性にエストロゲンが投与された場合の排卵不全はいわばフィードバック作用を介した抑制作用であり、このときに膣に起こる角化反応は直接的な亢進作用である。また、排卵が抑制されることによる内分泌環境の変化が膣スメア像に間接的な影響を与える。さらにエストロゲンは子宮などに対して、生理的レベルでは細胞増殖のアゴニストとして働くが、薬理学的な高用量では逆にアンタゴニストとして働く場合もあり、用量との相関性が必ずしも平行しない場合がある。このように外来性ホルモン作用物質は、単なるアゴニスト、アンタゴニストという範疇で一元的に分類できるものではなく、曝露時期、用量によりいずれの作用をも示す可能性を有していると言わざるをえない。特定の臓器に対する反応性を検討する場合には可逆的あるいは非可逆的作用、直接的あるいは間接的作用を正確に把握する必要がある。

1-3．内分泌制御とそれに関わる病理機構

　性成熟以降、視床下部-下垂体-性腺軸の内分泌制御機構により、周期的に卵胞発育と排卵が繰り返される。これを性周期といい、脳下垂体前葉からのFSHやLH、卵巣からのエストロゲンやプロゲステロンの分泌量が、周期的に増減することにより制御されている。1周期の期間は動物種による種差があり、マウスやラットでは4～6日、イヌでは年2回、サルでおよそ27日である。また、ウサギは交尾排卵動物で、交尾刺激により排卵する。一般に排卵は以下のようなホルモン制御により引き起こされる。

① E2が視床下部へ働くキーホルモンである。E2は視床下部に存在するLHのパルス状分泌の制御部位（弓状核）へ、ネガティブ・フィードバックnegative feedback機構を介して働き、ステロイド分泌を制御

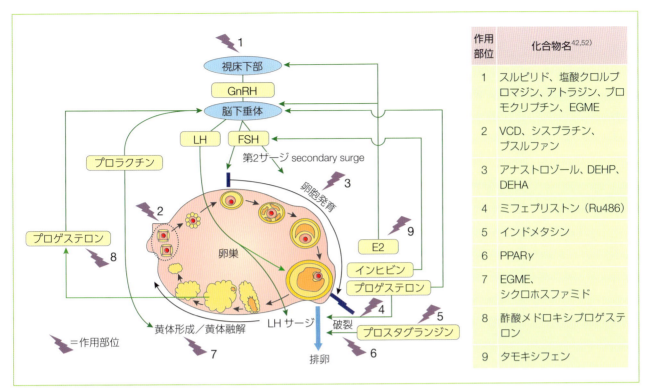

図4　機序からみた卵巣毒性の作用部位
（日本製薬工業協会と国立医薬品食品衛生研究所の共同研究結果[42]と、その後の関連研究結果[52]より）

している。またE2は視床下部の周期的なLHサージを制御する部位（ラットでは前腹側室周囲核）に、ポジティブ・フィードバックpositive feedback機構を介して働き、ゴナドトロピンやステロイドホルモン産生を促進する。視床下部ではこれらの2つの制御によりゴナドトロピン放出ホルモンgonadotropin releasing hormone（GnRH）産生が調節されている。近年、この視床下部GnRHニューロンの上位にキスペプチンと呼ばれる神経ニューロンの存在が明らかとなり、視床下部のGnRH制御に深く関わっていることが明らかになりつつある[16,17]）。

② GnRHはネガティブ・フィードバック機構では、血中E2が増加すると下垂体前葉からのFSHやLHは抑制され、E2が低下するとFSHやLHは増加する。ポジティブ・フィードバックではE2増加によりFSHとLHが増加する。この急激で顕著なLH増加がLHサージであり、排卵を惹起する。FSHは卵巣内の卵胞を発達させる。

③ GnRHは下垂体のプロラクチンprolactin（PRL）産生を抑制する。

④ 発達した卵胞はエストロゲンを分泌する。エストロゲンは子宮内膜の肥厚を促す。また排卵前の卵胞からはプロゲステロンが産生される。

⑤ 排卵後の黄体からはプロゲステロンが分泌される。齧歯類では、活性化プロゲステロンは発情後期のみで産生される。

⑥ 受精しない場合、黄体は退化してプロゲステロンは減少し、再び卵胞の発育のためのホルモン制御が始まる。

1-4. 作用機序からみた卵巣毒性と生殖器毒性

投与による生殖器への影響を考える場合、対象となる動物の年齢（性成熟前、性周期回帰中、性周期終了後など）を考慮することが重要である。性周期を示す週齢の動物では、性周期を考慮し鏡検する必要があるが、齧歯類の長期毒性試験などでは、卵巣の状態と子宮・膣の変化との関連性を考慮しながら鏡検することが大切である。

卵巣や子宮内膜ならびに膣上皮は、性周期のステージごとに多様な組織像を示す。したがって性周期を有する年齢の動物の生殖器毒性の検出にあたっては、まず各性周期の正常組織像からの逸脱、生殖器各器官の同調性の有無を確認後、被験物質による特徴を把握することが重要である。卵巣は視床下部・下垂体・性腺軸のいずれが障害されても影響を受ける。ホルモンの標的末梢器官である子宮や膣は、血中の内分泌環境、とくにエストロゲン／プロゲステロン比を反映することが多い点が特徴である。正常と比べて何がどの程度異なっているのかを詳細に観察する必要がある。雌性生殖器腫瘍の発生要因についても、内分泌環境の変調という観点を忘れてはならない。

1-4-1）卵巣毒性

卵胞は表1に示したように、FSH非依存性の時期と依存性の時期に分かれている。FSH非依存性の時期の卵胞

では、放射線や抗がん剤など直接卵細胞に傷害を与えるような物質に対する毒性が主として観察される。一方、大型前胞状卵胞以降では、ゴナドトロピンや卵胞の発育が障害された場合に異常が発現する。しかし、原始卵胞や一次卵胞の減少が時間を経て、胞状卵胞の減少あるいは異常として二次的に顕在化する場合もあるので、注意が必要である。卵胞形成にはゴナドトロピンだけでなく、多くの成長因子やホルモン、ステロイド代謝系が関与することから、これらを障害するような物質は、卵胞形成を障害する可能性がある[18]。グラーフ卵胞の排卵時の破裂調節機構にはプロスタグランジン prostaglandinおよびプロゲステロンが重要な役割を果たしているため、これらの異常は、排卵障害やその後の黄体形成の異常として認められる[19]。また黄体形成・退行にLHやPRLなどのホルモンだけでなく、血管内皮成長因子 vascular endothelial growth factor（VEGF）など多くの因子が関わっているため、これらを障害するような化学物質においては黄体の変化が認められる[20]。卵巣毒性の複雑さは、卵胞、黄体のいずれかが障害されても、双方に異常が認められる場合が多いことである。詳細は関連の成書[18〜21]を参照されたいが、卵胞形成・排卵・黄体形成には多くの成長因子やホルモンが関与しており[21]、それらを障害する物質は卵胞形成、排卵、黄体形成にも影響を及ぼす可能性がある。

卵巣腫瘍については、ニトロフラントイン[22]など化学

表2 作用機序からみた卵巣毒性の分類

作用機序	代表的な誘発物質
卵巣ホルモン作用、抗卵巣ホルモン様作用	エストロゲン剤、抗エストロゲン剤 プロゲステロン、抗プロゲステロン selective estrogen receptor modulator（SERM：選択的エストロゲン受容体調節剤）
小卵胞への直接障害	放射線 4-ビニルシクロヘキサンジエポキシド　4-vinylcyclohexene diepoxide（VCD） 2-ブロモプロパン 2-bromopropane 1,3-ブタジエン 1,3-butadiene
卵巣内ホルモンや卵胞発育に関連する因子の合成・代謝に対する直接障害	DEHP、MEHP インドメタシン indomethacin エチレングリコールモノエチルエーテル　ethyleneglycol monomethylether（EGME）
中枢神経系の異常による二次的作用	ドパミン拮抗剤 dopamine antagonist アトラジン atrazine ハロペリドール haroperidol

物質や放射線照射[23]、ジメチルニトロベンズアントラセン[24]や N-ニトロソビス（2-オキソプロピル）アミン N-nitrosobis（2-oxopropyl）amine[25] などの発がん剤投与により、齧歯類卵巣に腫瘍が誘発されることが報告されている。誘発される腫瘍の多くは、管状（間質）腺腫 tubular（tubulostromal）adenoma あるいは顆粒膜細胞腫

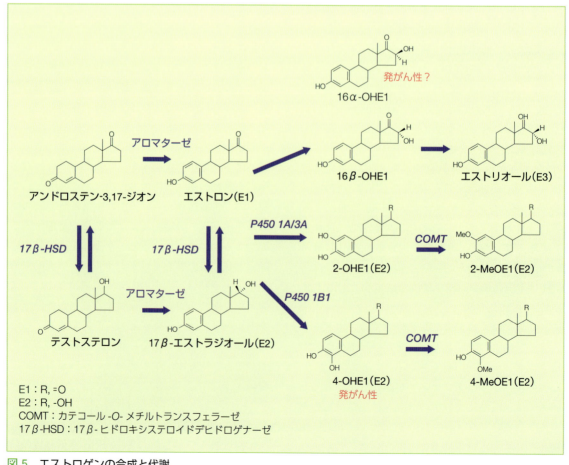

図5　エストロゲンの合成と代謝

granulosa cell tumor など生殖索-間葉由来の腫瘍であり、ヒトの卵巣腫瘍に多い腺癌とは組織発生が異なる。齧歯類の卵巣腫瘍発生機序は遺伝子改変マウスを用いてよく研究されている。共通の発生機序として、種々の原因で生じた卵巣萎縮の結果、持続的なゴナドトロピンの上昇が起こり、卵巣胚上皮および間質細胞が二次的にそれらの長期的な刺激を受けることが最も大きな原因と考えられている。

作用機序からみた卵巣毒性を表2に示した。

1-4-2) 子宮、膣の毒性

これらの臓器は卵巣とは異なり、血中ホルモンの変化に反応して影響が発現する場合が多い。発がん性については、ヒトおよびラットでは卵巣のホルモンのアンバランス、特に相対的高エストロゲン状態の持続が大きな要因と考えられているが、そのメカニズムの全貌は解明されていない。エストロゲンの発がん作用はエストロゲンレセプターを介した細胞増殖の促進という非遺伝子機序だけでは説明できず、遺伝子の変異によるイニシエーターとしての作用を示唆する証拠があることから、エストロゲンによる発がん作用として両メカニズムが関わっている可能性がある。エストロゲンは、チトクロームP450のいくつかにより水酸化されて代謝されるが（図5）、代謝物の1つである4-ヒドロキシエストラジオール4-hydroxyestradiolはハムスターにおいて腎癌を引き起こし[26]、Donryuラットを用いた二段階子宮発がんモデルにおいても子宮内膜癌を有意に増加することが報告されており[27]、ヒトの子宮癌や乳癌への関与が示唆されている[28,29]。このようにエストロゲンそのものだけでなく、エストロゲンの代謝物による発がんへの関与は無視できない。

1-5. 種差

1-5-1) マウス、ラット

マウスやラットの性周期は4～6日であり、発情前期、発情期、発情後期および発情休止期の4つのステージに分類される。性周期は膣スメアにより容易に判別され、卵巣、子宮粘膜上皮および間質細胞についても、性周期に応じて形態が変化する。なお、卵巣ではすべての性周期を通じて、原始卵胞、一次卵胞、顆粒膜が2～3層の前胞状卵胞の数に変化は認められない。以下に、毒性試験に最も汎用されているラットについて、卵巣における性周期の各ステージの卵胞数の変化と組織像（写真2）、子

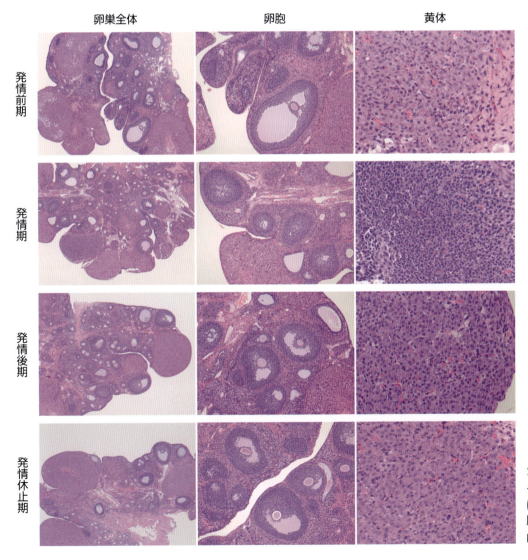

写真2
ラットの性周期における卵巣全体、卵胞、黄体の組織像 HE染色。

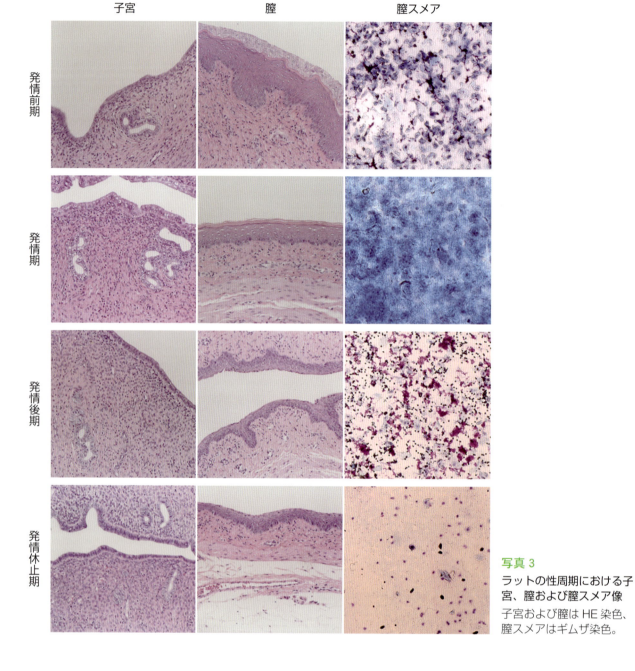

写真3
ラットの性周期における子宮、膣および膣スメア像
子宮および膣はHE染色、膣スメアはギムザ染色。

宮、膣の組織像と膣スメア像（**写真3**）を示す。

❶ 卵巣の組織学的特徴[30,31]（**写真2**）

■**発情前期**：発情前期の特徴は、翌日早朝に排卵にいたる大きな胞状卵胞（排卵前卵胞、グラーフ卵胞；Pedersenの分類[2] type 8）が目立つことである。このような大きな卵胞であっても一部では閉鎖卵胞も認められる。最も新しく形成された新黄体においては、それ以前に形成された旧黄体と同様、黄体細胞の細胞死が観察され始める。また結合組織増生、単核細胞が散見される。これらの変化は黄体の退行が進むにつれ、進行する。

■**発情期**：発情期の特徴は、その日の早朝に排卵した排卵直後の黄体が観察されることである。新たに形成された黄体は、被膜直下に位置し、大きさは一般的な黄体より小さく、形態も異にする。形態学的特徴として、顆粒膜細胞と莢膜細胞は区別可能であるが、顆粒膜層と莢膜層の境界は不明瞭となり、紡錘形の顆粒膜細胞層部に新生血管が認められる。血管の新生はこの時期の黄体の特徴であるが、その程度は強くはない。一方、卵胞は小型の胞状卵胞が多く、大きな胞状卵胞（Pedersenの分類 type 8）は認められない。大型の閉鎖卵胞が比較的多く観察される。

■**発情後期**：発情後期の特徴は、新黄体の形成が目立つことである。大きさは前回排卵した旧黄体よりやや小さい。黄体細胞の細胞質はやや好塩基性で核も大きい。黄体細胞の間に活発な血管の新生が認められる。卵胞も発情期と比較し発育しており、type 7（Pedersenの分類[2]）までの大きさが多く、卵丘の形成が明らかな大きな胞状卵胞はわずかである。すべてのサイズの卵胞の一部は閉鎖卵胞となる。

■**発情休止期**：発情期の特徴として、新黄体がさらに大きさを増し、黄体細胞は発情後期に比べて細胞質の好塩基性の染色性は低下するが、細胞は大きさをやや増す。大きな胞状卵胞（Pedersenの分類[2] type 8）が増加する

が、発情前期のような大きな卵胞腔を有する胞状卵胞は認められない。いずれのサイズの卵胞も一部閉鎖卵胞となる。

❷ 子宮の組織学的特徴（写真3）

■**発情前期**：子宮全体は透明液体を多量に内腔に貯留して、膨大する。内膜粘膜上皮は立方〜円柱上皮の形態を示し、分裂像が散見される。

■**発情期**：子宮はわずかに黄色を帯びている。内膜粘膜上皮は高円柱状となり、多くの上皮細胞は細胞遺残物や核崩壊物とみられるヘマトキシリンに強染する不定形顆粒を有し、アポトーシス様の空胞変性に陥る。また、間質には比較的多くの多核白血球が浸潤している。間質細胞は紡錘形の形態を有している。

■**発情後期**：子宮重量は最も軽くなる。内膜粘膜上皮に認められていた変性像は漸減し、細胞丈も低くなる。分裂像が多数みられる。間質細胞は紡錘形の形態を有している。

■**発情休止期**：子宮内膜粘膜上皮の細胞丈は最も低く、立方状である。子宮腺はやや拡張し、粘膜上皮直下の間質細胞は核が大きく円形〜卵円形化する。

❸ 膣スメアの特徴（写真3）

■**発情前期**：有核上皮が多数を占め、他の細胞成分はほとんど混在しない。

■**発情期**：角化上皮がほとんどを占め、他の細胞成分は混在しない。

■**発情後期**：少数の有核および角化上皮に多数の白血球が混在する。

■**発情休止期**：上皮細胞および白血球などの細胞成分は非常に少ない。

性周期における内分泌ホルモンの推移は成書を参照されたい[32]。血清中FSH濃度は発情前期においては増加し続け、発情期の午前にはピークとなり、その後減少する。一方、血清中LH濃度は、発情前期の夜にはピークが認

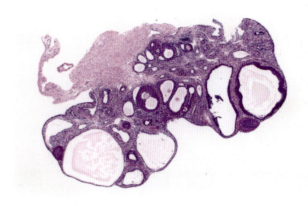

写真4 持続発情となったDonryuラットの卵巣
卵巣は萎縮し、多嚢胞性卵胞が明らかである。HE染色。

められ、いわゆる排卵前のLHサージが起きる。その後発情後期にはいったん基底レベルからのわずかな上昇が認められる。血清中17β-E2濃度は、発情期には最も低濃度であるが、その後徐々に上昇し、発情休止期から前期の夕刻まで急速に増加する。一方、血清中プロゲステロン濃度については発情前期の夜間のLHサージに伴って高レベルとなり、発情後期でもわずかな上昇が認められる。黄体形成後、2〜3周期は残存するものの、他の動物でみられるような黄体期はない。

このように性周期の繰り返しと、受精、妊娠、出産を繰り返して、半年〜1年程度で、周期的なホルモン制御が不安定となり性周期は終焉をむかえる。排卵停止にいたる期間はラットではDonryuラットが6ヵ月齢程度から始まるのに比べ、F344ラットでは生後1年まで性周期が続く例が多い。排卵が停止した後は、膣スメアは持続発情に陥るか発情休止期のような像となる。卵巣は黄体が比較的長く残存する場合（F344ラットなど）と、黄体が消失して萎縮し、多嚢胞性卵胞の像を呈する場合（Donryuラットなど）がある（写真4）。

1-5-2）イヌ

多くの場合、生後8〜10ヵ月齢で春機発動となる。小

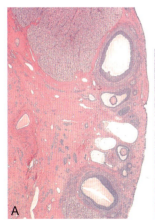 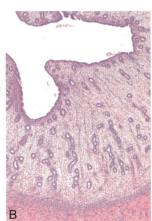 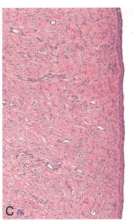 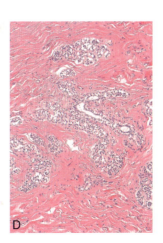

写真5 イヌ発情前期
A：卵巣、B：子宮、C：膣、D：乳腺。　卵巣には胞状卵胞を認める。HE染色。（写真提供：佐藤順子先生）

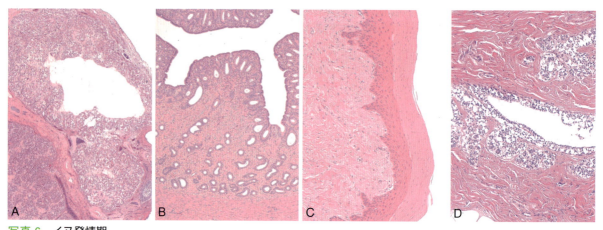

写真6　イヌ発情期
A：卵巣、B：子宮、C：膣、D：乳腺。　卵巣には排卵後の黄体を認める。HE染色。（写真提供：佐藤順子先生）

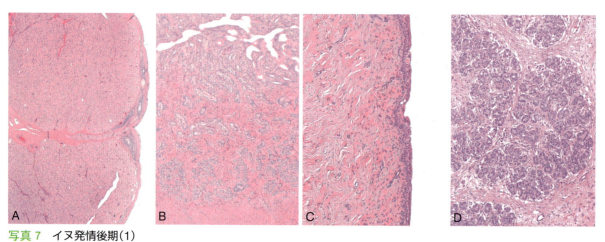

写真7　イヌ発情後期（1）
A：卵巣、B：子宮、C：膣、D：乳腺。　卵巣には機能黄体を認める。HE染色。（写真提供：佐藤順子先生）

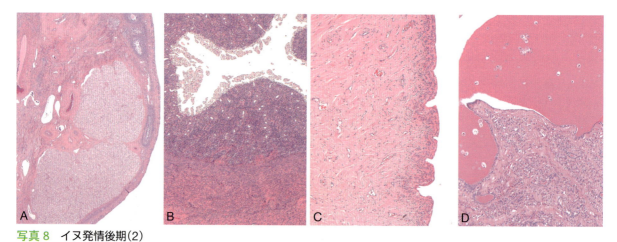

写真8　イヌ発情後期（2）
A：卵巣、B：子宮、C：膣、D：乳腺。　卵巣には黄体を認める。HE染色。（写真提供：佐藤順子先生）

型犬ほど早く、大型犬ほど遅い傾向があるといわれる。季節発情動物ではないが、6ヵ月程度の周期のものが多い。発情前期、発情期、発情後期、発情休止期に分類される。発情前期に出血がみられることがある（発情出血）が、これは卵胞が発育してエストロゲン分泌が盛んになったため、子宮内膜が増殖する際に血管が破綻することによる出血であり、ヒトやサルの月経とは異なる。黄体は排卵後2ヵ月間程度機能する。

　イヌの各性周期における組織像（左から卵巣、子宮、膣および乳腺）を示す[33]（**写真5〜9**）。

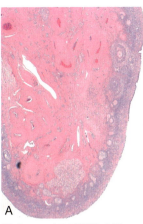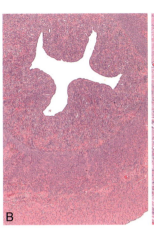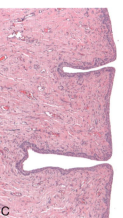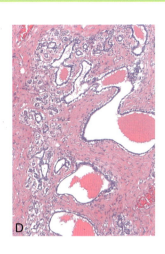

写真9　イヌ発情休止期
A：卵巣、B：子宮、C：膣、D：乳腺。　卵巣には前の性周期において形成された黄体を認める。HE染色。
（写真提供：佐藤順子先生）

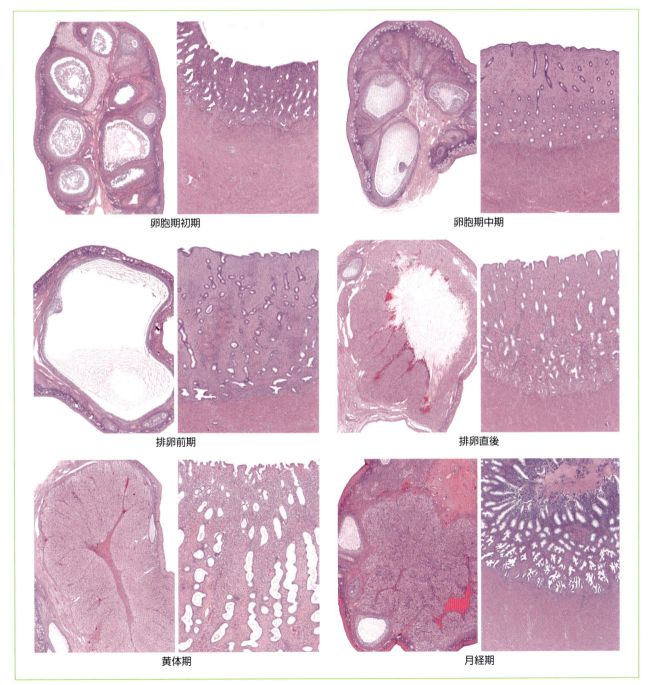

卵胞期初期　　卵胞期中期

排卵前期　　排卵直後

黄体期　　月経期

写真10　サルの性周期における卵巣および子宮組織像
左：卵巣、右：子宮。HE染色。（写真提供：佐藤順子先生）

1-5-3) サル

カニクイザルでは2～3年齢で春機発動をむかえ、初潮が観察される。ヒトと同様の27～30日程度の周期であり、10年程度継続する。1～5日程度の性器出血があり、ヒトの月経に相当する。性周期は大きく分けて卵胞期、排卵期、黄体期、月経期という4つのステージからなり、子宮内膜は増殖期、分泌期および月経期というカテゴリーの中で大きく変化するが（**写真10**）、膣粘膜上皮は性周期による変化に乏しい（**写真11**）。

黄体形成は明らかで、受精卵の着床がない場合は、排卵後約2週間を過ぎると次第に小さくなり白体となって消失する。それと同時に、卵胞ホルモン、黄体ホルモンが減少する。月経は厚くなっていた子宮内膜の表面が剥がれ落ちて出血することによる。

卵管采があり単一子宮であるなど、生殖器の構造もヒトと同じであり、また、排卵数はふつう1個である。卵管采が腹腔に開口しているため、逆流した月経血が腹腔内に子宮内膜を移植すると古くから言われており、これが子宮内膜症の発生メカニズムという説（月経逆流説）がある。ほかにも、子宮内膜症の原因として腹膜化生説（胎性体腔上皮化生説）や免疫関与説がある。アカゲザルを用いた実験により、ダイオキシンが子宮内膜症を引き起こすとの内容が1993年に発表されたが[34]、近年のヒトの疫学的研究では統計学な有意性に乏しいとされている[35]。

ヒトおよびサルの性周期を**図6**に示す。

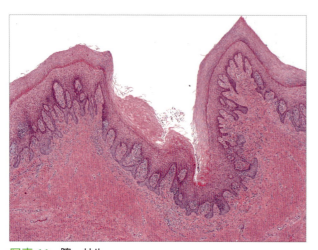

写真11　膣、サル
性周期による形態変化はほとんどない。HE染色。
（写真提供：佐藤順子先生）

2．非腫瘍性病変

2-1．卵巣 ovary

性周期により卵胞の形態は変化するため、正常性周期における卵胞と黄体の変化を考慮して卵巣への影響を判断することが重要なポイントである。

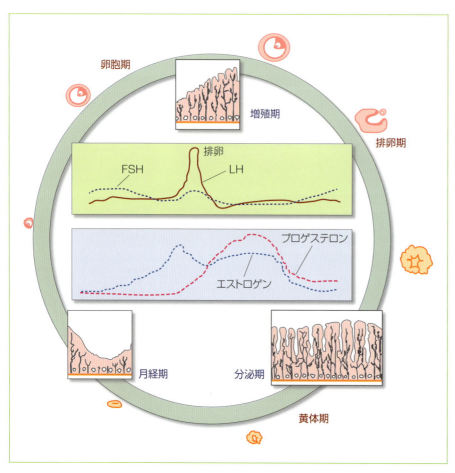

図6　ヒトおよびサルの性周期

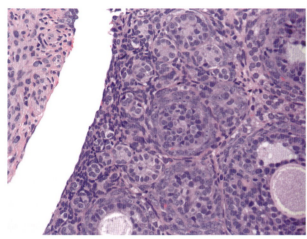

写真 12 原始卵胞・一次卵胞の消失
ラット、21日齢、放射線照射1週間後。HE染色。

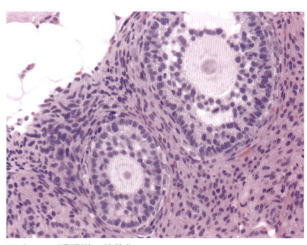

写真 14 透明帯の菲薄化
ラット、薬物誘発、HE染色。（写真提供：澤本 修先生）

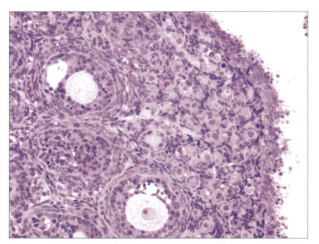

写真 13 原始卵胞の卵細胞の変性・核濃縮
ラット、14日齢、放射線照射6時間後、HE染色。

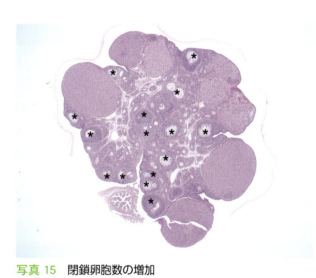

写真 15 閉鎖卵胞数の増加
ラット、薬物誘発、HE染色。大部分の卵胞が閉鎖している。＊は閉鎖卵胞を示す。

2-1-1) 卵胞数減少 decreased number of follicles (absent follicles/follicular loss/depletion of follicles)

　組織学的には原始卵胞から胞状卵胞まで、いずれかの段階の卵胞数が減少している。一次卵胞の減少では卵細胞のみが消失し、周囲を取り巻く顆粒層（膜）細胞のみ残存することがある（**写真 12**）。鑑別診断として閉鎖卵胞の増加では卵胞数は減少していないが、閉鎖卵胞数が増加している。どのタイプの卵胞が減少しているのか、明記することが重要である。放射線、4-ビニルシクロヘキサンジエポキシド（VCD）などによる卵細胞の直接障害により、原始卵胞あるいは一次卵胞の減少あるいは卵細胞死として認められる（**写真 12**)[36〜38]。これらのFSH非依存性の卵胞数減少は、時間の経過とともに前胞状卵胞の減少・閉鎖および胞状卵胞の減少として顕在化し、早期の無排卵となり、最終的に卵巣は萎縮する[39]。胎生期のブスルファン busulfan投与による卵細胞傷害は、生後の卵胞数減少として顕在化する[40]。

2-1-2) 卵細胞の変性 degeneration of oocyte (透明帯菲薄化 disruption and thinning of zona pellucida)

　組織学的には卵細胞においてクロマチンの凝集、分解などの変化が認められる（**写真 13**）。卵細胞 oocyte の変性から壊死が起きた場合は、卵胞数の減少へとつながる。N-アセチル-L システイン N-acetyl-L-cysteine をラットに投与すると卵細胞を取り囲む透明帯の厚さが不均一となる透明帯菲薄化が観察され（**写真 14**）、この透明帯の菲薄化は N-アセチル-L システインによる受精能の低下に関連する可能性がある[41]。

2-1-3) 閉鎖卵胞数の増加 increased number of atretic follicle (顆粒層〔膜〕細胞のアポトーシス・壊死細胞増加 increased apoptotic/necrotic granulosa cell)

　組織学的にはアポトーシスあるいは壊死に陥った顆粒層（膜）細胞が観察される卵胞（閉鎖卵胞）の増加が認められる。すなわち正常の各性周期の組織像から逸脱

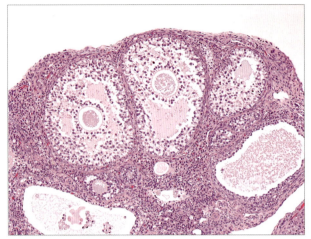

写真 16　顆粒膜壊死
ラット、抗がん剤誘発、HE 染色。
（写真提供：鈴木　倫先生）

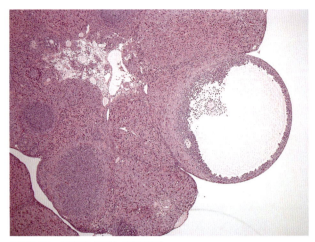

写真 18　黄体化卵胞（発情期）
ラット、インドメタシン誘発、HE 染色。卵細胞を取り囲む顆粒層（膜）細胞が放射線状に広がっている。
（写真提供：坪田健次郎先生）

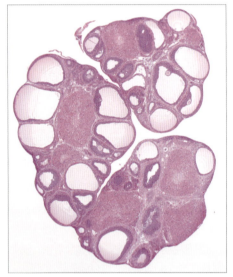

写真 17　卵胞嚢胞
ラット、薬物誘発、HE 染色。
（写真提供：白井真人先生）

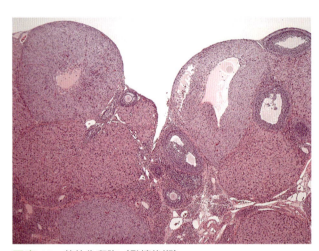

写真 19　黄体化卵胞（発情後期）
ラット、インドメタシン誘発、HE 染色。黄体化した卵胞。中央部に変性した卵が認められる。
（写真提供：坪田健次郎先生）

し、大部分の卵胞が閉鎖卵胞である場合をさす（写真15）。性成熟前の卵巣の場合は、対照群と比較して閉鎖卵胞の増加した状態である。いずれの卵胞の閉鎖が増加したかを記載することは、毒性標的の推測に役立つ。発育卵胞の形成障害や排卵の停止などにより増加するが、正常な卵巣においても各発育段階の卵胞の閉鎖は観察されるので、診断には注意を要する。卵巣毒性として最も多く観察される変化である[42]。また、抗がん剤投与により顆粒膜細胞全域が壊死に陥った場合にも閉鎖卵胞が増加する（写真16）。

2-1-4) 卵胞嚢腫 cystic follicle（卵胞嚢胞 follicular cyst）

閉鎖したあるいは排卵できなかった胞状卵胞より形成される。組織学的には嚢胞状の閉鎖卵胞であり、グラーフ卵胞より大きい（写真17）。1〜数層の（変性した）顆粒層細胞に内張りされ、内張りする細胞層に血管新生は

ない。顆粒層（膜）細胞にはアポトーシスが観察され、顆粒層細胞が脱落し、嚢胞の内側に細胞が認められない場合もある。腔内には脱落した細胞や残渣が観察される。鑑別診断としてグラーフ卵胞では顆粒細胞などの変性は認められない。閉鎖卵胞は大きさが小さく、顆粒層細胞層は厚い場合が多い。黄体化卵胞では内張りする細胞が黄体化している。老齢のラットやマウスでは卵胞嚢腫がしばしば認められるが、イヌやサルではまれである。エストロゲンレセプター阻害剤アナストラゾール anastrazole などで誘発される[43]。

2-1-5) 黄体化卵胞 luteinized follicle（未破裂黄体化卵胞 luteinized unruptured follicle/anovulatory luteinized follicle）

排卵せずに顆粒層（膜）細胞が黄体化したため形成されると考えられる。組織学的には卵胞は破裂せず、卵細胞（時間の経過とともに変性）が卵胞腔に残存する（写

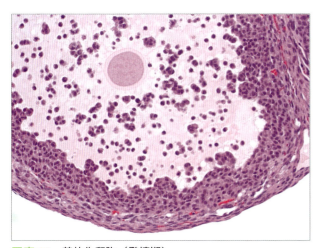

写真 20　黄体化卵胞（発情期）
ラット、薬物誘発、HE 染色。黄体化した顆粒層（膜）細胞間に新生血管が認められる。（写真提供：佐藤博則先生）

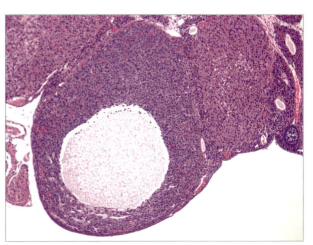

写真 22　黄体内嚢胞（発情後期）
ラット、自然発生、HE 染色。

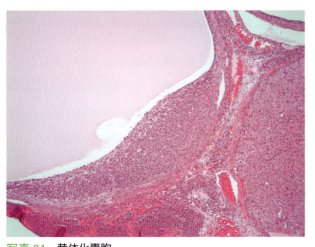

写真 21　黄体化嚢胞
ラット、プロゲステロン受容体阻害剤誘発、HE 染色。大きな嚢胞を有し、黄体化した顆粒層（膜）細胞は偏在している。（写真提供：田村　啓先生）

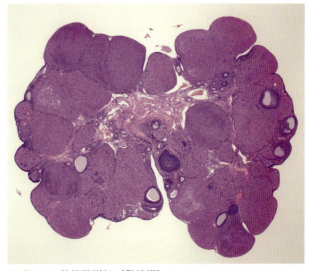

写真 23　黄体数増加（発情期）
ラット、ブロモクリプチン誘発、HE 染色。

真 18、19）。発情休止期の黄体より大きく、嚢胞状の場合は、嚢胞状 cystic と付記する。卵細胞を取り巻く卵丘の顆粒層細胞が放射線状にばらばらになることが多い（**写真 20**）。黄体化した顆粒層細胞で内張りされている。これらの細胞間には血管新生により黄体化していることが確認できる。発情休止期の黄体より大きく、嚢胞状の場合は、嚢胞状 cystic と付記する。嚢胞状黄体化卵胞では、黄体化細胞層は数層の場合が多く、偏在することもある（**写真 21**）。顆粒層細胞の一部が黄体化する場合もあり、顆粒層細胞が内張り、あるいは顆粒層細胞由来と考えられる小型細胞と黄体化細胞が混在する。鑑別診断として卵胞嚢腫はグラーフ卵胞より大きい閉鎖卵胞であり、黄体化は認められない。また、黄体内嚢胞では腔は小さく、腔内に変性した卵細胞は認められない。排卵時の LH サージあるいは破裂調節機構に障害が生ずると、卵胞は排卵されずに卵胞内に残存し、顆粒層は黄体化する。FSH、LH、インドメタシン、PPARα/γ dual agonist などのプロスタグランジン産生抑制剤などによる破裂の障害で誘発される[44,45]。

2-1-6）黄体内嚢胞 corpus lutea cyst（黄体化嚢胞 luteinized cyst）

排卵後の黄体 corpora lutea 内に腔が形成されたものである。組織学的には黄体化細胞に取り囲まれている。腔内に変性した卵細胞は認められない（**写真 21、22**）。プロゲステロン受容体阻害剤で誘発される[46]。鑑別診断として破裂しなかった卵胞が黄体化した黄体化卵胞との区別が必要であるが、困難な場合もあり今後の機序研究が期待される。

2-1-7）黄体数増加 increased number of corpora lutea（黄体の残存 retained corpora lutea）

プロラクチン減少により発情期後半における新黄体退行の減少により発生する。組織学的には正常な大きさの黄体が退行しないで残るために、黄体数が増加して認められる（**写真 23**）。黄体の形態は類似し、黄体重量は増

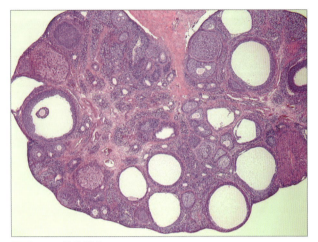

写真24　黄体消失
ラット、薬物誘発、HE染色。

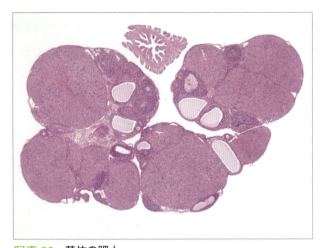

写真26　黄体の肥大
ラット、EGME誘発、HE染色。（写真提供：武田賢和先生）

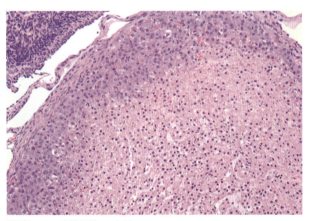

写真25　黄体細胞の変性
ラット、自然発生、HE染色。（写真提供：高橋美和先生）

2-1-9）黄体の変性
degeneration of corpus lutea

栓塞や正常血管新生の障害などにより発生する。組織学的には黄体細胞の変性・壊死として認められ、発情前期に観察される黄体細胞の変性の程度より顕著である（**写真25**）。時として鉱質沈着が認められる。鑑別診断として発情前期の新黄体では黄体細胞に変性は認められるが、対照群と同程度である。発情前期の新黄体の黄体細胞にも変性や脂肪化が認められるので、診断には注意する必要がある。

2-1-10）黄体の肥大 hypertrophy of corpora lutea（黄体の大型化 enlargement of corpora lutea）

組織学的には新あるいは旧黄体が大型化した状態であり、黄体細胞は肥大し、やや好塩基性となり、発情後期の新黄体に類似する（**写真26**）。鑑別診断として黄体数増加では黄体数は増加するが、大きさは変化しない。実験的にはエチレングリコールモノメチルエーテル（EGME）、スルピリド、アトラジン投与によりラットで誘発される[49〜51]。これらの化合物投与により肥大した黄体細胞内ではプロゲステロンの産生が報告されている[52]。スルピリドなど、ドパミンD2ブロッカーにより誘発される[49]。プロゲステロン高値で膣粘膜の粘液変性および子宮内膜の過形成が、プロラクチン高値で乳腺の過形成が観察される。

2-1-11）黄体の萎縮 atrophy of corpus lutea（黄体の小型化 small corpus lutea）

組織学的に黄体が最大となる発情休止期でも新黄体の大きさが小さい状態をさす[53]（**写真27**）。鑑別診断は黄体数減少であり、この場合、黄体数は減少するが黄体の大きさは変化しない。

加している。抗プロラクチン剤投与により誘発される黄体数の増加においては、黄体からのプロゲステロン産生能はない[47]。

鑑別診断として黄体の肥大があげられ、黄体の大きさは大きいが数は増加していない。

2-1-8）黄体数減少 decreased number of corpus lutea（黄体消失 loss of corpus lutea）

排卵の停止により発生する。本病変では新（new）黄体、大型旧（recent）黄体、旧（old、結合組織が入り込み退行が進んだ状態の黄体）のいずれか、あるいはすべての種類の黄体数が減少あるいは消失した状態をさす（**写真24**）。new、recent、oldを修飾語として付記すると、性周期を有する週齢であれば、減少／消失している黄体の種類により、排卵の停止時期を推測することができる。通常でも、排卵停止後に認められる変化である[48]。鑑別診断として黄体の萎縮は新黄体の大きさが減少した状態をさす。

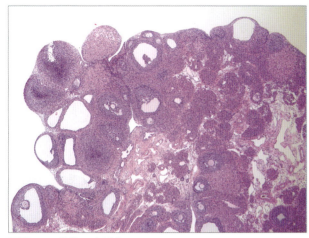

写真27　黄体の小型化
ラット、シクロホスファミド誘発、HE染色。正常性周期を示すが、すべての黄体が小さい。（写真提供：佐藤 亮先生）

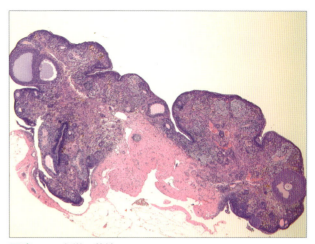

写真28　卵巣の萎縮
老齢ラット、自然発生、HE染色。

2-1-12）囊胞 cyst

組織学的には卵巣嚢に液体（時として赤色）が貯留することにより、囊胞状に拡張し、卵巣が包み込まれた状態となる。囊胞は扁平な上皮で内張りされている。鑑別診断は卵巣囊腫であり、この場合は囊胞が卵巣内に存在する。

2-1-13）萎縮 atrophy（加齢性の萎縮 senescence, age related atrophy）

組織学的には発育卵胞および黄体が著しく減少し、大型の閉鎖卵胞が増加している（**写真28**）。老齢期以外の時期において、卵巣が萎縮するということは、排卵停止が持続していることを示す。一般的に排卵が停止すると、大型の閉鎖卵胞が増加し、黄体数が減少して萎縮にいたるが、卵胞および黄体ともに減少して萎縮しているのか、どちらかだけが減少しているのか、記載することは有意義である。性周期が観察されない年齢では、加齢による萎縮と投与による萎縮を区別することは難しい。抗がん剤あるいは放射線などで原始卵胞が枯渇すると、その後発育卵胞も枯渇し、卵胞の全く認められない萎縮した卵巣となる[54,55]。抗エストロゲン作用を有する薬物でも最終的には、卵巣萎縮に陥る。また、エストロゲンを連続投与したマウス[56]、あるいはエストロゲンとプロゲステロンの合剤である経口避妊剤の長期投与で、ラットの卵巣に同様の萎縮を起こす[57,58]。ニトロフラントイン nitrofurantoin でも卵巣の萎縮が報告されている[59]。

2-1-14）間質細胞の空胞化 vacuolation of interstitial cell（間質細胞脂肪化）

組織学的には卵巣の間質細胞にびまん性の空胞化（脂肪化）が、正常（対象となる年齢）の範囲をこえて多くあるいは少なく観察される（**写真29**）。卵巣におけるステロイド代謝の変化あるいはリン脂質症で認められることがある。空胞化とともに間質細胞が増加している場合は、過形成 hyperplasia も所見に加える必要がある。

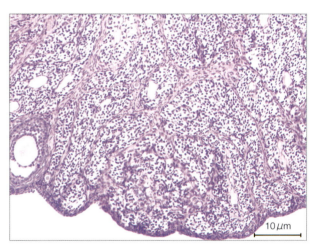

写真29　間質細胞の空胞化
ラット、薬物誘発、HE染色。

2-2. 卵管 oviduct

薬物による卵管の変化についての報告がいくつかみられる。ジエチルスチルベストロール（DES）を投与した母獣から生まれた新生仔の時期にDESを投与されて成長したマウスにおいて、迂曲していない短い卵管などの奇形のほかに、上皮の増殖、腺様構造の出現あるいは腺腫様増殖などの組織学的変化が観察されている[60〜62]。また、新生仔期にエストラジオールの投与を受けたマウスにおいて、20週齢で上皮の増殖が認められている[63]。

殺虫剤であるメトキシクロルの新生仔マウスへの投与で、卵管に異型上皮の出現が観察されている[64]。この薬物が、マウスの卵管および子宮に対してエストロゲンアゴニストとして作用することが調べられており、着床を減少させる[65]。

2-3. 子宮 uterus

子宮の変化の検出には、性周期の有無や年齢に留意

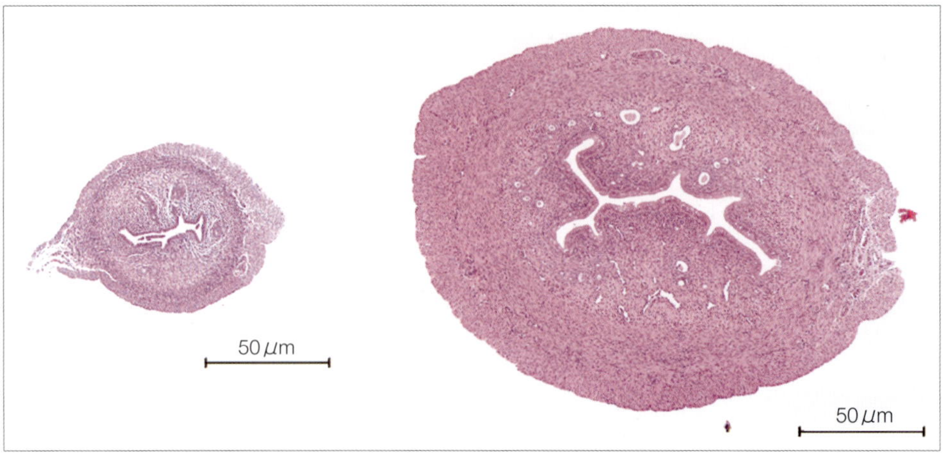

写真 30　子宮内膜萎縮
ラット、HE 染色。左：萎縮（誘発）、右：正常。

し、下垂体、卵巣、膣スメア、乳腺の異常など、他の雌性生殖器の異常がみられる場合には、子宮病変が伴う場合もあるため注意を要する。

2-3-1）子宮内膜萎縮 endometrial atrophy

加齢性に内膜は萎縮し、腺の数の減少と間質の線維の増加が特徴的である（**写真 30**）。若い動物においても性ホルモンの制御がなくなった場合、例えば卵巣が萎縮するなどの影響があったときには子宮や膣は萎縮する。抗エストロゲン作用を持つ薬物、例えばタモキシフェン tamoxifen やプロゲステロンなどの投与、性周期が停止するような体重減少があった場合などにおいて、子宮は全体に萎縮し、内膜上皮の立方化、子宮腺の減少、筋層の菲薄化も顕著となる[66]。

2-3-2）子宮内膜扁平上皮化生 squamous cell metaplasia

エストロゲン作用が強い場合、子宮内膜上皮の扁平上皮化生がみられることがあり、内膜上皮、特に腺上皮に顕著である。加齢性にも認められる。エストロゲンの長期投与によっても生じるし[67]、タモキシフェンの長期投与によっても発生する[66]。また、PCB の投与やビタミンA 欠乏（ビタミン A 吸収阻害剤の投与）でも生じることが知られている。頸部では扁平上皮の囊胞がみられることがある。中心部にはケラチンと炎症細胞が認められる。過形成病変に付随することが多い。

2-3-3）子宮内膜炎 endometritis

齧歯類での自然発生は比較的少ないが、イヌの発生は多く、エストロゲン産生性の顆粒膜細胞腫により生じることが知られている。内膜上皮および固有層に好中球の浸潤が顕著である。脱落膜反応がみられる場合がある。イヌはエストロゲン製剤で誘発される。

2-3-4）子宮蓄膿症 pyometra

子宮内膜炎が遷延した際などにみられ、内腔に壊死した好中球と脱落した上皮細胞が充満している。高齢のイヌに多い。

2-3-5）子宮内膜症・腺筋症 endometriosis/adenomyosis

子宮内膜上皮が月経などにより脱落した際、経血として排泄されずに卵管を上行し、卵管采から腹腔内に逆流したものが体腔表面で増殖したもの。これを外性子宮内膜症といい、サルなど月経があり、かつ卵管采が腹腔に開口している動物種に発生する。一方、齧歯類、特にマウスにおいて、子宮腺の筋層内あるいは漿膜の異所性増殖を腺筋症（内性子宮内膜症）といい、自然発生性にもみられるが、他の病変、例えば腺癌などの腫瘍性病変に伴ってみられる場合が多い（**写真 31**）。また、エストロゲンやプロゲステロンによって誘発される[55]。通常は腺の周囲に間質を伴う。間質が不明瞭で、かつ細胞の異型性がある場合には、子宮内膜腺癌との鑑別が必要になる。

2-3-6）脱落膜腫 deciduoma、脱落膜反応 decidual reaction

妊娠時にみられる脱落膜が塊をなして、また局所的に増殖したものである。エオジン好性〜空胞状のグリコーゲンが豊富な胞体、円形〜類円形のクロマチンに染まる比較的大型の核をもつ、腫大した間質細胞の充実状、結節状増殖としてみられ、細胞分裂像もしばしば散見される。周囲との境界は明瞭であるが、被膜の形成はない（脱落膜の詳細については、各論Ⅰの第 14 章「妊娠病理（胎児・胎盤）」の「3-2-2）胎盤子宮部」を参照のこと）。

脱落膜腫は真の腫瘍ではなく、子宮への刺激に対する反応性増殖である。ラット、マウスともにまれに自然発生するが、子宮内への機械的刺激や異物挿入により誘発される[68,69]。プロラクチンや高プロラクチン血症を招く薬物（レセルピンなどの降圧剤、フェノチアジンなどの向精神剤）を投与すると、プロラクチンによる黄体からのプロゲステロンの分泌亢進により、脱落膜反応や脱落膜腫が誘発される場合がある。

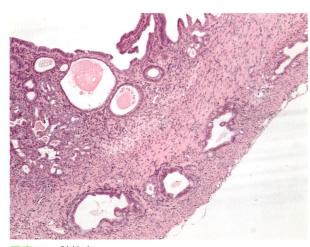

写真31　腺筋症
マウス、子宮、HE染色。

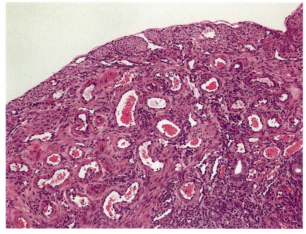

写真32　血管形成異常
マウス、子宮、HE染色。（写真提供：山口裕子先生）

2-3-7）血管形成異常 vascular abnormal formation/vascular anomality

　子宮筋層に、成熟した血管が塊状に増殖した像が認められる。血管内には血液を容れることもある。血管に構造は正常に近く、1層の薄い内皮細胞に内張りされ、異型性は全く認められない（**写真32**）。本病変は子宮角部に発生することが多く、ある一定以上の大きさの場合、肉眼的に暗赤色巣として観察される[70]。

2-4．膣 vagina

2-4-1）萎縮 atrophy

　組織学的には壁は薄く、膣粘膜上皮層も菲薄化している。加齢性に生じる。子宮と同様、卵巣機能低下に付随して萎縮するため、卵巣が萎縮している場合は、膣も萎縮することが多い。ホルモン様作用を有する物質が投与された場合においても性周期が停止するが、エストロゲンまたはプロゲステロン様作用が強いときは、膣上皮が角化する場合は血中の高エストロゲン状態を、粘液分泌亢進像の場合は、血中の高プロゲステロン状態を反映していることが多く、膣粘膜の形態像の違いにより血中のホルモン状態を区別できる場合がある。

2-4-2）粘液変性 mucinous degeneration

　組織学的には膣粘膜上皮細胞内に粘液が貯留して、膨化している状態である（**写真33**）。抗エストロゲン作用を有する物質の投与により生じる。タモキシフェンの長期投与でも加齢性に生じる。プロゲステロン投与では、上皮表層に粘液分泌像がみられる。エストロゲン作用を有する殺虫剤のメトキシクロルを投与したマウスにおいて、膣上皮の角化を欠如した増殖と表層細胞の粘液変性が報告されている[64]。

2-4-3）上皮の角化亢進 epithelial cornification

　エストロゲン作用を有する物質の投与により生じ、し

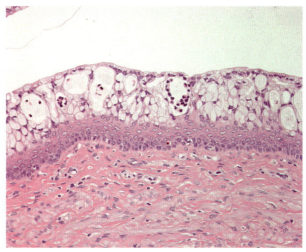

写真33　粘液変性
ラット、膣、HE染色。（写真提供：岡田味世子先生）

ばしば過角化を伴う。

2-4-4）囊胞形成 cyst formation

　エストロゲンを新生仔期に投与し長期にわたり飼育したマウスにおいて、細胞屑 cell debris を容れた囊胞が観察されている[63]。

2-4-5）炎症・浮腫 inflammation/edema

　子宮炎や卵管炎よりは発生頻度は低い。膣炎においては、ケラチンの蓄積がみられ、膣円蓋 fornice における囊胞状拡張を伴う場合がある。

2-4-6）半陰陽 hermaphroditism

　胎生期のウォルフ管 Wolffian duct とミュラー管 Müllerian duct の残存による。

2-4-7）中隔壁 vagina septa

　ミュラー管の発育不全や癒合不全による。

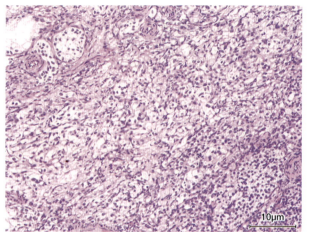

写真34　間質細胞過形成
ラット、卵巣、自然発生、HE染色。

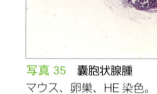

写真35　囊胞状腺腫
マウス、卵巣、HE染色。

2-5. 陰核腺 clitorial gland

2-5-1) 萎縮 atrophy

加齢性に生じる。腺房は縮小し、単層の立方上皮または扁平上皮で内張りされるのみとなる。細胞質の顆粒もその量を減じ、リポフスチンの沈着がみられる場合がある。間質の線維性結合組織の増生と細胞浸潤がみられる[71]。

2-5-2) 炎症 inflammation

雄の包皮腺ほどではないが、加齢性に炎症の数が増加する。炎症性変化および膿瘍などにより腫大し、自潰する場合がある[71]。

3. 増殖性・腫瘍性病変

3-1. 卵巣 ovary

3-1-1) 過形成 hyperplasia

■組織発生　胚上皮（生殖索-間葉）。
■組織学的特徴　胚上皮の過形成は卵巣表面からの限局的なdown growth、またはポリープ状あるいは乳頭状増殖、間質にみられるそれは顆粒膜細胞、間質細胞（間質腺）およびセルトリ様細胞の限局的増生（写真34）としてみられる。
■鑑別診断　間質腺過形成以外はいずれも腫瘍との鑑別が必要で、正常部との境界の状態、病変の大きさ、細胞の異型性、分裂像の多寡などが参考になる。
■解説　ラット、マウスでは間質腺の過形成は加齢により発生し、前がん病変ではない。他の過形成は前がん病変と考えられるが、これらも老齢動物にまれながらみられ、また放射線、ホルモン剤や発がん物質投与などで発生するが、マウスに比べればラットの発生は低い。

3-1-2) 腺腫 adenoma

■同義語　囊胞状腺腫 cystic adenoma
■組織発生　卵巣胚上皮。
■組織学的特徴　立方状あるいは円柱状細胞の囊胞状あるいは乳頭状、または腺間状形態を示す胚上皮のdown growthとしてみられ、多くの場合、囊胞あるいは腺腔内には粘液あるいは漿液性成分を容れている。囊胞状/乳頭状腺腫の多くは、全体として上皮細胞で覆われた単房性あるいは多房性囊胞状構造を呈し、囊胞内に上皮細胞が狭い間質を覆う状態で乳頭状に増殖しているが、一部においては卵巣表面への乳頭状増殖を示す例もみられる（写真35）。一方、管状腺腫は腫瘍細胞の腺管状配列を示し、腺管の周りには結合組織性細胞、あるいは大型、豊富な胞体を有する間質細胞の増生を伴う。いずれの場合にも細胞および構造異型は軽度で、核分裂像も少ない。
■鑑別診断　卵巣表面に乳頭状に増殖する場合は、卵巣囊より発生するとされている中皮腫との厳密な鑑別は困難である。マウスによくみられる管状間質腫瘍（良）とは間質細胞の腫瘍性増生の有無が目安となる。
■解説　ラットでは腺腫の自然発生は極めてまれであるが[72～75]、マウスでは自然発生腫瘍のかなりの例は腺腫、それも囊胞状腺腫である[74,76～81]。マウス、ラットともに化学物質による誘発は少ないが、マウスではウレタンの経胎盤投与により管状腺腫が[82]、また、ラットではN-ニトロソ-(2-オキソプロピル)アミン N-nitroso-(2-oxo-propyl)amineの経胎盤投与での顆粒膜細胞腫に合併して囊胞状腺腫の発生がみられたとの報告がある[83]。なお、ラットやマウスにおいて卵管由来の腺腫について報告はない。

3-1-3) 腺癌 adenocarcinoma

■同義語　囊胞状腺癌 cystadenocarcinoma
■組織発生　卵巣胚上皮、卵管上皮。
■組織学的特徴　卵巣原発の腺癌は、胚上皮のdown growthに由来する立方状あるいは円柱状上皮の囊胞状

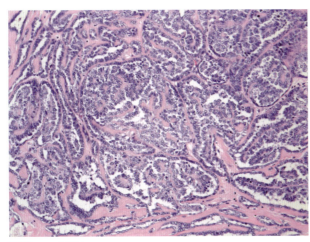

写真 36　腺癌
ラット、卵巣、HE 染色。

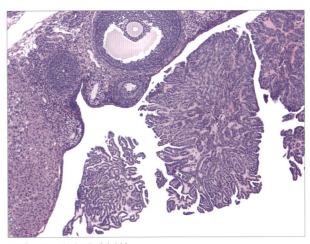

写真 37　中皮腫（良性）
ラット、卵巣、HE 染色。（写真提供：高橋美和先生）

あるいは乳頭状、または腺管状増殖としてみられ、多くの場合、嚢胞あるいは腺腔内に粘液性あるいは漿液性成分を容れる。嚢胞状および乳頭状腺癌は単房性または多房性嚢胞内に、硝子化した間質を伴う上皮細胞が乳頭状に増殖する所見として認められるが、時に卵巣表面に上皮性細胞が細かい間質を伴って乳頭状に増殖するかたちをとる（写真36）。管状腺癌は腫瘍細胞の腺管状増殖としてみられ、多くの場合それを取り囲むように間質細胞の増生を伴う。いずれも細胞および構造の異型がみられ、核分裂像も多く、遠隔転移をみることもまれではない。一方、卵管由来の腺癌は、細かい結合組織を伴って、1～数層の立方状細胞の卵管内への乳頭状増殖としてみられ、時に卵管壁への浸潤がみられる。

■鑑別診断　腺癌卵巣表面に乳頭状に増殖するケースでは、卵巣嚢 ovarian bursa 上皮より発生する悪性中皮腫との鑑別が必要であるものの、胚上皮自身中皮の一種とも考えられ、真の鑑別は困難であるが、現在のところ卵巣嚢原発が明らかな場合を除けば、卵巣を巻き込んで乳頭状増殖を示す腫瘍は卵巣由来の腺癌とするのが妥当と思われる[84]。管状腺癌では、時に管状あるいは索状構造を示す悪性顆粒膜細胞腫との鑑別が必要であるが、後者ではほかに細胞の濾胞状あるいは胞巣状構造を認める場合が多い。マウスの場合、管状間質腫瘍（悪性）との鑑別も必要であるが、通常は間質細胞の腫瘍性増殖の有無で区別される。

■解説　腺癌はヒトにおいては最もよくみられる卵巣腫瘍であるが、ラットにおいてはその自然発生は極めてまれであり、また発がん物質による誘発も卵巣表面への直接投与という方法を除けば、他の投与経路での誘発は困難である[72～75,85]。一方、マウスではまれにその自然発生が報告されている[74,76,79,81]。一方、卵管由来の腺癌はマウス、ラットともにその発生は極めてまれである[81,86]。

3-1-4）中皮腫（良性／悪性）
methothelioma（benign/malignant）

■組織発生　卵巣嚢中皮。

■組織学的特徴　腫瘍細胞は類円形～立方形で、円形の核、淡好酸性の胞体を有し、狭い間質を伴って卵巣表面に乳頭状に増殖し、結合組織中では胞巣状ないし腺管状増殖を示す。多くは悪性で、細胞異型が強く、核分裂像も多数みられ、卵巣内や腹腔内周囲組織に連続性に浸潤する（写真37）。

■鑑別診断　乳頭状／嚢胞状腺腫・腺癌との鑑別は困難である場合が多い。

■解説　本腫瘍は卵巣嚢の腹膜中皮から発生すると考えられているが、雌ではまれな腫瘍である。卵巣嚢中皮よりの発生がはっきりしているもののみを卵巣中皮腫とし、それ以外の卵巣の上皮性腫瘍は腺腫・腺癌とするのが最も適切であると思われる[84]。

3-1-5）管状間質腫（良性／悪性）
tubulostromal tumor（benign/malignant）

■同義語　管状間質腺腫・腺癌 tubulostromal adenoma/adenocarcinoma

■組織発生　胚上皮および間質。

■組織学的特徴　胚上皮の down growth によると考えられる上皮性細胞と間質由来の細胞の混在した腫瘍性病変としてとらえられ、組織学的に立方状細胞の管状構造を、間質性細胞の束が取り囲む像を呈する。間質細胞にはしばしば黄体化がみられる。多くは良性と考えられるが、悪性のものでは核分裂像が多く散見され、周囲への浸潤所見がみられる（写真38）。

■鑑別診断　管状腺腫あるいは腺癌との鑑別が問題となるが、腺腫・腺癌は多くの場合、高円柱状細胞よりなり、間質性細胞の腫瘍性増殖を伴わない。また時に顆粒膜・莢膜細胞腫との鑑別も問題となるが、後者では顆粒膜由来の腫瘍細胞が濾胞状あるいは胞巣状に増殖し、その周りを莢膜細胞が取り囲むかたちをとる。

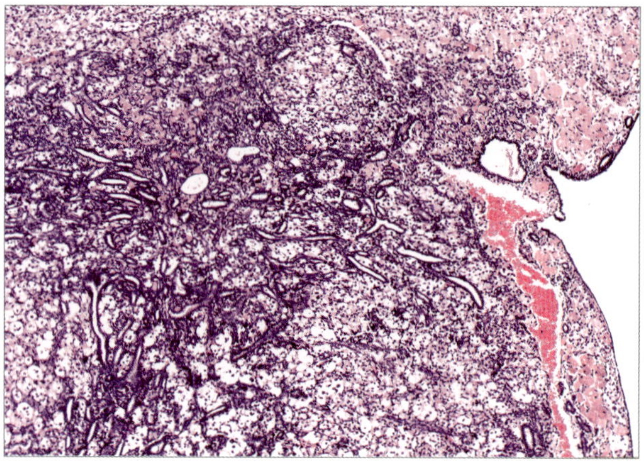

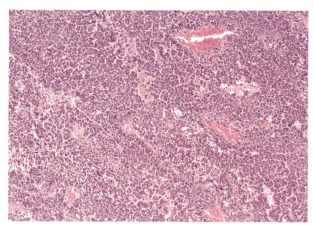

写真38 管状間質腫（良性）
マウス、卵巣、HE 染色。

写真39 顆粒膜細胞腫（悪性）
ラット、卵巣、HE 染色。

■解説　ラットでは極めてまれであるが、マウスではよくみられる自然発生卵巣腫瘍の1つであり、化学物質や放射線によっても誘発される[74,76,79,81]。

3-1-6）顆粒膜細胞腫（良性／悪性）
granular cell tumor（benign/malignant）

■同義語　顆粒膜細胞型性索-間質腫瘍 sex cord stromal tumor, granular cell type（benign/malignant）、sex cord stromal tumor, granulosa cell type（benign/malignant）

■組織発生　卵巣間質（性索-間葉）。

■組織学的特徴　肉眼的には片側、時に両側性に発生する白色～黄色、球状～卵形の腫瘍としてみられる。組織学的には正常顆粒膜細胞に類似する、円形の核および乏しい胞体を有する、小型、円形～卵円形の細胞が、狭いあるいは広い間質で境されて胞巣状増殖を示す。時に正常卵胞に似た濾胞構造を呈し、中央腔を囲んでロゼット様あるいは Call-Exner 小体様構造もみられる。また細胞が索状あるいは管状配列を示す場合もある細胞の胞体は時に種々の程度に黄体化を示し、典型的な黄体腫との混在もまれではない。また莢膜細胞腫との合併はしばしばみられる。悪性のものでは乏しいあるいは豊富な好酸性の胞体を有する、円形～卵円形、大型の腫瘍細胞の濾胞状、胞巣状あるいはびまん性増殖よりなり、細胞の大小不同、異型性が著しく、核分裂像も多数みられ、また巨細胞や巨核細胞も散見される。出血、壊死を伴い、周囲組織や遠隔臓器への浸潤・転移も多い（写真39）。

■鑑別診断　管状腺腫では立方状細胞の管状構造としてみられ、管状間質腫瘍では上皮性細胞の索状増殖に加えて間質細胞の腫瘍性増生をみることで区別される。悪性例については、濾胞状あるいは胞巣状構造が明瞭でない場合、悪性莢膜腫との鑑別が問題となるが、顆粒膜・莢膜細胞腫との鑑別の場合と同様、鍍銀染色が有用である。

■解説　ラット、マウスにおいては最も多くみられる自然発生卵巣腫瘍であり、そのほとんどは良性である[72,76,79,81,87,88]。マウスにおいては卵巣異所移植、X線やエストロゲン、化学物質などにより誘発される[76,82,86]。ラットでも卵巣所移植により誘発され、また発がん物質としては、ニトロソ化合物の経口あるいは経胎盤投与により高率に誘発され、誘発された腫瘍の中には悪性のものもかなり認められる[67,79,82]。

3-1-7）莢膜細胞腫（良性／悪性）
theca cell tumor（benign/malignant）

■同義語　莢膜細胞型性索-間質腫瘍 sex cord stromal tumor, thecoma type

■組織発生　卵巣間質（性索-間葉）。

■組織学的特徴　線維芽細胞様の紡錘形細胞が密に増生し、錯綜、渦巻状配列をみる。腫瘍細胞の細胞質内には時に小細胞滴を認め、また間質にはコラーゲンをみる。鍍銀染色により、個々の腫瘍細胞を取り巻くように好銀線維が証明される。顆粒膜細胞腫と混在してみられることが多い。良性、悪性の鑑別は細胞配列や密度、細胞異型、核分裂像の多少などによりなされる。

■鑑別診断　良性のものではコラーゲンの多少の違いがあるものの、線維腫との真の鑑別は困難である。腫瘍細胞がびまん性に増殖し、胞巣状あるいは濾胞状増殖を示さない顆粒膜細胞腫との鑑別には鍍銀染色が有用である。

■解説　ラット、マウスでは顆粒膜細胞腫とともに最も多くみられる腫瘍であるが、発がん物質による誘発はまれである[72,76,80,87,88]。大部分は良性で、悪性のものは少ない。

3-1-8）顆粒膜・莢膜細胞腫（良性／悪性）
granulosa cell/theca cell tumor（benign/malignant）

■同義語　混合型性索-間質腫瘍 sex cord stromal mixed tumor

■組織発生　卵巣間質（性索-間葉）。

■組織学的特徴　顆粒膜細胞に類似する胞体の乏しい小型、円形～卵円形の腫瘍細胞が胞巣状、索状に増殖し、時に正常卵胞に類似した濾胞状構造を呈し、それらを取り囲むように線維芽細胞類似の紡錘形細胞が錯綜あるい

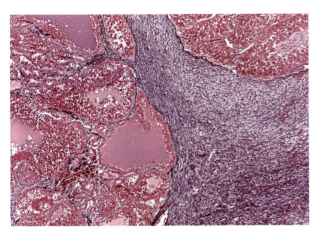

写真 40　顆粒膜・莢膜細胞腫
ラット、卵巣、鍍銀染色。

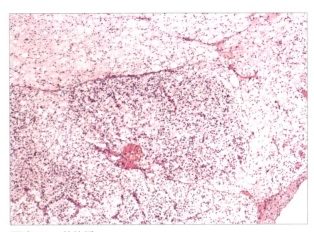

写真 41　黄体腫
ラット、卵巣、HE 染色。

は渦巻状に増生している（**写真 40**）。鍍銀染色標本では、顆粒膜細胞腫の胞巣状あるいは濾胞状構造の中には鍍銀線維の形成は少なく、線維はその周りを取り囲むようにみられるのに対し、莢膜細胞腫の部分では線維は個々の細胞を取り囲むように認められる。多くは良性で、細胞の異型性や核分裂像は少ないが、悪性例では両細胞ともに異型性が強く、多くはそれらが混在するかたちで増殖し、顆粒膜細胞成分の胞巣状あるいは濾胞状構造がはっきりしない。

■**鑑別診断**　マウスにおいては、顆粒膜細胞成分が胞巣状ではなく、索状構造を示す場合、管状腺腫・腺癌および管状間質腫瘍との鑑別が問題となる。

■**解説**　ラット、マウスにおいてみられる卵巣生殖索-間葉混合腫瘍 sex cord stromal mixed tumor の多くは、多かれ少なかれ、顆粒膜細胞、莢膜細胞の両成分が混在してみられる。どちらが優位かによりそれぞれの腫瘍と診断し、両者がほぼ同等の場合に顆粒膜・莢膜細胞腫と診断されてきた[45〜49,53,54,61,62]。各種成分が観察される場合は、後述の卵巣生殖索-間葉混合腫瘍の診断が適切な場合もある。

3-1-9）黄体腫 luteoma

■**同義語**　黄体化顆粒膜細胞腫 luteinized granulosa cell tumor

■**組織発生**　性索-間葉。

■**組織学的特徴**　肉眼的には黄色を示す腫瘍としてみられる。組織学的には円形〜卵円形核、腫大した豊富な胞体を有する境界明瞭な大型、多角形の腫瘍細胞が、毛細血管や狭い結合組織により境された胞巣状増殖を示す（**写真 41**）。腫瘍細胞の胞体は好酸性あるいは微細顆粒状、淡黄色を呈し、細胞質内に多量のルテインを含む。細胞の異型は少なく、分裂像も少ない。顆粒膜細胞腫との混在もよくみられる。電顕的には胞体内に大小の脂肪滴が多数認められる。

■**鑑別診断**　顆粒膜細胞腫では胞体内にルテインを認め、黄体腫と顆粒膜細胞腫との厳密な鑑別は困難である。間質腺細胞の限局的増生（過形成）病変が小さい場合、鑑別する必要があるが、間質腺過形成では細胞の胞体は淡明、微細顆粒状で、核は小さいことで区別される。

■**解説**　本腫瘍は顆粒膜細胞腫の黄体化したものと考えられ、典型的な黄体細胞よりなる部分が大部分を占める場合に黄体腫と診断される。ラット、マウスで同腫瘍の自然発生はまれであるが[72〜75]、ラットでは N-ニトロソビス（2-オキソプロピル）アミン N-nitrosobis（2-oxopropyl）amine（BOP）の経胎盤投与により高率に誘発され、すべて良性である。

3-1-10）間細胞腫（良性／悪性） interstitial cell tumor（benign/malignant）

■**同義語**　ライデッヒ細胞腫（良性／悪性）Leydig cell tumor（benign/malignant）

■**組織発生**　卵巣間質（性索-間葉）。

■**組織学的特徴**　精巣間細胞（ライデッヒ細胞）に類似した、脂質を含む顆粒状あるいは好酸性の豊富な胞体を有する円形の腫瘍細胞が、狭い結合組織性間質で境されて胞巣状に増殖している。悪性のものでは細胞異型が強い。

■**解説**　黄体腫との鑑別が問題であり、両者の鑑別は時に困難である。マウスでは極めてまれながら自然発生の報告があるが[76]、これまでラットの報告はない[73]。

3-1-11）セルトリ細胞腫（良性／悪性） Sertoli cell tumor（benign/malignant）

■**同義語**　生殖索腫セルトリ細胞型 gonadal stromal tumor, Sertoli type（benign/malignant）、sex cord stromal tumor, Sertoli type（benign/malignant）

■**組織発生**　卵巣間質（性索-間葉）。

■**組織学的特徴**　全体として萎縮した精細管に類似し、狭い結合組織性間質で境された精細管様の管腔内にセルトリ細胞に類似した細胞が 1〜数層に増殖している（**写真 42**）。細胞の境界は不明で、小型、円形の核は基底側に位置し、基底側より内腔に向かって細胞質の細い遊離

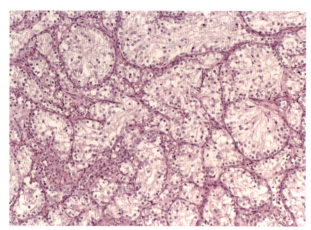

写真 42　セルトリ細胞腫
ラット、卵巣、HE 染色。

縁が突出してみられる。管腔内には時に大小不同の PAS 陽性顆粒が認められる。良性のものでは細胞異型は少なく、核分裂像もまれであるが、悪性例では層を形成する細胞数も多く、また細胞はより多型性を示し、異型性に富む。時に顆粒膜細胞腫との混在としてみられる。
■**鑑別診断**　顆粒膜細胞腫では細胞の形がより円形であり、また細胞の配列は管腔内に層状というよりは、胞巣状あるいは濾胞状であり、セルトリ細胞腫では基底側より内腔に向かう配列を示す。しかし、時としてその鑑別は困難である。
■**解説**　ラット、マウスなどではその自然発生は極めてまれであるが[72〜75]、ラットではニトロソ尿素などによる誘発が報告されている[85,89〜91]。顆粒膜細胞腫との混在としてみられることも多く、移行像と考えられる所見もみられることから、組織起源として両者は同じであると推測されている。

3-1-12）混合型性索-間質腫瘍（良性／悪性） sex cord stromal tumor mixed (benign/malignant)
■**組織発生**　性索-間質。
■**組織学的特徴**　顆粒膜細胞、莢膜細胞、黄体細胞やセルトリ細胞など、生殖索-間質性由来の細胞の混在よりなる腫瘍で、通常は良性である[92]。
■**解説**　個々の細胞成分がほぼ均等に混在する場合に用い、いずれかの細胞成分が目立つ場合（>70％）はその成分の腫瘍として分類するのが妥当である。

3-1-13）線維腫 fibroma、線維肉腫 fibrosarcoma
■**組織発生**　卵巣間質（生殖索-間葉）。
■**組織学的特徴**　線維腫は豊富なコラーゲンを伴い、細長い核を有する紡錘形細胞が錯状あるいは渦巻状に配列している。細胞密度は疎または密で、細胞の異型性は乏しく、核分裂像も少ない。線維肉腫は異型性の強い細胞の密な、錯状または渦巻状配列としてみられ、時に多核巨細胞の出現もみられ、核分裂像も多い。線維腫に比べればコラーゲン線維は少ない。
■**解説**　莢膜細胞腫も時にコラーゲンを産生し、線維腫・線維肉腫との真の鑑別は困難である。ラット、マウスともに線維腫や線維肉腫の例は少ないが、卵巣における同腫瘍は莢膜細胞腫の一亜型とするのが妥当と思われる[73,81]。

3-1-14）血管腫 hemagioma
■**同義語**　良性血管内皮腫 benign hemangioendothelioma
■**組織発生**　卵巣間質（血管内皮）。
■**組織学的特徴**　1層の内皮細胞で覆われた毛細血管のびまん性増殖としてみられる。細胞の異型性はなく、核分裂像も少ない。
■**解説**　ラット、マウスでの発生はまれであるが、血管拡張症 angiectasis との鑑別が必要である。

3-1-15）血管肉腫 hemagiosarcoma
■**同義語**　悪性血管内皮腫 malignant hemangioendothelioma
■**組織発生**　卵巣間質（血管内皮）。
■**組織学的特徴**　1層あるいは多層、立方状〜扁平状あるいは類円形の内皮細胞で裏打ちされた管状構造を呈し、腫大した腫瘍細胞が管腔内に突出する所見がみられ、時として血管腔がはっきりしない場合もある。
■**鑑別診断**　血管腔の形成がはっきりしない場合、悪性莢膜細胞腫やその他の悪性混合型性索-間質腫瘍との鑑別が必要である。鍍銀染色により、銀線維に囲まれた管状構造中に腫瘍細胞を認めることや、免疫組織化学的に血管因子を染め出すことが重要である。
■**解説**　ラット、マウスでの発生は極めてまれである。

3-1-16）平滑筋腫 leiomyoma
■**組織発生**　卵巣周囲または卵巣間膜平滑筋。
■**組織学的特徴**　好酸性胞体をもつ紡錘形細胞が束をなして平行あるいは直角に交錯する、あるいは渦巻状の増殖としてみられる。細胞の異型性は乏しく、核分裂像も少ない。
■**鑑別診断**　時として他の間葉系腫瘍との鑑別が必要となるが、通常鑑別は容易である。
■**解説**　ラット、マウスともに同腫瘍の自然発生はない。ラットにおいては、β-adrenergic stimulant により卵巣（卵巣間膜 mesovarium）に同腫瘍の発生することが知られている[93]。マウス[52,54]やヒトにおいては、それによる同腫瘍の発生は知られていない。

3-1-17）脂肪腫 lipoma、脂肪肉腫 liposarcoma
■**組織発生**　卵巣間質（脂肪組織）。
■**組織学的特徴**　脂肪腫は成熟した脂肪細胞のびまん性、結節性増殖としてみられる。細胞の異型性はなく、核は辺縁部に偏在し、核分裂像もみられない。脂肪肉腫

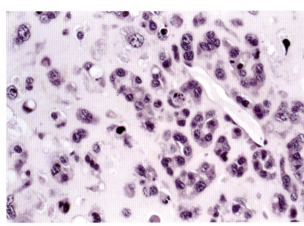

写真43　卵黄嚢癌
マウス、卵巣、HE染色。

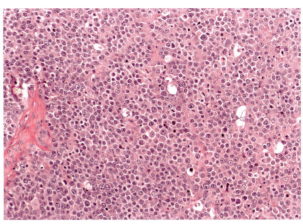

写真44　未分化胚細胞腫
イヌ、卵巣、HE染色。

は成熟あるいは脂肪芽細胞のびまん性増生としてみられ、細胞異型、分裂像ともに多くみられる。

■**鑑別診断**　時に老齢動物（マウス、ラット）にみられる間質腺の過形成および黄体腫との区別が必要となる。間質腺過形成の場合、細胞の胞体は淡明、微細顆粒状で、核は小型、クロマチンに富むが、細胞中心部に位置し、周辺部への偏在はみられない。黄体腫では、胞体は淡明、微細顆粒状で、脂質を含むが、核はやや大型、クロマチンに疎で、同様に細胞中心部に位置し、偏在はみられない。成熟脂肪細胞を認めない脂肪肉腫の場合、時として他の間葉系肉腫との鑑別が必要である。脂肪染色による腫瘍細胞内の脂肪滴の証明は鑑別に有用である。

■**解説**　マウス、ラットでその発生はまれである[72～75]。

3-1-18）卵黄嚢癌 yolk sac carcinoma

■**同義語**　悪性内胚葉洞腫瘍 malignant endometrial sinus tumor、悪性卵黄嚢腫瘍 malignant yolk sac tumor
■**組織発生**　胚細胞。
■**組織学的特徴**　大きな核、明瞭な核小体とエオジン好性の豊富な胞体を有する、円形〜卵円形の腫瘍細胞が巣状、リボン状、あるいは索状配列を示し、淡好酸性、PAS陽性のゼラチン様基質中に浮かんだ状態で増殖している（**写真43**）。腫瘍細胞の胞体にしばしば空胞がみられ、PAS陽の硝子様滴あるいは顆粒を含んでいる。細胞の大小不同、異型性が著しく、核分裂像も多い。腫瘍細胞の多くはAFP（α-フェトプロテイン α-fetoprotein）に陽性で、基質はラミニン陽性である。

■**鑑別診断**　時として腺癌との鑑別が必要であるが、基質の有無で区別される。
■**解説**　ラット、マウスともにその自然発生は極めてまれだが、ラットよりマウスに多く発生する[72～75,79～81]。腫瘍の悪性度は高く、しばしば遠隔転移をみる。

3-1-19）未分化胚細胞腫 dysgerminoma

■**組織発生**　胚細胞。
■**組織学的特徴**　原始胚細胞類似の、淡明な胞体を有する大型、円形細胞が周囲を結合組織性間質で取り囲まれて、充実状、胞巣状増殖を示す（**写真44**）。腫瘍細胞の胞体内にはグリコーゲンを含み、核分裂像も多い。形態的には精巣にみられる精上皮腫（セミノーマ）seminomaに類似の所見を示す。

■**解説**　ラット、マウスではその発生は極めてまれであるが[72～75]、イヌではまれに自然発生がみられる。

3-1-20）絨毛癌 choriocarcinoma

■**同義語**　悪性絨毛上皮腫 malignant chorioepithelioma
■**組織発生**　胚細胞由来と考えられる。
■**組織学的特徴**　肉眼的には暗赤色、出血性の嚢胞状腫瘍としてみられる。小型、円型の栄養芽（膜）細胞 trophoblastや好酸性の胞体、巨大核を有する大型の合胞体細胞が塊をつくり、あるいは不規則に配列し、腫瘍内には壊死や出血を含む。
■**鑑別診断**　出血が目立つため、肉眼的には血管腫や血管肉腫と誤診される場合がある。
■**解説**　ラット、マウスでその発生は極めてまれであるが[72～75,79～81]、ヒトと同様、胎盤性ゴナドトロピンが強陽性である。

3-1-21）奇形腫（良性／悪性）teratoma（benign/malignant）

■**同義語**　奇形腫（成熟／未熟）teratoma（mature/immature）
■**組織発生**　胚細胞。
■**組織学的特徴**　良性奇形腫は組織学的に皮様嚢腫と充実型奇形腫に大別できるが、ラット、マウスなどにみられる奇形腫の多くは充実型奇形腫である。皮様嚢腫は内腔を扁平上皮で覆われた嚢胞性の腫瘍で、嚢胞内には剥離上皮、皮脂腺分泌物や毛などを含む（**写真45**）。充実型奇形腫では内、中、外の三胚葉由来の分化した種々の構成成分が不規則に混在してみられる。通常は腸管、気管や皮膚構造に加え、結合組織、筋組織、神経組織、軟骨および骨組織をみることが多い。大部分の悪性奇形腫

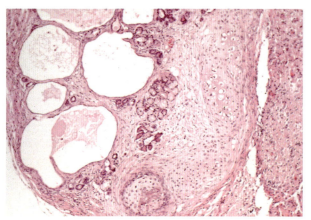

写真45　奇形腫（良性）
ラット、卵巣、HE 染色。

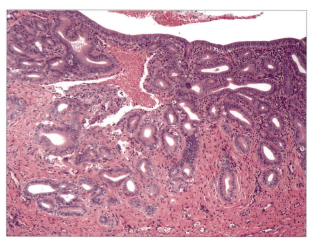

写真47　異型子宮内膜過形成（限局性）
ラット、HE 染色。

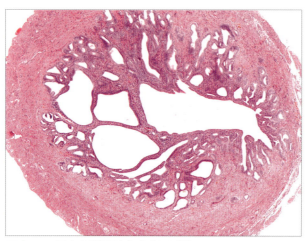

写真46　子宮内膜過形成（びまん性）
ラット、プロゲステロン誘発、HE 染色。
（写真提供：久田　茂先生）

は種々発達段階の未分化胚葉組織よりなり、成熟胚葉成分は少ない。多くの場合、腫瘍の大部分は未熟な神経組織で、ロゼット形成を認め、腫瘍内には出血、壊死を伴う場合が多い。

■鑑別診断　良性のものについてはその診断に問題はないが、悪性のものでは粘液産生を伴う腸管状構造が主にみられ、他の未分化胚葉成分がはっきりしないような場合、時として腺癌（囊胞状あるいは管状）との鑑別が問題となる。

■解説　ラット、マウス、特にマウスにおいて極めてまれに自然発生がみられ、多くは良性である[72～75,81,94]。

3-2. 子宮 uterus

3-2-1) 子宮内膜過形成・異型子宮内膜過形成
endometrial hyperplasia/atypical endometrial hyperplasia

■組織発生　子宮体部（内膜）／頸部上皮。
■組織学的特徴　子宮体部（内膜）の過形成は、立方状、円柱状～高円柱状上皮細胞の間質への限局性あるいはびまん性増殖としてみられる（写真46）。腺腔の状態や異型性の程度により、囊胞性 cystic、腺腫性 adenomatous および異型過形成（写真47）に分類される。囊胞性過形成は立方状の上皮細胞よりなる多数の囊胞の形成としてみられ、拡張した腔内にはエオジン好性の液体あるいは硝子様物を容れる。腺腫性過形成は立方状あるいは円柱状～高円柱状の細胞が腺管を形成して間質内に増殖するが、ともに増殖部位は内膜固有層に限局し、筋層内にはみられない。囊胞性を除き、程度の差はあれ、細胞の異型性や核分裂像がみられ、特に異型過形成ではそれが強い。子宮頸部では扁平上皮の内腔へのポリープ状、あるいは粘膜下への増殖としてみられ、ポリープ状過形成の場合はしばしば過角化を伴う。びまん性過形成は血中高プロゲステロン状態で誘発される。

■鑑別診断　子宮体部の腺腫性あるいは異型過形成の場合、内膜腺腫あるいは腺癌との鑑別が必要であるが、腺腫の場合、多くは内腔へ突出するかたちで増殖し、腺癌との鑑別では間質や筋層、特に筋層への浸潤の有無が最も妥当であると思われる。頸部の場合、乳頭腫あるいは初期の扁平上皮癌との鑑別が問題となり、病変の大きさ、極性消失の有無に加え、細胞の異型性や核分裂像の多少などを参考にしてなされる。

■解説　ラット、マウスにみられる内膜過形成のうち、プロゲステロンの投与により生じるびまん性過形成は内膜被覆上皮のびまん性増殖で、ホルモンに対する反応性変化である。老齢マウスでしばしばみられる囊胞性過形成は、癌へ進展する可能性は低いとされているのに対し、限局性過形成、異型過形成は癌に進展すると考えられ、ヒトの場合と同じく、ラット、マウスにおいてもこれらの内膜過形成は子宮内膜癌の前がん病変とされている[72,80,81,86,95～98]。自然発生性子宮癌好発系の Donryu ラットなどでは過形成の発生率も高い[98]。ニトロソ化合物などの発がん物質の投与、特に子宮腔内投与で誘発される[99]。頸部の過形成の自然発生はきわめてまれであるが、発がん剤の子宮あるいは膣腔内への投与で同様に誘

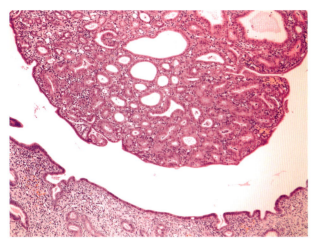
写真 48　子宮内膜腺腫
ラット、HE 染色。

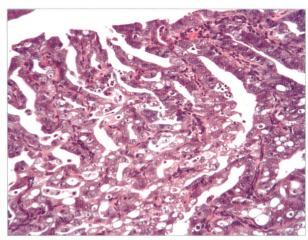
写真 49　子宮内膜腺癌
ラット、HE 染色。

発される。発生機序としては、ヒトと同様、エストロゲン分泌の持続による相対的エストロゲン高値が考えられている。

3-2-2）子宮内膜腺腫 endometrial adenoma

■**同義語**　腺腫様ポリープ adenomatous polyp
■**組織発生**　子宮内膜上皮。
■**組織学的特徴**　立方状、円柱状～高円柱状の細胞が腺腔を形成し、子宮内腔に乳頭状に、あるいは子宮壁内に限局性に増生するかたちとしてみられる。その増殖形態により、乳頭状 papillary および管状 tubular 腺腫に分けられるが、大部分は乳頭状腺腫である（写真 48）。
■**鑑別診断**　内腔へ乳頭状に突出、増殖する腺腫の場合、分化型の乳頭状腺癌、あるいは高度の腺増生を伴った子宮内膜間質ポリープとの鑑別が、また、内膜固有層に増殖する管状腺腫の例では限局性の内膜（腺腫様または異型性）過形成や管状腺癌との鑑別が問題となる。乳頭状腺癌、内膜（腺腫様、異型性）過形成や管状腺癌との鑑別においては病変の大きさ、増殖病態に加え、細胞の形状、異型性の程度、細胞分裂の多寡、筋層・漿膜への浸潤の有無などが判定の指標となるが、特に内膜に限定して増殖するケースの場合、腺腫様あるいは異型過形成との鑑別はきわめて困難である。
■**解説**　一部の系のラットには、腺癌とともに腺腫および過形成の高率の自然発生が報告されているが、乳頭状腺腫を除き、内膜固有層に限局性に増殖する場合はむしろ過形成とするのが妥当と考えられる[100]。

3-2-3）子宮内膜腺癌
endometrial adenocarcinoma

■**組織発生**　子宮内膜上皮。
■**組織学的特徴**　立方状、円柱状～高円柱状の腫瘍細胞が子宮内腔に向かって乳頭状に、あるいは内壁にびまん性に増殖する。細胞の性状、増殖の形態に、乳頭状 papillary および管状 tubular あるいは未分化型 undifferentiated 腺癌に分類されるが、多くは高分化型管状腺癌である（写真 49）。乳頭状腺癌は腫瘍細胞の子宮腔内あるいは拡張した腺腔内への乳頭状増殖としてみられる。管状腺癌では腫瘍細胞は腺管を形成し、内膜固有層にびまん性に増殖するとともに、筋層内への浸潤をみる。未分化型腺癌では腫瘍細胞はほとんど管腔を形成せずに固有層内や筋層内に浸潤し、時に胞体内に粘液を含む印環細胞癌に近い像を示す場合もある。肺などへの遠隔転移をみる例も少なくない。
■**鑑別診断**　腺腫および内膜（腺腫様あるいは異型性）過形成との鑑別が最も重要である。腺腫は多くの場合内腔への乳頭状増殖を示し、細胞異型や分裂像は少ない。過形成は子宮内膜にびまん性あるいは結節性に増殖し、異型性の強い場合、初期の腺癌との鑑別は困難である場合が多いが、筋層への浸潤の有無で判断するのが妥当と思われる。また、マウスでは腺筋症との鑑別が重要である。
■**解説**　ラットでは、F344 ラットをはじめ一般に腺癌の自然発生は少ないが、Donryu ラットなど一部の系では高率にみられる[72,80,86,95,98,101～103]。この Donryu ラットの子宮癌好発の原因として、他系統より早期に卵巣が嚢胞状に萎縮して持続発情、すなわち相対的高エストロゲン状態が長期化することが一因と報告されている[98]。またエストロゲン代謝物の関与も考えられている[27～29]。マウスにおいてもエストロゲンや発がん物質による腺癌の誘発が報告されている[82,95～97,104]。ヒトで子宮癌の危険性が指摘されているタモキシフェンもラットへの大量投与では発生を抑制することが報告されている[105]。化学発がん剤による子宮癌誘発については、ニトロソ化合物の全身あるいは子宮腔内投与が報告されており、特に後者で高率に誘発される[99,106]。内膜腺癌の発生部位としては内膜被覆上皮および子宮腺上皮の両方が考えられるが、ラット内膜癌の多くは子宮腺由来と考えられる[102]。また、ウサギでは子宮内膜癌は自然発生性に高率にみられ、致死原因の1つである。

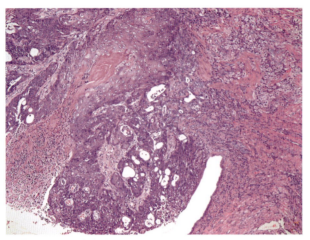

写真50　扁平上皮癌
ラット、子宮、HE染色。

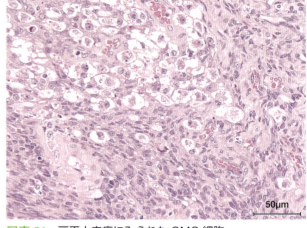

写真51　扁平上皮癌にみられたGMG細胞
ラット、子宮、HE染色。

3-2-4) 腺棘細胞癌 adenoacanthoma
- **組織発生**　子宮内膜上皮。
- **組織学的特徴**　腺癌の一部に扁平上皮化生を伴うもの。
- **鑑別診断**　腺扁平上皮癌との鑑別が大切である。腺扁平上皮癌は腺癌と扁平上皮癌が混在してみられるのに対し、腺棘細胞癌の主体はあくまで腺癌であり、化生した扁平上皮の部分には悪性の所見はみられない。
- **解説**　ラット、マウスにおいて自然発生はほとんどみられず、発がん物質の子宮腔内投与により誘発した子宮癌にごくまれにみられる[81,86,107]。

3-2-5) 腺扁平上皮癌 adenosquamous carcinoma
- **組織発生**　子宮内膜（体部／頸部）上皮。
- **組織学的特徴**　腺癌と扁平上皮癌とが混在したもの。
- **鑑別診断**　腺棘細胞癌との鑑別が時として問題となるが、腺棘細胞癌では腺癌の一部に扁平上皮化生がみられるが、あくまで腺癌が主体である。
- **解説**　ラット、マウスにおいて自然発生は極めてまれであるが、発がん物質の子宮腔内投与でまれにみられる。

3-2-6) 乳頭腫 papilloma
- **同義語**　扁平上皮乳頭腫 squamous cell papilloma
- **組織発生**　子宮体部、頸部上皮。
- **組織学的特徴**　分化した扁平上皮の乳頭状増殖としてみられる。腫瘍細胞に異型性や浸潤傾向はみられず、核分裂像も少ない。多くの場合、上皮の過角化や錯角化を伴う。
- **鑑別診断**　頸部にみられた場合、時として過形成との鑑別が問題となる。
- **解説**　主として子宮頸部cervixより発生するが、ラット、マウスにおいてその発生はまれである。

3-2-7) 扁平上皮癌 squamous cell carcinoma
- **組織発生**　子宮体部、頸部上皮。
- **組織学的特徴**　大型、多型性の腫瘍細胞の胞巣状、索状構造としてみられ、中心部では角化を示し、癌真珠の形成が認められる（写真50）。特に角化傾向が全くみられず、腫瘍細胞は紡錘形を示し、肉腫様にみえる場合がある。
- **鑑別診断**　分化型の扁平上皮癌では膣由来の扁平上皮癌の子宮内浸潤との鑑別が、また頸部より発生した場合は異型性を伴う高度過形成との鑑別が困難な場合がある。低分化のものでは、特に子宮内膜肉腫やその他の間葉系肉腫との鑑別が必要であり、鑑別にはケラチン染色が有用である。
- **解説**　体部よりは頸部に多く発生するが、ラット、マウスではその自然発生は極めてまれで、発がん剤の子宮腔内投与により低頻度ながら誘発される[81,108]。脱落膜反応が認められる子宮内膜では、時として妊娠期にも認められる大型好酸性顆粒を有するgranulated metrial gland (GMG) cellが血管極側から浸潤性に認められる（写真51）。

3-2-8) 子宮内膜間質ポリープ endometrial stromal polyp
- **同義語**　benign endometrial stromal polyp
- **組織発生**　子宮内膜間質。
- **組織学的特徴**　肉眼的には膨隆した子宮腔内に、外表面からは黄色〜暗赤色にみえる腫瘤として認められる。組織学的には有茎状で、子宮腔内に突出する子宮内膜間質の限局性増生としてみられる（写真52）。表面は1層の内膜上皮で覆われ、上皮下には血管に富んだ浮腫状の間質中に線維芽細胞様細胞の増生がみられる。間質の細胞は疎なものからかなり密のものまでさまざまで、豊富なコラーゲンをみる。中には血管の増生が目立ち、血管腫様にみえるものもある。また、種々の程度に内膜腺の増生を伴う。時に間質ポリープ内に間質肉腫の結節や脱落膜反応をみる場合もあるが、間質肉腫の前がん病変とは考えられていない。
- **鑑別診断**　内膜腺の増生が目立つものでは腺腫様ポ

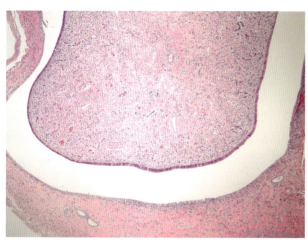
写真52　子宮内膜間質ポリープ
ラット、HE染色。

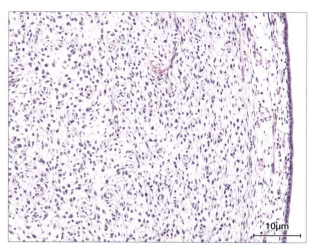
写真53　子宮内膜間質肉腫
ラット、HE染色。

リープあるいは乳頭状腺腫、また血管の豊富なものでは血管腫との鑑別が必要となるが、本症における増殖の主体はあくまで間質細胞である。

■**解説**　F344ラットなど多く系統のラットでは最も多くみられる自然発生子宮腫瘍であるが、ラットに比べればマウスではその発生は少ない[72,80,81,86,95,96,109]。F344ラットでは、加齢に伴う無排卵に関連していると考えられ、エストロゲンの持続投与でも生じる。

3-2-9）子宮内膜間質肉腫
endometrial stromal sarcoma

■**同義語**　malignant endometrial stromal tumor
■**組織発生**　子宮内膜間質。
■**組織学的特徴**　肉眼的には子宮壁の硬い腫瘤、あるいは子宮内腔へ突出した腫瘤としてみられる。組織学的には円形～楕円形の核を有する紡錘形、細胞境界不明の腫瘍細胞がシート状に、あるいは錯綜して増殖する像としてみられる（**写真53**）。細胞密度が高く、細胞の異型性も著明で、核分裂像も散見され、腫瘍の中心部にしばしば壊死や出血をみる。腫瘍細胞はS-100およびビメンチンに陽性である。一部に脱落膜反応を伴う場合がある。
■**鑑別診断**　他の間葉系肉腫、すなわち平滑筋肉腫、悪性神経鞘腫や線維肉腫などとの鑑別が最も重要であるが、困難な場合も多い。
■**解説**　F344ラットなどではその自然発生はまれではないが、ラットに比べればマウスでの発生は低い[109,110]。本腫瘍の組織起源など、その本態についてはまだ不明の点が多い。ラットでは、ノルエタンドロロン norethandrolone、塩酸プロカルバジン procarbazine hydrochloride、4-ニトロキノリン-1-オキシド 4-nitroquinoline-1-oxide の処置により誘発される。

3-2-10）神経鞘腫（良性/悪性）
schwannoma（benign/malignant）

■**同義語**　neurinoma（neurilemmoma）

■**組織発生**　子宮内膜間質。
■**組織学的特徴**　比較的小型、クロマチンに富む円形、卵円形、胞体の比較的乏しい紡錘形細胞が、はっきりした配列を示さず、あるいは束をなして波状または棚状配列する像としてみられる。ときに核の柵状配列がみられる。多くの場合、細胞数が比較的少なく、間質が多く網状型とされるアントニ Antoni B 型の増殖形態を示し、腫瘍内に嚢胞形成をみる。免疫組織学的染色では S-100、ビメンチンに陽性を示す。
■**鑑別診断**　良性のものでは、線維腫や間質ポリープとの鑑別が必要で、前者はコラーゲンが豊富で、後者は子宮腔内に有茎状に突出増殖する。悪性例では間質肉腫、平滑筋肉腫や線維肉腫との鑑別が問題となる。嚢胞形成や核の柵状配列などの組織学的所見、免疫組織学的特徴に加え、電顕的に基底膜の証明が鑑別に役立つが、特に間質肉腫との鑑別はともに S-100 陽性であり、間質肉腫自身の組織発生に不明の点も多く、困難な場合が多い。
■**解説**　ラット、マウスでまれにその自然発生がみられる。

3-2-11）平滑筋腫 leiomyoma、
　　　　　平滑筋肉腫 leiomyosarcoma

■**組織発生**　子宮平滑筋。
■**組織学的特徴**　平滑筋腫では長円形の核と好酸性の胞体を有する紡錘形細胞が束をなして交錯し、結節状に増殖して境界は明瞭である。細胞の異型性はほとんどなく、分裂像も少ない。極めて少量のコラーゲンを認める場合もある。時に腫瘍内に変性・壊死巣をみる。これに対し、平滑筋肉腫はより大きな結節を形成し、境界不明瞭である。組織学的には細胞密度が高く、異型性に富む好酸性胞体を有する紡錘形細胞が束をなして錯綜する像がみられ、その配列は平滑筋腫のように単調ではなく、核分裂像も多く、また巨細胞も散見される。腫瘍細胞は免疫組織化学的にデスミンおよびアクチンに陽性を示す。
■**鑑別診断**　平滑筋肉腫の場合は過形成との鑑別が時と

して必要で、細胞の増殖形態（過形成ではびまん性、筋腫では結節性）からなされる。また、肉腫の場合、他の間葉系肉腫との鑑別が重要で、特に間質肉腫との鑑別が一番の問題となる。平滑筋肉腫は間質肉腫に比べ細胞がより大きく、胞体が好酸性、線維状で、デスミン、アクチンに陽性である。これに対し、間質肉腫では多くの場合、S-100あるいはビメンチンに陽性である。

■解説　平滑筋肉腫はヒトにおいて最も多くみられる子宮腫瘍であるが、ラット、マウスなどにおいては、平滑筋腫、平滑筋肉腫ともにその発生はまれである[72,86,95,111]。

3-2-12) 平滑筋芽細胞腫 leiomyoblastoma
■組織発生　子宮内膜間質。
■組織学的特徴　明瞭な核小体を持つ大きな円形核、豊富な淡染色性胞体を有する大型、多型核の腫瘍細胞がびまん性に増殖し、時に紡錘形細胞も混在する。核あるいは細胞の周囲が明るく抜けたようにみえる像 clear perinuclear（または pericellular）zone が特徴とされている。
■鑑別診断　時に未分化型腺癌との鑑別が必要である。
■解説　ラットでの報告があるが、きわめてまれな腫瘍と考えられる[86]。

3-2-13) 線維腫 fibroma、線維肉腫 fibrosarcoma
■組織発生　子宮内膜間質。
■組織学的特徴　紡錘形細胞の錯状配列からなり、線維腫では豊富なコラーゲンを伴い、細胞に異型性はないが、線維肉腫では細胞の異型性、核分裂像が多く、多核巨細胞も散見される。
■解説　マウス、ラットにおける線維腫・線維肉腫の報告は少ない[86,95,96]。

3-2-14) 血管腫 hemangioma
■同義語　良性血管内皮腫 benign hemangioendothelioma
■組織発生　血管内皮。
■組織学的特徴　1層の内皮細胞よりなる小血管のびまん性増殖よりなり、子宮腔内に突出するか、あるいは内膜間質ポリープ内に結節性に増殖するかたちでみられ、多少とも間質の増殖を伴う。細胞の異型性は少なく、血液を貯留するのが特徴で、周囲をわずかに圧排する。
■鑑別診断　高度の血管増殖を伴う内膜間質ポリープとの鑑別は、増殖の主体が間質か血管かによる。
■解説　ラット、マウスでの自然発生は極めて少ない[72,86]。

3-2-15) 血管肉腫 hemagiosarcoma
■同義語　悪性血管内皮腫 malignant hemangioendothelioma
■組織発生　血管内皮。
■組織学的特徴　周囲を基底膜で囲まれた立方状〜扁平状、1層ないし2〜3層の好酸性に腫大した内皮細胞が管腔を形成し、腔内に突出するように細胞が増殖し、細胞の異型性や細胞分裂像が多く、管腔内には血球成分を容れている。時に管腔形成が不明な場合があり、鍍銀染色などで線維に囲まれた管腔構造中に腫瘍細胞が増殖する所見をみつけることが必要である。
■鑑別診断　管腔形成が不明な場合、他の間葉系肉腫との鑑別が問題となる。鍍銀染色のほか、血管因子の免疫組織化学的染色が有用である。
■解説　ラット、マウスで血管由来の子宮腫瘍の自然発生はまれにみられるが、単に血管系腫瘍 vascular tumor として記載され、必ずしも血管腫、血管肉腫の区別がなされていない報告が多い[86,96]。アザチオプリンの経口投与ではマウスに血管内皮腫の発生がみられている[112]。発がん剤の子宮腔内投与で子宮癌とともに少数例ながら血管肉腫の発生がみられる[106]。

3-2-16) 脂肪腫 lipoma、脂肪肉腫 liposarcoma
■組織発生　子宮間質。
■組織学的特徴　脂肪腫は周囲を薄い結合組織被膜で囲まれた、成熟脂肪細胞の結節性増生としてみられる。脂肪肉腫は大型の分化した脂肪細胞に混じって、小さなクロマチンに富む核、乏しい胞体を有する円形の未熟脂肪細胞が混在してみられる。
■鑑別診断　他の間葉系肉腫との鑑別が時に必要で、脂肪染色が有用である。
■解説　ラット、マウスではきわめてまれに自然発生する。

3-2-17) 組織球性肉腫 histiocytic sarcoma
■同義語　reticulum cell sarcoma（type A）
■組織発生　組織球性細胞。
■組織学的特徴　典型例では好酸性胞体、クロマチンに富む核を有する種々の大きさの円形細胞よりなる胞巣を、より小型、乏しい胞体の線維芽細胞様紡錘形細胞がシート状に取り囲む像が特徴であるとされているが、多くの場合両細胞の区別は必ずしも明瞭ではない。腫瘍細胞には貪食像もみられ、多核巨細胞も散見され、細胞分裂像は多い。
■鑑別診断　間質肉腫や平滑筋肉腫をはじめ、他の間葉系腫瘍との鑑別が必要になるが、困難な場合も多い。マウスでは、免疫組織化学染色において Mac-2 やリゾチーム染色陽性が多いとの報告がある[113]。
■解説　B6C3F1 や C57BL/6J マウスなど、ある系統のマウスに自然発生することが知られているが[94]、これまでにラットの報告はない。また、マウスにおける組織球性肉腫の組織発生についてはまだ不明な点が多い[81,114]。

3-2-18) 顆粒細胞腫 granular cell tumor
■組織発生　子宮（頸部）間質。
■組織学的特徴　多くは子宮頸部より発生する。小さな核、PAS陽性の微細顆粒状、豊富な胞体を有する円形、

あるいは多形性細胞のびまん性、結節性増殖よりなる。細胞分裂像をみることはまれである。多くは顕微鏡下ではじめて見出されるような小さな病変であるが、時に大きな結節として認められる。
- ■鑑別診断　時に脂肪腫との鑑別が問題となるが、両者の細胞学的特徴から、通常鑑別は容易である。
- ■解説　マウス、ラットで極めてまれにその自然発生がみられており、ラットよりはマウスに多いとされている[115,116]。ヒトにおける顆粒細胞腫は舌や皮下にみられ、神経鞘細胞由来が疑われている。一方、ラットでは同じ名称の腫瘍が髄膜や子宮・腟に発生することが報告されており、前者は髄膜腫の一種と考えられているが、後者はその免疫組織化学的性状から神経鞘細胞由来が疑われ、エストロゲンとの関連も指摘されていることから、両者は別の腫瘍であると考えられている。しかし、B6C3F1マウスにみられた腫瘍ではS-100陰性で基底膜が認められないという報告があり[117]、子宮・腟にみられる顆粒細胞腫の組織発生についてはまだ不明の点が多い[116]。

3-2-19) 過誤腫 hamartoma
- ■組織発生　ウォルフ管由来と考えられる。
- ■組織学的特徴　子宮角漿膜に接して、精巣上体に類似した、数層の円柱状上皮細胞からなる限局的なコイル状の腺管状構造としてみられる。
- ■鑑別診断　時として腺癌との鑑別が必要であるが、病変の発生部位や腺管の構造などから通常鑑別は容易である。
- ■解説　F344ラットにみられる過誤腫は真の腫瘍ではなく、おそらくはウォルフ管の遺残に基づく組織奇形と考えられている[95]。

3-2-20) 中皮腫（良性／悪性）mesothelioma（benign/malignant）
- ■組織発生　子宮漿膜中皮。
- ■組織学的特徴　円形の核、淡染性の比較的豊富な胞体を有する類円形ないし立方状の腫瘍細胞が、狭い間質を伴って漿膜面より乳頭状に増殖する。
- ■鑑別診断　過誤腫、腺癌との鑑別が時に問題になるが、原発部位および組織像などにより多くの場合は容易である。腹腔内に播種性に増殖している場合には、卵巣嚢あるいは腹膜中皮由来の中皮腫との区別は困難である。
- ■解説　ラットでの報告はあるものの、きわめてまれな腫瘍である[86]。

3-2-21) 胎児性癌 embryonic carcinoma
- ■組織発生　胚細胞、卵黄嚢由来と考えられる。
- ■組織学的特徴　大きな核を有する円形あるいは紡錘形の未熟な細胞がびまん性に増殖している。多数の核分裂像を認め、腫瘍細胞の筋層内への浸潤も著しい。腫瘍細胞はアルカリホスファターゼが陽性である。腫瘍中に卵

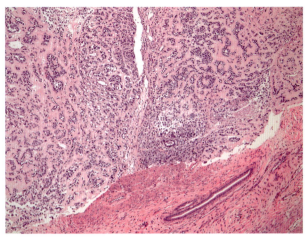

写真54　卵黄嚢癌
ラット、子宮、HE染色。

黄嚢癌や軟骨、骨、皮膚などに分化した部位がみられることがある。
- ■解説　ラット、マウスなどでその自然発生や化学物質による誘発の報告はないが、胎仔摘出を行ったラットの胎盤内にマウスサルコーマウイルスを接種することにより誘発される[118]。

3-2-22) 卵黄嚢癌 yolk sac carcinoma
- ■同義語　悪性内胚葉洞腫瘍 malignant endometrial sinus tumor、悪性卵黄嚢腫瘍 malignant yolk sac tumor
- ■組織発生　胚細胞、卵黄嚢由来と考えられる。
- ■組織学的特徴　豊富な胞体を有する円形～卵円形の細胞が巣状、リボン状、あるいはロゼット様配列を示し、淡好酸性、PAS陽性のゼラチン様基質中に浮かんだかたちで増生し、時に血管を囲んで増殖する所見もみられる（写真54）。腫瘍細胞にしばしば空胞がみられ、硝子様滴を含み、基質はラミニン陽性であり、形態的には卵巣由来のそれと同じである。免疫組織化学的には、細胞質にAFP（α-フェトプロテイン）がみられる場合が多い[119]。
- ■鑑別診断　時に腺癌との鑑別が必要であるが、その組織学的特徴、特有の基質の存在などにより、通常は両者の鑑別は比較的容易である。
- ■解説　子宮からの卵黄嚢癌の自然発生は極めてまれであるが、発がん剤を子宮腔内に投与されたラットにまれながら発生がみられる。また、ラットやハムスターなどでは、胎仔摘出や、胎児性癌と同じく胎仔摘出を行ったラットの胎盤内にマウスサルコーマウイルスを接種することにより誘発される[120]。

3-2-23) 絨毛癌 choriocarcinoma
- ■同義語　悪性絨毛上皮腫 malignant chorioepithelioma
- ■組織発生　胚細胞由来と考えられる。
- ■組織学的特徴　栄養芽細胞 trophoblast に類似した、好塩基性の胞体を有する比較的小型の腫瘍細胞、および合胞体細胞に類似する好酸性の豊富な胞体と大きな核を

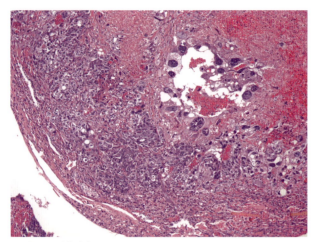

写真55 絨毛癌
ラット、子宮、HE染色。

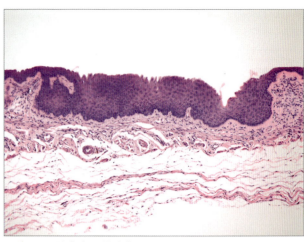

写真56 膣上皮の過形成
ラット、HE染色。

有する大型細胞の胞巣状増殖としてみられる（**写真55**）。両細胞とも浸潤傾向が著しく肺への遠隔転移も認められ、しばしば腫瘍内には壊死や出血を認める。

■**鑑別診断** 時として卵黄嚢癌との鑑別が問題になるが、両者の細胞学的、組織学的特徴から鑑別は通常容易である。出血が多いため、肉眼的には血管肉腫と誤診される場合が多い。

■**解説** ラットでの自然発生は報告されていないが、実験的には胎仔摘出後の卵黄嚢内に発がん剤を投与することで誘発される[121]。絨毛癌を有する動物では、乳腺が発達するなど、正常ラット胎盤から分泌される性腺刺激ホルモンが分泌されていることをうかがわせる。ヒト絨毛癌ではhCGの上昇が診断指標となる。最近、子宮腔内に発がん剤を投与した未経産ラットの一例に子宮由来の絨毛癌が認められたとの報告があるが、同処置を施した他の動物には絨毛癌を含む胚細胞由来の腫瘍発生をみていないため、発がん剤投与との関連を含めてその組織発生は不明である[122]。

3-2-24) 奇形腫（良性／悪性） teratoma (benign/malignant)

■**同義語** 奇形腫（成熟／未熟）teratoma (mature/immature)

■**組織発生** 胚細胞、卵黄嚢由来と考えられる。

■**組織学的特徴** 良性奇形腫は内、中および外胚葉由来の種々の分化した構成成分が不規則に混在してみられ、胃、腸管や膵、気管（内胚葉）、皮膚や神経組織（外胚葉）および結合組織、筋組織、軟骨や骨（中胚葉）をみることが多い。悪性のものでは、大部分未熟な細胞よりなる種々発達段階の組織で構成され、成熟胚葉組織は少ない。多くは未熟神経組織で、ロゼット形成を認める。

■**解説** ラット、マウスなどでは自然発生はほとんどないが[86,96]、実験的には、ラット、マウス、ハムスターで胎仔摘出後の卵黄嚢から発生することが報告されている[123]。

3-2-25) ミュラー管混合腫瘍（良性／悪性） mixed Müllerian tumor (benign/malignant)

■**同義語** 悪性混合中胚葉性腫瘍 malignant mixed mesodermal tumor、癌肉腫 carcinosarcoma

■**組織発生** 中胚葉由来、ミュラー管由来と考えられる。

■**組織学的特徴** 上皮系と間葉系の2つの成分が認められる。悪性の場合は、分化は低分化から高分化までさまざまで、異型性、多形性があり、核分裂像も多い。間葉系成分が平滑筋、線維成分、内膜間質細胞様の場合と、子宮には認められない成分すなわち骨格筋、軟骨、骨、脂肪の場合がある。悪性の場合は、軟骨および横紋筋肉腫様の領域がしばしば観察される。

■**鑑別診断** 奇形腫では3つの胚成分が認められる。

3-3. 膣 vagina

3-3-1) 膣上皮の過形成 vaginal hyperplasia

■**組織発生** 膣粘膜上皮。

■**組織学的特徴** 膣腔内に突出する、あるいは膣壁に限局する扁平上皮の増生としてみられ、多くの場合、過角化を伴う（**写真56**）。

■**鑑別診断** 乳頭腫とは病変の大きさや核分裂像の多少などで鑑別される。

■**解説** ラット、マウスなどでその自然発生はまれであるが、発がん物質の膣内投与で発生する[72,81,86,95〜97]。

3-3-2) 乳頭腫 squamous cell papilloma

■**組織発生** 膣粘膜上皮。

■**組織学的特徴** 過角化や錯角化を伴った扁平上皮の膣腔内への乳頭状増殖としてみられる場合が多い（**写真57**）。細胞は異型性に乏しく、また浸潤傾向はみられず、核分裂像も少ない。

■**鑑別診断** 時として過形成との鑑別が必要となる。一方、扁平上皮癌との鑑別では、扁平上皮癌は内腔への増

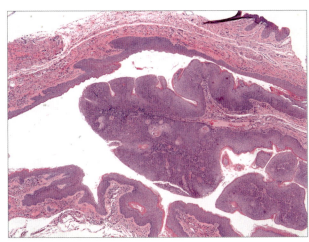

写真57 膣乳頭腫
ラット、HE染色。

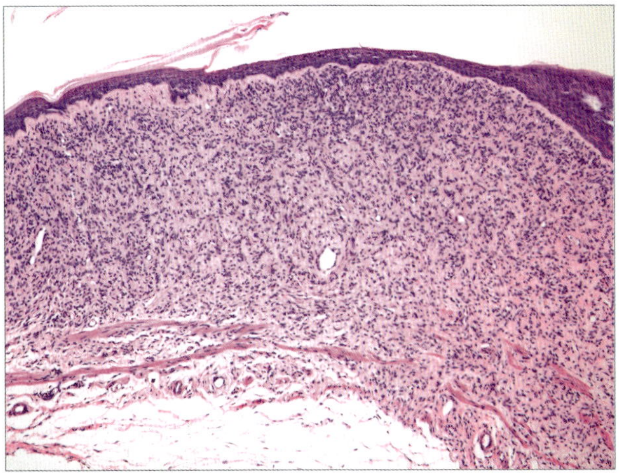

写真58 膣間質過形成
ラット、HE染色。ポリープ状の内膜への突出はみられない。

殖よりは深部への増殖としてみられる場合が多く、それに加え細胞異型、分裂増や浸潤傾向の有無が参考になる。
■解説　乳頭腫はマウス、ラットなどにおいては最も多い膣腫瘍である[75]。自然発生の頻度は低いが、発がん物質の膣腔内投与により高率に誘発され、また、ラットへの1-ジメチル-1-ニトロソウレア 1-dimethyl-1-nitrosourea の経口投与による発生が報告されている[124]。

3-3-3）扁平上皮癌 squamous cell carcinoma
■組織発生　膣粘膜上皮。
■組織学的特徴　大型、多型性の腫瘍細胞の深部への蜂巣状、索状構造としてみられ、周辺部に基底細胞様の細胞が並び、中心部に向かって棘細胞様の形態をとり、中心部では角化を示して癌真珠形成が認められるが、低分化のものでは角化傾向は認められず、腫瘍細胞は紡錘形を示して肉腫様にみえる。
■鑑別診断　乳頭腫との鑑別では増殖形態、細胞異型や分裂像、浸潤の有無などによりなされる。分化型扁平上皮癌の場合、子宮頸部より発生して膣に浸潤した癌との鑑別が必要になる場合がある。低分化型では時として膣間質肉腫や、他の間葉系悪性腫瘍との鑑別が必要で、ケラチン染色が有用である。また異型性の強い過形成との鑑別は深層への浸潤性が基準となるが、時に両者の鑑別が困難になる場合もある。
■解説　ラット、マウスでは乳頭腫についで多い膣腫瘍である。一般にその自然発生はまれであるが[72,81,86,95~97]、BN/Bi ラットではその発生が高いといわれている[125]。乳頭腫と同様に発がん物質の膣腔内投与で誘発される[72,86,95~97]。

3-3-4）膣上皮の間質過形成 vaginal stromal hyperplasia
■組織発生　膣間質。
■組織学的特徴　粘膜下に間質細胞が増加し、膣粘膜が肥厚する（写真58）。

3-3-5）膣間質ポリープ vaginal stromal polyp
■組織発生　膣間質。
■組織学的特徴　有茎状に膣腔内に突出する膣の結節状増殖としてみられ、組織学的には子宮にみられるものと同じで、表層を、角化を伴った、あるいは伴わない扁平上皮で覆われ、上皮下には血管に富んだ浮腫状の間質中に線維芽細胞様細胞の増殖がみられる。間質の細胞は疎から密なものまで種々で、中には血管の増生が目立ち、血管腫様にみえるものもある。間質肉腫との鑑別は、細胞密度、異型性、分裂像や浸潤傾向などを考慮してなされる。
■鑑別診断　血管の豊富な間質ポリープの場合、時として血管腫との鑑別が問題となる。増殖の主体が間質か、血管かにより区別される。
■解説　F344ラットなど一部の系のラットではまれに自然発生がみられるが、ラットに比べればマウスでの発生は少ない[72,81,86,95~97]。

3-3-6）膣間質肉腫 vaginal stromal sarcoma
■組織発生　膣間質。
■組織学的特徴　膣壁のびまん性肥厚あるいは膣腔内に突出する腫瘤としてみられ、組織学的には子宮のそれと同じく円形、まれに類円形核を有する紡錘形、細胞境界不明の腫瘍細胞がシート状にあるいは錯綜して増殖する像としてみられる。細胞密度が高く、異型性は著明で、核分裂像も多い。腫瘍内には壊死や出血をみる例が多い。
■鑑別診断　子宮の場合と同じく、他の間葉系悪性腫瘍との鑑別が問題で、組織学的特徴に加え、電顕的、組織化学的、免疫組織化学的所見が参考になる。
■解説　F344ラットなど一部の系のラットではまれに自然発生がみられるが、子宮に比べれば少なく、またマウスでの発生は少ない[72,81,86,95~97]。

3-3-7) 神経鞘腫（良性/悪性） schwannoma (benign/malignant)

■同義語　neurinoma (neurilemmoma)
■組織発生　膣間質の神経鞘細胞。
■組織学的特徴　比較的小型、クロマチンに富む円形、卵円形核、胞体の比較的乏しい紡錘形細胞がはっきりとした配列を示さず、あるいは波状または錯綜する像としてみられる。多くの場合、網状型であるアントニ Antoni B 型の増殖形態を示す。
■鑑別診断　他の間葉系腫瘍との鑑別が必要で、組織学的特徴に加え、免疫組織学染色で S-100 陽性であることや、電顕的観察で基底膜の存在を確認することが重要である。
■解説　ラット、マウスなどでまれにその発生がみられる[72,81,86,95～97]。

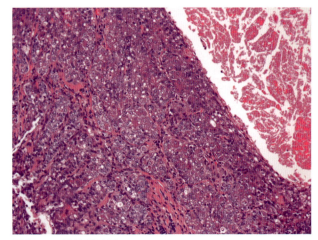

写真 59　陰核腺腺腫
ラット、HE 染色。

3-3-8) 顆粒細胞腫 granular cell tumor

■組織発生　膣間質。
■組織学的特徴　小さな核、PAS 陽性の微細顆粒を含む豊富な胞体を有する円形～多形性細胞のびまん性結節性増殖よりなる。
■解説　マウス、ラットでまれにみられるが、ラットよりはマウスに多いとされており、形態学的には子宮にみられたものと同じである[72,86,95,96,115,126]。

3-4. 陰核腺 glandual clitoris

3-4-1) 過形成 hyperplasia

■組織発生　陰核腺。
■組織学的特徴　胞体内にエオジン好性顆粒を含む腺房細胞の増加、導管の拡張および扁平上皮化生がみられる。
■鑑別診断　腺腫や乳頭腫との鑑別が問題となる。大きさに加え、細胞の異型性や分裂像などが参考になる。
■解説　陰核腺は雄の包皮腺と同様の構造を呈し、ホロクリン腺としての特徴を備えた皮脂腺の一種である。F344 ラットなどでは軽度の過形成は認められるが[71,127,128]、ラットに比べればマウスでの発生はまれである[129]。

3-4-2) 腺腫 adenoma

■組織発生　陰核腺。
■組織学的特徴　下腹部正中線上、外陰部近くに境界明瞭、皮膚から突出する腫瘍として認められる。片側あるいは両側性に認められ、腹側にあることから床面などと機械的に擦れ合い、多くの場合腫瘍表面は亡開し、潰瘍や壊死、特有の臭気を伴う。組織学的には、正常陰核腺に類似した、周囲を基底細胞様の小型、好塩基性細胞で取り囲まれ、中心部には明るい大きな細胞よりなる胞巣構造を呈する。大きな細胞の胞体内にはエオジン好性顆粒が認められる（**写真 59**）。細胞は異型性に乏しく、核分裂像が少ない。導管部分の扁平上皮化生もしばしば見られる。その増殖形態により、嚢胞状 cystic、乳頭状 papillary および充実性 solid 腺腫に分けられる。
■鑑別診断　他の皮脂腺由来の腺腫および乳頭腫瘍との鑑別が重要である。いずれにおいても、発生部位や肉眼所見に加え、細胞内エオジン好性顆粒の有無が一番の決め手となる。
■解説　F344 ラットなど一部の系統のラットでは、その自然発生はまれではない。DMBA などの発がん物質や、いくつかのヘテロサイクリックアミンの経口投与で誘発されることが知られている[127～129]。

3-4-3) 腺癌 adenocarcinoma

■組織発生　陰核腺。
■組織学的特徴　周囲をやや小型、好塩基性の基底細胞に類似の細胞で取り囲まれ、中心部にはやや大型、淡染性あるいは微細空胞状の豊富な胞体を有する腺房細胞に類似する多型細胞よりなる細胞集団が、細い結合性間質で境されて胞巣状構造を呈している。細胞には異型性がみられ、核分裂像も散見されるとともに、周囲組織への浸潤が認められる。大型の腫瘍細胞内の胞体内にはわずかにエオジンでピンクに染まる顆粒が存在する。腫瘍内には時に嚢胞を認め、また導管の扁平上皮化生をみることも多い。その形態により嚢胞状 cystic、乳頭状 papillary および充実状 solid 腺癌に区別される。
■鑑別診断　解剖学的位置と境界が明瞭であることから、乳腺腫瘍と区別することは容易であるが、組織学的には胞体内のエオジン好性顆粒の存在が特徴である。腺腫との鑑別は細胞の異型性に加え、周囲への浸潤の有無によりなされる。
■解説　F344 ラットなど、一部の系統のラットでは陰核腺腫瘍の自然発生はまれではないが、その多くは腺腫で、腺癌の発生は少ない[105～107]。また、DMBA などのような発がん物質で誘発される。マウスでも同様の腫瘍がみられるが、ラットに比べその発生率は低い[127～129]。

3-4-4) 乳頭腫 papilloma

■ **組織発生** 陰核腺。

■ **組織学的特徴** 導管から発生し、導管内や皮膚表面への分化した扁平上皮の乳頭状増殖としてみられ、多くの場合過角化を伴うが、細胞の異型性は少なく、核分裂像もほとんどみられない。腫瘍の周囲には萎縮した腺房組織を認める。

■ **鑑別診断** 皮膚乳頭腫との鑑別は周囲にエオジン好性顆粒を有する腺房細胞を見出すことでなされ、同細胞を認めない場合、両者の鑑別は困難である。

■ **解説** ラットではまれに発生がみられるが、腺腫に比べればその発生は少ない。また発がん物質でまれに誘発される[127〜129]。

3-4-5) 扁平上皮癌 squamous cell carcinoma

■ **組織発生** 陰核腺。

■ **組織学的特徴** 腺房ではなく導管から発生すると考えられ、導管内や皮膚表面に向かって乳頭状に増殖するとともに、皮下に浸潤増殖を示し、形態的には他の組織にみられる扁平上皮癌と同じである。乳頭状増殖を示す部分では、多くの場合過角化を伴う。腫瘍の周辺部には多くの場合萎縮した腺房を認める。

■ **鑑別診断** 皮膚由来の扁平上皮癌との鑑別は、周囲に腺房細胞の存在をみることでなされるが、それを認めない場合は両者の鑑別は困難である。腺癌にはしばしば扁平上皮化生がみられるため、時に腺表皮癌との鑑別が必要である。また、乳腺由来の扁平上皮癌との鑑別は、腫瘍の発生部位、肉眼的所見や組織学的所見などを参考にして総合的になされる。

■ **解説** ラットでまれに自然発生がみられる。発がん物質で誘発される[127〜129]。

3-4-6) 基底細胞癌 basal cell carcinoma

■ **組織発生** 陰核腺。

■ **組織学的特徴** 基底細胞に類似した、比較的小型の好塩基性細胞を主体とした腫瘍細胞の胞巣状増殖としてみられる。細胞の異型性はかなり強く、核分裂像も多くみられる。

■ **鑑別診断** 皮膚由来の基底細胞癌との鑑別が必要である。腫瘍内あるいは周囲にエオジン好性顆粒を有する腺房細胞を認めることが最も重要であり、それらが認められない場合は両者の鑑別は困難である。

■ **解説** ラット、マウスなどにおいてこの型の陰核腺腫瘍はまれである。

引用文献

1) Eckstein P, Zuckerman S. Morphology of the reproductive tract. In：*Reproductive cycle*.〈*Marshall's physiology of reproduction*〉Vol 1. part 1. Parkes AS (ed.) Longmans, London. pp43-155. 1960.

2) Pedersen T, Peters H. Proposal for a classification of oocytes and follicles in the mouse ovary. *J Reprod Fertil* 17：555-557, 1968.

3) Del Vecchio, FR. Normal development, growth, and aging of the female genital tract. In：*Pathobiology of the aging rat*, Vol I. Mohr U, Dungworth DL, Capen CC(eds). ILSI Press, Washington DC. pp331-349, 1992.

4) Hebel R, Stromberg MW. Female reproductive organs. In：*Anatomy and embryology of the laboratory rat*. BioMed Verlag, Wörthsee. pp81-88. 1986.

5) Branham WS, Sheehan DM, Zehr DR, et al. The postnatal ontogeny of rat uterine glands and age-related effects of 17 β-estradiol. *Endocrinology* 117：2229-2237, 1985.

6) Cheng HC, Johnson DC. Serum estrogens and gonadotropins in developing androgenized and normal female rats. *Neuroendocrinology* 13：357-365. 1974.

7) Dussault JH, Walker P, Dubois JD, et al. The development of the hypothalamo-pituitary axis in the neonatal rat：sexual maturation in male and female rats assessed by hypothalamic LHRH and pituitary and serum LH and FSH concentrations. *Can J Physiol Pharmacol* 55：1091-1097, 1977.

8) Döhler KD, Wuttke W, Serum LH, FSH, prolactin and progesterone from birth to puberty in female and male rats. *Endocrinoloy* 94：1003-1008, 1974.

9) Sell S, Nichols M, Becker FF, et al. Hepatocyte proliferation and α1-fetoprotein in pregnant, neonatal, and partially hepatectomized rats. *Cancer Res* 34：865-871. 1974.

10) Fishman RB, Branham WS, Streck RD, et al. Ontogeny of estrogen receptor messenger ribonucleic acid expression in the postnatal rat uterus. *Biol Reprod* 55：1221-1230, 1996.

11) Barraclough CA, Gorski RA. Studies on mating behaviour in the androgen-sterilized female rat in relation to the hypothalamic regulation of sexual behaviour. *J Endocrinol* 25：175-182, 1962.

12) Hendry WJ 3rd., Zheng X, Leavitt WW, et al. Endometrial hyperplasia and apoptosis following neonatal diethylstilbestrol exposure and subsequent estrogen stimulation in both host and transplanted hamster uteri. *Cancer Res* 57：1903-1908, 1997.

13) Katsuda S, Yoshida M, Watanabe G, et al. Irreversible effects of neonatal exposure to p-tert-octylphenol on the reproductive tract in female rats. *Toxicol Appl Pharmacol* 165：217-226, 2000.

14) Gellert RJ, Bakke JL, Lawrence NL. Persistent estrus and altered estrogen sensitivity in rats treated neonatally with clomiphene citrate. *Fertil Steril* 22：244-250, 1971.

15) Iguchi T. Cellular effects of early exposure to sex hormones and antihormones. *Int Rev Cytol* 139：1-57, 1992.

16) Maeda K, Adachi S, Inoue K, et al. Metastin/kisspeptin and control of estrous cycle in rats. *Rev Endocr Metab Disord* 8：21-29, 2007.

17) Uenoyama Y, Tsukamura H, Maeda KI. Kisspeptin/metastin：a key molecule controlling two modes of gonadotrophin-releasing hormone/luteinising hormone release in female rats. *J Neuroendocrinol* 21：299-304, 2009.

18) Aleksandar R, Pangus SA, Matzuk MM. Follicular development：mouse, sheep, and human models. In：*Knobil and Neill's physiology of reproduction*, Vol 1, 3rd ed. Neill JD (ed). Elsevier, Missouri. pp383-424. 2006.

19) Lawrence, LE, Richards JS. Ovulation. In：*Knobil and Neill's physiology of reproduction*, Vol 1, 3rd ed. Neill JD(ed). Else-

vier, Missouri. pp424-474. 2006.
20) **Stouffer RL**. Structure, function, and regulation of the corpus luteum. In : *Knobil and Neill's physiology of reproduction*, Vol 1, 3rd ed. Neill JD(ed). Elsevier, Missouri. pp475-526. 2006.
21) **Bondy CA, Zhou J, Arraztoa JA**. Growth hormone, insulin-like growth factors and the ovary. In : *Knobil and Neill's Physiology of reproduction*, Vol 1, 3rd ed. Neill JD(ed). Elsevier, Missouri. pp527-546. 2006.
22) **National Toxicology Program**. NTP Toxicology and carcinogenesis studies of nitrofurantoin (CAS No. 67-20-9) in F344/N rats and B6C3F1 mice (Feed studies). *Natl Toxicol Program Tech Rep Ser* 341 : 1-218, 1989.
23) **Gardner WU**. Ovarian and lymphoid tumors in female mice subsequent to Roentogen-ray irradiation and hormone treatment. *Proc Soc Exp Biol Med* 75 : 434-436, 1950.
24) **Marchant J**. The development of ovarian tumours in ovaries grafted from mice pretreated with dimethylbenzanthracene. Inhibition by the presence of normal ovarian tissue. *Br J Cancer* 14 : 514-518, 1960.
25) **Maekawa A, Onodera H, Matsushima Y, et al**. High yields of granulosa cell tumors/luteomas in F344 rat ovaries after transplacental administration of N-nitrosobis(2-oxopropyl) amine. *Jpn J Cancer Res* 81 : 1077-1080, 1990.
26) **Hammond DK, Zhu BT, Wang MY, et al**. Cytochrome P-450 metabolism of estradiol in hamster and kidney. *Toxicol Appl Pharmacol* 145 : 54-60, 1997.
27) **Yoshida M, Katashima S, Ando J, et al**. Dietary indol-4-carbinol promotes endometrial adenocarcinoma development in rats initiated with N-ethyl-N'-nitro-N-nitrosoguanidine, with induction of Cytochrome P450s in the liver and consequent modulation of estrogen metabolism. *Carcinogenesis* 25 : 2257-2264, 2004.
28) **Liehr JG, Ricci MJ, Jefcoate CR, et al**. 4-Hydroxylation of estradiol by human uterine myometrium and myoma microsomes : implications for the mechanism of uterine carcinogenesis. *Proc Natl Acad Sci USA* 92 : 9220-9224, 1995.
29) **Liehr JG, Ricci MJ**. 4-Hydroxylation of estrogens and markers of human mammary tumors. *Proc Natl Acad Sci USA* 93 : 3294-3296, 1996.
30) **Westwood FR**. The female rat reproductive cycle : a practical histological guide to staging. *Toxicol Pathol* 36 : 375-384, 2008.
31) **Yoshida M, Sanbuissyo A, Hisada S, et al**. Morphological characterization of the ovary under normal cycling in rats and its viewpoints of ovarian toxicity detection. *J Toxicol Sci* 34 : SP189-197, 2009.
32) **Freeman ME**. Neuroendocrine Control of the Ovarian Cycle of the Rat, In : *Knobil and Neill's physiology of reproduction*, Vol 2, 3rd ed. Neill JD (ed). Elsevier, Missouri. pp2327-2388. 2006.
33) **Sato J, Doi T, Wako Y, et al**. Histopathology of incidental findings in beagles used in toxicity studies. *J Toxicol Pathol* 25 : 103-134, 2012.
34) **Rier SE, Martin DC, Bowman RE, et al**. Endometriosis in rhesus monkeys (*Macaca mulatta*) following chronic exposure to 2,3,7,8-tetrachlorodibenzo-p-dioxin. *Fundam Appl Toxicol* 21 : 433-441, 1993.
35) **Arisawa K, Takeda H, Mikasa H**. Background exposure to PCDDs/PCDFs/PCBs and its potential health effects : a review of epidemiologic studies. *J Med Invest* 52 : 10-21, 2005.
36) **Ito A, Mafune N, Kimura T**. Collaborative work on evaluation of ovarian toxicity. 4) Two- or four-week repeated dose study of 4-vinylcyclohexene diepoxide in female rats. *J Toxicol Sci* 34 : SP53-58, 2009.
37) **Nozaki Y, Furubo E, Matsuno T, et al**. Collaborative work on evaluation of ovarian toxicity. 6) Two- or four-week repeated-dose studies and fertility study of cisplatin in female rats. *J Toxicol Sci* 34 : SP73-81, 2009.
38) **Sakurada Y, Kudo S, Iwasaki S, et al**. Collaborative work on evaluation of ovarian toxicity. 5) Two- or four-week repeated-dose studies and fertility study of busulfan in female rats. *J Toxicol Sci* 34 : SP65-72, 2009.
39) **Mayer LP, Pearsall NA, Christian PJ, et al**. Long-term effects of ovarian follicular depletion in rats by 4-vinylcyclohexene diepoxide. *Reprod Toxicol* 16 : 775-781, 2002.
40) **Shirota M, Soda S, Katoh C, et al**. Effects of reduction of the number of primordial follicles on follicular development to achieve puberty in female rats. *Reproduction* 125 : 85-94, 2003.
41) **Harada M, Kishimoto K, Hagiwara R, et al**. Infertility observed in female rats treated with N-acetyl-L-cysteine : Histopathological examination of ovarian follicles and recovery of fertility. *Congenit Anom*(*Kyoto*) 43 : 168-176, 2003.
42) **Sanbuissho A, Yoshida M, Hisada S, et al**. Collaborative work on evaluation of ovarian toxicity by repeated-dose and fertility studies in female rats. *J Toxicol Sci* 34 : SP1-22, 2009.
43) **Shirai M, Sakurai K, Saitoh W, et al**. Collaborative work on evaluation of ovarian toxicity. 8) Two- or four-week repeated-dose studies and fertility study of Anastrozole in female rats. *J Toxicol Sci* 34 : SP91-99, 2009.
44) **Sato N, Uchida K, Nakajima M, et al**. Collaborative work on evaluation of ovarian toxicity. 13) Two- or four-week repeated dose studies and fertility study of PPAR α/γ dual agonist in female rats. *J Toxicol Sci* 34 : SP137-146, 2009.
45) **Tsubota K, Kushima K, Yamauchi K, et al**. Collaborative work on evaluation of ovarian toxicity. 12) Effects of 2- or 4-week repeated dose studies and fertility study of indomethacin in female rats. *J Toxicol Sci* 34 : SP129-136, 2009.
46) **Tamura T, Yokoi R, Okuhara Y, et al**. Collaborative work on evaluation of ovarian toxicity. 2) Two- or four-week repeated dose studies and fertility study of mifepristone in female rats. *J Toxicol Sci* 34 : SP31-42, 2009.
47) **Kumazawa T, Nakajima A, Ishiguro T, et al**. Collaborative work on evaluation of ovarian toxicity. 15) Two- or four-week repeated-dose studies and fertility study of bromocriptine in female rats. *J Toxicol Sci* 34 : SP157-165, 2009.
48) **Ohtake S, Fukui M, Hisada S**. Collaborative work on evaluation of ovarian toxicity. 1) Effects of 2- or 4-week repeated-dose administration and fertility studies with medroxyprogesterone acetate in female rats. *J Toxicol Sci* 34 : SP23-29, 2009.
49) **Dodo T, Taketa Y, Sugiyama M, et al**. Collaborative work on evaluation of ovarian toxicity. 11) Effects of two- or four-week repeated-dose studies and fertility study of ethylene glycol monomethyl ether in female rats. *J Toxicol Sci* 34 : SP121-128, 2009.
50) **Ishii S, Ube M, Okada M, et al**. Collaborative work on evaluation of ovarian toxicity. 17) Effects of two- or four-week repeated-dose studies and fertility study of sulpiride in female rats. *J Toxicol Sci* 34 : SP175-188, 2009.
51) **Shibayama H, Kotera T, Shinoda Y, et al**. Collaborative

work on evaluation of ovarian toxicity. 14) Effects of two- or four-week repeated-dose studies and fertility study of atrazine in female rats. *J Toxicol Sci* 34 : SP147-156, 2009.
52) Taketa Y, Yoshida M, Inoue K, et al. A. Differential stimulation pathways of progesterone secretion from newly formed corpora lutea in rats treated with ethylene glycol monomethyl ether, sulpiride, or atrazine. *Toxicol Sci* 121 : 267-278, 2011.
53) Sato M, Shiozawa K, Uesugi T, et al. Collaborative work on evaluation of ovarian toxicity. 7) Effects of 2- or 4- week repeated dose studies and fertility study of cyclophosphamide in female rats. *J Toxicol Sci* 34 : SP83-89, 2009.
54) Tanaka H, Watanabe M, Asahi K, et al. Subacute toxicity test of 5-iodo-2'-deoxycytidine and 5-iodo-2'-deoxyuridine. *Pharmacometrics* 4 : 511-520, 1970.
55) Shiromizu K, Thorgeirsson SS, Mattison DR. Effect of cyclophosphamide on oocyte and follicle number in Sprague-Dawley rats, C57BL/CN and DBA/2N mice. *Pediatr Pharmacol* 4 : 213-221, 1984.
56) Highman B, Norvell MJ, Schellenberger TE. Pathological changes in female C3H mice continuously fed diets containing diethylstilbestrol or 17β-estradiol. *J Environ Pathol* 1 : 1-30, 1977.
57) Lumb G, Mitchell L, de la Iglesia FA. Regression of pathologic changes induced by the long-term administration of contraceptive steroids to rodents. *Toxicol Pathol* 13 : 283-295, 1985.
58) Schardein JL. Studies of the components of an oral contraceptive agent in albino rats. 1. Estrogenic component. *J Toxicol Environ Health* 6 : 885-894, 1980.
59) Stitzel K, McConnell RF, Dierckman TA. Effects of nitrosofurantoin on the primary and secondary reproductive organs of female B6C3F1 mice. *Toxicol Pathol* 17 : 774-781, 1989.
60) Newbold RR, Tyrey S, Haney AF, et al. Developmentally arrested oviduct : a structural and functional defect in mice following prenatal exposure to diethylbestrol. *Teratology* 27 : 417-426, 1983.
61) Newbold RR, Bullock BC, McLahlan JA. Exposure to diethylstilbestrol during pregnancy permanently alters the ovary and oviduct. *Biol Reprod* 28 : 735-744, 1983.
62) Newbold RR, Bullock BC, McLahlan JA. Progressive proliferative changes in the oviduct of mice following developmental exposure to diethylstilbestrol. *Teratog Carcinog Mutagen* 5 : 473-480, 1985.
63) Mori T. Abnormalities in the reproductive system of aged mice after neonatal estradiol exposure. *J Endocrinol Invest* 9 : 397-402, 1986.
64) Eroschenko VP, Cooke PS. Morphological and biochemical alterations in reproductive tracts of neonatal female mice treated with the pesticide methoxychlor. *Biol Reprod* 42 : 573-583, 1990.
65) Hall DL, Payne LA, Putnam JM, et al. Effects of methoxychlor on implantation and embryo development in the mouse. *Reprod Toxicol* 11 : 703-708, 1997.
66) Watanabe M, Tanaka H, Koizumi H, et al. General toxicity studies of tamoxifen in mice and rats. Preclin Rep *Cent Exp Inst Exp Anim* 6 : 1-36, 1980.
67) Ostrander PL, Mills KT, Bern HA. Long-term responses of the mouse uterus to neonatal diethylstilbestrol treatment and later sex hormone exposure. *JNCI* 74 : 121-135, 1985.
68) Maekawa A, Maita K. Changes in the uterus and vagina. In : *Pathology of the aging mouse*, Vol 1. Mohr U, Dungworth DL, Capen CC, et al(eds). ILSI Press, Washington DC. pp469-480. 1996.
69) Hart Elcock L, Stuart BP, Mueller RE, et al. Deciduoma, uterus, rat. In : *Genital system.〈Monographs on Pathology of Laboratory Animals〉*, Jones TC, Mohr U, Hunt RD (eds). Springer-Verlag, Berlin/Heidelberg. pp140-146. 1987.
70) Paranjpe MG, Shah SA, Denton MD, et al. Incidence of spontaneous non-neoplastic lesions in transgenic CBYB6F1-Tg(HRAS)2Jic mice. *Toxicol Pathol* 41 : 1137-1145, 2013.
71) Copeland-Hains D, Eustis SL. Specialized sebaceous glands. In : *Pathology of the Fischer rat*. Boorman GA, Eustis SL, Elwell MR, et al (eds). Academic Press, San Diego. pp279-293. 1990.
72) Maekawa A. Neoplasm of the female reproductive organs. In : *Atlas of tumor pathology of the Fischer rat*. Stinson SF, Schuller HM, Reznik G(eds). CRC Press, Florida. pp431-472. 1990.
73) Maekawa A. Tumors in ovary. In : *Tumours of the rat*, 2nd ed.〈*Pathology of Tumours in Laboratory Animals*〉 Vol 1. Turusov V, Mohr U(eds), IARC, Lyon. pp473-497. 1990.
74) Alison RH, Morgan KT, Haseman JK, et al. Morphology and classification of ovarian neoplasms in F344 rats and (C57BL/6×C3H) F1 mice. *J Natl Cancer Inst* 781 : 1229-1243, 1987.
75) Alison RH, Morgan KT, Montogomery CA. Ovary. In : *Pathology of the Fischer rat*. Boorman GA, Eustis SL, Elwell MR, et al(eds). Academic Press, San Diego, pp429-442. 1990.
76) Lemon PG, Gubareva AV. Tumor in the ovary. In : *Tumours of the mouse.〈Pathology of tumours in laboratory animals〉* Vol 2. Turusov V(ed). IARC, Lyon, pp385-410, 1979.
77) Morgan T, Alison RH. Tubular adenomas, ovary, mouse. In : *Genital system.〈Monographs on Pathology of Laboratory Animals〉* Jones TC, Mohr U, Hunt RD(eds). Springer-Verlag, Berlin/Heidelberg. pp22-30, 1987.
78) Morgan T, Alison RH. Cystadenoma, ovary, mouse. In : *Genital system.〈Monographs on Pathology of Laboratory Animals〉* Jones TC, Mohr U, Hunt RD (eds). Springer-Verlag, Berlin/Heidelberg. pp42-46. 1987.
79) Maekawa A, Maita K, Harleman JH. Changes in the ovary. In : *Pathology of the aging mouse*, Vol 1. Mohr U, Dungworth DL, Capen CC, et al(eds). ILSI Press, Washington DC. pp451-467. 1996.
80) Maekawa A. Neoplasia and preoplasia of the female genital tract. In : *Pathology of neoplasia and preoplasia in rodents*, Vol 2. Bannasch P, Gossner W(eds). Schattauer GmbH, Stuttgart. pp163-182. 1997.
81) Davis BJ, Dixon D, Herbert RA. Ovary, oviduct, uterus, cervix and vagina. In : *Pathology of the mouse*. Maronpot RR (ed). Cache Piver Press, Vienna(Illinois). pp409-443. 1999.
82) Maekawa A, Yoshida A. Susceptibility of the female genital system to toxic substances. In : *Pathology of the aging mouse*, Vol 1. Mohr U, Dungworth DL, Capen CC, et al(eds). ILSI Press, Washington DC. pp481-493. 1996.
83) Pour PM. Transplacental induction of gonadal tumors in rat by nitrosoamine. *Cancer Res* 46 : 4135-4138, 1986.
84) Yoshida M, Katsuda S, Kuroda H, et al. A spontaneous rat cystadenocarcinoma with papillary growth to the serosa. *J Toxicol Pathol* 12 : 155-158, 1999.
85) Maekawa A. Genital tumors in female rats-influence of chemicals and/or hormones and host factors on their occur-

rence. *J Toxicol Sci* 19：119-132, 1994.
86) Anisimov VN, Nikonov AA. Tumours of the vagina, uterus and oviduct. In：*Tumours of the rat*, 2nd ed.〈*Pathology of Tumours in Laboratory Animals*〉Vol 1. Turusov V, Mohr U (eds). IARC, Lyon. pp445-471. 1990.
87) Frith CH, Zuna RE, Morgan K. A morphologic classification of spontaneous ovarian neoplasm in three strains of mice. *J Natl Cancer Inst* 67：693-702, 1981.
88) Maekawa A, Hayashi Y. Granulosa/theca cell tumor, ovary, rat. In：*Genital System.*〈*Monographs on Pathology of Laboratory Animals*〉, Jones TC, Mohr U, Hunt RD(eds). Springer-Verlag, Berlin/Heidelberg, pp15-22. 1987.
89) Alison RH, Morgan KT. Granulosa cell tumor, ovary, mouse. In：*Genital System.*〈*Monographs on Pathology of Laboratory Animals*〉, Jones TC, Mohr U, Hunt RD(eds). Springer-Verlag, Berlin/Heidelberg, pp22-30. 1987.
90) Stoica G, Capen CC, Koestner A. Sertoli's cell tumor, ovary, rat. In：*Genital System.*〈*Monographs on Pathology of Laboratory Animals*〉, Jones TC, Mohr U, Hunt RD(eds). Springer-Verlag, Berlin/Heidelberg, pp30-36. 1987.
91) Maekawa A, Onodera H, Tanigawa H, et al. Experimental induction of ovarian Sertoli cell tumors in rats by N-nitrosoureas. *Environ Health Perspect* 73：115-123, 1987.
92) IARC. *International classification of rodent tumours. Part 1:The rat. 9. Female genital system*. Mohr U(ed). IARC, Lyon, 1997.
93) Nelson LW, Kelly WA, Weikel JH Jr. Mesovarian leiomyomas in rats in a chronic toxicity study of mesuprine hydrochloride. *Toxicol Appl Pharmacol* 23：731-737, 1972.
94) Alison RH, Morgan KT. Teratoma, ovary, mouse. In：*Genital system.*〈*Monographs on Pathology of Laboratory Animals*〉, Jones TC, Mohr U, Hunt RD(eds). Springer-Verlag, Berlin/Heidelberg, pp46-52. 1987.
95) Leininger JR, Jokinen MP. Oviduct, uterus and vagina. In：*Pathology of the Fischer rat*. Boorman GA, Eustis SL, Elwell MR, et al(eds). Acadmic Press, San Diego. pp443-459. 1990.
96) Munoz N, Dunn TB, Turusov VS. Tumor of the vagina and uterus. In：*Pathology of tumours in laboratory animals*, Vol 2. Turusov VS(ed). IARC, Lyon, pp359-383. 1979.
97) Maekawa A, Maita K. Changes in the uterus and vagina. In：*Pathology of the aging mouse*, Vol 1. Mohr U, Dungworth DL, Capen CC, et al(eds). ILSI Press, Washington DC. pp469-480. 1996.
98) Nagaoka T, Onodera H, Matsushima Y, et al. Spontaneous uterine adenocarcinomas in aged rats and their relation to endocrine imbalance. *J Cancer Res Clin Oncol* 116：623-628, 1990.
99) Maekawa A, Takahashi M, Ando J, et al. Uterine carcinogenesis by chemicals/hormones in rodents. *J Toxicol Pathol* 12：1-11, 1999.
100) Nagaoka T, Takeuchi M, Onodera H, et al. Sequential observation of spontaneous endometrial adenocarcinoma development in Donryu rats. *Toxicol Pathol* 22：261-269, 1994.
101) Deerberg F, Kaspareit J. Endometrial carcinoma in BD II/Han rats：Model of a spontaneous hormone-dependent tumors. *J Natl Cancer Inst* 78：1245-1251, 1987.
102) Goodman DG, Hildebrandt PK. Papillary adenoma, endometrium, rat. In：*Genital system.*〈*Monographs on Pathology of Laboratory Animals*〉. Jones TC, Mohr U, Hunt RD(eds). Springer-Verlag, Berlin/Heidelberg, pp78-80. 1987.
103) Goodman DG, Hildebrandt PK. Adenocarcinoma, endometrium, rat. In：*Genital system.*〈*Monographs on Pathology of Laboratory Animals*〉Jones TC, Mohr U, Hunt RD(eds). Springer-Verlag, Berlin/Heidelberg. pp80-82. 1989.
104) Takahashi M, Iijima T, Suzuki K, et al. Rapid and high yield induction of endometrial adenocarcinomas in CD-1 mice by a single intra-uterine administration of N-ethyl-N-nitrosourea combined with chronic 17β-estradiol treatment. *Cancer Lett* 104：7-12, 1996.
105) Yoshida M, Kudoh K, Takahashi M, et al. Inhibitory effects of uterine endometrial carcinogenesis in Donryu rats by tamoxifen. *Cancer Lett* 134：43-51, 1998.
106) Ando-Lu J, Takahashi M, Imai S, et al. High yield induction of uterine endometrial adenocarcinomas in Donryu rats by a single intra-uterine administration of N-ethyl-N'-nitrosoguanidine via the vagina. *Jpn J Cancer Res* 85：789-793, 1994.
107) Campbell JS. Adenoacanthoma, uterus, rat. In：*Genital system.*〈*Monographs on Pathology of Laboratory Animals*〉Jones TC, Mohr U, Hunt RD(eds). Springer-Verlag, Berlin/Heidelberg. pp110-115. 1987.
108) Goodman DG, Hildebrandt PK. Squamous cell carcinoma, endometrium/cervix, rat. In：*Genital system.*〈*Monographs on Pathology of Laboratory Animals*〉Jones TC, Mohr U, Hunt RD(eds). Springer-Verlag, Berlin/Heidelberg. pp82-83, 1987.
109) Goodman DG, Hildebrandt PK. Stromal polyp, endometrium, rat. In：*Genital system.*〈*Monographs on Pathology of Laboratory Animals*〉. Jones TC, Mohr U, Hunt RD(eds). Springer-Verlag, Berlin/Heidelberg, pp146-148, 1987.
110) Goodman DG, Hildebrandt PK. Stromal sarcoma, endometrium, rat. In：*Genital system.*〈*Monographs on Pathology of Laboratory Animals*〉. Jones TC, Mohr U, Hunt RD(eds). Springer-Verlag, Berlin/Heidelberg. pp70-72. 1987.
111) Solleveld HA. Leiomyoma, leiomyosarcoma, uterus, rat. In：*Genital system.*〈*Monographs on Pathology of Laboratory Animals*〉. Jones TC, Mohr U, Hunt RD(eds). Springer-Verlag, Berlin/Heidelberg, pp116-120, 1987.
112) Ito A, Mori M, Naito M. Induction of uterine hemagioendothelioma and lymphoma in (C57BL/6N×C3H/2N)F1 mice by oral administration of azathioprine. *Jpn J Cancer Res* 80：419-423, 1987.
113) Ward JM, Sheldon W. Expression of mononuclear phagocyte antigens in histiocytic sarcoma of mice. *Vet Pathol* 30：560-565, 1993.
114) Lacroix-Triki M, Lacoste-Collin L, Jozan S, et al. Histiocytic sarcoma in C57BL/6 J female mice is associated with liver hematopoiesis：review of 41 cases. *Toxicol Pathol* 31：304-309, 2003.
115) Karbe E. Granular cell tumors of genital organs, mice. In：*Genital system.*〈*Monographs On Pathology of Laboratory Animals*〉Jones TC, Mohr U, Hunt RD(eds). Springer-Verlag, Berlin/Heidelberg. pp282-286. 1987.
116) Sasahara K, Ando-Lu J, Nishiyama K, et al. Granular cell foci of the uterus in Donryu rats. *J Comp Pathol* 119：195-199, 1998.
117) Miyajima R, Hasegawa K, Yasui Y, et al. Nine cases of granular cell tumors in B6C3F1 mice. *J Vet Med Sci* 63：449-452, 2001.
118) Sobis H. Embryonal carcinoma, uterus, rat. In：*Genital system.*〈*Monographs on Pathology of Laboratory Animals*〉Jones TC, Mohr U, Hunt RD(eds). Springer-Verlag, Berlin/Heidelberg. pp134-137. 1987.

119) **Sekine T, Ito H, Tanaka T, et al**. Studies on the histogenesis of experimentally induced yolk sac tumor in rats. *Nihon Sanka Fujinka Gakkai Zasshi* 35：1999-2006. 1983.
120) **Sobis H**. Yolk sac carcinoma, rat. In：*Genital system.*〈*Monographs on Pathology of Laboratory Animals*〉Jones TC, Mohr U, Hunt RD(eds). Springer-Verlag, Berlin/Heidelberg, pp127-134. 1987.
121) **Sobis H**. Choriocarcinoma, uterus, rat. In：*Genital system.*〈*Monographs on Pathology of Laboratory Animals*〉Jones TC, Mohr U, Hunt RD(eds). Springer-Verlag, Berlin/Heidelberg. pp138-140. 1987.
122) **Yoshida M, Shiraki K, Kudoh K, et al**. A uterine choriocarcinoma in a virgin Donryu rat. *Toxicol Pathol* 25：644-646, 1997.
123) **Sobis H**. Teratoma, uterus, rat. In：*Genital system.*〈*Monographs on Pathology of Laboratory Animals*〉Jones TC, Mohr U, Hunt RD(eds). Springer-Verlag, Berlin/Heidelberg. pp120-126. 1987.
124) **Takeuchi M, Maekawa A, Tada K, et al**. Leukemias and vaginal tumors induced in female Donryu rats by continuous administration of 1-butyl-3,3-dimethyl-1-nitrosourea in the drinking water. *J Natl Cancer Inst* 56：1177-1181, 1976.
125) **Burek JD, Hollander CF**. High incidence of spontaneous cervical tumors in an inbred strain of Brown Norway rats (BN/Bi). *J Natl Cancer Inst* 57：549-554, 1976.
126) **Toyosawa K, Okimoto K, Koujitani T, et al**. Granular cell tumor of the female reproductive tract in Wistar rats. *J Toxicol Pathol* 10：63-65, 1997.
127) **Parker GA, Grabau J**. Adenoma, adenocarcinoma, clitoral gland. In：*Genital system.*〈*Monographs on Pathology of Laboratory Animals*〉. Jones TC, Mohr U, Hunt RD (eds). Springer-Verlag, Berlin/Heidelberg. pp169-176. 1987.
128) **Reznik GK**. Clitoral, preputial gland. In：*Atlas of Tumor Pathology of the Fischer Rat*. Stinson SF, Schuller HM, Reznik G(eds). CRC press, Florida, pp395-407. 1990.
129) **Seely JC, Boorman GA**. Mammary gland and specialized sebaceous glands (zymbal, preputial, clitoral, anal). In：*Pathology of the mouse*. Maronpot RR (ed). Cache River Press, Vienna (Illinois). pp613-635. 1999.

吉田　緑
内閣府 食品安全委員会

勝田真一
(一財)日本食品分析センター

各論 I
6 造血系

1. 解剖学的・生理学的特徴

1-1. 血液 blood

血液は、蛋白質などを含む電解質溶液中に血液細胞（血球）blood cell が浮遊している液体で、血液に抗凝固剤を加えて遠心分離すると、細胞成分（赤血球 erythrocyte、白血球 leukocyte、血小板 platelet）と液体成分（血漿 blood plasma）の2層に分かれる。全血液量はいずれの動物種でもおよそ体重の7〜8％に相当する。血球は酸素の運搬、免疫反応あるいは血液凝固に関与し、血漿は栄養成分、代謝産物、ホルモン、熱の運搬、酸塩基平衡の維持、組織間における水分代謝調節など生体の恒常性維持に重要な役割を演じている（表1）。

赤血球は柔軟性のある円盤状で中央が薄く両凹形 biconcave を呈する。大きさは動物種により異なるが直径5〜7μm、厚さ約2μmで、鳥類、魚類などを除いて核を持たない。赤血球内のヘモグロビン hemoglobin はα鎖2本とβ鎖2本が合わさった色素蛋白体で、各鎖にヘムという鉄を含んだ分子を1つずつ含んでいる。酸素はこのヘムの鉄に結合して運ばれる。赤血球の生成には鉄以外にDNA合成に関与するビタミンB12や葉酸が必要で、赤血球生成の促進には腎臓でつくられるエリスロポエチン erythropoietin が関与する。赤血球の寿命は、ヒトおよびイヌが約120日、サルが約100日、ラットが50〜60日、マウスが20〜30日であり、一般に動物の体が大きいほど寿命が長い。毒性影響を受けた血球や異常な赤血球の寿命はこれより短くなる。血中には網状赤血球 reticulocyte が約1〜3％存在する。網状赤血球は赤芽球 erythroblast が脱核した直後（約1日間）のもので、ギムザ染色標本では多染性を呈する。したがって、血中の網状赤血球の増減は骨髄 bone marrow における赤血球産生の指標になる。

白血球には、好中球 neutrophil、好酸球 eosinophil、好塩基球 basophil などの顆粒球 granulocyte と単球 monocyte およびリンパ球 lymphocyte があり、いずれも生体防御機構に深く関与している。リンパ球は形態的に、大、中、小リンパ球、および大型顆粒リンパ球 large granular lymphocyte（LGL）（自然免疫の細胞傷害作用を有するナチュラルキラー〔NK〕細胞）などに分けられる。これらの血球はすべて骨髄の造血幹細胞（CD34$^+$細胞）に由来する。血球の分化増殖に関して、赤血球、顆粒球、単球、巨核球などは骨髄や赤脾髄において、T細胞は胸腺、B細胞やLGLは白脾髄やリンパ節でそれぞれ完了しているので、末梢血中の細胞の多くは成熟型の非分裂細胞である。次に各血球の機能を簡単に示す。

1-1-1) 好中球 neutrophil

好中性顆粒を持つ顆粒球で、遊走能、貪食能、殺菌能などの機能をもつ。組織の病巣に向かって遊走して細菌や異物を貪食し、胞体内のリゾチームなどの酵素により分解する。

1-1-2) 好酸球 eosinophil

胞体内に好酸性顆粒を多数もつ細胞で、寄生虫に対する特異的な貪食破壊作用を有し、また即時型アレルギー反応に関与し、ヒスタミンを不活化する。貪食能、殺菌能は好中球に比べて弱い。

表1 血液の構成成分

血液（体重の7〜8％）	血漿 55％	・水（91〜92％） ・蛋白質（7.5％）（血清アルブミン、血清グロブリン〔α、β、γ〕） ・脂質（1％）（中性脂肪、遊離脂肪酸、コレステロール、リン脂質など） ・糖質（0.1％）（グルコースなど） ・アミノ酸 ・無機塩類（0.9％）（Na、Cl、K、Ca、Mgなど） ・尿素・その他の窒素化合物 ・ホルモン
	細胞成分 45％	・赤血球 ・白血球（リンパ球、単球、好酸球、好中球、好塩基球） ・血小板

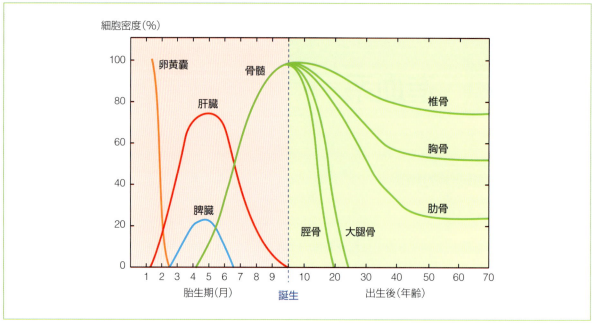

図1 ヒト造血臓器における細胞密度の変遷

1-1-3) 好塩基球 basophil

ヒスタミンやヘパリンを含む好塩基性顆粒を持ち、細胞膜上に多数のIgE・Fcレセプターが発現している。これにIgEが結合することで脱顆粒が生じ、アレルギー反応を引き起こす。

1-1-4) 単球 monocyte

白血球の中では最も大きく、核は腎臓形、馬蹄形など独特のくびれを持つ。核の網状構造は繊細で細胞質に空胞を持つ。組織でマクロファージmacrophageになる血球で活発な貪食能、殺菌能を有する。アメーバ運動により移動することができ、細菌など異物を取り込み消化する。このとき断片化した異物をもとに、クラスⅡMHC分子と結合させて細胞表面に提示（抗原提示）し、これをヘルパー細胞が認識して免疫反応が始まる。マウスの血中単球は、肝臓（56.4％）、肺（14.9％）、腹腔内（7.6％）および脾臓、腎臓、皮膚など（21.1％）に移行する。

1-1-5) リンパ球 lymphocyte

生体における「細胞性免疫cell-mediated immunity」と「液性免疫humoral immunity」など、免疫学的生体防御に主要な役割を果たしているのがリンパ球である。サイトカインを通じて密接に関わりあって免疫応答を形成しており、T細胞、B細胞、NK細胞などがある。T細胞は細胞性免疫に携わり、移植免疫、腫瘍免疫、細胞傷害などに関与する。B細胞は液性免疫、抗体産生に関与し、異物（感染微生物、腫瘍細胞など）を排除する。Bリンパ球は特異的抗原刺激により、形質細胞plasma cellに分化して初めて免疫グロブリンimmunoglobulinを産生するようになる。

1-1-6) 血小板 platelet

骨髄巨核球megakaryocyteから産生される2μm程度の小さな血球で、止血に関与する。血中での寿命は3～10日である。血小板には、濃縮顆粒、α顆粒、ミトコンドリア、グリコーゲン粒子があり、濃縮顆粒にはセロトニン、ADP、Ca^{2+}が含まれる。血管が損傷し血小板がコラーゲンに触れると粘着し（一次凝集）、セロトニン、ADPにより二次凝集を起こして血小板血栓を形成する。次いで、損傷部位からのトロンボプラスチンの放出、血漿蛋白質との反応により線維性血栓が形成され、血管内皮細胞が血栓を覆い血管壁の修復が完了する。線維性血栓は線溶現象によって除去される。

1-2. 骨髄 bone marrow

哺乳類で最初に造血が認められるのは卵黄嚢yolk sacであり、造血細胞は卵黄嚢血島領域blood islandにある中胚葉性細胞群を起源として、血管内皮細胞とともに発生する。有核で胚型ヘモグロビンを持つ。胎児（仔）循環の形成後、造血は卵黄嚢から肝臓、脾臓へ移るが、この時期に肝臓には脱核赤血球、巨核球、顆粒球、リンパ球、単球が認められる。ヒトでは胎齢5ヵ月頃から骨髄で造血が始まり、出生時には造血の場が骨髄へ移行している。妊娠期間が短いマウスやラットにおいて骨髄で造血が活発になるのは生後4～7日頃からである（図1）。

骨髄は骨の中央部の髄腔および海綿質に存在し、赤血球、白血球および血小板になる造血幹細胞を含む。骨髄は全身の骨格に分布し、総骨髄腔marrow cavityは重量として体重の約4％に相当する。骨髄腔は成長に伴い容積を増すが、造血に必要な容積を超えると、その分が脂肪に置き換わる（脂肪髄fatty marrow）。このため、成人の赤色髄は脊椎vertebrae、骨盤pelvis、肋骨rib、胸

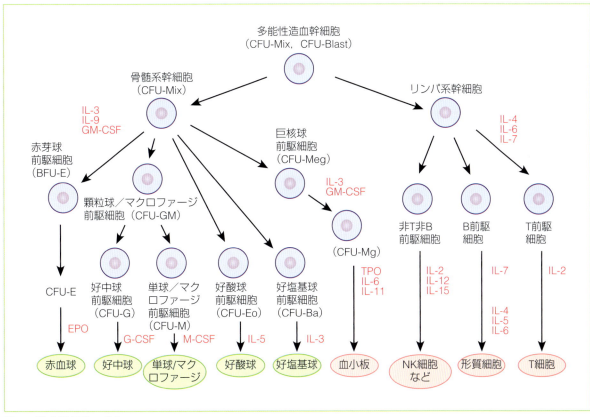

図2 造血幹細胞の分化
CFU＝colony forming unit（コロニー形成細胞）、BFU＝burst forming unit（バースト形成細胞）、CFU-Mix＝混合コロニー形成細胞、CFU-Blast＝芽球コロニー形成細胞、E＝erythroid（赤芽球系）、G＝granulocyte（好中性顆粒球）、M＝monocyte/macrophage（単球／マクロファージ）、Eo＝eosinophil（好酸球）、Ba＝basophil（好塩基球）、Meg＝megakaryocyte（巨核球）、IL＝Interleukin（インターロイキン）、CSF＝colony-stimulating factor（コロニー刺激因子）、EPO＝erythropoietin（エリスロポエチン）、TPO＝thrombopoietin（トロンボポエチン）

骨 sternum、頭蓋骨 skull、大腿骨 femur の近位端など体の中心部に認められる。これはイヌやサルでも同様である。骨髄は骨組織に囲まれた空間にあってその容積は変わらないため、造血細胞が増加した場合は過形成（赤色髄 red marrow）となり、減少した場合は血管拡張や出血あるいは脂肪増加を伴う萎縮を認める。脂肪細胞は造血細胞の減少により生じたスペースを補填する働きをする。

骨髄は造血幹細胞 hematopoietic stem cell から成熟血液細胞までの造血細胞群と、これらを支える造血誘導微小環境 hematopoietic inductive microenvironment を構成する細胞群、ならびに骨格筋、結合組織、骨、毛細血管、心筋細胞などに分化する間葉系幹細胞 mesenchymal stem cell と血管内皮前駆細胞 endothelial progenitor cell と呼ばれる細胞群からなる。

骨髄内には自己複製 self-renewal および分化 differentiation の能力を併せ持つ造血幹細胞が存在する。多能性造血幹細胞（CD34$^+$）は赤芽球前駆細胞（BFU-E）、顆粒球／マクロファージ前駆細胞（CFU-GM）、巨核球前駆細胞（CFU-Meg）およびリンパ球系幹細胞など、さまざまな分化段階の細胞を経て各種の成熟血液細胞となる（図2）。これら造血細胞の分化誘導および増殖の過程において、さまざまなインターロイキン interleukin やコロニー刺激因子 colony-stimulating factor が複雑に関与している（図2）。

造血誘導微小環境を構成する主な細胞は、小動脈から静脈洞にいたる血管を構成する細胞、その外側の外膜細胞、線維芽細胞 fibroblast、脂肪細胞 adipocyte、マクロファージなどで、Tリンパ球も造血を調整する重要な細胞である。これら細胞間には間質成分として、ラミニン laminin、フィブロネクチン fibronectin、酸性ムコ多糖質、膠原線維などが存在して造血に関与している。

骨髄中には赤芽球系や顆粒球・単球系細胞が小集団となっていることがしばしば観察される。特に、赤芽球では集団の中央にマクロファージが位置しており、これを赤芽球島 erythroblast islet と呼ぶ。細胞の接着面では物質の受け渡しや脱核に関与して、鉄や細胞成分を貪食してその保存と再利用が行われる。

骨髄で産生された血球は血液の構成成分となって全身を還流するので、血液検査は骨髄機能を把握する良い指標となるが、骨髄における血球産生と末梢血球数の変動傾向は必ずしも一致するとは限らない。したがって、造血系の毒性評価にあたっては血液と骨髄の両者を総合的に調べることが重要である場合がある。血液細胞の形態観察は、通常の組織標本（HE 染色）では難しいので、血液あるいは骨髄塗抹標本を作製して高倍率（1,000倍）

表2 ヒトとラットの骨髄分画の比較

	ヒト	ラット
総骨髄系細胞	53.6 (49.2〜65.0)	39.4±4.3 (%)
骨髄芽球	0.9 (0.2〜1.5)	1.0±0.5
前骨髄球（好中性）	3.3 (2.1〜4.1)	1.7±0.7
骨髄球（好中性）	12.7 (8.2〜15.7)	4.0±0.4
後骨髄球（好中性）	15.9 (9.6〜24.6)	5.2±1.1
成熟好中球	19.8 (15.5〜26.2)	23.8±3.7
好酸球	3.1 (1.2〜5.3)	3.1±1.4
好塩基球・肥満細胞	<0.1 (0〜0.2)	0.4±0.3
総赤芽球系細胞	25.6 (18.4〜33.8)	36.0±14.4
前赤芽球	0.6 (0.2〜1.3)	0.8±0.5
好塩基性赤芽球	1.4 (0.5〜2.4)	4.4±1.4
多染性赤芽球	23.6 (18.3〜22.8)	30.8±2.8
リンパ球	16.2 (11.1〜23.2)	19.7±3.0
形質細胞	1.3 (0.4〜3.9)	0.1±0.1
単球	0.3 (0〜0.8)	2.0±0.4
巨核球	<0.1 (0〜0.4)	0.2±0.3
マクロファージ	0.3 (0〜0.9)	0.6±0.4
M/E比	2.3 (1.5〜3.3)	1.09

ヒトは成人12人、ラットはWistar雄、9週齢、10匹のデータ（松本清司ら，順天堂医学33, p77, 1987）

での観察が有用である。この光顕的観察によって、前赤芽球や骨髄芽球以降の血球を形態的に分類することができる。血球は一般に、幼若な細胞（骨髄芽球myeloblastや前骨髄球proerythroblast）ほど、胞体が大きく、核は繊細な染色質（クロマチン）chromatinと明瞭な核小体nucleolusを持ち、細胞質cytoplasmはリボソームribosomeに富むので、濃青色に染まる特徴がある。次に血球種ごとの形態的特徴を概説する。

1-2-1）赤血球系細胞 erythroid cell

骨髄の赤芽球系細胞はヒト骨髄細胞の約25％（ラットは35〜45％）を占める（表2）。BFU-E、CFU-Eを経て赤血球に分化する細胞で、BFU-Eが成熟赤芽球になるまでに12〜15日を要する。赤芽球erythroblastで最も幼若な細胞は前赤芽球である。前赤芽球は大型の円形細胞で、細胞質は濃青色を呈し、クロマチンは非常に繊細で濃青紫色の核小体が確認できる。好塩基性赤芽球は前赤芽球より小さく、細胞質はより濃青色に染まる。核クロマチンはやや繊細さを欠き凝集がはじまる。核小体ははっきりしないものが多い。多染性赤芽球では、核クロマチンの濃縮が著明となり、細胞質が淡青〜灰色を呈する。これはヘモグロビン（赤色）とRNA（青色）が混ざって多彩な色調を呈することによる。赤芽球系細胞はおよそ5回分裂した後、正染性赤芽球が脱核して網状赤血球となり血中へ移行する。なお、赤芽球細胞の形態的特徴については動物種間に大きな相違はみられない。

1-2-2）顆粒球系細胞 myeloid cell

顆粒球系細胞はヒト骨髄細胞の約50％（ラットは30〜40％）を占める。細胞質内に顆粒を持つ細胞群で、特殊顆粒specific granule（二次顆粒secondary granule）の染色性から好中性neutrophilic、好酸性eosinophilicおよび好塩基性basophilicに分けられる。形態的には最も幼若な骨髄芽球myeloblastから前骨髄球promyelocyte、骨髄球myelocyte、後骨髄球metamyelocyteを経て成熟顆粒球になる。顆粒にはミエロペルオキシダーゼmyeloperoxidase、リゾチーム、ナフトールAS-Dクロロアセテートエステラーゼなどが存在する。

❶ 骨髄芽球 myeloblast

比較的大きい細胞で、核は円形〜類円形で、N/C（核／細胞質）比はやや大きい。核クロマチンは非常に繊細であるが、その色調は前赤芽球に比べて淡く、核小体を認める。細胞質に顆粒は認められない。

❷ 前骨髄球 promyelocyte

骨髄芽球と同等か、やや大きい細胞である。核クロマチンは繊細であるが、核小体が不明瞭なものがある。細胞質は広く青さが残り、アズール顆粒azurophilic granule（一次顆粒primary granule）がみられる。マウスやラットではこの時期から核のドーナツ形化が始まり、一部の前骨髄球では特殊顆粒を認めるものがある。

❸ 骨髄球 myelocyte

骨髄球は大きさが前骨髄球と成熟球の中間で、分裂能を持つ最終段階の血球である。細胞質にはアズール顆粒と特殊顆粒の両方が存在し、特殊顆粒によって次の3種に分類する。

- **好中性骨髄球** neutrophilic myelocyte は、細胞質に微細な好中性顆粒とアズール顆粒を有し、核クロマチンが凝集してやや濃く染まり、核小体はみえない。マウスやラットの骨髄球の核はドーナツ状を呈し、核幅は成熟球に比べてかなり広い。イヌ、サル、ウサギなどの齧歯類以外の動物の核は類円形～腎臓形である。
- **好酸性骨髄球** eosinophilic myelocyte は、好中性骨髄球に比べてサイズがやや大きく、マウスやラットでは橙色に染まり、輪郭が明瞭な好酸性顆粒が多数確認できる。イヌやサルでは顆粒の数は少ない。核形は好中性骨髄球と同様である。
- **好塩基性骨髄球** basophilic myelocyte は細胞質に暗紫色の好塩基性顆粒とアズール顆粒を認める。核形は他の顆粒球と類似する。

好中性・好酸性・好塩基性後骨髄球 neutrophilic, eosinophilic and basophilic metamyelocyte：後骨髄球の大きさは成熟細胞と同じか、やや大きい程度である。細胞質にはアズール（一次）顆粒が少し残っている場合が多い。核は腎臓形～「U字」形で、核クロマチンは凝集して濃染する。マウスやラットではリング状の核の穴の部分がさらに大きくなる。

❹ **好中球** neutrophil

細胞質は明るく繊細な好中性顆粒を含むが、マウスやイヌでは顆粒がほとんど染まらない。核のクロマチンは凝集している。核形が「U字」や「S字」など紐状であるものを桿状核好中球 band neutrophil、核が切れて分節しているものを分節核好中球 segmented neutrophilと分類する。マウスやラットでは分節がはっきりしないので、くびれがある血球を分節核球とする。なお、ウサギとモルモットの好中性顆粒は、普通染色（ロマノフスキー Romanowsky 染色）で強く赤みを帯びて染まるので、特に偽好酸球と呼ばれる。

❺ **好酸球** eosinophil

好中球よりややサイズが大きく、細胞質に橙色の好酸性顆粒を含む。核形はマウスやラットではリングが捻れた「8の字」のもの、ウサギでは2～3個の分節核がよくみられる。

❻ **好塩基球** basophil

細胞質に好塩基性顆粒を含むが、顆粒が染まらず白く抜けてみえるものがある。顆粒の数は成熟に伴い減少する傾向がある。核形は他の顆粒球と似るが、ラットでは核の輪郭が滑らかではなくギザギザにみえるものがある。マウスでは好塩基球はほとんどみられない。

1-2-3) 骨髄リンパ球 marrow lymphocyte

Bリンパ球、Tリンパ球、非特異的免疫に関与するNK細胞などは、いずれも前駆細胞のまま骨髄を出て、骨髄外組織、例えばT細胞は胸腺で、B細胞やNK細胞は脾臓およびリンパ節、一部は骨髄で分化・成熟する。

リンパ球はヒト、ラットともに骨髄細胞の約20%を占めるが、加齢に伴いその数は減少する。未熟型であるリンパ芽球は骨髄芽球に似るが、核クロマチンがやや豊富で網状構造がやや荒い。Bリンパ球由来の形質細胞は、核が偏在して細胞質は塩基性で核周囲に明庭がみられる特徴的な形態を呈する。反応性の形質細胞症、あるいは骨髄腫では、細胞質辺縁が糖質に富む免疫グロブリンにより好酸性に染まるものがあり、炎状細胞 flaming cell と呼ばれる。

1-2-4) その他の細胞

❶ **単球・マクロファージ系**
monocyte-macrophage lineage

単球、マクロファージともに強い貪食能をもつ。単球は大型で細胞質は広く灰青色を呈する。核はやや繊細で、腎臓形などを呈し、切れ込みや凹凸を認める。マウスやラットではドーナツ状のものがある。単球は、骨髄から血中に入り、約2日後に組織内に入り、マクロファージになる。肺胞マクロファージ、腹腔内マクロファージ、破骨細胞、ミクログリア細胞、クッパー細胞などである。マクロファージは非常に大きく、細胞膜は偽足状で、細胞質には空胞や貪食による封入体を認める。マウスでは、血中の単球は比較的短時間のうちに、肝臓（56.4%）、肺（14.9%）、腹腔内（7.6%）および脾臓、腎臓、皮膚など（21.1%）の組織へ移行して組織マクロファージとなる。

❷ **巨核球** megakaryocyte

成熟巨核球は骨髄細胞の中で最も大きく（直径50 μm以上）、淡青色の細胞質は極めて広くアズール顆粒を多数含む。核は内分裂 endomitosis によって通常2～16に分節している。細胞の辺縁部の細胞質の断片化により血小板が生成される。1個の巨核球から約4,000～8,000個の血小板が産生される。

❸ **肥満細胞** mast cell

大きな濃青～紫色の円形顆粒が細胞質に多数充満し、核は不明瞭である。

2. 非腫瘍性病変

2-1. 血液

2-1-1) 末梢血球の減少
decrease of peripheral blood cells

末梢血における血球の数的減少は、その細胞名に減少症（-penia）の語尾を付けて表現する。血球全体の減少は、血球減少症 hemocytopenia と総称される。特定の系

統細胞が減少する場合は、赤血球減少症 erythrocytopenia、白血球減少症 leuko(cyto)penia、リンパ球減少症 lymphocytopenia と呼称される。血小板の減少は、血小板減少症 thrombo(cyto)penia と呼称される。

❶ 赤血球減少症 erythrocytopenia

赤血球減少症は、赤血球の産生過程の障害、赤血球の破壊や喪失の亢進などを原因とし、末梢血中の赤血球数が減少するものであり、貧血 anemia と通称される。貧血は、病因的に再生不良性貧血 aplastic anemia、鉄欠乏性貧血 iron deficiency anemia、巨赤芽球性貧血 megaloblastic anemia、溶血性貧血 hemolytic anemia に大別できる。また、貧血は赤血球数、ヘマトクリットおよびヘモグロビン値より算出される赤血球指数、すなわち平均赤血球容積 mean corpuscular volume（MCV）、平均赤血球ヘモグロビン量 mean corpuscular hemoglobin（MCH）、平均赤血球ヘモグロビン濃度 mean corpuscular hemoglobin concentration（MCHC）、および網状赤血球数により捉えられ、この赤血球指数に基づき、大球性正色素性貧血（MCVの増大、MCHCは正常）、正球性正色素性貧血（MCV、MCHCともに正常）、小球性低色素性貧血（MCV、MCHCともに低下）に分類できる。

再生不良性貧血では、造血多能性幹細胞の障害により、造血3系統のすべてが減少するため、汎血球減少症や骨髄低形成をきたす。血液形態的には正球性正色素性または大球性正色素性貧血を呈する。末梢血では赤血球、白血球および血小板のすべてが減少するが、網状赤血球の増加はみられない。本症は、先天性と後天性に分けられ、さらに後天性には特発性（一次性）と二次性がある。先天性としては、ヒトではファンコニ Fanconi 貧血があり、動物ではそれに似るものとして an/an マウスの貧血、さらに造血幹細胞の増殖異常を示す W/W^V マウス、造血の微小環境などに異常が生じる Sl/Sl^d マウスなどが知られている[1]。特発性再生不良性貧血の原因は不明であるが、遺伝子異常や免疫学的要因の関与が示唆されている。一方、続発性再生不良性貧血は、X線、放射性物質、抗がん剤、ベンジン benzene、無機砒素化合物、クロラムフェニコール chloramphenicol、抗生物質、抗痙攣剤、抗甲状腺剤、鎮痛剤、糖尿病治療薬などの多数の薬物や化学物質により惹起される可能性がある[2]。

鉄欠乏性貧血は、体内鉄量の不足による赤芽球でのヘモグロビン合成の低下によるものであり、小球性低色素性貧血を呈する。本症は、末梢血での低色素赤血球、赤血球の大小不同 anisocytosis、変形赤血球 poikilocytosis、血液生化学検査での血清フェリチンの低値、総鉄結合能や不飽和鉄結合能の上昇、骨髄検査での赤芽球における細胞質の狭小化や辺縁不整、さらに鉄芽球の著しい減数やマクロファージにおける貯蔵鉄の著しい減少を特徴とする。ラットでは、赤血球の大小不同や変形赤血球は正常でもみられることがある。鉄欠乏の原因としては、胃や上部小腸の障害などによる鉄吸収の障害、腫瘍や消化管潰瘍などに伴った出血に基づく鉄喪失の増大、妊娠および授乳による鉄需要の増大などがあげられる。なお、鉄欠乏以外の原因によりヘム合成が障害されて発生する貧血として、ビタミンB6の欠乏、鉛中毒、薬物による鉄芽球性貧血 sideroblastic anemia や、先天性のトランスフェリン欠損による無トランスフェリン血症 atransferrinemia がある。

巨赤芽球性貧血は、ビタミンB12や葉酸の欠乏による赤芽球でのDNA合成障害に基づくものであり、核と細胞質の成熟不一致をみる巨大赤芽球の出現を特徴とする。ビタミンB12や葉酸の欠乏は、消化管障害による吸収障害、妊娠や悪性腫瘍などによる需要の増大により生じ、特にビタミンB12の吸収に関しては、胃粘膜から分泌される内因子 intrinsic factor が重要であり、その欠乏を原因とする貧血を悪性貧血 pernicious anemia と呼ぶ。このような貧血は、末梢血では大球性を呈し、骨髄では巨大後骨髄球や巨大桿状核好中球の出現、血液生化学検査では血清ビタミンB12あるいは葉酸の低値、間接ビリルビンの高値、ハプトグロビンの低値などを特徴とする。薬剤性の巨赤芽球性貧血は、メトトレキサート methotrexate やトリメトプリム trimethoprim などの葉酸拮抗剤、6-メルカプトプリン 6-mercaptoprine、アザチオプリン azathioprine、5-フルオロウラシル 5-fluorouracil、Ara-C、ヒドロキシウレア hydroxyurea などの代謝拮抗剤などにより誘発される[3,4]。

溶血性貧血 hemolytic anemia は、循環中の成熟赤血球が過剰に破壊されることにより生じるものであり、正球性正色素性または大球性正色素性の貧血を呈する。末梢血では、球状赤血球、標的赤血球、破砕赤血球などの異常赤血球が出現し、血液生化学検査では血清のLDHの上昇、間接ビリルビンの増加、ハプトグロビンの低下、尿検査ではウロビリン増加、ヘモグロビン陽性（血管内溶血時）、骨髄検査では赤芽球の増加などがみられる。赤血球が血管内で破壊される場合を血管内溶血、網内系細胞に補足されることによって破壊される場合を血管外溶血と呼ぶ。後者は、脾臓の赤脾髄の組織球による赤血球貪食を主体とし、肝臓においてもクッパー細胞による貪食像として確認できる。薬剤性の血管内溶血は、投薬後の短時間で顕著にみられることが多い。溶血により生じたヘモグロビンの量がハプトグロビンの結合能を超えると、フリーのヘモグロビンが腎尿細管に沈着して障害を及ぼすことがある。薬剤性溶血の発生には、免疫が関与する場合と薬剤の酸化作用に起因する場合がある。前者は、キニン quinine、ペニシリン penicillin、セファロスポリン cephalosporin 系抗生物質などにより、また後者は塩化カリ、アセチルフェニルヒドラジン acetylphenylhydrazine、アミノピリン aminopyrine などで起こる。機序が不詳であるが、砒素、鉛、α-ペニシラミン α-penicillamine などによっても溶血が生じる。また、血液疾患以外に、慢性疾患、肝疾患、腎疾患、内分泌疾患などの基礎疾患を背景とする二次性貧血がある。

❷ 白血球減少症 leuko(cyto)penia

白血球減少症は、末梢血中における白血球数が減少した状態である。減少している細胞は、白血球分画（好中球、リンパ球、好酸球、好塩基球、単球）により特定でき、好中球が主体の場合は好中球減少症 neutropenia と呼ばれる。白血球減少が極度な場合は、無顆粒球症 agranulocytosis と呼ばれる状態になる。

白血球減少症は、骨髄における白血球の産生や放出の低下、末梢での破壊、または消費の亢進、体内分布の異常により生じる。骨髄での産生低下は、放射線照射、薬剤、栄養障害、再生不良性貧血などの血液疾患、がんの骨髄転移などに起因し、末梢での破壊の亢進は自己免疫性疾患や脾機能亢進により、また体内分布の異常は重度の細菌感染による循環プールから辺縁プールへの移動と、骨髄プールからの放出が間に合わないことにより発生する。好中球減少症を惹起する薬剤は、抗がん剤、鎮痛消炎剤、抗神経剤、抗痙攣剤、抗甲状腺剤、循環剤、抗ヒスタミン剤、抗菌剤、抗ウイルス剤など多岐に及ぶが、その発生には顆粒球前駆細胞を標的とする中毒性と、顆粒球前駆細胞と成熟顆粒球を標的とする免疫学的機序が関与するものに大別される。リンパ球減少症は、抗がん剤、ステロイド剤や放射線などのリンパ球に対する細胞傷害作用により誘発される。また、ヒトでは先天性疾患である重症複合型免疫不全症 severe combined immunodeficiency においてもみられる。なお、好酸球減少症、単球減少症、好塩基球減少症はいずれも単独ではまれな症候である。

❸ 血小板減少症 thrombo(cyto)penia

成因により血小板の産生低下、破壊や消費の亢進、分布の異常、喪失に分けられる。

血小板の産生低下は、骨髄への腫瘍細胞の浸潤などによる骨髄低形成を原因とする場合や、ビタミン B12 あるいは葉酸欠乏での巨核球の成熟障害による場合がある。前者は、骨髄の巨核球数が減少するが、巨核球や血小板に形態異常はみられない。後者は、骨髄の巨核球は正常もしくは増加するが、未熟や多核の巨核球が出現する。また、ビタミン B12 や葉酸が正常な場合の無効造血では、しばしば巨核球や血小板の形態異常が顕著となり、特に小型巨核球の出現は骨髄異形成症候群 myelodysplastic syndrome（MDS）の特徴の1つである。

血小板の破壊や消費の亢進による血小板の減少は、免疫学的機序による血小板破壊や血栓形成に伴う消費の増加によるものが主体である。この場合、血小板の形態は正常であるが、細片状の破砕赤血球や溶血に関連した網状赤血球の増加と赤血球の大小不同症を伴う。骨髄の巨核球は正常もしくは増加する。薬物に起因する免疫学的機序による血小板減少はリファンピシン rifampicin やアスピリン aspirin などで知られている。血小板の分布異常は、脾臓における血小板貯留の増大によるものである。この場合は、骨髄の巨核球数は正常もしくは増加する一方、末梢血中の血小板数は減少する。血小板の喪失は、多量出血による血小板の体外喪失によるものであり、骨髄の巨核球数は正常もしくは増加する。

2-1-2）末梢血球の増加
increase of peripheral blood cells

末梢血における血球の数的増加は、その細胞名に増加症（-osis）の語尾を付けて表現する。血球全体の増加は、血球増加症 hemocytosis と総称され、また細胞ごとに増加する場合は赤血球増加症 erythrocytosis、白血球増加症 leukocytosis、リンパ球増加症 lymphocytosis と呼称される。血小板の増加は血小板増加症 thrombocytosis と呼称される。

❶ 赤血球増加症 erythrocytosis

赤血球増加症は、多血症 polycythemia とも呼ばれ、末梢血の赤血球数やヘモグロビン濃度が増加している状態であり、脱水、下痢などにより循環血漿量が減少した場合にみられる相対的赤血球増加症と、赤血球の絶対数が増加している絶対的赤血球増加症に分けられる。絶対的赤血球増加症は、骨髄増殖性疾患である真性赤血球増加症 polycythemia vera などを含む血液細胞側の異常に起因する一次性と、低酸素症やエリスロポエチン産生腫瘍などの原疾患による二次性がある。薬物性の赤血球増加症は、蛋白質同化ホルモン、男性ホルモン、エリスロポエチンなどにより惹起される。自然発生変化としてエリスロポエチン産生腫瘍の1つである肝細胞癌が、2年齢の B6C3F1 マウスに発症したときの血液データと血漿中エリスロポエチン濃度を示す（表3）。非担がんマウスに比較して担肝細胞癌マウスでは、血漿中エリスロポエチン濃度が増加し、赤血球数、ヘモグロビン濃度およびヘマトクリット値が増加する[5]。さらに、担肝細胞癌マウスでは、網状赤血球数の比率には変化はないが、網状赤血球数の絶対数は増加する。本結果では、MCV と MCH が低下しているが、変化がない場合もある[6,7]。

❷ 白血球増加症 leukocytosis

白血球増加症には、好中球増加症 neutrophilia、リンパ球増加症 lymphocytosis、好酸球増加症 eosinophilia、単球増加症 monocytosis、好塩基球増加症 basophilia および類白血病反応 leukemoid reaction が含まれ、これらの中では好中球増加症が最も高頻度に発生する。好中球増加症の原因は、骨髄での産生や放出の亢進、血管壁での辺縁プールから循環プールへの移動などがあるが、最も一般的な要因としては、感染症や炎症に基づく顆粒球コロニー刺激因子 granulocyte colony-stimulating factor（G-CSF）の産生増加によるものである。毒性試験では、壊死を伴った乳腺腫瘍や皮膚・皮下腫瘍、皮膚潰瘍、尿路感染症などで顕著にみられる。なお、重傷感染症では桿状核球比率の増加や幼若な後骨髄球が出現し、核の左方移動がみられる。薬剤性としては、副腎皮質ステロイ

表3 2年齢B6C3F1マウスにおける血液データと血漿中エリスロポエチン濃度

	非担がんマウス (15)[b]	担肝細胞癌マウス (10)[b]
赤血球数（×10⁴/mL）	859±44[a]	1244±225**
ヘモグロビン濃度（g%）	12.5±0.6	15.6±2.7**
ヘマトクリット値（%）	36±3	44±9*
MCV（m³）	42±3	35±3**
MCH（pg）	14.6±0.6	12.6±0.7**
MCHC（%）	34.7±2.8	35.7±2.8
白血球数（×10²/mL）	38±22	42±19
血小板数（×10⁴/mL）	145±30	137±42
網状赤血球数の比率（%）	1.6±0.6	1.6±0.4
網状赤血球数（×10⁴/mL）	13.0±5.1	20.3±6.3*
エリスロポエチン濃度（mU/mL）	25.5±4.5	38.8±9.6*

a) Mean±S.D.、b) カッコ内の数字は動物数、*＝有意差あり $p<0.05$、**＝有意差あり $p<0.01$
MCV＝平均赤血球容積、MCH＝平均赤血球ヘモグロビン量、MCHC＝平均赤血球ヘモグロビン濃度

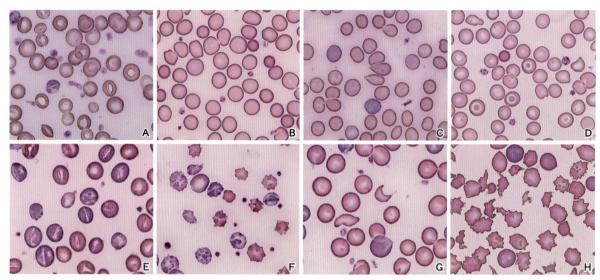

写真1 末梢血における赤血球の形態異常
ラット、メイ・ギムザ染色。 A：菲薄赤血球。B：球状赤血球。C：涙滴赤血球。D：標的赤血球。E：有口赤血球。F：有棘赤血球。G：有角赤血球。H：断裂赤血球。

ドが好中球の産生と放出の亢進、辺縁プールから循環プールへの移動を促進し、エピネフリンも循環プールへの移動を促進することで末梢血の好中球が増加する。なお、薬物の大量投与に伴う非特異的ストレス時においても、末梢プールからの動員による好中球増加を主体とする生理的白血球増加 physiological leukocytosis がみられることがあり[8]、薬物の毒性評価においては留意する必要がある。好酸球増加症は、主に寄生虫感染や薬剤アレルギーを含むアレルギー疾患においてみられる。リンパ球増加症は、ウイルス性感染症によるものが主体を占めるが、薬剤や外傷などの他の疾患でもみられる。類白血病反応は、単に白血球が著増するだけでなく、幼若顆粒球が出現することから白血病に似るが、背景に白血球増加の原因となる基礎疾患、すなわち結核を含めた重症の細菌感染やG-CSF産生腫瘍などが存在する。また、薬物アレルギーによっても発生するが、その場合は主にリンパ球の増加をみる。

❸ 血小板増加症 thrombocytosis

血小板増加は、一次性（腫瘍性）、二次性（反応性）、生理的増加に分けられる。一次性血小板増加は、主に慢性骨髄増殖性疾患によるものであり、しばしば大型の血小板が出現する。二次性血小板増加は、感染や炎症に伴うものであり、トロンボポエチンやIL-6の上昇によって生じる。また、鉄欠乏性貧血や出血時においてもエリスロポエチンの作用により血小板の産生が亢進する。

2-1-3) 変形赤血球 poikilocyte

末梢血中の赤血球は、赤血球数、ヘマトクリット値、ヘモグロビン量などの変動に伴う大きさ（巨赤血球 megalocyte、大赤血球 macrocyte、小赤血球 microcyte）や染色性の変化（多染性 polychromasia、寡染性 hypochromasia）以外に、さまざまな形態異常を示す（写真1）。血液塗抹標本で観察できる赤血球の形態異常は、それぞれ特定の名称で呼ばれており、背景にある病態と密接に関わっていることが多い。以下に代表的な赤血球の

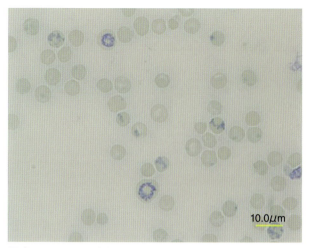

写真2　ハインツ小体
ラット、末梢血、アセチルフェニルヒドラジン誘発、ニューメチレンブルー染色。

形態異常について記述する。

❶ 菲薄赤血球 leptocyte
　正常赤血球に比べて厚みがなく、かつヘモグロビン含量が少ないことを反映して赤血球中央部の染色性が低下し、環状にみえる。扁平赤血球planocyteとも呼ばれる。小型の菲薄赤血球は、鉄欠乏性貧血や鉄芽球性貧血で出現し、大型の菲薄赤血球はサラセミア、閉塞性黄疸、肝硬変などで出現する。

❷ 球状赤血球 spherocyte
　赤血球が縮小し、中央部が不明瞭となったものである。自己免疫性溶血性貧血などで出現する。

❸ 楕円赤血球 elliptocyte
　赤血球が楕円状となったものである。鉄欠乏性貧血や巨赤芽球性貧血などでみられる。

❹ 鎌状赤血球 sickle cell
　赤血球が細長く両端の尖った鎌状を呈するものである。異常ヘモグロビン症でみられる。

❺ 涙滴赤血球 dacryocyte
　赤血球の一端より尾状の突起が出現し、涙の滴状あるいは水滴状を呈するものである。西洋梨形赤血球とも呼ばれる。骨髄線維症、サラセミアなどで出現し、薬物投与によるハインツ小体生成時にもみられることがある。

❻ 標的赤血球 target cell
　細胞質の中心にヘモグロビンの凝集による隆起が生じ、標的様にみえるものである。血球サイズが小型の場合は鉄欠乏性貧血、サラセミアなどでみられ、大型の場合は胆道閉塞性肝疾患などで出現する。

❼ 有口赤血球 stomatocyte
　一面が陥凹した厚いカップ状を呈し、口裂赤血球とも呼ばれる。血液pHの低下、赤血球膜Na^+ポンプ障害、アルコール性肝障害、胆道閉塞症などでみられ、またクロルプロマジン、プロカイン、クロロキン、ビンクリスチン、ビタミンAやビタミンEなどの投与によっても出現する。人口産物としても生じることがあり、注意を要する。

❽ 有棘赤血球 acanthocyte
　赤血球成分の異常により、多数の突起が生じ、金平糖状を呈する赤血球である。突起の先端部は丸みを帯びる。肝障害などに伴って出現する。

❾ 有角赤血球 horned cell
　赤血球膜の異常により、赤血球表面に1〜6本の突起が生じたものである。溶血性貧血などでみられる。サイズ的には正常赤血球と大差ない。

❿ 断裂赤血球 schizocyte
　赤血球膜の破壊により複雑な形をとり、ヘルメット型や三角形など変化を伴うものである。溶血性貧血や尿毒症などで出現する。

2-1-4）ハインツ小体 Heinz body

　ハインツ小体（**写真2**）は、赤血球内の過酸化物処理能力を上回る酸化物が生じることにより硫化ヘモグロビンなどの変性ヘモグロビンが生成し凝集したものと考えられている[2]。酸化剤 oxidant drugであるアセチルフェニルヒドラジン acetylphenylhydrazine、アミノピリン、ニトロベンゾール nitrobenzol、アニリン anilineなどによって発生する。血液塗抹標本では、ブリリアントグリーン brilliant greenあるいはメチルバイオレット methyl violetを用いた超生体染色により、それぞれ緑色、青紫色あるいは赤紫色に染色される2〜3μm大の小体として、通常は数個、時に十数個が観察される。電子顕微鏡では、赤血球内に限界膜を持たない高電子密度の細顆粒状物質の小塊として観察される。酸化剤によるハインツ小体の形成には、著しい種差があり、イヌはマウスやラットに比べて感受性が高い。これはイヌの赤血球では、カタラーゼおよびグルコース-6-リン酸脱水素酵素の活性が低いために、還元型グルタチオンのプールサイズが小さく、過酸化物が貯留しやすいためと考えられている[9]。なお、ブリリアント・クリスタルブルー brilliant cresyl blue染色では、網状赤血球の顆粒細糸状物質も青色に染色されるので、ハインツ小体との鑑別が必要になる。網状赤血球の顆粒細糸状物質は、不定型かつハインツ小体よりも大型で、顆粒細糸状物質の網状集塊としてみられる。なお、ニュートラルレッド neutral redとブリリアントグリーンを用いた超生体染色では、ハインツ小体は緑色に、網状赤血球の顆粒細糸状物質は赤色に

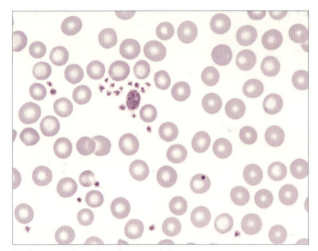

写真3　ハウエル・ジョリー小体
正常 ddy マウスの末梢血、メイ・ギムザ染色。

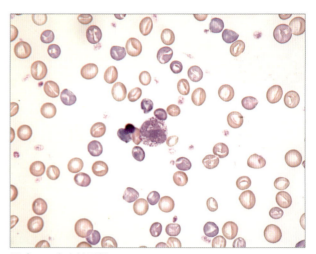

写真5　中毒性顆粒
ラット、末梢血、自然発生、メイ・ギムザ染色。

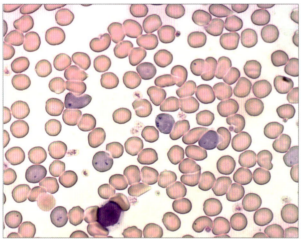

写真4　好塩基性斑点
マウス、末梢血、薬物誘発、メイ・ギムザ染色。

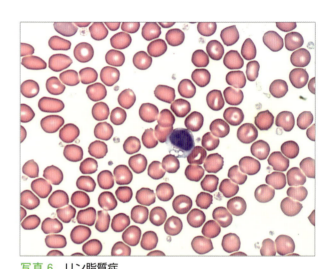

写真6　リン脂質症
ラット、末梢血、薬物誘発、メイ・ギムザ染色。リンパ球における複数の小空胞。

染色される。

2-1-5）ハウエル・ジョリー小体 Howell-Jolly body

ハウエル・ジョリー小体（**写真3**）は、赤芽球あるいは赤血球に好塩基性の径1μm程度の封入体としてみられ、赤血球の成熟過程に残存した核成分と考えられている。DNA あるいは RNA 合成阻害剤、6-メルカプトプリンや5-フルオロウラシルなどの核分裂阻害剤などで誘発される悪性貧血、巨赤芽球性貧血、あるいは摘脾後に多数出現する。なお、ラットでは正常でもみられる。

2-1-6）好塩基性斑点 basophilic stippling

好塩基性斑点は、多染性赤血球に微細な青灰色を呈する顆粒としてみられる（**写真4**）。この顆粒は、赤血球の段階まで残存したミトコンドリアと RNA の凝集物と考えられ[10,11]、鉛、水銀、アニリンなどによる中毒性貧血や巨赤芽球性貧血で出現する。

2-1-7）中毒性顆粒 toxic granule

中毒性顆粒は、ライト Wright あるいはメイ・ギムザ May-Giemsa 染色により赤紫色に染色される顆粒として、成熟好中球に出現する（**写真5**）。このような顆粒を有する好中球では、しばしば空胞形成 cytoplasmic vacuolization、核濃縮 pyknosis、核肥大 nuclear hypertrophy などもみられる。この変化は、重症感染症や悪性腫瘍などにより好中球の消費が亢進している状態、あるいは顆粒球コロニー刺激因子（G-CSF）の投与によって出現する。ヒトではトルエンによる中毒性顆粒の増加が報告されている[12]。

2-1-8）リン脂質症 phospholipidosis

リン脂質症は、種々の器官・組織にリン脂質が蓄積する病態であり、血液・網内系細胞ではリンパ球やマクロファージにみられる（**写真6**）。血液塗抹標本では、リンパ球などに単一あるいは複数の小空胞として観察され、微細形態的には同心円状の層板小体 concentric lamellar

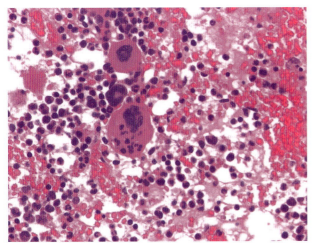

写真7　エンペリポレーシス
ラット、胸骨骨髄、抗がん剤誘発、HE染色。巨核球に複数の好中球が侵入。

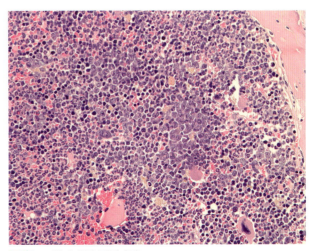

写真8　造血細胞異形成症
マウス、大腿骨骨髄、放射線照射、HE染色。異型な顆粒球系細胞の巣状増生。

body としてリソソーム lysosome に蓄積してみられる[13]。薬物性リン脂質症は、陽イオン性両親媒性化合物 cationic amphiphilic compound により誘発される[14]。

2-1-9）エンペリポレーシス emperipolesis

エンペリポレーシスは、主に巨核球内に無傷の好中球、赤血球やリンパ球が出現するものである（**写真7**）。正常でもわずかにみられるが、慢性持続性出血、化膿性病変、腫瘍形成などに伴う造血亢進が顕著となった動物で高頻度にみられる[15,16]。実験的には、インターロイキン-6 interleukin-6[17]、ビンクリスチン vincristine[18]、リポ多糖類[19]の投与や瀉血[20]により誘発できる。発生機序は十分に解明されていないが、少なくとも白血球と巨核球の接着分子の関与が示唆されている。

2-1-10）造血細胞異形成症
hematopoietic cell dysplasia

造血細胞の形態異常を伴った変化であり、赤血球系、顆粒球系および巨核球の個々あるいはすべてにみられる（**写真8**）。赤血球系の場合は、赤血球異形成症 dyserythropoiesis と呼ばれ、赤血球系細胞における多核化 multinuclearity、核の断片化 nuclear fragmentation、巨赤芽球 megaloblastosis や環状鉄芽球 ringed sideroblast の出現を特徴とする。顆粒球系の場合は、顆粒球異形成症 dysgranulopoiesis と呼ばれ、顆粒球系細胞における巨大化 giant form、核の低分葉 hyposegmentation や過分葉 hypersegmentaion、奇異な核形 bizzar nuclear shape の出現、さらに細胞内顆粒の量、サイズおよび染色性の異常を特徴とする。巨核球の場合は、巨核球のサイズ異常、多倍数化、あるいは核の小型化、分散化や断裂化を特徴とする。このような変化は、3′-アジド-3′-デオキシシチジン 3′-azido-3′-deoxycytidine、2′,3′-ジデオキシシチジン 2′,3′-dideoxycytidine などの化学物質の投与により[21,22]、またビタミンB12や葉酸欠乏[23]によっても惹起

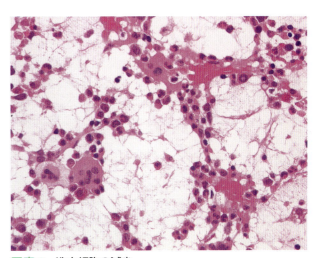

写真9　造血細胞の減少
サル、胸骨骨髄、薬物誘発、HE染色。全系統の造血細胞が減少。

される。

2-2. 骨髄

2-2-1）萎縮性病変

❶ 造血細胞の減少 decrease of hematopoietic cell

■ **同義語**　細胞成分の減少 hypocellularity、低形成 hypoplasia、萎縮 atrophy

■ **組織学的特徴**　生理的範囲を超える骨髄有核細胞の減少がみられる（**写真9**）。一般的には、変化が緩やかに進行する場合は、単に造血細胞の減少と脂肪細胞の増加として観察されるのみであるが、急激に進行する場合は標的細胞の核濃縮 pyknosis や核破砕 karyorrhexis がみられ、出血、浮腫、巣状壊死を伴うことがある。造血細胞の減少が顕著な場合は、骨髄腔の大半を脂肪組織が占めることになり、骨髄組織全体が肉眼的に黄色調を呈し脂肪髄と称される状態になる。また、制限給餌により骨髄

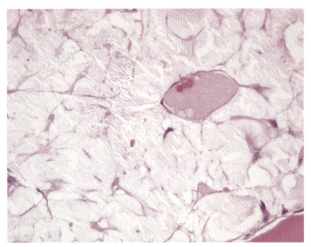

写真 10　脂肪細胞の漿液萎縮
サル、大腿骨骨髄、薬物誘発、HE 染色。

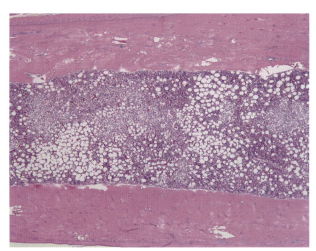

写真 11　限局性骨髄萎縮
SD ラット、大腿骨骨髄、自然発生、HE 染色。

細胞が減少すると報告されており[24]、薬物投与により摂餌量が低下した場合には、薬物作用との関連性を慎重に吟味する必要がある。悪液質 cachexia などにより高度に衰弱した動物では、非特異的変化として、骨髄細胞成分の減少と脂肪細胞の萎縮に続き、縮小した脂肪細胞と元々の脂肪細胞の占有領域との間に生じた空間に漿液成分が滲出し、膠様髄 gelatinous marrow、あるいは脂肪細胞の漿液萎縮 serous atrophy of fat[25]と呼ばれる状態になることがある（**写真 10**）。

■**解説**　造血細胞の減少は、主に減少した細胞成分に基づき、赤血球系低形成 erythroid hypoplasia、顆粒球系低形成 myeloid hypoplasia、巨核球低形成 megakaryocyte hypoplasia および汎血球低形成 panhypoplasia と呼ばれ、末梢血では赤血球減少症 erythrocytopenia、顆粒球減少症 granulocytopenia、血小板減少症 thrombocytopenia および汎血球減少症 pancytopenia となる。なお、顆粒球系または赤血球系のいずれかの減少は、赤血球系細胞と顆粒球系細胞の比率（M/E 比）の変動として捉えることができる。

赤血球系細胞の分化・成熟は、腎臓で産生されるエリスロポエチンで促進される。エリスロポエチンの産生あるいは作用に対して、男性ホルモンは増強、女性ホルモンは拮抗作用を示し、サイロキシン thyroxin、コルチゾール cortisol、成長ホルモンも二次的作用を及ぼす。したがって、腎障害や内分泌障害を起こす物質は、二次的に赤血球系の低形成を惹起しうる。また、赤血球系の低形成は慢性炎症、腫瘍、衰弱、甲状腺機能低下、副腎皮質機能低下、慢性腎疾患や慢性肝疾患においてみられるが[26~28]、各分化段階にある赤血球系の細胞に形態学的変化はなく、また骨髄中の鉄色素が増加してみられる[26,28~30]。このような骨髄中の鉄色素の増加は、鉄色素が減少する鉄欠乏性貧血[31]との鑑別に重要である。そのほかに、赤血球系細胞の減少は、クロラムフェニコール、抗ウイルス剤、化学療法剤などによる直接的作用や硫酸銅や腫瘍壊死因子（TNF）などによる二次的作用[19,32~36]、

さらに葉酸の吸収や代謝を障害するフェニトイン phenitoine などの抗痙攣剤[37]、赤芽球の分化異常を伴う巨赤芽球性貧血を誘発する 6-メルカプトプリンやアザチオプリンなどによって惹起される[38]。造血細胞の低形成を引き起こす機序としては、化学物質が造血細胞の増殖や分化に直接的に抑制作用を示す場合、および化学物質の投与により何らかの免疫機序が関与して二次的に造血細胞の増殖や分化が抑制される場合に大別される。前者は、実験によって比較的容易に再現できるが、後者は再現が困難な場合がしばしばある。

顆粒球系造血の低下は、クロラムフェニコールやセファロスポリンなどの種々の化学療法剤や抗生物質、抗高血圧剤、フェニルブタゾン phenylbutazone、グリセオフルビン griseofulvin などで惹起される[37,39~42]。

❷ 限局性の骨髄萎縮
focal atrophy of bone marrow

■**同義語**　限局性の造血細胞減少 focal depletion of hematopoietic cell

■**組織学的特徴**　骨髄組織における造血細胞の限局的な減少であり、単発あるいは多発する[43,44]（**写真 11**）。病巣内では、造血細胞が減数するとともに、細線維性間質が増加し、しばしばマクロファージが混在する。

■**鑑別診断**　類似の変化に肉芽腫性病変があるが、限局性の骨髄萎縮と異なり、マクロファージの集簇が主体である。しかし、限局性の骨髄萎縮においてもマクロファージの浸潤が目立つことがあり、両者の関連性も示唆されている[43]。

■**解説**　本変化は、ラットの加齢性病変として、雄に比べて雌に高率に発生する。病理発生は不詳であるが、病的意義は乏しいと考えられている[43]。

2-2-2）炎症性病変
❶ 肉芽腫性病変 granulomatous lesion
■**同義語**　肉芽腫性炎 granulomatous inflammation、肉

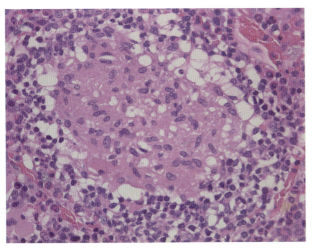

写真 12　肉芽腫性病変
F344 ラット、大腿骨骨髄、自然発生、HE 染色。

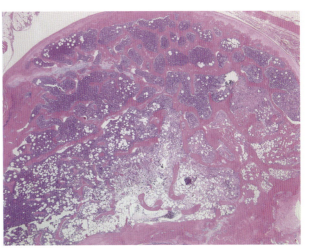

写真 14　限局性の線維化
ラット、大腿骨骨髄、自然発生、HE 染色。

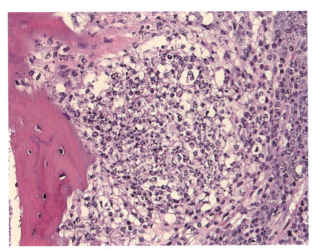

写真 13　炎症性変化
ラット、大腿骨骨髄、自然発生、HE 染色。膝関節の炎症に随伴。

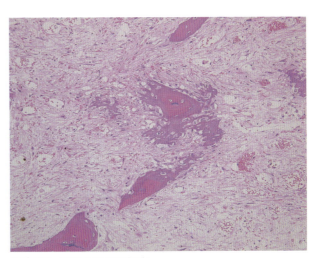

写真 15　びまん性の線維化
ラット、大腿骨骨髄、抗がん剤誘発、HE 染色。

芽腫 granuloma

■**組織学的特徴**　卵形、紡錘形あるいは細長い核と比較的豊富な好酸性胞体を有するマクロファージが、時に単核球浸潤を伴って集簇してみられる（**写真 12**）。変化は、単発あるいは多発し、顕著な場合は骨髄腔をほぼ埋めつくしてみられる。

■**解説**　本病変は、F344 ラットの加齢性病変として、雄に比べ雌に高率に発生する[43,44]。

❷ 炎症性変化 inflammatory change

■**組織学的特徴**　好中球を主とする炎症性細胞の浸潤としてみられ、しばしば細菌増殖、線維素性滲出液、膿瘍、出血などを伴う（**写真 13**）。

■**解説**　尿路閉塞、乳腺や表在性の壊死性腫瘍、皮膚潰瘍などからの細菌感染による敗血症 sepsis が主な原因となる[44,45]。衰弱動物や免疫系を強く障害する薬剤を投与された動物において発生することがある。

2-2-3) 変性病変

❶ 線維化 fibrosis

■**同義語**　骨髄線維症 myelofibrosis

■**組織学的特徴**　骨髄における線維芽細胞や線維細胞の増生と線維成分の増加よりなる。病変は、限局性（**写真 14**）あるいはびまん性に発生し、時折骨新生を伴う（**写真 15**）。

■**鑑別診断**　類似病変として骨髄の限局性萎縮や間質細胞過形成があるが、病変を構成する主体成分が線維成分であることで鑑別する。また、マウスの線維性骨異栄養症 fibrous osteodystrophy にも部分的に似るが、病変の主座や通常は骨や類骨の増生をみない点で識別する。

■**解説**　限局性の線維化は、若齢ラットでの報告があり、骨髄組織の炎症や壊死などの障害に関連した二次性変化と考えられている[44]。ヒトの骨髄線維症は、全身の骨髄組織の線維化とともに、血液学的および免疫学的異常を示す特異的骨髄増殖性疾患の1つであり、原因不明の特発性骨髄線維症とほかの疾患に続発する続発性骨髄線維症がある。これに対して、ラットやマウスの骨髄線

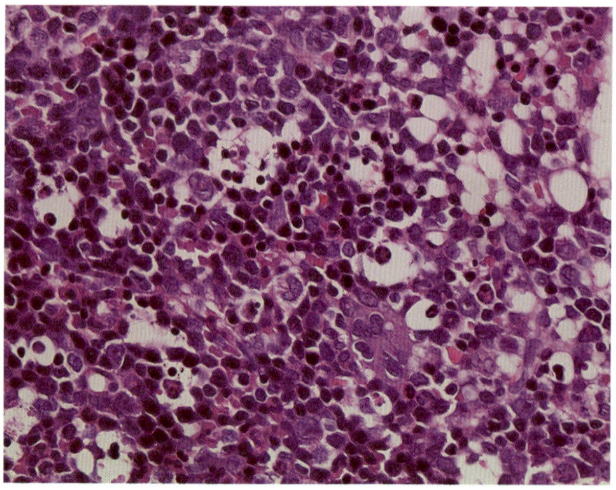

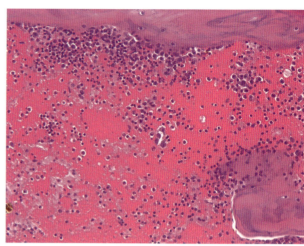

写真 18　出血
瀕死期ラット、胸骨骨髄、自然発生、HE 染色。

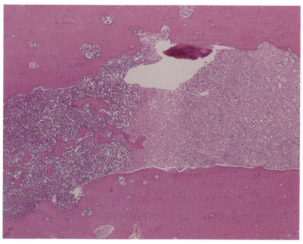

写真 16　壊死、単細胞性
ラット、大腿骨骨髄、抗がん剤誘発、HE 染色。

写真 17　梗塞
ラット、大腿骨骨髄、自然発生、HE 染色。

維化は血液学的および免疫学的に異常を伴わず[43]、ヒトとは異なった病態であることが示唆されている。実験動物では、ガンマー線照射、抗がん剤、感染や悪性腫瘍による骨髄障害に随伴する二次性変化、あるいは骨硬化症あるいは骨腫などの初期病変[46]としてみられるが、原発性の報告はない[47]。イヌでは、不反応性貧血 nonresponsive anemia を示すものがあり、ヒトとの類似性を示す例も一部で報告されている[47]。なお、毒性試験においては骨髄線維症の用語は、ヒトの病態との混同を避ける意味においても慎重に用いる必要がある。

❷ 壊死 necrosis
■組織学的特徴　壊死は、核の濃縮、崩壊や融解、ならびに胞体の空胞化などを特徴として、散在性、巣状あるいはびまん性にみられ、多くはマクロファージにより貪食・処理される（写真 16）。
■解説　薬剤による造血細胞障害では、特定の分化段階にある細胞や特定の系統の細胞が標的となることがある。また、毒素、炎症、循環障害などによっても発生することがある。

❸ 梗塞 infarction
■組織学的特徴　骨髄組織の凝固壊死としてみられる（写真 17）。壊死部分は、好酸性顆粒状の細胞崩壊物よりなる。梗塞原因となる血栓や腫瘍塞栓などがみられることがある。
■解説　梗塞は、血栓形成、腫瘍塞栓あるいは血管狭窄などによる血流障害を主な原因とする。老齢のラットやマウスでまれに発生する。

❹ 出血 hemorrhage
■組織学的特徴　骨髄組織における限局性あるいはびまん性出血としてみられる（写真 18）。
■鑑別診断　鬱血 congestion とは、赤血球が血管外に漏出していることで鑑別する。
■解説　薬剤による骨髄障害や極度の衰弱などによる骨髄低形成、梗塞、細菌感染による炎症性変化などに伴う非特異的変化として発生する。

❺ 色素沈着 pigmentation
■同義語　ヘモジデリンの沈着 deposition of hemosiderin、ヘモジデリン沈着症 hemosiderosis、ヘモジデリンの増加 increase of hemosiderin
■組織学的特徴　褐色色素を含有するマクロファージが限局性、散在性またはびまん性にみられる（写真 19）。
■解説　褐色色素の多くはヘモジデリンであり、通常は貯蔵鉄として骨髄組織内のマクロファージに蓄積されており、造血反応に応じて増減する。したがって、貧血動物におけるヘモジデリン沈着量の確認は、貧血の種類や原因を推し測る上で重要である。巣状の沈着は、骨髄組織における局所出血を示唆する。

❻ 血管洞拡張 vascular sinus dilatation
■同義語　血管拡張症 vascular ectasia

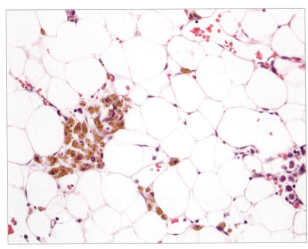
写真19　色素沈着（ヘモジデリン）
サル、大腿骨骨髄、自然発生、HE 染色。

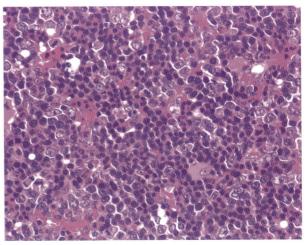
写真21　赤血球系細胞の増加
ラット、大腿骨骨髄、薬物誘発性の溶血性貧血、HE 染色。

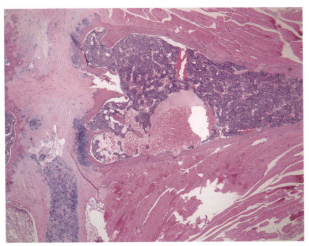
写真20　血管洞拡張
ラット、胸骨骨髄、自然発生、HE 染色。

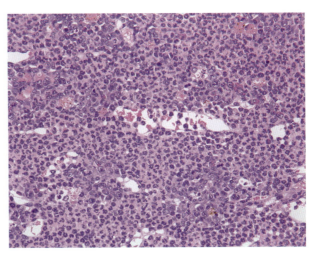
写真22　顆粒球系細胞の増加
マウス、大腿骨骨髄、自然発生、HE 染色。

■**組織学的特徴**　骨髄組織中の血管が部分的に拡張してみられる（写真20）。血管内皮細胞に核異型はなく、また異常分岐などの血管構造上の異常もみられない。

■**鑑別診断**　血管系腫瘍との鑑別が必要である。血管拡張は、正常な血管と同様な内皮細胞により構成されており、内皮細胞の異型や多層化、ならびに分岐異常の有無が鑑別点となる。

■**解説**　血管拡張は、高週齢のラットやマウスにまれに自然発生する。また、骨髄毒性物質を投与されたイヌ[45]やラット[48]で誘発される。

2-2-4）増殖性病変

❶ 造血細胞の増加 increase of hematopoietic cell

■**同義語**　細胞成分増加 hypercellularity、造血細胞過形成 hematopoietic cell hyperplasia、造血細胞増生 hematopoietic cell proliferation、骨髄過形成 bone marrow hyperplasia

■**組織学的特徴**　骨髄組織における造血細胞の増加であり、赤血球系細胞（写真21）、顆粒球系細胞（写真22）、巨核球（写真23）のいずれか、あるいはすべて（写真24）が増生する。造血が顕著に亢進している場合は、骨梁骨や皮質骨の吸収により、造血の場である骨髄腔が拡大する。また、まれに造血細胞が栄養管を伝って骨髄組織外に出て増生することもある[43]。強い炎症反応の急性期では、骨髄より分節球の血中放出が亢進し、一時的に分節球が減少してみられる[45]。

■**鑑別診断**　類白血病反応と呼ばれる激しい顆粒球造血は[49]、白血病との鑑別が必要となる。類白血病反応は、各分化段階の造血細胞が揃っていること、核や細胞に異型性が少ないこと、脾臓などの増殖の場で組織構造の破壊がないことなどで白血病と鑑別する。

■**解説**　骨髄組織は造血亢進に伴い脂肪組織が減少し、肉眼的に赤色調が強まるが、赤血球造血の場合は暗赤色調、顆粒球造血の場合は桃赤色調が強くなる。また、造血要求に応じて、脾臓では髄外造血 extramedullary hematopoiesis が亢進する。髄外造血は、肝臓や副腎などでもみられることがあるが、一般的にはごく弱い程度にとどまる。

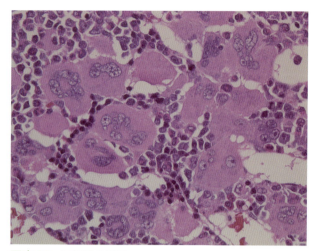

写真 23 巨核球の増加
ラット、大腿骨骨髄、自然発生、HE 染色。

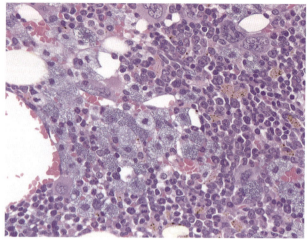

写真 25 肥満細胞症
ラット、大腿骨骨髄、自然発生、HE 染色。

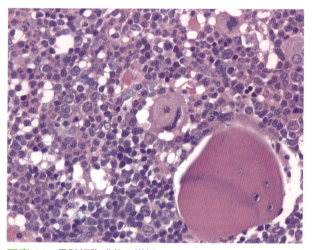

写真 24 骨髄細胞成分の増加
ラット、大腿骨骨髄、自然発生、HE 染色。造血 3 系統の増加。

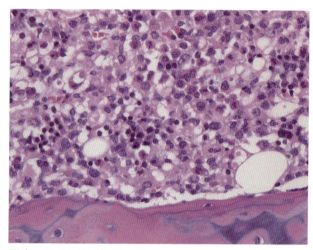

写真 26 骨髄間質細胞過形成
ラット、大腿骨骨髄、自然発生、HE 染色。

　赤血球造血の亢進 increased erythropoiesis は、失血や溶血 hemolysis に対する反応としてみられる。失血による場合は、造血亢進に伴いヘモジデリンが減少する[45]。溶血性貧血に伴う場合は、鬱血が目立ち、マクロファージによる赤血球貪食 erythrophagocytosis やヘモジデリン沈着が増加してみられる[11]。また、造血が亢進した状態では、時折二核の多染性正赤芽球 binucleate rubricyte が出現し、循環赤血球にハウエル・ジョリー Howell-Jolly 小体がみられることがある[45,47]。

　顆粒球造血の亢進は、一般的には炎症性変化に関連してみられる。骨髄組織では、後骨髄球、桿状・分節核球が優勢を占めるが、各分化段階の細胞が揃っている[45,47]。

　巨核球増加は、炎症性疾患、感染症、溶血性貧血などに伴う血小板の消費や破壊によりみられ、時に高倍数性 hyperploidy を示す[47]。このような変化は、貧血に対する反応以外に、BALB/c マウスにポリエチレングリコール rHuMGDF polyethyleneglycol-rHuMGDF を投与することで誘発できる[50]。

❷ 肥満細胞症 mastocytosis
■**組織発生**　骨髄の肥満細胞。
■**組織学的特徴**　形態学的に正常と大差のない肥満細胞が、骨髄組織で増加あるいは小集簇を形成してみられる（**写真 25**）。
■**鑑別診断**　肥満細胞腫とは、異型性や結節性の増殖を示さないことなどで鑑別する。
■**解説**　老齢のラットおよびマウスにまれに自然発生する[51]。

❸ 骨髄間質細胞過形成
myelostromal cell hyperplasia
■**同義語**　骨髄間質細胞増生 myelostromal cell proliferation
■**組織発生**　骨髄の間質細胞。
■**組織学的特徴**　好酸性の比較的豊富な胞体と円形～卵形あるいは小胞状の核を有する細胞が局所的に増生してみられる（**写真 26**）。細胞異型や細胞分裂はほとんどみられないが、まれに多核細胞がみられる。

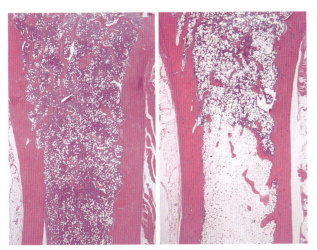

写真27　脂肪細胞の増加
ラット、大腿骨骨髄、HE 染色。左：正常。右：PPARγ作動薬誘発。

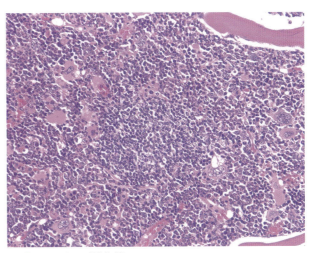

写真29　リンパ球集簇
マウス、大腿骨骨髄、自然発生、HE 染色。

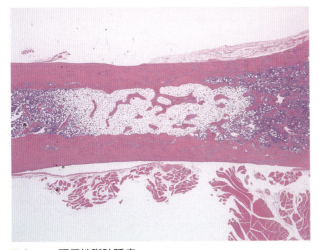

写真28　限局性脂肪腫症
ラット、大腿骨骨髄、自然発生、HE 染色。

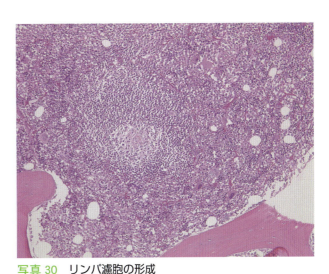

写真30　リンパ濾胞の形成
サル、胸骨、自然発生、HE 染色。

■**鑑別診断**　組織球肉腫 histiocytic sarcoma とは、核異型や細胞の多形性があまり強くないこと、および病変が骨髄に限られていることなどが鑑別ポイントとなる。
■**解説**　ラットの自然発生病変としてまれに発生する[43]。

❹ **脂肪細胞の増加** increase of fat cell
■**同義語**　脂肪細胞の増生 proliferation of fat cell
■**組織発生**　骨髄の脂肪細胞や間葉系幹細胞。
■**組織学的特徴**　正常な同齢の動物に比較して、脂肪細胞が明らかに増加する。
■**解説**　造血細胞の減少に伴う二次性変化と、間葉系幹細胞あるいは脂肪細胞への作用を介してみられる場合がある。前者は、抗がん剤などによる骨髄障害や一般状態の悪化に起因する非特異性変化としてみられる。後者は、造血細胞障害を背景とせず、例えばペルオキシソーム増殖剤応答性受容体γ peroxisome proliferator activated receptor γ（PPARγ）作動剤の投与により、間葉系幹細胞の脂肪細胞への分化や脂肪細胞での脂肪合成ならびに脂肪取り込みが促進され、その結果、脂肪細胞が肥大・増数することが知られている[52〜54]（**写真27**）。

❺ **限局性脂肪腫症** focal lipomatosis
■**組織発生**　骨髄組織中の脂肪細胞あるいは間質細胞。
■**組織学的特徴**　骨髄腔内に成熟した脂肪細胞が限局性に増生してみられる（**写真28**）。病変は、皮質骨あるいは骨端に近い部位に好発する。周囲の正常な骨髄組織とは比較的明瞭に区分されるが、しばしば造血細胞が混在してみられる[43]。
■**解説**　ラットにまれに自然発生する。病変意義は少ないと考えられる。

❻ **リンパ球集簇** lymphoid aggregation
■**同義語**　リンパ濾胞の形成 lymphoid follicle formation
■**組織発生**　骨髄のリンパ球。
■**組織学的特徴**　骨髄組織内においてリンパ球が集簇し（**写真29**）、二次濾胞が形成される場合もある（**写真30**）。
■**鑑別診断**　腫瘍性増殖巣とは核異型がないことより鑑別する。

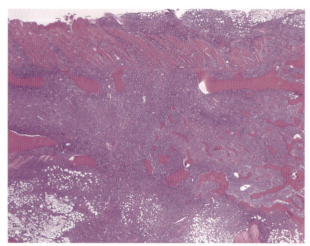

写真31　骨髄性白血病
ラット、大腿骨骨髄、自然発生、HE染色。

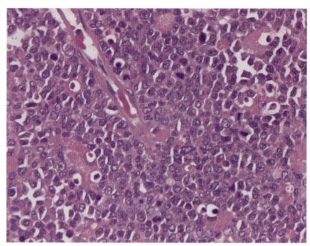

写真32　骨髄性白血病
写真31の拡大像。

■解説　高週齢のマウスで時折みられる。イヌやサルにおいては若齢でも自然発生する。ラットでは極めてまれである。

3. 腫瘍性病変

❶ 顆粒球性白血病 granulocytic leukemia[55,56]

■同義語　骨髄性白血病 myeloid leukemia、骨髄芽球性白血病 myeloblastic leukemia、緑色白血病 chloroleukemia

■組織発生　顆粒球系の前駆細胞。

■組織学的特徴　末梢血で顆粒球が著しく増加する一方、赤血球、リンパ球、血小板の数は減少する。末梢血や骨髄の塗抹標本、肝、脾臓、リンパ節のスタンプ標本でペルオキシダーゼやズダンブラック Sudan black B 陽性細胞が70%以上に上昇するが、アルカリホスファターゼ、非特異的エステラーゼ活性陽性細胞の割合は減少する。免疫組織化学的に、各細胞の小胞体に骨髄系細胞の特徴であるミエロペルオキシダーゼ活性が証明される。

骨髄組織では、さまざまな分化段階にある顆粒球系由来の腫瘍細胞が骨髄腔を埋めつくし、しばしば栄養管を伝って骨髄組織外に浸潤増殖してみられる（写真31、32）。また、腫瘍細胞は全身の種々の器官・組織に浸潤するが、一般的には脾臓の赤脾髄や肝臓の類洞で顕著にみられる。組織標本では、腫瘍細胞は一般に明るい好酸性の細胞質にしばしば微細な顆粒を持つ多角形の細胞で、核は腎形、輪状、分葉形で1個以上の核小体を持っている。

■鑑別診断　リンパ球性白血病 lymphoid leukemia や類白血病反応 leukemoid reaction との鑑別が必要である。前者とは、末梢血で高率を占める細胞に骨髄球の特徴であるミエロペルオキシダーゼ活性を組織化学的に証明することで鑑別する。また、後者は幼若な細胞の出現頻度が低く、分化度の高い細胞の比率が高く骨髄芽球は数%以内にとどまり、アルカリホスファターゼ活性が正常以上に高まっていることや、組織構造の破壊がほとんどみられないことが鑑別点となる。

■解説　肉眼的には骨髄は薄黄色に傾き、脾腫や肝腫が著明となる。しばしば全身の諸臓器が緑色調を呈し、緑色白血病とも呼ばれる。骨髄性白血病の自然発生はマウスの特定の系統で数%以内、ラットはより低率で、イヌにも少数の報告がある。各動物とも MCA、DMBA などの化学物質や放射線によって発生頻度が上昇するが、その発生頻度は自然発生率の高い系統でより高く、内在性ウイルスの関与が証明されている。骨髄性白血病は、分類的には骨髄芽球が大部分を占め、少数の前骨髄球を混ずる若年型 juvenile type と、成熟細胞までの各段階の細胞が出現する成熟型 mature type に分けることができる[56]。また、白血病は細胞の分化度を基準に急性と慢性に分けることができ、幼若細胞の比率が高いほど急性である[57]。すなわち、慢性期では腫瘍細胞が成熟能を保持した状態で腫瘍化しているため、すべての分化段階の細胞が混在してみられる。これに対して、急性期では成熟分化能を消失した腫瘍細胞が幼若な状態で異常増殖することにより、末梢血中にわずかな成熟細胞がみられるものの、中間の分化段階の細胞がほとんどみられなくなる。このような状態を白血病裂孔という。なお、骨髄性白血病のほとんどは好中球性のものであるが、好酸球性（写真33）や好塩基球性の白血病も極めてまれながら発生する。

❷ 赤白血病 erythroid leukemia[58]

■同義語　赤芽球性白血病 erythroblastic leukemia

■組織発生　骨髄系への分化能を有する多能性幹細胞や赤血球系の前駆細胞。

■組織学的特徴　末梢血に多数の赤芽球が出現し、その中に巨赤芽球様細胞が混じってみられる。骨髄では、赤芽球系の腫瘍細胞がびまん性に増殖し、さらに異型性を示す骨髄芽球や巨核球もしばしば増殖してみられる。ま

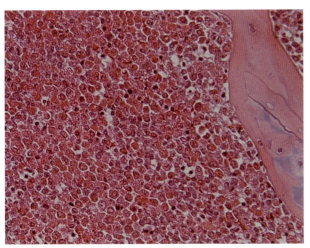

写真33　好酸球性白血病
ラット、大腿骨骨髄、薬物誘発、HE染色。

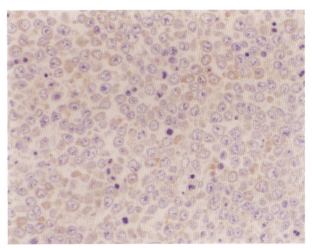

写真35　赤芽球性白血病
写真34と同一例、ヘモグロビン免疫組織化学染色。

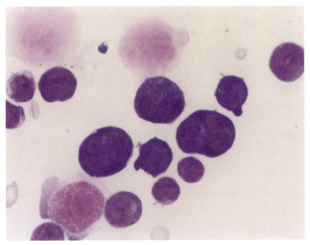

写真34　赤芽球性白血病
マウス、末梢血、自然発生、メイ・ギムザ染色。

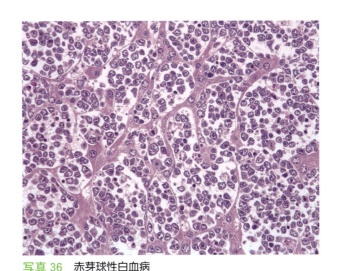

写真36　赤芽球性白血病
写真34と同一例、肝臓、HE染色。

れにリンパ芽球の増生を伴うこともある。赤芽球系細胞は、二核や核の分葉傾向、細胞質の不整や空胞形成などの種々な形態異常を示し（**写真34**）、また赤芽球系の前駆細胞はPAS染色（グリコーゲン）に陽性を示す。脾臓では、好塩基性の強い巨赤芽球様細胞が、初期には被膜下に巣状に、後には全組織に充満して増殖する。免疫組織化学的に細胞質内にヘモグロビンが種々の程度に証明される（**写真35**）。電子顕微鏡では、赤芽球から発芽するレトロウイルス粒子が認められることがある。急性型は、細胞増殖が急激で、白脾髄を圧排し、構造破壊や出血〜脾破裂をきたす。慢性型は、緩やかに増殖し、より成熟した細胞の比率が高まる一方、肝などへの浸潤が強くなる（**写真36**）。

■**鑑別診断**　リンパ腫や骨髄性白血病とは、巨赤芽球様細胞の増殖、リンパ節や胸腺の腫大、白脾髄の萎縮、さらに免疫組織化学的に腫瘍細胞にヘモグロビンを証明することで鑑別できる。また、巨赤芽球性貧血と赤白血病の鑑別には、PAS染色が有用であり、巨赤芽球性貧血で出現する巨赤芽球は陰性であるが、赤白血病では強陽性を示す。なお、リンパ芽球が同時に増殖している場合は、リンパ球サブセットをみることにより識別できる。

■**解説**　本白血病は、赤芽球系細胞が主体を占める腫瘍である。ヒトでは、erythroleukemiaとpure erythroid leukemiaの2亜型に分けられ、後者は赤芽球系のみの増殖で骨髄芽球の増殖は認めない。ラットおよびマウスでの自然発生例が報告されているが、極めてまれな腫瘍である[59,60]。罹患動物は、多血症か貧血を伴い急性死する。一般的には、脾腫や肝腫をみるが、リンパ節や胸腺は冒されない。赤白血病は、マウス肉腫ウイルスやMolonyウイルスにより、またN-ニトロソ-N-ブチルウレア N-nitroso-N-butylurea、1-エチル-1-ニトロソウレア 1-ethyl-1-nitrosoureaや7,8,12-トリメチルベンズ[a]アントラセン 7,8,12-trimethylbenz[a]anthraceneなどによっても誘発される[61〜63]。赤白血病の発生には、活性がん遺伝子を含む各種ウイルスが関与しており、X線照射や薬剤により促進される。

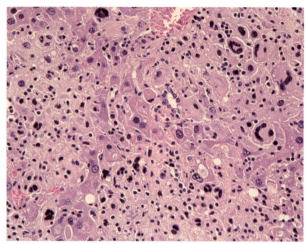

写真37　巨核球性白血病
マウス、肝臓、放射線照射、HE染色。

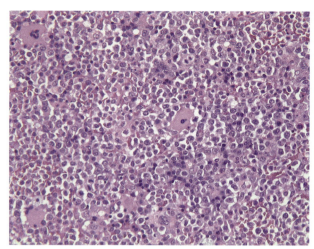

写真39　大顆粒リンパ球性白血病
写真38と同一例、胸骨骨髄、HE染色。

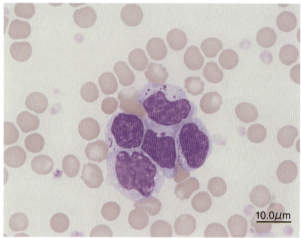

写真38　大顆粒リンパ球性白血病
ラット、末梢血、自然発生、メイ・ギムザ染色。

❸ 巨核球性白血病 megakaryocytic leukemia[64]

■**同義語**　巨核芽球性白血病 megakaryoblastic leukemia、巨核球性骨髄症 megakaryocytic myelosis

■**組織発生**　巨核球系の前駆細胞。

■**組織学的特徴**　骨髄や脾臓に異型巨核球や巨核芽球を含む巨核球系細胞が多数出現し、比較的しばしば核分裂像を認める。脾臓では、巨核球系細胞の増加により赤色髄が拡大し、白色髄を圧迫することがあるが、組織構造の破壊はみられない。肝臓の類洞やリンパ節にも同細胞が多数出現する（**写真37**）。電子顕微鏡で、巨核芽球の細胞膜から無数のウイルス粒子が発芽する像を認めるが、細胞破壊は起こらない。

■**鑑別診断**　慢性骨髄性白血病、赤芽球性白血病、巨核球増加症 megakaryocytosis、髄外造血との鑑別が必要である。慢性骨髄性白血病および赤芽球性白血病とは浸潤細胞に巨核球系細胞が圧倒的に多いことで鑑別する。また、巨核球増加症は正常な巨核球が他系統の細胞と平衡を保って増加すること、髄外造血は炎症性変化などに対する反応性としてみられるものであり、異型巨核球や巨核芽球を認めないことが鑑別点となる。

■**解説**　マウスにおいてMolonyウイルス群に属するマウス白血病ウイルス（MuLVs）、Rausher MuLVなどの内在性ウイルスにより発生する[65,66]。ラットにおける発生報告はない。

❹ 大顆粒リンパ球性白血病
large granular lymphocytic leukemia[67]

■**同義語**　単核細胞性白血病 mononuclear cell leukemia、Fischerラット白血病 Fischer rat leukemia、LGL白血病

■**組織発生**　大顆粒リンパ球（顆粒性大リンパ球）。

■**組織学的特徴**　末梢血の白血球数は著増し、大多数を占める細胞は10～20μm大、腎形または楕円形の偏在する核と、明るい細胞質内に空胞やアズール顆粒を有しており、異形の大顆粒リンパ球としてみられる（**写真38**）。また、本腫瘍の特徴の1つである赤血球貪食も時折みられる。電子顕微鏡では、核膜面に凝集した遊離リボソームや小胞体が豊富で、ゴルジ野に接して強くオスミウム好性し、単位膜で囲まれた顆粒が散在している[68]。本症は、多くの場合脾臓に原発し、その初期は辺縁帯に始まり、次第に脾組織全体に及ぶ。ほとんどの場合は鬱血を伴い脾腫を示す。腫瘍細胞は、肝臓の類洞へも高度に浸潤し増殖するが、肺、リンパ節などの他の組織への浸潤もみられ、症例によっては腹腔や胸腔の脂肪組織に顕著に浸潤してみられることがある。骨髄への浸潤は通常は少ないが、時折びまん性に浸潤することがある（**写真39**）。

■**鑑別診断**　他のリンパ系腫瘍とは、腫瘍細胞に特徴的な細胞質内顆粒がみられることや溶血性貧血の併発が時にみられることで鑑別する。また、発生の初期では、脾臓の鬱血との鑑別が必要となるが、赤脾髄に単核の細胞が低密度ながらびまん性に出現することで鑑別する。ペルオキシダーゼ反応は陰性である。

■**解説**　大顆粒リンパ球性白血病は老齢のF344やW/F

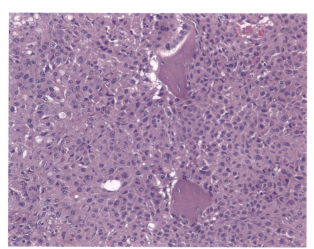

写真 40　組織球肉腫
ラット、胸骨骨髄、自然発生、HE染色。

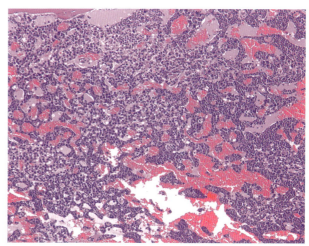

写真 41　多発性骨髄腫
マウス、大腿骨骨髄、薬物誘発、HE染色。

系ラットに高頻度で自然発生するが、他系統のラットでの発生頻度は低い。マウスでは実験的に作出できるが、自然発生に関する報告はない。本白血病は、脾の放射線照射や摘脾で著明に発生が減ることから脾臓原発が示唆されている。また、同系ラットに生細胞の移植で伝播されるが、破壊した細胞断片では無効であることから、ウイルスの直接関与は否定されている。腫瘍細胞にはNK活性が証明されている[69]。罹患動物では、病勢と平行して骨髄は低形成となり、溶血性貧血に伴う黄疸や血小板減少を併発するほか、腹水の貯留も認められることがある。また、本症は長期給餌制限やコーン油を投与された雄ラットで発生率が低下することから、その発生に栄養学的因子の関与も示唆されている[70]。

❺ 組織球肉腫 histiocytic sarcoma（写真40）
■**同義語**　組織球性リンパ腫 histiocytic lymphoma、A型細網細胞肉腫 reticulum cell sarcoma, type A
■**組織発生**　骨髄由来の単核性食細胞 mononuclear phagocytic cell
■**組織学的特徴**　腫瘍は、一般的には好酸性胞体を有する円形から短紡錘形の異型性に乏しい細胞よりなり、多核巨細胞や赤血球などの貪食像が時折みられる。症例によっては多型性が目立ち、また線維芽細胞様の紡錘形細胞が主体をなす場合もある。腫瘍細胞の核は、クロマチンに乏しく、卵円形または長円形で、くぼみや折り込みがある。通常、核分裂は少ない。腫瘍内に巣状の壊死を生じることがあり、その周囲を囲むように腫瘍細胞が配列する。間質成分はほとんどないが、症例によっては比較的多くの線維成分をみることがある。微細形態学的には、基底膜を欠く比較的多形成に富む細胞として観察され、細胞内小器官としてはミトコンドリア、リソソーム、粗面小胞体などがみられるが、その発達は概して乏しい。免疫組織学的には、α_1-アンチトリプシン、α_1-アンチキモトリプシン、ED-1などの組織球マーカーに陽性を示す。腫瘍細胞は、巣状またはびまん性に増殖し、血

行性転移を起こしやすい腫瘍の1つである。
■**鑑別診断**　骨髄間質細胞の限局性増生とは、細胞の異型性や転移・浸潤性増殖の有無で鑑別できる。多形細胞性リンパ腫と紛らわしい症例では、免疫組織化学的にリンパ球や組織球マーカーを用いて鑑別する。炎症性肉芽とは、炎症性細胞がほとんどみられないことで鑑別する。
■**解説**　組織球肉腫は、骨髄での原発が報告されているが[71]、肝臓、子宮、リンパ節、脾臓および皮下などの種々の器官・組織に発生する。本腫瘍に関連して、腎臓の近位尿細管上皮細胞に免疫組織化学的にリゾチーム陽性を示す硝子滴が出現する[72]。このような硝子滴を有する腎臓は、肉眼的に暗調化を呈することが多い。老齢のラットやマウスに比較的しばしば自然発生する。

❻ 多発性骨髄腫 multiple myeloma（写真41）
■**同義語**　骨髄腫 myeloma、形質細胞骨髄腫 plasma cell myeloma
■**組織発生**　形質細胞。
■**組織学的特徴**　骨髄組織中に強い好塩基性の細胞質、偏在する核および核周囲の明庭を特徴とする細胞が、正常な造血細胞を置換するように増殖する。腫瘍細胞は、一般的には正常な形質細胞と同様な形態を呈する。
■**鑑別診断**　形質細胞腫とは、病巣主座が骨髄であることから鑑別する。
■**解説**　腫瘍細胞が骨髄でびまん性に増殖するため、他の造血細胞の産生が抑制され、赤血球、白血球や血小板が減少する。リンパ節などの骨髄以外に発生する形質細胞由来の腫瘍は形質細胞腫 plasmacytoma と称される。なお、ラットおよびマウスの多発性骨髄腫に関する自然発生の報告はない。ヒトでは、多くの場合、腫瘍細胞は正常な働きを欠いたM蛋白質あるいは単クローン性免疫グロブリンと呼ばれる1種類の免疫グロブリンを大量に産生する。また、ヒトでの発病に関しては、多くは免疫グロブリン遺伝子の存在する14番染色体の転座や他の染色体の異常との関連性が示唆されており、原因的に

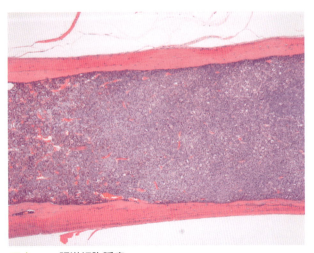

写真 42　肥満細胞腫瘍
ラット、大腿骨骨髄、自然発生、HE 染色。

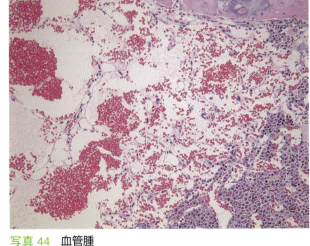

写真 44　血管腫
マウス、大腿骨骨髄、自然発生、HE 染色。

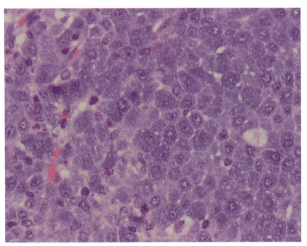

写真 43　肥満細胞腫瘍
写真 42 の拡大像。

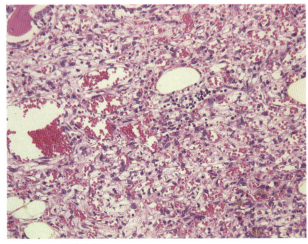

写真 45　血管肉腫
マウス、大腿骨骨髄、自然発生、HE 染色。

は年齢や遺伝的素因があげられているが、ほかに放射線、化学薬品、ダイオキシンなどの影響も指摘されている。

❼ 肥満細胞腫瘍 mast cell tumor（写真 42、43）

■**同義語**　肥満細胞腫 mastcytoma、肥満細胞肉腫 mast cell sarcoma

■**組織発生**　造血組織の肥満細胞。

■**組織学的特徴**　腫瘍細胞は、好塩基性細顆粒状の比較的豊富な細胞質と、おおむね細胞質の中央に位置する核を特徴とし、巣状またはびまん性に増殖し、しばしば全身の種々の組織に転移する。一般的に核分裂は少なく、核や細胞の異型性に乏しい。細胞内顆粒は、ギムザ染色やトルイジンブルー染色でメタクロマジーを示し、赤紫色に染色される。微細形態的には、細胞内に膜で囲まれた種々の電子密度の多形性を伴う顆粒が認められる。

■**鑑別診断**　肥満細胞症とは、細胞の異型性や結節性増殖の有無が鑑別点として有力である。細胞内顆粒が明確でない肥満細胞腫は、組織球肉腫に似ることがあるが、メタクロマジーの有無や ED-1 などの組織球系マーカーを用いた免疫組織学的染色により鑑別できる。

■**解説**　老齢のラットやマウスに自然発生するが、発生頻度は低く、また骨髄原発はまれである。本腫瘍はイヌに好発するが、その発生年齢は高く、通常の安全性試験でみることはほとんどない。実験的には、マウス皮膚二段階発がんモデルを利用して N-メチル-N'-ニトロ-N-ニトロソグアニジン N-methyl-N'-nitro-N-nitrosoguanidine と 12-O-テトラデカノイルホルボール-13-アセテート 12-O-tetradecanoylphorbol-13-acetate 処理により惹起できる[73]。

❽ 血管腫 hemangioma（写真 44）

■**同義語**　良性血管内皮腫 benign hemangioendothelioma

■**組織発生**　造血組織の血管内皮細胞。

■**組織学的特徴**　1 層の内皮細胞で被覆された不規則に吻合する小血管の増生としてみられる。血管腔はやや拡張気味となることが多い。腫瘍細胞に明らかな核異型は

なく、また核分裂もほとんどみられない。

■**鑑別診断** 血管拡張とは不規則な吻合を有すること、また悪性血管腫とは核異型を欠くことで鑑別する。

■**解説** 本腫瘍の自然発生は、ラットに比べてマウスで高いものの、低率の発生にとどまる。

❾ 血管肉腫 hemangiosarcoma, angiosarcoma
（写真 45）

■**同義語** 悪性血管内皮腫 malignant hemangioendothelioma

■**組織発生** 造血組織の血管内皮細胞。

■**組織学的特徴** 1層または数層の立方ないし扁平な血管内皮細胞よりなる、小血管が不規則な吻合を伴って増生する。腫瘍細胞は、淡明で好酸性または好塩基性の乏しい細胞質と肥大した核を特徴とし、通常は細胞異型や核異型を示し、核分裂も時折みられる。

■**鑑別診断** 良性との鑑別は、腫瘍細胞の異型性で鑑別する。

■**解説** 血管腫と同様に低頻度ながら、ラットに比べてマウスでの自然発生頻度が高い。

そのほかに、低頻度ながら転移性腫瘍が認められる。

引用文献

1) 北村幸彦. 血球分化の遺伝的統御. 代謝 15：119-125, 1978.
2) Chen J. Animal models for acquired bone marrow failure syndromes. *Clin Med Res* 3：102-108, 2005.
3) Hamilton L, Philips FS, Sternberg SS, et al. Hematological effects of certain 2,4-diaminopyrimidines, antagonists of folic acid metabolism. *Blood* 9：1062-1081, 1954.
4) Aslinia F, Mazza JJ, Yale SH. Megaloblastic anemia and other causes of macrocytosis. *Clin Med Res* 4：236-241, 2006.
5) Horinouchi A, Hayashi S, Ando T, et al. Polycythemia in hepatocellular carcinoma-bearing B6C3F1 mice. *J Toxicol Pathol* 9：233-240, 1996.
6) Horinouchi A, Hayashi S, Ando T, et al. Secondary polycythemia in male B6C3F1 mice with spontaneously occurring hepatocellular carcinoma. *Toxicol Pathol* 25：511-515, 1997.
7) Horinouchi A, Miyamoto S, Sekiguchi M, et al. Erythropoietin mRNA in hepatocellular carcinomas and kidney in male b6C3F1 mice with secondary polycythemia. *Toxicol Pathol* 26：682-686, 1998.
8) Evans GO. *Animal hematotoxicology：a practical guide for toxicologists and biomedical researchers*. CRC Press, Boca Raton. 2008.
9) 今井 清, 松浦 稔, 古川 仁ほか. いわゆる oxidant drug による実験的溶血性貧血. 日薬理誌 71：691-707, 1975.
10) 佐野晴洋. 鉛中毒の好塩基斑点赤血球の本態に関する研究. 第一編. 好塩基斑点赤血球の細胞学的研究. 日本血液会誌 18：625-630, 1955.
11) 佐野晴洋. 鉛中毒の好塩基斑点赤血球の本態に関する研究. 第二編. 好塩基斑点赤血球の顆粒形成機構についての研究. 日本血液会誌 18：631-635, 1955.
12) Matsushita T, Arimatsu Y, Ueda A, et al. Hematological and neuro-muscular response of workers exposed to low concentration of toluene vapor. *Ind Health* 13：115-121, 1975.
13) Lüllmann-Rauch R. Drug-induced lysosomal storage disorders. In：*Lysosomes in biology and pathology*, Vol 6. Dingle JT, Jacquen PJ, Shaw IH(eds). North-Holland, Amsterdam. pp49-130. 1979.
14) Halliwell WH. Cationic amphiphilic drug-induced phospholipidosis. *Toxicol Pathol* 25：53-60, 1997.
15) Lee KP. Emperipolesis of hematopoietic cells within megakaryocytes in bone marrow of the rat. *Vet Pathol* 26：473-478, 1989.
16) Mezza LE, Oleson FB, Kowolenko MD. Megakaryocytic neutrophilic emperipolesis in the bone marrows of CD-1 mice. *Toxicol Pathol* 19：672, 1991.
17) Stahl CP, Zucker Franklin D, Evatt BL, et al. Effects of human interleukin-6 on megakaryocyte development and thrombocytopoiesis in primates. *Blood* 78：1467-1475, 1991.
18) Stenberg PE, McDonald TP, Jackson CW. Disruption of microtubules in vivo by vincristine induces large membrane complexes and other cytoplasmic abnormalities in megakaryocytes and platelets of normal rats like those in human and Wistar Furth rat hereditary macrothrombocytopenias. *J Cell Physiol* 162：86-102, 1995.
19) Tanaka M, Aze Y, Fujita T. Adhesion molecule LFA-1/ICAM-1 influences on LPS-induced megakaryocytic emperipolesis in the rat bone marrow. *Vet Pathol* 34：463-466, 1997.
20) Tavassoli M. Modulation of megakaryocyte emperipolesis by phlebotomy：megakaryocytes as a component of marrow-blood barrier. *Blood Cells* 12：205-216, 1986.
21) National Toxicology Program. NTP toxicology and carcinogenesis studies of AZT (CAS No. 30516-87-1) and AZT/a-interferon A/D in B6C3F1 mice (gavage studies). *Natl Toxicol Program Tech Rep Ser* 469：1-361, 1999.
22) Riley JH, Davidovich A, Lipman JM, et al. Hematological effects of 2′,3′-dideoxycytidine in rabbits. *Toxicol Pathol* 20：367-375, 1992.
23) Watson ADJ, Canfield PJ. Nutritional deficiency anemias. In：*Schalm's veterinary hematology*, 5th ed. Feldman BF, Zinkl JG, Jain NC(eds). Lippincott Williams & Wilkins, Philadelphia. pp190-195. 2000.
24) Moriyama T, Tsujioka S, Ohira T, et al. Effects of reduced food intake on toxicity study parameters in rats. *J Toxicol Sci* 33：537-547, 2008.
25) MacKenzie WF. Interpretation of paraffin sections of bone marrow. Society of Toxicologic Pathologists Great Lakes Region Discussion Group：Bone marrow toxicity. *Toxicol Pathol* 18：707, 1990.
26) Jain NC. Depression and hypoproliferative anemia. In：*Schalm's veterinary hematology*, 4th ed. Lea and Febiger, Philadelphia. pp655-675. 1986.
27) Meierhenry EF. Literature review—the effects of inanition on rat bone marrow. Society of Toxicologic Pathologists Great Lakes Discussion Group：Bone marrow toxicity. *Toxicol Pathol* 18：707-708, 1990.
28) Waner T, Harrus S. Anemia of inflammatory disease. In：*Schalm's veterinary hematology*, 5th ed. Feldman BF, Zinkl JG, Jain NC(eds). Lippincott Williams & Wilkins, Philadelphia. pp205-209. 2000.
29) Feldman BF, Kaneko JJ. The anemia of inflammatory disease in the dog. I. The nature of the problem. *Vet Res Commun* 4：237-252, 1981.
30) Feldman BF, Kaneko JJ, Farver TB. Anemia of inflammatory disease in the dog：clinical characterization. *Am J Vet Res*

42 : 1109-1113, 1981.
31) **Harvey JW**. Microcytic anemias. In : *Schalm's veterinary hematology*, 5th ed. Feldman BF, Zinkl JG, Jain NC(eds). Lippincott Williams & Wilkins, Philadelphia. pp200-204. 2000.
32) **Manyan DR, Arimura GK, Yunis AA**. Chloramphenicol-induced erythroid suppression and bone marrow ferrochelatase activity in dogs. *J Lab Clin Med* 79 : 137-144, 1972.
33) **Bloom JC, Lewis HB**. Bone marrow as a target organ : an integrated approach to investigative hematopathology in toxicologic evaluations. Society of Toxicologic Pathologists Great Lakes Region Discussion Group : Bone marrow toxicity. *Toxicol Pathol* 18 : 706-707, 1990.
34) **Hebert C**. NTP technical report on toxicity studies of cupric sulfate (CAS No. 7758-99-8) administered in drinking water and feed to F344/N rats and B6C3F1 mice. *Toxic Rep Ser* 29 : 1-D3, 1993.
35) **Andrews CM**. The haematopoietic system. In : *Target organ pathology : a basic text*. Turton J, Hooson J(eds). Taylor and Francis, Bristol. 1998.
36) **Gossett KA**. Anemias associated with drugs and chemicals. In : *Schalm's veterinary hematology*, 5th ed. Feldman BF, Zinkl JG, Jain NC (eds). Lippincott Williams & Wilkins, Philadelphia. pp185-189. 2000.
37) **Lund JE**. Toxicologic effects on blood and bone marrow. In : *Schalm's veterinary hematology*, 5th ed. Feldman BF, Zinkl JG, Jain NC(eds). Lippincott Williams & Wilkins, Philadelphia. pp44-50. 2000.
38) **Girdwood RH**. The effects of drugs and their metabolites on blood forming organs. In : *Drug toxicity*. Gorrad JW(ed). Taylor and Francis, Bristol. pp215-227. 1979.
39) **Martin RA, Barsoum NJ, Sturgess JM, et al**. Leukocyte and bone marrow effects of a thiomorpholine quinazosin antihypertensive agent. *Toxicol Appl Pharmacol* 81 : 166-173, 1985.
40) **Jain NC**. The neutrophils. In : *Schalm's veterinary hematology*, 4th ed. Lea and Febiger, Philadelphia. pp676-730. 1986.
41) **Weiss DJ**. Leukocyte response to toxic injury. *Toxicol Pathol* 21 : 135-140, 1993.
42) **Moore FM, Bender HS**. Neutropenia. In : *Schalm's veterinary hematology*, 5th ed. Feldman BF, Zinkl JG, Jain NC(eds). Lippincott Williams & Wilkins, Philadelphia. pp350-355. 2000.
43) **MacKenzie WF, Eustis SL**. Bone marrow. In : *Pathology of Fischer rat*. Boorman GA, Eustis SL, Elwell MR, et al(eds). Academic Press, San Diego. pp395-403. 1990.
44) **Frith CH, Ward JM, Chandra M, et al**. Non-proliferative lesions of the hematopoietic system in rats, HL-1. In : *Guide for Toxicologic Pathology*. STP/ARP/AFIP, Washington DC. pp1-22. 2000.
45) **Weiss DJ**. Histopathology of canine nonneoplastic bone marrow. *Vet Clin Pathol* 15 : 7-11, 1986.
46) **Sass B**. Myelofibrosis, mouse. In : *Hematopoietic system*. Jones TC, Ward JM, Mohr U, et al (eds). Springer-Verlag, Berlin. pp69-73. 1990.
47) **Reagan WJ**. A review of myelofibrosis in dogs. *Toxicol Pathol* 21 : 164-169, 1993.
48) **Valli VE, McGrath JP, Chu I**. Hematopietic system. In : *Handbook of toxicologic pathology*, 2nd ed. Haschek WM, Rousseaux CG, Wallig MA (eds). Academic Press, San Diego. pp647-679. 2002.
49) **Jain NC**. Clinical interpretation of changes in leukocyte numbers and morphology. In : *Schalm's veterinary hematology*, 4th ed. Lea and Febiger, Philadelphia. pp821-837. 1986.
50) **Ulich TR, del Castillo J, Senaldi G, et al**. Systemic hematological effects of PEG-rHuMGDF-induced megakaryocyte hyperplasia in mice. *Bloods* 87 : 5006-5015, 1996.
51) **Frith CH, Ward JM, Brown RH, et al**. Proliferative lesions of the hematopoietic and lymphatic systems in rats. In : *Guide for Toxicologic Pathology*. STP/ARP/AFIP, Washington DC. pp1-20. 1996.
52) **Gimble J, Robinson CE, Wu X, et al**. Peroxisome proliferator-activated receptor-γ activation by thiazolidinediones induces adipogenesis in bone marrow stromal cells. *Mol Pharmacol* 50 : 1087-1094, 1996.
53) **Sottile V, Seuwen K, Kneissel M**. Enhanced marrow adipogenesis and bone resorption in estrogen-deprived rats treated with the PPAR γ agonist BRL49653 (rosiglitazone). *Calcif Tissue Int* 75 : 329-337, 2004.
54) **Scott MA, Nguyen VT, Levi B, et al**. Current methods of adipogenic differentiation of mesenchymal stem cells. *Stem Cell Dev* 20 : 1793-1804, 2011.
55) **Gal F, Sugar T, Csuka O**. Granulocytic leukemia, rat. In : *Hemopoietic system*. Jones TC, Ward JM, Mohr U, et al(eds). Springer-Verlag, Berlin. pp39-45. 1990.
56) **Seki M, Inoue T**. Granulocytic leukemia, mouse. In : *Hemopoietic system*. Jones TC, Ward JM, Mohr U, et al(eds). Springer-Verlag, Berlin. pp46-50. 1990.
57) **Moloney WC**. Primary granulocytic leukemia in the rat. *Cancer Res* 34 : 3049-3057, 1974.
58) **Fredrickson TN**. Erythroleukemia, mouse. In : *Hemopoietic system*. Jones TC, Ward JM, Mohr U, et al (eds). Springer-Verlag, Berlin. pp205-211. 1990.
59) **Nonoyama T, Hayashi S, Urano T, et al**. Spontaneous erythroleukemia in a 16-wk-old female Slc : SD rat. *Toxicol Pathol* 21 : 335-339, 1993.
60) **Edamoto H, Suwa K, Tamura K**. Spontaneous erythroid leukemia in a 6-wk-old male Crlj : B6C3F1 mouse. *J Toxicol Pathol* 20 : 101-104, 2007.
61) **Odashima S**. Development of leukemia in rats by oral administration of *N*-nitrosobutylurea in the drinking water. *Gann* 60 : 237, 1969.
62) **Ogui T, Nakadate M, Odashima S**. Rapid and selective induction of erythroleukemia in female Donryu rats by continuous oral administration of 1-ethyl-1-nitrosourea. *Cancer Res* 36 : 3043-3046, 1976.
63) **Huggins CB, Grand L, Ueda N**. Specific induction of erythroleukemia and myelogenous leukemia in Sprague-Dawley rats. *Proc Natl Acad Sci* 79 : 5411-5414, 1982.
64) **Fredrickson TN**. Megakaryocytic leukemia, mouse. In : *Hemopoietic system*. Jones TC, Ward JM, Mohr U, et al(eds). Springer-Verlag, Berlin. pp51-54. 1990.
65) **Fredrickson TN, Langdon WY, Hoffmann PM, et al**. Histologic and cell surface antigen studies of hematopoietic tumors induced by Cas-Br-M murine leukemia virus. *J Natl Cancer Inst* 72 : 447-454, 1984.
66) **Li Y, Golemis E, Hartley JW, et al**. Disease specificity of nondefective Friend and Moloney murine leukemia viruses is controlled by small number of nucleotides. *J Virol* 61 : 693-700, 1987.
67) **Stromberg PC**. Large granular lymphocyte leukemia, rat. In : *Hemopoietic system*. Jones TC, Ward JM, Mohr U, et al (eds). Springer-Verlag, Berlin. pp194-198. 1990.
68) **Stromberg PC, Rojko JL, Vogtsberger LM, et al**. Immnologic biochemical and ultrastructural characterization of leukemia cell in F344 rats. *J Natl Cancer Inst* 71 : 173-181, 1983.
69) **Ward JM, Reynold CW**. Large granular leukocyte leukemia.

A heterogenous lymphocytic leukemia in F344 rats. *Am J Pathol* 111：1-10, 1983.
70) **Stefanski SA, Elwell MR, Stromberg PC**. Spleen, lymph nodes, and thymus. In：*Pathology of the Fischer Rat*. Boorman GA, Eustis SL, Elwell MR, et al（eds）. Academic press, San Diego. pp369-403. 1990.
71) **Ogasawara H, Mitsumori K, Onodera H, et al**. Spontaneous histiocytic sarcoma with possible origin from the bone marrow and lymph node in Donryu and F-344 rats. *Toxicol Pathol* 21：63-70, 1993.
72) **Hard GC, Snowden RT**. Hyaline droplet accumulation in rodent kidney proximal tubules：an association with histiocytic sarcoma. *Toxicol Pathol* 19：88-97, 1991.
73) **Miyakawa Y, Sato S-I, Kakimoto K, et al**. Induction of cutaneous mast cell tumors by *N*-methyl-*N'*-nitro-*N*-nitrosoguanidine followed by TPA in female mice of 4 out of 5 strains tested. *Cancer Lett* 49：19-24, 1990.

その他の有用な成書・文献情報

1) 前川 正．加齢と造血器・血液．『血液学』日比野 進（監）．丸善，東京．pp1697-1746．1985.
2) 柴田 進，山田 治，阿南建一ほか．骨髄．『カラーアトラス血球 Q & A』金芳堂，京都．pp303-314．1985.
3) 朝長万左男．白血球の生理．『白血球』〈図解血球：生理・病態・臨床〉野村武夫，古沢新平，長尾 大（編）．中外医学社，東京．pp1-59．1994.
4) **Hasegawa A, Furuhama K**（eds）. *Atlas of the hematology of the laboratory rat*. Elsevier, Amsterdam. 1998.
5) **Harvey JW**. *Atlas of veterinary hematology：blood and bone marrow of domestic animals*. W. B. Saunders, Philadelphia. 2001.
6) **Valli VE, McGrath JP, Chu I**. Hematopoietic system. In：*Handbook of Toxicologic Pathology*, 2nd ed, Vol 2. Haschek WM, Rousseaux CG, Wallig MA（eds）. Academic Press, San Diego. pp647-679. 2002.
7) 『臨床検査法提要』改訂第32版．金原出版，東京．2005.
8) **Travlos GS**. Normal structure, function, and histology of the bone marrow. *Toxicol Pathol* 34：548-565, 2006.
9) **Travlos GS**. Histopathology of bone marrow. *Toxicol Pathol* 34：566-598, 2006.
10) **Elmore SA**. Enhanced histopathology of the bone marrow. *Toxicol Pathol* 34：666-686, 2006.
11) *Wintrobe's clinical hematology*, 12th ed. Greer JP, Foester J, Rodgers GM, et al（eds）. Lippincott Wiliams & Wilkins, Philadelphia. 2009.

田村一利
㈱ボゾリサーチセンター

大町　康
原子力規制委員会原子力規制庁

渋谷一元
（一財）日本生物科学研究所

久田　茂
あすか製薬㈱

細川　暁
エーザイ㈱

松本清司
信州大学

7 各論I 免疫系

1. 解剖学的・生理学的特徴

　本章では、免疫系 immune system として胸腺 thymus、脾臓 spleen、リンパ節 lymph node および粘膜関連リンパ組織 mucosa-associated lymphoid tissue（MALT）について述べる。免疫系は外来異物あるいは変化・変異した自己蛋白質を認識して排除するしくみであり、体内に侵入した生体外異物あるいは体内に発生した悪性新生物に対応するために存在するということができる。

　免疫系は機能的には体内に侵入した病原体などに対して、特異性は低いが即座に反応する自然免疫系 natural immunity（先天性免疫系 innate immunity）と、反応に時間を要するが抗原特異性の高い反応が生じ、特異性の高い免疫反応が記憶（メモリー）細胞により保持されることを特徴とする獲得免疫系 acquired immunity（適応免疫系 adaptive immunity）に分けられる。

1-1. 免疫系器官の組織構築

　リンパ器官には、免疫担当細胞の分化・発達に関与する中枢リンパ器官である骨髄および胸腺と、免疫応答が成立する場といえる脾臓、リンパ節および粘膜関連リンパ組織などの末梢リンパ器官が存在する。これらのリンパ器官は、細網線維および細網細胞による網目構造を支持組織として、リンパ球、抗原提示細胞（樹状細胞やマクロファージなど）を網目の隙間に入れ、リンパ球の分化・成熟のための微小環境 microenvironment を提供している。

1-1-1）胸腺 thymus

　Tリンパ球の分化を担う器官である。左右の2葉からなり、それぞれが結合組織の被膜で覆われ、各葉はさらに被膜から陥入する結合組織性の隔膜（中隔）により小葉に分けられる。各小葉には、皮質、髄質および皮髄境界部が区別される（**写真1**）。

　胸腺の脈管系において、胸腺動脈は小葉間隔膜に沿って走行し、皮髄境界部から胸腺実質に入り、皮質で分岐し髄質に向かう彎曲した網目構造を形成する。さらに毛細血管は髄質を通って皮髄境界部に戻り高内皮細静脈 high endothelial venule（HEV）となり、小葉間細静脈に連なり胸腺外にいたる。皮質の毛細血管は、細網細胞（胸腺上皮細胞）あるいはマクロファージに取り囲まれて、血液-胸腺関門 blood-thymus barrier が形成され、皮質リンパ球と胸腺外の抗原との接触が防止されている。一方、髄質の毛細血管内皮は有窓で、循環血流中の抗原が髄質内に流入する[1]。

　皮質の支持組織は、長い細胞質突起を有する星状の上皮性細網細胞（胸腺上皮細胞）および細胞突起により包まれる、細網線維による網目構造により構成される。網目は髄質に比して疎である。被膜直下の胸腺上皮細胞は、多数の未熟T細胞を薄い細胞質で包み込んで存在し、胸腺ナース細胞 thymic nurse cell と呼ばれ、胸腺ホルモン（サイモシン thymocin、サイモポエチン thymopoietin）を産生する。これらの細胞塊は胸腺からリンパ球を分離・調製するときに認められ、通常の組織標本上

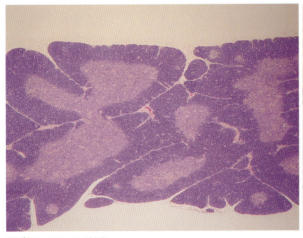 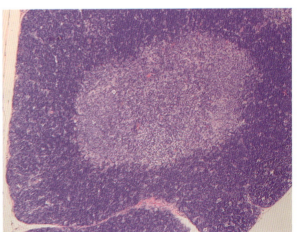

写真1　ラット胸腺
　左：弱拡大像、右：中拡大像、HE染色。

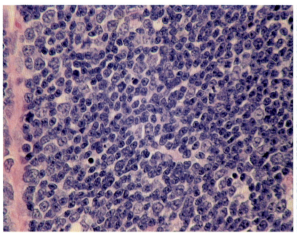
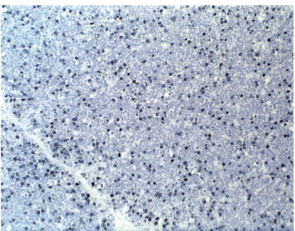

写真2 ラット胸腺被膜下領域
強拡大像。左：HE染色、右：BrdU染色。

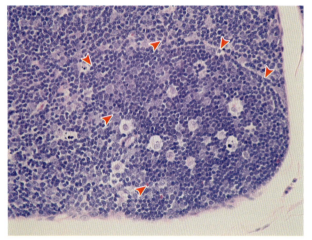

写真3 ラット胸腺 epithelium free area
被膜下に存在し、胸腺上皮細胞を欠くことによりリンパ球が高密度で存在し、マクロファージや樹状細胞（指性嵌合細胞）が混在。HE染色。

で認めることは難しい。胸腺上皮細胞はケラチン陽性で、MHCクラスIおよびクラスII分子の発現、胸腺ホルモンや必要なサイトカインなどの分泌により、T細胞の分化発達に必要な微小環境を提供する。リンパ球としては未熟T細胞であるCD4⁻CD8⁻ double negativeあるいはCD4⁺CD8⁺ double positive T細胞が分布する。被膜下領域には、分裂活性の高い大リンパ球が多く分布し、皮質外層から皮髄境界部にかけては分裂活性がより低い小リンパ球が分布する[2]（**写真2**）。後述するように、胸腺では多くのリンパ球がアポトーシスに陥るために、これらがマクロファージにより処理された像である核片貪食マクロファージ tingible-body macrophage が正常像として認められる。ラットでは被膜直下には胸腺上皮細胞が存在せず、小リンパ球が密に存在する epithelium free area（EFA）が存在するが、その機能は明らかではない[3]（**写真3**）。

髄質の細網細胞による網目構造は皮質に比して密で、マクロファージおよび比較的多数の樹状細胞が存在し、CD4あるいはCD8陽性T細胞（CD4⁺あるいはCD8⁺ single positive T cell）が分布するが、リンパ球密度は皮質に比して低い。また、髄質では上皮細胞の集合体であるハッサル小体 Hassall's corpuscle が存在する。扁平の細胞が細胞残渣やケラチン物質を取り囲んで同心円状に配列する。齧歯類では発達が悪く、マウスでは常法による染色では検出が困難で、ケラチン免疫染色が検出に必要であるが、ラットでは通常の染色標本で認められる。モルモットではよく発達している[2]。退化した胸腺上皮細胞の集合体と考えられ、重要な機能は担っていない。

T細胞受容体遺伝子の再構成がなされていないT細胞前駆細胞（CD4⁻CD8⁻ double negative T細胞）は、皮髄境界部から胸腺動脈を介して胸腺皮質に入る。T細胞前駆細胞は被膜直下に移動し、T細胞受容体 T cell receptor（TCR）遺伝子の再構成 somatic TCR gene rearrangement により、細胞ごとに一組のTCR遺伝子が形成され、TCRが細胞表面に発現してCD4⁺CD8⁺ double positive T細胞となる。胸腺上皮細胞上のMHCクラスIあるいはクラスII分子と強い親和性を示すT細胞はアポトーシスにより死滅し（負の選択 negative selection）、親和性がないTCRを有するT細胞も必要な増殖刺激を得られずに死滅する（death by neglect）。一方、MHC分子と弱い親和性を示すT細胞は、発現するTCRがMHCクラスI分子に親和性がある場合にはMHCクラスI分子を認識するCD8が、MHCクラスII分子に親和性がある場合にはMHCクラスII分子を認識するCD4の発現のみが残存して、それぞれCD8⁺あるいはCD4⁺ single positive T細胞に分化して髄質に移行する。MHCクラスIIと比較的親和性が強い場合には、抑制性T細胞（natural regulatory T cell、Treg、CD4⁺CD25⁺FOXP3⁺T細胞）に分化するといわれる[4〜7]（**図1**）。

髄質では、胸腺上皮細胞が胸腺外細胞の抗原を発現すると言われ[8,9]、これらの抗原と反応する自己反応性T細胞がアポトーシスにより除去され（central tolerance）、成熟したナイーブT細胞 naive T cell が皮髄境界部の高内皮細静脈を介して、血流に入る（**図1**）。

TCR分子は、α鎖およびβ鎖、またはγ鎖およびδ鎖

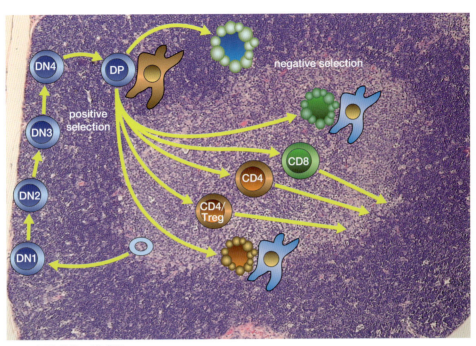

図1　胸腺におけるT細胞分化の模式図
T細胞前駆細胞は皮髄境界部から胸腺実質に入り、CD4⁻CD8⁻（double negative：DN）細胞として4段階の分化（DN1～DN4）を経る過程で、T細胞受容体（TCR）遺伝子の再構築により1組のTCR遺伝子が完成し、TCRが細胞表面に再現してCD4⁺CD8⁺（double positve：DP）T細胞となる。DP細胞のうち、胸腺上皮細胞の組織適合性遺伝子複合体（MHC）クラスIあるいはクラスII分子に強い親和性を示すTCRを発現するDP細胞はアポトーシスにより除外され（negative selection）、MHCに反応性を示さないT細胞も死滅する。MHCクラスI分子に弱い親和性を示すDP細胞はCD8⁺細胞に、クラスII分子に弱い親和性を示すDP細胞はCD4⁺T細胞に分化する。さらに、自己蛋白質ペプチドに反応するT細胞はアポトーシスにより除外され、その他のT細胞がさまざまな蛋白質ペプチドに反応しうるナイーブT細胞として、末梢に供給される。自己MHCと比較的強い親和性を示すCD4⁺細胞は抑制性T細胞（Treg）に分化するといわれる。

からなるヘテロ二量体である。胸腺で分化するT細胞はα鎖およびβ鎖の遺伝子再構成により生じるTCRを発現し、αβT細胞といわれ、膨大な抗原特異性を示すTCR repertoireが存在する。胸腺における自己抗原に反応するT細胞の除去は完全ではなく、このような自己反応性T細胞の活性化を抑制性T細胞が抑制しているといわれている。一方、γ鎖およびδ鎖からなるTCRを発現するT細胞はγδT細胞と呼ばれ、皮膚、腸管、子宮などの粘膜上皮間に多く分布する。γδT細胞の多くが胸腺外で分化し、TCR遺伝子の再構成を経ないことからTCRの種類は限られているが、ストレス蛋白質や特殊なMHCクラスI抗原、あるいはMHCの関与なしに特定の非ペプチドを認識するなど、αβT細胞とは異なる機能を有している。また、感染初期の免疫防御、腫瘍細胞排除、炎症反応の抑制などに作用するといわれている[10]。

1-1-2）脾臓 spleen

　脾臓は血液循環の中に位置している体内で最大のリンパ器官であり、大量のリンパ球を保持し、血行性抗原 blood born antigen に対する免疫応答が開始される場である。脾臓の外表は、弾性線維と平滑筋を含む密な線維性組織である被膜で覆われ、その外側を中皮が囲む。被膜からは脾柱が派生して赤脾髄中に陥入する。脾臓は2つの主要な成分、すなわち白脾髄 white pulp と赤脾髄 red pulp から構成される。白脾髄は、T細胞領域である動脈周囲リンパ鞘 periarterial lymphoid sheath（PALS）およびB細胞領域であるリンパ濾胞 lymphoid follicle からなり、赤脾髄との境界部にはT細胞に依存しない抗体産生に関与するB細胞（marginal zone B cell）が分布する辺縁帯 marginal zone が存在する。赤脾髄は、細網細胞による網目構造を支持組織とする脾索 splenic cord

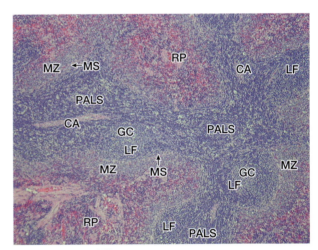

写真4　ラット脾臓
HE染色。脾臓に特有の領域構造（compartment structure）が存在する。中心動脈（CA）の周囲にはT細胞領域である動脈周囲リンパ鞘（PALS）が存在し、B細胞領域である結節状のリンパ濾胞（LF）がPALSに接して認められ、その一部には胚中心（GC）も存在する。これらの白脾髄の周囲を辺縁帯（MZ）が取り囲み、白脾髄と辺縁帯の間には血管洞（辺縁洞：MS）が存在する。赤脾髄（RP）には、細網細胞、マクロファージ、リンパ球などの細胞成分からなる脾索と、赤血球が豊富な脾洞が区別できる。

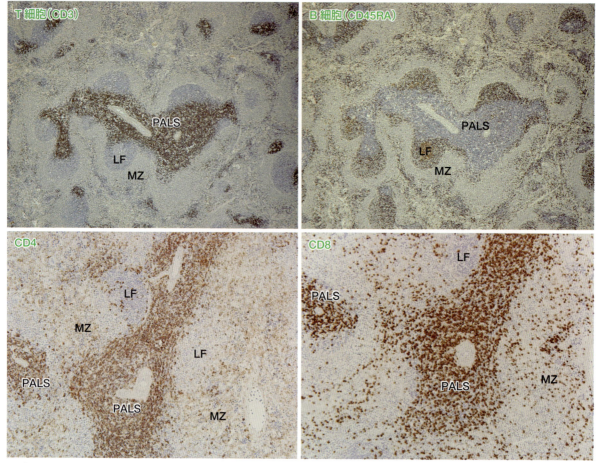

写真5　ラット脾臓におけるリンパ球サブセットの分布
T細胞（CD3⁺細胞）は主に動脈周囲リンパ鞘（PALS）に分布し、T細胞依存性抗体産生に関与するB細胞（CD45RA⁺）は、リンパ濾胞（LF）や脾柱周囲などに分布する。辺縁帯（MZ）にはT細胞非依存性に限られたレパートリーの抗体を産生する、特殊なB細胞（辺縁帯B細胞）が分布する。CD4⁺およびCD8⁺T細胞も主にPALSに分布する。

と、これを取り囲む脾洞 splenic sinus により構成される（**写真4、5**）。

血流は門脈から脾動脈を経由して脾臓内部に入り、脾柱に沿って小動脈に分岐した後に脾臓実質で白脾髄に囲まれた中心動脈に入る。白脾髄には中心動脈から辺縁帯に向けて毛細血管網が分布し、血流の多くは、この毛細血管網を通って白脾髄と辺縁帯の境界部に存在する辺縁洞 marginal sinus に注ぐが、一部は辺縁帯内、あるいは辺縁帯を通過して赤脾髄に直接注ぐ。一方、白脾髄の中心動脈を通過した血流は、赤脾髄で分岐する筆動脈 penicillar artery に入り、さらにそこから分岐する動脈性毛細血管 arterial capillary に入る。齧歯類では、動脈性毛細血管を通過した血流は脾索に注ぎ、その後、血流は脾索を取り囲んで存在する脾洞に入る。血流は、脾洞が集合して形成する静脈洞を通って脾柱に入り、それらが癒合した脾柱静脈から門部で集合し、脾静脈を経由して門脈へと注いでいる[11]。

PALSは中心動脈を囲んで存在し、同心円状の層を形成した細網線維、細網細胞、リンパ球および樹状細胞（指状嵌合細胞 interdigitating cell：IDC）などからなる。PALSでは内層PALS inner PALS と外層PALS outer PALS が区別される。内層PALSには濃染する小型のCD4⁺T細胞が多く分布し、少数のCD8⁺T細胞、指状嵌合細胞およびマクロファージも存在する。内層PALSはリンパ節傍皮質のT領域である central deep cortical unit（central DCU）に相当する機能を有する。内層PALSにおいて、抗原提示細胞（指状嵌合細胞）表面のMHCクラスII分子あるいはクラスI分子上に提示された抗原ペプチドを認識できる未刺激のナイーブT細胞が活性化される。外層PALSには小型〜中型のTおよびB細胞やマクロファージ、樹状細胞が分布し、内層PALSで活性化されたT細胞が移行して外層PALSに存在する抗原特異的なB細胞を活性化する場となる[11]（**写真6**）。

リンパ濾胞はPALSに接する小結節状の領域で、主にB細胞が分布し、少数のCD4⁺T細胞も存在するがCD8⁺T細胞はほとんど認められない。細網細胞としては骨髄に由来しない、デスモソームにより細胞突起を相互に連結させている濾胞樹状細胞 follicular dendritic cell（FDC）が存在する。FDC表面にはFc受容体および補体受容体が発現し、免疫複合体（抗原抗体複合体に補体が結合したもの）がこれらに結合して長期間保持される。

辺縁帯は赤脾髄と白脾髄の境界部に存在し、中心動脈から白脾髄を経た毛細血管網が注ぐ辺縁洞を中心にして内層と外層に分けられる。辺縁帯内層は好銀性マクロファージ metalophilic macrophage の薄い層からなり、好銀性マクロファージは樹状細胞や血中抗原の白脾髄へ

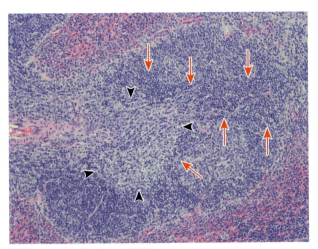

写真6　ヌードマウスの脾臓
矢印で示されるPALS内に、リンパ球が枯渇した領域（矢頭で示す）が認められる。この領域は主にT細胞が分布し、内層PALSと考えられる。

の移入を調節する作用があるといわれている。辺縁帯外層は辺縁洞と赤脾髄の間に形成され、細網細胞による網目構造の隙間には辺縁帯B細胞 marginal zone B cell と辺縁帯マクロファージ marginal zone macrophage が存在する。辺縁帯マクロファージは好銀性マクロファージや赤脾髄のマクロファージとは異なる形質を示し、Toll様受容体や種々のパターン認識受容体を発現して、貪食能は高いがMHCクラスII抗原を発現しないなどの特徴があるという。辺縁帯B細胞は、骨髄由来の未熟B細胞から辺縁帯で分化して循環することなく辺縁帯に保持され、T細胞に依存せずに血中の抗原に反応してすばやくIgM形質芽細胞に分化する特殊なB細胞である[12〜14]。

赤脾髄は、三次元の細網構造を含む脾索とそれを囲む脾洞からなる。脾索の細網構造には、細網線維と細胞突起や細胞体でこれらを覆う細網細胞および連携したマクロファージが含まれる。赤脾髄の細網細胞は筋線維芽細胞 myofibroblast であり、脾臓の収縮に関連すると考えられる。細網線維には、コラーゲン線維、弾性線維および微小線維 microfibril などが含まれ、網目内にはリンパ球、造血細胞、形質細胞および形質芽細胞などが存在する。脾洞には赤血球、顆粒球および循環単核細胞などが含まれる。赤脾髄のマクロファージは損傷・疲弊赤血球あるいは血流中の異物を除去する。貪食された赤血球のヘモグロビン由来の鉄はフェリチンあるいはヘモジデリンのかたちでマクロファージに蓄積し、鉄の貯蔵部位となる。また、セロイド ceroid およびリポフスチン lipofuscin も脾臓に認められ、有色マウスでは脾臓にメラニンを貪食したマクロファージが認められる。赤脾髄では、赤芽球性 erythroid、骨髄性 myeloid および巨核球性 megakaryocytic のいずれか、あるいはすべての髄外造血が発生し、齧歯類では新生仔や若齢動物で共通して認められる。

血流に入った抗原あるいは抗原を捕捉した樹状細胞などの抗原提示細胞は、中心動脈から白脾髄に分岐する毛細血管網を通り、辺縁洞から辺縁帯あるいはPALS実質に移行する。辺縁帯では、辺縁帯B細胞が樹状細胞から直接抗原提示を受けて、速やかにIgM形質芽細胞に分化し、グラム陽性菌や陰性菌の共通抗原である多糖類 polysaccharide およびリポ多糖類 lipopolysaccharide のようなT細胞非依存性抗原 T-cell independent antigen（TI抗原）に対する抗体を産生し[13,15]、さらにT細胞非依存性にIgA産生細胞にクラススイッチする[16,17]。

一方、辺縁帯内層から白脾髄に入った樹状細胞は内層PALSに移行し、抗原特異的なTリンパ球を活性化し、活性化したCD4$^+$Tリンパ球が外層PALSおよび濾胞に移行して、抗原特異的なB細胞を活性化する。活性化したBリンパ球は、IgM抗体産生細胞に分化するとともに、一部は濾胞内に胚中心を形成して、クラススイッチを経てIgGやIgA産生B細胞に変換し細胞分裂を繰り返す。この過程で、免疫グロブリン遺伝子の抗原結合部位の変異により多様性を増したBCRの中から、FDC表面のFc受容体あるいは補体受容体により保持される抗原抗体複合体と高親和性を示すBCRを発現するB細胞が選択されて、形質芽細胞に分化して血流に入る[18〜20]。

脾臓には、動物種による構造的な種差があり、病理組織学的検査の際に考慮が必要である（**写真7**）。白脾髄は、イヌおよびサルにおいてPALSに比較してリンパ濾胞がよく発達している。イヌおよびサルに比較して齧歯類では脾臓に占める白脾髄の割合が大きい。また齧歯類では、白脾髄の面積比はラットに比較してマウスの方が高いが、マウスのリンパ濾胞および辺縁帯の発達はラットに比較して顕著ではない。一方、ラットでは他の動物種に比較して、辺縁帯の発達が顕著であり、最大のB領域となっている。赤脾髄は、イヌでは多量の赤血球を貯蔵し、被膜および脾柱に多くの平滑筋が存在するために速く収縮する。したがって、イヌの剖検時には放血の程度により、脾臓のサイズや赤脾髄の血液量に個体差が生じやすい。また、イヌの赤脾髄では動脈性毛細血管が多数のマクロファージで取り囲まれており、動脈周囲マクロファージ鞘 periarterial macrophage sheath（PAMS）を形成するために、間質成分が豊富にみえる。イヌおよびラットでは静脈洞が豊富であるのに対して、マウスの赤脾髄は静脈洞が顕著ではない。さらに、イヌでは赤脾髄で中心動脈が分岐した動脈性毛細血管が静脈洞（脾洞）に直接連結して血流が閉鎖的であるのに対して、マウスおよびラットでは、開放系でこれらが脾索に注ぐ。

1-1-3）リンパ節 lymph node

リンパ節は全身のリンパ管の途中に存在し、マクロファージなどにより異物を処理するフィルターの役目を果たし、抗原特異的な免疫応答を成立させ、抗体産生細胞を誘導する。リンパ節では、1本ないし複数の輸入リンパ管から1本の輸出リンパ管へのリンパ液の流れの中に、基本的に輸入リンパ管ごとに1つの小葉が存在する形態をとる。リンパ液は、被膜下洞 subcapsular sinus お

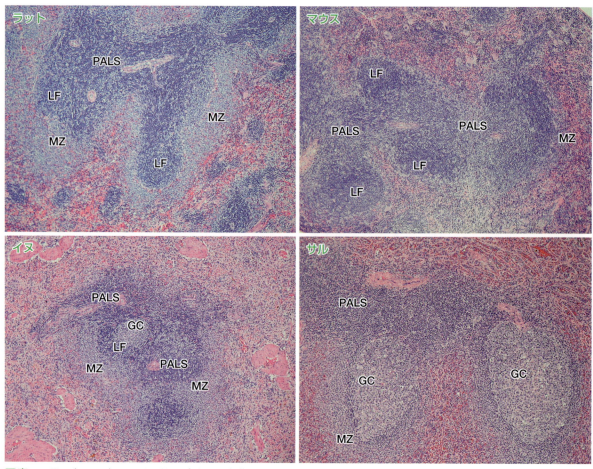

写真7　ラット、マウス、イヌおよびサルの脾臓
HE染色。ラットおよびマウスでは赤脾髄に比して白脾髄の割合が高く、ラットはマウスに比して辺縁帯が発達している。イヌおよびサルではPALSに比してリンパ濾胞がよく発達し、赤脾髄では間質成分が豊富である。PALS＝動脈周囲リンパ鞘、LF＝リンパ濾胞、GC＝胚中心、MZ＝辺縁帯。

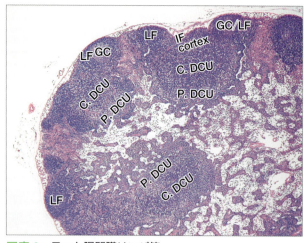

写真8　ラット腸間膜リンパ節
HE染色。傍皮質領域は主にT細胞が分布する傍皮質中央部（C. DCU）とT、B細胞の通路となる傍皮質辺縁部（P. DCU）が区別され、皮質では、それぞれの傍皮質領域（DCU）に接して複数のリンパ濾胞（LF）が存在し、リンパ濾胞間の皮質は濾胞間皮質（IF cortex）と呼ばれる。1つの傍皮質領域とそれに接して存在するリンパ濾胞がリンパ節の構成単位となり小葉を形成する。リンパ小葉は、被膜下洞、小葉間洞、および髄洞に囲まれて存在する。GC＝胚中心。

よび小葉間洞 transverse sinus（interlobular sinus）を経て、髄洞 medullary sinus に流れる（**写真8**）。

リンパ節の間質支持組織は、線維芽細胞の特徴を有する線維芽細胞様細網細胞 fibroblastic reticular cell（FRC）による網目構造 reticular meshwork structure からなる。細網細胞は星状の形態で多数の細胞突起を出し、細胞突起が互いにデスモソームを形成して連結しており、細網線維を分泌する。細網線維の多くの部分は、コラーゲン線維の核を基底膜が取り囲んだかたちの細胞突起に包まれるが、露出した細網線維の表面には固着性の樹状細胞 fixed dendritic cell が付着して、可溶性蛋白質抗原を取り込んで細網線維の内腔に送り込むことにより、炎症性メディエーターなどがすばやく皮質小葉内に浸透する[21]。また、細網細胞の表面にはフィブロネクチン fibronectin などの接着分子が発現している。リンパ小葉 lymphoid lobule とリンパ洞の境界部は、基底膜をはさんでその両側表面に扁平化した細網細胞が付着した3層膜により区切られ、リンパ液や免疫担当細胞の移動が阻止される。

リンパ小葉は、リンパ濾胞、ならびに濾胞間皮質 interlobular cortex（interfollicular cortex）を含む皮質 cortex、傍皮質中央部 center deep cortical unit（center DCU）および傍皮質辺縁部 peripheral DCU からなる傍

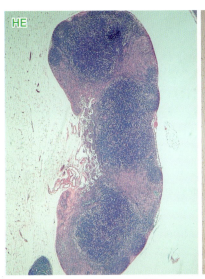
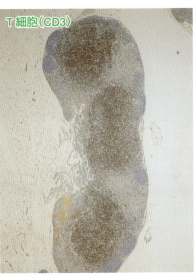
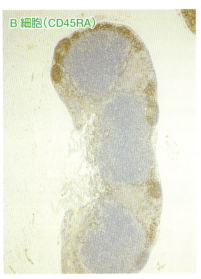

写真9　ラット腸間膜リンパ節におけるリンパ球サブセットの分布
T細胞（CD3⁺細胞）は主に傍皮質領域および皮質濾胞間領域に存在し、B細胞（CD45RA⁺細胞）はリンパ濾胞、傍皮質領域の辺縁部および髄索に存在する。

皮質paracortex、ならびに髄索medullary cordおよび髄洞で形成される髄質medullaにより構成される（**写真8**）。

　傍皮質中央部およびリンパ濾胞の網目構造は比較的疎で、網目の隙間が大きく、濾胞にはB細胞が、傍皮質中央部にはT細胞が主に分布する。一方、濾胞間皮質および傍皮質辺縁部における細網細胞による網目構造は密で、リンパ球が細網細胞と接触しつつ自由に移動できる程度の隙間となっており、TおよびB細胞が分布する（**写真9**）。

　傍皮質領域には血液あるいは末梢組織から移動した樹状細胞が指状嵌合細胞（IDC）として分布する。末梢組織の未熟樹状細胞は抗原を捕獲して所属リンパ節に移動する過程で成熟し、種々の共刺激分子やMHCクラスⅡ分子の発現が増加して抗原提示細胞として機能する[22]。

　リンパ濾胞にはB細胞が分布し、抗原提示細胞として濾胞樹状細胞（FDC）が存在する。濾胞樹状細胞は、骨髄由来の樹状細胞とは異なり、細胞突起がデスモソームにより相互に連結して網目の支持組織を形成する。細胞表面には補体受容体やFc受容体が発現し、抗原抗体複合体を長期間結合してB細胞に提示する。傍皮質領域において指状嵌合細胞上のMHCクラスⅡ分子-ペプチド複合体を認識して活性化されたCD4⁺T細胞は、抗原特異的なナイーブB細胞 naive B cell（抗原刺激されていないB細胞）を活性化させる。活性化したIgM B細胞は形質芽細胞に分化し、その一部は胚中心を形成して、クラススイッチによりIgGあるいはIgA産生細胞に変換し、細胞分裂と免疫グロブリン遺伝子の超可変領域hypervariable regionの遺伝子変異を繰り返す。多くの変異の中から、FDC上のFc受容体や補体受容体に長期間保持される抗原との親和性が高い免疫グロブリンを発現するB細胞が選択され、分裂して形質芽細胞に分化し、一部はメモリーB細胞となる[20]。

　傍皮質辺縁部および濾胞間皮質は、皮質索 paracor-

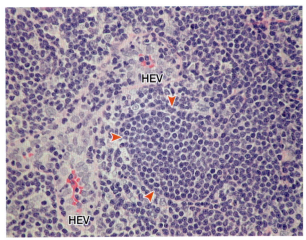

写真10　ラットリンパ節の傍皮質洞と高内皮細静脈
傍皮質洞がリンパ球の充満した盲端として認められ（矢頭）、隣接して高内皮細静脈（HEV）を含む傍濾胞辺縁部が認められる。

tical cordおよび傍皮質洞 paracortical sinusから構成される。傍皮質索は濾胞および傍皮質中心部と連続する。傍皮質索の傍皮質洞側には小葉-リンパ洞膜で囲まれた密な網目構造が存在し、血管、血管周囲細網細胞 pericystic reticular cell、TおよびB細胞、マクロファージ、樹状細胞などが充満する。静脈の一部は高内皮細静脈 high endothelial venuleとなり、この部位を介してリンパ球は血流から小葉内に移動、あるいは小葉内から血流に再循環する。光学顕微鏡では傍皮質索を判別しにくいが、リンパ節支配領域の免疫状態に依存したリンパ球の小葉への移入と排出のバランスにより、面積が変化しやすい部位である。傍皮質洞は傍皮質辺縁部および濾胞間皮質側が盲端となり、髄洞に開口する。洞内は細網細胞による網目構造が疎でリンパ球が充満しており、傍皮質辺縁部および濾胞間皮質のリンパ球は傍皮質洞を介して髄洞に放出される（**写真10**）。

髄質には門部から進入して分岐する一対の動脈および静脈に沿って髄索が分布する。髄索は細網細胞による密な網目構造を有し、リンパ球、形質細胞およびマクロファージなどが存在する[23]。

リンパ球動態の観点からみるとリンパ節の組織像は静的なものではない。すなわち、高内皮細静脈（HEV）からリンパ小葉内に進入したリンパ球は、皮質および傍皮質領域をランダムに移動して樹状細胞と接触する。抗原提示細胞による抗原刺激を受けなかったTおよびB細胞は、すみやかに高内皮細静脈を介してあるいは輸出リンパ管から胸管を介して血流に戻り、リンパ組織への移動（循環帰巣、ホーミング homing）を繰り返す。すなわち、傍皮質および濾胞間皮質のリンパ球密度ならびに領域のサイズは、リンパ節における流入および離脱のバランスを反映したものであり、支配領域の免疫状態により容易に変動する。

1-1-4）粘膜関連リンパ組織 mucosa-associated lymphoid tissue（MALT）

哺乳動物において、外界との接点が最大である組織は粘膜であり、ヒトの粘膜表面積は皮膚表面積の200倍以上といわれている。粘膜には非常に多くの多様な免疫担当細胞が存在し、ユニークな粘膜免疫機構を形成し、それらが外来抗原に対して特異的・防御的な免疫応答を誘導している。全身免疫機構において抗体の中心的アイソタイプはIgGであるのに対して、粘膜免疫機構ではIgAアイソタイプを基本とした分泌型IgA secretory IgA（S-IgA）がその主体を担っている。粘膜関連リンパ組織（MALT）はすべての粘膜組織の表層に存在し、免疫系組織の約半数のリンパ球が含まれている。マウスの全抗体産生細胞の約90％が小腸のIgA産生細胞であるといわれ[24]、ヒトの全抗体の60％以上がIgAであることが報告されている[25]。

MALTには腸管関連リンパ組織 gut-associated lymphoid tissue（GALT）、鼻咽頭関連リンパ組織 nasopharynx-associated lymphoid tissue（NALT）および気管支関連（付属）リンパ組織 bronchus-associated lymphoid tissue（BALT）が含まれるが、近年、結膜関連リンパ組織 conjunctiva-associated lymphoid tissue（CALT）、涙腺導管関連リンパ組織 lacrimal duct-associated lymphoid tissue（LDALT）、喉頭関連リンパ組織 larynx-associated lymphoid tissue（LALT）および唾液腺導管関連リンパ組織 salivary duct-associated lymphoid tissue（DALT）の存在も報告されている。MALTは機能的に誘導組織 inductive site および実効組織 effector site に分けられる。GALT、BALT、NALT、CALTおよびDALTは誘導組織である[26～29]。誘導組織は二次リンパ組織を含んでおり、そこでは抗原特異的T細胞の活性化によりB細胞のIgAクラススイッチおよびクローナルな増殖が起こる。その後、それらTおよびB細胞は実効組織に移行する。実効組織は、粘膜固有層全域に分布している播種性リンパ組織としてすべての粘膜に存在しており、そこにはT細胞（大半がCD4$^+$T細胞）、IgA形質細胞（わずかにIgGおよびIgM形質細胞）、少数のB細胞、樹状細胞およびマクロファージが含まれる[30～32]。それぞれのMALTは解剖学的に離れて存在しているが、機能的には連絡しており、共通粘膜免疫機構（粘膜免疫循環帰巣経路）common mucosal immune system（CMIS）と呼ばれている特殊な免疫担当細胞の誘導・循環帰巣（ホーミング）経路が存在し、主にこの経路を介して粘膜防御の重要な液性分子である抗原特異的S-IgAが粘膜から管腔に分泌されている[33,34]。

MALTの代表例としてGALT（パイエル板）の基本構造について述べる（写真11、12）。GALTは基本的に濾胞域（B細胞領域）、その中心部の胚中心 germinal center およびその周囲の濾胞間領域 interfollicular region（IFR）あるいは傍濾胞領域 parafollicular region からなる。胚中心はさらに基底側の暗帯 basal dark zone および表層の明帯 apical light zone（マントルゾーン mantle zone）に区別される。B細胞領域は未熟なB細胞がIgA形質細胞の前駆細胞であるIgA$^+$前駆B細胞（surface IgA$^+$B cell〔sIgA$^+$B細胞〕）に分化・成熟する場である。明帯の粘膜上皮側の表層には濾胞関連上皮 follicle-associated epithelium（FAE）が存在し、その下部に存在する上皮下ドーム領域 subepithelial dome region（SED）によって支持されている。FAEは隣接する絨毛性上皮に比べて細胞丈が低く、杯細胞をほとんど含んでいない。FAEにはM細胞と呼ばれる抗原取り込み専門細胞および上皮内リンパ球が散在している。M細胞は刷子縁がなく管腔側表面に微絨毛 microvillus あるいは微小な細胞突起を有しており、管腔内の抗原の付着および取り込みに適した形態をとっている[35,36]。SEDにはリンパ球、マクロファージおよび樹状細胞が含まれている。胚中心には濾胞樹状細胞（FDC）、マクロファージ、胚中心芽細胞 centroblast および少数のCD4$^+$T細胞が含まれている。IFRにはCD4$^+$T細胞、マクロファージ、指状嵌合細胞、少数のB細胞および形質細胞が含まれるとともに高内皮細静脈が存在している。

管腔抗原はM細胞に取り込まれた後、SEDに存在する樹状細胞あるいはマクロファージなどの抗原提示細胞に送られ、そこで認識、処理および提示され、免疫応答が開始される。樹状細胞などの抗原提示細胞はSEDからIFRあるいは腸間膜リンパ節に移動し、そこでT細胞に対して効率的な抗原提示が行われる[37]。一方、濾胞域（B細胞領域）では、sIgA$^+$B細胞が樹状細胞から抗原感作を受け、感作されたT細胞とともに循環帰巣（ホーミング）を開始し、腸間膜リンパ節を経て胸管に入り、体内循環系に入る。これらの活性化リンパ球は、実効組織である腸管粘膜固有層あるいは別の器官の粘膜固有層、例えば呼吸器粘膜固有層に送られる。実効組織では、活性化したT細胞の刺激によりsIgA$^+$B細胞はIgA形質細胞に最終分化してIgA二量体・多量体を分泌し、それらの

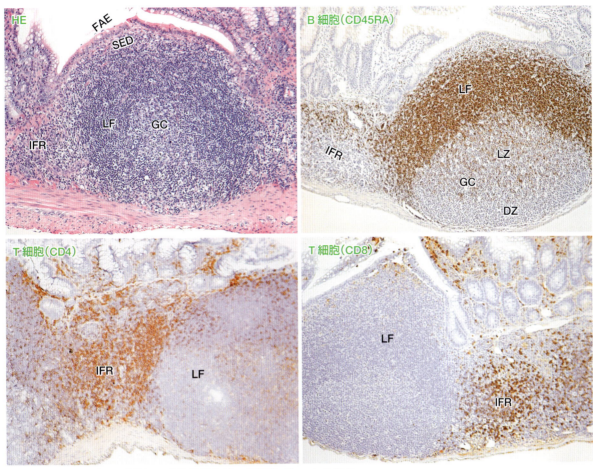

写真11　ラットパイエル板のHE染色像とリンパ球サブセットの分布
HE染色像では、胚中心（GC）を含むリンパ濾胞（LF）、濾胞関連上皮（FAE）、上皮下ドーム領域（SED）、濾胞間領域（IFR）などが認められる。B細胞はリンパ濾胞に、T細胞は濾胞間領域に認められる。DZ＝暗帯、LZ＝明帯

IgAは粘膜の上皮細胞基底膜で合成される分泌成分 secretory component（SC）と結合してS-IgAとなり管腔に分泌される[38〜41]。S-IgAは抗原特異性を有し、抗原と結合することにより異物を排除する。さらに、これらの粘膜免疫応答は全身免疫応答とは独立して働いているため、MALTの評価は免疫病理学においてひとつの重要な側面を持つ[41]。

1-2．免疫毒性評価のための病理組織検査

免疫系器官には、リンパ球および樹状細胞の亜集団がそれぞれ特徴的な分布を示す、複数の領域 compartmentが区別できる。したがって、免疫毒性標的細胞の相違により反応する領域が異なり、特有の変化を示すことが多い。それゆえに、ICH S8免疫毒性試験ガイドラインの策定において、免疫毒性を示すすべての化合物が病理組織検査を含めた標準的毒性試験 standard toxicity study（STS）により検出できるか否かが検討された。日米欧3極の製薬企業による医薬品の免疫毒性試験および反復投与毒性試験のデータ調査により、多くの化合物の免疫毒性が病理組織検査を含む標準的毒性試験（短期反復投与毒性試験）において検出されるが、免疫毒性試験（免疫機能検査）のみにより免疫毒性が検出される化合物も存

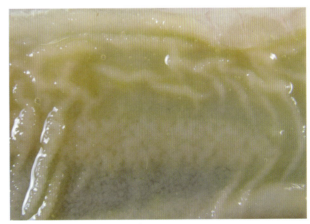

写真12　サルのパイエル板

在することが明らかになった[42]。これらの調査結果を踏まえて、ICH S8免疫毒性試験ガイドラインでは、新規医薬品の免疫毒性の非臨床評価において、(1) 薬理学的見地から免疫毒性の懸念がない場合、標準的毒性試験において免疫系器官に免疫毒性を示唆する変化が認められなければ追加の免疫毒性試験を実施する必要はないこと、および (2) 薬理学的作用あるいは標準的毒性試験から免疫毒性の懸念が示された場合、予想される免疫毒性標的に応じた免疫毒性試験（機能試験）を実施し、ヒトにおける当該新規医薬品の免疫毒性に関するリスクを評価す

ることが合意された[43]。標準的毒性試験において、病理組織検査の対象とすべきリンパ組織として胸腺、脾臓、骨髄、投与部位に関連した所属リンパ組織 regional lymphoid tissue ならびに投与経路から離れた部位のリンパ組織 distal lymphoid tissue があげられている。投与部位の所属リンパ組織として、経口投与の場合には腸間膜リンパ節およびパイエル板、皮下投与の場合には投与部位の所属リンパ節[44]、吸入曝露の場合には気管支付属リンパ組織（BALT）、経鼻投与の場合にはBALTおよび鼻腔関連リンパ組織（NALT、可能ならば）、静脈内投与の場合には脾臓とされている。一般毒性試験の病理組織検査により免疫毒性を評価する場合には、免疫系器官・組織の特徴および機能を理解し、対照群とよく比較して標的組織の領域ごとに面積および構成細胞の変化を観察することが必要となる[45]。

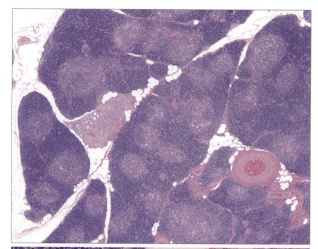
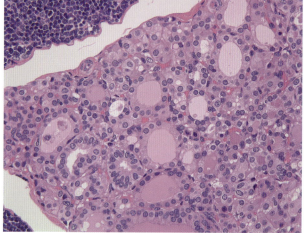

写真13 胸腺、異所性甲状腺
イヌ、HE染色。上：弱拡大像、下：中拡大像。

2. 非腫瘍性病変

2-1. 胸腺

2-1-1) 無形成 aplasia
■**組織学的特徴** 組織学的にヌードマウスには胸腺の固有構造は観察されない[46]。
■**解説** 常染色体の劣性遺伝子 nu をホモに持つヌードマウスでは、先天的に胸腺が欠損し、胸腺由来のT細胞を欠くため細胞性免疫応答がなく、液性免疫応答も不完全である。細胞性免疫を欠くため、異種移植の研究あるいはヒトがん細胞移植後の抗がん剤の効果判定に広く用いられている[47]。

2-1-2) 低形成 hypoplasia
■**組織学的特徴** 正常の組織構造を示すが、肉眼的にその大きさを明らかに減じている。
■**鑑別診断** 萎縮との鑑別が必要となるが、萎縮では大きさの減少に加えて、皮質におけるリンパ球のアポトーシスおよびマクロファージの崩壊リンパ球残渣の貪食像、皮髄境界の不明瞭化がみられることから鑑別される。
■**解説** ラットの妊娠母体にある種の内分泌撹乱化学物質を曝露したときに、次世代F_1動物に胸腺の低形成がみられる[48]。

2-1-3) 形成異常 dysplasia
■**組織学的特徴** SCID（severe combined immunodeficiency）マウスにおいて観察される。組織学的に胸腺は小型の小葉からなり、皮髄境界が不明瞭で上皮細胞および間質組織によって構成された小葉組織の中に幼若胸腺細胞が散在している[46,49]。ハッサル小体 Hassall's corpuscle がよくみられる。
■**解説** SCIDマウスは遺伝的にBおよびT細胞の分化異常があり、胸腺において成熟胸腺細胞（T細胞系列）

が産生されていないため、正常な胸腺微小環境が形成されず、先天的に胸腺の形成異常が生ずる[50]。

2-1-4) 異所性組織 ectopic tissue
■**同義語** 異所性甲状腺組織 ectopic thyroid tissue、異所性上皮小体組織 ectopic parathyroid tissue
■**組織学的特徴** 正常の胸腺組織内に、正常な甲状腺あるいは上皮小体の組織が、孤在性あるいは数ヵ所に混在する（**写真13**）。
■**解説** 甲状腺および上皮小体は胸腺と同じ鰓嚢から発生するため、胸腺組織内に異所性の甲状腺および上皮小体組織が観察されることがある[46]。

2-1-5) 囊胞 cyst
■**同義語** 胸腺囊胞 thymic cyst、上皮性囊胞 epithelial cyst
■**組織発生** 第3および第4鰓嚢の遺残組織。
■**組織学的特徴** 囊胞（**写真14**）の多くは胸腺の頭部 cranial part に発生し、皮髄境界部に観察される。囊胞は繊毛を持つ立方上皮細胞によって内張りされ、時に杯細胞が混在する。囊胞の内腔にはPAS陽性糖蛋白物質および少数の細胞成分が含まれる[51]。
■**解説** 胸腺は第3、第4鰓嚢およびその周囲の実質組

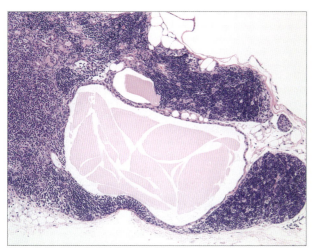

写真 14　胸腺、嚢胞
マウス、108 週齢、HE 染色。

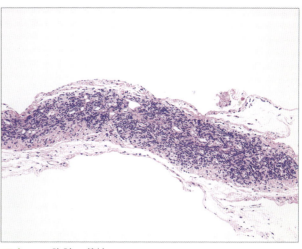

写真 16　胸腺、萎縮
マウス、110 週齢、加齢性変化、HE 染色。

■**鑑別診断**　萎縮との鑑別が重要となる（後述参照）。
■**解説**　胸腺における加齢に伴うリンパ球減少を退縮という。正常な個体では、胸腺退縮は漸進的、不可逆的な加齢性変化であり、個体の性成熟後から始まる[52,53]。胸腺の生理的（加齢性）退縮は、リンパ球の産生から再循環 recirculation の機能的変化を反映している。それは性（ステロイド）ホルモンの血中濃度の増加に関係していると考えられている[46]。性腺除去手術が胸腺退縮を遅らせることが知られている[54]。肉眼的に胸腺が消失している老齢のラットに精巣除去手術を施す、あるいは LDRH を投与することにより、白血球数が増加し、胸腺が再生したという報告がある[55,56]。

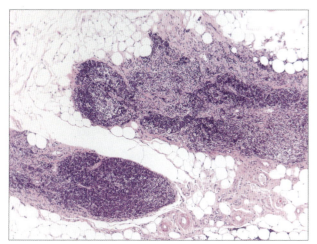

写真 15　胸腺、退縮
ラット、109 週齢、HE 染色。

織から発生するため、鰓嚢の遺残組織に由来する上皮性嚢胞が観察されることがある[46]。老齢動物では、後述する退縮に伴って胞腺上皮細胞からなる嚢胞や管状構造物 duct structure が顕著にみられるようになる。

2-1-6）退縮 involution

■**組織学的特徴**　組織学的に、胸腺は小型化し、皮質リンパ球の脱落・減少により皮質が菲薄となり、皮髄の境界が不明瞭となる。皮髄境界部では、血管周囲腔が広がり、血管周囲性に B リンパ球および形質細胞が増え、明瞭な胚中心を持つリンパ濾胞構造が形成される[46]。退縮の進展に伴い実質の脂肪組織への置き換えがみられる（**写真 15**）。髄質では、上皮細胞が優勢となり、その分布、配列および細胞形態に明確な多様性がみられてくる。退縮胸腺では、上皮細胞が索状あるいはリボン状に配列し、立方あるいは扁平上皮による管状構造あるいは嚢胞が形成され、限局性の線維化を伴うことがある。このような上皮細胞の変化は雄に比較して雌において、マウスに比較してラットでより明瞭である[46]。

2-1-7）萎縮 atrophy

■**組織学的特徴**　胸腺の萎縮は種々の原因によって誘発されるが、その組織像は程度の差はみられるものの同様の形態を示す。すなわち、胸腺リンパ球の減数による小葉の縮小および胸腺上皮細胞あるいは間質組織の反応性変化である。皮質では、皮質リンパ球の壊死／アポトーシスによる脱落および貪食マクロファージによる星空像 starry sky がみられ、小葉被膜および間質が明瞭となり、皮質と髄質の細胞密度が逆転してみられるようになる。胸腺皮質のリンパ球のアポトーシスおよびそれらのマクロファージによる除去により皮質の細胞成分が減少し、それに続いて皮質の菲薄化あるいは消失がみられるとともに、皮髄境界部が不明瞭となる（**写真 16、17**）。また、高用量の免疫毒性物質への曝露によって、胸腺の上皮細胞の変性および好酸性物質を容れる腺様構造の形成を伴う上皮細胞の増殖が誘発される。

■**鑑別診断**　老齢動物における胸腺の退縮（加齢性変化）と萎縮（誘発性変化）の鑑別は明確にはできない。鑑別の手段としては、細胞密度および構成単位のサイズの変化を評価すること、同じ実験系の無処置対照群の組織像と比較すること、変化の経時的要因を理解すること、用量相関性変化の有無を確認すること、ならびに他の組織学的変化を含め臨床所見を総合して考察することである[46]。

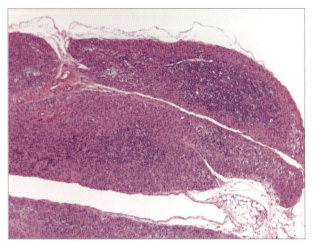

写真 17　胸腺、萎縮（薬物誘発性）
ラット、10 週齢、薬物誘発、HE 染色。

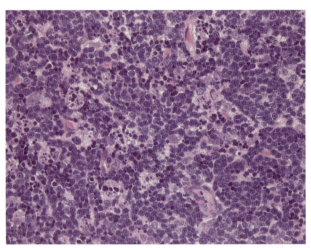

写真 18　胸腺、壊死
ラット、10 週齢、薬物誘発、HE 染色。

■**解説**　胸腺の萎縮性病変は、加齢性退縮、自然発生性萎縮および薬物誘発性萎縮に大別される。自然発生性萎縮には栄養不良あるいはストレスが、薬物誘発性萎縮は主に免疫毒性作用が関与する。萎縮／退縮という用語は、肉眼的および組織学的用語として使うことはできるが、組織学的検査における記載方法としては個々の細胞成分の減少といった半定量的記載方法が推奨されている[57,58]。胸腺の萎縮は、一般的な栄養不良、特にビタミン B_6、アミノ酸、脂肪酸および亜鉛の欠乏による二次的な免疫抑制によって引き起こされることが知られている[59〜62]。また、胸腺萎縮はストレスによっても誘発される。胸腺はストレスによる副腎皮質ホルモン濃度の上昇に対して感受性の高いリンパ系組織であり、実験的に合成糖質コルチコイドであるデキサメサゾン dexamethasone を投与すると数時間以内に皮質リンパ球のアポトーシスが確認され、胸腺重量が減少する[46]。脾臓の白脾髄およびリンパ節も胸腺と同様、ストレス性副腎皮質ホルモンの上昇によって萎縮するが、胸腺に比べその程度は軽度である。ストレスの因子として、制限給餌あるいは制限給水、群飼育、保定、飼育環境における温・湿度の急激な変動などが考えられている[63〜67]。胸腺は免疫毒性物質に対して非常に感受性が高く、大きさおよび重量の減少といった萎縮性変化が曝露早期に誘発される[68]。免疫毒性物質として 2, 3, 7, 8-テトラクロロジベンゾ-p-ジオキシン 2,3,7,8-tetrachlorodibenzo-p-dioxin、ビス（トリ-n-ブチルチン）bis(tri-n-butyltin) oxide、シクロホスファミド cycrophosphamide および 5-フルオロウラシル 5-fluorouracil などが知られている[69,70]。これらの毒性物質は胸腺重量の減少を誘発し、特に皮質リンパ球の減少が顕著に現れる。一方、移植時の免疫抑制、あるいはある種の自己免疫疾患の治療に使われているシクロスポリン A cyclosporin A は、胸腺の髄質に作用し、髄質の指状嵌合細胞の消失を誘発する[70]。高用量の免疫毒性物質の曝露は、胸腺だけでなく全身的に顕著な毒性を示し、一般状態の悪化および強いストレスの原因となり、免疫系に非特異的（二次的）な抑制作用をもたらす。

そのため、化学物質あるいは薬物投与によって誘発された胸腺の相対重量の減少を、単純に免疫抑制作用と判断してはならない。用量相関性および他のリンパ組織の変化を注意深く観察し、胸腺の萎縮が免疫抑制の直接の影響なのか、ストレスによる非特異的反応なのかを判断することが重要である[71]。

2-1-8）壊死 necrosis（写真 18）
■**同義語**　リンパ球壊死 lymphoid necrosis、単細胞性壊死 single cell necrosis
■**組織学的特徴**　局所性のリンパ球の単細胞性壊死／アポトーシスあるいは核崩壊残渣を伴う広範な壊死がみられる。壊死部ではリンパ球の崩壊、核濃縮がみられ、胸腺マクロファージによる細胞残渣の貪食を示す星空像が増加する。
■**解説**　薬物誘発および毒素に対して特異的に、衰弱あるいはストレスに対して二次的に T リンパ球が壊死することがある[72]。リンパ球壊死の程度により、胸腺全体として萎縮という組織診断が適切な表現となる。

2-1-9）鉱質沈着 mineralization
■**同義語**　石灰沈着 calcium deposition、石灰化 calcification
■**組織学的特徴**　組織内の血管壁、細網組織あるいは間質に多巣性に鉱物が沈着する。
■**鑑別診断**　鉱物の同定には特殊染色（コッサ染色など）を実施する。
■**解説**　老齢のラットあるいはマウスにおいて、腎臓あるいは上皮小体疾患に関連して転移性石灰沈着 metastatic calcification の一病変として観察される。

2-1-10）出血 hemorrhage
■**組織学的特徴**　胸腺の皮質あるいは髄質に限局性あるいはびまん性にみられる。出血からの経過により、ヘモジデリン hemosiderin、ヘマトイジン hematoidin あるいはリポフスチン lipofuscin の沈着および線維化を伴う場

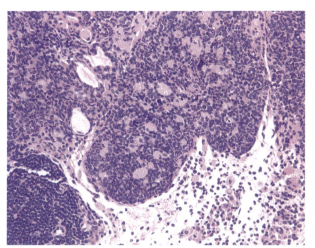

写真 19　胸腺、炎症
マウス、84 週齢、HE 染色。

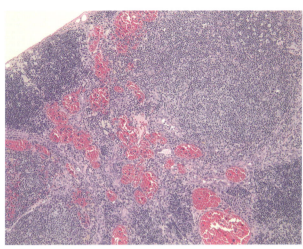

写真 20　胸腺、血管拡張症
マウス、HE 染色。

合がある。
■解説　胸腺の萎縮・変性性変化に伴って、あるいは偶発性に小葉内の小血管あるいは毛細血管が破綻すると局所性の出血が観察される。また、経口投与失宜による食道穿孔に関連して出血が発生することがある。

2-1-11）鬱血 congestion
■組織学的特徴　小葉内小血管あるいは毛細血管に鬱血がみられる。
■解説　全身性の鬱血性変化に伴って観察される。

2-1-12）炎症 inflammation
■同義語　炎症性細胞浸潤 inflammatory cell infiltration
■組織学的特徴　周囲組織からの炎症性変化の波及に伴い、被膜外部あるいは被膜内、実質の血管周囲あるいは間質に炎症性細胞が浸潤する（**写真 19**）。浸潤する炎症性細胞の種類および程度は、波及元の炎症の性質に関連する。
■解説　胸腺における炎症性変化は、周囲組織から炎症の波及がなければ齧歯類ではまれである。

2-1-13）血管拡張症 vascular ectasis
■同義語　脈管拡張 angiectasis
■組織学的特徴　まれに、わずかな膠原線維の間質を伴いながら内皮細胞に内張りされた小血管の拡張がみられる（**写真 20**）。血管内皮細胞には核異型はなく、異常な分岐もみられない。
■鑑別診断　胸腺で比較的よく観察される出血とは、病変部が血管内皮細胞に内張りされていることにより鑑別する。
■解説　マウスにおいて自然発生病変として観察されるが、その発生頻度はきわめて低い[72]。

2-2．脾臓

2-2-1）低形成 hypoplasia
■組織学的特徴　先天的な脾臓低形成を示す Dh（Dominant hemimelia）マウスでは、脾臓は痕跡程度に認められる[73]。先天的に胸腺を欠く無胸腺動物（ヌードマウスあるいはヌードラット）では、脾臓が小さく T 細胞依存領域である動脈周囲リンパ鞘 periarterial lymphoid sheath（PALS）が縮小している[11]。SCID マウスの脾臓も小さく、白脾髄が縮小して濾胞および PALS 領域はリンパ球をほとんど含んでおらず、両者の境界が不明瞭となっており、辺縁帯はほぼ欠如している[11]。
■鑑別診断　先天的な脾臓低形成（欠損）では、脾臓は痕跡状に認められる程度であるため、萎縮との鑑別は肉眼的に可能である。無胸腺動物および SCID マウスでは、T 細胞依存領域あるいは白脾髄に限局した変化であること、リンパ球の流入あるいは増殖がないことによる変化であるため、リンパ球の変性、崩壊あるいは壊死像を欠くことから、萎縮性変化とは鑑別される。
■解説　Dh 遺伝子をヘテロに持つ Dh マウスにおいて、痕跡状の脾臓あるいは低形成がみられる。その原因として、このマウスの 9.5 日齢胚では臓側中胚葉 splanchnic mesoderm の上皮様構造に欠陥があり、脾臓の原基となるべき間葉細胞の集積が生じないためと考えられている[73]。濾胞の胚中心の形成には活性化 T 細胞の関与が必要であるが、無胸腺動物では T 細胞を欠損しているため胚中心が正常に形成されない[11]。SCID マウスは成熟（機能的）B および T 細胞の両者を欠くため、白脾髄の発達がみられない[11]。

2-2-2）副脾 accessory spleen
■組織学的特徴　肉眼的に脾臓から分葉してあるいは完全に分離して脾門部、膵臓尾部あるいは胃脾間膜 gastrosplenic ligament に小型の結節状組織として観察される。その大きさにより、白脾髄を含む場合と含まない場合があるが、組織学的には正常な構造を示す。

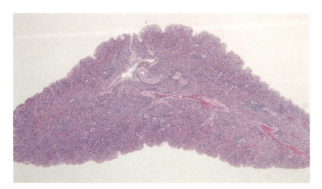

写真 21　脾臓、萎縮
ラット、HE 染色。

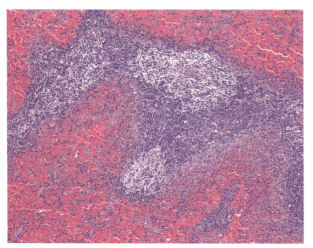

写真 22　脾臓、萎縮
ラット、薬物誘発、HE 染色。

■解説　齧歯類において低頻度で観察される病変であるが、先天的な変化で組織像は正常であるため、毒性学的な意義は持たない[72]。

2-2-3）萎縮 atrophy（写真 21、22）

■組織学的特徴　萎縮は赤脾髄、白脾髄あるいは両者に発生する[74]。組織学的には、赤脾髄あるいは白脾髄における細胞の脱落と領域の減少として観察される。白脾髄の萎縮では、固有構造（胚中心、濾胞、濾胞辺縁帯、動脈周囲リンパ鞘〔PALS〕）が不明瞭となる。萎縮性変化を示す脾臓では、白脾髄あるいは赤脾髄におけるリンパ球、骨髄系細胞あるいは赤血球の減数が明瞭であり、白血球系細胞のアポトーシスおよびマクロファージの崩壊リンパ球残渣の貪食像が観察される。貧血を示す動物では、赤脾髄における赤血球数の減少に伴い赤脾髄の容積が減少する。

■鑑別診断　脾臓の誘発性萎縮と老齢動物における自然発生性の萎縮との鑑別は、誘発因子に細胞あるいは組織特異性があり、萎縮部位が限定している場合は可能であるが、誘発因子により一般状態の悪化が背景にある場合は、加齢による造血能低下を示している場合と同様に白脾髄および赤脾髄の両者が萎縮しており、鑑別は明確にはできない。

■解説　脾臓の萎縮は、老齢ラットおよびマウスにおい

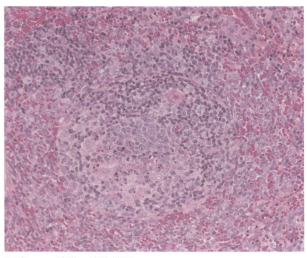

写真 23　脾臓、濾胞壊死
ラット、HE 染色。

て加齢性病変として自然発生する[74]。一方、脾臓の萎縮は薬物投与により直接的に、あるいは薬物投与に起因する一般状態の悪化、体重増加抑制あるいは体重減少により二次的に誘発される[74]。誘発性の萎縮としては、N, N-ジメチル-p-トルイジン N, N-dimethyl-p-toluidine および AZT/メタドン methadone HCL 投与により白脾髄の細胞脱落による萎縮、放射線照射、ウイルス感染あるいは薬物投与による PALS の T 細胞壊死あるいはアポトーシスの結果としての萎縮が知られている[75]。

2-2-4）壊死 necrosis

■同義語　脾臓壊死・梗塞 splenic necrosis/infarct、リンパ球壊死・アポトーシス lymphoid necrosis/apoptosis
■組織学的特徴　赤脾髄において、血管病変、敗血症あるいは悪性腫瘍の進展・転移により、限局性（写真 23）あるいはびまん性壊死がみられる。壊死部には異栄養性石灰化 dystrophic calcification がみられることがある。梗塞巣の内部あるいは周囲には出血が起こる[74]。白脾髄の壊死はリンパ球のアポトーシスを特徴とする。壊死という診断は、凝固壊死のような古典的組織形態を示す場合に行うほうがよい[74]。
■解説　赤脾髄における壊死・梗塞は循環障害、外傷あるいは腹腔内結節（肝臓腫瘍）に関連して発生する[72,74]。リンパ球毒性を誘発する化学物質は白脾髄の壊死を引き起こす[74]。

2-2-5）被膜嚢胞 capsular cyst

■組織学的特徴　被膜に発生し、大きさはさまざまである。嚢胞の表層は漿膜（中皮）が覆う。
■鑑別診断　ヒトおよびラットにおいて多嚢胞状腹膜中皮腫 multicystic peritoneal mesothelioma が脾臓漿膜に限局して発生する場合があり、鑑別が必要になる[76]。
■解説　脾臓に発生する嚢胞は偶発性病変として観察され、その場合は単発性の嚢胞を示すことが多い。多発性の嚢胞として発生する多嚢胞状腹膜中皮腫は、構成する

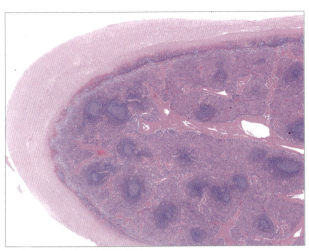

写真24　脾臓、被膜線維化
イヌ、HE染色。

囊胞の大小不同、さまざまな形態を示す囊胞が複合していること、囊法の表層あるいは内張りする細胞に異型性があることから、形態学的に鑑別が可能である[76]。

2-2-6）線維化 fibrosis

■**同義語**　実質線維化 parenchymal fibrosis、被膜線維化 capsular fibrosis（**写真24**）

■**組織学的特徴**　実質の線維化は赤脾髄に観察されるが、重度の線維化は白脾髄にも波及する。被膜線維化は、被膜が限局性あるいはびまん性に線維性に肥厚し、線維化の内部に出血あるいはヘモジデリン沈着を、表層に漿膜炎を伴うこともある[74]。

■**解説**　実質線維化および被膜線維化ともに、傷害性変化あるいは炎症に付随して発生する。また、そのほか多様な化学物質によっても誘発される[77]。被膜線維化は、慢性腹膜炎、腹腔内腫瘍あるいは高蛋白濃度の腹水の貯留に関連して発生する[78]。

2-2-7）色素沈着 pigmentation（pigment deposition）

■**組織学的特徴**　ヘモジデリン hemosiderin（**写真25**）、セロイド ceroid あるいはリポフスチン lipofuscin が赤脾髄に沈着する[74,79]。これら色素の大部分は赤脾髄に存在するマクロファージに取り込まれている状態で観察される。また、これら色素沈着は辺縁帯にもみられることがある。ヘモジデリンに比較して、セロイドおよびリポフスチンは沈着量が少ない。有色マウスでは脾臓においてメラニン melanin 色素の沈着が観察される[74]（**写真26**）。

■**鑑別診断**　セロイド・リポフスチンは acid-fast 染色陽性となり、ヘモジデリンは鉄染色（プルシアンブルーPrussian blue 染色）陽性となることで鑑別あるいは検出ができる。

■**解説**　齧歯類では背景病変としてヘモジデリン、セロイドあるいはリポフスチンの沈着が赤脾髄に観察され、その量は加齢とともに増加する[11,78]。ヘモジデリンは血管の破綻、梗塞あるいは悪性腫瘍による組織破壊などに

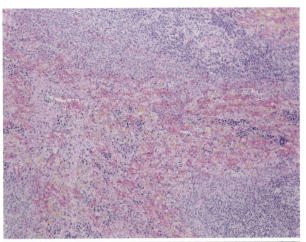

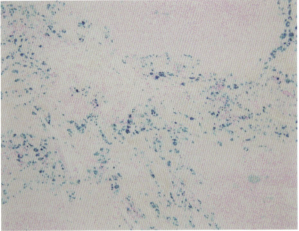

写真25　脾臓、ヘモジデリン沈着
ラット。上：HE染色、下：ベルリンブルー染色。

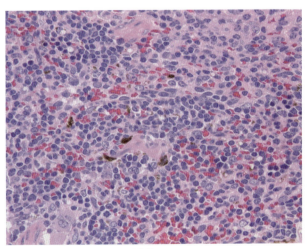

写真26　脾臓、メラニン沈着
有色マウス、HE染色。

よる出血に関連して限局性に沈着する。ヘモジデリンの沈着は、薬物処置などに起因する溶血性貧血 hemolytic anemia あるいはメトヘモグロビン血症 methemoglobinemia に関連して増加する。マウスおよびラットでは雄に比べて雌におけるヘモジデリンの沈着が重度である[11]。

2-2-8）アミロイド症 amyloidosis

■**同義語**　アミロイド沈着 amyloid deposition

■**組織学的特徴**　肉眼的に脾臓は腫大し、退色する。組

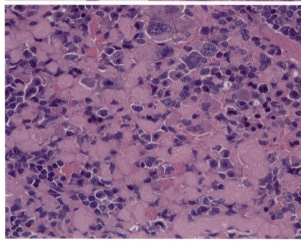

写真 27　脾臓、アミロイド症
ICR（CD-1）マウス、HE 染色。上：弱拡大像、下：強拡大像。

織学的には、アミロイドは無構造の好酸性硝子様物質として観察され、初期には濾胞を囲むように沈着し、進行すると赤脾髄の大部分の領域がアミロイドに置き換わることもある（写真 27）。白脾髄におけるアミロイドの沈着はほとんどみられないが、病態が進行すると白脾髄は萎縮する[53,80]。

■鑑別診断　アミロイドの同定にはアミロイド染色（コンゴーレッド Congo red 染色など）を実施する。
■解説　脾臓のアミロイド沈着は全身性アミロイド症のひとつの病変として観察される。自然発生性のアミロイド症はC57BL/6マウスに好発するが、ラットではみられない[53,80]。

2-2-9）出血 hemorrhage
■組織学的特徴　組織損傷部、梗塞巣の内部あるいはその周囲部に発生する。その経過により、ヘモジデリン、ヘマトイジンあるいはリポフスチンの沈着および線維化を伴う場合がある。
■解説　脾臓の血管病変、外傷、脾破裂あるいは悪性腫瘍による組織損傷などから発生する。梗塞により発生する場合は出血性梗塞 hemorrhagic infarction と呼ばれる。

2-2-10）鬱血 congestion
■組織学的特徴　赤脾髄に赤血球が充満し拡大する（写

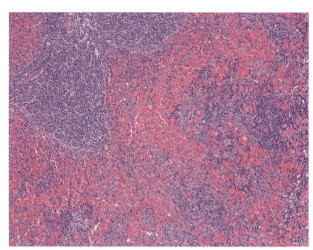

写真 28　脾臓、鬱血
ラット、HE 染色。

真 28）。経過によりヘモジデリンの沈着量が増加する。
■解説　全身性の鬱血性変化に伴って観察され、その程度により肉眼的にも腫大し、脾腫となる。ラットの大顆粒リンパ球性白血病（LGL 白血病）ではしばしば高度な脾腫がみられ、脾臓の鬱血が著明である[81]。

2-2-11）血管拡張症 vascular ectasis
■同義語　脈管拡張 angiectasis、毛細管拡張症 telangiectasis
■組織学的特徴　赤脾髄における血管類洞の局所性拡張としてみられる。血管内皮細胞には核異型はなく、異常な分岐もみられない。
■鑑別診断　血管腫および血管肉腫との鑑別が必要であるが、初期病変の場合は鑑別が困難な場合がある。内張りする構成細胞の異型性、分岐異常などの構造的な組織異型により鑑別する[78]。
■解説　自然発生病変として観察されるが、局所性の線維化あるいは瘢痕に伴う血管類洞の歪曲によっても発生する。血管腫あるいは血管肉腫の初期病変との鑑別が重要である[78]。

2-2-12）炎症 inflammation
■同義語　炎症性細胞浸潤 inflammatory cell infiltration、動脈炎 arteritis、多発性結節性動脈炎 polyarteritis nodosa（PAN）
■組織学的特徴　周囲組織からの炎症性変化の波及に伴い、被膜外部あるいは被膜内、実質の血管周囲あるいは間質に炎症性細胞が浸潤する。多発性動脈炎は脾臓の動脈において、血管壁の硝子化 hyalinization およびフィブリノイド壊死 fibrinoid necrosis を伴って観察される。
■解説　SDラットは多発性動脈炎の高発系であり、24ヵ月を超える老齢時には 15％以上の頻度で観察される[82]。F344、Wistar および Osborn-Mendel ラットにおいても低率ではあるが発生する[53]。また、NZB マウスでは27％の雌および12％の雄に多発性動脈炎が発生する[83]。

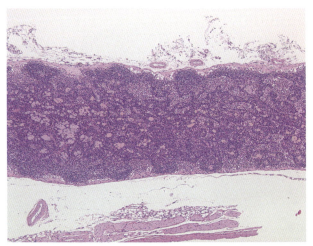

写真 29　下顎リンパ節、萎縮
ラット、110週齢、HE染色、加齢性変化。

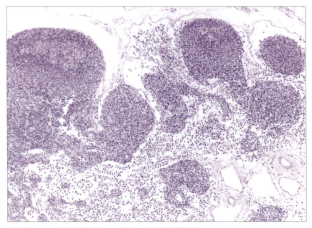

写真 30　腸間膜リンパ節、傍皮質萎縮
サル、HE染色。

2-2-13）脂肪化 lipidosis
■**同義語**　脂肪浸潤 fatty infiltration
■**組織学的特徴**　赤脾髄において、局所性の成熟脂肪細胞の集積として観察される。
■**解説**　脂肪化は、ラットではアニリン系化合物の投与により誘発される。また、ラットの長期毒性試験において自然発生性に観察されることもある[74]。

2-2-14）脾臓組織球空胞化
vacuolation of splenic histiocyte
■**組織学的特徴**　マウスにおいてエルミロン Elmiron の投与により誘発される。赤脾髄の組織球が空胞化する。空胞内には組織化学的に中性および酸性ムチンが証明され、電顕的にリソソームとして同定される[74]。
■**解説**　B6C3F1マウスにエルミロンを投与したときに誘発され、リンパ節および肝臓の組織球にも同様の病変が観察される[74]。

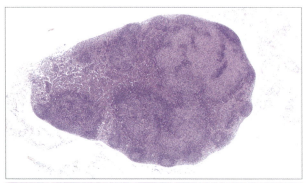
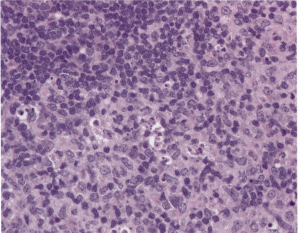

写真 31　下顎リンパ節、リンパ球壊死
マウス、HE染色。上：弱拡大像、下：強拡大像。

2-3. リンパ節

2-3-1）リンパ球脱落・萎縮
lymphoid depletion/atrophy
■**組織学的特徴**　組織学的には、濾胞 follicle の数および大きさの減少が特徴であり（**写真 29**）、傍皮質領域のリンパ球脱落（**写真 30**）あるいはまた胚中心の消失を伴う。傍皮質領域におけるリンパ球の脱落によって間質細胞が目立つようになる[84]。
■**解説**　リンパ球脱落あるいはリンパ組織の萎縮は、慢性的な壊死あるいはアポトーシスに引き続いて発生し、同一個体中でもリンパ節により病変の有無あるいは程度が異なることがある[84]。リンパ節の傍皮質領域では、放射線照射、ウイルス感染あるいは薬物の曝露による壊死に引き続いて、リンパ球の脱落およびリンパ組織の萎縮が発生する[84,85]。

2-3-2）壊死 necrosis
■**同義語**　リンパ球壊死 lymphoid necrosis、単細胞壊死 single cell necrosis
■**組織学的特徴**　リンパ節組織内で局所性、多巣性あるいはびまん性に発生する。組織学的には、核クロマチン凝集、核崩壊 karyorrhexis（アポトーシス）あるいは核融解 karyolysis を伴う細胞の膨化として観察され（**写真 31**）、さらに進行すると多量の好酸性細胞残渣として認められる。壊死は炎症性反応を誘導し、壊死部には好中球および細胞残渣を貪食したマクロファージの浸潤がみ

写真32 腸骨リンパ節、萎縮を伴うリンパ洞拡張
ラット、HE染色。

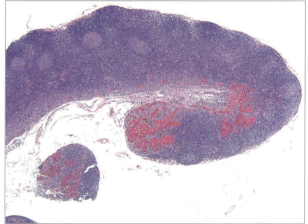

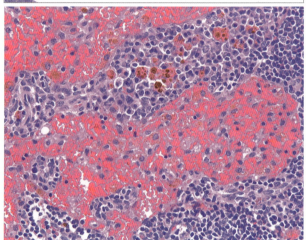

写真33 下顎リンパ節、洞赤血球症およびヘモジデリン沈着
ラット、HE染色。上：弱拡大像、下：強拡大像。

られる。リンパ節の広範な壊死はまれであるが、血液循環障害により発生し、その組織学的特徴は細胞核の消失を伴ったびまん性凝固壊死である。

■**鑑別診断** リンパ球アポトーシスとの鑑別が重要である。形態学的には、アポトーシスに陥った細胞は収縮し、核濃縮 pyknosis および核の断片化 segmentation すなわちアポトーシス小体を形成する。アポトーシス細胞は組織内の可染性マクロファージ tingible-body macrophage に貪食される。リンパ節におけるアポトーシスは、熱、放射線照射、酸欠、シクロホスファミド、デキサメサゾンなど種々の傷害性刺激により誘発される[84]。

■**解説** リンパ球壊死は、その誘因および免疫反応に関連して、同一個体中でもリンパ節ごとに病変の有無あるいは程度が異なることがある[84]。

2-3-3) リンパ洞拡張 lymphatic sinus ectasia

■**同義語** lymphangiectasia、lymphatic sinus dilatation、lymphatic cyst、cystic lymphatic ectasia、sinus dilatation、水腫 edema

■**組織学的特徴** 髄洞 medullary sinus あるいは辺縁洞 subcapsular sinus に限局性あるいはびまん性病変（写真32）として発生する。びまん性のリンパ洞拡張はリンパ組織萎縮に伴うことが多い。リンパ洞は単純に拡張するか、囊胞状に拡張する。拡張したリンパ洞はリンパ管内皮によって内張りされ、内腔は空虚となっているかあるいはリンパ液が充満し、少数のリンパ球、形質細胞あるいはマクロファージを含んでいる[84,85]。出血部位のリンパ流路にあるリンパ節では、拡張したリンパ洞に赤血球を含むことがある[85]。

■**解説** 老齢ラットあるいはマウスの腸間膜および縦隔膜リンパ節においてよくみられるが、下顎リンパ節における発生はまれである[85]。リンパ洞の拡張は輸出リンパ管の閉塞性障害に起因することがあり、その場合は髄洞が拡張する[53]。

2-3-4) 線維化 fibrosis

■**同義語** 硬化 sclerosis

■**組織学的特徴** 老齢ラットでは、胚中心、濾胞、傍濾胞リンパ球あるいは髄質の細網細胞のいずれかが消失したときに、リンパ節実質が膠原線維に置き換わり線維化を示すか、脂肪細胞の増生を伴うことがある[53,86,87]。

■**解説** リンパ節被膜の線維化は、節外（皮下膿瘍、脂肪織炎など）あるいは節内（リンパ腺炎）炎症性病変に関連して発生し、種々の程度の水腫および炎症性細胞の浸潤を伴い被膜が肥厚する[84]。

2-3-5) 色素沈着 pigmentation (pigment deposition)

■**組織学的特徴** 色素は類洞内のマクロファージの細胞質に貪食された状態でみられる。ほとんどの場合、色素はヘモジデリン、セロイドあるいはリポフスチンである。ヘモジデリンは鉄を含有した褐色顆粒状物質として観察され、この色素を含有したマクロファージは洞赤血球症 sinus erythrocytosis となっているリンパ節の髄索およびリンパ洞によく認められる（写真33）。セロイドは褐色顆粒状物として、リポフスチンは黄褐色の微細顆粒として観察され（写真34）、いずれも貪食された脂質の部分的分解産物である。有色マウスのリンパ節には、内因性色素としてメラニンの沈着が観察されるが、病変との関連性はない。化学物質の投与によって洞組織球症 sinus histiocytosis が誘発されたリンパ節では、それら化学物質の性状によって不活性 inert あるいは不溶化

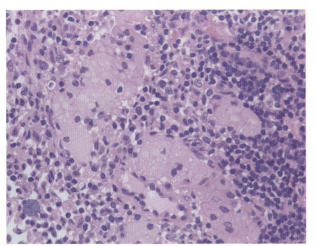
写真34　腸間膜リンパ節、セロイド沈着
ラット、HE染色。

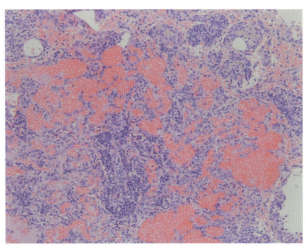
写真35　腸間膜リンパ節、血管拡張
マウス、HE染色。

insoluble色素性物質を含有したマクロファージがみられる[84, 87, 88]。
■**鑑別診断**　セロイドおよびリポフスチンはacid-fast染色陽性となり、ヘモジデリンは鉄染色（ベルリンブルー染色）陽性となることで鑑別あるいは検出ができる。
■**解説**　ヘモジデリン、セロイドあるいはリポフスチンを貪食したマクロファージは、そのリンパ流路に存在する種々の病変（出血、壊死、腫瘍など）に関連して増加し、マクロファージ過形成 macrophage hyperplasiaとして認められる[84]。

2-3-6）アミロイド症 amyloidosis
■**同義語**　アミロイド沈着 amyloid deposition
■**組織学的特徴**　腸間膜リンパ節はアミロイド沈着の好発組織である。アミロイド沈着の初発部位は辺縁洞であり、その後傍皮質領域に広がっていくが、通常は髄質には認められない[89]。アミロイドは、光顕的にヘマトキシリン・エオジン（HE）染色標本において細胞外に沈着する不均質な好酸性硝子様物質として観察され、重篤な沈着部位では周囲組織を圧迫性に萎縮させながら沈着している。
■**鑑別診断**　アミロイドの同定にはアミロイド染色（コンゴーレッド染色など）を実施する。
■**解説**　リンパ節における自然発生性のアミロイド症は、マウスおよびその他の齧歯類にはみられるが、ラットでは認められない。マウスのリンパ節におけるアミロイド症は種々の系統にみられるが、ICR（CD-1）マウスを除きその頻度は低い。24ヶ月の老齢雌ICR（CD-1）マウスのリンパ節におけるアミロイド沈着は、他の諸臓器と同時期に観察され、その発生率は20～30％である[90]。

2-3-7）血管拡張 angiectasis
■**同義語**　vascular ectasia、hemangiectasia、vascular dilatation、鬱血 congestion
■**組織学的特徴**　リンパ節の皮質、髄質、被膜、門部あるいは周囲結合組織における細静脈の拡張および鬱血としてみられる（**写真35**）。血管内皮細胞には核異型はなく、異常な分岐もみられない。
■**鑑別診断**　血腫あるいは初期の血管腫および血管肉腫の初期病変との鑑別が必要であるが、前者とは内張りする内皮細胞の存在で、後者とは内張りする内皮細胞の異型性、分岐異常などの構造的な組織異型により鑑別する。リンパ節の血管拡張病変と中等度～重度の洞赤血球症 sinus erythrocytosis（後述参照）とを鑑別することは、拡張した血管と、拡張して血球を充満したリンパ管の組織形態がよく類似するため、困難なことがある。両者の鑑別は、当該リンパ節が出血性病変のリンパ流路にあるかどうか、他臓器および組織に血管病変があるかどうかを確認することで可能である[84]。
■**解説**　ラットおよびマウスにおける血管拡張は腸間膜リンパ節で最もよくみられ、出血を伴うこともある[72, 84]。動物の全身状態あるいは他臓器の状態により、拡張血管に赤血球が充満している場合は、その個体の臨床経過あるいは他臓器の状態を参照したうえで、鬱血が適切な用語となる。毛細管拡張症 telangiectasia および血管腫症 angiomatosis という診断名は、齧歯類のリンパ節の血管拡張病変に用いるべきではない。なぜなら、ヒトのリンパ節における同様の診断名は腫瘍性病変を示すからである[84]。

2-3-8）洞赤血球症 sinus erythrocytosis
■**同義語**　intrasinusoidal erythrocytosis
■**組織学的特徴**　洞赤血球症はそのリンパ流路に出血があるリンパ節にみられる。組織学的には、リンパ流路から流入した赤血球が種々の量でリンパ洞にみられる。リンパ流路の出血あるいは炎症の程度あるいは経過によって、赤血球以外にヘモジデリン含有マクロファージ、赤血球貪食像 erythrophagocytosis および炎症性細胞も混在する[84]。
■**鑑別診断**　アーティファクトとの鑑別が重要となる。洞赤血球症と同様の病変がアーティファクトとして麻酔手技あるいは組織の採材に関連して、特に気管支リンパ節および縦隔膜リンパ節においてよくみられる。また、

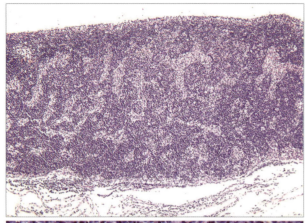
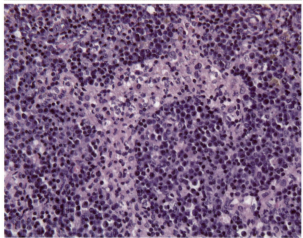

写真 36 下顎リンパ節、リンパ腺炎
ラット、HE 染色。上：弱拡大像、下：強拡大像。

採材したリンパ節をトリミングあるいは薄切する場合に、近隣の鬱血した血管から赤血球が流れ出て洞赤血球症と同様の病変が人工的にできることがある[84]。

2-3-9）リンパ腺炎 lymphadenitis

■**同義語** 炎症性細胞浸潤 inflammatory cell infiltration
■**組織学的特徴** リンパ腺炎は誘発因子（外来物質、細菌など）によってさまざまな形態を示し、急性反応から肉芽腫性病変まで認められる。急性リンパ腺炎では、好中球および未熟な骨髄細胞がリンパ洞および髄索内に浸潤している（写真 36）。リンパ球過形成あるいは萎縮が炎症に関連して発生する。慢性リンパ腺炎および肉芽腫性リンパ腺炎という用語は、リンパ節が慢性の膿瘍あるいは肉芽腫性病変を有する場合に用いるべきである[84]。
■**鑑別診断** リンパ腺炎における炎症性細胞の浸潤は髄外造血あるいは顆粒球性白血病から鑑別することが重要となる。炎症性細胞の浸潤病変では好中球、マクロファージ、まれに肥満細胞および種々の分化程度を示すリンパ球が混在して認められる[84]。髄外造血では巨核球および他の造血系細胞が混在してみられること、顆粒球性白血病では他の諸臓器にも転移した腫瘍性骨髄細胞が多数浸潤してみられることから鑑別される[84]。
■**解説** リンパ腺炎は、皮膚あるいは消化管における急性あるいは慢性潰瘍のリンパ流路にあるリンパ節で最も頻繁に観察される[91]。また、炎症、壊死あるいは腫瘍などの病変のリンパ流路にある局所リンパ節にも炎症性細胞が認められる。皮膚刺激性被験物質の皮膚投与により、関連領域の表在リンパ節に炎症性細胞が出現する。リンパ腺炎はリンパ節のリンパ球壊死に対する反応性変化としても観察される[84]。

3．増殖性・腫瘍性病変

3-1．胸腺

3-1-1）上皮過形成 hyperplasia of epithelial cell

■**組織学的特徴** 明るい比較的大型の立方形〜円柱形の胸腺上皮細胞が、皮質あるいは髄質で増殖し細胞集団を形成したもの（写真 37）。被膜下型胸腺上皮細胞は生理的退縮過程において、しばしば中隔を経て髄質へ向かって増生・進展し、髄質型へ分化して管状・嚢胞構造を呈する。これも過形成とされる場合もあるが、一般には管状構造 ductal structure（写真 38）と記される。この場合、上皮細胞はまれに線毛を有し、分泌（杯）細胞が混在し好酸性分泌物を種々の量で含有することもある。
■**鑑別診断** 胸腺上皮性の過形成は多様な形態を示すことから、胸腺腫の細胞形態に類似することがあり、びまん性の過形成病変は良性胸腺腫との鑑別が難しい場合がある。胸腺実質の置換や圧迫などの腫瘍性増殖態度を鑑別点として判断する。
■**解説** 胸腺上皮はサイトケラチン発現パターンにより被膜下型、皮質型、髄質型、ハッサル小体型の4種類に分類される。被膜下型の胸腺上皮細胞は、表皮の基底細胞と同じく増殖能を有する前駆細胞と考えられ、髄質やハッサル小体の胸腺上皮細胞に分化するといわれている。上皮の過形成は、いくつかの系統のラットにおいて加齢に伴い高率に発生する[46]。胸腺の上皮性およびリンパ球性過形成は同時に起こることがあり、薬物誘発による胸腺の上皮性過形成として、マウスにおけるジエチルスチルベストロール diethylstilbestrol による上皮性過形成、ラットにおける外因性エストロゲン exogenous estrogen によって上皮細胞の嚢胞形成が知られている[46]。

3-1-2）リンパ球過形成 lymphoid hyperplasia

■**同義語** 濾胞形成 follicle formation
■**組織学的特徴** 胸腺において多様な形態のリンパ球様細胞が、主に皮髄境界部で増殖することをリンパ球過形成という[46]。リンパ球過形成は、胸腺の左右葉において一側性あるいは両側性に発生し、限局性あるいはびまん性病変としてみられる（写真 39、40）。境界が明瞭な限局性のリンパ球性過形成は胚中心に類似した構造を持ち、リンパ濾胞に類似するため濾胞形成 follicle formation と呼ばれることもある[53,72]。
■**鑑別診断** 胸腺のリンパ球過形成は限局性のリンパ性腫瘍との鑑別が重要である。病変を構成するリンパ球が

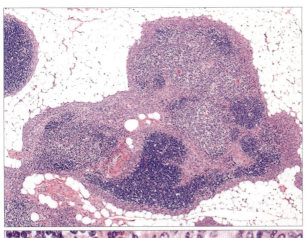

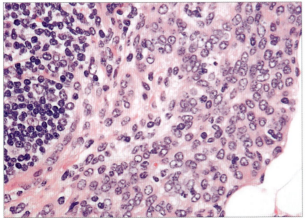

写真37　胸腺上皮の過形成
サル、自然発生、HE染色。下図は上図の部分拡大像。被膜化の胸腺上皮細胞が退縮しつつある胸腺の葉を取り囲むように増生している。（写真提供：村上雄一先生）

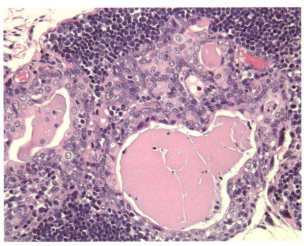

写真38　管状構造の形成（上皮細胞の過形成）
ラット、HE染色。

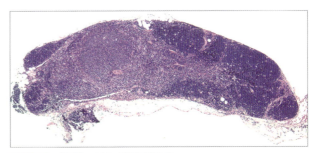

写真39　胸腺、リンパ球過形成
マウス、HE染色。

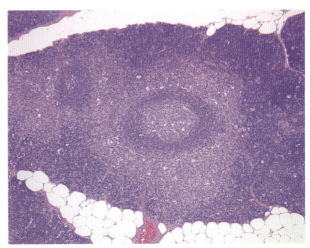

写真40　胸腺、リンパ球過形成（濾胞形成）
イヌ、HE染色。

多様であること、周囲組織への浸潤がないことから鑑別する。

■**解説**　マウスにおいて胸腺のリンパ球過形成は、加齢時（3～6ヵ月齢以上）に胸腺が退縮した後に発生し、雌のB6C3F1マウスでよく認められる[72]。また、リンパ球性過形成は自己免疫疾患の病態を反映しており、NZBおよびNZWマウスの胸腺では高率に観察される[53]。限局性の濾胞形成は雌のNZB×SJL F1ハイブリッドマウスで報告されている[92]。

3-2. 脾臓

3-2-1）髄外造血 extramedullary hematopoiesis

■**組織学的特徴**　赤脾髄における赤血球系前駆細胞 erythroid precursor cell（赤芽球など）、骨髄系前駆細胞 myeloid precursor cell、巨核球 megakaryocyte の増数として観察される[74]（**写真41**）。それらの構成細胞の比率および程度は原因あるいは経過によってさまざまである。18ヵ月齢以上のマウスでは巨核球の増加が顕著となる[53]。

■**鑑別診断**　脾臓の髄外造血は肉眼的に通常の2～5倍の大きさになることもあり、腫瘍との鑑別が重要となる[93]。特に、重度の骨髄性髄外造血の組織像は顆粒球性白血病 granulocytic leukemia あるいは巨核球性白血病 megakaryocytic leukemia と類似する点があるため[74,94]、慎重に鑑別する必要がある。顆粒球性造血 granulopoiesis は顆粒球分化のすべての段階が観察されることから、顆粒球性白血病と鑑別される[53]。

■**解説**　髄外造血は赤脾髄におけるびまん性、非腫瘍性過形成として観察され、齧歯類の老齢動物に比較して若齢動物で、雄に比較して雌においてより一般的である[95]。赤血球性髄外造血は出血、溶血性貧血あるいは自己免疫性貧血の二次的変化として、骨髄性髄外造血は炎症性変化の二次的変化として出現する[75]。

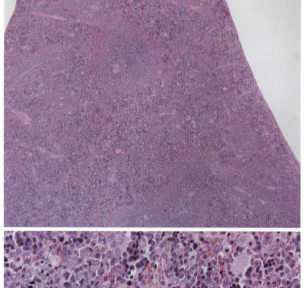
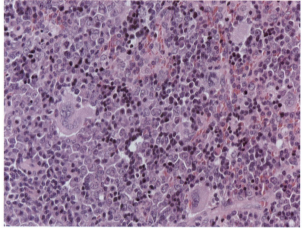

写真41　脾臓、髄外造血
ラット、HE染色。上：弱拡大像、下：強拡大像。

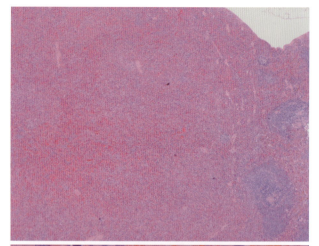
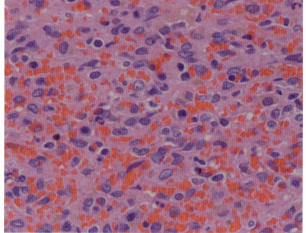

写真42　脾臓、巣状赤脾髄過形成
ラット、HE染色。上：弱拡大像、下：強拡大像。

3-2-2）巣状性赤脾髄過形成
focal red pulp hyperplasia

■**同義語**　細網内皮過形成 reticuloendothelial hyperplasia

■**組織学的特徴**　巣状赤脾髄過形成は、孤在性の周囲から明瞭に区別される結節として観察される。病変は、血液成分を充満した類洞、造血細胞の集積およびヘモジデリンの沈着を含んだ正常な赤脾髄の組織像からなるが、白脾髄の成分は含んでいない[74]（写真42）。

■**解説**　限局性の赤脾髄過形成が老齢 Fischer ラットで報告されている[96]。

3-2-3）巣状性白脾髄過形成
focal white pulp hyperplasia

■**同義語**　リンパ組織球性過形成 lymphohistiocytic hyperplasia、白脾髄結節状過形成 nodular hyperplasia of white pulp

■**組織学的特徴**　周囲組織からよく区別される巣状の膨化病変として観察され、大型化すると周囲組織を圧迫し、被膜を歪曲させることもある。この病変はリンパ球とマクロファージ／組織球の集簇が交じり合って構成される[74]（写真43）。

■**鑑別診断**　動脈周囲リンパ鞘（PALS）およびリンパ濾胞におけるびまん性リンパ球過形成と鑑別することが重要である。

■**解説**　巣状白脾髄過形成は老齢 Fischer344 ラットにおいて自然発生病変として観察される[96]。ラットにエルミロンを投与したときにも誘発される[74]。マウスでは、18ヵ月齢を超えた C57BL/6 および BALB/c 雌マウスで単球／マクロファージ過形成が約5％に認められる[97]。

3-2-4）濾胞過形成 follicular hyperplasia

■**同義語**　リンパ球過形成 lymphoid hyperplasia

■**組織学的特徴**　白脾髄のびまん性過形成として観察される（写真44）。濾胞過形成では、大型の明るい染色性を示す免疫芽球 immunoblast からなる二次胚中心 secondary germinal center が濾胞内に形成される。

■**鑑別診断**　リンパ球過形成では、ポリクローナルなリンパ球の増殖であり、リンパ肉腫ではモノクローナルな腫瘍性リンパ球の増殖であることから鑑別される[74]。リンパ球過形成は白脾髄構成成分の領域拡大あるいは増数として認められるが、赤脾髄は正常に保たれていることで、リンパ腫と鑑別される[74]。

■**解説**　リンパ球過形成は B6C3F1、C57BL/6、BALB/c および C3H マウスにおいて、加齢とともに発生率が漸増する[97,98]。また、雄マウスよりも雌マウスによくみられる[74]。濾胞過形成 (hyperplasia of follicular B-zone) はラットにおいて抗原に対する急性／慢性免疫反応によって、あるいはある種の化学物質の曝露により誘発される[78,93]。

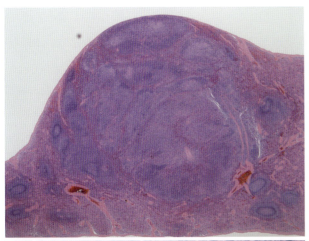

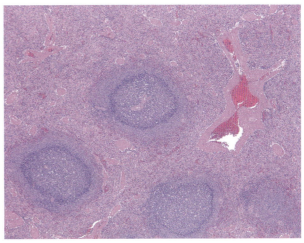

写真44　脾臓、濾胞過形成
イヌ、HE染色。

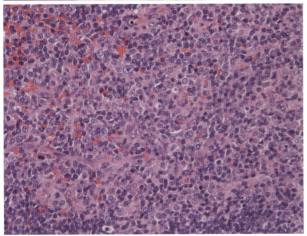

写真43　脾臓、巣状白脾髄過形成
イヌ、HE染色。上：弱拡大像、下：強拡大像。

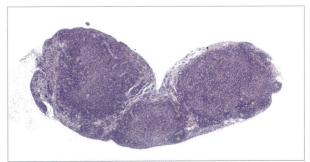

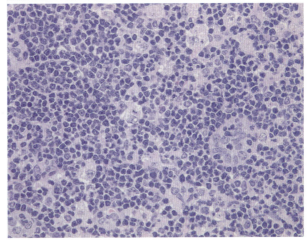

写真45　腸間膜リンパ節、リンパ球過形成（傍皮質過形成）
ラット、HE染色。上：弱拡大像、下：強拡大像。

3-3．リンパ節

3-3-1）髄外造血 extramedullary hematopoiesis

■**組織学的特徴**　髄索において赤血球系前駆細胞（赤芽球など）、骨髄系前駆細胞および巨核球が混在して観察される。

■**鑑別診断**　リンパ腺炎（前述参照）あるいは骨髄性白血病との鑑別が必要となる。

■**解説**　齧歯類において髄外造血は主に脾臓において観察されるが、時折リンパ節にもみられる。リンパ節における髄外造血は、重度の出血あるいは炎症のように血液細胞が劇的に減少あるいは供給が必要になった場合の生理的反応としてみられる[84]。顆粒球性髄外造血は、急性感染症のリンパ流路にあるリンパ節の髄索および髄洞にまれにみられる[85]。

3-3-2）リンパ球過形成 lymphocyte hyperplasia

■**同義語**　リンパ組織過形成 lymphoid hyperplasia、濾胞過形成 follicular hyperplasia

■**組織学的特徴**　リンパ球過形成は、B細胞系が豊富な濾胞 B-cell-rich follicle およびT細胞が豊富な傍皮質領域 T-cell-rich paracortex（**写真45**）の両方でみられ、それぞれ液性あるいは細胞性免疫反応の指標となる。刺激された（反応性）濾胞は二次濾胞 secondary follicle とも呼ばれ、非刺激下の一次濾胞 primary follicle に比較して大型である。二次濾胞は淡染性の大型のリンパ芽球によって形成され、アポトーシスに陥り断片化したリンパ球および貪食マクロファージが多数含まれている。その胚中心を囲むマントルゾーンは小型〜中型の強染するBリンパ球によって構成されている。過形成した濾胞はそれらの数およびサイズが増加しており（**写真46**）、その後に二次濾胞へと移行することがある。T細胞が反応性に増殖する傍皮質領域過形成は、その程度によるが、細胞密度の増加および傍皮質領域の増加として特徴づけられる。

■**解説**　齧歯類のリンパ節におけるリンパ球過形成は反応性の過形成病変として述べられている[91]。正常な齧歯

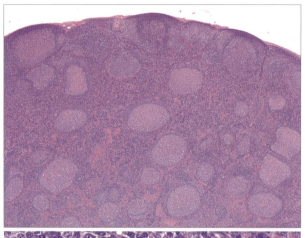

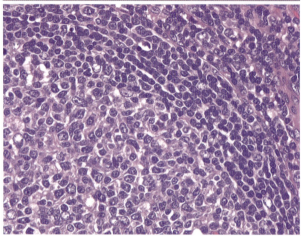

写真46　下顎リンパ節、リンパ球過形成（濾胞過形成）
イヌ、HE染色。上：弱拡大像、下：強拡大像。

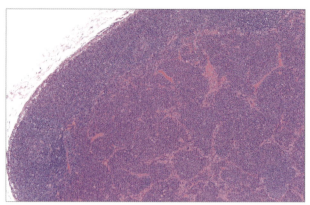

写真47　下顎リンパ節、形質細胞過形成
ラット、HE染色。

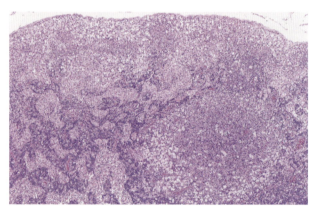

写真48　下顎リンパ節、マクロファージ過形成（洞組織球症）
ラット、HE染色。

類では、リンパ球過形成はリンパ節の位置、動物の健康状態、動物の週齢およびリンパ節の切り出し面によってその程度はさまざまとなる。特に腸間膜リンパ節では腸管内の抗原刺激に対するリンパ球過形成反応の程度が動物によって大きく異なる。リンパ球過形成が被験物質投与に関連することが推察された場合は、対照群のリンパ節所見との比較が重要となる。その場合は、詳細な検査により病変の状態と程度を同定すべきである[84]。リンパ球過形成は一般的に反応性変化あるいは免疫反応として考えられており、前腫瘍性変化とは異なる。

3-3-3）形質細胞過形成 plasma cell hyperplasia

■同義語　形質細胞増加症 plasmacytosis

■組織学的特徴　形質細胞過形成（写真47）では、髄索がその主要な増殖部位であるが、傍皮質領域へも拡大し、濾胞を圧迫することもある[84]。抗体産生の抗原刺激の程度あるいは持続期間によって、増殖する形質細胞の細胞質にはラッセル小体 Russell's body が含まれ、成熟形質細胞の中に形質細胞前駆細胞（免疫芽球 immunoblast あるいは形質芽細胞 plasmablast）が混在している[84]。

■鑑別診断　形質細胞過形成では、増殖している形質細胞の皮質あるいは被膜への浸潤はなく、形質細胞の異型性あるいは転移もないことで腫瘍性病変と鑑別される。しかしながら、著明な形質細胞過形成ではリンパ節が大型化し、その細胞成分のほとんどが形質細胞に置き換わり一部の組織構築が破綻しているため、腫瘍性病変との鑑別が難しくなる。

■解説　形質細胞は抗体産生が必要とされるような抗原刺激（感染、膿瘍、悪性腫瘍）に対して反応性に増殖するため、B細胞過形成と同時期に発生することがある[84,85]。形質細胞過形成は、健常な老齢の齧歯類、特にラットにおいて下顎リンパ節によくみられる所見であり、吸入曝露あるいは摂食抗原の曝露に対する反応と考えられている[85]。

3-3-4）マクロファージ過形成 macrophage hyperplasia

■同義語　洞組織球症 sinus histiocytosis

■組織学的特徴　マクロファージ過形成は、通常、類洞の局在マクロファージ resident sinusoidal macrophage の増殖としてリンパ節の髄質に観察されるのみならず、皮質あるいは傍皮質領域においてもマクロファージの集簇として観察される[84]（写真48）。被験物質が不溶性でマクロファージに貪食される場合、マクロファージ過形成は被験物質投与部のリンパ流路にあるリンパ節においてみられ、不溶性被験物質を内在したマクロファージがリンパ節内に出現することによって、投与に起因した変化であることがわかる。リンパ節の被験物質投与に関連し

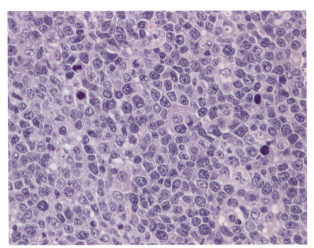

写真 49 下顎リンパ節、濾胞中心細胞性リンパ腫
マウス、HE 染色。

たマクロファージ過形成は、吸入毒性試験の場合は気管支および縦隔リンパ節において、経口投与毒性試験の場合は下顎および腸間膜リンパ節において主に観察される[84]。ウイルス感染したリンパ節では、マクロファージ（樹状細胞）の過形成がBおよびT細胞領域の萎縮とともにみられる[91]。老齢ラットの腸間膜リンパ節では、肉芽腫の形成が傍皮質領域 paracortex および髄索 medullary cord において一般的に観察される。これらの肉芽腫は、HE 染色で淡褐色に染まる豊富な細胞質を持つマクロファージの小集簇として多数観察される[84]。同様に、これら小肉芽腫性病変を形成するマクロファージの細胞質にはヘモジデリンやリポフスチンも証明される[84]。

■**鑑別診断**　局在マクロファージの過形成は、他の部位のマクロファージ集簇病変からリンパ洞に流入したマクロファージの集簇巣と混同しやすい。両者はリンパ流路にある器官および組織にマクロファージの集簇病変があるかどうかを比較することで鑑別ができる[84]。

■**解説**　リンパ節の類洞内で局所マクロファージ（組織球）が集簇した場合は、洞組織球症 sinus histiocytosis という用語が一般的に用いられる[84]。組織球の集簇がリンパ節実質内にみられるときは、肉芽腫性炎 granulomatous inflammation、肉芽腫性リンパ腺炎 granulomatous lymphadenitis、組織球集簇／浸潤 histiocyte aggregation/infiltration、マクロファージ集簇／浸潤 macrophage aggregation/infiltration という用語が用いられる。病変の程度によって、軽微〜軽度の病変であればマクロファージ（組織球）集簇／浸潤を、病変が中等度〜重度でリンパ節の一部あるいは大半の既存組織を崩壊させている場合は肉芽腫性 granulomatous という表現を用いるのが適切である[84]。

3-4. 免疫系器官の腫瘍性病変

免疫系器官の腫瘍として、主にリンパ腫について述べる。リンパ腫の分類はヒトあるいは動物種によってさまざまな分類法が報告されているが、毒性病理学の分野では齧歯類（ラットおよびマウス）における毒性試験が主要な位置を占めることから、齧歯類におけるリンパ腫を中心に記載する。マウスのリンパ腫は Pattengale（1990）[99]の分類が、ラットの分類は Harleman & Jahn（1990）[100]の分類がよく知られているが、両者の分類名は共通性に乏しい。よって、本書では Frith ら（1996）[101,102]がラットおよびマウスのリンパ腫について共通性のある分類を報告していることから、基本的にその分類に従って記載する。

3-4-1）濾胞中心細胞性リンパ腫
follicular center cell（FCC）lymphoma

■**同義語**　B 細胞リンパ腫 B-cell lymphoma、混合細胞リンパ腫 mixed cell lymphoma、多形性リンパ腫 pleomorphic lymphoma

■**組織発生**　B 細胞、濾胞中心細胞 follicular center cell。

■**組織学的特徴**　濾胞状の増殖巣は種々の大きさを示す。腫瘍細胞は大小不同のリンパ球様細胞からなり、大型リンパ球様細胞は豊富な細胞質を持ち、互いに接着しながら増殖する。核には切れ込みがあるか、あるいはなく、クロマチンはしばしば核縁膜に凝集し、著明な核小体を容れた小胞状 vesicular の核を持つ[101]（**写真 49**）。細胞分裂像は少ないが、腫瘍細胞が大型になると頻度が増す[85]。腫瘍細胞は免疫組織化学的に免疫グロブリン（IgA、IgG あるいは IgM）、kappa light chain あるいは B220 抗原（マウス）が陽性を示す。マウスの好発臓器は脾臓、腸間膜リンパ節および回腸パイエル板である[102]。ラットの好発臓器は、脾臓、リンパ節、肝臓である[101]。

■**解説**　マウスでは 12 ヵ月齢以上の老齢動物に自然発生し、いくつかの系統では 18 ヵ月齢を超えると発生が急増する[102]。ラットにおける濾胞中心細胞リンパ腫の発生は極めてまれである[85]。

3-4-2）免疫芽球性リンパ腫
immunoblastic lymphoma

■**組織発生**　B 細胞。

■**組織学的特徴**　腫瘍細胞は大型で、両染性の細胞質を持ち、非接着性に増殖する。核は大型小胞性で、複数個の著明な核小体を持つ。形質細胞様の腫瘍細胞が混在する（**写真 50**）。分裂像の頻度は中等度〜高度である。濾胞中心細胞リンパ腫に比較して浸潤性が強い。マウスの好発臓器は脾臓、腸間膜リンパ節、回腸パイエル板であり、ラットは脾臓、リンパ節、肝臓である[101,102]。

■**解説**　マウスではハイブリドーマ細胞の腹腔内接種によって免疫芽球性リンパ腫が発生する[102]。

3-4-3）形質細胞性リンパ腫
plasma cell lymphoma

■**組織発生**　B 細胞。

■**組織学的特徴**　腫瘍細胞は大小不同で、両染性の豊富な細胞質を持ち、非接着性に増殖する。核は円形〜卵円

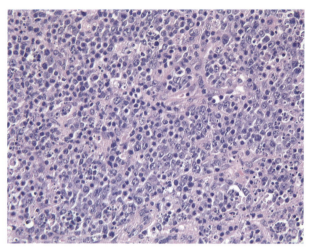

写真 50　脾臓、免疫芽球性リンパ腫
マウス、HE 染色。

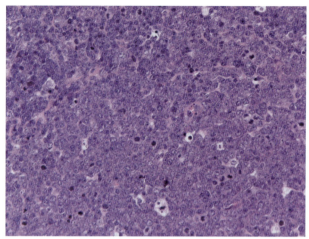

写真 52　胸腺、リンパ芽球性リンパ腫
マウス、HE 染色。

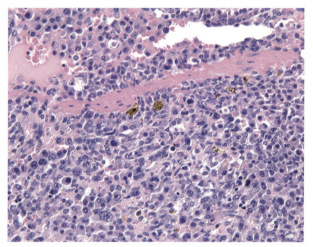

写真 51　脾臓、形質細胞性リンパ腫
マウス、HE 染色。

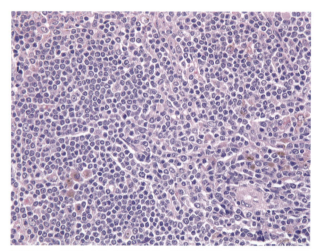

写真 53　脾臓、リンパ球性リンパ腫（小リンパ球性リンパ腫）
マウス、HE 染色。

形で、車輪 cartwheel 様を呈し、クロマチンは不規則に核縁に凝集する[85,101,103]（**写真 51**）。分裂像の頻度は症例によってさまざまである[101]。

■**解説**　マウスにおける自然発生する形質細胞性リンパ腫の発生はまれであるが、ミネラルオイル mineral oil およびシリコンジェル silicon gel を腹腔内に投与すると誘発が可能である[102,103]。ラットでもこの腫瘍の発生はまれであるが、老齢の糖尿病性 BB Wistar ラットの約 15％ に発生する[104]。

3-4-4）リンパ芽球性リンパ腫
lymphoblastic lymphoma

■**同義語**　リンパ肉腫 lymphosarcoma、T 細胞性リンパ芽球性リンパ腫 T cell lymphoblastic lymphoma
■**組織発生**　T 細胞、B 細胞。
■**組織学的特徴**　腫瘍は中型～大型の単一形態を示すリンパ芽球様腫瘍細胞によって構成される。非接着性に増殖する腫瘍細胞の細胞質は好塩基性で非常に少なく、核は円形で数個の著明な核小体を持つ（**写真 52**）。分裂像の頻度は中等度～高度である。ラットおよびマウスともに好発臓器は胸腺、脾臓、リンパ節、骨髄、肝臓および腎臓であり、しばしば白血病へと移行する[101,102]。

■**解説**　マウスのこのリンパ腫は発生率が比較的高く、1 ヵ月齢未満から発生がみられる。腫瘍の発生率は加齢とともに漸増し、BALB/c および AKR マウスでは 3～4 ヵ月齢が発生のピークとなる[102]。マウスのリンパ芽球性リンパ腫は化学物質、ウイルスおよび放射線照射によって胸腺に誘発され[95,105,106]、それらは T 細胞由来である[95]。老齢 SD ラットにおいて、リンパ芽球性リンパ腫の発生率は濾胞中心細胞性リンパ腫よりも高いが、両者とも腫瘍自体の発生率は極めて低い[107]。

3-4-5）リンパ球性リンパ腫
lymphocytic lymphoma

■**同義語**　小リンパ球性リンパ腫 small lymphocyte lymphoma、小細胞性リンパ腫 small cell lymphoma
■**組織発生**　T 細胞、B 細胞。
■**組織学的特徴**　腫瘍細胞はリンパ芽球性リンパ腫細胞よりも小型で、単一の形態を示し、非接着性に増殖する。腫瘍細胞の細胞質は非常に少なく、核は円形で、電子密度の高い凝集性のクロマチンを容れる（**写真 53**）。分裂像の頻度は低い[72,102]。

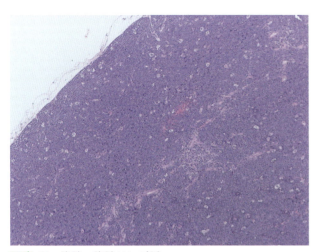

写真 54　胸腺、胸腺リンパ腫
マウス、薬物誘発、HE 染色。

■**鑑別診断**　ラットおよびマウスのリンパ球性リンパ腫細胞は、血流中の正常末梢リンパ球とほとんど区別がつかない[85,102]。また、リンパ芽球性およびリンパ球性リンパ腫の亜型は鑑別することが困難であることから、同じカテゴリーのリンパ腫として扱われることもある。

■**解説**　ラットにおけるリンパ球性リンパ腫の発生はまれであり、リンパ芽球性リンパ腫の亜型と考えられている[85]。

3-4-6）胸腺リンパ腫 thymic lymphoma

■**同義語**　T 細胞リンパ腫 T cell lymphoma
■**組織発生**　胸腺 T 細胞。
■**組織学的特徴**　胸腺の正常構造はほとんどみられず腫瘍組織に置き換わり、増殖した腫瘍細胞は被膜を越えて周囲組織に浸潤する。腫瘍細胞は大型でリンパ芽球に類似するが、中等度の細胞質および中心性の目立つ核小体を容れた小胞状で、時に異型性を示す核を有している（**写真 54**）。核分裂像は頻繁にみられる。腫瘍組織内には細胞残渣を貪食したマクロファージが多数混在し[46]、いわゆる星空像 starry sky appearance を呈する[72]。腫瘍細胞は免疫組織化学的に CD3 陽性を示す。胸腺リンパ腫はしばしば肝臓、脾臓およびリンパ節に転移する[72]。

■**鑑別診断**　リンパ球が優勢の胸腺腫とは上皮成分の関与がないことで鑑別する。胸腺のリンパ球過形成は、増殖リンパ球に多様性があること、核分裂像の頻度にばらつきがあること、増殖リンパ球の被膜内への浸潤がないことから胸腺リンパ腫から鑑別される[46]。

■**解説**　胸腺リンパ腫は胸腺において単発性に発生する腫瘍である[52]。腫瘍は胸腺の小葉単位の増殖に始まり、葉全体が大型化し、それが胸腺および縦隔膜をも巻き込んで増殖した後、最終的には白血病化して多臓器に浸潤・転移する[46]。マウスにおいて胸腺に発生する腫瘍の中で、胸腺リンパ球由来の T 細胞リンパ腫の発生が最も多く[102]、3 ヵ月齢未満の若齢マウスにも発生する[46]。B6C3F1 マウスおよび F344/N ラットにおいて自然発生する胸腺リンパ腫はまれであるが、化学物質（発がん物

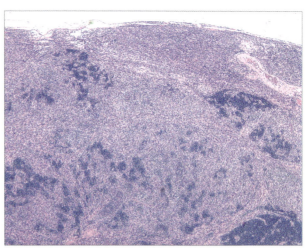

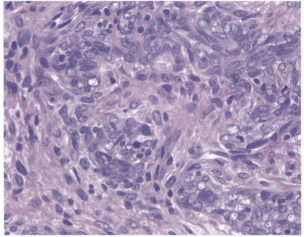

写真 55　胸腺、胸腺腫
ラット、HE 染色。上：弱拡大像、下：強拡大像。

質）、ウイルスおよび放射線照射によって容易に誘発される[46,52]。

3-4-7）胸腺腫 thymoma

■**組織発生**　胸腺上皮細胞 thymic epithelial cell。
■**組織学的特徴**　胸腺腫は胸腺上皮細胞の腫瘍で、多彩な組織像を示し、リンパ球が豊富なリンパ腫様（lymphocytic predominant）からリンパ球をほとんど混じない上皮細胞だけで構成される上皮性腫瘍（epithelial predominant）の組織形態がみられる[101]（**写真 55**）。胸腺腫の腫瘍性上皮細胞は、類表皮様、非角化／角化扁平上皮様、腺細胞様、筋細胞様および紡錘形細胞様など、多様な細胞形態を示し、シート状、結節状、索状、管状あるいは嚢胞内で乳頭状に増殖する[46]。良性の胸腺腫は単発性で、被膜で覆われ、非浸潤性であり既存の胸腺組織とよく区別される。悪性の胸腺腫は被膜内あるいは被膜を越えて周囲組織への浸潤がみられるが、遠隔転移はほとんどみられない[46]。腫瘍性上皮細胞は免疫組織化学的にケラチン keratin 陽性を示す[101]。

■**鑑別診断**　髄様の分化を示す胸腺腫と過形成／反応性胸腺あるいは遺残性胸腺との鑑別が重要となる。遺残性胸腺は各小葉が一様な形態を示すが、胸腺腫では胸腺腫組織のみが著明に増生していることから鑑別できる[52]。胸腺腫は小出血巣あるいは壊死巣を伴い、腫瘍組織内に

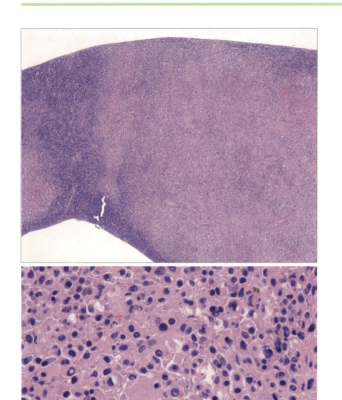

写真56　脾臓、組織球性肉腫
マウス、HE染色。上：弱拡大像、下：強拡大像。

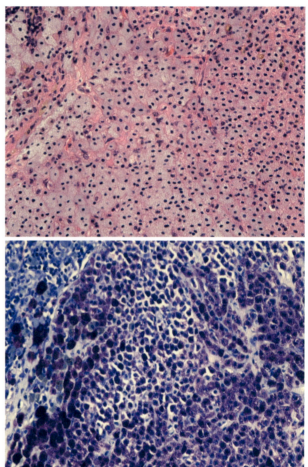

写真57　腸間膜リンパ節、肥満細胞腫
マウス、放射線照射。上：HE染色、下：トルイジンブルー染色。

肥満細胞および顆粒球が散在する[52]。

■解説　胸腺腫はラットおよびマウスの主要な系統において比較的まれな腫瘍のひとつである[46]。B6C3F1マウスにおける胸腺腫は被膜を持つ単発性結節として発生する[72]。悪性胸腺腫に比較して良性胸腺腫の発生率の方が高い。F344/NおよびBuffaloラットにおいてウレタンurethaneの投与によって胸腺腫が誘発される[46]。

3-4-8）組織球性肉腫 histiocytic sarcoma

■組織発生　骨髄細胞、局在組織球、クッパー細胞Kupffer's cellあるいはマクロファージなどの候補があるが特定されていない[102,108]。

■組織学的特徴　腫瘍細胞は大型で、不規則な形の好塩基性の核およびリゾチームlysozymeを含有する豊富な好酸性の細胞質を持つ（**写真56**）。ラットの組織球肉腫は肝臓、皮膚、皮下組織および腹腔に好発し、リンパ節、骨髄、腎臓および卵巣にも発生する[101]。マウスの組織球肉腫の好発部位は肝臓および腸間膜リンパ節であり、これに加えて雌では子宮および膣においても好発する[102]。肝臓ではびまん性、非接着性に増殖し、腫瘍組織内に多核巨細胞が混在する。腫瘍細胞は皮下組織および子宮において接着性に増殖する。腫瘍は悪性度が高くしばしば脾臓、肺およびその他の臓器へ転移する。脾臓において腫瘍細胞は赤脾髄で増殖する。腫瘍細胞は免疫組織化学的に単球／組織球マーカーであるリゾチーム、ED-1およびvimentin陽性を示すが、B細胞あるいはT細胞抗原は陰性を示す[101,102]。

■鑑別診断　組織球肉腫の発生により、肝臓および脾臓の髄外造血[109]および腎臓近位尿細管上皮細胞に硝子滴[110]がみられ、診断の補助となる。

■解説　マウスの組織球肉腫はB6C3F1マウスにおいてよくみられるが、12ヵ月齢未満の発生はまれであり、雄に比較して雌の発生率が高い[72,102]。F344ラットにおける発生はまれである[75]。老齢Sprague-Dawleyラットでは、造血器系腫瘍の中で組織球性肉腫の発生率が最も高い（1.1%）[109]。

3-4-9）肥満細胞腫 mast cell tumor

■同義語　mastocytoma[100,102]
■組織発生　肥満細胞。
■組織学的特徴　腫瘍細胞は正常肥満細胞に比較してやや大型であるが、よく分化した肥満細胞の形態を示す。腫瘍細胞は淡青色の豊富な細胞質を持ち、HE染色では細胞質内顆粒は明瞭ではないが、ギムザGiemsa染色あるいはトルイジンブルー toluidine blue染色によって細胞質内のメタクロマジー陽性顆粒が証明される[72,101]（**写**

真57)。マウスの肥満細胞腫の好発部位は皮膚（皮内）であるが、他の臓器にも発生する[72]。マウスの肥満細胞腫は悪性度が高く、肝臓、リンパ節、腎臓および脾臓に転移する[72]。

■解説　肥満細胞腫はB6C3F1マウスにおいてまれにみられ[72]、ラットにおける発生はごくまれである[101]。肥満細胞腫は白血病にはならない[102]。

4. その他の腫瘍

免疫系器官では、そのほかに血管腫 hemangioma、血管肉腫 hemangiosarcoma、リンパ管腫 lymphangioma、中皮腫 mesothelioma などが発生する。

引用文献

1) **Ushiki T**. A scanning electron-microscopic study of the rat thymus with special reference to cell types and migration of lymphocytes into the general circulation. *Cell Tissue Res* 244：285-298, 1986.
2) **Pearse G**. Normal structure, function and histology of the thymus. *Toxicol Pathol* 34：504-14, 2006.
3) **Bruijntjes JP, Kuper CF, Robinson JE, et al**. Epithelium-free area in the thymic cortex of rats. *Dev Immunol* 3：113-122, 1993.
4) **Goldrath AW, Bevan MJ**. Selecting and maintaining a diverse T-cell repertoire. *Nature* 402：255-262, 1999.
5) **Starr TK, Jameson SC, Hogquist KA**. Positive and negative selection of T cells. *Annu Rev Immunol* 21：139-176, 2003.
6) **Palmer E, Naeher D**. Affinity threshold for thymic selection through a T-cell receptor-co-receptor zipper. *Nat Rev Immunol* 9：207-213, 2009.
7) **Werlen G, Hausmann B, Naeher D, et al**. Signaling life and death in the thymus：timing is everything. *Science* 299：1859-1863, 2003.
8) **Peterson P, Org T, Rebane A**. Transcriptional regulation by AIRE：molecular mechanisms of central tolerance. *Nat Rev Immunol* 8：948-957, 2008.
9) **Tykocinski LO, Sinemus A, Kyewski B**. The thymus medulla slowly yields its secrets. *Ann NY Acad Sci* 1143：105-122, 2008.
10) **Girardi M**. Immunosurveillance and immunoregulation by gammadelta T cells. *J Invest Dermatol* 126：25-31, 2006.
11) **Cesta MF**. Normal structure, function, and histology of the spleen. *Toxicol Pathol* 34：455-465, 2006.
12) **Kraal G**. Cells in the marginal zone of the spleen. *Int Rev Cytol* 132：31-74, 1992.
13) **Kraal G, Mebius R**. New insights into the cell biology of the marginal zone of the spleen. *Int Rev Cytol* 250：175-215, 2006.
14) **Mebius RE, Nolte MA, Kraal G**. Development and function of the splenic marginal zone. *Crit Rev Immunol* 24：449-464, 2004.
15) **Martin F, Kearney JF**. CD21high IgMhigh splenic B cells enriched in the marginal zone：distinct phenotypes and functions. *Curr Top Microbiol Immunol* 246：45-52, 1999.
16) **Cerutti A**. The regulation of IgA class switching. *Nat Rev Immunol* 8：421-434, 2008.
17) **Macpherson AJ, McCoy KD, Johansen FE, et al**. The immune geography of IgA induction and function. *Mucosal Immunol* 1：11-22, 2008.
18) **Odegard VH, Schatz DG**. Targeting of somatic hypermutation. *Nat Rev Immunol* 6：573-583, 2006.
19) **Stavnezer J, Guikema JE, Schrader CE**. Mechanism and regulation of class switch recombination. *Annu Rev Immunol* 26：261-292, 2008.
20) **MacLennan IC**. Germinal centers. *Annu Rev Immunol* 12：117-139, 1994.
21) **Sixt M, Kanazawa N, Selg M, et al**. The conduit system transports soluble antigens from the afferent lymph to resident dendritic cells in the T cell area of the lymph node. *Immunity* 22：19-29, 2005.
22) **Wilson NS, Villadangos JA**. Regulation of antigen presentation and cross-presentation in the dendritic cell network：facts, hypothesis, and immunological implications. *Adv Immunol* 86：241-305, 2005.
23) **Willard-Mack CL**. Normal structure, function, and histology of lymph nodes. *Toxicol Pathol* 34：409-424, 2006.
24) **van der Heijden PJ, Stok W, Bianchi ATJ**. Contribution of immunoglobulin-secreting cells in the murine small intestine to the 'background' immunoglobulin production. *Immunol* 62：551-555, 1987.
25) **Soloman A**. Current development in immunoglobulin. In：*Contemporary hematology/oncology*. Silber R, Gordon AS, LoBue J, et al (eds). pp 399-465, Plenum Press, New York. 1981.
26) **Astley RA, Kennedy RC, Chodon J**. Structural and cellular architecture of conjunctival lymphoid follicles in the baboon (*Papio Anubis*). *Exp Eye Res* 76：685-694, 2003.
27) **Guiliano EA, Moore CP, Phillips TE**. Morphological evidence of M cells in healthy canine conjunctiva-associated lymphoid tissue. *Graefes Arch Clin Exp Ophthalmol* 240：220-226, 2002.
28) **Nair PN, Schroeder HE**. Duct-associated lymphoid tissue (DALT) of minor salivary glands and mucosal immunity. *Immunol* 57：171-180, 1986.
29) **Sakimoto T, Shoji J, Inada N, et al**. Histological study of conjunctiva-associated lymphoid tissue in mouse. *Jpn J Ophthalmol* 46：364-369, 2002.
30) **Kelsall B, Strober W**. Gut-associated lymphoid tissue：antigen handling and T-lymphocyte responses. In：*Mucosal immunity*. Pearay OL, Mestecky J, Lamm ME, et al (eds). Academic Press, San Diego. pp293-317. 1999.
31) **MacDonald TT**. The mucosal immune system. *Parasite Immunol* 25：235-246, 2003.
32) **Pabst R**. The anatomical basis for the immune function of the gut. *Anat Embryol* (Berl) 176：135-144, 1987.
33) **McGhee JR, Mestecky J, Dertzbaugh MT, et al**. The mucosal immune system；from fundamental concepts to vaccine development. *Vaccine* 10：75-88, 1992.
34) **McGhee JR, Kiyono H**. The mucosal immune system. In：*Fundamental immunology*, 4th ed. Paul WE (ed). Lippincott Williams & Wilkins, Philadelphia. pp909-945. 1999.
35) **Bockman DE, Cooper MD**. Pinocytosis by epithelium associated with lymphoid follicles in the bursa of Fabricius, appendix, and Peyer's patches. An electron microscopic study. *Am J Anat* 136：455-477, 1973.
36) **Owen RL, Jones AL**. Epithelial cell specialization within

human Peyer's patches : an ultrastructural study of intestinal lymphoid follicles. *Gastroenterol* 66 : 189-203, 1974.
37) **Shreedher VK, Kelsall BL, Neutra MR**. Cholera toxin induces migration of dendritic cells from the subepithelial dome region to T- and B-cell areas of Peyer's patches. *Infect Immun* 71 : 504-509, 2003.
38) **Bienenstock J, McDermott MR, Clancy RL**. Respiratory tract defenses : role of mucosal lymphoid tissues. In : *Mucosal immunity*. Pearay OL, Mestecky J, Lamm ME, et al (eds). Academic Press, San Diego. pp283-292. 1999.
39) **Hiroi T, Iwatani K, Iijima H, et al**. Nasal immune system : distinctive Th0 and Th1/Th2 type environments in murine nasalo-assiciated lymphoid tissues and nasal passage, respectively. *Eur J Immunol* 28 : 3346-3353, 1998.
40) **Kiyono H, Fukuyama S**. NALT-versus Peyer's-patch-mediated mucosal immunity. *Nat Rev Immunol* 4 : 699-710, 2004.
41) **Kuper CF, De Heer E, van Loveren H, et al**. Immune System. In : *Handbook of Toxicologic Pathology*, vol 2. Hascheck-Hock WM, Rousseaux CG, Wallig MA (eds). Academic Press, New York. pp585-644. 2002.
42) **Weaver JL, Tsutsui N, Hisada S, et al**. Development of the ICH Guidelines for Immunotoxicology Evaluation of Pharmaceuticals Using a Survey of Industry Practices. *J Immunotoxicol* 2 : 171-180, 2005.
43) **ICH Harmonised Tripartite Guideline**. *Immunotoxicity studies for human pharmaceuticals S8*. (http://www.ich.org/LOB/media/MEDIA1706.pdf.) 2004.
44) **Tilney NL**. Patterns of lymphatic drainage in the adult laboratory rat. *J Anat* 109 : 369-383, 1971.
45) **Haley P, Perry R, Ennulat D, et al**. STP position paper : best practice guideline for the routine pathology evaluation of the immune system. *Toxicol Pathol* 33 : 404-408, 2005.
46) **Pearse G**. Histopathology of the thymus. *Toxicol Pathol* 34 : 515-547, 2006.
47) **Rygaard J**. *Thymus & Self : Immunobiology of the mouse mutant nude*. John Wiley & Sons, Ltd, Copenhagen. 1973.
48) **Kalland T, Fossberg TM, Forsberg JG**. Effect of estrogen and corticosterone on the lymphoid system in neonatal mice. *Exp Mol Pathol* 28 : 76-95, 1978.
49) **Lee I, Yu E, Ikehara S**. Thymic epithelial cells of severe combined immunodeficiency (SCID) mice. *J Korean Med Sci* 9 : 35-41, 1994.
50) **Shores EW, Van Ewijk W, Singer A**. Disorganization and restoration of thymic medullary epithelial cells in T cell receptor-negative scid mice : evidence that receptor-bearing lymphocytes influence maturation of the thymic microemvironment. *Eur J Immunol* 21 : 1657-1661, 1991.
51) **Khosla S, Ovalle EK**. Morphology and distribution of cystic cavities in the normal murine thymus. *Cell Tissue Res* 246 : 531-542, 1986.
52) **Kuper CF, Beems RB, Bruijntjes JP, et al**. Normal development, growth, and aging of the thymus. In : *Pathobiology of the aging rat*. Mohr U, Dungworth DL, Capen CC (eds). ILSI Press, Washington DC. pp25-48. 1992.
53) **Wijnands MVW, Kuper CF, Schuurman HJ, et al**. Nonneoplastic lesions of the hematopopietic system. In : *Pathobiology of the aging mouse*. Mohr U, Dungworth DL, Capen CC, (eds). ILSI Press, Washington DC. pp 205-217, 1996.
54) **Grossman CJ**. Interactions between the gonadal hormones and the immune system. *Science* 227 : 257-261, 1985.
55) **Greenstein BD, Fitzpatrick FT, Adcock IM, et al**. Reappearance of the thymus in old rats after orchidectomy : inhibition of regeneration by testosterone. *J Endocr* 110 : 417-422, 1986.
56) **Greenstein BD, Fitzpatrick FT, Kendall MD, et al**. Regeneration of the thymus in old male rats treated with a stable analogue of LHRH. *J Endocr* 112 : 345-350, 1987.
57) **Elmore SA**. Enhanced histopathology of the thymus. *Toxicol Pathol* 34 : 656-665, 2006.
58) **Haley PJ, Perry R, Ennulat D, et al**. STP position paper : best practice guideline for the routine pathology evaluation of the immune system. *Toxicol Pathol* 33 : 404-407, 2005.
59) **Corman LC**. Effects of specific nutrients on the immune response : selected clinical applications. *Med Clin North Am* 69 : 759-791, 1985.
60) **Good RA, Lorenz E**. Nutrition and cellular immunity. *Int J Immunopharmacol* 14 : 361-366, 1992.
61) **Mittal A, Woodward B, Chandra RK**. Involution of thymic epithelium and low serum thymulin bioactivity in weanling mice subjected to severe food intake restriction or severe protein deficiency. *Exp Mol Pathol* 48 : 226-235, 1988.
62) **Robson LC, Schwarz MR**. Vitamin B6 deficiency and the lymphoid system. II. Effects of vitamin B6 deficiency in utero on the immunological competence of the offspring. *Cell Immunol* 16 : 145-162, 1975.
63) **Dal-Zotto S, Martí O, Armario A**. Glucocorticoids are involved in the long-term effects of a single immobilization stress on the hypothalamic-pituitary-adrenal axis. *Psychoneuroendocrinol* 28 : 992-1009, 2003.
64) **Englar H, Stefanski V**. Social stress and T cell maturation in male rats : transient and persistent alterations in thymic function. *Psychoneuroendcrinol* 28 : 951-969, 2003.
65) **Gamallo A, Villanua A, Trancho G, et al**. Stress adaptation and adrenal activity in isolated and crowded rats. *Physiol Behav* 36 : 217-221, 1986.
66) **Kioukia-Fougia N, Antoniou K, Bekris S, et al**. The effects of stress exposure on the hypothalamic-pituitary-adrenal axis, thymus, thyroid hormones and glucose levels. *Prog Neuropsychopharmacol Biol Psych* 26 : 823-830, 2002.
67) **Levine S, Semler D, Ruben Z**. Effects of two weeks of feed restriction on some common toxicologic parameters in Sprague-Dawley rats. *Toxicol Pathol* 21 : 1-14, 1993.
68) **Schuurman HJ, Van Loveren H, Rozing J, et al**. Chemicals trophic for the thymus risk for immunodeficiency and autoimmunity. *Int J Immunopharmacol* 14 : 369-375, 1992.
69) **Imai K**. Atrophy of thymus induced by cytostatic chemicals, rat. In : *Hemopoietic system 〈Monographs on Pathology of Laboratory Animals〉*. Jones TC, Ward JM, Mohr U, et al (eds). Springer-Verlag, Berlin/Heidelberg/New York. pp293-295. 1990.
70) **Kuper CF, Harleman JH, Richter-Reichelm HB, et al**. Histopathologic approaches to detect changes indicative of immunotoxicity. *Toxicol Pathol* 28 : 454-466, 2000.
71) **Greaves P**. Hematopoietic and lymphatic systems. In : *Histopathology of preclinical toxicity studies*, 2nd ed. Greaves P (ed). Elsevier, Amsterdam. pp87-156. 2000.
72) **Ward JM, Mann PC, Morishima H, et al**. Thymus, spleen, and lymph nodes. In : *Pathology of the mouse*. Maronpot RR (ed). Cache River Press, Vienna. pp333-360. 1999.
73) **Suto J, Wakayama T, Imamura K, et al**. Incomplete development of the spleen and the deformity in the chimeras between asplenic mutant (Dominant hemimelia) and normal mice. *Teratol* 52 : 71-77, 1995.
74) **Suttie AW**. Histopathology of the spleen. *Toxicol Pathol* 34 :

466-503, 2006.
75) Elmore SA. Enhanced histopathology of the spleen. *Toxicol Pathol* 34：648-655, 2006.
76) Shibuya K, Tajima M, Yamate J. Multicystic peritoneal mesothelioma in a Fischer-344 rat. *Toxicol Pathol* 21：87-90, 1993.
77) Goodman DG, Ward JM, Reichardt WD. Splenic fibrosis and sarcomas in F344 rats fed diets containing aniline hydrochloride, p-chloroaniline, azobenzene, o-toluidine hydrochloride, 4,4'-sulfonyldianiline, or D & G Red No. 9. *J Natl Cancer Inst* 73：265-273, 1984.
78) Losco P. Normal development, growth, and aging of the spleen. In：*Pathobiology of the aging rat*. Mohr U, Dungworth DL, Capen CC (eds). ILSI Press, Washington DC. pp75-94. 1992.
79) Ward JM, Rezmik-Schüller H. Morphological and histochemical characteristics of pigments in aging F344 rats. *Vet Pathol* 17：678-685, 1980.
80) Jakob W. Spontaneous amyloidosis of mammals. *Vet Pathol* 8：292-306, 1971.
81) Stromberg PC. Large granular lymphocytic leukemia, rat. In：*Hemopoietic system,*⟨*Monographs on Pathology of Laboratory Animals*⟩. Jones TC, Ward JM, Mohr U, et al (eds). Springer-Verlag, Berlin；Heidelberg/New York. pp194-198. 1990.
82) Anver MR, Cohen BJ, Lattuada CP, et al. Age-associated lesions in barrier-reared male Sprague-Dawley rats：a comparison between Hap：(SD) and Crl：COBOS® CD® (SD) stocks. *Exp Aging Res* 8：3-24, 1982.
83) Van Zweiten MJ, Zurcher C, Solleveld HA, et al. Pathology. In：*Immunological techniques applied to aging research*, Vol 5. Alder WH, Nordin AA(eds). CRC Press, Boca Raton. pp1-36. 1981.
84) Elmore SA. Histopathology of the lymph nodes. *Toxicol Pathol* 34：425-454, 2006.
85) Losco P, Harleman H. Normal development, growth, and aging of the lymph node. In：*Pathobiology of the aging rat* Mohr U, Dungworth DL, Capen CC(eds). ILSI Press, Washington DC. pp49-73. 1992.
86) Burek JD. *Pathology of aging rats*. CRC Press, Boca Raton. pp111-112. 1978.
87) Sainte-Marie G, Peng FS. Morphological anomalies associated with immunodeficiencies in the lymph nodes of aging mice. *Lab Invest* 56：598-610, 1987.
88) Gopinath C, Prentice DE, Lewis DJ. *Atlas of experimental toxicologic pathology*. MTP Press Limited, Boston. pp122-136. 1987.
89) Majeed SK. Survey on spontaneous systemic amyloidosis in aging mice. *Arzneimittelforschung* 43：170-178, 1993.
90) Frith CH, Chandra M. Incidence, distribution, and morphology of amyloidosis in Charles Rivers CD-1 mice. *Toxicol Pathol* 19：123-127, 1991.
91) Ward JM. Classification of reactive lesions in lymph nodes. In：*Hemopoietic System*, ⟨*Monographs on Pathology of Laboratory Animals*⟩. Jones TC, Ward JM, Mohr U, et al (eds). Springer-Verlag, Berlin/Heidelberg/New York. pp155-161. 1990.
92) Dumont F, Robert F. Age- and sex-dependent thymic abnormalities in NZB×SJL F1 hybrid mice. *Clin Exp Immunol* 41：63-72, 1980.
93) Ward JM. Classification of reactive lesions, spleen. In：*Hemopoietic system* ⟨*Monographs on Pathology of Laboratory Animals*⟩ Jones TC, Ward JM, Mohr U, et al (eds). Springer-Verlag, Berlin/Heidelberg/New York. pp220-225. 1990.
94) Long RE, Knutsen G, Robinson M. Myeloid hyperplasia in the SENCAR mouse：differentiation from granulocytic leukemia. *Environ Health Perspect* 68：117-123, 1986.
95) Frith CH, Wiley LD. Morphologic classification and correlation of incidence of hyperplastic and neoplastic haematopoietic lesions in mice with age. *J Gerontol* 36：534-545, 1981.
96) Stefanski SA, Elwell MR, Stronberg PC. Spleen, lymph nodes, and thymus. In：*Pathology of the Fischer rat*. Boorman GA, Montgomery CA, Mackenzie WF(eds). Academic Press, San Diego. 1990.
97) Frith CH, Highman B, Burger G, et al. Spontaneous lesions in virgin and retired breeder BALB/c and C57BL/6 mice. *Lab Anim Sci* 33：273-286, 1983.
98) Hirouchi Y, Iwata H, Yamakawa S, et al. Historical data of neoplastic and non-neoplastic lesions in B6C3F1 mice. *J Toxicol Pathol* 7：153-177, 1994.
99) Pattengale PK. Classification of mouse lymphoid cell neoplasms. In：*Hemopoietic system.*⟨*Monographs on Pathology of Laboratory Animals*⟩, Jones TC, Ward JM, Mohr U, et al (eds). Springer-Verlag, Berlin/Heidelberg/New York. pp137-143. 1990.
100) Harleman JH, Jahn W. A morphologic classification of hemopoietic tumors, rats. In：*Hemopoietic system,*⟨*Monographs on Pathology of Laboratory Animals*⟩ Jones TC, Ward JM, Mohr U, et al (eds). Springer-Verlag, Berlin-Heidelberg/New York. pp149-154. 1990.
101) Frith CH, Ward JM, Brown RH, et al. Proliferative lesions of the hematopoietic and lymphatic system in rats. In：*Guide for toxicologic pathology*. STP/ARP/AFIP, Washington DC. pp1-20, 1996.
102) Frith CH, Ward JM, Frederickson T, et al. Neoplastic lesions of the hematopopietic system. In：*Pathobiology of the aging mouse*. Mohr U, Dungworth DL, Capen CC, et al(eds). ILSI Press, Washington DC. pp219-235. 1996.
103) Potter M, Morrison S. Plasmacytoma development in mice injured with silicone gels. *Curr Top Microbiol Immunol* 210：397-407, 1996.
104) Seemayer TA, Kalant N, Schürch W, et al. Lymphoproliferative lesions in BB Wistar rats. *Metabolism* 32：97-100, 1983.
105) Chandra M, Frith CH. Spontaneous neoplasms in aged CD-1 mice. *Toxicol Lett* 61：67-74, 1992.
106) Chandra M, Frith CH. Spontaneous neoplasms in B6C3F1 mice. *Toxicol Lett* 60：91-98, 1992.
107) Frith CH. Morphologic classification and incidence of hematopoietic neoplasms in the Sprague-Dawley rat. *Toxicol Pathol* 16：451-457, 1988.
108) Ward JM, Sheldon W. Expression of mononuclear phagocyte antigens in histiocytic sarcoma of mice. *Vet Pathol* 36：560-565, 1993.
109) Lacroix-Triki M, Lacoste-Collin L, Jozan S, et al. Histiocytic sarcoma in C57BL/6 J female mice is associated with liver hematopoiesis：review of 41 cases. *Toxicol Pathol* 31：304-309, 2003
110) Hard GC, Snowden RT. Hyaline droplet accumulations in rodent kidney proximal tubules：an association with histiocytic sarcoma. *Toxicol Pathol* 19：88-97, 1991.

その他の有用な成書・文献情報

1) **Frith CH, Pattengale PK, Ward JM**. *A color atlas of hematopoietic pathology of mice.* Toxicology Pathology Associates, Little Rock. pp1-31. 1985.
2) **Ruehl-Fehlert C, Bradley A, George C, et al**. Harmonization of immunotoxicity guidelines in the ICH process--pathology considerations from the guideline Committee of the European Society of Toxicological Pathology(ESTP). *Exp Toxicol Pathol* 57：1-5, 2005.
3) **Schulte A, Ruehl-Fehlert C**. Regulatory aspects of immunotoxicology. *Exp Toxicol Pathol* 57：385-389, 2006.
4) **Ward JM, Erexson CR, Faucette LJ, et al**. Immunohistochemical markers for the rodent immune system. *Toxicol Pathol* 34：616-630, 2006.
5) **Elmore SA**. Enhanced histopathology of the immune system：a review and update. *Toxicol Pathol* 40：148-156, 2012.
6) **Song WC**. Crosstalk between complement and toll-like receptors. *Toxicol Pathol* 40：174-182, 2012.
7) **Williams CM, Rahman S, Hubeau C, et al**. Cytokine pathways in allergic disease. *Toxicol Pathol* 40：205-215, 2012.
8) **DeWitt JC, Peden-Adams MM, Keil DE, et al**. Current status of developmental immunotoxicity：early-life patterns and testing. *Toxicol Pathol* 40：230-236, 2012.
9) **Holsapple MP, O'Lone R**. Juvenile immunotoxicology. *Toxicol Pathol* 40：248-254, 2012.
10) **Menke A, Wolterbeek A, Snel C, et al**. Potentially increased sensitivity of pregnant and lactating female rats to immunotoxic agents. *Toxicol Pathol* 40：255-260, 2012.
11) **Rehg JE, Bush D, Ward JM**. The utility of immunohistochemistry for the identification of hematopoietic and lymphoid cells in normal tissues and interpretation of proliferative and inflammatory lesions of mice and rats. *Toxicol Pathol* 40：345-374, 2012.
12) **Ward JM, Rehg JE, Morse HC 3rd**. Differentiation of rodent immune and hematopoietic system reactive lesions from neoplasias. *Toxicol Pathol* 40：425-434, 2012.
13) **WHO**. *Guidance for immunotoxicity risk assessment for chemicals.* 2012.

渋谷一元
(一財)日本生物科学研究所

久田　茂
あすか製薬㈱

田村一利
㈱ボゾリサーチセンター

大町　康
原子力規制委員会原子力規制庁

細川　暁
エーザイ㈱

各論 I

8 内分泌系

1 下垂体

1. 解剖学的・生理的特徴

下垂体は、発生起源の異なる腺性下垂体 adenohypophysis（隆起部、前葉、中間葉）と神経性下垂体 neurohypophysis（漏斗、後葉）から構成されている。腺性下垂体は咽頭上皮の外胚葉に由来し、神経性下垂体は神経外胚葉由来である。胎生期に原始口腔（口窩 oral pit）の天井で咽頭上壁の部位の壁が陥入して、ラトケ嚢 Rathke's pouch 組織が形成され、間脳底（第三脳室底部）に向かって移動する。ラトケ嚢組織は間脳壁から突出する漏斗（神経性下垂体の原基）と接触圧迫され、変形し、嚢胞腔はスリット状に狭窄してラトケ間隙 Rathke's cleft となる。ラトケ嚢の前壁は前葉 pars distalis および隆起部 pars tuberalis へ、後壁は中間葉 pars intermedia に分化して腺性下垂体が形成される（図1）。漏斗より発生した神経性下垂体は後葉 pars posterior（神経葉 pars nervosa）、漏斗 infundibulum および漏斗茎 infundibular stalk（正中隆起 median eminence）を形成する。一部の動物では、ラトケ嚢の嚢腔はラトケ間隙として残り、前葉と中間葉を境界する。ラトケ間隙はイヌでは明らかであるが、齧歯類およびヒトでは消失あるいは部分的にわずかに認められる程度である。発生時のラトケ嚢組織の移動路は頭蓋咽頭管 craniopharyngeal duct と呼ばれる（図1）。分化した下垂体は、間脳視床下部と下垂体柄により連続し、蝶形骨のトルコ鞍 sella turcica（齧歯類では鞍構造は明瞭ではない）上に位置する。

一般にラットおよびマウスでは、腺性下垂体と神経性下垂体が1枚の切片で同時に観察できるように尾側から前額断で標本作製することが多いため、下垂体門脈部あるいは隆起部を観察する機会は少ない。検査目的により、下垂体を蝶形骨から外さずに正中矢状断および横断組織標本を作製することも有用で、血管極あるいは三叉神経を含めた観察が可能となる（写真1）。イヌおよびサルでは正中矢状断と横断の両面について詳細に観察することも可能である。

下垂体前葉のホルモン産生細胞は、索状あるいは網状に配列し、支持細胞として濾胞星状細胞 folliculostellate cell が疎に分布する。細胞間には洞様毛細血管が分布し

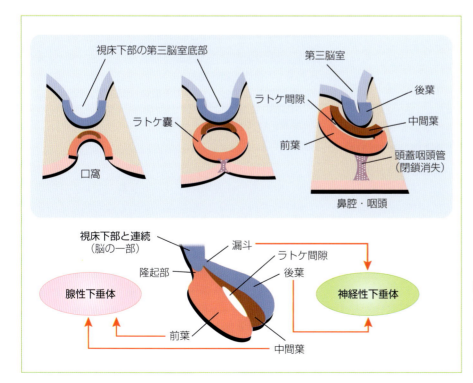

図1
下垂体の発生（上図）と構造（下図）
下垂体前葉と中間葉は同一起源であり、腺性下垂体を形成する。後葉は視床下部と連続した脳の一部である。

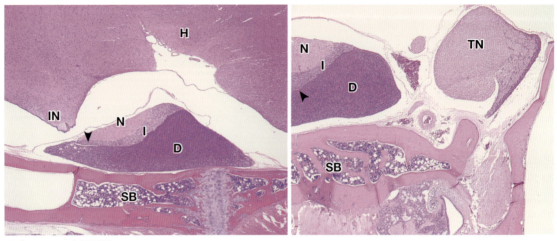

写真 1　ラット下垂体
無処置、HE 染色。左：矢状断面、右：横断面。
D＝前葉、H＝視床下部、I＝中間葉、IN＝漏斗、N＝後葉、SB＝蝶形骨、TN＝三叉神経節、矢頭＝ラトケ間隙

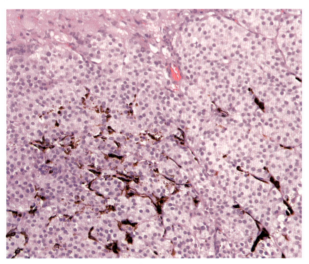

写真 2　中間葉のメラニン色素沈着
Brown Norway ラット、無処置、HE 染色。

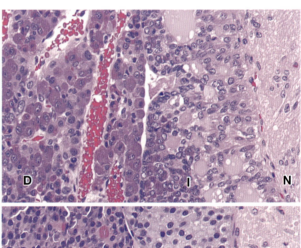

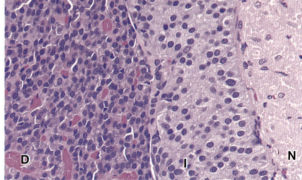

写真 3　下垂体組織の種差
イヌ（上）およびラット（下）の下垂体、無処置、HE 染色。イヌの中間葉は腺腔構造を有し、好酸性細胞が混在する。
D＝前葉、I＝中間葉、N＝後葉

ており、基本的に三次元的濾胞構造を構成している。HE染色によって構成細胞は好酸性細胞、好塩基性細胞および色素嫌性細胞に区分され、アルデヒドフクシン・PAS・オレンジ G 染色で明確に分別できるが、個々の内在する内分泌顆粒に依存するため、好酸性／好塩基性細胞であっても、分泌直後のように顆粒が枯渇するような場合は色素嫌性となる。ラットの構成比率は好酸性細胞40％、好塩基性細胞 10％、色素嫌性細胞 50％とされている[1]）。

齧歯類での中間葉は繊細な線維と辺縁細胞 marginal cell およびラトケ間隙によって前葉から区画され、後葉とは密に接している。構成細胞は比較的均一であり、胞体の豊かな淡明細胞および暗調細胞からなり、PAS 反応、アルデヒドフクシンによって微細顆粒が淡染する。ラットの中間葉には通常血管を目にすることはない。なお、有色の齧歯類では、しばしば中間葉に強いメラニン色素沈着がみられる（**写真 2**）。齧歯類では中間葉が発達しているが（**写真 3 下**）、ヒト、サル、イヌでは未発達で

あり、中間葉に頭蓋咽頭管（ラトケ嚢）由来の管状構造や腺腔形成がみられ、腺腔面に絨毛もみられることがある。また、中間葉を構成している細胞は色素嫌性細胞および好塩基性細胞で、好酸性細胞も混在している（**写真 3 上**）。

後葉は漏斗部から連続した神経組織であり本来的には脳の一部である。脳視床下部に位置する神経細胞の無髄神経線維の終末部および下垂体後葉細胞 pituicyte と呼ばれるグリア細胞がみられる。脳の視床下部と連続する正中隆起部の表面には腺細胞からなる隆起部がある（**図**

表1 主な視床下部ホルモンとその同義語

視床下部ホルモン	同義語
副腎皮質刺激ホルモン放出ホルモン	CRH：corticotropin-releasing H., CRF：corticotrophin-releasing F.
甲状腺刺激ホルモン放出ホルモン	TRH：thyrotropin-releasing H., TRF：thyrotropin-releasing F.
性腺刺激ホルモン放出ホルモン	GRH/GnRH：gonadotropin-releasing H., GRF/GnRF：gonadotropin-releasing F. LHRH：luteinizing H.-releasing H., FSHRH：follicle-stimulating H.-releasing H.
成長ホルモン放出ホルモン（ソマトクリニン）	GRH/GHRH：growth H.-releasing H., GHRF/GRF：growth H.-releasing F., somatocrinin, SRH：somatotropin release H., SRF：somatotropin release F.
成長ホルモン分泌抑制ホルモン（ソマトスタチン）	GH-RIH/GHIH：growth H. release-inhibiting H, growth H.-inhibiting H., GH-RIF/GHIF：growth H. release-inhibiting F., SS：somatostatin, SRH：somatotropin release-inhibiting H., SRF：somatotropin release-inhibiting F.
プロラクチン放出ホルモン	PRH：prolactin-releasing H., PRF：prolactin-releasing F., prolactoliberin
プロラクチン分泌抑制ホルモン（ドパミン）	PIH：prolactin-inhibiting H., PIF：prolactin-inhibiting F., prolactostatin, lactogen-inhibiting F., lactogenic H.-inhibiting F., dopamine

H.＝Hormone、F.＝Factor

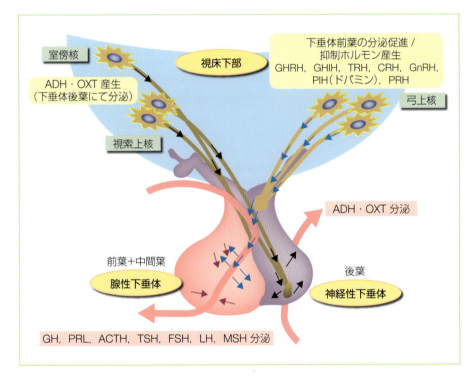

図2 ホルモンの産生分泌
青矢印は視床下部からの前葉分泌調整ホルモン、黒矢印は後葉ホルモン、エンジ色矢印は前葉ホルモンの分泌を示す。
（略語は表1〜3を参照）

1）。

　下垂体の血液供給は、上および下下垂体動脈により行なわれ、上下垂体動脈は下垂体茎を経て正中隆起部で一次下垂体門脈を形成する。この門脈部分では視床下部で産生された各種下垂体ホルモンの分泌促進や抑制ホルモン（表1）を神経末端より血流が受け取り、前葉に運搬し、前葉の洞様毛細血管（二次下垂体門脈）にて前葉細胞へ作用し分泌調整を行う（図2の青矢印）。すなわち、視床下部からの下垂体制御は直接ではなく血流を介した間接的制御ではあるが、効率的に行える構造となっている。その後、前葉細胞より分泌された各種のホルモンは集合静脈へ流入し（図2のエンジ色矢印）、下垂体周囲の静脈洞より全身循環にいたる。一方、下垂体後葉ホルモンは、主に視床下部第三脳室の側方にある室傍核および視索上核の神経細胞で産生され、その軸索内で運搬されて、神経終末が位置する後葉で分泌される（図2の黒矢印）。サルなどでは下垂体後葉の神経線維にヘリング小体 Herring body が明瞭に観察されるが、これは視床下部からの神経軸索の末端に貯留された後葉ホルモンとニューロフィジン neurophysin との結合物である（写真4）。

1-1. 機能細胞学

　下垂体は内分泌系の中枢として他の内分泌器官を制御している。分泌するホルモンは主に9種類あり、概要は表2に示した。なお、一般にホルモンは同義語が多数使われることがあり、注意を要する（表1、3）。下垂体前

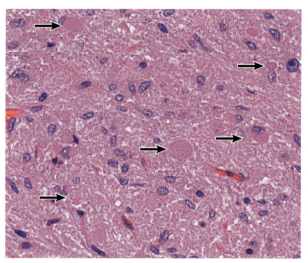

写真 4　下垂体後葉にみられるヘリング小体（矢印）
カニクイザル、無処置、HE 染色。

葉の各種ホルモン産生細胞の分布および比率は、各動物種によって異なるが、ラットの各種ホルモン分泌細胞の比は、成長ホルモン（GH）産生細胞 20%、プロラクチン（PRL）産生細胞が 30〜50%、副腎皮質刺激ホルモン（ACTH）産生細胞 2〜3%、性腺刺激ホルモン産生細胞 9〜10%、甲状腺刺激ホルモン（TSH）産生細胞 2〜3%、いずれにも該当しない細胞が 16〜17%とされており、雄は GH 産生細胞の、雌は PRL 産生細胞の構成比が高い[2]。イヌではそれぞれ、GH が 6〜8%、PRL が 6〜9%、ACTH が 10〜11%とされている[3]。一方、ヒトでは、それぞれ GH が 50%、PRL が 15〜20%、ACTH が 15〜20%、性腺刺激ホルモンが 5〜10%、TSH が 5%とされている[4]。

下垂体前葉ホルモンは視床下部からの分泌促進や抑制

表 2　下垂体ホルモンの概要

			下垂体ホルモン	作用
下垂体	神経性下垂体	後葉	バソプレッシン：vasopressin	抗利尿、血圧上昇（腎集合管水再吸収促進）
			オキシトシン：oxytocin	子宮収縮、射乳（乳汁乳腺筋上皮収縮）
	腺性下垂体	中間葉	メラニン細胞刺激ホルモン（meranotroph）	メラニン産生亢進（齧歯類など）、PRL 分泌亢進（ヒト）
		前葉	成長ホルモン（somatotroph）（somatomammotroph）	蛋白質同化（肝で IGF-1 産生：軟骨増生・骨伸長）
			プロラクチン（mammotroph/lactotroph）（somatomammotroph）	乳腺発育、乳汁産生
			副腎皮質刺激ホルモン（adrenocorticotroph）	副腎皮質糖質コルチコイド分泌亢進
			卵胞刺激ホルモン（gonadotroph）	二次卵胞発育、エストロゲン分泌／精子形成促進
			黄体形成ホルモン/精巣間質細胞刺激ホルモン（gonadotroph）	黄体形成、エストロゲン・プロゲステロン分泌亢進 テストステロン分泌亢進（精巣間細胞）
			甲状腺刺激ホルモン（tyrotroph）	甲状腺ホルモン分泌亢進

各ホルモンの同義語は表 3 を参照。ホルモンの欄の（　）内は産生細胞名。

表 3　下垂体ホルモンとその同義語

下垂体ホルモン	同義語
バソプレッシン（8〜18 分）	ADH：antidiuretic H., VP：vasopressin, adiuretin
オキシトシン（1〜4 分）	OXT：oxytocin, oxytocic H.
メラニン細胞刺激ホルモン	MSH：melanocyte-stimulating H., melanotropin, intermedin, melanophore expanding H., melanophore H.
成長ホルモン（20〜30 分）	GH：growth H., somatotropin, somatotrophic H.
プロラクチン	PRL：prolactin, LTH：luteotropic H., galactin, lactogen, lactogenic H., luteotropin, mammotropin, mammotropin H., milk secreting H., somatomammotropin
副腎皮質刺激ホルモン（10〜30 分）	ACTH：adenocorticotropic H., corticotropin, adrenocorticotropic H., adrenocorticotrophin
性腺刺激ホルモン	gonadotrophic H., gonadotropin, gonadotropin-releasing H.
卵胞刺激ホルモン（170 分）	FSH：follicle-stimulating H., folliculotropin, follitropin
黄体形成ホルモン（60 分）	LH：luteinizing H., ICSH：interstitial cell stimulating H., lutropin
甲状腺刺激ホルモン（60 分）	TSH：thyroid stimulating H., thyrotropin, thyrotropic H.

ホルモンの欄の（　）内は血中半減期、H.＝Hormone

ホルモン（**表1**）と神経系の神経伝達物質およびサイトカインなどにより総合的に調節されている。ホルモン産生が下位の内分泌器官を刺激する場合には、［視床下部─下垂体─甲状腺］、［視床下部─下垂体─性腺系］、あるいは［視床下部─下垂体─副腎］などのホルモン支配ループを形成し、末端のホルモン産生臓器から放出されるホルモンが負のフィードバックをかけている（**図3、4**）。

下垂体の化学物質や外的因子に対する反応は、種、系統および性差が知られている。また、前葉細胞の増殖はエストロゲンレベルに強く依存していることから性差が認められ、雌ラットでは性周期に依存して発情前期から発情期に増殖活性が高く（**写真5**）、雄よりも雌の方が約2倍高い増殖活性を示し、雌で下垂体前葉の自然発生腫瘍が多発する要因と考えられている[5]。また、長期間のエストロゲン投与により前葉細胞の過形成および腫瘍が誘発される。

1-2．下垂体前葉ホルモン

1-2-1）成長ホルモン growth hormone（GH）

GH産生細胞 somatotroph は胞体の広い類円形の好酸性細胞であり、好酸性分泌顆粒は光顕レベルでも確認することができる。電顕では直径350〜400 nm大の電子密度の高い楕円形〜円形を呈する分泌顆粒とよく発達したゴルジ装置と粗面小胞体がある。GH産生細胞は、活発

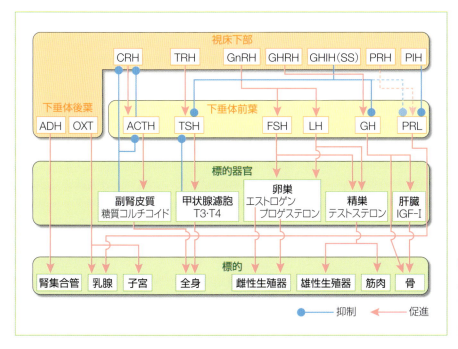

図3
主な視床下部、下垂体前葉から分泌されるホルモンの制御
（性ホルモンの調整については図4参照。略語は表1、3を参照）

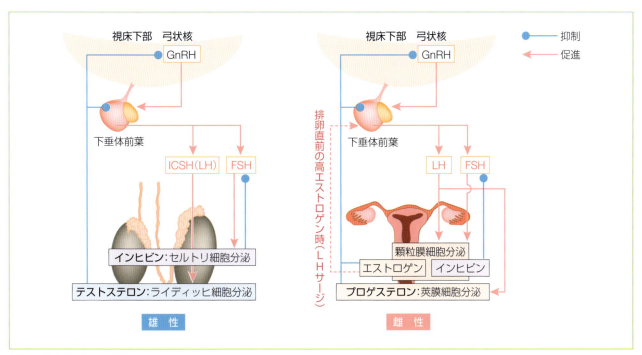

図4　性ホルモンの調節

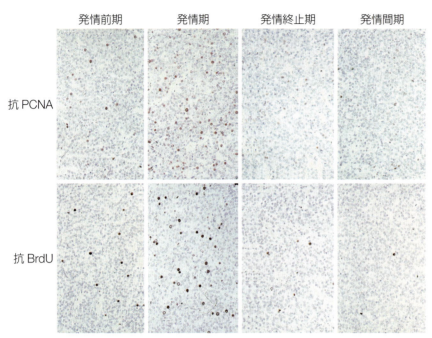

写真5
性周期に依存した無処置雌ラット（10週齢）の下垂体前葉の細胞増殖活性
上段は抗PCNA、下段は抗BrdU免疫組織化学染色。発情期に細胞増殖活性が最も強くなる。

な合成期にある場合、分泌顆粒は少なく、豊富な粗面小胞体と発達したゴルジ装置を有している。GHのアミノ酸配列はプロラクチンprolactinと約15％の共通部分を有し、プロラクチンも同時に分泌する細胞somatomammotrophも一定の割合で存在している。GHの産生分泌は視床下部からの成長ホルモン放出ホルモンGHRHにより促進され、ソマトスタチンsomatostatin（SS/GHIH）により抑制を受ける（図3）。GHには蛋白質同化作用とGH刺激により肝臓で産生されるinsulin-like growth factor-1/somatomedin-C（IGF-Ⅰ）を介する成長促進作用が知られている。睡眠（日周期リズム・日内変動）や急激な血糖低下に伴ってGHの分泌が増大することも知られている。

1-2-2) プロラクチン prolactin（PRL）

PRL産生細胞mammotroph/lactotrophは好酸性細胞であり、下垂体前葉に広く分布する。雄のラットではPRL細胞は通常小さく円形であるが、多角形あるいは星状を示すものもあり、多数の細胞突起を有する場合がある。雌のラットではPRL細胞の数も多く、性周期により異なるが前葉全細胞の約半数を占めており、その胞体は豊富で明らかな核周明庭がみられる。妊娠ラットではPRL細胞内の好酸性顆粒が光顕でも明らかに確認できる。電顕的に分泌顆粒は大小2種類に分かれ、600〜900 nmの類円形あるいは洋梨状のものと200〜300 nmの小型分泌顆粒が存在する。細胞の突起は性腺刺激ホルモン産生細胞gonadotrophまで伸びており、性腺刺激ホルモン産生細胞（LH・FSH分泌）の分泌機能に関連している。妊娠時と授乳期にはPRL産生細胞の増数がみられる。いわゆる妊娠細胞pregnancy cellと呼ばれるものでは分泌顆粒は少ないが、粗面小胞体とゴルジ装置がよく発達している。

PRLの分泌は主として、前葉ホルモンの中で唯一、視床下部から放出されるドパミンdopamine（プロラクチン分泌抑制ホルモン：PIH）の抑制支配が主となっている（図3）。したがって、下垂体の器官培養などの視床下部支配から離脱させた場合、PRLのみが持続的に分泌される。中枢抑制作用のある向精神剤などのラット毒性試験では、ドパミン低下から血中プロラクチン上昇に引き続き乳腺の活性化や増殖病変がしばしば認められる。PRLはGHと同様に日周リズムがあり、睡眠と関連して高値を示す。メスのラットでは発情前期の午後から夜にかけてPRLが一過性に増加する。PRLの標的臓器は乳腺で、乳腺組織の成熟と乳汁分泌に関わり、メスでは泌乳の開始と維持に関連した重要なホルモンである。齧歯類においては黄体の維持、妊娠の維持、偽妊娠の誘発、黄体におけるプロゲステロンの生合成と分泌の増加作用を示す。PRLは黄体形成ホルモン放出ホルモンLHRH分泌を抑制し排卵を止める。また、PRLは妊娠が成立しない場合には機能黄体の吸収作用luteolysisがある。雄では前立腺と精嚢が標的臓器である。雌では年齢とともにPRL含量と細胞数の増加がみられるが、雄では明らかではない。

1-2-3) 性腺刺激ホルモン gonadotropin

性腺刺激ホルモンは、卵胞刺激ホルモンFSHと、黄体刺激ホルモンLH（雌）（雄では精巣間質細胞刺激ホルモン〔ICSH〕と称する）の総称である。両ホルモンはαとβのヘテロダイマーの糖蛋白であり、構造的にも極めて類似している。αユニットはFSH、LH/ICSHだけでなく甲状腺刺激ホルモンTSHとも同一であり、各ホルモンの活性はβサブユニットの違いで決定されている。性腺刺激ホルモン産生細胞gonadotrophは好塩基性の広い胞体を有し、顆粒は糖蛋白であるためPAS反応で陽性に

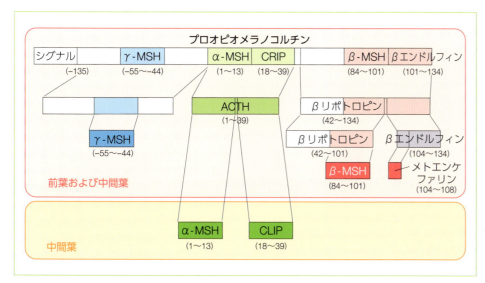

図5 プロオピオメラノコルチン（POMC）のプロセッシング
前葉ではACTHが産生され、さらに中間葉ではACTHよりα-MSHが切り出され、産生される。カッコ内の数字はアミノ酸配列番号。

染まる。電顕的に分泌顆粒は直径100～300 nmのさまざまなサイズがみられる。LHとFSH産生細胞を光顕で区別することは困難である。免疫組織化学的にはそれぞれ別の細胞で陽性を示すが、同時に同じ細胞で両ホルモンが認められる。雌では、LHサージにより排卵を起こさせる。またLHは卵巣の莢膜細胞のアンドロゲン産生を促進し、FSHの作用により顆粒膜細胞がアンドロゲンをエストロゲンに変換させる。FSHは卵胞の発育と成熟、莢膜細胞でのプロゲステロンの産生分泌を促進する。雄においては精巣セルトリ細胞に働きインヒビン inhibin の分泌を促進し、インヒビンは負のフィードバックとしてFSHの分泌を抑制する。また、インヒビンは雌の卵巣の顆粒膜細胞からも分泌され、負のフィードバックとして下垂体FSHの放出を抑制する。卵巣におけるFSHの作用発現にはLHの協力が必要であり、精巣においても精子形成にはLHの作用によって合成させるアンドロゲンが必要である。LH/ICSHは排卵誘発と卵胞の黄体化、および精巣ライディッヒ細胞のテストステロンの産生と分泌を刺激するが、黄体の維持には関与しない（図4）。

1-2-4）甲状腺刺激ホルモン
thyroid stimulating hormone（TSH）

TSH産生細胞 thyrotroph は性腺好塩基性刺激ホルモン産生細胞とよく似た形態を示す。大型の角張った多角形の細胞で、大きな核が特徴であり、好塩基性に染まる。電顕的に分泌顆粒は直径100～160 nmであり、粗面小胞体は扁平あるいはわずかに拡張している。TSHは甲状腺上皮に働き、甲状腺ホルモンの生合成と分泌を促進する。視床下部からの甲状腺刺激ホルモン分泌ホルモンTRHとソマトスタチンGHIH/SSにより分泌調整され（図3）、甲状腺ホルモン triiodothyronine（T3）、thyroxin（T4）の負のフィードバックも受けている。血中のTSHレベルは日周リズムがあり、睡眠はTSHの分泌に抑制的に働く。

1-2-5）副腎皮質刺激ホルモン
adrenocorticotropic hormone（ACTH）

ACTHは副腎皮質の束状層と網状層に作用して、糖質コルチコイドと副腎アンドロゲンの合成を促進するが、鉱質コルチコイドの産生の球状層には作用しない。ACTHは視床下部の副腎皮質刺激ホルモン放出ホルモンCRHによる分泌刺激を受け、逆にACTHおよび糖質コルチコイドはCRHの分泌抑制に働く。また、ACTH産生細胞は糖質コルチコイドからも負のフィードバックを受ける（図3）。ACTHは前駆体の大分子量プレホルモンであるプロオピオメラノコルチン proopiomelanocortin（POMC）から前葉のACTH産生細胞 adrenocorticotroph および中間葉細胞でペプチドとしての一部が切り出されて生成（プロセッシング）される。ACTH産生細胞ではACTHで留まるが、下垂体中間葉細胞ではACTHがさらに切り出される。

ACTH産生細胞は小型の星形を呈する好塩基性細胞で、細胞突起が特徴的である。電顕ではよく発達したゴルジ装置を認め、少量の小胞体と約200 nm径の小型分泌顆粒が細胞膜近くに配列している。

1-3. 中間葉ホルモン

中間葉細胞は産生したPOMCのプロセッシングによりACTHを切り出し、引き続きACTHをαメラニン細胞刺激ホルモン α-melanocyte-stimulating hormone（α-MSH）とコルチコトロピン様中間葉ペプチド corticotropin-like intermediate peptide（CLIP）として切り出し、産生する（図5）。α-MSHは中間葉のみで産生されるため中間葉細胞のマーカーとなる（写真6）。齧歯類でのMSHは色素細胞 melanocyte を刺激してメラニン顆粒を拡散させて皮膚を黒化させる。ヒトではPRLの分泌促進作用が知られている。

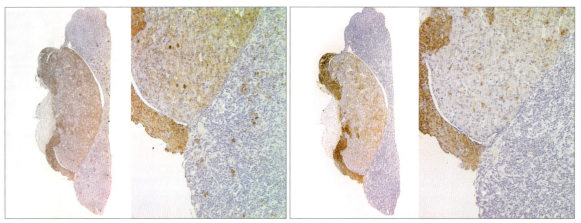

写真6　中間葉腺腫
マウス、自然発生、抗ACTH（左）および抗α-MSH（右）免疫組織化学染色。腺腫に圧迫された既存の中間葉は両抗体で染色されるが、前葉にα-MSHの反応は認められない。

1-4. 後葉ホルモン

後葉からは脳の視索上核および室傍核の大細胞性神経細胞で産生された水分保持作用のバソプレッシン vasopressin（antidiuretic hormone：ADH）と乳汁放出作用をもつオキシトシン oxytocin（OXT）が分泌される。両ホルモンの構造および産生は共通点が多く、ともに9個のアミノ酸よりなるペプチドである。ADHは腎臓の集合管に作用して水の再吸収を促進する。脳内では神経伝達物質として記憶促進作用が知られており、また、ACTHの分泌の促進作用や生理的濃度以上では血管平滑筋収縮による血圧上昇作用が知られている。OXTは乳腺乳管周囲の筋上皮を収縮させ乳汁を乳頭より分泌させる。乳児が乳首を吸引すると、乳頭刺激が体性知覚神経を介してOXT産生神経細胞のOXT分泌を生じ、乳腺での射乳を引き起こす。この神経内分泌反射を射乳反射という。また、OXTは子宮平滑筋の収縮作用も有し、雄では精管内の精子輸送を促進させる。中枢神経系では情動面での機能も知られている。

2．非腫瘍性病変

2-1. 囊胞 cyst、管状構造 ductal structure、ラトケ囊遺残 Rathke's pouch remnant、頭蓋咽頭管遺残 craniopharyngeal duct remnant

囊胞は主に前葉あるいは中間葉に認められる。上皮性の囊胞壁を有するものは、発生段階でのラトケ囊あるいはその頭蓋咽頭管の遺残組織由来であり、扁平あるいは立方ないし円柱上皮で線毛を有する細胞や粘液細胞も存在する。囊胞内部には弱～強好酸性のコロイド状物質の貯留も認められ、大きさは大小さまざまである[6,7]。一般にコロイド状物質はPAS陽性で被蓋上皮はS-100蛋白質あるいはセロトニン serotonin（5-HT）に染色される。

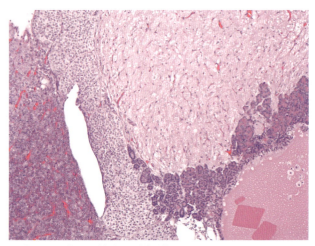

写真7　頭蓋咽頭管遺残（囊胞）
ラット、自然発生、HE染色。中間葉と後葉の間に小型の立方上皮で裏打ちされた管状構造の集団と唾液腺腺房様の集団に隣接して、コロイドを貯留した円柱線毛上皮よりなる囊胞形成が認められる。なお、前葉と中間葉との間の空隙はラトケ間隙である。

小型の未分化な上皮からなる管状構造や分岐した管構造の集団など、囊胞状に腔の拡張が明確でないものなどは、単に管状構造と称されたり、ラトケ囊遺残、頭蓋咽頭管遺残とされる場合がある。囊胞とこれらの組織はしばしば混在し、まれに唾液腺様の腺房構造をみることも報告されている[8]（**写真7**）。またこれらは、下垂体だけでなく発生段階で取り残され、頭蓋内、蝶形骨あるいは咽頭粘膜内に認められることもある。

2-2. 囊胞状変性 cytic degeneration（偽囊胞 pseudocyst）

偽囊胞は、通常前葉に形成される囊胞様の腔で、囊胞（**写真8 左**）のような上皮細胞の内張り構造はみられない。正常あるいは変性した前葉細胞が内腔に直接面しており、中には弱～強好酸性のコロイド状物質を満たしている（**写真8 右**）。内腔面は不規則な場合も多く、時に

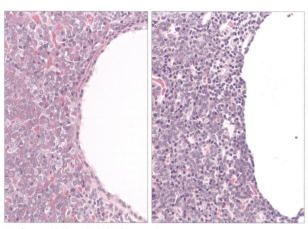

写真8　前葉の嚢胞(左)および偽嚢胞(右)
ラット、自然発生、HE染色。嚢胞は線毛上皮で内張りされているが、偽嚢胞には認められない。

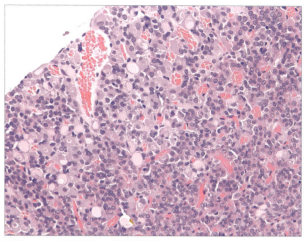

写真10　前葉細胞の巣状性肥大
ラット、自然発生、HE染色。肥大した細胞には印環細胞様を示すものも存在する。

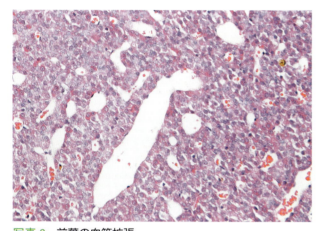

写真9　前葉の血管拡張
ラット、自然発生、HE染色。内皮細胞に内張りされた類洞の拡張が散見される。

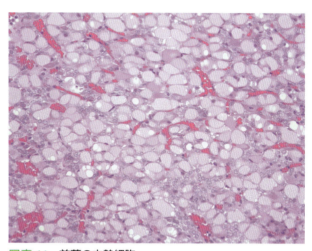

写真11　前葉の去勢細胞
HE染色。雌の去勢ラット。広範囲にみられる印環細胞様に肥大した去勢細胞(性腺刺激ホルモン産生細胞)。

赤血球が混在することがある。巣状に生じた前葉細胞の変性や萎縮、あるいは血管拡張がその病因と考えられている。初期病変としての前葉細胞の巣状性の変性や萎縮は嚢胞状変性 cystic degeneration とも呼ばれる。また、前葉の色素嫌性の1つである濾胞星状細胞 folliculostellate cell の濾胞が拡張して嚢胞化する場合もある。これらは加齢のラットおよびマウスに頻繁に認められる[9]。

2-3. 血管拡張症 angiectasis

前葉の血管洞が拡張したものであり、腔内には赤血球が認められる。加齢性のラットやマウスでは前葉の過形成や腺腫にしばしば併発してみられ、単に血管拡張のみの病変かどうか注意が必要である。血管拡張症では血管内皮が裏打ちしているが、より進行し内皮が破綻し、出血やいわゆる血液嚢胞 blood cyst となる。死亡例などでは鬱血との区別が難しい場合がある。老齢ラットおよびマウスに多くみられるが、特に雌の発生率が高い（写真9）。

2-4. 萎縮 atrophy

下垂体の機能低下により下垂体の重量低下やサイズの減少がみられる。どのようなホルモン産生細胞が萎縮しているか免疫組織化学染色での同定が大切である。エストロゲンをイヌに長期間投与するとPRL細胞の過形成が生じる一方で、性腺刺激ホルモン産生細胞のサイズおよび数の減少が生じる[10]。卵巣摘出によりPRL細胞が著しく萎縮し、PRL細胞特有の細胞形態が失われる。ラットを低気圧状態で飼育すると、TSH産生細胞の数的減少がみられる[11]。ドパミン受容体アゴニストであるブロモクリプチン bromocriptine をラットに投与した場合には中間葉が萎縮する[12]。

2-5. 肥大 hypertrophy

肥大は細胞増殖を欠き、巣状とびまん性の肥大に分けられるが、過形成の前段階として認められる場合もある

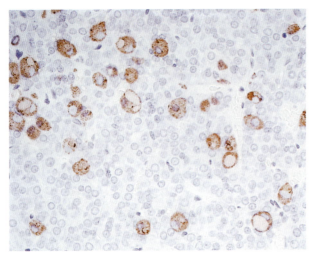

写真 12　前葉の甲状腺摘出細胞
ラットの薬剤誘発性の甲状腺機能障害例にみられた甲状腺摘出細胞（TSH 産生細胞）。抗 TSH 抗体による免疫組織化学染色。HE 染色像だけでは写真 11 に類似し、鑑別できない。

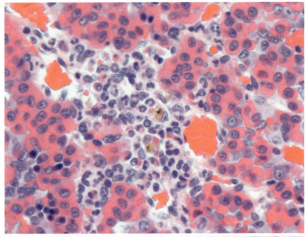

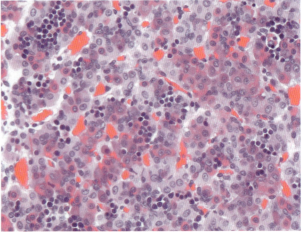

写真 13　前葉の髄外造血
上：カニクイザル、薬剤誘発による強い貧血例、HE 染色。前葉下垂体の白血球系の髄外造血。
下：ビーグル犬、薬剤誘発による強い貧血例、HE 染色。前葉下垂体の赤血球系の髄外造血。

（**写真 10**）。びまん性肥大では、個々の細胞が大きくなり下垂体全体が肥大する。薬物性に認められる場合は、びまん性に生じるが、どのようなホルモン産生細胞が肥大しているか同定することが重要である。

ラットおよびマウスでは、精巣や卵巣を摘出あるいは薬剤による化学的去勢を行うと、下垂体前葉の性腺刺激ホルモン産生細胞（LH、FSH 産生細胞）が淡いコロイド様物質を貯留して肥大する。これは去勢細胞 castration cell と呼ばれる（**写真 11**）。形態の特徴から印環細胞 signet ring cell とも呼ばれる。電顕的には、分泌顆粒が減少して粗面小胞体の拡張した空胞が融合し大型の空胞を形成している。

また、甲状腺を除去すると TSH 産生細胞は大きくなり去勢細胞と同様の形態変化をきたし、甲状腺摘出細胞 thyroidectomy cell と呼ばれる。また、甲状腺を摘出すると TSH 産生細胞と PRL 産生細胞の割合が増加する。大きな PAS 陽性を示すリポフスチン顆粒が時にみられる。チオウラシル thiouracil あるいはプロピルチオウラシル propylthiouracil などの抗甲状腺剤の投与によっても出現する[13]。甲状腺摘出細胞は、TSH 免疫組織化学染色によって同定することができる（**写真 12**）。HE 染色下での、このような前葉のホルモン分泌細胞の肥大では、去勢細胞なのか甲状腺摘出細胞なのか、あるいは別のものなのかの区別が困難であり、空胞化とすべきである。

2-6．髄外造血
extramedullary hematopoiesis

まれに下垂体前葉の血管洞内に赤血球系あるいは顆粒球系の造血細胞が増生した髄外造血がみられる場合がある（**写真 13**）。生体の強い貧血状態あるいは生後間もない幼若動物で観察される場合がある。加齢ラットやマウスでは、白血病や悪性リンパ腫の下垂体への浸潤と慎重に鑑別する必要がある。

2-7．神経膠症（グリオーシス）
gliosis

脳実質と同様に下垂体後葉にグリア細胞の反応性増殖が時にみられる（**写真 14**）。同時に神経線維の変性および食細胞の浸潤もみられることがある。広範囲に広がるものでは連続する脳の視床下部の確認も重要であり、また、造血系悪性腫瘍の浸潤とまぎらわしいことがあり注意が必要である。

2-8．梗塞
infraction

下垂体腫瘍形成時や、ヘキサジメトリン hexadimethrine 投与により下垂体前葉に発生し、ヘパリンなどの抗凝固剤の前投与でその発生が抑制される[14,15]。

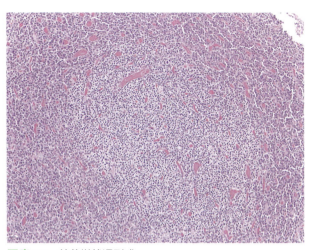

写真 15　前葉巣状過形成
ラット、自然発生、HE 染色。染色性の弱い小型の構成細胞からなる前葉巣状過形成。周囲正常組織との境界は不明瞭であり、明らかな圧排はみられない。

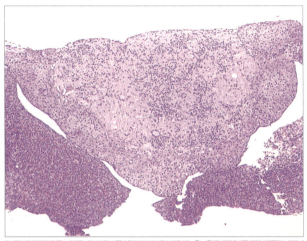

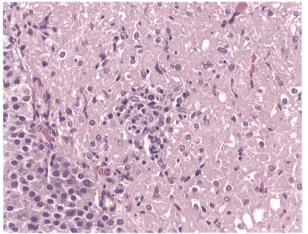

写真 14　神経膠症（グリオーシス）
上：マウス、自然発生、HE 染色。後葉の広範囲に広がる神経膠症。
下：ラット、自然発生、HE 染色。後葉の一部に限局した神経膠症。神経線維の変性および食細胞の浸潤もみられる。

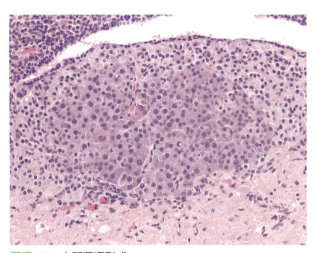

写真 16　中間葉過形成
ラット、自然発生、HE 染色。やや肥大と異形成を伴った巣状過形成。

3．増殖性および腫瘍性病変

3-1．前葉過形成 anterior lobe hyperplasia

■同義語　pars distalis hyperplasia
■組織発生　前葉の各細胞。
■組織学的特徴　過形成は各ホルモン分泌細胞の構成比率が正常部分と異なるか、比較的単一の構成細胞からなる増殖性変化で、正常細胞より小型あるいは大型化し染色性が低下したりするが、異型はほとんどみられない。限局性の場合は、低倍率の観察で周囲正常組織と区別でき、まれに多発することもある。時には細胞の大小不同性や有糸分裂像、血管洞の拡張、鬱血あるいは出血などを伴うことがある。境界は不明瞭あるいは不規則であり（写真15）、明らかな周囲実質組織の圧排像はみられないが、時に血管拡張による軽微な圧排がみられる場合がある。びまん性過形成は単一あるいは複数の細胞が増加して下垂体前葉全体が拡大する。重量的にもやや大きくなるが、左右対称であり変形することはない。
■鑑別診断　過形成と腫瘍との鑑別点は、一般の内分泌系組織の増殖病変の鑑別同様に、増殖巣の境界が明瞭であるか、周囲の正常組織を圧排あるいは周囲の組織構築を著しく変形させるかどうかである。過形成では、前葉の大部分を占めるようなものでも周囲正常組織の著しい変形はみられない。比較的小さなもので出血などを伴う場合、単に出血として誤診される場合があり、注意が必要である。
■解説　一般に、ラットでは加齢性に前葉過形成が増加し、雄よりも雌に多く自然発生する。マウスにおける自然発生の前葉の増殖病変は雌雄とも比較的まれである。エストロゲン、経口避妊薬の投与によりPRL産生細胞の過形成が惹起される[13,16]。性腺刺激ホルモンアゴニスト剤であるゴセレリン goserelin をラットに投与すると性腺刺激ホルモン産生細胞の巣状あるいはびまん性過形成が誘導される[17]。アロマターゼ阻害剤のアミノグルテチミド aminoglutethimide をラットに投与するとACTH産生細胞、性腺刺激ホルモン産生細胞、TSH産生細胞の過形成が生じる[18,19]。

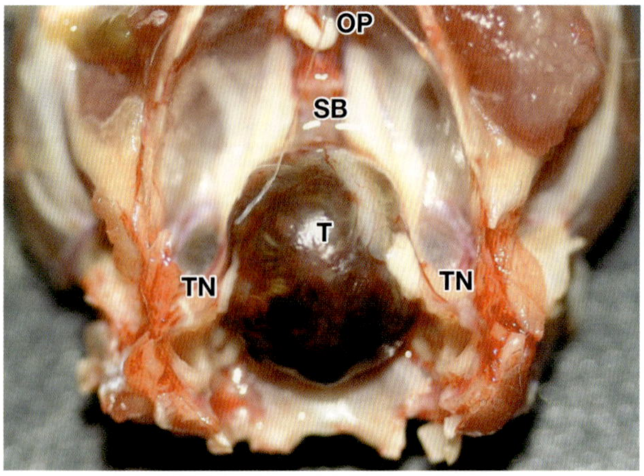

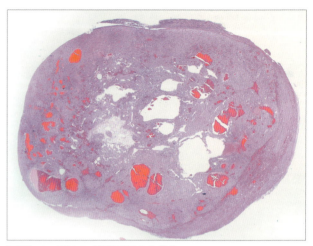

写真 17 巨大に増生した下垂体腫瘍（腺腫）の肉眼像
ラット、自然発生。巨大に増生した下垂体腺腫。
OP＝視神経、SB＝蝶形骨、T＝下垂体腫瘍、TN＝三叉神経／三叉神経節

写真 19 巨大な前葉腺腫の全体像
ラット、自然発生、HE 染色。写真 17 の肉眼像に類似した直径 10 mm を超える巨大な腺腫。血管拡張、血液嚢胞、嚢胞性変性が散在している。上部のわずかな部分に正常の前葉組織が残存しているが、それを除いた右下側の圧排されている部分も含め全域が腫瘍である。巨大なものは特に下垂体周辺組織への浸潤がないことの確認が必要である。

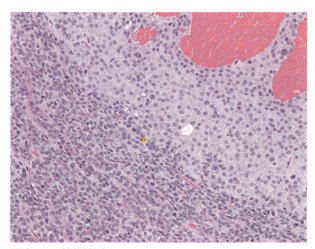

写真 18 前葉腺腫
ラット、自然発生、HE 染色。前葉の正常周囲組織との境界が明瞭であり、明らかな圧排増殖が認められる。

もあり発生率の報告に一致がみられない。ラットに自然発生することはほとんどないとするものと、老齢ラットによくみられるとするものがある。ドパミン受容体アンタゴニストのハロペリドール haloperidol あるいは化粧品の pH 調整剤のトリエタノールアミン triethanolamine をラットに投与すると中間葉のびまん性過形成が生じる[12]。また、ハムスターでは加齢性に過形成が生じることが知られている[20]。

3-2. 中間葉過形成
intermediate lobe hyperplasia

■**同義語**　pars intermedia hyperplasia
■**組織発生**　中間葉腺細胞。
■**組織学的特徴**　過形成は正常中間葉細胞とやや異なる染色性を示すが、中間葉本来の小葉構造は保たれている。巣状の過形成では周囲の明確な圧迫像もみられない（写真 16）。びまん性過形成では、切片上の帯状の中間葉の構造自体が肥大（肥厚）して観察される。
■**鑑別診断**　過形成と腺腫との鑑別は、前葉の増殖病変の鑑別と同様に、増殖巣の境界が明瞭であるか、周囲の正常組織を圧排あるいは周囲の組織構築を著しく変形させるかどうかである。また、中間葉に巣状あるいはびまん性の細胞肥大がみられた場合、単なる肥大だけなのか、過形成に伴う肥大なのか鑑別が困難で、肥大／過形成と診断される場合もある。
■**解説**　巣状過形成の自然発生はラット、マウスともにまれである。びまん性過形成については診断上の困難さ

3-3. 前葉腺腫 anterior lobe adenoma

■**同義語**　pars distalis adenoma
■**組織発生**　前葉の各ホルモン分泌細胞。
■**組織学的特徴**　周囲の正常組織を圧迫して膨脹性に増殖する。周囲との境界は明瞭である。通常は単一の細胞種が増殖するが、時として複数の細胞種が増殖する。細胞の多形性や異型はしばしばみられ、周囲圧迫像も目立つ。腺腫では出血、血管洞拡張あるいは偽嚢胞などを伴うことが多く、肉眼的に暗赤色を呈する場合が多い（写真 17～19）。
■**鑑別診断**　巣状過形成との鑑別が重要である。限局した腺腫では周囲との境界と圧迫が明瞭であるが（写真 18）、大きく増生した腺腫では下垂体全体が腫瘍に置き換わり、本来の葉構造が変形あるいは失われる（写真 19）。時に、強い細胞異型や異型分裂像を認める（写真 20）ことがあるが、齧歯類での癌との鑑別は、下垂体周囲組織への浸潤・転移を指標とし、分裂像の多さや細胞異型度を指標とした鑑別は一般的に用いられない。巨大な腫瘤では標本上に腫瘍塊のみしか表れない場合も多いが、その際にはその構成細胞が前葉細胞由来であることを基本として正常な下垂体前葉の大きさを指標として鑑

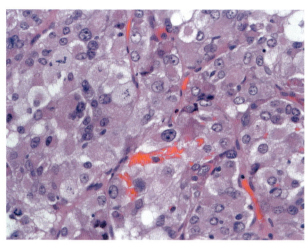

写真20　前葉腺腫
ラット、自然発生、HE染色。腺腫においても大型異型性を有する細胞を混じ、異型な分裂像が混在することもある。

別する。またそのような場合は脳底部や蝶形骨などの周辺組織への浸潤のないことを確認し、腺腫と診断する。

■**解説**　ラットでは加齢とともに増加する。一般に雌は雄に比較して約1.5倍の発生率である。系統によっても異なるが高齢のSD系、Wistar系、F344系雌ラットでは高頻度に自然発生する。加齢ラットでは、しばしば下垂体全体が腫瘍増生により直径10 mmを超えるほど巨大な腫瘤となり脳底部を圧迫し死因となる。また、左右に偏って増生した際には、片側の脳底部圧迫により、ラットが片側に回転運動する特徴的な行動異常も観察される。マウスにおける自然発生率はラットよりは低いが、C57BL/6系は比較的好発系統である。エストロゲンの長期投与によりPRL産生細胞腺腫が発生する[21]。イヌではACTH分泌型が多く発生する[22]。過去には腫瘍の染色性により好酸性細胞、好塩基性細胞と色素嫌性細胞と区別されたが、現在では免疫組織化学によりそれらを機能的にホルモン産生細胞で分類することが可能である。ヒトでは臨床的な機能面より腫瘍の産生ホルモンによる細分類が一般的である。ラットでの自然発生の場合、PRL産生細胞が主体を占める場合が多いが、腺腫内に複数のホルモン産生細胞が混在している場合もあり、また、同一腫瘍細胞内に複数のホルモン産生をみる場合もある。ラットではPRL分泌抑制支配を行っている視床下部からのドパミン分泌が加齢とともに減弱することが要因と考えられている[23]。巨大な腺腫では腫瘍内部に多巣状性、多結節性に増殖域が混在して認められ、それぞれの部分で構成する腫瘍細胞の形態が異なり、産生ホルモンも異なることもある。複数の増殖巣が生じ、やがて癒合して一塊の腺腫に成長したものと考えられる。一般のがん原性試験などでは、前葉内に腺腫あるいはその前段階の巣状過形成が独立して複数みられる際にも、便宜上、複数個の取り扱いはしない。

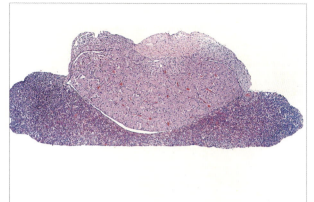

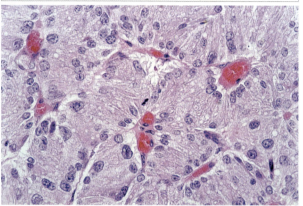

写真21　中間葉腺腫
マウス、自然発生、HE染色。上：本来の下垂体の3葉を強く圧排増生している。下：上図の拡大像。長く大型化した中間葉細胞からなる中間葉腺腫。

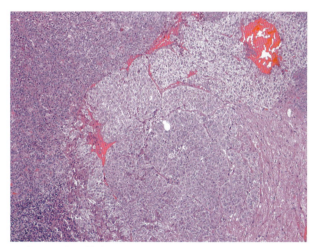

写真22　中間葉腺腫
ラット、自然発生、HE染色。やや細胞質の染色性が増した中間葉腺腫の腫瘍細胞が下垂体後葉に圧排増生している。

3-4. 中間葉腺腫
intermediate lobe adenoma

■**同義語**　pars intermedia adenoma
■**組織発生**　中間葉腺細胞。
■**組織学的特徴**　中間葉において周囲との明瞭な結節性増殖を示すが、大きなものでは中間葉・前葉全体を置換するまでに成長する。中間葉細胞の特徴を有し、顆粒を含まない明るい胞体で、巣状、小葉状あるいは渦巻き状

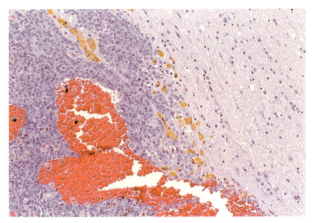

写真23　前葉癌
ラット、自然発生、HE染色。下垂体に隣接した脳底部実質へ浸潤した前葉癌。褐色色素はヘモジデリン。

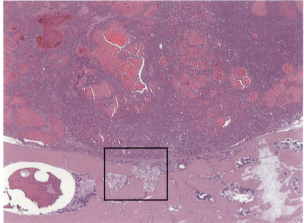

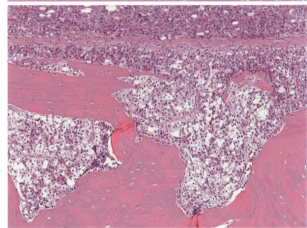

写真24　前葉癌
ラット、自然発生、HE染色。上：下垂体底部に位置する蝶形骨へ浸潤増生した前葉癌。下：上図の囲み部分の拡大像。

の細胞集団を形成する（**写真21、22**）。

■**鑑別診断**　中間葉の過形成および前葉腺腫との鑑別が重要である。中間葉過形成と腺腫は前葉細胞の増殖性病変と同様に周囲の境界の明瞭さと圧迫で鑑別する。また、中間葉腺腫が前葉組織に複雑に浸潤増生する場合があり、前葉腺腫との鑑別はしづらい場合がある。しかし、注意深く観察することにより、顆粒を含まない淡明な正常中間葉細胞に類似した腫瘍細胞あるいはその配列構造によって鑑別が可能である。中間葉細胞は免疫組織化学的にACTHにも陽性を示すが、ACTHは当然前葉のACTH産生細胞にも存在することから指標にするのは危険である。ACTHがさらにホルモンプロセッシングされたα-MSHが中間葉細胞特異的である（**図5、写真6**）[24]。

■**解説**　イヌでACTH分泌型の中間葉あるいは前葉細胞腺腫の発生が知られており、腫瘍が分泌するACTHにより副腎皮質ホルモンの過剰分泌を招きクッシング症状を発症することもある。ラットあるいはマウスではまれで発生率は低い。

3-5. 前葉癌 anterior lobe carcinoma

■**同義語**　anterior lobe adenocarcinoma、pars anterior adenocarcinoma、pars anterior carcinoma
■**組織発生**　前葉の各ホルモン分泌細胞。
■**組織学的特徴**　腫瘍細胞の形態および増殖パターンは、腺腫にみられるものと同様である。周囲組織への浸潤あるいは転移を確認することによって癌と診断される。癌細胞の浸潤は髄膜、脳実質（**写真23**）、三叉神経および蝶形骨に認められる（**写真24**）。
■**鑑別診断**　腺腫とは周囲組織への浸潤あるいは転移の有無が重要な鑑別点となる。一般に、腫瘍細胞の異型性や分裂像の増加だけでは、癌としての鑑別根拠にならない（**写真20**）。
■**解説**　報告されているラットでの発生率は一般に高くないが、周囲組織への浸潤増殖の有無を精査した研究では従来の報告よりも発生率は高い[25,26]。マウスでの発生率は低い。ジプロピオン酸エストラジオール estradiol dipropionate の投与によりF344系ラットに周囲組織へ浸潤を伴う前葉癌が誘発される[27]。また、まれに前葉癌細胞が浸潤部位で中間葉細胞への分化を示す例も報告されている[28]。なお、ヒトでは、蝶形骨へ浸潤性を示す前葉下垂体腫瘍を慣習的に浸潤性下垂体腺腫と呼ぶ場合があるが、脳をはじめ他の周囲組織への浸潤は本質的に悪性とみなされる[29]。

3-6. 中間葉癌 intermediate lobe carcinoma

■**同義語**　intermediate lobe adenocarcinoma、pars intermedia adenocarcinoma、pars intermedia carcinoma
■**組織発生**　中間葉細胞。
■**組織学的特徴**　腫瘍細胞の形態および増殖パターンは、腺腫にみられるものと同様である。
■**鑑別診断**　前葉の腫瘍同様に、下垂体外の周囲組織への浸潤増生（**写真25**）、あるいは転移の有無を鑑別点とする。構成細胞の異型性や分裂像の多さを指標とすることは一般的でない。
■**解説**　極めてまれな腫瘍である。

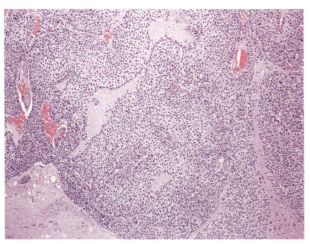

写真 25　中間葉癌
マウス、自然発生、HE 染色。脳実質の広範囲に浸潤した中間葉癌。

3-7. 頭蓋咽頭腫 craniopharyngioma

- **同義語**　頭蓋咽頭管腫
- **組織発生**　頭蓋咽頭管（ラトケ嚢）の遺残組織。
- **組織学的特徴**　頭蓋咽頭管あるいはラトケ嚢由来の上皮細胞からなり、それら由来の嚢胞を伴う場合が多く、種々の上皮細胞の充実性組織が混在し（**写真 26**）、扁平上皮への分化やエナメル上皮様の組織もみられることがある。嚢胞内にはコロイドや層状の角化物を容れる[30]。
- **鑑別診断**　ラトケ嚢や頭蓋咽頭管の遺残組織由来の嚢胞や管状構造などの非腫瘍性病変との鑑別が重要である。基本的にその大きさ、周囲組織への圧排や浸潤を根拠として頭蓋咽頭腫とする。
- **解説**　まれな腫瘍だが、ラット、マウスおよびイヌに自然発生の報告がある[30,31]。

3-8. 神経節細胞腫 ganglioneuroma

- **同義語**　gangliocytoma、ganglioneuroblastoma、ganglioglioma
- **組織発生**　神経組織。
- **組織学的特徴**　基本的には他の部位にみられる神経節細胞腫と同じ組織像で、分化成熟した、あるいは未分化な神経節細胞と神経鞘細胞、グリア細胞および神経線維が種々の割合で混在した神経系腫瘍である（**写真 27**）。
- **鑑別診断**　大型神経節細胞の存在により診断は比較的容易であるが、下垂体の神経節細胞腫とするには真に下垂体由来であることを確定することが重要である。
- **解説**　神経節細胞が主体を占めるものは gangliocytoma、神経節細胞に加えグリア細胞の混在が明らかな場合は ganglioglioma と呼ばれ、未分化なものが主体を占める際には ganglioneuroblastoma と診断される[32]。まれな腫瘍であるが、ラット[33]およびイヌでの発生が報告されている[34]。

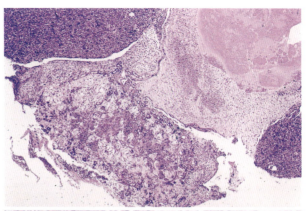

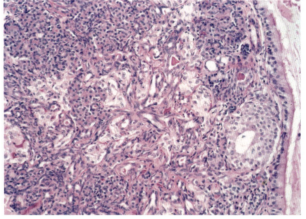

写真 26　頭蓋咽頭腫
ラット、自然発生、HE 染色。上：中間葉から下垂体の外側に増生した頭蓋咽頭腫。右上は後葉ではなく嚢胞。下：混在した組織よりなる頭蓋咽頭腫。嚢胞壁には線毛もみられる。

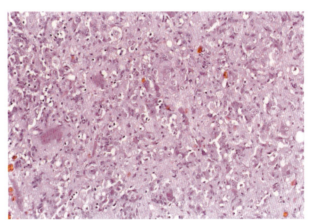

写真 27　神経節細胞腫
ラット、自然発生、HE 染色。未分化な神経節細胞と神経鞘細胞、グリア細胞および神経線維が混在している。
（写真提供：岩田　聖先生）

3-9. 下垂体細胞腫 pituicytoma

- **同義語**　astrocytoma、glioma
- **組織発生**　下垂体後葉細胞（グリア細胞）。
- **組織学的特徴**　後葉は脳の一部であり、中枢神経系組織で発生する星状膠細胞腫に類似し、周囲の組織へ浸潤性に増殖する。腫瘍血管形成がみられる場合があり、小膠細胞と思われる細胞の浸潤も認められる（**写真 28**）[35,36]。
- **鑑別診断**　下垂体後葉が本来脳の一部であることから

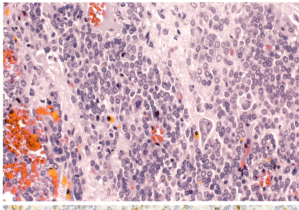
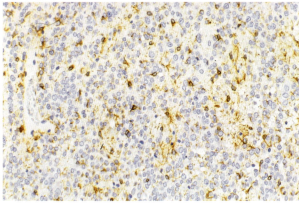

写真 28　下垂体細胞腫
ラット、自然発生。上：下垂体後葉にグリア細胞の腫瘍性増殖がみられ、一部に出血も認められる。HE 染色。下：同一例の抗 GFAP（glial fibrillary acidic protein）免疫組織化学染色で陽性像を示す。（写真提供：岩田 聖先生）

中枢神経系組織で発生する膠細胞腫そのものであるが、発生部位が下垂体後葉の場合に限り、下垂体細胞腫と呼ばれる。

■解説　極めてまれな腫瘍である。発生部位の特定が最も重要となり、脳と連続する視床下部との関連性も考慮する必要がある。

引用文献

1) Rosol TJ, DeLellis RA, Harvey PW, et al. 58. Endocrine System. Part Ⅲ：Pituitary Gland. In：*Haschek and Rousseaux's Handbook of Toxicologic Pathology*. 3rd ed. Hascheck WM, Rousseaux CG, Walling MA, et al(eds). Elsevier Inc., London/Waltham/San Diego. pp2423-2432. 2013.
2) Dada MO, Campbell GT, Blake CA. Pars distalis cell quantification in normal adult male and female rats. *J Endocrinol* 101：87-94, 1984.
3) Laroque P, Molon-Noblot S, Prahlada, et al. Morphological changes in the pituitary gland of dogs chronically exposed to exogenous growth hormone. *Toxicol Pathol* 26：201-206, 1998.
4) 松村讓兒, 多久和陽. 8. 内分泌：視床下部と下垂体.『カラー図解 人体の正常構造と機能 全10巻縮刷版』坂井建雄, 河原克雅（編）, 日本医事新報社, pp528-537, 2008.
5) Oishi Y, Okuda M, Takahashi H, et al. Cellular proliferation in the anterior pituitary gland of normal adult rats：influences of sex, estrous cycle, and circadian change. *Anat Rec* 235：111-120, 1993.
6) Schaetti P, Argentino-Storino A, Heinrichs M, et al. Aberrant craniopharyngeal structures within the neurohypophysis of rats. *Exp Toxicol Pathol* 47：129-137, 1995.
7) Furukawa S, Usuda K, Abe M. Craniopharyngeal duct cysts of pars distalis in beagles. *J Toxicologic Pathol* 16：183-186, 2003.
8) Iwata H, Hosoi M, Miyajima R, et al. Morphogenesis of craniopharyngeal derivatives in the neurohypophysis of Fischer 344 rats：abnormally developed epithelial tissues including parotid glands derived from the stomatodeum. *Toxicol Pathol* 28：568-574, 2000.
9) Cameron AM, Sheldon WG. Cystoid degeneration, anterior pituitary, mouse. In：*Endocrine system.〈Monographs on Pathology of Laboratory Animals〉* Jones TC, Mohr U, Hunt RD(eds). Springer-Verlag, Berlin/Heidelberg/New York/Tokyo. pp165-168. 1983.
10) El Etreby MF, Schilk B, Soulioti G, et al. Effect of 17β-estradiol on cells of the pars distalis of the adenohypophysis in the beagle bitch：an immunocytochemical and morphometric study. *Endokrinologie* 69：202-216, 1977.
11) Gosney JR. Morphological changes in the pituitary and thyroid of the rat in hypobaric hypoxia. *J Endocrinol* 109：119-124, 1986.
12) Chronwall BM, Millington WR, Griffin WS, et al. Histological evaluation of the dopaminergic regulation of proopiomelanocortin gene expression in the intermediate lobe of the rat pituitary, involving in situ hybridization and [3H]thymidine uptake measurement. *Endocrinology* 120：1201-1211, 1987.
13) Lloyd RV, Mailloux J. Effects of diethylstilbestrol and propylthiouracil on the rat pituitary. An immunohistochemical and ultrastructural study. *J Natl Cancer Inst* 79：865-873, 1987.
14) Kovacs K, Carroll R, Tapp E. Experimental hexadimethrine necrosis of anterior pituitary. *Lancet* 2：919-921, 1964.
15) Kovacs K, Carroll R, Tapp E. The pathogenesis of hexadimethrine necrosis of the pituitary and adrenal. *Arzneimittelforschung* 16：516-519, 1966.
16) Lloyd RV. Estrogen-induced hyperplasia and neoplasia in the rat anterior pituitary gland. An immunohistochemical study. *Am J Pathol* 113：198-206, 1983.
17) Radner H, Pummer K, Lax S, et al. Pituitary hyperplasia after goserelin (LHRH-analogue) therapy. *Neuropathol Appl Neurobiol* 17：75-81, 1991.
18) Pittman JA, Brown RW. Antithyroid and antiadrenocortical activity of aminoglutethimide. *J Clin Endocrinol Metab* 26：1014-1016, 1966.
19) Graves PE, Salhanick HA. Stereoselective inhibition of aromatase by enantiomers of aminoglutethimide. *Endocrinology* 105：52-57, 1979.
20) Pour P, Mohr U, Althoff J, et al. Spontaneous tumors and common diseases in two colonies of Syrian hamsters. Ⅲ. Urogenital system and endocrine glands. *J Natl Cancer Inst* 56：949-961, 1976.
21) Osamura RY. Pituitary tumors induced by estrogen, rat. In：*Endocrine system.〈Monographs on Pathology of Laboratory Animals〉* Jones TC, Mohr U, Hunt RD(eds). Springer-Verlag, Berlin/Heidelberg/New York/Tokyo. pp153-156. 1983.
22) Capen CC. The endocrine glands. Ⅱ. Pituitary gland. In：*Pathology of domestic animals*, 4th ed. Jubb KVF, Kennedy PC, Palmer N(eds). Academic Press, San Diego. pp272-287. 1993.
23) Pysor-Jones RA, Silverlight JJ, Jenkins JS. Hypothalamic

dopamine and catechol oestrogens in the rat with spontaneous pituitary tumours. *J Endcrinol* 96：347-352, 1983.
24) **Oishi Y, Matsumoto M, Yoshizawa K, et al.** Spontaneous pituitary adenomas of the pars intermedia in mice and rats. *J Toxicol Pathol* 5：223-231, 1992.
25) **Hosokawa S, Fukuta T, Imai T, et al.** Pituitary carcinoma of pars distalis as a common neoplasm in Fischer-344 rats. *Toxicol Pathol* 21：283-287, 1993.
26) **Satoh H, Kajimura T, Yoshikawa H, et al.** Characteristics of local invasion of spontaneous pituitary carcinoma in the F344 rat. *J Toxicol Pathol* 12：13-19, 1999.
27) **Ragel BT, Couldwell WT.** Pituitary carcinoma：a review of the literature. *Neurosurg Focus* 16：1-9, 2004.
28) **Satoh H, Kajimura T, Yoshikawa T.** A case report of invasive pituitary tumors containing α-melanocyte-stimulating hormone arising from the pars distalis in F344 rats. *Toxicol Pathol* 28：755-759, 2000.
29) **MacKenzie WF, Boorman CA.** Pituitary gland. In *Pathology of the Fischer rat, reference and atlas*. Boorman GA, Eustis SL, Elwell MR(eds). Academic Press, San Diego. pp485-500. 1990.
30) **Heider K.** Spontaneous craniopharyngioma in a mouse. *Vet Pathol* 23：522-523, 1986.
31) **Eckersley GN, Geel JK, Kriek NP.** A craniopharyngioma in a seven-year-old dog. *J S Afr Vet Assoc* 62：65-67, 1991.
32) **Prayson RA.** Ganglion cell tumors：gangliocytoma, ganglioglioma and anaplastic ganglioma. In：*Russell & Rubinstein's pathology of tumors of the nervous system*, 7th ed. McLendon ER, Rosenblum MK, Bigner DD(eds). CRC Press, Boco Raton/London/New York. pp305-320. 2006.
33) **Okazaki Y, Katsuta O, Yokoyama M, et al.** Gangliocytoma with immature neuronal cell elements in the pituitary of a rat. *J Vet Med Sci* 59：833-836, 1997.
34) **Zaki FA.** Spontaneous central nervous system tumors in the dog. *Vet Clin North Am* 7：153-163, 1977.
35) **Satoh H, Iwata H, Furuhama K, et al.** Pituicytoma：primary astrocytic tumor of the pars nervosa in aging Fischer 344 rats. *Toxicol Pathol* 28：836-838, 2000.
36) **Tekeli S, Morton D, Cusick PK.** Pituicytoma in a mouse. *Toxicol Pathol* 25：516-517, 1997.

大石裕司
大阪市立大学大学院

佐藤　洋
岩手大学

2 甲状腺・上皮小体

1．解剖学的・生理学的特徴

1-1．甲状腺 thyroid gland

　甲状腺は、喉頭下部から気管の上部に位置し、左右2葉とこれを結ぶ峡部とからなる内分泌器官で、大小さまざまな楕円形～球形の濾胞と呼ばれる小胞が集合して形づくられている。濾胞は、濾胞上皮細胞と呼ばれる単層の立方～円柱上皮細胞によって囲まれており、その内腔（濾胞腔）には、ヘマトキシリン・エオジン（HE）染色では淡赤色に染まり、PAS染色陽性のコロイドと呼ばれる粘性の高い物質が含まれている。マウスではこのような円柱上皮細胞からなる濾胞に加えて、時折、絨毛上皮あるいは扁平上皮からなる濾胞様構造が混在している。濾胞辺縁部の基底膜と濾胞上皮細胞の間には、丸みを帯びた明るい細胞質を有する傍濾胞細胞（C細胞）が存在するが、マウスの傍濾胞細胞にはラットに比較すると小型で、細長いものもみられる（**写真1**）。なお、イヌの傍濾胞細胞はC-cell complexと呼ばれる細胞群として存在する。C-cell complexは濾胞間に局在し、その中に小型の濾胞が少数含まれることが多い（**写真2**）。濾胞上皮細胞は、発生学的には第1咽頭嚢の高さで中舌結節の直後の正中線上に存在する上皮細胞群に発生し、下方に向かって伸びるにしたがって二分されて甲状腺の位置に達する。一方、傍濾胞細胞は、最後の（ヒトでは第5、ラットやマウス、ハムスターでは第4）咽頭嚢から発生して鰓後体を形成し、咽頭正中部上端から下降してくる甲状腺と結合して甲状腺実質内に入り込むが、鳥類以下の下等動物では、甲状腺内に入ることなく鰓後体として残存する（**図1**）。甲状腺には、外頸動脈に由来する上甲状腺動脈と鎖骨下動脈に由来する下甲状腺動脈が流入し、毛細血管となってそれぞれの濾胞を取り囲むように毛細血

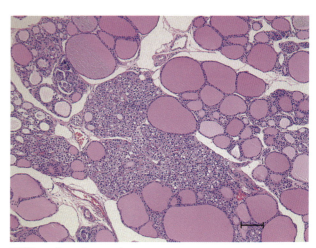

写真2　C-cell complex
イヌ、無処置、HE染色。（写真提供：星谷 達先生）

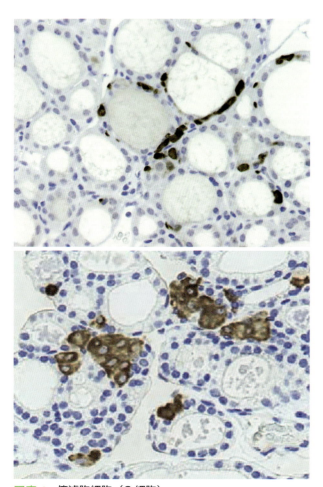

写真1　傍濾胞細胞（C細胞）
カルシトニン免疫染色。上：マウス、下：ラット。

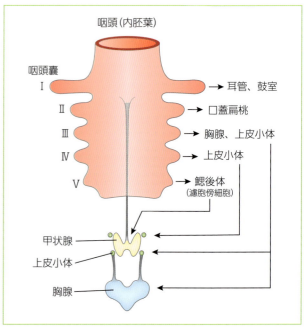

図1　甲状腺、上皮小体の発生

管網を形成する。さらに、交感性神経として頸部交感神経、副交感性神経として迷走神経の枝である上および下喉頭神経によって支配されている。

甲状腺は、全身の成長・成熟、中枢神経系の発達、新陳代謝の増進、神経興奮性の亢進、心機能の亢進、発育期骨質の生成の促進等の作用を有する甲状腺ホルモンのサイロキシン（テトラヨードサイロニン：T_4）とトリヨードサイロニン（T_3）、および血中のカルシウム濃度を低下させる作用を有するカルシトニンの2種のホルモンを分泌する（図2）。甲状腺ホルモンは、ヨードを結合したチロシン（モノヨードチロシン：T_1、あるいはジヨードチロシン：T_2）2分子がエーテル結合したものであり、濾胞上皮細胞によって合成され、コロイドの主成分であるサイログロブリンと呼ばれる分子量約600,000〜750,000の糖蛋白のかたちで濾胞腔内に蓄積されている。サイログロブリンは、濾胞上皮細胞の粗面小胞体において、チロシンを含むアミノ酸からその前駆物質である蛋白質が合成された後、ゴルジ装置において糖が付加されて濾胞腔内に放出される。濾胞上皮細胞の微絨毛表面に局在する甲状腺ペルオキシダーゼで酸化されたヨードが、サイログロブリンのチロシン残基に結合する。濾胞上皮細胞が、下垂体から分泌される甲状腺刺激ホルモン（TSH）により刺激されると、主としてエンドサイトーシス endocytosis により細胞内に取り込まれたコロイドは、リソソームと癒合して蛋白質分解酵素の作用を受けてT_4あるいはT_3となり、血中へ放出される（図3）。ヒトでは循環血中に放出された甲状腺ホルモンは、ほとんど（99％以上）が血漿蛋白であるサイロキシン結合グロブリン（TBG）と結合しており、生理活性を示す遊離甲状腺ホルモンはごくわずかである。一方、齧歯類にはTBGがないため、T_4はアルブミンおよびトランスサイレチン（プレアルブミン）、T_3はアルブミンに結合するが、その結合親和性はTBGに比べて極めて低く、遊離T_4はヒトよりはるかに多い。甲状腺ホルモンは、主として肝臓において、ウリジン-5′-二リン酸-グルクロン酸転移酵素（UDP-GT）あるいは硫酸転移酵素によりグルクロン酸または硫酸抱合を受けて胆汁中に排泄されるが、T_4の一部は肝、腎、甲状腺などに存在する脱ヨード酵素の5′-デヨージナーゼ 5′-deiodinase によって活性の強いT_3に変わる。T_4およびT_3の一部は5-デヨージナーゼによって不活性型の reverse-T_3となり、脱ヨードを受けてT_2に変わる。甲状腺の機能は、TSHによって調節されており、血中の甲状腺ホルモン濃度が上昇すると、一部は直接下垂体に、一部は視床下部からの甲状腺刺激ホルモン放出ホルモン（TRH）を介した神経機構によってTSHの分泌を抑制し、甲状腺機能は低下する。血中の甲状腺ホルモン濃度の低下は、逆に下垂体あるいは視床下部を介して甲状腺機能に対し促進的に作用する（ネガティブフィードバック negative-feedback 機構）（図2参照）。TSHは、濾胞上皮の細胞膜にあるTSHレセプターに結合し、cAMPあるいはホスファチジル-イノシトール／Ca^{2+}シグナル伝達系を介して甲状腺機能や細胞増殖を調節する。そのほか、インスリン様成長因子-Ⅰ（IGF-Ⅰ）、インスリン、上皮成長因子（EGF）、線維芽細胞成長因子（FGF）やトランスフォーミング成長因子-β（TGF-β）なども濾胞上皮の増殖に関与している。蛋白質と結合した甲状腺ホルモンは生理活性がなく、血中での遊離型甲状腺ホルモンの予備あるいは組織中への甲状腺ホルモンの移行調節因子として機能していると考えられる。前述のように齧歯類ではTBGを欠いているため、ヒトに比べ蛋白質と結合した血中T_3/T_4が少なく、T_3/T_4の半減期も短いため、抗甲状腺物質による血中T_3/T_4濃度の低下に関して高感受性である。カルシトニンは傍濾胞細胞で合成される32個のアミノ酸からなる

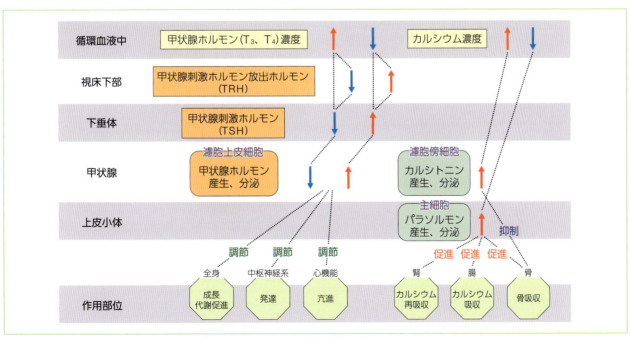

図2　甲状腺ホルモンおよびカルシトニン、パラソルモンの分泌調節、作用

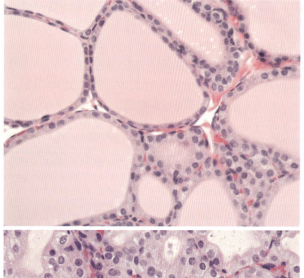

図3　甲状腺濾胞上皮細胞のホルモン生成
（イラスト提供：大石裕司先生）

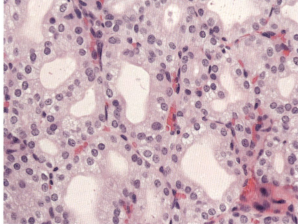

写真3　若齢ラットの甲状腺
ラット8週齢、HE染色。上：無処置の雌、下：雄、濾胞上皮の肥大／びまん性過形成。（写真提供：大石裕司先生）

ペプチドで、血中のカルシウム濃度が上昇すると分泌が促進される。カルシトニンは、上皮小体の主細胞から分泌されるパラソルモンによる骨吸収作用に拮抗的に働く。魚類などではカルシトニンの生理的役割が大きいが、ヒトではカルシトニンの生理活性は極めて弱く生理条件下でのカルシウム代謝にほとんど機能していない。

活動状態にある濾胞は、通常、コロイドに乏しく、コロイドの好酸性が低下するともに、濾胞上皮細胞は丈の長い立方状～円柱状となり、細胞質は好塩基性を増して、管腔に面した部にendocytotic vesicleの増加があり、濾胞の直径は減少する。一方、活動を停止している濾胞では、濾胞内に好酸性に強く染まるコロイドが充満しており、濾胞上皮細胞は極めて丈の短い立方状あるいは扁平となり、濾胞の直径も増大する。成長期のマウス・ラットでは、雄で活発な活動を示す機能亢進像が生理的に認められる場合が多く、注意を要する（**写真3**）。正常の甲状腺では、活動期にある濾胞と休止期にある濾胞が混在しているため、濾胞の大きさに大小不同が認められ、特にラットでは葉の辺縁部に直径の大きな濾胞が集まる傾向にある。これに対し、濾胞上皮細胞の萎縮あるいはびまん性過形成に陥った甲状腺では、原則として濾胞の大小不同は消失し、濾胞の大きさはほぼ均一となる。

1-2. 上皮小体 parathyroid

上皮小体は頸部前部において甲状腺に接して位置する内分泌器官で、発生学的には第3および第4咽頭嚢から発生した細胞群が咽頭嚢を離れ、左右甲状腺の上部およ

び下部に達して器官形成が完了する（**図1**参照）。したがって、ほとんどの動物で2対、4個の上皮小体を有しているが、マウス、ラット、ハムスターでは第3咽頭嚢から発生した1対の上皮小体しか認められない。

上皮小体の実質細胞は、主細胞 chief cell と好酸性細胞 oxyphil cell の2種類である。主細胞は色素嫌性細胞 chromophobe cell と呼ばれることもあり、やや明るい胞体を有する多角形の細胞で、電子顕微鏡観察では比較的豊富な粗面小胞体、遊離リボソーム、ゴルジ装置のほかに、直径約100〜300μm大の電子密度の高い基質を有する分泌顆粒が認められる。この分泌顆粒はパラソルモン parathormone（PTH）と呼ばれるホルモンを含有するほか、上皮小体分泌蛋白質 parathyroid secretory protein（PSP）が含まれているが、PSPはPTHの結合蛋白質ではないかと考えられている。活発に分泌を行っている活動期の細胞においては、細胞内小器官の発達、増加に伴ってグリコーゲンあるいは脂肪顆粒が減少するため、細胞質は暗調となり（暗調細胞）、分泌活動が低下した細胞では、細胞質にグリコーゲン、脂肪顆粒が増加するため明調となる（明調細胞）。

好酸性細胞は、主細胞の間隙に孤在性または数個集団を形成して存在する、やや大型の細胞で、核は円くて小さく、細胞質内はしばしば奇異な形態を示すミトコンドリアで満たされており、粗面小胞体、ゴルジ装置などの細胞内小器官の発達は悪い。好酸性細胞は、ヒト、サル、ウシ、ゾウなど限られた動物に存在するだけで、ラット、ニワトリなどの下等動物には観察されない。また、ヒトでも7歳頃までは観察されず、主細胞と好酸性細胞の中間型の細胞が観察されることから、加齢などによる代謝機能の変化に伴って主細胞が変化したものと考えられている。ラットの主細胞を培養して培養液中のカルシウム濃度を上げると好酸性細胞に変化するとの報告もある。なお、ラット、イヌなどでは、特に、辺縁部に数個あるいはそれ以上の細胞が融合した多核合胞体細胞 multinucleated syncytial cell が認められるが、その意義については明らかでない。

PTHは分子量約7,500の84個のアミノ酸からなるポリペプチドで、破骨細胞による骨吸収を促進することにより骨のカルシウムを血中に動員する作用を有するほか、腸からのカルシウムの吸収あるいは腎臓の尿細管からのカルシウムの再吸収を促すことにより、血中のカルシウムを上昇させる作用を有する（**図2**参照）。したがって、上皮小体の機能亢進により骨組織中のカルシウムが減少して線維性骨異栄養症を起こすが、一方、上皮小体を摘出すると血中のカルシウムが著明に減少し、筋肉の強い痙攣を起こすことがある。PTHの分泌は血中カルシウム濃度の変動の影響を受け、血中カルシウム濃度が低下するとPTHの分泌は亢進する。

2．非腫瘍性病変

2-1．甲状腺

2-1-1）濾胞細胞の褐色色素の沈着
（**褐色顆粒沈着** brown granular deposition、**色素沈着** pigmentation）

濾胞上皮細胞 follicular epithelial cell が軽度に腫大し、細胞質内に直径1〜5μm大の褐色〜黒褐色の小体が多数観察される。これらの小体は一般に細胞の管腔側あるいは核周囲に分布することが多いが、細胞質全体にびまん性に認められることもある。電子顕微鏡観察では、小体は電子密度の高い物質を含み、限界膜で囲まれたほぼ円形のリソソームに類似した構造を有している。肉眼的には、小体の蓄積により甲状腺全体が褐色〜暗褐色を呈することから、black thyroid と呼ばれている。濾胞上皮細胞内に色素沈着を惹起する代表的な化学物質として、テトラサイクリン系抗生物質ミノサイクリン minocycline[1〜3]および染毛剤の成分の1つである2,4-ジアミノアニソール 2,4-diaminoanisole[4]が知られている。その発生機序として、ミノサイクリンの場合はミノサイクリンの過酸化物、2,4-ジアミノアニソールの場合はヨードとの反応生成物の蓄積によると考えられている。現在のところ、ミノサイクリンあるいは2,4-ジアミノアニソール投与により形成された色素は、鉄染色陰性、PAS染色陰性、フォンタナ・マッソン Fontana-Masson 鍍銀染色陽性であることからメラニンに近い性質を有していると考えられており、ラットで自然発生的に観察されるヘモジデリン沈着あるいはリポフスチン沈着との鑑別が必要である。一方、ベンゾジアゼピン系の向神経剤クロアゼピン cloazepine をラットに連続投与すると、濾胞上皮細胞内にリポフスチンの沈着が起こることが明らかにされている[5]。ミノサイクリン投与により蓄積する色素はリポフスチンであるとする報告もあり、化学物質によって誘発される色素沈着については各々の色素の性質およびその病理発生が異なる可能性も考えられるので、特殊染色などによりできる限り色素の性質を明らかにしておく必要があろう。

2-1-2）甲状腺の異形成 dysplasia（**濾胞上皮の空胞化** vacuolar change、**細胞内水腫** intracellular edema）

Wistar Hannover 系ラットの一部のコロニーにおいて、濾胞上皮細胞の空胞化 vacuolar change が低頻度（8.5％）で観察される[6]。肉眼的に甲状腺は肥大し、組織学的にはびまん性にみられる濾胞上皮細胞の大型空胞、核のコロイド側への偏在のほか、コロイドがやや少ないのと小型の濾胞が特徴である（**写真4**）。電顕的に空胞は拡張した粗面小胞体であることが示されている（**写真5**）。これは甲状腺ペルオキシダーゼ遺伝子のヘテロ異常を原因とする変化であることが判明しており、ホモにな

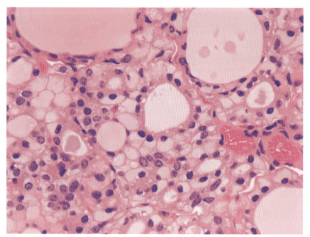

写真4　異形成
ラット、自然発生、HE染色。

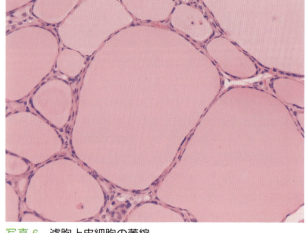

写真6　濾胞上皮細胞の萎縮
ラット、自然発生、HE染色。

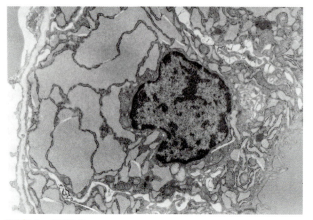

写真5　異形成
Wistar Hannoverラット、濾胞上皮細胞のびまん性の小胞体拡張、電子顕微鏡像。（写真提供：Klaus Weber先生）

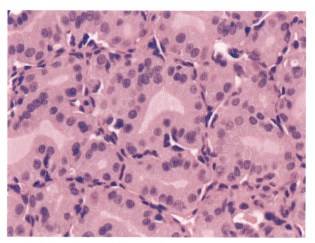

写真7　濾胞のびまん性過形成
ラット、アミノトリアゾール誘発、HE染色。

るとドワーフとなる[7,8]。先天的な遺伝子疾患であり、この系統の使用経験の長い欧州では、古くから甲状腺の異形成dysplasiaと診断されている。ヘテロ異常ではこのような形態異常を示すが、機能異常は認められないとされている。F344ラットにおいても、まれな症例として自然発生性の同様の変化が細胞内水腫として報告されている[9]。

2-1-3) 嚢胞状濾胞 cystic follicle（濾胞嚢胞 follicular cyst、コロイド嚢胞 colloid cyst）

　周囲組織を圧排するまでに嚢胞状に拡張した孤在性の濾胞が自然発生的にみられることがある。立方状あるいは扁平な単層の濾胞上皮細胞で覆われている。濾胞上皮細胞のびまん性過形成の中にみられることもあるが、嚢胞状に拡張した濾胞上皮細胞の限局性過形成との区別が必要である。限局性過形成の場合は立方状の濾胞上皮細胞で覆われ、濾胞の内腔に向かって濾胞上皮細胞が乳頭状に突出して増殖する像がしばしば観察されることから判別が可能である。

2-1-4) 濾胞上皮細胞の萎縮 follicular cell atrophy

　甲状腺の萎縮atrophyは、通常、下垂体からのTSHの放出抑制、慢性甲状腺炎などに伴う二次的変化として現れる。組織学的には、濾胞内にエオジンに濃染するコロイドが充満して、濾胞上皮細胞は極めて丈の短い立方状あるいは扁平となっており、コロイドの濾胞上皮細胞によるエンドサイトーシスはほとんど認められない（**写真6**）。化学物質の直接作用による甲状腺萎縮の例として、植物からの抽出物で雄性に対し不妊作用を起こすゴシポールgossypolをラットに連続投与した際の変化が知られている[10]。この場合、同時に濾胞上皮細胞の変性、核濃縮、濾胞内への上皮細胞の剥離・脱落が認められるが、細胞浸潤などの炎症反応は認められていない。

2-1-5) 濾胞のびまん性過形成 diffuse hyperplasia、肥大 hypertrophy

　濾胞の直径は縮小して、濾胞の大きさがほぼ均一となり、濾胞上皮細胞は立方状〜円柱状に肥大するとともに細胞質の好塩基性も増加する（**写真7**）。また濾胞上皮細

胞の核は肥大して、細胞の基底部に偏在している。しばしば、濾胞内腔に向かって濾胞上皮細胞の乳頭状の突起が観察され、濾胞内のコロイドは減少してコロイドの好酸性が低下し、好塩基性が増す。電子顕微鏡観察では、濾胞上皮細胞の微絨毛によるエンドサイトーシスが著明となり、細胞質内には拡張した小胞に囲まれたコロイドと思われる均質な物質および大型のリソソームが増加する。肉眼的には、甲状腺全体が腫大し淡赤色～赤褐色を呈するが、表面は概して平滑である。

　化学物質投与による濾胞上皮細胞のびまん性過形成は、ほとんどが血中の甲状腺ホルモン濃度の低下によるネガティブフィードバック機構が関与した、TSHによる持続性の濾胞上皮細胞の刺激が原因となる[11,12]。すなわち、化学物質の作用機序として、(1)濾胞上皮細胞によるヨード取り込みの阻害（チオシアン酸塩、過塩素酸塩、キシラジン xylazine）、(2)主に甲状腺ペルオキシダーゼ阻害によるチロシン残基とヨードとの結合阻害（プロピルチオウラシル propylthiouracil、メチマゾール methimazole などのチオアミド、チオ尿素、p-アミノ安息香酸 p-aminobenzoic acid などのアニリン誘導体、スルファジメトキシン sulfadimethoxine などのスルホンアミド、レゾルシノール resorcinol などのフェノール誘導体、アミノトリアゾール aminotriazole、コウジ酸）、(3)サイログロブリンからの甲状腺ホルモンの遊離阻害（リチウム、ヨード過剰）、(4)肝臓での甲状腺ホルモンの代謝・分解の亢進（フェノバルビタール phenobarbital などの中枢神経系作用剤、ニカルジピン nicardipine などのカルシウム拮抗剤、DDT、TCDD などの塩素化炭化水素、ポリ塩化ビフェニル、ポリ臭素化ビフェニル）、および(5)甲状腺、肝臓、腎臓での脱ヨード酵素の阻害（アミオダロン amiodarone、エリスロシン erythrosine）によるものが明らかにされている。特に齧歯類ではサイロキシン結合グロブリン（TBG）がないため、血中の蛋白質結合型甲状腺ホルモンが少なく、また甲状腺ホルモンの半減期もヒトに比較すると短いため甲状腺ホルモンの低下が起こりやすい。この病変は、化学物質の投与を中止すると元に戻る可逆性の変化である。

　ラットでは、化学物質により誘発された濾胞上皮細胞のびまん性過形成に伴い、しばしば甲状腺被膜の線維性肥厚が認められる。また、被膜肥厚に先立ってリンパ球と組織球を主体とした強い炎症反応が起こる場合のあることが報告されているが、その原因は不明である[13]。

2-1-6) 濾胞のびまん性嚢胞性過形成
diffuse and cystic follicular hyperplasia

　肉眼的には甲状腺全体が腫大するが、やや透明感のある淡い色調を呈する。組織学的には、著明に拡張した大小さまざまな濾胞内にエオジンに濃染するコロイドの蓄積があり、濾胞上皮細胞はむしろ萎縮性で、コロイドと濾胞上皮細胞の接触面は平滑であり、濾胞上皮細胞の濾胞に面した細胞質内にエンドサイトーシス空胞 endocy-

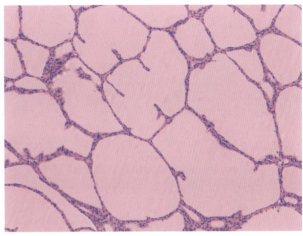

写真8　濾胞のびまん性嚢胞性過形成
ラット、スルファジメトキシン誘発、HE染色。

totic vacuole は認められない。一部では、濾胞内腔に向かって濾胞上皮細胞が乳頭状に突出している濾胞が認められることもある（写真8）。前述の濾胞上皮細胞の萎縮は、濾胞上皮細胞の組織学的変化を主体にした診断であるのに対し、この病変は肉眼的に甲状腺全体の腫大を伴うものであり、濾胞上皮細胞のびまん性過形成の退行期に発生する。すなわち、濾胞上皮細胞によるコロイドの産生は持続しているが、血中の甲状腺ホルモン濃度が正常に回復することにより下垂体からの TSH の放出抑制が起こり、濾胞上皮細胞によるコロイドの取り込みが減少した状態を反映した形態学的変化と考えられている。

2-1-7) リンパ球性甲状腺炎 lymphocytic thyroiditis（慢性甲状腺炎 chronic thyroiditis）

　濾胞間におけるびまん性あるいは限局性のリンパ球浸潤が主体をなす病変で、そのほか形質細胞あるいは組織球の浸潤も認められる。リンパ球浸潤巣内に残存する濾胞は一般的に小型で、円柱状の濾胞上皮細胞によって覆われていることが多い。リンパ球はしばしば濾胞の基底膜を通過して、濾胞内に浸潤している像も認められる。また、自然発生例ではリンパ球性甲状腺炎に伴って、しばしば血管壁にアミロイド沈着が認められることが明らかにされている。軽度な症例では肉眼的にほとんど変化はみられないが、重度のリンパ球浸潤がみられる症例では、両側性の甲状腺肥大が著しい場合がある。自然発生例としては、マーモセット、ビーグル犬、Buffalo系ラットなどに多発することが知られており、その発生機序としては、ヒトの橋本病と同様に自己免疫機構が関与している可能性が想定されている（写真9）。イヌではリンパ球性甲状腺炎から甲状腺機能低下症が惹起される[14]。毒性試験に頻繁に用いられる Sprague-Dawley 系ラットではまれに自然発生病変としてリンパ性甲状腺炎をみることがあるが、F344 ラットではほとんど認められない。一方、実験的にはサイログロブリンあるいは乾燥甲状腺粉末投与により、イヌ、ウサギ、モルモットあるいはマウ

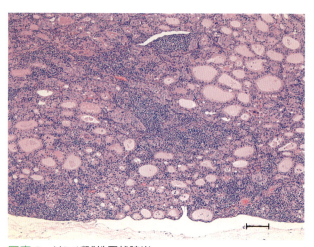

写真9　リンパ球性甲状腺炎
イヌ、自然発生、HE染色。（写真提供：星谷 達先生）

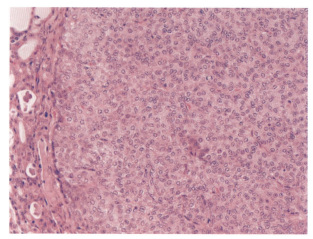

写真11　上皮小体のびまん性過形成
ラット、自然発生、HE染色。

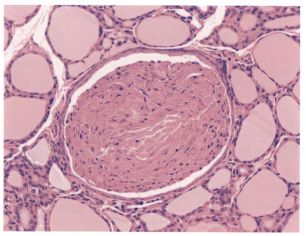

写真10　鰓後体の遺残
ラット、自然発生、HE染色。

スなどに同様の変化が惹起される[15,16]。そのほか、免疫抑制剤フレンチゾールfrentizoleの長期間投与によってもリンパ球浸潤を伴った慢性甲状腺炎が起こることが明らかにされている[17]。

2-1-8）低形成 hypoplasia

　甲状腺機能低下症hypothyroidismモデルとして、hyt/hytマウス[18]やrdwラット[19]が報告されているが、原因となる遺伝子異常により甲状腺に発現する形質が異なることが知られている。hyt/hytマウスでは幼若期より甲状腺の低形成がみられ、組織学的には小型の濾胞、細胞質の極めて乏しい濾胞上皮細胞と僅少なコロイドが特徴である。rdwラットでは、肉眼的には淡い色調を呈するが、相対重量は正常動物と変わらないとされ、低形成に分類しうるか議論を要するが、組織学的には小型の濾胞、細胞質内の空胞形成と僅少なコロイドが特徴である。いずれの場合も動物は矮小となり、ヒトのクレチン病のモデルになりうると考えられている。

2-1-9）鰓後体の遺残 remnant of ultimobranchial body（鰓後嚢胞 ultimobranchial cyst）

　傍濾胞細胞は、発生学的には第5（最後の）咽頭嚢から発生し、鰓後体を形成し甲状腺実質内に進入して濾胞内の濾胞上皮細胞と基底膜との間に定着するが、発生異常として鰓後体がしばしば甲状腺実質内に残存して、嚢胞を形成する。この嚢胞は、重層扁平上皮によって覆われており、しばしば上皮の角化も認められ、嚢胞内には角化物質あるいは細胞残屑が多数観察される（写真10）。また、嚢胞は絨毛上皮によって覆われることもある。

2-1-10）異所性胸腺 ectopic thymus

　胸腺は、発生学的には甲状腺原基と近接した第3咽頭嚢から発生し、その基部は心嚢に付着したまま心臓とともに胸腔に入り形成される。しかし、まれに発生の途中で一部の組織が甲状腺とともに移動し、甲状腺周囲組織あるいは甲状腺組織内に進入して異所性胸腺を形成する。組織学的には、甲状腺周囲の結合組織内あるいは甲状腺組織内で正常胸腺と類似した皮質と髄質を形成する巣状のリンパ組織からなっており、胸腺上皮細胞あるいはハッサル小体様構造が認められることもある。

2-2．上皮小体

2-2-1）びまん性過形成 diffuse hyperplasia

　やや好塩基性に染まる細胞質と腫大した核を有する主細胞が、ほぼ均等に密に増殖し、しばしば細胞境界が不明瞭となる（写真11）。これに伴って間質の血管・結合組織が原則として両側性で豊富になって分葉状構造をとることもある。また、明調な細胞質を有する主細胞と好酸性細胞質を有する主細胞が不均一に混在する場合もあるが、機能的に異なるステージの主細胞が存在するためと考えられている。肉眼的には、ラットなどのように上皮小体組織が甲状腺組織内にもぐり込むようにして存在

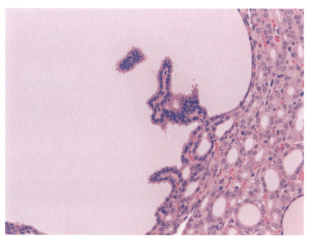

写真 12　濾胞細胞の限局性過形成
ラット、DHPN-キシラジン誘発、HE 染色。

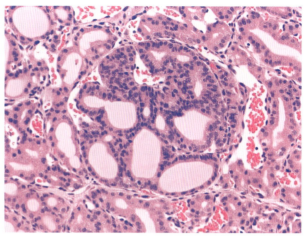

写真 13　濾胞上皮細胞の限局性過形成
ラット、DHPN-スルファジメトキシン誘発、HE 染色。

する動物においては、甲状腺の表面から、上皮小体に相当する部分が盛り上がって白色の結節状を呈し、イヌなどのように上皮小体が甲状腺とやや離れて存在する動物では、通常、楕円形の上皮小体が過形成の程度にしたがって次第に丸みを帯びてみえるようになる。

　実験動物、特にラットにおいては、加齢に伴う慢性進行性腎症に続発してしばしば上皮小体の過形成が観察される[20]。慢性進行性腎症の進展に伴って糸球体濾過率が著明に減少するとともに無機リンの蓄積が起こり、さらに腎障害に伴ってビタミン D3 の活性代謝物である 1,25-ジヒドロキシビタミン D3 の合成が障害されるため、腸からのカルシウム吸収も抑制されて、血中のカルシウム濃度は低下する。これが引き金になって上皮小体の機能亢進が起こり、上皮小体の過形成にいたる[21,22]。同様に、カルシウム欠乏食、ビタミン欠乏食などの栄養障害によっても、二次的に上皮小体の過形成が引き起こされる[22]。

2-2-2) 上皮小体嚢胞
parathyroid cyst

　上皮小体の一部は、胸腺原基と同じく第3咽頭嚢から発生し、発生段階で両者は管によって結ばれているが、上皮小体嚢胞は上皮小体と胸腺を結ぶ管の遺残が拡張したものと考えられている。この嚢胞は上皮小体の実質内あるいは上皮小体に接近した結合組織内に認められ、通常立方状あるいは円柱上皮で覆われており、管腔内には好酸性の蛋白様物質が認められる。管腔内の物質あるいは管腔を覆う上皮細胞内に PTH が証明されている。甲状腺には発生異常の1つとして、鰓後体の遺残による嚢胞が認められるが、鰓後体の遺残による嚢胞は、原則として重層扁平上皮によって覆われていることから、両者の区別は容易である[22]。

3．増殖性・腫瘍性病変

3-1．甲状腺

3-1-1) 濾胞細胞の限局性過形成
focal follicular cell hyperplasia

■**同義語**　濾胞の結節状過形成 nodular follicular cell hyperplasia、濾胞細胞の腺腫様過形成 adenomatous hyperplasia of follicular cell

■**組織発生**　甲状腺濾胞上皮細胞。

■**組織学的特徴**　濾胞上皮細胞の限局性の過形成で、しばしば多中心性に発生し、甲状腺は軽度に腫大する。病巣周囲の被膜形成はほとんどなく、原則として周囲組織の圧排はないか、または、ごく軽度に認められる。通常、濾胞の基本構造はよく保たれており、細胞異型も認められないが、周囲の正常細胞と比較すると塩基性に富む細胞質を有することが多い（**写真 12、13**）。過形成巣は2つの型に大別できる。第1の型では、過形成巣内の濾胞は嚢胞状に拡張し、濾胞の壁を1〜2層の背の低い立方上皮が覆っており、しばしば濾胞上皮細胞が濾胞の内腔に向かって乳頭状に突出して増殖する像が観察される。第2の型では、通常やや背の高い立方〜円柱状の濾胞上皮に覆われて、コロイドを満たした不定形で小型の濾胞が結節状に集合した像を呈する。

■**鑑別診断**　鑑別診断としては濾胞上皮細胞腺腫との区別が重要であるが、限局性過形成結節を構成する細胞は細胞異型に乏しくほぼ均質で、原則として濾胞の基本構造が保たれており、周囲組織の圧排もごくわずかである。多くの場合、乳頭状の増殖と小型濾胞状の増殖は混在しない。

■**解説**　化学物質によって誘発される濾胞上皮細胞由来の増殖性、腫瘍性病変の発生機序として、化学物質が直接濾胞上皮細胞に作用する場合と、甲状腺ホルモンの合成を阻害するか、代謝や排泄を促進し、ネガティブフィードバック機構が持続的に働くことにより、濾胞上

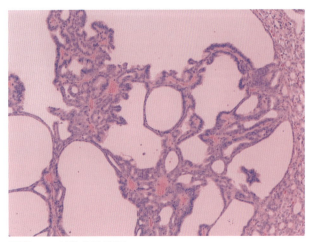

写真14　濾胞細胞腺腫
ラット、DHPN-キシラジン誘発、HE染色。

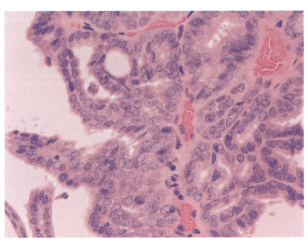

写真15　濾胞細胞腺腫
写真14の拡大像。

皮細胞のびまん性過形成が惹起され、これに引き続いて発生する場合とがあるが、いずれの場合にも、濾胞上皮細胞の限局性過形成は、前がん病変として重要な意味をもつ[11,23]。ただし、N-ビス（2-ヒドロキシプロピル）ニトロソアミン N-bis(2-hydroxypropyl)nitrosamine (DHPN)と甲状腺発がんプロモーターを用いた短期二段階発がん実験では、限局性過形成は必ずしも腫瘍に進展しない場合もあることから[24]、本病変は単なる変異細胞巣ですべてを前がん病変とみなすべきではない。なお、イヌ、ネコでは自然発生の加齢性病変として濾胞上皮細胞の限局性過形成が認められることが明らかにされている。濾胞上皮細胞に直接作用する遺伝子傷害性の化学物質として、DHPN、N-メチル-N-ニトロソウレア N-methyl-N-nitrosourea(MNU)、2-アセチルアミノフルオレン 2-acetylaminofluorene(2-AAF)、メチルコラントレン methylcholanthrene、ジクロロベンジジン dichlorobenzidine、多環式炭化水素などがある[22]。一方、ネガティブフィードバック機構により二次的に限局性濾胞上皮過形成を惹起する化学物質としてはエチレンチオウレア ethylene thiourea、シンバスタチン simvastatin、エリスロシン erythrosine などがある[12,22,25]。これらの場合、びまん性過形成の中に限局性過形成が発生する。

3-1-2）濾胞細胞腺腫 follicular cell adenoma

■同義語　濾胞腺腫 follicular adenoma
■組織発生　甲状腺濾胞上皮細胞。
■組織学的特徴　周囲組織との境界は明瞭で、種々の程度に周囲組織を圧排する結節性病変で、通常結節周囲に明瞭な線維性被膜を欠くことが多い。腺腫細胞は、周囲の正常細胞と比較すると塩基性に富み、核/細胞質比が大きく、細胞異型も認められるが核分裂像は比較的少ない（写真14, 15）。囊胞状に拡張した濾胞状のもの、大小さまざまな濾胞構造を形成するもの、充実性に増殖するものなど多彩な増殖形態が認められる。囊胞状に拡張した腺腫では、しばしば内腔に向かって乳頭状に増殖する像も認められる。

■鑑別診断　濾胞細胞癌との区別が重要であるが、濾胞細胞腺腫は一般に明瞭な線維性被膜を欠くことが多く、濾胞細胞癌と比較すると細胞異型も軽度で、周囲組織への浸潤、転移は認められない。濾胞上皮細胞の限局性過形成との区別においては、腺腫は細胞異型を伴うほか、通常は乳頭状、濾胞状または充実性の増殖形態が混在する。
■解説　抗甲状腺剤を投与した場合のように、ネガティブフィードバック機構を介する持続的なTSHの分泌促進の結果として腫瘍が形成されるときには、一般に濾胞上皮細胞のびまん性過形成に引き続いて腫瘍の発現をみる。一方、濾胞上皮細胞に直接作用するような発がん物質を投与した場合には、濾胞上皮細胞のびまん性過形成は顕著でないことが多い。前述のように、ラットの濾胞腺腫では、周囲に明瞭な線維性被膜を欠くことが多いが、この点はヒトの濾胞腺腫との大きな相違点である。特に、ラットで腺腫と診断されるものにはTSH依存性のものが多く、化学発がん物質と甲状腺発がんプロモーターによる短期二段階発がん実験では、血中TSHが正常値に戻ると、腺腫を構成する細胞の増殖活性が著しく低下し、限局性過形成と判別がつかないものが多く認められる[26]。したがって、腺腫の診断に際しては、このことを念頭に入れておくべきであろう。

化学物質によって誘発される甲状腺腫瘍の発生機序については、「2-1-5）濾胞上皮細胞のびまん性過形成」の項で述べられているが、ヒトでは齧歯類に比較するとTBGが存在するために血中甲状腺ホルモンの半減期が長く、抗甲状腺物質によるTSHの上昇は起こりにくく、したがって、抗甲状腺物質の慢性投与による甲状腺腫瘍の発生は齧歯類に比較すると非常に起こりにくいと考えられている。

3-1-3）濾胞細胞癌 follicular cell carcinoma

■同義語　濾胞癌 follicular carcinoma
■組織発生　甲状腺濾胞上皮細胞。

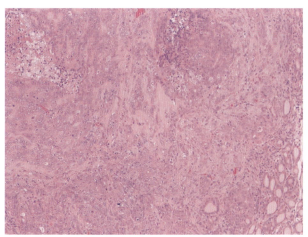

写真 16　濾胞細胞癌
ラット、DHPN-スルファジメトキシン誘発、HE 染色。

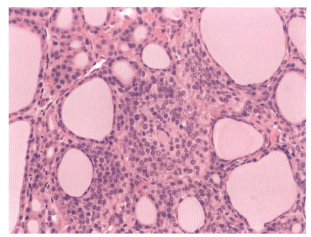

写真 18　C 細胞の限局性過形成
ラット、自然発生、HE 染色。

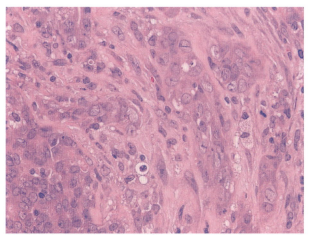

写真 17　濾胞細胞癌
写真 16 の拡大像。

■**組織学的特徴**　周囲組織を圧排しながら増殖する結節性病変で、しばしば厚い線維性被膜を有し、甲状腺被膜、周囲組織あるいは血管内へ浸潤性増殖を示すこともある（**写真 16**）。組織学的特徴として、濾胞細胞腺腫と同様に腫瘍細胞が乳頭状、濾胞状あるいは充実性に増殖する型など多彩な組織像を示し、有糸分裂像も豊富である。構成細胞は、大型で好塩基性に富み、小型の濾胞を形成するように配列する立方状の腫瘍細胞のほかに、しばしば円柱状の丈の長い腺上皮様細胞も観察され、同一腫瘍結節内でも、構成細胞の形態は変化に富む。やや大型ですり硝子状を呈する核（ground-glass nucleus）が特徴的で、核小体が目立ち、陥入像や核溝も認められる（**写真 17**）。大きな腫瘍結節が形成される場合には、壊死巣、出血巣を伴うことが多い。乳頭状増殖を示す場合でも、ヒト乳頭状癌にみられるような砂粒体と呼ばれる小球状の層状石灰化物はみられない。

肉眼的には、暗赤色〜黄褐色の充実性結節として認識されることが多いが、割面では暗赤色でやや粘稠な液体を含む囊胞が観察されることもある。ヒトでは転移巣は所属リンパ節のほかに肺に多く認められるが、ラット、マウスでは肺への転移はまれである。

■**鑑別診断**　高分化型濾胞癌は、濾胞腺腫との鑑別が重要となる。濾胞癌は、原則的に厚い線維性被膜を有しており、同一腫瘍組織内でも異なった増殖パターンを示すことが多く、細胞異型も強いが、しばしば腫瘍細胞の増殖に伴って線維の増生が観察される。そのほか、周囲組織への浸潤、転移巣の有無も濾胞細胞腺腫との重要な鑑別点である[27]。

■**解説**　実験動物における濾胞上皮細胞由来の自然発生腫瘍の発生率は比較的低く、F344 ラットでは濾胞腺腫が雄 0.9％、雌 0.4％、濾胞癌が雄 1.2％、雌 0.5％であり[28]、Sprague-Dawley ラットでは、濾胞腺腫が雄 3.9％、雌 1.5％、濾胞癌が雄 2.2％、雌 1.4％と報告されている[29]。また、B6C3F1 マウスでは濾胞腺腫が雄 1.5％、雌 1.8％、濾胞癌が雄 0.4％、雌 0.1％の頻度で発生すると報告されている[28]。濾胞癌の遺伝子変異は、ヒトでは詳細に検討されているが、ラットでは、遺伝子傷害性の発がん物質で誘発された腫瘍に関して Ki-ras の変異が高頻度に認められることが示されている以外は明らかではない[30]。

3-1-4）C 細胞過形成　C-cell hyperplasia

■**同義語**　傍濾胞細胞過形成 parafollicular cell hyperplasia

■**組織発生**　甲状腺傍濾胞細胞、C 細胞。

■**組織学的特徴**　傍濾胞細胞の過形成は、ほぼ全体の濾胞に分散して増殖するびまん性過形成と、多中心性に数個の濾胞に限局して起こる限局性過形成に分けられるが、両者が同時に認められることも多い。初期の過形成巣は数個〜十数個のやや肥大した傍濾胞細胞により形成されており、周囲組織の圧排はほとんどなく、増殖細胞による濾胞構造の破壊も認められないが、大きな限局性過形成巣においては、濾胞腔を埋め尽くすように傍濾胞細胞が増殖し、濾胞上皮細胞の萎縮も認められる（**写真 18**）[31]。過形成巣を構成する細胞に細胞異型はなく、組織学的特徴は正常の傍濾胞細胞とほとんど差が認められない。

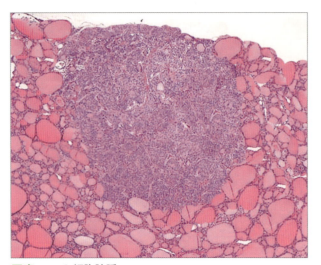

写真19　C細胞腺腫
ラット、自然発生、HE染色。周囲組織との境界は明瞭な圧排増殖。（写真提供：大石裕司先生）

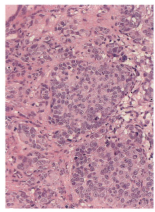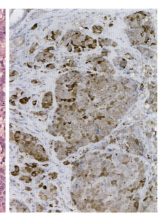

写真20　C細胞癌
ラット、自然発生。左：HE染色、右：カルシトニン免疫染色。

■**鑑別診断**　傍濾胞細胞の限局性過形成と傍濾胞細胞腺腫の鑑別は極めて困難である。病巣の直径が濾胞5つの大きさまでのものを過形成とするひとつの診断基準が示されている[27]。

■**解説**　ラットにおいては自然発生の加齢性病変として甲状腺全体の傍濾胞細胞数が増加し、びまん性あるいは限局性過形成の像を呈し、Long-Evansラットでは12ヵ月齢以下のラットに比較すると24ヵ月齢のラットでは約3倍にその数が増加しているといわれている[32]。マウスにおいて傍濾胞細胞の過形成はまれである。イヌでは、正常な甲状腺においても数個の傍濾胞細胞が集団を形成して存在している。

3-1-5）C細胞腺腫 C-cell adenoma、C細胞癌 C-cell carcinoma

■**同義語**　傍濾胞細胞腺腫 parafollicular cell adenoma、傍濾胞細胞癌 parafollicular cell carcinoma

■**組織発生**　甲状腺傍濾胞細胞、C細胞。

■**組織学的特徴**　傍濾胞細胞腺腫は、円形、卵円形～洋梨状でやや塩基性に富み、異型性を伴う傍濾胞細胞の限局性あるいは明瞭な結節を形成する増殖性病変で、周囲の濾胞とはしばしば不完全な線維性被膜によって分離されており、種々の程度で周囲組織を圧排している。

■**鑑別診断**　傍濾胞細胞腺腫と傍濾胞細胞の限局性過形成および傍濾胞細胞癌との鑑別点については多くの議論がなされているが[22,27,31]、一般に限局性過形成に比較すると、腺腫あるいは癌では種々の程度の細胞異型および周囲の濾胞組織への圧排性がみられ、しばしば拡張した毛細血管が観察される。腺腫と癌との鑑別は、血管内あるいは周囲組織への浸潤あるいは遠隔転移の有無によることが多い（**写真19、20**）。また、傍濾胞細胞癌は壊死巣、出血巣を伴うこともあり、構成細胞は腺腫と比較して多形性を示す。なお、組織構築、構成細胞の形態学的特徴から傍濾胞細胞腺腫と傍濾胞細胞癌とを区別することが困難であり、腺腫と診断される例においても、腫瘍細胞が濾胞の基底膜を越えて濾胞間をぬうように増殖することから、すでに悪性腫瘍の性質を有していると判断し、試験の目的によっては、傍濾胞細胞腺腫と傍濾胞細胞癌とを一括して傍濾胞細胞腫瘍 parafollicular cell tumor として取り扱う場合もある。NTPでのF344ラットを用いた2年間のがん原性試験の背景データでは傍濾胞細胞腺腫の自然発生率は雄で13.0％、雌で11.7％、癌については雄で1.8％、雌で1.9％であるが[28]、マウスの自然発生傍濾胞細胞腫瘍はきわめてまれで、B6C3F1マウスを用いたがん原性試験では雄については腺腫、癌ともに0.1％で、雌には観察されていない[28]。

傍濾胞細胞由来と考えられる過形成および腫瘍において、ニッスル染色に陽性、カルシトニンの免疫染色に陰性の神経節細胞様に分化した細胞が混在する場合があり、複合型 complex type の傍濾胞細胞過形成／腫瘍と呼ばれている[22,33]。F344ラットを用いた2年間のがん原性試験の背景データ試験においては、低頻度ながら複合型の傍濾胞細胞過形成／腺腫がみられ[33]、Sprague-Dawleyラットでは神経節細胞様に分化した細胞のみで構成される腫瘍の発生も報告され[33,34]、神経節細胞腫型 ganglioneuroma type の傍濾胞細胞腺腫あるいは神経節細胞腫 ganglioneuroma と診断されている。

■**解説**　高ビタミンD食を与えたラットに放射線を照射すると傍濾胞細胞腺腫の発生が増加するほか[35]、抗甲状腺剤であるチアマゾール thiamazole をラットに投与すると、濾胞上皮細胞由来の腫瘍だけでなく、傍濾胞細胞の過形成あるいは腺腫が増加するとの報告がある[36]。

3-2．上皮小体

3-2-1）限局性過形成 focal hyperplasia

■**同義語**　結節状過形成 nodular hyperplasia

■**組織発生**　上皮小体主細胞。

■**組織学的特徴**　孤立性あるいは多中心性にみられる限局性の主細胞の過形成で、組織学的特徴としては、主細

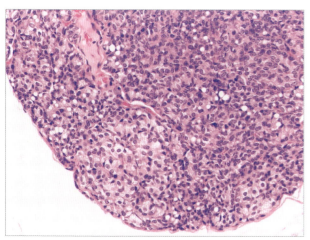

写真21　上皮小体の限局性過形成
ラット、自然発生、HE染色。

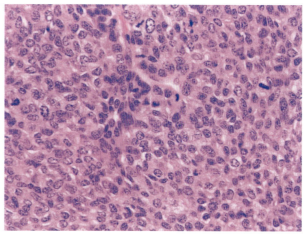

写真23　上皮小体腺腫
写真22の中央部の拡大像。

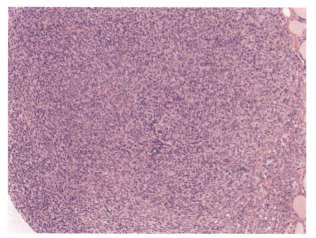

写真22　上皮小体腺腫
ラット、自然発生、HE染色。

胞が巣状に密に増殖しており、周囲組織との境界は不明瞭で、線維性の被膜の形成はみられない。過形成巣を構成する細胞は、正常細胞と比較するとやや大型で、淡明で豊富な細胞質およびクロマチンに富む核を有しているが、細胞異型はなく、有糸分裂像はほとんど認められない（写真21）。

■**鑑別診断**　上皮小体から発生する腺腫との区別が重要であるが、組織学的に限局性過形成と腺腫とを鑑別することは、他の内分泌臓器の腫瘍性病変の場合と比較すると、より困難な例も見受けられる。原則として、種々の大きさの結節が多発性に出現し、結節が周囲組織を圧排することなく、構成細胞が均一で、結節周囲に被膜が認められない場合に限局性過形成と診断できる[22, 37, 38]。

3-2-2）腺腫 adenoma、癌 carcinoma

■**組織発生**　上皮小体主細胞。

■**組織学的特徴**　組織学的には、病変部と周囲組織との境界は比較的明瞭とされているが、やや不明瞭な場合もある（写真22）。腫瘤の大きさによりさまざまな程度で周囲組織を圧排し、線維性被膜を形成する。構成細胞は、やや明るい細胞質を有する立方状あるいは多型性を呈する正常細胞よりやや大型の細胞で、シート状または敷石状に配列することが多いが（写真23）、線維性結合組織が密に配列した少数の腫瘍細胞を取り囲み、小葉構造あるいは細葉構造を呈することもある。

■**鑑別診断**　限局性過形成との鑑別点としては、腺腫は一側の葉に孤在性に発生することが多く、種々の程度に周囲の正常組織を圧排しており、周囲組織との境界も比較的明瞭である。腺腫の構成細胞は限局性過形成巣を構成する細胞と比較すると、大型で核小体も明瞭、核のクロマチンも豊富であり、正常上皮小体にみられるような柵状配列を示さず、シート状あるいは敷石状に配列する。一方、形態学的には上皮小体腺腫と甲状腺傍濾胞細胞腺腫が比較的よく類似しており、また位置的関係から両者の鑑別も必要であるが、免疫染色により腫瘍細胞にカルシトニンが証明されれば、甲状腺傍濾胞細胞由来と考えてよい。上皮小体癌はマウス、ラットでは極めてまれであり、その他の動物種における発生率も低い。腺腫との鑑別は、隣接する甲状腺あるいは周囲組織への浸潤の有無によることが多く、癌では壊死巣、出血巣を伴うこともあるとされている。

■**解説**　一般にラットでは非機能性の上皮小体腺腫が多く、イヌ、ネコ、ヒトでは機能的腺腫が多いといわれているが、機能的腺腫の場合は残存する上皮小体が萎縮性である。電顕的には粗面小胞体が層状に配列し、分泌顆粒が認められることもある[22, 37]。腫瘍の誘発あるいは修飾因子としては放射線[39, 40]あるいはビタミンD欠乏食[41]などカルシウム代謝に影響を及ぼすような食餌性の影響などが考えられる。NTPの2年間がん原性試験における背景データでは、F344ラット無処置群で雄0.8%、雌0.5%の発生率で自然発生性の上皮小体腺腫が認められている[28]。一方、B6C3F1マウスでは、これまでに雌で4例の上皮小体腫瘍が認められ、そのうち1例は上皮小体癌と診断されている（腺腫と癌との鑑別点については記述がない）[42]。雄では上皮小体腫瘍は観察されていない。

4. その他の特記事項

「2-1-5）濾胞のびまん性過形成、肥大」の項で記載したように、化学物質投与による甲状腺の腫瘍を含む増殖性変化は、ほとんどが血中の甲状腺ホルモン濃度の低下によるネガティブフィードバック機構の関与した、TSHによる持続性の濾胞上皮細胞の刺激が原因となると考えられており[11,12]、特に齧歯類では甲状腺ホルモンの半減期がヒトに比較すると短く、甲状腺ホルモンの低下が起こりやすい。一方、ヒトにおいても、過塩素酸塩の摂取量が血中のT_4およびTSH濃度と有意な相関性を示すとの報告があり[43]、化学物質による甲状腺の増殖性変化が齧歯類に特有のものとは言いきれないことに留意すべきである。また、ミノサイクリンの連続投与により誘発される濾胞上皮細胞の褐色色素の沈着に関して、ラットのみならずヒトにおいても甲状腺機能障害を伴う可能性が示されている[44,45]。現在もヨウ素欠乏が主因と考えられる甲状腺機能障害が世界各地で多発し、特に胎児、乳幼児期のヨウ素欠乏は深刻な徴候を示す場合がある。したがって、実験的に甲状腺毒性を示すことが明らかにされた物質については高感受性状態での曝露を考慮し、甲状腺疾患のリスク因子とならないように慎重に評価、管理する必要があると考えられる。

引用文献

1) Saul SH, Dekker A, Lee RE, et al. The black thyroid. Its relation to minocycline use in man. *Arch Pathol Lab Med* 107：173-177, 1983.
2) Tajima K, Miyagawa J, Nakajima H, et al. Morphological and biochemical studies on minocycline-induced black thyroid in rats. *Toxicol Appl Pharmacol* 81：393-400, 1985.
3) Ohaki Y, Misugi K, Hasegawa H. "Black thyroid" associated with minocycline therapy. A report of an autopsy case and review of the literature. *Acta Pathol Jpn* 36：1367-1375, 1986.
4) Ward JM, Stinson SF, Hardisty JF, et al. Neoplasms and pigmentation of thyroid glands in F344 rats exposed to 2,4-diaminoanisole sulfate, a hair dye component. *J Natl Cancer Inst* 62：1067-1073, 1979.
5) Greaves P. Endocrine glands. In：*Histopathology of preclinical toxicity studies*, 3rd ed. Greaves P(ed). Elsevier, Amsterdam, pp677-755. 1990.
6) Shimoi A, Kuwayama C, Miyauchi M, et al. Vacuolar change in the thyroid follicular cells in BrlHan：WIST@Jcl (GALAS) rats. *J Toxicol Pathol* 14：253-257, 2001.
7) Sato A, Abe K, Yuzuriha M, et al. A novel mutation in the thyroglobulin gene that causes goiter and dwarfism in Wistar Hannover GALAS rats. *Mutation Research* 762：17-23, 2014.
8) Doi T, Namiki M, Ashina, M, et al. Morphological and endocrinological characteristics of the endocrine systems in Wistar Hannover GALAS rats showing spontaneous dwarfs. *J Toxicol Pathol* 17：197-203, 2004.
9) Takaoka M, Yamoto T, Teranishi M, et al. A case of intracytoplasmic edema of follicular epithelial cells in rat thyroid. *J Vet Med Sci* 56：989-991, 1994.
10) Rikihisa Y, Lin YC. Effect of gossypol on the thyroid in young rats. *J Comp Pathol* 100：411-417, 1989.
11) Capen CC. Toxic responses of the endocrine system. In：*Casarett & Doull's toxicology*, 6th ed. Klaassen CD, Casarett LJ(eds). McGraw-Hill, New York. pp711-759. 2001.
12) Smith PF, Grossman SJ, Gerson RJ, et al. Studies on the mechanism of simvastatin-induced thyroid hypertrophy and follicular cell adenoma in the rat. *Toxicol Pathol* 19：197-205, 1991.
13) Imai T, Hasumura M, Onose J, et al. Development of invasive follicular cell carcinomas in a rat thyroid carcinogenesis model：biological impact of capsular inflammation and reduced cyclooxygenase-2 expression. *Cancer Sci* 96：31-37, 2005.
14) Graham PA, Nachreiner RF, Refsal KR, et al. Lymphocytic thyroiditis. *Vet Clin North Am Small Anim Pract* 31：915-933, 2001.
15) Gosselin SJ, Capen CC, Martin SL, et al. Induced lymphocytic thyroiditis in dogs：effect of intrathyroidal injection of thyroid autoantibodies. *Am J Vet Res* 42：1565-1572, 1981.
16) Verginis P, Stanford MM, Carayanniotis G. Delineation of five thyroglobulin T cell epitopes with pathogenic potential in experimental autoimmune thyroiditis. *J Immunol* 169：5332-5337, 2002.
17) Kitchen DN, Todd GC, Meyers DB, et al. Rat lymphocytic thyroiditis associated with ingestion of an immunosuppressive compound. *Vet Pathol* 16：722-729, 1979.
18) Beamer WG, Eicher EM, Maltais LJ, et al. Inherited primary hypothyroidism in mice. *Science* 212：61-63, 1981.
19) Sakai Y, Yamashita S, Furudate SI. Missing secretory granules, dilated endoplasmic reticulum, and nuclear dislocation in the thyroid gland of rdw rats with hereditary dwarfism. *Anat Rec* 259：60-66, 2000.
20) Itakura C, Iida M, Goto M. Renal secondary hyperparathyroidism in aged Sprague-Dawley rats. *Vet Pathol* 14：463-469, 1977.
21) Koyama T, Makita T, Enomoto M. Parathyroid morphology in rats after administration of active vitamin D3. *Acta Pathol Jpn* 34：313-324, 1984.
22) Capen CC, DeLellis RA, Yarrington JT. Endocrine System. In：*Handbook of toxicologic pathology*, 2nd ed, Vol 2. Haschek WM, Rousseaux CG, Wallig MA (eds). Academic Press, San Diego. pp681-783. 2002.
23) Hill RN, Erdreich LS, Paynter OE, et al. Thyroid follicular cell carcinogenesis. *Fundam Appl Toxicol* 12：629-697, 1989.
24) Todd GC. Induction and reversibility of thyroid proliferative changes in rats given an antithyroid compound. *Vet Pathol* 23：110-117, 1986.
25) Chhabra RS, Eustis S, Haseman JK, et al. Comparative carcinogenicity of ethylene thiourea with or without perinatal exposure in rats and mice. *Fundam Appl Toxicol* 18：405-417, 1992.
26) Mitsumori K, Onodera H, Takahashi M, et al. Effect of thyroid stimulating hormone on the development and progression of rat thyroid follicular cell tumors. *Cancer Lett* 92：193-202, 1995.
27) Hardisty JF, Boorman GA. Thyroid gland. In：*Pathology of the Fischer rat*. Boorman GA, Eustis SL, Elwell MR, et al (eds). Academic Press, San Diego. pp519-536. 1990.
28) Haseman JK, Hailey JR, Morris RW. Spontaneous neoplasm incidences in Fischer 344 rats and B6C3F1 mice in two-year carcinogenicity studies：a National Toxicology Program

update. *Toxicol Pathol* 26：428-441, 1998.
29) McMartin DN, Sahota PS, Gunson DE, et al. Neoplasms and related proliferative lesions in control Sprague-Dawley rats from carcinogenicity studies. Historical data and diagnostic considerations. *Toxicol Pathol* 20：212-225, 1992.
30) Kobayashi Y, Kawaoi A, Katoh R. Mutation of *ras* oncogene in di-isopropanolnitrosamine-induced rat thyroid carcinogenesis. *Virchows Arch* 441：289-295, 2002.
31) DeLellis RA, Nunnemacher G, Wolfe HJ. C-cell hyperplasia. An ultrastructural analysis. *Lab Invest* 36：237-248, 1977.
32) DeLellis RA, Nunnemacher G, Bitman WR, et al. C-cell hyperplasia and medullary thyroid carcinoma in the rat. An immunohistochemical and ultrastructural analysis. *Lab Invest* 40：140-154, 1979.
33) Kanno T, Doi T, Kurotaki T, et al. Ganglion-like cells in relation to C-cell proliferation of the thyroid gland in rats. *J Toxicol Pathol* 21：253-256, 2008.
34) Crissman JW, Valerio MG, Asiedu SA, et al. Ganglioneuromas of the thyroid gland in a colony of Sprague-Dawley rats. *Vet Pathol* 28：354-362, 1991.
35) Thurston V, Williams ED. Experimental induction of C cell tumours in thyroid by increased dietary content of vitamin D_3. *Acta Endocrinol* 100：41-45, 1982.
36) Stoll R, Faucounau N, Maraud R. Development of follicular and parafollicular adenomas in the thyroid of rats treated with thiamazole. *Ann Endocrinol* 39：179-189, 1978.
37) Kamino K, Kittel B, Ernst H. Hyperplasia, adenoma, carcinoma, parathyroid, rat. In：*Endocrine system*, 2nd ed.〈*Monographs on Pathology of Laboratory Animals*〉. Jones TC, Capen CC, Mohr U（eds）. Springer-Verlag, Berlin. pp338-358. 1996.
38) Seely JC, Hildebrandt PK. Parathyroid gland. In：*Pathology of the Fischer rat*. Boorman GA, Eustis SL, Elwell MR, et al（eds）. Academic Press, San Diego. pp537-543. 1990.
39) Fjälling M, Hansson G, Hedman I, et al. Radiation-induced parathyroid adenomas and thyroid tumors in rats. *Acta Pathol Microbiol Scand A* 89：425-429, 1981.
40) Russ JE, Scanlon EF, Sener SF. Parathyroid adenomas following irradiation. *Cancer* 43：1078-1083, 1979.
41) Wynford-Thomas V, Wynford-Thomas D, Williams ED. Experimental induction of parathyroid adenomas in the rat. *J Natl Cancer Inst* 70：127-134, 1983.
42) Hardisty JF, Boorman GA. Thyroid and parathyroid glands. In：*Pathology of the mouse*. Maronpot RR, Boorman GA, Gaul BW（eds）. Cache River Press, Vienna. pp537-554. 1999.
43) Blount BC, Pirkle JL, Osterloh JD, et al. Urinary perchlorate and thyroid hormone levels in adolescent and adult men and women living in the United States. *Environ Health Perspect* 114：1865-1871, 2006.
44) Yusim A, Ghofrani M, Ocal IT, et al. Black thyroid syndrome. *Thyroid* 16：811-812, 2006.
45) Tsokos M, Schroder S. Black thyroid：report of an autopsy case. *Int J Legal Med* 120：157-159, 2006.

その他の有用な成書・文献情報

1) Braverman LE, Utiger RD（eds）. *Werner & Ingbar's The thyroid：a fundamental and clinical text*, 9th ed. Lippincott Williams & Wilkins, Philadelphia. 2005.

今井俊夫
国立がん研究センター

三森国敏
東京農工大学名誉教授

3 副腎

1. 解剖学的・生理学的特徴

　副腎 adrenal gland は腎上体 suprarenal gland とも呼ばれ、腎臓の吻側に接して位置する左右一対の器官であり、薄い結合組織性の被膜で覆われている。齧歯類では、左右とも球状であるが、ヒト、サル、イヌでは左右不均一であり、右は下大静脈と肝右葉に圧迫され扁平な三角錐状、左は胃底部、膵体部に圧迫されて半月形を呈している。副腎は表層の皮質と中心部の髄質から構成される。皮質は中胚葉由来で生殖腺堤近くの副腎溝において、中胚葉性上皮の増殖肥厚として発生し、胎生皮質が形成される。髄質は外胚葉由来の組織で神経堤から発生した交感神経節に由来する。その後、胎生皮質を覆うように中胚葉から再度、固有皮質が形成され、一般に、胎生皮質は生後早い時期に出血壊死し髄質を覆う線維となる。その後、固有皮質が3層構造に発達し副腎皮質が完成する。内分泌器として、皮質はコレステロールより合成されるステロイドホルモン（コルチコステロイド corticosteroids：副腎皮質ホルモンの総称）を分泌し、髄質はカテコールアミン catecholamine（アドレナリン adrenaline およびノルアドレナリン noradrenaline）を合成分泌する。副腎には多くの動脈幹からの枝が分布しており、主なものとして大動脈、横隔膜動脈、腎動脈および腰動脈がある。被膜下、皮質および髄質には血管叢や毛細血管網が形成されている。

1-1. 副腎皮質 adrenal cortex

　動物種によって異なるが、皮質は副腎全体の約90%を占めている。皮質は外層から順に、球状帯、束状帯、網状帯に基本的に区別されるが、その各層の様相は動物種によりやや異なる。マウスでは網状帯の構造が不明瞭であり、その代わりに後述のX-zoneが髄質に接して認められる場合がある。マウス、ラットなどの雌の皮質が大きいのはエストロゲン estrogen に関連しており、発情期には副腎重量が増加する。イヌでは球状帯がよく発達しており、結合組織により索状・巣状に配列した細長い細胞群が明瞭に区分されるが、ラット、マウス、サルでは球状帯は球状の細胞群からなり、特にラット、マウスの球状帯は薄い（**写真1**）。皮質のステロイドホルモン（コルチコステロン）としては、主として球状帯より鉱質コルチコイド、束状帯より糖質コルチコイド、網状帯より副腎アンドロゲンを合成分泌する。

1-1-1) 球状帯 glomerular zone

　皮質の最外層を構成する球状帯は、不規則な卵円巣状の細胞集団として認められる。一般に細胞は小型で中央に円形の核を有しており、細胞質は空胞が少なく比較的充実性である。ラットでは皮質の約15%を占めている。電顕的には、細長い桿状のミトコンドリアとゴルジ装置が発達している。球状帯細胞は、Na^+の保持、K^+およびH^+の排泄を促進する鉱質コルチコイド mineralocorticoid（アルドステロン aldosterone が主体）を産生し、体液量・血圧維持に極めて重要な働きをしている。腎尿細管でのNa^+の再吸収を促進することで体液の浸透圧を高め体液量を増加させ血圧を上昇させる。ホルモン産生はレニン-アンギオテンシン renin-angiotensin 系、血中のK^+、Na^+レベルによって調節されており、下垂体か

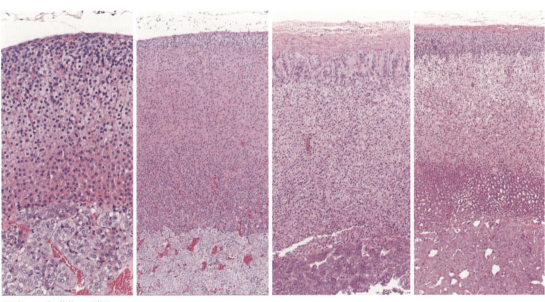

写真1　各動物の副腎
左からマウス、ラット、イヌ、サル、HE染色。倍率がそれぞれ異なることに注意。

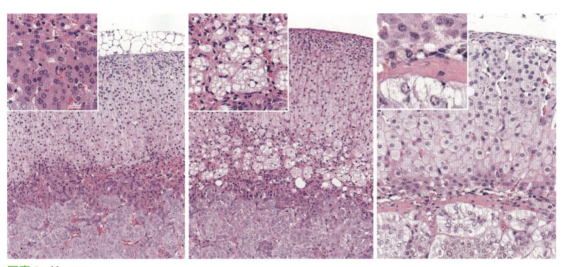

写真2　X-zone
マウス、顕在化したX-zone（左）、脂肪化し崩壊しつつあるX-zone（中）、X-zoneが萎縮した髄質を囲む線維形成（右）。各挿入写真はそれぞれのX-zoneの部分拡大像、HE染色。

らの副腎皮質刺激ホルモン（ACTH）による影響は乏しい。

1-1-2) 束状帯 fascicular zone

束状帯は最も幅が広く、ラットでは約70％を占める。細胞は索状に配列し、細胞質内には多数の大小さまざまな空胞を有するために明るくみえる。この空胞には多量のコレステロールが含まれており、中性脂肪も存在する。電顕的には大型の脂肪滴の間隙に管状の滑面小胞体と大型球状のミトコンドリアが多く認められる。主に糖質コルチコイド glucocorticoid（コルチゾール cortisol〔hydrocortisone〕とコルチコステロン corticosterone）を産生する。そのほかに少量のアンドロゲン androgen、エストロゲンも産生する。ホルモン産生はACTHによって調節され、血中のグルコースで促進される。なお、ヒト、サル、イヌ、モルモットは17α-水酸化酵素 17α-hydroxylase（CYP17）の働きにより主にコルチゾールが産生されるが、ウサギ、ラット、マウスではこれを欠くために、コルチコステロンが産生される。

1-1-3) 網状帯 reticular zone

髄質に接する内層の網状帯は不規則な分枝によって細胞索が網目状に絡み合っている。細胞は小さく、脂質も少ないので充実性である。ラットでは皮質の約15％を占めている。ラットの雌では雄よりも幅が広い。ハムスターでは雄の方が雌の3倍も厚い。電顕的にはミトコンドリアが多く、粗面小胞体がよく発達し、そのほかリポフスチン顆粒とリソソームも目立つ。主として副腎男性ホルモン（デヒドロエピアンドロステロン dehydroepiandrosterone：DHEA、およびアンドロステンジオン androstenedione）を分泌するが、いずれもそれ自体の生理活性は弱く、末梢においてテストステロンに変換され作用する。また、さらに女性ホルモンへも変換され閉経後の女性の主たる性ホルモンの供給源として機能する。束

状帯と同様に、ホルモン産生はACTHによって調節を受ける。

1-1-4) X-zone

マウス、ウサギにおける副腎皮質は他と異なり、特殊な組織構築を示す。マウスでは網状帯の構造が不明瞭あるいはこれを欠いており、そのかわりにX-zoneが髄質に接して存在する。これは、組織発生時の胎児性皮質細胞が生後も固有皮質細胞に置き換わることなく皮質髄質境界部に残存したものと考えられている。この細胞は束状帯の細胞よりも塩基好性が強い。通常出生後10日ほどで顕在化して、その後、成長とともに萎縮消失し、髄質周囲の線維化にいたることもある。雄では性成熟（約5週齢）に達すると急激に消失する。雌では成長とともに脂肪化が顕著となり30週齢頃まで存在するが、受胎すると大型脂肪滴が充満して速やかに変性崩壊する（**写真2**）。雌雄ともに性成熟前に去勢するとX-zoneの退縮が抑制されるが、性成熟後に精巣摘出すると二次的なX-zoneが発達してくる。

1-2. 副腎髄質 adrenal medulla

髄質は副腎全体の10～20％を占め、構成する細胞は髄質細胞あるいは褐色細胞（またはクロム親和性細胞 chromaffin cell）pheochromocyte と呼ばれ、卵円形あるいは多角形を呈する。髄質細胞が巣状、索状、あるいは塊状になって毛細血管と類洞の網目のまわりに配列している。本質的に髄質は特殊な交感神経節と考えられる。髄質細胞は好塩基性の細胞質を有し、細胞質内に微細顆粒を有する。細胞は主にアドレナリン分泌細胞（A細胞）とノルアドレナリン分泌細胞（NA細胞）からなり、両者の鑑別には免疫染色や電子顕微鏡が有用である。なお、アドレナリンは別名エピネフリンとも呼ばれるがエピネフリンの命名に正当性がないことが判明している。

齧歯類では70〜80％の細胞がA細胞、残りがNA細胞とされる。いずれも分泌顆粒は直径150〜350 nm大であり、NA細胞の顆粒はA細胞の顆粒より電子密度が高い。これらの顆粒には、ペプチド・蛋白のエンケファリン enkephalin やクロモグラニン chromogranin なども含まれている。その他に少数の100〜150nmの小型分泌顆粒を持つSGC細胞（small granule chromaffin cell）や支持細胞としてのグリア細胞も少数認められ、アセチルコリン作動性交感神経の終末がシナプスを形成している。全身の交感神経が興奮すると節前ニューロンからのアセチルコリンが放出され、髄質細胞のニコチン受容体が刺激され、Ca^{2+}が流入し、カテコールアミンの開口分泌が引き起こされる。その後、髄質の有窓性の洞様毛細血管を経て中心静脈から全身へ送られる。髄質のカテコールアミンはチロシンを前駆体としてドパミンからノルアドレナリンを経てアドレナリンが生成される。ノルアドレナリンからアドレナリンへの変換には、皮質から供給される糖質コルチコイドによりA細胞に誘導されるNメチル転移酵素（PNMT：phenylethanolamine-N-methyl-transferase）が必須要素である。ノルアドレナリンが多くの交感神経終末でも分泌することから副腎髄質の役割は小さく、髄質の生理作用の主なものはアドレナリンの分泌である。

1-3．副腎の血管支配

　皮質には動脈性毛細血管網は存在するが、静脈はみられない。副腎の皮質動脈は被膜より実質に進入し、被膜下で血管網を形成した後に皮質に入る。この動脈は球状帯から垂直に下降し束状帯を通って最終的に皮髄境界部に達し、この部位でいったん貯留して髄質へ流れ、最終的には髄質の有窓性の洞様毛細血管網から中心静脈へ注ぐ。皮髄境界部で鬱血が明瞭に認められる理由がここにある。もうひとつ髄質動脈は、被膜下血管網から皮質を貫いて分布する動脈で、栄養血管として髄質と皮髄境界部の網状帯を養っている。皮質・髄質の各ホルモンはいずれも髄質の中心静脈から全身循環にもどり全身へ供給される。なお、ラットでは時に髄質の血管洞内にも髄質細胞がみえることがあるので、増殖性病変を診断する際には注意が必要である。

2．非腫瘍性病変

2-1．副副腎皮質
accessory adrenocortical tissue, accessory adrenal cortex
（副副腎 accessory adrenal gland）

　被膜に包まれた正常の副腎皮質組織で、通常は副腎被膜内、副腎あるいは腎周囲の脂肪組織中に認められる

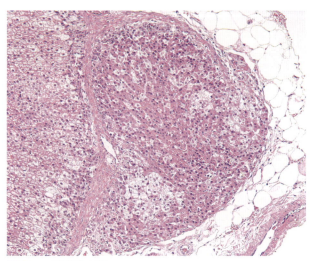

写真3　副副腎皮質
ラット、自然発生、HE染色。

が、腹腔内のあらゆる部位で認められることがある（写真3）。主に球状帯および束状帯の1〜2つの層を示し、髄質組織を認めない場合が一般的であるが、まれに髄質を含む各層を備えた副副腎も認められる。顕微鏡的サイズから肉眼で観察できるまでのさまざまな大きさのものがみられる。副腎皮質組織が本来の位置から離れて迷入したもので、胎生期の組織形成の異常であるが、イヌでは球状帯の結節状過形成と区別する必要がある。高齢F344ラットでみられる被膜外皮質組織 extracapsular cortical tissue は、周囲に被膜を伴っていないことでこの病変と区別する場合もある。副副腎は動物種および系統で発生率に差がある。イヌ、マウスなどでしばしば観察される。マウスでは系統によっても異なるが、40〜60％の動物に認められ雌の方が多い。ラットでは加齢とともに発生率が高くなる。

2-2．血管拡張症 angiectasis, terangiectasis、囊胞状変性 cystic degeneration

　限局した皮質の洞様毛細血管（類洞）の著しい拡張で、洞内には赤血球が充満し、周囲実質組織の変性や脱落、細胞浸潤を伴うことも多い（写真4）。後述の皮質細胞の空胞化から実質細胞の脱落により生じることもあり、囊胞状に拡張したものは血囊胞 blood cyst、囊胞状変性 cystic degeneration、副腎のペリオーシス peliosis とも呼ばれ、高齢ラットで頻繁にみられる。病変の拡大により周囲組織の圧迫や被膜側への膨隆も生じること、また、ラットでは皮質の巣状過形成に伴って、一部の類洞が囊胞状に拡張することが多く、注意が必要である。過形成病変との鑑別は、実質細胞の増加の有無で判断する。

2-3．皮質萎縮 cortical atrophy

　皮質細胞が容積を減じるために皮質が萎縮する。通常脂肪滴の減少によって細胞は小型化し暗調となる。副

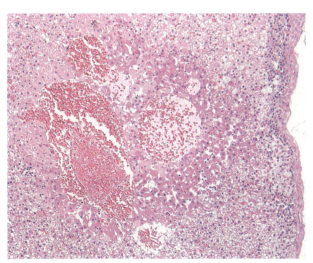

写真4　血管拡張症
ラット、自然発生、HE 染色。

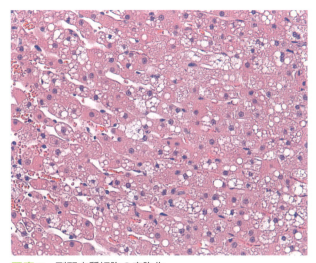

写真5　副腎皮質細胞の空胞化
ラット、副腎皮質ホルモン合成阻害剤誘発、HE 染色。

皮質の萎縮は、単純性萎縮と変性萎縮とに区別でき、病変の広がりによっては全皮質萎縮、特定皮質の層状萎縮、限局性萎縮とに分類できる。さらに原因によって、髄質腫瘍や腎腫瘍の機械的圧迫による圧迫萎縮と上位ホルモンである ACTH の欠乏による低機能性萎縮に分けられる。ACTH 欠乏に由来する皮質細胞の萎縮では、細胞の胞体が小さくなるだけでなく、ミトコンドリアや滑面小胞体も減少し、ステロイド生合成に関与する酵素活性も少なくなる。重度例では細胞の消失もみられ、血管網だけが存在し炎症性細胞の浸潤を伴うこともある。副腎皮質ホルモンの長期投与によっても生じる。強力な副腎皮質ホルモン製剤やステロイド阻害剤などでは全層萎縮が生じる。プレドニゾロン predonisolone を長期間投与すると束状帯と網状帯の萎縮がみられる[1]。デキサメタゾン dexamethasone でも萎縮がみられ、変性を伴う[2,3]。抗アンドロゲン（酢酸シプロテロン cyproterone acetate、酢酸クロロマジノン chlormadinone acetate）をラットに投与すると副腎皮質の萎縮がみられる。レニンが欠乏すると球状帯の萎縮が生じる。アンギオテンシン転換酵素を特異的に阻害するカプトプリル captopril の投与によっても球状帯が萎縮する[4,5]。副腎皮質の機能低下、ステロイド生合成の低下とグルタチオン過酸化酵素活性の低下との密接な関連がみられる。

2-4. 脂肪化 fatty change （空胞化 vacuolation）

脂肪化・空胞化または脂肪変性は通常束状帯にみられる。正常の副腎皮質には多量のステロイドが含まれているが中性脂肪はあまりない。中性脂肪が正常範囲を逸脱して増加した際には細胞内の脂肪滴は多数の小型空胞あるいは1個の大型空胞として出現し、肝臓と同じように脂肪化あるいは脂肪変性とみなされる。

巣状脂肪化の境界は不明瞭なものから比較的明瞭なものまでさまざまで、個々の細胞内に大型の空胞がみられ

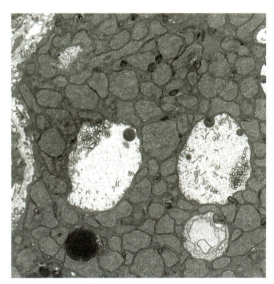

写真6　副腎皮質細胞の空胞化
写真5の電子顕微鏡像。

る。cellular foci の細胞が脂肪化を呈することが多い。巣状脂肪化と巣状過形成の空胞化細胞型との鑑別点は細胞数の増加と周囲正常組織の圧迫像にある。巣状脂肪化では有糸分裂像は認められない。巣状脂肪化は加齢によって増加し、高齢ラットで頻繁に認められるが、マウスではまれである。

びまん性脂肪化では皮質細胞内に脂質が異常に蓄積することにより、細胞は腫大して淡明化する。HE 染色標本で、束状帯の細胞は通常微小な空胞を有するが、脂質が異常に蓄積すると空胞はその数を増すとともに大型のものになる。時には細胞質全体が泡沫状になったり balloon cell の形態をとる。細胞質内に針状のコレステロール結晶がみられることもある。高齢ラットでは背景病変として頻繁に観察される。副腎皮質ホルモン合成阻害剤（ケトコナゾール ketoconazole、クロトリマゾール clotrimazole、トリクレシルリン酸塩 tricresylphosphate）をラットやイヌに投与すると、細胞質内にコレステロールおよびステロイド前駆物質が蓄積し、リピドー

シス lipidosis を引き起こす[6]。さらに長期にわたると、ACTH の負のフィードバックによって副腎皮質細胞の過形成をもたらす。細胞の増殖を伴ったびまん性の脂肪沈着は脂肪性過形成 lipid hyperplasia と呼ばれる[7]。多くの場合、空胞は脂肪であるが、化合物によってはミトコンドリアの変性に由来するものもある（写真5、6）。

リン脂質症 phospholipidosis では電顕的にミエリン様の層板構造を示すリソソーム myelinosome によって細胞が腫大する像が認められ、全身性リン脂質症の部分症として認められる。リン脂質症は食欲減退薬（クロルフェンテルミン chlorphentermine、フェンフルラミン fenfluramine）、抗エストロゲン剤のタモキシフェン tamoxifen、鎮静剤のジメリジン zimelidine、コレステロール低下剤のトリパラノール triparanol などによってもたらされる[8]。

全身性に脂質の異常蓄積が認められる際には、通常の HE 染色のみでなく、組織化学的あるいは電顕的な検査が必要である。明らかな細胞増殖の証拠が認められる場合は増殖性変化に分類する。

2-5. 肥大 hypertrophy

ストレスの負荷あるいは ACTH の投与は副腎皮質細胞のびまん性肥大を引き起こす[9]。毒性試験などでは重量増加を伴って認められ、通常束状帯において目立つ（写真7）。ストレスを受けない動物の束状帯細胞は微小な脂肪滴を富有し淡明な細胞質を持つが、ストレスを受けて肥大した細胞の細胞質は脂肪滴を失い好酸性均質となる。トリアゾール系抗真菌剤などのステロイド合成阻害剤は皮質細胞肥大を起こす。雄ラットにエストロゲンを投与すると皮質細胞は大きくなる[10]。このほか種々の化学物質を大量投与した場合にもストレスによる非特異的な変化として肥大が起こる。そのほか、ある種の Ca チャンネル拮抗剤やレニン-アンギオテンシン系に作用する化合物（レニン、アンギオテンシンⅡなど）により、球状帯細胞の肥大が起こる[11]。

2-6. 壊死 necrosis

壊死は出血や炎症、変性などの病変に関連して、あるいは梗塞によって楔形の壊死が生じることもある（写真8）。ラットにおける自然発生はまれである。細菌の内毒素、7,12-ジメチルベンズ[a]アントラセン 7,12-dimethyl-benz[a]anthracene（DMBA）、ACAT 阻害剤、脂肪族化合物（ニトリル、チオール、アミン）などで束状帯や網状帯に壊死が生じる[8]。

2-7. 髄外造血 extramedullary hematopoiesis

副腎のいずれの部位にもみられるが、特に皮髄境界部

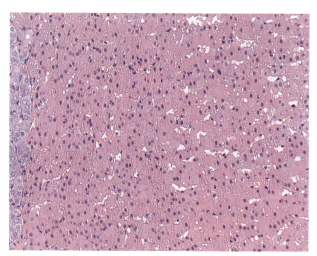

写真7 副腎皮質細胞の肥大
ラット、副腎皮質ホルモン合成阻害剤誘発、HE 染色。

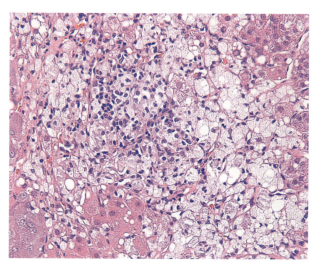

写真8 副腎皮質細胞の壊死
イヌ、ACAT 阻害剤誘発、HE 染色。

と髄質に認められることが多い。強い貧血状態にあるときに赤血球あるいは顆粒球の前駆細胞が認められるが、炎症との鑑別が必要になる（写真9）。

2-8. 色素沈着 pigment deposition

リポフスチン：網状帯細胞質内にはリポフスチンの沈着がみられる。黄褐色の色素で自家蛍光を発し、PAS 陽性、ズダン陽性で好酸性を呈する。ベルリンブルーによる鉄染色には陰性である。高齢 F344 ラットでは普通にみられるが、抗真菌剤のケトコナゾールの慢性毒性試験での発現が報告されている。網状帯にしばしば認められるヘモジデリン含有マクロファージとは区別すべきである。

セロイド：マウスでは皮髄境界部の X-zone に褐色色素の沈着がみられる。この色素はフクシンに染まり、好酸性を呈するが鉄染色には染まらない。BALB/c マウスにしばしばみられる所見である。エストロゲンの投与によって増強する。高齢のハムスターにも皮髄境界部の細

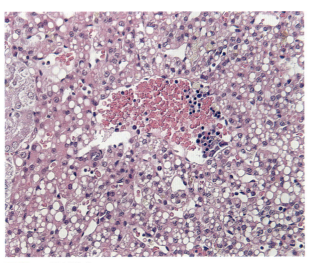

写真9　髄外造血
ラット、自然発生、HE 染色。

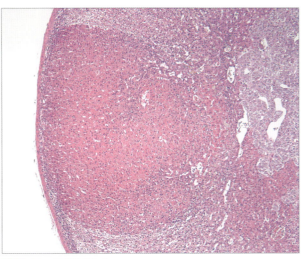

写真11　巣状過形成
ラット、自然発生、HE 染色。

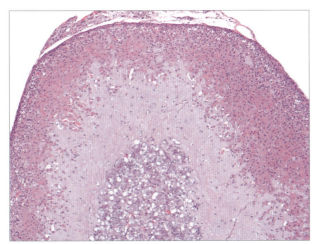

写真10　アミロイド症
ICR(CD-1)マウス、自然発生、HE染色。皮髄境界部のアミロイド沈着。（写真提供：中原 豊先生）

胞内にセロイドの沈着がみられる。

2-9. アミロイド症 amyloidosis、アミロイド沈着 amyloid deposition

　高齢のマウス、特にC3HおよびICR(CD-1)系では皮髄境界部あるいは束状帯の細胞間にエオジンに均一に染まる無構造のアミロイドの沈着が高頻度に認められる。高度の沈着によって皮質細胞が圧迫萎縮や置換に陥る場合もある（**写真10**）。原発性のアミロイド沈着は遺伝性が主体であり、肥満マウス ob/ob ではその半数以上に認められる。ラットでの自然発生はほとんど認められない。カゼインやフロイントのアジュバンドを投与しても二次的に発生する。コンゴーレッド、クリスタルバイオレット、チオフラビンTによる蛍光染色法あるいは偏光顕微鏡によってアミロイドを確認する。

2-10. 鉱質沈着 mineralization （石灰化 calcification）

　副腎では抗炎症作用を持つ糖質コルチコイドが存在するため、壊死に対する炎症反応が弱く、壊死あるいは出血巣に異栄養性石灰沈着をしばしば認める。

3. 増殖性および腫瘍性病変

3-1. 副腎皮質

3-1-1) 巣状過形成 focal hyperplasia
■**組織発生**　副腎皮質細胞。
■**組織学的特徴**　皮質細胞の数的増加を伴うもので、周囲組織への著しい圧迫がみられないものについて用いる（**写真11**）。通常は束状帯と網状帯に発現する。細胞は小型のものから周囲健常部よりも大型のもの、脂肪滴の少ない弱好酸性の充実性胞体、好塩基性胞体、あるいは大小の空胞化を示すものなどさまざまである。加齢性ラットに広く認められ、しばしば過形成病変内に肥大や脂肪化が混在し、周辺組織への弱い圧迫も認められることがあるが、境界があいまいで周辺組織との細胞配列の連続性が認められる。高齢のイヌにみられる結節状過形成 nodular hyperplasia は通常両側性、多発性の変化で、被膜に接して発現した増殖が顕著なものでは被膜を伴って被膜の外側に突出する。非腫瘍性・非機能性の変化であり臨床的意義はない。
■**鑑別診断**　一般に過形成で分裂像を見ることは少なく、細胞増殖の証拠として周辺組織の細胞密度の比較で判断する。皮質腺腫との鑑別は、全周性の境界を欠き周囲との連続性が残存していることである。そのほか結節のサイズも参考になる。腺腫でも細胞の異型性や分裂像の存在を欠く場合が多く、正常皮質幅を超える大きさの

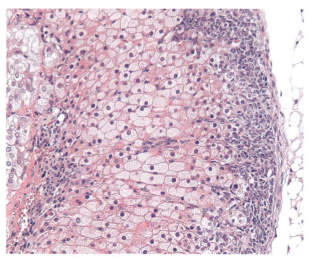

写真12　被膜下細胞過形成
マウス、自然発生、HE染色。A細胞の増生。

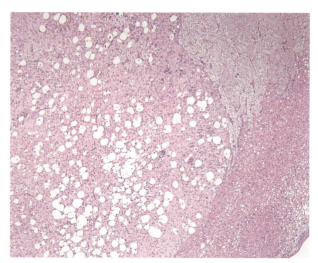

写真14　皮質腺腫
ラット、自然発生、HE染色。

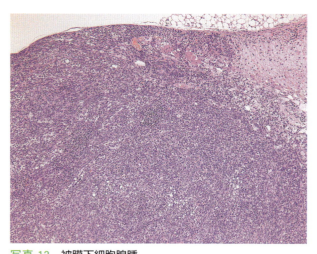

写真13　被膜下細胞腺腫
マウス、自然発症、HE染色。主としてA細胞の増生からなるが、右上にB細胞の増生域もみられる。
（写真提供：山川誠己先生）

ものは腺腫とする。
■解説　ラット、マウス、ハムスター、ウサギ、イヌ、サルなどでは、加齢性に自然発生する。特にラットでは頻発する。マウスにおける発生は比較的少ない。細胞の肥大や脂肪化、胞体の好酸性化や塩基性化した細胞を混じることから、ほぼ同義語として変異細胞巣 foci of cellular alteration とされることがある。

3-1-2）被膜下細胞過形成 subcapsular cell hyperplasia

■同義語　A cell hyperplasia、B cell hyperplasia、A/B cell hyperplasia
■組織発生　マウス副腎の被膜下細胞のA細胞あるいはB細胞。A細胞は小型の紡錘形の好塩基性細胞であり、B細胞は大型の広い細胞質を有する明るい細胞である。いずれも被膜下の reserve cell と推測されている。
■組織学的特徴　マウスに限定した被膜下細胞のA細胞あるいはB細胞の増殖病変である（写真12）。被膜下に巣状あるいはびまん性に、紡錘形〜長楕円形の核を有し、好塩基性の細胞質の乏しいA細胞の増殖域の中に、好酸性あるいは空胞化した細胞質と小胞状の円形核を有する大型細胞のB細胞が散在性あるいは細胞小集簇を形成する場合が多い。両者の割合は様々で、一方のみの増殖も認められる。加齢性に発現頻度が増し、球状帯を中心に束状帯まで広がる。
■鑑別診断　被膜下細胞腺腫 subcapsular cell adenoma（写真13）との鑑別が必要である。被膜下細胞腺腫では、全周性に周囲の正常組織との境界が明瞭であり、周辺への圧迫がみられる。
■解説　多くの系統の高齢マウスでみられる。2年間のがん原性試験に用いたB6C3F1マウスの雄で77.0％、雌で95.5％に発生したと報告されている[12]。性腺除去によって雌雄ともに発生率が増加する[13]。

3-1-3）皮質腺腫 cortical adenoma

■組織発生　副腎皮質細胞。
■組織学的特徴　通常束状帯あるいは網状帯における限界明瞭な細胞増殖巣として認められる（写真14）。過形成と異なり明らかな周囲組織の圧迫がみられ、薄い被膜が形成されることもある。細胞配列は不規則で、大部分の索状構造は失われている。細胞異型性あるいは多形性が認められる。細胞は大きなものが多く、大型の核と肥大して明瞭な核小体がある。有糸分裂像は認められるが、その程度は一様ではない。時には血管拡張、出血、血栓形成などを伴っている。
■鑑別診断　皮質巣状過形成、皮質腺癌および褐色細胞腫との鑑別が必要である。腺腫は明瞭な境界と周囲組織の圧迫像を有し、被膜を越えることはない。褐色細胞腫の細胞質は好塩基性で脂肪滴を含まない。
■解説　ラット、マウスともがん原性試験での発生率は低く、1％前後の報告が多い。一般にラットでは雌で発生率が高く、マウスでは雄で高い。Donryuラットでは雌雄とも6％もの高い発生率である。

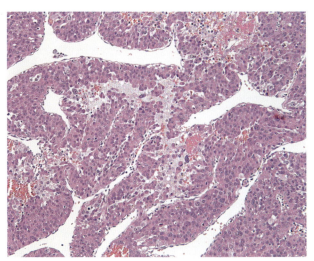

写真 15　皮質癌
ラット、自然発生、HE 染色。

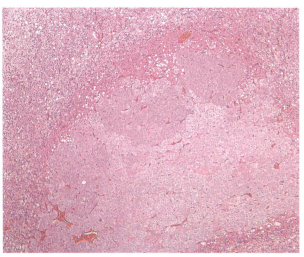

写真 16　巣状過形成
ラット、自然発生、HE 染色。

3-1-4) 皮質癌 cortical carcinoma

■**同義語**　皮質腺癌 cortical adenocarcinoma、adrenal cortical carcinoma

■**組織発生**　副腎皮質細胞。

■**組織学的特徴**　被膜、周囲組織、血管あるいはリンパ管への内浸潤、あるいは明らかな遠隔転移が認められる皮質細胞腫瘍である。皮質の大部分を占め、膨脹して髄質を変形させたり、髄質の大部分を置換することもある。癌巣内には不規則に枝分かれした索状構造やシート状の細胞集簇がみられ、脂肪化、嚢胞状変性、壊死、血管拡張、出血などを伴う。腫瘍細胞の多形性や有糸分裂像、細胞異型も悪性度の増加に伴って顕著となる（**写真 15**）。

■**鑑別診断**　皮質腺腫および悪性褐色細胞腫との鑑別が必要である。皮質腺腫とは、被膜を越えた周囲組織への浸潤増殖あるいは転移の有無によって鑑別する。腫瘍細胞の多形性が顕著な場合、しばしば悪性褐色細胞腫との鑑別が困難となるが、腫瘍細胞の脂肪の存在が有力な根拠となる。

■**解説**　ラット、マウスとも極めてまれな腫瘍である。Donryu ラットには時折発生する。マウスでは被膜下細胞（A 細胞・B 細胞）由来の被膜下細胞癌 subcapsular cell carcinoma も時としてみられる。

3-2. 副腎髄質

3-2-1) 巣状過形成 medullary focal hyperplasia

■**同義語**　nodular hyperplasia、adrenal medullary hyperplasia

■**組織発生**　副腎髄質細胞。

■**組織学的特徴**　限局性あるいはびまん性に髄質細胞が増加する。片側、あるいは両側性にみられ、多発することもある。皮髄境界部に発生する傾向がある。細胞は比較的小型で周囲よりも塩基好性が強いために境界は明瞭である。正常細胞よりもやや大型で染色性の異なる細胞からなる巣もある（**写真 16**）。周囲組織の圧迫はほとんどみられない。

■**鑑別診断**　褐色細胞腫との鑑別が重要である。周囲を著しく圧迫し髄質の構造を変形させるようなもの、あるいは本来の髄質の大きさの 50% を超えるものは褐色細胞腫とする。

■**解説**　副腎髄質における巣状過形成と良悪の褐色細胞腫は一連の増殖性変化であり形態学的に鑑別が困難なことが多く、大きさや、副腎外への増殖などが根拠にされている。ラットでは加齢とともに増加する。マウスにおける発生はまれである。ラットではヒトとは異なり、髄質細胞の腫瘍を含む増殖性病変がカテコールアミン分泌亢進による生理的影響を引き起こすことが比較的少ないとされている。一方、ラット髄質腫瘍と心筋症がしばしば併発することも知られている。髄質細胞は、チロシンヒドロキシラーゼ tyrosine hydroxylase、クロモグラニン A chromogranin A、シナプトフィジン synaptophysin、神経特異エノラーゼ neuron-specific enolase（NSE）などの免疫染色の陽性反応によって皮質細胞と鑑別できる。

3-2-2) 褐色細胞腫 pheochromocytoma、悪性褐色細胞腫 malignant pheochromocytoma

■**同義語**　adrenal medullary tumor、adrenal malignant medullary tumor

■**組織発生**　副腎髄質細胞。

■**組織学的特徴**　髄質細胞増殖巣が髄質の半分以上を占めるものを褐色細胞腫とする。単発あるいは多発性、あるいは両側性などさまざまである。周囲の正常組織を圧迫する。腫瘍の増生に伴い、細胞配列は不規則で大小の細胞集簇巣、大きなシート状充実巣、索状構造などの増殖パターンを示す（**写真 17**）。腫瘍内の類洞は拡張し、細胞形態も様々となる。悪性褐色細胞腫は、一般に核／細胞質比が高く、多形性で異型を伴い、有糸分裂像も多

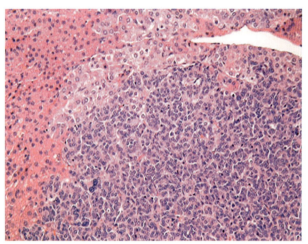

写真 17　褐色細胞腫
ラット、自然発生、HE 染色。

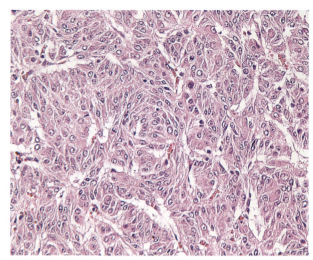

写真 19　神経芽細胞腫
ラット、自然発生、HE 染色。

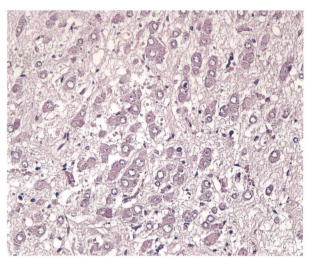

写真 18　神経節細胞腫
ラット、自然発生、HE 染色。

い。しかし細胞形態のみでは髄質腫瘍の悪性度は決められない。悪性の指標は周囲組織への浸潤像と遠隔転移である。主に肺、肝臓、所属リンパ節などに転移する。

■**鑑別診断**　良性と悪性を区別する必要がある。被膜外組織への浸潤増殖と遠隔転移が鑑別点となる。また、悪性褐色細胞腫では前述の皮質腺癌との鑑別が問題になることがある。

■**解説**　良性の褐色細胞腫は高齢ラットに頻繁にみられる。特に雄で高い発生率を示す。悪性褐色細胞腫の発生は比較的少ない。マウスにおける発生率は良性・悪性ともに極めて低い。

3-2-3）複合型褐色細胞腫 complex pheochromocytoma

■**同義語**　medullary tumor；complex phenochromocytoma type
■**組織発生**　副腎髄質細胞。
■**組織学的特徴**　髄質腫瘍は、時に神経芽細胞、神経節細胞、神経鞘細胞および神経線維などを含むことがある。これらを複合型褐色細胞腫 complex pheochromocytoma と呼ぶ。これらの構成細胞は同一起源の腫瘍細胞から分化したものと考えられている。

■**鑑別診断**　腫瘍の構成細胞のうち、神経系細胞が80％以上の場合は、後述の神経節細胞腫または神経芽細胞腫として鑑別する。

3-2-4）神経節細胞腫 ganglioneuroma

■**同義語**　medullary tumor；ganglioneuroma type
■**組織発生**　副腎髄質細胞。
■**組織学的特徴**　神経節細胞、外套細胞、神経鞘細胞および神経線維性の基質からなる髄質の腫瘍である（**写真18**）。ラットで神経節細胞腫が単独で発生することはまれで、むしろ前述の複合型褐色細胞腫の構成成分として神経節細胞腫の像が認められることが多い。
■**鑑別診断**　ganglioneuroma の像が80％以上の場合に神経節細胞腫とする。
■**解説**　高齢 F344 ラットでまれに発生することが報告されている。

3-2-5）神経芽細胞腫 neuroblastoma

■**組織発生**　副腎髄質細胞。
■**組織学的特徴**　クロマチンに富む類円形、長楕円形ないし三角形の小さな核を持つ小型紡錘形細胞がシート状に密集する（**写真19**）。円形に集合して中央に細線維様構造を有する偽ロゼット（Homer Wright 型）を認めることもある。
■**鑑別診断**　ラットにおいて褐色細胞腫 pheochromocytoma や神経節細胞腫 ganglioneuroma と共存・移行するような像を認める場合は、それぞれ複合型褐色細胞腫 complex pheochromocytoma、神経節細胞腫 ganglioneuroma と診断する。neuroblastoma の像が80％以上の場合に神経芽細胞腫とする。
■**解説**　ラットで真に神経芽細胞腫と診断されるものは極めてまれとされている。高齢 F344 ラットにおける発

生が報告されている。

引用文献

1) **Purjesz I, Sturcz J, Hüttner I**. The effect of chronic prolonged water loading on prednisolone induced adrenocortical atrophy. *Experientia* 20：688-689, 1964.
2) **笹野伸昭、一戸文雄、平野金次郎**. Hydrocortisone, Dexamethasone および Paramethasone による副腎萎縮の組織学的および酵素組織化学的研究. 日本内分泌学会雑誌 41：1432-1437, 1966.
3) **McNicol AM, Kubba MA, Stewart CJ**. The morphological effects of dexamethasone on the pituitary-adrenal axis of the rat—A quantitative study. *J Pathol* 154：181-186, 1988.
4) **Mazzocchi G, Nussdorfer GG**. Long-term effects of captopril on the morphology of normal rat adrenal zona glomerulosa. A morphometric study. *Exp Clin Endocrinol* 84：148-152, 1984.
5) **Robba C, Mazzocchi G, Nussdorfer GG**. Further studies on the inhibitory effects of somatostatin on the growth and steroidogenic capacity of rat adrenal zona glomerulosa. *Exp Pathol* 29：77-82, 1986.
6) **Yarrington JT**. Chemically induced adrenocortical lesions. In：*Endocrine system.*〈*Monographs on Pathology of Laboratory Animals*〉. Jones TC, Mohr U, Hunt RD(eds). Springer-Verlag, Berlin/Heidelberg. pp69-75. 1983.
7) **Zak F**. Lipid hyperplasia, adrenal cortex, rat. In：*Endocrine system.*〈*Monographs on Pathology of Laboratory Animals*〉. Jones TC, Mohr U, Hunt RD(eds). Springer-Verlag, Berlin/Heidelberg. pp80-84. 1983.
8) **Hamlin MH 2nd, Banas DA**. Adrenal Gland. In：*Pathology of the Fischer rat*. Boorman GA, Eustis SL, Elwell MR, et al (eds). Academic Press, San Diego. pp501-518. 1990.
9) **Gopinath C, Prentice DE, Lewis DJ**. The endocrine glands. In：*Atlas of experimental toxicological pathology*. Gopinath C, Prentice DE, Lweis DS(eds). MTP Press Limited, Lancaster/Boston. pp104-121. 1987.
10) **Wernert N, Antalffy A, Dhom G**. Effects of estradiol on adrenal cortex and medulla of the rat. Morphometric studies. *Pathol Res Pract* 181：551-557, 1986.
11) **Greaves P.** Hypertrophy and diffuse hyperplasia of glomerulosa. In：*Histopathology of preclinical toxicity studies*. Greaves P(ed). Elsevier Science, Amsterdam. pp769-771. 2000.
12) **Hirouchi Y, Iwata H, Yamakawa S. et al**. Historical data of neoplastic and non-neoplastic lesions in B6C3F1(C57BL/6CrSlc×CH/HeSlc)mice. *J Toxicol Pathol* 7：153-177, 1994.
12) **Goodman DG**. Subcapsular-cell hyperplasia, adrenal, mouse. In：*Endocrine system.*〈*Monographs on pathology of laboratory animals*〉. Jones TC, Mohr U, Hunt RD(eds). Springer-Verlag, Berlin/Heidelberg. pp66-68. 1983.
13) **IARC**. *International classification of rodent tumours. Part 1：The rat. 6. Endocrine system*. Mohr U(ed). IARC, Lyon. pp39-42. 1994.

寺西宗広
第一三共㈱

大石裕司
大阪市立大学大学院

4 膵臓（内分泌）

1．解剖学的・生理学的特徴

膵臓 pancreas は将来十二指腸になるべき前腸の尾側端部の内胚葉から発生する。背側膵臓および腹側膵臓と呼ばれる2つの膵臓原基が現れ、それぞれ分芽増殖して導管さらに腺房が形成される。このとき上皮塊の一部が母地から離脱して腺房間に点在する充実性細胞索を生じ、これが間葉から生じた多くの毛細管によって取り囲まれ、内分泌組織としてのランゲルハンス島（ラ氏島、膵島）が形成される[1〜3]。

膵内分泌細胞は集合してラ氏島を形成するほか、腺房間に孤在性（島外島細胞）にも認められる。ラ氏島を構成する内分泌細胞にはインスリンを分泌するB（β）細胞、グルカゴンを分泌するA（α）細胞、ソマトスタチンを分泌するD（δ）細胞、膵ポリペプチドを分泌するPP細胞がある[2,4]。B細胞はアルデヒドフクシンで紫色に、A細胞はアゾカルミンや酸性フクシンによって赤く染まる。D細胞はアザン染色で青に染まり好銀性を示す。ヒトではB細胞は島の60〜70%、A細胞は15〜20%を占める。ラットではB細胞が80%を占める。インスリンはブドウ糖の酸化促進、筋肉内へのブドウ糖の取り込み、ブドウ糖の脂肪への転換、肝グリコーゲンの増量などの生理作用により血糖値を低くする。グルカゴンは肝グリコーゲンの分解、血中アミノ酸、脂肪からの糖新生などにより血糖値を高くする。グルカゴンにはまたインスリンをB細胞から放出させる作用が知られている。ソマトスタチンは成長ホルモン分泌抑制ホルモンでインスリンとグルカゴンの分泌を抑制する。

膵臓内におけるラ氏島の分布と形態、ラ氏島内における各内分泌細胞の分布は種によって異なる（表1）。ラットでは大型島が多く小型島および島外島細胞は少ない。島の中央大部分を豊富な細胞質を有するB細胞が占め、A細胞は島の周辺部に不規則な幅をもって認められる（写真1）。D細胞はさらに辺縁あるいはA細胞のみられる領域に少数混在する。マウスもラットとほぼ同様である。イヌでは小型ないし中型島がほとんどで、島外島細胞も比較的多い。島は大部分をB細胞が占め、A細胞がその中央部に小集塊を形成するか、中央部に散在性に認められる（写真2）。D細胞は島の全体にわたって散在性に認められる。サルでは大型島から小型島までさまざまで、島外島細胞が多くみられる。細胞分布も島によってさまざまで、島全体にB細胞とA細胞が均等に混在するもの、島の大部分をB細胞が占め、その中にA細胞が散在するもの、逆に島の大部分をA細胞が占めるもの、A

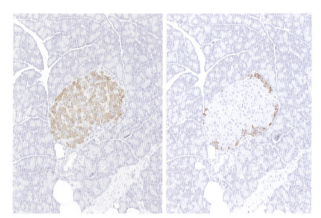

写真1　ラットのランゲルハンス島（ラ氏島）
左：抗インスリン免疫染色。右：抗グルカゴン免疫染色。

表1　ラ氏島の形態と分布；動物種による違い

		胃葉	脾葉	傍胆管部	十二指腸葉	AおよびB細胞の分布
ラット	葉の面積	中	大	小	小	
	ラ氏島の数	少	中	中	中	
	主なラ氏島の大きさ	小	小、中、大	中、大	中、大	

		左葉	膵体	右葉		AおよびB細胞の分布
イヌ	葉の面積	大	大	中		
	ラ氏島の数	中	中	少		
	主なラ氏島の大きさ	小、中	小、中	小		

		膵尾	膵体	膵頭		AおよびB細胞の分布
サル	葉の面積	中	中	大		
	ラ氏島の数	中	中	中		
	主なラ氏島の大きさ	中、大	中、大	小、中、大		

●＝A細胞、●＝B細胞

細胞をほとんど認めない島などがある。D細胞は比較的少数が散在性にみられ、ほとんど認められない島もある（**写真3、4**）。

2．非腫瘍性病変

2-1．アミロイド症 amyloidosis、アミロイド沈着 amyloid deposition

成人型糖尿病となったカニクイザルにはラ氏島アミロイド症がみられる。重度症例では内分泌細胞は減数・消失している。老齢カニクイザルのラ氏島には高率にさまざまな程度のアミロイド沈着をみる。そのアミロイド部分に石灰が沈着することもある（**写真5～7**）。高齢ICR（CD-1）マウスの全身性アミロイド症例において膵島アミロイド沈着がみられる。

2-2．出血 hemorrhage

ラットでラ氏島内部および周辺部に出血のみられることがあるが、通常は孤在性の変化である。発現頻度は雄のほうが雌より高く、加齢によって増加する[5]。いったん出血が起これば血漿成分と線維素の析出がみられ、細胞浸潤、水腫、線維化、ヘモジデリン沈着などを伴う一連の炎症性変化として展開する。炎症の程度が強ければ内分泌細胞の壊死と再生が起こり、線維化を残してラ氏島は変形する。内分泌細胞再生の証拠として、島が融合したようなひょうたん形、ブドウの房形、クラゲのよう

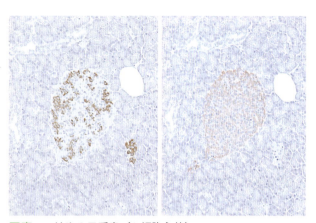

写真4 サルのラ氏島（A細胞主体）
左：抗インスリン免疫染色。右：抗グルカゴン免疫染色。

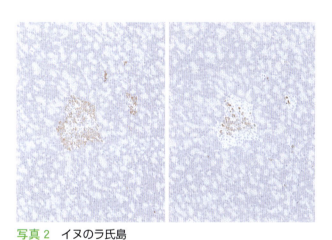

写真2 イヌのラ氏島
左：抗インスリン免疫染色。右：抗グルカゴン免疫染色。

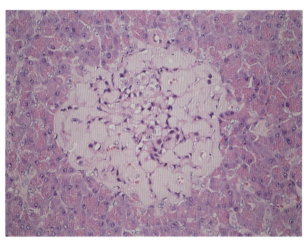

写真5 アミロイド症
サル、自然発生、HE染色。

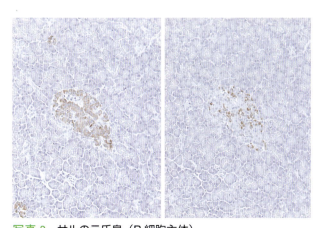

写真3 サルのラ氏島（B細胞主体）
左：抗インスリン免疫染色。右：抗グルカゴン免疫染色。

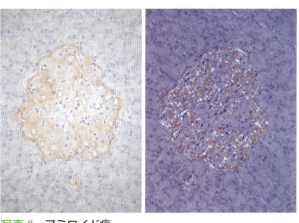

写真6 アミロイド症
写真5と同症例。左：direct fast scarlet（DFS）染色。右：DFS染色偏光像。

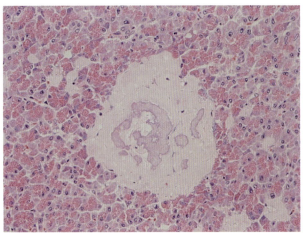

写真7　アミロイド沈着したラ氏島への石灰沈着
サル、自然発生、HE染色。

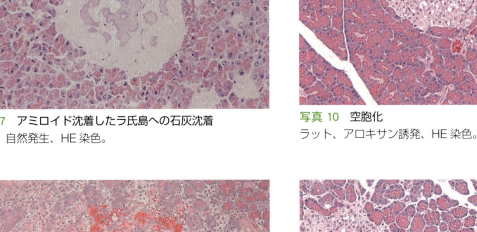

写真10　空胞化
ラット、アロキサン誘発、HE染色。

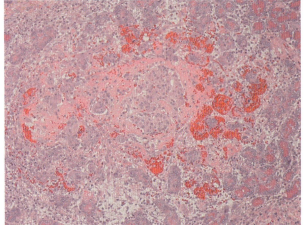

写真8　ラ氏島内および周囲の出血
ラット、自然発生、HE染色。

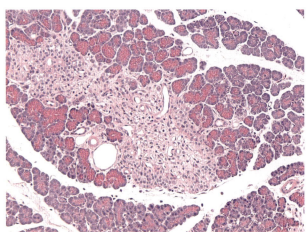

写真11　B細胞の脱落・消失
ラット、アロキサン誘発、HE染色。

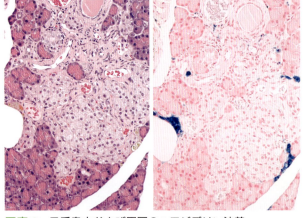

写真9　ラ氏島内および周囲のヘモジデリン沈着
ラット、自然発生。左：HE染色。右：ベルリンブルー染色。

な外形などがみられ、さらに内分泌組織と腺房の混在や内分泌組織中に腺房が取り残される像もみられる（**写真8**）。自然発症糖尿病モデルであるWBN/Kobラットにおいてもラ氏島周囲の出血から始まる炎症性変化がみられるが、非糖尿病ラットとは異なり炎症が外分泌組織へも広く伸展する、内分泌細胞は減数・消失へ向かう、など

の特徴がある[6,7]。

2-3. ヘモジデリン沈着 hemosiderin deposition

高齢ラットにおいて線維化のみられるラ氏島内や島近接部の結合組織に沈着する。黄褐色顆粒状を呈するヘモジデリン保有マクロファージの小集簇として認められることが多い。ラ氏島内部や周辺部に好発する出血の痕跡と考えられる（**写真9**）。

2-4. 変性 degeneration、壊死 necrosis、空胞化 vacuolation

種々の薬物・化学物質の投与によって島細胞の変性が引き起こされる[8]。ラットを含む多くの実験動物にアロキサンalloxanやストレプトゾトシンstreptozotocinを投与すると、B細胞が特異的に傷害され変性・壊死に陥る。ラットにアロキサンを投与した直後B細胞細胞質は空胞化するが、好酸性濃縮像を現わす細胞もみられ、ついには壊死にいたって消失する（**写真10、11**）。この間、島周辺部のA細胞分布領域は健常に保たれている。自然発

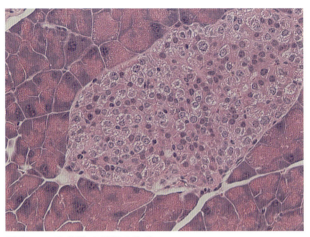

写真 12　B 細胞の微細空胞化
糖尿病モデル AKITA マウス、自然発生、HE 染色。

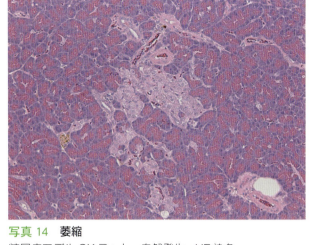

写真 14　萎縮
糖尿病モデル GK ラット、自然発生、HE 染色。

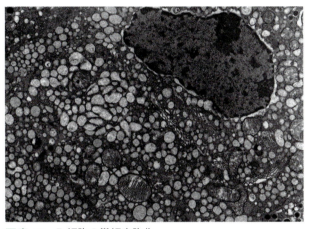

写真 13　B 細胞の微細空胞化
写真 12 と同症例、電子顕微鏡像。

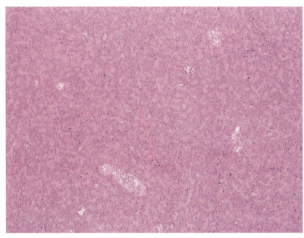

写真 15　萎縮
サル、カドミウム誘発、HE 染色。

生糖尿病モデルの AKITA マウスでは B 細胞細胞質の微細空胞化ないし顆粒状化（網目状構造）を示し、電顕的には多数の小胞として観察され、内分泌顆粒は認められない（**写真 12、13**)[9]。

2-5. ラ氏島萎縮 islets atrophy

　内分泌細胞数が減少しラ氏島が小さくなることで、糖尿病モデル動物にみられる[10,11]。モデルによっては、島の外形の不整形化や島内線維化を伴うものもある（**写真 14**）。カドミウムを長期間投与したカニクイザルではラ氏島の線維化を伴わない顕著な萎縮を示し、糖尿病を発症する（**写真 15**）[12]。自然発症糖尿病カニクイザルでも同じようなラ氏島萎縮の像がみられる。ラットにストレプトゾトシンを投与すると 24 時間後にはラ氏島を構成する B 細胞自体が萎縮し、島も周囲の滑らかさを欠いて萎縮する。

2-6. 肝細胞化生 hepatocyte metaplasia

　ラットのまれな自然発生所見として、ラ氏島周辺部に

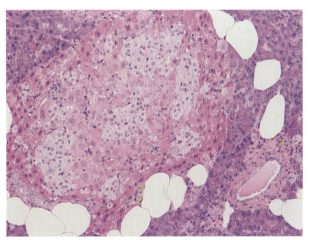

写真 16　肝細胞化生
ラット、自然発生、HE 染色。

肝細胞様の形態的特徴を有する好酸性大型細胞（pancreatic hepatocyte）が出現することがある（**写真 16**）。通常、島細胞と腺房細胞の間に帯状に配列するが、島内部に認められるものもある。化学物質の処理によってラットおよびハムスターの膵臓に pancreatic hepatocyte が誘発される[13〜15]。pancreatic hepatocyte は光顕および

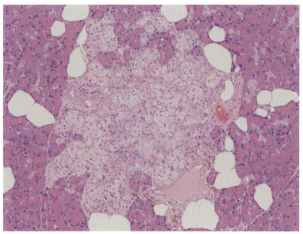

写真 17　線維化
ラット、自然発生、HE 染色。

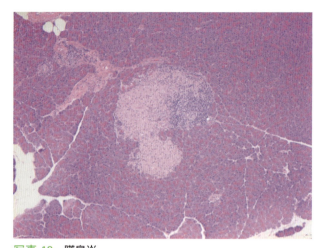

写真 18　膵島炎
Ⅰ型糖尿病モデル KDP ラット、自然発生、HE 染色。

電顕的によく分化した肝細胞に似ており、PAS 陽性、カタラーゼとアルブミンの免疫化学染色に陽性であるが、アミラーゼ、カルボキシペプチダーゼ、リパーゼ、インスリン、グルカゴンには陰性である。

2-7. 線維化 fibrosis

ラットの加齢性変化としてラ氏島周囲および内部へ侵入する線維性組織がみられる（**写真 17**）。侵入した線維はいくつかの内分泌細胞を取り囲み、島を小葉状に細分化する傾向があるが、さらに個々の細胞を取り囲むまで進行するものもある。このような線維化島は外形が不整化しており、近接部や線維化部分にヘモジデリン沈着を伴うことが多い。ラ氏島線維化は出血から始まる一連の炎症性変化の終末像と考えられる[5,14]。

2-8. 膵島炎 insulitis、炎症性細胞浸潤 inflammatory cell infiltration

NOD マウスや BB ラット、KDP ラットのようなⅠ型糖尿病モデル動物でリンパ球性膵島炎がみられる（**写真 18**）[11,16]。ラ氏島内にリンパ球の密な浸潤が起こり、内分泌組織は壊される。重度になれば内分泌細胞は完全にリンパ球と置き換えられる。NOD マウスで浸潤する単核細胞は大部分が T および B リンパ球であるが、そのほかにわずかなマクロファージがみられる[16]。非糖尿病ラットでも線維化のみられるラ氏島内あるいはその周囲に、リンパ球、マクロファージの浸潤がみられる。

2-9. ラ氏島の肥大 islet hypertrophy（島細胞のびまん性過形成 diffuse islet cell hyperplasia）

Ⅱ型糖尿病モデルである ZDF ラットや NSY マウス、db/db マウスでは発症前の一時期に膵臓の全域にわたってラ氏島が外形の不整化を伴わず一様に大きくなるよう

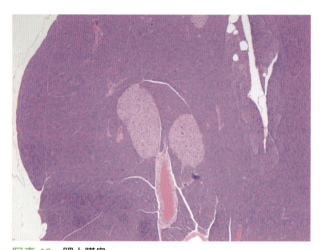

写真 19　肥大膵島
Ⅱ型糖尿病モデル NSY マウス、自然発生、HE 染色。

な肥大の像を現わす（**写真 19**）。その後糖尿病の発症と進行に伴いラ氏島は萎縮する[10]。ラ氏島肥大は島細胞のびまん性過形成によるものであるが、この過形成はadenoma、carcinoma の前駆病変としての巣状過形成とは組織像も意義も異なる[15,17]。

2-10. ラ氏島芽細胞症 nesidioblastosis

ヒトの胎児の膵臓において導管から発生し、膵臓内にびまん性あるいは播種性にみられる非腫瘍性の島細胞過形成に対してラ氏島芽細胞症という診断名があてられた[18,19]。実験用ビーグル犬ではまれな背景病変として若齢からみられる。不規則な外形をしたさまざまな大きさのラ氏島、ラ氏島の融合、B 細胞のみからなる小型島、導管（介在部ないし小葉内導管様の細管）の不規則な増殖、増殖した導管に接する少数の島細胞塊（島細胞の出芽）、腺房細胞の萎縮と腺房の変形を伴った外分泌組織構造の乱れなどがさまざまな組み合わせで認められる。特に導管上皮細胞と島細胞との密接な関連は重要な所見である[18]。増殖した島細胞の核と細胞質は大きく大部分

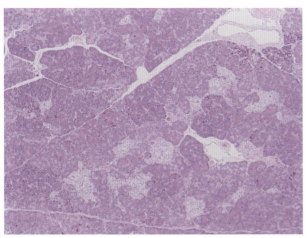

写真20　ラ氏島芽細胞症
イヌ、自然発生、HE染色。

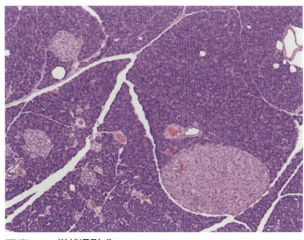

写真22　巣状過形成
ラット、自然発生、HE染色。

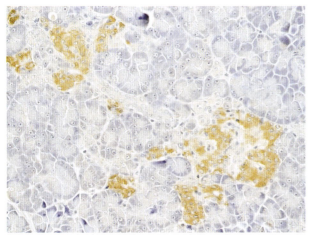

写真21　ラ氏島芽細胞症
写真20と同症例、抗インスリン抗体免疫染色。

がB細胞であるが、PP細胞の構成比も増加している（**写真20、21**）。先天的な組織形成異常であるが、胎生期の膵臓組織傷害に対する再生性の内分泌細胞増殖像であるとの考えがある。N-ニトロソビス（2-オキソプロピル）アミン N-nitrosobis (2-oxopropyl) amine（BOP）を投与したハムスターの膵臓にはラ氏島芽細胞症に特徴的な過形成性導管からの島細胞出芽が多発性にみられる[20]。

3．増殖性および腫瘍性病変

3-1．ラ氏島細胞過形成 islet cell focal hyperplasia

■**組織発生**　ラ氏島内分泌細胞。
■**組織学的特徴**　巣状過形成はadenomaからcarcinomaへとつながる前駆病変と考えられており、形態学的および生物学的に連続性がみられる[15,17]。齧歯類では円形〜楕円形、時に不規則な外形を示す（**写真22**）。一切片上に1個以上の過形成巣が認められることもあるが、巣の大きさや形は一様ではない。直径350〜700μmの大きさとなる[21]。過形成性の内分泌細胞は正常のものよりやや大きめだが、異型や有糸分裂像はみられず、正常島と異なる特別な細胞配列を示すこともない。過形成巣は周囲組織を圧排することはない。既存のラ氏島内だけでなく、ラ氏島出血に引き続く一連の炎症・再生・線維化領域や腺房部分の萎縮・再生性病変領域にも発現する[8]。
■**鑑別診断**　腺腫との鑑別が必要である。過形成巣の組織構築は正常島と同様で索状配列などはみられない。腺腫では索状配列のみられることがある。齧歯類では巣状過形成を直径700μm以下、腺腫はそれ以上の大きさを目安とする。なお、正常島と過形成島の境界は350μmとされている[21]。
■**解説**　すべての島が一様に肥大する際のびまん性過形成と意義は異なる。島細胞の巣状過形成、腺腫、腺癌はラットでは雌よりも雄で高率にみられる。それに比べてマウスでの発生率は低い[8, 22, 23]。

3-2．ラ氏島細胞腺腫 islet cell adenoma

■**同義語**　膵島腫、insulinoma、benign islet cell tumor、endocrine pancreas adenoma
■**組織発生**　ラ氏島内分泌細胞。
■**組織学的特徴**　正常島細胞よりも大型（時に小型）で立方形〜多角形の内分泌細胞からなる結節性増殖巣としてみられ、通常は単独での発現を示す（**写真23**）[8,17,21]。腫瘍細胞は一様で異型はみられないが、単層〜2層程度の索状配列をとるなど正常島とは異なる配列がみられる。有糸分裂像はみられない。腺腫の周囲は平滑で腺房組織をわずかに圧排するが、時に腺房組織内へ侵入増殖（突出）し周囲不整となる。部分的に薄い被膜や梁柱が形成されることもある。腺房細胞が結節内部に閉じ込められる像も散見される。直径1〜10mm程度の大きさとなる[8,17]。

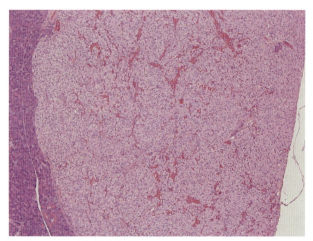

写真23　ラ氏島細胞腺腫
ラット、自然発生、HE染色。

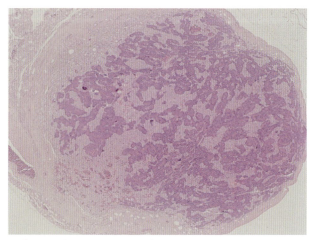

写真25　腺房ラ氏島細胞混合腫瘍
ラット、自然発生、HE染色。

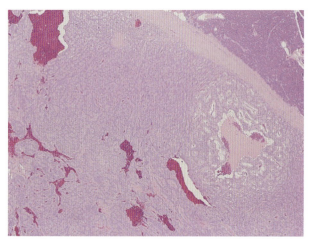

写真24　ラ氏島細胞癌
ラット、自然発生、HE染色。

■**鑑別診断**　巣状過形成および腺癌との鑑別が必要である。巣状過形成には索状配列、周囲組織の圧排、被膜の形成はない。齧歯類では直径700μm以上の大きさを腺腫とする。腺癌では細胞形態、細胞配列が多彩となり、異型細胞もみられる。また、腺腫と比べて結節はより大きく、線維性被膜はより厚く、周囲組織の圧排が顕著となる。

■**解説**　ラット、マウス、ハムスターにおいて自然発生する。これらの腺腫の多くはB細胞主体であるが、A細胞主体、D細胞主体の腫瘍も報告されている[24]。島細胞腫瘍はただ1種類のホルモンだけが陽性を示すわけではなく、多くは2種以上のホルモンに陽性となる。

3-3. ラ氏島細胞癌　islet cell carcinoma

■**同義語**　islet cell adenocarcinoma、malignant islet cell tumor、endocrine pancreas adenocarcinoma
■**組織発生**　ラ氏島内分泌細胞。
■**組織学的特徴**　腺腫と同様な結節性増殖巣を形成するが、腺腫よりも大きい（**写真24**）。立方形～円柱形、多角形の大型細胞が毛細血管に富む間質に沿って増殖し、索状、リボン状、柵状の配列が目立つ。胞巣構造、腺管構造などもみられる。部位によっては腫瘍細胞の有糸分裂像が散見される[17,21]。紡錘形の細胞、異型な核を有する細胞のみられることがある。腫瘍は大きくなって周囲組織を圧排し、しばしば厚い線維性被膜を形成する。被膜内や被膜外への腫瘍細胞浸潤がみられる。増殖が顕著で線維性被膜が結節内部に閉じ込められることもある[21]。遠隔転移はまれである。

■**鑑別診断**　腺腫との鑑別が必要である。腺癌では細胞形態が多彩で、上記のように正常島とは異なる細胞配列が目立つ。被膜の形成が腺腫よりも顕著である。腺腫より大きく周囲組織圧排像も顕著である。

■**解説**　ラット、マウスとも遠隔転移は極めてまれだが、起これば肝臓に転移する。ラットやマウスでは島細胞腫瘍の多くはインスリン産生性であるが、低血糖症は起こらない[21,25]。

3-4. 腺房ラ氏島細胞混合腫瘍　mixed acinar-islet cell tumor

■**同義語**　acinar-islet cell adenoma、benign mixed tumor
■**組織発生**　内分泌、腺房、導管への分化能を持つ細胞。
■**組織学的特徴**　腺腫に類似する境界明瞭な結節性病変であり、膨脹性に増殖し被膜を形成することもある（**写真25**）。結節内には腺房細胞、内分泌細胞の両者が腫瘍性に増殖し同等の細胞密度で混在する[8,21,26,27]。腺房細胞、内分泌細胞とも正常組織でみられるものに類似しよく分化しているが、腺房細胞は概して大型になっており、時に異型や有糸分裂像のみられることがある。良性腫瘍として位置づけられる[8,21,27]。

■**鑑別診断**　島細胞腺腫内に既存の腺房細胞が閉じ込められる場合があるが、これとの鑑別が必要である。腺腫

では腺房細胞が閉じ込められたとしてもその数は多くはないが、混合腫瘍では腺房細胞の占める割合は内分泌細胞と同等である[21]。

■**解説** F344 ラットおよび B6C3F1 マウスでまれに自然発生する。この病変の意義と生物学的特性は明らかでない[26]。

引用文献

1) 加藤嘉太郎. 膵臓の発生.『家畜比較発生学』養賢堂, 東京. pp93-95. 1972.
2) 藤田尚男、藤田恒夫. ランゲルハンス島（膵島）.『標準組織学各論』第3版. 医学書院, 東京. pp338-346. 2003.
3) Rutter WJ. The development of the endocrine and exocrine pancreas. In: *The pancreas*. <*International Academy of Pathology Monograph*> No. 21. Fitzgerald PJ, Morrison AB (eds). Williams & Wilkins, Baltimore. pp30-38. 1980.
4) Erlandsen SL. Types of pancreatic islet cells and their immunocytochemical identification. In: *The pancreas*. <*International Academy of Pathology Monograph*> No. 21. Fitzgerald PJ, Morrison AB (eds). Williams & Wilkins, Baltimore. pp140-155. 1980.
5) Imaoka M, Satoh H, Furuhama K. Age-and sex-related differences in spontaneous hemorrhage and fibrosis of the pancreatic islets in Sprague-Dawley rats. *Toxicol Pathol* 35: 388-394, 2007.
6) Tsuchitani M, Saegusa T, Narama I, et al. A new diabetic strain of rat (WBN/Kob). *Lab Anim* 19: 200-207, 1985.
7) Tsuchitani M, Wako Y, Yamagishi Y, et al. Endocrine cell populations in the pancreas of diabetic WBN/Kob rats. *J Vet Med Sci* 54: 429-434, 1992.
8) Riley MGI, Boorman GA, Hayashi Y. Endocrine pancreas. In: *Pathology of the Fischer rat*. Boorman GA, Montgomery Jr CA, MacKenzie WF (eds). Academic Press, San Diego. pp545-553. 1990.
9) 小泉昭夫. 糖尿病モデル Akita mouse（Mody+/−）：マウスモデルからヒト糖尿病の予防へ. *Diabetes Frontier* 9: 489-492, 1998.
10) 八木橋操六. 糖尿病の膵病理.『臨床医のための糖尿病病理』診断と治療社, 東京. pp20-57. 2004.
11) Mordes JP, Rossini AA. Animal models of diabetes mellitus. In: *Joslin's diabetes mellitus*, 12th ed. Marble A, Krall LP, Bradley RF, et al (eds). Lea & Febiger, Philadelphia. pp110-137. 1985.
12) Kurata Y, Katsuta O, Doi T, et al. Chronic cadmium treatment induces islet B cell injury in ovariectomized cynomolgus monkeys. *Jpn J Vet Res* 50: 175-183, 2003.
13) McDonald MM, Boorman GA. Pancreatic hepatocytes associated with chronic 2,6-dichloro-p-phenylenediamine administration in Fischer 344 rats. *Toxicol Pathol* 17: 1-6, 1989.
14) Frith CH, Botts S, Jokinen MP, et al. Non-proliferative lesions of the endocrine system in rats, E-1. In: *Guides for toxicologic pathology*. STP/ARP/AFIP, Washington DC. pp1-22. 2000.
15) Longnecker DS, Millar PM. Tumours of the pancreas. In: *Pathology of tumours in laboratory animals. Tumours of the rat*, Vol 1, 2nd ed. Turusov VS, Mohr U (eds). IARC scientific publications, Lyon. pp241-257. 1990.
16) Leiter EH, Herberg L. Aging, pancreatic islets, and glucose homeostasis in inbred mice. In: *Pathobiology of the aging mouse*, Vol 1. Mohr U, Dungworth DL, Capen CC, et al (eds). ILSI Press, Washington DC. pp153-170. 1996.
17) Riley MGI, Boorman GA, McDonald MM, et al. Proliferative and metaplastic lesions of the endocrine pancreas in rats, E-1. In: *Guides for toxicologic pathology*. STP/ARP/AFIP, Washington DC. pp1-7. 1990.
18) Katsuta O, Tsuchitani M, Narama I. Abnormal proliferation of pancreatic endocrine cells in beagle dogs. *J Toxicol Pathol* 5: 67-76, 1992.
19) Falkmer S, Askensten U. Disturbed growth of the endocrine pancreas. In: *The pathology of the endocrine pancreas in diabetes*. Lefebvre PJ, Pipeleers DG (eds). Springer-Verlag, Berlin. pp125-140. 1988.
20) Pour P. Experimental pancreatic ductal (ductular) tumors. In: *The pancreas*. <*International academy of pathology monograph*> No. 21. Fitzgerald PJ (ed). Williams & Wilkins, Baltimore. pp111-139. 1980.
21) IARC. *International Classification of Rodent Tumours. Part 1: The rat. 6. Endocrine system*. Mohr U (ed). IARC Scientific Publication, Lyon. pp56-64. 1994.
22) Haseman JK, Arnold J, Eustis SL. Tumor incidences in Fischer 344 rats: NTP historical data. In: *Pathology of the Fischer rat*. Boorman GA, Montgomery Jr CA, MacKenzie WF (eds). Academic Press, San Diego. pp555-564. 1990.
23) Haseman JK, Elwell MR, Hailey JR. Neoplasm incidences in B6C3F1 mice: NTP historical data. In: *Pathology of the mouse*. Maronpot RR, Boorman GA, Gaul BW (eds). Cache River Press, Vienna. pp679-689. 1999.
24) Longnecker DS. Preneoplastic and neoplastic lesions of the pancreas in hamster, mouse, and rat. In: *Pathology of neoplasia and preoplasia in rodents*. Bannasch P, Gössner B (eds). Schattauer, Stuttgart. pp64-81. 1994.
25) Capen CC, Karbe E, Deschl U, et al. Endocrine system. In: *International classification of rodent tumors. The mouse*. U Mohr (ed). Springer, Berlin. pp269-322. 2001.
26) Eustis SL, Boorman GA, Hayashi Y. Exocrine pancreas. In: *Pathology of the Fischer rat*. Boorman GA, Montgomery Jr. CA, MacKenzie WF (eds). Academic Press, San Diego. pp95-108. 1990.
27) Boorman GA, Sills RC. Exocrine and endocrine pancreas. In: *Pathology of the mouse*. Maronpot RR, Boorman GA, Gaul BW (eds). Cache River Press, Vienna. pp185-205. 1999.

土谷　稔
㈱LSI メディエンス

佐藤順子
㈱LSI メディエンス

5 松果体

1．解剖学的・生理学的特徴

　松果体は間脳にあたる第三脳室の背側壁の膨隆として現れ、その原基は嚢状を呈す。高等脊椎動物では胎生の一時期このように嚢状を呈するが、その後の分化発育に伴い内腔を失い、最終的に実質性の内分泌器官となる[1,2]。イヌおよびサルでは、松果体は非常に小さく、中脳蓋と脳梁にはさまれた第三脳室に位置するが、ラットでは出生後、極めて細い茎で連絡を保持した状態で後背側へ移動し、大脳後頭葉と小脳の間の脳表面に位置する（**写真1～4**）[3]。

　松果体は脳軟膜に囲まれ、洞様毛細血管や交感神経節後線維を含む結合組織性血管周囲組織が実質内に介在している。松果体実質を構成する細胞は松果体細胞（主細胞）および神経膠細胞で、松果体細胞が集合して不規則な小葉や細胞索を形成している。松果体細胞は神経膠細胞に比べて核、細胞質ともに大きくかつ明るい。細胞質内には弱好酸性微細顆粒があるが、HE染色標本ではあまり明らかではない（**写真5**）。細胞質の輪郭はオルテガ染色で明瞭に染まる。電顕的には細胞質内に小胞を有するペプチドホルモン分泌型の細胞であり、複雑にからみ合う細胞質突起を有する。哺乳類の松果体は上顎部交感神経節を経由した交感神経節後線維の支配を受ける[2]。松果体は、この交感神経経由で光刺激を受容し、松果体ホルモンであるメラトニンを分泌する神経内分泌器としての働きをもつ。メラトニン分泌および松果体細胞の大きさには日周変動がある。メラトニンはトリプトファンからセロトニンを経て合成されるインドールアミンである。ラットでは、前駆物質のセロトニンは夜間に増加し、昼間減少する。メラトニンはセロトニンと逆の動きを示す。

　メラトニンには性腺抑制作用（LH、FSH抑制）、副腎皮質抑制作用（コルチコステロン産生抑制）、甲状腺抑制作用（TRH放出ホルモン抑制）、体温調節作用などがある。このことは、齧歯類における松果体摘出後もしくはメラトニン投与後の性腺や副腎重量の変化および分泌ホルモンの変動、体温異常などから確認されている[3]。メラトニンは、両生類では皮膚を明色化し、メラノサイト刺激ホルモン（MSH）と拮抗的な作用を有する。ハムスターを用いた移植メラノーマの発育において、松果体摘

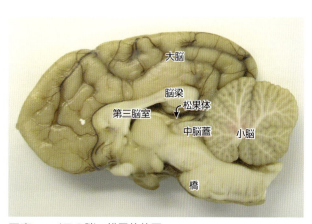

写真1　イヌの脳・松果体位置

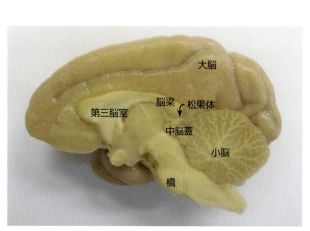

写真2　サルの脳・松果体位置

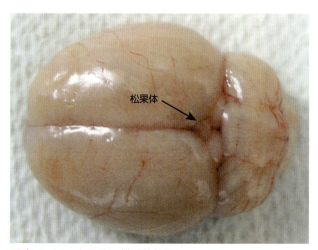

写真3　ラットの脳・松果体位置

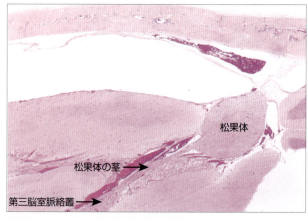

写真4　ラットの松果体位置と形態

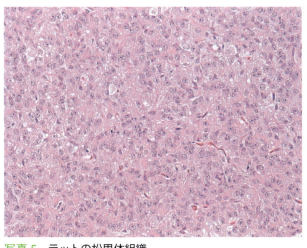

写真5　ラットの松果体組織
HE染色。

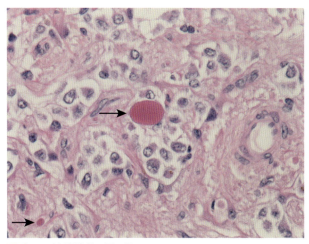

写真7　鉱質沈着（脳砂）
サル、自然発生、HE染色。

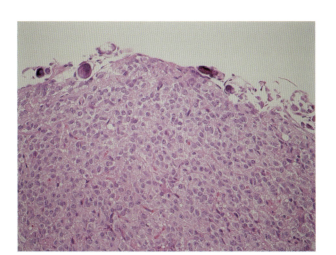

写真6　鉱質沈着
ラット、自然発生、HE染色。

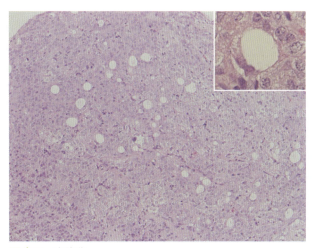

写真8　空胞化
ラット、自然発生、HE染色。

出による発育促進効果や摘出後の外部からのメラトニン投与による促進効果の消失が報告されている[4,5]。

2．非腫瘍性病変

2-1．鉱質沈着 mineralization

　松果体実質細胞内あるいは間質に、微細顆粒状から巣状の沈着物（石灰沈着）として認められる。ヒトでは松果体における加齢性変化として脳砂がみられ、これはリン酸カルシウムと炭酸カルシウムが主成分である[2]。実験動物の中ではラット、スナネズミでの発現が報告されている[6〜8]。ラットでは外面を覆う軟膜下部分への沈着が多く、まれに実質内部への巣状沈着も認められる。小血管に接してみられることが多く、組織反応は伴わない（写真6）。高齢ラットにみられる沈着物は比較的大きく、層板構造を呈するものもある。発現率は系統によっても異なるが、加齢とともに増加し[9]、2年間のがん原性試験に使用したSDラットでは雄の83％、雌の57％に観察さ

れている[6]。カニクイザルの松果体実質内にも鉱質沈着（脳砂）がみられるが、沈着物の形状はラットでみられるものと異なり、好酸性顆粒状、球状または層板状で、通常の毒性試験に用いられる若齢（3〜5歳）動物で高率に認められる（写真7）。

2-2．空胞化 vacuolation

　高齢ラットの松果体には空胞化細胞が散在性にみられる[9,10]。細胞質内空胞は大小さまざまで、大きなものでは実質細胞の4〜5倍程度にまでふくらみ、核は辺縁に押しやられている（写真8）。

2-3．リンパ球浸潤 lymphocytic infiltration

　ラットでは松果体実質内にリンパ球の密な浸潤をみることがある（写真9）[9]。通常は軟膜から実質にかけて浸潤巣を形成する。加齢とは関連せず若い動物にも認められる。

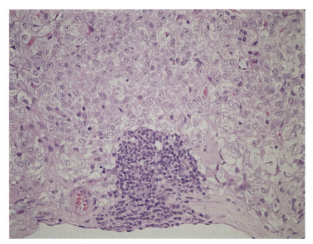

写真 9　リンパ球浸潤
ラット、自然発生、HE 染色。

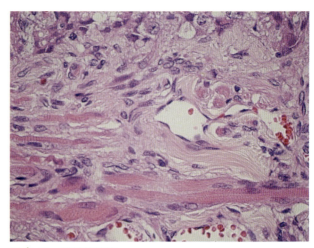

写真 11　横紋筋線維
ラット、自然発生、HE 染色。

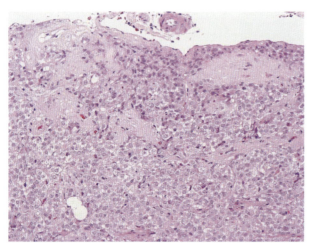

写真 10　線維化
ラット、自然発生、HE 染色。

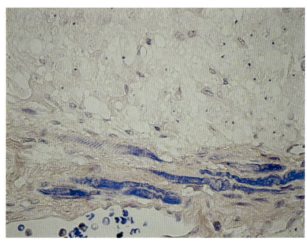

写真 12　横紋筋線維
写真 11 と同症例、PTAH 染色。

2-4. 線維化 fibrosis

若齢ラットの松果体では実質内血管周囲の間質結合組織は少ないが、加齢とともに結合組織の増加（線維化）がみられる[7,9,10]。線維化は辺縁部で特に明瞭で、血管に沿って実質内部にも侵入する（**写真 10**）。まれに動脈壁の硝子化を伴った間質の線維化が認められる[7]。発現頻度および病変の程度に雌雄差はない。

2-5. 横紋筋線維の出現　striated muscle fiber

ヒト、ウシ、ブタ、コウモリ、ラットでは、松果体実質内に明瞭な横紋を有する筋線維が確認されている[9〜13]。ラットでは横紋筋線維は、松果体の線維化部位に観察されることが多く、線維化と同様に加齢とともに増加する傾向がある（**写真 11、12**）。横紋筋線維は雌雄にみられるが、SD ラットにおける横紋筋線維の発現率には、雄 13/190 例に対して雌 0/193 例と性差があった[9]。筋線維の由来については、さまざまな説があり不明である。

3. 増殖性および腫瘍性病変

3-1. 松果体腫 pinealoma

■**同義語**　pineal gland tumor、pineocytoma、pineoblastoma
■**組織発生**　松果体実質細胞。
■**組織学的特徴**　ラットに発生する特徴的な松果体細胞腫では、大型多形かつ淡明な成熟松果体細胞類似の細胞による充実性の増殖が主体で、これにリンパ球様の小型暗調細胞が加わる、いわゆる"two cell pattern"を示す（**写真 13、14**）。時に繊細な血管結合組織によって分割された胞巣状ないし小葉構造を示す。松果体細胞性の偽ロゼット配列を伴う場合もある。有糸分裂像はしばしば認められる[14〜21]。電子顕微鏡による観察では、これら 2 つのタイプの細胞は、細胞内構成成分の密度の違いによるもので、基本的には同一形態の細胞である[17,21]。ヒトの

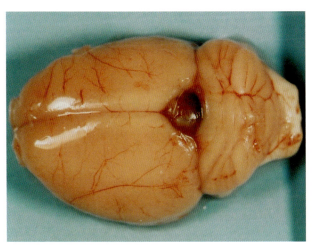

写真 13 松果体腫
ラット、自然発生。
(写真提供：古川 賢先生)

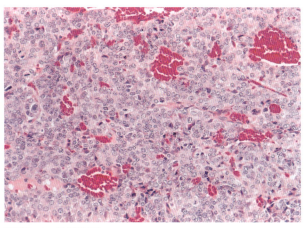

写真 14 松果体腫
ラット、自然発生、HE 染色。
(写真提供：古川 賢先生)

松果体腫瘍の中には、大型細胞の増殖を主体とし小型暗調細胞浸潤が大型細胞を胞巣状に区画するように加わってモザイク状の様相を呈す、"two cell pattern pinealoma" と分類される胚細胞腫瘍があるが、ラットではこのようなモザイク状の "two cell pattern pinealoma" の形態をとる胚細胞腫瘍の報告はない。悪性のものでは多くの有糸分裂像、偽ロゼット配列、壊死巣、異型性を示す腫瘍細胞がみられ、小脳など周囲組織へ浸潤性に増殖する[14,20,21]。

■**鑑別診断** 松果体腫には低分化型である松果体芽細胞腫と分化型である松果体細胞腫が区別されるが、松果体の原基は神経芽細胞と共通性があるため、松果体芽細胞腫は他の神経原性腫瘍に類似の組織像を示し、また松果体実質には神経膠細胞が存在するため、神経膠腫が松果体実質性腫瘍の中に含まれる場合がある。松果体実質細胞由来の確認にシナプトフィジン synaptophysin 免疫染色が有効であるとの報告がある[18]。しかし、ラットでは松果体部に主腫瘤があり松果体実質細胞由来であることが推測される腫瘍は松果体腫とされており、神経膠腫や胚細胞腫瘍と診断された症例の報告はまだない。小脳などの周囲組織に浸潤している場合は発生起源をどこに求めるかにより髄芽腫 medulloblastoma や膠腫 glioma との鑑別が必要である。

■**解説** 実験動物ではラットのいくつかの系統において発生が報告されているが、きわめてまれな腫瘍であり、ヒトにみられるような詳細な分類はされていない。

引用文献

1) 溝口史郎. 神経系の発生. 『発生学提要』金原出版, 東京. pp80-104. 1966.
2) 久田太郎. 発生・分化異常, 加齢, その他. 松果体. 『内分泌系：松果体, 甲状腺, 視床下部・下垂体』〈現代病理学大系 第 17 巻 A〉. 飯島宗一、石川栄世、影山圭三ほか (編). 中山書店, 東京. pp45-54. 1988.
3) 長谷川章雄、森 亘. 機能と構造. 松果体. 『内分泌系：松果体, 甲状腺, 視床下部・下垂体』〈現代病理学大系 第 17 巻 A〉. 飯島宗一、石川栄世、影山圭三ほか (編). 中山書店, 東京. pp36-40. 1988.
4) Das Gupta TK, Terz J. Influence of pineal gland on the growth and spread melanoma in the hamster. *Cancer Res* 27：1306-1311, 1967.
5) El-Domeiri AA, Das Gupta TK. The influence of pineal ablation and administration of melatonin on growth and spread of hamster melanoma. *J Surg Oncol* 8：197-205, 1976.
6) Majeed SK. Survey of spontaneous dystrophic mineralisation of pineal gland in ageing rats. *Arzneimittelforschung* 47：1271-1273, 1997.
7) Wegiel J, Waniewski E, Dumański Z. Spontaneous pathomorphological changes in the pineal gland in rats. *Endokrynol Pol* 29：167-172, 1978.
8) Japha JL, Eder TJ, Goldsmith ED. Calcified inclusions in the superficial pineal gland of the Mongolian gerbil, Meriones unguiculatus. *Acta Anat* 94：533-544, 1976.
9) Tomonari Y, Sato J, Wako Y, et al. Age-related histological findings in the pineal gland of Crl:CD(SD) rats. *J Toxicol Pathol* 25：287-291, 2012.
10) Allen DJ, DiDio LJ, Gentry ER, et al. The aged rat pineal gland as revealed in SEM and TEM. *Age* 5：119-126, 1982.
11) Hayano M, Sung JH, Mastri AR, et al. Striated muscle in the pineal gland of swine. *J Neuropathol Exp Neurol* 35：613-621, 1976.
12) Bhatnagar KP. Skeletal muscle in the pineal gland of the bat, *Rhinopoma microphyllum*：an ultrastructural investigation. *J Anat* 184：171-176, 1994.
13) Diehl BJ. Occurrence and regional distribution of striated muscle fibers in the rat pineal gland. *Cell and Tissue Res* 190：349-355, 1978.
14) Al Zubaidi AJ, Malinowski W. Spontaneous pineal body tumours (pinealomas) in Wistar rats：a histological and ultrastructural study. *Lab Anim* 18：224-229, 1984.
15) Burek JD, van Zwieten MJ, Solleveld HA. Pinealoma, Rat. In：*Monographs on pathology of laboratory animals*. Jones TC, Mohr U, Hunt RD (eds). Springer-Verlag, Berlin. pp350-354. 1983.
16) Dagle GE, Zwicker GM, Renne RA. Morphology of spontane-

ous brain tumors in rat. *Vet Pathol* 16 : 318-324, 1979.
17) **Furukawa S, Kobayashi K, Usuda K, et al.** Spontaneous pinealoma in a male Crj:CD(SD)IGS rat. *J Vet Med Sci* 61 : 41-44, 1999.
18) **Heath JE, Winokur TS.** Case report : Pineocytoma in a male Fischer 344 rat. *Toxicol Pathol* 26 : 294-297, 1998.
19) **Maekawa A, Onodera H, Tanigawa H, et al.** Spontanous tumors of the nervous system and associated organs and/or tissues in rats. *Gann* 75 : 784-791, 1984.
20) **IARC.** *International Classification of Rodent Tumours. Part 1 : The rat. 6. Endocrine system.* Mohr U(ed). IARC Scientific Pubulication, Lyon. pp12-14. 1992.
21) **Yamamoto O, Mitsumori K, Yoshida T et al.** Spontanoeus mlignant pineocytoma in a female Wistar rat. *J Vet Med Sci* 53 : 527-529, 1991.

土谷　稔
㈱LSI メディエンス

佐藤順子
㈱LSI メディエンス

9 各論 I 神経系

1. 解剖学的・生理学的特徴

　神経系は中枢神経系 central nervous system (CNS) と末梢神経系 peripheral nervous system (PNS) に大きく分けられる。CNS は脳および脊髄から構成され、PNS は中枢と末梢を結ぶ伝導路であり、脳脊髄神経の神経幹、神経節の神経細胞集団と神経終末から成り立っている。PNS はさらに体性神経系と自律神経系に分けられ、体性神経系は外部からの刺激を CNS に伝達し、CNS からの刺激を骨格筋に伝達する感覚・運動神経である。自律神経系は、生活機能を無意識に支配する神経であり、節前線維、神経節と節後線維から構成されている。

　発生学的に、哺乳動物における CNS の原基は、胚子の正中軸背側における神経外胚葉と呼ばれる外胚葉の肥厚部に由来する神経板 neural plate である。その神経板の中軸は次第に陥凹して神経溝 neural groove が現れ、両縁が神経隆起として盛り上がり、結合して神経管 neural tube が形成される。神経管は頭側部が太い脳管で将来の脳の原基となり、尾側は細い脊髄管と呼ばれ、ここから脊髄が形成される。神経管は外側の外胚葉から離れて下層の間葉組織に沈下する際、両者との移行部にみられた外胚葉性細胞群は独立して神経堤 neural crest となる。神経堤細胞は神経管の両側に沿って分節状に配列し、これらは将来脳脊髄神経や自律神経などの末梢神経系の神経節細胞や神経鞘細胞に分化する。脳管はさらに 3 つの脳胞に区別され、これらは各々前脳 forebrain、中脳 midbrain、菱脳 hindbrain に分化する。前脳は間脳 diencephalon と終脳 telencephalon に分かれ、終脳は大脳と嗅球を形成する。中脳はそのままで大脳脚を形成するが、菱脳は後脳 metencephalon と髄脳 myelencephalon に分かれ、各々小脳と延髄に分化する。CNS や PNS の主要構成細胞は血管成分を除き、神経外胚葉の神経上皮細胞 neuroepithelial cell 由来である。神経上皮細胞は神経堤細胞、神経芽細胞 neuroblast、神経膠芽細胞 glioblast に分類され、神経芽細胞は CNS の神経細胞に、神経膠芽細胞は星状膠細胞 astrocyte や希突起（乏突起）膠細胞 oligodendrocyte に各々分化する。

　解剖学的に、脳管由来の前、中、菱脳のすべては硬膜、軟膜、クモ膜からなる髄膜によって覆われており、終脳は主に大脳半球、側脳室、大脳核および嗅球からなり、間脳は視床、松果体、視床下部（乳頭体、灰白隆起、漏斗、下垂体神経葉）から構成されている。中脳は中脳蓋、大脳脚、中脳水道からなり、後脳は橋と小脳から構成さ

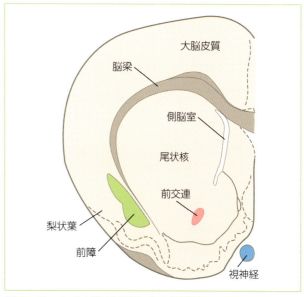

図 1　ラットの大脳前頭葉からの横断面

れている。髄脳は延髄を構成し、さらに後脳と協同で第四脳室を形成する。

　終脳は嗅球と左右の大脳半球からなり、半球は表面に精神作用に関係する大脳皮質（灰白質）、中に大脳髄質（白質）を含んでいる（図 1、2）。髄質中には別に骨格筋の不随意的、反射運動に関係する大脳核が含まれる。大脳皮質は外套の表面を全面的に包み、系統発生学的に最も新しい新皮質では、ヒトにおいては表在層から多形層まで 6 層を認めるが、ラットやマウスではこれは明らかでない。大脳髄質は大脳皮質や大脳核の伝導路を構成し、神経線維が集束して脳梁や脳弓を形成する。脳梁は両半球を横に結ぶ白質の交連線維からなり、脳弓は、海馬と乳頭体を弓状に結ぶ白質の縦束である。側脳室は透明中隔で左右に仕切られた大脳半球内の不規則な脳室であり、脳室底壁に 2 個の隆起がみられる。前方の隆起は尾状核頭であり、後方のそれは海馬の背端である。大脳核は、尾状核、レンズ核、扁桃核、前障から構成されており、尾状核とレンズ核をあわせて線条体と呼ぶ。レンズ核は齧歯類では小さく、さらに、被殻と淡蒼球に分けられる。

　間脳に属する視床脳は知覚に関係する重要な中間中枢であり、視床下部は自律神経系の最高中枢を収める生命維持に欠くことのできない部分である（図 2）。視床脳は第三脳室の側壁と背壁となり、視床、視床後部、視床上部に分けられる。視床上部の正中位には松果体が存在す

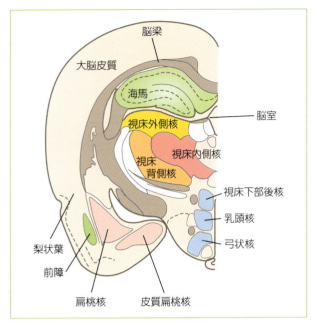

図2　ラットの大脳頭頂部からの横断面

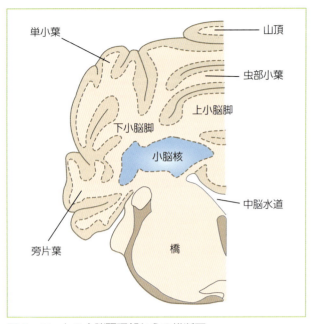

図3　ラットの小脳頭頂部からの横断面

る。イヌでは大脳が発達しているため、その存在を外表から認識できないが、ラットでは大脳発達が顕著でないため、大脳縦裂と横裂の交差部と小脳前部との境界部にその存在を確認できる。視床脳には極めて複雑な視床核が認められ、大脳皮質や大脳核の中間中枢となっている。代表的な核として内側核、外側核、前背側核（イヌで発達）、膝状体核があげられる。視床下部は第三脳室底を形成し、乳頭体や灰白隆起部などに室旁核、内側核、後核、乳頭核、上核、隆起核、下核などが認められる。第三脳室の内腔は脳室上衣に覆われ、背壁は第三脳室脈絡叢が形成される。第三脳室は中脳水道と連絡している以外に、前交連の背位に室間孔が存在し、左右の側脳室に通じている。

　中脳は背側の中脳蓋と腹側の大脳脚からなり、その間を中脳水道が縦走している。中脳蓋は前丘と後丘からなる四丘体から構成されており、前丘は視床に関係することから視蓋ともいわれているが、さらに複雑な総合中枢を含む。後丘は聴覚の中間中枢で後丘核が存在する。大脳脚は被蓋と狭義の大脳脚に分けられ、被蓋には、多くの網様核が含まれている。脳神経核としては動眼、滑車、三叉神経中脳路核があり、そのほか錐体外路系に属する運動核として黒質、赤核や背側縦束核が認められる。齧歯類の大脳脚はヒトに比べて発達が悪い。中脳水道は第三と第四脳室を結ぶ狭い脳管であり、正中軸を前後に走行している。

　後脳を形成する橋は小脳の腹位を占め、背面は延髄から続く菱形窩の一部を含んで第四脳室底となる（図3）。横断面では、橋背部と橋底部に大別されるが、橋背部には、網様体、内、外側毛帯、背側縦束などの伝導路と脳神経核が含まれる。橋底部には、皮質橋路、皮質脊髄路、橋小脳路のほかに橋核やオリーブ核などの神経核が存在する。後脳に属する小脳は橋や延髄の背位にあり、側面は前、中、後小脳脚によって保持されている。小脳は背面で正中軸に平行した2つの矢状溝があり、これによって中央部の虫部とその左右の小脳半球に分けられる。虫部は前方から小舌、山頂、小節のようにいくつかの小葉に区別され、表層は灰白質で覆われる皮質と中心部は白質からなる髄体から構成される。皮質は分子層、神経節細胞層、顆粒層にさらに分けられ、髄体には、小脳脚を通しての種々な神経線維路と小脳核が存在する。第四脳室は菱脳の中にみられ、前方は中脳水道と、後方は脊髄の中心管に通じている。背壁には第四脳室上皮性脈絡板があり、脈絡組織と結合して第四脳室脈絡叢を形成する。脳室底は菱形窩と呼ばれ、橋や延髄の背壁にあたる。

　髄脳に属する延髄は、前方で橋に、後方で脊髄に移行する（図4）。背側部の中心灰白質には、脊髄背索の始まる薄束核や楔状束核が存在する。ここより内弓状線維が現れ、中心灰白質腹位では、錐体交叉の奥の部位で毛帯交叉を行い、内側毛帯として間脳に向かう。これらの弓状線維の交叉により現われる正中線付近の隔壁状の模様は、縫線と呼ばれている。この縫線に沿って認められる神経核は網様核と呼ばれ、網様体を形成する。そのほか、オリーブ小脳路、背側脊髄小脳路、背側縦束などの錐体外路や、皮質脊髄路のような錐体路が存在する。

　脊髄は、外層の白質と内層の灰白質からなり、最外層は髄膜によって覆われている（図5）。白質は左右対称の背索、側索、腹索に分けられ、背索には脊髄神経節ニューロンに由来する軸索や脊髄灰白質の背角ニューロンに連絡する上行性神経が走行している。背索は頸髄の部分で薄束と楔状束にさらに分かれ、これらの神経路は延髄の感覚中枢である薄束核や楔状束核に接続している。一方、腹索には脳から脊髄灰白質腹角ニューロンへ運動刺激を伝達する下行神経が走行している。これは錐体路系の腹側皮質脊髄路と呼ばれるものであり、骨格筋

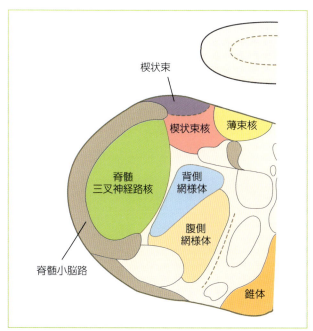

図4　ラットの延髄横断面

神経細胞の集団がみられる。背角の神経細胞は脊髄神経節ニューロンからの軸索終末とシナプス結合し、末梢からの感覚刺激を受け取る。腹角の神経細胞は、皮質脊髄路を中枢側から下行してきた運動性ニューロンの軸索終末とシナプス結合し、中枢からの運動刺激を受け取る。

　脳や脊髄には、血液-脳関門 blood brain barrier（脳毛細血管の内皮細胞どうしの密着結合とグリア細胞により形成）が発達しており、アミノ酸やグルコースなどの神経活動のエネルギー源となる栄養素は脳内に選択的に輸送されるが、多くの物質は脳内に自由に入ることができない。

　末梢神経系は、機能学的には体性神経系と自律（内臓）神経系に分けられ、解剖学的には脳神経や脊髄神経のような神経幹、脊髄神経節や自律神経節における神経細胞体および神経終末から構成されている。脊髄神経は機能学的に、(1)体性求心性（感覚刺激を末梢から中枢に伝達）、(2)内臓求心性（感覚刺激を内臓から中枢へ伝達）、(3)体性遠心性（運動刺激を骨格筋に伝達）、(4)内臓遠心性（自律神経刺激を平滑筋に伝達）の4神経線維に分類される。脊髄神経節の神経細胞は双極細胞であり、遠位部からの体性感覚および内臓求心性刺激を受け取り、背根を介して中枢神経側の神経細胞にその刺激を伝達する。したがって背根部の神経線維はすべて求心性（上行性）の有髄神経線維であり、運動性（下行性）神経線維を含まない部位である。一方、腹根の神経線維は、脊髄腹角神経細胞を起源とする運動性有髄線維と側角神経細胞からの内臓遠心系の節前線維（有髄）からなっており、いずれも神経細胞の興奮刺激を下行性に伝える神経路である。脊髄神経節の血管は有孔血管 pored vessel とも呼ばれ、末梢神経血液関門 peripheral nerve blood barrier（血管内皮細胞の強い密着帯結合から構成される、毛細

を意識的に運動させる機能を有している。この錐体路はラットでは腰部脊髄では欠損しているようである。側索には上行と下行神経路が含まれ、イヌではヒトと同じように、錐体路系として外側皮質脊髄路が、また骨格筋の運動を反射的に不随意的に支配する錐体外路系として赤核脊髄路やオリーブ脊髄路などの下行路がある。上行路としては外側脊髄視床路や脊髄小脳路が認められる。なお、ラットの皮質脊髄路は背索の腹側部を走行しているので注意が必要である。

　脊髄灰白質は背角、側角、腹角に分けられ、背角には感覚性、腹角には運動性、側角には交感性や副交感性の

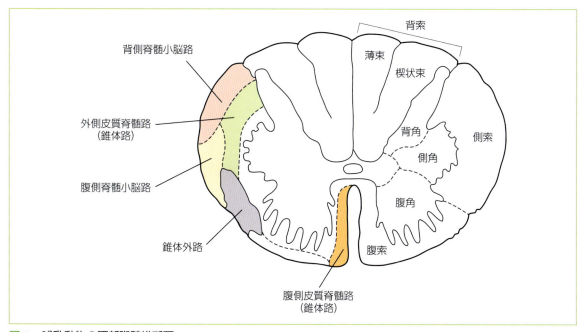

図5　哺乳動物の腰部脊髄横断面

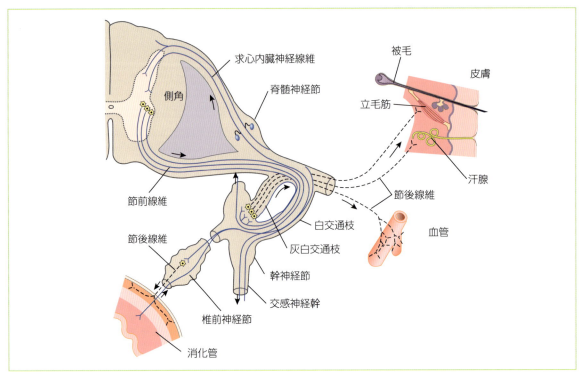

図6　哺乳動物の自律（内臓）神経路

血管と神経束を包む基底膜で覆われた神経周膜細胞から構成され、血液中の種々の物質が末梢神経組織に容易に入り込めない障壁の役割を果たしている）がないとされている。よって神経節の神経細胞は、他の神経組織に比べて血液中の化学物質に非常に曝露されやすい組織構築である。

自律神経系（図6）は、脊髄側角や延髄の神経細胞、これらのニューロンと自律神経節を結ぶ節前線維（有髄）、自律神経節と効果器を結ぶ節後線維から構成されており、自律神経節はさらに交感と副交感神経節に大別される。交感神経節は交感神経幹に節状に存在する脊椎近傍の神経節であり、副交感神経節は脳神経の動眼、顔面、舌咽、迷走神経に各々含まれ、また、消化管などの内臓の壁にも存在する。

組織学的には、中枢神経系は、神経細胞体、その軸索や樹状突起、星状膠細胞、希突起膠細胞、小膠細胞、結合組織を伴う血管から構成されている。神経細胞の細胞質は非常に大きい著明な核仁を伴う核が細胞質の中央に位置することが多い。細胞質には豊富な粗面小胞体が層板状に配列し、光顕的には虎斑ないしニッスル小体と呼ばれる集合体を形成する。また細胞質内には豊富な神経細糸（ニューロフィラメント）neurofilament と呼ばれる中間径フィラメント intermediate filament と神経微細管 neurotubule と呼ばれる微細管 microtubule が認められる。

星状膠細胞は神経膠細胞中、最も大きい淡明な円形核と多くの細胞突起を有しているが、HE 染色ではその突起を識別することは困難である。この細胞体には豊富なグリア線維性酸性蛋白質 glial fibrillary acidic protein（GFAP）という中間径フィラメントが含まれ、抗 GFAP 抗体による免疫組織染色でその細胞質の形状を把握することができる。希突起膠細胞は軸索のまわりに髄鞘を形成する機能を有し、白質に多数認められる。細胞の大きさは星状膠細胞より小さく、核の染色性も星状膠細胞より濃く染まる。

末梢神経系の神経幹には神経鞘細胞 Schwann cell によって包まれた有髄と無髄神経線維が認められる。これらの神経線維は少量の膠原線維と線維芽細胞からなる神経内膜によって支持されている。これらの神経線維束は、さらに神経周膜（神経鞘細胞と同一起源の神経周膜細胞と膠原線維）により覆われる。これらの神経束はさらに神経幹として集合し、そのまわりは多量の膠原線維からなる神経外膜によって被包されている。

脊髄神経節には、双極の大型神経細胞、その軸索、外套細胞や神経鞘細胞が認められる。外套細胞は神経鞘細胞と同一起源であり、神経細胞の支持細胞の役割を果たしている。自律神経節は脊髄神経節と構造が類似しているが、神経細胞は多極性である。

2．非腫瘍性病変

2-1．神経細胞の変化

2-1-1）神経細胞変性 neuronal degeneration

この変化は神経細胞の狭義の退行性変性像であり、急激な壊死性変化やアポトーシスとは区別すべきものである。よく認められる変性として神経細胞の空胞変性および脂肪変性があげられる。空胞変性は小胞体の拡張によるものであり、脂肪変性は脂質の細胞質内沈着を特徴と

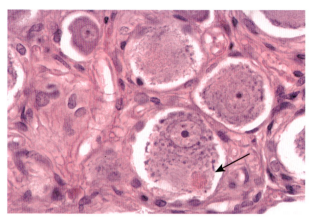

写真1　神経細胞内リポフスチン沈着（矢印）
老齢ラット、延髄神経核、自然発生、HE染色。

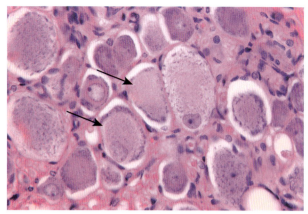

写真2　神経細胞ニッスル小体の中心性融解（矢印）
老齢ラット、脊髄神経節、自然発生、HE染色。

するものである。さらにこの変化が持続した場合には壊死に陥る。空胞変性は、トリメチルスズ trimethyltin によって引き起こされることが報告されている[1]。この物質を投与された動物の三叉神経核の神経細胞には、著明な空胞変性が認められる。

2-1-2）リポフスチン沈着 lipofuscin deposition

加齢に伴って発生する神経細胞内へのリポフスチン沈着（消耗色素沈着）である。リポフスチン沈着は、黄褐色色素が神経細胞体に沈着する変化であり、2年を超えたラットに通常認められる（**写真1**）。特に脊髄腹角細胞のような大型細胞に顕著に認められる。この色素はシュモール Schmorl 染色で緑青色に、PASで濃赤色に染まる。過酸化脂質の蓄積を促進するような化学物質の投与により若齢動物にこの色素沈着がみられる場合がある。

2-1-3）神経細胞ニッスル小体融解 neuronal chromatolysis

神経細胞においては粗面小胞体が一般によく発達して集簇状に分布しており、この一群がニッスル小体 Nissl body と呼ばれる。ニッスル小体は神経細胞が傷害された場合に消失し、これは、ニッスル小体の崩壊と呼ばれる。ニッスル小体の消失が細胞体の中心から起こる変化をニッスル小体の中心性融解 central chromatolysis といい、中心性色質（染色質）融解とも呼ばれる（**写真2**）。この変化は支配下領域の軸索が傷害を被った場合に、その反応性変化としてよく認められる。さらにニッスル小体が細胞質全体にわたって消失することを全融解 total chromatolysis という。この変化は、神経細胞が傷害を受けたことを意味する変化ではあるが、変化がこの状態でとどまり、かつ原因が改善された場合には、その変化した神経細胞は、再び正常の状態に戻ると考えられている。

2-1-4）神経細胞壊死 neuronal necrosis

神経細胞の壊死は酸素欠乏による乏血性変化と、退行性変性に続く壊死性変化に大別される。乏血性変化 ischemic change は、無酸素性変化 anoxic change ともいわ

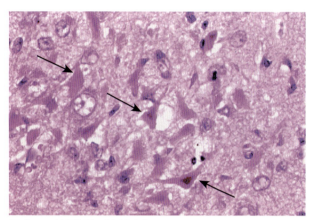

写真3　神経細胞乏血性変化（矢印）
ラット、大脳皮質、実験的頸動脈結紮、HE染色。

れ、一種の凝固壊死に相当するものである。組織学的には、細胞核および胞体はともに濃縮してエオジンに濃赤染し、核のクロマチンの崩壊も伴うので、光顕レベルで見逃すことはない変化である（**写真3**）。この乏血性変化は、血液や酸素供給の阻害による二次的な酸素欠乏と、細胞内チトクローム系酸化酵素に毒性物質が直接作用して細胞毒性性酸素欠乏を引き起こす変化とに大別される。二次的酸素欠乏性変化を誘発する化学物質としては、一酸化炭素があげられる[2]。細胞毒性性酸素欠乏性変化を引き起こす化学物質としては、シアン化物 cyanide[3] やアジ化物 azide が知られている。大脳皮質、海馬および尾状核の神経細胞がこの種の傷害を受けやすい。塩化メチル水銀は、大量投与によりラットの大脳皮質や尾状核の神経細胞に乏血性変化を引き起こし、小脳では顆粒層の小型神経細胞が選択的に傷害されることが報告されている[4]。同様の小脳顆粒細胞壊死は臭化メチル methyl bromide[5] によっても誘発されることが知られている。しかし、この小脳顆粒細胞壊死はアポトーシスによるものであることが報告され[6]、種々の神経毒性物質による神経細胞壊死や乏血性変化もこのアポトーシスによる可能性が示唆されている。

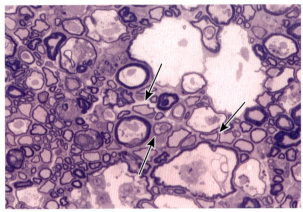

写真 4 脱髄(髄鞘の解離)および髄鞘再生(矢印)
ラット、神経根、自然発生性、エポン包埋、パラゴン染色。

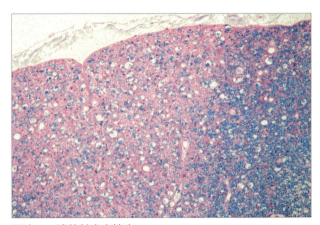

写真 6 遠位軸索変性症
ラット、脊髄背索、アクリルアミド誘発、ルクソールファストブルー-HE染色。

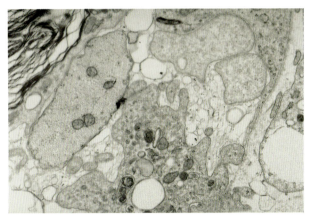

写真 5 脱髄
ラット、神経根、イソニアジド誘発、電子顕微鏡像。崩壊髄鞘を貪食するマクロファージ。軸索は正常。

2-1-5) 神経細胞消失 neuronal loss

神経細胞の崩壊後に生ずるものであり、神経細胞は再生能力がないため、変性壊死に陥った神経細胞が神経食現象(後述参照)などにより処理されて消失した場合に、この用語が用いられる。

2-2. 神経線維の変化

2-2-1) 脱髄 demyelination

中枢神経および末梢神経髄鞘形成細胞が傷害を受け、その結果として、髄鞘が変性ないし消失する病変の総称である。中枢神経系の髄鞘は希突起膠細胞によって形成されており、この希突起膠細胞を選択的に傷害する毒性物質としては、イソニアジド isoniazid[7]、トリエチルスズ triethyltin[8]およびヘキサクロロフェン hexachlorophene[9]などがあげられる。これらの化学物質では、組織学的には、大脳および小脳白質の希突起膠細胞の空胞変性および髄鞘の著しい拡張によるスポンジ様変性が観察される。末梢神経系に中毒性変化を引き起こす毒性物質のうち、神経鞘細胞ないし髄鞘に直接的傷害を引き起こすような純粋な脱髄性変化誘発物質は非常に少ないようである。鉛[7]、テルル tellurium[10]やヘキサクロロフェンなどが節性脱髄を引き起こす毒性物質として知られている(写真4)。初期変化はランヴィエ Ranvier の絞輪部近辺から生ずるようであり、髄鞘の拡張、小胞状融解、髄鞘球形成などがそのときに認められ、病変最盛期には崩壊髄鞘を貪食するため大食細胞の神経線維内侵入も観察される(写真5)。

2-2-2) 軸索変性症 axonopathy (axonal degeneration)

軸索に原発性傷害が発現する神経線維変性症である。軸索の病変には萎縮、崩壊、腫大などがみられる。軸索の中毒性変化には、化学物質の直接的傷害による原発性軸索傷害と、神経細胞傷害による二次的軸索変性があげられる。原発性軸索傷害は、その傷害される部位によって遠位軸索変性症 distal axonopathy と近位軸索変性症 proximal axonopathy に分類される。遠位軸索変性症(写真6、7)はアクリルアミド acrylamide[11,14]、2,5-ヘキサンジオン[12,14]、有機リン化合物[13]やキノホルム[14]などによって引き起こされるものであり、軸索近位部が傷害される近位軸索変性症と区別するため、遠位軸索変性症という用語が用いられている[15]。本障害の初期病変は、多くの場合、遠位部軸索のニューロフィラメントの増数や小胞構造の蓄積であり、時間の経過とともに軸索形質の崩壊および髄鞘の崩壊という過程をとる(写真8)。近位軸索変性症はイミノジプロピオニトリル iminodipropionitrile (IDPN)によって誘発され、運動神経系の脊髄腹角神経細胞の近位軸索に顕著にみられる軸索の変性性変化である[16]。形態学的には、この変化は神経細胞体に著しく、近い軸索部におけるニューロフィラメントの著明な増加を主体としており、それに伴う軸索形質の崩壊性変化は全く認められないのが本傷害の特徴である。神経細胞傷害による二次的軸索傷害は、神経細胞が壊死に陥るため、神経線維切断後に生ずるワーラー Waller 変性(後述参照)とほぼ同様の形態学的変化を示す。したがって、軸索および髄鞘の種々なる段階の変性崩壊像が支配

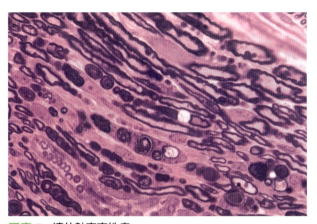

写真7　遠位軸索変性症
ラット、足底神経、アクリルアミド誘発、エポン包埋、パラゴン染色。神経線維の崩壊を示唆する髄鞘球が神経線維に沿ってみられる。

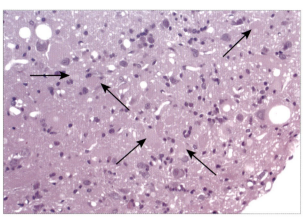

写真9　軸索ジストロフィー（矢印）
老齢ラット、延髄背索核、自然発生、HE染色。

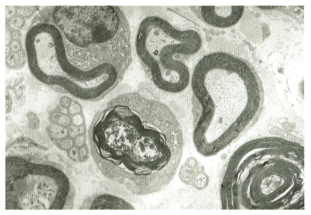

写真8　遠位軸索変性症
ラット、足底神経、アクリルアミド誘発、電子顕微鏡像。軸索の崩壊に続く髄鞘の崩壊がみられる。

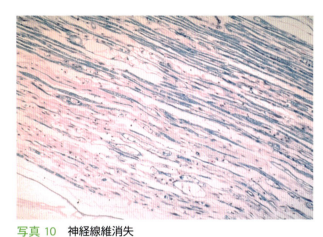

写真10　神経線維消失
ラット、坐骨神経、メチル水銀誘発、ルクソールファストブルー-HE染色。青く染色される髄鞘が消失している。

下領域の神経線維に観察される。

2-2-3）ワーラー変性 Wallerian degeneration

　神経線維が物理的あるいは化学的に切断された場合、切断端から遠位の軸索が変性に陥る。これに関連する神経鞘細胞は収縮して球状のミエリン球を形成する。この髄鞘細胞の反応は軸索変性に対する二次的変化であり、二次的な脱髄として知られている。軸索病変に対する神経細胞の反応（中心性ニッスル小体融解）は傷害を受けた部分の再生による修復を意味する。

2-2-4）軸索ジストロフィー axonal dystrophy、軸索腫大 axonal spheroid

　軸索は著しく膨化し、エオジンに強染するので、弱拡大でもその発現をみつけることができる。スフェロイドspheroidとも呼ばれる。電子顕微鏡的には、軸索終末部におけるニューロフィラメントの著しい増加によることが証明されている。この軸索ジストロフィーは24ヵ月齢のラットの延髄脊索核付近では全例に発現することが知られている（**写真9**）[17]。同様の病変は老齢ラットの自律神経節の節前線維終末付近にも発現する[18]。また、軸索が途中で切断され、その中枢側で軸索が反応性に膨化することにより発現し、小軟化巣や脱髄巣の周辺に早期に認められる。

2-2-5）神経線維消失 nerve fiber loss

　本来、有髄神経線維で占められている神経組織が、主にその起源となる神経細胞の壊死あるいは著しい萎縮により、有髄神経線維が減数・消失した場合に用いられる用語である（**写真10**）。神経細胞が壊死に陥った場合には、その軸索および髄鞘は二次的変性すなわちワーラー変性に陥る。それに続き、神経鞘細胞の分裂増殖および大食細胞による崩壊産物除去が生ずるが、神経細胞は死滅しているので軸索再生像はみられない。したがって、この時期では、軸索芽を伴わない新生神経鞘細胞のみからなるビュングナー帯 Büngner band（後述参照）が頻繁にみられ、さらに時間が経過すると、新生神経鞘細胞も萎縮性となり、間質は膠原線維によって置換される。

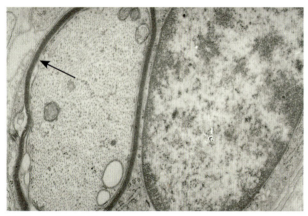

写真11　神経根神経症
老齢ラット、脊髄神経根、自然発生、ルクソールファストブルー-HE染色。神経線維髄鞘が空胞状に拡張。

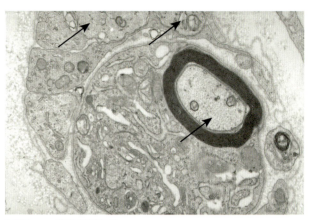

写真13　神経線維再生
ラット、坐骨神経、メチル水銀誘発、電子顕微鏡像。古い神経線維のシュワンチューブ内に再生した3本の軸索芽がみられる（矢印）。

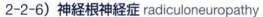

写真12　髄鞘再生
ラット、脊髄神経根、イソニアジド誘発、電子顕微鏡像。軸索に比較して薄い髄鞘が再生している（矢印）。

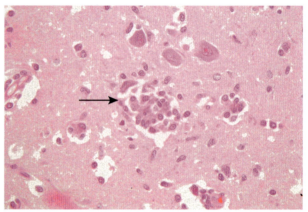

写真14　神経食現象（矢印）
ブタ、大脳、HE染色。オーエスキー病。

2-2-6）神経根神経症 radiculoneuropathy

老齢ラットの末梢神経系に頻発する自然発生性の変性疾患であり、後躯麻痺の原因とされている。病変は部位によって大きく2つに分けられる。1つは脊髄神経根部のような末梢神経近位部にみられるもので[19]、有髄神経線維における軸索の萎縮を伴う髄鞘の著しい膨化を特徴としており、一見、脱髄性疾患に類似している（写真11）。残る病変は坐骨や腋窩神経よりさらに遠位の末梢神経にみられるもので、ワーラー型の神経線維変性やそれによる神経線維の消失および間質の線維化が生じたときに認められる[20]。本病の病理発生としては、脊髄神経根部の軸索萎縮によって二次的に神経根部の髄鞘の著しい拡張や遠位部の神経線維変性が引き起こされるものと推察されている[19]。

2-2-7）髄鞘再生 remyelination

脱髄性変化に続く髄鞘の再生性変化であり、傷害を受けなかった残存軸索のまわりを分裂増殖した新しい神経鞘細胞が包囲し、新しく髄鞘が形成される過程をいう（写真4、12）。

2-2-8）神経線維再生 regeneration of nerve fiber

神経線維の変性・壊死の後に発現する、軸索および髄鞘双方の再生変化である。原発性軸索傷害の場合には軸索形質の崩壊に続き、髄鞘も崩壊に陥るが、その傷害軸索近位の神経細胞は傷害されていないので、時間の経過とともに傷害部近位側から数本の再生軸索芽が新生した神経鞘細胞によって誘導され、基底膜に囲まれた再生軸索と神経鞘細胞からなるシュワンチューブ Schwann tube が形成される。さらに進展すると、再生軸索の1つが非常に大きく成長し、髄鞘の再生も伴いながら1本の再生神経線維へと移行する（写真13）。

2-3. 神経支持細胞の変化

2-3-1）神経食現象 neuronophagia

変性あるいは壊死に陥った神経細胞の周囲にミクログリアが集簇した限局性病巣で、急性のウイルス性脳脊髄炎のときなどにしばしば認められる（写真14）。しかし、神経細胞が変性壊死に陥っても、必ずしもこの像を呈するとは限らない。

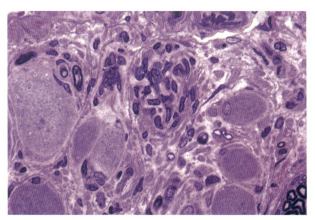

写真 15　外套細胞結節
ラット、脊髄神経根神経節、メチル水銀誘発、エポン包埋、パラゴン染色。

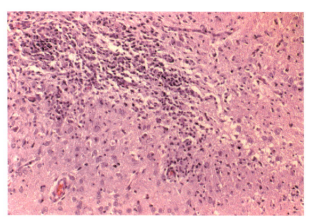

写真 17　神経膠症
ラット、橋核、ニトロベンゼン nitrobenzene 誘発、HE 染色。

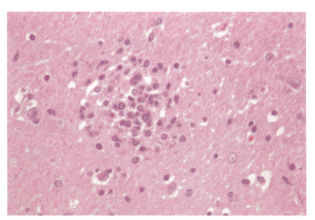

写真 16　グリア結節
イヌ、大脳皮質、ウイルス性脳炎、HE 染色。

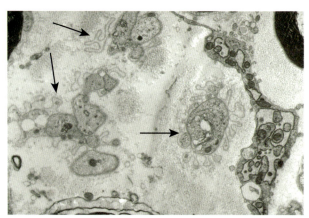

写真 18　ビュングナー帯（矢印）
ラット、脛骨神経、実験的切断、電子顕微鏡像。

2-3-2）外套細胞結節 residual nodule

　ナジョット nageotte 結節ともいわれ、脊髄神経節、神経細胞壊死部を修復するために神経細胞の支持細胞である外套細胞および大食細胞が増殖し、集簇巣を形成したものである（**写真 15**）。したがって、この結節の存在は、以前この部において神経細胞が壊死に陥ったことを示すものである。

2-3-3）グリア結節 glial nodule

　神経膠細胞が多数集まって小結節状となった状態をいう（**写真 16**）。結節をつくるのはおもにミクログリアであるが、ほかに血液由来の好中球、リンパ球さらにプラズマ細胞や単球を含むものもある。グリア結節がある場合、以前に神経細胞が壊死に陥ったことが疑われる。

2-3-4）神経膠症（グリオーシス）gliosis

　星状膠細胞が細胞質の腫大を伴って増殖する状態で、炎症、循環障害などのときにそれらの反応として認められる。また経過が長引いた場合、HE 染色で細胞成分の少ないエオジン好性の線維の集合としてみられ、これは星状膠細胞のグリア線維のみが著明となった fibrillary gliosis と呼ばれている（**写真 17**）。このような部位は、免疫組織学的に GFAP に強陽性を示す。

2-3-5）ビュングナー帯 Büngner band（シュワンチューブ Schwann tube）

　軸索が傷害された場合、これに引き続いて生じる、基底膜に取り囲まれた新生神経鞘細胞群をビュングナー帯（シュワンチューブ）と呼ぶ（**写真 18**）。これは原発性軸索傷害の場合には再生軸索を伴うが、神経細胞壊死による二次的な軸索傷害の場合には軸索を伴わないで神経鞘細胞のみからなる。

2-3-6）onion bulb（オニオンバルブ）

　末梢性髄鞘の変化として、脱髄性変化に続く髄鞘再生、時に再度脱髄が反復して生じた場合に、軸索を中心として再生したいくつかの神経鞘細胞が同心円状に配列（玉ネギの皮のように取り巻いている状態）した病変を onion bulb というが、適切な日本語名はない。肥厚性間質性神経炎あるいはヘキサクロロフェン慢性中毒のときにみられる。

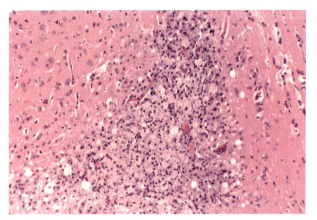

写真19 軟化巣
ラット、大脳、自然発生、HE染色。軟化巣周囲の脂肪食細胞浸潤。

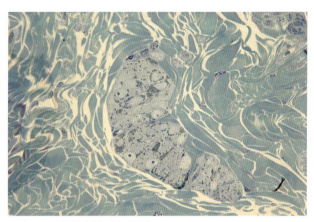

写真20 脂質沈着（脂質症）
イヌ、十二指腸、ある種の利尿剤誘発、エポン包埋、トルイジンブルー染色。マイスナー神経叢の神経細胞における脂質沈着。

2-4. その他の神経組織の変化

2-4-1）神経終板の変性 degeneration of motor endplate

　光学顕微鏡で観察することは困難であるが、電顕的に、骨格筋における神経終板の神経終末にシナプス小胞の減少や小胞の増加を特徴とするものである。2,4-ジチオビウレット 2,4-dithiobiuret、サリン sarin[21]やピリジンチオン亜鉛 zinc pyridinethione[14]の投与により誘発され、傷害が持続すると、神経原性筋萎縮と同様の病変を骨格筋に発現する。

2-4-2）スポンジ様変性 spongy degeneration（status spongiosus, spongy appearance）

　神経組織の細胞成分以外の部分、基質に多数の小空胞が生じ、海綿状を呈する状態で、主として神経細胞の樹状突起や神経網 neuropile が腫大したものである。また、トリエチルスズ[8]によって誘発されるように、大脳白質の希突起膠細胞の空胞変性や髄鞘の著しい拡張によっても同様のスポンジ様変性が発現する。

2-5. 神経組織全体の変化

2-5-1）軟化 malacia

　脳血管の閉塞性疾患により、その支配下域が乏血状態に陥り、急性期の浮腫、鬱血などを経て脳組織が融解壊死に陥った状態を総称する。壊死組織の周辺には脂肪食細胞の出現が著しい（**写真19**）。一般に脳梗塞と同義語に用いられるが、その慢性期の病態、特にその病理組織学的変化をさす。

2-5-2）脳炎 encephalitis

　脳実質の炎症で、急性炎症では非化膿性脳炎と化膿性脳炎に分けられる。非化膿性脳炎は多くの場合ウイルス感染により起こり、肉眼的に脳実質に変化は乏しく、わずかに浮腫、小出血をみる程度であるが、組織学的には、単核細胞浸潤、グリア結節、神経細胞の変性、神経食現象などがみられ、時として軟化巣が認められる。犬の狂犬病、ジステンパー、ヒトの日本脳炎などがこれに含まれる。化膿性脳炎は、細菌の直接あるいは血液を介しての感染によることが多く、膿瘍形成をみる。

2-5-3）髄膜炎 meningitis

　髄膜には、これを大別して硬膜と広義の軟膜の2種類があり、各々に炎症が起こりうる。自然発生病変としては、化膿性髄膜炎があるが、この病変では種々の滲出物が主としてクモ膜下腔に浸潤する。髄膜は肥厚し、黄色調を帯び、不透明となり、病変は限局性にとどまることも、びまん性に広がることもある。軟膜寄りの血管に沿って脳内に深く侵入した炎症は、脳実質の表層部をも侵し、脳炎を続発させる。非化膿性髄膜炎もイヌにおいて偶発性に発生することがあるが、原因は特定されていない[22]。

2-5-4）神経炎 neuritis

　末梢神経障害の総称で、遺伝、外傷、アレルギー、中毒、炎症、代謝異常や腫瘍などによる末梢神経圧迫など、多彩な原因により起こる。組織学的には神経構成組織の変性崩壊に加えて炎症性変化が顕著である。

2-5-5）切断端神経腫 amputation neuroma （外傷性神経腫 traumatic neuroma）

　神経が損傷されたとき、神経の中枢端に軸索や髄鞘形成細胞、結合組織などの反応性増殖により形成される球状の硬い非腫瘍性の腫瘤。

2-5-6）脂質症 lipidosis

　遺伝的に生まれつき特定の酵素ができないため、脂質代謝の異常が起こり、その結果、特殊な脂質が神経組織に多量に蓄積する疾患である。また、脂溶性化学物質の

あるものは、神経細胞のリソソーム内に蓄積し、同様の脂質症を誘発する。これらの蓄積した物質、あるいはその蓄積過程が神経組織構成細胞に有害作用を引き起こし、それらの細胞の壊死を起こす。クロロフェンタミンなどはガングリオシドーシス gangliosidosis と同様の層板状小体の蓄積を神経細胞に発現させる（**写真20**）。

3．増殖性および腫瘍性病変

3-1．中枢神経系

3-1-1）膠細胞過形成 glial cell hyperplasia

■**組織発生**　膠細胞。

■**組織学的特徴**　ラットでは中枢神経系のあらゆる部位にみられる。円形、濃染する核、一部核周囲ハロー（明庭、明暈）様所見を示す、細胞質の乏しい小型の細胞の集簇よりなり、時に細胞分裂像もみられる（**写真21、22**）。細胞は Leu7 やグリア線維性酸性蛋白質 glial fibrillary acidic protein（GFAP）に陰性であり、また一般に病変部と周囲との境界は不明瞭である。

■**鑑別診断**　反応性の星状膠細胞増生、および初期の星状膠細胞腫、希突起膠細胞腫や混合型膠細胞腫との鑑別が必要である。GFAP 陽性の反応性の星状膠細胞増生は、主として出血や壊死巣などの周囲の星状膠細胞のびまん性増生としてみられ、一般的には鑑別は困難ではない。一方、脳腫瘍との鑑別では、通常は細胞学的特徴から星状膠細胞腫とは容易に鑑別できるが、一部核周囲ハローが目立つ場合や、あるいは死後変化を伴う場合には、時として小さな希突起膠細胞腫との鑑別は困難である。通常は構成細胞の特徴および病変の大きさや周囲との境界などが鑑別の目安となる。

■**解説**　ラットに脳腫瘍を高率に誘発することが知られているメチルニトロソ尿素（MNU）やエチルニトロソ尿素（ENU）などのアルキルニトロソ尿素による発がん実験においては、肉眼的に認められる大きな腫瘍に加え、顕微鏡下ではじめて認められる多数の過形成性病変をみる[23]。ただし、ENU の経胎盤投与によっても仔動物に脳腫瘍が誘発されるが、これらの多くは膠細胞のみならず神経細胞への分化傾向を示す神経上皮細胞由来の腫瘍であることが示されており、このモデルにおいて、脳腫瘍とともに多数誘発される大脳白質および脳室上衣下の過形成病変を構成する細胞は、未分化神経幹細胞であると考えられている[24]。

3-1-2）低悪性度悪性星状膠細胞腫 low grade malignant astrocytoma

■**同義語**　benign astrocytoma、low grade astrocytoma、benign astrocytic glioma

■**組織発生**　星状膠細胞。

■**組織学的特徴**　ラットでは中枢神経のあらゆる部位に

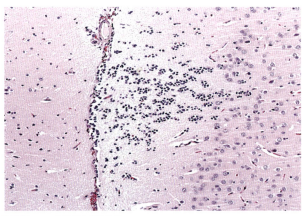

写真21　膠細胞過形成
ラット、大脳、ENU 経口投与、HE 染色。

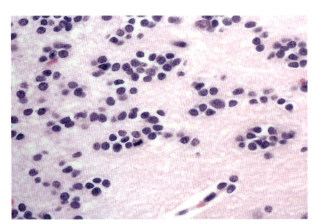

写真22　膠細胞過形成
写真21の拡大像。

発生する悪性度の低い小さな腫瘍として観察されるが、大脳に最も好発する。核小体の明瞭な類円形核と、境界不明瞭でエオジンに弱好性の細胞質を有する円形〜紡錘形をした均一な細胞のびまん性あるいは充実状増殖よりなり（**写真23、24**）、細胞密度は中・高程度で、正常部との境界は一般に不明瞭である。時に髄膜に浸潤する。有糸分裂像はそれほど多くない[25]。ラットでは、細胞分化の形態像から、原形質性 protoplasmic、線維性 fibrillary、肥胖性 gemistocytic、毛様細胞性 pilocytic のバリアントに細分類される場合がある。また、腫瘍の辺縁部で特徴的に神経細胞周囲に浸潤したり（サテライトーシス）、血管周囲に集簇する場合がある。マウスでは、ラットの原形質性バリアントに相当する腫瘍細胞が均一な増殖巣を形成する場合が多い。ラットでは、限局性の出血や壊死、壊死巣を中心とした偽柵状配列 pseudopalisading や細胞多形性を示す細胞の出現を認めるが、これらの変化はマウスでは認められない。

■**鑑別診断**　希突起膠細胞腫の成分が混在した混合型膠細胞腫との鑑別が重要となる。一般に星状膠細胞成分の占める割合が80％以上の場合、本腫瘍と診断される。本腫瘍と後述の高悪性度悪性星状膠細胞腫との鑑別では、細胞の異型性や分裂像の多少に加え、広範な浸潤性の増

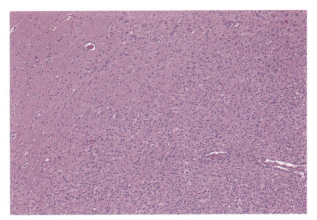

写真23　低悪性度悪性星状膠細胞腫
大脳、ラット、自然発生、HE染色。
(写真提供：永谷真理子先生)

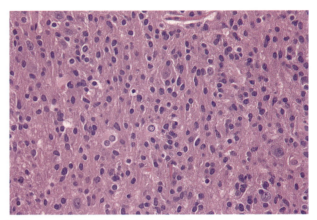

写真24　低悪性度悪性星状膠細胞腫
写真23の拡大像。(写真提供：永谷真理子先生)

殖、偽柵状配列の有無、血管増生の程度が指標になる。悪性細網症との鑑別も重要であるが、後者ではエオジン好性の細胞境界明瞭な細胞質を有する組織球、リンパ球あるいはミクログリアに類似する細胞が主として血管周囲や髄膜を中心に増殖するのが特徴である。ラットでは正常または反応性星状膠細胞はGFAP陽性であるが、腫瘍細胞が陰性となる場合があり、GFAPやPTAHはヒトの場合と違って必ずしも星状膠細胞腫の確定的なマーカーではない。

■**解説**　ラットでは一般に脳腫瘍の自然発生はまれであり、また、その主たる組織型は系統により異なるが、F344など多くの系統では星状膠細胞腫が最も多く、MNUなどのアルキルニトロソ尿素により高率に誘発できる[23,26〜28]。マウスにおいてもその自然発生はまれであり、その多くは星状膠細胞腫であるが[29〜32]、ラットに比べればニトロソ尿素に対する感受性が低い。ラット、マウスの脳腫瘍において自然発生腫瘍と化学物質誘発腫瘍とはその組織像に基本的な違いはないが、前者に比べ後者では腫瘍は多発し、異型性も強い傾向がみられる[33]。細胞分化の形態像からの本腫瘍の細分類はケースバイケースで行う。ラットで希突起膠細胞成分のない星状膠細胞腫や悪性細網症と診断された症例で、マクロファージ／ミクログリアのマーカーであるED1とRM-4を検討したところ、いずれも陽性を示すことが判明し、ED1は放射状膠細胞 radial glia にも発現することから、これらの腫瘍は、マクロファージ／ミクログリア、ないし放射状膠細胞であるという考え方が提示された[34]。さらに、好銀線維をつくらない星状膠細胞腫と診断された症例でマクロファージ／ミクログリアのマーカーであるIba1を用いて追加検討した結果では、ED1とともにIba1に陽性を示したことから[35]、星状膠細胞腫と診断されている症例の中には、マクロファージ／ミクログリア由来の悪性細網症と判断すべきものが相当数存在すると考えられる。

3-1-3）高悪性度悪性星状膠細胞腫
high grade malignant astrocytoma

■**同義語**　astrocytic anaplastic (malignant) glioma、malignant astrocytoma

■**組織発生**　星状膠細胞。

■**組織学的特徴**　ラットでは大脳に最も好発する悪性度の高い膠細胞腫。核小体の明瞭な類円形〜紡錘形核、エオジン弱好性の種々の大きさの細胞質を有する、細胞境界が不明瞭で低分化ないし退形成性の多形細胞が、多中心性あるいはびまん性の増殖を示し、原形質性ないし線維性バリアントの細胞分化を示す場合もある。また、2ヵ所以上の脳部位に周囲との境界が不明瞭な浸潤性増殖巣を形成することが診断のポイントとなる。細胞密度は高く、細胞の異型性や大小不同、多核巨細胞の出現が目立ち、有糸分裂像も多い。細胞質突起は一般に不明瞭であるが、しばしば腫瘍細胞が神経細胞の周囲を取り囲んで浸潤する、いわゆるサテライトーシスや、血管を中心に放線冠様配列を示すとともに、出血、壊死部を中心に腫瘍細胞が偽柵状配列を示す（**写真25、26**）。また、血管増生を伴う場合が多い。広範な浸潤巣を形成し、髄膜や脳室壁への浸潤も一般的にみられる。悪性度の増加とともにこれらの所見が明瞭となり、その典型は膠芽細胞腫であるが（**写真27、28**）、発がん物質誘発例を除いて、その自然発生は極めてまれである。

■**鑑別診断**　低悪性度悪性星状膠細胞腫との鑑別として、低悪性度悪性星状膠細胞腫は増殖性病変の出現が1ヵ所のみで、おおむね小さい病巣を形成する点が異なる。高悪性度悪性混合型膠細胞腫との鑑別では、希突起膠細胞成分が20％を超える場合に混合型とする。組織所見のみからの悪性細網症との鑑別はしばしば困難であるが、星状膠細胞腫ではGFAP陰性となる場合があるため、マクロファージ／ミクログリアのマーカーであるED1、Iba1、RM-4を用いることで悪性細網症の確定診断が可能となる。

■**解説**　SD系ラットでヒトの顆粒細胞性星状膠細胞腫に相当する悪性星状膠細胞腫の自然発生例が報告されて

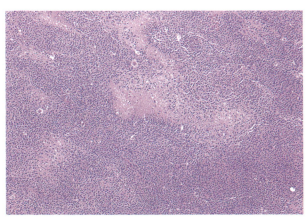

写真25 高悪性度悪性星状膠細胞腫
ラット、大脳、自然発生、HE染色。
（写真提供：永谷真理子先生）

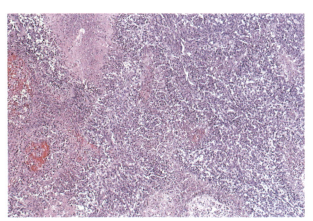

写真27 高悪性度悪性星状膠細胞腫（膠芽細胞腫）
ラット、大脳、MNU飲水投与、HE染色。

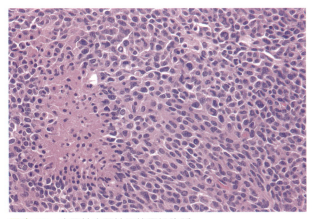

写真26 高悪性度悪性星状膠細胞腫
写真25の拡大像。（写真提供：永谷真理子先生）

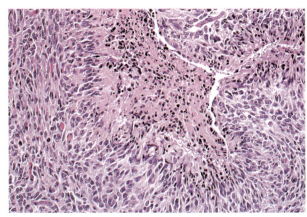

写真28 高悪性度悪性星状膠細胞腫（膠芽細胞腫）
ラット、大脳、MNU飲水投与、HE染色、強拡大像。

いる[36]。この腫瘍では、特徴的に二核で好酸性の強い細胞質顆粒を有する細胞が出現する。高悪性度悪性星状膠細胞腫はVMないしBRVR系統のマウスで比較的高率に誘発され、1％の発生頻度で主に雄に認められ、中枢神経系内を播種性に進展する[37]。また、本腫瘍はMNUなどのニトロソ尿素などの発がん物質によって主としてラットに誘発される[23,25,26]。成熟ラットへのMNUの連続的な投与により誘発される脳腫瘍の多くは高悪性度悪性星状膠細胞腫（ヒトの膠芽細胞腫および悪性星状膠細胞腫に相当）と考えられているが[38]、発がん物質の連続的な作用により星状膠細胞が腫瘍化とともに退形成を示すものと考えられる。一方、ENUの経胎盤投与で発生する脳腫瘍は、腫瘍細胞が一部で膠細胞、一部でニューロンの細胞分化指標を発現し、多分化能を有する未分化神経上皮由来が示唆されており[24]、その組織発生が神経膠細胞由来の星状膠細胞腫や希突起膠細胞腫とは明らかに異なる。ラットに比べマウスはニトロソ尿素への感受性が低いが、GFAP遺伝子の転写調節領域を含むv-srcキナーゼのトランスジェニックマウスで、高率に高悪性度悪性星状膠細胞腫が発生することが報告されている[39]。

3-1-4）低悪性度悪性希突起膠細胞腫
low grade malignant oligodendroglioma

■**同義語** benign oligodendrocytic glioma、benign oligodendroglioma

■**組織発生** 希突起膠細胞。

■**組織学的特徴** 境界明瞭の腫瘍として脳ないし脊髄に1ヵ所認められる。定型的な像は、クロマチンに濃染する円形、小型の核を有し、細胞質が明るく抜けた（いわゆる一部核周囲ハロー）、均一な細胞のびまん性増殖を示し、全体としていわゆる蜂の巣honey comb様構造を呈するが（**写真29**）、時に索状あるいはリボン状配列をみる[25]。有糸分裂像は比較的少ない。腫瘍細胞のシート状の増殖巣は間質で互いに区画される。星状膠細胞腫に比べれば正常組織との境界は明瞭である。多くの場合、正常組織との境界部には内皮細胞の過形成を伴う血管の反応性増殖をみる。腫瘍内には嚢胞形成を伴う壊死巣、出血やヘモジデリン沈着を伴うことがある。腫瘍内にはしばしば反応性または腫瘍性に増生した星状膠細胞、あるいは星状膠細胞と希突起膠細胞の移行型の形態像を示す腫瘍細胞の混在をみる。

■**鑑別診断** 高悪性度悪性希突起膠細胞腫とは、多数の

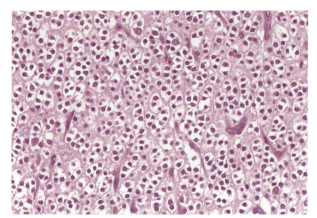

写真 29　低悪性度悪性希突起膠細胞腫
ラット、大脳、自然発生、HE 染色。

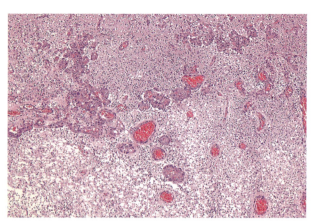

写真 30　高悪性度悪性希突起膠細胞腫
ラット、大脳、自然発生、HE 染色。
（写真提供：永谷真理子先生）

脳部位に進展しているか、壊死、出血、細胞異型、多形性や浸潤性増殖の有無で鑑別する。低悪性度悪性混合型膠細胞腫とは希突起膠細胞成分の割合が 80％ 以上か否かにより鑑別される。良性上衣腫との鑑別では、立方状～円柱状の細胞の特徴的な乳頭状配列に加え、脊髄中心管を模した中空の真のロゼット（上衣ロゼット）を示さないことで区別される。神経組織は自己融解が早く、死亡例では膠細胞腫細胞の多くは核が濃縮し、細胞周囲が抜けたように見え、しばしば星状膠細胞腫などを希突起膠細胞腫と誤診する場合があるので注意が必要である。希突起膠細胞腫に陽性を示すマーカーとして、myelin basic protein（MBP）、oligodendrocyte transcription factor-2（Olig2）、CNPase、galactose cerebroside、carbonic anhydrase C が知られている。

■解説　多くのマウスの系統で化学物質により誘発されるグリア系腫瘍の多くは低悪性度悪性希突起膠細胞腫である。ラットにおいては成熟後での MNU などのアルキルニトロソ尿素により誘発されるが、他の型の膠細胞腫に比べその発生は少ない[38]。最近、ラットの希突起膠細胞腫では Olig2 と GFAP の共陽性を呈する例が示され、未分化希突起膠細胞由来と考えられている[40]。

3-1-5）高悪性度悪性希突起膠細胞腫
high grade malignant oligodendroglioma

■同義語　malignant oligodendrocytic glioma、malignant oligodendroglioma
■組織発生　希突起膠細胞。
■組織学的特徴　腫瘍は周囲との境界明瞭であるが、多数の脳部位に進展する。腫瘍細胞は細胞密度、細胞異型、腫瘍辺縁部での糸球体血管様の毛細血管増生、有糸分裂像、壊死や髄膜浸潤などの悪性所見を種々の程度伴う（写真 30）。腫瘍細胞巣には、クロマチンに濃染する円形核と細胞質が明るく抜けた核周囲ハローを形成し、細胞境界が明瞭な希突起膠細胞の典型像を示す部位が存在する。腫瘍細胞はシート状ないしリボン状、巣状に増殖するが、大型希突起膠細胞様細胞が種々の程度認められる。腫瘍辺縁での毛細血管増生は本腫瘍に典型的であり、嚢胞形成を伴う壊死や出血が高頻度に認められる。

■鑑別診断　低悪性度悪性希突起膠細胞腫とは、1 ヵ所の脳部位に限局して均一に分化した細胞から構成されるか否かで鑑別する。高悪性度悪性混合型膠細胞腫とは、希突起膠細胞成分の割合が 80％ 以上か否かにより鑑別する。悪性上衣腫とは、特徴的な乳頭状配列や中空の上衣ロゼットが出現しないことで区別される。細胞マーカーについては「低悪性度悪性希突起膠細胞腫」の解説を参照。

■解説　「低悪性度悪性希突起膠細胞腫」の解説を参照。

3-1-6）低悪性度悪性混合型膠細胞腫
low grade malignant mixed glioma

■同義語　benign oligoastroglioma、benign mixed glioma
■組織発生　星状膠細胞および希突起膠細胞。
■組織学的特徴　腫瘍は 1 ヵ所の脳部位に観察され、腫瘍性の星状膠細胞と希突起膠細胞が種々の程度混在して増殖する部位と、どちらかの成分の増殖を主体とする部位が混在してみられる（写真 31、32）。どちらかといえば腫瘍の中心部は星状膠細胞由来の腫瘍細胞よりなり、希突起膠細胞由来の細胞は腫瘍周辺部に存在する場合が多い。両細胞成分とも腫瘍の 20％ 以上を占める。多くの場合血管の反応性増殖を伴う。周囲組織との境界は明瞭で、腫瘍内の壊死や出血は通常みられない。

■鑑別診断　星状膠細胞および希突起膠細胞由来の腫瘍細胞の混在としてみられるため、それぞれの腫瘍との鑑別が必要となる。通常はいずれかの細胞成分が 80％ 以上であれば、その細胞由来の腫瘍とし、両者が 20～80％ の割合で混在している場合は、混合型膠細胞腫と診断するのが妥当と思われる[23]。高悪性度悪性混合型膠細胞腫との鑑別は多発性に進展しているか否かでなされる。腫瘍性星状膠細胞は GFAP には陰性である。腫瘍性の希突起膠細胞腫の細胞マーカーについては「低悪性度悪性希突起膠細胞腫」の解説を参照。

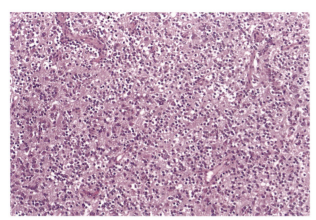

写真 31　低悪性度悪性混合型膠細胞腫
ラット、大脳、自然発生、HE 染色。希突起膠細胞の増殖が主な部位。

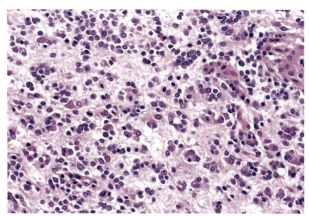

写真 32　低悪性度悪性混合型膠細胞腫
ラット、大脳、自然発生、HE 染色。星状膠細胞の増殖が主な部位。

■**解説**　ラットでは自然発生もみられ、また、ニトロソ尿素などで誘発できる[23, 26〜28, 38]。GFAP はラットの星状膠細胞腫の確定的なマーカーではないが、ラットの自然発生性の混合型膠細胞腫の中に GFAP 陽性、Olig2 陰性の星状膠細胞由来の腫瘍細胞の存在が確認されている[40]。

3-1-7) 高悪性度悪性混合型膠細胞腫
high grade malignant mixed glioma

■**同義語**　anaplastic glioma、malignant mixed glioma
■**組織発生**　星状膠細胞および希突起膠細胞。
■**組織学的特徴**　腫瘍は複数の脳部位に周囲組織との境界が不明瞭なびまん性浸潤性病変として観察され、腫瘍性の星状膠細胞と希突起膠細胞が種々の程度混在して増殖するが、両細胞成分とも腫瘍の 20％以上を占める。細胞異型性や多形性を伴い、星状膠細胞と希突起膠細胞への分化が乏しい部位が混在する。星状膠細胞由来である腫瘍性巨細胞を認める場合がある。腫瘍内の壊死、血管の反応性増殖、水腫や出血を認めることが多い。
■**鑑別診断**　「低悪性度悪性混合型膠細胞腫」の鑑別診断を参照。
■**解説**　成熟ラットでの実験研究により、膠細胞腫の初期は分化した星状膠細胞か希突起膠細胞であり、進展とともに細胞成分が混在し異型性を増すものと考えられている。齧歯類の高悪性度悪性混合型膠細胞腫は、ヒトの多形膠芽腫に組織学的特徴が合致する場合がある。

3-1-8) 髄芽細胞腫（髄芽腫）medulloblastoma

■**同義語**　cerebellar neuroblastoma、primitive neuro-ectodermal tumor（PNET）of cerebellum
■**組織発生**　神経芽細胞（小脳外顆粒細胞）。
■**組織学的特徴**　小脳に原発し、組織学的に神経上皮幹細胞からなる、主に神経細胞分化を示す細胞密度の高い腫瘍である。構成細胞は、小脳皮質顆粒細胞に似た核小体が明瞭で単調でクロマチンに濃染する円形あるいは紡錘形核（いわゆるニンジン型）を持ち、比較的乏しい細胞質を有する好塩基性細胞の細胞境界不明瞭な索状増殖

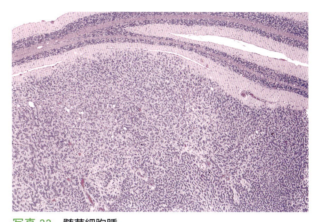

写真 33　髄芽細胞腫
ラット、小脳、自然発生、HE 染色。
（写真提供：Dr. David E. Malarkey）

としてみられる。齧歯類ではヒトの髄芽細胞腫に比べれば、中心が細胞質突起からなる偽ロゼット（Homer-Wright 型ロゼット）形成は明瞭ではない。異型有糸分裂像は豊富に観察され（写真 33〜35）、血管間質は比較的少ない。多くの場合周囲組織への浸潤が著明で、小脳脳表の柔膜下に広がりやすい。脳室や脊髄中心管を経て中枢神経系内に播種性病変を形成する。
■**鑑別診断**　悪性上衣腫とは、腫瘍が脳室あるいは脊髄中心管に接しているか、構成細胞が立方〜円柱細胞が特徴的な乳頭状配列や中空の真のロゼット（上衣ロゼット）の形態をとるか否かで鑑別が可能である。悪性松果体腫とは、中脳蓋付近の正中部に発生するか否かで鑑別される。ラットやマウスでは髄芽細胞腫に有効な細胞マーカーは知られていない。ヒトでは、同一の腫瘍内で複数の中間径フィラメントに陽性を示して、未分化神経外胚葉性の腫瘍の特性を明らかにする必要がある。イヌやサルでは、シナプトフィジン synaptophysin や神経特異エノラーゼ neuron-specific enolase（NSE）が細胞マーカーとして有効であると考えられている。星状膠細胞への分化を示す場合、GFAP が陽性を示す。
■**解説**　ヒトの髄芽細胞腫は小脳虫部に好発することが

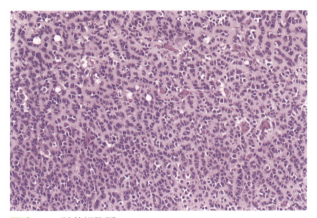

写真34　髄芽細胞腫
写真33の拡大像。(写真提供：Dr. David E. Malarkey)

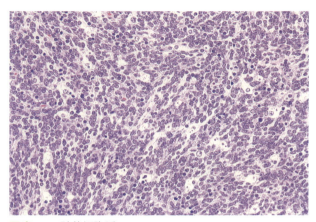

写真35　髄芽細胞腫
patched 突然変異マウス、小脳、HE染色。
(写真提供：石田有香先生)

知られている。ラットでもわずかながら小脳での自然発生が知られているが、ニトロソ尿素などでの同腫瘍誘発の報告はない。これまで JC ウイルスの新生仔ハムスターへの脳内接種[41]、p53 欠失新生仔マウスへの ENU 投与[42]、patched 突然変異マウス[43]での発生が報告されている（写真35）。ヒトでは、小児に発生する未分化な形態を示す神経腫瘍群を包括的に未分化神経外胚葉性腫瘍 primitive neuroectodermal tumor（PNET）と称しているが、髄芽細胞腫もこの疾患概念に含まれており、広義では網膜芽細胞腫や副腎神経芽細胞腫などもこの腫瘍群に含まれる。マウスの胎児（仔）性脳腫瘍の分類についても、このような包括的な概念が導入されてきている[32]。チロシンヒドロキシラーゼ遺伝子の転写調節領域を含む MYCN 遺伝子のトランスジェニックマウスで神経芽細胞腫[44]、SV40 large T 抗原のトランスジェニックマウスで PNET[45,46]がそれぞれ高率に発生することが報告されている。

3-1-9）悪性神経筋芽細胞腫
malignant neuromyoblastoma

■**組織発生**　神経前駆細胞。

■**組織学的特徴**　頭蓋底部の下垂体と脊髄神経の間に発生する浸潤性腫瘍[47〜50]。2種類の細胞から構成される。1つは神経芽細胞で、核小体が不明瞭で円形〜類円形の核と境界不明瞭な好酸性線維状の細胞質を有する均一な形をし、有糸分裂はほとんど認めない。もう一方は多形性を示す筋芽細胞で、1個〜複数の小囊状の核の中に大きな核小体を容れ、豊富な細胞質の中に筋線維由来の横紋を認める。有糸分裂像は多く、異型有糸分裂像もみられる。

■**鑑別診断**　髄芽細胞腫には神経外胚葉と中胚葉成分を混じるものがある。悪性神経鞘腫には神経鞘細胞とともに横紋筋細胞の腫瘍性増殖を示すものがある。また、悪性奇形腫も鑑別すべき腫瘍としてあげられる。本腫瘍の神経芽細胞は NSE 陽性で、横紋筋は PTAH 染色で検出できる。

■**解説**　齧歯類では2つ以上の胚葉成分から構成される神経腫瘍の発生はまれである。Wistar 系の Alderley Park ラットに発生する悪性神経筋芽細胞腫は、脳幹ないし近傍の脳神経に発生し、神経と横紋筋への分化を特徴とする。

3-1-10）脈絡叢乳頭腫
choroid plexus papilloma

■**組織発生**　脈絡叢上皮細胞。

■**組織学的特徴**　腫瘍は脳室壁の脈絡叢付着部位から発生し、円形〜類円形、クロマチンに富む核、エオジン好性の細胞質を有する立方状ないし円柱状細胞が脳室内で乳頭状に増殖し、毛細血管よりなる結合組織の周囲を1層の上皮細胞が覆う像が特徴的である。有糸分裂像は認めない（写真36、37）。

■**鑑別診断**　良性上衣腫との鑑別が必要である。ともに脳室内に増殖するが、上衣腫では腫瘍細胞の配列がロゼット様配列を示す。脈絡叢癌との鑑別として、本腫瘍は単層の上皮の乳頭状増殖からなり、脳実質には浸潤性増殖を示さず、細胞異型を伴わない点が異なる。ラットやイヌで腫瘍細胞はサイトケラチンが陽性を示すが、ヒトでみられるような GFAP の陽性所見に関する報告はない。ラットではヒトと同様にトランスサイレチンを強発現する。

■**解説**　ラットでの脈絡叢乳頭腫の自然発生はまれで、マウスでは極めてまれである[23,32]。SV40 large T 抗原のトランスジェニックマウスで脈絡叢腫瘍が高率に発生することが報告されている[51]。

3-1-11）脈絡叢癌 choroid plexus carcinoma

■**組織発生**　脈絡叢上皮細胞。

■**組織学的特徴**　腫瘍は脈絡叢付着部位から発生し、種々の程度に乳頭状の増殖巣を形成する。脳実質内への浸潤は一般的である（写真38）。多層の異型性に富む腫瘍性上皮細胞が間質を伴って増殖し、上皮の偽重層化が認められる（写真39）。

■**鑑別診断**　悪性上衣腫との鑑別が必要である。ともに

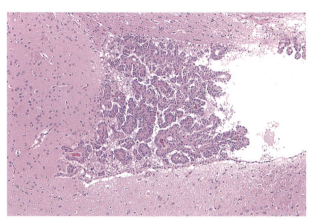

写真 36 脈絡叢乳頭腫
ラット、大脳、自然発生、HE染色。
（写真提供：永谷真理子先生）

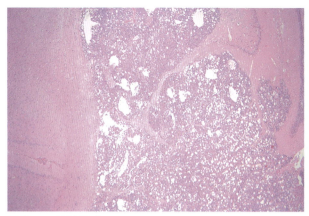

写真 38 脈絡叢癌
ラット、大脳、自然発生、HE染色。
（写真提供：Dr. Klaus Weber）

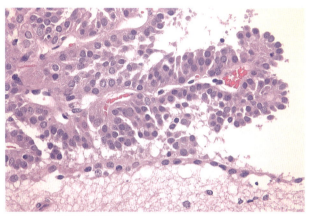

写真 37 脈絡叢乳頭腫
写真36の拡大像。（写真提供：永谷真理子先生）

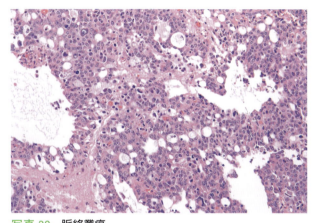

写真 39 脈絡叢癌
写真38の拡大像。（写真提供：Dr. Klaus Weber）

脳室内に増殖するが、上衣腫では腫瘍細胞の配列がロゼット様配列を示す。脈絡叢乳頭腫とは、単層の立方状～円柱状上皮が薄い間質を伴って非浸潤性の増殖巣を形成する点が鑑別点となる。

■ 解説　「脈絡叢乳頭腫」の解説を参照。

3-1-12）良性上衣腫 benign ependymoma

■ 組織発生　脳室ないし脊髄中心管の上衣細胞。

■ 組織学的特徴　第四脳室に最も好発し、円形～卵円形、クロマチンに富む核、細胞境界不明瞭な多角形細胞よりなり、立方～円柱細胞の特徴的な乳頭状配列や、脊髄の中心管のような小さな腔を囲んで細胞が並ぶ上衣ロゼット、ないし血管を取り囲み菊の花のように配列する血管周囲偽ロゼットの形成をみる。細胞異型は軽度で、有糸分裂像も少ない。高分化型では、上衣ロゼットを形成する部位でPTAH染色陽性の顆粒状、杆状構造物（blepharoplast）を認めることがあり、線毛の基底小体と考えられている。

■ 鑑別診断　脈絡叢乳頭腫／癌とは腫瘍細胞の配列が乳頭状のみかロゼット配列を含むかで鑑別できる。時に希突起膠細胞腫との鑑別も重要となるが、希突起膠細胞腫では乏しい細胞質の細胞がリボン様配列を示すものの、ロゼットあるいは偽ロゼット様構造は示さない。希突起膠細胞腫は脳室に直接関連して発生しない。悪性上衣腫との鑑別は、周囲実質への浸潤性増殖、異型性や多核巨細胞の出現、壊死巣の出現の有無があげられる。また、悪性上衣腫では線毛と基底小体を通常認めない。髄芽細胞腫は、小脳に発生し通常脳室とは部位的に関係しない点、Homer-Wright型ロゼットを形成する点で上衣腫とは異なる。上衣細胞は、S100βとL-glutamate/L-aspartate transporter（GLAST）[52]を発現する。また、PTAH染色でblepharoplastを証明できる。

■ 解説　ラットでは極めてまれな腫瘍であり、その多くは良性で悪性のものは少なく、他の神経膠細胞への分化も認める。また化学物質によっても誘発されないが[23]、マウスでは発がん剤の脳室内投与で誘発されるとの報告がある[32]。

3-1-13）悪性上衣腫 malignant ependymoma

■ 同義語　anaplastic ependymoma

■ 組織発生　脳室ないし脊髄中心管の上衣細胞。

■ 組織学的特徴　良性上衣腫と同様に、脳室、中脳水道、

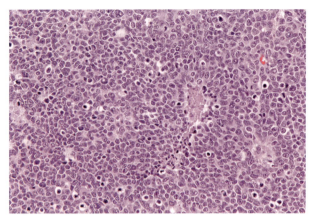

写真 40　悪性上衣腫
ラット、大脳、自然発生、HE 染色。
（写真提供：Dr. David E. Malarkey）

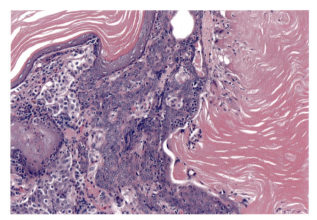

写真 42　良性頭蓋咽頭腫
写真 41 の拡大像。（写真提供：Dr. David E. Malarkey）

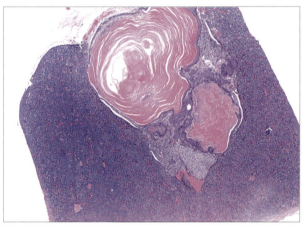

写真 41　良性頭蓋咽頭腫
ラット、下垂体、自然発生、HE 染色。
（写真提供：Dr. David E. Malarkey）

脊髄中心管に面した上衣細胞から発生する。多角形の細胞が乳頭状に配列し、中空の上衣ロゼットや血管周囲の偽ロゼットを形成する。悪性のものでは線毛と基底小体を通常認めない。また、細胞密度は高く、異型性、有糸分裂像ともに強く、壊死巣も認められ、時に脳室を破壊して脳実質内へ浸潤する。他の神経膠細胞への分化も認める（**写真 40**）。

■**鑑別診断**　良性上衣腫との鑑別として、悪性上衣腫では線毛と基底小体を通常認めない。ほかに鑑別を要する腫瘍については、「良性上衣腫」の鑑別診断を参照。

■**解説**　「良性上衣腫」の解説を参照。

3-1-14）良性頭蓋咽頭腫
benign craniopharyngioma

■**組織発生**　頭蓋咽頭管の口蓋咽頭上皮の遺残（遺残ラトケ嚢）。

■**組織学的特徴**　下垂体ないしその近傍に発生し、下垂体や脳幹を圧迫する腫瘍で、腫瘍細胞は角化扁平上皮を形成し、一部乳頭状ないし嚢胞状の増殖、ないし錯角化、過角化を伴った索状の配列を示す。脳内への浸潤は認めない（**写真 41、42**）。

■**鑑別診断**　頭蓋咽頭嚢胞 craniopharyngeal cyst は立方状ないし偽重層扁平上皮で内張りされた嚢胞の中に蛋白様物質を容れる。悪性頭蓋咽頭腫 malignant craniopharyngioma は下垂体外の組織（脳実質）に浸潤する。

■**解説**　極めてまれにラットに悪性頭蓋咽頭腫が自然発生することが知られている[23]。しかし、上記の診断基準にしたがえば、報告例の多くは良性に分類されると考えられる。

3-1-15）悪性頭蓋咽頭腫
malignant craniopharyngioma

■**組織発生**　頭蓋咽頭管の口蓋咽頭上皮の遺残（遺残ラトケ嚢）。

■**組織学的特徴**　発生部位と組織形態は良性頭蓋咽頭腫と同様であるが、脳実質内ないし蝶形骨内への浸潤を認める。

■**鑑別診断**　「良性頭蓋咽頭腫」の鑑別診断を参照。

■**解説**　マウスで悪性頭蓋咽頭腫の 1 例の報告がある。

3-1-16）悪性細網症 malignant reticulosis

■**同義語**　lymphoreticulosis、microgliomatosis、primary（malignant）lymphoma of the nervous system、primary histiocytic sarcoma of the brain

■**組織発生**　リンパ球あるいは組織球性細胞と考えられる。

■**組織学的特徴**　リンパ球あるいは組織球に類似する、多形性に富む核と弱好酸性細胞質を有する円形〜卵円形の細胞が髄膜および血管周囲を中心として増殖する（**写真 43、44**）。有糸分裂像は多く、腫瘍内には豊富な好銀線維（細網線維）をみる。多核巨細胞を多く認める場合もある。

■**鑑別診断**　高悪性度悪性星状膠細胞腫との鑑別が最も重要で、GFAP はともに陰性であるが、悪性細網症では血管周囲、髄膜への浸潤・増殖が著しく、鍍銀染色により好銀線維を証明できる。マクロファージ／ミクログリ

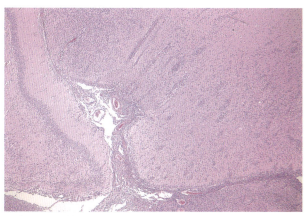

写真43 悪性細網症
ラット、大脳、自然発生、HE染色。
（写真提供：永谷真理子先生）

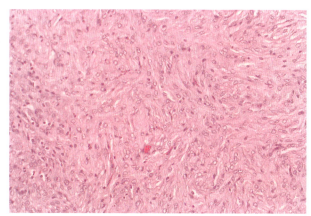

写真45 良性髄膜腫、線維芽細胞型
ラット、大脳、自然発生、HE染色。

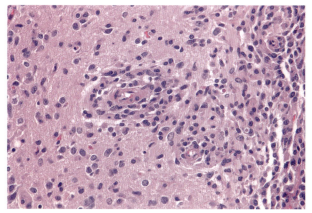

写真44 悪性細網症
写真43の拡大像。（写真提供：永谷真理子先生）

アのマーカーであるED1、Iba1、RM-4を用いることで悪性細網症の確定診断が可能となる[34,35]。全身性悪性リンパ腫や悪性組織球腫の脳内浸潤とは諸臓器の観察で容易に鑑別可能である。肉芽腫性炎症は、通常、リンパ球、形質細胞、マクロファージなどの多様な細胞の浸潤からなり、イヌで認められるが、齧歯類では認められない。

■**解説** 悪性細網症は元々ミクログリア系（間葉系）ないしリンパ球系の増殖性病変の診断名として使用されてきた経緯がある。現在、ラットやイヌでは、リンパ腫や典型的な神経膠腫とは診断できない例について、悪性細網症の診断名が付されている。ある系統のラット（SD系）の自然発生脳腫瘍では、本腫瘍は顆粒細胞腫に次いで発生が多かったと報告されている[23,53]。F344ラットへのアクリロニトリル曝露により誘発された、びまん性に脳実質内に浸潤し神経細胞サテライトーシスや血管周囲集簇を示す病変については、小膠細胞腫 microglioma という診断名が付されている。ヒトでは、悪性細網症は免疫芽細胞 immunoblast 由来で、節外性悪性リンパ腫であるとされている。また、ラットで希突起膠細胞成分のない星状膠細胞腫や悪性細網症と診断された症例は、マクロファージ／ミクログリアのマーカーであるED1とRM-4が陽性を示すことが見出された。ED1は放射状膠細胞 radial glia にも発現することから、これらの腫瘍は、マクロファージ／ミクログリア、ないし放射状膠細胞であるという考えが提示された[34]。さらに、好銀線維をつくらない星状膠細胞腫と診断される症例でマクロファージ／ミクログリアのマーカーであるIba1を用いて追加検討した結果では、ED1とともにIba1に陽性を示したことから[35]、星状膠細胞腫と診断された症例の中には、マクロファージ／ミクログリア由来の悪性細網症と判断すべきものが相当数存在すると考えられる。マウスでも同様の腫瘍が記載されているが、リンパ球および組織球の明瞭な区別はされていない[32]。

3-1-17）良性髄膜腫 benign meningioma

■**組織発生** 髄膜組織の間質細胞。

■**組織学的特徴** 大脳、脳神経、脊髄表面に境界明瞭な腫瘤、斑、ないし髄膜の肥厚としてみられ、周囲を圧排しうるが、実質への浸潤は認めない腫瘍。好酸性細胞質を有する線維芽細胞様の紡錘形細胞や、円形〜類円形核、好酸性の豊富な細胞質を有するやや大型の細胞よりなり[23,54]、どの細胞が主であるかにより、線維芽細胞型、合胞体細胞（髄膜細胞）型あるいは混合型に分けられる。線維芽細胞型 fibroblastic type（**写真45**）では、線維芽細胞様の腫瘍細胞が平行あるいは互いに錯走し、時にヒトの例にみられるような、中心に石灰化物あるいは硝子様物（砂粒小体 psammoma body）を容れ、腫瘍細胞が渦巻状（同心円状）に配列した構造を示すが、ラットでは砂粒小体の出現はまれである。合胞体細胞型髄膜腫 syncytial（meningothelial）meningioma（**写真46**）では小葉構造が特徴的で、主たる細胞は豊富なエオジン好性細胞質、円形〜類円形核を有する大型の上皮様細胞で、胞巣状配列をみるが、時に細胞は紡錘形で矢状配列を示す。線維性間質がこれら小葉を分けている。混合型髄膜腫 mixed meningioma では線維芽細胞様の紡錘形細胞と、やや大型の上皮細胞類似の合胞体（髄膜）細胞の混在としてみられる。有糸分裂像はまれで、ラットでは合胞体細胞型の一部に顆粒細胞が出現する。

■**鑑別診断** どの細胞が優位であるかにより線維芽細

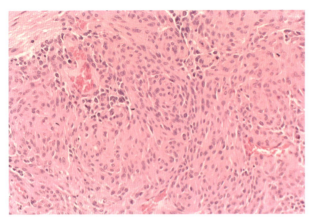

写真46　良性髄膜腫、合胞体細胞型
ラット、大脳、自然発生、HE染色。

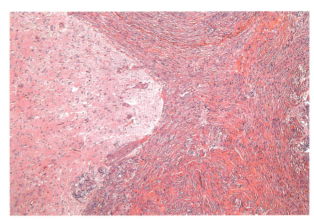

写真47　悪性髄膜腫、線維型
ラット、大脳、自然発生、HE染色。
（写真提供：Dr. Klaus Weber）

型あるいは合胞体細胞型とし、同等に混在する場合のみ混合型とするのが適切である。本腫瘍は、膠原線維と好銀線維を産生し、ビメンチンvimentin陽性である。なお、ラットでみられる良性顆粒細胞腫も良性髄膜腫に含まれ、合胞体型髄膜腫の一亜型と考えられている。悪性細網症も髄膜を中心に病変がみられるが、細胞の形態に加え、脳実質内血管周囲への腫瘍細胞浸潤の有無で区別される。髄膜血管腫症 meningioangiomatosis は、高分化の髄膜細胞型の紡錘形細胞から構成され、斑状の髄膜肥厚や血管周囲への進展を示す。悪性髄膜腫との鑑別には、周囲実質への浸潤性増殖、異常分裂を含む有糸分裂像、異型性や多核巨細胞の出現の有無があげられる。マウスの悪性組織球腫は分化した組織球系の細胞や多核巨細胞が出現し、線維芽細胞への分化を認めず、壊死巣周囲に偽柵状配列を示す点が異なる。

■解説　ラットでの髄膜腫の自然発生はまれであるが、ある系統では自然発生脳腫瘍の多くは髄膜腫、それも顆粒細胞腫であるといわれている[23,28]。マウスやイヌでもその自然発生は極めてまれである[32]。髄膜腫の多くは良性であるが、時に脳実質内へ浸潤する悪性例をみる。イヌやネコでは比較的髄膜腫の発生が多く、特にネコでは最も多い自然発生脳腫瘍で、ヒトの場合と同じく砂粒小体の出現もまれではない。組織形態像からの本腫瘍の細分類はケースバイケースで行う。

3-1-18）悪性髄膜腫 malignant meningioma
■同義語　meningeal sarcoma
■組織発生　髄膜組織の間質細胞。
■組織学的特徴　大脳、脳神経、脊髄表面に境界不明瞭な腫瘤、斑、ないし髄膜の肥厚としてみられ、脳実質への浸潤性増殖を示し、特に穿通枝血管の外膜に強く浸潤して既存組織との境界が不明瞭である。細胞密度は高く、異常分裂を含む有糸分裂像を多数認める。組織型から本腫瘍は、好酸性で豊かな細胞質を有する線維芽細胞様の紡錘形細胞が強い膠原線維産生を伴う線維型fibrous type（写真47）、好塩基性で細胞質の乏しい紡錘形細胞と膠原線維産生の乏しい紡錘形細胞型 spindloid

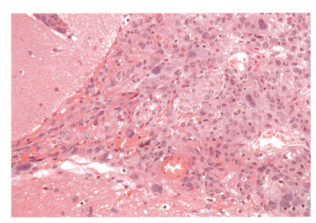

写真48　悪性髄膜腫、未分化型
ラット、大脳、自然発生、HE染色。
（写真提供：Dr. Klaus Weber）

type、異型性の強い腫瘍細胞とともに多核巨細胞を混じる未分化型 undifferentiated type（写真48）に分類される。
■鑑別診断　本腫瘍は、膠原線維と好銀線維を産生し、ビメンチン陽性である。良性髄膜腫は、境界明瞭な腫瘍であり、周囲を圧排しうるが実質への浸潤は認めず、一様な形の紡錘形細胞から構成され、有糸分裂像が乏しい点で異なる。マウスの悪性組織球腫では分化した組織球系の細胞や多核巨細胞が出現し、線維芽細胞への分化を認めず、壊死巣周囲に偽柵状配列を示す点が異なる。
■解説　ラットやマウスでの悪性髄膜腫の自然発生はまれであるが、ハムスターでは多いことが知られている。実験的に、悪性髄膜腫はマウスの髄膜内に発がん物質（メチルコラントレン methylcholanthrene）を留置したり、アカゲザルにラウス肉腫 Rous sarcoma ウイルスを脳内接種すると発生する。組織形態像からの本腫瘍の細分類は試験目的から必要に応じて行う。

3-1-19）髄膜血管腫症 meningoangiomatosis
■組織発生　血管周囲に存在する線維芽細胞ないし髄膜細胞への分化能のある多能性間葉系細胞。
■組織学的特徴　大脳髄膜の斑状の肥厚として観察さ

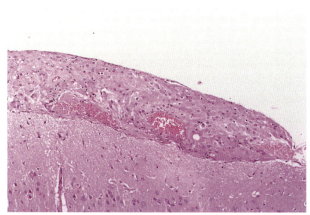

写真49　良性顆粒細胞腫
ラット、大脳、自然発生、HE染色。

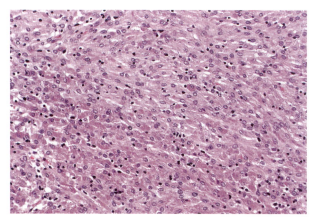

写真51　髄膜細胞型髄膜腫
ラット、大脳、自然発生、HE染色。良性顆粒細胞の混在した例。

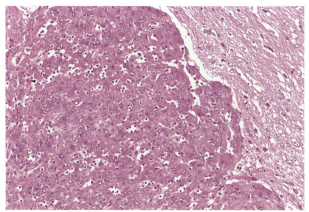

写真50　良性顆粒細胞腫
ラット、大脳、自然発生、HE染色。

3-1-20）良性顆粒細胞腫
benign granular cell tumor

■**組織発生**　神経外胚葉由来の髄膜細胞が考えられる。

■**組織学的特徴**　髄膜に一致して、円形～斑状の充実性腫瘤内に、繊細な血管間質を伴う小結節性の増殖巣を形成し、周囲組織との境界は明瞭で脳実質には浸潤せず圧排性に増殖する。腫瘍は、繊細なクロマチンを持った小型で円形の核、豊富な好酸性細胞質を有する多角形細胞の均一な胞巣状増殖が主体であり、細胞質内にはエオジン好染性の顆粒を有する細胞が多い（**写真49、50**）。細胞の異型性は少なく、有糸分裂像は通常認めない。

■**鑑別診断**　ラットでは神経鞘腫および星状膠細胞腫との鑑別が重要であるが、顆粒細胞腫は髄膜に限局する孤立性病変としてみられ、細胞質内のエオジン好性、PAS陽性顆粒のほか、GFAP、S-100およびサイトケラチンcytokeratinに陰性、ビメンチンに陽性を示すことで区別される。他の髄膜腫との鑑別では細胞質内の顆粒が一番の決め手となる。しかし、髄膜細胞型髄膜腫では一部に顆粒細胞の混在をみる場合があり（**写真51**）、本腫瘍は髄膜細胞型髄膜腫の一亜型と考えられ、両者の厳密な区別は困難である。電子顕微鏡では、2種類の細胞型が区別され、1つの細胞型は細胞質内に多数のリソソームを容れ、もう1つは中間径フィラメントを容れる[57]。悪性顆粒細胞腫とは、肉眼的性状や細胞の形態では区別がつきにくいが、脳実質内への浸潤性増殖の有無で鑑別できる。

■**解説**　ラットに特徴的とされ、大脳～小脳の髄膜に限局して、黄白色～灰白色、境界明瞭な結節として認められ、そのほとんどは良性であるが、時に脳実質に浸潤する悪性例をみる。ヒトの顆粒細胞腫は、髄膜以外の、主として舌や軟部組織にみられ、S-100陽性で、神経鞘細胞あるいは神経関連の間葉系組織より発生するとされているのに対し、ラットのそれは髄膜腫の一種と考えられており、髄膜細胞型髄膜腫との移行型がみられることから、クモ膜細胞の前駆細胞に由来すると考えられている[23,54]。ラットにみられる脳腫瘍の自然発生は系統によ

れ、大脳縦裂を挟んで左右の前脳背側面に分布する。穿通枝血管の周囲腔にも病変を形成する。構成細胞は髄膜細胞と考えられ、核が細い紡錘形の細胞であり、多角形を示す場合もある。また、細胞異型や増殖活性の亢進は認めない。髄膜から血管周囲性の進展は頭蓋骨にまで及ぶ場合がある。

■**鑑別診断**　良性髄膜腫とは血管への進展の有無で鑑別され、悪性髄膜腫とは細胞異型や高い増殖活性の有無で鑑別される。構成細胞はビメンチン陽性で、一部はαSMA陽性である。

■**解説**　髄膜血管腫症はまれな病変で、ヒトで少数例の報告があるだけで、動物でも少ない。ヒトでは若年にてんかん発作を伴ってみられる。動物では、運動失調、旋回、回転性眼振、四肢不全麻痺、筋萎縮、固有受容性欠損などの脳局所圧迫症状を呈する。マウスでは最近になってこの病変の存在が認識されるようになったが[55]、それまでは血管周囲性の分布から悪性髄膜腫と診断されてきた。また、ヒトでは2型の神経線維症の患者で頻繁に認められることから、髄膜血管腫症は過誤腫として認識されている[56]。

り腫瘍型や発生頻度に違いがあり、F344ラットなどでは最も多い腫瘍は星状膠細胞腫であるのに対し、Donryu や WAG/Rij、あるいは SD 系ラットでは髄膜腫、それも顆粒細胞腫が最も多い型である[23]。なお、マウスやラットでは髄膜以外にも子宮や膣などに同じ顆粒細胞腫の名称で呼ばれる病変の発生がみられるが、髄膜以外のそれは、免疫組織化学的特徴からヒトのそれと同じ神経鞘細胞由来と考えられている[58]。

3-1-21) 悪性顆粒細胞腫
malignant granular cell tumor

■組織発生　神経外胚葉由来の髄膜細胞が考えられる。

■組織学的特徴　髄膜に一致して、円形～斑状の充実性腫瘍内に、繊細な血管間質を伴う小結節性の増殖巣を形成し、脳実質に対して圧排性および浸潤性に増殖し、典型的には小さな結節性の増殖巣を形成して浸潤する。浸潤性の増殖態度にも関わらず、良性顆粒細胞腫と同等の多角形の豊富な細胞質内に好酸性顆粒を容れた均一な細胞集団からなる。細胞の異型性は少なく、有糸分裂像も通常認めない。

■鑑別診断　良性顆粒細胞腫とは脳実質に対する浸潤性増殖の有無で鑑別する。

■解説　ラットに発生する顆粒細胞腫の多くは良性であるが、細胞形態は良性のものと同等であるのに、圧排性の増殖とともに浸潤性の増殖パターンを示すものは悪性のバリアントと判断される。時に、切片上での見え方によって髄膜との連続性が確認されない場合、浸潤性増殖と判断してしまう場合があるので注意を要する。

3-1-22) 神経上皮癌 neuroepithelial carcinoma

■同義語　olfactory neuroepithelioma、olfactory neuroblastoma、esthesioneuroblastoma、olfactory carcinoma

■組織発生　嗅上皮細胞（支持細胞、基底細胞、嗅覚受容細胞）。

■組織学的特徴　嗅上皮より発生し、クロマチンに富む円形～卵円形核、細胞質の乏しい紡錘形あるいは円柱状の腫瘍細胞がシート状に増殖し、間質により小葉状に区画される。ロゼット状増殖を認めることがあり、腺構造を模倣するように腫瘍細胞が中空の腔に向かって配列する真ロゼット（Flexner-Wintersteiner 型）や中心の腔に不定形ないし細線維状の内容を含む偽ロゼット（Homer-Wright 型）などが観察される（**写真 52**）。細胞間の基質は細線維性、網状である。細胞異型の強い細胞の増殖も認める。

■鑑別診断　腺癌とは、ロゼットや細線維性、網状の細胞外基質を伴った腫瘍細胞の増殖の有無で鑑別される。

■解説　本腫瘍は篩骨と脳実質に浸潤性増殖しやすい。ロゼット構造の出現の程度は腫瘍によって種々である。現時点では、神経上皮腫瘍 neuroblastoma（esthesioneuroblastoma）と支持細胞ないしその前駆細胞由来の腫瘍の鑑別が難しいため、嗅上皮由来の本腫瘍を神経上皮癌

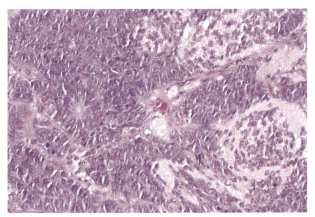

写真 52　神経上皮癌
ラット、鼻腔、DHPN 飲水投与、HE 染色。

とするか、嗅上皮神経芽細胞腫とすべきかは意見が分かれる。ロゼットや細線維性、網状の細胞外基質が腫瘍内に認められない場合は腺癌とすべきである。本腫瘍では、電子顕微鏡観察により、嗅小胞や線毛、微小管などの嗅上皮に特徴的な構造を見出せるが、これらは神経上皮の構造ではない。また、ボウマン Bowman 腺と鼻腔上皮の他の構成細胞との組織発生学的な関係には不明な点が多いが、ボウマン腺が神経外胚葉由来ではないことは一般に支持されているため、ボウマン腺由来の腫瘍は腺癌と診断される。ラットでは、ニトロサミンにより嗅上皮に本腫瘍が誘発されることが知られている。

3-2. 末梢神経系

3-2-1) 良性神経鞘腫
benign schwannoma

■同義語　neurinoma、neurilemmoma

■組織発生　神経鞘細胞（末梢神経細胞）。

■組織学的特徴　末梢神経ないし神経叢に接した膨脹性で圧排性の、通常は被膜で覆われた腫瘍。クロマチンに富む卵円形の核、やや好酸性の細胞質よりなる紡錘形あるいは円形～卵円形の細胞がはっきりとした配列を示さず、あるいは一定の流れをもって平行に配列、波状に走行、あるいは互いに錯走する所見をみる（**写真 53**）。ヒトでは特徴的に隣り合う細胞の核が並んでみられるような柵状配列 palisading ないし観兵式様配列がみられるが、齧歯類ではヒトのそれに比べれば明瞭でない。また、細胞束の両極に核の横隊があって、球状の類臓器構造を示す場合はヴェロケイ Verocay 体と呼ぶ。神経鞘腫はその組織像より一般にアントニ A 型とアントニ B 型に分けられる[23, 25, 28, 29, 32, 59〜62]。アントニ A 型はエオジン好性、比較的豊富な細胞質を有する紡錘形細胞がヴェロケイ体を形成して柵状配列をするのに対し、アントニ B 型では乏しい細胞質の星状あるいは紡錘形細胞が細胞外基質を伴いながら疎に分布し、しばしば嚢胞形成や壊死、出血を伴う（**写真 54**）。神経鞘腫は組織学的特徴より、細胞性バリアント（アントニ A 組織からなるものの、ヴェロ

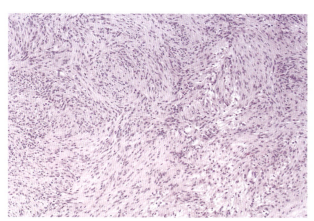

写真 53　良性神経鞘腫、アントニ A 型
ラット、三叉神経、ENU 経口投与、HE 染色。

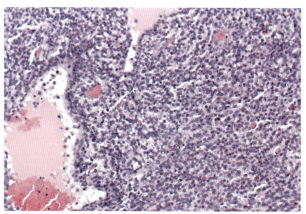

写真 54　良性神経鞘腫、アントニ B 型
ラット、三叉神経、自然発生、HE 染色。

ケイ体をつくらないタイプ）、顆粒細胞バリアント（髄膜の顆粒細胞腫に相当する顆粒細胞が出現するタイプ）、黒色細胞バリアント（メラノソームを含む細胞が出現するタイプ）、蔓状バリアント（多結節性に神経叢を伴いながら増殖するタイプ）に区分される。

■**鑑別診断**　良性および悪性神経鞘腫の鑑別はしばしば困難であり、比較的小さな腫瘍であっても周囲組織への浸潤を認める例も多い。一般的には腫瘍の大きさに加え、細胞の異型や多型性、分裂像の多少や浸潤の有無などを考慮してなされる。腫瘍が皮下などにみられた場合、線維腫および線維肉腫との鑑別が重要となり、細胞や核の配列、嚢胞の有無、S-100 染色などが有用であるが、ラットでは核の柵状配列はまれであり、また心臓に発生する神経鞘腫は時に S-100 陰性で、これらの指標はラットでは必ずしも絶対的ではない。平滑筋腫は、特徴的な両端が平滑な核の形態、腫瘍細胞の束状配列、デスミン desmin 陽性像で鑑別できる。外傷性神経腫（切断神経腫）は神経幹が切断された場合の近位端の修復像であるが、組織学的に、軸索、神経鞘細胞、神経周囲線維芽細胞の全成分を持った再生性の神経線維束がみられる点が本腫瘍と異なる。電子顕微鏡的観察で細胞周囲の基底膜など神経鞘細胞由来を確認することが必要である。膠原線維が目立つ場合、神経線維腫や神経線維肉腫との鑑別が重要となるが、厳密な鑑別は困難である。S-100 蛋白質のほか、プロテオリピド蛋白質 proteolipid protein（PLP）、末梢ミエリン蛋白質 22 peripheral myelin protein 22 kDa（PMP22）なども神経鞘細胞の同定に有用である。

■**解説**　ラットでは皮下や三叉神経などにまれに自然発生し、そのほか、心内膜などの組織からの発生もみられる（endocardial schwannoma, schwannomatosis）[23, 28, 59, 60]。マウスでもまれながら自然発生がみられる[29, 32]。またイヌでは皮膚や皮下に最も多いとされているが、その中にはいわゆる canine cutaneous hemangiopericytoma が多数含まれていると思われる。ラットではニトロソ尿素などによって高率に誘発され、好発部位は三叉神経や腰仙神経叢、馬尾、坐骨神経などで、そのほ

とんどが悪性であるとされている[23, 25, 28, 29, 32, 59~62]。これに対し、ハムスターではニトロソ尿素により神経線維肉腫や、ジメチルヒドラジンにより悪性黒色細胞性神経鞘腫 malignant melanotic schwannoma が誘発され、また、ニトロソ尿素の経胎盤あるいは新生仔投与により誘発される末梢神経腫瘍は、神経鞘細胞、線維芽細胞、肥満細胞の混在、蔓状の様式 plexiform pattern、マイスナーMeissner 小体への分化など、ヒトにみられる神経線維腫症 I 型（フォン・レックリングハウゼン von Recklinghausen 病）に特徴的な所見を示し、時に黒色腫の合併もみられるとされている[63]。組織形態像からの本腫瘍の細分類はケースバイケースで行う。

3-2-2）悪性神経鞘腫
malignant schwannoma

■**同義語**　malignant neurilemmoma、malignant neurinoma

■**組織発生**　神経鞘細胞（末梢神経細胞）。

■**組織学的特徴**　末梢神経ないし神経叢に接した膨隆性で圧排性の腫瘍で、被膜に覆われていない場合が多い。細胞や組織形態は良性神経鞘腫と同一であるが、有糸分裂像が多数観察され、細胞異型や異常分裂像、局所浸潤性、遠隔転移が悪性を示唆する所見となる。

■**鑑別診断**　線維肉腫はビメンチン陽性であるが、神経鞘細胞マーカーは発現しない。平滑筋腫や外傷性神経腫、良性神経鞘腫との鑑別は、「良性神経鞘腫」の鑑別診断を参照。

■**解説**　「良性神経鞘腫」の解説を参照。

3-2-3）神経線維腫 neurofibroma、神経線維肉腫
neurofibrosarcoma（neurosarcoma）

■**組織発生**　神経鞘細胞を含むすべての末梢神経成分。

■**組織学的特徴**　クロマチンに富む卵円形~紡錘形核、細胞境界不明のエオジン好性細胞質を有する神経鞘細胞由来の紡錘形細胞が平行状、波状あるいは錯走配列を示し、同細胞が神経線維を取り囲むように多結節性に増殖する蔓状の様式 plexiform pattern や肥満（マスト）細胞

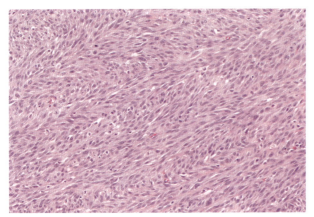

写真 55　神経線維肉腫
ラット、末梢神経、自然発生、HE 染色。
（写真提供：Dr. David E. Malarkey）

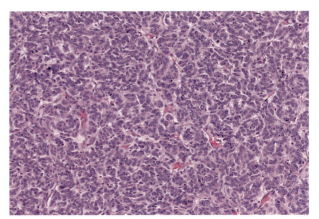

写真 57　悪性神経芽細胞腫
写真 56 の拡大像。（写真提供：Dr. David E. Malarkey）

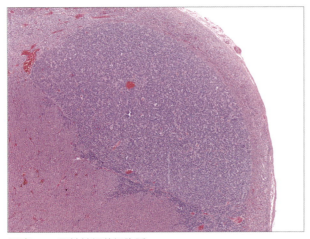

写真 56　悪性神経芽細胞腫
ラット、副腎髄質、自然発生、HE 染色。
（写真提供：Dr. David E. Malarkey）

の混在もみられる。腫瘍内にはコラーゲン線維が目立つ。神経線維肉腫では有糸分裂像が多く、細胞異型も強い（**写真 55**）。

■**鑑別診断**　神経鞘腫との鑑別が一番重要となるが、実験動物においては用語の混乱がみられ、両者の厳密な区別はなされていない。細胞の配列やコラーゲンの量や囊胞の有無などが鑑別に役立つ。線維腫および線維肉腫との鑑別には、細胞の配列や S-100 などの免疫組織化学的所見が参考になる。

■**解説**　これまで自然発生、誘発を問わず、ラットの末梢神経腫瘍はすべて神経鞘腫で、神経線維腫および神経線維肉腫ではないとされてきているが[23]、わずかではあるものの、神経線維腫の自然発生やニトロソ尿素による誘発の報告がある[59,60]。また、ニトロソ尿素の経胎盤あるいは新生仔投与によりハムスターに誘発される末梢神経腫瘍は、その多くが神経線維腫あるいは神経線維肉腫（一部には神経鞘腫への移行もみられる）であるとされている[63]。

3-2-4）悪性神経芽細胞腫
malignant neuroblastoma

■**同義語**　ganglioneuroblastoma、malignant medullary tumor、sympathicoblastoma
■**組織発生**　副腎髄質クロム親和性細胞の前駆細胞。
■**組織学的特徴**　通常、副腎髄質に生じる球形の腫瘍で、腫瘍結節は髄質細胞で取り囲まれている（**写真 56**）。腫瘍細胞は小型で好塩基性細胞質とクロマチンに富む細長く伸長した核を持って互いに平行配列したり（**写真 57**）、しばしばロゼット様構造を形成する。網状の神経細線維構造は観察されないことが多い。神経節様細胞が混在することがあり、細胞異型や多数の有糸分裂像を認めることがある。
■**鑑別診断**　悪性褐色細胞腫とは、細長く伸長した核やロゼット様構造の有無で鑑別できる。悪性複合型褐色細胞腫とは、神経節細胞のみならず他の神経組織のコンポーネントとともに悪性の副腎髄質細胞が混在するか否かで鑑別できる。
■**解説**　ラットでは極めてまれな腫瘍で[64]、遠隔転移の報告はない。マウスでも自然発生はまれである[65]。実験的には、チミジンキナーゼ遺伝子プロモーターの下流にポリオーマウイルスの middle T 抗原を組み込んだ遺伝子改変マウスで、2〜3ヵ月のうちに副腎を含む複数臓器に神経芽腫を誘発することが報告されている[66]。これらの腫瘍は N-myc を発現し、転移能がある。

3-2-5）神経節細胞腫（良性／悪性）
ganglioneuroma (benign/malignant)

■**同義語**　神経節細胞腫 gangliocytoma、ganglioneuroma type adrenal medullary tumor
■**組織発生**　交感神経節および副腎髄質。
■**組織学的特徴**　ラットの場合は、ほとんど副腎髄質より発生し、時に皮質に進展したり、髄質を腫瘍組織で置き換える。よく分化した神経節細胞、外套細胞、神経鞘細胞および神経線維の混在よりなる。神経節細胞は細胞質の辺縁部にニッスル小体を含み、偏在性の明瞭な核小体を伴う大型、淡明の核を有する多極性の大型細胞で、

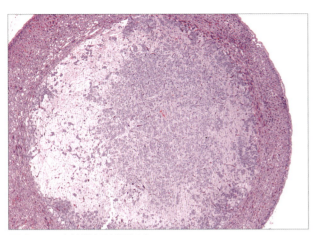

写真58 良性神経節細胞腫
ラット、副腎髄質、自然発生、HE染色。
（写真提供：Dr. David E. Malarkey）

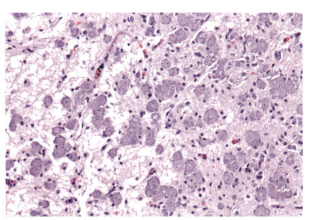

写真59 良性神経節細胞腫
写真58の拡大像。（写真提供：Dr. David E. Malarkey）

わずかの神経鞘細胞を含む神経線維がこれら細胞の間を埋めるかたちで増殖している（**写真58、59**）。浸潤性増殖や遠隔転移は認めない。

■**鑑別診断** 神経鞘腫や神経線維腫とは神経節細胞の有無で区別される。副腎髄質の場合、良性ないし悪性の複合型褐色細胞腫とは、神経節細胞のみならず他の神経組織のコンポーネントとともに腫瘍性の副腎髄質細胞が混在するか否かで鑑別できる。悪性神経芽細胞腫や良性褐色細胞腫とは、成熟した神経節細胞や他の神経組織のコンポーネントの有無で鑑別できる。

■**解説** この腫瘍はラットの副腎髄質に自然発生しやすく、多くは褐色細胞腫との混在として認められる。マウスでの自然発生は極めてまれである。髄質のサイズの50％以上を占める場合は腫瘍として扱う。

3-2-6）脊索腫 chordoma

■**組織発生** 脊索の遺残組織。

■**組織学的特徴** 多くは腰-仙尾骨部より発生し、円形の核、エオジン好性、あるいはPASあるいはアルシアンブルーに淡染する粘液を含み、明るく抜けたようにみえる豊富な細胞質を有する腫瘍細胞が蜂巣状に、あるいは索状に増殖する（**写真60**）。しばしば肺への遠隔転移がみられる。

■**鑑別診断** 脂肪肉腫、軟骨肉腫との鑑別が重要である。脊索腫はHEに淡染するも、脂肪染色のズダンⅣやオイルレッドOには染まらず、免疫組織化学的染色ではS-100、ケラチンやNSEに陽性である。

■**解説** 脊索腫はラットを含む実験動物において、その自然発生はまれな悪性腫瘍であり[23]、F344ラットではおよそ115,000匹中、56例（0.05％）の発生が報告されている[67]。ラットにおけるこの腫瘍は細胞分裂像も多くないなど、形態学的にはそれほど悪性像を示さないが、生物学的には極めて悪性で、周辺骨組織への浸潤・破壊に加え、およそ75％に肺への転移がみられている。ラットを用いた慢性毒性・がん原性試験において、原発巣不

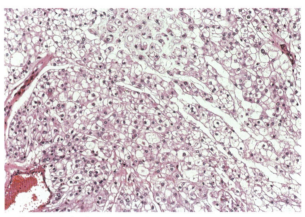

写真60 脊索腫
ラット、自然発生、HE染色。

明の状態で、肺転移巣のみを認める場合が多い。この腫瘍が化学物質などにより誘発されたとの報告はない。

3-3. 傍神経節

3-3-1）傍神経節腫（良性／悪性）
paraganglioma（benign/malignant）

■**組織発生** 傍神経節。

■**組織学的特徴** 薄い結合組織性の被膜に囲まれ、豊富な好酸性細胞質、円形～類円形核を有する多型性の腫瘍細胞が、狭い結合組織、毛細血管によって囲まれ、蜂巣状ないし小葉状増殖を呈しており、形態学的には副腎髄質にみられる褐色細胞腫と同じである（**写真61**）。細胞質内にはグリメリウス染色で陽性に染まる好銀性顆粒を含む。多くは良性であるが、時に異型性や分裂像が少ないにもかかわらず、被膜内への浸潤や遠隔転移を伴う悪性例をみる（**写真62、63**）。

■**鑑別診断** 異所性副腎あるいは副腎髄質腫瘍（褐色細胞腫）との鑑別が必要であるが、両側副腎の存在およびそれらとの位置関係の確認により、通常鑑別は容易である。

■**解説** 副腎髄質の神経内分泌細胞（クロム親和性細胞）

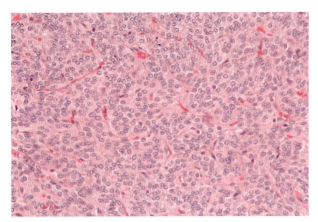

写真 61　良性傍神経節腫
ラット、自然発生、HE 染色。

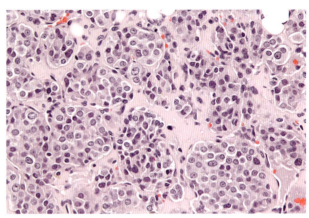

写真 63　悪性傍神経節腫
写真 62 の拡大像。（写真提供：Dr. David E. Malarkey）

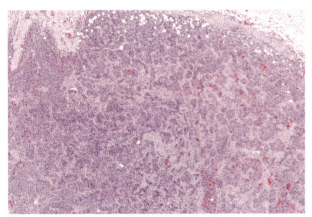

写真 62　悪性傍神経節腫
ラット、自然発生、HE 染色。
（写真提供：Dr. David E. Malarkey）

起源の腫瘍は褐色細胞腫 pheochromocytoma であるが、副腎以外の神経節由来のものが傍神経節腫である。ラットでは WAG/Rij ラットを除けばその自然発生は極めて少なく、化学物質による誘発の報告もない[23, 68]。F344 ラットにおいてはその発生率は大体 0.01～0.03％であり、後腹膜、それも大動脈周囲に多いが[69]、雌 WAG/Rij ラットでの発生率は 12％と高く、好発部位も大動脈球である[70]。F344 ラットに生じた後腹膜傍神経節腫の中で、中心部壊死を認めた例の多くが肺転移を示した。これらの転移例の組織像は転移していない例と同等であることから、傍神経節腫の組織像からの良・悪性の判断は難しく、むしろ壊死の有無が重要かも知れない。マウスでもその発生はまれである[32]。

引用文献

1) Chang LW, Tiemeyer TM, et al. Neuropathology of trimethyltin intoxication. Ⅲ. Changes in the brain stem neurons. *Environ Res* 30：399-411, 1983.
2) Levine S. Anoxic-ischemic encephalopathy in rats. *Am J Pathol* 36：1-17, 1960.
3) Levine S. Experimental cyanide encephalopathy. *J Neropathol Exp Neurol* 26：214-222, 1967.
4) Herman SP, Klein R, Talley FA, et al. An ultrastructural study of methylmercury-induced primary sensory neuropathy in the rat. *Lab Invest* 28：104-118, 1973.
5) Hurtt ME, Morgan KT, Working PK. Histopathology of acute toxic responses in selected tissues in rats exposed by inhalation to methyl bromide. *Fund Appl Toxicol* 9：352-365, 1987.
6) Nagashima K. A review of experimental methylmercury toxicity in rats：neuropathology and evidence for apoptosis. *Toxicol Pathol* 25：624-631, 1997.
7) Lampert PW, Schochet SS Jr. Demyelination and remyelination in lead neuropathy. *J Neuropathol Exp Neurol* 27：527-545, 1968.
8) Richman EA, Bierkamper GG. Histopathology of spinal cord, peripheral nerve, and soleusmusle of rats treated with triethyltin bromide. *Exp Neurol* 86：122-133, 1984.
9) Flores G, Buhler DR. Hemolytic properties of hexachlorophene and related chlorinated biphenols. *Biochem Pharmacol* 23：1835-1843, 1974.
10) Bouldin TW, Samsa G, Earnhaldt TS, et al. Schwann cell vulnerability to demyelination is associated eith internodal length in tellurium neuropathy. *J Neuropathol Exp Neurol* 47：41-47, 1988.
11) Cavanagh JB. The 'dying back' process：a common denominator in many naturally occurring and toxic neuropathies. *Arch Pathol Lab Med* 103：659-664, 1979.
12) Graham DG, Anthony DC, Szakál-Quin G, et al. Covalent crosslinking of neurofilaments in the pathogenesis of n-hexane neuropathy. *Neurotoxicol* 6：55-63, 1985.
13) Davies CS, Richardson RJ. Organophosphorus compound. In：*Experimental and clinical neurotoxicology*. Spencer PS, Schaumburg HH（eds）. Williams & Wilkins, Baltimore. pp527-544. 1980.
14) Yoshimura S, Imai K. Pathological study on neurotoxicity of drugs. *J Toxicol Pathol* 3：65-89, 1990.
15) Spencer PS, Schaumburg HH. Central-peripheral distal axonopathy；the pathology of dying-back polyneuropathies. *Prog Neuropathol* 3：253-295, 1976.
16) Clark AW, Griffin JW, Price DL. The axonal pathology in chronic IDPN intoxication. *J Neuropathol Exp Neurol* 39：42-55, 1980.

17) Fujisawa K, Shiraki H. Study of axonal dystrophy. 1. Pathology of the neurophil of the gracile and the cuneate nuclei in aging and old rats : A stereological study. *Neuropathol Appl Neurobiol* 4 : 1-20, 1978.

18) Schmidt RE, Plurad SB, Modert CW. Neuroaxonal dystrophy in the autonomic ganglia of aged rats. *J Neuropathol Exp Neurol* 42 : 376-390, 1983.

19) Krinke G. Spinal radiculoneuropathy in aging rats : demyelination secondary to neuronal dwindling? *Acta Neuropathol* 59 : 63-69, 1983.

20) Mitsumori K, Maita K, Nakashima N, et al. Electronmicroscopy of sciatic nerves in aging rats with spontaneous radiculoneuropathy. *Jpn J Vet Sci* 48 : 219-226, 1986.

21) Mitsumori K, Moto M, Imazawa, T. Ultrastructural morphology of motor endplate neurotoxicities in rats. *J Toxicol Pathol* 17 : 85-94, 2004.

22) Ueda A, Ueda M, Nakazawa M, et al. Nonsuppurative meningoencephalitis in a laboratory Beagle dog. *J Toxicol Pathol* 17 : 51-53, 2004.

23) Maekawa A, Mitsumori K. Spontaneous occurrence and chemical induction of neurogenic tumors in rats—influence of host factors and specificity of chemical structure. *Crit Rev Toxicol* 20 : 287-310, 1990.

24) Shibutani M, Mitsumori K, Okeda R, et al. Evidence for an origin of ethyl-nitrosourea-induced rat central nervous system tumors from pluripotent germinal neuroepithelium. *Acta Neuropathol* 87 : 293-301, 1994.

25) Janisch W, Schreiber D. Neoplasms of the central and peripheral nervous system in laboratory animals. In : *Pathology of neoplasia and preneoplasia in rodents*. Bannasch P, Gossner W (eds). Schattauer, Stuttgart. pp125-141. 1994.

26) Janisch W. Tumours of the central nervous system. In : *Tumours of the rat*, 2nd ed. 〈*Pathology of Tumours in Laboratory Animals*〉 Vol 1. Turusov V, Mohr U (eds). IARC, Lyon. pp677-698. 1990.

27) Walker VE, Swenberg JA. Glioma, rat. In : *Nervous system.* 〈*Monographs on Pathology of Laboratory Animals*〉 Jones TC, Mohr U, Hunt RD (eds). Springer-Verlag, Berlin/Heidelberg. pp134-143. 1988.

28) Solleveld HA, Zurcher C. Neoplasms of the nervous system. In : *Pathobiology of the aging rat*, vol. 2. Mohr U, Dungworth DL, Capen CC (eds). ILSI Press, Washington DC. pp55-64. 1994.

29) Walker VE, Morgan KT, Zimmerman HM, et al. Tumours of the central and peripheral nervous system. In : *Tumours of the rat*, 2nd ed. 〈*Pathology of Tumours in Laboratory Animals*〉 Vol 1. Turusov V, Mohr U (eds). IARC Scientific Publications, Lyon. pp731-776. 1994.

30) Morgan KT, Alison RH. Glioma, mouse. In : *Nervous system.* 〈*Monographs on Pathology of Laboratory Animals*〉 Jones TC, Mohr U, Hunt RD (eds). Springer-Verlag, Berlin/Heidelberg. pp123-130. 1988.

31) Krinke GJ, Kaufmann W. Neoplasms of the central nervous system. In : *Pathobiology of the aging mouse*, Vol. 2. Mohr U, Dungworth DL, Capen CC, et al (eds). ILSI Press, Washington DC. pp69-81. 1996.

32) Radovsky A. Mahler JF. Nervous system. In : *Pathology of the mouse*. Maronpot RR (ed). Cache River Press, Vienna (Illinois). pp445-470. 1999.

33) Ward JM, Rice JM. Naturally occurring and chemically induced brain tumors of rats and mice in carcinogenesis bioassays. *Ann NY Acad Sci* 381 : 304-319, 1982.

34) Nagatani M, Ando R, Yamakawa S, et al. Histological and immunohistochemical studies on spontaneous rat astrocytomas and malignant reticulosis. *Toxicol Pathol* 37 : 599-605, 2009.

35) 中村隆一、西村友成、落合忍仁ほか．ラットのグリア系脳腫瘍における免疫組織化学の有用性．『第28回日本毒性病理学会総会および学術集会講演要旨集』p99. 2012.

36) Pruimboom-Brees IM, Brees DJ, Shen AC, et al. Malignant astrocytoma with binucleated granular cells in a Sprague-Dawley rat. *Vet Pathol* 41 : 287-290, 2004.

37) Fraser H. Brain tumours in mice, with particular reference to astrocytoma. *Food Chem Toxicol* 24 : 105-111, 1986.

38) Shibutani M, Maekawa A, Okeda R, et al. An experimental model for anaplastic astrocytomas and glioblastoma using adult F344 rats and *N*-methyl-*N*-nitrosourea. *Acta Pathol Jpn* 43 : 464-474, 1993.

39) Weissenberger J, Steinbach JP, Malin G, et al. Development and malignant progression of astrocytomas in GFAP-v-src transgenic mice. *Oncogene* 14 : 2005-2013, 1997.

40) 永谷真理子、斎藤 翼、安藤 亮ほか．ラットの稀突起膠細胞腫及び混合型膠細胞腫におけるGFAP陽性腫瘍細胞の検出．『第28回日本毒性病理学会総会および学術集会講演要旨集』p100. 2012.

41) Matsuda M, Yasui K, Nagashima K, et al. Origin of the medulloblastoma experimentally induced by human polyoma virus JC. *J Natl Cancer Inst* 79 : 585-591, 1987.

42) 高橋芳久、張 紹敏、小田秀明ほか．p53遺伝子欠損マウスにおける小脳髄芽腫の発生．日病会誌．88-164, 1999.

43) Wetmore C, Eberhart DE, Curran T. The normal patched allele is expressed in medulloblastomas from mice with heterozygous germ-line mutation of patched. *Cancer Res* 60 : 2239-2246, 2000.

44) Chesler L, Goldenberg DD, Seales IT, et al. Malignant progression and blockade of angiogenesis in a murine transgenic model of neuroblastoma. *Cancer Res* 67 : 9435-9442, 2007.

45) Fung KM, Chikaraishi DM, Suri C, et al. Molecular phenotype of simian virus 40 large T antigen-induced primitive neuroectodermal tumors in four different lines of transgenic mice. *Lab Invest* 70 : 114-124, 1994.

46) Eibl RH, Kleihues P, Jat PS, et al. A model for primitive neuroectodermal tumors in transgenic neural transplants harboring the SV40 large T antigen. *Am J Pathol* 144 : 556-564, 1994.

47) Ernst H, Lake SG, Stuart BP, et al. Neuromuscular hamartoma (benign "Triton" tumour) in a mouse. *Exp Toxic Pathol* 45 : 369-373, 1993.

48) Maekawa A, Onodera H, Furuta K, et al. Teratoma of the pituitary gland in a young male rat. *J Comp Pathol* 100 : 349-352, 1989.

49) Miller JL, Westwood FR, Jackson DG. Neuromyoblastoma in the rat. *J Comp Pathol* 106 : 439-443, 1992.

50) Shirota K, Itoh T, Kagiyama N. Spontaneous medulloblastoma with myoblasts in a Sprague-Dawley rat. *Jpn J Vet Sci* 48 : 409-411, 1986.

51) Schell TD, Mylin LM, Georgoff I, et al. Cytotoxic T-lymphocyte epitope immunodominance in the control of choroid plexus tumors in simian virus 40 large T antigen transgenic mice. *J Virol* 73 : 5981-5993, 1999.

52) Spassky N, Merkle FT, Flames N, et al. Adult ependymal cells are postmitotic and are derived from radial glial cells during embryogenesis. *J Neurosci* 25 : 10-18, 2005.

53) Krinke G, Naylor DC, Schmid S, et al. The incidence of natu-

rally-occurring primary brain tumours in the laboratory rat. *J Comp Pathol* 95：175-192, 1985.
54) Mitsumori K, Maronpot RR, Boorman GA. Spontaneous tumors of the meninges in rats. *Vet Pathol* 24：50-58, 1987.
55) Balme E, Roth DR, Perentes E. Cerebral meningioangiomatosis in a CD-1 mouse：a case report and comparison with humans and dogs. *Exp Toxicol Pathol* 60：247-251, 2008.
56) Stemmer-Rachamimov AO, Horgan MA, Taratuto AL, et al. Meningioangiomatosis is associated with neurofibromatosis 2 but not with somatic alterations of the NF2 gene. *J Neuropathol Exp Neurol* 56：485-489, 1997.
57) Yoshida T, Mitsumori K, Harada T, et al. Morphological and ultrastructural study of the histogenesis of meningeal granular cell tumors in rats. *Toxicol Pathol* 25：211-216, 1997.
58) Sasahara K, Ando-Lu J, Nishiyama K, et al. Granular cell foci of the uterus in Donryu rats. *J Comp Pathol* 119：195-199, 1998.
59) Cardesa A, Ribalta T, Vogely KT, et al. Peripheral nervous system. In：*Tumours of the rat*, 2nd ed.〈*Pathology of Tumours in Laboratory Animals*〉Vol 1. Turusov V, Mohr U (eds). IARC, Lyon. pp699-724. 1990.
60) Walker DM, Walker VE, Hardisty JF, et al. Peripheral nerve sheath tumors, rat. In：*Nervous system*.〈*Monographs on Pathology of Laboratory Animals*〉Jones TC, Mohr U, Hunt RD(eds). Springer-Verlag, Berlin/Heidelberg. pp143-154. 1988.
61) Krinke GJ. Nonneoplastic and neoplastic changes in the peripheral nervous system. In：*Pathobiology of the aging mouse*. Vol 2. Mohr U, Ward JM(eds). ILSI Press, Washington DC. pp69-81. 1996.
62) Rice JM, Ward JM. Schwannomas (induced), cranial, spinal and peripheral nerves, rats. In：*Nervous system*.〈*Monographs on Pathology of Laboratory Animals*〉Jones TC, Mohr U, Hunt RD(eds). Springer-Verlag, Berlin/Heidelberg. pp154-160. 1988.
63) Cardesa A, Rustia M, Mohr, U. Tumours of the nervous system. In：*Tumours of the hamster*.〈*Pathology of Tumours in Laboratory Animals*〉Vol 3. Turusov VS(ed). IARC, Lyon. pp413-436. 1982.
64) Reznik G, Germann PG. Neuroblastoma, adrenal, rat. In：*Endocrine system*,〈*Monographs on pathology of laboratory animals*〉2nd ed. Jones TC, Capen CC, Mohr U(eds). Springer, Berlin/Heidelberg. pp433-435. 1996.
65) Maita K, Hirano M, Harada T, et al. Mortality, major cause of moribundity, and spontaneous tumors in CD-1 mice. *Toxicol Pathol* 16：340-349, 1988.
66) Aguzzi A, Wagner EF, Williams RL, et al. Sympathetic hyperplasia and neuroblastomas in transgenic mice expressing polyoma middle T antigen. *New Biol* 2：533-543, 1990.
67) Stefanski SA, Elwell MR, Mitsumori K, et al. Chordomas in Fischer 344 rats. *Vet Pathol* 25：42-47, 1988.
68) Mitsumori K, Boorman GA. Spinal cord and peripheral nerves. In：*Pathology of the Fischer rat*. Boorman GA, Eustis SL, Montgomery CA, et al(eds). Academic Press, San Diego. pp179-191. 1990.
69) Hall LB, Yoshitomi K, Boorman GA. Pathologic features of abdominal and thoracic paragangliomas in F344/N rats. *Vet Pathol* 24：315-322, 1987.
70) van Zwieten MJ, Burek JD, Zurcher C, et al. Aortic body tumours and hyperplasia in the rat. *J Pathol* 128：99-112, 1979.

三森国敏
東京農工大学名誉教授

渋谷　淳
東京農工大学大学院

前川昭彦
元（公財）佐々木研究所

各論 I

10 感覚器系

1 眼および付属腺（涙腺・ハーダー腺）

視覚器である眼球 eyeball は、ヒトで直径わずか24 mm の小さな器官であるが、極めて巧妙な組織構築を持ち、高度な知覚作用を営んでいる。薬物によって誘発される眼球の病変は眼科学的検査で捉えられるものばかりでなく、組織学的に初めて認識される変化もしばしば経験される。眼毒性は、眼球の特徴的な組織学的構造から、眼球表面の角膜からの侵襲、あるいは血液-房水関門および血液-網膜関門のバリアーを通過して発現する変化と、栄養供給や体液循環あるいは他臓器を介しての変化の両者を充分に考慮する必要がある。毒性発現には動物種や系統による著しい感受性の差がみられる場合もしばしば経験される。以下に代表的な病変および実験動物で誘発可能な病変について記載した。

1. 解剖学的・生理学的特徴（写真1）

眼は眼瞼 eye lid ならびに頭蓋骨の骨腔である眼窩 orbit により保護されている。眼の構造はすべての哺乳動物で基本的に類似し、前眼部 anterior segment と後眼部 posterior segment に分けられる。前眼部は線維性膜（角膜 cornea）、前眼房 anterior chamber、後眼房 posterior chamber、血管膜（虹彩 iris、毛様体 ciliary body）、水晶体 lens が含まれ、後眼部は硝子体、網膜（網膜視部・網膜盲部）、血管膜（脈絡膜 choroid）、線維性膜（強膜 sclera）、視神経 optic nerve からなる。

光刺激は角膜、前眼房、水晶体、硝子体を通過し、網膜の最も奥に存在する視細胞に到達して、そこで光として感受される。光は視細胞外節の disk に存在する視物質（ロドプシン rhodopsin）を刺激し、電位を発生させる。この電気信号は視細胞の軸索を通り、内顆粒層に核がある双極細胞と水平細胞に伝達され、次いで、ニューロンである神経節細胞やアマクリン細胞に伝えられ、神経節細胞の軸索によって視神経を経由して頭蓋内の中枢に伝達される。

1-1. 網膜 retina

網膜は網膜毛様体縁（ヒト、サルでは鋸状縁）を境に、光の感受作用に携わる網膜視部（写真2）と、虹彩および毛様体の内面を覆う網膜盲部に区別される。網膜視部は内層の感覚網膜 sensory retina（神経網膜 neural retina）と外層の色素上皮細胞層により構成される。感覚網膜と色素上皮細胞層の間には、発生途上に間隙が存在しており、網膜剥離は通常この位置で生じる。サルではヒ

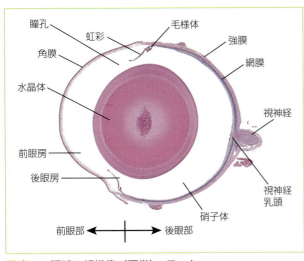

写真1　眼球の組織像（正常）、ラット

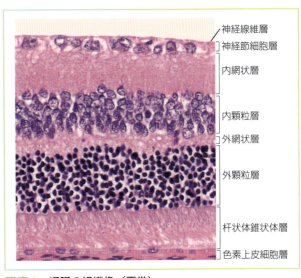

写真2　網膜の組織像（正常）
ラット、HE 染色。

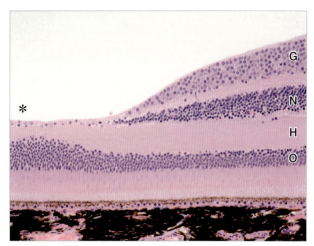

写真3 網膜中心窩(黄斑)の組織像（正常）
サル、HE染色。中心窩（*）では網膜内層がなく、外顆粒層（O）が厚い。中心窩縁付近ではヘンレ線維層（H）、内顆粒層（N）、神経節細胞層（G）が厚い。
（写真提供：稲垣 覚先生）

トと同様に黄斑macula luteaが存在し、この部では外網状層、内顆粒層、内網状層は欠如し、網膜外層では錐状体細胞とそれを埋める神経膠細胞のみから構成される（**写真3**）。黄斑の中央部を中心窩fovea centralisという。食肉獣でも黄斑と機能的に同じような網膜中心野が存在する。ヒト、サルの黄斑は神経節細胞や双極細胞内のカルチノイドであるキサントフィルxanthophyllの存在により黄色調を呈する。

網膜の神経細胞は5種類あり、視細胞photoreceptor cellから双極細胞bipolar cell、神経節細胞ganglion cellへと信号が伝わり、視覚中枢へ送られる。水平細胞horizontal cell、アマクリン細胞amacrin cellは信号の伝達を調節している。アマクリン細胞以外の神経細胞は軸索を持つが、樹状突起や髄鞘をもたない。これらの神経細胞は分裂によって再生されることはないが、近年、神経性網膜と毛様体の境界領域ciliary marginal zoneに網膜幹細胞retinal stem cellが存在することが報告されている[1]。

網膜のグリア細胞は、ミュラーMüller細胞と星状膠細胞であり、グリア線維性酸性蛋白質glial fibrillary acidic protein（GFAP）が陽性を示す。網膜病変（炎症、変性、増殖性病変）により神経要素が脱落した場合、ミュラー細胞が分裂・増殖・肥大化し、その間隙を埋める。星状膠細胞は神経節細胞層に核が存在し、網膜内層の特に血管周囲に分布する。

網膜の血管分布は動物種によって異なり、ヒト、サル、イヌ、ラットなどは全域にわたり網膜血管が分布、ウサギは網膜の一部のみに分布、モルモットや鳥類では血管分布はない。さらに、網膜血管系と脈絡膜血管系によって網膜は栄養されるが、網膜内層（神経線維層～外網状層）は網膜血管系により、網膜外層（外顆粒層～色素上皮細胞層）は脈絡膜血管系により栄養される。脈絡膜血流量は網膜後極部が周辺部に比べて豊富なことが知られている。網膜での酸素消費量は脳の約2倍と非常に多い組織であることから、虚血の影響を受けやすいと考えられるが、眼圧や血圧が少々変化しても網膜の血流量は変化しないように調節されている（血流の自動調節能）。

網膜血管の内皮は無窓内皮で、互いにタイトジャンクションtight junctionにより結合される。脈絡膜では色素上皮細胞のタイトジャンクションおよびブルフBruch膜により血液-網膜関門blood retinal barrierを形成し、薬剤の網膜への無制限な移行を防止している。これに加えて、血液-房水関門blood aqueous barrierや血液-硝子体関門blood vitreous barrierが存在し、血液-眼関門blood ocular barrierと称され、種々の病態や障害で影響を受ける。視神経乳頭部optic diskは血管-網膜関門が存在していないため、視神経は薬物による障害を受けやすい。

1-1-1）網膜視部 pars optica retinae（写真2）

❶ 色素上皮細胞層 pigment epithelial layer

脳における脈絡叢上皮に該当し、ブルフ膜に接する基底部に数多くの基底陥入がみられ、活発な代謝を思わせる。色素を持つ動物は色素上皮細胞内にメラニン色素を持つ。色素上皮細胞の主な役割として、(1)脈絡膜から視細胞への栄養補給、(2)視細胞から脈絡膜への代謝物の除去、(3)血液-網膜関門の形成、(4)ビタミンAの貯蔵、(5)古くなり離脱した視細胞外節の貪食、(6)メラニン合成、などがあげられる[2]。有色動物の場合、薬物のメラニン親和性に関連した網膜内薬物濃度の変化や網膜毒性を考慮する必要があり、メラニン親和性のある薬剤では、有色ならびにアルビノ動物を用いた眼毒性比較試験が実施されることが多い。メラニン親和性の高いクロロキン、フェノチアジン、クロルプロマジンなどが網膜毒性を示すことはよく知られているが、メラニン親和性を持つすべての薬物が必ずしも網膜毒性を示すのではないことを理解しておくべきである[2]。

❷ 杆状体錐状体層 layer of rods and cones

視細胞の細胞質にあたる光受容器である視細胞外節outer segmentと外節を合成する視細胞内節inner segment、およびそれらを結合する結合部よりなる。視細胞外節は扁平嚢状の円板diskがいくつにも平行に重なって形成される。外節最内層で新しい円板がつくられ（再生）、漸次外側に向かって移動している。同時に、最外層の古い円板は脱落して色素上皮細胞に貪食される。ラットでは約10日で外節全体が新生置換され、1つの色素上皮細胞が1日あたりに貪食する円板数が25,000個以上に達する。

❸ 外境界膜 outer limiting membrane

視細胞内節と外顆粒層の間に位置する。光顕的に膜様構造としてみられるが、電顕による観察ではミュラー細胞と視細胞内節間の、あるいはミュラー細胞どうしの接

着斑が、外境界膜に一致する。一部のミュラー細胞の突起は外境界膜を貫いてさらに視細胞内節に向かい、内節を互いに分離する basket cell を形成する。

❹ **外顆粒層** outer nuclear layer

視細胞の核がこの層を形成する。視細胞は杆状体 rod および錐状体 cone の2種類の細胞に分類され、杆状体は光を、錐状体は色彩を認識する。杆状体の核はクロマチンに富み、小型円形で網膜に垂直な列をなして配列し、網膜全域にわたり数多く分布する。一方、錐状体の核は杆状体の核に比べて大型でやや明るく、外境界膜側にほぼ1列に並ぶ。サルの中心窩 fovea cerltralis では杆状体細胞はなく錐状体細胞のみが存在し、錐状体細胞は黄斑部の1個の双極細胞および1個の神経細胞と連絡する。

❺ **外網状層** outer plexiform layer

視細胞から出る軸索が、内顆粒層に核を有する双極細胞および水平細胞の樹状突起と間にシナプスを形成する。この層にはミュラー細胞の細胞質突起も含まれる。

❻ **内顆粒層** inner nuclear layer

双極細胞 bipolar cell、水平細胞 horizontal cell、アマクリン細胞 amacrine cell およびミュラー細胞の核が存在する。双極細胞は視細胞の信号を縦に伝達するのに対し、水平細胞は外網状層内で視細胞間の横の連絡を担当する。一方、アマクリン細胞は内網状層内で双極細胞間、視神経細胞間あるいは、ほかのアマクリン細胞どうしでの横の連絡を司り、双極細胞と神経細胞の連絡に抑制的に働く。ミュラー細胞は内境界膜から外境界膜を越えて細胞突起が伸長するグリア細胞の一種である。ミュラー細胞の細胞突起は網膜の細胞間隙を埋め、網膜の骨格となり、その栄養、代謝を調節し、さらに細胞間の絶縁作用を有する。

❼ **内網状層** inner plexiform layer

双極細胞の軸索、視神経細胞の樹状突起およびアマクリン細胞の間でシナプスが形成される。内網状層は外網状層より厚い。

❽ **神経節細胞層** ganglion cell layer

大型の多極神経細胞が1層に配列する。ただし、サルの中心窩縁付近では多層化する（**写真3**）。これらの神経細胞の軸索が神経線維層を形成する。

❾ **神経線維層** nerve fiber layer

神経節細胞の軸索が網膜に平行に配列する。これら軸索は放射状に視神経乳頭に向かうため、神経線維層は視神経乳頭付近では厚い。神経節細胞層から出る軸索が神経線維層を経て集束し、視神経を形成する。神経線維層では無髄、視神経では有髄神経線維である。

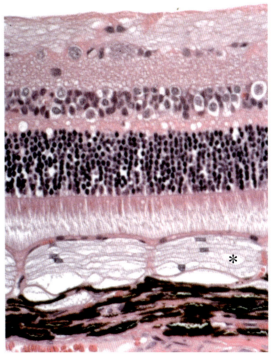

写真4 網膜の組織像（正常）
イヌ、HE染色。タペタム（*）が脈絡膜に存在する。

❿ **内境界膜** inner limiting membrane

ミュラー細胞の基底膜により形成され、網膜の最内層に位置する。電顕による観察では硝子体との境界側は平滑であるが、網膜側は不規則なミュラー細胞の足突起の凹凸に沿っている。

1-1-2）網膜盲部 pars caesa retinae

網膜毛様体部と虹彩部よりなる。これらについては「1-2-2）毛様体、虹彩」の項に記載した。

1-2．血管膜 uveal tract(vascular turic of eyeball)

眼球血管膜は中胚葉由来で、脈絡膜、毛様体および虹彩から構成される。色素を含む場合は、肉眼的にブドウの皮に似るためブドウ膜 uvea とも呼ばれる。

1-2-1）脈絡膜 choroid

眼球後部の血管膜であり、視神経乳頭の周囲から毛様体体部まで連続する。組織学的に脈絡膜は外側より、脈絡上板 suprachoroid、固有層 stroma、および基底板（ブルッフ膜）に大別され、固有層では有窓型の毛細血管が二次的に密集した極めて特殊な血管網からなる。網膜外層を栄養するとともに、網膜で発生した熱を除去する役割を持つ。

イヌでは脈絡膜の特殊分化した構造として、タペタム（輝板、脈絡膜壁紙）tapetum lucidum が存在する（**写真4**）。10〜12層の扁平な上皮性細胞であるタペタム細胞 tapetal cell から構成され、眼に入った光が網膜を通過

後、再び光を反射させて、光の感受性を高める役割がある。

1-2-2）毛様体 ciliary body、虹彩 iris

毛様体は脈絡膜と虹彩の間に位置し、扁平部 pars plana と毛様体冠 pars plicata に分けられる。2層の上皮と支質から構成される。2層の上皮はそれぞれ感覚網膜および網膜色素上皮層の延長で、虹彩の後面まで伸長し、それぞれ網膜毛様体部および網膜虹彩部、および毛様体色素上皮層および虹彩色素上皮層を形成し、あわせて網膜盲部と呼ばれる。眼房水は毛様体冠の毛様体突起で産生される。

虹彩は血管膜の前方端で前眼房と後眼房を境し、瞳孔の径を変化させて網膜に達する光量を調節する。大部分を占める虹彩実質 iris stroma と、それを裏打ちする虹彩上皮細胞 iris epithelium に大別される。虹彩実質はメラニン細胞（有色動物）、線維芽細胞、血管、神経、瞳孔括約筋、瞳孔散大筋などからなる。有色動物の瞳の色の相違はこの部のメラニン細胞数の違いによる。

1-3．線維膜 fibrous tunic of eyeball

眼球線維膜は角膜および強膜により構成され、両者の主な違いは膠原線維の配列と含水量による膜の透明性である。

1-3-1）角膜 cornea

眼の前面を覆う透明な無血管組織で、角膜縁 limbus corneae から結膜および強膜に移行する。組織学的に外側から内側に向かって角膜上皮 corneal epithelium、角膜固有質 corneal stroma、後境界（デスメ）膜 Descemet's membrane および角膜内皮 corneal endothelium からなる。ヒトやサルには角膜上皮と固有質の間に前境界（ボウマン）膜 Bowman's membrane がある。

角膜上皮は表皮外胚葉由来の非角化重層扁平上皮で、深部より基底細胞、翼細胞および表層（扁平）細胞に分けられる。基底細胞から分裂した細胞が、表層部から脱落するまでのターンオーバーの期間は約1週間である。角膜上皮の酸素の供給源は涙液である。角膜固有質は層板状に配列した膠原線維、角膜細胞（線維細胞）および基質からなる。角膜表面に近い部位では固有質と上皮内に三叉神経由来の知覚神経が分布し、表層潰瘍でより疼痛が強くなる。水分量調節の主な役割は角膜内皮にあり、角膜内皮の損傷により重篤な角膜水腫を生じる。角膜に傷害が生じると、角膜上皮が進展・移動し、創傷部位において再生する。さらに角膜細胞、角膜内皮は線維芽細胞様細胞に変化し、膠原線維を産生する（線維化生 fibrous metaplasia）。この創傷治癒過程には正常なデスメ膜の存在が重要である。

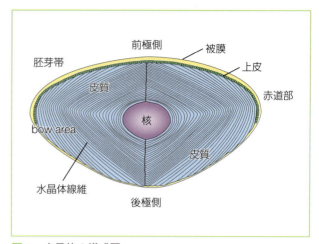

図1　水晶体の模式図

1-3-2）強膜 sclera

膠原線維と弾性線維および線維芽細胞からなる線維膜で、角膜を除く眼球の大部分を覆い、前方では角膜縁で角膜に、後方では視神経が眼球を離れる部位で視神経外鞘に続く。

1-4．水晶体 lens

水晶体は両凸の透明な組織で、レンズの役割を持つ。その構造は水晶体上皮細胞 lens epithelial cell、基底膜にあたる水晶体嚢（水晶体包、水晶体被膜）lens capsule、水晶体線維 lens fiber からなり（図1）、血管系や神経支配を欠く。水晶体の酸素は眼房水によって供給される。水晶体上皮は前極側 anterior pole のみに存在し、後極側 posterior pole にはない。赤道部 lens equator の近くの上皮は代謝・増殖が最も活発な部位であり胚芽帯 germinative zone と呼ばれ、一生を通じて分裂を繰り返すため、放射線や化合物による傷害を受けやすい。水晶体上皮細胞から水晶体線維への移行部では細胞核が弓状に配列することから bow area と呼ばれる。水晶体線維は断面では六角柱状を呈する。若い外側の線維が皮質を構成し、深部の線維が水晶体核となる。水晶体線維は一定の走行をし、前極および後極で他の線維と出会い水晶体放線 lens suture を形成する。通常の矢状断の標本では、イヌ、サルに比べて、齧歯類の水晶体は眼球内に占める割合が高い。

水晶体の主要成分は水（66%）、蛋白質（33%）、無機イオン（1%）であり、水溶性蛋白質（α、β、γ-クリスタリン）が水晶体の屈折・調節に関係する。水晶体が透明なのは主に可溶性蛋白質の存在によるが、白内障に陥った場合、あるいは加齢とともに、可溶性蛋白質が減少し非可溶性蛋白質が増加する。また、水晶体はグルタチオン glutathione 濃度が体組織中最も高い。一部の薬剤（アセトアミノフェン acetaminophen、フェノバルビタール phenobarbital、ナフタリン naphthalene など）誘発の白内障では水晶体での薬物代謝酵素チトクローム

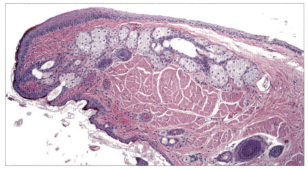

写真5 眼瞼の組織像（正常）
ラット、HE染色。結膜側（上部）に瞼板腺を認める。

P450 cytochrome P450 誘導が関与する[3,4]。

1-5. 硝子体 vitreous body

硝子体は水晶体と網膜の間に位置するゲル状組織である。さらに、光学的に透明性を維持し、周囲眼組織を機械的に支持するだけでなく、その高い粘弾性によりショックアブソーバーとして働き、外力から眼球組織を保護する。98％以上の水分と、骨格となる膠原線維（II型コラーゲン）、ヒアルロン酸およびプロテオグリカン類から構成される。網膜付近に硝子体細胞 hyalocyte が存在し、ヒアルロン酸は硝子体細胞から分泌される。

1-6. 視神経 optic nerve

視神経は網膜の電気信号の出力を中枢神経に伝導する有髄神経である。網膜内で視神経乳頭としてみられる眼内部分、眼窩内部分、頭蓋内部分からなる。視神経は、視神経交叉から視索を経て、視床にある外側膝状体から大脳皮質視覚野に投射され、知覚される。視神経の横断面では、星状膠細胞が視神経束内や軟膜結合組織に混在し、希突起膠細胞が視神経束内に限局してみられる。

1-7. 眼房水 aqueous humor

眼房水は毛様体上皮により産生され、前眼房および後眼房を満たす。血管分布のない角膜および水晶体の栄養供給ならびに代謝産物の除去経路となる。眼房水の産生量と眼球からの流出量は等しく、眼内圧は一定に保たれる。眼房水は後眼房から瞳孔を経て前眼房に到達し、虹彩角膜角隙 iridocorneal angle から排出される。眼房水の流出量は主に線維柱帯で調節され、シュレム管 Schlemn canal と呼ばれる強膜静脈洞に流れ出る（経シュレム管房水流出路）。眼房水はこのルートのほかに毛様体の間質から脈絡上板の間隙を通る排出経路を持つ（経ブドウ膜強膜房水流出路）。

1-8. 涙液 tear film

涙液は角膜表面で単に潤滑剤の役目を担うだけでなく、角膜の酸素供給源となる。角膜の乾燥を防ぎ、制菌作用としてのリゾチームとラクトフェリンを含み、さらに異物の除去に重要な役割を持つ。涙液は、(1)結膜の杯細胞より分泌される粘液層（ムチン層）、(2)涙腺および第三眼瞼腺から分泌される水性層、(3)マイボーム腺 Meibomian gland により産生される脂質層から構成される。涙液は内眼角にある涙小管に排出され、涙嚢から鼻涙管に流れ出る。

1-9. 眼瞼 eyelid

眼瞼は皮膚が特殊化して皺となったもので、眼を保護し、角膜の乾燥を防ぎ、「まばたき」により涙液を角膜表面に伸展しながら涙小管に運ぶ。結膜と皮膚の境界線に沿って皮脂腺の一種である瞼板腺またはマイボーム腺の開口部がみられる（写真5）。点眼剤の毒性試験では、薬剤の刺激性評価のために眼瞼ならびに前述の鼻涙管を検査することがある。

1-10. 第三眼瞼 third eyelid （瞬膜 nictitating membrane）

イヌ、ネコ、ウサギにみられ、内眼角下方に位置し、眼球が眼窩に陥凹する際に受動的に眼球表面を覆う。齧歯類での機能的役割は低い。軟骨が骨格を形成し、基始部には瞬膜腺 nictitans gland（第三眼瞼腺）が存在する。

1-11. 結膜 conjunctiva

眼瞼結膜 palpebral conjunctiva、眼球結膜 bulbar conjunctiva およびそれらの結合部位である結膜円蓋 fornix に区別される。組織学的に上皮と固有層からなり、上皮間に杯細胞が、固有層に血管およびリンパ管が、結膜円蓋に涙腺の開口部がみられる。結膜円蓋にはリンパ球の集簇が観察され、炎症刺激に容易に反応して増生する。

1-12. 眼付属腺 orbital accessory gland （涙腺 lacrimal gland、ハーダー腺 Harderian gland、第三眼瞼腺 gland of the third eyelid または瞬膜腺 nictitans gland）

涙器 lacrimal apparatus は、涙腺、ハーダー腺、第三眼瞼腺、結膜の杯細胞、マイボーム腺および排泄器である涙小管、涙嚢、鼻涙管より構成される。齧歯類の涙腺は眼窩内涙腺 intraorbital lacrimal gland と眼窩外涙腺 extraorbital lacrimal gland に大別される。前者はハーダー腺に接して存在し、後者は両耳の背側皮下に存在す

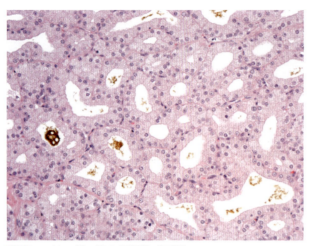

写真6　ハーダー腺の組織像（正常）
ラット、HE染色。腺房細胞の細胞質は微小な脂肪滴により泡沫状を呈する。一部腺腔内に褐色のポルフィリンを認める。

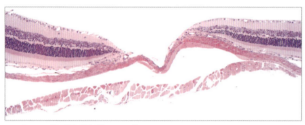

写真7　網膜脈絡膜コロボーマ
マウス、自然発生、HE染色。網膜および脈絡膜組織の一部欠損が認められる。（写真提供：松浦哲郎先生）

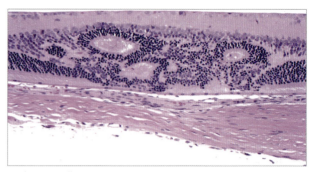

写真8　網膜異形成
ラット、自然発生、HE染色。視細胞のロゼット様構造に加え、網膜内顆粒層の細胞がロゼット様構造の間にみられ、網膜の各層の配列が入り乱れている。

る。齧歯類の涙腺では核肥大 karyomegaly、細胞肥大 cytomegaly がしばしば観察される。

　ハーダー腺 Harderian gland は副涙腺あるいは深第三眼瞼腺とも呼ばれる、眼窩内に存在する外分泌腺（管状胞状腺）で、眼球後部を取り巻くように存在し、分泌物は第三眼瞼の近くに開口放出される。齧歯類やウサギではよく発達するが、ヒト、サルおよびイヌにはない。電子顕微鏡学的には、腺房細胞は大型の分泌顆粒を有するA型細胞とミトコンドリアや滑面小胞体を豊富に有するB型細胞に分類され、A型細胞のほうが多く存在する。主に脂質を分泌し、時に腺腔内に褐色のポルフィリン porphyrin を含む分泌物を認める（**写真6**）。ラットに観察される眼周囲の赤色分泌物（紅涙）はハーダー腺由来で、ポルフィリン含量が高いため赤くみえる。

2．非腫瘍性病変

2-1. 眼形成異常・先天異常

2-1-1）無眼球症 anophthalmia、小眼球症 microphthalmia

　眼球の欠損を無眼球症、先天的に小型の眼球を小眼球症と呼ぶ。129/Sv-SlJCP マウス、ZRDCT/Ch マウスあるいはさまざまな遺伝子改変動物での発生が知られてい

る。また、C57BL/6 および C57BL/10 マウスでは 4〜12％に自然発生するという報告がある。シクロホスファミド cyclophosphamide やブスルファン busulfan などの抗がん剤[5]、トリパンブルー trypan blue、放射線、6-アミノニコチンアミド 6-aminonicotinamide やビタミン A をラットの妊娠期に処置すると、無眼球症あるいは小眼球症が誘発され、しばしば他の奇形が併発する。また、アルコールを同時期の C57BL/6 マウスに投与すると、小眼球症が誘発され、ヒトの胎児性アルコール症候群 fetal alcohol syndrome の有用なモデルと考えられている。

2-1-2）コロボーマ coloboma

　正常眼球組織の一部が欠損する先天異常である。大部分は胎生期の胎生裂（眼杯裂）の閉鎖不全に起因し、ラットの虹彩コロボーマあるいは脈絡膜コロボーマは通常は片側性で、眼杯裂の方向に一致して内眼角下方に観察されることが多い（typical coloboma）（**写真7**）[6]。強膜コロボーマの例では内部組織が強膜の欠損部位に陥凹する。その他、欠損する部位により、視神経、ブドウ膜、網膜、毛様体、眼瞼、水晶体および黄斑コロボーマに分類される。視神経や網膜のコロボーマは Cm マウスや FLS マウスで多発することが知られている。

2-1-3）網膜異形成 retinal dysplasia

　網膜の発生分化異常であり、齧歯類やイヌでしばしばみられる変化である。組織学的に網膜の「皺（しわ）」の形成 retinal folding、外顆粒層のロゼット様構造 retinal rosette、あるいは網膜の各層の配列が入り乱れる像など、さまざまな形態を呈する（**写真8**）。原因としては、眼杯の2層の並列異常、網膜色素上皮の異常、あるいは発生分化過程における網膜の壊死などが考えられる。新生仔ラットの80％酸素吸入、N-メチル-N-ニトロソウレア N-methy-N-nitrosourea（MNU）、シスプラチン cis-platin、パクリタキセル paclitaxel やシトシンアラビノシド cytosine arabinoside の投与により誘発することができる（**写真9**）[7〜9]。正常齧歯類の網膜は生後しばらくは形態的および機能的に成熟過程が継続し、成熟動物と同様の網膜構築像を呈するのは生後2週頃である。特に生

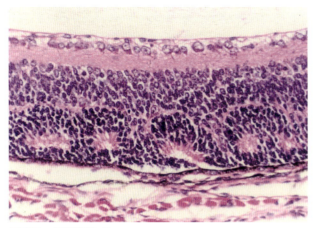

写真9　網膜異形成
ラット、新生仔、MNU誘発、HE染色。

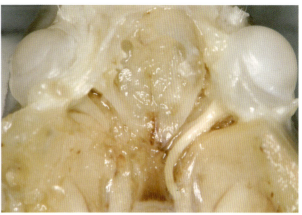

写真10　視神経無形成（一側性）
ラット、自然発生。左側視神経が欠損している。
（写真提供：渋谷一元先生）

後1週までは、生理的なアポトーシスに加えて細胞増殖活性も高いため、抗がん剤などの細胞増殖に影響を及ぼす薬剤の影響を受けやすい。イヌでは遺伝性網膜異形成が、毒性試験で使用するビーグル犬を含めて多くの犬種で知られている。さらに、新生期のヘルペスウイルス感染で、網膜異形成が誘発される。

2-1-4）先天性白内障 congenital cataract

胎生期に始まり、出生時にはすでに発症しているものをいうが、出生時には認められなくとも生後に出現し進行してくる、いわゆる発達白内障 developmental cataract も含めることが多い。通常、両側性である。水晶体内に何らかの発生異常あるいは先天性代謝異常が生じていることが発症機序と考えられる。各実験動物や遺伝子改変動物での発生が報告されており、遺伝性白内障ラット・マウスが白内障発症メカニズムの解明や白内障治療薬の開発に利用されている。上述の小眼球症など、他の眼形成異常などに併発する場合も多い。また、抗がん剤や放射線をラットの妊娠期あるいは新生仔期に処置すると誘発される。

2-1-5）視神経の無形成・欠損 optic nerve aplasia/defect、低形成 optic nerve hypoplasia、形成異常 optic nerve dysplasia

視神経の無形成・欠損は胎児（仔）期に形成される眼杯裂への中胚葉系組織および硝子体動脈の進入不全による、網膜視神経細胞の分化阻止と視神経線維形成不全でもたらされる（**写真10**）。一方、視神経の低形成は眼杯裂への中胚葉系組織進入後に何らかの原因で視神経細胞に異常が生じるために起こる。網膜では神経節細胞の減少と神経線維層の菲薄化がみられる（**写真11**）。齧歯類ならびにイヌでの自然発生が報告されている[10]。視神経の先天異常は一般にまれであるが、F344ラットでは一側性の無形成が0.5％に、SDラットでは形成異常が15％にみられたという報告もある。

そのほか、単眼症 cyclopia、眼球突出症 exophthal-

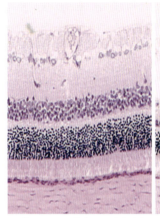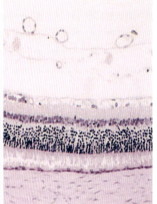

写真11　網膜内層の低形成
ラット、自然発生、HE染色。左：正常網膜、右：写真10の症例の網膜内層を中心とした低形成。網膜外層や杆状体錐状体層も菲薄化している。
（写真提供：渋谷一元先生）

mos、水晶体の無形成 lens aplasia（aphakia）、水晶体の低形成 lens hypoplasia、小水晶体 microphakia などの眼形成異常・奇形があり、種々の薬剤の催奇形性試験で発生が報告されている。

小眼球症に代表される眼球奇形の成立臨界期は、マウス胎生7～8日、ラット・ウサギ胎生8～9日で、眼胞形成直前より眼胞が体表外胚葉に接近する段階にあたる。この時期以降は眼球の催奇形性は低下し、器官レベルでの眼奇形は成立しがたい。しかし、組織発生の障害による発生異常の感受期は胎生期のみならず新生仔期にまで及ぶ。

2-2．角膜 cornea

2-2-1）角膜炎 keratitis、角膜潰瘍 corneal ulcer

外傷、紫外線照射、抗がん剤などの細胞分裂に影響を及ぼす薬剤あるいは薬剤の直接的刺激により誘発される。角膜表層が傷害を受けると、角膜上皮が脱落し、涙液から多形核白血球が浸潤する（角膜潰瘍）。時間の経過

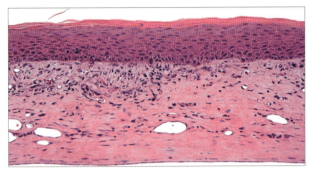

写真12　角膜炎
ラット、薬物誘発、HE染色。角膜上皮の過形成、角化亢進、角膜固有質での血管新生、慢性炎症が観察される。デスメ膜および角膜内皮には異常はない。涙液量の減少に起因した変化である。

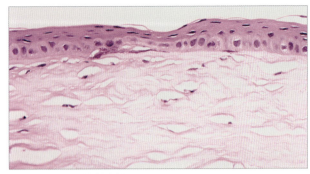

写真14　角膜鉱質沈着
ラット、自然発生、HE染色。上皮基底膜に沿って顆粒状・線状に好塩基性物質の沈着が認められる。

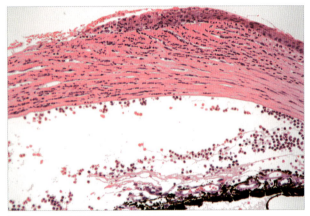

写真13　角膜潰瘍（乾性角結膜炎）
マウス、クロニジン塩酸塩誘発、HE染色。急性炎症が前眼房にまで及んでいる。

に伴い、角膜上皮の過形成、角膜上皮の扁平上皮化生、杯細胞化生、固有質の線維化、血管新生、石灰沈着、メラニン沈着（有色動物）あるいはヘモジデリン沈着などの変化が観察される。さらに、涙液の成分変化、眼球突出症、「まばたき」の回数の低下、あるいはクロニジンなどの涙液量を減少させる薬剤では角膜炎を誘発する（写真12）。角膜の乾燥に起因した角結膜の炎症の場合、乾性角結膜炎 keratoconjunctivitis sicca と称される（写真13）。

2-2-2）鉱質沈着 mineralization （石灰沈着 calcification）

齧歯類でしばしばみられる自然発生病変であり、band keratopathy あるいは corneal dystrophy といわれる[11]。組織学的にボウマン膜あるいは上皮直下の固有質に限局性の小球状あるいは線状の好塩基性物質の沈着が認められる（写真14）。病変の程度が軽度な場合、コッサ染色で陰性を示すことも多い。マウスの自然発生性角膜炎ではしばしば鉱質沈着がみられるが、飼育ケージ内のアンモニアが一因といわれている。

2-2-3）角膜水腫 corneal edema

角膜固有質には多量の粘液多糖類が存在し、このため角膜は水腫に陥りやすい。特に角膜内皮はポンプによる能動輸送で活発に水分を除去しているため、内皮が破壊されると、角膜は水腫により正常に比べて数倍もの厚さになる（写真15）。蛋白質欠乏飼料はラットの角膜に水腫を生じることが知られている。

2-2-4）角膜脂肪変性 corneal lipid degeneration、脂質角膜症 lipid keratinopathy、角膜リン脂質症 corneal phospholipidosis

全身性脂肪症に付随して、同様の変化が角膜に生じることがある。WHHLウサギでは加齢とともに角膜、虹彩、脈絡膜などに脂質を含んだ泡沫マクロファージ浸潤が観察される[12]。また、クロロキンやアミオダロンなどの陽イオン性両親媒性化合物 cationic amphophilic compound によって角膜上皮の細胞質にリン脂質を含有したリソソームが多量に蓄積される（角膜リン脂質症）。HE染色では蓄積した細胞質内に微細な空胞が多数みられ、細胞質が泡沫状を呈する。ヒトでもこの副作用は起こり、vortex keratopathy と呼ばれている。

2-2-5）角膜萎縮 corneal atrophy

抗がん剤などの投与により、角膜上皮の分裂阻害が原因で起こることが報告されている。ヒトではシタラビン cytarabine（Ara-C）の局所投与で、萎縮性変化とともに上皮性嚢胞 epithelial cyst がみられる。

2-3. 強膜 sclera

2-3-1）骨化生 osseous metaplasia、軟骨化生 cartilaginous metaplasia

骨化生はF344ラットで高率に観察される加齢性変化である。強膜に巣状性にあるいは多発巣状性に未熟な線維性骨が認められる（写真16）。また、まれに軟骨化生や骨髄化生がみられる。

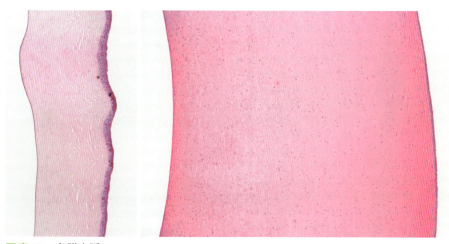

写真 15　角膜水腫
イヌ、薬物誘発、HE 染色。左は対照動物、右は角膜水腫を示す。角膜固有質は好酸性蛋白物質の貯留（水腫）により肥厚し、正常の角膜の厚さに対し 4 倍以上の厚さになっている。角膜上皮は脱落している。

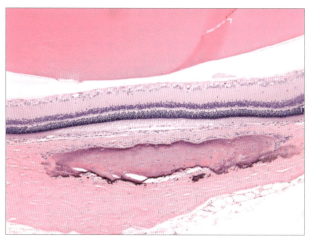

写真 16　強膜の骨化生
ラット、自然発生、HE 染色。（写真提供：Dr. Susan Elmore）

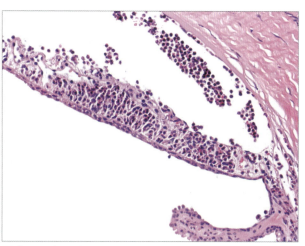

写真 17　虹彩炎
ラット、薬物誘発、HE 染色。好中球浸潤が虹彩に加えて前眼房にも観察される。

2-3-2）強膜炎 scleritis

　ヒトでは強膜炎患者の大半は関節リウマチ患者であり、免疫複合体が沈着する血管炎とⅢ型アレルギー反応に基づく炎症である。しかし、齧歯類では眼窩静脈叢からの採血による炎症、あるいは他の部位の炎症の波及によるものが主体を占める。イヌでは自然発生が知られている。

2-4．虹彩 iris、毛様体 ciliary body

2-4-1）虹彩炎 iritis、毛様体炎 cyclitis

　虹彩と毛様体は血管分布が豊富なために血行性の刺激を受けやすい。また、多くの場合、両組織が同時に侵襲されるため、虹彩毛様体炎 iridocyclitis あるいは前ブドウ膜炎 anterior uveitis と称される（**写真 17**）。前眼房内には線維素性の滲出液がみられ、虹彩と角膜の癒着 anterior synechia あるいは虹彩と水晶体の癒着 posterior synechia を生じる。炎症が慢性化し、虹彩角膜角隙にまで及ぶと緑内障の原因となりうる。シクロホスファミド

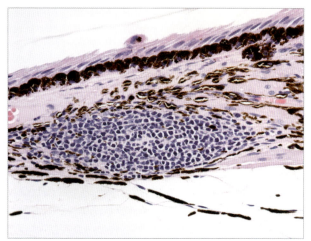

写真 18　虹彩の単核細胞（リンパ球）浸潤巣
サル、自然発生、HE 染色。

はラットに毛様体炎を誘発することが知られている。サルでは毛様体や脈絡膜に単核細胞浸潤巣が自然発生病

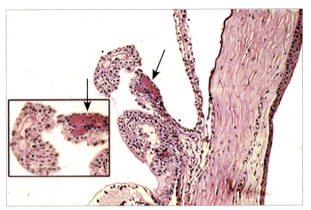

写真19　毛様体の血栓形成（矢印）
ラット、2-ブトキシエタノール誘発、HE染色。
（写真提供：Dr. Abraham Nyska）

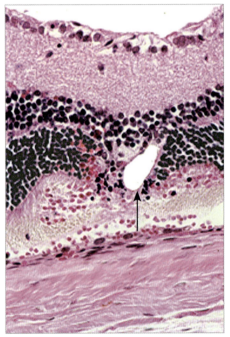

写真20　網膜の出血、網膜剥離、血管拡張
（矢印）
ラット、2-ブトキシエタノール誘発、HE染色。（写真提供：Dr. Abraham Nyska）

変[13]としてみられる（写真18）。

2-4-2）血栓症 thrombosis、出血 hemorrhage

2-ブトキシエタノール 2-butoxyethanol などの血液凝固系に影響を及ぼすような薬剤では、毛様体・網膜血管の血栓形成が誘発され（写真19）、網膜壊死・出血が観察される（写真20）[14]。また、虹彩や脈絡膜に出血がみられる場合があり（写真21）、経過が長いとヘモジデリン沈着が認められる。

2-4-3）囊胞形成 cyst

イヌの毛様体に好発する自然発生病変である。囊胞は毛様体突起の基始部に位置し、組織学的に単層の立方ないし扁平上皮に覆われ、内腔には好酸性物質と脱落変性

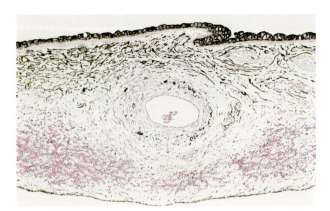

写真21　虹彩出血
イヌ、薬物誘発、HE染色。

した上皮を有する。

2-4-4）瞳孔膜遺残
persistent pupillary membrane

発育段階における水晶体の表面は瞳孔膜 tunica vasculosa lentis と呼ばれる血管網で覆われるが、瞳孔膜は水晶体上皮細胞に栄養した後、正常ではアポトーシスにより眼の発生分化に伴い完全に退縮する。瞳孔膜遺残は胎生期の水晶体表面を覆っている血管膜が消退せずに遺残したものである。瞳孔膜の中心部が遺残した場合にはしばしば水晶体前面に癒着し前極性白内障を併発する。イヌでは生後約4週頃までその遺残物がみられる。ヒトでは常染色体性優性遺伝であるが、齧歯類やイヌ、サルの自然発生例では遺伝性かどうかは明らかでない。

2-4-5）虹彩ルベオーシス rubeosis iridis

虹彩表面に新生血管が形成された状態であり、ヒトでは糖尿病をはじめ種々の疾患でみられる。血管新生の発生機序は明らかでないが、循環不全による網膜の低酸素状態が一因と考えられる。外科的に持続的な低眼圧を誘発したサルで起こることが報告されている。

2-4-6）メラニン過剰沈着 melanin hyperdeposition（メラノサイト過形成 melanocyte hyperplasia）

有色動物の場合、虹彩炎の反応性変化として、あるいは原因不明の過剰なメラニン沈着が認められることがある。ヒトではプロスタグランジン系緑内障治療薬による虹彩のメラニン過剰沈着が報告され、虹彩の色調変化が問題視されている。この病変はサルで再現可能であるが、その発症機序は不明である。

2-4-7）虹彩異色症
heterochromia irides

左右の虹彩の色が異なる場合をいい、有色マウス、ウサギ、イヌでの先天性病変が知られている。虹彩のメラニン細胞数ならびにメラニン沈着量が左右の虹彩で異な

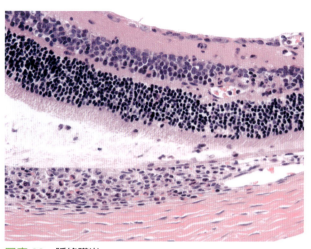

写真 22　脈絡膜炎
ラット、薬物誘発、HE染色。好酸球を中心とした顆粒球浸潤が広範に観察され、色素上皮細胞の限局性消失、網膜剥離、視細胞の脱落による配列不正も認められる。網膜剥離の部位ではマクロファージ浸潤がみられる。

ることが原因である。

2-4-8） 緑内障 glaucoma （高眼圧症 ocular hypertension）

　緑内障とは眼房水の分泌亢進・排出障害によって眼圧が上昇した状態である。ヒトで高頻度にみられる眼毒性である。ステロイドをラットに頻回点眼投与すると、隅角線維柱帯に細胞外マトリックスの過剰沈着が生じ、房水流出抵抗の増加により、眼圧が上昇することが知られるが、ラットではヒトでみられるような視神経乳頭の陥凹や網膜内層の変化は乏しい。

2-5. 脈絡膜 choroid

2-5-1） 脈絡膜炎 choroiditis、ブドウ膜炎 uveitis

　虹彩および毛様体と同様に、脈絡膜は血管膜であるので血液由来の炎性刺激を受けやすく、毛様体炎を含めて後ブドウ膜炎 posterior uveitis と呼ばれる。眼球には所属リンパ節が存在しないため、眼内に炎症が起こった場合、角膜縁結膜とブドウ膜が眼球の所属リンパ節のような働きをして、そこで反応性の炎症性細胞浸潤やリンパ球増殖、抗体産生などが行われる。網膜変性を引き起こす種々の化合物で脈絡膜に炎症を誘発することが知られている（**写真 22**）。

2-5-2） 空胞変性 vacuolar degeneration

　加齢ラットに低頻度にみられる。当該部位の網膜には特に付随した変化は観察されず、その意義は明らかでない。

2-5-3） 脈絡膜脂質沈着症 choroid lipidosis （脈絡膜脂肪症 choroid adiposity）

　コレステロール食を摂取させたウサギでは、全身性脂肪症に付随して網膜色素上皮ならびに脈絡膜に脂質沈着が生じる。また、peroxisome proliferator activated receptor γ（PPARγ）作動剤をラットに投与すると、網膜色素上皮に隣接した脈絡膜に白色脂肪細胞の発達が認められる[15]。

2-5-4） タペタムの変性 tapetal degeneration、壊死 tapetal necrosis、萎縮 tapetal atrophy

　イヌの眼球にはタペタム（脈絡膜壁紙）tapetum lucidum が存在し、亜鉛が多量に存在する。亜鉛のキレート作用のある化合物（ジンクピリチオン zinc pyridinethione、エタンブトール ethanbutol、ジチゾン dithizone など）をイヌに投与すると、特異的にタペタム細胞が腫大・変性・壊死・萎縮に陥ることが報告されている[16]。変化が強い場合は、網膜萎縮に進行する。ほかにβ遮断薬（SCH19927）やマクロライド系抗生剤（ロザラミシン rosaramicin）など種々の薬剤での誘発が報告されている。また、ビーグル犬では遺伝性タペタム変性症の発生が報告されており[17]、常染色体劣性遺伝を示す。なお、薬剤性のタペタムの変化は、ヒトにタペタムがないことからヒトへの外挿性が乏しいと一般に考えられているが、タペタムの存在しない齧歯類やサルでの網膜への影響の可能性をみきわめて、総合的に網膜毒性をヒトに外挿するべきである。

2-6. 網膜 retina

2-6-1） 網膜出血 retinal hemorrhage、網膜剥離 retinal detachment

　新生仔ラットに80%酸素を吸入させると、網膜出血や網膜剥離が容易に生じる[18]。網膜出血は網膜と脈絡膜の間で起こりやすく、網膜下に血液が貯留したり、あるいは硝子体出血が器質化された場合は網膜剥離を起こすことがある（**写真 20、22** 参照）。また、網膜は強い衝撃などにより剥離しやすく、視細胞外節と網膜色素上皮との間で生じる。また、重度の白内障が続くと、牽引性の網膜剥離が生じることがある。

2-6-2） 網膜変性・萎縮 retinal degeneration/atrophy

❶ 自然発生性網膜変性・萎縮
spontaneously-occurring retinal degeneration/atrophy

　すべての実験動物での発生が知られており、限局性とびまん性に区別される。限局性の場合、組織学的に杆状体錐状体層、外顆粒層および外網状層の一部が消失するが、内顆粒層より内側の網膜内層には異常を認めない。さらに、網膜色素上皮層および脈絡膜が欠損し、脈絡膜の線維化を伴う場合もある。発生要因は明らかでないが、脈絡膜の血流障害に起因する可能性が考えられてい

る。一方、ラットの加齢に伴う網膜萎縮はびまん性で網膜の全層が障害されている場合が多い。網膜色素上皮層は網膜萎縮が重度に進行した場合でも残存し、脈絡膜には異常を伴わないことが多い。齧歯類やイヌでは辺縁部網膜の視細胞数の減少を特徴とする末梢性網膜変性症 peripheral retinopathy（peripheral retinal degeneration）や囊胞様変性 cystoid degeneration が加齢とともに認められる[19]。

❷ 光刺激性網膜変性・萎縮
  phototoxic retinal degeneration/atrophy

アルビノラット・マウスの網膜は光刺激に感受性が高く、網膜は容易に変性・萎縮に陥る[20]。初期病変は視細胞のアポトーシスであり、病変は進行性である。前述の末梢性網膜変性症とは異なり、特に後極部が傷害をうけやすい。組織像は光の強さあるいは曝露期間により異なり、持続的な曝露はたとえ弱い光でも傷害を起こす。光刺激性と加齢性の網膜変性症との関連性は完全には明らかになっていないが、NTP発がん性試験（F344ラット）では飼育ケージの位置により網膜萎縮の発生率が極めて異なること（ラック最下段では10%未満、最上段では55%以上）が報告されており、飼育室での照明コントロールと定期的なケージローテーションがその防止には極めて重要であるといえる。また、通常の毒性試験の同一投与群で、ラック上段で飼育した動物が下段で飼育した動物に比べて網膜毒性の程度が強い場合には、光による影響を考察する必要がある。

❸ 遺伝性網膜変性・萎縮
  hereditary retinal degeneration/atrophy

ヒトの網膜色素変性症 retinitis pigmentosa モデルとして、齧歯類の種々の系統で報告されている。網膜色素上皮細胞の貪食機能の欠如が原因である RCS（Royal College of Surgeons）ラットの場合、貪食されなかった視細胞外節が網膜下腔に蓄積し、生後20日頃から網膜変性が進行し、生後60日には大部分の視細胞が変性・脱落する。P23Hラットは rhodopsin 遺伝子の変異により網膜変性が起こる。rds（retinal degeneration slow）マウスは視細胞外節のペリフェリン／RDS遺伝子異常により、rd（retinal degeneration）マウスはホスホジエステラーゼ6型 phosphodiesterase type 6 の遺伝的異常により網膜変性が起こる。C3Hマウスはrd遺伝子を有するため、網膜萎縮が生後2週前後で完成する。種々の犬種でヒトの網膜色素変性症に類似する進行性網膜萎縮 progressive retinal atrophy の発生が報告されているが、ビーグル犬での発生は乏しい[21]。また、実験用野生由来カニクイザル1,350匹中の140匹に網膜変性症が、59匹に黄斑変性がみられたとの報告があるが、これが遺伝性であるかどうかは不明である。

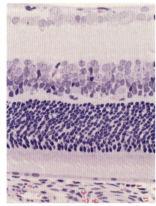

写真23　網膜内層の萎縮
ラット、新生仔、L-グルタミン酸誘発、HE染色。
左：無処置対照動物。右：単回皮下投与2週後。網膜内層の細胞消失が左図に比べて明らかである。網膜外層は網膜内層に比べて変化に乏しい。

❹ 薬物誘発性網膜変性・萎縮
  drug-induced retinal degeneration/atrophy

網膜内層（特に神経節細胞）をターゲットにする場合、網膜外層（特に視細胞、色素上皮細胞）をターゲットにする場合の2つに大別できる。傷害後の修復過程には、ミュラー細胞が分裂・増殖・肥大化、アストロサイトによるグリオーシス（特に網膜内層）や色素上皮細胞による肥大・過形成・線維形成 fibrous metaplasia（特に網膜外層）が関与し、網膜の神経細胞が再生することはない。

2-6-3）薬物誘発性網膜変性・萎縮
❶ 網膜内層の変性・萎縮
  degeneration/atrophy in inner retina

グルタミン酸 glutamate などの興奮伝達物質やそのアゴニストである N-メチル-D-アスパラギン酸 N-methyl-D-aspartate（NMDA）をラットに過剰投与あるいは硝子内投与すると、グルタミン酸レセプターを介して神経節細胞内の細胞内カルシウム濃度が上昇し、網膜内層の神経節細胞にアポトーシス・壊死を引き起こす[22]。程度が強い場合、最終的に網膜内層の萎縮にいたる（**写真23**）。また、カイニン酸 kainic acid やドウモイ酸 domoic acid なども同様の変化を誘発する。また、網膜内層は網膜血管系により酸素供給されるが、これらの血管に血栓が形成された場合、その支配領域が虚血状態に陥り、網膜内層に壊死が起こる。

❷ 網膜外層の変性・萎縮
  degeneration/atrophy in outer retina

網膜毒性を示す化学物質は視細胞あるいは色素上皮細胞をターゲットとするものが多い。種々の薬剤が視細胞や杆状体錐状体層の変性・壊死を誘発することが報告されている。その初期変化として視細胞のアポトーシス・核濃縮、杆状体錐状体層の空胞化が起こり、続いて広範な変性が生じる。次にマクロファージや色素上皮細胞が

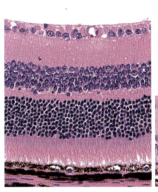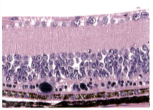

写真24　網膜外層の変性・萎縮
マウス、MNU誘発、HE染色。左：無処置対照動物。右：MNU投与動物。単回投与7日後。網膜外層がほぼ消失している。残存する外顆粒層には、視細胞の核濃縮像や変性した核の凝集像（ヘマトキシリン小体）がみられる。色素上皮細胞層には異常はない。

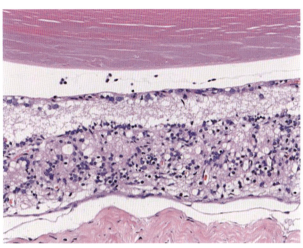

写真26　網膜萎縮
ラット、MNU誘発、HE染色。単回投与半年後。網膜外層だけではなく網膜内層の細胞も消失する。網膜外層にあたる部位はグリオーシスや血管増生がみられる。

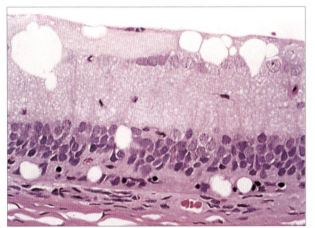

写真25　網膜外層の萎縮・空胞形成（嚢胞様変性）
ラット、MNU誘発、HE染色。単回投与30日後。残存する網膜外層および内層に種々の大きさの空胞がみられる。

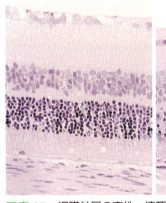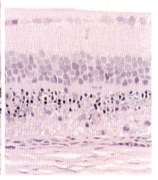

写真27　網膜外層の変性・壊死
ラット、薬物誘発、HE染色。左：無処置対照動物。右：単回投与3日後。網膜外層は変性・壊死・消失が明らかである。視細胞の核破砕像に加え、色素上皮細胞層にはマクロファージの浸潤がみられる。網膜内層には著変はない。

処理にあたり、この処理が進むと視細胞層や杆状体錐状体層の狭小化・消失に至る（**写真24**）。色素上皮細胞をターゲットとする場合の初期変化は、リソソームなどの細胞内小器官の増加による肥大、変性（ミトコンドリアや滑面小胞体の腫大・空胞化）であり、次いでアポトーシス・壊死、萎縮に陥る[2]。色素上皮細胞が修復しなかった場合、これらの部位の杆状体錐状体層や視細胞にも影響を及ぼし、限局的な萎縮により網膜外層の波状配列や皺形成をきたす。

N-メチル-*N*-ニトロソ尿素（MNU）は、齧歯類をはじめ、さまざまな動物に単回投与で後極部より始まる網膜外層の変性・萎縮を誘発する[8]。投与12時間では視細胞の核濃縮を伴う外顆粒層の軽度な配列の乱れに始まり、24時間では核濃縮および核崩壊（アポトーシス）が、3日以降では視細胞内節／外節の短縮・不整化が、7日では外顆粒層がほぼ消失する（**写真24**）。これらの変化と並行して、ビメンチンvimentinおよびGFAP陽性の胞体をもつミュラー細胞の分裂像・過形成がみられ、7日では色素上皮細胞の網膜内遊走をみる。3週以降では網膜の嚢胞様変性cystoid degenerationが出現する（**写真25**）。最終的には網膜内層にも影響を及ぼし、網膜全層の荒廃にいたる（**写真26**）。

鉛leadは古くからヒトで視覚障害を誘発する物質として知られ、ラットに視細胞アポトーシスや杆状体錐状体層の壊死、視神経障害を誘発する。特に新生仔期からの投与では視神経障害（髄鞘形成不全hypomyelinationと低形成）が特徴である。ホスホジエステラーゼ（PDE）5阻害剤は、網膜内のPDE6を阻害することにより、ヒトで視覚異常を誘発することが知られており、網膜色素変性症患者には使用は禁忌である[23,24]。類似化合物ではラットに視細胞変性・萎縮を誘発することが報告され（**写真27**）、網膜cGMPレベル増加・細胞内カルシウム濃度上昇の関与が示唆されている。

ヨウ素酸ナトリウムsodium iodateは実験動物に単回投与すると、色素上皮細胞に傷害を起こし、網膜外層の

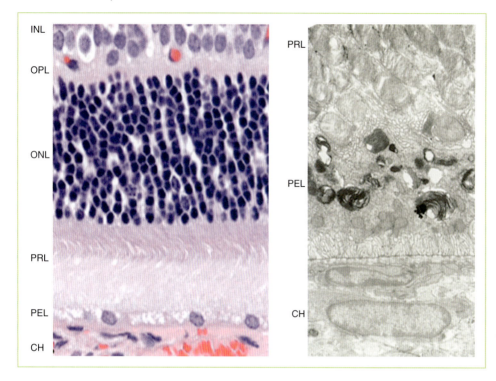

写真28 網膜のリン脂質症
ラット、薬物誘発。
CH＝脈絡膜、PEL＝色素上皮細胞層、PRL＝杆状体錐状体層、ONL＝外顆粒層、OPL＝外網状層、INL＝内顆粒層
左：色素上皮細胞の細胞質内に多数の空胞が観察される。他の層には異常はみられない。HE染色。右：色素上皮細胞の電子顕微鏡像。ミエリン様層状構造物の増加がみられる。

変性・萎縮を誘発する[25]。その病変の程度、局在ならびに経過によって、外顆粒層の波状配列や皺形成がみられる。

2-6-4) リン脂質症 phospholipidosis

クロロキン chloroquine やアミオダロンなどの陽イオン性両親媒性化合物 cationic amphophilic compound や、マクロライド系抗生剤やアゾール系抗真菌剤などによって誘発され、網膜色素上皮、ミュラー細胞、神経節細胞などにリン脂質の過剰な蓄積が起こり、これらの細胞が肥大する。全身性リン脂質症の一分症としてみられることが多い。HE染色標本では蓄積した細胞質内に微細な空胞が多数みられ、細胞質が泡沫状を呈する（写真28）。確定診断には電子顕微鏡学的検査によるリソソーム内のミエリン様層状構造物の増加を確認する必要がある。他の臓器のリン脂質症の場合と同様に、各種脂肪染色やリソソーム関連蛋白質 LANP-2 免疫染色が利用可能と思われる。イヌではタペタムにも変化がみられることがある。クロロキンはヒトをはじめ、齧歯類やサルでも長期投与で視力障害・網膜変性を誘発する（クロロキン網膜症）。毒性試験において網膜のリン脂質症が観察された場合、その変化が休薬によりすみやかに回復するかどうか、蓄積した細胞を含めて網膜組織に変性・壊死などの器質的変化がないかどうか、眼科学的検査など機能的に変化がみられないかどうかを含めた毒性学的意義を慎重に考察する必要がある[26]。

2-6-5) 糖尿病性網膜症 diabetic retinopathy

主病変は毛細血管の変化（基底膜肥厚、周辺細胞の変性、毛細血管瘤の形成、血栓形成、毛細血管閉塞、毛細血管の新生）である。糖尿病モデルである SDT（Spontaneously Diabetic Torii）ラットや WBN/Kob ラットでは、糖尿病性網膜症（増殖膜形成）が観察される[27,28]。

2-6-6) 緑内障性網膜症 glaucomatous retinopathy

実験的に眼圧上昇を長期持続させた動物（特にサル）、遺伝的に眼圧上昇がみられる加齢 AKXD28/Ty あるいは DBA/2J マウスや緑内障に罹患したイヌでは、ヒトの緑内障と同様に、網膜神経節細胞の消失、網膜内層の萎縮、あるいは視神経乳頭の陥凹が認められる。ラット、イヌおよびウサギでは隅角形成不全を伴う先天性緑内障が報告されている[29]。ヒトでは正常眼圧緑内障が知られているが、獣医学・実験動物学的領域での発生については不明である。

2-6-7) ドルーゼン drusen

ヒトおよびサルの加齢性変化として、組織学的にはブルッフ膜と色素上皮細胞の間に硝子様物質（ドルーゼン）の沈着がみられる。石灰沈着を伴う場合もある。電子顕微鏡学的検査では基底板の弾性膜が断裂し、均質無構造沈着物により膠原線維層は厚くなっている。発生要因は明確ではないが、色素上皮細胞の細胞質の一部がブルッフ膜に陥入後、変性・崩壊したものであると考えられている。

2-6-8) 黄斑変性 macular degeneration、黄斑障害 maculopathy

黄斑部に限局した網膜変性をいうが、網膜全体に変性があり、その変化が特に黄斑部に強いものも含まれる。ヒトおよびサルの加齢性変化としてみられるほかに、カニクイザルの自然発生加齢性黄斑変性やレーザーを黄斑

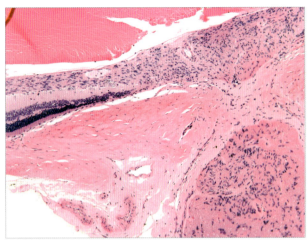

写真29 網膜内層（神経線維層）および視神経のグリオーシス
ラット、自然発生、HE染色。
（写真提供：Dr. Abraham Nyska）

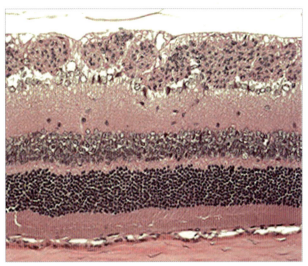

写真30 網膜内層（神経線維層）のグリオーシス
ラット、自然発生、HE染色。
（写真提供：Dr. Abraham Nyska）

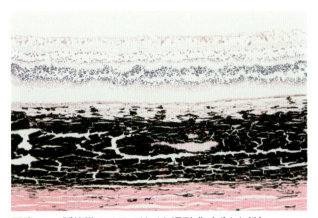

写真31 脈絡膜のメラノサイト過形成（びまん性）
イヌ、自然発生、HE染色。倍率は異なるが、写真4と比較すると、顕著なメラニン産生が確認できる。

に照射したモデルが知られ、ヒトのモデルとして利用されている。黄斑自体が変形していく「萎縮型（非滲出型）」と、脈絡膜新生血管が伸びてきて、網膜内で破裂して血液が漏れ出すことで黄斑の機能に障害をきたす「滲出型」がある。ドルーゼンをはじめ、空胞化あるいは脂肪を貪食した色素上皮細胞 lipoidal degeneration が認められる。

2-6-9）囊胞様変性（類囊胞変性）(micro) cystoid degeneration、囊胞形成 cyst

齧歯類、イヌ、サルでは辺縁部網膜の囊胞様変性が加齢とともに観察される。空胞は主に内網状層あるいは内顆粒層に散見され、内容物を認めない。さらに、若齢ラットの神経線維層にみられる囊胞は、弱好酸性不定形物質を容れることが多く、発生異常に起因するものと考えられる。また、薬剤性あるいは自然発生性網膜変性・萎縮が時間経過した場合に、残存する網膜組織内にさまざまな大きさの空胞や囊胞が観察されることがある（**写真25**参照）。これらの変化は、ミュラー細胞の変化が関連しているといわれている。

2-6-10）網膜有髄神経線維 myelinated nerve fiber of retina、髄鞘過形成 hypermyelination

網膜の神経線維層は無髄線維で構成されるが、この層に有髄線維をみることがある。異所性に存在する希突起膠細胞が髄鞘を形成すると考えられる。齧歯類、サル、イヌで先天異常として報告されている。

2-6-11）網膜細動脈ループ形成 preretinal arteriolar loop

ラットおよびイヌで報告がある。正常ラットの網膜細動脈は網膜中心動脈から分岐してすぐに網膜の表層を走るが、異常例では分岐した網膜細動脈がまず硝子体内をしばらく走行した後に網膜に戻る。発生異常によるもので、硝子体内出血を引き起こすことがある。

2-6-12）網膜グリオーシス retinal gliosis

網膜内層の傷害後の修復過程には、星状膠細胞によるグリオーシスが関与する。加齢ラットではまれに神経線維層や視神経に認められ（**写真29、30**）、その病因は明らかでない。

2-6-13）リポフスチン沈着 lipofuscin deposition

齧歯類、イヌ、サルなどで加齢性変化として神経節細胞や色素上皮細胞にリポフスチンが沈着する。また、ビタミンA過剰やビタミンE欠乏ラットでは色素上皮細胞のリポフスチン沈着がみられる。

2-6-14）メラニン過剰沈着 melanin hyper-deposition（メラノサイト過形成 melanocyte hyperplasia）

有色動物の場合、炎症後の反応性変化として過剰なメラニン沈着やメラノサイト過形成が認められることがある。また、自然発生病変としても知られており、原因が不明な場合が多い（**写真31**）。また、ブドウ膜、眼瞼、

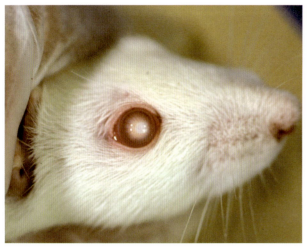

写真32　成熟白内障
ラット、新生仔、MNU誘発。水晶体全域が白色混濁opacityを呈する。

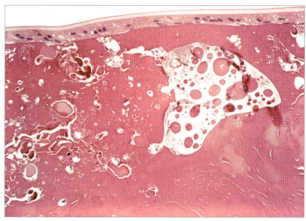

写真33　白内障
イヌ、高脂血症治療剤誘発、HE染色。水晶体線維の膨化・断裂・液胞形成・水晶体上皮細胞の重層化が観察される。変性した水晶体線維の丸い構造（モルガーニMorgani球）もみられる。

結膜、強膜などにメラノサイトが集塊状に存在している場合をメラノサイトーシスmelanocytosisといい、過誤腫hamartomaの1つと考えられる。

2-7．水晶体 lens

2-7-1）白内障 cataract

　水晶体のあらゆる混濁状態を白内障という。一般に、白内障は水晶体病変が主座する位置によって被膜白内障、被膜下白内障、皮質白内障、層間白内障および核白内障に、また、病変の進行程度によって初発白内障、未熟白内障、成熟白内障（**写真32**）および過熟白内障に分類される。組織学的にはその病態経過により、水晶体上皮の変性・壊死・脱落、水晶体線維の膨化、凝固、断裂、液胞形成、石灰沈着、被膜剥離などの変化が観察される（**写真33**）。修復過程として、水晶体上皮の過形成・重層化が起こり、膠原線維の産生による局所的な線維化がみられる（線維化生 fibrous metaplasia）。変化が強い場合、水晶体脱臼 lens luxation、虹彩癒着や二次的な網膜傷害も観察される場合がある。さらに、水晶体囊が破壊された場合（水晶体破裂 lens rupture）、変性した水晶体蛋白の一部が硝子体内に漏れ出ると、一般に重度の炎症を誘発する（水晶体起因性ブドウ膜炎 lens-induced uveitisや水晶体起因性眼内炎 lens-induced endophthalmitis）。これは、水晶体が個体発生分化の初期に独立した組織であるため、免疫学的には"非自己"として認識されることに起因する。齧歯類の場合、イヌ・サルに比べて炎症反応が軽い。

　生化学的には各種代謝障害、酸化還元反応の変化、細胞膜の機能障害であり、結果として水晶体水分量の変化や蛋白質の構造変化が起こり、光の透過性が障害され水晶体が混濁する。酸化的ストレス（ナフタリンnaphthalene、グルココルチコイド glucocorticoid）、糖代謝障害（ストレプトゾシン streptozotocin、ガラクトース galactose、アロキサン alloxan）、膜機能障害（セレン selenium）、分裂阻害（ブスルファン buslfan、MNU、放射線）などが主な機序として知られるが、これらが重複する場合や発症機序が不明なことも多い。また、遺伝性網膜変性症動物では、網膜変性に続いて水晶体後極部に水晶体線維の変性がみられることがある（後極性白内障）。自然発生性白内障は、各実験動物や遺伝子改変動物での発生が知られており、齧歯類では前極部被膜下に軽度な水晶体線維の変性が加齢性に認められる。

　水晶体の変化は病理組織学的検査よりもスリットランプを用いた眼科検査の方が検出しやすい。一般毒性試験では、眼科検査で異常が認められたにも関わらず、病理検査で異常が検出できないことを経験する。これを防ぐためには、適当な固定液を用いること、パラフィンの代わりに水溶性樹脂に包埋すること、あるいは連続切片作製を試みることなどの工夫が必要となる。

❶ 高脂血症治療剤誘発白内障
hypolipidemic drug-induced cataract

　HMG-CoAレダクターゼ阻害剤などで報告され、水晶体中のコレステロール合成阻害が関与した白内障が誘発される[30]。特にイヌで誘発され（**写真33、34**）、ヒトでは起こりにくいとされる。トリパラノール triparanolはラットでも白内障を誘発する。

❷ 抗がん剤誘発白内障
anticancer drug-induced cataract

　核酸合成阻害剤などでみられ、水晶体上皮細胞にアポトーシスを引き起こし、水晶体線維の分化異常をきたし、白内障を誘発する。ブスルファン、ブレオマイシンbleomycin、パクリタキセルやMNUなどの抗がん剤や放射線照射による誘発などが知られている[31,32]。特に新生仔期の齧歯類の水晶体は薬剤感受性が高い（**写真32**）。この時期は水晶体細胞の増殖活性が高く、残存する瞳

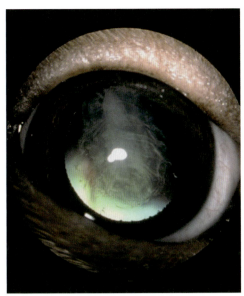

写真 34　白内障
イヌ、高脂血症治療剤誘発。

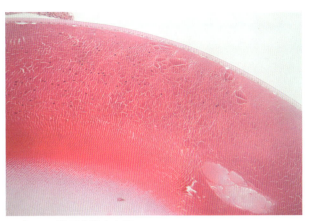

写真 35　糖尿病性白内障
ラット、薬物誘発、HE 染色。水晶体前極から赤道極にかけて水晶体線維の膨化・断裂・液胞形成・水晶体上皮核の配列の乱れが観察される。

膜により眼球内の薬物濃度が高くなるために白内障誘発の感受性が高いと推察されている。

ステロイド白内障 steroid cataract はヒトで高頻度にみられる眼毒性で、臨床的に後嚢下混濁を特徴とする。Brown-Norway ラットでの誘発が報告されている。発症機序として、Na/K-ATPase 阻害による水晶体上皮の電解質バランスの破綻やステロイド分子と水晶体クリスタリンの共有結合によるという説があるが、不明な点が多い。

❸ **糖尿病性白内障** diabetic cataract
　高グルコース状態が持続すると観察され、水晶体内に拡散したグルコースがアルドース還元酵素によってソルビトールに代謝され、ソルビトールの蓄積に伴って細胞内浸透圧の上昇、水晶体線維細胞の膨化・イオンバランスの乱れが起こり、白内障が進行する。イヌ・齧歯類ともに糖尿病状態が続くと白内障を生じるが、網膜症に比べて頻度が高い。カニクイザルでも糖尿病性白内障の自然発生報告がある。ガラクトサミン galactosamine、ストレプトゾシンやガラクトースの投与により齧歯類で白内障が容易に誘発される[31]。さらに、糖尿病モデルである SDT（Spontaneously Diabetic Torii）ラットや WBN/Kob ラットでは糖尿病性白内障が観察され、しばしば網膜に増殖膜形成が観察される。さらに、カルシニューリン calcineurin 阻害剤をラットに長期投与すると、膵臓のランゲルハンス島 β 細胞の変性に起因した高血糖に次いで、白内障が生じる（写真 35）[33]。

2-8. 硝子体 vitreous body

2-8-1）硝子体動脈遺残 persistent hyaloid artery
　ラットでよくみられる自然発生病変であり、通常 1 本の硝子体血管からなる一次硝子体の遺残である。これら血管は硝子体出血の原因となりうる。また、血管が水晶体後極に達している場合には、後極性白内障を生じることがある。

2-8-2）過形成一次硝子体遺残 persistent hyperplastic primary vitreous
　ラットでまれに観察される自然発生病変であり、一次硝子体の遺残体が線維化し、網膜と水晶体後極との間に繊細な線維網を形成する。この線維組織が収縮する結果、網膜は水晶体の方へ引っ張られ、網膜異形成あるいは網膜剥離を生じる。

2-8-3）硝子体出血 vitreous hemorrhage
　遺残した硝子体血管などの血管異常が発生源となる。時間の経過とともに吸収され、ヘモジデリンを貪食したマクロファージが認められる。

2-9. 視神経 optic nerve

2-9-1）脱髄 demyelination、視神経炎 optic neuritis、萎縮 atrophy
　ヒトではキノホルムによる副作用（亜急性脊髄視神経ニューロパチー subacute myelo-optico-neuropathy：SMON）やエタンブトールでの副作用として視神経炎が知られている。キノホルムの病変はイヌで再現可能で、発症機序としてキノホルム-鉄錯体による脂質過酸化、あるいは電子伝達系の障害によるミトコンドリア変性の関与が示唆されている。エタンブトールをサルやイヌに投与すると、グリオーシスを伴う視神経の脱髄やグルタミン酸誘発興奮が関与する網膜神経節細胞の変性が起こる。メタノールをサルに投与すると、ヒトと同様の視神経の浮腫・軸索腫脹・崩壊が認められ、メタノールの代謝物であるホルムアルデヒドや蟻酸が関与する変化と考えられる。

視神経萎縮は視神経炎をはじめ種々の視神経病変の終

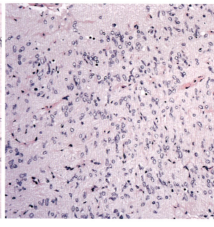

写真36　視神経のグリオーシス
サル、自然発生、HE染色。
左図の正常視神経に比べて、右図ではグリア細胞の浸潤により細胞密度が増加している。

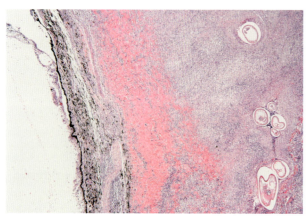

写真37　フィラリア迷入による寄生虫性肉芽腫
イヌ、自然発生、HE染色。右側に虫体の断面がみられる。

末像であり、視神経線維の変性、軸索・髄鞘の消失、グリオーシスがみられる（**写真36**）。高リポ蛋白血症を実験的に誘発したサルでは分節状萎縮 segmental atrophy が出現し、ヒトの虚血性視神経症 ischemic optic neuropathy に類似する。さらに、サルの自然発生病変としても分節状萎縮が報告されている[34]。

2-9-2）緑内障性視神経乳頭陥凹
glaucomatous cupping of optic disk

サルに高眼圧を実験的に持続させると、網膜神経節細胞の軸索が傷害され、視神経乳頭の中央部に陥凹が生じる。視神経障害の原因として、眼圧亢進による直接的な影響に加えて、眼圧亢進に伴う低酸素や循環不全による影響が考えられる。ヒトではさらに障害が進行し視神経萎縮に至ることがある。先天性緑内障動物では視神経や網膜内層の病変が報告されている。

2-9-3）視神経乳頭浮腫 edema of optic disk

炎症を含めてさまざまな病態で起こりうるが、一般に非炎症性で視神経に分布する血管の透過性亢進あるいは脳脊髄液圧上昇に起因する変化といわれている。実験的に持続的な高血圧を誘発したイヌやサリチルアニリドを投与したイヌで報告されている。視神経乳頭は浮腫性に腫脹して硝子体内に突出し、持続すれば視神経萎縮を続発する。

2-10．眼窩

2-10-1）甲状腺眼症
dysthyroid ophthalmopathy

ヒトのグレーブス Graves 病（バセドウ Basedow 病）では甲状腺ホルモン受容体抗体による自己免疫異常に伴って発症する眼症状を示し、眼窩、特に外眼筋や脂肪組織の炎症・線維化や脂肪組織の増大が特徴である。実験動物では類似疾患の自然発生報告はみあたらない。

2-10-2）寄生虫性肉芽腫 parasitic granuloma

イヌでは眼球内へのフィラリア迷入（**写真37**）、毛包虫の眼瞼寄生、イヌ回虫幼虫の迷入などによる肉芽腫が報告されている。

2-10-3）全眼球炎 panophthalmitis、眼球癆 phthisis bulbi

マウスのがん原性試験では眼窩静脈叢からの採血が実施されることから、採血部位の眼球は物理的破壊により既存組織が消失し、肉芽組織に置換されていることをしばしば経験する。眼球癆では眼内組織の荒廃が著しいために各構成成分を識別することが難しい。慢性炎症がみられることが先天性の小眼球症 microphthalmia との鑑別点である。

2-11．眼瞼 eyelid、結膜 conjunctiva

2-11-1）炎症 inflammation、線維化 fibrosis

点眼剤の直接的刺激作用あるいは涙液の減少を引き起こす薬剤では、眼瞼・結膜に炎症が生じる。慢性刺激あるいは抗原処置により、結膜のリンパ濾胞形成がみられる。さらに、全身性に血管障害を引き起こす薬剤で、眼球結膜の血管障害により炎症性変化が生じることがある。また、CBA/J マウスや AKXD-23 マウスでは自然発生性の眼瞼炎が知られている。

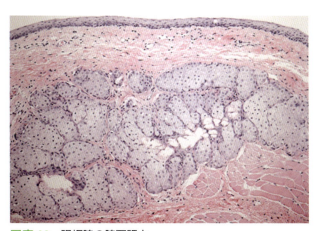

写真38　眼瞼腺の腺房肥大
ラット、薬物誘発、HE染色。写真5の正常眼瞼腺と同倍率。腺房数の増加や腺房細胞の肥大が明らかである。

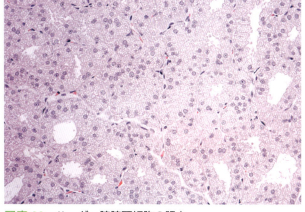

写真39　ハーダー腺腺房細胞の肥大
ラット、コリン作動剤誘発、HE染色。写真6の正常ハーダー腺と同倍率。腺腔が狭くなっている。

2-11-2) 眼瞼腺の腺房肥大・増生 acinar hypertrophy/proliferatioin

涙液を増加させるような薬剤を処置した場合、腺房細胞の肥大・増生が認められることがある（**写真38**）。

2-11-3) 眼瞼腺の腺房萎縮 acinar atrophy、囊胞 cyst、扁平上皮化生 squamous metaplasia

ダイオキシン類をサルに投与したときにこれらの変化が認められることが報告されており、ヒトのカネミ油症でみられたマイボーム腺囊胞 Meibomian cyst of Yusyo に類似する。また、Rhino マウスなどのヌードマウスやオルニチン脱炭酸酵素欠損マウスでは、加齢に伴い皮膚病変の一部としてケラチンを含有した囊胞が認められる。

2-11-4) 第三眼瞼（瞬膜）露出症（瞬膜肥大） prolapse of the third eyelid

イヌに自然発生としてみられ、第三眼瞼（瞬膜）が露出・反転するために結膜炎症状をまねく異常である。組織学的に瞬膜腺の肥大・過形成、炎症、水腫などがみられる。

2-12. ハーダー腺 Harderian gland、涙腺 lacrimal gland

2-12-1) ハーダー腺のポルフィリン沈着 porphyrin deposition、肥大 hypertrophy、炎症 inflammation、線維化 fibrosis、硬化症 sclerosis

コリン作動剤をラットに投与すると、「紅涙 bloody tear（chromodacryorrhea）」現象を起こす。これは筋上皮細胞の収縮により赤色分泌物排泄が増加することに起因する。腺房細胞は肥大し（**写真39**）、この状態が持続すると、ポルフィリン色素を中心とした炎症性細胞浸潤や線維化（ポルフィリン肉芽腫 porphyrin granuloma）が

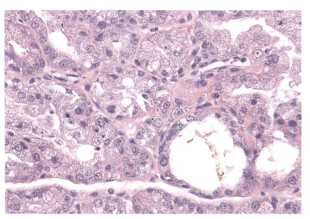

写真40　ハーダー腺腺房細胞の単細胞壊死
ラット、薬物誘発、HE染色。腺腔内あるいは腺房細胞内に核破片がみられ、一部の腺腔では腺房細胞が扁平化し、内腔が拡張している。

観察される。また、齧歯類では軽微な変化がハーダー腺の辺縁部に自然発生病変としてみられる。

2-12-2) ハーダー腺の変性 degeneration、壊死 necrosis、萎縮 atrophy、過形成 hyperplasia、扁平上皮化生 squamous metaplasia

種々の薬剤あるいは環境状態により腺房細胞の変性を引き起こし（**写真40**）、腺房萎縮、腺腔拡張あるいは囊胞を伴う。反応性変化として過形成が認められることがある。齧歯類への持続的な光照射は、ポルフィリン量の減少とともに、腺房細胞の変性・壊死・炎症など一連の変化を引き起こす。また、唾液腺涙腺炎ウイルス sialodacryoadenitis virus などの感染症でハーダー腺や涙腺の変性・壊死・炎症が観察され、慢性化とともに腺腔の扁平上皮化生が認められる。

2-12-3）涙腺のハーダー腺化生 Harderian metaplasia（Harderian tissue alteration in lacrimal gland）、異所性ハーダー腺組織 ectopic Harderian tissue

齧歯類ではしばしば外涙腺にみられる変化で、加齢により発生が増加する。

3．増殖性・腫瘍性病変

実験動物にみられる眼腫瘍は、自然発生および化学物質誘発ともにまれである。米国NTP試験での背景データ（雌雄合計）[35]によれば、F344ラットで黒色腫が1/4,513例、扁平上皮癌が1/4,513例、B6C3F1マウスで肉腫が1/5,166例で報告されているにすぎない。一方、ハーダー腺に関しては、F344ラットで腺腫が2/4,513例、B6C3F1マウスで腺腫が202/5,166例（3.9%）、腺癌が33/5,166例（0.6%）、肉腫が1/5,166例で報告されており、B6C3F1マウスでハーダー腺腫瘍の発生が多い。また、眼窩内腫瘍やハーダー腺腫瘍は眼球を圧迫するため、症状として眼球突出 exophthalmos が確認されることがある。一方、毒性試験で使用されるビーグル犬やカニクイザルでは長期飼育することが少ないため、眼腫瘍の自然発生報告は乏しい。一般に、イヌの眼瞼腫瘍の90%以上は良性腫瘍といわれている[36]。

3-1．扁平上皮乳頭腫 squamous cell papilloma

■組織発生　眼瞼の表皮あるいは毛包由来、眼瞼、結膜あるいは角膜の上皮由来。
■組織学的特徴　皮膚の扁平上皮乳頭腫と同様。間質結合組織を伴った扁平上皮の乳頭状増殖が主体である。
■解説　齧歯類やイヌで自然発生が報告されている。

3-2．扁平上皮癌 squamous cell carcinoma

■組織発生　眼瞼の表皮あるいは毛包由来、眼瞼、結膜あるいは角膜の上皮由来。
■組織学的特徴　皮膚の扁平上皮癌と同様。異型性を示す扁平上皮索からなり、深部への浸潤性増殖を示す。腫瘍辺縁は基底細胞様細胞からなり、中心に向かって有棘細胞様になり、中心部では角化を示す場合が多い。分化したがん細胞は角真珠 horn pearl を形成する。
■解説　齧歯類やイヌで自然発生が報告されている。

3-3．類皮腫 dermoid

■組織発生　角膜や結膜嚢由来。
■組織学的特徴　異所性皮膚組織（扁平上皮、毛組織、脂腺など）が特徴とされる。
■解説　先天的な分離腫 choristoma と考えられる[37]。ラット、イヌ、サルでの自然発生が報告されている。

3-4．皮脂腺腫 sebaceous adenoma

■同義語　sebaceous gland tumor
■組織発生　眼瞼の皮脂腺あるいは表皮由来。
■組織学的特徴　皮膚の皮脂腺腫と同様。表皮下に脂腺様組織の増殖が特徴である。
■解説　イヌに好発し、その発生は加齢によって増加する。イヌの眼球外腫瘍で最も多い腫瘍である。しばしばマイボーム腺から発生する。

3-5．皮脂腺癌 sebaceous carcinoma

■同義語　sebaceous gland carcinoma
■組織発生　眼瞼の皮脂腺あるいは表皮由来。
■組織学的特徴　皮膚の皮脂腺癌と同様。脂腺様組織の増殖が顕著であり、小葉構造の形や大きさが不規則で、細胞異型も著しい。周囲組織への浸潤や壊死も観察される。扁平上皮への分化もみられることが多い。
■解説　イヌに好発し、その発生は加齢によって増加する。しばしばマイボーム腺から発生する。

3-6．平滑筋腫 leiomyoma

■組織発生　虹彩、毛様体あるいは脈絡膜の平滑筋由来。
■組織学的特徴　他臓器での平滑筋腫と同様。紡錘形細胞の束が交錯して増殖する像や血管周囲を腫瘍細胞が取り囲む像がみられ（**写真41**）、免疫染色で平滑筋アクチン smooth muscle actin（SMA）陽性である。
■鑑別診断　平滑筋肉腫との鑑別は異型性あるいは浸潤性増殖の有無、黒色腫や神経鞘腫との鑑別はSMA、S-100やメランA Melan A などの免疫染色の結果が有用となる。
■解説　齧歯類で自然発生が知られる。虹彩は瞳孔括約筋・瞳孔散大筋に、毛様体は毛様体筋に、脈絡膜は血管

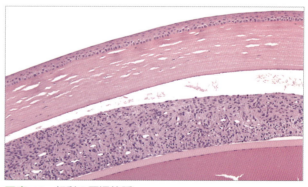

写真41　虹彩の平滑筋腫
ラット、自然発生、HE染色。紡錘形の腫瘍細胞が血管周囲を取り巻く像が特徴である。免疫染色で腫瘍細胞はSMA陽性であった。（写真提供：Dr. Susan Elmore）

平滑筋に由来すると考えられる。

3-7. 平滑筋肉腫 leiomyosarcoma

■**組織発生** 虹彩、毛様体あるいは脈絡膜の平滑筋由来。
■**組織学的特徴** 他臓器での平滑筋肉腫と同様。異型性あるいは浸潤性増殖を示すのが特徴である。免疫染色でSMA陽性であり、腫瘍細胞の増殖活性（PCNAあるいはKi67陽性率）が高い。
■**鑑別診断** 平滑筋腫との鑑別は異型性あるいは浸潤性増殖の有無、黒色腫や神経鞘腫との鑑別は、SMA、S-100やメランAなどの免疫染色の結果が有用となる。
■**解説** 平滑筋肉腫の発生は極めてまれである。虹彩は瞳孔括約筋・瞳孔散大筋に、毛様体は毛様体筋に、脈絡膜は血管平滑筋に由来すると考えられる。

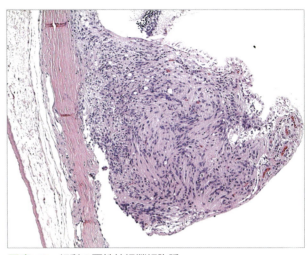

写真42 虹彩の悪性神経鞘細胞腫
ラット、自然発生、HE染色。紡錘形の腫瘍細胞の柵状配列が認められる。（写真提供：岩田 聖先生）

3-8. 神経鞘腫 schwannoma

■**同義語** neurinoma、neurilemmoma
■**組織発生** 虹彩、毛様体、視神経、眼球内、眼窩内の神経鞘細胞由来。
■**組織学的特徴** 他臓器での神経鞘腫と同様で、線維芽細胞類似の核の両端が細長い細胞質を有する細胞が密に配列し、柵状配列 palisadingを示す部分（アントニAntoni A型）がみられる。
■**鑑別診断** 神経鞘細胞は発生学的にメラノサイトと同じ神経堤 neural crestに由来するため、HE染色標本だけでは、メラニン色素の産生が乏しい黒色腫との鑑別が困難な場合がある。
■**解説** 齧歯類で自然発生が報告されている[38]。免疫染色でS-100陽性細胞を確認するとともに、電子顕微鏡で基底板 basal laminaの存在を確認する必要がある。メランAおよびSMAは陰性である。

3-9. 悪性神経鞘腫 malignant schwannoma

■**組織発生** 虹彩（**写真42**）、毛様体、視神経、眼球内、眼窩内（**写真43**）の神経鞘細胞由来。
■**組織学的特徴** 他臓器での悪性神経鞘腫と同様で、線維芽細胞類似の核の両端が細長い細胞質を有する細胞が密に配列し、柵状配列を示す部分（アントニA型）と、腫瘍細胞が疎な粘液状間質中にまばらにみられる部分（アントニB型）が特徴である。異型性あるいは浸潤性増殖を示すのが特徴である。
■**鑑別診断** 神経鞘細胞は発生学的にメラノサイトと同じ神経堤に由来するため、HE染色標本だけでは、メラニン色素の産生が乏しい黒色腫との鑑別が困難な場合がある。
■**解説** 齧歯類で自然発生が報告されている[38]。免疫染色でS-100陽性細胞を確認するとともに、電子顕微鏡で基底板の存在を確認する必要がある。腫瘍細胞の増殖活

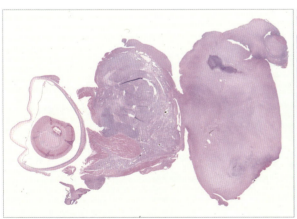
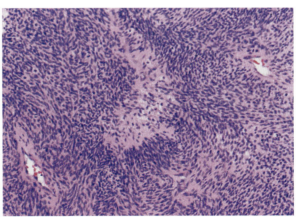

写真43 眼窩内の悪性神経鞘細胞腫
ラット、自然発生、HE染色。左：弱拡大像。腫瘍細胞は視神経ならびにハーダー腺を巻き込み、眼窩内を埋め尽くしている。右：左図の部分拡大像。紡錘形の腫瘍細胞の柵状配列が認められる。免疫染色で腫瘍細胞はS-100陽性であり、電顕で基底板が確認された。

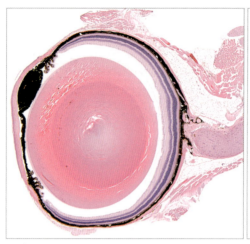
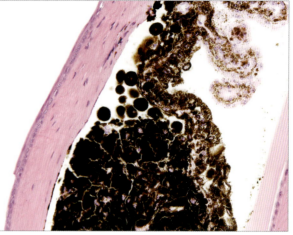

写真44　虹彩の悪性黒色腫（melanotic melanoma）
マウス、自然発生、HE染色。左：弱拡大像。右：強拡大像。メラニン色素の産生が顕著である。
（写真提供：Dr. Abraham Nyska）

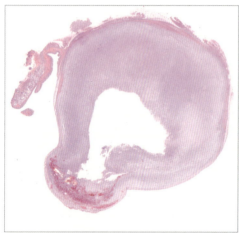
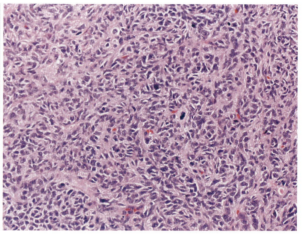

写真45　悪性黒色腫（amelanotic melanoma）
ラット、MNU誘発（硝子体内投与）、HE染色。左：弱拡大像。腫瘍は眼球内を埋め尽くす。既存の眼球構造はほとんど消失し、角膜および強膜のみが残存する。右：強拡大像。多型な腫瘍細胞が密に増殖し、核異型ならびに分裂像が観察される。免疫染色で腫瘍細胞はS-100陽性であり、電顕でpremelanosomeが確認された。

性（PCNAあるいはKi67陽性率）が高い。メランAおよびSMAは陰性である。

3-10. 悪性黒色腫 malignant melanoma

■**同義語**　melanoma、melanocytic tumor
■**組織発生**　眼瞼・虹彩（写真44）・毛様体・脈絡膜・眼球内（写真45）・視神経のメラノサイト由来。
■**組織学的特徴**　他臓器での黒色腫と同様で、腫瘍細胞は紡錘形細胞から上皮様細胞までさまざまな形態をとりうる。
■**鑑別診断**　メラノサイトは発生学的に神経鞘細胞と同じ神経堤に由来するため、腫瘍にメラニン色素の産生が明らかでない場合、HE染色標本だけでは黒色腫の確定診断が困難な場合がある。有色動物のmelanotic melanomaの場合は、腫瘍細胞によるメラニン産生を確認する、あるいはDopa反応で陽性を確認する。アルビノ動物のamelanotic melanomaの場合は電子顕微鏡でのpremelanosomeの存在、あるいは免疫染色でS-100ならびにメランA陽性細胞を確認する必要がある。
■**解説**　齧歯類[39]あるいはイヌで自然発生が報告されている。また、イヌでは原発性眼腫瘍の中でメラノサイトに由来する腫瘍が最も多い。眼球内あるいは眼瞼縁近くの強膜に発生するものに大別され、イヌのブドウ膜にみられる黒色腫の多くは良性である。

3-11. 網膜芽細胞腫 retinoblastoma

■**組織発生**　眼球内の網膜芽細胞由来。
■**組織学的特徴**　細胞質の乏しいクロマチンに富んだ類円形の核を持つ腫瘍細胞からなり、不完全なロゼットを形成するのが特徴である。
■**解説**　実験動物での明らかな自然発生報告はない。実験的にはニッケルnickel、5-ヨードデキシウリジン 5-iododexyuridine、ヒト12型アデノウイルスあるいはヒトパポバウイルスの眼球内投与により齧歯類で誘発され

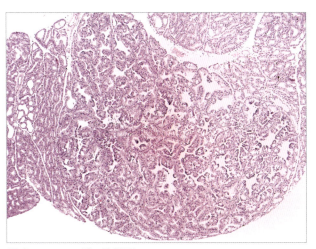

写真46　ハーダー腺腺腫
マウス、自然発生、HE染色。腫瘍は腺房構造を模倣し、腫瘍細胞の乳頭状増殖が観察される。周囲の正常組織を圧迫している。

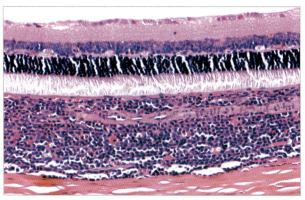

写真47　悪性リンパ腫細胞の脈絡膜浸潤
ラット、自然発生、HE染色。

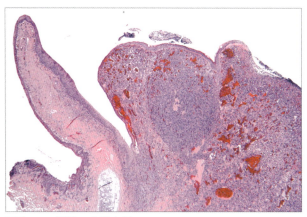

写真48　眼瞼の血管肉腫
イヌ、自然発生、HE染色。第三眼瞼の基始部（軟骨が存在）の結膜に腫瘍が存在し、腫瘍内には血管網の形成がみられる。

る。ヒト小児では頻度の高い悪性腫瘍である。

3-12. ハーダー腺過形成
Harderian gland hyperplasia

■**組織発生**　ハーダー腺の腺房細胞由来。
■**解説**　ハーダー腺の過形成は、変性・炎症に対する反応性変化としてみられる場合が多い。また炎症性変化を伴わない原発性過形成 primary hyperplasia も齧歯類で加齢性に認められ、前腫瘍性変化と考えられる。

3-13. ハーダー腺腺腫 Harderian gland adenoma、ハーダー腺腺癌 Harderian gland adenocarcinoma

■**組織発生**　ハーダー腺の腺房細胞由来。
■**組織学的特徴**　腺腫の発生が最も多く、乳頭型 papillary、嚢胞乳頭型 cystic papillary、腺房型 acinar、嚢胞型 cystic の4型に分類され、乳頭型の発生が最も多い（写真46）。腺癌は髄様型 medullary が多くを占め、異型な腫瘍細胞による腺房形成が一部で認められ、周囲組織への浸潤も観察される。
■**解説**　自然発生性のハーダー腺腫瘍の発生はラットに比べマウスで多い。BALB/c マウスの雄で9％、雌で14％に、129/SvJae マウスでは雄で51％、雌で29％に発生したとの報告がある。マウスの腺癌では肺への転移がみられることがある。未分化な多形細胞が主体を占める pleomorphic tumor の発生が、ポリオーマウイルス polyomavirus によりマウスで誘発される。また、ウレタン urethane やエチルニトロソウレア ethylnitrosourea などのさまざまな化学物質や X 線照射によるハーダー腺腫瘍の誘発が主にマウスで報告されている。新生仔期に比べ、開眼後のハーダー腺機能の発達した時期のほうが化学発がんに感受性が高い。

3-14. 二次性腫瘍 secondary tumor

■**組織学的特徴**　ハーダー腺癌の浸潤や悪性リンパ腫・白血病細胞の脈絡膜浸潤が観察されることがある（写真47）。
■**解説**　齧歯類のがん原性試験でしばしば観察される。その他の腫瘍が遠隔部の原発腫瘍から眼球内へ転移することは極めてまれである。

そのほか、虹彩の腺腫 adenoma、腺癌 adenocarcinoma、視神経の神経膠腫 glioma、神経節細胞腫 ganglioneuroma、髄膜腫 meningioma、眼窩内の筋上皮腫 myoepithelioma、線維肉腫 fibrosarcoma、眼瞼の脂肪腫 lipoma、血管肉腫 hemangiosarcoma（写真48）、組織球腫 histiocytoma、悪性線維性組織球腫 malignant fibrous histiocytoma、肥満細胞腫 mastocytoma、基底細胞癌 basal cell carcinoma、涙腺の腺腫 adenoma、腺癌 adenocarcinoma、扁平上皮癌 squamous cell carcinoma などの自然発生が齧歯類やイヌで知られている。また、齧歯類

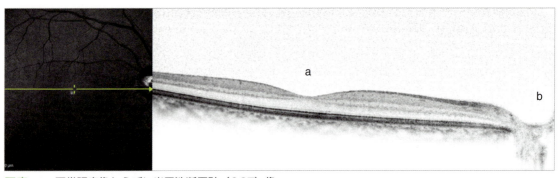

写真 49　正常眼底像ならびに光干渉断層計（OCT）像
ヒト（著者）。眼底像（左図）の黄色の線で示した位置の断層写真（OCT）が右図に示されている。網膜各層が明瞭に区別される（a＝黄斑、b＝視神経乳頭）。

のがん原性試験では HE 染色標本で診断が困難な場合、起源不明肉腫 sarcoma, NOS の診断名を使用することがある。しかしそこに試験評価のターゲットの疑いが生じた場合には、可能な限り免疫染色や電子顕微鏡学的検査を実施し、確定診断を行なう努力をすべきである。

4．その他の特記事項

4-1．アーティファクト、死後変化

眼球の病理組織学的検査は、眼球各部の組織保存性が固定液の種類によって異なるため、目的に応じて固定液を選択することが望ましい。毒性試験で使用される眼球固定液に関しては施設により異なるものの、齧歯類・イヌ・サルの眼球各部が比較的良好に保存されるホルマリン-グルタールアルデヒド液 formaldehyde-glutaraldehyde 液（F-G 液）が使用される場合が多い。

ホルマリン固定の場合、標本作製上のアーティファクトによる網膜剥離が感覚網膜と色素上皮細胞層の間に生じたり、網膜異形成と類似した皺の形成が生じることがある。アーティファクトの際には、色素上皮細胞の細胞質突起の一部が網膜とともに剥がれるので、有色動物では剥離網膜にメラニン色素をみる。また、網膜に変性像がない、剥離網膜下に炎症や蛋白質成分を認めない、あるいは色素上皮細胞の肥大がないことなどが鑑別点である。さらに、ホルマリン固定の場合、網膜各層に微細な空胞が目立ち、他の固定標本に比べて網膜が厚くなるのが特徴である。

摘出時のアーティファクトとして、特に齧歯類では眼球内に視神経乳頭が突出したり、脈絡膜と色素上皮細胞内に視神経が入り込むことがあり、異所性組織と間違えないようにすべきである。眼球摘出時に視神経を強く牽引したり、物理的に圧迫したりすることが原因といわれる。

特に網膜は死後変化が速い組織であり、生存動物の場合、放血後すみやかな固定が望まれる。死亡動物では、網膜の自己融解により、病理評価が困難なことが多い。さらに、レンズの自己融解が生じ、白内障病変との鑑別が困難な場合があるが、一般状態の観察や眼科学的検査結果に加え、網膜の死後変化の状態も加味して評価することが重要である。

4-2．病理検査において考慮すべき点

薬物誘発病変の評価は、臨床眼科学的検査で捉えられた微細な異常所見を適切に切片上に出現させることができるかが重要となる。そのためには、眼球の切り出しならびに鏡検時には、眼科検査担当者および標本作製担当者との相互連絡が特に重要となることを毒性病理担当者は認識すべきである。近年、ヒトの臨床検査で使用される光干渉断層計 optical coherence tomography（OCT）が獣医学・実験動物学領域でも眼毒性検出に利用されつつある。眼底像とともに網膜・視神経の断面が動物の生前に観察できるため（**写真 49**）、OCT を併用したより精度の高い眼毒性病理研究が今後発展すると思われる。

引用文献

1) Bennett J. Retinal progenitor cells：timing is everything. *N Engl J Med* 356：1577-1579, 2007.
2) Mecklenburg L, Schraermeyer U. An overview on the toxic morphological changes in the retinal pigment epithelium after systemic compound administration. *Toxicol Pathol* 35：252-267, 2007.
3) Nakamura K, Fujiki T, Tamura HO. Age, gender and region-specific differences in drug metabolising enzymes in rat ocular tissues. *Exp Eye Res* 81：710-715, 2005.
4) Shichi H, Nebert DW. Genetic differences in drug metabolism associated with ocular toxicity. *Environ Health Perspect* 44：107-117, 1982.
5) Furukawa S, Usuda K, Abe M, et al. Microencephaly and microphthalmia in rat fetuses by busulfan. *Histol Histopathol* 22：389-397, 2007.
6) Matsuura T, Kodama Y, Ozaki K, et al. A new established mutant strain with mild-type ocular coloboma（retinochoroidal coloboma without microphthalmia）in albino mice. *Birth Defects Res A Clin Mol Teratol* 76：266-271, 2006.

7) Kuwata M, Yoshizawa K, Matsumura M, et al. Ocular toxicity caused by Paclitaxel in neonatal Sprague-Dawley rats. *In Vivo* 23：555-560, 2009.
8) 義澤克彦、螺良愛郎．メチルニトロソ尿素誘発網膜変性動物モデルの特徴とヒト網膜色素変性症治療薬開発への応用．日眼会誌 109：327-337, 2005.
9) Penn JS, Tolman BL, Lowery LA, et al. Oxygen-induced retinopathy in the rat：hemorrhages and dysplasias may lead to retinal detachment. *Curr Eye Res* 11：939-953, 1992.
10) Shibuya K, Tajima N, Nunoya T. Optic nerve dysplasia associated with meningeal defect in Sprague-Dawley rats. *Vet Pathol* 35：323-329, 1998.
11) Bruner RH, Keller WF, Stitzel KA, et al. Spontaneous corneal dystrophy and generalized basement membrane changes in Fischer 344 rats. *Toxicol Pathol* 20：357-366, 1992.
12) Kouchi M, Ueda Y, Horie H, et al. Ocular lesions in Watanabe heritable hyperlipidemic rabbits. *Vet Ophthalmol* 9：145-148, 2006.
13) Sinha DP, Cartwright ME, Johnson RC. Incidental mononuclear cell infiltrate in the uvea of cynomolgus monkeys. *Toxicol Pathol* 34：148-151, 2006.
14) Nyska A, Maronpot RR, Ghanayem BI. Ocular thrombosis and retinal degeneration induced in female F344 rats by 2-butoxyethanol. *Hum Exp Toxicol* 18：577-582, 1999.
15) Donnelly KB, Berridge B, Long GG, et al. Peroxisome proliferator activated receptor gamma (PPARγ) agonist-mediated ocular choroid adiposity：strain sensitivity differences between Fischer 344 and Sprague-Dawley rats. *Toxicol Pathol* 35：189, 2007.
16) Dillberger JE, Peiffer RL, Dykstra MJ, et al. The experimental antipsychotic agent 1192U90 targets tapetum lucidum in canine eyes. *Toxicol Pathol* 24：595-601, 1996.
17) Burns MS, Bellhorm RW, Impellizzeri CW, et al. Development of hereditary tapetal degeneration in the beagle dog. *Curr Eye Res* 7：103-114, 1988.
18) Calogero G, Ricci B. Experimental oxygen-induced retinal detachment in the newborn Wistar rat. *Doc Ophthalmol* 87：315-329, 1994.
19) DiLoreto D Jr, Cox C, Grover DA, et al. The influences of age, retinal topography, and gender on retinal degeneration in the Fischer 344 rat. *Brain Res* 647：181-191, 1994.
20) Aonuma H, Yamazaki R, Watanabe I. Retinal cell death by light damage. *Jpn J Ophthalmol* 43：171-179, 1999.
21) Petersen-Jones S, Crispin S.『小動物の眼科学マニュアル 第二版』印牧信行，古川敏紀（監），学窓社，東京．2006.
22) Lam TT, Abler AS, Kwong JM, et al. N-methyl-D-aspartate (NMDA)-induced apoptosis in rat retina. *Invest Ophthalmol Vis Sci* 40：2391-2397, 1999.
23) Laties AM, Zrenner E. ViagraR (sildenafil citrate) and ophthalmology. *Prog Retin Eye Res* 21：485-506, 2002.
24) Zhang X, Feng Q, Cote RH. Efficacy and selectivity of phosphodiesterase-targeted drugs in inhibiting photoreceptor phosphodiesterase (PDE6) in retinal photoreceptor. *Invest Ophthalmol Vis Sci* 46：3060-3066, 2005.
25) Kiuchi K, Yoshizawa K, Shikata N, et al. Morphologic characteristics of retinal degeneration induced by sodium iodate in mice. *Curr Eye Res* 25：373-379, 2002.
26) Chatman LA, Morton D, Johnson TO, et al. A strategy for risk management of drug-induced phospholipidosis. *Toxicol Pathol* 37：997-1005, 2009.
27) Kakehashi A, Saito Y, Mori K, et al. Characteristics of diabetic retinopathy in SDT rats. *Diabetes Metab Res Rev* 22：455-461, 2006.
28) Tsuji N, Matsuura T, Ozaki K, et al. Diabetic retinopathy and chroidal angiopathy in diabetic rats (WBN/Kob). *Exp Anim* 58：481-487, 2009.
29) Shibuya K, Nunoya T, Tajima M, et al. A case of primary congenital glaucoma in Fischer 344 rat. *J Toxicol Pathol* 13：119-121, 2000.
30) MacDonald JS, Halleck MM. The toxicology of HMG-CoA reductase inhibitors：prediction of human risk. *Toxicol Pathol* 32：26-41, 2004.
31) Tsubura A, Yoshizawa K, Miki K, et al. Animal models for human cataract with special emphasis on N-methyl-N-nitrosourea-induced rat cataractogenesis. *Anim Eye Res* 24：1-8, 2005.
32) Yoshizawa K, Oishi Y, Nambu H, et al. Cataractogenesis in neonatal Sprague-Dawley rats by N-methyl-N-nitrosourea. *Toxicol Pathol* 28：555-564, 2000.
33) Ishida H, Mitamura T, Takahashi Y, et al. Cataract development induced by repeated oral dosing with FK506 (tacrolimus) in adult rats. *Toxicology* 123：167-175, 1997.
34) Fortune B, Wang L, Bui BV, et al. Idiopathic bilateral optic atrophy in the rhesus macaque. *Invest Ophthalmol Vis Sci* 46：3943-3956, 2005.
35) Haseman JK, Hailey JR, Morris RW. Spontaneous neoplasm incidences in Fischer 344 rats and B6C3F1 mice in two-year carcinogenicity studies：a National Toxicology Program update. *Toxicol Pathol* 26：428-441, 1998.
36) 大島 慧（訳）．眼の腫瘍．『小動物の臨床腫瘍学』Withrow SJ ほか（編），加藤 元，大島 慧（監訳），文永堂出版，東京．pp359-368．1995.
37) Horikiri K, Sumikawa M, Ozaki K, et al. Corneal dermoid in two laboratory beagles. *Anim Eye Res* 13：31-33, 1994.
38) Yoshitomi K, Boorman GA. Intraocular and orbital malignant schwannomas in F344 rats. *Vet Pathol* 28：457-466, 1991.
39) Yoshitomi K, Boorman GA. Spontaneous amelanotic melanomas of the uveal tract in F344 rats. *Vet Pathol* 28：403-409, 1991.

その他の有用な成書・文献情報

1) Kircher CH. Pathology of the eye. In：*Pathology of laboratory animals*, Vol 1. Benirschke K, Garner FM, Jones TC (eds). Springer-Verlag, New York. pp640-662. 1978.
2) Gelatt KN, Peiffer Jr RL, Williams LW. Disease of the eye. In：*Spontaneous animal models of human disease*, Vol 1. Anfrews EJ, Ward BC, Altman NO(eds). Academic Press, New York. pp145-180. 1979.
3) Elwell MR, Boorman GA. Tumors of the Harderian gland. In：*Tumours of the rat*, 2nd ed.〈*Pathology of Tumours in Laboratory Animals*〉Vol 1. Turusov VS, Mohr U(eds). IARC, Lyon. pp79-87. 1990.
4) Heywood R, Gopinath C. Morphological assessment of visual dysfunction. *Toxicol Pathol* 18：204-217, 1990.
5) Yoshitomi K, Boorman GA. Eye and associated glands. In：*Pathology of the Fischer rat*. Booman GA, Montgomery CA, Mackenzie WF(eds). Academic Press, SanDiego. pp239-259. 1990.
6) Carlton WW, Render JA. Adenoma and adenocarcinoma, harderian gland, mouse, rat, and hamster. In：*Eye and ear*. Jones TC, Mohr U, Hunt RD(eds). Springer-Verlag, Berlin. pp132-135. 1991.
7) Krinke GL. Atrophy and sclerosis, harderian gland, rat. In：

Eye and ear. Jones TC, Mohr U, Hunt RD (eds). Springer-Verlag, Berlin. pp137-140. 1991.
8) **Kuno H, Usui T, Eydelloth RS, et al.** Spontaneous ophthalmic lesions in young Sprague-Dawley rats. *J Vet Med Sci* 53：607-614, 1991.
9) **Fujihira S, Matsumoto M, Yoshizawa K, et al.** Naturally occurring ophthalmic lesions in cynomolgus monkeys used in toxicity and pharmacological studies. *Anim Eye Res* 13：147-154, 1994.
10) **Hubert MF, Gillet JP, Durand-Cavagna G.** Spontaneous retinal changes in Sprague Dawley rats. *Lab Anim Sci* 44：561-567, 1994.
11) **Sheldon W.** Tumours of the Harderian gland. In： *Tumours of the mouse*, 2nd ed. 〈*Pathology of Tumours in Laboratory Animals*〉 Vol 2. Turusov VS, Mohr U (ed). IARC, Lyon. pp101-113. 1994.
12) **Kurisu K, Watanabe A, Ito A, et al.** Photic damage to Harderian glands in different strains of mice correlating with porphyrin contents. *J Toxicol Pathol* 9：91-99, 1996.
13) **Ackerman LJ, Yoshitomi K, Fix AS, et al.** Proliferative lesions of the eye in rats. In： *Guides for toxicologic pathology*. STP/ARP/AFIP, Washington DC. pp1-14. 1998.
14) **Botts S, Jokinen M, Gaillard ET, et al.** Salivary, harderian, and lacrimal glands. In： *Pathology of the mouse*. Maronpot RR, Boorman GA, Gaul BW (eds). Cache River Press, Vienna. pp49-79. 1999.
15) **Geiss V, Yoshitomi K.** Eyes. In： *Pathology of the mouse*. Maronpot RR, Boorman GA, Gaul BW (eds). Cache River Press, Vienna. pp471-489. 1999.
16) **Dayhaw-Barker P.** The eyes as a unique target for toxic and phototoxic effects. In： *Towards new horizons in primate toxicology*. Weinbauer GF, Korte R (eds). Waxmann Verlag, Münster/New York. pp145-158. 2000.
17) **Smith RS, Nishina PM, Ikeda S, et al.** Interpretation of ocular pathology in genetically engineered and spontaneous mutant mice. In： *Pathology of genetically engineered mice*, Ward J, Mahler JF, Maronpot RR, et al (eds). Iowa State University Press, Ames. pp217-231. 2000.
18) 田中浩二. 眼／付属腺. 『毒性病理組織学』日本毒性病理学会（編）. アイペック, 東京. pp455-473. 2000.
19) **Fox DA, Boyes WK.** Toxic Responses of the Ocular and Visual System. In： *Casarett and Doull's toxicology*, 6th ed. Klaassen CD (ed). McGraw-Hill, New York. pp565-595. 2001.
20) **Krinke G, Fix A, Jacobs M, et al.** Eye and Harderian gland. In： *The mouse.* 〈*International Classification of Rodent Tumors*〉 Mohr U (ed). Springer Verlag, Berlin. pp347-359. 2001.
21) **Shibuya K, Sugimoto K, Satou K.** Spontaneous ocular lesions in aged Crj：CD(SD) IGS rats. *Anim Eye Res* 20：15-19, 2001.
22) **Smith RS, Sundberg JP, John SWM.** Microphthalmia and anophthalmia. In： *Systematic evaluation of the mouse eye, anatomy, pathology, and biomethods*. Smith RS, John SWM, Nishina PM, et al (eds). CRC Press, Boca Raton. pp148-151. 2002.
23) **Whiteley HE, Peiffer RL.** The Eye. In： *Handbook of toxicologic pathology*, 2nd ed, Vol 2. Haschek WM, Rousseaux CG, Wallin MA (eds). Academic Press, San Diego. pp539-584. 2002.
24) **Constable S, Pirmohamed M.** Drugs and the retina. *Expert Opin Drug Saf* 3：249-259, 2004.
25) **Niggemann B, Korte SH, Srivastav S, et al.** Ocular toxicity testing in non-human primates. 『谷本学校 毒性質問箱 第8号：医薬品副作用予測の最前線』安全性評価研究会編集委員会（編）. サイエンティスト社, 東京. 2005.
26) 鈴木通弘. 感覚器系. 『医科学研究資源としてのカニクイザル』吉田高志, 藤本浩二（編）. シュプリンガー・ジャパン, 東京. pp189-193. 2006.
27) **Klintworth GK, Cummings TJ.** Normal Eye and Ocular Adnex. In： *Histology for pathologists*, 3rd ed. Mills SE (ed). Lippincott Williams & Wilkins, Philadelphia. pp347-370. 2007.
28) **Yoshizawa K, Sasaki T, Uehara N, et al.** *N*-ethyl-*N*-nitrosourea induces retinal photoreceptor damage in adult rats. *J Toxicol Pathol* 25：27-35, 2012.

義澤克彦
関西医科大学

2 耳および付属腺（ジンバル腺・耳道腺）

1．解剖学的・生理学的特徴

1-1．耳

　耳は内耳 internal ear、中耳 middle ear および外耳 external ear からなる。内耳は3つの中で最初に発生する部分である。まず耳板 otic placode と呼ばれる表層外胚葉の肥厚した板状組織が陥入し、膜迷路 membranous labyrinth の原基である耳胞 otic vesicle を形成する。耳胞はまもなく表層外胚葉との連絡を失い、中空の憩室を形成する。耳胞に卵形嚢 utricle と球形嚢 saccule が識別されるようになり、卵形嚢部分から半規管 semicircular duct が発生し、膨大部 ampulla という局所性膨張部がそれぞれの半規管の一端に形成される。耳胞の球形嚢部分から蝸牛管 cochlear duct が発生し、らせん状になって蝸牛 cochlea を形成する。ラセン器 spiral organ（コルチ器 organ of Corti）は蝸牛管壁にある細胞から分化する。第Ⅷ脳神経の神経節細胞が蝸牛のらせんに沿って移動し、ラセン神経節 spiral ganglion を形成し、そこから神経突起がラセン器に伸びていく。耳胞周辺の間葉が分化して軟骨性の耳殻 otic capsule になる。軟骨性耳殻内に空胞が現れ、外リンパ隙 perilymphatic space を形成する。外リンパ隙から鼓室階 scala tympani と前庭階 scala vestibuli との2つの部分が発生する。軟骨性耳殻は骨化して内耳の骨迷路 bony labyrinth を形成する。中耳では第1咽頭嚢が拡大して鼓室 tympanic cavity となり、近位部で拡大しない部分は耳管 auditory tube（エウスタキオ管 Eustachian tube）となる。耳小骨 auditory ossicle のうち、ツチ骨 malleus とキヌタ骨 incus は第1咽頭弓軟骨から、アブミ骨 stapes は第2咽頭弓軟骨から発生する。外耳は耳介 auricle（pinna）、外耳道 external auditory canal および鼓膜 tympanic membrane からなり、耳介は第1および第2咽頭弓の間葉組織が増殖して形成され、外耳道は第1咽頭溝の外胚葉から発生する。鼓室と接する第1咽頭膜が原器となり、鼓膜を形成する[1]。

　耳介は外側表面から皮膚層、薄い筋層、弾性軟骨からなる耳介軟骨 auricular cartilage 層、皮膚層の4層を区別する。外耳道は耳介の内側表面から鼓膜にいたる管で、軟骨性外耳道と骨性外耳道からなる。表面は重層扁平上皮で覆われ、時に毛包や単一脂腺がみられる。イヌやヒトと同様の耳道腺 ceruminous gland（アポクリン腺）はラットにはみられない。ラットの外耳道にはジンバル腺 Zymbal's gland と呼ばれる脂腺群が耳のやや前腹側で側頭骨の中央あたりに存在し、化学物質によって腫瘍が発生することから特によく知られている。ジンバル腺の排出管は側頭骨と耳の軟骨板の間を通り、鼓膜近くの外耳道に開口する。鼓膜は外耳道と中耳を隔てており、外表面は耳道の表皮から続く重層扁平上皮により覆われている。鼓膜の芯は膠原線維性結合組織からなり、内表面は鼓室の内張りに続く単層の扁平上皮で覆われている。

　中耳は側頭骨で囲まれた鼓室、耳小骨（ツチ骨、キヌタ骨およびアブミ骨）および鼻咽腔 nasopharynx と鼓室を連絡している耳管からなる。ツチ骨は鼓膜に埋もれており、キヌタ骨と関節をなしている。アブミ骨は側頭骨錐体部にあり、内耳と中耳を隔てている前庭窓 fenestra vestibuli（卵円窓 oval window）にはめ込まれている。鼓室は耳小骨を含めて単層の扁平ないし低い立方上皮で内張りされており、これらの上皮は骨膜に付着した薄い固有層の上に重なっている。線毛円柱上皮と無線毛立方ないし円柱上皮が時として分泌顆粒を含み、耳管の開口部から中央部の壁に沿って広がっているが、腺は存在しない。耳管の粘膜は線毛細胞、杯細胞、非線毛非分泌細胞および基底細胞からなる偽重層立方上皮で内張りされている。ここには漿液および粘液腺が存在する[2,3]。

　内耳は側頭骨 temporal bone の錐体部 petrous portion に膜迷路をつくって収まっている。膜迷路を囲んで緻密な骨質からなる骨迷路がある。骨迷路と膜迷路の間には外リンパ液 perilymph が、膜迷路の内部にはカリウム濃度の著明に高い内リンパ液 endolymph が存在する。内リンパは膜迷路の連続閉鎖系の中にあり、硬脳膜下の内リンパ嚢 endolymphatic sac に一端が終わっているが、外リンパはクモ膜下腔と交通していて脳脊髄液と直接交換を行っている。膜迷路（図1）は聴覚に関係する蝸牛管と平衡覚に関係する卵形嚢、球形嚢、半規管からなっている[2,3]。

　蝸牛は前庭 vestibule（卵形嚢、球形嚢、半規管）の前位にある。中心の骨軸を蝸牛軸 modiolus といい、蝸牛軸から直角に骨ラセン板 bony spiral lamina が張り出して軸のまわりをらせん状に旋回し、蝸牛頂 apex に達する。その巻き数は動物の種により異なるが、ラットやヒトでは2回転半、モルモットでは4回転半である。蝸牛は前庭階、鼓室階および蝸牛管の3つの構成成分からなっている。前庭階と鼓室階は外リンパを含み蝸牛頂で蝸牛孔 helicotrema により交通している。蝸牛管は内リンパを含み球形嚢や卵形嚢と連続している。蝸牛管の外側壁は骨部に接して結合組織よりなるラセン靱帯 spiral ligament、その内リンパ腔側に血管条 stria vascularis、下方にラセン隆起 spiral prominence、外ラセン溝 external spiral sulcus が存在する。血管条には内リンパの分泌あるいは吸収機能があると推定され、蝸牛直流電位 endocochlear potential の産生部として重要な組織である。血管条は辺縁細胞 marginal cell、中間細胞 intermediate cell、基底細胞 basal cell の3種の細胞層よりなり、その

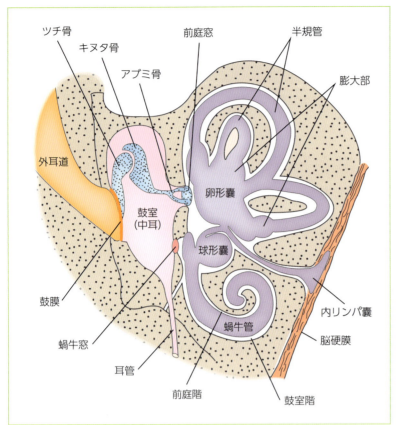

図1 平衡・聴覚器の膜迷路（模式図）

　間には毛細血管網が存在する。辺縁細胞は血管条の最表層（内リンパ面）を占める1層の細胞層を構成している。細胞質は多くの小器官（リボソーム、粗面および滑面小胞体、ミトコンドリア、大小種々の小胞、ゴルジ装置）を含むので電子密度は大である。中間細胞は辺縁細胞下部に存在し、数はそれより少ない。細胞質はその小器官（リボソーム、粗面および滑面小胞体、ミトコンドリア、ゴルジ装置）が少ないため明るい。血管条にみられるメラニン色素の大部分はこの細胞に存在する。基底細胞は血管条の最深部を占め、血管条上皮細胞および毛細血管を支持する扁平で広い細胞である。卵円形の核を有し、主としてその付近にリボソーム、粗面小胞体、小胞、ゴルジ装置を有している。毛細血管はラセン靱帯より基底細胞層を貫通し、血管条の中間部に主としてその網をつくっている。その周囲には平滑筋細胞も神経終末もなく、辺縁細胞、中間細胞あるいは基底細胞の突起により取り囲まれている。蝸牛管の前庭階壁には2層の細胞よりなる薄い前庭膜 vestibular membrane（ライスネル膜 Reissner's membrane）、鼓室階壁には蝸牛軸骨部に近い部分は結合組織が主となるラセン板縁 spiral limbus があり、その外側に骨ラセン板からラセン靱帯に向かって広がる基底板 lamina basilaris が存在する。基底板の内リンパ腔側には聴覚受容器のラセン器が存在する。ラセン器（図2）は有毛細胞 hair cell および支持細胞 sapporting cell から構成される。柱細胞 pillar cell はラセン器の中心をなす支持細胞で、内柱細胞 inner pillar cell と外柱細胞 outer pillar cell とからなる。その内外両柱細胞と基底板との間に三角形のトンネル（内トンネル inner tunnel）ができる。内柱の内側に1列の内有毛細胞 inner hair cell、外柱の外側に3列の外有毛細胞 outer hair cell があって、これが聴覚の感覚上皮で、蝸牛神経 cochlear nerve の末梢枝が連絡する。有毛細胞の表面には短い不動毛すなわち聴毛 stereocilia がみられ、ラセン器の上方で内リンパ腔に存在する蓋膜 tectorial membrane 内に、この聴毛の一部、すなわちその先端が入り込んでいる。毛は基部で細くなり野球のバット状を呈し、有毛細胞体上部にある無構造のクチクラ層（蓋板 cuticular plate）に移行している。この毛は耳毒性物質の投与でかなり早期に不可逆性に変形する。外有毛細胞ではミトコンドリアが細胞体上部と核下部に密集し、また細胞側壁に沿って存在する。細胞側面には滑面小胞体膜が並列し、断面では二重膜構造をなしている。細胞体上部に同様の膜構造が数層円状に配列しこれにミトコンドリアが並列しているが、これをヘンゼン小体 Hensen body とも称される。細胞質には、このほかリソソーム、リボソームもみられるが、ゴルジ装置、粗面小胞体は少ない。内有毛細胞のミトコンドリアの分布は外有毛細胞ほど特徴はなく、細胞体上部あるいは核下部に集積されていることが多い。ゴルジ装置、リソソーム、滑面小胞体は核上部に存在し、蛋白質合成に関与する粗面小胞体が核下部に多いことは内有毛細胞の1つの特徴である。ダイテルス細胞 Deiters' cell は外有毛細胞下部およびその神経終末を包み、上方に細い突起を出して支え、突起は表面で網状膜 reticular membrane をつくって、その網眼に外有毛細胞をはめ

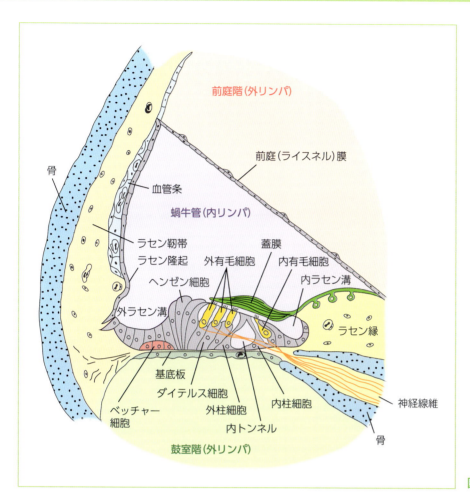

図2 蝸牛管（模式図）

る。支持細胞にはさらに外側に丈の高いヘンゼン細胞 Hensen's cell と低いクラウディウス細胞 Claudius' cell がある。蝸牛軸内の長い骨管腔（ローゼンタール管 Rosenthal's canal）内には蝸牛神経の神経節であるラセン神経節 spiral ganglion があり、双極性の神経節細胞からなる。神経節細胞の数はラットでは約 15,800 個であるが、ヒトでは 23,000～28,000 個、ネコでは約 50,000 個存在する[4]。

卵形嚢と球形嚢は平衡斑 maculae staticae（卵形嚢斑 macula utriculi と球形嚢斑 macula sacculi）とよばれる感覚領域以外は単層の扁平ないし低い立方上皮で内張りされている。感覚細胞はその表面に不動毛（平衡毛 otolithic hair）と動毛 kinocilia をそなえており、細胞の表面はムコ多糖類からなる膠質膜で覆われる。これを耳石膜 otolithic membrane（平衡砂膜 statoconic membrane）といい、膜の表層には主として炭酸カルシウムと蛋白質とからできた結晶体が多数存在する。この結晶体を平衡砂 statoconia と呼ぶ。感覚細胞の基底部は前庭神経 vestibular nerve 末梢の神経終末で取り囲まれている。感覚細胞の間には支持細胞が介在する。半規管の上皮も同様に、感覚上皮を有する局所的なふくらみである膨大部以外は単層の扁平ないし低い立方上皮である。膨大部の内壁は著しく隆起し膨大部稜 crista ampullaris（ampullary crest）をつくる。その上皮は卵形嚢斑や球形嚢斑と同様、感覚細胞と支持細胞からなるが、感覚細胞の表面にはゼリー様のムコ多糖類からなる膠質塊が覆い、その膠質様物質の中に不動毛が入り込んでいる。このように上皮層の表面を覆う構造を膨大部頂 cupula ampullaris という[2,3]。

鼓膜をへて耳小骨に伝わった音波は前庭窓で前庭階の外リンパに圧変動を伝える。外リンパの振動は前庭階を上がり蝸牛孔で鼓室階に移る。このような外リンパの振動によって蝸牛管の基底板が振動し、基底板の上にのっているラセン器の有毛細胞が刺激を受け、これが蝸牛神経によって中枢に導かれる。有毛細胞の刺激は、基底板の振動で有毛細胞の聴毛がそれを覆う蓋膜と擦れ合うことによって生じる。卵形嚢、球形嚢にある有毛細胞はその平衡毛によって嚢斑にあっては平衡砂の圧迫、牽引を、膨大部稜では半規管の内リンパの移動を感受して、平衡覚を前庭神経に伝える[2,3]。

1-2. ジンバル腺（外耳道皮脂腺）、耳道腺

外耳道皮脂腺 auditory sebaceous gland はラットではジンバル腺 Zymbal's gland と呼ばれ、3つの脂腺群からなる。主体をなす部分は外耳の開口部の前腹側に存在し、黄桃色を呈する直径 3～5 mm の特殊な皮脂腺 sebaceous gland である。3～4 つの小葉に分かれ、小葉内導管は集合して1本の排出管となり、鼓膜近くの外耳道 external auditory canal に開口する。小葉内導管および

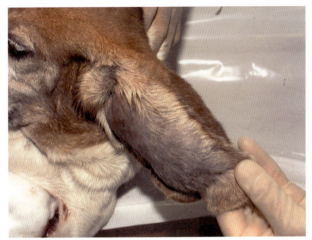

写真1　耳介血腫
イヌ、耳介、自然発生。（写真提供：義澤克彦先生）

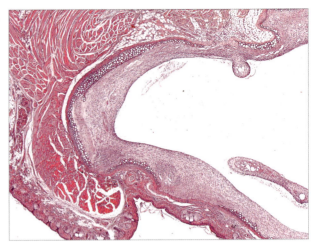

写真2　耳介軟骨嚢胞
ラット、耳介、自然発生、HE染色。

分泌管は扁平上皮で内張りされる。他の2つの脂腺群は外耳道の鼓膜 tympanic membrane 近辺の腹側壁および背側壁の扁平上皮直下に認められる。ジンバル腺は分岐複合腺 branched compound gland で、各々の腺房は基底膜で囲まれ、脂肪を含む細胞が胞巣状に集積する。

ジンバル腺はホロクリン holocrine 分泌様式により分泌物を放出する。腺房の基底膜に接する好塩基性の扁平な基底細胞の細胞分裂により細胞が新生され、腺房の中心部に向かうにつれ成熟して細胞質内に脂肪滴を容れ、やがて崩壊して導管内に全分泌される。細胞の成熟に伴い細胞内の小胞体は増数し、脂肪酸、コレステロール、リン脂質を産生して脂肪滴内に貯蔵する。ジンバル腺のホモジネート内にチトクローム P450[5]やペルオキシダーゼ[6]依存性の酵素活性のあることが報告されており、発がん物質の代謝に深く関与する。

イヌやネコでは皮脂腺のほかにアポクリン apocrine 汗腺の一種である耳道腺 ceruminous gland が存在する。

2．非腫瘍性病変

2-1．耳

2-1-1）発育異常 developmental malformation

コルヒチン colchicine、ヒドロキシウレア hydroxyurea、ビタミン A などを妊娠期に投与するとマウス、ラット、サルの胎仔に小耳症 microtia、合耳症 synotia または無耳症 anotia が認められ、サリドマイド thalidomide はサルの耳介に奇形を誘発することが知られている。発育期の内耳はアミノ配糖体 aminoglycoside の毒性に対して感受性が高い。また耳小骨の欠損あるいは融合、蝸牛およびラセン器の不完全分化などの奇形がビタミン A およびカドミウムにより誘発される[7]。

2-1-2）有毛細胞変性 hair cell degeneration

加齢に伴いラセン器有毛細胞に変性が生じる（化学物質による変性については、後述の「2-1-16）耳毒性変化」を参照）。外有毛細胞の消失は内有毛細胞の消失より速く進行し、有毛細胞の消失部位は支持細胞により置換され瘢痕 scar を形成する。自然発生性の化膿性中耳炎 purulent otitis media や突発的な強大音響によってもラセン器の有毛細胞は変性、消失する[8]。

2-1-3）鉱質沈着 mineralization

加齢ラットの鼓室壁の固有層または基底膜下に巣状の鉱質沈着が起こる。沈着物質はトルイジンブルーでメタクロマジーを示し、PAS 反応陽性である。またこれらは加齢ラットの角膜における鉱質沈着と似ている。鉱質沈着は慢性炎症の結果としても鼓室壁に生じる[8]。

2-1-4）耳尖壊死 ear-tip necrosis

凍傷 frostbite、麦角中毒 ergot poisoning、敗血症 septicemia（sepsis）経過中の血栓、外傷などの原因により生じる。特にブタでは萎縮および歪曲した耳の罹患率が高い。通常これは敗血症、疥癬 sarcoptic mange または共食いの結果である。病変部を培養するといろいろな病原体が分離され、紡錘菌 fusibacteria やスピロヘータ spirocheta も病因といわれている[9]。

2-1-5）耳介血腫 auricular hematoma

イヌでは過度にあるいは持続的に首を振ることによる軟骨骨折の結果として生じる（写真1）[10]。病理発生として自己免疫を支持する組織化学的所見は得られなかったが、初期の免疫の関与が示唆されている[11]。最初の出血部位は軟骨内が有力である。軟骨内の凝血は線維芽細胞や血管の侵入によって肉芽組織になり、その後線維性瘢痕に置き換わる。修復過程の後期には軟骨の再生が軟骨膜、あるいは壊れた軟骨縁の近くに起こる[12]。

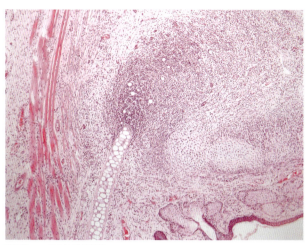
写真3　耳介軟骨炎
ラット、耳介、金属耳標誘発、HE染色。
（写真提供：北垣雅人先生）

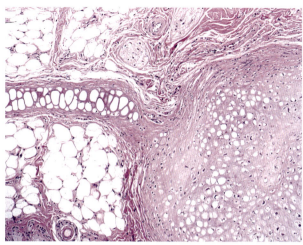
写真4　耳介軟骨炎
ラット、耳介、自然発生、HE染色。
（写真提供：真板敬三先生）

2-1-6） 耳介軟骨嚢胞 auricular cystic lesion

　病変はラットの片側耳介にコハク色〜淡赤色の液を含む嚢胞として認められ、組織学的初期像は、軟骨板の変性壊死を伴う裂隙形成である。この裂隙の拡大したものでは軟骨膜が侵入・増生し、病変が進行すると中心部に大きな嚢胞が形成され、補腔性に肉芽組織の増生、新生軟骨および炎症反応などが観察される（写真2）。軟骨周囲組織の反応は比較的乏しい[13]。

2-1-7） 耳介軟骨炎 auricular chondritis （耳介軟骨変性 auricular chondropathy）

　耳介軟骨炎はSD系[14]、Wistar系[15]およびFawn-hooded系[16]ラットに自然発生し、両側耳介の紅斑様結節 erythematous nodule ないしびまん性の肥厚として認められる。組織学的には初期に限局性または多発性の肉芽腫性炎 granulomatous inflammation を伴った軟骨板の破壊があり（写真3）、後に新生軟骨結節 cartilage nodule（写真4）や骨化生 osseous metaplasia が認められる。これらの病変は自己免疫性疾患として知られるヒトの再発性多発性軟骨炎 relapsing polychondritis と類似しており、タイプIIコラーゲン免疫ラット[16〜18]やマウス[19,20]にみられることから、免疫プロセスの関与が示唆されている。耳介軟骨炎は金属性耳標を付けたラットにも発生するが、ナイロン製耳標やイヤーパンチでは発生しない[21,22]。金属性耳標から遊離した銅および鉄イオンが耳介軟骨炎の発生に重要な役割を果たし、自己免疫反応を起こしたと考えられる[23]。

2-1-8） 肉芽腫 granuloma

　ラットの外耳道壁に肉芽腫がみられることがある。鼓膜に近接している病変では中耳の鼓室内に一部突出する例もある。肉芽腫は組織球、異物巨細胞および種々の数の好中球、リンパ球、形質細胞からなり、線維化や上皮の過形成が時々認められる[8]。

2-1-9） 外耳炎 otitis externa

　外耳炎は本質的には他の部位の皮膚に生じる炎症と同じである。粘膜下組織に好中球や種々の数のマクロファージ、リンパ球および形質細胞が浸潤する。病変が高度で長期にわたるときは線維化や表皮の潰瘍が現れる。原因としては外傷および異物などが考えられているが、ラットでは外耳道腺の悪性腫瘍に付随してよく起こる。イヌでの原因は異物、細菌、真菌など複雑である。ネコではダニなどの寄生虫が主要な原因であるが、イヌでもダニ症 acariasis は原因として重要である[9]。

2-1-10） 内耳炎 otitis interna （迷路炎 labyrinthitis）

　高度な慢性中耳炎は時として内耳に波及する[24]。内耳炎は中耳の炎症性病変と同様であるが通常細菌性であり、化膿性である。第VIII脳神経を経由して化膿性の髄膜炎や脳炎を引き起こす。内耳炎を起こした動物は聾、斜頸、旋回運動などの臨床症状を示す場合が多い。実験的には、クロロホルムの中耳腔内投与によるモルモットの二次的内耳炎[25]や、腎症候性出血熱ウイルス感染によるラットの内耳炎[26]が報告されている。

2-1-11） 中耳炎 otitis media

　中耳炎はイヌ、ネコ、モルモットおよびラットなどで発生が多く、鼻腔または外耳の炎症と関連している。ラットの潜在感染 subclinical infection は鼻咽腔から耳管を通って中耳に到達したマイコプラズマ Mycoplasma spp. によってよく起こる。緑膿菌 Pseudomonas aeruginosa による血行性感染もマウスで報告されている。慢性の細菌感染は強い上部気道感染 upper respiratory infection や外耳道の腫瘍とも関連して起こる[27]。

　化膿性中耳炎 suppurative otitis media（写真5）の特徴は鼓室内への好中球および細胞残屑の集積である。鼓室を内張りしている上皮は増殖性を示し、立方状〜円柱

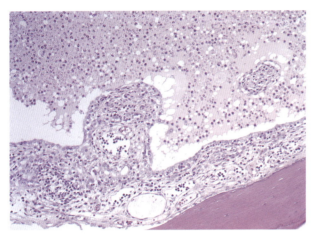

写真5　化膿性中耳炎
ラット、中耳、自然発生、HE染色。

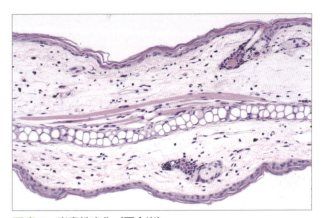

写真6　光毒性変化（耳介炎）
マウス、耳介、キノロン系抗菌剤＋UVA誘発、HE染色。

状で、わずかに空胞化している。固有層には好中球、リンパ球および形質細胞がみられる。感染が高度な場合、鼓室は肉芽組織でほとんど置換される。角化を伴った扁平上皮化生や固有層に囊胞や腺の形成がみられる例もある。カタル性中耳炎 catarrhal otitis media の特徴は鼓室内への無細胞性、漿液性滲出 serous exudate である。鼓室を内張りしている上皮は増殖性を示し、細胞は立方状～円柱状である。時々上皮は多列様になり、多くの細胞は細胞質内に空胞を有している。拡張した腺様構造が固有層に現れ、中に鼓室内と同様の好酸性物を含んでいる。炎症を伴わない血管の拡張が固有層にみられる。漿液性滲出が長引くと二次的に化膿性中耳炎となる[28]。

2-1-12）囊胞 cyst

ケラチンを満たした囊胞 keratin-filled cyst が鼓室内にみられる。囊胞は線維性結合組織で囲まれ、重層扁平上皮で内張りされている。囊胞は特に扁平上皮化生 squamous metaplasia が顕著な中耳炎を有するラットにみられ、表皮性囊腫 epidermal cyst と似ている[8]。

2-1-13）異物 foreign body

外耳道腔に毛、食物片または床敷のような異物が時々観察され、しばしば炎症、化膿、痒疹 itching を伴っている。ラット、マウスおよびウサギでは外耳道を閉塞している耳垢栓 ceruminous plug が時々観察される[29]。耳垢栓は主として脂腺から分泌された蝋様物質と耳道表皮のケラチンからなる混合物である。

2-1-14）過形成 hyperplasia

外耳、中耳、内耳における種々の組織の過形成は通常損傷あるいは炎症の過程で起こる二次的なものである。耳道にある単一脂腺の過形成が化学物質により生じることがある。軟骨細胞過形成はラットの耳介にまれにみられるが、通常は外傷または浸潤性の耳介の腫瘍に関連した再生性の変化である。変形した軟骨板 cartilagious plate は局所的に肥厚し、十分に形成された軟骨基質の中に軟骨細胞巣がみられる[8]。

2-1-15）光毒性変化 phototoxic change

キノロン系抗菌剤の光毒性に関する実験的研究が広範に行われており[30～33]、これらの光毒性のメカニズムは標的組織における活性酸素種 reactive oxygen species（特にヒドロキシルラジカル hydroxyl radical）の発生が引き金になっていることが示唆されている。Wagai と Tawara（1992）[34] は UVA 照射下のキノロンの光毒性に対するマウスの耳の腫脹反応はジメチルチオウレア dimethylthiourea（ヒドロキシルラジカル・スカベンジャー hydroxyl radical scavenger）の前処置によってほとんど完全に妨げられると報告した。光毒性の形態学的検索法としては、マウスにキノロンを投与した直後から UVA を4時間照射し、耳介を観察する方法が有用である。耳介には基底表皮細胞の変性、真皮の水腫（変性した線維芽細胞を伴う）および好中球浸潤が認められる[35]（写真6）。

2-1-16）耳毒性変化 ototoxic change

有毛細胞の変性または消失の原因として最も重要なものは耳毒性薬物である。カナマイシンなどのアミノ配糖体抗生物質は耳毒性薬物の代表的なものであり、ループ利尿剤であるエタクリン酸、フロセミド、抗がん剤のナイトロジェンマスタードやシスプラチンも耳毒性をもつことが知られている。アミノ配糖体の過量投与または腎機能の低下した動物への投与は著しく耳毒性の危険性を増加させる。アミノ配糖体による障害の特徴は次のとおりである[36]。(1)ラセン器では外有毛細胞が内有毛細胞より早く消失する（写真7）。(2)外有毛細胞の障害は蝸牛1回転下端から上方の頂回転方向へ拡大してゆく。(3)外有毛細胞のうち最内列（第1列）が、第2列、第3列より早く傷害される。(4)上方回転では、内有毛細胞の消失が外有毛細胞の消失より先行する場合がある。外有毛細胞の早期の超微形態的傷害像はクチクラ層下部のミトコンドリアの変性、リソソームの増量、層状構造物の出現、小胞体の配列の乱れ、リボソームの消失などであり、

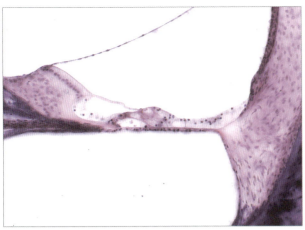

写真7 耳毒性変化（外有毛細胞消失）
ラット、内耳（ラセン器）、カナマイシン誘発、HE染色。

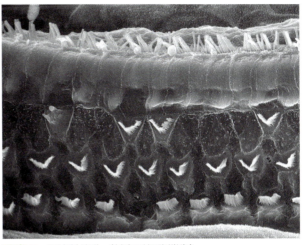

写真8 耳毒性変化（外有毛細胞消失）
ラット、内耳（ラセン器）、カナマイシン誘発、走査電子顕微鏡像。

聴毛は変形、融合する（**写真8**）。ラセン器の傷害が強くなると、最終的にはラセン器は完全に消失し、基底板上に1層に配列する上皮により置換される[37]。有毛細胞の変性、消失は一般的に不可逆的である。血管条やラセン神経節細胞にも変化がみられるが、ラセン器に比して抵抗性が強い。一方、前庭器では半規管膨大部稜の中心部の有毛細胞に最も傷害が起こりやすく、次いで卵形嚢斑の有毛細胞に傷害が起こる。アミノ配糖体は有毛細胞の細胞膜内層に存在するホスファチジルイノシトール ビスホスフェート phosphatidylinositol bisphosphate（PhIP2）（トリホスホイノシタイド triphosphoinositide：TPI）と結合して、このリン脂質代謝に影響し、細胞機能障害を起こすことが知られており[38]、アミノ配糖体自身よりもその代謝産物が強い耳毒性を示す[39]。ループ利尿剤を動物に投与すると一過性の耳介反射消失が起こるが、その後短時間で急速に回復することが知られている。エタクリン酸やフロセミドは血管条の辺縁細胞や中間細胞に細胞質の空胞化、細胞腫大、細胞間水腫を起こすが、このような血管条の変化は可逆的である[40]。血管条における高度の細胞間水腫はループ利尿剤が有する膜ATPase阻害作用によって生じると考えられている。血管条を一過性に傷害する利尿剤とアミノ配糖体あるいは抗がん剤を併用すると内耳障害が増幅される。

2-2．ジンバル腺（外耳道皮脂腺）

2-2-1）萎縮 atrophy

腺細胞の分泌顆粒の数と細胞質の体積が減少し、腺房全体の大きさが小さくなる。高度になると、腺房上皮は単層の立方上皮あるいは扁平上皮のみで構成される（**写真9**）。萎縮した腺房細胞の細胞質内に黄褐色の顆粒状の色素（リポフスチン）の沈着をみることもある。間質には膠原線維が増殖し、単核細胞浸潤を伴うこともある。加齢に伴って認められる。

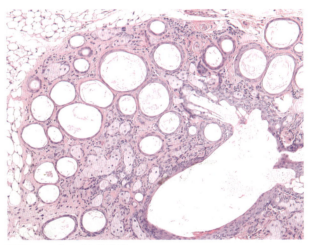

写真9 ジンバル腺萎縮
ラット、ジンバル腺、自然発生、HE染色。
（写真提供：宮川義史先生）

2-2-2）拡張 dilatation（嚢胞状拡張 cystic dilatation）

小葉内導管および分泌管が拡張し、皮脂腺からの分泌物を貯蔵し、嚢胞状を呈することもある。拡張した嚢胞は非薄な扁平上皮あるいは腺上皮で内張りされ、分泌管の上皮は過形成、角化亢進を示す。拡張した嚢胞は膠原線維で囲まれ、肉芽腫性の炎症反応を伴うこともある。老齢ラットでは腺房の萎縮に伴って認められることが多い。

3．増殖性・腫瘍性病変

3-1．耳

3-1-1）皮膚組織球腫 cutaneous histiocytoma

同義語　canine cutaneous histiocytoma

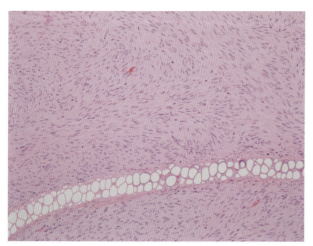

写真 10　神経堤腫瘍
ラット、耳介、自然発生、HE 染色。

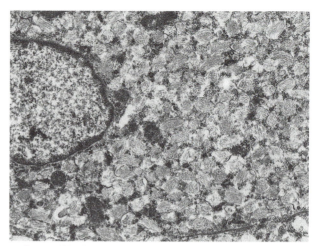

写真 11　神経堤腫瘍
ラット、耳介、自然発生、透過電子顕微鏡像。

■**組織発生**　頭部、特に耳介の真皮内に発生する。腫瘍細胞は組織球である。

■**組織学的特徴**　均一なシート状の細胞が真皮および皮下組織に浸潤する。細胞は真皮の深層では密に、表皮の近くでは疎となり、行列状に配列することがある。腫瘍細胞は円形〜卵円形の大きな核を持ち、細胞質は淡明で豊富である。多形核と細胞分裂の多いことはこの腫瘍の特徴である。腫瘍の深部にリンパ球や形質細胞の浸潤が高度にみられることがある[41]。

■**鑑別診断**　小さい肥満細胞腫 mastocytoma と区別が困難な時があり、ギムザ染色やトルイジンブルー染色が鑑別に必要となる。低形成性、乏顆粒性の肥満細胞腫とは細胞分裂が多いこと、切れ目のある核を有すること、表皮との密接な関係から区別される。

■**解説**　イヌに特有の良性の皮膚腫瘍であり、腫瘍というより増殖性炎症病変とも考えられている。肉眼的には普通はドーム状またはボタン状であり、表面に潰瘍をつくる傾向がある。一般に急速に成長し、多くの場合 1〜4 週の間に発達する。成長が速く、細胞分裂も盛んであるが、この腫瘍は転移せず、大部分が自然に退行する。腫瘍細胞の起源は表皮性ランゲルハンス細胞と考えられている[42,43]。

3-1-2）神経堤腫瘍 neural crest tumor

■**同義語**　amelanotic melanoma、schwannoma

■**組織発生**　ラットの耳介に時々発生し[44]、メラノサイトか神経鞘細胞由来と考えられるが明らかではない。

■**組織学的特徴**　腫瘍は細胞境界が不明瞭で、長く伸びた核と、わずかな好酸性の線維性細胞質を持った紡錘形細胞からなっている。時々、腫瘍が円形〜多面体の上皮様細胞で構成されている場合がある[45]。通常は少量の膠原線維が腫瘍細胞の間に散在する。細胞は交錯する束状配列あるいはシート状を示し、核は時々柵状に配列する（写真 10）。神経堤腫瘍は premelanosome（写真 11）、断続的基底膜、嵌合する細胞質突起およびデスモソームといった超微形態学的特徴をもっており、これらは黒色腫 melanoma およびメラニン色素性神経鞘腫 melanotic schwannoma の両方の特徴である。腫瘍細胞は S-100 蛋白質に陽性である[8]。

■**鑑別診断**　線維腫 fibroma、線維肉腫 fibrosarcoma および神経鞘腫 schwannoma と区別されるべきである。線維腫は多量の膠原線維を有しており、線維肉腫は通常交錯する束状配列や、核の柵状配列といった"neural pattern"を示さない。さらに腫瘍性の線維芽細胞は premelanosome を含まないし、S-100 蛋白質に陰性である。ラットでの神経鞘腫は通常、アントニ B Antoni B 型の組織を示し、しばしば嚢胞を形成する。アントニ B 型は神経稜腫瘍にはみられない。また腫瘍性の神経鞘細胞は一般に premelanosome を持っていない。

■**解説**　肉眼的には耳介の肥厚または結節として観察される。腫瘍は堅く、白色〜淡褐色で、ときどき潰瘍や痂皮を形成する。周囲組織との境界は通常はっきりしているが、被膜をつくらず局所浸潤することがある。転移はあまり起こらないが、肺に転移する例もある。

3-1-3）扁平上皮癌 squamous cell carcinoma

■**組織発生**　耳介の皮膚に生じるがまれである。

■**組織学的特徴**　形態学的には他の部位の皮膚に生じる腫瘍と同じである（各論 I の第 12 章 外表系「1. 皮膚・皮下」を参照）。

■**鑑別診断**　未分化な扁平上皮癌を線維肉腫と鑑別するのは困難である。

■**解説**　耳の扁平上皮癌は白色系のネコに生じやすく[28]、太陽光線への曝露と関連している。

3-2．ジンバル腺（外耳道皮脂腺）

3-2-1）過形成 hyperplasia

■**組織発生**　ジンバル腺（外耳道皮脂腺 auditory sebaceous gland）の腺房細胞や導管上皮に認められる。

■**組織学的特徴** 腺房は巣状に大きさを増し、部分的に融合し、腺房の細長い配列構造が不明瞭となる。腺房の辺縁部から中心部に向かう腺細胞の正常な成熟過程も、規則性を失い不明瞭となるか、消失する。細胞質は正常細胞に比べ好塩基性となり、脂肪滴は減少する。核は腫大することがあり、明瞭な核小体を認める。導管の過形成では管腔を内張りする扁平上皮が巣状に肥厚し、内腔に向かいひだ状あるいは短く乳頭状に突出する。管腔の拡張および分泌物や角質の貯留を伴うことがある。
■**鑑別診断** 腺腫との鑑別が必要となる。ジンバル腺の腫瘍（腺腫または癌腫）はたいてい過形成の過程を経て成長するので、腫瘍と診断するためには十分な大きさ、異形成（成長パターンの変化や正常構造の消失）および細胞異型の存在が必要である。
■**解説** ラットでは、ジンバル腺を標的とする発がん物質（1-メチル-1-ニトロソウレア 1-methyl-1-nitrosourea、DMBA、2-AAF など）の投与により、発がん過程の初期に腺房細胞の巣状の過形成が認められる。よって変性像や再生性変化を伴わない過形成は、前腫瘍性の変化である可能性がある。一方、3,3'-ジメトキシベンジジン 3,3'-dimethoxybenzidine を投与したラットでジンバル腺の腫大 hypertrophy がみられ、テストステロンを投与したラットで腺房細胞のびまん性の過形成が認められる。

3-2-2） 腺腫 adenoma

■**同義語** benign Zymbal's gland tumor
■**組織発生** ジンバル腺（外耳道皮脂腺）由来である。
■**組織学的特徴** 境界明瞭で小葉と同じ大きさか、それより大きく、拡張した中心腔とその周囲に増殖する腺様組織を有している。腺腫は大きくなるとより充実性となるが、嚢状拡張スペースは部分的に重層扁平上皮で内張りされ、内部に壊死した好酸性の分泌物や炎症性細胞成分を容れることがある。腺腫を構成する細胞は、塊状あるいは腺房状に配列した脂腺細胞、種々の比率で混じる基底細胞様細胞および中間型の細胞であり、正常の成熟過程は失われるが、細胞形態は過形成のものと類似している。重層扁平上皮で内張りされた複雑な乳頭状構造を持つ腺腫もある。
■**鑑別診断** 耳介付近の皮膚より発生する皮脂腺腫との鑑別は、解剖時における発生部位の確認による。腺腫は急速に成長し癌腫へ進展するため、癌腫との鑑別には浸潤、転移の有無を確認することが必要である。
■**解説** NTP（National Toxicology Program）の背景データによると、F344系ラット[46]におけるジンバル腺由来の腫瘍の自然発生（雄 1.15%、雌 0.83%）は少なく、B6C3F1系マウス[47]では極めてまれ（雄 0.06%、雌 0.12%）である。

3-2-3） 癌腫 carcinoma

■**同義語** Zymbal's gland carcinoma

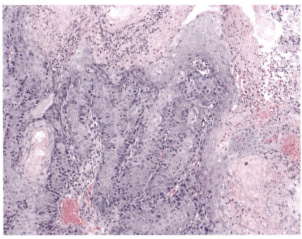

写真 12 癌腫
ラット、ジンバル腺、自然発生、HE 染色。

■**組織発生** ジンバル腺（外耳道皮脂腺）由来である。
■**組織学的特徴** 大型で泡沫状の明るい皮脂腺由来の細胞を含む異型な腺房組織や扁平上皮からなり、周辺組織への浸潤性増殖を示す。腺房組織は導管を欠き、中心部に嚢胞が形成されることが多い。大型の嚢胞は重層扁平上皮で内張りされ、嚢胞内に向け乳頭状増殖を示すこともある。腫瘍はよく分化した脂腺様組織と角化扁平上皮から構成されることもあるが、多くの場合は分化度の低い細胞異型に富む癌細胞から構成され、びまん性に腫瘍細胞が増殖し、腺房構造を示さないこともある（写真12）。分化度の低い腫瘍では間質の増殖を伴い、異型度の高い紡錘形細胞が充実性に増殖して癌肉腫様を呈する。腫瘍の大部分が扁平上皮の腫瘍性増殖で構成される例もある。
■**鑑別診断** 耳介付近の皮膚から発生する扁平上皮癌、皮膚より発生する皮脂腺癌との鑑別が問題となる。解剖時における注意深い観察により発生部位を確認する必要がある。ジンバル腺より発生する腫瘍は、肉眼的に外耳下方皮膚に隆起状腫瘤として確認される。その後表面が開口し、痂皮状になり、外耳道を塞ぐようになる。
■**解説** ラットでは、芳香族アミン類や多環芳香族炭化水素などの化学発がん物質の投与によりジンバル腺由来の腫瘍が容易に誘発される。ジンバル腺と皮膚は関連した上皮組織であり、同時に発がんの標的となることが多い。ジンバル腺および/または皮膚腫瘍を誘発する化学物質の多くは遺伝毒性化学物質であり、しばしば他の臓器・組織にも腫瘍を誘発する[48,49]。マウスではベンゼンの投与による誘発が報告されている[50]。周辺組織や骨への浸潤性増殖を示し、転移を伴うこともある。

3-3. 耳道腺

3-3-1） 耳道腺腫瘍 ceruminous gland tumor

■**同義語** ceruminous gland adenoma/carcinoma
■**組織発生** 耳道腺 ceruminous gland から発生する。

■**組織学的特徴** 腺腫 adenoma はよく分化した管状および囊状の成長を示す。腺房上皮は円柱状～立方状で好酸性である。最も特徴的な所見は好酸性または橙色のコロイド様分泌物が拡張した管腔内に出現していることである[51]。癌 carcinoma では腺腫に比べ腺への分化が乏しく分泌が少ない。上皮細胞の配列は不規則で、細胞はより低形成となり扁平上皮への分化が認められる。また腫瘍細胞は線維性間質へしばしば浸潤する[52]。

■**鑑別診断** この腫瘍は、上皮の過形成や囊状拡張を特徴とする慢性外耳炎と肉眼的に区別するのは困難である。癌は時々耳道から耳下腺領域または骨に浸潤し、非常に低形成となった場合、唾液腺の腫瘍と混同される。耳道腺の腫瘍はサイトケラチン cytokeratin および S-100 蛋白質に陽性である[53]。

■**解説** イヌおよびネコの外耳にごくまれにみられる。イヌ、ネコともに癌が腺腫より多いという報告[52]や、イヌでは大部分が良性であり、ネコでは約半数が悪性であるという報告[54]がある。腺腫は滑らかで結節状～有茎性の腫瘤で、通常直径1～2cmであり、腺腔内に濃縮した分泌物が貯留しているため肉眼的に暗褐色を呈することがある。

引用文献

1) Moore KL, Persaud TVN. 眼と耳.『ムーア人体発生学』第8版, Moore KL, Persaud TVN (eds). 医歯薬出版, 東京, pp407-414, 2013.
2) 伊藤 隆. 平衡聴覚器.『組織学』伊藤 隆(編). 南山堂, 東京. pp227-240, 1977.
3) Bloom W, Fawcett DW. The ear. In : *A textbook of histology*. Bloom W, Fawcett DW(eds). Igaku Shoin Ltd, Tokyo. 964-992, 1975.(Asian edition)
4) 中井義明. 蝸牛の微細構造. *Audiology Japan* 14 : 543-565. 1971.
5) Pohl RJ, Founts JR. Cytochrome P-450-dependent xenobiotic metabolizing activity in Zymbal's gland, a specialized sebaceous gland of rodents. *Cancer Res* 43 : 3660-3662, 1983.
6) Low LK, Lambert CE, Meeks JR, et al. Tissue specific metabolism of benzene in Zymbal gland and other solid tumor target tissues in rats. *Int J Toxicol* 14 : 40-60, 1995.
7) Szabo KT. Sensory systems. In : *Congenital malformations in laboratory and farm animals*. Szabo KT(ed). Academic press, San Diego. pp245-268. 1989.
8) Yoshitomi K, Brown HR. The ear and pinna. In : *Pathology of the Fischer rat*. Boorman GA, Eustis SL, Elwell MR, et al (eds). Academic Press, San Diego. pp227-238. 1990.
9) Wilcock BP. The eye and ear. In : *Pathology of domestic animals*. Jubb KVF, Kennedy PC, Palmer N(eds). Academic Press, San Diego. pp340-406. 1985.
10) Dubielzig RR, Wilson JW, Seireg AA. Pathogenesis of canine aural hematomas. *J Am Vet Med Assoc* 185 : 873-875, 1984.
11) Joyce JA, Day ML. Immunopathogenesis of canine aural haematoma. *J Small Anim Pract* 38 : 152-158, 1997.
12) Larsen S. Intrachondral rupture and hematoma formation in the external ear of dogs. *Pathol Vet* 5 : 442-450, 1968.
13) Enomoto A, Harada T, Maita K, et al. Auricular cystic lesions of the external ear in Sprague-Dawley rats. *Jpn J Vet Sci* 45 : 695-698, 1983.
14) Chiu T, Lee KP. Auricular chondropathy in aging rats. *Vet Pathol* 21 : 500-504, 1984.
15) McEwen BJ, Barsoum NJ. Auricular chondritis in Wistar rats. *Lab Anim* 24 : 280-283, 1990.
16) Prieur DJ, Young DM, Counts, DF. Auricular chondritis in fawn-hooded rats. A spontaneous disorder resembling that induced by immunization with type II collagen. *Am J Pathol* 116 : 69-76, 1984.
17) Cremer MA, Pitcock JA, Stuart JM, et al. Auricular chondritis in rats. An experimental model of relapsing polychondritis induced with type II collagen. *J Exp Med* 154 : 535-540, 1981.
18) McCune WJ, Schiller AL, Dynesius-Trentham RA, et al. Type II collagen-induced auricular chondritis. *Arthritis Rheum* 25 : 266-273, 1982.
19) Fujiyoshi T, Cheng KC, Krug MS, et al. Molecular basis of type II collagen autoimmune disease : observations of arthritis, auricular chondritis and tympanitis in mice. *ORL J Otorhinolaryngol Relat Spec* 59 : 215-229, 1997.
20) Bradley DS, Das P, Griffiths MM, et al. HLA-DQ6/8 double transgenic mice develop auricular chondritis following type II collagen immunization : a model for human relapsing polychondritis. *J Immunol* 161 : 5046-5053, 1998.
21) Meingassner JG. Sympathetic auricular chondritis in rats : a model of autoimmune disease? *Lab Anim* 25 : 68-78, 1991.
22) Kitagaki M, Suwa T, Yanagi M, et al. Auricular chondritis in young ear-tagged Crj : CD(SD)IGS rats. *Lab Anim* 37 : 249-253, 2003.
23) Kitagaki M, Hirota M. Auricular chondritis caused by metal ear tagging in C57BL/6 mice. *Vet Pathol* 44 : 458-466, 2007.
24) Penny JE, Hodges KB, Henley CM, et al. The effects of chronic otitis media on the rat organ of Corti. *Anat Rec* 208 : 135A-136A, 1984.
25) Schuwarz DW, Schwarz IE, Hu K. Histopathology of chloroform-induced inner ear damage. *J Otolaryngol* 17 : 32-37, 1988.
26) Tamura M, Ogino S, Matsunaga T, et al. Experimental labyrinthitis in rats caused by infecting with virus causing hemorrhagic fever with renal syndrome (HFRS). *Acta Otolaryngol* (Stockh) 108 : 19-25, 1989.
27) Eamens GJ. Bacterial and mycoplasmal flora of the middle ear of laboratory rats with otitis media. *Lab Anim Sci* 34 : 480-483, 1984.
28) Giddens WE Jr, Whitehair CK, Carter GR. Morphologic and microbiologic features of nasal cavity and middle ear in germfree, defined-flora, conventional, and chronic respiratory disease-affected rats. *Am J Vet Res* 32 : 99-114, 1971.
29) Kelemen G. Disease of the ear. In : *Pathology of laboratory animals*. Benirschke K, Garner FM, Jones TC (eds). Springer-Verlag, New York. pp620-640. 1978.
30) Wagai N, Yamaguchi F, Sekiguchi M, et al. Phototoxic potential of quinolone antibacterial agents in Balb/c mice. *Toxicol Lett* 54 : 299-308, 1990.
31) Shimoda K, Nomura M, Kato M. Effect of antioxidants, anti-inflammatory drugs, and histamine antagonists on sparfloxacin-induced phototoxicity in mice. *Fundam Appl Toxicol* 31 : 133-140, 1996.
32) Spratt TE, Schultz SS, Levy DE, et al. Different mechanisms for the photoinduced production of oxidative DNA damage by fluoroquinolones differing in photostability. *Chem Res Toxicol* 12 : 809-815, 1999.

33) **Ray RS, Agrawal N, Misra RB, et al.** Radiation-induced in vitro phototoxic potential of some fluoroquinolones. *Drug Chem Toxicol* 29：25-38, 2006.
34) **Wagai N, Tawara K.** Possible direct role of reactive oxygens in the cause of cutaneous phototoxicity induced by five quinolones in mice. *Arch Toxicol* 66：392-397, 1992.
35) **Shimoda K, Yoshida M, Wagai N, et al.** Phototoxic lesions induced by quinolone antibacterial agents in auricular skin and retina of albino mice. *Toxicol Pathol* 21：554-561, 1993.
36) **Akiyoshi M.** Evaluation of ototoxicity and safety of aminoglycoside antibiotics in the guinea pig. *Advances in Clinical Pharmacology*. 13：374-386, 1977.
37) **中井義明.** 微細構造よりみた蝸牛の病態. *Audiology Japan* 23：601-611. 1980.
38) **Schacht J.** Molecular mechanisms of drug-induced hearing loss. *Hearing Res* 22：297-304, 1986.
39) **Huang MY, Schacht J.** Formation of a cytotoxic metabolite from gentamicin by liver. *Biochem Pharmaco* 40：R11-14, 1990.
40) **Nakai Y.** Electron microscopic study of the inner ear after ethacrynic acid intoxication. *Pract Oto-Rhino-Laryngol* 33：366-376, 1971.
41) **Stannard AA, Pulley LT.** Tumors of skin and soft tissue. In：*Tumors in Domestic Animals*. Moulton JE(ed). University of California Press, Berkeley. pp58-59. 1978.
42) **Marchal T, Dezutter-Dambuyant C, Fournel C, et al.** Immunopheotypic and ultrastructural evidence of the langerhans cell origin of the canine cutaneous histiocytoma. *Acta Anat* (Basel) 153：189-202, 1995.
43) **Moore PF, Schrenzel MD, Affolter VK, et al.** Canine cutaneous histiocytoma is an epidermotropic Langerhans cell histiocytosis that expresses CD1 and specific $\beta2$-integrin molecules. *Am J Pathol* 148：1699-1708, 1996.
44) **Yoshitomi K, Elwell MR, Boorman GA.** Pathology and incidence of amelanotic melanomas of the skin in F-344/N rats. *Toxicol Pathol* 23：16-25, 1995.
45) **Nakashima N, Takahashi K, Harada T, et al.** An epithelioid cell type of amelanotic malanoma of the pinna in a Fischer-344 rat：a case report. *Toxicol Pathol* 24：258-261, 1996.
46) **National Toxicology Program（NTP）.** NTP Historical Controls Report, All Routes and Vehicles, Rats. 2006
47) **National Toxicology Program（NTP）.** NTP Historical Controls Report, All Routes and Vehicles, Mice. 2006
48) **National Toxicology Program（NTP）.** Toxicology and Carcinogenesis Studies of C. I. Acid Red 114（CAS No. 6459-94-5）in F344/N Rats（Drinking Water Studies）. Technical Report Series No. 405.〈NIH Publication〉No. 91-3136. U. S. Department of Health and Human Services, Public Health Service, National Institutes of Health, Research Triangle Park, North Carolina. 1991.
49) **National Toxicology Program（NTP）.** Toxicology and Carcinogenesis Studies of 2,2-Bis(bromomethyl)-1,3-Propanediol（CAS No. 3296-90-0）in F344/N Rats and B6C3F1 Mice(Feed Studies). Technical Report Series No. 452.〈NIH Publication〉No. 96-3368. U. S. Department of Health and Human Services, Public Health Service, National Institutes of Health, Research Triangle Park, North Carolina. 1996.
50) **Maltoni C, Conti B, Perino G, et al.** Further evidence of benzene carcinogenicity, results on Wistar rats and Swiss mice treated by ingestion. *Ann N Y Acad Sci* 534：412-426, 1988.
51) **Legendre AM, Krahwinkel DJ Jr.** Feline ear tumors. *J Am Anim Hosp Assoc* 17：1035-1037, 1981.
52) **Moisan PG, Watson GL.** Cerminous gland tumors in dogs and cats：a review of 124 cases. *J Am Anim Hosp Assoc* 32：448-452, 1996.
53) **Lassaletta L, Patron M, Oloriz J, et al.** Avoiding misdiagnosis in cerminous gland tumors. *Auris Nasus Larynx* 30：287-290, 2003.
54) **Wilcock BP.** The ear. In：*Pathology of domestic animals*, 4th ed. Jubb KVF, Kennedy PC, Palmer N(eds). Academic Press, San Diego. pp522-529. 1993.

梶村哲世
㈱イナリサーチ

各論 I

11 運動器系

1 骨格筋

1. 解剖学的・生理学的特徴

　肉眼的に骨格筋（横紋筋）は、結合組織性の筋膜（組織学的レベルでは筋上膜）に覆われており、この筋上膜は個々の筋肉の起始部および末端において腱膜に連続している。筋肉内部では厚い膠原線維の隔壁である筋周膜によっていくつかの筋線維群にさらに分けられ、最終的に個々の筋線維は膠原線維、細網線維からなる筋内膜に取り囲まれる。骨格筋は機能的および構造的に末梢神経と極めて密接な関係を持つ組織であり、筋肉組織はそれを支配する神経と一組で機能単位を構成しており、1個の運動神経細胞が支配する筋線維群とその神経細胞をまとめて運動単位と呼ぶ。それゆえ、筋肉の様々な形態異常および機能異常の理解には神経組織との関連の正確な把握が必要となる場合が少なくない。また、骨格筋の終端部では、筋内膜が腱の膠原線維に移行する。腱の膠原線維は平行して走行しており、その間に腱細胞とよばれる線維芽細胞が縦列し埋まるように配列している。腱が骨の付着部に近づくと、膠原線維の平行性が消失し、線維軟骨さらには石灰化した線維軟骨に移行する。

　筋線維は発生時に多数の筋細胞が集まって形成される細長い細胞で、多核の合胞体である。この合胞体が1つの細胞膜に取り囲まれた1つの細胞質から構成されるため、筋細胞と定義しているが、筋線維の用語が一般的に使われる。筋線維の外形は、横断切片では多角形であり、同一筋肉内で若干のばらつきがみられる。しかし、その短径を測定しヒストグラムに示すとドーム状の形状となることから、そのばらつきは少ないことがわかる。筋線維の細胞膜は筋鞘、細胞質は筋形質と呼ばれる。筋鞘の周囲は基底膜に包まれているが、基底膜と筋鞘間に筋衛星細胞が存在する。幼若期には筋線維の表面に存在する核の10％以上が筋衛星細胞のものであるが、成熟期には2〜5％にまで減少する。筋衛星細胞は損傷を受けた筋線維、再生筋線維などで増加することが知られているが、これらのすべてが筋衛星細胞の核分裂によるのではなく、変性に陥った筋線維の細胞質から、既存の筋線維の核が新たに生じた細胞膜によって分離するとの説もある。筋線維の内部構造は、その大部分がアクチンとミオシンフィラメントからなる筋原線維で占められており、核や他の細胞内小器官は細胞膜の表面近くに押しやられている。筋原線維は、収縮機能単位である筋節に分けられている。細胞内小器官のうち筋肉に特徴的なものに、滑面小胞体が分化した筋小胞体と細胞膜が管状に陥入して形成された横細管（T管）がある。いずれも筋肉の興奮収縮に深く関連している。

　骨格筋線維に分布する運動神経は、脊髄灰白質の背核あるいは脳幹の運動神経細胞核の神経細胞から起こり、筋肉のほぼ中央部で神経筋接合（運動終板）を形成し、運動神経刺激を筋肉に与えている。

　筋線維および神経筋接合の電子顕微鏡的な微細構造とその機能については、筋肉組織の解剖学に関する多くの成書に詳細に記載されているので参照されたい。

　骨格筋は、組織化学的、生理学的にタイプ分けがされており、赤筋線維は多数のミトコンドリア、脂肪小滴を含み、ミオグロビンと酸化還元酵素に富み、グリコーゲンは少なく収縮速度がゆるやかであることから、slow-twitching fiber とも呼ばれる。白筋線維は嫌気的解糖系の酵素を多く含み敏速で痙攣的な収縮をすることから、fast-twitching fiber と呼ばれる。2種の筋線維の諸骨格筋における構成と分布はそれぞれの筋肉によって様々で、同一の骨格筋肉においても各動物種、年齢、機能状態によって異なる。これら2種の筋線維はミオシン myosin ATPase 染色に対する反応がアルカリ性と酸性の条件下で逆転し、pH 9.4 で明るく pH 4.5 で暗く染まる赤筋線維がⅠ型線維、その反対の染色性を示す白筋線維がⅡ型線維に分類され、Ⅱ型線維はさらにⅡA、ⅡBおよびⅡCのサブタイプに分けられる。しかし、ミオシン ATPase の染色性が逆転する pH は動物種によって多少異なり、またⅠ型とⅡ型の中間の染色性を示す筋線維もある。多くの骨格筋では、Ⅰ型およびⅡ型筋線維がモザイク状に分布している。つまり、1つの筋肉内には異なった運動神経細胞に支配される筋線維が混じり合って存在していることになる。ただし、筋肉によっては1つのタイプが筋線維の大部分を占めることがあり、たとえば、ラットのヒラメ筋は 80％以上がⅠ型筋線維、外側肢伸筋では大部分がⅡ型筋線維となっている。

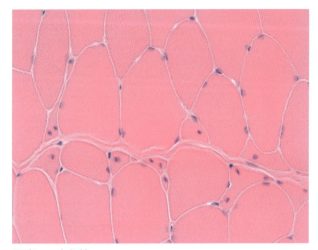

写真1　中心核
コモンマーモセット、大腿二頭筋、自然発生、HE染色。
(写真提供：土居卓也先生)

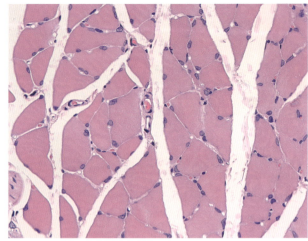

写真3　小角化線維
ラット、下腿筋、坐骨神経切断、HE染色。

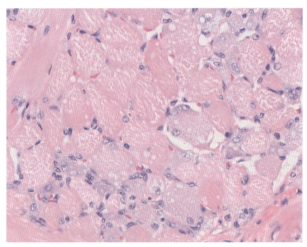

写真2　萎縮および筋衛星細胞の増数
ラット、舌筋、薬物誘発、HE染色。
(写真提供：高井有一先生)

2．非腫瘍性病変

2-1．核の変化

2-1-1) 中心核 central nucleus

　筋線維の中心部に核が移行している状態である。一般に骨格筋線維の核は辺縁部に存在し、正常状態では筋線維の中心に位置する中心核 central nucleus は3%以下である。中心核は神経遮断を含む病的状態において筋線維が萎縮、変性した際に増加する。しかし、筋腱移行部および骨付着部に近い領域でより高率に発現することが知られており、筋肉の種類あるいは部位、動物種によって中心核の出現率にかなり差がある（写真1）。

2-2．筋線維の変化

2-2-1) 萎縮 atrophy

　肉眼的に骨格筋の容積の減少であり、組織学的には個々の筋線維の径の減少または筋線維群の面積が減少した状態である。電顕的には筋原線維の減少、配列の不整に伴う筋鞘の波状化、筋小胞体および管系の細胞小器官の顕性化を特徴とする。骨格筋の萎縮はその原因から、(1)神経遮断性（神経原性）denervation (neurogenic)、(2)不使用性 disuse、(3)悪液質性 cachexia あるいは消耗性 emaciation、(4)圧迫性 compression、(5)老齢性 senile に分類される。

　薬物投与による筋線維の萎縮としては、筋肉遮断性萎縮を除くとグルココルチコイド glucocorticoid や免疫抑制剤であるシクロスポリンA cyclosporin A および6-メルカプトプリン 6-melcaptopurine などで報告されている（写真2）。

　グルココルチコイド投与による筋肉の萎縮は、II型線維の比率が高い骨格筋の萎縮を起こす[1]。これは、ミオシン重鎖の分解促進と合成が減少するためだと考えられている[2]。免疫抑制剤である6-メルカプトプリンのラットの新生仔への投与では間質結合組織の増加と脂肪浸潤を伴って両型の線維が萎縮するが、この萎縮は筋肉の発育阻害に起因すると考えられている[3]。また、シクロスポリンA投与によるラットヒラメ筋のI型線維の萎縮は、筋肉の分化と肥大を促進するカルシニューリンをシクロスポリンAが阻害するためと考えられている[4]。

❶ 神経遮断性（神経原性）萎縮
　denervation (neurogenic) atrophy

　神経性萎縮は運動単位の中で、脊髄腹核神経細胞から神経筋接合部までの神経組織が傷害された際に引き起こされる。

　1つの運動単位は筋肉中に散らばっている多くの筋線維を支配していることから、初期あるいは軽度な神経傷害の場合には、角ばった細い線維（小角化線維 small angular fiber）が筋束内に散在するようにみられる（写真3）。神経の完全遮断のように神経遮断の程度が広範な場合には、小角化線維が少数集合した小群性萎縮 small

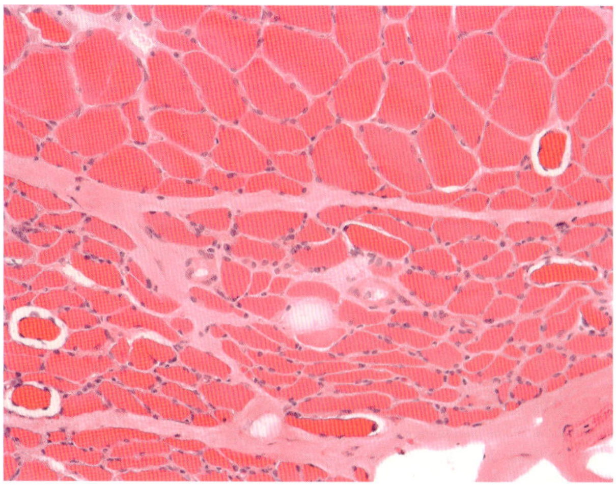

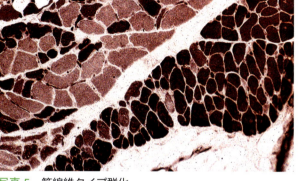

写真4　群性萎縮
イヌ、下腿筋、HE染色。末梢神経症による神経原性萎縮。
（写真提供：古岡秀文先生）

写真5　筋線維タイプ群化
イヌ、下腿筋、ATPase pH9.4染色。末梢神経症による神経原性萎縮。（写真提供：古岡秀文先生）

group atrophy を形成する。さらに病変が進行すると、広範囲の筋線維群が萎縮する大群性萎縮 large group atrophy となる（**写真4**）。神経支配を失った筋線維に近接する神経の再支配が起これば、この筋線維は同一の筋線維型を示すため、Ⅰ型あるいはⅡ型の筋線維が群をなす筋線維タイプ群化 fiber type grouping が観察される（**写真5**）。萎縮がさらに進行した筋線維では筋形質の減少と核の濃縮傾向を示し、最終的には筋線維は消失して脂肪組織や結合組織によって置換される。神経原性萎縮の指標となる組織化学的変化として標的線維 target fiber あるいは標的様線維 targetoid fiber がある。これは筋線維の中央部に形成される3層ないし2層の core 構造で、HE染色でも淡染する均質な変化として認められる。

薬物誘発性の萎縮として、神経終末の軸索を傷害するチオカルバモイルチオ尿素 dithiobiuret の腹腔内投与[5]や脱神経を起こすフェノール phenol の神経内投与[6]、神経伝達遮断を起こすボツリヌス botulinum A 毒素の筋肉内投与およびトリメチルスズ trimethyltin などによるものが報告されている。

❷ 廃用性（不使用性）萎縮 disuse atrophy

運動単位は正常に保たれた状態であるにもかかわらず、筋肉を使わないことによって起こる。筋力の低下を伴い、一群の筋がその容積を減少させ、Ⅱ型線維の萎縮が選択的にみられる。

❸ 悪液質性 cachexia あるいは
　 消耗性萎縮 emaciation atrophy

不使用性萎縮と同様の筋線維の形態学的変化を示すが、全身に波及することが特徴である。様々な薬物の投与によって体重増加抑制あるいは削痩が起こることがよく知られているにもかかわらず、薬物誘発性の悪液質性萎縮の報告はほとんどない。

❹ 圧迫性萎縮 compression atrophy

外部からの物理的な圧迫、あるいは腫瘍組織による圧迫による骨格筋の部分的な萎縮で、圧迫を受けた領域以外の筋は正常に保たれる。

❺ 老齢性萎縮 senile atrophy

老齢性萎縮は、不使用性萎縮と同様に萎縮の進行は緩慢であり、Ⅱ型線維が選択的に萎縮し、筋短径サイズの分布が幅広くなる。老齢のSDやWistarラットでは、後肢を主体に筋線維の萎縮、筋線維内の空胞の増加、リポフスチンや脂肪滴の蓄積および間質の線維化がみられるが、この成因としては神経原性、血行障害、酸化ストレスの蓄積、内分泌異常に伴う蛋白質合成の低下を含めた複数の要因が考えられている[7]。

2-2-2）肥大 hypertrophy

筋原線維の増加により筋線維の太さが増し、横断面では円形となる状態である。肥大は持続的な作業負荷の増大により認められるが、一部の筋線維の萎縮あるいは消失を代償して残存する筋線維が肥大（代償性肥大 compensatory hypertrophy）することが神経原性萎縮などで認められる。筋束全体が肥大した際には定性的に明らかにすることが困難であり、定量的解析により肥大が明らかとなることが多い。

薬物誘発性の肥大としてクレンブテロール clenbuterol などのβ2受容体アゴニスト beta 2-receptor agonist[8,9]、成長ホルモンのラットへの投与[10]によるものが報告されている。いずれもⅡ型線維が優位に肥大するとともに、クレンブテロール投与ではⅠ型線維からⅡ型線維への移行も加わる。

2-2-3）混濁腫脹 cloudy swelling

他の実質臓器と同様に肉眼的な透徹感の減少を特徴とする。この変化は組織学的には筋線維の腫大を、電顕的

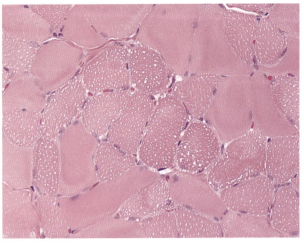

写真6　空胞形成（脂肪化）
ラット、大腿二頭筋、クロフィブラート誘発、HE染色。
（写真提供：岡田味世子先生）

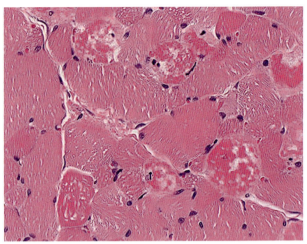

写真8　空胞形成（リン脂質症）
ラット、大腿筋、薬物誘発、HE染色。
（写真提供：高井有一先生）

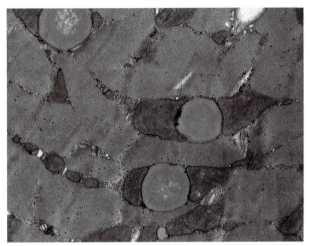

写真7　脂肪化、ミトコンドリア肥大
ラット、大腿二頭筋、クロフィブラート誘発、酢酸ウラニル-クエン酸鉛染色。（写真提供：岡田味世子先生）

にはミトコンドリアの腫大、空胞化、横紋構造の不明瞭化などから構成され、可逆的変化と考えられている。炎症性疾患に随伴する病変や薬物誘発性の変化としてジドブジン zidovudine（AZT）[11] 投与による報告がある。

2-2-4) 空胞形成 vacuolation（空胞変性 vacuolar degeneration）

筋形質内に大小さまざまな空胞が出現する状態である。空胞の由来や種類は多様で、(1)筋小胞体およびT管の拡張によるもの、(2)脂肪の蓄積によるもの（写真6）、(3)リソソームの蓄積によるもの（写真8）、(4)グリコーゲンの蓄積によるものがある。

❶ 筋小胞体およびT細管の拡張 dilatation of sarcoplasmic reticulum or transverse tubule

大小様々な境界明瞭な空胞を特徴とする。薬物誘発性病変としてコルヒチン colchicine やアドリアマイシン adriamycin[12] 投与による報告があり、フリーラジカルによる酸化ストレスが原因と考えられているが詳細は不明である。

❷ 脂肪化 fatty change（脂肪蓄積 fat deposition）

筋小胞体およびT管の拡張による空胞変性と同様に、境界明瞭な空胞が形成される。通常小型な場合が多いが、個々の脂肪滴はしばしば融合して大型になるので、脂肪染色によって鑑別すべきである。脂肪化は局所の炎症などに対する非特異的反応として認められるほか、クロフィブラート clofibrate 投与やカルニチン carnitine 欠乏時にも報告されている。クロフィブラート投与[13] やカルニチン欠乏時には、ミトコンドリアの肥大を伴っており、この病変の成因としてミトコンドリアにおける脂質代謝の異常が示唆されている（写真6、7）。

❸ リソソームの蓄積 lysosomal accumulation

リソソーム内へのさまざまな物質の蓄積による空胞で、光顕的には空胞や顆粒として認められる。原因として、リソソームにおける消化障害、細胞内小器官の変性後の自己貪食食胞（二次リソソーム）の増加などがある。薬物誘発性の病変としては、全身性のリン脂質症 phospholipidosis を起こす陽イオン性両親媒性化合物 cationic amphiphilic compound[14,15]、コルヒチン[16] およびビンカアルカロイド vinca alkaloid[17] の投与による報告がある（写真8）。リン脂質症は、光顕的に筋線維内の空胞、顆粒状あるいは泡沫状の小体の出現、電顕的にはリソソーム内の層板構造および電子密度の高い類結晶性物質の蓄積として認められ、成因として分解抵抗性物質の蓄積、リソソーム酵素阻害などが報告されている。コルヒチンの投与で報告されている層状構造物 membranous body（spheromembranous body）もリン脂質症で形成される構造物と類似しており、筋線維の中心部あるいは辺縁部における弱好塩基性の物質を満たした不整形の空胞である。電顕的には層板状の膜成分と中心部にグリコーゲン顆粒、ミトコンドリアの遺残物を含む二次リソソームとして認められる。コルヒチンおよびビンカアルカロイド

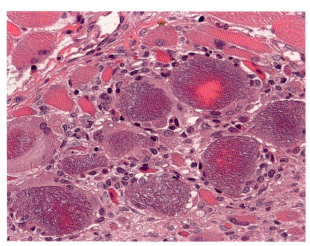

写真9　壊死筋線維の石灰化、異物巨細胞反応
ウサギ、大腿四頭筋、1.7%酢酸筋注後7日、HE染色。

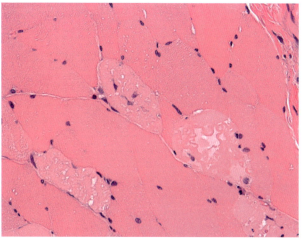

写真10　筋線維の分節状壊死
ウサギ、ヒラメ筋、HMG-CoA還元酵素阻害剤誘発、HE染色。

はともに紡錘糸の形成を障害して細胞分裂を阻害することから、病変形成に微小管障害が関連している可能性が報告されている[18]。

❹ グリコーゲン蓄積 glycogen deposition

グリコーゲンはII型線維に多く含まれているが、この病変では過剰に沈着することにより、光顕では筋鞘下に蓄積する境界がやや不明瞭な空胞として認められる。

2-2-5）筋線維内の沈着

❶ リポフスチン沈着 lipofuscin deposition

筋鞘下および核周囲にみられる黄褐色顆粒。老齢動物あるいは神経原性萎縮に陥った筋線維においてみられる。リポフスチン顆粒は電顕的には細顆粒および脂肪様空胞を容れたリソソームで残余小体 residual body とも呼ばれ、完全ないし不完全に膜により包まれている。脂質の過酸化によって生ずると考えられているが、成因は不明である。

❷ 鉱質沈着 mineralization（石灰沈着 calcium deposition、石灰化 calcification）

主として、変性・壊死に陥った筋線維にカルシウムが沈着する異栄養性石灰沈着である。沈着した石灰物質は顆粒状〜塊状を呈し、HE染色では好塩基性を示す。石灰沈着に陥った壊死筋線維には、しばしば多核巨細胞による貪食像を認める（写真9）。

2-2-6）筋線維の壊死 necrosis of skeletal muscle

筋線維において可逆的変化である変性と不可逆的変化である壊死を区別することは、筋線維が多数の細胞の合胞体であり、全長にわたって組織学的に検査することができないことから、きわめて困難である。そのため、筋線維の蝋様（硝子様）変性 waxy (hyaline) degeneration、顆粒変性 granular degeneration および絮状変性 floccular degeneration は、その不可逆的な性格を考慮して一

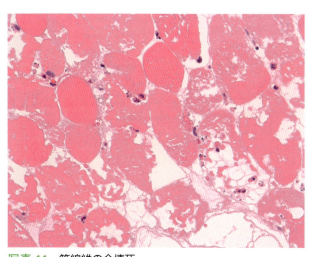

写真11　筋線維の全壊死
ウサギ、大腿四頭筋、1.7%酢酸筋注後48時間、HE染色。

般的には壊死と同義語と考えられている。

筋肉の壊死には、筋線維だけが選択的に壊死となる分節状壊死 segmental necrosis と、梗塞などが原因で起こる間質を含んだ全壊死 pan necrosis に分けて定義されている（写真10、11）。

筋線維の壊死は、凝固壊死から融解壊死に進行する。凝固壊死は、蝋様（硝子様）変性、好酸性壊死とも呼ばれる変化で、筋原線維や横紋が消失して均質硝子様になり筋線維は膨化する。さらに、病変が進行すると融解壊死となり、筋線維の好酸性が低下し、微細顆粒状となった状態を顆粒変性、雲母状に断片化した状態になると絮状変性と呼ばれる。壊死した筋線維には多数のマクロファージ（食細胞）が浸潤し、崩壊した変性産物を貪食・清掃（myophagocytosis/myophagia）する（写真12）。病変が小型の場合には、筋衛星細胞の増殖により再生されるが、病変が筋線維全体におよんだ際には再生は行われず、肉芽組織による瘢痕が形成される。

薬物誘発性の壊死に関する報告は、（1）局所傷害性薬物の筋肉内投与による全壊死、（2）局所傷害以外の壊死、に分けられる。

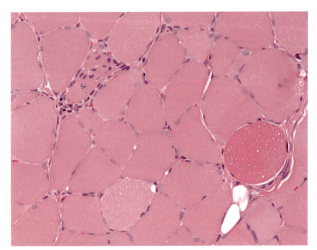

写真 12　筋線維の壊死、食細胞浸潤
ラット、ヒラメ筋、フェノフィブラート誘発、HE 染色。
（写真提供：岡田味世子先生）

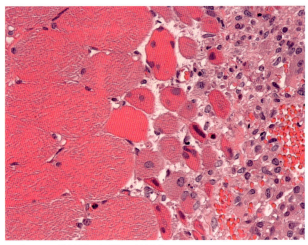

写真 14　筋線維の再生、線維化
ウサギ、大腿四頭筋、1.7％酢酸筋注後 7 日、HE 染色。

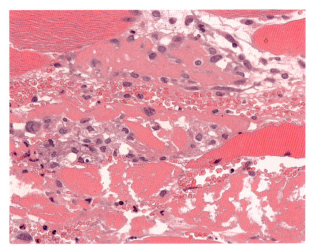

写真 13　広範な筋線維壊死、出血、細胞反応
ウサギ、大腿四頭筋、1.7％酢酸筋注後 48 時間、HE 染色。

❶ 局所傷害性薬物の筋肉内投与による全壊死

酢酸、ペンタゾシン pentazocine[19]、局所麻酔薬および乳酸アルミニウム[20]などの局所傷害性薬物を筋肉内投与すると、間質を含めた筋組織全体が壊死にいたる。浸透圧性の細胞膜破壊作用を含む様々な組織傷害性による変化であり、その筋病変では、筋肉組織の壊死、食細胞による壊死組織の清掃、筋線維の再生および結合組織性瘢痕（線維化）の形成、という時間経過に伴う一連の修復過程が観察される（**写真 13、14**）。

筋肉内投与された抗生物質の局所傷害性に起因する大腿四頭筋拘縮症の発生経験から、この反応を利用した注射剤の局所傷害性に関する試験法が確立されている。この方法では一定量の被験物質を注射したウサギの外側広筋を肉眼的および組織学的に検査し、形成された筋肉病変を陽性対照物質である酢酸溶液および陰性対照である生理食塩液による病変と比較して組織傷害性の程度を判定する。

❷ 局所傷害以外の壊死

薬物誘発性の筋線維の壊死としては、非常に多くの報告がある。たとえば、ラットに対する $\beta 2$ 受容体アゴニストであるイソプレナリン isoprenaline[21]やクレンブテロールの投与[22]、フェンチオン fenthion などの有機リン化合物に代表されるコリンエステラーゼ阻害性物質[23]、クロフィブラートなどのフィブラート系抗高脂血症剤[13, 24]、セリバスタチン cerivastatin などの HMG-CoA 還元酵素阻害剤[25]、オルト-ヨードソ安息香酸 ortho-iodosobenzoic acid[26]、ヘロイン heroin[27]、エステル型経口セフェム剤、エメチン emetine[28]の投与やビタミン E 欠乏食[29]、セレニウム selenium 欠乏食などで報告されている（**写真 12**）。その発生機序もさまざまであり、クレンブテロールでは過剰な $\beta 2$ 受容体刺激、有機リン化合物では神経筋接合部におけるコリンエステラーゼ阻害作用などによるアセチルコリン acetylcholine の過剰蓄積、オルト-ヨードソ安息香酸では glyceraldehyde-3-phosphate dehydrogenase 阻害、エメチンでは蛋白質合成およびミトコンドリアの酸化的リン酸化障害とされている。病変の発生機序が異なることから、傷害される筋線維型も多様であり、Ⅰ型筋が主として障害される物質として、クレンブテロール、有機リン化合物、ヘロイン、クロフィブラート、ビタミン E 欠乏食があり、Ⅱ型筋が傷害される物質には、エメチン、オルト-ヨードソ安息香酸、スタチン statin などがある。

❸ 横紋筋融解症 rhabdomyolysis

筋線維の壊死が高度となり、ミオグロビン尿による急性腎不全を伴うような高度の筋線維壊死を、横紋筋融解症と呼ぶ。筋線維の壊死に加えて、間質の浮腫および炎症性細胞浸潤を伴う。ヒトでは HMG-CoA 還元酵素阻害剤であるすべてのスタチン、ハロペリドール haloperidol などの向精神剤、クロフィブラートなどのフィブラート系抗高脂血症剤、ニューキノロン系を主体とする抗生物質、イソフルラン isoflurane などの麻酔剤の投与によっ

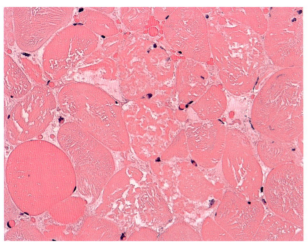

写真 15　筋線維の壊死（横紋筋融解症）
ウサギ、ヒラメ筋、HMG-CoA 還元酵素阻害剤誘発、HE 染色。

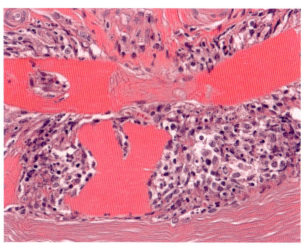

写真 16　咀嚼筋筋炎
イヌ、咬筋、自然発生、HE 染色。

て起こることが数多く報告されており、実験動物においてもグリセロール glycerol の筋肉内投与やスタチンによるモデルがよく知られている[30〜32]（**写真 15**）。これらの薬剤の単独投与による筋疾患はまれにしか発生しないが、慢性腎疾患の合併、あるいは他の抗高脂血症剤、免疫抑制剤（シクロスポリン A）との併用によって著しく頻度が高くなると報告されており、この事実は実験的にも確認されている[33]。筋線維が壊死にいたる正確なメカニズムは充分に解明されていないが、脂質あるいは炭水化物の代謝障害、筋線維の細胞膜に対する直接作用、筋肉組織におけるエネルギー代謝障害などが考えられている。

　横紋筋融解症を起こす薬物の中で、ハロペリドールなどのドパミン D2 受容体遮断作用の強い向精神剤投与による変化は、高熱・振戦・頻脈を伴い悪性症候群として知られている。また、脱分極型筋弛緩剤、ハロゲン炭化水素やハロゲン化エーテル系麻酔剤の全身麻酔中に高熱・自律神経症状を伴うことがあり、悪性高熱として知られている。細胞内カルシウム濃度の上昇持続がその原因とされている。動物ではブタで同様の変化を示すことが知られているが、ラットやマウスでの誘発は困難であり、少数の報告があるのみである[34, 35]。

2-3.　再生 regeneration

　広範に筋肉が破壊および欠損した際には再生されにくいが、筋鞘や筋衛星細胞が残存している場合には骨格筋線維が再生することがよく知られている。再生の程度は壊死の程度、血管および神経を含む筋肉の構造の保持の程度に依存しており、傷害が軽度であれば再生によっておおむね完全に修復されるが、高度な場合は線維芽細胞の増生が加わることにより線維組織（繊維性瘢痕）を含むことになる。再生筋線維の特徴は、細胞の中心部に位置する核小体が明瞭な大型の淡明な核と豊富なポリソームを反映する好塩基性の筋形質である（**写真 14**）。頻繁

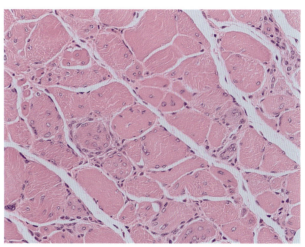

写真 17　筋ジストロフィー様筋症
*ras*H2 マウス、骨格筋、HE 染色。
（写真提供：土屋毅幸先生）

に多核の合胞体となり、合胞体の核はしばしば筋線維の走行方向に連銭状に配列する。その後、十分な量の筋原線維が形成されるとともに、核が辺縁部に移動して最終的には正常筋線維と区別できなくなる。

2-4.　筋炎 myositis

　外傷、薬物投与などによる続発性炎症がほとんどであり、それ以外ではビーグル犬で咀嚼筋筋炎（好酸球性筋炎）masticatory muscle myositis の報告がある（**写真 16**）。急性型では筋間の浮腫および好酸球浸潤が主病変であり、慢性型では筋肉の萎縮が特徴である。

2-5.　筋ジストロフィー muscular dystrophy

　筋線維の変性、壊死、再生、大小不同、中心核および筋線維分裂などの筋原性変化を認める。ヒトでは筋力の低下のため死にいたる遺伝性疾患であり、mdx マウスな

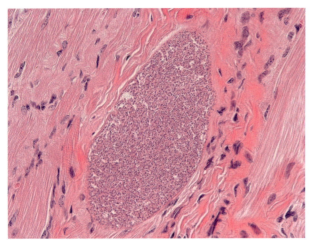

写真 18　住肉胞子虫寄生
カニクイザル、大腿二頭筋、自然発生、HE 染色。

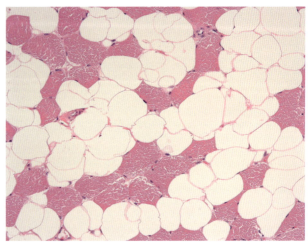

写真 20　浸潤性脂肪腫
イヌ、大腿筋、自然発生、HE 染色。

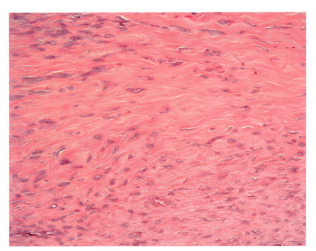

写真 19　不規則に配列する線維芽細胞による腱の再生
ラット、アキレス腱、ペフロキサシン pefloxacin 誘発、HE 染色。

ど動物での報告も多い。毒性病理分野では、発がん性試験に使用される*ras*H2マウスで筋ジストロフィーに類似した筋症の報告[36]がある（**写真 17**）。

2-6.　寄生虫性病変 parasitic lesion

　サルにおける住肉胞子虫 sarcocystis、およびビーグル犬におけるイヌ小回虫 toxocara canis による病変の報告がある。住肉胞子虫はブラディゾイトが多数集積したサルコシストが筋線維内に形成されるが、炎症は通常起こらず筋線維は正常に保たれる（**写真 18**）。イヌ小回虫による病変は、体内移行によって筋肉内に到達した幼虫を中心に組織球、リンパ球が集簇する典型的な肉芽腫である。

2-7.　腱の変化

　外傷や腱周囲に投与された局所傷害性薬物により、膠原線維束の離解 splitting of collagen fibers、炎症性細胞浸潤を伴う水腫、変性、壊死、線維化、血管新生を認め

る。局所投与以外の薬物誘発では幼若ラットへのキノロン系抗菌剤投与[37]による病変が報告されている（**写真 19**）。初期には炎症性細胞浸潤を伴う水腫による膠原線維束の離解、高度なものでは線維芽細胞の変性・壊死がみられ、反復投与後には再生し、不規則に配列する線維芽細胞により置換される。この病変形成には一酸化窒素や5-リポキシゲナーゼ 5-lipoxigenase 産物が関与していると考えられている[38]。

3．腫瘍性病変

3-1.　浸潤性脂肪腫 infiltrative lipoma

■**同義語**　intramuscular lipoma、infiltrating lipoma
■**組織発生**　脂肪細胞または脂肪芽細胞。
■**組織学的特徴**　脂肪腫と同様に、正常の脂肪組織と同一の成熟脂肪細胞から構成される。しかし、筋線維間に浸潤性に増殖する点が脂肪腫とは異なる。浸潤された筋肉は腫瘍細胞により置換されるが、筋線維の壊死あるいは変性は認められない（**写真 20**）。
■**鑑別診断**　肥満動物の骨格筋に認められる脂肪浸潤 stromal fatty infiltration に類似し、組織では区別することはできないが、浸潤性脂肪腫は肉眼的には腫瘤を形成することから鑑別可能である。
■**解説**　齧歯類やサルでの報告はなく、イヌでは骨盤、大腿、肩、頸側部、四肢、腹壁などの筋肉に発生する。本腫瘍は基本的にゆっくり増大するが、時折急速に成長する腫瘍である。また、組織学的には良性であるが、浸潤性の性格から再発が起こりやすい。しかし、遠隔転移は全く認められず、脂肪腫および脂肪肉腫のいずれとも異なる性格を持つ。

3-2.　横紋筋肉腫 rhabdomyosarcoma

■**組織発生**　多分化間葉系細胞、横紋筋芽細胞。

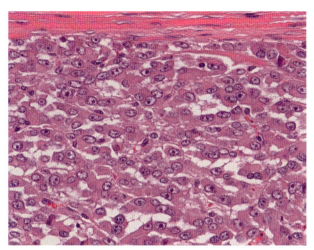

写真21 横紋筋肉腫
イヌ、上腕筋、自然発生、HE染色。

■**組織学的特徴** きわめて多彩な細胞形態および増殖パターンをとる腫瘍である。小型で細胞質に乏しい未分化な円形細胞、好酸性の豊富な細胞質と偏在する傾向を持つ核からなる円形、紡錘形、オタマジャクシ状、桿状またはテープ状の細胞、または細胞質が豊富で多核あるいは巨核の大型多形性細胞が、束状に交錯し、胞巣状に、明瞭な配列なく増殖している。細胞の密度、核の異型性は非常に多様であり、粗大なクロマチンと奇異な巨核細胞の出現はこの腫瘍の1つの特徴である（**写真21**）。時に、大型テープ状、桿状ないし紡錘形細胞に明瞭な横紋構造をみとめる。ヒトではその組織学的特徴から胎児性embryonal、胞巣状alveolar、多形性pleomorphicに分類されており、実験動物においても同様に分類されることがある。

■**鑑別診断** 分化度が低い場合、他の間葉組織由来の多型肉腫、中でも未分化多形細胞肉腫（悪性線維性組織球腫）、組織球肉腫、平滑筋肉腫との鑑別は困難である。HE染色標本での最も重要な鑑別点は腫瘍細胞の横紋の証明であるが、腫瘍に巻き込まれた筋組織あるいはその再生像とを鑑別することが肝要である。PTAH染色による横紋の検出、あるいはミオグロビン、筋アクチン、デスミン、MyoDあるいはミオゲニンの免疫組織学的染色による陽性所見は確定診断に大きな助けとなる。

■**解説** 全身の骨格筋、舌、横隔膜、皮下組織などの横紋筋が含まれる組織をはじめ、子宮、消化管、膀胱、後腹膜などの、本来は横紋筋を含まない組織からも発生する。マウス、ラット、ハムスター、イヌ、アカゲザルでの発生はまれである。自然発生腫瘍は老齢動物で認められるが、ラットでは20週齢以下の動物にも発生する。ラットの自然発生腫瘍では比較的分化の高い腫瘍が多く、イヌに比較すると診断は容易である。様々な発がん物質、硫化ニッケルnickel sulfideのラットへの皮下あるいは筋肉内投与、筋ジストロフィーモデルである老齢mdxマウスおよび遺伝子改変マウスで容易に誘発される。

4．その他の特記事項

古くから筋病変の組織学的解析のために、HE染色のほか、トリクロームtrichrome、PAS、PTAHなどの染色がホルマリン固定パラフィン包埋切片に応用されてきた。しかし、筋線維の収縮状態あるいは進展度が問題となる筋肉組織では、ホルマリン固定標本ではアーティファクトが非常に多く、これを避けるために凍結切片を用いた検査が推奨されてきた。通常の毒性試験では剖検時に多数の臓器について採材、あるいは重量測定が実施されており、骨格筋の未固定凍結保存は時間的な制約もあって実施することが少ない。また、骨格筋の組織学的検査は、ほとんど1～2ヵ所に限定されている。しかし、筋肉により骨格筋型の分布様式が異なっていることから、筋肉に薬物誘発性病変が検出された場合には、検査する筋肉の種類を増やすとともに、ミオシンATPase染色による筋線維の型別標識をはじめ凍結切片を用いた組織化学染色を実施し、筋病変の検査をすることが望ましい。また、病態時には、筋線維のサイズにばらつきが生じるが、通常の組織検索ではその変化を検出することが困難な場合がある。そこで、筋線維の短径を計測し分布図を作製することにより、分布の形状に変化がみられることから、容易に筋肉の異常を客観的に検出することが可能となる。

引用文献

1) Falduto MT, Czerwinski SM, Hickson RC. Glucocorticoid-induced muscle atrophy prevention by exercise in fast-twitch fibers. *J Appl Physiol* 69：1058-1062, 1990.
2) Salehian B, Kejriwal K. Glucocorticoid-induced muscle atrophy：mechanisms and therapeutic strategies. *Endocr Pract* 5：277-281, 1999.
3) Jaweed MM, Alleva FR, Herbison GJ, et al. Muscle atrophy and histopathology of the soleus in 6-mercaptopurine-treated rats. *Exp Mol Pathol* 43：74-81, 1985.
4) Zbreski MG, Helwig BG, Mitchell KE, et al. Effects of cyclosporine-A on rat soleus muscle fiber size and phenotype. *Med Sci Sports Exerc* 38：833-839, 2006.
5) Sahenk Z. Distal terminal axonopathy produced by 2,4-dithiobiuret：effects of long-term intoxication in rats. *Acta Neuropathol* 81：141-147, 1990.
6) Bodine-Fowler SC, Allsing S, Botte MJ. Time course of muscle atrophy and recovery following a phenol-induced nerve block. *Muscle Nerve* 19：497-504, 1996.
7) Molon-Noblot S, Hubert MF, Hoe CM, et al. The effects of ad libitum feeding and marked dietary restriction on spontaneous skeletal muscle pathology in Sprague-Dawley rats. *Toxicol Pathol* 33：600-608, 2005.
8) Burniston JG, Clark WA, Tan LB, et al. Dose-dependent separation of the hypertrophic and myotoxic effects of the β（2）-adrenergic receptor agonist clenbuterol in rat striated muscles. *Muscle Nerve* 33：655-663, 2006.
9) Shi H, Zeng C, Ricome A, et al. Extracellular signal-regulated kinase pathway is differentially involved in β-agonist-

induced hypertrophy in slow and fast muscles. *Am J Physiol Cell Physiol* 292：C1681-1689, 2007.
10) **Aroniadou-Anderjaska V, Lemon PW, Gilloteaux J.** Effects of exogenous growth hormone on skeletal muscle of young female rats. *Tissue Cell* 28：719-724, 1996.
11) **Lewis W, Gonzalez B, Chomyn A, et al.** Zidovudine induces molecular, biochemical, and ultrastructural changes in rat skeletal muscle mitochondria. *J Clin Invest* 89：1354-1360, 1992.
12) **Doroshow JH, Tallent C, Schechter JE.** Ultrastructural features of adriamycin-induced skeletal and cardiac muscle toxicity. *Am J Pathol* 118：288-297, 1985.
13) **Okada M, Inoue Y, Ube M, et al.** Skeletal muscle susceptibility to clofibrate induction of lesions in rats. *Toxicol Pathol* 35：517-520, 2007.
14) **Yamanaka Y, Shimada T, Mochizuki R, et al.** Neuronal and muscular inclusions in rats with hindlimb dysfunction after treating with difluorobenzhydrylpiperadine. *Toxicol Pathol* 25：150-157, 1997.
15) **Vonderfecht SL, Stone ML, Eversole RR, et al.** Myopathy related to administration of a cationic amphiphilic drug and the use of multidose drug distribution analysis to predict its occurrence. *Toxicol Pathol* 32：318-325, 2004.
16) **Seiden D.** Effects of colchicine on myofilament arrangement and the lysosomal system in skeletal muscle. *Z Zellforsch Mikrosk Anat* 144：467-483, 1973.
17) **Anderson PJ, Song SK, Slotwiner P.** Histochemical and electron microscopic study of sphero-membranous degeneration of skeletal muscle induced by vincristine. *J Neuropathol Exp Neurol* 26：131-132, 1967.
18) **Khan MA.** Effects of myotoxins on skeletal muscle fibers. *Prog Neurobiol* 46：541-560, 1995.
19) **Joong S.** Experimental pentazocine-induced fibrous myopathy. *Ala J Med Sci* 14：64-67, 1977.
20) **Levine S, Saltzman A, Drakontides AB.** Parenteral aluminum compounds produce a local toxic myopathy in rats：importance of the anion. *Toxicol Pathol* 20：405-415, 1992.
21) **Ng Y, Goldspink DF, Burniston JG, et al.** Characterisation of isoprenaline myotoxicity on slow-twitch skeletal versus cardiac muscle. *Int J Cardiol* 86：299-309, 2002.
22) **Burniston JG, Chester N, Clark WA, et al.** Dose-dependent apoptotic and necrotic myocyte death induced by the β2-adrenergic receptor agonist, clenbuterol. *Muscle Nerve* 32：767-774, 2005.
23) **De Bleecker J, Lison D, Van Den Abeele K, et al.** Acute and subacute organophosphate poisoning in the rat. *Neurotoxicology* 15：341-348, 1994.
24) **Okada M, Hamano T, Ikeda I, et al.** Muscular lesions induced by fenofibrate in rats *J Toxicol Pathol* 20 (suppl)：P37, 2007.
25) **Schaefer WH, Lawrence JW, Loughlin AF, et al.** Evaluation of ubiquinone concentration and mitochondrial function relative to cerivastatin-induced skeletal myopathy in rats. *Toxicol Appl Pharmacol* 194：10-23, 2004.
26) **Locklear I, Feeback DL, Brumback RA.** Metabolic myopathy produced by acute inhibition of glyceraldehyde-3-phosphate dehydrogenase with ortho-iodosobenzoic acid. *Neuroscience* 35：707-713, 1990.
27) **Peña J, Aranda C, Luque E, et al.** Heroin-induced myopathy in rat skeletal muscle. *Acta Neuropathol* 80：72-76, 1990.
28) **Bradley WG, Fewings JD, Harris JB, et al.** Emetine myopathy in the rat. *Br J Pharmacol* 57：29-41, 1976.
29) **Pillai SR, Traber MG, Kayden HJ, et al.** Concomitant brainstem axonal dystrophy and necrotizing myopathy in vitamin E-deficient rats. *J Neurol Sci* 123：64-73, 1994.
30) **Naba H, Kakinuma C, Ohnishi S, et al.** Improving effect of ethyl eicosapentanoate on statin-induced rhabdomyolysis in Eisai hyperbilirubinemic rats. *Biochem Biophys Res Commun* 340：215-220, 2006.
31) **Pierno S, Didonna MP, Cippone V, et al.** Effects of chronic treatment with statins and fenofibrate on rat skeletal muscle：a biochemical, histological and electrophysiological study. *Br J Pharmacol* 149：909-919, 2006.
32) **Lochhead KM, Kharasch ED, Zager RA.** Anesthetic effects on the glycerol model of rhabdomyolysis-induced acute renal failure in rats. *J Am Soc Nephrol* 9：305-309, 1998.
33) **Smith PF, Eydelloth RS, Grossman SJ, et al.** HMG-CoA reductase inhibitor-induced myopathy in the rat：cyclosporine A interaction and mechanism studies. *J Pharmacol Exp Ther* 257：1225-1235, 1991.
34) **Chelu MG, Goonasekera SA, Durham WJ, et al.** Heat- and anesthesia-induced malignant hyperthermia in an RyR1 knock-in mouse. *FASEB J* 20：329-330, 2006.
35) **Gonzalez LE, Meléndez-Vásquez CV, Gregson NA, et al.** A rat model of spontaneous myopathy and malignant hyperthermia. *Am J Pathol* 152：1099-1103, 1998.
36) **Tsuchiya T, Kobayashi K, Sakairi T, et al.** Skeletal myopathy in transgenic mice carrying human prototype c-Ha-ras gene. *Toxicol Pathol* 30：501-506, 2002.
37) **Kashida Y, Kato M.** Toxic effects of quinolone antibacterial agents on the musculoskeletal system in juvenile rats. *Toxicol Pathol* 25：635-643, 1997.
38) **Kashida Y, Kato M.** Characterization of fluoroquinolone-induced Achilles tendon toxicity in rats：comparison of toxicities of 10 fluoroquinolones and effects of anti-inflammatory compounds. *Antimicrob Agents Chemother* 41：2389-2393, 1997.

尾崎清和
摂南大学

2 骨・関節

1．解剖学的・生理学的特徴

1-1．骨 bone

1-1-1）組織発生

骨には膜内骨形成 osteogenesis membranacea（直接骨形成）と軟骨内骨形成 osteogenesis cartilaginea（間接骨形成）の2種類の発生様式がある。また、軟骨内骨形成には軟骨膜骨形成 perichondral ossification という過程もある。

膜内骨形成：骨が形成される部位に、間葉性の細胞が集まり、これらが骨原性細胞 osteogenic cell、さらには骨芽細胞 osteoblast となる。骨芽細胞により類骨 osteoid が形成され、類骨は石灰化し、骨組織となる。骨芽細胞は、類骨内に埋め込まれて骨細胞 osteocyte になる。頭骨の大部分などがこの発生様式による。

軟骨内骨形成：肢芽の中央部で盛んな細胞分裂を示す間葉細胞が凝集し、軟骨細胞が生じる。軟骨細胞は基質を産生し、次第に基質に石灰化が始まる。石灰化により軟骨細胞は栄養障害が生じ、変性・退化し、結果として空隙が形成される。この空隙を一次髄腔という。この空隙に軟骨周囲の結合組織層から、間葉性細胞とともに血管が入り込む。石灰化した軟骨基質は、破軟骨細胞 chondroclast により次第に吸収され、進入した間葉性細胞から骨原性細胞、さらには骨芽細胞が分化し、石灰化した軟骨片を取り囲み、表面に類骨 osteoid を形成し、これが骨化して骨組織を形成する。軟骨内骨化は骨幹の中央部の一次骨化中心 primary ossification center で始まり、両側の骨端 epiphysis に進行する。また、二次骨化中心 secondary ossification center が骨端内に現れる。ほとんどの長骨（長管骨、管状骨）は、骨幹部に一次骨化中心と両骨端部に二次骨化中心を持つ。この骨化中心の発生時期は骨の種類および動物種により異なる。二次骨化中心の拡大は、大部分の軟骨が骨に置換されるまで続くが、軟骨は骨端表面で関節軟骨 articular cartilage として、骨端と骨幹端の間で骨端軟骨板 epiphyseal cartilage plate として残る。

軟骨膜骨形成：一次骨化中心で軟骨内骨形成の開始とともに、軟骨周囲の軟骨膜では骨形成細胞から骨芽細胞が発生し、膜内骨形成と同様な過程で骨組織が形成される。これが軟骨膜骨形成である。最終的に軟骨膜は骨膜になる。

1-1-2）骨の構造

骨は皮質骨 cortical bone（緻密骨 compact bone）と海綿骨 spongy bone に分けられる（**写真 1、2**）。大腿骨などの長骨は、皮質骨および骨髄腔からなる骨幹、薄い皮質骨と海綿骨からなる骨幹端、および関節軟骨に覆われた骨端の各部位に分けられる。なお、皮質骨ではハバース層板 haversian lamella、介在層板、外環状層板、内環状層板などの層板構造がみられる。骨端および骨幹端にみられる海綿骨は、梁柱状の骨梁 bone trabeculae で構成されている。骨梁では層板構造は明らかではない。皮質骨は外層を骨外膜 periosteum、内層を骨内膜 endosteum で覆われている。両層とも骨芽細胞、骨細胞など骨形成に関与する細胞を有する。

骨の基質 matrix には無機質、コラーゲン、水、非コラーゲン蛋白質、サイトカインや成長因子が含まれる。有機質の大部分は、タイプⅠコラーゲンであり、コラーゲンは骨基質の約70％を占める。骨の無機質はリン酸カルシウム、炭酸カルシウム、クエン酸塩、マグネシウム塩やカリウム塩からなり、骨の硬さを保つ。

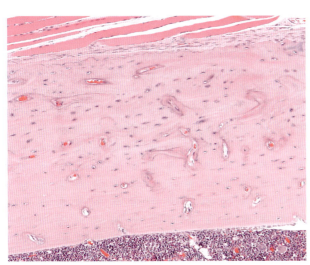

写真 1 正常の皮質骨
ラット、大腿骨、HE 染色。

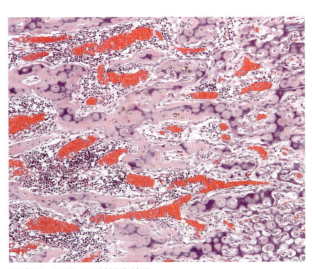

写真 2 正常の骨幹端海綿骨
ラット、大腿骨、HE 染色。

無機質の骨基質への沈着過程は複雑で、最初に直径100〜200 nmの基質小胞 matrix vesicle が基質内に出現する。この小胞は骨芽細胞の細胞膜に由来すると考えられている。カルシウムに親和性を持つ小胞膜のリン脂質およびアルカリホスファターゼが鉱質化において重要な役割を果たす。鉱質化がいったん始まると、基質小胞は拡大した鉱質化巣に取り込まれる。鉱質化巣では結晶が核となり、それを元に新しい結晶が次から次へと形成されてゆく。結晶形成の停止は、プロテオグリカンおよびカルシウム結合非コラーゲン蛋白質のような抑制因子により起こる[1]。

　骨の細胞は、骨芽細胞と破骨細胞に分けられる。

❶ 骨芽細胞 osteoblast

　骨芽細胞は未分化系間葉性細胞に由来し、副甲状腺ホルモン、活性化ビタミンD、エストロゲン、サイトカインなどの多くの受容体を発現し、多様な調節を受けている。また、間葉性細胞からの分化過程には、骨形成誘導因子である骨形成蛋白質 bone morphogenetic protein (BMP) が関与している。骨芽細胞の機能は、コラーゲン（タイプⅠ、Ⅲ、Ⅴ）と非コラーゲン蛋白質の産生、コラーゲン細線維の編成、類骨の鉱質化およびサイトカインや成長因子の産生である。骨芽細胞は通常、自身で産生した薄い類骨層の表面を覆っている。新しい類骨を沈着する間、骨芽細胞は細い細胞突起で相互に結合し、立方状または円柱状となり、上皮細胞様配列を示す。骨細胞は骨小腔に局在し、多数の突起を骨基質内に伸ばし、他の骨細胞および骨芽細胞と互いにギャップ結合で連絡している[2]。骨細胞は骨芽細胞とともに、骨基質の産生および石灰化に関与する。一方、骨細胞は骨吸収にも直接的（骨細胞性骨吸収）または間接的（破骨細胞性骨吸収）に関与する。骨吸収を行っている骨細胞にはリソソームが認められ、骨小腔の辺縁と境界板は不明瞭となり、不規則な形を示す。

❷ 破骨細胞 osteoclast

　破骨細胞は血液系幹細胞が破骨細胞前駆細胞へ分化し、融合形成された多核巨細胞である。破骨細胞の成熟、機能発現にはさまざまな転写因子、細胞内因子が関与している。前駆細胞が破骨細胞に分化するためには、骨芽細胞が産生する receptor activator of NF-κB ligand (RANKL)、macrophage colony stimulating factor (M-CSF) などが関与している。副甲状腺ホルモン、活性型ビタミンD、IL-6などの破骨細胞分化促進作用は、骨芽細胞におけるRANKLの誘導を介する[3]。活発な破骨細胞は、骨に面して細胞膜陥入により生じた波状縁とそれを取り囲むように骨と密着した明帯を有し、破骨細胞と骨の間に封じられた腔である侵食窩（ハウシップ窩 Howship's lacuna）を形成する。破骨細胞において、炭酸脱水酵素により生成されたH$^+$がH$^+$ポンプで波状縁から侵食窩内に出されると、その微小環境が酸性となり脱灰が起こる。脱灰とともに、リソソーム酵素により分解された骨基質が細胞内に取り込まれ、骨吸収が進行する[4]。骨基質のコラーゲンの分解は、主にカテプシンLによるとされている。骨吸収に伴い、波状縁近傍の細胞質には酸性ホスファターゼ陽性の多くの空胞、顆粒およびリソソームがみられ、核周囲にはゴルジ装置や豊富なミトコンドリアが認められる。

1-1-3) 長骨の成長

　骨端軟骨板と骨幹端海綿骨は成長帯を形成し、ここで骨の長軸成長が起こる。骨端軟骨板の増殖帯では軟骨細胞が絶えず増殖し、骨幹端側の軟骨が骨に置き変わることにより、骨は伸長する。成長が終わると、軟骨細胞の増殖は止まる。しかし、骨幹端側軟骨の骨化が持続するために骨端軟骨板は消失し、骨端と骨幹端の海綿骨はつながる。この状態を骨端閉鎖 epiphyseal closure と呼ぶ。骨幹の径は、皮質骨外表面での膜内骨化による骨の添加および内表面での骨吸収により増加する。成長期には骨幹が速やかに太くなるが、皮質骨の厚さはゆっくりと増加する。

1-1-4) 骨の再構築 remodeling

　骨は常に吸収と形成を繰り返している。この一連の過程を再構築と呼ぶ。骨の再構築には、種々のホルモン、栄養、運動、重力などが関与している。生後形成された皮質骨において、まず破骨細胞による侵食窩が形成される。それは徐々に拡大し、空洞となる。骨単位は、骨芽細胞が空洞壁に層板状骨を同心円状に添加することにより形成される。局所的には、ホルモンや骨細胞突起の網目構造を介して送られたシグナルに反応した、骨芽細胞のひとつの形態である bone lining cell の関与により骨吸収が起こる。一方、骨基質の崩壊により、以前に骨細胞から放出されたサイトカインが活性化され、骨吸収が抑制されるとともに骨芽細胞の類骨産生能が刺激され、侵食窩が新生骨基質により埋められる。再構築は一生涯続くことから、骨の横断面には成熟骨単位、骨形成が進行中の活発な骨単位、および新しい骨単位形成のための侵食窩が認められる。テトラサイクリンや他の自己蛍光抗生物質は、類骨と石灰化骨の境界面を標識するのに用いられる。すなわち、層板状骨の形成速度は、これらの物質を2回に分けて投与し、2本の標識線の幅を測定することにより判断できる。また、骨はカルシウムとリンの貯蔵庫としての役割を果たす。生体の大部分のカルシウムは骨にある。骨と血液の間で行われるカルシウム交換により、血液カルシウム濃度は一定に保たれる。

　骨の再構築には、以下の主な全身性因子が関与している。

❶ パラソルモン parathormone(PTH)
　（副甲状腺ホルモン parathyroid hormone）

　パラソルモン（PTH）は骨と腎臓、さらには腸管に作

用して、血液カルシウム濃度を一定に保つ。すなわち、PTH は骨ではカルシウムを細胞外液中に遊離させ、腎臓では近位尿細管のリン再吸収を低下させるとともに遠位尿細管のカルシウム再吸収を促進する。また、PTH は血液カルシウム濃度に対してフィードバック機構を持つ。PTH による破骨細胞の増加、活性化および波状縁拡大、骨細胞性骨吸収を示唆する骨細胞のミトコンドリアの増加、不規則な骨小腔の増加、蛋白質分解酵素活性の上昇が報告されている[5]。また、PTH は、骨芽細胞が産生する RANKL の誘導を介して破骨細胞を活性化するとともに骨芽細胞の PTH 受容体を介し、骨芽細胞の分化を促し、基質産生とその鉱質化を促進する。

❷ カルシトニン calcitonin

カルシトニンは甲状腺の C 細胞（傍濾胞細胞）から分泌され、骨および腎臓に作用し、PTH とともに血液および細胞外液のカルシウム濃度を狭い範囲で維持する。またカルシトニンは、食後の急激な高カルシウム血症を防ぎ、妊娠時の骨格からのカルシウムとリンの相乗的な消失も防ぐ。破骨細胞にカルシトニンを作用させると、細胞突起および細胞内の小胞や空胞の動きが止まり、次いで波状縁が平坦化し、さらに破骨細胞が骨表面から離れる。なお、ヒトでは生理活性は弱く、生理条件下でのカルシウム調整にはほとんど機能していない。

❸ ビタミン D3 vitamin D3

ビタミン D3 は食餌により体内に入るとともに、紫外線照射により皮膚で合成される。ビタミン D は α2 グロブリンと結合し、肝臓で 25-ヒドロキシビタミン D3 25-hydroxy vitamin D3 になる。続いて、腎臓で 2 回目の加水化を受け、1,25-ジヒドロキシビタミン D3 1,25-dihydroxy vitamin D3 となる。この活性型ビタミン D3 は、血液および組織内のカルシウム濃度を正常に維持し、また骨の鉱質化に重要である。

❹ エストロゲン estrogen

エストロゲンは骨芽細胞の増殖や機能を亢進させ骨形成を促進するとともに、骨吸収を抑制する。エストロゲンの作用としては、複数の作用点を介した多様な作用により、骨の再構築に関与していると考えられている。

❺ グルココルチコイド glucocorticoid

グルココルチコイドの主な作用は、骨芽細胞の分化抑制、アポトーシスの促進による骨形成の抑制である。

❻ レプチン leptin

レプチンは脂肪組織から分泌されるホルモンであるが、骨への直接的な作用、あるいは中枢を介した骨形成作用が考えられている[3]。

❼ 血管内皮増殖因子
vascular endothelial growth factor(VEGF)

血管内皮増殖因子（VEGF）は強力な血管新生因子であるが、骨芽細胞、肥大軟骨細胞などからも産生され、さらに破骨細胞による骨吸収作用にも関与し、骨の再構築に関連すると考えられている。

❽ 加齢、力学的負荷

加齢による骨細胞の減少と骨形成の低下の 1 つの原因として、未分化系間葉性細胞の分化制御過程の障害が考えられている[3]。また、骨形成には力学的負荷も関与しているが、これは力学的負荷により多数の細胞内伝達系の活性化の関与が考えられている。

1-1-5) 骨に対する加齢変化

長骨骨端の発達過程および骨端閉鎖時期を基準にして、動物の骨の成長過程が 3 段階に分けられている。第 1 段階は、二次骨化中心が出現する急成長期で、マウスでは、3 日～3.5 週齢、ラットでは 1～4 週齢、イヌでは 1 週～5.5 ヵ月齢、サルでは 20 週～2 年齢とされている。第 2 段階は徐々に成長する時期で、マウスで 3.5～9.5 週齢、ラットで 4～12.5 週齢、イヌで 5.5～12 ヵ月齢、サルで 2～6 年齢とされている。第 3 段階は、骨端閉鎖が完全に終了する時期で、これ以上の成長はない[6]。

1-2．軟骨 cartilage

1-2-1) 組織発生

軟骨は骨同様に間葉組織から形成される。間葉細胞は形態を変えながら、軟骨芽細胞 chondroblast となり、軟骨基質を分泌する。軟骨芽細胞は次第に増加しながら基質を分泌し、軟骨は成長する。最終的に軟骨細胞 chondrocyte は軟骨基質に囲まれた軟骨小腔の中に存在する。また、軟骨を覆う軟骨膜からも軟骨芽細胞が発生し軟骨組織を形成する。

軟骨は胎児(仔)期には支持組織として機能し、その後、ほとんどの軟骨は骨組織に発達するが、一部は体の各所に残る。軟骨には神経、リンパ管および血管がないため、コロイド状の基質が軟骨細胞への栄養補給に重要である。すなわち、関節軟骨では、栄養素は主に滑膜血管より関節腔を経て、さらに軟骨基質を拡散して軟骨細胞に到達する。また、骨端軟骨板の栄養補給は骨髄血管からの拡散である。

1-2-2) 軟骨の分類

軟骨は、基質の量および膠原線維と弾性線維の相対的な量を基準に、硝子軟骨、弾性軟骨、線維軟骨に分類される。

❶ 硝子軟骨 hyaline cartilage

成熟動物の骨端軟骨板、関節軟骨、肋軟骨および耳、

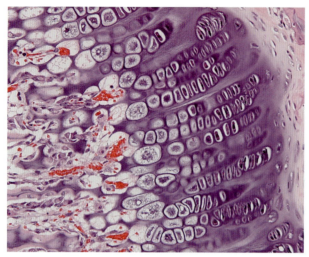

写真3　正常の骨端軟骨板
ラット、大腿骨、HE染色。

鼻、喉頭、気管の軟骨は硝子軟骨である。
　代表的な硝子軟骨で、変化が好発する骨端軟骨板の構造について記載する。
骨端軟骨板 epiphyseal cartilage plate：骨端軟骨板の軟骨細胞は、柱状に規則正しく配列し、骨端側から休止帯 resting zone、増殖帯 proliferative zone、肥大帯 hypertrophic zone に区別される。さらに、肥大帯の後半は、軟骨基質にカルシウムが沈着する石灰化帯 calcified zone と呼ばれる。軟骨細胞は増殖帯では扁平で盛んに分裂し、成熟帯で肥大し始め、肥大軟骨細胞帯で空胞化し大きくなる（**写真3**）。軟骨基質合成能は増殖帯軟骨細胞で低いが、成熟帯軟骨細胞で高い。また、肥大化した軟骨細胞でタイプXコラーゲンの合成が開始すると、アルカリホスファターゼ活性が100倍、カルシウム含量は13倍に増加する。すなわち、タイプXコラーゲンとアルカリホスファターゼは軟骨基質の石灰化に関与する。一方、骨幹端側では軟骨細胞は変性し、骨髄の毛細血管および破軟骨細胞 chondroclast の進入により軟骨が吸収される。血管とともに進入した骨形成細胞が骨芽細胞に分化し、石灰化した軟骨の表面に集まる。薄い類骨層が軟骨表面に沈着し、石灰化することにより軟骨は骨に置換され、骨梁を形成する。このようにして、増殖帯の軟骨細胞は、骨幹端側における軟骨細胞の変性や消失とバランスを保ちながら増加する。したがって、成長期の骨端軟骨板はほぼ一定の厚さを推持し、この厚さは将来の骨成長に相関する。

❷ 弾性軟骨 elastic cartilage

　弾性軟骨は、外耳道、耳管、および喉頭蓋に認められる。軟骨細胞は硝子軟骨のものに類似し、小集団として存在する。しかし軟骨基質は異なり、密な網目構造を持つ弾性線維を多く含み、硝子軟骨に比較し弾力を有する。

❸ 線維軟骨 fibrocartilage

　椎間円板、恥骨結合、関節半月、および靱帯や腱の結合部は線維軟骨である。線維軟骨は、緻密な結合組織と硝子軟骨の移行型で、線維性結合組織の一部として存在する。軟骨基質に囲まれた軟骨細胞は、孤在性あるいは対をなして存在し、時には膠原線維間に列状に並ぶ。線維軟骨は、線維芽細胞が軟骨細胞に分化することにより生じる、物理的抵抗力が強く、身体の圧力負荷を引き受ける。

1-2-3）軟骨の発生、成長に関する因子

　軟骨細胞は、ホルモンおよび局所の成長因子に対して受容体、または何らかの伝達系を介して反応し、その機能を発現する。軟骨細胞の成長に影響する主な因子について、以下のように報告されている。

❶ 初期発生の調節因子

　レチノイド retinoid は軟骨形態発生の刺激因子であり、遠位肢芽細胞の増殖と分化を促進する[7]。BMPは骨基質に存在し、未分化間葉細胞から軟骨細胞への分化を促進する[8]。ほかに、PTHは軟骨原性細胞の分裂を刺激する。

❷ 増殖の調節因子

　成長ホルモンは骨端軟骨の成長を誘発し、骨の長さを増加させる。成長ホルモンの受容体が休止帯の軟骨芽細胞にある。成長ホルモンは、10日齢以降のラットで骨端軟骨の細胞を増殖させるが、出生前および新生ラットには影響しない。
　ソマトメジン somatomedin の類縁物質として、ソマトメジン-A、-C、インスリン様成長因子（IGF）-Ⅰ、-Ⅱ、細胞増殖促進因子（MSA）、線維芽細胞成長因子（b-FGF）、軟骨由来因子（CDF）が知られ、少なくともソマトメジン-CはIGF-Ⅰと、b-FGFはCDF（CDFG）と、IGF-ⅡはMSAとそれぞれ同一物質と考えられている。軟骨細胞は自身でこのようなソマトメジン様因子を産生し[9]、トランスフォーミング成長因子（TGF）および上皮成長因子（EGF）も産生する。コンドロモジュリン-1（ChM-1）は、軟骨細胞により産生され、軟骨基質に分布し、骨端軟骨で軟骨細胞の増殖、分化および成熟に密接な役割を果たすと考えられている。b-FGFは、成熟軟骨細胞の最も強いDNA合成刺激因子であり[10]、TGFはプロテオグリカンの合成を刺激するとともに、b-FGF、EGFおよびIGF-ⅠのDNA合成促進作用を強力にすると考えられている。

❸ 増殖軟骨細胞から成熟軟骨細胞への変換を促進する因子

　グルココルチコイドがこの変換に不可欠である[11]。

❹ 成熟軟骨細胞の基質産生を調節する因子

　IGF-ⅠおよびIGF-Ⅱが重要な因子であり、骨端軟骨および関節軟骨の成熟細胞のDNAと基質の合成を刺激

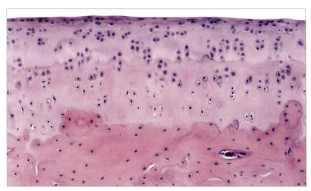

写真4　正常の関節軟骨
ラット、大腿骨、HE染色。

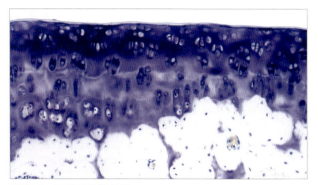

写真5　正常の関節軟骨
写真4のトルイジンブルー染色。

する。さらに、PTH、甲状腺ホルモン（T3）、カルシトニン、TGF-β、CDFおよびグルココルチコイドもプロテオグリカンの合成を促進する[9～12]。

❺ 最終分化の調節因子

T3、カルシトニンおよびインターロイキンinterleukin（IL）-6が軟骨細胞の最終分化と軟骨基質の石灰化を促進する。一方、b-FGF、TGF-β、PTH、IL-1およびEGFが最終分化と石灰化を抑制する[13]。また、1,25-ジヒドロキシビタミンD3は増殖帯軟骨細胞を標的としてその最終分化を特異的に抑制するのに対して、24,25-ジヒドロキシビタミンD3は休止帯の軟骨細胞を標的とする。

❻ 分化に伴うホルモンと成長因子の受容体

軟骨細胞におけるPTHとIGF-Iの受容体は増殖帯に最も多く、肥大帯になると減少する。b-FGFの受容体は増殖帯に最も多く、肥大帯ではほぼ消失する。1,25-ジヒドロキシビタミンD3の受容体は増殖帯の軟骨細胞には極めて少ないが、肥大細胞に分化すると30～100倍に増加する。テストステロンは、軟骨細胞の増殖および基質産生を刺激する。また、アンドロゲンおよびエストロゲンの受容体も軟骨細胞に認められる。

1-2-4）軟骨に対する加齢変化

F344ラットの脛骨近位または大腿骨遠位の骨端軟骨板の厚さは、3～4ヵ月齢で最大となり、その後、徐々に減少する。関節軟骨の基質成分も加齢に伴って変化する。プロテオグリカンの凝集物は小さくなり、水分量は減少し、コラーゲン産生も低下する。グリコサミノグリカンの量的減少、およびその構造と構成成分の変化により、膠原線維は基質内で露出して認められる。プロテオグリカンにおけるケラタン硫酸と蛋白質の相対量が増加する。また、コンドロイチン硫酸鎖の大きさと数が減少し、コンドロイチン4硫酸に対する6硫酸の硫酸化比率が上昇する。しかし、プロテオグリカンとヒアルロン酸の凝集能は影響されない[14]。また、関節軟骨は機械的刺激によっても変化する。関節を長期間固定し関節軟骨への負荷を除くと、基質のグリコサミノグリカン量が減少する。一方、荷重を増すとグリコサミノグリカンの量とともに関節軟骨の厚さが増加する。

1-3．関節 joint

関節はその運動性から可動関節および不動関節に分類される。

1-3-1）可動関節 diarthrosis

可動関節は2つの骨の間に関節腔をもち、関節腔joint cavityが滑膜synovial membraneで覆われ、狭義の関節とも呼ばれる。可動関節は関節包articular capsule、滑膜、滑液synovial fluid、関節軟骨articular cartilage、靭帯ligament、関節半月articular meniscusで構成される。

関節包は関節周囲を取り囲む、密な結合組織である。外層は線維性関節包、内層は滑膜からなる。線維性関節包には神経が分布し、痛覚、知覚を感知する。

滑膜は関節包を裏打ちしている組織であり、関節腔側の内膜と滑膜下層からなる。内膜は2～3層に配列した滑膜細胞からなる。滑膜細胞はA型細胞、B型細胞に分類される。A型細胞は細胞小器官に富み、食作用の機能を持つ。B型細胞は線維芽細胞で、粗面小胞体がよく発達している。A型細胞は骨髄前駆細胞に由来し、B型細胞は局所の間葉性細胞に由来すると考えられている。このほか、樹状突起を持つ樹状細胞dendritic cellが認められる。

滑液は低比重の透明～薄い黄色の液体で粘稠性を帯び、滑膜で産生される。関節軟骨の栄養は、この滑液の拡散によって補われている。

関節軟骨は、関節腔側から表層 surface zone、中間層 middle zone、深層 deep zoneに分けられる（**写真4**）。なお、深層の骨端側では軟骨内骨化がみられる。表層の軟骨細胞は紡錘形で、その長軸は関節表面と平行している。中間層の細胞は多角形～円形で、小集団または短い細胞柱を形成する。これらの細胞は代謝的に活発で、分裂、増殖する。深層細胞は大型で空胞化し、通常それらは関節表面に対して垂直に配列する。軟骨に占める軟骨細胞chondrocyteの割合は、わずかに2～10％である。

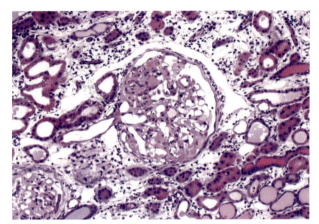

写真6 慢性進行性腎症
ラット、自然発生、HE 染色。

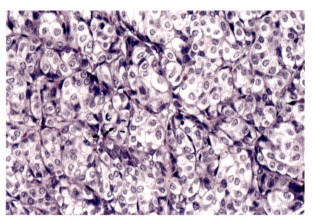

写真7 副甲状腺における主細胞の活性化
写真6と同一ラット、自然発生、HE 染色。

軟骨細胞は、速い回転率で基質成分を産生すると同時に分解しており、このことは軟骨の再構築を意味する。関節軟骨の基質は水分を65～80％、コラーゲンを10～30％、プロテオグリカンを5～10％含む[15]。軟骨基質の染色性は主にプロテオグリカンに依存する（**写真5**）。軟骨小腔周囲の基質は、好塩基性が強く細胞領域基質 territorial matrix と呼ばれる。細胞間の好塩基性が少し弱い部位は領域間基質 interterritorial matrix と呼ばれる。プロテオグリカンは、蛋白質とそれに結合するグリコサミノグリカン、すなわちコンドロイチン4硫酸、コンドロイチン6硫酸およびケラタン硫酸で構成される。この高分子量の凝集物はアグリカンと呼ばれる。なお、ウサギ脛骨の関節軟骨において、ヒアルロン酸の強い染色性が表層と中間層の移行部の軟骨細胞に認められる。

靭帯は関節の内外にある線維性結合組織で、関節を支えている。基質はほとんどが I 型コラーゲンである。

関節半月は、一部の可動関節でみられ、関節軟骨間の線維軟骨の構造物である。機能としては、荷重のクッション的な役割と、膝関節を安定化させる役割である。基質はほとんどが I 型コラーゲンである。

1-3-2) 不動関節 synarthrosis

関節癒合とも呼ばれ、線維性関節、軟骨関節に分けられる。線維性関節は線維性結合組織により骨どうしが結合し、頭蓋縫合、橈骨尺骨間、脛骨腓骨間などの靭帯結合、歯と歯槽骨間の釘植などである。軟骨関節は肋軟骨、恥骨結節などである。

2．非腫瘍性病変

2-1．骨

2-1-1) 自然発生病変

❶ 腎性骨異栄養症 renal osteodystrophy
■**同義語** 線維性骨異栄養症 fibrous osteodystrophy
■**解説** ラットでの腎性骨異栄養症は古くから知られて

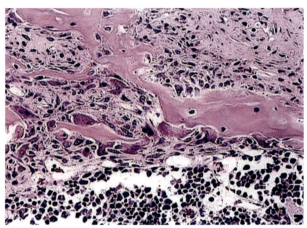

写真8 破骨細胞性骨吸収と新生骨形成
ラット、大腿骨、自然発生、HE 染色。

おり、病変は腎障害、副甲状腺の活性化により引き起こされる[16]（**写真6、7**）。骨の変化としては、破骨細胞による骨吸収と骨原性細胞、骨芽細胞による骨形成が主体となる（**写真8**）。形成された骨組織ではカルシウム沈着が遅れ、類骨の占める割合が大きい。このほか、骨細胞性骨吸収像もみられる。病変発生の機序として、(1) 腎臓でのリン排泄障害→高リン・低カルシウム血症→副甲状腺ホルモン分泌亢進→不十分なカルシウム再吸収促進、(2) 腎臓でのビタミン D 水酸化障害→腸のカルシウム吸収抑制→血液カルシウム濃度低下、(3) 腎臓での副甲状腺ホルモン分解障害→骨のカルシウム遊離促進、が考えられている。変化の発生率はラットでは加齢性の腎障害にしたがい高くなる。マウスにおいても変化は発生するが、ラットに比較し発生率は高くない[17]。

❷ 骨硬化症 osteosclerosis
■**同義語** 過骨症 hyperostosis（内骨症 enostosis、あるいは外骨症 exostosis）、骨化石症 osteopetrosis、骨線維化病変 fibro-osseous lesion
■**解説** 骨硬化症は、皮質骨の骨髄腔側での骨量の増加で特徴づけられる。F344 ラットの骨硬化症の初期病変は、皮質骨内表面および骨梁表面における類骨を伴う線

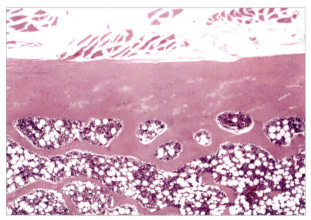
写真9　皮質骨の肥厚（軽度）
ラット、脛骨、自然発生、HE染色。

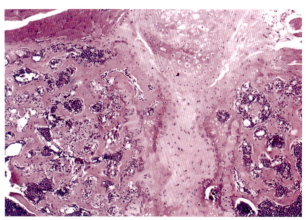
写真11　骨髄腔における新生骨の形成
マウス、胸骨、自然発生、HE染色。

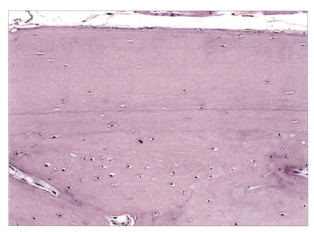
写真10　皮質骨の肥厚（重度）
ラット、脛骨、自然発生、HE染色。

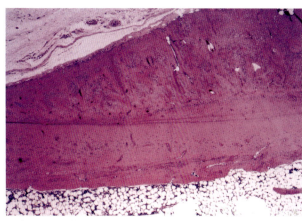
写真12　皮質骨外側への骨増殖
ラット、脛骨、自然発生、HE染色。

維性結合組織の巣状増殖である。病変が進展するとこれに石灰化骨が沈着し、さらに髄腔のほとんどの領域が層板状骨で埋められる[18]（**写真9、10**）。ICR（CD-1）マウスではラットに比較し、間葉性細胞、骨芽細胞による骨形成や破骨細胞による骨吸収像が多く認められる[19]（**写真11**）。しかし、腎性骨異栄養症のように腎障害、副甲状腺の異常は特徴的でない。マウスにおける骨硬化症は雌に好発し、しばしば卵巣や子宮の病変を伴うことから特にエストロゲンの不均衡がその原因として考えられ、また加齢との関連性を示唆する報告もある。骨硬化症はラットの長骨、胸骨、椎骨、その他の骨にも発生し、脛骨病変は6（雌）または18ヵ月齢（雄）から現れる。160匹のICR（CD-1）マウスにおける脛骨病変の発生率は雄82%、雌79%、また胸骨病変の発生率は雄86%、雌90%と報告されている。類似の病変は老齢B6C3F1マウスの雌にも認められる。このほか、ラットでは頻度は高くないが、皮質骨外側方向への骨組織の付加（外骨症 exostosis）もみられる[20]（**写真12**）。また、コラーゲン誘発性関節炎において骨硬化症が報告されている[21]。

❸ 骨粗鬆症 osteoporosis
■**同義語**　骨萎縮 bone atrophy
■**解説**　骨粗鬆症は石灰化骨の異常な減少で特徴づけられ、骨形成の低下または過剰な骨吸収による骨再構築の異常の結果である。正常ラットにおいて自然発生の骨粗鬆症は報告されていない。

一方、骨粗鬆症の病態解析、治療薬開発として、卵巣摘出誘発性骨減少症モデル動物が汎用され、また、遺伝子操作骨粗鬆症モデル動物、老化促進モデル動物も開発されている。卵巣摘出誘発性骨減少症モデル動物は女性の性ホルモン欠如による骨粗鬆症（1型）の疾患モデルである。若齢ラットの卵巣摘出では、長骨の骨幹端近位部での海綿骨の減少がみられる（**写真13、14**）。また、老化促進マウスであるSAMP6は老人にみられる骨形成低下を主因とする低代謝回転骨粗鬆症のモデルとして有用と考えられている[22]。

❹ 骨壊死 osteonecrosis
■**同義語**　無菌性骨壊死 aseptic bone necrosis
■**解説**　ICR（CD-1）マウス脛骨の近位端と骨幹に骨壊死が報告されている[23]。病変は発生部位、程度において、

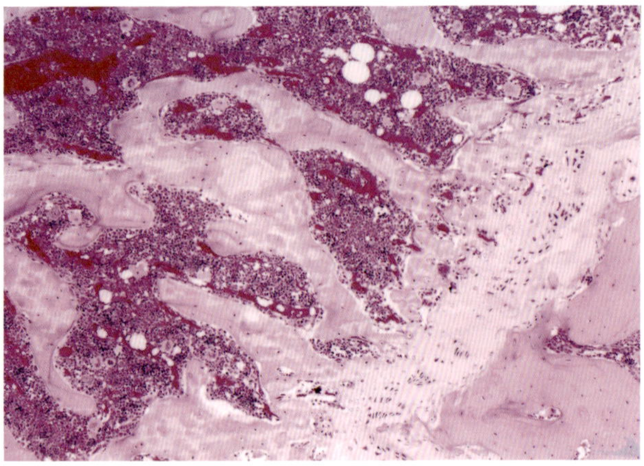

写真 13　正常の骨幹端
ラット、脛骨、HE 染色。

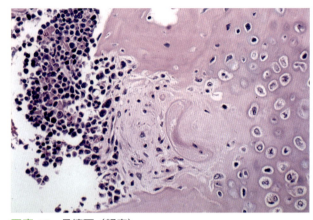

写真 15　骨壊死（軽度）
マウス、脛骨骨端部、自然発生、HE 染色。

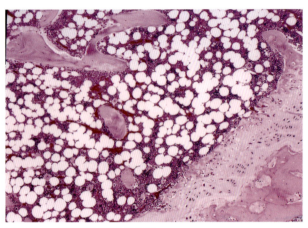

写真 14　骨幹端海綿骨の減少
ラット、脛骨、卵巣摘出、HE 染色。

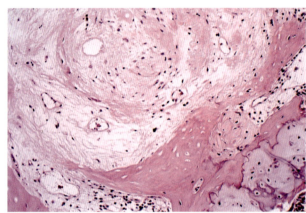

写真 16　骨壊死（重度）
マウス、脛骨骨端部、自然発生、HE 染色。

次の 3 型に分けられる。

①限局性の壊死であり、関節軟骨直下の骨端における骨細胞消失および染色性低下を示す骨梁により特徴づけられる（**写真 15**）。なお、強い変性性骨関節症が認められることもある。
②重度の例では、骨端の半分以上の領域が壊死に陥り、骨梁の骨折および骨端軟骨板の変性・壊死が認められることもある（**写真 16**）。
③大部分の骨幹が侵される塊状壊死で、骨幹端に変化はみられない。

自然発生の無菌性骨壊死はヒトおよび種々の動物で報告され、外傷や薬物投与に起因するか、または種々の疾患に伴って認められる。原因は明らかでない。

骨壊死の発生率は、ICR（CD-1）マウスで雌 5.7％、雄 2％、と雌で高く、系統差があるとされている。

❺ 骨軟化症 osteomalacia

■ **同義語**　過類骨症 hyperosteoidosis
■ **解説**　骨軟化症は、骨基質の石灰化障害に起因する類骨の増加により特徴づけられる。成長期ラットの脛骨における骨軟化症の早期病変の特徴は、配列不整を示す肥大軟骨細胞の増数による骨端軟骨板の肥厚で、軟骨基質の石灰化は欠如している。後期に骨端軟骨板の輪郭は不整となり、肥厚した軟骨が骨幹端内に舌状に伸びる。石灰化していないにもかかわらず、骨端軟骨に毛細血管が進入する。なお、成熟動物の骨軟化症では骨端軟骨板は影響されず、骨梁は類骨層で覆われる。ビタミン D、カルシウムまたはリンの摂取不足、あるいはそれらの代謝異常に起因し、成長期動物ではくる病 rickets と呼ばれる。肉眼的特徴として、くる病念珠 rachitic rosary が肋骨に認められる。過類骨症は、骨軟化症を含めて類骨の過剰沈着を意味する用語であり、骨の石灰化は正常であっても、まれに類骨沈着率の上昇により発生する。実験動物における骨軟化症の自然発生は少ない。

❻ 骨膜炎 periostitis、骨炎 ostitis

金網ケージで飼育した老齢ラットや肥満ラットにおいて、足底部に皮膚潰瘍が発現し、これに接して骨膜炎および皮質骨の炎症が認められる。反応性の肉芽組織および骨の増殖もみられる。

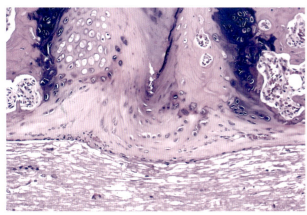

写真17　椎間円板の変性、線維輪突出による脊髄圧迫
マウス、胸椎、自然発生、HE染色。

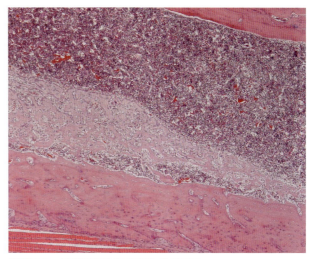

写真19　骨髄腔における新生骨の形成
ラット、脛骨、フッ素化合物誘発、HE染色。

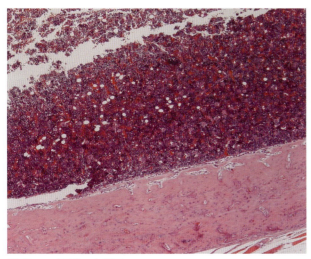

写真18　正常の皮質骨
ラット、脛骨、HE染色。

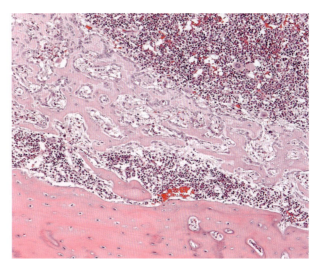

写真20　骨髄腔における新生骨の形成
写真19の拡大像。

❼ その他の病変

椎骨腹側面の骨増殖 osteophyte または脊椎症 spondylosis が F344、および他系統のラットで報告されている。その発生は椎骨への過剰な圧力と関連し、一般的に高体重の雄での発生率は雌よりも高い。マウスにおいては椎間円板の髄核・線維輪の変性、線維輪突出による脊髄の圧迫などが加齢とともに観察されている[24]（写真17）。また、少数のSDラットにおいて尾の彎曲がみられている。これは正常な尾椎間に異常な椎骨組織が形成され、正常な尾椎の成長方向とは異なる成長をすることにより尾の彎曲が引き起こされる[25]。

2-1-2）毒性病変

骨に対する毒性病変は、骨に直接作用するもの、全身症状の一環として二次的に骨に作用するものがある。骨に影響を及ぼす化学物質はそれほど多くなく、通常の毒性試験の病理検査において骨変化に遭遇する機会は少ない。また、化学物質の投与で発生する変化は、形態学的に自然発生の変化に類似する場合が多い。

❶ 栄養低下 nutritional disorder

飢餓により、骨端軟骨の鉱質化が抑制され骨が短くなる。また、ラットを低蛋白飼料で飼育しても骨が短小化する。摂食低下による顕著な体重減少を起こすような物質より、骨幹端骨梁の萎縮が認められる。

❷ フッ素 fluoride

フッ素は食物や水を介して体内に入り、一部は骨と発達中の歯に沈着する。フッ素の過剰摂取はフッ素症と呼ばれる。フッ素は骨芽細胞の増殖および機能を刺激することが報告されている。ハロゲン化フッ化水素を投与したラットでは、骨髄中に骨芽細胞が増殖し、類骨、骨組織を形成し、骨硬化症の形態像を示す（写真18～20）。新規化学物質の毒性試験では、試験物質の構造式にフッ素がみられた場合、骨、歯の変化について注意が必要である。

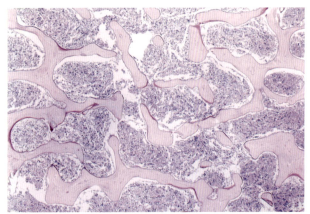

写真 21　正常の骨髄腔骨梁
カニクイザル、腰椎、吉木法による類骨染色。
（写真提供：勝田 修先生）

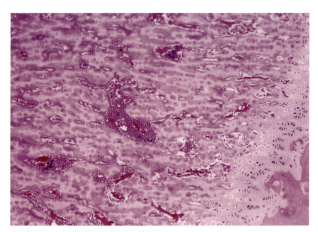

写真 23　骨幹端海綿骨の増加
ラット、脛骨、エストロゲン化合物誘発、HE 染色。写真 13 参照。

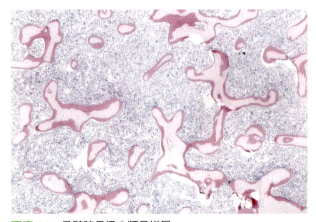

写真 22　骨髄腔骨梁の類骨増量
カニクイザル、腰椎、塩化カドミウム誘発、吉木法による類骨染色。（写真提供：勝田 修先生）

❸ カドミウム cadmium

カドミウムは骨芽細胞、破骨細胞両方の機能を抑制する[26]。塩化カドミウムを投与したラット、サルの骨病変では、老齢性あるいは閉経後の骨粗鬆症と骨軟化症が混合した病変を示す。変化の特徴の1つは類骨の増加である（**写真 21、22**）。骨軟化症のメカニズムについては腎障害を介した変化が第一に推測されるが、カドミウムが直接骨に作用することもあり、さまざまの要因があるとされている[27]。

❹ エストロゲン estrogen

雌ラットに 17β-エストラジオール 17β-estradiol を投与すると、骨幹端で骨梁が長く太くなる（**写真 23**）。これは骨吸収の抑制と骨形成の促進による[28]。また、C57Bl/6 J マウスへの 17β-エストラジオールシクロペンチルプロピオネート 17β-estradiolcyclopentylpropionate の投与による脛骨骨幹端の骨硬化症病変、他系統の雌マウスへのジエチルスチルベストロール diethylstilbestrol または 17β-エストラジオールの投与による胸骨と大腿骨の骨梁増加が報告されている。一方、エストロゲンの欠乏により、骨粗鬆症が発生する（**写真 14 参照**）。

❺ ビタミン A vitamin A

ビタミン A の過剰投与は、摂取量、摂取期間、動物種、年齢により異なる。変化は骨端軟骨における局所的な軟骨内骨化障害、骨膜における骨新生を基本とする。ラットでは、骨の長軸よりも横軸方向の成長低下が強いために、骨は細くなり病的骨折を起こす。ビタミン A の1つであるレチノイン酸を大量投与したラットにおいて、骨粗鬆症の発生が報告され、病変は長骨骨幹内表面における骨細胞と破骨細胞による異常な骨吸収により特徴づけられる。また、ビタミン A の大量投与は、早期骨端閉鎖を誘発する。

❻ ビタミン D vitamin D

ヒトにおいて、ビタミン D 中毒により骨硬化症が発生する。ラットでは、普通の飼料またはカルシウム添加飼料で飼育し、1,25-ジヒドロキシビタミン D3 を投与すると、脛骨骨幹端の破骨細胞が初期には増加し、次いで正常となり、最後は減少する。これに続いて、骨芽細胞は肥大、増数し、活発に基質を産生する。

❼ コルチコステロイド corticosteroid

ステロイド投与により骨粗鬆症が発生する。一般的に、コルチゾンの毒性により骨成長の低下、骨端軟骨板の菲薄化および骨幹端での軟骨梁の停滞と骨梁萎縮が認められる。その萎縮性病変は飢餓性の変化と類似している。ヒトでは、クッシング症候群 Cushing syndrome およびリウマチ性関節炎の治療のために、グルココルチコイドを長期投与された患者に骨粗鬆症の発生が報告されている。その機序として、腸のカルシウム吸収低下および尿中カルシウム排泄の増加、二次的に発現する副甲状腺ホルモン過剰症、およびグルココルチコイドの抗同化作用または異化作用などの複雑な関連が考えられている。グルココルチコイドは骨芽細胞に直接的な抑制作用を持ち、ラットにおいて骨梁新生を抑制し、またマクロファージを介して破骨細胞の骨吸収作用を促進することが in vitro 実験で認められている。一方、コルチコステロ

イドは、ヒトで大腿骨頸の無菌性壊死を引き起こすことが報告され、骨髄脂肪細胞の増大による血管圧迫、または脂肪塞栓による循環障害が原因として考えられている[29]。

❽ 甲状腺ホルモン thyroid hormone

甲状腺ホルモンの過剰により骨粗鬆症が発現する。病変は破骨細胞の増数として現れ、まず皮質骨、次いで骨梁が吸収される。同時に高カルシウム血症も認められる。過剰な甲状腺ホルモンは、骨芽細胞と破骨細胞の両方を活性化させるが、骨吸収率が骨形成率を上回り、骨量および骨カルシウム量が減少するとされている[30]。

❾ パラソルモン parathormone(PTH)

PTHは骨芽細胞を刺激し骨量を増加させる。このため、パラソルモン製剤が骨粗鬆症治療薬として用いられている。PTHを投与したラットの大腿骨において、皮質骨形成増加を伴う骨幹端の硬度および屈曲力の増加が報告されている。一方、高度の副甲状腺機能亢進症においては、過度な骨の再構築と吸収により骨量が減少する。皮質骨は骨内膜下で吸収され、骨梁も侵食される。これらの骨吸収部位は、線維性組織と新生骨梁により置換される。

❿ インスリン insulin 欠乏

糖尿病患者において、インスリン欠乏による骨量減少が報告されている。ストレプトゾトシン streptozotocin 誘発糖尿病ラットにおいても、骨形成、総骨量、単位骨あたりの灰分量および海綿骨密度の低下が認められている[31]。

⓫ ヘパリン heparin

ヘパリンの長期投与により、ヒトで骨粗鬆症が発生する。ある種の硫酸化多糖体をラットに投与すると、多糖体が網内系細胞に取り込まれ、骨膜を含む全身の種々の組織に泡沫細胞が認められる。大腿骨や脛骨の皮質骨および骨梁は菲薄化し、微小骨折およびその修復像がしばしば認められる。

⓬ プロスタグランジン prostaglandin(PG)

PGE2は骨芽細胞により産生され、コルチゾール存在下で骨形成を刺激するとされている[32]。PGE2を投与したイヌおよびラットにおいて、骨硬化症の発生が報告されている。若齢ラットでは、骨の長軸成長の抑制および骨内表面での骨付加率と骨形成率の上昇により、骨が太くなり、骨幹骨梁も増加する。また、PGE1、合成PGE1の同族体であるミソプロストール misoprostol の大量投与により、マウスに骨硬化症が高率に発生する。この機序は明らかでないが、マウスに特異的とされている。

⓭ インターロイキン interleukin(IL)

IL-1αをマウスに投与すると、高カルシウム血症や破骨細胞性骨吸収の促進、および骨形成の低下がみられる[33]。なお、IL-1の破骨細胞形成促進作用はPGE2を介して発現する。

⓮ ビスホスホネート剤 bisphosphonate

骨吸収抑制剤であるビスホスホネート剤投与により、ラット長骨では骨幹端領域の海綿骨の増殖が認められている。これは長骨の再構築における骨吸収作用の抑制である。骨量の増加を示すことより骨粗鬆症の治療薬として使用されている。

⓯ アルミニウム aluminium

アルミニウムに起因する骨軟化症は、ヒトの血液透析患者または尿毒症患者において重要な問題である。副甲状腺摘出および真性糖尿病は、アルミニウムによる骨病変を増悪する。類似の病変は、正常または尿毒症ラットへのアルミニウム塩大量投与により惹起される。アルミニウムによる骨病変は、類骨と石灰化骨の境界におけるアルミニウム沈着、および類骨の増加で特徴づけられる。

⓰ 鉛 lead

鉛は骨に取り込まれ、体内の90％の鉛が骨に沈着する。鉛を含む骨基質が吸収されると、破骨細胞に鉛の封入体がみられる。成長期の動物では、鉛により骨幹端骨梁で破骨細胞活性が低下し、骨硬化症が現れる。この部位は、X線で高密度の横断線 lead line として認められる。

⓱ アドリアマイシン adriamycin

抗がん剤のアドリアマイシンをウサギに投与すると、骨端から骨幹端にかけて病変が形成される。骨端軟骨は成熟帯の不明瞭化を伴い薄くなり、不規則な輪郭を示す。重度の例では、微小骨折により骨端軟骨は破片化する。骨幹端の骨梁は少なく、不規則に配列し、それを覆う細胞も減少する。卵円形の大型幹細胞が、肥厚した骨膜および骨内膜に観察される。低形成性骨髄組織、線維芽細胞様の未分化間葉性細胞および骨片が骨梁間にみられ、骨髄の線維化も認められる。皮質骨はほとんどが未成熟な骨組織で構成される[34]。以上の病変は、ハイドロキシアパタイト（ヒドロキシアパタイト）とアドリアマイシンの不可逆的結合によるものであり、未成熟骨の停滞を意味する。アドリアマイシンによる骨病変は、ウサギ、ラット、ブタで報告されている。さらに、ラットでは発達中の切歯にも病変が現れる。

⓲ 硝酸塩ガリウム gallium nitrate、シスプラチン cisplatin

抗がん剤である硝酸塩ガリウム、シスプラチンは骨代謝を変化させる。ガリウムは骨細胞活性を低下させ骨からのカルシウム遊離を抑制し、低カルシウム血症を誘発

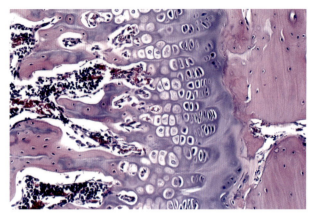

写真24 正常の骨端軟骨
イヌ、大腿骨、HE染色。

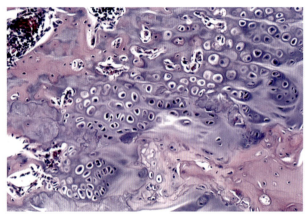

写真25 骨端軟骨における変性・壊死、軟骨細胞配列柱の乱れ
イヌ、大腿骨、自然発生、HE染色。

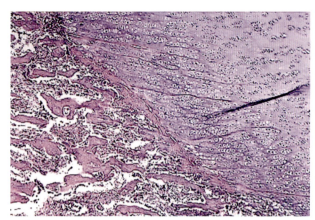

写真26 骨端軟骨板と骨幹端骨梁間の亀裂、骨端軟骨の伸長
ブタ、大腿骨、自然発生、HE染色。

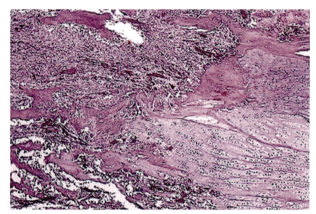

写真27 骨端軟骨板の伸長、骨幹端での変性・壊死、骨梁の骨折
ブタ、大腿骨、自然発生、HE染色。

する。破骨細胞数は増加する。また、シスプラチンは骨に沈着している鉛を動員して、鉛による腎症を引き起こすことが報告されている。

⑲ シクロホスファミド cyclophosphamide

抗がん剤のシクロホスファミドは骨細胞の分裂に影響し、骨の形成および成長を抑制する。

⑳ シクロスポリンA cyclosporine A

免疫抑制剤であるシクロスポリンAを雄ラットに投与すると骨再構築率の上昇とともに、骨吸収の促進による骨梁消失が認められる[35]。

㉑ フルルビプロフェン flurbiprofen

非ステロイド性抗炎症剤（NSAIDs）であるフルルビプロフェンが、ラット脛骨で破骨細胞を減数させることにより骨吸収を低下させる。また、この薬物は骨芽細胞の動員およびその活性化により骨膜性骨形成を促進する。しかし、成熟ラットにおいて骨幹端の骨形成および骨端軟骨の機能は影響されない。

㉒ ワルファリン warfarin

ワルファリンは抗ビタミンK作用の抗凝血剤であり、骨端閉鎖が誘発される。

㉓ アルコール alcohol

ラットにエタノールを長期間投与すると、骨芽細胞による骨基質産生の抑制および基質石灰化の低下が認められる。*in vitro* の実験から骨芽細胞への直接作用が推測されている。

2-2．軟骨、関節

2-2-1）自然発生病変

❶ 骨端軟骨の変性
degeneration of epiphyseal cartilage

ラット、イヌの骨端軟骨の変性・壊死が報告されている[36〜38]。変化は、軟骨基質での膠原線維の露出、好酸性線条、軟骨細胞柱配列の乱れ、変性・壊死である（**写真24、25**）。壊死が骨端軟骨から骨幹端の骨梁にまで進展することもある。また、亀裂骨折が骨端軟骨と皮質骨との間でしばしばみられる。骨端軟骨の変性・壊死は雌雄ともにみられ、加齢に伴って増加する。原因として、骨端軟骨への機械的負荷、骨端と骨幹端の境界での機械的因子による血液供給阻止が考えられている。このような

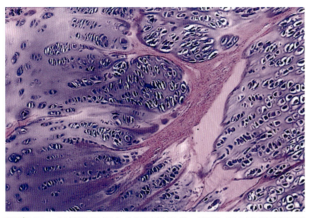

写真 28　骨端軟骨板内の好酸性線条、壊死、軟骨細胞柱配列の乱れ
ブタ、大腿骨、自然発生、HE 染色。

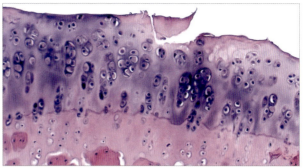

写真 30　関節軟骨における変性・壊死、びらん
ラット、大腿骨、自然発生、HE 染色。

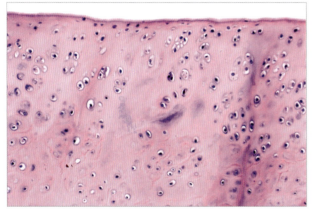

写真 29　関節軟骨における軟骨基質の粗造化
ラット、大腿骨、自然発生、HE 染色。写真 4 を参照。

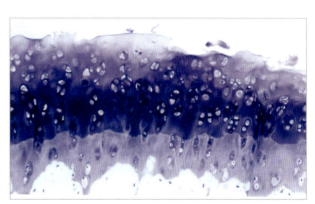

写真 31　関節軟骨における変性・壊死、びらん
写真 30 のトルイジンブルー染色。びらん周囲において染色性の低下を認める。写真 5 を参照。

軟骨の変化は骨軟骨症に伴い発現することもある。

❷ 骨軟骨症 osteochondrosis

■同義語　離断性骨軟骨炎 osteochondritis dissecans、軟骨発育不全症 dyschondroplasia

■解説　骨軟骨症は、ラット、イヌ、さらに家畜において観察される。この変化は骨端軟骨、関節軟骨に発生し、関節軟骨では変化が進行した場合、関節軟骨の一部が剥がれ、離断性骨軟骨炎と呼ばれることもある。骨端軟骨における変化としては、石灰化帯、骨端軟骨と骨梁間での亀裂、壊死がみられ、それにより軟骨内骨化障害が発生し、結果的に骨端軟骨が伸長する[39]（写真 26、27）。また、骨端軟骨では好酸性線条、軟骨細胞柱配列の乱れ、変性・壊死も観察される（写真 28）。一方、関節の変化としては、変化が進行した例では、肉眼的に大腿骨顆全体が白色化し、円形斑は中央が陥没し、その辺縁が周囲関節軟骨から剥離する。組織学的に、初期には深層軟骨の小空隙形成、およびそれを囲む小型軟骨細胞がみられる。周囲の正常な深層軟骨が時間の経過とともに菲薄化することにより、異常な軟骨は骨端骨髄に突出して認められる。次いで、周囲に小型軟骨細胞の増殖を伴う多くの小壊死巣が深層全域に現われる。中等度の病変では、最深層の壊死巣に亀裂が生じ、これに接する骨髄組織は増殖した線維性組織により置換される。重度の病変では、深層の亀裂が関節表面に達し、軟骨弁または潰瘍が形成される[40]。骨軟骨症の原因として、遺伝的因子、急速な成長、障害部の解剖学的特異性、外傷、飼料のアンバランスなどが考えられている[41]。

❸ 変性性骨関節症 degenerative osteoarthrosis

■同義語　変性性関節炎 degenerative osteoarthritis、変形性関節症 arthrosis deformans

■解説　ラット、マウスにおける初期変化は、関節軟骨基質からの粘液多糖体の消失であり、膠原線維の露出を伴う。変化が進行した場合、表層軟骨には表面と垂直に走る微小亀裂 fissure が形成され、軟骨細胞は変性、壊死に陥る[37,42]。一方、その周辺で軟骨細胞は肥大し増殖する。時間の経過に伴い、機械的刺激により関節軟骨にびらん、潰瘍が形成され、露出した軟骨下骨（象牙質化 eburnation）が形成されることもある（写真 29～31）。剥離した関節軟骨は関節鼠 joint mice となり、関節組織を傷害する。軟骨下骨では、微小骨折を示し、骨髄の線維化が同時に認められることもある。慢性化すると、関節軟骨は辺縁で増殖体を形成する。変性性関節症は加齢と関係し、ヒト、ラット、マウスおよび家畜に発生する。F344 ラットでは 13 ヵ月齢で、SD ラットでは 6～12 ヵ月

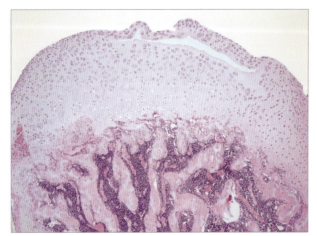

写真32　関節軟骨内の空洞形成
ラット、大腿骨、キノロン系抗菌剤誘発、HE染色。
（写真提供：矢部光一先生）

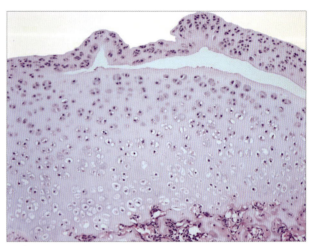

写真33　関節軟骨内の空洞形成
写真32の拡大像。（写真提供：矢部光一先生）

齢で、大腿骨および膝蓋骨の病変が報告されている。マウスでの発生率と程度は系統または性により異なり、ICR（CD-1）マウスは感受性の高い系統とされている。

❹ 関節炎 arthritis

F344ラットにおいて、関節炎がまれに四肢骨の末端（手関節、足関節）に認められる。病変は化膿性浸出液、滑膜炎、滑膜増殖および反応性の骨新生を示す。

2-2-2）毒性病変

軟骨に対し毒性を示す化学物質はそれほど多くなく、通常の毒性試験の病理検査において変化に遭遇する機会は少ない。また、骨端軟骨、関節軟骨の化学物質による変化が報告されているが、変化自体は自然発生病変に類似する場合が多い。

❶ キノロン系抗菌剤 quinolone

キノロン系抗菌剤は、幼若動物の関節軟骨に病変を引き起こすが、成熟動物には影響しない。この変化はイヌ、ラット、モルモット、ウサギおよびマーモセットで報告されている。最も感受性の高いイヌでは四肢のほとんどすべての可動関節、ラットでは主に大腿骨や上腕骨の遠位端の関節軟骨において、突出した水疱 blister またはびらんが形成される。変化は、初期に中間層の軟骨細胞が萎縮、濃染し、時には細胞質が空胞化し崩壊する。このような変性軟骨細胞の周囲では軟骨基質の染色性が低下し、プロテオグリカン合成の障害が推測されている。時間の経過に伴い、広範囲の軟骨基質は壊死した軟骨細胞を含み、水腫性に膨化し、軟骨基質では膠原線維が露出する。表層の軟骨細胞には変化はみられないが、中間層から表層にかけて軟骨基質の染色性は顕著に低下する。続いて、水腫性の軟骨に関節表面と平行した亀裂または空洞が形成される[43]（写真32、33）。病変発生の機序は明らかでない。また、キノロン系抗菌剤はアキレス腱に変化をもたらすことも知られている。すなわち、アキレス

腱では、線維芽細胞（腱細胞）は変性、萎縮し、不規則な形の核を持つようになる（写真34）。上記病変は、足関節で最も顕著に観察されるが、他の四肢関節でもみられる。一方、大量のキノロンを幼若ラットに長期間投与すると、骨軟骨症病変も高率に発生する[44]。

❷ ヨード酢酸 iodoacetic acid

ヒトの変性性骨関節症モデルの作製を目的として、種々の物質が動物の関節腔内に投与されている。糖質分解抑制物質であるヨード酢酸を投与したラットにおいても骨関節症が報告されている[45]。ラットにおいては、投与後早期にほぼすべての関節軟骨細胞は表層から深層にかけて壊死に陥る。後に、この部位で細胞増殖を示す多くの軟骨細胞集簇 chondrocyte cluster がみられ、さらに骨増殖体が発達する。

❸ パパイン papain

蛋白質分解酵素であるパパインの膝関節腔内投与は変性性骨関節症のモデルとして、ウサギ、モルモットまたはラットで報告されている[46,47]。処置されたラット大腿骨の関節軟骨において、基質染色性はほぼ完全に消失するが、軟骨細胞は正常に保たれ、後に基質の染色性は回復する。

❹ コルチコステロイド corticosteroid

コルチコステロイドの関節腔内投与は、変性性骨関節症やリウマチ性関節炎の治療に用いられる。しかし、副作用として関節軟骨と軟骨下骨の変性が発現する。その原因として凝血亢進、血管炎または軟骨基質産生の低下が考えられている。ハロプレドンジアセテート halopredone diacetate、メチルプレドニゾロンアセテート methylprednisolone acetate またはトリアムキノロンアセトニド triamcinolone acetonide を成熟ウサギの膝関節腔に投与すると、関節腔内に薬物結晶が現れ、関節軟骨ではハイドロキシアパタイトの針状結晶を含む嚢胞、表層か

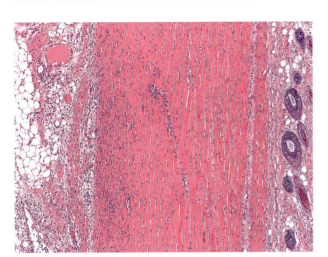

写真34 アキレス腱病変
ラット、キノロン系抗菌剤誘発、HE染色。
（写真提供：矢部光一先生）

ら中間層に達する亀裂形成、軟骨細胞の減数を伴う部分的な基質染色性の低下が認められる。さらに、細胞小器官の減少、フィラメント状細線維の増加、プロテオグリカンと未熟細線維の減少・消失もみられる[48]。また、デキサメタゾン dexamethasone の投与によりラットで軟骨細胞の変性が認められる。

❺ 非ステロイド性消炎剤 non-steroidal anti-inflammatory drugs（NSAIDs）

非ステロイド性消炎剤は関節炎の治療に用いられてきた。ロナゾラック-Ca lonazolac-Ca をラットに長期間投与すると、膝関節軟骨細胞でリソソーム、グリコーゲン、脂肪滴およびマイクロフィラメントが増加する。さらに変化が進行すると、軟骨細胞は大型化し、粗面小胞体およびゴルジ装置が増加し、細胞の合成分泌機能およびリソソーム機能が活性化する。このほか、ナリジクス酸 naliacixic acid、オキソリン酸 oxolinic acid、ピペミド酸 pipemidic acid 投与においても関節軟骨の中間層の亀裂をはじめ、さまざまな変化が報告されている[49]。

❻ 亜鉛ジメチルジチオカルバメイト zinc dimethyldithiocarbamate

農薬である亜鉛ジメチルジチオカルバメイトの投与により雌雄F344ラットで後肢長骨の骨端軟骨の異常による下腿骨近位の彎曲、膝関節の拘束および脛骨近位の骨端閉鎖遅延がみられる。この遅延は雌で大腿骨遠位にも現れる。組織学的には、骨端軟骨の増殖および軟骨細胞の配列不整を伴う骨端閉鎖遅延である[50]。

❼ 抗痙攣剤 anticonvulsant、マイナートランキライザー minor tranquilizer

ジフェニルヒダントイン diphenylhydantoin またはバルプロ酸ナトリウム sodium valproate を投与した若齢ラットにおいて、大腿骨骨端軟骨板と下顎骨軟骨の菲薄化および軟骨細胞数の減少が認められる[51]。これらの変化は、薬物の軟骨細胞増殖と軟骨基質産生の抑制作用および副甲状腺ホルモンとの相互作用に起因すると考えられている。カルバマゼピン carbamazepine およびジアゼパム diazepam も若齢ラットの骨成長を低下させることが示されている。抗痙攣剤は、一般的に鉱質代謝を障害するとともに軟骨の萎縮性変化を起こすとされている[52]。その機序として、肝薬物代謝酵素誘導によるビタミンDの代謝亢進による欠乏があげられている。しかし、抗痙攣剤が骨代謝に直接作用することも in vitro 試験で報告されている。また、ジフェニルヒダントインは、細胞内カルシウム流入を抑制し、軟骨細胞および骨芽細胞のコラーゲン産生も抑制する。

❽ 線維芽細胞成長因子チロシンキナーゼ型レセプター抑制因子 fibroblast growth factor receptor tyrosin kinase inhibitor

若齢ラットへの経口投与により、骨端軟骨板の増殖帯、肥大帯、石灰化帯の肥厚が報告されている[53]。

❾ N-アセチルムラミル-L-アラニル-D-イソグルタミン N-acetylmuramyl-L-alanyl-D-isoglutamine（MDP）

MDPは細菌の細胞壁構成物質で、アジュバント活性を持つ最小単位である[54]。合成MDPのMDP-Lys（L18）は、白血球増多剤として用いられている。ラットにMDPまたはMDP-Lys（L18）を投与すると、アジュバント関節炎と類似の進行性多発性関節炎が惹起される[55,56]。

❿ アムホテリシン amphotericin

抗真菌剤のアムホテリシンは、関節腔内投与によりウサギに非免疫性関節炎を惹起する[57]。初期に急性滑膜炎が、後期に滑膜の過形成と絨毛状増殖、単球の浸潤および線維芽細胞の増殖、滑膜表層細胞の増殖、線維芽細胞を伴うパンヌスが観察される。関節軟骨では表層軟骨細胞の消失、軟骨細胞集簇巣、プロテオグリカンの消失、膠原線維の露出、亀裂がみられる。

⓫ 鉄 iron

リウマチ性関節炎などによる脊椎炎の患者は、貧血の治療のためにデキストラン鉄 iron dextran の点滴静脈内投与を受けるが、これにより滑膜炎が増強されることがある。クエン酸鉄 ferric citrate を単回静脈内投与されたラットの膝関節滑膜において、毛細血管の拡張、滑膜表層細胞の増殖および単核細胞の浸潤が認められている[58]。

⓬ インターロイキン-1 interleukin（IL-1）

IL-1をウサギの関節腔内に投与すると、関節軟骨では軟骨細胞密度の低下、軟骨細胞の大型化、軟骨基質染色性の低下が認められる。滑膜では、滑膜細胞の活性化、好中球とマクロファージの反応、リンパ球の血管周囲性浸潤、線維化、パンヌス形成が認められる[59]。ラットに

おいても、同様な変化がみられる。

⑬ ニトロフラゾン nitrofurazone
合成抗生物質のニトロフラゾンを投与したラットに変性性関節症が発生する。後肢は彎曲し、堅い瘤状突起が膝に現れる。主な病変は、大腿骨、膝蓋骨および脛骨の関節軟骨の変性と過形成、さらに滑膜増殖である。関節軟骨では軟骨基質の染色性低下、表層の破壊および増殖を示唆する軟骨細胞集簇巣がみられ、また、関節内靱帯の骨化および骨増殖体の形成も認められる。類似の変性病変は、他の抗生物質を投与したラットおよびイヌでも報告されている。

⑭ ドキソルビシン doxorubicin
アドリアマイシン adriamycin ともいう。抗がん性抗生物質であるドキソルビシンの投与によりラット、ウサギの骨端軟骨への影響がみられ、ラットでは他の長骨に比較し脛骨、上腕骨での骨端軟骨板の菲薄化が特徴的と報告されている[60]。

⑮ ブレオマイシン bleomycin
抗がん性抗生物質であるブレオマイシンはラットに膝関節炎を惹起することが報告されている[61]。初期に滑膜表層細胞の微細空胞化が認められ、次いで水腫、単核細胞浸潤が出現し、滑膜の壊死もみられる。同様の病変は、軽度であるが足根関節にも認められ、同時に足底部皮膚にも炎症が発現する。なお、本薬物に対する感受性は幼若ラットよりも成熟ラットで高い。

⑯ その他
化学物質により免疫性関節炎 immune arthritis が報告されている。変化として、最初に関節周囲炎および浸出性滑膜炎が認められる。リンパ球浸潤は免疫性関節炎の特徴で、滑膜でまれに胚中心を伴うリンパ濾胞が形成される。また、好中球、マクロファージ、単球の浸潤もみられる。滑膜表層細胞の反応は顕著であり、タイプB細胞の肥大、増数および過形成が認められる。慢性炎症の特徴として、滑膜は絨毛状増殖を示し、関節軟骨を破壊しパンヌス pannus（関節端から発生する肉芽組織）を形成する。滑膜には巣状壊死も認められる。さらに、滑膜や関節包におけるマクロファージおよび滑膜表層細胞のヘモジデリン沈着、肉芽組織による滑膜と関節包の肥厚および石灰沈着、関節辺縁での骨増殖体の形成、骨膜性骨形成が認められる。一方、ヒトのリウマチ性関節炎の研究のために、抗原またはアジュバントによる免疫反応を介した慢性関節炎動物モデルが古くから作製され、非免疫性関節炎も含めて、フィブリン、卵白アルブミン、ウシ血清アルブミン、免疫グロブリン、軟骨プロテオグリカン、タイプⅡコラーゲン、ザイモザン zymosan およびトランスフォーミング成長因子（TGF-β）などによるモデルがある[62〜66]（**写真35**）。

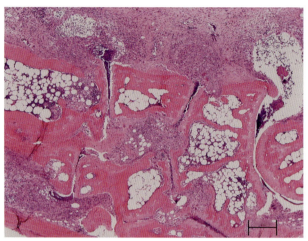

写真35　抗タイプⅡコラーゲン抗体誘発関節炎
マウス、HE染色。目盛りは200 μm。（写真提供：浅野　哲先生）

血管内皮増殖因子（VEGF）、線維芽細胞成長因子（FGF）、アンギオポエチン、血小板由来成長因子（PDGF）は血管新生作用を示す増殖因子であるが、関節リウマチの発生への関与が考えられている。抗体医薬品としてサイトカインの1つである腫瘍壊死因子（TNF-α）を阻害する生物製剤が関節リウマチ治療薬として開発されている。

3．腫瘍性病変

3-1．骨・軟骨・関節
骨・軟骨・関節の腫瘍は他の器官に比較し少ない。

❶ 骨腫 osteoma
■**組織発生**　骨腫はしばしば肩甲骨、頭蓋骨あるいは下顎骨の表面にみられる骨芽細胞由来の良性腫瘍である。
■**組織学的特徴**　本腫瘍は、骨芽細胞の増殖による類骨・成熟骨による骨組織の形成が特徴的であり、不規則な層板がみられることもある。また、腫瘍の増殖に伴い骨髄腔が形成され、血管、線維性成分、脂肪あるいは造血細胞が認められることもある。
■**鑑別診断**　骨肉腫とは、腫瘍細胞の異型性、核分裂像の頻度などの悪性所見の有無から鑑別可能である。外骨症 exostosis は明確な原因は明らかではなく、局所における骨質の異常増殖を示す非腫瘍性病変であるが、骨腫との鑑別が困難な場合がある。
■**解説**　骨腫はラット、マウス、イヌできわめてまれに発生する発育の緩慢な良性腫瘍である[67〜70]。しかし、CF-1マウスでは高い発生率を示すとの報告がある[70]。一般に動物の状態は悪化せず、寿命の短縮も起こらない。まれではあるが、脊椎内面より発生した例においては脊髄を圧迫し、後肢麻痺を引き起こすこともある。

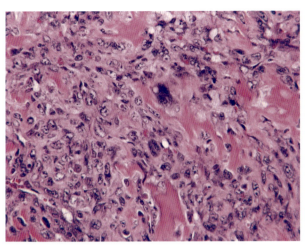

写真36 骨肉腫
ラット、肋骨、自然発生、HE染色。
（写真提供：玉野静光先生）

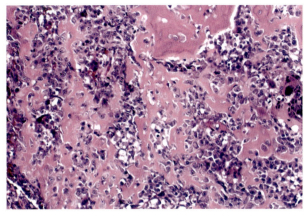

写真37 骨外性骨肉腫
イヌ、皮下、自然発生、HE染色。

❷ 軟骨腫 chondroma

■**同義語**　chondromatous neoplasm

■**組織発生**　大腿骨、上腕骨、骨盤、肩甲骨などの軟骨組織より発生する。

■**組織学的特徴**　本腫瘍は、比較的よく分化した軟骨細胞が数個あるいはそれ以上の単位で増殖し、粘液様あるいは硝子様基質により小葉状に分割されている。部分的に細顆粒状の石灰沈着あるいは内軟骨性の骨化が認められる。腫瘍細胞の大小不同がみられることもあるが、核分裂像は少なく、多型や異型などは認められない。腫瘍内に軽度な変性を認めることもある。

■**鑑別診断**　軟骨腫は境界明瞭な、分化した軟骨細胞および軟骨基質からなる良性腫瘍で、核分裂が少なく、核の多型や異型がみられないことから、軟骨肉腫と鑑別することは容易である。

■**解説**　軟骨腫は軟骨組織由来の良性腫瘍である。実験動物における本腫瘍の自然発生頻度は極めて低い[67～69]。

❸ 骨肉腫 osteosarcoma

■**同義語**　osteogenic sarcoma

■**組織発生**　骨肉腫は上腕骨、大腿骨などの長骨よりも頭蓋骨、脊椎骨などの扁平骨の骨芽細胞から発生する場合が多い。また、骨外性骨肉腫 extraskeletal osteosarcoma は、骨組織以外の脾臓、消化管、皮下組織などから発生するまれな腫瘍である[71～73]。

■**組織学的特徴**　クロマチンに富む細胞核を有する紡錘形、多角形あるいは卵円形の腫瘍細胞の増殖よりなり、類骨、骨あるいは軟骨の形成が認められ、反応性に破骨細胞も出現することもある（**写真36**）。腫瘍細胞は異型性に富み、核分裂像も多数みられる。その組織像は多彩であり、主に骨形成型、線維芽細胞型、骨芽細胞型および血管拡張型に分類され、これらの混在型もみられる。骨形成型は通常認められるものであり、腫瘍組織中に骨芽細胞の増殖巣が散在しており、この部位に類骨形成が豊富に認められる。線維芽細胞型は主に紡錘形細胞の増殖よりなり、類骨形成も部分的に伴う。骨芽細胞型は線維芽細胞型と同様の組織像を示すが、腫瘍細胞は多角形あるいは卵円形を呈し、有糸分裂を伴い、異型性が明らかである。血管拡張型は、多量の血液を充満した類洞と類骨を含む間質組織よりなり、一見、血管肉腫様の形態をとる。この型の腫瘍では、類骨や骨芽細胞の量は部位によって変動する。骨外性骨肉腫の組織像は骨肉腫と基本的に同じである（**写真37**）。

■**鑑別診断**　血管拡張を伴う骨肉腫と骨の血管肉腫との鑑別は困難なことがある。血管肉腫では細胞の器質化、血管成分の異型の程度や反応性骨組織がみられる。また、腫瘍が軟骨基質と軟骨細胞より構成され、骨化生を随伴している場合には軟骨肉腫と診断すべきである。

■**解説**　骨肉腫はイヌ、マウス、ラットで報告されている[67～69,74]。発生頻度の低い自然発生性の悪性腫瘍であるが、骨腫瘍の中では最もよく認められるものであり、しばしば肺、肝臓、腎臓、リンパ節などへ転移する。この腫瘍は若い世代で起こることから、ヒトでは重要な腫瘍となっている。したがって、この腫瘍についての研究を行うために種々の化学物質を用いた動物モデルの作出が試みられている。その例として、種々の動物種に放射線照射を行う方法、ラットの脛骨内に moloney の肉腫ウイルスを接種する方法などがある[75]。さらに、4-HAQO やベンゾピレン benzopyrene などの化学物質をマウス、ラットの骨内に投与すると、骨肉腫や他の型の肉腫が誘発される[76]。また、テリパラチド teriparatide 処置による骨腫、骨肉腫などの発生が報告されている[77]。

❹ 軟骨肉腫 chondrosarcoma

■**同義語**　chondroblastic sarcoma、osteochondrosarcoma

■**組織発生**　大腿骨、上腕骨、骨盤、肩甲骨などを中心にして軟骨組織より発生する。

■**組織学的特徴**　異型軟骨細胞および軟骨芽細胞の分葉状増殖よりなり、細胞質は主に好酸性で、核は多形化し

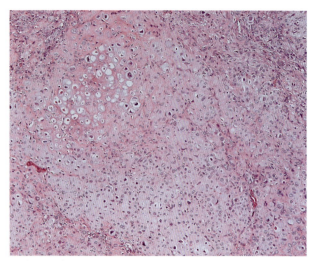

写真 38 軟骨肉腫
ラット、下顎骨、自然発生、HE 染色。

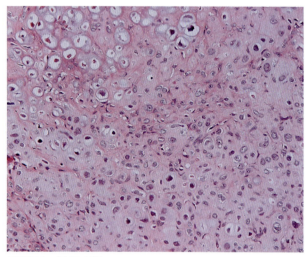

写真 39 軟骨肉腫
写真 38 の拡大像。

て二核あるいは多核を呈し、クロマチンに富む。粘液性あるいは硝子様物質よりなる豊富な基質内に円形、星状、紡錘形腫瘍細胞がみられる（**写真 38、39**）。微細顆粒状の石灰化巣や軟骨組織の化生による骨形成が認められることがあるが、腫瘍細胞による骨形成はみられない。組織形態により、軟骨腫型、粘液腫型、粘液線維腫型に分類され、これらが同一組織内に混在することもある。

■**鑑別診断** 低分化型な軟骨肉腫は組織学的に腫瘍性類骨のみられない骨芽細胞性骨肉腫と鑑別困難なことが多いが、軟骨肉腫ではアルカリホスファターゼ活性が陰性であり、鑑別が可能な場合もある。なお、腫瘤内に悪性腫瘍細胞による骨形成がみられた場合は骨肉腫であることから、多部位の標本を作製し、腫瘍細胞による骨形成の有無を観察することが必要である。

■**解説** ラットやマウスにおける軟骨肉腫の自然発生頻度は著しく低いが、その中でも骨肉腫に次いで多い悪性腫瘍である。実験的には、動物の骨内に N-ヒドロキシ-2-アセチルアミノフルオレン N-hydroxy-2-acetylaminofluorene の銅キレート化合物の投与により誘発することが報告されている[78]。

❺ 滑液膜肉腫 synovial sarcoma

■**同義語**　malignant synovioma

■**組織発生**　滑液膜肉腫は関節あるいは腱鞘や滑液嚢などの関節周囲の軟部組織より発生する。

■**組織学的特徴**　線維肉腫様成分と上皮様成分（滑液膜上皮細胞）より構成される二相性の増殖パターンを示す。線維肉腫様成分よりなる部分では、好塩基性細胞質と卵円形核を有する紡錘形細胞が帯状あるいはシート状に密に増殖する。一方、上皮様成分よりなる部分では、腫大した多形細胞が不規則な裂隙や小型嚢胞を囲むように配列し、嚢胞内腔にはこれら腫瘍細胞による乳頭状突起や粘液様物の貯留が認められることがある。周囲の骨格筋や骨への浸潤、肺や肝臓への血行性転移がしばしば認められる。

■**鑑別診断**　血管周皮腫、悪性線維性組織球腫（MFH）、線維肉腫、未分化肉腫などの間葉系腫瘍との鑑別が困難となることが多い。滑液膜肉腫では、粘液を分泌する腫瘍細胞よりなる集簇巣や上皮細胞で内張りされた不規則な空隙が認められ、免疫組織学的染色でサイトケラチンとビメンチンのいずれにも陰性を示すことが重要な鑑別点となる。

■**解説**　実験動物ではまれな腫瘍である。ラット、イヌなどで若干の症例報告がある[67,79]。実験的にはラットに 9,10-ジメチル-1,2-ベンズアントラセン 9,10-dimethyl-1,2-benzanthracene を関節包内に投与することにより誘発させた報告がある[80,81]。

引用文献

1) Anderson HC. Mechanism of mineral formation in bone. *Lab Invest* 60：320-330, 1989.
2) Palumbo C, Palazzin S, Marotti G. Morphological study of intercellular junctions during osteocyte differentiation. *Bone* 11：401-406, 1990.
3) 松本俊夫. 骨リモデリングの制御機構に関する最近の研究. 日本臨牀 60：37-46, 2004.
4) Delaisse JM, Vaes G. Mechanism of mineral solubilization and matrix degradation in osteoclastic bone resorption. In：*The biology and physiology of the osteoclast*. Rifkin BR, Gay CV (eds). CRC Press, Florida. pp289-314, 1992.
5) Holtrop ME, King GJ, Cox KA, et al. Time related changes in the ultrastructure of osteoclasts after injection of parathyroid hormone in young rats. *Calcit Tissue Int* 27：129-135, 1979.
6) Fukuda S, Matsuoka O. Comparative studies on maturation process of secondary ossification centers of long bones in the mouse, rat, dog and monkey. *Exp Anim* 29：317-326, 1980.
7) Ide H, Aono H. Retinoic acid promotes proliferation and chon-

drogenesis in the distal mesodermal cells of chick limb bud. *Dev Biol* 130：767-773, 1988.
8) Wozney JM, Rozen V, Celeste AJ, et al. Novel regulators of bone formation：molecular clones and activities. *Science* 242：1528-1534, 1988.
9) Kato Y, Nomura Y, Tsuji M, et al. Somatomedin-like peptide (s) isolated from fetal bovine cartilage (cartilage-derived factor)：isolation and some properties. *Proc Natl Acad Sci USA* 78：6831-6835, 1981.
10) Inoue H, Kato Y, Iwamoto M, et al. Stimulation of cartilage-matrix proteoglycan synthesis by morphologically transformed chondrocytes grown in the presence of fibroblast growth factor and transforming growth factor-beta. *J Cell Physiol* 138：329-337, 1989.
11) Kato Y, Gospodarowicz D. Stimulation by glucocorticoid of the synthesis of cartilage-matrix proteoglycans produced by rabbit costal chondrocytes in vitro. *J Biol Chem* 260：2364-2373, 1985.
12) Kato Y, Koike T, Iwamoto M, et al. Effects of limited exposure of rabbit chondrocyte cultures to parathyroid hormone and dibutyryl adenosine 3',5'-monophosphate on cartilage-characteristic proteoglycan synthesis. *Endocrinology* 122：1991-1997, 1988.
13) Iida H, Fukuda S. Age-related changes in bone weights and their components in rats. *Exp Anim* 42：349-356, 1993.
14) Brand HS, De Koning MHMT, Van Kampen GPJ, et al. Age related changes in the turnover of proteoglycans from explants of bovine articular cartilage. *J Rheumatol* 18：599-605, 1991.
15) Kuettner KE, Aydelotte MB, Thonar EJ-MA. Articular cartilage matrix and structure：a mini review. *J Rheumatol* 18：46-48, 1991.
16) Itakura C, Iida M, Goto M. Renal secondary hyperparathyroidism in aged Sprague-Dawley rats. *Vet Pathol* 14：463-469, 1977.
17) Yamasaki K. Pathology of renal secondary hyperparathyroidism in mice. *Exp Anim* 35：93-96, 1986.
18) Yamasaki K, Itakura C. Osteosclerosis in F344/DuCrj rats. *Lab Anim* 22：141-143, 1988.
19) Yamasaki K, Itakura C. Osteosclerosis in aged ICR mice. *Jpn J Vet Sci* 47：799-805, 1985.
20) Yamasaki K, Houshuyama S. Proliferative bone lesions in Sprague Dawley rats. *Lab Anim Sci* 44：177-179, 1994.
21) Schuh JCL, Hall R, Lambert D, et al. Periosteal hyperostosis (exostosis) in DBA/1 male mice. *Toxicol Pathol* 30：390-393. 2002.
22) 答島恵実子，井上大輔，松本俊夫．老化促進モデル動物 (SAM, Klotho)．日本臨牀 62：768-776，2004．
23) Yamasaki K, Itakura C. Aseptic necrosis of bone in ICR mice. *Lab Anim* 22：51-53, 1988.
24) Yamasaki K. Vertebral disk changes in B6C3F1 mice. *Lab Anim Sci* 46：576-578, 1996.
25) Yamasaki K, Anai S. Kinked tail in Sprague-Dawley rats. *Lab Anim Sci* 39：77-78, 1989.
26) Iwami K, Moriyama T. Comparative effect of cadmium on osteoblastic cells and osteoclastic cells. *Arch Toxicol* 67：352-357, 1993.
27) Katsuta O, Hiratsuka H, Matsumoto J, et al. Cadmium-induced osteomalacic and osteopetrotic lesions in ovariectomized rats. *Toxicol Appl Pharmacol* 126：58-68, 1994.
28) Abe T, Chow JWM, Lean JM, et al. Estrogen does not restore bone lost after ovariectomy in the rat. *J Bone Min Res* 8：831-838, 1993.
29) Boss JH, Misselevich I. Osteonecrosis of the femoral head of laboratory animals：the lesions learned from a comparative study of osteonecrosis in man and experimental animals. *Vet Pathol* 40：345-354, 2003.
30) Ongphiphadhanakul B, Alex S, Braverman LE, et al. Excessive l-thyroxine therapy decreases femoral bone mineral densities in the male rat：effect of hypogonadism and calcitonin. *J Bone Min Res* 7：1227-1231, 1992.
31) Arai M. Effects of vanadyl sulfate on osteopenia in streptozotocin-induced diabetic (STZD) rats. Comparison with those of insulin. *Folia Pharmacol Japon* 100：401-414, 1992.
32) Jee WSS, Ueno K, Kimmel DB, et al. The role of bone cells in increasing metaphyseal hard tissue in rapidly growing rats treated with prostaglandin E2. *Bone* 8：171-178, 1987.
33) McCauley LK, Rosol TJ, Stromberg PC, et al. Effects of interleukin-1α and cyclosporin A in vivo and in vitro on bone and lymphoid tissues in mice. *Toxicol Pathol* 19：1-10, 1991.
34) Young DM, Prieur DJ. Chondro-osseous lesions induced by adriamycin, Rabbit. In：*Cardiovascular and musculoskeletal systems*. Jones TC, Mohr U, Hurt RD (eds). Springer-Verlag, Berlin. pp279-284. 1991.
35) Movsowitz C, Epstein S, Fallon M, et al. Cyclosporin-A in vivo produces severe osteopenia in the rat：effect of dose and duration of administration. *Endocrinology* 123：2571-2577, 1988.
36) Yamasaki K, Itakura C. Histological and histochemical studies on the articular cartilage and growth plate of rats. *J Toxicol Pathol* 3：19-27, 1990.
37) Yamasaki K, Inui S. Lesions of articular, sternal and growth plate cartilage in rats. *Vet Pathol* 22：46-50, 1985.
38) Yamasaki K. Histologic study of the femoral growth plate in beagle dogs. *Toxicol Pathol* 23：612-613, 1995.
39) Tompson K. Bones and joints. In：*Pathology of domestic animals*, 5th ed. Maxie MG(ed). Saunders, Edinburgh. pp1-184. 2007.
40) Kato M, Onodera T. Osteochondrosis, Rat. In：*Cardiovascular and musculoskeletal systems*, Jones TC, Mohr U, Hunt RD (eds). Springer-Verlag, Berlin. pp291-296. 1991.
41) Ytrehus B, Carlson CS, Ekman S. Etiology and pathogenesis of osteochondrosis. *Vet Pathol* 44：429-448. 2007.
42) Yamasaki K. Degenerative osteoarthrosis in aged ICR mice. *Exp Anim* 35：417-420, 1986.
43) Kato M, Onodera T. Morphological investigation of cavity formation in articular cartilage induced by ofloxacin in rats. *Fundam Appl Toxicol* 11：110-119, 1988.
44) Kato M, Onodera T. Morphological investigation of osteochondrosis induced by ofloxacin in rats. *Fundam Appl Toxicol* 11：120-131, 1988.
45) Guzman RE, Evans MG, Bove S, et al. Mono-Iodoacetate-indeced histologic changes in subchondral bone and articular cartilage of rat femorotibial joints：an animal model of osteoarthritis. *Toxicol Pathol* 31, 619-624, 2003.
46) Van Der Kraan PM, Vitters EL, Van Beuningen HM, et al. Proteoglycan synthesis and osteophyte formation in "metabolically" and "mechanically" induced murine degenerative joint disease：an in-vitro autoradiographic study. *Int J Exp Path* 73：335-350, 1992.
47) Fülöp I, Glávits R, Kovács M, et al. An experimenta model for osteoarthrosis. *Toxicol Letters* 95：192, 1998.
48) Ishikawa K, Ohira T, Sakata H. Effects of intraarticular injection of halopredone diacetate on the articular cartilage of rab-

bit knees : a comparison with methylprednisolone acetate. *Toxicol Appl Pharmacol* 75 : 423-436, 1984.
49) Ingham B, Brentnall DW, Dale EA, et al. Arthropathy induced by antibacterial fused n-alkyl-4-pyridone-3-carboxylic acids. *Toxicol Letters* 1 : 21-26, 1977.
50) Enomoto A, Harada T, Maita K, et al. Epiphyseal lesions of the femur and tibia in rats following oral chronic administration of zinc dimethyldithiocarbamate (ziram). *Toxicology* 54 : 45-58, 1989.
51) Robbinson PB, Harvey W, Belal MS. Inhibition of cartilage growth by the anticonvulsant drugs diphenylhydantoin and sodium valproate. *Br J Exp Pathol* 69 : 17-22, 1988.
52) Robinson PB, Harris M, Harvey W. Abnormal skeletal and dental growth in epileptic children. *Br Dent J* 154 : 9-13, 1983.
53) Brown AP, Courtney CL, King LM, et al. Cartilage dysplasia and tissue mineralization in the rat following administration of a FGF receptor tyrosin kinase inhibitor. *Toxicol Pathol* 33 : 449-455, 2005.
54) Merser C, Sinay P, Adam A. Total synthesis and adjuvant activity of bacterial peptidoglycan derivatives. *Biochem Biophys Res Commun* 66 : 1316-1322, 1975.
55) Kohashi O, Kohashi Y, Shigematsu N, et al. Acute and chronic polyarthritis induced by a aqueous forn of 6-O-acyl and N-acyl derivatives of N-acetylmuramyl-L-alanyl-D-isoglutamine in euthymic rats and athymic nude rats. *Lab Invest* 55 : 337-346, 1986.
56) Caulfield JP, Hein A, Helfgott SM, et al. Intraarticular injection of arthritogenic factor causes mast cell degranulation, inflammation, fat necrosis, synovial hyperplasia. *Lab Invest* 59 : 82-95, 1988.
57) Weissmann G, Pras M, Rosenberg L. Arthritis induced by filipin in rabbits. *Arthritis Rheum* 10 : 325-336, 1967.
58) De Sousa M, Dynesius-Trenttham R, Mota-Garcia F, et al. Activation of rat synovium by iron. *Arthritis Rheum* 31 : 653-661, 1988.
59) Wilson D, Paul PK, Roberts ED, et al. Magnetic resonance imaging and morphometric quantitation of cartilage histology after chronic infusion of interleukin l in rabbit knees. *Pro Soc Exp Biol Med* 203 : 30-37, 1993.
60) Noguchi C, Miyata H, Sato Y, et al. Evaluation of bone toxicity in various bones of aged rats. *J Toxicol Pathol* 24 : 41-48, 2011.
61) Kato M, Takada S, Ishii Y. Bleomycin-induced arthritis and dermatitis in rats. *Toxicol Pathol* 25 : 549-555, 1997.
62) Edwards JCW, Read N, Trefty B, et al. Quantitative histological analysis of antigen-induced arthritis in the rabbit. *Br J Exp Pathol* 69 : 739-748, 1988.
63) Kresina TF. Immunotherapy of experimental arthritis. Analysis of the articular cartilage of mice suppressed for collagen-induced arthritis by a T-cell hybridoma. *Am J Pathol* 129 : 257-266, 1987.
64) Weinberger A, Abramonvici A, Fadila R, et al. The effect of local deep microwave hyperthermia on experimental zymosan-induced arthritis in rabbits. *Am J Phys Med Rehabil* 69 : 239-244, 1990.
65) Elford PR, Graeber M, Ohtsu H, et al. Induction of swelling, synovial hyperplasia and cartilage proteoglycan loss upon intraarticular injection of transformlng growth factor β-2 in the rabbit. *Cytokine* 4 : 232-238, 1992.
66) Tanaka M, Mitamura M, Xiang A, et al. Effects of alendronate and prednisolone on a model of rheumatoid arthritis in mice. *J Toxicol Pathol* 20 : 21-27, 2007.
67) Leininger JR, Riley MGI. Bones joints and synovia. In : *Pathology of the Fischer rat*. Boorman GA, Eustis SL, Elwell MR, et al (eds). Academic Press, San Diego. pp209-226. 1990.
68) Long PH, Leininger JR. Bones, joints and synovia. In : *Pathology of the mouse*. RR Maronpot (ed). Cache River Press, Vienna. pp645-678. 1999.
69) Greaves P. Musculoskeletal system. In : *Histopathology of preclinical toxicity studies*, 3rd ed. Elsevier, Amsterdam. pp160-214. 2007.
70) Charles RT, Turusov VS. Bone tumours in CF-1 mice. *Lab Anim* 8 : 137-144, 1974.
71) Schena CJ, Stickle RL, Dunstan RW, et al. Extraskeletal osteosarcoma in two dogs. *J Am Vet Med Assoc* 194 : 1452-1456, 1989.
72) Okazaki S, Ando R, Matsushima K, et al. Spontaneous extraskeletal osteosarcoma in the stomach of an aged F344 rat. *J Toxicol Pathol* 23 : 157-159, 2010.
73) Nagaike M, Sakai K, Tsuchiya S, et al. Extraskeletal osteosarcoma with pulmonary metastasis in a female F344 rat. *J Toxicol Pathol* 24 : 75-79, 2011.
74) Frith CH, Johnson BP, Highman B. Osteosarcomas in BALB/c female mice. *Lab Anim Sci* 32 : 60-63, 1982.
75) Harry M, Charles CC. Virus-induced animal model of osteosarcoma in the rat. *Am J pathol* 8 : 437-457, 1977.
76) Mii Y, Tsutsumi M, Shiraiwa K, et al. Transplantable osteosarcomas with high lung metastatic potential in F344 rats. *Jpn Cancer Res* 79 : 589-592, 1988.
77) Vahle JL, Long GG, Sandusky G, et al. Bone neoplasms in F344 rats given teriparatide [rhPTH(1-34)] are dependent on duration of treatment and dose. *Toxicol Pathol* 32 : 426-438, 2004.
78) Stanton MF. Primary tumors of bone and lung in rats following local deposition of cupric-chelated N-hydroxy-2-acetylaminofluorene. *Cance Res* 27 : 1000-1006, 1967.
79) Griffith JW, Frey RA, Sharkey JA. Synovial sarcoma of the jaw in a dog. *J Comp Pathol* 97 : 361-364, 1987.
80) Ghadially FN, Roy S. Experimentally produced synovial sarcoma. *Cancer* 19 : 1901-1908, 1966.
81) De Santis E, Rosa MA, Oransky M, et al. Experimentally induced synovial sarcoma. *Int Orthop* 5 : 37-41, 1981.

山﨑寛治
元（一財）化学物質評価研究機構

12 各論 I

外表系

1 皮膚・皮下

1. 解剖学的・生理学的特徴

1-1. 解剖学的特徴

皮膚は表皮 epidermis、真皮 dermis、皮下組織 subcutis の3層からなる最大の臓器の1つであり、血管系、リンパ管系および神経系、ならびに皮膚付属器として毛、爪および皮膚腺（汗腺および脂腺）などが存在する。皮膚の体表面積は、ヒトの成人男性／女性で各々約1.94/1.69 m²とされ[1]、動物では体重に係数を掛け合わすことでおおよその体表面積が求められる（表1）[2]。

表皮は表層部から順に角質層 horny layer（stratum corneum）、顆粒層 granular layer（stratum granulosum）、有棘層 prickle cell layer（stratum spinosum）、基底層 basal layer（stratum germinativum）に区分されるが、特定の部位では顆粒層と角質層との間に淡明層 stratum lucidum が認められる。また基底層と有棘層をあわせてマルピーギ層 Malpighian layer ともいう。表皮を構成する細胞成分の大半はケラチノサイト（角化細胞 keratinocyte）に占められ、これにメラノサイト melanocyte、ランゲルハンス細胞 Langerhans cell およびメルケル細胞 Merkel cell が混在する。表皮の厚さは動物種により差異が認められ（表2）[3]、一般的にマウス、ラットでは薄いが毛周期 hair cycle によりその厚さが変化し、休止期で最も薄くなる。一方、ブタでは厚く、ヒトの表皮の厚さに極めて近似することが報告されている[4]。

ケラチノサイトは角化過程の進行に伴って表皮の各層で形態的学変化（細胞分化）を示し、刺激に対しては各種のサイトカイン（IL-8、IL-1、TNF-α、TGF-βなど）を分泌する。基底層はケラチノサイトの母細胞層であり、立方～円柱状の1層の基底細胞からなり、しばしば有糸分裂像を認める。分裂により生じたケラチノサイトの娘細胞（有棘細胞）は有棘層へ移行する。有棘層では数層～10数層の大型で明るい有棘細胞が石垣状に積み重なっており、下層のものは多角形で上層にいくにつれて扁平となる。有棘細胞は細胞間に明瞭な細胞間橋 intercellular bridge（デスモソーム desmosome に一致）が認められ、これらの細胞表面がトゲ（棘）のようにみえるためこのように呼ばれる（写真1）。顆粒層は1～3層の扁平で紡錘形の顆粒細胞からなり、細胞質内にはヘマトキシリンに濃染する粗大なケラトヒアリン顆粒 keratohyalin granule が充満する。淡明層は顆粒層の上の一見無構造に見える色素に染まりにくい明るい層で、足蹠、鼻鏡部以外では通常認められない。

角質層は主にケラチン keratin とよばれる線維（素）性蛋白質からなるエオジンに好染する膜様構造の重積で、細胞小器官が消失し菲薄化したケラチノサイトの死骸の堆積である。その機能は、微生物や異物の侵入を防ぎ、水分や物質の透過に対してバリヤーとして働き、体内の恒常性に重要な役割を果たす。角化を完了したケラチノサイトは、角質層の上端に達した後、順次落屑し一定の厚さを保っている。すなわち、表皮では基底細胞の細胞分裂でできた新しい細胞が、皮膚の表面に押し上げられながら有棘細胞、顆粒細胞と分化・角化し、角質層に入

表1 体表面積算出のための定数

ラット	9.6
マウス	9.0
ウサギ	10.0
モルモット	9.0
サル	11.8
イヌ	11.0
ネコ	8.7

$A = KW^{2/3}$　　A＝体表面積（cm²）
　　　　　　　　K＝定数
　　　　　　　　W＝体重

表2 表皮の厚さ

動物種	表皮（腹部）の厚さ（mm）	角質層の厚さ（mm）
マウス	9.7±2.3	3.0±0.3
ラット	11.6±1.0	4.6±0.6
ウサギ	15.1±1.4	4.9±0.8
サル	17.1±2.2	5.3±0.4
イヌ	22.5±2.4	8.6±1.9
ネコ	23.4±10.2	4.3±1.0
ウシ	27.4±2.6	8.1±0.6
ウマ	29.1±5.0	7.0±1.1
ブタ	46.8±2.0	14.9±1.9

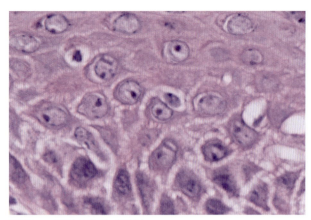

写真1 正常の皮膚（表皮）
モルモット、背部皮膚、HE染色。

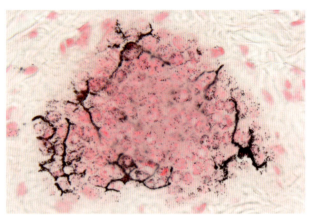

写真3 メラノサイト
有色モルモット、背部皮膚、フォンタナ・マッソン染色。

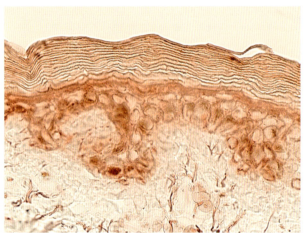

写真2 角質層
ヘアレスマウス、背部皮膚、サフラニン染色。

り最外層に達し脱落する。この過程をケラチノサイトの更新周期（ターンオーバーturnover）と呼ぶ。この過程はシステインプロテアーゼcysteine proteaseであるカスパーゼ-14 caspase-14をはじめとするいくつかの因子からなるカスケードが活性化され、進行することが示唆されている[5]。この細胞周期と分化のバランスが狂うと、角化異常症が起こる。正常ではケラチノサイトのターンオーバーはほぼ一定で、ヒトでは30日、ブタで26〜27日、ヘアレスマウスでは3〜4日、イヌで22日[6]である[3]。ホルマリン固定標本では標本作製時の剥離が顕著で、角質層の層数を数えることは困難であるが、未固定の凍結標本を用いたサフラニン染色を施すことで、その層の数を容易に確認することができる（写真2）[7]。角質層の水分保持に重要な役割を示す水溶性成分を天然保湿因子natural moisturizing factor（NMF）と呼び、ケラトヒアリン顆粒を構成するフィラグリンfilagrinから生じるアミノ酸を主な構成成分とする[8]。角質層が正常な機能を果たすかを確認する方法として、角質層中の水分量（角質層水分量 water content of horny layer）および皮膚を通じて揮散する水分量（経皮水分損失 transepidermal water loss：TEWL）の測定が一般的に行われ、これらは市販の装置で簡便に測定できる[9]。

　メラノサイトは、メラニンを産生する神経堤neural crest由来の細胞で、表皮では基底細胞の間に、あるいはその基底側に澄明な細胞として認められる。鍍銀染色、DOPA（dihydroxyphenylalanine）染色（反応）あるいはフォンタナ・マッソンFontana-Masson染色により、樹枝状突起が認められる（写真3）。メラノサイトは一種の分泌細胞であり、細胞小器官の1つであるメラノソームで生成されたメラニンは、隣接する基底細胞あるいは有棘細胞に受け渡される。また真皮内にメラノサイトが滴落することがある。メラニン合成はチロシンtyrosineがチロシナーゼtyrosinaseによりドーパへ、さらにドーパキノンdopaquinoneへ酸化される反応により開始される。合成に関与する酵素としてチロシナーゼ関連蛋白質tyrosinase-related protein（TRP）-1およびTRP-2も知られる[10]。この過程で形成されるメラニンは茶〜黒色のユーメラニンeumelaninであり、毛、皮膚、粘膜のメラノサイトで形成される。一方、黄〜赤色のフェオメラニンpheomelaninと呼ばれるメラニンが毛のみに存在するが、その合成機序は不明である。これら2種のメラニンはヒトならびに有色皮膚を持つマウス、ラット、モルモットの毛で認められる。また、毛の色調はこれら2種のメラニンの数や大きさのバランスにより変化・決定される。皮膚色の異なる人種間における比較では、黒人種、黄色人種、白人種間でメラノサイトの密度には差がなく、皮膚色を決定する要因はメラニン合成能、ケラチノサイトへ移行したメラノソーム数、成熟度および存在様式にあるとされる。アルビノ動物では、メラノサイト内におけるメラニン形成に欠陥が認められる。皮膚の色味（黒化度pigmentationや紅斑erythema）の程度の確認は市販の装置で簡便に測定できる[11]。

　ランゲルハンス細胞は有棘層内に認められ、塩化金染色あるいはオスミウム・ヨウ化亜鉛染色やMHCクラスII抗体による免疫組織化学的検査を施すと、樹枝状の細胞質突起を有する細胞として観察される（写真4）。細胞質内には、バーベック顆粒Birbeck granuleあるいはランゲルハンス細胞顆粒Langerhans cell granuleと呼ばれ

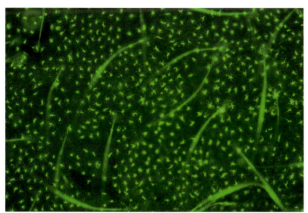

写真4 ランゲルハンス細胞
マウス，背部皮膚，表皮シート，MHCクラスⅡ免疫染色．

る桿状ないしテニスラケット状を呈する特異な形態の顆粒が認められる．ランゲルハンス細胞は外部から侵入した異物（抗原）を認識した後に，表皮からリンパ節に移動し，その抗原を特異的に認識するTリンパ球（メモリー $CD4^+$ T細胞）を増殖させる．再度，同一の抗原が侵入した際には，ランゲルハンス細胞から抗原に特異的なTリンパ球に情報が伝わり，種々の炎症性サイトカインが放出され血管拡張，細胞浸潤および浮腫などの反応を惹起する．PC/C3受容体を持ち，Ia（マウス）あるいはHLA-DR（ヒト）抗原を豊富に有し，抗原を局所リンパ節に運搬する能力がある．表皮基底層のメルケル細胞は特殊な分化を経た上皮細胞であり，指状の突起を伸ばし皮膚の変形を受容する．求心性の神経線維終末が皿状に広がり（触覚円盤 tactile disc）メルケル細胞との複合体であるメルケル盤 Merkel disc を形成し，触覚受容器として働いている．表皮のほか舌や口腔粘膜にもみられる．ヒトでは毛盤の基底部，ネコ，ウサギ，齧歯類などでは太いヒゲ（触毛）の根元に集中して認められる．

　真皮は緻密結合組織の層であり，表皮との境は凹凸があり表皮が真皮に入り込んだ部分を表皮突起 epidermal rete ridge と呼ぶ．また逆に真皮側から表皮に突出する部分を真皮乳頭 dermal papilla と呼び，上層部を乳頭層 papillary layer，それよりも深部の真皮領域を網状層 reticular layer に区分する．構成の主体をなすものは線維成分で，その間隙を基質と細胞成分が埋める．線維成分の大部分は膠原線維 collagen fiber（Ⅰ型コラーゲン）で，これに弾性線維 elastic fiber および細網線維 reticular fiber（Ⅲ型コラーゲン）が混在する．これら各層の構成は異なり，乳頭層ではやや疎な結合組織からなり血管，神経線維および細胞成分に富むが，網状層では，密で太い結合組織で血管や神経線維が散在する．また，細胞成分としては，線維芽細胞 fibroblast，組織球 histiocyte，肥満細胞 mast cell（mastocyte）などがみられる．線維芽細胞は真皮における主要細胞で，膠原線維と基質をつくり，組織球は炎症，肉芽腫で増加し活発な貪食能を示す．肥満細胞は細胞質内にトルイジンブルーやメチレンブルーに異染色性（メタクロマジー metachromasy）

を示す好塩基性の顆粒が充満する．ラット，マウスでは径 $20\,\mu m$ を超える大型の細胞であるが，ヒトやイヌでは $10\,\mu m$ ほどの大きさである．顆粒中には，ヒスタミン histamine，ヘパリン heparin，セロトニン serotonin，プロテアーゼ protease などが含まれ，機械的刺激や化学的刺激により活性化することで脱顆粒 degranulation し，それらを分泌する．細胞表面にIgEに対するFc受容体を有し，Bリンパ球でつくられたIgE抗体と結合することによりⅠ型（即時型）アレルギー反応を引き起こす．治癒過程にある創傷，炎症部位，増大している腫瘍のまわりにしばしば集簇して認められる．これら線維組織および細胞間は糖蛋白，プロテオグリカン proteoglycan およびグリコサミノグリカン glycosaminoglycan（主にヒアルロン酸 hyaluronic acid およびデルマタン硫酸 dermatan sulfate）からなる細胞外基質で占められている．糖蛋白はコラーゲンやエラスチン elastin と結合し，線維成分の安定性や配列に関与する．一方，プロテオグリカンは線維の支持や他の基質の保持に働いている．皮下組織は真皮と筋膜との間に存在する疎性結合組織の層であり，膠原線維と弾性線維がつくる粗大な網工の中に脂肪組織の集団が認められる．皮下組織の厚さは部位，年齢，栄養状態により著しく異なる．また，ラット，マウスなどでは，毛周期によりその厚さが数倍に変化し，成長期には増加し休止期には減少する[12]．

　毛組織は毛 hair と毛包 hair follicle からなり，脂腺と立毛筋が付随する．毛は表皮表面に出ている毛幹 hair shaft，皮膚内に埋没している毛根 hair root に区分される．膨隆した毛根の最深部は毛球 hair bulb とよばれ，その下端から繊細な結合組織，毛細血管および神経線維が周囲より乳頭状に陥入した毛乳頭 dermal papilla が，毛の成長・発生を司る．毛乳頭を囲むように各層の母細胞群である毛母 hair matrix が位置し，盛んに細胞分裂を行い毛の形成に関わる．毛母細胞間にはメラノサイトが存在し，毛に色（メラニン色素）を与える．毛の形成については，古典的に毛球を基準に Auber の臨界線（毛球部の最大径を水平に区分する線：図1）により区分される[13]．この線を境にして毛球下半部が毛母に該当し，ここで分裂した細胞が上半部に移動し毛幹細胞（毛髄質 medulla，毛皮質 cortex，毛小皮 hair cuticle および内〔毛〕根鞘 inner root sheath）へそれぞれ分化し，各細胞特有のケラチンを形成する．

　毛包は毛根を鞘状に包み，内(毛)根鞘および外(毛)根鞘 outer root sheath からなる．内(毛)根鞘は角化する毛をガイドする役目をもち，脂腺開口部下方の毛峡部で消失する．また内(毛)根鞘はエオジンに好染するトリコヒアリン顆粒 trichohyaline granule を産生する．この顆粒は電子密度が濃く，均質で円形を示し，ケラトヒアリン顆粒に類似した機能を有する蛋白質であるが，その組成は異なるとされる．外(毛)根鞘は内(毛)根鞘を外側から囲み，表皮の基底細胞や有棘細胞に類似するが，厳密には異なり毛母基細胞でもない．外(毛)根鞘の膨隆部

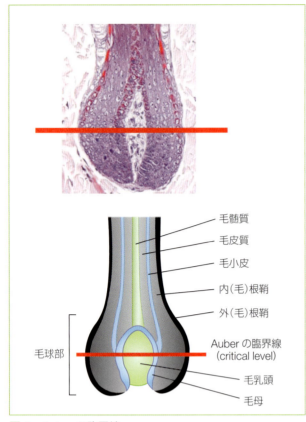

図1　Auberの臨界線

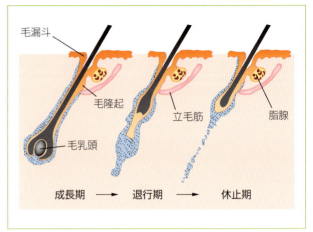

図2　毛周期

（毛隆起 bulge area）は、毛包上皮や毛包メラノサイトの幹細胞が存在する領域（ニッチ niche）と考えられている[14,15]。この毛隆起付近には立毛筋 arrector pili muscle と呼ばれる平滑筋束が付着し、この収縮により鳥肌（鵞皮）が起こる。毛は絶えず伸び続けるのではなく、成長、脱毛、新生を周期的に繰り返す。これを毛周期 hair cycle と呼び、成長期 anagen、退行期 catagen、休止期 telogen の3期に分けられる（図2）。ヒトでは各毛器官が個別に毛周期を繰り返す（mosaic pattern）が、マウス、ラット、ハムスター、ウサギなどでは全身の体毛の毛周期に同調化がみられ、ある一定区域の体毛はほぼ一斉に生え替わる（synchronized pattern）[16]。ヘアレス系統のマウスやラットでは生後の一定期間に体毛で覆われた後に、わずかな被毛を残し7週齢頃までに頭側から一斉に抜け落ちる。日本ウサギなどの系統では島状に発育期の領域が発現し、アイランドスキンとよばれる。皮膚発がん実験で発がん剤をマウスの皮膚に塗布して腫瘍発生をみる場合、休止期の皮膚に作用させたほうが成長期より発がん物質に対する感受性が高く、高率な腫瘍発生を認める[17]。皮膚刺激試験における薬物反応も、毛周期により皮膚の反応性が異なる。また、皮膚移植の研究においても、成長期の体毛を有する皮膚は休止期に比較し移植成功率が落ちる[18]。機械的脱毛あるいは化学的脱毛処置を行うことにより、人工的に毛周期を同調化させることができる[19]。

皮膚腺は表皮が落ち込んでできた腺組織であり、汗腺 sweat gland、脂腺 sebaceous gland に大別されている。

乳腺も一種の皮膚腺に分類され、動物種特有の腺として、じゃこう腺 musk gland（スンクス、またはジャコウネズミ）、匂腺 odiferous gland（ハムスター）、肛門周囲腺 perianal gland（イヌ）が知られている。

汗腺には、汗を分泌するエックリン汗腺 eccrine sweat gland（小汗腺）とアポクリン汗腺 apocrine sweat gland（大汗腺）の2種があり、いずれも分泌部（終末部）と導管から構成される。エックリン汗腺の腺上皮は腺腔に面する暗調細胞と基底部にある明調細胞の2種類から構成され、これらを取り巻く筋上皮細胞および最外層の基底膜からなる。なお、動物ではエックリン腺の発達が悪く、齧歯類、イヌ、ネコでは足蹠で認められるのみである。アポクリン汗腺は原則として毛包に付属しており、導管はエックリン汗腺の導管に類似し毛包の上部に開口し、終末部の腺上皮はエオジンに好染する大型の1種類の細胞からなる。また、エックリン汗腺と同様に、アポクリン汗腺にも分泌細胞の基底部と基底膜の間に不連続な筋上皮細胞層が存在する。アポクリン汗腺は、腋窩、乳頭の周囲、下腹部、肛門周囲などに分布し、特有の臭気を伴う粘稠な分泌物を出す。思春期に発達し、性ホルモンの影響を強く受け、動物では性行動やなわばり行動と関連すると考えられている。

脂腺は毛包に付属する胞状の外分泌腺で、皮脂を産生する。腺体は数個の腺胞からなり、導管は短く、毛包の上部に開く。腺胞は基底膜で囲まれ、脂肪を含む脂腺細胞 sebocyte が胞巣状に集積する。これらの細胞は基底膜に接する最外層で形成され、中心部にいくにつれ細胞質内に脂肪滴を容れ成熟し、やがて崩壊し、脂質は細胞崩壊物とともに皮脂として分泌される。ヒトでは、脂腺は女性よりも男性で大きく、したがってその分泌量も多い。また、脂腺は男性ホルモンの支配を受けるため、成熟した雄ラットでは脂腺の過剰分泌により背部皮膚が黄褐色調を示す。

じゃこう腺はスンクス（ジャコウネズミ）で認められ、毛包に開口する大型の脂腺の集合体である。腺体は皮膚表面に直角に柱状に密に並んでおり、腺細胞の細胞質内には好酸性の分泌小滴を多数含む。匂腺はハムスターの

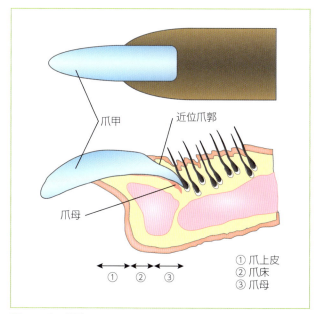

図3　爪の構造
① 爪上皮
② 爪床
③ 爪母

1-2．皮膚の生理機能

　皮膚は物理化学的防御作用、保湿作用、抗酸化作用、免疫作用、体温調節、知覚作用などの生理機能のほか、皮脂、汗、老廃物、生体異物を分泌・排泄する。また、毒性学的には重金属、農薬、薬物などを経皮的に吸収し、これら生体異物は皮膚局所でさまざまな生体内変換を受ける。

　皮脂の分泌は皮膚の表面を滑沢にし、微生物、有害物質の体内への侵入と体内からの水分蒸発を防ぐ。また、PCBなどの有機塩素化合物は皮脂とともに対外に排泄される。エックリン汗腺からの汗の分泌は腎機能を補い、ナトリウム、塩素のほか、体内の老廃物、抗原、IgAなどを排泄する。銅、亜鉛、鉄を含む重金属の相当量が汗中に排泄され、鉛、カドミウムおよびニッケルの濃度は、尿中の濃度と同じか、より高い。アミノピリン、アンチピリン、スルピリン、スルファグアニン、スルファダイアニジンなど、数多くの水溶性の薬物が汗中へ排泄される。

　経皮吸収は、皮膚に適用した薬剤の局所効果と、全身毒性の両方の決定要因として重要である。一般に有機リン殺虫剤やポリクロロビフェニル類のような脂肪親和性物質は吸収されやすく、親水性物質は吸収されにくい。経皮吸収の経路には、角質層を含む表皮を通して真皮に達する表皮経路と、汗腺、毛包、脂腺を経由する付属器経路に大別されるが、後者は付属器部分の有効面積が少ないことより、寄与率は低いと考えられる。表皮経路において、ほとんどすべての物質、特に親水性物質に対する主たる障壁は疎水性の角質層であり、角質層における透過が経皮吸収の律速段階となる。経皮吸収に影響を及ぼす因子としては、吸収される物質の性状（分子量、極性、濃度）、溶媒・基剤の種類、皮膚の性状（動物種差、身体の部位、角質層の水分含量、皮膚温度、病的皮膚）、環境因子（外界の温湿度）などがある。

　皮膚、特に表皮は生体異物の生体内変換に重要な役割をはたす。皮膚での代謝に関する研究は、ステロイドとベンゾ[a]ピレンbenzo[a]pyreneなどの発がん物質について多数の報告があり、皮膚においても酸化、還元、加水分解、抱合に関与するさまざまな薬物代謝酵素が存在する。しかし、その活性はアリール炭化水素水酸化酵素aryl hydrocarbon hydroxylase（AHH）やエポキシド加水分解酵素epoxide hydrolaseについてみると、肝の数％と低い[20]。このほか、チトクロームP450系が存在することや、AHHなどがPCBなどで誘導されることも知られている[20,21]。代謝変換は局所に適用した薬物の動態にも影響を及ぼし、サルに経皮投与されたニトログリセリンの16～21％が初回通過効果を受けると見積もられている[22]。逆に、ヘキサクロロフェンは経口投与された場合、肝で代謝され、すみやかに無毒化されるが、経皮投与では代謝を受けないまま吸収されて毒性を示す[23]。代謝変化に加え、皮膚の表層にある物質が紫外線

背部皮膚に一対存在する男性ホルモン依存性の腺組織で、軽度に隆起した色調の濃い斑状領域として、皮膚表面より認知される。大型の脂腺、拡張した毛包組織およびメラノサイトの集合体で構成され、匂いづけ行動に関連する。肛門周囲腺はイヌの肛門周囲に認められ、毛包にその導管を開く上層の脂腺部より深部の非脂腺部からなる。非脂腺部の腺小葉は大型の多角形細胞よりなる。真皮と皮下組織には血管が豊富に分布し、このため皮膚の血液含量は非常に多い。

　血管系は体温調節の上で重要な役割を演じる。皮膚のリンパ系は真皮乳頭下層に存在する表在性リンパ管網と、真皮深層に存在する深部リンパ管網よりなり、さらに深部では領域のリンパ節に連絡する。表皮、真皮、皮下組織の細胞間隙、線維間や皮膚付属器周囲にはリンパ間隙があり、互いに交流して毛細リンパ管へ連絡する。

　爪nailは、一般的に爪甲nail plateをさすが、解剖学的には近位爪郭proximal nail fold、爪母nail matrix、爪床nail bed、爪下皮hyponychiumおよび爪甲からなる（図3）。爪は、毛と同様に、表皮から分化した角質性の上皮組織であり、爪母が増殖し硬い爪甲を形成するとともに爪床上皮が角化し爪甲と密着する。爪は解剖学的構造上、ヒトと動物の間で大きな相違はないが、動物では爪甲が形態的に平坦でなく半円錐状を示すことが異なる。

　皮膚には知覚神経系と自律神経系がともに分布し、前者は知覚（温覚、冷覚、触覚、圧覚、運動、痛み、痒み）を、後者は血管、エックリン汗腺、立毛筋などを支配する。知覚神経の終末は自由終末のほか、マイスネル小体Meissner's corpuscle、クラウゼ小体Krause's corpuscle、ルフィニ小体Ruffini's corpuscle、ファーター・パチーニ小体Vater-Pacini's corpuscle（パチーニ小体pacinian corpuscle）などの特殊な終末装置を示す。

あるいは可視光線を吸収すれば、光化学反応の対象となる。

1-3. 皮膚の傷害のメカニズム

化学物質による皮膚の傷害は、それを引き起こすメカニズムより以下の4つに大きく分類される。

1-3-1) 化学物質あるいはその代謝物の直接的な皮膚刺激による傷害（刺激性接触皮膚炎 irritant contact dermatitis）

過剰な化学物質の接触あるいは経皮吸収亢進による刺激物質の過剰吸収など、皮膚に対する直接の刺激作用により、局所の皮膚に炎症性反応を生じる。皮膚刺激物質としては、フェノール、クロトン油、塩化ベンザルコニウム、フェニルプロピオン酸エチル ethylphenylpropionate、サリチル酸メチル methylsalicylate などが知られる[23]。

1-3-2) アレルギー性接触反応による傷害（アレルギー性接触皮膚炎 allergic contact dermatitis）

遅延型のIV型アレルギー反応の結果として生じる。一般に低分子化学物質（分子量 10 kDa 以下の非蛋白質；糖質、脂質、金属、単純化学物質など）はハプテン hapten として働き、生体蛋白質（非自己あるいは自己蛋白質；担体蛋白質 carrier protein）などと結合して完全抗原 complete antigen として作用する。感作された個体が再び抗原（ハプテン）に曝されると、およそ12時間後から接触部位に炎症反応が出現し、24～72時間後に炎症はピークに達する。感作性物質としては、クロム、ニッケル、コバルトなどの重金属類が代表的である[24]。

1-3-3) 光線毒性反応、光アレルギー反応による傷害（光毒性皮膚炎 phototoxic dermatitis および光アレルギー性皮膚炎 photo-allergic contact dermatitis）

皮膚局所に到達した薬剤が、太陽光線の曝露により光化学反応を受けた後、皮膚に傷害性を示すものである。免疫機序を介さず局所で発症する光毒性皮膚炎と、光線エネルギーによりハプテン・担体蛋白質を形成する光アレルギー性皮膚炎がある。光毒性反応を示す物質としてタール化合物、ソラレン、サルファ剤などがあげられ、光アレルギー反応を惹起する物質としてはフェノチアジン系薬剤、ヘキサクロロフェンなどがある。

1-3-4) その他のメカニズムによる傷害

蕁麻疹、色素沈着異常、脱毛、痤瘡、表皮の萎縮、皮脂腺の萎縮・肥大などがある。

2. 非腫瘍性病変

毒性試験で遭遇する多くの皮膚病変は被験物質の局所（経皮・皮下）適用による刺激で惹起されるが、全身性投与によって病変の発生が認められることもある。また、その程度はケラチノサイトの腫大のような1種類の変化から皮膚全層の炎症性細胞浸潤あるいは壊死などのようにさまざまな病変が複合して発生する場合がある[23,25]。さらに、皮膚の形状・厚さは、部位、毛周期、週齢、系統により大きく異なるため、正常所見の把握および対照動物との対比を十分に行うことが病態を理解する上で重要である。

2-1. 表皮

2-1-1) 表皮肥厚 acanthosis（有棘細胞症、棘細胞増殖）（写真5）

表皮のさまざまな構成細胞の増生で厚さが正常よりも増した状態をさすが、特に有棘細胞の増数による場合を呼ぶ。基底細胞が特異的に増生する場合は、基底細胞過形成 basal cell hyperplasia と呼ぶ。また、顆粒層のみが肥厚した場合は顆粒層肥厚 hypergranulosis と呼び、一方、顆粒層細胞の欠損や減少が生じた場合を顆粒層減少 hypogranulosis と呼ぶ。

表皮肥厚は細胞間浮腫、海綿状変化を伴うことが多い。傷害作用が軽度でかつ持続的な場合や変性・壊死に陥った表皮が修復期になると、このような進行性変化が主体となる。新生仔マウスに6-アミノニコチンアミド 6-aminonicotinamide を投与すると過角化症や表皮肥厚を誘発し、ヒトのペラグラ（ナイアシン欠乏症）皮膚炎のモデルとなることが報告されている[26]。また若齢ヘアレスマウスに低マグネシウムと低亜鉛飼料を与えることで表皮肥厚を引き起こすことも知られる[27]。

なお、表皮肥厚の用語にしばしば表皮過形成 epidermal hyperplasia や偽性表皮肥厚 psudoacanthosis を用いることがあるが、これら病態は表皮全層の肥厚を示すため、厳密には区別して使用する必要がある。12-O-テトラデカノイルホルボール-13-アセテート 12-O-tetradecanoyl-phorbol-13-acetate（TPA）、3-メチルコラントレン 3-methylcholanthrene、ベンゾ[a]ピレン、ラウリル硫酸ナトリウム sodium lauryl sulfate、ハズ油 croton oil などの化学物質は経皮適用で表皮過形成を誘発することが知られる[28～30]。

2-1-2) 過角化 hyperkeratosis（過角化症、角化亢進、角質肥厚）

角質層細胞が過剰に蓄積し、角質層が正常よりも肥厚した状態をいう。過角化に際し、脱核されず核が角質層細胞内に残存した状態の過角化を錯角化（不全角化）parakeratosis といい、この対比用語として、脱核された過角化を無核性過角化 orthokeratotic hyperkeratosis と

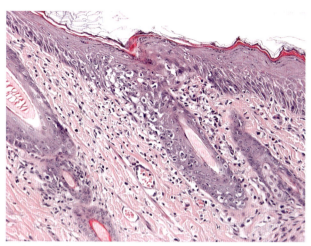

写真5 表皮肥厚、海綿状変化、炎症性細胞浸潤
モルモット、背部皮膚、DNCB 誘発、HE 染色。

呼ぶ場合もある。また、角質層に達する前のケラチノサイトが有棘層で角化を示した場合を異常角化 dyskeratosis と呼ぶ。

過角化および錯角化は、ケラチノサイトのターンオーバーが生理学的範囲を超えて加速することで生じる。一方、異常角化は炎症性疾患や悪性腫瘍の発生時に頻見される。一般的に過角化に伴い顆粒層肥厚が、不全角化に伴い顆粒層減少が認められる。ケラチノサイトの角化過程には肉眼的所見として、表皮に角質層が付着した状態である鱗屑 scale、この鱗屑が脱落した状態である落屑 desquamation がある。

2-1-3）皮膚萎縮 skin atrophy

表皮の細胞層および真皮の厚さが減少し、付属器の欠損もしくは萎縮した状態を示す。表皮網状突起および真皮乳頭の平坦化が認められる。一般的に表皮のみに生じた場合を表皮萎縮 epidermal atrophy、真皮のみに生じた場合を真皮萎縮 dermal atrophy と部位別で呼び、これらに付属器の萎縮が生じた場合を皮膚萎縮と呼ぶ。なお、細胞数の減数による非角化表皮層の厚さの減少を低形成 hypoplasia という。

皮膚萎縮は、ACTH、副腎皮質ホルモンの全身投与あるいは副腎皮質ホルモンの局所投与、ならびに栄養障害で誘発される。

2-1-4）細胞間浮腫（水腫）intercellular edema（海綿状変化 spongiosis）

有棘細胞の細胞間橋が浮腫により拡大した状態を示す（写真5）。さらに重篤な変化では、細胞間橋の破綻に伴い表皮内（海綿状）水疱 spongiotic bulla を形成する。細胞間に対し、有棘細胞の細胞質が膨化した状態を表皮細胞内浮腫（水腫）という。これがさらに進行した状態では網状変性 reticular degeneration、また細胞が破綻して多房性の表皮内（海綿状）水疱を形成することがある。類似変化として表皮細胞の細胞質が空胞化に伴い腫大した風船様（球状）変性 ballooning degeneration がある。これらの変化はウイルス感染にみられる特異所見とされる。また水腫（液状）変性 hydropic（liquefaction）degeneration は細胞が膨化し細胞内水腫を示す用語であり、特に基底層の変化について用いる。したがって、他の表皮全体に生じた変化（細胞内水腫あるいは網状変性）とは分けて用いることが適切である。

上述した表皮細胞の変化は急性〜亜急性の皮膚炎時に一般的にみられ、ケラチノサイトの単細胞壊死 single cell necrosis が混在してみられる。また、表皮の変化として、標本採取時の圧挫、凍結標本作製時の氷害、固定遅延などの要因で人工産物（アーティファクト）として生じることがあるため、標本作製時には十分注意する必要がある。

2-1-5）棘融解（有棘細胞離解症）acantholysis

有棘細胞層、毛包外毛根鞘のケラチノサイトの細胞接着装置・細胞間橋（デスモソーム）が変性・消失し、表皮内に裂隙 cleft や水疱 bulla を形成した状態をいう。水疱中に解離したケラチノサイトがしばしば認められるが、これを棘融解細胞 acantholytic cell という。棘融解は、その発現部位により角質層下 subcorneal、顆粒層内 intragranular、表皮内 intraepidermal、基底層上 suprabasilar に分類される。

棘融解は、急性皮膚炎症による重篤な海綿状態で頻見されるが、ウイルスおよび細菌感染、自己抗体反応および腫瘍においても認められる。

2-1-6）表皮内細胞浸潤 exocytosis（epidermis cell infiltration）

表皮中に炎症細胞や赤血球が侵入した状態をいう（写真5）。海綿状態となった有棘層の間隙で観察されることが多い。多くの皮膚炎で頻見される一般的病変である。表皮内（有棘層上層あるいは角質層下）に炎症細胞を満たす小腔を形成した場合、これを微小膿瘍 microabscess あるいは膿疱 pustule と呼ぶ。

2-1-7）水疱 bulla（微小水疱 microvesicle、小水疱 vesicle）

表皮および表皮下に細胞成分に乏しい液体成分を貯留した空隙をいう。角質層と有棘層の間に水疱が生じた場合は、海綿状水疱 spongiotic bulla あるいは表皮内水疱 intraepidermal bulla といい、基底細胞と真皮の間に生じた場合は、表皮下水疱 subepidermal bulla と区別して呼ぶ。水疱は表皮の細胞内および細胞間浮腫、棘融解など種々の変化に伴い、認められる。

2-1-8）びらん erosion、潰瘍 ulcer

壊死により表皮が剥離あるいは欠損した状態を示す。表皮の変性・壊死性変化には、しばしば炎症反応を伴う。潰瘍の周辺部、あるいは壊死に陥った表皮の周辺部には

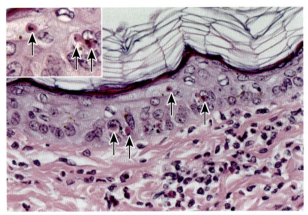

写真6　サンバーンセル（矢印）
モルモット、背部皮膚、UVB照射、HE染色。

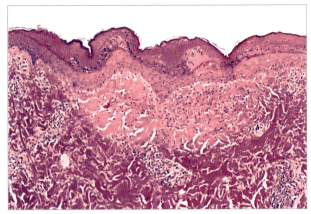

写真7　真皮の凝固壊死
ミニブタ、腹部皮膚、低温熱傷、HE染色。

多形核白血球を中心とする炎症性細胞浸潤が認められる。また、表皮内に微小膿瘍を形成することがある。

組織の欠損が基底細胞を残した表皮に限られる場合はびらん、表皮から真皮以下を含む場合は潰瘍という。

C57BLマウスでは加齢性に潰瘍性病変が認められ、免疫複合体沈着による血管炎に起因することが報告されている[31,32]。ビーグル犬の足蹠footpadにおいて、ブレオマイシンbleomycin投与で潰瘍[33,34]が、また、BW134Uおよびアシクロビルacyclovir投与でびらん[35,36]が発生する。

2-1-9）サンバーンセル sunburn cell　　（アポトーシス細胞 apoptotic cell）

好酸性に強く染まる腫大した細胞質と無核あるいは核濃縮を特徴的に示す細胞で、しばしば細胞質内のハロー（明庭）halo様空隙を認める。有棘細胞層の中層から基底層にかけて散在する（写真6）。紫外線（UVB）の照射により発生する初期変化であり、有棘細胞のアポトーシス像として知られる[37]。炎症が生じた場合に認められる表皮の単細胞性壊死とサンバーンセルの差異は、HE染色レベルでは区別がつきにくい。紫外線曝露の有無、アポトーシスに対する免疫組織化学的検討が鑑別に重要となる。

2-2．真皮と皮下組織の組織変化

薬物の曝露に対する直接的な傷害反応のほかに、表皮に生じた毒性変化に対する二次的な反応性変化を示す。

2-2-1）凝固壊死 coagulative necrosis

薬物によって引き起こされる最も重篤な変化は真皮の広域な凝固壊死（写真7）であり、腐蝕性物質への曝露により引き起こされる。薬物の刺激作用がより軽度であれば、巣状の凝固壊死、急性炎症、膿瘍が認められる。

2-2-2）炎症 inflammation　　（炎症性細胞浸潤 inflammatory infiltration）

好中球、好酸球、リンパ球、形質細胞、組織球、肥満細胞などの炎症細胞が真皮内や皮下組織へ浸潤することを示す。皮膚傷害時に認められる一般的な変化である。これら変化はあらゆる刺激に対して発症し、びまん性の単核細胞浸潤あるいは血管周囲性の単核細胞浸潤を伴う慢性炎症は最もよく遭遇する変化であり、アレルギー性皮膚炎では重要な所見である。

リンパ球、好中球、好酸球の浸潤が表皮内、真皮内ともに認められ、赤血球が漏出してヘモジデリン沈着の原因となる。アレルギー性皮膚炎の急性期では、水腫と鬱血が特徴的で、表皮および表皮下に水疱形成がみられる。慢性期になると、表皮の肥厚とともに、血管周囲性から真皮全域にわたるまでさまざまな程度の単核細胞浸潤、真皮乳頭層を中心とする毛細血管の増生がみられる。

2-2-3）肉芽腫 granuloma

真皮、皮下組織に異物あるいは壊死巣を中心に組織球（マクロファージ）を主体とした炎症細胞、変性結合組織、線維芽細胞、血管が取り囲む像をいう。また、多核巨細胞もしばしば散見される。肉芽腫に認められる組織球を特に類上皮細胞 epithelioid cell と呼ぶ。

線維組織の形成発達をさす用語として肉芽（組織）granulation tissue があるが、これは創傷治癒の過程で線維・血管性の増生変化であり、肉芽腫とは異なる。肉芽組織はやがて乳頭層から網状層にわたる広範な線維化に陥る（写真8）。線維化 fibrosis や硬化 sclerosis は線維増殖を示す用語で、線維芽細胞および膠原線維の増殖を特徴とし、炎症細胞の浸潤はほとんど認められない。肉眼的に、線維化後に膠原線維が吸収されない状態を瘢痕 scar という。

群飼育したヘアレスマウス（特に雄）では fighting により背部皮膚に線状の瘢痕が頻見される。また、マウスにおける紫外線の過剰照射により、真皮上層の領域で肥厚し好塩基性に染まる線維小塊を認めるが、これを日光性弾性線維症 solar elastosis と呼ぶ[38]。この線維小塊は、

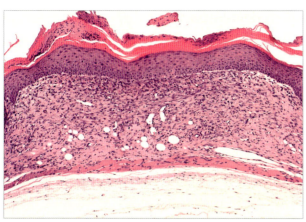

写真8　毛包の消失と真皮の線維化、棘細胞増生および過角化（錯角化）
マウス、背部皮膚、DMBA誘発、HE染色。

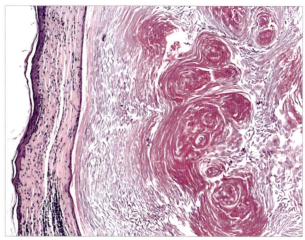

写真9　表皮嚢胞
マウス、背部皮膚、DMBA誘発、HE染色。

断裂した弾性線維塊であることがエラスチカ・ワンギーソン elastica van Gieson 染色で確認でき、その発現には好中球由来のエラスターゼ elastase が関与するとされる[39]。

　皮下投与による毒性試験では、生体中に取り込まれなかった結晶状物質や油分を媒体に用いた場合に、その周囲で肉芽腫が形成されることがある。トロンボキサン thromboxane 受容体拮抗剤である ICI 185,282 はビーグル犬に投与することで、皮膚を含む多くの器官で肉芽腫を発生させる[40]。

2-2-4) 脂肪壊死 fat necrosis (liponecrosis)

　腹部の皮下組織に好発し、肉眼的には脂肪組織中で黄色～黄褐色の結節として認められる。初期像では脂肪細胞の周囲にリポフスチンを貪食したマクロファージが取り囲み、病態の進行により好中球およびリンパ球の炎症細胞の集簇、セロイド沈着を散見する。さらに進行した病変では脂肪細胞は壊死し、その中心にマクロファージ、異物巨細胞、石灰沈着、出血を認めることがある。
　ラットにおいて、概して脂肪壊死は脂肪織炎 steatitis (panniculitis) を包括してさす場合があり、ビタミンE欠乏飼料、不飽和脂肪酸（魚油 fish oil や亜麻仁油など）、合成抗酸化剤の投与で誘発されることがある[41]。また、齧歯類で加齢性病変として知られるが、その発生はまれである。

2-2-5) 静脈炎 phlebitis (vasculitis)、静脈周囲炎 periphlebitis (perivasculitis)

　真皮、皮下組織の静脈内膜損傷による炎症性変化で、内膜下炎症細胞の浸潤や血管内皮細胞肥大、血栓形成などが随伴する。炎症が継続すると、炎症は血管周囲にも広がり、出血や浮腫を伴う。
　静脈内膜損傷による、血栓形成を特徴とする静脈炎を血栓性静脈炎 thrombophlebitis と呼ぶ。静脈内投与や輸液投与などの投与部位に認められる一般的な局所変化である。なお、薬物誘発性を含め、動脈炎については各論Ⅰの第3章「循環器系」を参照されたい。

2-3. 皮膚付属器の組織変化

　皮膚付属器は、有害物質の曝露に対し、表皮と同様の退行性変化を示す。傷害作用が重篤な場合は、皮膚付属器は高度に破壊され、曝露領域より消失する。表皮は剥離脱落した後でも完全に再生するが、再生表皮には皮膚付属器を再構築する能力はない。

2-3-1) 痤瘡 acne

　毛包脂腺系に認められる慢性の炎症性疾患である。毛包上皮に角化障害、過角化がみられ、角質物質の蓄積による角栓形成、皮脂の貯留、毛包腔の嚢腫状拡張が認められる（面皰形成）。病変が進行すると炎症性細胞浸潤を伴い、毛包炎、毛包周囲炎および膿疱の形成をみる。面皰の内容物が長期にわたり排泄されないと、脂腺は萎縮、破壊され、ついには毛包壁の破壊が生じ、内容物の真皮内への溢脱に対する異物反応が起こる。
　職業上、石油、機械油、パラフィンなどに接して発生したり、塩素、ヨウ素、臭素などのハロゲン化合物への曝露によって生じる。また、イソニアジド isoniazid、フェノバルビタールやテストステロン、副腎皮質ホルモンの投与によっても誘発される。

2-3-2) 表皮嚢胞 epidermal cyst（写真9）

　真皮内に認められる嚢胞で、扁平上皮で内張りされ、内部に種々の程度の角質を充満する。異物巨細胞性の炎症反応を伴うことがある。病理発生として、毛包（皮脂腺）の拡張が示唆されている。
　ヘアレス系動物では真皮領域に真皮嚢胞 dermal cyst (follicular cyst) が特徴的に認められ、その構造および病理発生は表皮嚢胞と類似するが、表皮との連絡は認められない（写真10）[42,43]。これらは HR-1 ヘアレスマウスにおいて、若齢時に真皮深層領域に小さな肉芽腫性炎を

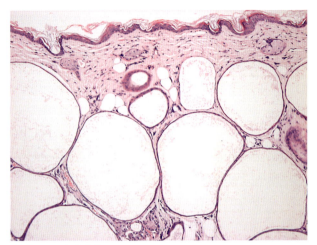
写真10　真皮嚢胞
ヘアレスマウス、自然発生、HE 染色。

伴った嚢胞としてみられるが、加齢性に大きく拡張し真皮領域全体が多数の真皮嚢胞で占有されることもある。

2-3-3) 脱毛 alopecia (hair loss)

組織像は障害作用の原因や程度により異なるが、毛包の変性、萎縮、消失が種々の程度に認められる。初期病変として細胞分裂像の消失、角化異常、空胞化が認められ、病変が進行すると、毛母基の核濃縮、毛幹における核残置の出現、毛幹の狭小化を伴う毛母基の萎縮がみられる。進行した例では、毛包の壊死、線維組織による置換がみられ、病変が軽度な例では、毛包の萎縮、あるいは休止期に類似した、活性化した毛幹を有さない毛包が認められる。

脱毛は数多くの化学物質で誘発される[44]。細胞分裂阻害作用を有する薬物（主に抗がん剤）は、成長期の毛母細胞を直接傷害して分裂を抑制し、脱毛は投与1～2週後より生じる（成長期脱毛）。脱毛をきたす物質の多くは、休止期の毛に作用して休止期脱毛を促進し、脱毛は薬物の処置後2～4ヵ月後より生じる。その作用機序はさまざまで、ヘパリン、クマリン coumarin などの抗凝固剤は毛乳頭の血管または結合組織に作用し、毛の発育に必要な栄養供給を阻害する。タリウム thallium はシステインのケラチンへの取り込みを阻害し、ビタミン A の過剰摂取はケラチンとムコ多糖の平衡関係に異常をきたすといわれている。経口避妊薬、抗甲状腺剤（チオウラシル thiouracil、カルビマゾール carbimazole）も休止期脱毛を促進する。フェニルグリシジルエーテル phenylglycidyl ether やジキシラジン dixyrazine は成長期、休止期のいずれの毛に対しても傷害作用を示す。

2-3-4) 色素沈着過剰 hyperpigmentation
（色素沈着、色素増加 skin pigmentation）

表皮基底層にメラノソームの増加あるいは有棘層でのメラノソームの異常蓄積による病変。真皮内にメラノサイト自身が滴落し、色素沈着を示す場合もある。表皮中での色素沈着は概して鑑別を必要としないが、真皮中に滴落した場合は各種の色素沈着（ヘモジデリンやホルマリン色素など）との同定が必要となる。色素細胞の同定にはDOPA反応や免疫組織化学的検査が必要となる。なお、ヒトでは真皮中に膨化した膠原線維に褐色調の色素沈着（バナナ状・半月状あるいは線虫状）を示す外因性 exogenous あるいは内因性組織黒変症（オクロノーシス）endogenous ochronosis が知られるが、この色素沈着にはメラノサイトが関与しないとされ（メチレンブルー陽性および DOPA 反応陰性）、またその発生機序の詳細は不明とされる[45]。

メラノソームの蓄積異常や生成異常が数多くの化学物質で誘発され、種々の色素沈着過剰や色素脱失 hypopigmentation が生ずる[46,47]。色素沈着過剰は接触性皮膚炎や光毒性皮膚炎に伴って認められることが多い。コルチコトロピン、経口避妊薬、エストロゲン、ヒダントイン hydantoin などの投与は、直接的あるいは下垂体ホルモンを介してメラノサイトを活性化させ、全身あるいは生殖器・乳腺を中心とする局所に色素沈着の増加をきたす。クロロキン chloroquine、クロルプロマジン chlorpromazine、β-カロチン β-carotene、金塩 gold salts、ミノサイクリン minocycline は薬物そのものが皮膚の生体成分と結合し、メラニンには依存しない色素沈着症をきたす。また UVB 照射によりヒトのシミ lentigo に類似した遅延性の色素沈着がマウスの実験モデルで報告され、その発生は慢性の持続性炎症によると考えられている[48]。

2-3-5) 色素脱失 loss of pigment
（色素低下症 hypopigmentation）

表皮におけるメラノサイト数の減少・消失による。色素脱失は完全型と不完全型に大別される。前者はメラニン生成の完全な消失であり、後者はメラニン生成の低下あるいはメラノソーム数の減少をさす。色素脱失の要因はメラノサイトあるいはメラノソーム合成の減少・消失、ケラチノサイトへのメラノサイトの移行障害あるいはメラノソームの崩壊などがあげられる。

ヒドロキノン hydroquinone とそのモノベンジルエーテルならびにモノメチルエーテル、p-tert.-ブチルフェノール p-tert.-butyl phenol、p-tert.-ブチルカテコール p-tert.-butyl catechol などのフェノール類およびカテコール類は、選択的にメラニンに毒性を有し、色素脱失の原因となる。これらの物質はチロシンと構造的に類似しており、メラニンの主要な生成過程を阻害する。4-S-システアミニルフェノール 4-S-cysteaminylphenol はメラニン合成を干渉することで有色動物（モルモットおよびマウス）に対して特異的に毒性を発現することが報告されている[49,50]。

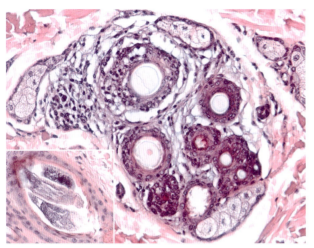

写真11　毛嚢炎、毛嚢周囲炎
ビーグル犬、自然発生、HE染色。虫体を認める。左下の挿入写真は毛包虫症。

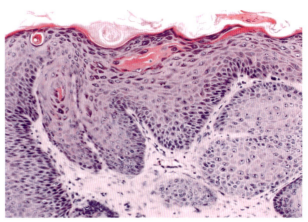

写真12　扁平上皮過形成（極性の消失を伴う）
マウス、背部皮膚、DMBA/TPA塗布、HE染色。

2-3-6）毛嚢炎 folliculitis (hair follicle inflammation)、毛嚢周囲炎 perifolliculitis (peri-hair follicle inflammation)（写真11）

リンパ球・形質細胞・好中球などの炎症性細胞浸潤や浮腫などが毛嚢を中心に観察される。

実験用ビーグル犬でも、免疫能力が低下することによって毛包虫症 demodicosis（ニキビダニ）による本病変の発生を観察することがある[51]。ダニの虫体は毛包や皮脂腺腔に認められ、炎症反応を伴わない場合もある。

2-4. 爪の異常

肉眼的に爪の毒性所見を確認することは、その大きさから困難である。一般的にヒトでは爪が健康状態のパラメーターの1つとされ、種々の薬剤で白斑形成、色調異常や変形などの変化を及ぼすことが知られている[52]。齧歯類では外傷性の爪甲剥離以外に異常を認めることは少ないが、ラットにX線照射することにより、爪母基上皮の消失による爪成長の抑制 inhibition of nail growth や爪折 shedding of nail が生じることが知られる[53]。また、ビーグル犬において、ブレオマイシン、BW134Uおよびアシクロビル投与で爪の欠損 loss of nail（無爪症 onychoptosis）が報告されている[34〜36]。ヘアレスマウスおよびライノマウスなどのミュータントマウスならびにオルニチン脱炭酸酵素 ornithine decarboxylase 遺伝子改変マウスでは、爪甲が加齢性に異常伸長し、らせん状ないしは鉤爪様を示すことがしばしば認められるが[54,55]、これら爪の異常は、毛の異常とともにケラチン6アイソフォーム keratin 6 isoform が大きく関与することが報告されている[56,57]。

3．増殖性および腫瘍性病変

皮膚発がん実験に用いられる実験動物は主にマウス、ラット、ハムスターであり、この中でマウスが発がん物質に対して最も高い感受性を示す。発現する腫瘍には種差があり、マウスでは扁平上皮乳頭腫／扁平上皮癌、ラットでは基底細胞腫、ハムスターでは黒色腫が発生しやすい。また、毛周期により発がん感受性が異なり、発育期で感受性が低い。二段階発がんはマウス皮膚モデルで確立されており、7,12-ジメチル-ベンズ[a]アントラセン 7,12-dimethyl-benz[a]anthracene（DMBA）、ベンゾ[a]ピレン、3-メチルコラントレンなどのイニシエーターや12-O-テトラデカノイルホルボール-13-アセテート（TPA）などのプロモーターが知られている。

3-1. 扁平上皮過形成 squamous cell hyperplasia

■**同義語**　acanthosis、squamous hyperplasia、epidermal hyperplasia

■**組織発生**　表皮や皮膚付属器。

■**組織学的特徴**　傷害作用に対する反応性変化の際に認められる過形成では、主に有棘細胞の増数により表皮がびまん性に肥厚する。炎症・角化亢進・不全角化・脂腺過形成が同時に認められることがある。核分裂像は増加するが、基底層に限局し、細胞の異型は伴わない。前腫瘍性病変として認められる過形成では、表皮の肥厚は結節性で、核分裂像は肥厚部に局在し、基底層のみならず有棘層にも認められる。細胞や核の多形性、角化過程における規則性の消失など、極性の消失を伺わせる所見が一部で認められる（写真12）。

■**鑑別診断**　扁平上皮乳頭腫との鑑別が困難なことがある。扁平上皮乳頭腫では、表皮の乳頭状増殖が明らかで、支持組織としての間質結合組織を伴って増殖する。

■**解説**　発がん物質とホルボールエステル phorbol ester の組み合わせによる二段階発がんモデルでは、極

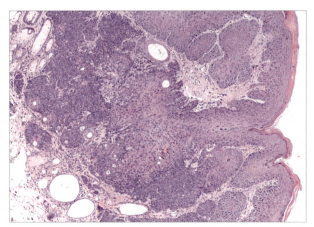

写真 13　基底細胞過形成
マウス、背部皮膚、DMBA/TPA 塗布、HE 染色。

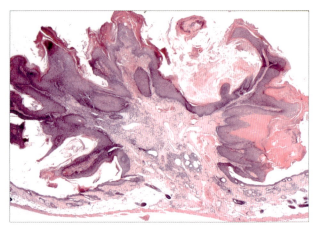

写真 15　扁平上皮乳頭腫
マウス、背部皮膚、DMBA/TPA 塗布、HE 染色。

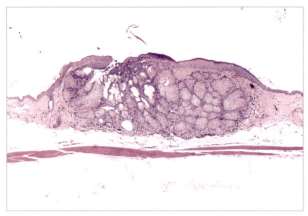

写真 14　脂腺過形成
マウス、背部皮膚、DMBA 塗布、HE 染色。

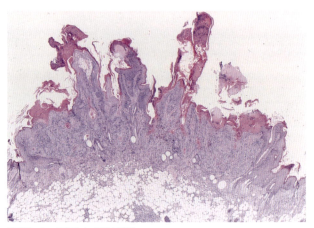

写真 16　扁平上皮乳頭腫
マウス、背部皮膚、DMBA/TPA 塗布、HE 染色。

性の消失を伴った表皮の結節性の扁平上皮過形成を認めるが、ホルボールエステル単独処置では、びまん性の過形成しか認められない。

3-2．基底細胞過形成
basal cell hyperplasia

- ■組織発生　表皮や皮層付属器。
- ■組織学的特徴　基底細胞が真皮に向かい、巣状あるいはびまん性に増殖する（**写真 13**）。
- ■鑑別診断　基底細胞腫との鑑別が困難なことがある。基底細胞腫では細胞の増殖がより高度で、構造異型や細胞異型を伴う。
- ■解説　基底細胞腫の前腫瘍性病変として、毛包周辺部に巣状の過形成が認められる。扁平上皮乳頭腫、角化棘細胞腫に伴って認められることがある。

3-3．脂腺過形成　sebaceous hyperplasia

- ■組織発生　脂腺。
- ■組織学的特徴　脂腺は腺房内の細胞増数により大きさを増す。細胞質は正常細胞に比べ好塩基性となり、核は腫大し、明瞭な核小体を認める。基底細胞の増殖や扁平上皮過形成を伴うこともある（**写真 14**）。
- ■鑑別診断　腺腫との鑑別が必要となる。過形成では、細胞の極性の消失や構造異型は認められない。
- ■解説　テストステロンの全身投与や、刺激性物質の塗布により誘発され、前腫瘍性病変としても観察される。

3-4．扁平上皮乳頭腫
squamous cell papilloma

- ■同義語　epidermoid papilloma
- ■組織発生　表皮あるいは毛包。
- ■組織学的特徴　間質結合組織を伴った表皮の乳頭状の増殖が主体で、結合組織と毛細血管よりなる間質の周囲に扁平上皮の増殖がみられる。基底層、有棘層、顆粒層の 3 層構造が明瞭で、基底膜が明らかである（**写真 15**）。種々の程度に角質増殖が認められ、脂腺の増生、炎症や表面に壊死を伴う例もある。また、間質結合組織の茎 stalk を持たない広範でフラットなものもあり、flat squamous cell papilloma あるいは sessile papilloma と呼

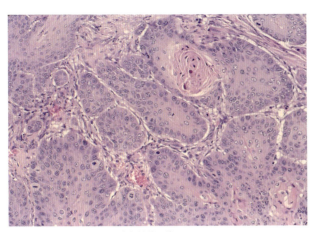

写真17　扁平上皮癌（高分化型）
マウス、背部皮膚、MNNG/TPA塗布、HE染色。

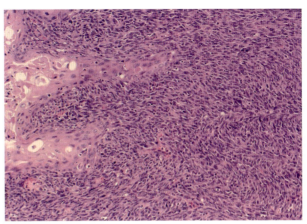

写真18　扁平上皮癌（低分化型）
マウス、B[a]p/TPA塗布、HE染色。

ばれている（写真16）。

■鑑別診断　角化棘細胞腫は発生初期の段階で扁平上皮乳頭腫に類似した形態を示すが、角質の増殖がより著明で、真皮の深部に向けて増殖する傾向にある。

■解説　マウス、ラット、ハムスターにおける自然発生は一般に低頻度であるが、DMBA、B[a]P、3-MCなどの化学発がん物質の塗布や放射線照射により容易に誘発される。マウスは特に感受性が高く、ホルボールエステルとの組み合わせによる二段階発がんモデルでは、多数の扁平上皮乳頭腫が発生する。

3-5. 扁平上皮癌 squamous cell carcinoma

■同義語　epidermoid carcinoma
■組織発生　表皮あるいは毛包。
■組織学的特徴　異型性を示す扁平上皮細胞索からなり、真皮から基底膜を越え皮下組織の深部にわたり浸潤性増殖を示す。癌細胞索の中心部に、角化物質の同心円状に集合した癌真珠をしばしば認める。分化の程度により、腫瘍細胞の形態や配列に多様性がみられ、高分化型の腫瘍では、基底層、有棘層、顆粒層の3層構造が区別され、角化も著明で、棘細胞には細胞間橋がみられる（写真17）。分化の程度の低いものは角化傾向が少なく、細胞間橋も認められない。さらに低分化型の腫瘍では、角化がほとんど認められず、大小不同の楕円形の核を有する紡錘形細胞が束状に配列し、線維肉腫様にみえる（写真18）。一般に分化の程度が低いものほど細胞異型および核異型に富み、異常分裂も含めた核分裂像が多い。中心部の細胞は、しばしば棘融解に陥る。棘融解が高度になると腫瘍は腺様構造を呈し、偽腺性扁平上皮癌 pseudo-glandular squamous cell carcinoma と呼ばれることがある。

■鑑別診断　低分化型の腫瘍と結合組織由来の肉腫との鑑別が最も問題となるが、前者では、角化傾向がわずかでも認められる領域が存在する。電子顕微鏡によるデスモソーム、ケラトヒアリン顆粒、張原フィラメントの証明やケラチン染色も鑑別診断の根拠となる。

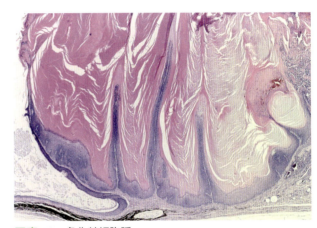

写真19　角化棘細胞腫
マウス、背部皮膚、DMBA/TPA塗布、HE染色。

■解説　マウス、ラット、ハムスターにおける自然発生は一般に低頻度であるが、化学発がん物質の塗布、紫外線照射や放射線照射により容易に誘発される。リンパ節、肺をはじめ全身諸臓器への転移を伴うことが多い。

3-6. 角化棘細胞腫 keratoacanthoma

■同義語　conical tumor、intracutaneous cornifying epithelioma、inverted papilloma
■組織発生　毛包。
■組織学的特徴　よく分化した扁平上皮組織が細かい間質結合組織を伴って増殖し、上皮の増生に比べ角質の増殖が著明で、角質を中央部に充満した噴火口状あるいはドーム状を呈する（写真19）。扁平上皮は表皮の上方のみならず、下方に向け真皮の深部まで増殖する。細胞配列の乱れは少なく、間質結合組織との間に基底膜が認められる。細胞異型は通常みられない。

■鑑別診断　扁平上皮乳頭腫との鑑別が問題となる。角化棘細胞腫では角質の増殖がより著明で、真皮の深部に向け増殖する傾向にある。epidermal cyst、dermoid cyst、follicular cystとの鑑別も必要となるが、これらの嚢胞の扁平上皮は正常である。

■解説　細胞異型を伴った腫瘍組織が基底膜を破って増

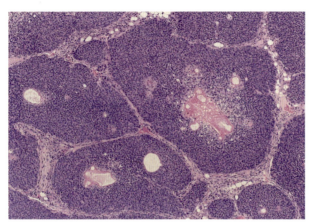

写真20　基底細胞腫（悪性）
マウス、背部皮膚、DMBA/TPA 塗布、HE 染色。

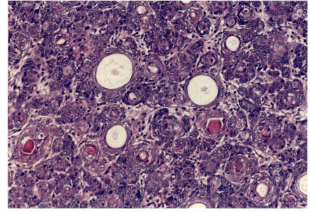

写真21　毛嚢上皮腫
ラット、背部皮膚、3-MC 塗布、HE 染色。

殖し、扁平上皮癌への移行像を示す悪性例もまれにある。

3-7. 基底細胞腫（良性／悪性）
basal cell tumor(benign/malignant)

■**同義語**　basal cell epithelioma/basalioma、basal cell carcinoma、basaloid tumor
■**組織発生**　毛包、脂腺あるいは表皮の基底細胞。
■**組織学的特徴**　基底細胞に類似した暗調な小型細胞が、表皮あるいは毛包の基底部より真皮の深部へ向かってリボン状、索状あるいは充実性に増殖する（**写真20**）。増殖巣が大きくなると胞巣を形成し、胞巣辺縁部の腫瘍細胞は柵状に配列する。胞巣の中心部に、扁平上皮で内張りされ、拡張した毛包に類似した小囊胞を認め、脂腺や毛包への分化を示す例もある。腫瘍組織と周辺の正常組織との境界は明瞭であるが、浸潤性増殖あるいは転移を示す悪性例もまれながら認められる。
■**鑑別診断**　良性腫瘍と悪性腫瘍の鑑別が問題となる。良性腫瘍は、周辺組織との境界は明瞭で細胞異型に乏しく、核分裂像も少ない。悪性腫瘍では、核分裂像も多く、周辺組織への浸潤性増殖を示し、辺縁部が不規則で、壊死がみられることもある。脂腺や毛包への分化を示す例では、皮脂腺腫瘍、毛囊上皮腫との鑑別が困難な場合がある。基底細胞腫では、腫瘍を構成する細胞の主体は基底細胞に類似した好塩基性の小型の細胞であり、付属器への分化も脂腺、毛包両者への分化が混在して認められることが多い。
■**解説**　マウス、ラットにおける自然発生は一般に低頻度であるが、3-MC などの化学発がん物質の塗布や皮下投与により誘発され、マウスよりラットで誘発されやすい。基底細胞腫の発育速度は、扁平上皮乳頭腫や角化棘細胞腫に比べて遅い。

3-8. 毛囊上皮腫 trichoepithelioma

■**同義語**　benign hair follicle tumor, trichoepithelioma type、keratoic basal epithelioma
■**組織発生**　毛包あるいは表皮。
■**組織学的特徴**　拡張した毛包に類似した小囊包（horn〔keratin〕cyst）の存在が特徴的で、その周辺部をトリコヒアリン顆粒を有する扁平な細胞が渦巻状に、あるいは基底細胞に類似した小型の好塩基性細胞が同心円状に増殖する（**写真21**）。基底細胞様細胞はリボン状、索状あるいは充実性に増殖し、基底細胞腫と同様の増殖形態を示す。細胞異型はほとんど認められず、核分裂像もまれである。
■**鑑別診断**　ラットでは基底細胞腫との鑑別が問題となる。
■**解説**　マウス、ラットにおける自然発生はまれである。ラットでは 3-MC などの化学発がん物質の塗布により誘発される。ラットでは、外根鞘の細胞に似たグリコーゲンに富む明るい細胞から構成される腫瘍がまれに認められ、外毛根鞘腫 tricholemmoma と呼ばれる。

3-9. 皮脂腺腫 sebaceous adenoma

■**同義語**　sebaceous cell adenoma、sebaceous gland tumor
■**組織発生**　皮脂腺あるいは表皮。
■**組織学的特徴**　表皮下に脂腺様組織の増殖が認められる。大型で泡沫状の明るい細胞質と類円形の核を有する細胞が小葉構造を形成し、小葉周辺部では淡い塩基性の細胞質を有する扁平な未分化細胞が増数する。正常の脂腺組織に比べると小葉の形や大きさが不規則で、細胞質の塩基性が強く、核／細胞質比も高く、核分裂像が多い（**写真22**）。基底細胞様細胞や基底細胞から皮脂腺細胞への移行像が混合する例も多い。細胞異型はほとんど認められない。腺組織の変性、壊死がまれに認められ、小葉の中心部が囊状に拡張することもある。
■**鑑別診断**　過形成との鑑別が問題となる。過形成では小葉は大きくなり、細胞数も増加するが、構成細胞は正常細胞と変わらない。

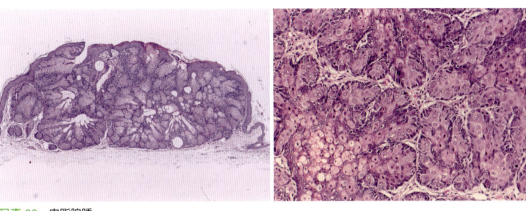

写真22　皮脂腺腫
ラット、背部皮膚、HE染色。左：マウス、DMBA塗布。右：ラット、3-MC塗布。

■**解説**　マウス、ラットにおける自然発生はまれである。ラットでは3-MCなどの化学発がん物質の塗布により誘発される。

3-10. 石灰化上皮腫 calcifying epithelioma

■**同義語**　benign hair follicle tumor, pilomatricoma type、pilomatrixioma
■**組織発生**　毛母基。
■**組織学的特徴**　真皮から皮下組織にかけて、基底細胞様の好塩基性細胞 dark cell と、核の部分に一致して染色性を失った扁平上皮細胞（陰影細胞 shadow cell）の集団が不規則に分布して認められ、その一部に石灰沈着がみられる（**写真23**）。陰影細胞群に接して異物巨細胞が出現し、周辺部には線維の増生が認められる。
■**鑑別診断**　表皮嚢胞、基底細胞腫などが変性・壊死し、類似した形態像をとることがある。
■**解説**　極めてまれではあるが、ラットで自然発生がみられる。

3-11. 皮脂腺癌 sebaceous carcinoma

■**同義語**　sebaceous cell carcinoma
■**組織発生**　皮脂腺あるいは表皮。
■**組織学的特徴**　大型で泡沫状の明るい脂腺由来の細胞を含む小葉構造の増殖が正常組織構築の破壊を伴って認められる。小葉の形や大きさが著しく不規則で、細胞異型も著明である。脂腺細胞のみからなる皮脂腺癌はまれで、基底細胞に類似したⅠ型の好塩基性細胞がかなりの割合で混在するものや、重層扁平上皮への分化を示し、扁平上皮癌の特徴を併せ持つものが多く、前者は皮脂基底細胞癌、後者は皮脂扁平上皮癌と呼ばれる。
■**鑑別診断**　基底細胞腫との鑑別が困難な場合がある。
■**解説**　マウス、ラットにおける自然発生はまれである。ラットでは3-MCなどの化学発がん物質の塗布により誘発される。

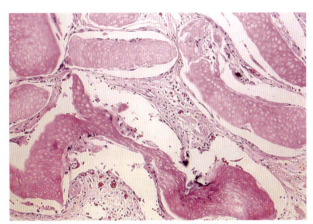

写真23　石灰化上皮腫
ラット、背部皮膚、自然発生、HE染色。

3-12. 黒色腫（良性／悪性） melanoma(benign/malignant)

■**同義語**　melanocytic tumor
■**組織発生**　毛包周囲のメラノサイト網、真皮あるいは表皮のメラノサイト。
■**組織学的特徴**　真皮から皮下組織にかけ、メラニン顆粒を含有する色素細胞が充実性に増殖して胞巣を形成する。円形～楕円形の核を有する円形～多角形、まれに紡錘形、上皮様や未分化細胞様を呈する大型の色素細胞に、メラニンを貪食したマクロファージ（メラノファージ）が混在して認められる。メラニン顆粒は、正常細胞に比べ大小不同がみられ、顆粒の量もばらつく（**写真24、25**）。まれにメラニン顆粒が認められない黒色腫が認められ、メラニン欠乏性黒色腫 amelanotic melanoma と呼ばれる。加齢ラットの外耳・眼瞼・陰嚢・肛門周囲に自然発生性に好発し、紡錘形細胞が束状錯走配列を示す[58]。電子顕微鏡でプレメラノソームやメラノソームが観察される。
■**鑑別診断**　良性腫瘍と悪性腫瘍の鑑別が問題となる。良性腫瘍は細胞異型に乏しくて核分裂像も少なく、周辺組織との境界は明瞭であるが、悪性腫瘍では細胞異型が

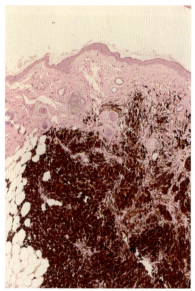

写真24　黒色腫（悪性）
有色マウス、背部皮膚、DMBA/クロトン油塗布、HE染色。

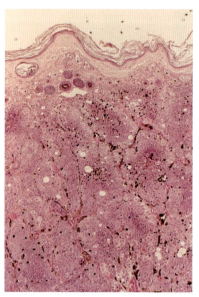

写真25　黒色腫（悪性）
ハムスター、自然発生、HE染色。

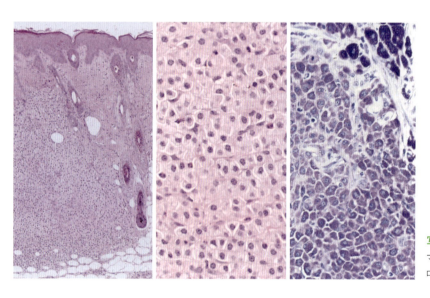

写真26　肥満細胞腫（良性）
マウス、背部皮膚、MNNG/TPA塗布。左／中：HE染色、右：トルイジンブルー染色。

みられ、核分裂像も多く、周辺組織への浸潤性増殖を示し、辺縁部が不規則となる。

■**解説**　ハムスターではまれに自然発生が認められるが、マウス、ラットでの自然発生の報告は少ない。ハムスターではDMBAなどの化学発がん物質の塗布により高率に誘発されるが、ラット、マウスにおける本腫瘍の誘発は一般に低率である。ヒトの悪性黒色腫でみられる表皮-真皮結合部の変化は一般的に認められない。

3-13. 肥満細胞腫（良性／悪性）
mast cell tumor(benign/malignant)

■**同義語**　malignant、mastocytoma、systemic mastocytosis

■**組織発生**　皮膚に発生する肥満細胞腫では、皮膚肥満細胞。全身播種性に発生する肥満細胞腫の場合は、骨髄の造血幹細胞。

■**組織学的特徴**　皮膚に発生する肥満細胞腫は、真皮から皮下組織にかけて、正常な肥満細胞よりやや小型の立方形〜多角形細胞が、充実性に増殖し結節を形成する（**写真26、27**）。一方、全身播種性に発生する肥満細胞腫は、全身多臓器に腫瘍細胞が分布し、散在性ないし小結節性の病巣を形成する。核は円形〜楕円形で細胞の中心部に位置し、クロマチンに乏しく核分裂像をほとんど認めない。細胞質内にトルイジンブルー染色でメタクロマジーを示す顆粒を含有するが、正常細胞に比べ量が少なく、大きさもばらつく。良性腫瘍では、腫瘍細胞は異型性に乏しく、周辺組織との境界も明瞭である。悪性腫瘍では、細胞に大小不同などの異型が認められ、核分裂像も散見され、周辺組織への浸潤性増殖を示す。

■**鑑別診断**　過形成との鑑別が問題となる。過形成では細胞はびまん性に増殖し、結節性の増殖を示さない。細胞形態も正常細胞と変わらない。

■**解説**　ラットにおける自然発生は極めてまれである。

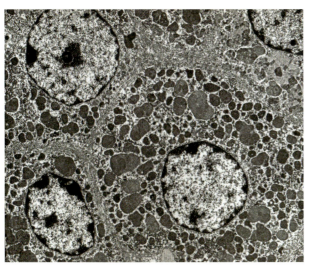

写真27　肥満細胞腫
分泌顆粒、電子顕微鏡像。

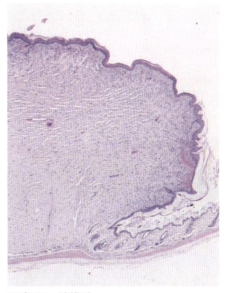

写真28　線維腫
マウス、背部皮膚、MNNG/TPA 塗布、HE 染色。

イヌでは好発する皮膚腫瘍の1つであり、好酸球が腫瘍組織内に混在して認められることが多い[59]。マウスではN-メチル-N'-ニトロ-N-ニトロソグアニジン N-methyl-N'-nitro-N-nitrosoguanidine（MNNG）と12-O-テトラデカノイルホルボール-13-アセテート（TPA）の組み合わせによる二段階発がんにより皮膚に肥満細胞腫が誘発される[60]。また、加齢 B6C3F1 マウスでは骨髄・脾臓・肝臓などの臓器に全身播種性に発生する自然発生性の肥満細胞腫が知られており、まれに皮膚や皮下にも腫瘍細胞が観察される[61]。

3-14. 線維腫 fibroma

- **同義語**　dermatofibroma
- **組織発生**　線維芽細胞、線維細胞。
- **組織学的特徴**　真皮から皮下組織に及ぶ紡錘形細胞、および膠原線維の束状増殖で構成され、周辺部との境界は明瞭である。紡錘形細胞は楕円形の核を有し、線維芽細胞に類似する。異型性に乏しく、細胞分裂像をほとんど認めない。これらの細胞が種々の量の成熟した膠原線維とともに束状に増殖し、一部交錯するように配列する（**写真28、29**）。
- **鑑別診断**　乳腺の線維腺腫との鑑別は、腺管構造や小葉構造の有無により行うが、上皮成分が強く萎縮した症例では困難なこともある。線維肉腫は線維腫に比べ、細胞成分がより豊富で膠原線維は繊細である。腫瘍細胞には細胞異型がみられ、核分裂像もしばしば観察され、周辺組織への浸潤性増殖を示す。
- **解説**　マウス、ラットにおける自然発生は一般に低頻度である。乳頭腫状に皮膚表面より隆起する場合と、皮下腫瘤として認められる場合とがある。

3-15. 線維肉腫 fibrosarcoma

- **組織発生**　線維芽細胞、線維細胞あるいは多分化能を

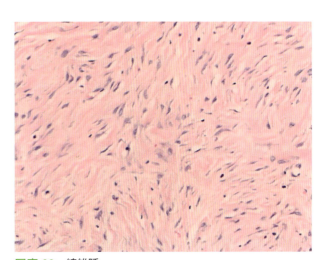

写真29　線維腫
ラット、背部皮下、自然発生、HE 染色。

持つ間葉系幹細胞。
- **組織学的特徴**　腫瘍は主として紡錘形細胞の束状増殖で構成され、周辺組織へ浸潤性に増殖する。細胞の大小不同、多形性がみられ、楕円形を呈する核はクロマチンが粗造で、大小不同、分裂像をしばしば示す。まれに大型の多角細胞も混在して認められる。これらの細胞が様々な幅の束を形成し、互いに交錯して不規則に配列するが、まれに特徴的な herring-bone-pattern（杉綾模様）を示す部位も認められる（**写真30**）。細胞束の間には種々の程度に膠原線維が増殖するが、一般に繊細で量も少ない。小出血巣および壊死巣や粘液腫状を呈する部分も認められる。
- **鑑別診断**　平滑筋肉腫、悪性線維性組織球腫、悪性神経鞘腫、血管肉腫との鑑別が必要となる。アザン・マロリー Azan-Mallory 染色、鍍銀染色、ワンギーソン van Gieson 染色などの特殊染色を行うとともに、特徴的形態

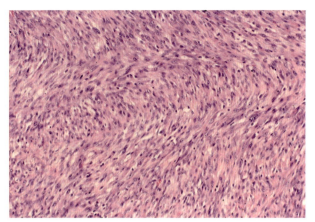

写真30　線維肉腫
ラット、背部皮下、N-メチル-N（アセトキシメチル）ニトロソアミン N-methyl-N(acetoxymethyl)nitrosoamine 皮下投与、HE 染色。

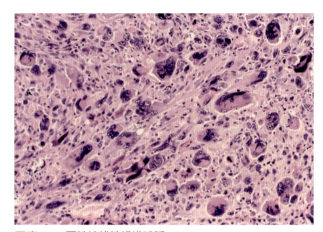

写真31　悪性線維性組織球腫
ラット、背部皮下、N-メチル-N（アセトキシメチル）ニトロソアミン皮下投与、HE 染色。

像を見落とさぬよう詳細に検索することが必要である。また、電子顕微鏡学的検索や、免疫組織学的検索（デスミン desmin、ビメンチン vimentin、S-100 蛋白質、ミオグロビン、第Ⅷ因子など）も鑑別診断の補助となる。

■**解説**　マウス、ラットにおける自然発生は一般に低頻度であるが、DMBA、3-MC などの化学発がん物質の皮下投与やプラスチックなどの埋没、放射線照射により誘発される。

3-16. 悪性線維性組織球腫 malignant fibrous histiocytoma

■**組織発生**　多分化能を持つ間葉系幹細胞由来。
■**組織学的特徴**　豊富な線維成分と組織球様細胞の増殖で構成され、組織学的に多彩な像を示す。大きく3つのタイプに分けられ、紡錘形細胞と膠原線維の増殖を中心とし、特徴的な花むしろ様配列 striform pattern をしばしば認める fibrous type、酸性ムコ多糖類に富む基質を有し粘液腫様形態をとる myxoid type、エオジン好性の豊富な細胞質を有する組織球様細胞の増殖を主体とし、多角形の奇怪な形をした巨細胞を多く認める pleomorphic type（**写真31**）がみられる。いずれのタイプとも細胞に異型性がみられ、核分裂像も豊富で、浸潤性の増殖および転移を示す。
■**鑑別診断**　他の軟部腫瘍との鑑別が必要となる。免疫組織学的検索（カテプシン B、α1-アンチトリプシン、α1-アンチキモトリプシン）や酵素組織学的検索（酸性ホスファターゼ、α-グルコニダーゼ、α-ナフチールアセテートエステラーゼ）が鑑別診断の補助となる。
■**解説**　ラットでは自然発生がまれに認められ、4-HAQO などの皮下投与により誘発される[62]。

3-17. 組織球肉腫 histiocytic sarcoma
（写真32）

■**同義語・組織発生・組織学的特徴**　他章参照。
■**鑑別診断**　特に悪性線維性組織球腫との鑑別が注意である。多核巨細胞の数や膠原線維産生が悪性線維性組織球腫に比べ少ない。
■**解説**　皮下に加齢性に自然発生する組織球肉腫は、SD ラットや F344 ラットではまれであるが、Wistar ラットで好発する。マウスにもまれに発生する。F344 ラットの組織球肉腫は肝臓や子宮などの臓器とともに多発性に観察される。

3-18. 悪性神経鞘腫 malignant schwannoma

■**同義語・組織発生・組織学的特徴・鑑別診断**　他章参照。
■**解説**　ラットでは腹部や頸部皮下に自然発生し、肉眼的に浮腫状の腫瘤として観察され、雌に比べ雄に多いことや、アントニ Antoni A 型とアントニ B 型の両方の組織像が同一腫瘍内で混合することも知られている（**写真33**）。マウスでもまれに自然発生する。加齢ラットの外耳・眼瞼・陰嚢・肛門周囲に自然発生するメラニン欠乏性黒色腫 amelanotic melanoma[58] は、組織学的には神経鞘腫と極似し、正確な鑑別診断には免疫組織学的所見・電子顕微鏡的所見が必要なことから、メラニン欠乏性黒色腫を神経堤腫瘍 neural crest tumor と呼称することがある[63]。

3-19. 血管腫 hemangioma、血管肉腫 hemangiosarcoma（写真34、35）

■**同義語・組織発生・組織学的特徴・鑑別診断**　他章参照。

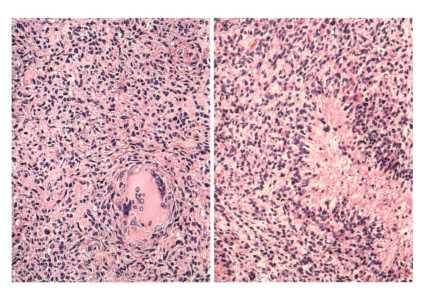

写真 32　組織球肉腫
ラット、腹部皮下、自然発生、HE 染色。

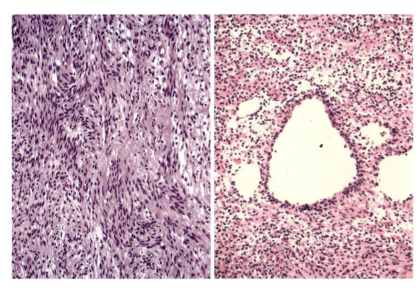

写真 33　悪性神経鞘腫
ラット、腹部皮下、自然発生、HE 染色。

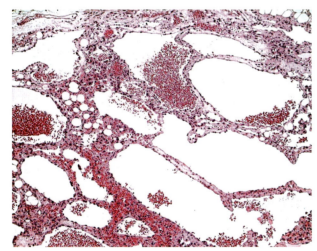

写真 34　血管腫
マウス、腋窩皮下、自然発生、HE 染色。

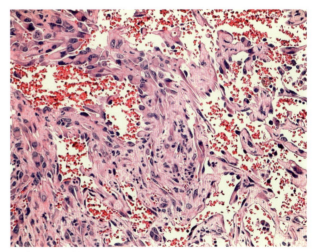

写真 35　血管肉腫
マウス、腹部皮下、自然発生、HE 染色。

■**解説**　皮下に自然発生する血管腫あるいは血管肉腫はラットではまれであるが、マウスでは加齢性にしばしば観察される。

3-20. 血管周皮腫 hemangiopericytoma

■**組織発生**　血管周皮細胞と考えられているが、明らか

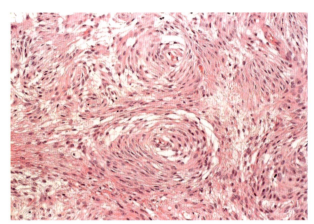

写真 36　血管周皮腫
イヌ、皮下、自然発生、HE 染色。

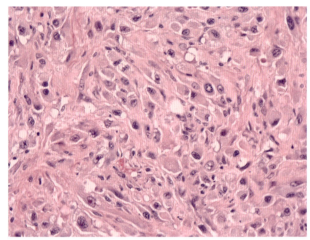

写真 38　横紋筋肉腫
ラット、皮下、自然発生、HE 染色。

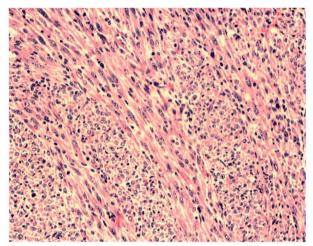

写真 37　平滑筋肉腫
マウス、皮下、自然発生、HE 染色。

な根拠はない。
■組織学的特徴　卵円形～長楕円形の核を有する紡錘形細胞が、小血管を取り囲む同心円状配列 whorl (fingerprint) pattern あるいは花むしろ状配列 striform pattern を示すことが本腫瘍の特徴である（写真 36）が、腫瘍細胞の形態は多彩である。
■鑑別診断　とくに再発したイヌの血管周皮腫には同心円状配列がみられないことがあり[58]、悪性線維性組織球腫や神経鞘腫など、他の軟部腫瘍との鑑別が必要となる。多核巨細胞や膠原線維産生も時にみられるが、腫瘍の特徴ではない。また、神経鞘腫にみられるような核の柵状配列 nuclear palisading などはほとんどない。
■解説　8～14 歳の犬の皮下に好発し、ゆっくり増大する良性腫瘍とされている[59]。マウス、ラットにおける自然発生は極めてまれである。

3-21．平滑筋腫 leiomyoma、平滑筋肉腫 leiomyosarcoma（写真 37）

■同義語・組織発生・組織学的特徴・鑑別診断　他章参照。

■解説　外表系において、マウスではまれに自然発生することが知られている。ラットではその報告はほとんどない。

3-22．横紋筋肉腫 rhabdomyosarcoma（写真 38）

■同義語・組織発生・組織学的特徴・鑑別診断　他章参照。
■解説　マウス、ラットとも自然発生は極めてまれである。

3-23．脂肪腫 lipoma

■組織発生　脂肪芽細胞、脂肪細胞。
■組織学的特徴　成熟した脂肪細胞の増殖からなり、正常な脂肪組織とほとんど変わらない組織像を示す。腫瘍組織は線維性の結合組織により分葉状に仕切られることが多く、周囲を薄い線維性被膜で囲まれる。細胞異型は認められず、細胞分裂像もほとんど認められない。
■鑑別診断　大きな腫瘍では変性、壊死、肉芽組織を伴うことがあり、このような例では脂肪壊死、肉芽組織との鑑別を要する。
■解説　ラットでは自然発生がまれに認められる。

3-24．脂肪肉腫 liposarcoma

■組織発生　脂肪芽細胞、脂肪細胞あるいは多分化能を持つ間葉系幹細胞由来。
■組織学的特徴　脂肪滴を含有する大小不同の円形～類円形細胞の増殖を主体とする。核は細胞の中央あるいは辺縁部に位置し、脂肪滴の大きさに大小不同がみられる。紡錘形細胞、星状細胞、巨細胞などを混じたり、粘液腫状を呈することもあり、組織学的に多彩な像を示す。細胞異型が明らかで、核分裂像も豊富で浸潤性の増

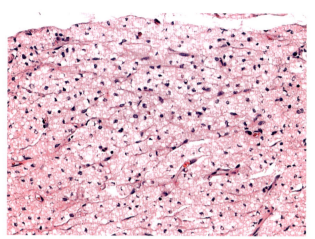

写真39　褐色脂肪腫
ラット、皮下、自然発生、HE 染色。

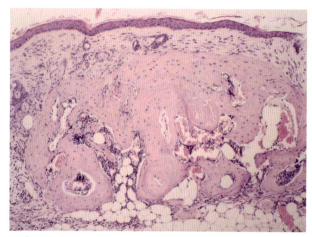

写真40　骨腫
マウス、背部皮膚、MNNG/TPA 塗布、HE 染色。

殖や転移を示す。
■**鑑別診断**　未分化な腫瘍では、他の軟部腫瘍との鑑別が必要となる。脂肪染色による脂肪芽細胞の証明が鑑別診断に役立つ。
■**解説**　ラットでは自然発生がまれに認められる。

3-25. 褐色脂肪腫 hibernoma

■**同義語**　brown fat tumor
■**組織発生**　褐色脂肪組織の脂肪芽細胞、脂肪細胞あるいは多分化能を持つ間葉系幹細胞。
■**組織学的特徴**　褐色脂肪細胞に類似する細胞が、豊富な毛細血管網を伴い、シート状ないしは小葉構造を形成して増殖する。腫瘍細胞は、大型の円形〜多角形細胞が主体で、円形の核が細胞中心部に位置する。細胞質は灰桃色〜褐色調で、多数の顆粒および小空胞で満たされ、脂肪とリポフスチンを含む。単一の大型脂肪滴を有し、楕円形核が細胞辺縁部に偏在して認められる細胞が混在することもある。悪性腫瘍では、細胞に多形性がみられ、細胞質内の空胞の大きさ、および量もばらつく（**写真39**）。
■**鑑別診断**　脂肪肉腫との鑑別は一般的に容易である。褐色脂肪腺腫では、腫瘍細胞の細胞質内に多形性を示すミトコンドリアを豊富に認めることができる。
■**解説**　ラットにおける自然発生[64〜66]あるいは実験的誘発腫瘍[67]がまれながら報告されている。

3-26. 骨腫 osteoma

■**同義語**　osteoma cutis
■**組織発生**　不明。
■**組織学的特徴**　真皮あるいは皮下組織における成熟した緻密骨あるいは海綿骨の増殖よりなる。骨組織中には骨細胞がみられ、層板構造も明らかで、血管を入れたハヴァース管や骨髄様組織を随伴することもある（**写真40**）。膨脹性の増殖を示し、まれに表皮を突き破って増殖する。細胞に異型性は認められない。炎症、肉芽腫などの先行病変を伴わない。
■**鑑別診断**　炎症性肉芽組織や他の腫瘍組織中に化生的に生じる二次的な骨組織との鑑別が重要である。骨腫は、炎症、肉芽腫などの先行する病変を全く伴わない一次的な病変であることが、診断上最も重要である。
■**解説**　実験動物における発生は極めてまれであるが、ネコで自然発生の報告がある。

引用文献

1) **EPA**（US Environmental Protection Agency）. In：*Exposure factors handbook*. Washington DC. 1989.
2) **Spector WS**. Constants for estimating surface area：mammals. In：*Handbook of biological data*. Spector WS（ed）. WB Saunders, Philadelphia. pp175-176. 1956.
3) **Monteiro-Riviere NA**. Comparative anatomy, physiology, and biochemistry of mammalian skin. In：*Dermal and ocular toxicology：fundamentals and methods*. Hobson DW（ed）. CRC Press, Boca Raton. pp3-71. 1991.
4) **Eggleston TA, Roach WP, Mitchell MA, et al**. Comparison of two porcine（Sus scrofa domestica）skin models for in vivo near-infrared laser exposure. *Comp Med* 50：391-397, 2000.
5) **Eckhart L, Declercq W, Ban J, et al**. Terminal differentiation of human keratinocytes and stratum corneum formation is associated with caspase-14 activation. *J Invest Dermatol* 115：1148-1151, 2000.
6) **Muller GH, Kirk RW, Scott, DW**. Structure and function of the skin. In：*Small animal dermatology*, 4th ed. Muller GH, Kirk RW, Scott DW（eds）. WB Saunders, Philadelphia. pp1-48. 1989.
7) **Ya-Xian Z, Suetake T, Tagami H**. Number of cell layers of the stratum corneum in normal skin-relationship to the anatomical location on the body, age, sex and physical parameters. *Arch Dermatol Res* 291：555-559, 1999.
8) **光井武夫**. 1 化粧品と皮膚. 『新化粧品学』第2版. 光井武夫（編）. 南山堂, 東京. pp13-53. 2001.
9) **Yang L, Mao-Qiang M, Taljebini M, et al**. Topical stratum corneum lipids accelerate barrier repair after tape stripping, solvent treatment and some but not all types of detergent

treatment. *Br J Dermatol* 133 : 679-685, 1995.
10) Sato S, Toyoda R, Katsuyama Y, et al. Structure and developmental expression of the ascidian TRP gene : insights into the evolution of pigment cell-specific gene expression. *Dev Dyn* 215 : 225-237, 1999.
11) Clarys P, Alewaeters K, Lambrecht R, et al. Skin color measurements : comparison between three instruments : the Chromameter(R), the DermaSpectrometer(R) and the Mexameter(R). *Skin Res Technol* 6 : 230-238, 2000.
12) Hansen LS, Coggle JE, Wells J, et al. The influence of the hair cycle on the thickness of mouse skin. *Anat Rec* 210 : 569-573, 1984.
13) Auber L. The anatomy of follicles producing wool-fibres with special reference to keratinization. *Trans R Soc Edinburgh* 62 : 191-254, 1952.
14) Nishimura EK, Granter SR, Fisher DE. Mechanisms of hair graying : incomplete melanocyte stem cell maintenance in the niche. *Science* 307 : 720-724, 2005.
15) Nishimura EK, Jordan SA, Oshima H, et al. Dominant role of the niche in melanocyte stem-cell fate determination. *Nature* 416 : 854-860, 2002.
16) Johnson E. Cycles and patterns of hair growth, In : *The Physiology and pathophysiology of the skin, vol. 4 : The hair follicle*. Jarrett A(ed). Academic Press, New York. pp1237-1254. 1977.
17) Bock FG. Comparative anatomy and function of skin as related to experimental chemical carcinogenesis. *Prog Exp Tumor Res* 26 : 5-17, 1983.
18) Ramselaar CG, Ruitenberg EJ, Kruizinga W. Regression of induced keratoacanthomas in anagen(hair growth phase)skin grafts in mice. *Cancer Res* 40 : 1668-1673, 1980.
19) Silver AF, Chase HB, Arsenault CT. Early anagen initiated by plucking compared with early spontaneous anagen, In : *Hair growth.⟨Advances in Biology of Skin⟩* Vol 9, Montagna W, Dobson RL(eds). Pergamon Press, Oxford. pp265-286. 1969.
20) Mukhtar H, Agarwal R, Bickers DR. Cutaneous metabolism and steroid hormones, In : *Pharmacology of the skin.⟨Handbooks in Pharmacology and Toxicology⟩* Mukhtar H(ed).CRC Press, Boca Raton. pp89-137. 1992.
21) Mukhtar H. Cutaneous cytochrome P-450. In : *Pharmacology of the skin.⟨Handbooks in Pharmacology and Toxicology⟩* Mukhtar H(ed). CRC Press, Boca Raton. pp139-147. 1992.
22) Noonam PK, Wester RC. Cutaneous biotransformation and some pharmacological and toxicological implantation, In : *Dermatotoxicology*, 2nd ed. Marzulli FN, Maibach HI(eds). Hemisphere Publishing Corp, Washington DC. pp71-90. 1983.
23) Patrick E, Maibach HI, Burkhalter A. Mechanisms of chemically induced skin irritation. I. Studies of time course, dose response, and components of inflammation in the laboratory mouse. *Toxicol Appl Pharmacol* 81 : 476-490, 1985.
24) Yang J, Merritt K. Production of monoclonal antibodies to study corrosion products of CO-CR biomaterials. *J Biomed Mater Res* 31 : 71-80, 1996.
25) Argyris TS. The regulation of epidermal hyperplastic growth. *Crit Rev Toxicol* 9 : 151-200, 1981.
26) Aikawa H, Suzuki K. Lesions in the skin, intestine, and central nervous system induced by an antimetabolite of niacin. *Am J Pathol* 122 : 335-342, 1986.
27) Makiura M, Akamatsu H, Akita H, et al. Atopic dermatitis-like symptoms in HR-1 hairless mice fed a diet low in magnesium and zinc. *J Int Med Res* 32 : 392-399, 2004.
28) Marks F, Fürstenberger G, Kownatzki E. Prostaglandin E-mediated mitogenic stimulation of mouse epidermis in vivo by divalent cation ionophore A 23187 and by tumor promoter 12-*O*-tetradecanoylphorbol-13-acetate. *Cancer Res* 41 : 696-702, 1981.
29) Moon SH, Seo KI, Han WS, et al. Pathological findings in cumulative irritation induced by SLS and croton oil in hairless mice. *Contact Dermatitis* 44 : 240-245, 2001.
30) Skjaeggestad O. Experimental epidermal hyperplasia in mice : relation to carcinogenesis. *Acta Pathol Microbiol Scand Suppl*(Suppl) 169 : 1+, 1964.
31) Andrews AG, Dysko RC, Spilman SC, et al. Immune complex vasculitis with secondary ulcerative dermatitis in aged C57BL/6NNia mice. *Vet Pathol* 31 : 293-300, 1994.
32) Sundberg JP, Hogan M, King LE Jr. Normal biology and aging changes of skin and hair, In : *Pathobiology of the aging mouse, Vol 2. Nervous system, special senses (eye and ear), digestive system, integumentary system and mammary gland and musculoskeletal system*. Mohr U, Dungworth DL, Capen CC, et al(eds). ILSI press, Washington DC. pp303-323. 1996.
33) Ito K, Handa J, Mori M, et al.[Toxicity test of bleomycin oil suspension. Chronic toxicity in beagle dogs(author's transl.)]. *Jpn J Antibiot* 33 : 29-72, 1980.
34) Thompson GR, Baker JR, Fleischman RW, et al. Preclinical toxicologic evaluation of bleomycin (NSC 125 066), a new antitumor antibiotic. *Toxicol Appl Pharmacol* 22 : 544-555, 1972.
35) Szczech GM, Tucker WE Jr. Nail loss and footpad erosions in beagle dogs given BW134U, a nucleoside analog. *Toxicol Pathol* 13 : 181-184, 1985.
36) Tucker WE Jr, Krasny HC, de Miranda P, et al. Preclinical toxicology studies with acyclovir : carcinogenicity bioassays and chronic toxicity tests. *Fundam Appl Toxicol* 3 : 579-586, 1983.
37) Baba T, Hanada K, Hashimoto I. The study of ultraviolet B-induced apoptosis in cultured mouse keratinocytes and in mouse skin. *J Dermatol Sci* 12 : 18-23, 1996.
38) Menter JM, Sayre RM, Etemadi AA, et al. Chronic exposure of Sk-1 hairless mice to narrow-band ultraviolet A (320-355 nm). *Photodermatol Photoimmunol Photomed* 12 : 7-11, 1996.
39) Starcher B, Conrad M. A role for neutrophil elastase in the progression of solar elastosis. *Connect Tissue Res* 31 : 133-140, 1995.
40) Westwood FR, Duffy PA, Malpass DA, et al. Disturbance of macrophage and monocyte function in the dog by a thromboxane receptor antagonist : ICI 185,282. *Toxicol Pathol* 23 : 373-384, 1995.
41) Danse BHJC. Steatitis, subcutaneous tissue and generalized, rat. In : *Integument and mammary glands.⟨Monographs on Pathology of Laboratory Animals⟩* Jones TC, Mohr U, Hunt RD(eds). Springer-Verlag, Berlin. pp175-176. 1989.
42) Inazu M, Sakaguchi T Morphologic characteristics of the skin of bald mutant rats. *Lab Anim Sci* 34 : 584-587, 1984.
43) Mann SJ. Hair loss and cyst formation in hairless and rhino mutant mice. *Anat Rec* 170 : 485-499, 1971.
44) Reeves JRT, Maibach HI. Drug— and chemical—induced hair loss. In : *Dermatotoxicology*, 2nd ed. Marzulli FN, Maibach HI (eds). Hemisphere Publishing Corp, Washington DC. pp501-517. 1983.
45) McKee PH. *Pathology of the skin : with clinical correlations*, 2nd ed. Mosby-Wolfe, London. 1996.
46) Gerald GA, Maibach HI. Detection of environmental depigmenting chemicals. In : *Dermatotoxicology*, 2nd ed. Marzulli

FN, Maibach HI(eds). Hemisphere Publishing Corp, Washington DC. pp443-459. 1983.
47) **Granstein RD, Sober AJ**. Drug- and heavy metal-induced hyperpigmentation. In : *Dermatotoxicology*, 2nd ed. Marzulli FN, Maibach HI(eds). Hemisphere Publishing Corp, Washington DC. pp519-543. 1983.
48) **Aoki H, Moro O**. Upregulation of the IFN-gamma-stimulated genes in the development of delayed pigmented spots on the dorsal skin of F1 mice of HR-1×HR/De. *J Invest Dermatol* 124 : 1053-1061, 2005.
49) **Ito Y, Jimbow K**. Selective cytotoxicity of 4-S-cysteaminylphenol on follicular melanocytes of the black mouse : rational basis for its application to melanoma chemotherapy. *Cancer Res* 47 : 3278-3284, 1987.
50) **Ito Y, Jimbow K, Ito S**. Depigmentation of black guinea pig skin by topical application of cysteaminylphenol, cysteinylphenol, and related compounds. *J Invest Dermatol* 88 : 77-82, 1987.
51) 落合謙爾, 佐藤常男, 代田欣二ほか. 12章 外皮. 『動物病理学各論』, 日本獣医学会編. 文永堂出版, 東京. p489. 2000.
52) 諸橋正昭. 第23章 皮膚付属器の疾患. D. 爪の疾患. 『標準皮膚科学』第7版. 荒田次郎(監). 医学書院, 東京. pp276-278. 2004.
53) **Adachi T, Haruyama K**. Effect of radiation on the nail tissue. *Bull Tokyo Med Dent Univ* 13 : 369-379, 1966.
54) **Megosh L, Gilmour SK, Rosson D, et al**. Increased frequency of spontaneous skin tumors in transgenic mice which overexpress ornithine decarboxylase. *Cancer Res* 55 : 4205-4209, 1995.
55) **Sundberg JP**. The hairless(*hr*) and rhino(*hr^{rh}*) mutation, chromosome 14. In : *Handbook of mouse mutations with skin and hair abnormalities : animal models and biomedical tools*. Sundberg JP(ed). CRC Press, Boca Raton, pp291-312. 1994.
56) **Chen J, Jaeger K, Den Z, et al**. Mice expressing a mutant Krt75(K6hf) allele develop hair and nail defects resembling pachyonychia congenita. *J Invest Dermatol* 128 : 270-279, 2007.
57) **Wojcik SM, Longley MA, Roop DR**. Discovery of a novel murine keratin 6(K6) isoform explains the absence of hair and nail defects in mice deficient for K6a and K6b. *J Cell Biol* 154 : 619-630, 2001.
58) **Yoshitomi K, Elwell MR, Boorman GA**. Pathology and incidence of amelanotic melanomas of the skin in F-344/N rats. *Toxicol Pathol* 23 : 16-25, 1995.
59) **Pulley LT, Stannard AA**. Tumors of the skin and soft tissues. In : *Tumors in domestic animals*, 3rd ed. Moulton JE(ed). University of California Press, Barkeley. pp23-87. 1990.
60) **Miyakawa Y, Sato SI, Kakimoto K, et al**. Induction of cutaneous mast cell tumors by *N*-methyl-*N'*-nitro-*N*-nitrosoguanidine followed by TPA in female mice of 4 out of 5 strains tested. *Cancer Lett* 49 : 19-24, 1990.
61) **Iwata H, Enomoto M, Hirouchi Y, et al**. Spontaneous mast cell tumor in nine cases of mice. *J Toxicol Pathol* 1 : 1-6, 1988.
62) **Konishi Y, Maruyama H, Mii Y, et al**. Malignant fibrous histiocytomas induced by 4-(hydroxyamino) quinoline 1-oxide in rats. *J Natl Cancer Inst* 68 : 859-865, 1982.
63) **Elwell MR, Stedham MA, Kovatch RM**. Skin and subcutis, In : *Pathology of the Fischer rat*. Boorman GA, Eustis SL, et al (ed). Academic press, San Diego. pp261-277. 1990.
64) **Anagawa A, Okazaki Y, Murakami Y, et al**. A case of spontaneous malignant hibernoma in a Crl : CD(SD)IGS rat. *J Toxicol Pathol* 22 : 205-208, 2009.
65) **Coleman GL**. Four intrathoracic hibernoma in rats. *Vet Pathol* 17 : 634-637, 1980.
66) **Stefanski SA, Elwell MR, Yoshitomi K**. Malignant hibernoma in a Fischer 344 rat. *Lab Anim Sci* 37 : 347-350, 1987.
67) **Poulet FM, Berardi MR, Halliwell W, et al**. Development of hibernoma in rats dosed with phenotolamine mesylate during the 24-month carcinogenicity study. *Toxicolol Pathol* 32 : 558-566, 2004.

岩田　聖
(合)ルナパス毒性病理研究所

諏訪隆彦
資生堂アメリカズコーポレーション

北垣雅人
(株)資生堂

宮川義史
元 日本たばこ産業(株)

2 乳腺

1. 解剖学的・生理学的特徴

乳腺は表皮が落ち込んでできた皮膚腺の一種で、ヒトでは複合胞状腺の形態をとる。多量の脂肪組織と繊細な線維性結合組織で囲まれた葉 lobe からなり、葉はさらに線維性結合組織によっていくつかの小葉 lobule に分かれる。各々の小葉は樹枝状に分岐する導管系と終末部で構成され、導管は集合した後、乳頭 nipple に開口する。分枝の状態や上皮の形態像は、動物種や週齢、性周期、妊娠・授乳（非妊娠時の休止期、妊娠時あるいは授乳中の活動期）などの生理機能状態により異なる。ラットでは6対、マウス・イヌでは5対の乳頭を含む乳腺（乳房）を有している。

ホールマウント法（**写真1**）を用いると、導管系の分岐や小葉の解剖生理学的状態や病変の広がりを容易に観察することができ、必要に応じて組織標本をつくり直すことも可能である。乳腺が発達過程にある若齢の未経産ラットでは、終末部は乳芽 bud（terminal end bud：TEB）と呼ばれる構造で構成され、TEB は順次 alveolar bud、腺房 acinus（alveoli）へと分化発達していく[1]。

組織学的には、休止期のラットの乳管 duct は1～2層の立方上皮で内張りされ、終末部には細乳管 ductule および数個の上皮細胞が集合してボタン状にふくらんだ構造（乳芽）あるいは小腺腔構造を示す腺房がわずかに認められるのみである（**写真2**）。妊娠時には終末部を中心に細胞が増殖し核分裂像が多く観察され、腺房が発達する（**写真3**）。腺房細胞は腫大し、細胞質内には遊離のリボソームおよび脂肪滴を多数含有する。授乳時には分泌物を容れた腺腔は拡張し、細胞質内では脂肪滴が減少し、粗面小胞体が発達する（**写真4**）。腺房および導管の上皮が内腔に向かい乳頭状に増殖することもある。乳腺では汗腺や唾液腺と同様に、基底膜と上皮の間に筋上皮細胞 myoepithelium が存在する。

ラット乳腺組織の構造は雌雄で異なる[2,3]。雌の乳腺は、平滑筋線維が周囲を取り囲んだ導管の分岐と、腺腔を有する管状の腺房からなる管状胞状腺型 tubuloalveolar がほとんどを占める（**写真5右上**）。一方、雄の乳腺では、大型淡明で泡沫状／空胞状の細胞からなり、腺腔のない腺房が大型の小葉をつくる小葉胞状型 lobuloalve-

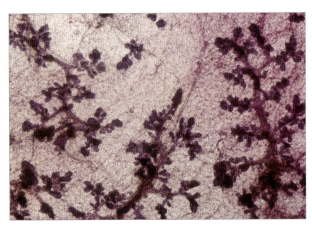

写真1 乳腺のホールマウント標本
ラット、雌、8週齢、ヘマトキシリン染色。肥大した指先状部分は TEB。（写真提供：小野美穂子先生）

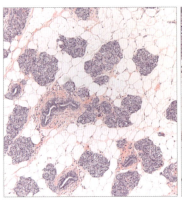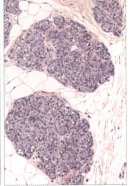

写真3 ラット、妊娠時
HE 染色。右図は強拡大像。（写真提供：岩田 聖先生）

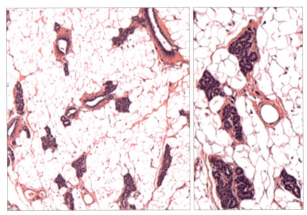

写真2 ラット、休止期（非妊娠）
HE 染色。右図は強拡大像。（写真提供：岩田 聖先生）

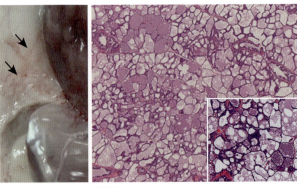

写真4 ラット、授乳時
左：肉眼像、右：HE 染色。（写真提供：義澤克彦先生）

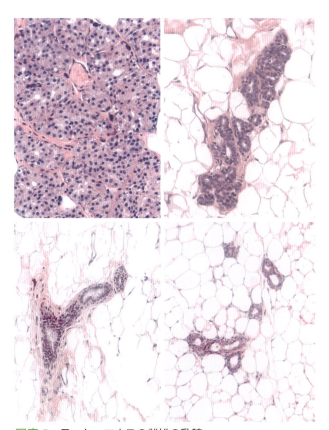

写真5 ラット、マウスの雌雄の乳腺
HE染色。上段：ラット、下段：マウス、左列：雄、右列：雌。（写真提供：岩田 聖先生）

表1 INHANDにおける乳腺組織の病変分類（非腫瘍性病変、腫瘍性病変を含む）

分類	病変
Degenarative changes	Degeneration Necrosis Regeneration
Inflammatory changes	Inflammation, Acute Inflammation, Chronic Inflammation, Chronic Active Inflammation, Granulomatous Infiltration, Lymphocyte or Eosinophilic Fibrosis, Periductal
Vascular changes	Congestion Edema Interstitial Hemorrhage Angioectasis Thrombosis
Other lesions	Corpora Amylaces Amyloid Dilatation Pigment Mineralization
Growth disturbances, non-neoplastic	Atrophy Hypertrophy Hyperplasia
Growth disturbances, neoplastic	Adenoma（B） Fibroadenoma（B） Tumor, Mixed, Benign（B） Adenocarcinoma（M） Adenocarcinoma arising in fibroadenoma（M） Carcinoma, Adenosquamous（M）* Tumor, Mixed, Malignant（M）

＊＝mouse only
B＝benign tumor、M＝malignant tumor

olarが多くみられる（**写真5左上**）。マウスは雌雄とも管状胞状腺型を示す（**写真5下**）。イヌでは性周期により特徴的な形態変化を示す[4,5]。発情前期と発情期では、活動休止状態を示す。発情後期には、4種類の形態像（フェーズⅠ～Ⅳ）を示し、フェーズⅠでは、間質増生と管状増殖が活発になり、フェーズⅡでは小葉構造を形成し始め、管状分岐や腺房構造も認められるようになる。フェーズⅢでは、分泌物を含む大きな小葉構造をもった豊富な腺房組織となる。フェーズⅣでは、退行が始まり、小葉構造内に結合組織が進入し、拡張した管状構造、腺房構造中に好酸性分泌物の貯留がみられる。休止期になると、腺房構造の退行性変化とともに、好酸性分泌物を容れて拡張する管状構造がみられる[5]。霊長類の乳腺組織は解剖学的にヒトのそれに酷似する[6]。

乳腺の発達と機能は、視床下部-下垂体系および性ホルモンのほか多くのホルモンの影響を受けるが、それらの支配様式は動物種によって異なる。重要なホルモンとしては、エストロゲン、プロゲステロン、プロラクチン、成長ホルモン、インスリン、カテコールアミン、副腎皮質刺激ホルモンなどがあげられる。齧歯類では、プロラクチンが乳腺の発達を支配する上で最も重要なホルモンであり、エストロゲンに対し相乗作用を示す。また、薬物によりプロラクチンなどの乳腺関連のホルモンレベルの変動が生じた場合、非常に高感度に乳腺の形態学的変化が認められる。一方、イヌでは成長ホルモンがより重要で、原則的にプロゲステロンに対し共同的に作用する。ステロイド系ホルモンは、他の臓器と同様に、乳腺においても受容体蛋白との結合を介して作用を示すと考えられているが、受容体は上皮成分のみならず間葉系細胞にも存在する[7]。乳腺がカテコールアミンに反応することが知られており、ラットでは特異的なβ-受容体の存在が証明されている[8]。

2．非腫瘍性病変

各臓器別に編集が進んでいる毒性病理用語・診断基準国際統一化事業 International Harmonization of Nomenclature and Diagnostic Criteria（INHAND）における、乳腺組織の病変分類（非腫瘍性病変、腫瘍性病変を含む）を**表1**に示す。

INHANDでは、総論的変化を含め乳腺組織で観察される病変を組織像とともに解説しており、これらの内容の詳細についてはINHAND原著の確認を推奨する[9]。本稿では、乳腺組織の変化として理解しておくべき病変

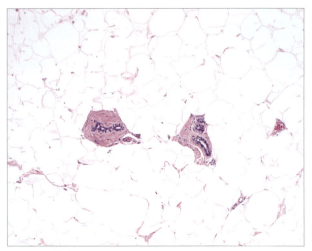

写真6 萎縮
ラット、雌、自然発生、HE染色。

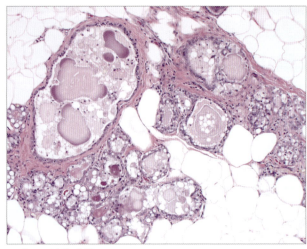

写真8 囊胞変性
ラット、自然発生、HE染色。

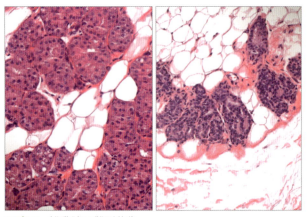

写真7 雄乳腺の雌型分化
ラット、雄、薬物誘発、HE染色。左：正常の雄乳腺、右：雄乳腺の雌型分化。（写真提供：岩田 聖先生）

（非腫瘍性病変、腫瘍性病変）を以下に解説する。

2-1. 萎縮 atrophy

腺房細胞は小型扁平化し、小葉構造および乳管、細乳管が不明瞭となり、腺房あるいは腺管の数/容積の減少として観察される（**写真6**）。変性した上皮細胞、脂肪滴が腺房あるいは乳管内にみられる場合もある[10]。エストロゲンアンタゴニストの投与により誘発される[11,12]。なお、雄ラットでもエストロゲンアンタゴニストあるいはアンドロゲンアンタゴニストの投与による誘発の報告がある[13~15]。

雄ラットの萎縮は、後述する雌型分化 feminization の同義語として扱われたり、逆に区別して分類されたりする（OECD guidance）。形態学的に両者を正確に区別することは困難であり、まずは萎縮と診断し、萎縮が雄性生殖器だけにみられるなど、ホルモン作用が確認されたときには、雌型分化と表現することを推奨する。

2-2. 雄乳腺の雌型分化 feminization、雌乳腺の雄型分化 masculinization

雄ラットにみられる小葉胞状型 lobuloalveolar の乳腺構造が、雌の乳腺様の管状胞状腺型 tubuloalveolar の構造に置き換わることを雄乳腺の雌型分化と呼ぶ（**写真7**）。一方、雌ラットにみられる管状胞状腺型の乳腺構造が、雄の乳腺のような小葉胞状型の構造に置き換わることを、雌乳腺の雄型分化 masculinization と呼ぶ。本病変名はホルモン生理作用が加味された診断名であるので、雌性ホルモン作用、あるいは、雄性ホルモン作用の影響を加味して診断すべきである。

2-3. 囊胞変性 cystic degeneration

導管（乳管、細乳管）あるいは腺房が拡張したものである（**写真8**）。同義語として、dilatation、cystic change、milk cyst、ectasia、galactocele が用いられる。囊胞は扁平化した上皮により覆われ、導管（乳管、細乳管）由来の囊胞では乳管上皮と筋上皮の2層により裏打ちされる[16]。囊胞内には分泌物や脱落した上皮（細胞頽廃物）が充満し、コレステロール結晶や同心円状の層板構造物（アミロイド小体/類澱粉様小体）を認めることもある。また、囊胞壁の破壊によるマクロファージを主体とした炎症性細胞浸潤を伴うこともある。乳腺囊胞（乳瘤）galactocele は、拡張の程度が強く、囊胞内に乳汁様物質が充満し、マクロファージの出現をよく伴う場合に用いられる（**写真9**）。老齢のラットやマウスではよく遭遇する病変であり、また、プロゲステロン、エストロゲンを含む避妊薬を長期間投与したラットとサルでの誘発が報告されている[17,18]。

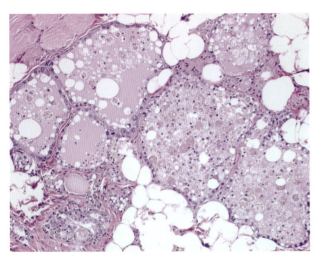

写真9 乳腺嚢胞（乳瘤）
ラット、自然発生、HE染色。

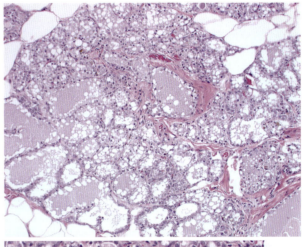

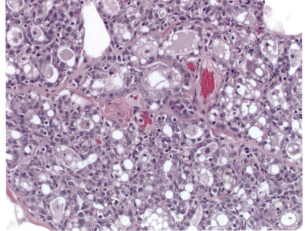

写真10 小葉過形成
ラット、自然発生、HE染色。下は上図の拡大像。

3．増殖性・腫瘍性病変

　ラットでは乳腺腫瘍は好発する自然発生腫瘍の1つであるが、発がん物質の投与や放射線照射により早期かつ高率に誘発される。加齢ラットでは脳内ドパミンの減少により、ドパミン依存性神経系の1つである下垂体漏斗系のプロラクチン分泌抑制因子の減退が起こる。その結果、下垂体からのプロラクチン分泌が増加し、高プロラクチン血症が乳腺腫瘍の発生を増強させていると考えられている。その発生は週齢、内分泌環境、食餌因子、遺伝的背景などにより修飾される[19〜23]。50日齢前後のラット乳腺のterminal end bud（TEB）は高い増殖活性を示し、alveolar bud（AB）に分化する。この増殖活性の高い時期のラットに7,12-ジメチルベンズ[a]アントラセン 7,12-dimethylbenz[a]anthracene（DMBA）、1-メチル-1-ニトロソウレア 1-methyl-1-nitrosourea（MNU）などの乳腺発がん物質を投与すると、投与後数週間で腫瘍が誘発される。これら化学発がん物質の主要標的組織はTEBであるが、乳管上皮、結合組織線維細胞も標的組織となる。マウスでは、A系、DBA系、C3H系などの乳癌好発系が知られており、乳癌ウイルス mouse mammary tumor virus（MTV）の腫瘍発生への関与が知られている。マウスの乳腺腫瘍には、腺腫と診断されるものはほとんどなく、大部分は悪性腫瘍である。ラットでは加齢とともにSD系の雌が最も好発し、2年間のがん原性試験では、大部分のものが乳腺の増殖性・腫瘍性病変を有するに至る。

3-1. 過形成 hyperplasia

■**組織発生**　乳管ならびに腺房上皮。
■**組織学的特徴**　過形成は乳腺組織を構成する乳管、細乳管あるいは腺房にみられ、小葉内の細乳管上皮あるいは腺房細胞が増殖する小葉過形成 lobular hyperplasia、乳管上皮が乳頭状ないし多層性に増殖する乳管過形成 ductal hyperplasia が認められる（**写真10**）。

　ラットでは小葉過形成と、乳管あるいは腺房上皮の不規則な増生に異型性を伴う巣状異型過形成 focal hyperplasia with atypia がみられる。小葉過形成では乳腺小葉における腺房の大きさおよび数的増加が認められる。小葉は正常な腺房で構成され、異型性は認められない。腺房上皮は、1層の規則正しく配列する立方上皮からなり、各々の腺房は繊細な線維性結合組織で分けられる。乳汁分泌亢進を伴うことが多く、嚢胞変性を認めることもある。巣状異型過形成では、乳管あるいは腺房上皮の重層化がみられ、細胞は過染性の核や好酸性あるいは好塩基性に強染する細胞質など異型性を伴う（**写真11**）。増殖した細胞は管腔内に乳頭状あるいは襞状に突出することが多く、腺房腔が増殖した細胞で充満されることもある[24,25]。

　マウスでは、腺房がブドウの房状に限局性に増殖する過形成性胞状結節 hyperplastic alveolar nodule（HAN）と、妊娠中に増殖し分娩後に退縮する円盤状病変のプラーク plaque がみられる。プラークの中心部は脂肪組織の多い疎な間質の中に細管が散在して認められ、周辺部では中心から放射状に細管が密に配列する[26]。

　ヒトでは、小葉過形成、乳管過形成に加え、乳腺内のある領域に乳管が顕著に増殖する腺症 adenosis に分類される。

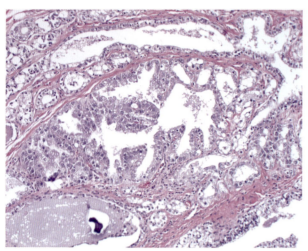

写真11　巣状異型過形成
ラット、自然発生、HE 染色。

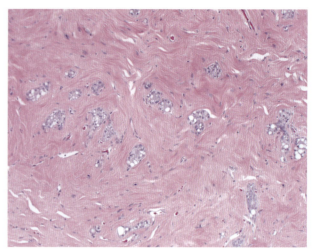

写真13　線維腺腫
ラット、自然発生、HE 染色。

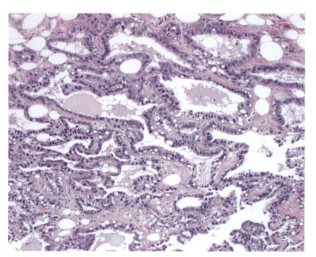

写真12　腺腫
ラット、自然発生、HE 染色。

■鑑別診断　小葉過形成と線維腺腫との鑑別が必要で、前者では間質の線維性結合組織が繊細で量も少ない。
■解説　プロゲステロン、エストロゲンを含む避妊薬は種々の動物種に過形成を誘発する。また、エストロゲン類は齧歯類、イヌ、サルに、プロゲステロン類はイヌに過形成を誘発する[16]。ドパミンアンタゴニスト（レセルピン、フェノチアジン誘導体、ハロペリドールなど）は、視床下部からのドパミン分泌抑制を介して、下垂体前葉からのプロラクチン分泌を亢進し、齧歯類に過形成を誘発する。

3-2．腺腫 adenoma

■組織発生　乳管あるいは腺房上皮由来。
■組織学的特徴　周辺組織との境界部は明瞭で、周辺組織を圧迫するように腺管構造が結節性に増殖する（写真12）。腺管上皮は1～2層の立方あるいは円柱上皮からなり、腺管腔内に分泌物を認めることが多い。腺管の大きさには大小不同がみられる。間質には繊細な線維性結合組織がわずかに認められるのみで、腺管組織の密度が高い。異型性は通常認められないが、増殖形態が不規則で、多型性を示す領域が認められることもある[17,18]。
　腺管の増殖パターン・組織型により、小型の腺管の増殖を主体とするもの（管状腺腫 tubular adenoma）、腺管上皮の乳頭状増殖を特徴とするもの（乳頭状腺腫 papillary adenoma）、腺腔の囊胞状拡張が特徴的なもの（囊胞状腺腫 cystic adenoma）、乳汁分泌を特徴とするもの（乳汁分泌腺腫 secretory〔lactating〕adenoma）などに分けられる[24,25]。
■鑑別診断　線維腺腫との鑑別は、結合組織成分に増殖性変化が認められないことによる。
■解説　マウスの乳腺腫瘍には、腺腫と診断されるものはほとんどなく、大部分は悪性腫瘍である。

3-3．線維腺腫 fibroadenoma

■同義語　adenofibroma
■組織発生　乳腺の上皮と結合組織由来。
■組織学的特徴　乳腺の上皮性成分と結合組織成分がともに腫瘍性増殖を示す（写真13）。両者の占める割合は、腫瘍間あるいは同一腫瘍でも部位によって異なる。上皮成分は小型の腺管構造が主体で、腺管を取り囲むように膠原線維に富む結合組織が増生する。腺管が裂隙状になり樹枝状にみえる場合もある。腺管腔は通常小型の核を有する1層の細胞で内張りされ、細胞質内に脂肪滴や拡張した腺腔内に分泌物を認めることもある。結合組織成分の増生が著しいものでは、腺管は圧迫されて萎縮に陥る。周辺組織との境界は明瞭で、しばしば線維性被膜がみられる。組織像において、上皮性成分が主体の場合をadenomatous、結合組織成分が主体の場合を fibromatous と表現する場合もある[24]。
■鑑別診断　腺腫とは結合組織成分の腫瘍性増殖があること、線維腫とは上皮成分の腫瘍性増殖があることにより鑑別する。上皮成分が全く認められない場合は、小葉

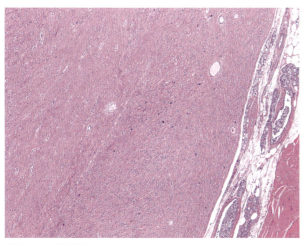

写真14　線維腫
ラット、自然発生、HE染色。（写真提供：田村一利先生）

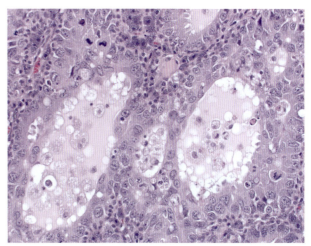

写真15　腺癌
ラット、自然発生、HE染色。

構造が明らかであっても線維腫と診断される。
■解説　ラットの自然発生の乳腺腫瘍では最も高頻度にみられるタイプの腫瘍である。大きさが数cm〜10数cmに達し、腫瘍を覆う表皮に潰瘍を生ずることもある。

3-4. 線維腫 fibroma

■組織発生　乳腺の結合組織由来の線維芽細胞、線維細胞由来。
■組織学的特徴　膠原線維に富む線維性結合組織の増生で構成される（写真14）。その増殖パターンには乳腺の小葉構造の名残を認めることが多いが、上皮成分は全く認められない。しばしば、硝子化や石灰沈着がみられる。周辺部との境界は明瞭である[24,25]。
■鑑別診断　皮下組織由来の線維腫、ならびに線維腺腫との鑑別が問題となる。乳腺存在部位から発生し、小葉構造が明瞭である場合、あるいは正常乳腺組織が残存している場合を乳腺由来の線維腫と診断する。また、腫瘍組織内にわずかに乳腺様組織が存在する場合、残存する正常乳腺組織と判断した場合は線維腫、乳腺上皮の腫瘍性病変と判断した場合は線維腺腫と診断すべきであり、乳腺様組織については慎重に判断すべきである。
■解説　F344ラット雄の自然発生乳腺腫瘍には、この型のものが多い。

3-5. 腺癌 adenocarcinoma

■同義語　carcinoma
■組織発生　乳管あるいは腺房上皮由来。
■組織学的特徴　異型な腺管構造の増殖で構成され、組織学的に多彩な像を示す（写真15、16）。腺管には1〜数層の不規則に配列する上皮細胞が認められ、円形〜楕円形の核はクロマチンが凝集し、小型の核小体がしばしば1個認められる。細胞分裂像が頻繁で、腫瘍の一部分あるいは全域にわたり異型性が認められる。腫瘍組織内

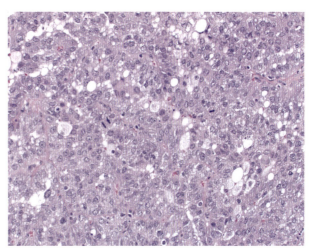

写真16　腺癌
ラット、自然発生、HE染色。

に出血や壊死巣をしばしば認め、扁平上皮化生、軟骨化生、皮脂腺への化生を伴うこともある。腫瘍の増殖形態は多彩で、増殖パターン・組織型により、乳頭状あるいは乳頭管状構造を示すもの（乳頭状腺癌 papillary adenocarcinoma）、小型の腺管構造が充実性に増殖するもの（管状腺癌 tubular adenocarcinoma）、髄様に増殖した腫瘍組織内に篩構造や中心部の壊死を伴うもの（篩状／面皰癌 cribriform/comedo adenocarcinoma）などに分けられる。さらに、組織像を修飾する表現として alveolar、cyctic、medullary、scirrhous、solid、spindle cell（筋上皮と考えられる紡錘形細胞の増殖）などが用いられる[24,25]。

マウスでは、Dunnの分類[27]により、腺癌をA、B、C型に分類する場合もある。A型は小型で立方形の上皮よりなり、比較的均一な小腺管を形成する。B型は、腺管状、乳頭状、嚢胞状、充実性など多彩な組織像を示し、嚢胞内には血液や分泌物を容れ、通常、壊死あるいは出血がみられる。C型は嚢腫状の腺管が集合し、嚢腫には1層の立方形の上皮が配列し、その周囲を筋上皮と考えられる紡錘形細胞が取り囲む。

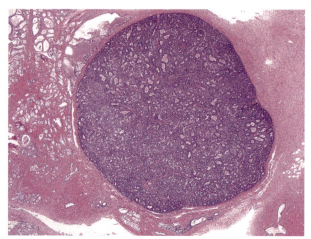

写真17 線維腺腫内腺癌
ラット、自然発生、HE染色。(写真提供：田村一利先生)

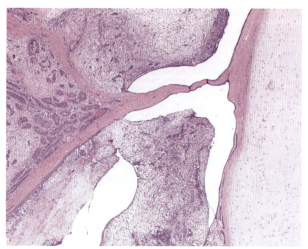

写真19 混合腫瘍
イヌ、自然発生、HE染色。(写真提供：中山裕之先生)

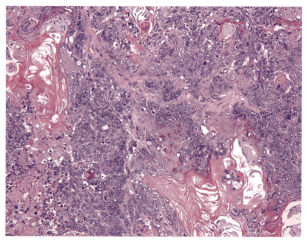

写真18 腺棘細胞腫
マウス、自然発生、HE染色。(写真提供：田村一利先生)

■**鑑別診断** 浸潤性増殖や転移を認めない例では腺腫との鑑別が必要となる。腺癌では細胞異型が明らかである。
■**解説** 周辺組織への浸潤性増殖を認めることもあるが、ラットでは遠隔転移はまれである。マウスの乳腺腫瘍の大部分は腺癌である。SD系などのラットの加齢性に認められる代表的な腫瘍のひとつであるが、10週齢の若い雌で自然発生した報告がある[28]。

3-6. 線維腺腫内腺癌 adenocarcinoma arising in fibroadenoma

■**組織発生** 乳腺の上皮と結合組織由来。
■**組織学的特徴** ラットでは、さまざまな組織型を示す線維腺腫病巣内に腺癌病巣がみられる場合があり、このような病変を線維腺腫内腺癌 adenocarcinoma arising in fibroadenoma (写真17) と呼ぶ[24]。
■**鑑別診断** 単一の腫瘍組織内に線維腺腫と腺癌のそれぞれの特徴が認められる場合に、腺癌や線維腺腫と区別して、この診断名が用いられる。

3-7. 腺棘細胞腫 adenoacanthoma/adenosquamous carcinoma

■**組織発生** 乳腺の上皮由来。
■**組織学的特徴** 腺および扁平上皮への分化がみられ、扁平上皮の部位が病変の中で25%以上を占める(写真18)。扁平上皮の部位は高分化を示し、上皮細胞質内のケラチンや、癌真珠の形成がみられる。腺との移行部では円形あるいは多角形の上皮細胞から扁平な上皮まで多彩な像がみられることがある。周辺組織への浸潤部では、扁平上皮あるいは腺組織様の構造を示す[29]。
■**鑑別診断** 腺癌や皮膚の扁平上皮癌との鑑別が必要となる。腺癌とは病変の中で扁平上皮の部分が占める割合が25%以上であること、皮膚の扁平上皮癌とは扁平上皮への分化に加え、腺構造が認められることにより鑑別される。
■**解説** 主として、マウスの分類として用いられる。

3-8. 混合腫瘍 mixed tumor

■**組織発生** 乳腺組織由来と考えられているが、詳細は不明である。
■**組織学的特徴** ラットでは、良性のadenolipoma typeと、悪性のcarcinosarcoma typeがみられる。adenolipoma typeは腺管上皮と成熟した脂肪組織の2つの成分から構成される良性腫瘍である。腫瘍の大部分の領域でこれらの2成分が混在して認められるが、同一腫瘍でも部位によってその割合が異なる。carcinosarcoma typeは悪性の上皮および間質の成分から構成される腫瘍である。上皮成分はひも状(band)あるいはシート状に配列する紡錘形細胞を織り交ぜながら、程度の差はあるものの高分化な管状構造をとる。この間葉系細胞は通常、顕著に多型性を示し、核分裂像も多い。上皮と間質成分の間に明らかな移行像が認められることもある[24,25]。
イヌでは、上皮成分および間葉系成分が腫瘍性増殖を

示し、腺組織に加え、筋上皮、結合組織、軟骨組織、骨組織が混在してみられる[26]（写真 19）。

■**鑑別診断** adenolipoma typeの腫瘍は部位によっては上皮成分が主体を占める場合があり、腺腫との鑑別が必要となる。

■**解説** ラットではまれな腫瘍である。イヌでは最も一般的にみられる乳腺腫瘍である。イヌ混合腫瘍にみられる骨・軟骨は筋上皮の化生により生ずると考えられている。

参考文献

1) **Russo J, Russo IH**. Influence of differentiation and cell kinetics on the susceptibility of the rat mammary gland to carcinogen. *Cancer Res* 40：2677-2687, 1980.
2) **Cardy RH**. Sexual dimorphism of the normal rat mammary gland. *Vet Pathol* 28：139-145, 1991.
3) **Okuda M, Takahashi H, Oyaizu T, et al**. Morphological observation on sexual dimorphism in rat mammary glands. *J Toxicol Pathol* 5：205-215, 1992.
4) **Nelson LW, Kelly WA**. Changes in canine mammary gland histology during the estrus cycle. *Toxicol Appl Pharmacol* 27：113-122, 1974.
5) **Chandra SA, Mark Cline J, Adler RR**. Cyclic Morphological Changes in the Beagle Mammary Gland. *Toxicol Pathol* 38：969-983, 2010.
6) **Tavassoli FA, Casey HW, Norris HJ**. The morphologic effects of systemic reproductive steroids on the mammary gland of rhesus monkeys. Mestranol, ethynerone, mestranole-thynerone, chloroethynyl norgestrel-mestranol, and anagestone acetate-mestranol combination. *Am J Pathol* 131：213-234, 1988.
7) **Cunha GR, Chung LWK, Shannon JM, et al**. Hormone-induced morphogenesis and growth：role of mesenchymal-epithelial interactions. *Rec Prog Horm Res* 39：559-598, 1983.
8) **Lavandero S, Ponoso E, Sapag-Hagar M**. β-adrenergic receptors in rat mammary gland. *Biochem Pharmacol* 34：2034-2036, 1985.
9) **Rudmann D, Cardiff R, Chouinard L, et al**. Proliferative and non-proliferative lesions of the rat and mouse mammary, Zymbal's, preputial, and clitoral glands. *Toxicol Pathol*(Suppl) 40：7-39, 2012.
10) **Lucas JN, Rudmann DG, Credille KM, et al**. The rat mammary gland：morphologic changes as an indicator of systemic hormonal pertubations induced by xenobiotics. *Toxicol Pathol* 35：199-207, 2007.
11) **Greaves P, Goonetilleke R, Nunn G, et al**. Two-year carcinogenicity study of tamoxifen in Alderley Park Wister-derived rats. *Cancer Res* 53：3919-3924, 1993.
12) **Karlsson S, Hirsimäki Y, Mäntylä E, et al**. A two-year dietary carcinogenicity study of the antiestrogen toremifene in Spague-Dawley rats. *Drug Chem Toxicol* 19：245-266, 1996.
13) **Kennel P, Pallen C, Barale-Thomas E, et al**. Tamoxifen：28-day oral toxicity study in the rat based on the enhanced OECD test guideline 407 to detect endocrine effects. *Arch Toxicol* 77：487-499, 2003.
14) **Toyoda K, Shibutani M, Tamura T, et al**. Repeated dose (28 days) oral toxicity study of flutamide in rats, based on the draft protocol for the 'Enhanced OECD Test Guideline 407' for screening endocrine-disrupting chemicals. *Arch Toxicol* 74：127-132, 2000.
15) **Rudmann DG, Cohen IR, Robbins MR, et al**. Androgen dependent mammary gland virilism in rats given the selective estrogen receptor modulator LY2066948 hydrochloride. *Toxicol Pathol* 33：711-719, 2005.
16) **Gopinath C, Prentice DE, Lewis DJ**. Mammary glands. In：*Atlas of experimental toxicological pathology*. Gopinath C, Path MRC, Prentice DE, et al(eds). MTP press limited, Lancaster/Boston. 1987.
17) **Schardein JL, Kaump DH, Woosley ET, et al**. Long-term toxicological and tumorigenesis studies on an ora contraceptive agent in albino rats. *Toxicol Appl Pharmacol* 16：10-23, 1970.
18) **Fitzgerald J, de la Iglesia F, Goldenthal EL**. Ten-year oral toxicity study with norlestrin in rhesus monkeys. *J Toxicol Environ Health* 10：879-896, 1982.
19) **Russo J, Russo IH**. Biology and molecular bases of mammary carcinogenesis. *Lab Invest* 57：112-137, 1987.
20) **Sato K, Omachi K, Kawaguchi H, et al**. The effects of sex hormones on the induction of mammary carcinomas in male rats by pulse doses of 7,12-dimethylbenz[a]anthracene. *J Toxicol Pathol* 12：35-45, 1999.
21) **Takagi H, Mitsumori K, Onodera H, et al**. A preliminary study of the effect of plantago ovata forsk on the development of 7,12-dimethylbenz[a]anthracene-initiated rat mammary tumors under the influence of hypercholesterolemia. *J Toxicol Pathol* 12：141-146, 1999.
22) **Omachi K, Kawaguchi H, Funato M, et al**. Effects of various doses of 17 β-estradiol on the progression of mammary carcinomas induced by single and multiple administration of 7,12-dimethylbenz[a]anthracene in female rats. *J Toxicol Pathol* 13：67-75, 2000.
23) **Kawaguchi H, Sato K, Omachi K, et al**. Effects of high doses of 17β-estradiol and ovariectomy on 7,12-dimethylbenz[a]anthracene-induced mammary carcinomas and dysplasias in neonatally androgenized female Sprague-Dawley rats. *J Toxicol Pathol* 13：77-85, 2000.
24) **Boorman GA, Wilson JT, Van Zwieten MJ, et al**. Mammary gland. In：*Pathology of the Fischer rat*, Boorman GA, Eustis SL, Elwell MR, et al(eds). Academic Press, San Diego. pp295-313, 1990.
25) **Van Zwieten MJ, Hogenesch H, Majka LA, et al**. Nonneoplastic and neoplastic lesion of the mammary gland. In：*Pathology of the aging rat*, Vol 2. Mohr U, Dungworth DL, Capen CC (eds). ILSI Press, Washington DC. pp459-475, 1994.
26) 前川昭彦，林 裕造（編）．『毒性病理学』〈毒性試験講座 5〉地人書館，東京．pp387-434, 1991.
27) **Dunn TB**. Morphology of mammary tumors in mice. In：*The physiopathology of cancer*, 2nd ed. Homburger F, Fishman WH(eds), Hoeber-Harper, New York. pp123-148, 1959.
28) **Oishi Y, Yoshizawa K, Suzuki J, et al**. Spontaneous occurring mammary adenocarcinoma in a 10-wk-old female rat. *Toxicol Pathol* 23：696-700, 1995.
29) **Mohr U**. Mammary gland. In：*The mouse*. 〈*International Classification of Rodent Tumors*〉 Mohr U(ed). Springer-Verlag, Berlin/Heidelberg/New York. pp15-22, 2001.

鈴木雅実
中外製薬㈱

13 体　腔

各論Ⅰ

1. 解剖学的・生理学的特徴

1-1. 腹腔 abdominal cavity

　胚内体腔 intra-embryonic coelom は発生学的には中胚葉の一部の側板中胚葉 lateral plate mesoderm 内に壁側および臓側の2層で形成される腔所から生ずる。そこから腹腔・胸腔や心嚢腔（心膜腔）などの体腔 cavity が形成される。胚内体腔の隔壁として中胚葉組織の板、すなわち横中隔 septum transversum があるが、腹腔 abdominal cavity あるいは腹膜腔 peritoneal cavity はその尾方に位置する部分から生ずる。腹腔は上方を横隔膜の下面で仕切られ、下方は骨盤腔内に広がる。腹腔内の隔壁を不完全ながら形成する腸間膜 mesenterium、大網 omentum や間膜とよばれるひだは、それぞれ二重の腹膜よりなり、臓器や腹壁との間をつないでいる。

　腹腔の後面の後腹膜 retroperitoneum と後腹壁前面の腰筋膜間には、脂肪を含む結合組織腔および後腹膜腔 retroperitoneal space がある。その中には、腎臓、尿管、副腎をはじめ腹大動脈、下空静脈などの血管や神経およびリンパ節が含まれる。

　腹腔などの体腔には特に種差はなく、病変は奇形や中皮細胞由来の中皮腫を除き、腔内の臓器や腹壁などの病変の波及によるものが大部分である。しかし、化学物質の生体への適用方法として腹腔内投与が選ばれた場合には、沈着、炎症、線維化、過形成や腫瘍などを含む特殊な腹膜病変が誘発されることがある。一般に腹腔は吸収面が広いことに加え血流量が豊富なために化学物質の吸収が最も速く、吸収された化学物質は主に門脈循環を経て最初に肝臓に集まる。したがって、肝臓や消化器以外の臓器が毒性の標的となる化学物質では、腹腔内投与の際、他の投与法を用いた場合に比べ当該臓器への影響が低下する場合がある。

1-2. 胸腔 thoracic cavity

　横隔膜 diaphragm で腹腔と区切られた胸腔（胸膜腔）pleural cavity は、発生学的に心嚢腔 cardiac cavity と両側の胸腔に分割される。胸腔の上部は第7頸椎と第1胸椎の間の高さに一致する。また前方は胸骨と肋軟骨、側方は肋骨、後方は胸椎よりなる胸郭で囲まれる。胸腔は胸隔内面を覆う壁側胸膜で内張りされた腔である。

　一方、心嚢腔は心臓表面の心外膜 pericardium と壁側心嚢により囲まれた腔で、中に少量の心嚢液を容れている。心嚢中には心臓のほか、心臓に出入りする上行静脈、大動脈および肺動脈の根部が含まれる。

　なお、左右の胸腔内には結合組織を含む腔として縦隔腔 mediastinal cavity あるいは縦隔 mediastinum があり、さらに肺門を通る前額面を想定して前部の前縦隔腔と後部の後縦隔腔に分けられる。前縦隔腔には結合組織のほかに胸腺、心嚢および心臓の前部、気管と気管支、血管および神経（横隔膜神経および迷走神経）が含まれ、後縦隔腔には心嚢・心臓の後部、食道、胸大動脈、胸管、奇静脈、半奇静脈、交感神経幹および後縦隔リンパ節が含まれる。なお、心嚢腔をその境界に含めて縦隔を上、前、中および後の4つに分けることもある。

　横隔膜は腱中心を形成する横中隔と左右の胸腹膜、体壁の側および後部から由来した筋肉成分、横隔膜の左右の脚となる食道間膜 mesoesophagus から構成される。横隔膜の筋肉の収縮と弛緩による胸腔の容積と内圧の変化によって、肺は膨張や圧縮を示して呼吸が営まれる。

1-3. その他の体腔

　頭蓋腔 cranial cavity は脳髄を容れる頭蓋部の腔である。頭蓋骨内面の骨膜は脳を含む硬膜 dura と癒着し、硬膜と脳表面のクモ膜 arachnoid の間は硬膜下腔 subdural cavity とよばれる。さらにクモ膜と脳表面に密着する軟膜 pia mater との間にはクモ膜下腔がある。

　骨盤腔 pelvic cavity は骨盤壁によって囲まれた腔で腹腔の下部を形成する。そして腹膜骨盤腔、腹膜下骨盤腔および皮下骨盤腔の3区分により構成される。腹膜下骨盤腔は骨盤内腹膜と骨盤隔膜 pelvic diaphragm 上面との間の腔で、前立腺、精嚢、膀胱および直腸下部のほかに多くの神経・血管が結合組織に包まれて存在する。皮下骨盤腔は骨盤腔の最下部で、皮下との間は浅会陰筋膜で画され、腔内には脂肪組織、会陰や外陰部にいたる神経および血管が含まれる。

　陰嚢腔 scrotal cavity は精巣と精巣上体を含む腔である。すなわち、腹腔とつながっており、腹膜内面を覆う横隔筋膜と連続した鞘膜 tunica vaginalis とそれを囲む筋および筋膜が精管を包み、神経・血管・結合組織を伴って精索を形成する。鞘膜はさらに、精巣上体や精巣を含む精巣固有鞘膜 periorchium に移行する。

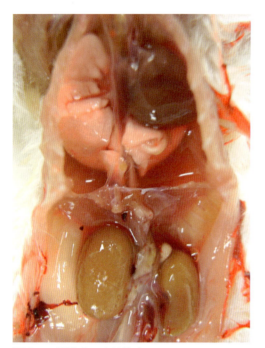

写真1　腎障害による胸水
マウス、雌、胸腔および腹腔、自然発生。

1-4. 中皮 mesothelium

神経原性の髄膜（硬膜、クモ膜および軟膜）により覆われる頭蓋腔を除き、腹腔、胸腔、骨盤腔、心囊腔および陰囊腔は壁側面、臓側面ともに中皮 mesothelium により覆われる。中皮は胚内体腔の内面の壁側中胚葉の細胞に由来する中皮細胞 mesothelial cell が繊細な結合組織で支持されて1層に配列して構成される。

中皮細胞は microfilament を有し、収縮能を示す。アルシアンブルーやコロイド鉄で証明される酸性ムコヒアルロン酸を産生する。中皮細胞には閉鎖結合 zonula occludens で相互に密着する扁平細胞と立方体 cuboidal の細胞の2種がある。後者は集まって2～6μmの細孔（レックリングハウゼン Recklinghausen の小口）を形成し、内方はリンパ管の内皮細胞と連絡する。体腔中には常時少量の漿液を容れるが、その液体や細胞成分（マクロファージやリンパ球など）はこのリンパ管により体腔から所属リンパ節中に直接通じている。小口の数は部位によって異なり、特に横隔膜部で豊富である。

中皮細胞の形態学的特徴は電顕所見と免疫・組織化学的染色によって判定される。細胞表面は微絨毛 microvilli が発達し、時に細胞質内管腔 intracytoplasmic lumina を含む。細胞質にはグリコーゲン顆粒 glycogen granule や、核の近傍には中間系フィラメント intermediate filament や球状フィラメント globular filament aggregation（直径10 nm）が観察される。基底膜や小型のデスモソーム、閉鎖結合の存在も特徴である。免疫染色では、サイトケラチン cytokeratin（AE-1）や epithelial membrane antigen（EMA）など上皮性のマーカーに加え、ビメンチン vimentin の発現も観察される。さらにサーファクタントアポ蛋白 surfactant apoprotein、ヒアルロン酸などが陽性を示す。なお、S-100 蛋白質、α-平滑筋アクチン α-smooth muscle actin、デスミン desmin およびミオグロビン myoglobin は陰性である。

近年、中皮が多くの機能を備えている膜構造であることが示されてきた。この機能には、液体や粒子状物の漿膜を越えた輸送、炎症メディエーターへの反応としての白血球遊走、前炎症性サイトカインや成長因子、漿膜修復にかかわる細胞外マトリックスの産生、フィブリンの沈着とクリアランスを調節する因子の放出および抗原提示などが含まれる。また、グリコサミノグリカン glycosaminoglycan や潤滑物質の分泌は組織を摩擦から守るだけでなく、感染防御やおそらくは腫瘍転移防御にもかかわると考えられる。さらに、中皮の特殊な機能として、損傷後の修復時、上皮の場合は剥離部分の周囲からのみ修復が起こるのに対し、中皮は剥離部分全体にびまん性に修復が起こることがあげられる。この機能は体腔という環境において、修復にあたる中皮細胞がマトリックスから遊離し、体腔液を利用して剥離部分の周辺部以外の部分へ移動し、接着後増殖して修復することが可能であるためとされている[1]。

2. 非腫瘍性病変

2-1. 水腫（浮腫）edema

体腔を覆う中皮細胞下の結合組織中に液性成分の増した状態である。さらに腔内に液性貯留が起これば、腹腔では腹水 hydroperitoneum（その液性内容は腹水 ascites）、胸腔では水胸 hydrothorax（その液性内容は胸水 pleural effusion、写真1）、心囊腔では心囊水腫 hydropericardium、陰囊腔では陰囊水腫 hydroscrotum という。腔内の液の貯留が長く続くと、腔壁内面の白色肥厚部、表面の粗造や細粒状化が観察されるようになる。中皮細胞の肥大、過形成を伴ったり、炎症性細胞浸潤や線維化が起こる。循環の均衡を保つ血圧、血中蛋白質ないし毛細血管内皮の異常が起因となって、毛細血管における透過性の亢進が血漿成分の血管外漏出をまねく。内皮におけるATP減少がNaポンプの機能低下を生じたものである。例えば、肝疾患におけるアルブミンの減少、腎障害によるNaイオンの血中増加などで腹水を生ずる。また、門脈圧亢進を伴う脾腫や肝硬変、肝腫瘍の場合や白血病の際にも腹水がよくみられる。

2-2. 出血 hemorrhage

浮腫と同様に腔内への出血はそれぞれ体腔の部位によって、心膜血腫 hemopericardium、血胸 hemothorax、腹腔内出血 hemoperitoneum といい、心囊内に出血あるいは液体が貯留し、心機能への障害が認められた場合を

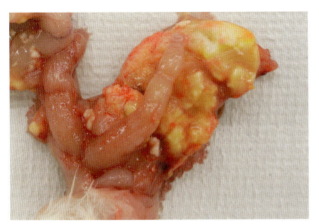

写真2　脂肪壊死
マウス、雌、子宮間膜、自然発生。

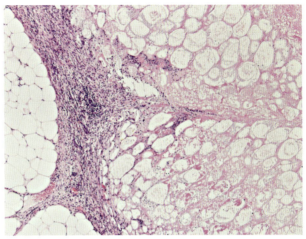

写真3　脂肪壊死
写真2の組織像、HE染色。

心タンポナーデ cardiac tamponade という。腹腔内の出血は外傷によるほか、腹腔内腫瘍の破裂、特に肝臓の腫大ないし腫瘤（肝細胞癌、血管腫が多い）、脾臓の腫大（白血病など）、卵巣の囊腫や腫瘍からの出血が多い。

2-3. 炎症 inflammation

組織学的に一般的な炎症像と特に差異はない。体腔の部位によって腹膜炎 peritonitis、胸膜炎 pleuritis、心囊炎 pericarditis という。病変の経過に伴い、次第に線維化や癒着が臓側面および腔側面間に生ずる。原因となるウイルス、細菌、真菌および寄生虫などの感染症は実験動物固有のものが多く、日常の観察で留意しなければならない。また腔中に投与した被験物質や溶媒によって炎症が誘起されることも多く、そのpHを含めた物理化学的ないし化学的刺激性、あるいは時にアレルギー反応により、化膿性炎症 supurrative inflammation、線維素性（線維性）炎 fibrous inflammation や癒着性炎 adhesiva inflammation、出血性炎 hemorrhagic inflammation、または肉芽腫性炎 granulomatous inflammation など、各種の炎症像が観察されることもある。

2-4. 脂肪壊死 fat necrosis（脂肪肉芽腫 fat granuloma）

病変は腹腔内に黄色の結節として認められ（写真2）、その大きさは2～3mmから1cm大程度で、膵臓の近くや腸間膜あるいは骨盤腔内の生殖器近傍に存在する。ラットおよびマウスではしばしば遭遇する病変である。組織学的には染色性を失った脂肪組織像をはじめとして、脂肪組織の融合、液性化、出血、マクロファージの集簇、多核巨細胞の出現など異物反応を示す肉芽様炎症反応、線維化の混在、ヘモジデリン沈着 hemosiderin deposition や石灰（鉱質）沈着 calcification (mineralization) を伴う像など、多彩である（写真3）。膵臓近くの壊死は膵臓障害による消化酵素（リパーゼ）の作用による可能性がある。また、脂肪組織の部分的捻転や局所的循環障害による酸素欠乏 ischemic effect も原因として考えられる。また、壊死部ではカルシウムが塩を形成して沈着するため、病変が広範になると低カルシウム血症の原因となる。腹腔内投与による壊死、出血、ヘモジデリン沈着あるいは、寄生虫による肉芽反応における異物反応や石灰沈着ないし血管炎 vasculitis によるヘモジデリン沈着との鑑別が必要である。

2-5. 化生 metaplasia

中皮細胞や中皮下の結合組織中の細胞が、質的に異なる分化形態をもつ細胞に置き換わる変化であるが、慢性刺激や炎症、再生など生育環境の変化に対比し、より安定した分化型に変わるのが常で、一種の適応現象である。炎症や再生のほか腫瘍に伴うことも多い。種類としては扁平上皮化生 squamous cell metaplasia、腺様化生 glandular metaplasia、軟骨化生 chondroid metaplasia および骨様化生 osseous metaplasia などがあげられる。

2-6. 穿孔 perforation（破裂 rupture）

体腔面に接する臓側の漿膜などが破れて腔内に出血（血管）、消化管や実質臓器内の内容物や病変（出血・化膿・壊死部など）が遊出する現象である。引き続いて出血死をまねいたり、異物性炎、肉芽性炎および化膿性炎を誘起することも多い。

3. 増殖性・腫瘍性病変

体腔は体腔とその周辺組織を構成するそれらの解剖、組織学的特徴から多様な腫瘍の発生母地となる。腸間膜などの脂肪や漿膜下結合組織などに由来する腫瘍性病変、悪性神経鞘腫とそのバリアントとされる神経線維肉

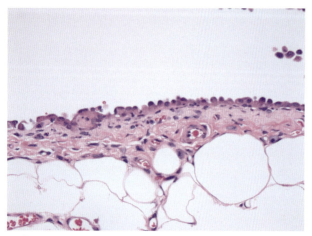

写真 4　中皮過形成
F344 ラット、雄、腹腔腹膜、自然発生、HE 染色。

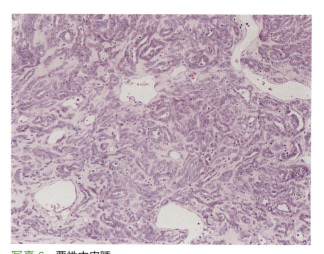

写真 6　悪性中皮腫
F344 ラット、雄、腹腔、アスベスト腹腔内投与、HE 染色。
（写真提供：永池美香先生）

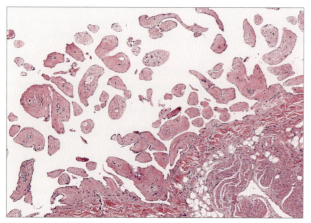

写真 5　中皮過形成
イヌ、心臓の右心耳心外膜、自然発生、HE 染色。
（写真提供：山川佳香先生）

腫、粘液肉腫などを認めることもあるが、いずれもまれである。また、腫瘍の転移が認められることもある。体腔固有の腫瘍としては中皮細胞から発生する中皮腫 mesothelioma があげられる。

3-1. 中皮過形成 mesothelial hyperplasia

■**同義語**　中皮肥大 mesothelial hypertrophy
■**組織発生**　中皮細胞。
■**組織学的特徴**　中皮細胞が表層に通常単層性に増殖し、細胞は肥大したり、立方上皮様の形状を示したりする（**写真 4**）。程度が進むと重層化、さらには乳頭状に増殖し、また、結合組織の増生も伴ってくる。過形成は腔水（前述の「2-1. 水腫（浮腫）」の項を参照）の長期貯留、炎症反応、腫瘍の転移に伴っても発生するが、中皮腫に先立つ現象としても注目される。
■**鑑別診断**　中皮腫への発展が問題になる場合があるが、病変の広がりや多層性などの増殖形態に加え、発生の原因（腹水、胸水、炎症など）の有無により鑑別可能である。過形成は、一般に異形成や細胞分裂が乏しく、時に間質を伴う乳頭状増殖を呈しても中皮細胞の活性化や重層化はみられない（**写真 5**）。また、中皮細胞による管状構造形成や肉腫様増殖はみられない。
■**解説**　心臓手術やカテーテル施行の影響で、組織球に似た monocytic な細胞型［leucocyte common antigen（＋）、CD68（KP）（＋）］や立方あるいは紡錘形の過形成による腫瘤 excrescence の発生が報告されている[2]。ラットでは過形成は中皮腫が好発する陰嚢内面、特に精巣上体や精囊表面の鞘膜、白膜 tunica albuginia 面で観察される。アスベストや多環式炭化物の胸腔内および腹腔内投与により、過形成や中皮腫が F344 ラットの雄で誘発されるが、雌ではほとんど観察されない[3,4]。ヒトではアスベストの影響は胸膜肥厚斑 pleural plaque で判定できるといわれ、診断上重視されている。また、時に**写真 5**のように、動きの激しい臓器の臓側面において擦れる機械刺激が原因と推察される反応性の過形成も認められる。

3-2. 中皮腫（良性／悪性）
methothelioma（benign/malignant）

■**組織発生**　中皮細胞。
■**組織学的特徴**　胸腔ないし腹腔の中皮腫は初期のものを除くとその発育・分布は体腔表面に播種状に広がり、悪性と考えられる例が多い。また、深部にも浸潤し、浸潤部原発の腫瘍と鑑別困難となる例もある。通常のがん原性・毒性試験において、細分類が必要となることは少ないが、組織学的には大きく epithelial、sarcomatoid（fibrous）、biphasic（mixed）および desmoplastic の 4 タイプに分類される。このうち desmoplastic type は sarcomatoid type のバリエーションであると考えられている。さらに epithelial type では tubulopapillary（**写真 6**）や glandular、small cell など、biphasic type では組織球、筋細胞や rhabdoid cell[5] を含むものなども観察される。
■**鑑別診断**　本腫瘍の形態的な多様性は診断の上で問題となる場合が多い。確定診断には、電顕観察や免疫組織

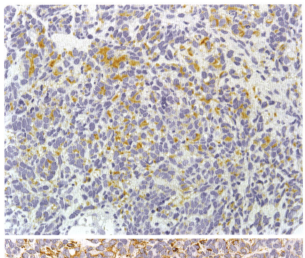

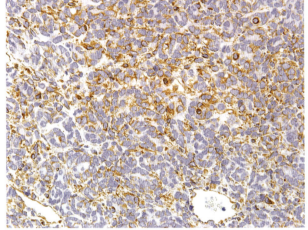

写真7　悪性中皮腫
上：写真6のケラチン染色。下：写真6のビメンチン染色。

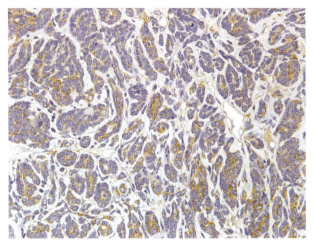

写真8　悪性中皮腫
ラット、腹腔、アスベスト腹腔内投与、血漿中の中皮腫マーカーであるメソセリン mesothelin 免疫染色。
（写真提供：永池美香先生）

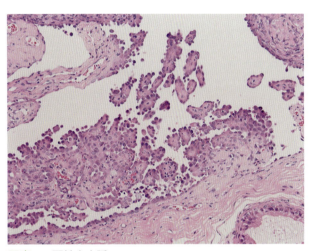

写真9　悪性中皮腫
F344ラット、雄の後腹膜、自然発生、HE染色。

学的染色の結果で前述したような中皮細胞としての特徴の証明（**写真7**）が必要となる。また、腫瘍化した場合にはデスミンやα-平滑筋アクチンなどの筋原性マーカー、癌胎児性抗原 carcinoembryonic antigen（CEA）、LeuM1およびα-フェトプロテイン α-fetoprotein などが陽性反応を示す場合もある。ヒトにおいてはアスベストを主因とする本腫瘍の深刻な発生増加が懸念され、本腫瘍の特定（主に肺腫瘍との鑑別診断）を目的として多くの抗体による染色性の報告がなされている[6,7]とともに、早期発見のため血漿中のマーカーの検索[8]も行われており、これらの一部は実験動物に適用が可能である（**写真8**）。

■**解説**　中皮腫はヒトの症例[9]や実験的裏づけ[2,10]のされているアスベスト（chrysolite および crocidolite など：長さ8μm以上、直径0.25μm以下）のほか、さまざまの誘発因子があげられている[3]。例えば、線維性の天然物（palygorskite dawsonite、halloysite および karain dust）や合成物（セラミックス、ガラスおよびシリカ）、金属、ポリマー、ホルモンおよび炭水化物などの化学物質からウイルスにわたる諸因子である。また、ラットおよびマウスなどの実験動物では、加齢とともに発生する自然発生性の中皮腫もみられる。このうち、F344ラットの雄を除く発生頻度は、胸腔、腹腔とも0.1%前後と極めて低い[11,12]。一方、F344ラットの雄では、陰嚢腔や精索脂肪組織を原発とする中皮腫の発生頻度が極端に高いことが知られている（2〜4%）[13〜15]。F344ラットの雄の後腹膜および陰嚢に自然発生する中皮腫は、ほとんどが乳頭状増殖を示す epithelial type（**写真9**）である（各論I、第5章 1.雄性生殖器の「精巣鞘膜腫瘍」の項も参照）が、この腫瘍細胞を同系ラット腹腔に移植した場合には、他の2タイプを含む多彩な組織像が観察される[16]。

引用文献

1) **Mutsaers SE**. The mesothelial cell. *IJBCB* 36：9-16, 2004.
2) **Ikeda Y, Yutani C, Imakita S et al**. Two cases of mesothelial/monocytic incidental cardiac excrescences of the heart. *Pahtol Int* 48：641-644, 1998.
3) **Davis JM**. The histopathology and ultrastructure of pleural mesothelioma produced in the rat by injection of crocidolite asbestos. *Br J Exp Pathol* 60：642-652, 1979.

4) **Ilgren EB, Wagner JC**. Background incidence of mesothelioma : animal and human evidence. *Regulatory Toxicol Pharmacol* 13 : 133-149, 1991.
5) **Matsukuma S, Aida S, Hata Y, et al**. Localized malignant mesothelioma containing rhabdoid cells. *Pathol Int* 46 : 389-391, 1996.
6) **Hammar SP**. Macroscopic, histologic, histochemical, immunohistochemical, and ultrastructural features of mesothelioma. *Ultrastruct Pathol* 30 : 3-17, 2006.
7) **Ordóñez NG**. Immunohistochemical diagnosis of epithelioid mesothelioma. *Arch Pathol Lab Med* 129 : 1407-1414, 2005.
8) **Hagiwara Y, Hamada Y, Kuwahara M, et al**. Establishment of a novel specific ELISA system for rat N-and C-ERC/mesothelin. Rat ERC/mesothelin in the body fluids of mice bearing mesothelioma. *Cancer Sci* 99 : 666-670, 2008.
9) **Ruffie P**. Pleural mesothelioma. *Curr Opin Oncol* 4 : 334-341, 1992.
10) **Davis MR, Mannings LS, Whitaker D, et al**. Establishment of a murine model of malignant mesothelioma. *Int J Cancer* 52 : 881-886, 1992.
11) **Hirouchi Y, Iwata H, Yamakawa S, et al**. Historical data of neoplastic and non-neoplastic lesions in B6C3F1 (C57BL/6CrSlc×C3H/HeSlc) mice. *J Toxicol Pathol* 7 : 153-177, 1994.
12) **Yamakawa H, Mikami S**. Personal communication. 1999.
13) **Iwata H, Hirouchi Y, Koie Y, et al**. Historical control data of nonneoplastic and neoplastic lesions in F344/DuCrj rats. *J Toxicol Pathol* 4 : 1-24, 1991.
14) **Maekawa Y, Kurokawa Y, Takahashi M, et al**. Spontaneous tumors in F-344/DuCrj rats. *Gann* 74 : 365-372, 1983.
15) **Maita K, Hirano M, Harada T, et al**. Spontaneous tumors in F344/DuCrj rats from 12 control groups of chronic and oncogenicity studies. *J Toxicol Sci* 12 : 111-126, 1987.
16) **Kuwahara M, Murakoshi H, Kuwahara M, et al**. Morphological variations in transplanted tumors developed by inoculation of spontaneous mesothelioma cell lines from F344 rats. *Exp Anim* 47 : 229-235, 1998.

〈故〉**桑原真紀**
(一財)残留農薬研究所

14 妊娠病理（胎仔・胎盤）

各論 I

1．解剖学的・生理学的特徴

1-1．胎仔・胎盤の発生

齧歯類における胎仔・胎盤発生過程は以下のとおりである。卵管膨大部で受精した受精卵は透明帯に包まれたまま卵割を繰り返し、2、4、8 細胞および桑実胚の段階を経ながら卵管内を移動し、子宮腔内に達する。このとき胚子は内部に胚胞腔を有し、外部を取り囲む栄養外胚葉 trophectoderm と内部の 1 ヵ所に細胞が集積した胚結節 embryoblast よりなる胚盤胞に達している。胚盤胞は透明帯を脱ぎ捨て、子宮の反間膜側の陰窩に接着（着床）する。

1-1-1）胎盤[1,2)]

胎盤に分化する栄養外胚葉は壁栄養外胚葉 mural trophectoderm と極栄養外胚葉 polar trophectoderm の 2 つの細胞群よりなる。壁栄養外胚葉は胚胞腔を取り囲む部分で、着床後すみやかに細胞分裂を停止し、第一次栄養膜巨細胞へと分化する。極栄養外胚葉は胚結節に直接接している部分で、胎盤の幹細胞集団となるべく細胞分裂を続けて外胎盤錐 ectoplacental cone を形成し、子宮間膜側に向かって母体・脱落膜にくい込むように突出する（**写真 1**）。外胎盤錐の辺縁部は栄養膜巨細胞（第二次栄養膜巨細胞）、外胎盤錐の芯の部分は基底層へと分化する。外胎盤錐の外胎盤腔側（胚子側）は絨毛膜と呼ばれ、胚子後腸の末端近くから憩室のような形で突出した尿膜と癒合し（**写真 2**）、内部に血管内皮細胞が生じる。これにより胚子の尿膜の血管系が絨毛膜の血管系に参加するようになり、迷路層が形成される。一方、母体・子宮粘膜固有層では、胚盤胞の着床により胚子を取り囲む子宮内膜間質細胞が、腫大して脱落膜細胞へ形質転換し増殖することで脱落膜が形成される（脱落膜反応 decidualization）。脱落膜は栄養膜細胞の侵襲を刺激し、炎症性細胞浸潤、血管透過性亢進、出血および水腫などにより胎盤形成進行とともに肥厚し、子宮内腔は一過性に閉塞する。胎盤発生・発達については模式図を**図 1**[3,4)]、**図 2** に示した。

1-1-2）胚子／胎仔

胚結節は増殖して外胚葉と内胚葉との上下 2 層の層板構造よりなる胚盤 embryonic disc となり、円筒状に伸びてゆく（**写真 1 左**）。同時に、極栄養外胚葉より分化した外胎盤錐と胚盤の間には、原始羊膜腔 proamniotic cavity が形成される。さらに、この腔を横切るように羊膜ひだが発生し、子宮側から胎盤外膜腔 ectoplacental cavity および羊膜腔 amniotic cavity の 2 つに分割される。同時に羊膜ひだ内には胚外体腔 extraembryonic coelom が形成され、羊膜ひだの子宮側が絨毛膜 chorion、胚子側が羊膜 amnion となる（**写真 1 右**）。その後、胚子は背側を凹にして強く彎曲し、反転した卵黄嚢が胚子を広く包むようになる（**写真 2**）。胚盤の尾方の正中線上では

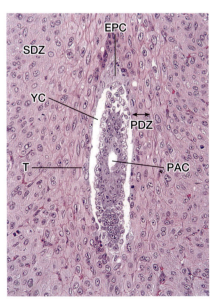 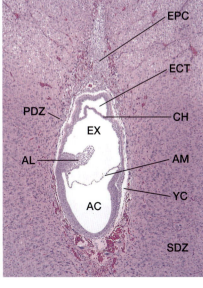

写真 1 ラット胚子、妊娠 7 日（左）と妊娠 9 日（右）

HE 染色。
AC＝羊膜腔、AL＝尿膜、AM＝羊膜、CH＝絨毛膜、ECT＝胎盤外膜腔、EPC＝外胎盤錐、EX＝胚外体腔、PAC＝原始羊膜腔、PDZ＝一次脱落膜域、SDZ＝二次脱落膜域、T＝栄養外胚葉、YC＝卵黄腔

外胚葉が索状に隆起し、原始線条 primitive streak を形成する。原始線条では外胚葉と内胚葉との間に細胞が増殖して広がってゆき、中胚葉を形成する。原始線条より頭方端の外胚葉は肥厚して神経板となり、神経管を形成する。これと同時期に胚子は回転することで、背側が陥凹したU字型構造から背側が突出し、腹方に彎曲したC字型構造となり、以降、各種臓器・組織が形成される。ラット、マウス、ウサギおよびヒトにおける各種臓器・組織の発生時期については**表1**（p.668）に示し、ラット胚子／胎仔の外表発生過程については**写真3**に示した。

1-2．胎盤の分類・構造・生理

胎盤は胚子／胎仔（児）が母体の子宮内で発生・発育できるための特別な組織で、胎仔（児）由来の絨毛膜と母体の子宮内膜由来の脱落膜からなる胎仔（児）母体器官である。胎盤の主要な機能は胚子／胎仔（児）の子宮壁への定着、母体と胚子／胎仔（児）間の血液循環、代謝、ガス・栄養物質などの物質輸送、老廃物除去、胎盤関門、内分

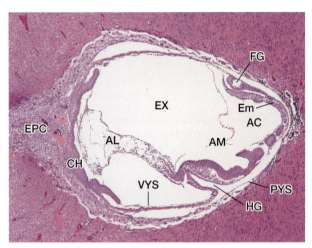

写真2 ラット胚子、妊娠10日
HE染色。
AC＝羊膜腔、AL＝尿膜、AM＝羊膜、CH＝絨毛膜、Em＝胚子、EPC＝外胎盤錐、EX＝胚外体腔、FG＝前腸ポケット、HG＝後腸ポケット、PYS＝壁側卵黄嚢、VYS＝臓側卵黄嚢

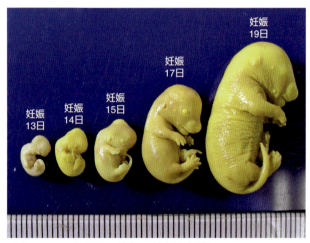

写真3 ラット胚子／胎仔の外表発生過程

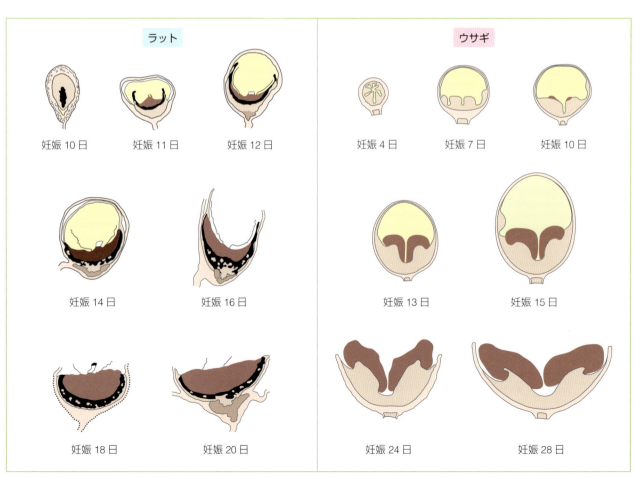

図1 胎盤形成の模式図
茶／黒色部分は胎盤胎仔部（迷路層および基底層）を示す。（Davies ら[3]および Hafez ら[4]より）

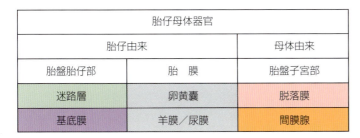
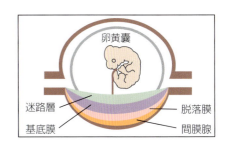

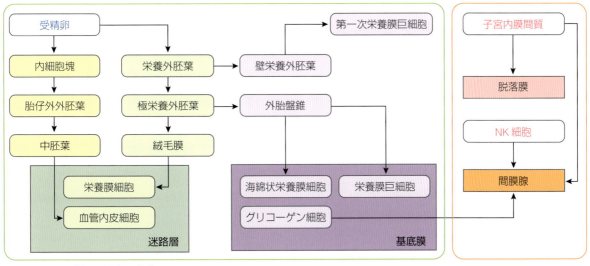

図2　ラット胎盤の発生・分化

泌能および母体免疫系からの胚子/胎仔(児)への攻撃防御などである。

1-2-1）胎盤分類

胎盤の形態は他の臓器と比べ動物種によって大きく異なり、絨毛の分布、絨毛膜と子宮内膜との結合様式および胎盤の循環様式により以下のように分類される。

❶ 絨毛の分布による分類

絨毛の分布により、汎毛胎盤、叢毛胎盤、帯状胎盤および盤状胎盤の4型に大別される。汎毛胎盤は絨毛膜全域に絨毛膜が分布する胎盤（ウマおよびブタ）、叢毛胎盤は飛び石状に絨毛叢が散在する胎盤（反芻獣）、帯状胎盤は絨毛膜有毛部が赤道面に帯状に分布する胎盤（イヌおよびネコ）、盤状胎盤は絨毛有毛部が限局して円盤状に発生する胎盤（齧歯類、ウサギ、サルおよびヒト）である。

❷ 循環様式による分類

卵黄嚢胎盤 yolk sac placenta と尿膜絨毛膜胎盤 allantochorionic placenta の2型に大別される。卵黄嚢胎盤は尿膜絨毛膜胎盤が確立される前の妊娠初期の一過性の胎盤である。この時期、卵黄嚢は栄養物質を吸収して卵黄嚢血液循環を通して胚子に移送することで胎盤として機能する。卵黄嚢胎盤はアポプロテイン、フェトプロテインおよびトランスフェリンなどの蛋白質合成、消化ならびにエネルギー代謝に関わる酵素の産生を行う。多くの哺乳類では卵黄嚢は子宮内膜に付着せず消退するが、齧歯類およびウサギでは卵黄嚢が反転卵黄嚢胎盤 inverted yolk sac placenta として特異的なかたちで存在し、妊娠後期まで胎盤としての機能を有しており、ヒトの胎盤を比較する上での相違点となる[5]。尿膜絨毛膜胎盤は妊娠中期から満期まで主体的役割を担う胎盤である。尿膜絨毛膜胎盤は胚子からの尿膜が絨毛膜に達することにより形成され、尿膜、中胚葉および絨毛膜の3層構造よりなる。

❸ 絨毛膜と子宮内膜との結合様式による分類

母体と胎仔(児)の血流との間に介在する構成組織により、上皮絨毛膜胎盤 epitheliochorial placenta、内皮絨毛膜胎盤 endotheliochorial placenta および血絨毛膜胎盤 hemochorial placenta の3型に大別される（図3）。上皮絨毛膜胎盤は絨毛上皮（栄養膜細胞）が子宮内膜上皮と相対する胎盤（ウマ、ブタ：写真4）である。さらに、反芻獣ではこの亜型である上皮絨毛合胞体性胎盤を形成する。この胎盤では胎児-母体間に栄養膜細胞由来の二核細胞が認められ、この細胞は子宮上皮細胞と合胞体を形成する。内皮絨毛膜胎盤は栄養膜細胞が子宮内膜に進入した胎盤（ネコ、イヌ：写真5）、血絨毛膜胎盤は栄養膜細胞が母体血液と直接接する胎盤である。さらに、血絨毛膜胎盤は母体血液が絨毛間腔へ迷路性に流入する血絨毛膜迷路胎盤 hemochorial labyrinthine placenta（齧歯類、ウサギ）と絨毛間腔が大きく広がり、その中に絨毛が枝を出す血絨毛膜絨毛胎盤 hemochorial villous placenta（ヒト、サル：写真6）に細分される。

表1 各種臓器・組織の発生時期（日齢）

		ラット	マウス	ウサギ	ヒト
子宮内進入		3	3	3	3
胚盤胞		4〜4.5	3.5	3〜4	4〜6
着床		5〜6	5	6	5
原始線条発現		8.5	7	6.5	19〜21
神経系	・神経管形成開始	8	6〜7	−	3（週）
	・神経管閉鎖、一次脳胞形成	9	8	−	3〜4（週）
	・二次脳胞形成	10	9	−	4（週）
	・脳室帯から細胞遊走	13	11	−	11（週）
	・小脳原基形成	14〜15	13	−	8（週）
眼球	・眼胞出現	9.5	8	8.5	3〜4（週）
	・眼杯形成	11.5	10	10〜11	4〜5（週）
	・水晶体胞形成	12	11	12	5〜6（週）
	・網膜色素上皮層形成	13	11.5	14	5（週）
	・眼杯裂閉鎖	14〜15	16〜17	−	−
	・眼瞼閉鎖	16	18	20	−
	・毛様体形成	19	17〜19	−	15〜16（週）
循環器	・血島出現、心臓原基形成	8	7	7	16〜18
	・原始心臓S字状屈曲	10	8.5	9.5	25〜27
	・胎児胎盤循環	10.5	10	10	4（週）
	・一次心房中隔伸長、二次孔形成	12	11	11	5（週）
	・二次心房中隔・心室中隔伸長	14	13	13	40
	・心臓基本形態完成	16	14〜15	15	6〜7（週）
呼吸器	・喉頭気管溝形成	11	9	−	24〜26
	・肺芽形成	11.5	9.5〜10	9.5	27
	・横隔膜形成	15.5	14.5	−	40〜42
消化器	・肝臓芽形成	10.5〜11	9	9.5	24〜26
	・排泄腔形成	11	−	−	27
	・背側膵臓芽形成	11〜12	9.5〜10	11	24〜26
	・腹側膵臓芽形成	12〜12.5	11	11.5	28〜32
	・舌形成	12.5〜13	11	−	30〜32
	・生理的臍ヘルニア形成	13	11	16	38〜44
	・上口唇形成	13	11	−	40〜42
	・唾液腺形成	14.5〜15	14	15〜16	46〜50
	・肛門開口	15	14	10	45〜50
	・口蓋閉鎖	16.5	15	18〜20	70
	・生理的臍ヘルニア消退	18	16.5	−	60
泌尿生殖器	・中腎管形成	10.5〜11	9.5〜10	9〜10	24〜26
	・生殖隆起形成	11.5〜12.5	11〜12	13	27〜28
	・中腎管の排泄腔への開口	12	11〜12	−	30〜32
	・後腎憩室形成	12〜12.5	11	11.5	28〜32
	・後腎形成	12.5〜12.8	11	−	35〜37
	・性腺分化	13.5〜14.5	12.5	−	46〜48
	・中腎傍管形成	14.5	12〜13	15〜16	38〜42
	・精巣間細胞形成	15.5	14.5	−	17（週）
	・外生殖器分化	19〜22	17	−	9（週）
	・原始卵胞形成	22	18	−	30（週）
内分泌器	・甲状腺原基形成	10	8.5〜9	9.5	26
	・ラトケ嚢形成	11〜11.5	9〜9.5	9.5	24〜26
	・胸腺形成	12.5	12	9.5	28〜30
	・上皮小体形成	12.5	11〜12	−	32
	・下垂体後葉形成	12〜12.5	11.5	12	34〜36
	・副腎皮質形成	12.5	12	14	40
	・松果体陥入	14.5	14	−	32〜36
	・副腎髄質形成	14.5	14	−	46〜52
その他	・前体肢芽形成	11	9	10	24
	・後体肢芽形成	11.5	10.5	11.5	30

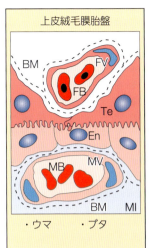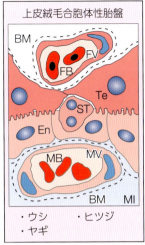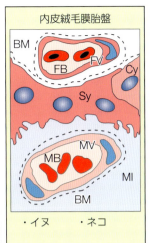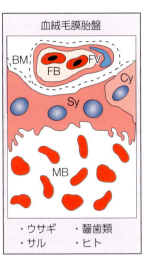

図3　絨毛膜と子宮内膜との結合様式による分類
BM＝基底層、CE＝絨毛膜上皮細胞（栄養膜細胞）、Cy＝細胞性栄養膜細胞、FB＝胎仔（児）赤血球、FV＝胎仔（児）血管、MB＝母体血液、MV＝母体血管、MI＝母体間質組織、Sy＝合胞性栄養膜細胞、UE＝子宮上皮細胞
（Furukawaら[95]）を改変）

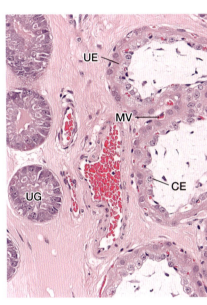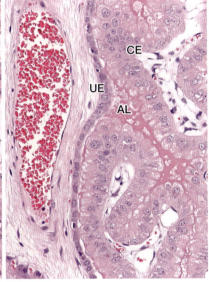

写真4　ミニブタ胎盤、妊娠100日
左：アレオラ部分。右：通常部。HE染色。
AL＝アレオラ腔、CE＝絨毛上皮、MV＝母体毛細血管、UE＝子宮上皮、UG＝子宮腺
（臓器提供：中山一彦先生、狩野真由美先生）

1-2-2）胎盤の構造

ブタの胎盤（**写真4**）は絨毛膜全体（両先端部は欠く）に絨毛が形成される。組織学的には隆起、窩およびアレオラより構成される。これら3部位で栄養膜細胞と相対する子宮内上皮細胞が、それぞれ特異的な細胞学的形質を有する[6]。アレオラは子宮乳を含有する部分で、母体側アレオラは子宮腺開口部の周囲に浅いくぼみを形成し、胎児側アレオラはロゼット構造を有するドームを形成する。妊娠初期では胎盤関門は6層の組織あるいは細胞よりなるが、妊娠の進行とともに、胎仔毛細血管は子宮上皮内に進入し、微絨毛膜直下まで進出する。これにより栄養膜細胞と胎仔毛細血管の基底膜は癒合し、胎盤関門は5層となる。

イヌの胎盤（**写真5**）は赤道面を一周する帯状を呈する。組織学的には迷路部（内皮絨毛膜胎盤を構成する主要部）、接合帯（迷路部と海綿層との結合部）、海綿層（拡張した子宮腺導管）、浅部腺層（菲薄化した粘膜固有層）、深部腺層（子宮腺終末部）および血腫部（母体性溢血血液含有部）より構成される。迷路部は妊娠初期では母体毛細血管内皮細胞、非細胞性層、内膜結合組織細胞、栄養膜合胞体層、栄養膜細胞層、胎仔間葉組織および胎児毛細血管内皮細胞より構成される。妊娠の進行とともに、内膜結合組織細胞は非細胞性層に包まれた状態で消失し始め、完全に消失する。さらに栄養膜細胞層は不連続となり、胎児毛細血管内皮細胞は栄養膜内に進入し、胎仔毛細血管は栄養膜合胞体層と接するようになり、内皮絨毛膜胎盤が形成される。

サル（狭鼻猿類）の胎盤（**写真6**）は円盤状を呈する2つの胎盤（一次胎盤と二次胎盤）が結合した二円盤状胎盤よりなる[7,8]。一方、ヒトは単一円盤状胎盤である。組織的にはヒトの胎盤と極めて類似した構造を呈し、絨毛膜（胎盤表面）、絨毛（血絨毛膜胎盤を構成する主要部）、絨毛膜間腔（母体血液を含有し、絨毛が浮遊）および基底脱落膜より構成される。絨毛は絨毛膜より発生

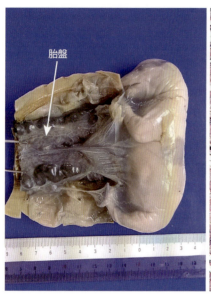
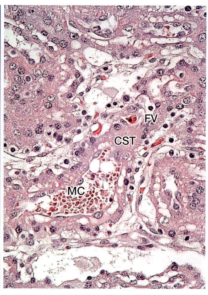

写真5　イヌ胎盤、妊娠35日
左：肉眼像。帯状胎盤。
右：迷路部を示す。HE染色。
CST＝栄養膜細胞層／栄養膜合胞性層、FV＝胎仔血管、MC＝母体毛細血管
（臓器提供：河上栄一先生）

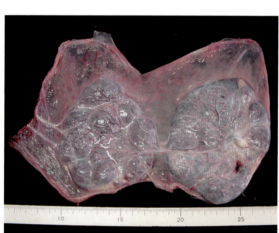
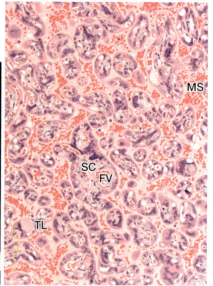

写真6　カニクイザル胎盤、妊娠111日
左：肉眼像。2つの円盤状胎盤よりなる。右：絨毛を示す。HE染色。FV＝胎仔血管、MS＝母体血管洞、SC＝絨毛間質、TL＝栄養膜層（写真提供：有馬昭宏先生、吉川　剛先生）

し、次々に枝分かれする。絨毛は合胞性栄養膜細胞および細胞性栄養膜細胞により覆われ、中心部には胎仔由来の血管が走行する。

　齧歯類およびウサギの胎盤は単一円盤状胎盤を呈する。発生過程の構成組織により、胎盤子宮部と胎盤胎仔部に区分される。胎盤子宮部は母体・子宮粘膜固有層由来の脱落膜と間膜腺、胎盤胎仔部は迷路層と基底層より形成される。迷路層は妊娠の進行とともに肥厚、基底層は妊娠中期以降退縮、脱落膜は妊娠の進行とともに退縮および間膜腺は妊娠中期まで肥厚し、その後は退縮しない（図4）[3〜5,9〜11]。そのほか、胎仔を覆う被膜（胎膜）として、羊膜および卵黄嚢が存在する。

　以下、齧歯類の胎盤を中心に組織構造について記載し、ラットおよびウサギの胎盤の正常組織については写真7〜14に示す。

❶ 胎盤胎仔（児）部
■迷路層 labyrinth zone
　迷路層は3層の栄養膜細胞と胎仔（児）血管からなる栄養膜中隔 trophoblastic septa より形成され、栄養膜中隔間は内皮を欠く母体血液洞が不規則に走行し、内部は母体血液で満たされている。母体血液と直接接しているのは細胞性栄養膜細胞 cytotrophoblast である。この細胞は大型の核を有し、細胞質には多数の小孔が認められ、自由面には微絨毛、基底部には多数の飲小胞を含有する。続いて2層からなる小型の合胞性栄養膜細胞 syncytiotrophoblast（母体血側から順に合胞性栄養膜細胞Ⅰ、合胞性栄養膜細胞Ⅱ）が存在し、両合胞性栄養膜細胞はギャップジャンクションにより連結される。さらに、その内側には基底膜が存在し、胎仔（児）血管にいたる。胎仔（児）血管は有窓性で、物質の透過性は極めて高い[12]。これら栄養膜細胞の増殖活性は妊娠中期にピークに達す

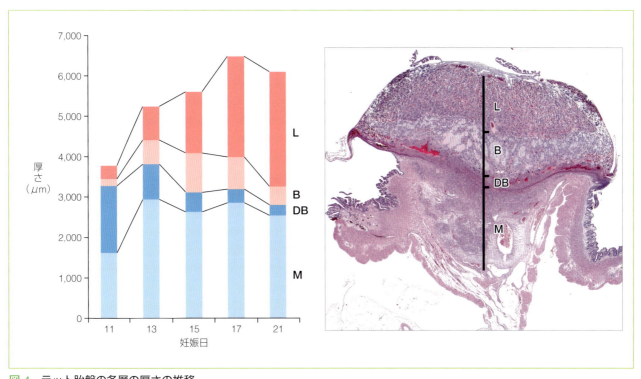

図4 ラット胎盤の各層の厚さの推移
妊娠15日。B＝基底層、DB＝基底脱落膜、L＝迷路層、M＝間膜腺。組織像はHE染色。（Furukawaら[11]）

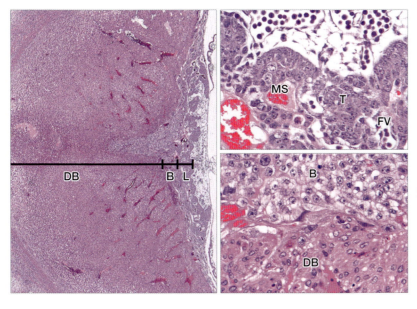

写真7 ラット胎盤、妊娠11日
左：弱拡大像。右上：迷路層。右下：基底層、基底脱落膜。HE染色。
B＝基底層、DB＝基底脱落膜、FV＝胎仔血管、L＝迷路層、MS＝母体血管洞、T＝栄養膜細胞

るが、その後妊娠末期に向かって次第に低下する。一方、ウサギでは、栄養膜中隔を形成する細胞が齧歯類とは異なり、内外2層の栄養膜細胞と胎仔（児）血管より構成される。母体血液と直接接しているのは、合胞性栄養膜細胞に相当する外層栄養膜細胞（outer layer of trophoblast）で、自由面には微絨毛、基底部には多数の飲小胞がみられる。その内側には内層栄養膜細胞（inner layer of trophoblast）が存在し、基底膜、胎仔（児）血管にいたる（**写真13**）。迷路層は栄養膜中隔を介して母体と胚子／胎仔（児）間の物質輸送を行うとともに胎盤関門を形成する。

■**基底層 basal zone**
基底層は妊娠時期により構成細胞の形態が大きく変化する組織である。妊娠初期では基底層の中心部は、グリコーゲンを有する好塩基性で小型の細胞性栄養膜細胞様の単一細胞よりなる。妊娠中期になると海綿状栄養膜細胞 spongiotrophoblast とグリコーゲン細胞 glycogen cell より形成されるようになる。海綿状栄養膜細胞は豊富な小胞体とリボソームを有する好塩基性の小型細胞であり、母体血液と直接接し、基底層の主要な構成成分となる。グリコーゲン細胞は淡明で弱好酸性、PAS陽性を示し、グリコーゲンを含有する泡沫様の細胞質と円形核を有する細胞であり、海綿状栄養膜細胞により取り囲まれて島状に塊をなして存在するが、妊娠後期には次第に減少および消失する。グリコーゲン細胞が海綿状栄養膜細胞より分化するのか否かについては明らかではない。脱

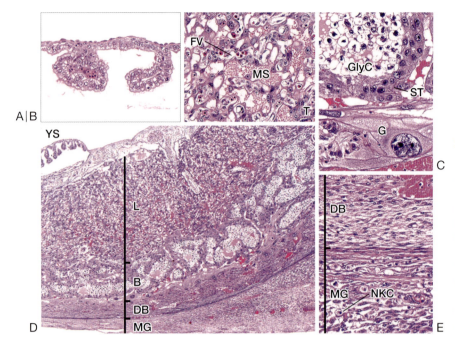

写真8　ラット胎盤、妊娠15日
A：卵黄嚢。B：迷路層。C：弱拡大像。D：基底層。E：基底脱落膜。　HE染色。
B＝基底層、DB＝基底脱落膜、FV＝胎仔血管、G＝栄養膜巨細胞、GlyC＝グリコーゲン細胞、L＝迷路層、MG＝間膜腺、MS＝母体血管洞、NKC＝子宮NK細胞、ST＝海綿状栄養膜細胞、T＝栄養膜細胞、YS＝卵黄嚢

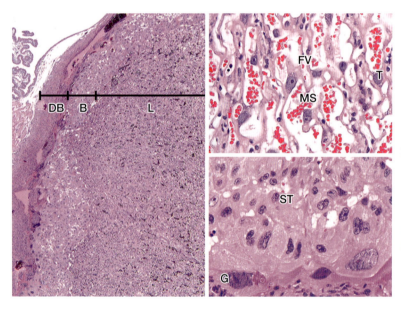

写真9　ラット胎盤、妊娠21日
左：弱拡大像。右上：迷路層。右下：基底層。　HE染色。
基底層および基底脱落膜は菲薄化し、基底層内のグリコーゲン細胞はほとんど消失している。
B＝基底層、DB＝基底脱落膜、FV＝胎仔血管、G＝栄養膜巨細胞、L＝迷路層、MS＝母体血管洞、ST＝海綿状栄養膜細胞、T＝栄養膜細胞

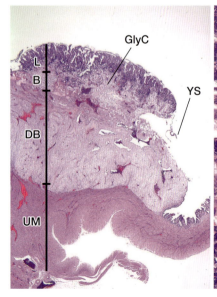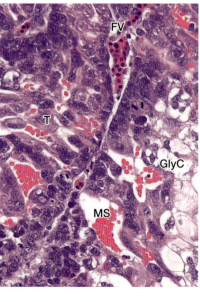

写真10　ウサギ胎盤、妊娠13日
左：弱拡大像。右：迷路層。HE染色。
B＝基底層、DB＝基底脱落膜、FV＝胎仔血管、GlyC＝グリコーゲン細胞、L＝迷路層、MS＝母体血管洞、T＝栄養膜細胞、UM＝子宮筋層、YS＝卵黄嚢
（写真提供：玉井幸子先生）

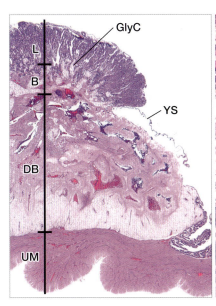
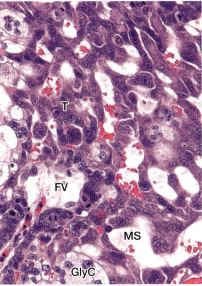

写真 11　ウサギ胎盤、妊娠 18 日
左：弱拡大像。右：迷路層。HE 染色。
B＝基底層、DB＝基底脱落膜、FV＝胎仔血管、GlyC＝グリコーゲン細胞、L＝迷路層、MS＝母体血管洞、T＝栄養膜細胞、UM＝子宮筋層、YS＝卵黄嚢
（写真提供：玉井幸子先生）

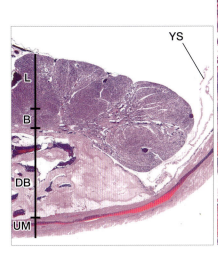
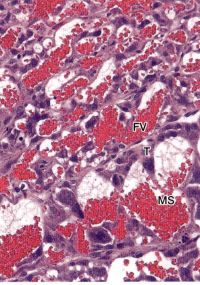

写真 12　ウサギ胎盤、妊娠 28 日
左：弱拡大像。右：迷路層。HE 染色。
B＝基底層、DB＝基底脱落膜、FV＝胎仔血管、L＝迷路層、MS＝母体血管洞、T＝栄養膜細胞、UM＝子宮筋層、YS＝卵黄嚢
（写真提供：玉井幸子先生）

落膜との境界部では第二次栄養膜巨細胞より分化した栄養膜巨細胞 trophoblastic giant cell が層を形成している。栄養膜巨細胞は大型で弱好酸性の細胞質を有する細胞で、滑面小胞体とゴルジ装置が発達し、リソソーム様の貪食胞を有しており、子宮への浸潤時には、顕著な貪食作用が認められる。ラットでは栄養膜巨細胞の新生は妊娠 12 日頃までが最も活発であり、その後はほとんどみられなくなる。このため栄養膜巨細胞は妊娠中期頃までは 6～7 細胞の層よりなるが、妊娠後期では 1～4 細胞の層に減少し、分娩前には脱落膜に隣接する栄養膜巨細胞は変性する。栄養膜巨細胞は通常の体細胞の数百倍もの DNA を含有し、プロラクチン様蛋白質、胎盤性ラクトゲン、プロゲステロン、アンドロゲンおよびプロリフェリンなどを産生し、薬物代謝酵素を含有する。さらに、栄養膜巨細胞には主要組織適合抗原複合体が発現しておらず、妊娠初期に胚を取り囲むことで、免疫学的な緩衝領域としての役割を果たす。グリコーゲン細胞の機能は明らかではないが IGF2 などのホルモンを産生すること

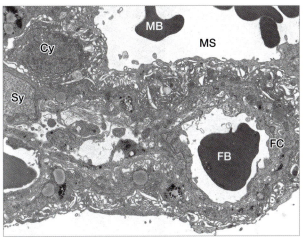

写真 13　ラット胎盤、妊娠 17 日
電子顕微鏡像。Cy＝細胞性栄養膜細胞、FB＝胎児赤血球、FC＝胎仔血管、MB＝母体血液、MS＝母体血管洞、Sy＝合胞性栄養膜細胞

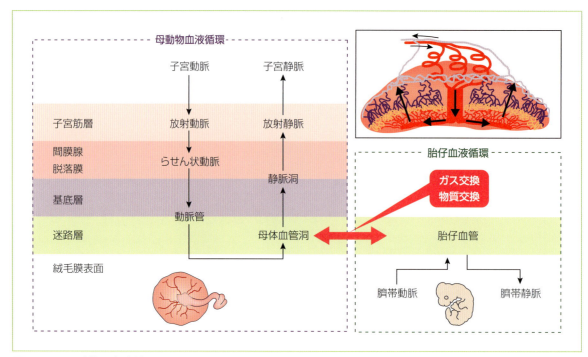

図5 ラット胎盤の血液循環

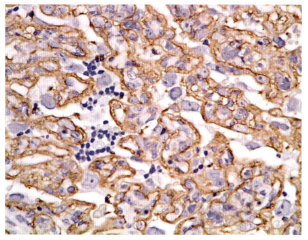

写真14 ラット胎盤、妊娠13日
GLUT1免疫染色。迷路層の栄養膜中隔において二層性にGLUT1の発現を認める。

が報告されている。

❷ 胎盤子宮部

■脱落膜 decidua

脱落膜は子宮内膜間質細胞が胚子着床に際して機能的および形態学的に変化した組織である。着床直後から胚子周囲に形成されるのは一次脱落膜域 primary decidual zone で、細胞間接着構造が発達し血管を欠くことが特徴である。一次脱落膜域の形成に続いて、それを取り囲むように二次脱落膜域 secondary decidual zone が形成される。一次脱落膜域と壁側（壁側脱落膜 deciduas parietalis）および反間膜側（被包脱落膜 deciduas capularis）の二次脱落膜域は胚子の成長に伴って消失していく。一方、間膜側では絨毛膜と接する基底脱落膜（deciduas basalis）が形成され、母体側の血管新生の重要な場となる。組織学的に脱落膜は円形の核と弱好塩基性の細胞質を有する分泌性の脱落膜細胞 decidual cell よりなる。脱落膜は胚子／胎仔(児)発育のための免疫防御環境を提供するとともに、脱落膜性プロラクチンおよびTGF-βや白血病阻止因子 leukemia inhibitory factor (LIF) などのサイトカインを産生する。

■間膜腺 metrial gland

間膜腺は胚子着床後に子宮広間膜直下の子宮筋層間に形成される組織である。名前に反して分泌腺としての機能は有していない。組織学的に妊娠初期には子宮内膜間質細胞、線維芽細胞およびPAS陽性の細胞質顆粒を含有する子宮NK細胞 uterine natural killer cell よりなり、らせん状動脈が豊富に認められる。子宮NK細胞は顆粒性間膜腺細胞 granulated metrial gland cell とも呼ばれ、基底脱落膜においても認められるが、未成熟型から成熟型への分化および増殖は間膜腺でのみ起こる[13]。子宮NK細胞は免疫学的に妊娠成立および維持と密接に関与している。さらに、妊娠中期には胎盤胎仔(児)部より血管内皮栄養膜細胞と呼ばれる栄養膜細胞がらせん状動脈内に、妊娠中・後期にはグリコーゲン細胞由来の間質栄養膜細胞が間膜腺実質へと浸潤する[14,15]。ラットでは、血管内皮栄養膜細胞は子宮NK細胞とともに、らせん状動脈新生と構築に密接に関係する[16]。

❸ 胎膜

■羊膜 amnion

羊膜は胚外体腔と羊膜腔を仕切る膜として発生するが、胚子が回転することにより拡大して胚子の背側表面のみならず、胚子全体を取り囲むように伸展し、正中で接し、羊膜縫線を形成して癒合する。腔中には羊水が充

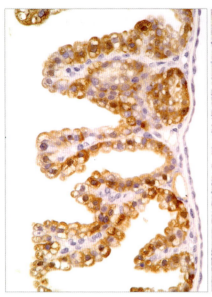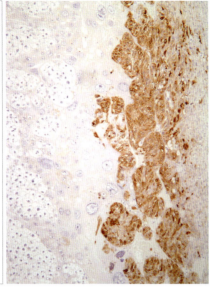

写真15 ラット胎盤、妊娠17日
左：卵黄囊。右：基底脱落膜。メタロチオネイン免疫染色。卵黄囊上皮細胞および基底脱落膜においてメタロチオネインの発現を認める。

満し、これにより胚子／胎仔(児)は羊膜と癒着することなく振動から守られている。組織学的に羊膜は内面を覆う1層の扁平から立方状の細胞とわずかな結合組織よりなる。

■卵黄囊 yolk sac

卵黄囊は胚外体腔を裏打ちする膜より発生するが、羊膜と同様に胚子全体を取り囲むように伸展し、胚子／胎仔(児)側の臓側卵黄囊 visceral yolk sac と周囲絨毛膜に接する壁側卵黄囊 parietal yolk sac より構成されるようになる。また、卵黄囊表面には血球芽細胞よりなる血島が出現し、次々と結ばれ連絡することにより卵黄囊循環が形成される。妊娠中期に壁側卵黄囊が破裂し消失するため、臓側卵黄囊は裏返したかたちで子宮腔に露出する。これ以降、臓側卵黄囊は胎盤として機能することから、反転卵黄囊胎盤とよばれる。組織学的に卵黄囊は1層の内胚葉性細胞とこれを内張りする中胚葉からなり、臓側卵黄囊では立方から円柱状の内胚葉性細胞が卵黄囊腔に乳頭状に突出している。壁側卵黄囊では絨毛膜由来で齧歯類特有のライヘルト膜 Reichert's membrane と呼ばれる無細胞性の薄い膜が裏打ちしている。

1-2-3）胎盤の母体血液循環

胎盤への血流は子宮動脈 uterine artery により供給される。子宮動脈は弓状動脈 arquate artery、放射動脈 radial artery へと分枝して子宮間膜側より子宮筋層を貫通する。放射動脈は間膜腺でらせん状動脈 spinal-shaped artery に分岐して脱落膜を貫通した後、胎盤の中央部で収束して動脈管 arterial canal となる。動脈管は基底層および迷路層を貫通して、胎盤の絨毛膜面に到達後反転し、栄養膜細胞によって内張りされた母体血管洞として迷路層で血管網を形成する。母体血管洞は静脈洞 venous sinus に収束し、基底層および脱落膜を貫通した後、放射静脈 radial vein となり、間膜腺および子宮筋層を貫通して子宮静脈 uterine vein へといたる[16]（図5）。

1-2-4）胎盤の生理

❶ 栄養輸送

胎仔(児)栄養素は組織栄養素と血液栄養素とに区分される。組織栄養素は母体循環を介さずに取り込まれる栄養素で、子宮分泌物、子宮内膜崩壊物および溢血血液などがある。血液栄養素は母体循環血液に由来し、胎盤関門を通して取り込まれる栄養素で、血液ガス、糖、アミノ酸、脂質および無機物質などがあり、単純拡散、促進拡散、トランスポーターおよび貪食などにより取り込まれる。特に糖はエネルギー源としては重要であり、胎盤では促進拡張型糖輸送体（GLUT ファミリー）が局在している。ラットでは主として GLUT1 と GLUT3 が存在し、GLUT1 は合胞性栄養膜細胞Ⅰの母体血側細胞膜および合胞性栄養膜細胞Ⅱの胎仔(児)血側細胞膜に存在し（**写真14**）、GLUT3 は両合胞性栄養膜細胞の母体血側細胞膜に存在する。胎盤の透過性は一般に非イオン化、遊離型、高脂溶性および低分子量（分子量：＜1,000 Da）の物質ほど高い。

❷ 胎盤関門

胎仔(児)血行と母体血行とは直接混じり合うことなく、母子間の相互の物質交換は胎盤関門を介して行われる。ヒトでの物質輸送は母体血液→合胞性栄養膜細胞→基底膜→血管内皮細胞→胎仔(児)血液の経路をとり、単層の合胞性栄養膜細胞が胎盤関門を形成する。一方、ラットではヒトと同様に胎仔(児)由来の栄養膜細胞が母体血液に直接接するが、栄養膜中隔の構成は異なり、物質輸送は母体血液→細胞性栄養膜細胞→合胞性栄養膜細胞Ⅰ→合胞性栄養膜細胞Ⅱ→基底膜→血管内皮細胞→胎仔(児)血液の経路をとる。細胞性栄養膜細胞および胎仔(児)血管は透過性が高いことから、胎盤関門はギャップジャンクションにより相互に結合した2層の合胞性栄養膜細胞により形成される。ラットにおいて薬物の胎盤透過性は妊娠初期と後期が高く、中期に低下することが知られている[17]。胎盤には種々のトランスポーターが存在

するが、特にP-糖蛋白は薬物の胎児移行を制限するバリアーとなっている。P-糖蛋白の基質認識性は広く、構造的および薬理的に異なる種々の薬物を認識する[18]。一方、メタロチオネインは妊娠期間を通して胚子／胎仔（児）を取り囲むように卵黄嚢と脱落膜などに存在しており[19]、カドミウムや水銀などの重金属に対するバリアーとなっている（**写真15**）。

❸ 薬物代謝能

胎盤には水酸化、ニトロ基還元、加水分解および抱合などの活性を有する薬物代謝酵素が存在するが、その活性は弱い（肝臓の2〜3.3%）。ヒト胎盤ではCYP1A1、CYP1B1、CYP2E1、CYP4、UGT1AおよびGSTなど多種の酵素が確認されており、多環芳香族炭化水素やタバコによりCYP1Aが誘導される。一方、ラット胎盤での主要なCYP分子種はCYP3Aであり、妊娠期間を通して発現している[20]（**写真16**）。また、フェノバルビタールおよびプレグネノロン-16α-カルボニトリルによりCYP3A1、タバコによりCYP1A1が誘導される[21]。

❹ 内分泌機能

胎盤で分泌されるホルモンとしてはエストロゲン、テストステロン、プロゲステロン、ヒト絨毛性性腺刺激ホルモン（hCG）および妊馬血清性性腺刺激ホルモンなどがある。胎盤はステロイド合成に必要な酵素活性をすべては有しておらず、ステロイド代謝臓器としては不完全であるが、母体や胎児から前駆物質を受け取ることで、妊娠中のステロイドホルモン動態を形成している。ヒトの胎盤ではコレステロールからプレグネノロンまで産生されるが、これをアンドロゲンに変換する酵素（CYP17）が存在せず、胎児副腎にてデヒドロエピアンドロステロン硫酸に変換された後、再び胎盤にてエストロゲン合成が行われる。齧歯類の胎盤はヒトとは異なりCYP17が

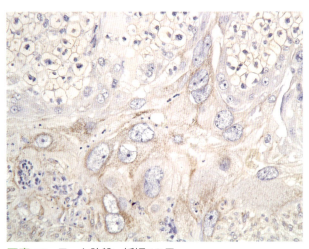

写真16 ラット胎盤、妊娠13日
CYP3A1免疫染色。栄養膜巨細胞においてCYP3A1の発現を認める。

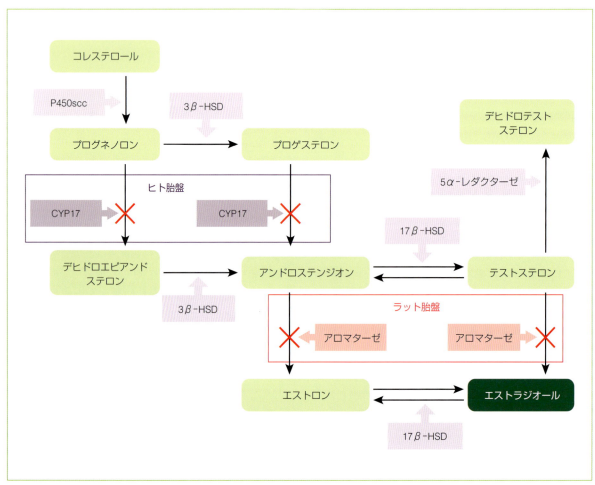

図6 ヒトおよびラット胎盤におけるステロイドホルモン合成

表2 ラット胎盤とヒト胎盤の比較

	ラット	ヒト
器官形成期と胎児期の比率	3（器官形成期）/1（胎仔期）	1（器官形成期）/4（胎児期）
着床様式	偏心着床・子宮壁のひだの凹に単純に着床。	壁内着床・子宮間質に浸潤性に着床。
卵黄嚢胎盤	妊娠終了まで胎盤としての機能を有する。	器官形成期に一過性に胎盤としての機能を有する。妊娠3ヵ月末には変性する。
絨毛膜胎盤	迷路層（L） ・合胞性栄養膜細胞（I、II） ・細胞性栄養膜細胞 基底層（B） ・海綿状栄養膜細胞 ・グリコーゲン細胞 ・栄養膜巨細胞 基底脱落膜（DB）	胎児胎盤（FP） ・合胞性栄養膜細胞 基底板（BP） ・細胞性栄養膜細胞柱 ・間質栄養膜細胞 ・外絨毛細胞性栄養膜細胞 基底脱落膜（DB）
胎盤関門	母体血液（M） ↓ 細胞性栄養膜細胞（C） ↓ 合胞性栄養膜細胞I（SI） ↓ 合胞性栄養膜細胞II（SII） ↓ 基底膜（BM） ↓ 胎仔血管内皮細胞（FB） ↓ 胎仔血液（F）	母体血液（M） ↓ 合胞性栄養膜細胞（S） ↓ 基底膜（BM） ↓ 胎児血管内皮細胞（FB） ↓ 胎児血液（F）
間膜腔の血管再構築に関わる栄養膜細胞	血管内皮栄養膜細胞	血管内皮栄養膜細胞 間質栄養膜細胞
ステロイドホルモン合成	コレステロールからアンドロゲンまでは産生されるが、アロマターゼが存在せず、エストロゲンは卵巣で産生。	コレステロールからプレグネノロンまでは産生されるが、CYP17が存在せず、胎児副腎でデヒドロエピアンドロステロン硫酸に変換された後、エストロゲンは胎盤で産生。
蛋白ホルモン合成	LH/hCGのα鎖が形成されず、糖蛋白ホルモンは産生されない。	胎盤にてhCGを産生。

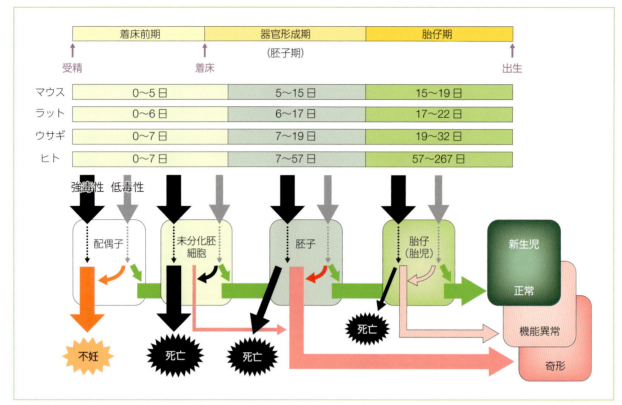

図7 ラット、マウス、ウサギおよびヒト胎生期間と催奇形性の感受期
(Tuchmann-Duplessis[94])を改変)

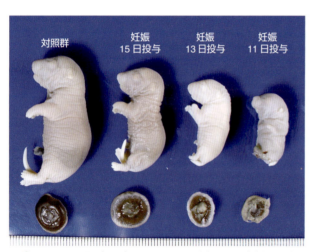

写真17 メルカプトプリンのラット胎仔および胎盤の感受期、妊娠21日
投与時期により、胎仔および胎盤で発現する毒性は異なる。

1-2-5) 齧歯類胎盤とヒト胎盤との比較

　ヒトの胎盤毒性評価に際しては齧歯類の毒性試験が不可欠である。齧歯類およびヒトの胎盤はいずれも形態的には盤状胎盤、発生学的には血絨毛胎盤に区分されるが、両者の胎盤の発生、構造および機能には種差が認められる[5,23](**表2**)。さらに、ヒトの胎児期は齧歯類と比べて長く、妊娠期間が大きく異なることから、齧歯類とヒトとの発生段階におけるイベントを十分に理解した上で評価する必要がある。特に齧歯類の胎盤に特有のホルモン合成に影響を与えるような化学物質の毒性評価においては、過小あるいは過大評価する可能性がある[24]。

2．胎仔(児)毒性

2-1．胎仔(児)毒性の発生病理

　哺乳動物の発生段階は「着床前期」、「器官形成期／胚子期」および「胎仔(児)期」の3つに大別され、胚子／胎仔(児)の化学物質に対する反応は発生段階によって大きな差異があり、胎仔(児)に対する影響は特定の発生段階に作用を受けたときに発現する。この特定の発生段階を「感受期」といい、臓器・組織により感受期は異なる(**図7、写真17**)。着床前期では、胚子は未分化な細胞塊よりなるため感受性には大差はなく、トキシカントに曝露した際、構成細胞はほぼ同程度の影響を受ける。よって、毒性作用が強ければ胚子は死亡吸収されるが、その作用が弱く、致死的ではなかった場合、その後の発生は

存在することから、単独でアンドロゲンの合成まで行われる。しかし、アンドロゲンをエストロゲンに転換するアロマターゼ(CYP19)は発現しておらず、エストロゲン合成は妊娠期間中も卵巣で行われる(**図6**)。また、ヒトの胎盤ではプロゲステロン合成を促進する性腺刺激ホルモンのhCGが産生されるが、齧歯類の胎盤ではLH/hCGのα鎖が形成されないため、ゴナドトロピンなどの糖蛋白ホルモンは産生されない。その代わりに胎盤から産生されるプロラクチン様蛋白ホルモンにより妊娠黄体からのプロゲステロン合成が刺激される[22,23]。

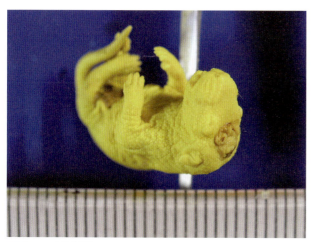

写真 18　頭蓋裂
マウス、妊娠18日、インドール酢酸誘発。

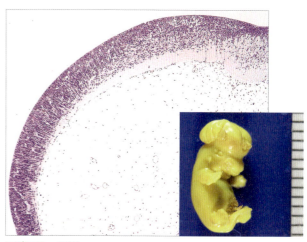

写真 19　外脳
マウス、妊娠15日、ビタミンA誘発、HE染色。脳実質は脱出して脳室は外反し、神経上皮細胞は最表面に位置している。

正常に進行し、通常奇形は成立しない。器官形成期は各臓器・組織の原基が形成され細胞増殖が活発となり、それらの形態形成が厳密なタイムスケジュールにしたがって進行する。よって、胚子はトキシカントに対する感受性が高く、発生異常の大部分は器官形成期の曝露によるものである。この時期の発生障害は各奇形の感受期が短く、発生段階特異性が高いことが特徴である。また、修復力も強く、細胞レベルでは損傷を受けるが、細胞新生により補修され、器官レベルでは異常を残さない場合もある。胎児期は各臓器・組織の形態的構築が完成し、組織分化、体の成長、各種機能発現および生理学的成熟を特徴とし、胎仔（児）の体は大きく発育する。したがって、トキシカントに対する感受性は低下しており、脳と生殖器を除いて重篤な異常は発現しないものの、全身発育遅延のほか、行動・知能・運動障害や生殖能力低下などが誘発される。実験動物（ラット、マウスおよびウサギ）に各種先天異常を誘発する化学物質については、**表3**にまとめた。

2-2.　胎仔（児）病変

2-2-1）神経系

■発生■

神経系は外胚葉の肥厚したスリッパ状の形状を呈する神経板より発生する。神経板両縁の神経外胚葉細胞は神経堤細胞となり、脳脊髄神経節や自律神経節などに分化する。神経板は頭尾方向に伸展するとともに、正中軸に沿って陥没して、左右に神経ひだを有する神経溝を形成する。神経ひだは癒合して神経管となり、脳および脊髄へと分化する。頭部の神経管では3つの部分的なふくらみが生じ、頭側から前脳胞、中脳胞および菱脳胞の3脳胞（一次脳胞）に区分される。続いて前脳胞は左右2つの終脳に分割されて大脳の原基が形成される。さらに、左右終脳の正中部は間脳となり、菱脳胞は後脳と髄脳に分割されることで5つの脳域（二次脳胞）が形成され、脳の基本構造が完成する。組織学的に閉鎖した神経管は単一の神経上皮細胞が内張りし、偽重層上皮配列を呈する脳室帯が形成される。神経上皮細胞は脳室帯の背側層（外側）でDNAを合成し、腹側層（神経管腔側）に向かって移動し、腹側層にて有糸分裂し、そして娘細胞はペアで再び背側層に向かって移動する。この細胞周期に基づいたエレベーター運動により神経上皮細胞の分裂が繰り返される。分裂を終えた幼若神経細胞は皮質の表層に向かって遊走し、皮質原基を形成する。グリア細胞は神経細胞産生完了後に脳室帯の未分化細胞より、上衣細胞は最後まで脳室帯に残った未分化細胞より分化する。

❶　神経管異常 neural tube defect

神経管異常は神経堤細胞の壊死や神経管の閉鎖不全により発生し、胎児の頭蓋や脊椎が欠損して脳や脊髄が露出あるいは脱出した状態である[25]。頭部神経管の閉鎖障害は頭蓋髄膜瘤 cranial meningocele、髄膜脳瘤 meningo-encephalocele、頭蓋裂 cranioschisis、外脳 exencephaly および無脳 anencephaly などを誘発する[26,27]。頭蓋髄膜瘤は頭蓋の破裂ないし欠損部から髄膜が脱出した状態、髄膜脳瘤は髄膜および脳実質が脱出した状態、頭蓋裂は髄膜が欠損し、脳実質のみが脱出した状態である（**写真18**）。外脳は脳実質の脱出が重度で、脳室が反転した状態であり（**写真19**）、胎児は脳室が露出したまま分娩される。神経管は閉鎖せずに外反しているため、組織学的に神経管の腹側層の神経上皮細胞が最表面に位置している。無脳は脳組織が欠損した状態である。尾部神経管の閉鎖障害は二分脊椎 spina bifida、脊髄髄膜瘤 meningomyelocele および脊椎裂 holorachischisis などを誘発する。二分脊椎は椎弓の欠損し、脊椎管が開存した状態であり、脊髄の異常でなく椎骨の異常である。二分脊椎は脊髄が正常で突出していない潜在性二分脊椎 spina bifida occulata と、椎弓の欠損部位から脊髄の突出を伴う嚢胞性二分脊椎 spina bifida cystica の2つに大別される（**写真20**）。脊髄髄膜瘤は欠損部より脊髄および髄膜が突出した状態、脊椎裂は欠損部より脊髄が突出した状

表3 実験動物において先天異常を誘発する化学物質

先天異常	化学物質	先天異常	化学物質	先天異常	化学物質
外脳、無脳、頭蓋裂など	アクチノマイシンD、アスピリン、イドキシウリジン、インドール酢酸、ウレタン、エチルニトロソウレア、グリセオフルビン、コルヒチン、シクロホスファミド、サリドマイド、トリクロフホン、トリブタミド、バルプロ酸、砒素、ビタミンA、ベノミル、メタンフェタミン、メチルヒドラジン、メトトレキサート、硫酸カドミウム、AY9944、PCP、X線	無眼球、小眼球（つづき）	クロラムブシル、クロルサイクリジン、グリコールエーテル、シクロホスファミド、シクロパミン、ジノセブ、水銀、トリパンブルー、ブスルファン、メチルヒドラジン、硫酸カドミウム、ルビドマイシン、AY9944、軟X線	口唇裂	アスピリン、アミノニコチンアミド、アミノプテリン、ジフェニルヒダントイン、フェニトイン
		コロボーマ	アロキサン	無顎、小下顎	カンベンダゾール、シクリジン、砒素、ヒドロキシジン、ピリメタミン、ブクリジン、リバビリン、メルカプトプリン
二分脊椎	アクチノマイシンD、アスピリン、エチルニトロソウレア、ジメチルベンズアントラセン、トリパンブルー、ビタミンA、ビンクリスチン	白内障	アザチオプリン、サイロキシン、シクリジン、ストレプトゾトシン、ノルエピネフリン、ブスルファン、プロカルバジン、ヘプタクロール、マイレックス	心房中隔欠損心室中隔欠損	アクチノマイシンD、グリコールモノメチルエーテル、サリチル酸メチル、サリドマイド、ジエチレングリコール、ジメチルアセタミド、ストレプトニグリン、デキストロアンフェタミン、銅、トリパンブルー、トリメタジオン、ニトロフェン、バルプロ酸、ビスジアミン、ビタミンA、フェノバルビタール、メトキシエタノール、硫酸デキストロアンフェタミン、葉酸欠乏
全前脳胞	アクチノマイシンD、塩酸メタンフェタミン、シクロホスファミド、シクロパミン、ストレプトニグリン、トリパナノロール、ビタミンA、ヒドロキシカルバミド、ビンクリスチン、AY9944、BM15766、X線	無眼瞼	コルヒチン、サリチル酸メチル、ジフェニルヒダントイン、ビタミンA、ビンクリスチン、フェニトイン、メチル水銀、メトトレキサート		
大脳小型、小頭	アスピリン、アザシチジン、アラビノフラノシルシトシン、インドール酢酸、エタノール、エチルニトロソウレア、エトポシド、オクラトキシンA、トリパンブルー、ヒドロキシカルバミド、ビンクリスチン、ブスルファン、フルオロウラシル、メチルアゾキシメタノール、メチルアゾキシメチル酢酸、メチルニトロソウレア、メトトレキサート、放射線	口蓋裂	アクチノマイシンD、アデニン、アミノニコチンアミド、イドキシウリジン、インドール酢酸、エチルニトロソウレア、カフェイン、ガラクトフラビン、カルビタミド、グルココルチコイド、クロルサイクリジン、クロロデオキシウリジン、ケトコナゾール、コルチゾン、サイクロパミン、酢酸クロルマジノン、サリドマイド、ジアゼパム、ジエチルスチルベストロール、シクリジン、ジノキャップ、ジフェニルヒダントイン、ジブチルスズ、スルファジメトキシン、ダイオキシン、チウラム、デキサメタゾン、トリアムシノロン、トリクロロフォン、トリパラノール、トリパンブルー、トリブチルスズ、バルビツール、バルプロ酸、ビタミンA、ヒドロキシウレア、ヒドロキシジン、ビンクリスチン、フェニトイン、フェノバルビタール、フェルバン、ブクリジン、フタル酸ジブチルペニシラミン、フルオロウラシル、ヘキサクロロベノミル、ヘキサクロロベンゼン、ベタメタゾン、ベンゼン、ベクロメタゾン、ベノミル、ペニシラミン、マイレックス、メタンフェタミン、メチル水銀、メトトレキサート、ラチロゲン、リチウム、リボフラビン、AY9944、ビオチン欠乏	房室弁異常	メチルクロライド
				動脈管開存	バルプロ酸
				大血管転換	サリチル酸、ストレプトニグリン、トリクロフホン、トリパンブルー、ビタミンA、X線
				無肺、肺小型	アスパラギナーゼ、タバコ、デキサメタゾン、ニトロフェン、亜鉛欠乏、ビタミンA欠乏
				横隔膜ヘルニア	カドミウム、ニトロフェン、ビタミンA欠乏、亜鉛欠乏
内水頭	亜酸化窒素、アスピリン、アミノニコチンアミド、エチレンチオウレア、エルドリン、クロルシクリジン、コルヒチン、サリドマイド、アラビノフラノシルシトシン、シクロパミン、硝酸鉛、水銀、ダイアジノン、テルル、トリクロフホン、ヒカントン、ヒドロキシカルバミド、ヒドロキシウレア、ビタミンA、フェニトイン、フェルバン、ベノミル、ホスメット、メチルサリチル酸、メチルプテロイルグルタミン酸、メルカプトプリン、亜鉛欠乏、ビタミンA欠乏、ビタミンB12欠乏			臍ヘルニア、臍帯ヘルニア、腹壁裂	アクチノマイシンD、アザウリジン、アスピリン、カドミウム、グルココルチコイド、コルヒチン、ジクロルボス、ストレプトニグリン、トリアムシノロン、ヒドロキシウレア、ヒドロキシカルバミド、ビンクロゾリン、ヘキサブロモナフタレン、ベノミル、メチルサリチル酸、メルカプトプリン、亜鉛欠乏
				腸狭窄、腸閉鎖	エチルウレタン、塩酸カドミウム、コルヒチン、酢酸鉛、ヒドロキシウレア
				鎖肛	エチルウレタン、コルヒチン、ヒドロキシカルバミド、メルカプトプリン
				腎臓欠損、腎臓小型	クロラムブシル、サリドマイド、TCDD、デキサメタゾン、ビタミンA、メチル水銀、葉酸欠乏
無眼球、小眼球	アクチノマイシンD、アシクロビア、アスピリン、アミノニコチンアミド、エチルニトロソウレア、カルブタミド、	顔面裂	インドール酢酸、オクラトキシンA	水腎	アスピリン、アドリアマイシン、エチレンチオウレア、カドミウム、サリチル酸、

表3 実験動物において先天異常を誘発する化学物質（つづき）

先天異常	化学物質	先天異常	化学物質	先天異常	化学物質
水腎（つづき）	ジフェニルヒダントイン、ストレプトニグリン、スルファジメトキシン、炭酸リチウム、ニトロフェン、ビタミンA、フェニトイン、ブラジキニン、メチルルビドマイシン、リボフラビン、TCDD、ビタミンA欠乏	体肢異常（つづき）	塩化ニッケル、カフェイン、クロルサイクリジン、クロルデコン、トリパナノロール、サリドマイド、シクリジン、ジフェニルヒダントイン、ツボクラリン、ダイアジノン、バルプロ酸、パルベンダゾール、ヒドロキシカルバミド、ヒドロキシジン、ビタミンA、フェニトイン、ブクリジン、メチルニトソニトロソグアニジン、メルカプトプリン、ヨードウリジン、AY9944、BM15766、マグネシウム欠乏	指（趾）異常（つづき）	二酸化炭素、バルプロ酸、ビタミンA、ヒドロキシウレア、フルオロウラシル、フルオロデオキシウリジン、ブロモデオキシウリジン、メチルニトロニトロソグアニジン、メトキシ酢酸、メルカプトプリン、ヤーヌスグリーン、X線、ビタミンE欠乏、葉酸欠乏
卵巣小型、精巣小型	エストラジオール、ガンシクロビル、コンゴーレッド、ジエチルスチルベストロール、トリブチルスズ、ブスルファン、水銀、PCB-126、TCDD			尾異常	アシクロビル、アミノプテリン、エチルニトロソウレア、グリセオフルビン、クロロデオキシウリジン、コルヒチン、ジエチレングリコール、ジメチルエーテル、硝酸鉛、T-2トキシン、ビタミンA、ヒドロキシウレア、フルオロウラシル、メチルサリチル酸、メルカプトプリン
半陰陽	テストステロン				
潜在精巣	ジエチルスチルベストロール、フタル酸エステル、フタル酸ブチルベンジル、フルタミド	指（趾）異常	アセタゾラミド、アデニン、エチレングリコールエーテル、エチレンチオウレア、エトキシゾラミドエピネフリン、カドミウム、カフェイン、クロロデオキシウリジン、シクロホスファミド、サリドマイド、ジクロフェナミド、アラビノフラノシルシトシン、トリエチレンメラミン、トリクロルホン、		
尿道下裂	アンドロゲン、ジエチルスチルベストロール、タモキシフェン、ビンクロゾリン、フルタミド			全身性浮腫	クロルシクリジン、ジチオカーバメート、ダイオキシン、トリデモルフ、ビタミンA、ヒドロキシカルバミド、ヘキサブロモナフタレン、マイレックス、メチルプテロイルグルタミン酸
体肢異常	アデニン、アミノプテリン、イソピリン、イドキシウリジン、				

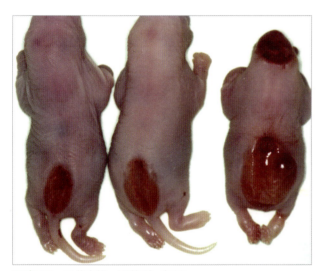

写真20 二分脊椎、頭蓋裂、無尾
ラット、妊娠21日、ビタミンA誘発。
（写真提供：鈴木勝士先生）

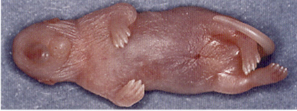
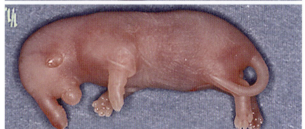

写真21 全前脳胞（象鼻、無眼球）
ラット、妊娠21日、自然発生。上：腹面、下：側面。

態である。hox遺伝子群は発生初期のボディプラン形成時に活性化し、これら遺伝子の発現パターンが中枢神経系の各領域決めや、分節構造の形成と密接に関係している。レチノイン酸はレチノイン酸受容体 retinoic acid receptor（RAR）と結合し、hox遺伝子発現を変化させることにより、神経管異常のほか、口蓋裂、無顎・小下顎および大血管転換などを誘発する[28]。

❷ 全前脳胞 holoprosencephaly

全前脳胞は前脳胞の分化障害による左右大脳半球形成異常であり、顔面や眼の異常を合併する。異常の型により無嗅脳 arhinencephaly、猿頭 cebocephaly および単眼球 cyclopia などに区分され、これらをまとめて単眼球-無嗅脳系列とも呼ばれる。無嗅脳は嗅球の欠損ないし低形成の状態で、しばしば、眼、鼻および口蓋の欠損を伴う。単眼球は顔面の中心部に1つあるいは不完全に癒合した眼窩があり、眼窩内には1つあるいは2つの眼球が存在する状態である。鼻部は欠損もしくは眼窩の背側に

管状の付属物である象鼻proboscisとして存在する（**写真21**）。大脳半球は分割されておらず単一で、嗅球は欠損している。猿頭は無嗅脳と単眼球の移行型で、左右の眼窩が異常に接近しており、眼は異常な方向を向いている。鼻部は存在するが痕跡的であり、鼻孔は通常単一である。ソニックヘッジホッグsonic hedgehog（SHH）は脳の正中構造を誘導する蛋白質で、それをコードするshh遺伝子の変異は全前脳胞を誘発する。細胞外に分泌されたSHHはコレステロールにより活性化されるため、AY9944およびBM15766などのコレステロール合成酵素阻害剤は、その機能を抑制することにより全前脳胞を誘発する[29]。

❸ 大脳小型 microencephaly、小頭 microcephaly

大脳小型は脳が未発達で小さい状態であり（**写真22**）、小頭は頭蓋と脳は小さいが顔面は正常な大きさのものをいう。大脳小型および小頭は脳室帯で皮質ニューロンが産生される際に、神経上皮細胞が分裂阻害や分裂時のDNA傷害によりアポトーシスに陥ることで、脳を形成するのに必要なニューロンが十分に供給されないことにより発生する。組織学的に胚子の脳室帯は菲薄化し、有糸分裂像の減少やアポトーシスが認められ、神経上皮細胞密度が低下する。重篤な場合では変性した神経上皮細胞は脳室内に剝離脱落し、脳室帯では神経上皮細胞のロゼット様構造が認められる（**写真23**）[30〜32]。

❹ 内水頭 internal hydrocephaly

内水頭は脳脊髄液が過剰に貯留し、脳脊髄液圧の上昇により脳室系が拡張した状態である（**写真24**）。組織学的に脳室の拡張に伴って上衣細胞は扁平化し、神経細胞は圧迫性に変性し、血管周囲は水腫となる。さらに頭蓋骨は菲薄化して、脳の一部が突出することもある。閉塞性水頭は中脳水道などの発達異常により、脳脊髄液循環が障害されることで脳室が拡張した状態である。非閉塞性水頭は脳脊髄液の吸収阻害により発生し、クモ膜下腔などの脳の外部に脳脊髄液が貯留した状態である。代償性水頭は脳組織の発達抑制、損傷および炎症などにより欠損した組織を脳脊髄液が代償性に置換した状態である。

2-2-2）眼球
■発生■

眼球の原基となる眼胞は神経管が閉鎖した後、左右の前脳胞腹側から膨出することにより形成される。膨大した眼胞は体表上皮に達すると陥入し、二重壁構造を有する眼杯へと変化する。眼杯と前脳胞とを連絡する眼茎は視神経に分化する。眼杯から眼茎にかけてその腹側壁には眼杯裂と呼ばれる縦方向の溝が発生する。溝の内部に硝子体血管が形成された後、眼杯裂の両端は癒合して閉鎖する。一方、眼胞が接触した体表上皮は肥厚して水晶体板に分化し、陥入して水晶体胞となる。水晶体胞の後壁は細胞核が消失し伸長して一次水晶体線維となる。前壁は前水晶体上皮細胞となり二次水晶体線維を形成する。眼杯は網膜、毛様体および虹彩に、表層の外胚葉は角膜に分化する。上下眼瞼は眼球の背および腹側の表層外胚葉からの眼瞼ひだより形成され、胎仔は眼瞼が閉鎖した状態で分娩される。

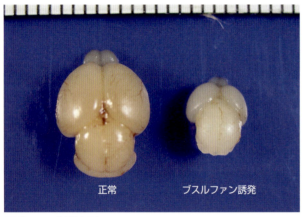

写真22 大脳小型
ラット、妊娠21日、ブスルファン誘発。

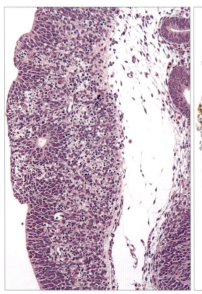 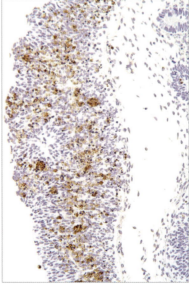

写真23 大脳小型
マウス、妊娠12.5日、インドール酢酸誘発。
左：HE染色。右：TUNEL染色。
神経上皮細胞はアポトーシスに陥り、神経上皮細胞密度が低下し、ロゼット様構造が認められる。

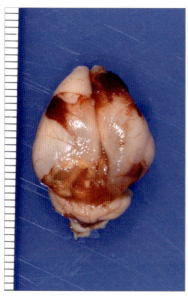
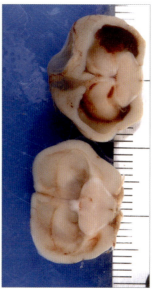

写真 24　内水頭
ラット、生後 30 日。左：全体像。右：割面像。（写真提供：西沢紫乃先生、小林 充先生）

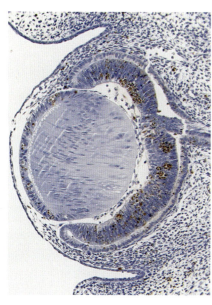
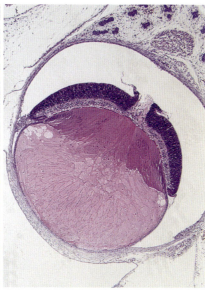

写真 25　小眼球
ラット、妊娠 14.5 日（左）および妊娠 21 日（右）、ブスルファン誘発。
左：網膜および角膜上皮においてアポトーシスが認められる。TUNEL 染色。
右：二次水晶体線維は変性し（白内障）、網膜は低形成を示す。HE 染色。

❶ 無眼球 anophthalmia、小眼球 microphthalmia

無眼球は眼組織が完全に欠損した状態であり、その発生機序は次の3つに大別される。一次無眼球は前脳胞からの眼胞形成異常によるもので両側性であり、その他の器官は正常なことが多い。眼球の外胚葉性成分は全く欠けているが、中胚葉性組織の痕跡が認められることがある。二次無眼球は前脳胞の形成不全により二次的に発生するもので、重篤な脳の異常を伴う。退行性無眼球は眼胞形成後の眼杯や水晶体の発育異常によるものである。小眼球は眼球が正常と比して小さい状態であり、眼胞形成後に発育が障害されることにより発生する。ラットにおいてトリパンブルー、アミノニコチンアミドおよび軟X線などは眼胞／眼杯形成異常による無眼球や小眼球を誘発する[33]。一方、アルキル化剤は眼胞形成後、網膜神経層における細胞分裂阻害およびアポトーシス誘発により、網膜の低形成を特徴とする小眼球を誘発する（**写真25**）[34,35]。

❷ コロボーマ coloboma

虹彩、網膜、脈絡膜および毛様体などの眼球の構成組織の一部分が欠損した状態であり、その大部分は眼杯裂の閉鎖不全により発生する。閉鎖不全が重篤な場合は眼杯の発育が抑制され、二次的に小眼球となる（**写真26**）[36]。

❸ 白内障 cataract

白内障は水晶体線維の変性により水晶体が混濁した状態であり、小眼球などの眼球異常を伴うことがある。アルキル化剤は水晶体の増殖部位である赤道部での水晶体上皮細胞の増殖を抑制し、水晶体線維が膨化および断裂することにより白内障を誘発する（**写真25**）[34,35]。

❹ 無眼瞼 open eye

無眼瞼は出生時に眼瞼が閉鎖していない状態であり（**写真27**）、眼瞼の欠損、外反、内反および癒合不全により発生し、無眼球や小眼球などの眼球異常および顔面異

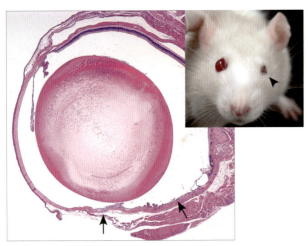

写真 26　コロボーマ
RCS ラット、4 週齢、HE 染色。左眼は小眼球症を示す（矢頭）。虹彩、毛様体および網膜が欠損している（矢印）。
（写真提供：辻 菜穂先生）

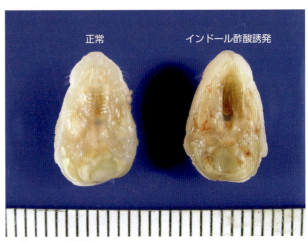

写真 28　口蓋裂
ラット、妊娠 21 日、インドール酢酸誘発。

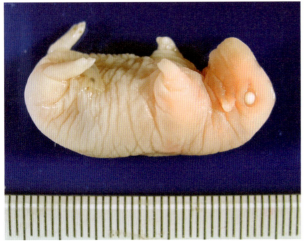

写真 27　無眼瞼、小肢、耳介低位、全身性浮腫
ラット、妊娠 21 日、ビタミン A 誘発。

常などを伴うことがある。齧歯類およびウサギにおける無眼瞼の自然発生率は概して低いが（0.1％以下）、A/J マウスでは好発し、その発生率は 15％である。

2-2-3）顔面および口腔

■発生■

　顔面は口裂の上縁を占める不対の前頭鼻隆起、その腹側を占める左右有対の上顎隆起および口裂の下縁を占める左右有対の下顎隆起の 5 つの顔面隆起が癒合することで形成される。前頭鼻隆起の尾方部の外胚葉は卵円形に肥厚して外側および内側鼻隆起を形成し、鼻窩（後の外鼻孔）を巻き込む。左右内側鼻隆起は正中部に移動し、癒合して、鼻中隔の原基となる。口腔と鼻腔は原始後鼻孔によって開通しているが、原始後鼻孔の前位正中部より正中口蓋突起が発生し、一次口蓋を形成する。続いて両側の上顎隆起より下内方に向かって伸長する左右の外側口蓋突起が癒合し、これに正中口蓋突起が合体することにより口蓋裂を塞ぎ、二次口蓋が完成する。外耳道は第 1 鰓溝の背側端、鼓膜は第 1 鰓膜、耳介は第 1 鰓溝周囲に形成された耳介結節より発生する。耳介は下顎が発生するにつれて眼の高さまで上行する。

❶ 口蓋裂 cleft palate

　口蓋裂は外側口蓋突起の癒合不全により口蓋が披裂した状態である（**写真 28**）。発生機序としては左右外側口蓋突起の間に位置する舌の下方転位遅延、頭部の横方向への発育のアンバランス、外側口蓋突起の発育不全および突起接触面の細胞（MEE 細胞：medial edge epithelial cell）のアポトーシス抑制などが報告されている[37,38]。グルココルチコイドは外側口蓋突起の形成を抑制し、口蓋突起の癒合を阻害することにより口蓋裂を誘発する。組織学的に外側口蓋突起の間葉細胞の増殖活性は抑制されて細胞密度は低下し、MEE 細胞は癒合することなく、上皮細胞へと分化してゆく（**写真 29**）[39]。マウスでは上顎の間葉細胞におけるグルココルチコイド受容体の数が系統によって異なる。口蓋裂嫌発系（C57 および CBA/J）では好発系（A/J）と比較してグルココルチコイド受容体数が少なく、グルココルチコイドの口蓋裂誘発に対して抵抗性を示すことから、口蓋裂の発生にはグルココルチコイド受容体が密接に関与している。カフェインおよびジアゼパムによる口蓋裂では、ストレスによる母体の血中コルチコステロンの増加が密接に関与している。

❷ 顔面裂 cleft face、口唇裂 cleft lip

　顔面裂は顔面における裂隙の総称であり（**写真 30**）、顔面を形成する各隆起の癒合不全により発生する。口唇裂は上口唇が披裂した状態であり、上口唇を形成する上顎隆起の間葉組織の発育不全によって、上顎隆起と内側鼻隆起とが癒合不全することで発生する。口唇裂と口蓋裂はしばしば合併して認められる。

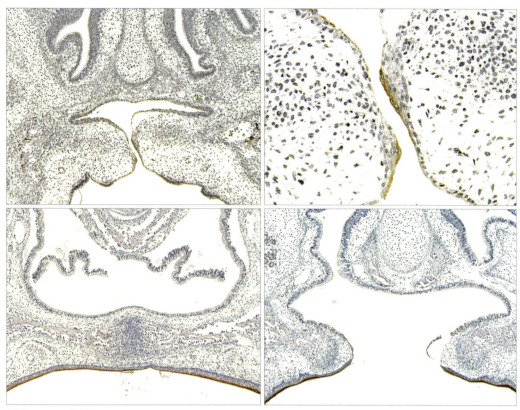

写真29　口蓋裂
ラット、トリアムシノロン（TAC）誘発、サイトケラチン免疫染色。左上：妊娠16日、TAC誘発、弱拡大像。右上：妊娠16日、TAC誘発、強拡大像。TAC誘発により左右口蓋突起の接触面のMEE細胞は癒合せず、サイトケラチンが発現している。左下：妊娠20日、対照。右下：妊娠20日、TAC誘発。二次口蓋部を示す。

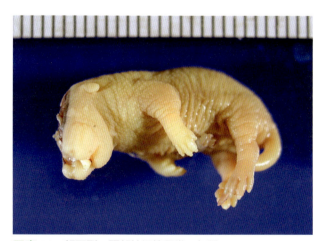

写真30　顔面裂、頭部神経管異常、無眼
マウス、妊娠18日、インドール酢酸誘発。

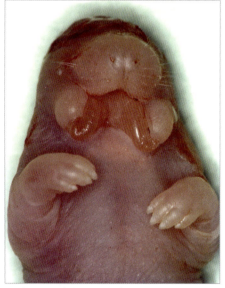

写真31　裂舌、下顎裂
ラット、妊娠21日、ビタミンA誘発。
（写真提供：鈴木勝士先生）

❸ **裂舌** cleft tongue、**無顎** agnathia、**下顎裂** gnathoschisis、**小下顎** mandibular micrognathia、**耳介低位** malpositioned pinna

裂舌は舌正中溝が深く、舌が二分された状態であり、舌原基となる第1鰓弓由来の一対の遠位舌芽の癒合不全により発生する（写真31）。無顎は下顎が欠損した状態（写真32）、下顎裂は下顎が正中で癒合していない状態（写真31）、小下顎は下顎形成が不全の状態であり（写真33）、これらは下顎隆起の原基である第1鰓弓の発育異常により発生する。小下顎は他の異常と合併していることが多く、しばしば舌の突出を伴う。耳介低位は耳介の位置の変位で、正常よりも下方に認められる状態である（写真27）。

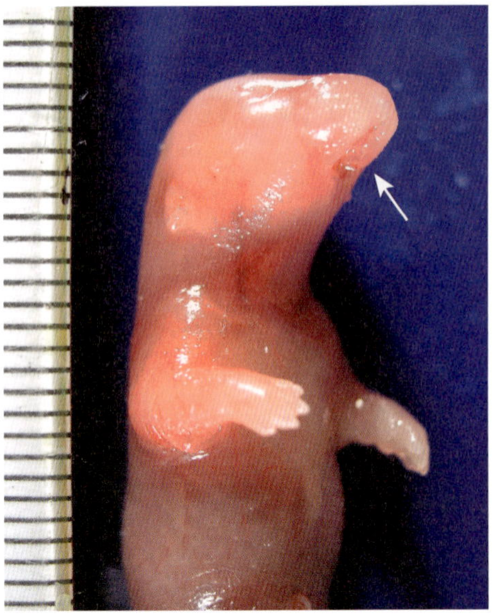

写真32 無顎
ラット、妊娠21日、自然発生。

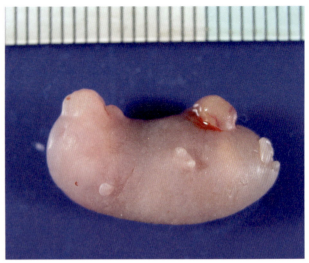
写真33 無尾、小下顎、フォコメリア、臍帯ヘルニア
ラット、妊娠21日、メルカプトプリン誘発。

2-2-4) 循環器
■発生■

原始心臓は単一管状で中央にくびれ（房室管）を有し、これにより頭側の原始心室と尾側の原始心房に区分されている。原始心臓はS字状に屈曲して、原始心房が原始心室の背位を占めるようになる。房室管の両側より、弁および中隔の原基となる心内膜床が形成され、心房と心室は分割される。心房は背側より一次心房中隔が心内膜床に向かって伸長することにより（一次心房中隔と心内膜床との開口部：一次孔）、左右心房に二分される。分割後、一次心房中隔の後上方に二次孔が形成される。その後、一次心房中隔の右側に二次心房中隔が形成され（二次孔と二次心房中隔の未形成部：卵円孔）、一次および二次心房中隔は癒合して心房中隔となる。心室は室間孔により左右が連続しているが、心室中隔が心尖側より心内膜床に向かって伸長することにより、左右心室に二分される。動脈の流出路となる動脈幹は原始心室より形成され、左右6対の鰓弓動脈と結合して背側大動脈と連絡する。第1、2および5鰓弓動脈は発生過程で退化し消失する。一方、第3鰓弓動脈は内頸動脈、第4鰓弓動脈は左が大動脈弓、右が鎖骨下動脈、第6鰓弓動脈は肺動脈と動脈管となる。動脈幹は動脈幹円錐中隔により肺動脈と上行大動脈に分割され、肺動脈は右心室に上行大動脈は左心室に通じるようになる。

❶ 心房中隔欠損 atrial septal defect (ASD)、心室中隔欠損 ventricular septal defect (VSD)

心房中隔欠損は一次および二次心房中隔の形成異常により、中隔が欠損した状態で、その欠損部位により、2つに大別される。一次孔欠損型は一次心房中隔と心内膜床とが癒合せず、一次孔が開存した状態である。二次孔欠損型は一次心房中隔と二次心房中隔が癒合せず、卵円孔が開存している状態であり、一般的には心房中隔欠損はこれをさす。心室中隔欠損は室間孔が閉鎖されなかった状態であり（写真34左上）、心室中隔の癒合不全、動脈幹円錐中隔の発生不全および上下心内膜床の癒合不全（共通房室口遺残）などにより発生する。心室中隔は膜性部と筋性部よりなり、膜性部の中隔欠損が高い発生率を示す。ラットにおいて小さな心室中隔欠損は発育とともに閉鎖することが知られている[40,41]。

❷ 房室弁異常 atrioventricular valve anomaly

房室弁は房室口周壁の心内膜隆起からの膜性ひだより形成され、腱索および乳頭筋は房室管を取り囲む心筋壁が削られることにより形成される。房室弁の異常はこれら形成過程が障害されることにより発生する。弁の異常としては弁開口部が閉鎖した弁閉鎖、弁が硬化し入口が狭くなった弁狭窄および弁欠損などがある。これら弁の異常では心室発生異常、心房中隔欠損および肺動脈低形成など、他の心臓異常を伴うことがある。

❸ 血管異常
■動脈管開存 patent ductus arteriosus (PDA)

動脈管は胎生期における肺動脈から下行大動脈に血液を送る短縮路であるが、生後は退行し動脈管索として遺残する。動脈管開存は動脈管が退行せず開存した状態であり、酸素やプロスタグランジンなどに対する異常反応により、動脈管の平滑筋が収縮しないことで発生する。

■大血管転換 transposition of great vessels

大血管転換は、上行大動脈が肺動脈の前に位置して右心室より、肺動脈が左心室より起始し、肺循環の流出路と体循環の流出路の逆転した状態である（写真34右上）。大動脈肺動脈中隔および動脈幹円錐中隔のらせん状の走行が不全となり、第4鰓弓動脈が右心室と、第6鰓弓動脈が左心室とつながることにより大血管の起始が逆転する。動脈幹円錐中隔を形成する心臓神経堤細胞は鰓弓由来であり、*hox*遺伝子はこれら細胞の移動と分化の制御

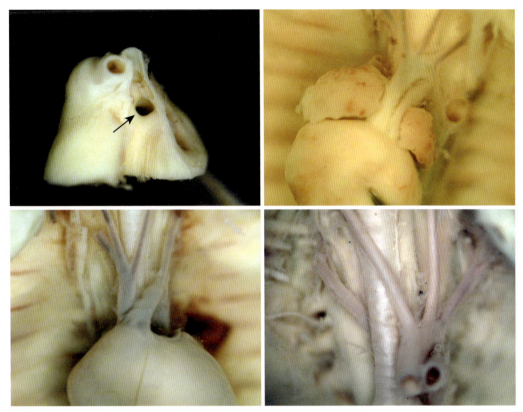

写真34 心臓奇形
ラット、妊娠20日、自然発生。左上：心室中隔欠損（矢印）。右上：大血管転換。左下：右側大動脈弓。右下：食道背方鎖骨下動脈。（写真提供：三分一所厚司先生）

に関与しており、ビタミンAは大血管転換を誘発する[42]。

■**大動脈縮窄 coarctation of aorta**

大動脈縮窄は大動脈が限局的に狭窄した状態で、大動脈壁が増殖性に肥厚することにより発生する。狭窄部位によって動脈管より大動脈峡部側に生じる管前型と、末梢側に生じる管後型に区分される。大動脈が狭窄することにより血圧が増加するため左心室は代償的に肥大する。

■**その他**

右側大動脈弓 right aortic arch は下行大動脈が右第4鰓弓動脈と右背側大動脈より形成されることにより、本来左側から起始する大動脈弓が右側から起始した状態である（**写真34左下**）。食道背方鎖骨下動脈 retroesophageal subclavian artery は右第4鰓弓動脈が退行異常となることにより、右鎖骨下動脈が右第4鰓弓動脈と結合できずに気管および食道の後方を通過して下行大動脈と結合した状態である（**写真34右下**）。血管輪 vascular rings は右背側大動脈が遺残することにより、左右大動脈弓部が輪になって気管と食道を取り囲んだ状態である。その他の異常として、右鎖骨下動脈起始異常 abnormal origin of right subclavian artery、左椎骨動脈起始異常 abnormal origin of left vertebral artery などがある。

2-2-5）呼吸器

■**発生**■

呼吸器の原基は前腸の腹側正中部に喉頭気管溝として現れ、これより喉頭気管管が形成される。肺の原基である肺芽は喉頭気管管の尾方端より発生し、一対の気管支芽に分かれた後、原始胸膜腔内を伸長と枝分かれを繰り返し、気管支、肺胞管および肺胞を形成する。横隔膜は横中隔、胸膜腹膜、背側腸間膜および体壁由来筋組織より形成される。横中隔は腹側を占め、心膜腔と腹膜腔の間に不完全な隔壁を形成する。背側腸間膜は縦隔として背側正中を占め、大動静脈と食道が貫通し、胸膜腔を左右に区分するようになる。左右一対よりなる胸膜腹膜は背側縁から腹膜腔に向かって突出し、横中隔および縦隔後部と結合し、これに背横部を占める体壁由来筋組織が加わることで横隔膜が完成する。

❶ 無肺 absent lung、肺小型 small lung

無肺は肺が欠損した状態であり、肺芽が伸び出さないことにより発生する。肺小型は肺区域や肺胞嚢の減少により肺が正常より小さい状態であり、肺芽の分枝形成異常、横隔膜の形成不全、胸郭異常による容積の減少および羊水過少による胸部の圧迫などにより発生する。ニトロフェンではラットにおいて横隔膜ヘルニアの有無にかかわらず肺小型が誘発され、さらに、横隔膜ヘルニアにより胸腔内に肝臓が進入することで、肺小型はより重篤化する（**写真35**）[43]。ビタミンA欠乏ではラットにおいて左側の無肺や肺小型を誘発し、無肺では左肺動脈の欠損を伴う。

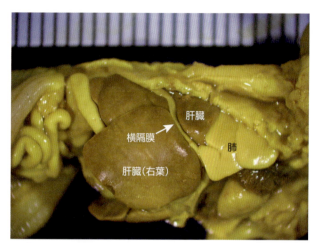

写真 35　横隔膜ヘルニア、肺小型
ラット、妊娠 21 日、ニトロフェン誘発。

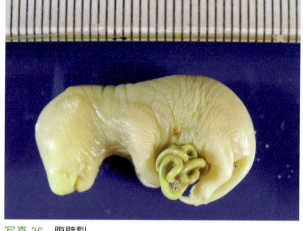

写真 36　腹壁裂
ラット、妊娠 21 日、トリアムシノロン誘発。

❷ 横隔膜ヘルニア diaphragmatic hernia

　横隔膜ヘルニアは横隔膜の一部が欠損して開口部から肝臓、胃および腸などの腹部器官が胸腔内に脱出している状態である。これにより心臓および肺は圧排され、二次的に肺小型および呼吸器障害を伴う（**写真 35**）。横隔膜ヘルニアは胸膜腹膜と他の横隔膜成分との癒合不全により発生する。ニトロフェンはラットおよびマウスともに横隔膜ヘルニアを誘発するが、ラットでは右側に、マウスでは左側に好発することが報告されている[44]。

2-2-6）消化器

■発生■

　十二指腸下行部から横行結腸までの原基となる中腸は、伸長するにつれて中腸ループを形成するが、腹腔内に収まりきらなくなり、臍帯起始部の胚外体腔に脱出する（生理的臍ヘルニア）。腹腔容積の拡大により中腸ループは腹腔内に戻り、腹壁は閉鎖する。結腸、直腸および膀胱の原基となる後腸は尿膜管の末端とともに排泄腔に開口するが、外部とは排泄腔膜により遮断されている。排泄腔は尿直腸中隔により上下に分割され、背側部は直腸と肛門管、腹側部は尿生殖洞となる。さらに、排泄腔膜が尿直腸中隔と癒合することにより、背側部は肛門膜、腹側部は尿生殖膜に分割される。肛門膜の外表面には肛門窩と呼ばれる陥凹が形成され、肛門膜が破れることにより肛門管は外部と連絡するようになる。

❶ 臍ヘルニア umbilical hernia、臍帯ヘルニア omphalocele、腹壁裂 gastroschisis

　臍ヘルニアは臍帯の通過口である臍輪の閉鎖不全により、生理的臍ヘルニア内の腸が腹腔内に復帰せずに臍帯内に腹部諸器官が進入した状態であり、脱出部は皮膚および皮下組織で被覆されている。臍帯ヘルニアは腹壁の形成不全により腹部諸器官が臍帯を貫いて脱出した状態で、脱出部は羊膜と腹膜よりなるヘルニア嚢によって覆われており、臍ヘルニアと区別される（**写真 33**）。腹壁裂は重度の腹壁欠損により、腹部諸臓器が脱出した状態で、臍輪は閉じていて正常である。脱出部はヘルニア嚢により包まれていない（**写真 36**）。

❷ 腸狭窄 intestinal stenosis、腸閉鎖 intestinal atresia

　腸狭窄および腸閉鎖は腸管腔が局所的に狭窄ないし閉鎖した状態であり、通常は単独性に発生するが、時に多発性に認められる。腸狭窄および腸閉鎖は腸管の小領域での血管の分布異常や退縮による腸管の梗塞および内腔の再開通過程の阻害などにより発生する。

❸ メッケル憩室 Meckel's diverticulum

　中腸と卵黄嚢との連絡部である卵黄腸管は妊娠の進行に伴い、退行、閉鎖するが、その一部が退行せず回腸において憩室として遺残したものが、メッケル憩室である。組織学的にメッケル憩室は回腸と同じ粘膜構造を呈するが、胃および膵臓の異所性組織を認めることがあり、これにより出血、炎症および穿孔が形成される。そのほか、憩室起源の腫瘍を認めることがある。

❹ 肛門小型 small anal、直腸閉鎖 rectal atresia、鎖肛 anal atresia

　肛門小型は肛門膜が不完全に裂けることにより肛門管が狭窄した状態であり、肛門窩は正常の位置に認められる。直腸閉鎖は直腸と肛門管は形成されているが、直腸が肛門膜の手前において盲端で終わり、肛門管と連続していない状態である。鎖肛は直腸と肛門膜とは正常に連続しているが、肛門窩の形成異常や肛門膜の開口不全により、肛門が閉鎖した状態であり、無尾や下半身の短躯を伴うことがある（**写真 37**）。

2-2-7）泌尿器

■発生■

　腎臓は前腎、中腎および後腎の 3 段階を経て形成され

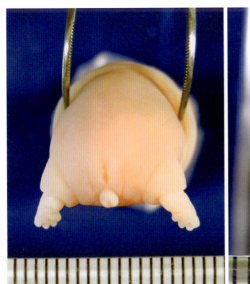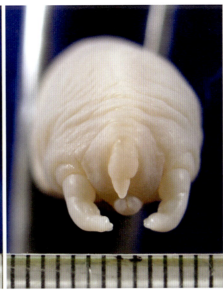

写真37　尾異常
ラット、妊娠21日。左：鎖肛、無尾。ビタミンA誘発。右：短尾。フルオロウラシル誘発。

るが、前腎および中腎は退化し、最終的には後腎が腎臓となる。後腎は後腎憩室とそれを取り囲む造後腎芽体よりなる。後腎憩室の基部は尿管となり、拡張した末端は腎盂の原基となる。後腎憩室の末端は分岐しながら造後腎芽体中に伸びてゆき、乳頭管および集合管の順に形成する。一方、造後腎芽体は後腎憩室からの誘導・調節因子により、尿細管およびその先端がふくらんだ糸球体へと分化してネフロンを形成し、集合管と結合する。

❶ **腎臓欠損 absent kidney、腎臓小型 small kidney**
　腎臓欠損は腎が欠損した状態、腎臓小型は腎が正常より小さい状態である。これら腎の形成異常は後腎憩室の無発生や早期消失、後腎憩室の不十分な分岐、後腎憩室の造後腎芽体への進入障害および後腎憩室と造後腎芽体との相互誘導作用の異常によるネフロン形成阻害などにより発生する。腎臓欠損は片側性あるいは両側性に発生する。両側性の場合は致死的であり、片側性の場合は正常側の腎が代償性に肥大する。

❷ **水腎症 hydronephrosis**
　水腎症は腎盂が尿の貯留により拡張した状態であり、後腎憩室の低形成、腎盂尿管移行部の狭窄や屈曲による尿路通過障害および過剰の尿産生などにより発生する。ニトロフェンでは胎児の腎濃縮能が障害され、多尿および羊水増加により水腎が誘発される。組織学的に腎盂の拡張により腎実質は萎縮・菲薄化し、腎乳頭の突出は消失している（**写真38**）[45]。Wistarラットにおいて水腎症（腎盂拡張）の自然発生率は比較的高頻度（11%）で認められるが、通常は片側性（右）であり、両側性の水腎症の自然発生頻度は0.1%と低い。

2-2-8）生殖器
■**発生**■
　生殖腺の原基となる生殖隆起は中皮由来の表面上皮に

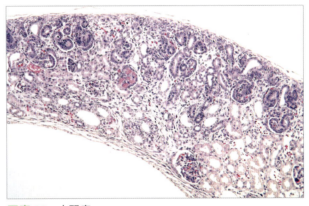

写真38　水腎症
ラット、妊娠21日、ニトロフェン誘発、HE染色。腎盂は拡張、腎乳頭の突出は消失し、腎実質が萎縮・菲薄化している。

より覆われており、原始生殖細胞を取り込んで増殖・肥厚し皮質を形成する。これら組織は一次生殖索として髄質に分化する間葉組織に向かって下降する。雄では生殖索より精細管、表面上皮よりセルトリ細胞 Sertoli cell、原始生殖細胞より精祖細胞、生殖索を取り囲む間葉細胞より間細胞（ライディッヒ細胞 Leydig cell）が分化する。雌では一次生殖索は退化し、表面上皮が増殖して皮質索と呼ばれる二次生殖索が間葉内に伸長し、原始生殖細胞を取り囲み、原始卵胞が形成される。原始卵胞は卵祖細胞と、それを取り囲む1層の卵胞上皮細胞よりなる。卵祖細胞は一次卵母細胞にまで分化して休止する。中腎と排泄腔をつなぐ中腎管は中腎退化後も残存してウォルフ管 Walffian duct となり、そのすぐ外側には中腎傍管が形成され、ミューラー管 Müllerian duct となる。雄ではウォルフ管が精巣上体および精管に分化し、ミューラー管は退行する。雌ではミューラー管が子宮、卵管および膣上部に分化し、ウォルフ管は退行する。外部生殖器は雄では生殖結節が伸長して陰茎となり、排泄腔の周囲は隆起して尿生殖ひだを形成し、腹側表面に沿って癒合し

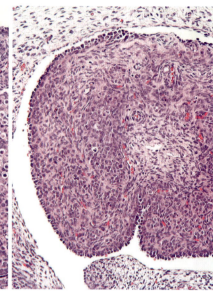

写真39　卵巣小型
ラット、妊娠21日、HE染色。
左：正常。右：ブスルファン誘発。ブスルファンの投与により原始卵胞の減少が認められる。

て尿道を形成し、陰茎前方に開口（外尿道口）する。雌では生殖結節が陰核となり、尿生殖ひだは癒合せず小陰唇となる。

❶ 卵巣小型 small ovary、精巣小型 small testis

卵巣小型および精巣小型は卵巣および精巣が未発達で小さい状態であり、副生殖腺の低形成を伴うことがある。卵巣小型および精巣小型は細胞分裂阻害による原始生殖細胞の増殖抑制、視床下部-下垂体への作用などにより発生し、組織学的に出生時において原始卵胞（**写真39**）および精祖細胞の減少が認められる。

❷ 半陰陽 hermaphrodite

半陰陽は同一の個体内に雌雄両性を有する状態であり、性ホルモンあるいは性ホルモン受容体の異常によって発生する。真性半陰陽 true hermaphrodite は両性の生殖腺と外生殖器が同一個体に存在するもので、片側に卵巣、もう一方に精巣を有するものや、卵巣と精巣が癒合した卵精巣 ovotestis を有するものがある[46]。偽半陰陽 pseudohermaphrodite は性腺が精巣または卵巣のみを有し、外生殖器が他性のように見えるもので、尿道下裂や陰核肥大などの外生殖器の異常を伴う。

❸ 潜在精巣 cryptorchidism

精巣は陰嚢の形成に伴って両者を結ぶ精巣導帯が収縮することにより、陰嚢内に収められる（精巣下降）。潜在精巣は精巣が鼠径管の外や腹腔内に位置し、陰嚢内に下降していない状態であり、精巣導帯の異常や鼠径管の拡張不全により発生する。潜在精巣では精母細胞や精子細胞が体温により障害を受け、精子を産生できなくなるため不妊となる。実験的には抗アンドロゲン作用を有する物質により誘発される。

❹ 尿道下裂 hypospadias

尿道下裂は尿生殖ひだの完全あるいは部分的癒合不全により発生し、外尿道口は雄では陰茎先端ではなく腹側面に、雌では尿道膣中隔に開口している。尿道の形成は性ホルモン、特にアンドロゲン依存性であり、実験的には性ホルモンの障害により誘発され、雄では肛門生殖突起間距離の短縮、陰茎低形成および潜在精巣などの異常を伴って認められる。

2-2-9）体肢・尾
■発生■

体肢の原基となる肢芽は腹外側体壁において間葉細胞が密集・増殖して厚くなり、表層外胚葉とともに隆起することにより発生する。肢芽は体幹より突出・伸長して内側に屈曲し、先端はしゃもじ状にふくらんで手板および足板を形成する。手板および足板は肢芽間葉細胞と、それを覆う外胚葉性頂堤よりなる。外胚葉性頂堤は肥厚した表皮であり、その直下の肢芽間葉細胞の誘導および増殖に関与し、骨および筋肉の発生・成長を促進する。肢芽間葉細胞は指（趾）の原基となる指放線を形成し、指（趾）間部はアポトーシスにより陥凹することで、指（趾）の分離が進行する。体肢の発生には、肢芽後部の中胚葉部に形成される極性化活性帯より分泌されるSHHとhox遺伝子の発現パターンとが密接に関与している。

❶ 無肢 acheiria、短肢 meromelia、フォコメリア phocomelia、小肢 micromelia

無肢は体肢が完全に欠損した状態、短肢は体肢が部分的に欠損した状態である。フォコメリアは体肢が短く変形した状態で（**写真33**）、体肢の欠損は遠位部ではなく近位部で認められる。小肢は体肢の構成成分に欠損はないが、正常より小さい状態である（**写真27**）。これらの異常は肢芽の欠如、分化および発育障害により発生する。ビタミンAはhox遺伝子、コレステロール合成酵素阻害剤はSHHの機能に作用し、体肢異常を誘発する。サリドマイドは細胞接着破壊や抗血管新生作用などにより、フォコメリアを誘発する。

❷ 異常回転 malrotated limb

異常回転は体肢の変形で、距骨から先の部位が内側に捻転した状態である（写真40）。原因は不明であるが、ビタミンAやサリドマイドなどの体肢発生に作用する物質により誘発される。そのほか、妊娠後期から末期にかけて子宮内で圧迫による強制肢位といった物理的要因によっても誘発される。

❸ 指（趾）異常 digit anomaly

欠指（趾）ectrodactyly は指（趾）が欠損した状態であり（写真41左）、肢芽間葉細胞の増殖抑制や壊死により発生する。実験的に抗がん剤では肢芽間葉細胞の過剰壊死により、炭酸脱水素酵素阻害剤では外胚葉性頂堤が低形成となったり早期退縮したりすることで肢芽間葉細胞の増殖が抑制され、欠指（趾）を誘発する。欠指（趾）は概して前肢に好発する傾向にあり、炭酸脱水素酵素阻害剤のアセタゾラミドおよびジクロフェナミドではいずれも前肢に異常を誘発する。多指（趾）polydactyly は指（趾）が過剰の状態であり（写真41右）、外胚葉性頂堤の異常肥厚や退縮遅延により直下の肢芽間葉細胞が過形成となることで発生する。多指（趾）は前後肢の発生に差がないとされている。合指（趾）syndactyly は隣接した指（趾）が部分的あるいは完全に癒合した状態である。指放線の間葉細胞不足による隣接指放線の異常近接、指（趾）間部の肢芽間葉細胞のアポトーシス阻害などにより、指（趾）の分離が不十分となることで発生する。そのほか、肢芽の一部に出血や囊胞があると（写真42）、それより遠位の形成が障害され、指（趾）異常が誘発される[47]。

❹ 尾異常 tail anomaly

尾の異常は多様であり、その長さ、太さおよび形状によって尾が欠損あるいは痕跡状の無尾 acaudate（写真37左）、糸状に細くなった糸状尾 thread-like tail、短縮した短尾 short tail（写真37右）、およびらせん彎曲した曲尾 kinked tail などに区分される。尾の異常は自然発生でも認められ、ラットでは曲尾、ウサギでは短尾および曲尾の発生頻度が概して高い。

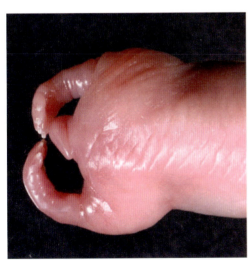

写真40　異常回転
ウサギ、妊娠28日。（写真提供：浅野裕三先生）

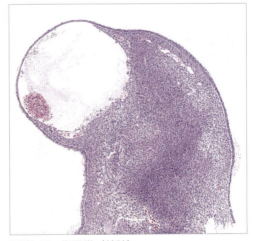

写真42　指異常（前肢）
ラット、妊娠14日、フルオロウラシル誘発、HE染色。指板の外胚葉性頂堤直下において、血液を含有する囊胞が認められる。

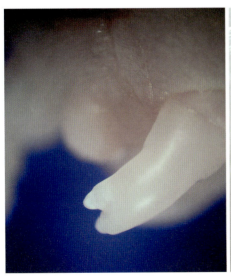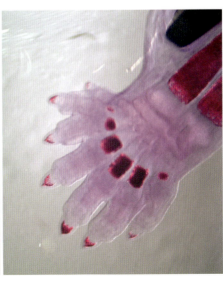

写真41　指異常（前肢）
ラット、妊娠21日。左：欠指、フルオロウラシル誘発。右：多指、自然発生。アリザリンレッド染色。

2-2-10）全身性浮腫 anasarca

全身性浮腫は全身の皮下浮腫と胸腹水貯留を特徴とする異常で（**写真27**）、胎児の循環不全、貧血および低蛋白血漿などにより発生する。静水圧の上昇や膠質浸透圧の低下などにより羊水の排泄が増加し、羊水過多を伴うことがある。

3．胎盤毒性

3-1．胎盤毒性の発生病理

哺乳動物の発生において母体と胎仔（児）は独立して存在するのではなく、胎盤を介して母体-胎盤-胎仔（児）を1つとしたユニットを形成している。よって、トキシカントによる胎盤の機能低下および障害は胎仔（児）の発生・発育に重篤な影響を及ぼし、胚子吸収や先天異常を誘発することから、胎盤は胎児の発生毒性を評価する上で重要な組織である[48]。胎盤は妊娠の進行とともに急速に増殖・発達し（**図8**）、血流量が豊富であるため、トキシカントの曝露を受けやすい。さらに、その機能は胎盤関門、栄養輸送、薬物代謝および内分泌など、多彩であることから、胎盤に対して毒性作用を有する物質は多数報告されている（**表4**）[1]。

3-2．胎盤病変

3-2-1）胎盤胎仔（児）部および胎膜

❶ 小胎盤 small placenta

小胎盤は胎盤重量が低下し、肉眼的に小型化した状態であり、胎盤への直接障害、母体の栄養不良や一般状態悪化による非特異的変化として発生する[49]。小胎盤では子宮からの母体の血流量が減少し、胎仔（児）への栄養輸送能が低下するため、胎児発育遅延が誘発される[50]。ヒトでは分娩時の胎児重量と胎盤重量には相関性があることが知られているが[51]、その一方で、小胎盤であっても

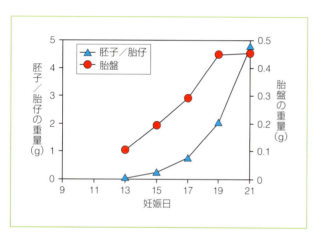

図8 ラット胎盤および胚子／胎仔重量の推移

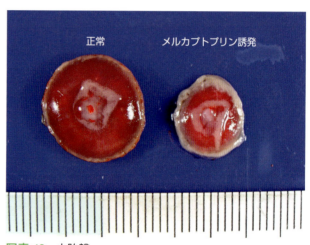

写真43 小胎盤
ラット、妊娠21日、メルカプトプリン誘発。

表4 実験動物において胎盤毒性を誘発する化学物質

毒性発現部位		化学物質
胎盤胎仔部および胎膜	迷路層	アザシチジン、アザチオプリン、アドレノメデュリン拮抗剤、アラビノフラノシルシトシン、一酸化炭素、インドメタシン、エストロゲン、エタノール、エチルニトロソウレア、エトポシド、エポキシコナゾール、カドミウム、クロルプロマジン、グルココルチコイド、ケトコナゾール、コカイン、酢酸鉛、ジエチルスチルベストロール、シスプラチン、ストレプトゾトシン、セトロレリクス、タバコ、T-2 トキシン、バルプロ酸、ブスルファン、ベスタチン、メチルメタンスルホン酸、メルカプトプリン、リポポリサッカライド、ビタミンE欠乏、絶食
	基底層	アロマターゼ阻害剤、エストロゲン、エポキシコナゾール、クロルプロマジン、ケトコナゾール、酢酸鉛、シスプラチン、ストレプトゾトシン、セトロレリクス、デキサメタゾン、ビスフェノールA、PPARβ/δ拮抗剤、メトトレキサート、メチルパラチオン、メチルヒドラジン、メチルメタンスルホン酸、メルカプトプリン、リポポリサッカライド、TCDD、絶食
	卵黄嚢	エストロゲン、エタノール、抗血清、ソマトメジン阻害剤、ジニトロフェノール、スラミン、トリトンWR-1339（界面活性剤）、トリパンブルー、ポリビニルピロリドン、ヨード酢酸、レチノイン酸、ロイペプチン
胎盤子宮部	脱落膜間膜腺	アドレノメデュリン拮抗剤、エストロゲン、塩化トリフェニルスズ、クロルプロマジン、ジエチルスチルベストロール、シクロスポリンA、シスプラチン、ジブチルスズ、ジブチルフタレート、ストレプトゾトシン、スラミン、タモキシフェン、ドキシサイクリン、トリブチルスズ、ヒドロキシカルバミド、ブタジエンジエポキシド、ブチルベンジルフタレート、ベノミル、モノブチルフタレート、メチルパラチオン、リポポリサッカライド、L-NAME
その他		エルゴタミン、ジゴキシン、ジフルオロメチルオルニチン、セロトニン、バソプレッシン、ヒスタミン、ブロモデオキシウリジン、有機塩素剤

胎児の発育を抑制しない予備能力を有している[52]。ラットにおいても小胎盤による機能低下に対する代償性変化として、迷路層にてグルコーストランスポーターの過剰発現が認められ、胎盤重量が25～40%低下しても、胎仔発育に大きくは影響しない[53,54]。

■栄養膜細胞アポトーシス apoptosis of trophoblast

アポトーシスは正常な胎盤において血管内皮細胞、栄養膜細胞および脱落膜細胞で認められ、胎盤の発達とターンオーバーおよび分娩において重要な役割を果たしており、妊娠末期には基底層において多数のアポトーシスが認められる。一方、アポトーシスの増加はヒトでは子宮内胎児発育遅延や流早産などと密接に関連している[55]。実験動物では内分泌異常、炎症性サイトカインおよび酸化ストレスなどにより胎盤でのアポトーシスは過剰に発現し、胎盤の発達は抑制され小型、菲薄化する（写真43）。組織学的にアポトーシスは迷路層の栄養膜細胞で好発し、アポトーシスにより細胞が減少することで、栄養膜中隔は菲薄化し、母体血管腔の不規則な拡張が認められ（写真44）、迷路層は低形成を示す。実験的には

エチルニトロソウレア、ブスルファン、アザチオプリンおよびメルカプトプリンなどの抗がん剤、リポポリサッカライド、T-2 トキシンおよび低酸素などは迷路層においてアポトーシスを誘発する[56～59]。グルココルチコイド[60]、シスプラチン[54]および母体の摂餌制限[61]では迷路層と基底層において、メトトレキサート[62]およびクロルプロマジンでは基底層においてアポトーシスを誘発し、これによりこれらの層は菲薄化する（写真45、46）。リポポリサッカライドはマウスにおいて迷路層、基底層および脱落膜の全層においてアポトーシスを誘発する。一方、上記抗がん剤は栄養膜細胞に対してアポトーシスを誘発するだけでなく、それらの細胞増殖活性も抑制する。これら細胞増殖に対する感受性は基底層と比較して概して迷路層の方が高い。これは迷路層の方が基底層と比して栄養膜細胞の細胞増殖する期間の長いことが、その一要因として考えられている。

■栄養膜細胞変性・壊死
degeneration/necrosis of trophoblast

栄養膜細胞の変性・壊死が誘発されると迷路層の発達が阻害され、胎盤重量は低下し、肉眼的に胎盤は菲薄化、

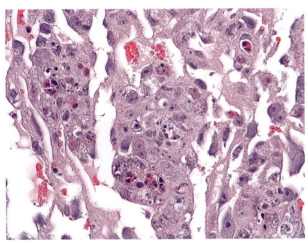

写真44　迷路層における栄養膜細胞アポトーシス
ラット、妊娠15日、メルカプトプリン誘発、HE染色。迷路層において栄養膜細胞のアポトーシスが散見される。

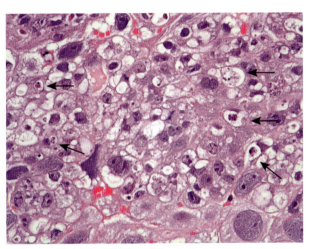

写真45　基底層におけるアポトーシス
ラット、妊娠13日、シスプラチン誘発、HE染色。

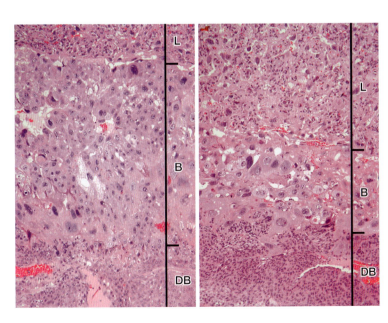

写真46　基底層低形成
ラット、妊娠21日、HE染色。左：正常。右：シスプラチン誘発。海綿状栄養膜細胞は減少し、基底層は菲薄化している。
B＝基底層、DB＝基底脱落膜、L＝迷路層

退色し、絨毛膜表面には出血斑、白斑および卵黄嚢の癒着などが認められる（**写真47**）。組織学的に栄養膜細胞の変性・壊死は迷路層で好発する傾向にある。母体血管洞は鬱血して不規則に拡張し、いわゆる血管腫様を呈し、出血、血栓および炎症性細胞の遊走などが認められる。さらには、栄養膜細胞の壊死により細胞が消失することで、栄養膜中隔は菲薄化、崩壊し（**写真48**）、これら部位では好酸性物質沈着、線維化および異栄養性石灰沈着が認められるようになる（**写真49**）。実験的にはバルプロ酸、クロルプロマジン、グルココルチコイド、ストレプトゾトシン、カドミウム、エストロゲン、エタノール、ジエチルスチルベストロール、酢酸鉛、タバコ、アドレノメデュリン拮抗剤、コカインおよびビタミンE欠乏などにより誘発される[63〜69]。バルプロ酸およびエタノールでは細胞性栄養膜細胞が選択的に傷害されるのに対し、カドミウムでは合胞性栄養膜細胞のミトコンドリア内に沈着し、細胞は腫大して壊死に陥り、これに続いて細胞性栄養膜細胞が傷害される[70]。また、カドミウムでは迷路層の傷害部位においてメタロチオネインの発現が認められる（**写真50**）。メチルパラチオンでは栄養膜巨細胞の変性・壊死が認められ、残存した栄養膜巨細胞の貪食活性は反応性に高まり、細胞質内には貪食嚢胞が認められる。そのほか、ヘモグロビン合成阻害剤により胎児が鉄芽球性貧血に陥ると、胚子赤芽球のみならず栄養膜中隔においても鉄沈着を認めることがある（**写真51**）。

❷ 胎盤肥大 placental hypertrophy

胎盤肥大は胎盤重量が増加し（**写真52**）、肉眼的に肥大した状態である。胎盤肥大は母体における貧血[71]、一酸化炭素曝露[72]および低酸素状態などによる胎児への栄養物質や、酸素の供給低下などに対する代償性変化、同腹胎児数の減少（6匹以下）[73]や黄体数および着床数の減少などの胚子減少に起因した二次的変化、ならびに栄養膜細胞障害やホルモンバランス異常などに対する反応性変化として誘発される。組織学的に栄養膜細胞の増殖による迷路層の肥厚やグリコーゲン細胞や海綿状栄養膜細胞の退縮抑制による基底層の肥厚などが認められる。実験的にはインドメタシンでは妊娠初期の胚子発育抑制に対する代償性変化[74]、メチルヒドラジンではグリコーゲン細胞の退縮抑制[75]、エタノールでは障害に対する反応性変化[67,76]により誘発される。さらに、胎盤の発達にはエストロゲンとプロゲステロンが密接に関連しており、プロゲステロンは胎盤に対して増殖性に、エストロゲンは抑制性に作用する。ケトコナゾールによる胎盤肥大はCYP3A阻害に起因したエストロゲンの合成阻害と密接に関係しており、迷路層と基底層が肥厚する（**写真53**）[77]。

❸ グリコーゲン細胞嚢胞変性 cystic degeneration of glycogen cell

グリコーゲン細胞嚢胞変性はグリコーゲン細胞が嚢胞状に膨化し、内部に線維状、顆粒状物質を含有した変化である。嚢胞は細胞融解により癒合して大型嚢胞となり、内部には好酸性物質、赤血球および変性した細胞などを含有するようになる[59]（**写真54**）。正常の胎盤の発達においてグリコーゲン細胞は分娩時には退縮し消失する

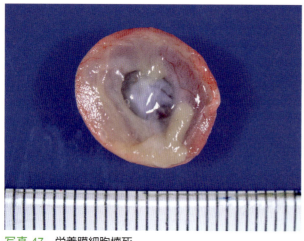

写真47　栄養膜細胞壊死
ラット、妊娠19日、塩化カドミウム誘発。胎盤は退色し、絨毛膜面に卵黄嚢が癒着している。

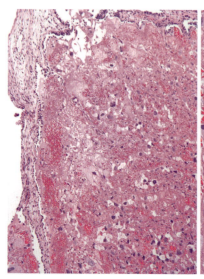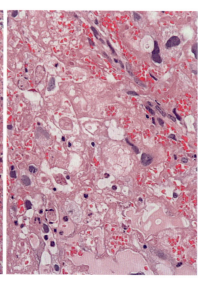

写真48　栄養膜細胞壊死
ラット、妊娠19日、塩化カドミウム誘発、HE染色。左：弱拡大像。右：左図の拡大像。迷路層において広範囲にわたって壊死を認め、大型の核を有する細胞性栄養膜細胞が選択的にわずかに残存している。

が、変性により形成された嚢胞は退縮せずに残存する。実験的にはメルカプトプリン[59]、ストレプトゾトシン、TCDD[78]およびクロルプロマジンなどにより誘発され、TCDDではその病変発生にラット間で系統差[78]のあることが知られている。

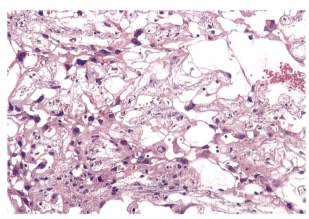

写真 49　異栄養性石灰沈着
ラット、妊娠 21 日、酢酸鉛誘発、HE 染色。迷路層において母体血管洞は不規則に拡張し、壊死した栄養膜細胞に石灰沈着が認められる。

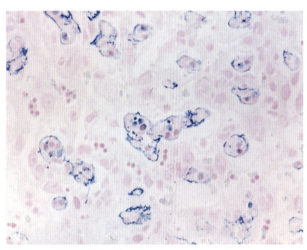

写真 51　迷路層鉄沈着
ラット、妊娠 13 日、ベルリンブルー染色。栄養膜中隔および胚子赤芽球内において鉄沈着が認められる。

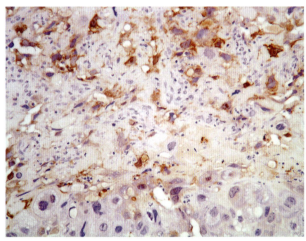

写真 50　栄養膜細胞壊死
ラット、妊娠 19 日、塩化カドミウム誘発、メタロチオネイン免疫染色。迷路層の栄養膜細胞においてメタロチオネインの発現が認められる。

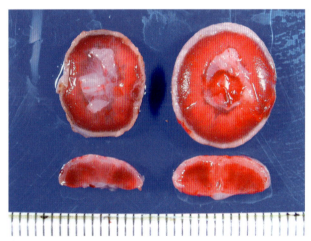

写真 52　胎盤肥大
ラット、妊娠 21 日。左：正常。右：ケトコナゾール誘発。

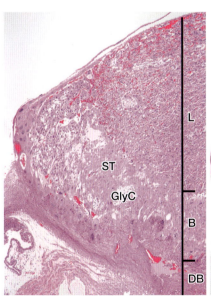 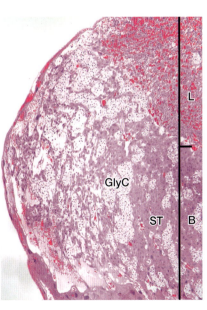

写真 53　胎盤肥大（基底層）
ラット、妊娠 17 日、HE 染色。左：正常。右：ケトコナゾール誘発。ケトコナゾール投与により海綿状栄養膜細胞およびグリコーゲン細胞の退縮が抑制され、基底層は肥厚している。
B＝基底層、DB＝基底脱落膜、GlyC＝グリコーゲン細胞、L＝迷路層、ST＝海綿状栄養膜細胞

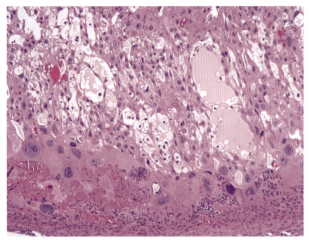

写真 54　グリコーゲン細胞嚢胞変性
ラット、妊娠 21 日、メルカプトプリン誘発、HE 染色。基底層において好酸性物質を含有した嚢胞が多発性に認められる。

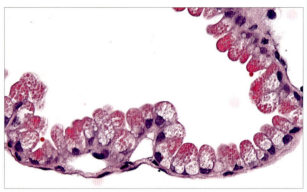

写真 56　卵黄嚢上皮細胞硝子滴沈着
ラット、妊娠 21 日、エストロゲン誘発、HE 染色。卵黄嚢上皮細胞内に硝子滴が認められる。

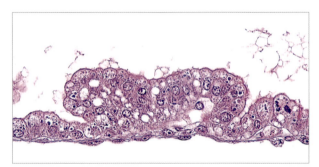

写真 55　卵黄嚢上皮細胞変性
ラット、妊娠 15 日、トリパンブルー誘発、HE 染色。卵黄嚢上皮細胞内にトリパンブルー由来の青色顆粒が認められる。

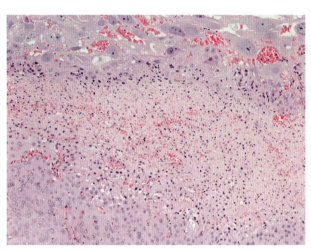

写真 57　脱落膜壊死
ラット、妊娠 13 日、エストロゲン誘発、HE 染色。基底脱落膜の出血、壊死を示す。

❹ 卵黄嚢上皮細胞変性
vacuolar degeneration of yolk sac epithelium

　卵黄嚢上皮細胞変性は細胞に取り込まれた種々のトキシカントにより飲作用および輸送作用が抑制され、リソソーム活性が低下することで細胞内にトキシカントや蛋白質が蓄積した変化である。組織学的に卵黄嚢上皮細胞内に多数の空胞や異物が認められる。卵黄嚢上皮細胞は、妊娠初期では卵黄嚢胎盤として母体血漿蛋白などの栄養物質吸収の主体をなしており、特に齧歯類では妊娠末期まで胎盤としての機能を有していることから、卵黄嚢上皮細胞の障害は胚子／胎児毒性や催奇形性の要因となる。実験的にはエタノール、ロイペプチン、ジニトロフェノール、ヨード酢酸、トリパンブルー、トリトンWR-1339、ポリビニルピロリドンおよび抗血清などにより誘発される[79,80]。トリパンブルーでは卵黄嚢上皮細胞のリソソーム内にトリパンブルーが認められ、リソソームは減少する（**写真 55**）。エタノール、トリトン WR-1339 およびポリビニルピロリドンでは卵黄嚢上皮細胞内に大型空胞が多数認められる。エストロゲンでは、卵黄嚢上皮細胞内に多数の硝子滴が認められる[81]（**写真 56**）。

3-2-2）胎盤子宮部
❶ 脱落膜変性・壊死
degeneration/necrosis of decidua

　脱落膜変性・壊死は脱落膜細胞への直接傷害や母体から胎盤への血流抑制などにより誘発される。組織学的に脱落膜細胞の変性・壊死に伴って、出血、線維化および好酸性物質沈着などが認められる（**写真 57**）。実験的にはシクロスポリン A、クロルプロマジン、メチルパラチオン、アドレノメデュリン拮抗剤、ジエチルスチルベストロール、エストロゲン、高温曝露および卵巣摘出などにより誘発される[81〜84]。

❷ 脱落膜／間膜腺低形成
hypoplasia of decidua/metrial gland

　脱落膜は着床刺激によって子宮内膜間質細胞外マトリックスが改変し、子宮内膜間質細胞が肥大して脱落膜細胞へ形質転換して増殖することにより形成される。脱落膜／間膜腺低形成は、この過程が阻害されることにより誘発される。実験的にドキシサイクリンでは子宮内膜間質細胞外マトリックスを分解するマトリックスメタロプロテアーゼ活性抑制[85]、卵巣摘出、ベノミル、ヒドロキシカルバミド、ジエチルスチルベストロールおよびマ

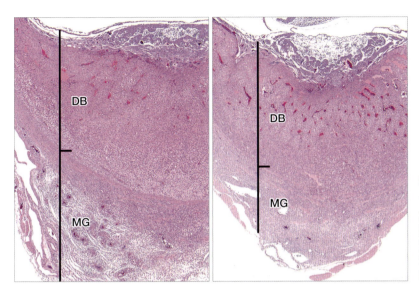

写真 58　間膜腺低形成
ラット、妊娠 11 日、HE 染色。
左：正常。右：タモキシフェン誘発。タモキシフェン投与により間膜腺内のらせん状動脈形成は乏しく、間膜腺は低形成を示す。
DB＝基底脱落膜、MG＝間膜腺

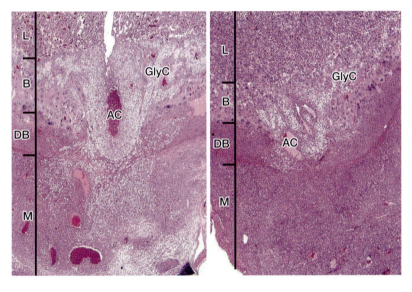

写真 59　間質栄養膜細胞浸潤抑制
ラット、妊娠 15 日、HE 染色。
左：正常。右：シスプラチン誘発。グリコーゲン細胞の減少と間質栄養膜細胞の間膜腺への浸潤が抑制されている。
AC＝動脈管、B＝基底層、DB＝基底脱落膜、GlyC＝グリコーゲン細胞、L＝迷路層、M＝間膜腺

イトマイシンでは細胞増殖抑制[86〜89]、ジブチルスズおよびトリブチルスズではプロゲステロン低下により、妊娠初期の脱落膜形成が阻害されることで誘発される。間膜腺の形成には血管の新生・構築を行う子宮 NK 細胞が密接に関係しており、NK 細胞ノックアウトマウス（TgE26 マウス）では間膜腺が形成されない[90]。実験的にタモキシフェンおよびエストロゲンでは子宮 NK 細胞の減少およびらせん状動脈の発達不全を伴った間膜腺の低形成が誘発される（写真 58）[91]。シスプラチン[54]やクロルプロマジン[92]では基底層のアポトーシスによってグリコーゲン細胞が減少するため、妊娠中期以降に認められる基底層から間膜腺へのグリコーゲン細胞の浸潤が不十分となり（写真 59）、間膜腺が二次的に低形成となる[54]。通常、胎盤重量は胎盤を基底層と脱落膜との間を剝離・摘出して測定するため、脱落膜／間膜腺低形成は胎盤重量測定では検出できない[1]。

❸ 胎盤遺残 placental remnant

胎盤の発達は胚子／胎仔（児）と密接な関係にあり、胚子の死亡が着床以前に生じると胚子は完全に消失し、妊娠初期に胚子が消失すると胎盤は退縮し、痕跡程度とな

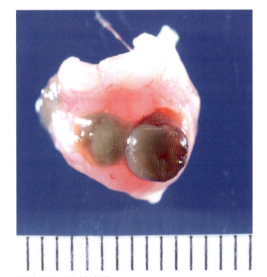

写真 60　胎盤遺残
ラット、妊娠 15 日、自然発生。

る（写真 60）。一定の時期以降に胚子／胎仔（児）が死滅した場合、一腹児性動物では通常流産するが、多産児動物ではよほどの末期の死滅以外は、通常流産せず胎盤は遺残する。実験的にラットでは妊娠中期以降に胚子／胎

仔を摘出すると胎盤重量は増加するが、大きさは正常胎盤の約3分の1から2分の1となる。胎盤の構成成分は胚子／胎仔摘出時期によって異なり、胚子摘出を妊娠12日に行うと、迷路層では壊死や出血が認められ、基底層では海綿状栄養膜細胞は増殖し、基底層が優位となる。一方、妊娠14日に胚子摘出を行うと、迷路層では栄養膜細胞の変性および巨大化、母体血管洞拡張と鬱血が認められ、基底層では海綿状栄養膜細胞の増殖は認められず、迷路層が優位となる[3,93]。

引用文献

1) Furukawa S, Hayashi S, Usuda K, et al. Toxicological pathology in rat placenta. *J Toxoicol Pathol* 24：95-111, 2011.
2) Soares MJ, Chakraborty D, Karim Rumi MA, et al. Rat placentation：an experimental model for investigating the hemochorial maternal-fetal interface. *Placenta* 33：233-243, 2012.
3) Davies J, Glasser SR. Histological and fine structural observations on the placenta of the rat. *Acta Anat* (Basel) 69：542-608, 1968.
4) Hafez ES, Tsutsumi Y. Changes in endometrial vascularity during implantation and pregnancy in the rabbit. *Am J Anat* 118：249-282, 1966.
5) Maranghi F, Macri C, Ricciardi C, et al. Evaluation of the placenta：suggestions for a greater role in developmental toxicology. *Adv Exp Med Biol* 444：129-136, 1998.
6) 山内昭二, 真田秀一, 島田昌彦. 豚胎盤の経時的形態形成に関する研究. 日畜会報 53：804-813, 1982.
7) 光永総子, 中村 伸, 平野 真ほか. 霊長類胎盤構造の特徴：遺伝子治療薬剤の胎盤通過の視点から. *Primate Res* 17：51-61, 2001.
8) Cline JM, Dixon D, Ernerudh J, et al. The placenta in toxicology. part Ⅲ：Pathologic assessment of the placenta. *Toxicol Pathol* 42；339-344, 2014.
9) de Rijk EP, van Esch E, Flik G. Pregnancy dating in the rat：placental morphology and maternal blood parameters. *Toxicol Pathol* 30：271-282, 2002.
10) Peel S, Bulmer D. Proliferation and differentiation of trophoblast in the establishment of the rat chorio-allantoic placenta. *J Anat* 124：675-687, 1977.
11) Furukawa S, Hayashi S, Abe M, et al. Background data on developmental parameters during gestation period in rats. *J Toxoicol Pathol* 26：83-88, 2013.
12) Takata K, Fujikura K, Shin B. Ultrastructure of the rodent placental labyrinth：a site of barrier and transport. *J Repro Dev* 43：13-24, 1997.
13) Picut CA, Swanson CL, Parker RF, et al. The metrial gland in the rat and its similarities to granular cell tumors. *Toxicol Pathol* 37：474-480, 2009.
14) Caluwaerts S, Vercruysse L, Luyten C, et al. Endovascular trophoblast invasion and associated structural changes in uterine spiral arteries of the pregnant rat. *Placenta* 26：574-584, 2005.
15) Vercruysse L, Caluwaerts S, Luyten C, et al. Interstitial trophoblast invasion in the decidua and mesometrial triangle during the last third of pregnancy in the rat. *Placenta* 27：22-33, 2006.
16) Adamson SL, Lu Y, Whiteley KJ, et al. Interactions between trophoblast cells and the maternal and fetal circulation in the mouse placenta. *Dev Biol* 250：358-373, 2002.
17) 麻生芳郎. 薬物の胎盤透過性. 月刊薬事 18：1973-1978, 1976.
18) 小藪紀子, 大谷壽一, 澤田康文. 胎児移行・精子移行 ABC トランスポーターについて. 月刊薬事 43：438-444, 2001-02.
19) Furukawa S, Usuda K, Abe M, et al. Histological expression of metallothionein in the developing rat placenta. *J Toxicol Pathol* 21：223-227, 2008.
20) Ejiri N, Katayama KI, Nakayama H, et al. Expression of cytochrome P450 (CYP) isozymes in rat placenta through pregnancy. *Exp Toxicol Pathol* 53：387-391, 2001.
21) Ejiri N, Katayama K, Kiyosawa N, et al. Microarray analysis on CYPs expression in pregnant rats after treatment with pregnenolone-16alpha-carbonitrile and phenobarbital. *Exp Mol Pathol* 78：71-77, 2005.
22) Matt DW, Macdonald GJ. Placental steroid production by the basal and labyrinth zones during the latter third of gestation in the rat. *Biol Reprod* 32：969-977, 1985.
23) Georgiades P, Ferguson-Smith AC, Burton GJ. Comparative developmental anatomy of the murine and human definitive placenta. *Placenta* 23：3-19, 2002.
24) Nakanishi T. The problem of species comparison of developmental toxicity：can we extrapolate human developmental toxicity induced by environmental chemicals from the data of rodent. *Yakugaku Zasshi* 127：491-500, 2007.
25) Sulik KK, Sadler TW. Postulated mechanisms underlying the development of neural tube defects. Insights from in vitro and in vivo studies. *Ann N Y Acad Sci* 15：8-21, 1993.
26) Smith MT, Huntington HW. Morphogenesis of experimental anencephaly. *J Neuropathol Exp Neurol* 40：20-31, 1981.
27) Hong SK, Chi JG, Sim BS. Experimental exencephaly and myeloschisis in rats. *J Korean Med Sci* 4：35-50, 1989.
28) Morriss-Kay GM, Sokolova N. Embryonic development and pattern formation. *FASEB J* 10：961-968, 1996.
29) Roux C, Wolf C, Mulliez N, et al. Role of cholesterol in embryonic development. *Am J Clin Nutr* 71：1270S-1279S, 2000.
30) Furukawa S, Abe M, Usuda K, et al. Indole-3-acetic acid induces microencephaly in rat fetuses. *Toxicol Pathol* 32：659-667, 2004.
31) Furukawa S, Usuda K, Abe M, et al. Indole-3-acetic acid induces microencephaly in mouse fetuses. *Exp Toxicol Pathol* 59：43-52, 2007.
32) Ueno M, Katayama K, Yasoshima A, et al. 5-Azacytidine (5AzC)-induced histopathological changes in the central nervous system of rat fetuses. *Exp Toxicol Pathol* 54：91-96, 2002.
33) Inagaki S, Kotani T. Lens formation in the absence of optic cup in rat embryos irradiated with soft X-ray. *Vet Ophthalmol* 6：61-66, 2003.
34) Singh S, Sanyal AK. Eye anomalies induced by cyclophosphamide in rat fetuses. *Acta Anat* (Basel) 94：490-496, 1976.
35) Furukawa S, Abe M, Usuda K, et al. Microencephaly and microphthalmia in rat fetuses by busulfan. *Histol Histopathol* 22：389-397, 2007.
36) Tsuji N, Ozaki K, Narama I, et al. Inferior ectopic pupil and typical ocular coloboma in RCS rats. *Comp Med* 61：378-384, 2011.
37) Posner HS. Significance of cleft palate induced by chemicals in the rat and mouse. *Food Cosmet Toxicol* 10：839-855, 1972.
38) Abbott BD. Review of the interaction between TCDD and glucocorticoids in embryonic palate. *Toxicology* 28：365-373,

39) Furukawa S, Usuda K, Abe M, et al. Histopathological findings of cleft palate in rat embryos induced by triamcinolone acetonide. *J Vet Med Sci* 66:397-402, 2004.
40) Fleeman TL, Cappon GD, Hurtt ME. Postnatal closure of membranous ventricular septal defects in Sprague-Dawley rat pups after maternal exposure with trimethadione. *Birth Defects Res B Dev Reprod Toxicol* 71:185-190, 2004.
41) Solomon HM, Wier PJ, Fish CJ, et al. Spontaneous and induced alterations in the cardiac membranous ventricular septum of fetal, weanling, and adult rats. *Teratology* 55:185-194, 1997.
42) Yasui H, Nakazawa M, Morishima M, et al. Morphological observations on the pathogenetic process of transposition of the great arteries induced by retinoic acid in mice. *Circulation* 91:2478-2486, 1995.
43) Kluth D, Tenbrinck R, Ekesparre M, et al. The natural history of congenital diaphragmatic hernia and pulumonary hypoplasia in the embryo. *J Pediatric Surg* 28:456-463, 1993.
44) Costlow RD, Manson JM. The heart and diaphragm: target organs in the neonatal death induced by nitrofen (2,4-dichlorophenyl-p-nitrophenyl ether). *Toxicology* 20:209-227, 1981.
45) Baoquan O, Diez-Pardo JA, Rodriguez JI, et al. Experimental ureterohydronephrosis in fatal rats. *J Pediatric Surgery* 31:1247-1251, 1996.
46) Diters RW, Funk KA, Fang H, et al. Hermaphroditism in a Sprague-Dawley rat. *Vet Pathol* 44:418-420, 2007.
47) Takehira Y, Kameyama Y. Morphogenesis of reductional malformations of digit in rat fetuses induced by cytosine abrabinoside or 5-fluorouracil. *Cong Anom* 21:105-118, 1981.
48) Goodman DR, James RC, Harbison RD. Placental toxicology. *Fd Chem Toxic* 20:123-128, 1982.
49) Rudge MV, Gomes CM, Calderon Ide M, et al. Study of the evolution of the placenta and fetal pancreas in the pathophysiology of growth retardation intrauterine due to restricted maternal diet. *Sao Paulo Med J* 117:49-56, 1999
50) Garnica AD, Chan WY. The role of the placenta in fetal nutrition and growth. *J Am Coll Nutr* 15:206-222, 1996.
51) Cetin I, Taricco E. Clinical causes and aspects of placental insufficiency. In: *The placenta and human developmental programming*, 1st ed. Burton GJ, Barker DJP, et al (eds). Cambridge University Press, Cambridge. pp114-125, 2011.
52) Fox H. Placental pathology. In: *Intrauterine growth restriction*, 1st ed. Kingdom J, Baker P(eds). Springer. pp187-201, 2012.
53) Furukawa S, Hayashi S, Usuda K et al. The relationship between fetal growth restriction and small placenta in 6-mercaptopurine exposed rat. *Exp Toxicol Pathol* 63:89-95, 2011.
54) Furukawa S, Hayashi S, Usuda K, et al. Effect of cisplatin on rat placenta development. *Exp Toxicol Pathol* 65:211-217, 2013.
55) Erel CT, Dane B, Calay Z, et al. Apoptosis in the placenta of pregnancies complicated with IUGR. *Int J Gynecol Obstet* 73:229-235, 2001.
56) Yamauchi H, Katayama K, Ueno M et al. Involvment of p53 in 1-β-D-Aavinofuranosylcytosine-induced trophoblastic cell apoptosis and impaired proliferation in rat placenta. *Biol Rep* 70:1762-1767, 2004.
57) Furukawa S, Usuda F, Abe M, et al. Busulfan-induced apoptosis in rat placenta. *Exp Toxic Pathol* 17:97-103, 2007.
58) Ejima K, Koji T, Tsuruta D, et al. Induction of apoptosis in placentas of pregnant mice exposed to lipopolysaccharides: possible involvement of Fas/Fas ligand system. *Biol Reprod* 62:178-185, 2000.
59) Furukawa S, Usuda K, Abe M, et al. Effect of 6-mercaptopurine on rat placenta. *J Vet Med Sci* 70:551-556, 2008.
60) Waddell BJ, Hisheh S, Dharmarajan AM, et al. Apoptosis in rat placenta is zone-dependent and stimulated by glucocorticoids. *Biol Reprod* 63:1913-1917, 2000.
61) Belkacemi L, Chen CH, Ross MG, et al. Increased placental apoptosis in maternal food restricted gestations: role of the Fas pathway. *Placenta* 30:739-751, 2009.
62) Sun J, Sugiyama A, Inoue S, et al. Effect of methotrexate on rat placenta development. *Exp Toxicol Pathol* 65:995-1002, 2013.
63) Khera KS. Valproic acid-induced placental and teratogenic effects in rats. *Teratology* 45:603-610, 1992.
64) Singh S, Padmanabhan R. Placental changes in chlorpromazine induced teratogenesis in rats—A histochemical study. *Indian J Exp Biol* 18:344-350, 1980.
65) Graf R, Gossrau R, Frank HG. Placental toxicity in rats after administration of synthetic glucocorticoids. A morphological, histochemical and immunohistochemical investigation. *Anat Embryol* (Berl) 180:121-130, 1989.
66) Di Sant'Agnese PA, Jensen KD, Levin A, et al. Placental toxicity of cadmium in the rat: an ultrastructural study. *Placenta* 4:149-163, 1983.
67) Turan Akay M, Arzu Kockaya E. The effects of alcohol on rat placenta. *Cell Biochem Funct* 23:435-445, 2005.
68) Fuentes M, Torregrosa A, Mora R, et al. Placental effects of lead in mice. *Placenta* 17:371-376, 1996.
69) Padmanabhan R, Al-Zuhair AGH, Aida Hussein ALI. Histopathological changes of the placenta in diabetes induced by maternal administration of streptozotocin during pregnancy in the rat. *Con Anom* 28:1-15, 1988.
70) Levin AA, Plautz JR, di Sant'Agnese PA, et al. Cadmium: pacental mechanisms of fetal toxicity. *Placenta* (Suppl) 3:303-318, 1981.
71) Godfrey KM, Redman CW, Barker DJ, et al. The effect of maternal anaemia and iron deficiency on the ratio of fetal weight to placental weight. *Br J Obstet Gynaecol* 98:886-891, 1991.
72) Lynch AM, Bruce NW. Placental growth in rats exposed to carbon monoxide at selected stages of pregnancy. *Biol Neonate* 56:151-157, 1989.
73) Csapo AI, Wiest WG. Plasma steroid levels and ovariectomy-induced placental hypertrophy in rats. *Endocrinology* 93:1173-1177, 1973.
74) Wellstead JR, Bruce NW, Rahima A. Effects of indomethacin on spacing of conceptuses within the uterine horn and on fetal and placental growth in the rat. *Anat Rec* 225:101-105, 1989.
75) Estrada-Flores E, Yáñez Mendoza C. Histology of rat placentas treated with methylhydrazine Ro 4-6467. *Bol Estud Med Biol* 38:59-64, 1990.
76) Eguchi Y, Yamamoto M, Arishima K, et al. Histological changes in the placenta induced by maternal alcohol consumption in the rat. *Biol Neonate* 56:158-164, 1989.
77) Furukawa S, Hayashi S, Usuda K, et al. Effect of ketoconazole on rat placenta. *J Vet Med Sci* 70:1179-1184, 2008.
78) Ishimura R, Kawakami T, Ohsako S, et al. Suppressive effect of 2,3,7,8-tetrachlorodibenzo-p-dioxin on vascular remodeling that takes place in the normal labyrinth zone of rat placenta during late gestation. *Toxicol Sci* 91:265-274, 2006.
79) Freeman SJ, Lloyd JB. Inhibition of proteolysis in rat yolk sac

as a cause of teratogenesis. Effects of leupeptin in vitro and in vivo. *J Embryol Exp Morphol* 78:183-193, 1983.
80) Rogers JM, Daston GP, Ebron MT, et al. Studies on the mechanism of trypan blue teratogenicity in the rat developing in vivo and in vitro. *Teratology* 31:389-399, 1985.
81) Furukawa S, Hayashi S, Usuda K, et al. Effect of estrogen on rat placental development depending on gestation stage. *Exp Toxicol Pathol* 65:695-702, 2013.
82) Levario-Carrillo M, Olave ME, Corral DC, et al. Placental morphology of rats prenatally exposed to methyl parathion. *Exp Toxicol Pathol* 55:489-496, 2004.
83) Matsuura S, Itakura A, Ohno Y, et al. Effects of estradiol administration on feto-placental growth in rat. *Early Hum Dev* 77:47-56, 2004.
84) Scott JN, Adejokun F. Placental changes due to administration of diethylstilbestrol (DES). *Virchows Arch B Cell Pathol Incl Mol Pathol* 34:261-267, 1980.
85) Rechtman MP, Zhang J, Salamonsen LA. Effect of inhibition of matrix metalloproteinases on endometrial decidualization and implantation in mated rats. *J Reprod Fertil* 117:169-177, 1999.
86) Spencer F, Chi L, Zhu MX. Effect of benomyl and carbendazim on steroid and molecular mechanisms in uterine decidual growth in rats. *J Appl Toxicol* 16:211-214, 1996.
87) Spencer F, Chi L, Zhu MX. Hydroxyurea inhibition of cellular and developmental activities in the decidualized and pregnant uteri of rats. *J Appl Toxicol* 20:407-412, 2000.
88) Nagao T, Yoshimura S. Early embryonic losses in mice induced by diethylstilbestrol. *Congenit Anom* 49:269-273, 2009.
89) Nagao T, Saitoh Y, Yoshimura S. Possible mechanism of congenital malformations induced by exposure of mouse preimplantation embryos to mitomycin C. *Teratology* 61:248-261, 2000.
90) Guimond MJ, Luross JA, Wang B, et al. Absence of natural killer cells during murine pregnancy is associated with reproductive compromise in TgE26 mice. *Biol Reprod* 56:169-179, 1997.
91) Furukawa S, Hayashi S, Usuda K, et al. The impairment of metrial gland development in tamoxifen exposed rats. *Exp Toxic Pathol* 64:121-126, 2012.
92) Furukawa S, Hayashi S, Abe M, et al. Effect of chlorpromazine on rat placenta development. *Exp Toxicol Pathol* 66:41-47, 2014.
93) 小幡憲郎, 半藤 保, 広神俊彦ほか. 胎仔摘出後の胎盤の形態学的研究. 日本産科婦人科學會雜誌 32:265-273, 1980.
94) Tuchmann-Duplessis H. Design and interpretation of teratogenic tests. In: *Embryopathic activity of drugs*, 1st ed. Robson JM, Sullivan FM, Smith RL, et al (eds). J & A. Churchill LTD, London. pp56-93. 1965.
95) Furukawa S, Kuroda Y, Sugiyama A. A comparison of the histological structure of the placenta in experimental animals. *J Toxicol Pathol* 27:11-18, 2014.

その他の有用な成書・文献情報

1) Taylor P (ed). *Practical teratology*. Academic Press, London. 1986.
2) 伊沢久夫, 清水悠紀臣(編). 『獣医学1987』近代出版, 東京. 1987.
3) Szabo KT (ed). *Congenital malformations in laboratory and farm animals*, 1st ed. Academic Press, San Diego. 1989.
4) 牧田登之(監). 『マウスの発生アトラス』学窓社, 東京. 1989.
5) 谷村 孝(編). 『発生毒性』〈毒性学講座11〉地人書館, 東京. 1989.
6) Rugh R (ed). *The mouse*, 1st ed. Oxford University Press, Oxford. 1990.
7) 牧田登之(監訳). 『家畜発生学:発生のメカニズムと奇形』学窓社, 東京. 1992.
8) Kimmel CA, Buelke-Sam J (eds). *Developmental toxicology*, 2nd ed. Raven Press, New York. 1994.
9) Kavlock RJ, Daston GP (eds). *Drug toxicity in embryonic development* I: *advances in understanding mechanisms of birth defects: morphogenesis and processes at risk*. 〈Handbook of Experimental Pharmacology〉 Springer-Verlag, Berlin. 1997.
10) Kavlock RJ, Daston GP (eds). *Drug toxicity in embryonic development* II: *advances in understanding mechanisms of birth defects: mechanistic understanding of human developmental toxicants*. 〈Handbook of Experimental Pharmacology〉 Springer-Verlag, Berlin. 1997.
11) 中野 實, 荒木慶彦(編著). 『哺乳類の生殖生化学:マウスからヒトまで』アイピーシー, 東京. 1999.
12) Schardein JL (ed). *Chemically induced birth defects*, 3rd ed. Marcel Dekker Inc, New York. 2000.
13) 塩田邦郎, 松林秀彦(編). 『妊娠の生物学』永井書店, 大阪. 2001.
14) 加藤嘉太郎, 山内昭二. 『新編 家畜比較発生学』養賢堂, 東京. 2005.
15) 小林 剛(訳・註解). 『WHO 化学物質の生殖リスクアセスメント:有害影響の評価プロセス』エヌ・ティー・エス, 東京. 2005.
16) Hood RD (ed). *Developmental and reproductive toxicology*. Taylor & Francis, Bocs Raton. 2005.
17) Slack (ed). *Essential developmental biology*. Blackwell, Malden. 2006.
18) 瀬口春道, 小林俊博, del Saz EG (訳). 『受精卵からヒトになるまで:基礎的発生学と先天異常』第6版. 医歯薬出版, 東京. 2007.
19) 江口保暢. 『動物発生学』第2版. 文永堂出版, 東京. 2007.
20) Wooding P, Burton G (eds). *Comparative placentation. structures, functions and evolution*, 1st ed. Springer-Verkag, Berlin. 2008.

古川 賢
日産化学工業㈱

各論 II

各論 II

1 はじめに

毒性試験対照群の動物に観察される自然発生病変を集積したデータは、いわゆる背景データ background data (historical control data) といわれている。日常の毒性病理学検査において被験物質投与群に病変が観察された場合、その病変が自然発生病変であるのか、誘発性特異病変であるのか、また自然発生病変が被験物質投与群に増加あるいは減少した場合の判断などにしばしば活用されるデータである。

この背景データは、動物種・系統によって大きく異なり、動物の飼育環境要因やさまざまな試験条件によっても、少なからず影響を受ける。また病理組織学検査を実施する観察者の所見の採用の仕方や用語表現の違いによっても大きく変わってくる。したがって、背景データは動物種・系統別に毒性試験を実施する機関ごとに集積され、それぞれに評価利用されるのが本来である。掲載した個々の所見の発生頻度の数値は、あくまでも、その全般的傾向を把握するためのものであることを充分留意していただきたい。

しかし、大きな母数を必要とするラット、マウスの腫瘍性病変や一群の動物数の少ないビーグル犬やカニクイザルを用いた毒性試験では、各機関個々で十分な背景データを準備するのはなかなか困難である。そこで、下記機関の受託試験施設にご協力を仰ぎ、毒性試験に汎用されているF344ラット、SDラット、Wistarラット、B6C3F1マウス、ICR(CD-1)マウスの自然発生腫瘍性病変、ビーグル犬およびカニクイザルの自然発生病変についてデータを集積した。また、毒性評価に応用が始まっている、遺伝子改変動物に関する自然発生病変の公表文献をもとに紹介するとともに、毒性評価に応用が期待される遺伝子改変動物に発現する代表的な病変の写真を掲載した。

なお、病変の用語は、なるべく公的に汎用されている用語（"goRENI"や"INHAND"）あるいは本書各論Iに使用されている用語に揃えた。これらの用語も時代とともに変遷があり、恒久的なものではないが、読者の日常の病理組織学検査の参考になれば幸いである。

1．データ活用上の注意点

収集されたデータは下記の試験機関で行われたGLP毒性試験の対照群から得られたデータであるが、ここに掲載する背景データは、教育学的見地から活用いただくためのデータであり、毒性試験評価に用いられる背景データは毒性試験を実施する機関ごとに集積され、用いられるのが原則である。

同義語と思われる所見については、できるかぎり統一したが、収集した各機関で使用されたオリジナルの所見を基本的に採用した。また、「毒性病理学専門家認定試験」に出題される用語と完全に一致するものではないと解釈いただきたい。

以下に、データの提供機関をあげる。

データ提供機関：（五十音順）
- 株式会社 イナリサーチ
- 一般財団法人 残留農薬研究所
- 公益財団法人 食品農医薬品安全性評価センター
- 株式会社 新日本科学
- 株式会社 ハーランラボラトリーズ
- 株式会社 ボゾリサーチセンター
- 株式会社 LSIメディエンス

2．ラットの背景データ

ラット発がん試験／長期毒性試験の対照群に観察された腫瘍性病変についてデータを集積した（本論、第2章を参照）。F344、SD(CD:IGS)、Wistar Hanの各系統の集積データは、**付表1～3**としてそれぞれ掲載した。なお、付表中の発生率の母数は組織学検索に供した動物数で統一表記した。

- 付表1　Incidence of Spontaneous Tumors in Control F344 Rats（→ p.705）
- 付表2　Incidence of Spontaneous Tumors in Control Wistar Han Rats（→ p.712）
- 付表3　Incidence of Spontaneous Tumors in Control SD(CD:IGS) Rats（→ p.720）

3．マウスの背景データ

マウス発がん試験／長期毒性試験の対照群に観察された腫瘍性病変についてデータを集積した（本論、第3章を参照）。B6C3F1、ICR(CD-1)の各系統についての集積データは、**付表4、5**としてそれぞれ掲載した。なお、付表中の発生率の母数は組織学検索に供した動物数で統

一表記した。

付表4　Incidence of Spontaneous Tumors in Control B6C3F1 Mice（→ p.725）

付表5　Incidence of Spontaneous Tumors in Control ICR(CD-1) Mice（→ p.731）

4．ビーグル犬の背景データ

　一般毒性試験の対照群に供されたビーグル犬（日本／米国／欧州原産、5ヵ月齢～3歳）に観察された自然発生性病変についての集積データは、本論の第4章に**付表6**として掲載した。

付表6　Incidence of Spontaneous Lesions in Control Beagle Dogs（→ p.754）

5．カニクイザルの背景データ

　一般毒性試験の対照群に供されたカニクイザル（中国／ベトナム／フィリピン原産、2.5歳～5歳）に観察された自然発生性病変についての集積データは、本論の第5章に**付表7**として掲載した。

付表7　Incidence of Spontaneous Lesions in Cynomolgus Monkeys（→ p.781）

6．遺伝子改変動物

　遺伝子改変マウスおよびラットは、今日では病態責任遺伝子の特定、病態メカニズムの研究、創薬における薬効評価などに応用され、医科学研究には不可欠の存在になっている。毒性研究や毒性病理学研究に関連する領域において、遺伝子改変マウスおよびラットは化学物質のがん原性評価、および発がんメカニズムに関する研究などに活用されている。以下、医薬品のがん原性評価に適用されているトランスジェニック(Tg)マウスおよび遺伝子欠損マウスの2つの事例を、また発がんメカニズム研究に適用されている4種のTgラットを紹介する。

岩田　聖
(合)ルナパス毒性病理研究所

2 各論 II

ラットの背景病変

付表 1　Incidence of Spontaneous Tumors in Control F344 Rats

Organ / Histological findings	Experimental weeks	−104 Male			−104 Female		
		No. of Lesions n=2606 #	Rate (%)	Range (%)	No. of Lesions n=2656 #	Rate (%)	Range (%)
CARDIOVASCULAR SYSTEM							
Heart							
Schwannoma, endocardial, benign		0	—	—	1	0.04	0.00-2.00
Schwannoma, intramural, benign		7	0.27	0.00-4.00	6	0.23	0.00-2.00
Schwannoma		2	0.08	0.00-1.82	2	0.08	0.00-1.82
Hemangiosarcoma*		2	0.08	0.00-2.00	0	—	—
Mesothelioma, atriocaval, malignant*		1	0.04	0.00-2.00	0	—	—
Sarcoma, NOS*		3	0.12	0.00-1.26	0	—	—
Aorta							
Tumor, neuroendocrine cell, benign		1	0.04	0.00-2.00	0	—	—
HEMATOPOIETIC SYSTEM							
Hemolymphoid system							
Histiocytic sarcoma*		13	0.50	0.00-3.00	8	0.30	0.00-3.00
Large granular lymphocytic leukemia*		320	12.28	2.00-24.00	466	17.55	5.00-42.00
Leukemia, granulocytic*		1	0.04	0.00-1.82	0	—	—
Lymphoma, malignant*		1	0.04	0.00-0.91	8	0.30	0.00-4.00
Bone marrow							
Hemangioma		2	0.08	0.00-2.00	3	0.11	0.00-2.00
Histiocytic sarcoma*		3	0.12	0.00-2.00	5	0.19	0.00-2.00
Spleen							
Hemangioma		4	0.15	0.00-2.00	2	0.08	0.00-2.00
Lymphoma, malignant*		2	0.08	0.00-2.00	1	0.04	0.00-2.00
Hemangiosarcoma*		2	0.08	0.00-2.00	1	0.04	0.00-1.82
Sarcoma, histiocytic*		4	0.15	0.00-2.00	0	—	—
Sarcoma, NOS*		1	0.04	0.00-2.00	0	—	—
Lymph node							
Lymphoma, malignant*		5	0.19	0.00-4.00	6	0.23	0.00-4.00
Thymus							
Thymoma, benign		9	0.35	0.00-2.00	8	0.30	0.00-4.00
Thymoma, malignant*		4	0.15	0.00-2.00	2	0.08	0.00-1.82
RESPIRATORY SYSTEM							
Nasal cavity							
Schwannoma, benign		1	0.04	0.00-0.42	0	—	—
Carcinoma, squamous cell*		1	0.04	0.00-0.42	0	—	—

\#＝Number of animals（the maximum number in examined organs），＊＝Malignant tumor

F344 Rats	Experimental weeks	−104			−104		
	Sex	Male			Female		
Organ	Histological findings	No. of Lesions n=2606 #	Rate (%)	Range (%)	No. of Lesions n=2656 #	Rate (%)	Range (%)
Lung							
	Adenoma, bronchiolo-alveolar	81	3.11	0.00-10.00	43	1.62	0.00-10.00
	Carcinoma, bronchiolo-alveolar*	17	0.65	0.00-2.00	10	0.38	0.00-2.10
	Carcinoma, squamous cell*	1	0.04	0.00-2.00	0	—	—
	Carcinoma, adenosquamous*	1	0.04	0.00-1.00	0	—	—
Pleura							
	Mesothelioma, malignant*	5	0.19	0.00-2.00	2	0.08	0.00-2.00
■ **DIGESTIVE SYSTEM** ■							
Tongue							
	Papilloma, squamous cell	4	0.15	0.00-4.08	9	0.34	0.00-2.00
	Hemangioma	0	—	—	1	0.04	0.00-1.82
	Carcinoma, squamous cell*	3	0.12	0.00-2.00	3	0.11	0.00-2.00
Stomach							
	Leiomyoma	1	0.04	0.00-5.26	0	—	—
	Papilloma, squamous cell	0	—	—	4	0.15	0.00-2.00
	Leiomyosarcoma*	2	0.08	0.00-2.00	1	0.04	0.00-2.00
	Carcinoma, squamous cell*	1	0.04	0.00-0.42	0	—	—
	Osteosarcoma*	0	—	—	1	0.04	0.00-2.00
Exocrine pancreas							
	Adenoma, acinar cell	52	2.00	0.00-16.00	3	0.11	0.00-2.00
	Adenocarcinoma, acinar cell*	1	0.04	0.00-0.42	1	0.04	0.00-2.00
	Sarcoma, histiocytic*	0	—	—	1	0.04	0.00-2.00
Small intestine							
	Adenoma	3	0.12	0.00-2.00	0	—	—
	Leiomyoma	10	0.38	0.00-5.00	6	0.23	0.00-2.00
	Adenocarcinoma*	6	0.23	0.00-2.00	2	0.08	0.00-2.00
	Leiomyosarcoma*	3	0.12	0.00-2.00	3	0.11	0.00-3.64
Large intestine							
	Adenoma	2	0.08	0.00-2.00	2	0.08	0.00-2.00
	Leiomyoma	2	0.08	0.00-2.00	2	0.08	0.00-2.00
	Lipoma	1	0.04	0.00-1.00	0	—	—
	Adenocarcinoma*	2	0.08	0.00-2.00	0	—	—
	Leiomyosarcoma*	1	0.04	0.00-2.00	0	—	—
Liver							
	Hemangioma	1	0.04	0.00-2.00	1	0.04	0.00-0.42
	Hepatocellular adenoma	125	4.80	0.00-18.00	81	3.05	0.00-16.36
	Cholangiocarcinoma*	3	0.12	0.00-4.00	1	0.04	0.00-2.00
	Hemangiosarcoma*	0	—	—	1	0.04	0.00-2.00
	Hepatocellular carcinoma*	16	0.61	0.00-8.00	2	0.08	0.00-2.00
	Histiocytic sarcoma*	1	0.04	0.00-2.00	0	—	—
Salivary gland							
	Adenocarcinoma*	1	0.04	0.00-2.00	0	—	—
	Schwannoma, malignant*	2	0.08	0.00-2.00	1	0.04	0.00-2.00
Parotid gland							
	Adenoma	0	—	—	2	0.08	0.00-2.00
	Adenocarcinoma*	2	0.08	0.00-1.70	0	—	—
Mouth/Oral cavity/Palate							
	Papilloma, squamous cell	1	0.04	0.00-2.00	2	0.08	0.00-2.00

#=Number of animals (the maximum number in examined organs), *=Malignant tumor

F344 Rats	Experimental weeks	−104			−104		
	Sex	Male			Female		
Organ	Histological findings	No. of Lesions n=2606[#]	Rate (%)	Range (%)	No. of Lesions n=2656[#]	Rate (%)	Range (%)
	Keratoacanthoma	1	0.04	0.00-2.00	0	—	—
	Tumor, basal cell, benign	3	0.12	0.00-2.00	0	—	—
	Carcinoma, squamous cell*	2	0.08	0.00-2.00	1	0.04	0.00-2.00
Tooth							
	Odontoma	1	0.04	0.00-2.00	0	—	—
	Ameloblastoma, malignant*	1	0.04	0.00-1.82	0	—	—
Abdominal cavity/Peritoneum							
	Lipoma	3	0.12	0.00-2.00	0	—	—
	Fibroma	2	0.08	0.00-2.00	0	—	—
	Paraganglioma, benign	0	—	—	1	0.04	0.00-2.00
	Fibrosarcoma, pleomorphic* (Malignant fibrous histiocytoma)	1	0.04	0.00-2.00	0	—	—
	Ganglioneuroma, malignant*	1	0.04	0.00-2.00	0	—	—
	Liposarcoma*	2	0.08	0.00-0.84	1	0.04	0.00-2.00
	Mesothelioma, malignant*	23	0.88	0.00-7.27	1	0.04	0.00-2.00
	Osteosarcoma*	1	0.04	0.00-2.00	0	—	—
	Sarcoma, NOS*	1	0.04	0.00-2.00	1	0.04	0.00-0.91
■ **URINARY SYSTEM** ■							
Kidney							
	Adenoma, renal tubule	6	0.23	0.00-2.00	9	0.34	0.00-4.00
	Lipoma	2	0.08	0.00-2.00	6	0.23	0.00-3.64
	Hamartoma	1	0.04	0.00-2.00	0	—	—
	Papilloma, transitional cell	0	—	—	1	0.04	0.00-2.00
	Carcinoma, renal tubule*	3	0.12	0.00-1.82	2	0.08	0.00-2.00
	Carcinoma, transitional cell*	2	0.08	0.00-2.00	0	—	—
	Histiocytic sarcoma*	0	—	—	1	0.04	0.00-2.00
	Liposarcoma*	1	0.04	0.00-2.00	0	—	—
	Nephroblastoma*	4	0.15	0.00-2.00	1	0.04	0.00-2.00
	Tumor, renal mesenchymal, malignant*	2	0.08	0.00-2.00	0	—	—
Ureter							
	Papilloma, transitional cell	0	—	—	1	0.04	0.00-2.00
Urinary bladder							
	Leiomyoma	0	—	—	2	0.08	0.00-2.00
	Papilloma, transitional cell	13	0.50	0.00-4.00	17	0.64	0.00-4.00
	Carcinoma, transitional cell*	2	0.08	0.00-2.00	3	0.11	0.00-2.00
■ **REPRODUCTIVE SYSTEM** ■							
Mammary gland							
	Adenolipoma	0	—	—	1	0.04	0.00-2.00
	Adenoma	6	0.23	0.00-5.00	52	1.96	0.00-14.55
	Fibroadenoma	39	1.50	0.00-6.00	283	10.66	1.82-28.00
	Fibroma	9	0.35	0.00-4.00	5	0.19	0.00-4.00
	Adenocarcinoma*	5	0.19	0.00-4.00	34	1.28	0.00-6.00
Testis							
	Adenoma, Leydig cell	2344	89.95	76.36-98.30			
Prostate							
	Adenoma	72	2.76	0.00-20.00			
	Adenocarcinoma*	4	0.15	0.00-4.00			
	Fibrosarcoma*	1	0.04	0.00-2.00			
	Schwannoma, malignant*	1	0.04	0.00-2.00			

\#=Number of animals (the maximum number in examined organs), *=Malignant tumor

F344 Rats	Experimental weeks	−104			−104		
	Sex	Male			Female		
Organ	Histological findings	No. of Lesions n=2606 #	Rate (%)	Range (%)	No. of Lesions n=2656 #	Rate (%)	Range (%)
Seminal vesicle							
	Adenoma	5	0.19	0.00-2.00			
Coagulating gland							
	Adenoma	1	0.04	0.00-2.00			
Ovary							
	Cystadenoma				1	0.04	0.00-2.00
	Hemangioma				1	0.04	0.00-2.00
	Luteoma, benign				1	0.04	0.00-2.00
	Schwannoma, benign				1	0.04	0.00-0.42
	Thecoma, benign				2	0.08	0.00-1.82
	Tumor, granulosa cell, benign				3	0.11	0.00-2.00
	Tumor, Sertoli cell, benign				2	0.08	0.00-2.00
	Tumor, sex cord stromal, mixed, benign				10	0.38	0.00-4.00
	Mesothelioma, malignant*				1	0.04	0.00-2.00
	Osteosarcoma*				1	0.04	0.00-0.42
	Tumor, granulosa cell, malignant*				2	0.08	0.00-1.82
	Tumor, sex cord stromal, mixed, malignant*				8	0.30	0.00-2.00
Uterus							
	Adenoma, endometrial				37	1.39	0.00-7.27
	Deciduoma				5	0.19	0.00-6.00
	Hemangioma				1	0.04	0.00-2.00
	Leiomyoma				14	0.53	0.00-4.00
	Polyp, endometrial stromal				753	28.35	10.00-46.00
	Tumor, granular cell, benign				3	0.11	0.00-2.00
	Adenocarcinoma, endometrial*				87	3.28	0.00-14.55
	Carcinoma, adenosquamous*				1	0.04	0.00-0.91
	Carcinoma, embryonal*				1	0.04	0.00-5.00
	Carcinoma, squamous cell*				1	0.04	0.00-1.82
	Fibrosarcoma, pleomorphic* (Malignant fibrous histiocytoma)				1	0.04	0.00-2.00
	Leiomyosarcoma*				19	0.72	0.00-5.00
	Sarcoma, endometrial stromal*				27	1.02	0.00-8.00
	Sarcoma, NOS*				1	0.04	0.00-2.00
	Schwannoma, malignant*				6	0.23	0.00-2.00
Vagina							
	Leiomyoma				1	0.04	0.00-2.00
	Papilloma, squamous cell				1	0.04	0.00-2.00
	Polyp, vaginal				6	0.23	0.00-5.00
	Tumor, granular cell, benign				4	0.15	0.00-4.00
	Carcinoma, squamous cell*				1	0.04	0.00-2.00
	Leiomyosarcoma*				1	0.04	0.00-2.00
	Sarcoma, NOS*				1	0.04	0.00-2.00
	Sarcoma, vaginal stromal*				1	0.04	0.00-1.00
	Schwannoma, malignant*				2	0.08	0.00-1.82
Preputial gland							
	Adenoma	38	1.46	0.00-6.00			
	Adenocarcinoma*	15	0.58	0.00-5.00			
Clitoral gland							
	Adenoma				47	1.77	0.00-8.00
	Adenocarcinoma*				7	0.26	0.00-3.64

#=Number of animals (the maximum number in examined organs), *=Malignant tumor

F344 Rats	Experimental weeks	−104			−104		
	Sex	Male			Female		
Organ	Histological findings	No. of Lesions n=2606 #	Rate (%)	Range (%)	No. of Lesions n=2656 #	Rate (%)	Range (%)
Scrotum							
	Mesothelioma, malignant*	55	2.11	0.00-10.00			
Ligamentum testis proprium							
	Xanthofibroma	1	0.04	0.00-2.00			
■ ENDOCRINE SYSTEM ■							
Pituitary gland							
	Adenoma, pars distalis	762	29.24	10.00-52.00	994	37.42	12.00-74.00
	Adenoma, pars intermedia	1	0.04	0.00-2.00	2	0.08	0.00-2.00
	Craniopharyngioma, benign	0	—	—	2	0.08	0.00-4.00
	Ganglioneuroma, benign	0	—	—	2	0.08	0.00-2.00
	Carcinoma, pars distalis*	35	1.34	0.00-10.00	68	2.56	0.00-12.00
	Craniopharyngioma, malignant*	1	0.04	0.00-0.42	0	—	—
Thyroid gland							
	Adenoma, C-cell	426	16.35	2.00-32.00	306	11.52	0.00-24.00
	Adenoma, follicular cell	44	1.69	0.00-8.00	13	0.49	0.00-4.00
	Carcinoma, C-cell*	74	2.84	0.00-8.00	46	1.73	0.00-10.00
	Carcinoma, follicular cell*	29	1.11	0.00-6.00	9	0.34	0.00-4.00
Parathyroid gland							
	Adenoma	9	0.35	0.00-2.00	2	0.08	0.00-1.82
Adrenal gland							
	Adenoma, cortical	11	0.42	0.00-4.00	22	0.83	0.00-4.00
	Ganglioneuroma, benign	7	0.27	0.00-4.00	4	0.15	0.00-2.00
	Pheochromocytoma, benign	282	10.82	1.82-20.00	66	2.48	0.00-8.00
	Carcinoma, cortical*	1	0.04	0.00-1.82	3	0.11	0.00-2.00
	Neuroblastoma, malignant*	2	0.08	0.00-0.84	0	—	—
	Pheochromocytoma, complex, malignant*	5	0.19	0.00-2.00	1	0.04	0.00-1.82
	Pheochromocytoma, malignant*	33	1.27	0.00-5.45	10	0.38	0.00-6.00
Pancreatic islet							
	Adenoma, acinar-islet cell	13	0.50	0.00-4.00	2	0.08	0.00-2.00
	Adenoma, islet cell	445	17.08	0.00-36.00	93	3.50	0.00-16.00
	Carcinoma, islet cell*	26	1.00	0.00-8.00	2	0.08	0.00-2.00
■ NERVOUS SYSTEM ■							
Brain							
	Hemangioma	0	—	—	1	0.04	0.00-2.00
	Meningioma, benign	1	0.04	0.00-0.42	0	—	—
	Papilloma, choroid plexus	0	—	—	1	0.04	0.00-1.70
	Tumor, granular cell, benign	2	0.08	0.00-1.82	1	0.04	0.00-2.00
	Astrocytoma, malignant, high grade*	4	0.15	0.00-2.00	4	0.15	0.00-2.00
	Astrocytoma, malignant, low grade*	1	0.04	0.00-0.91	0	—	—
	Glioma, mixed, malignant, high grade*	3	0.12	0.00-2.00	3	0.11	0.00-2.00
	Medulloblastoma*	0	—	—	2	0.08	0.00-2.00
	Meningioma, malignant*	3	0.12	0.00-2.00	2	0.08	0.00-2.00
	Neuroblastoma, malignant*	1	0.04	0.00-2.00	0	—	—
	Oligodendroglioma, malignant, high grade*	2	0.08	0.00-2.00	2	0.08	0.00-2.00
	Reticulosis, malignant*	10	0.38	0.00-4.00	4	0.15	0.00-2.00
Spinal cord							
	Meningioma, benign	1	0.04	0.00-2.00	0	—	—
	Astrocytoma, malignant, high grade*	0	—	—	2	0.08	0.00-2.00
	Glioma, mixed, malignant, high grade*	1	0.04	0.00-2.00	2	0.08	0.00-2.00

#=Number of animals (the maximum number in examined organs), *=Malignant tumor

F344 Rats	Experimental weeks	−104			−104		
	Sex	Male			Female		
Organ	Histological findings	No. of Lesions n=2606 #	Rate (%)	Range (%)	No. of Lesions n=2656 #	Rate (%)	Range (%)
	Reticulosis, malignant*	2	0.08	0.00-1.82	0	—	—
	Schwannoma, malignant*	1	0.04	0.00-2.00	1	0.04	0.00-1.82
Trigeminal nerve							
	Schwannoma, malignant*	1	0.04	0.00-2.00	1	0.04	0.00-1.00
Cranial cavity							
	Carcinoma, squamous cell*	1	0.04	0.00-1.82	0	—	—
■ **SPECIAL SENSE SYSTEM** ■							
Eye							
	Schwannoma, benign	1	0.04	0.00-1.70	0	—	—
Harderian gland							
	Adenocarcinoma*	4	0.15	0.00-2.00	0	—	—
Zymbal's gland							
	Adenoma	10	0.38	0.00-2.00	4	0.15	0.00-2.00
	Carcinoma*	6	0.23	0.00-2.00	4	0.15	0.00-2.00
	Carcinoma, squamous cell*	6	0.23	0.00-4.00	0	—	—
■ **INTEGUMENTARY SYSTEM** ■							
Skin/Subcutaneous tissue							
	Adenoma, sebaceous cell	6	0.23	0.00-2.00	1	0.04	0.00-2.00
	Fibrolipoma	1	0.04	0.00-2.00	0	—	—
	Fibroma	133	5.10	0.00-16.00	20	0.75	0.00-4.00
	Hemangioma	3	0.12	0.00-2.00	0	—	—
	Keratoacanthoma	64	2.46	0.00-10.00	8	0.30	0.00-3.40
	Lipoma	12	0.46	0.00-4.00	5	0.19	0.00-2.00
	Papilloma, squamous cell	21	0.81	0.00-4.00	7	0.26	0.00-4.00
	Schwannoma, benign	2	0.08	0.00-2.00	4	0.15	0.00-4.00
	Tumor, basal cell, benign	16	0.61	0.00-4.00	6	0.23	0.00-2.00
	Tumor, hair follicle, benign, —pilomatricoma type—	2	0.08	0.00-2.00	0	—	—
	Tumor, hair follicle, benign, —trichoepithelioma type—	9	0.35	0.00-2.00	0	—	—
	Tumor, hair follicle, benign, —tricholemmoma type—	0	—	—	1	0.04	0.00-0.42
	Tumor, neural crest, benign (Amelanotic melanoma, benign)	12	0.46	0.00-4.00	9	0.34	0.00-2.00
	Carcinoma, basal cell*	0	—	—	2	0.08	0.00-1.00
	Carcinoma, sebaceous cell*	1	0.04	0.00-2.00	0	—	—
	Carcinoma, squamous cell*	5	0.19	0.00-3.64	8	0.30	0.00-2.00
	Fibrosarcoma*	25	0.96	0.00-4.00	5	0.19	0.00-2.00
	Fibrosarcoma, pleomorphic* (Malignant fibrous histiocytoma)	4	0.15	0.00-2.00	2	0.08	0.00-2.00
	Histiocytic sarcoma*	5	0.19	0.00-2.00	2	0.08	0.00-2.00
	Leiomyosarcoma*	0	—	—	3	0.11	0.00-2.00
	Liposarcoma*	3	0.12	0.00-5.00	0	—	—
	Osteosarcoma*	0	—	—	1	0.04	0.00-2.00
	Rhabdomyosarcoma*	3	0.12	0.00-2.00	2	0.08	0.00-2.00
	Sarcoma, NOS*	3	0.12	0.00-2.00	0	—	—
	Schwannoma, malignant*	11	0.42	0.00-4.00	2	0.08	0.00-2.00
Tail							
	Keratoacanthoma	4	0.15	0.00-4.00	0	—	—

#=Number of animals (the maximum number in examined organs), *=Malignant tumor

F344 Rats	Experimental weeks	−104			−104		
	Sex	Male			Female		
Organ	Histological findings	No. of Lesions n=2606 #	Rate (%)	Range (%)	No. of Lesions n=2656 #	Rate (%)	Range (%)
	Tumor, neural crest, benign (Amelanotic melanoma, benign)	1	0.04	0.00-2.00	1	0.04	0.00-1.82
MUSCULOSKELETAL SYSTEM							
Muscle							
	Hemangiosarcoma*	1	0.04	0.00-0.42	0	—	—
	Rhabdomyosarcoma*	2	0.08	0.00-2.00	1	0.04	0.00-2.00
	Schwannoma, malignant*	2	0.08	0.00-2.00	0	—	—
Bone							
	Chordoma, benign	1	0.04	0.00-1.82	0	—	—
	Osteochondroma	0	—	—	1	0.04	0.00-2.00
	Osteoma	5	0.19	0.00-2.00	0	—	—
	Chordoma, malignant*	2	0.08	0.00-2.00	1	0.04	0.00-2.00
	Osteosarcoma*	17	0.65	0.00-4.00	4	0.15	0.00-2.00
Hindlimb							
	Schwannoma, benign	0	—	—	1	0.04	0.00-2.00
Synovium							
	Sarcoma, synovial*	0	—	—	1	0.04	0.00-1.82
Mesothelium							
	Mesothelioma, malignant*	34	1.30	0.00-7.27	1	0.04	0.00-1.82

#=Number of animals (the maximum number in examined organs), *=Malignant tumor

付表2 Incidence of Spontaneous Tumors in Control Wistar Han Rats

Experimental weeks		-104			-104		
Sex		Male			Female		
Organ	Histological findings	No. of Lesions n=3737 #	Rate (%)	Range (%)	No. of Lesions n=3686 #	Rate (%)	Range (%)
■ CARDIOVASCULAR SYSTEM ■							
Heart							
	Paraganglioma, benign	1	0.03	0.00-1.43	0	—	—
	Schwannoma, endocardial, benign	2	0.06	0.00-1.47	5	0.15	0.00-1.45
	Hemangiosarcoma*	1	0.03	0.00-1.43	0	—	—
■ HEMATOPOIETIC SYSTEM ■							
Hemolymphoreticular System							
	Fibroma (benign fibrous histiocytoma)	14	0.53	0.00-8.57	6	0.23	0.00-3.00
	Histiocytic sarcoma*	25	0.94	0.00-NA	19	0.71	0.00-NA
	Leukemia, granulocytic*	0	—	—	4	0.15	0.00-1.43
	Lymphoma, malignant*	113	4.26	0.00-NA	99	3.72	0.00-NA
Bone marrow, sternum							
	Hemangioma	2	0.06	0.00-1.04	0	—	—
Spleen							
	Hemangioma	6	0.17	0.00-2.90	6	0.17	0.00-2.00
	Leiomyoma	1	0.03	0.00-2.00	0	—	—
	Hemangiosarcoma*	10	0.28	0.00-2.86	4	0.12	0.00-2.00
	Sarcoma, NOS*	4	0.11	0.00-2.04	3	0.09	0.00-2.00
Mesenteric lymph node							
	Hemangioma	263	7.35	0.00-26.09	84	2.41	0.00-33.33
	Lipoma	0	—	—	1	0.03	0.00-2.00
	Lymphangioma	1	0.03	0.00-2.00	1	0.03	0.00-2.04
	Fibrosarcoma, pleomorphic* (Malignant fibrous histiocytoma)	5	0.14	0.00-8.00	0	—	—
	Hemangiosarcoma*	54	1.51	0.00-14.00	16	0.46	0.00-4.08
Mandibular lymph node							
	Hemangioma	2	0.06	0.00-2.86	1	0.03	0.00-2.00
	Fibroma	1	0.03	0.00-0.94	0	—	—
	Liposarcoma*	1	0.03	0.00-0.83	0	—	—
	Hemangiosarcoma*	4	0.12	0.00-36.36	0	—	—
Lymph node (generally)							
	Hemangioma	10	1.73	0.00-33.33	10	1.89	0.00-50.00
	Hemangiosarcoma*	9	1.55	0.00-NA	2	0.38	0.00-NA
	Schwannoma, benign	1	0.17	0.00-33.33	0	—	—
Thymus							
	Lymphangioma	0	—	—	1	0.03	0.00-1.03
	Thymoma, benign	23	0.68	0.00-8.25	88	2.53	0.00-17.02
	Lymphoma, malignant*	3	0.09	0.00-2.02	10	0.29	0.00-8.51
	Thymoma, malignant*	18	0.53	0.00-3.13	23	0.66	0.00-11.11
	Sarcoma, NOS*	2	0.06	0.00-1.59	0	—	—
■ RESPIRATORY SYSTEM ■							
Lung							
	Adenoma, bronchiolo-alveolar	0	—	—	4	0.11	0.00-2.00
	Bronchial polyp	0	—	—	1	0.03	0.00-2.04
	Carcinoma, bronchiolo-alveolar*	15	0.41	0.00-4.00	3	0.08	0.00-2.00
	Carcinoma, squamous cell*	6	0.16	0.00-2.00	1	0.03	0.00-2.04

\# =Number of animals (the maximum number in examined organs), * =Malignant tumor, NA=not available

Wistar Han Rats	Experimental weeks	−104			−104		
	Sex	Male			Female		
Organ	Histological findings	No. of Lesions n=3737 #	Rate (%)	Range (%)	No. of Lesions n=3686 #	Rate (%)	Range (%)
Sarcoma, NOS*		1	0.03	0.00-2.00	0	—	—
Trachea							
Carcinoma, squamous cell*		1	0.03	0.00-2.00	0	—	—
Nasal cavity							
Carcinoma, NOS*		0	—	—	1	0.10	0.00-1.30
Paranasal sinus							
Schwannoma, benign		6	2.76	0.00-NA	0	—	—
■ **DIGESTIVE SYSTEM** ■							
Tongue							
Keratoacanthoma		0	—	—	1	0.04	0.00-1.79
Papilloma, squamous cell		2	0.08	0.00-2.04	4	0.16	0.00-4.00
Tumor, granular cell, benign		2	0.08	0.00-NA	0	—	—
Carcinoma, squamous cell*		1	0.04	0.00-0.83	0	—	—
Stomach							
Adenoma		0	—	—	1	0.03	0.00-1.00
Papilloma, squamous cell		3	0.08	0.00-2.86	4	0.11	0.00-4.17
Adenocarcinoma*		1	0.03	0.00-1.01	0	—	—
Carcinoma, squamous cell*		4	0.11	0.00-1.69	2	0.06	0.00-1.43
Fibrosarcoma*		2	0.05	0.00-2.00	0	—	—
Leiomyosarcoma*		1	0.03	0.00-1.01	1	0.03	0.00-2.00
Forestomach							
Leiomyosarcoma*		1	0.67	0.00-1.00	1	0.67	0.00-1.00
Glandular stomach							
Leiomyosarcoma*		0	—	—	2	1.00	0.00-2.00
Duodenum							
Leiomyoma		2	0.06	0.00-2.08	4	0.11	0.00-2.04
Adenocarcinoma*		3	0.09	0.00-2.08	0	—	—
Carcinoma, NOS*		1	0.03	0.00-1.00	0	—	—
Jejunum							
Adenoma		1	0.03	0.00-0.89	0	—	—
Leiomyoma		2	0.06	0.00-1.43	5	0.14	0.00-2.00
Adenocarcinoma*		2	0.06	0.00-2.04	1	0.03	0.00-1.01
Leiomyosarcoma*		2	0.06	0.00-2.00	0	—	—
Ileum							
Schwannoma, benign		6	0.19	0.00-2.08	0	—	—
Large intestine							
Leiomyoma		1	0.03	0.00-1.59	1	0.03	0.00-1.54
Lipoma		2	0.06	0.00-1.64	0	—	—
Fibrosarcoma*		0	—	—	1	0.03	0.00-1.69
Cecum							
Leiomyoma		1	0.03	0.00-1.45	0	—	—
Colon							
Leiomyoma		0	—	—	1	0.03	0.00-1.01
Adenocarcinoma*		2	0.06	0.00-1.02	0	—	—

\# =Number of animals (the maximum number in examined organs), * =Malignant tumor, NA=not available

Wistar Han Rats	Experimental weeks	−104			−104		
	Sex	Male			Female		
Organ	Histological findings	No. of Lesions n=3737 #	Rate (%)	Range (%)	No. of Lesions n=3686 #	Rate (%)	Range (%)
Rectum							
	Hemangioma	0	—	—	1	0.03	0.00-2.04
	Fibrosarcoma*	3	0.09	0.00-2.00	3	0.09	0.00-1.69
Liver							
	Cholangioma	1	0.03	0.00-1.27	7	0.19	0.00-4.00
	Hemangioma	4	0.11	0.00-4.00	3	0.08	0.00-2.04
	Hepatocellular adenoma	79	2.11	0.00-8.00	101	2.74	0.00-10.20
	Cholangiocarcinoma*	1	0.03	0.00-1.00	0	—	—
	Hemangiosarcoma*	1	0.03	0.00-1.00	0	—	—
	Hepatocellular carcinoma*	18	0.48	0.00-2.80	16	0.43	0.00-2.00
Salivary gland							
	Tumor, mixed, benign	1	0.03	0.00-1.49	0	—	—
	Adenocarcinoma*	2	0.06	0.00-2.00	2	0.06	0.00-2.00
Sublingual and Submandibular gland							
	Adenoma	1	0.03	0.00-1.79	1	0.03	0.00-0.86
	Tumor, mixed, benign	1	0.03	0.00-1.49	0	—	—
	Adenocarcinoma*	1	0.03	0.00-1.67	2	0.06	0.00-1.43
	Carcinoma, NOS*	1	0.03	0.00-0.91	0	—	—
	Schwannoma, malignant*	4	0.11	0.00-3.23	0	—	—
Parotid gland							
	Adenocarcinoma*	1	0.46	0.00-NA	2	0.92	0.00-NA
	Schwannoma, malignant*	1	0.46	0.00-50.00	0	—	—
Oral cavity/Soft Palate							
	Papilloma, squamous cell	1	0.87	0.00-NA	0	—	—
	Carcinoma, squamous cell*	2	1.74	0.00-NA	0	—	—
Tooth							
	Odontoma	0	—	—	1	0.03	0.00-NA
■ **URINARY SYSTEM** ■							
Kidney							
	Adenoma, renal tubule	15	0.41	0.00-4.29	5	0.14	0.00-2.00
	Carcinoma, renal tubule*	8	0.22	0.00-4.29	6	0.17	0.00-3.00
	Carcinoma, transitional cell*	4	0.11	0.00-2.00	1	0.03	0.00-1.56
	Hemangioma	1	0.03	0.00-1.00	1	0.03	0.00-1.43
	Lipoma	11	0.30	0.00-3.00	9	0.26	0.00-2.04
	Papilloma, transitional cell	1	0.03	0.00-2.00	1	0.03	0.00-1.43
	Hemangiosarcoma*	1	0.03	0.00-2.00	1	0.03	0.00-2.00
	Leiomyosarcoma*	1	0.03	0.00-2.00	0	—	—
	Liposarcoma*	9	0.24	0.00-2.86	3	0.09	0.00-1.72
	Nephroblastoma*	1	0.03	0.00-1.00	5	0.14	0.00-5.00
	Sarcoma, NOS*	1	0.03	0.00-2.04	2	0.06	0.00-2.00
	Tumor, renal mesenchymal, benign	4	0.11	0.00-2.00	0	—	—
Urinary bladder							
	Papilloma, transitional cell	1	0.03	0.00-1.00	1	0.03	0.00-1.02
	Polyp, urinary bladder	1	0.03	0.00-2.00	0	—	—
	Carcinoma, transitional cell*	0	—	—	3	0.08	0.00-2.00
■ **REPRODUCTIVE SYSTEM** ■							
Mammary gland							
	Adenoma	2	0.09	0.00-16.67	51	1.41	0.00-14.00

#=Number of animals (the maximum number in examined organs), *=Malignant tumor, NA=not available

Wistar Han Rats	Experimental weeks	−104			−104		
	Sex	Male			Female		
Organ	Histological findings	No. of Lesions n=3737 #	Rate (%)	Range (%)	No. of Lesions n=3686 #	Rate (%)	Range (%)
	Fibroadenoma	20	0.88	0.00-NA	1026	28.27	6.00-60.00
	Fibroma	0	—	—	10	0.28	0.00-5.08
	Adenocarcinoma*	9	0.40	0.00-50.00	194	5.35	0.00-18.00
	Carcinosarcoma*	0	—	—	7	0.19	0.00-6.06
	Carcinoma, adenosquamous*	0	—	—	1	0.03	0.00-2.00
Testis							
	Adenoma, Leydig cell	146	3.91	0.00-10.10			
	Lipoma	1	0.03	0.00-1.01			
	Hemangioma	3	0.08	0.00-1.01			
	Mesothelioma, benign	7	0.19	0.00-2.00			
	Carcinoma, Leydig cell*	1	0.03	0.00-1.43			
	Carcinoma, rete testis*	1	0.03	0.00-1.43			
Epididymis							
	Mesothelioma, benign	2	0.06	0.00-1.01			
	Adenocarcinoma*	1	0.03	0.00-5.00			
	Fibrosarcoma*	1	0.03	0.00-0.83			
	Histiocytic sarcoma*	1	0.03	0.00-0.83			
	Leiomyosarcoma*	1	0.03	0.00-1.54			
	Schwannoma, malignant*	1	0.03	0.00-1.00			
Prostate Gland							
	Adenoma	9	0.25	0.00-6.00			
	Papilloma, squamous cell	1	0.03	0.00-1.43			
	Adenocarcinoma*	6	0.17	0.00-2.08			
	Carcinoma, squamous cell*	1	0.03	0.00-2.00			
	Leiomyosarcoma*	2	0.06	0.00-1.01			
Seminal vesicle							
	Adenoma	3	0.09	0.00-1.54			
	Leiomyoma	1	0.03	0.00-1.43			
	Tumor, granular cell, benign	1	0.03	0.00-2.00			
	Adenocarcinoma*	5	0.15	0.00-2.00			
	Leiomyosarcoma*	1	0.03	0.00-2.00			
Ovary							
	Adenoma, tubulostromal				2	0.06	0.00-1.02
	Fibroma				1	0.03	0.00-1.41
	Luteoma, benign				6	0.17	0.00-4.00
	Thecoma, benign				9	0.25	0.00-2.86
	Tumor, granulosa cell, benign				51	1.41	0.00-14.00
	Tumor, Sertoli cell, benign				10	0.28	0.00-4.29
	Tumor, sex cord stromal, mixed, benign				61	1.65	0.00-12.86
	Cystadenocarcinoma*				1	0.03	0.00-1.41
	Fibrosarcoma*				1	0.03	0.00-1.72
	Hemangiosarcoma*				2	0.06	0.00-1.45
	Leiomyosarcoma*				1	0.03	0.00-0.83
	Mesothelioma, malignant*				2	0.06	0.00-2.82
	Tumor, sex cord stromal, mixed, malignant*				12	0.33	0.00-4.29
Uterus							
	Adenoma, endometrial				18	0.50	0.00-4.35
	Hemangioma				3	0.08	0.00-1.00
	Leiomyoma				7	0.19	0.00-2.00
	Polyp, endometrial stromal				370	10.04	0.00-21.57
	Schwannoma, benign				2	0.06	0.00-2.90
	Tumor, granular cell, benign				9	0.25	0.00-3.80

#=Number of animals (the maximum number in examined organs), *=Malignant tumor, NA=not available

Wistar Han Rats	Experimental weeks	−104			−104		
	Sex	Male			Female		
Organ	Histological findings	No. of Lesions n=3737 #	Rate (%)	Range (%)	No. of Lesions n=3686 #	Rate (%)	Range (%)
	Adenocarcinoma, endometrial*				101	2.81	0.00-11.00
	Carcinoma, squamous cell*				14	0.39	0.00-4.00
	Carcinosarcoma*				1	0.03	0.00-1.00
	Fibrosarcoma*				2	0.06	0.00-2.04
	Hemangiosarcoma*				1	0.03	0.00-1.00
	Leiomyosarcoma*				4	0.11	0.00-1.72
	Sarcoma, endometrial stromal*				20	0.56	0.00-4.29
	Sarcoma, NOS*				5	0.14	0.00-3.33
	Schwannoma, malignant*				10	0.28	0.00-3.80
	Tumor, granular cell, malignant*				1	0.03	0.00-1.45
Cervix							
	Fibroma				3	0.21	0.00-3.03
	Leiomyoma				2	0.14	0.00-0.93
	Polyp, endometrial stromal				6	0.42	0.00-2.02
	Tumor, granular cell, benign				3	0.21	0.00-2.00
	Sarcoma, endometrial stromal cell*				4	0.28	0.00-1.85
Vagina							
	Fibroma				1	0.06	0.00-1.45
	Hemangioma				1	0.06	0.00-1.00
	Leiomyoma				1	0.06	0.00-1.43
	Polyp, vaginal				12	0.67	0.00-NA
	Schwannoma, benign				1	0.06	0.00-14.29
	Tumor, granular cell, benign				3	0.17	0.00-2.00
	Carcinoma, squamous cell*				1	0.06	0.00-1.20
	Leiomyosarcoma*				1	0.06	0.00-1.01
	Schwannoma, malignant*				1	0.06	0.00-2.00
Preputial gland							
	Adenoma	1	9.09	0.00-NA			
	Carcinoma, NOS*	3	27.27	0.00-66.67			
	Carcinoma, squamous cell*	1	9.09	0.00-NA			
■ ENDOCRINE SYSTEM ■							
Pituitary gland							
	Adenoma, pars distalis	1449	38.77	19.59-71.01	2348	63.70	41.67-83.33
	Adenoma, pars intermedia	12	0.33	0.00-4.35	9	0.24	0.00-4.17
	Carcinoma, pars distalis*	0	—	—	4	0.11	0.00-3.06
	Pituicytoma*	0	—	—	3	0.08	0.00-1.72
	Schwannoma, malignant*	2	0.05	0.00-1.43	0	—	—
Thyroid gland							
	Adenoma, C-cell	364	9.88	1.43-24.29	379	10.33	3.45-27.14
	Adenoma, C-cell, ganglioneuroma type	1	0.03	0.00-2.00	1	0.03	0.00-1.69
	Adenoma, follicular cell	130	3.53	0.00-12.00	71	1.93	0.00-8.47
	Carcinoma, C-cell*	47	1.28	0.00-9.38	42	1.14	0.00-11.43
	Carcinoma, follicular cell*	28	0.76	0.00-6.00	25	0.68	0.00-5.83
Parathyroid gland							
	Adenoma	59	1.84	0.00-12.50	12	0.39	0.00-3.03
Adrenal gland							
	Adenoma, cortical	78	2.09	0.00-15.00	59	1.60	0.00-16.16
	Ganglioneuroma, benign	13	0.35	0.00-4.00	2	0.05	0.00-2.00
	Hemangioma	0	—	—	2	0.06	0.00-1.67
	Pheochromocytoma, benign	134	3.59	0.00-8.57	55	1.49	0.00-7.14
	Carcinoma, cortical*	7	0.19	0.00-2.00	5	0.14	0.00-2.00

\#=Number of animals (the maximum number in examined organs), *=Malignant tumor, NA=not available

Wistar Han Rats	Experimental weeks	−104			−104		
	Sex	Male			Female		
Organ	Histological findings	No. of Lesions n=3737 #	Rate (%)	Range (%)	No. of Lesions n=3686 #	Rate (%)	Range (%)
	Ganglioneuroma, malignant*	1	0.03	0.00-1.43	0	—	—
	Pheochromocytoma, malignant*	41	1.10	0.00-8.57	15	0.41	0.00-4.08
Pancreas							
	Adenoma, islet cell	172	5.25	0.00-14.00	57	1.75	0.00-6.36
	Adenoma, acinar cell	33	1.01	0.00-7.14	1	0.03	0.00-1.45
	Adenoma, acinar-islet cell	1	0.03	0.00-1.02	0	—	—
	Adenocarcinoma, acinar cell*	6	0.18	0.00-1.45	0	—	—
	Carcinoma, islet cell*	43	1.31	0.00-4.69	7	0.21	0.00-4.08

■ NERVOUS SYSTEM ■

Brain							
	Ependymoma, benign	2	0.05	0.00-2.04	0	—	—
	Meningioma, benign	2	0.05	0.00-2.04	1	0.03	0.00-2.00
	Schwannoma, benign	2	0.05	0.00-1.67	0	—	—
	Tumor, granular cell, benign	57	1.54	0.00-7.14	31	0.84	0.00-4.35
	Astrocytoma, malignant, low grade*	13	0.35	0.00-2.86	7	0.19	0.00-2.00
	Carcinoma, choroid plexus*	1	0.03	0.00-1.43	0	—	—
	Glioma, mixed, malignant, high grade*	3	0.08	0.00-1.92	2	0.05	0.00-1.41
	Glioma, mixed, malignant, low grade*	3	0.08	0.00-3.33	4	0.11	0.00-2.86
	Meningioma, malignant*	1	0.03	0.00-1.43	0	—	—
	Oligodendroglioma, malignant, low grade*	3	0.08	0.00-1.43	4	0.11	0.00-2.00
	Reticulosis, malignant*	3	0.08	0.00-1.67	0	—	—
Cerebellum							
	Tumor, granular cell, benign	4	0.26	0.00-2.00	4	0.26	0.00-3.00
	Astrocytoma, malignant, low grade*	1	0.06	0.00-1.00	0	—	—
	Glioma, mixed, malignant, low grade*	0	—	—	1	0.06	0.00-1.00
	Medulloblastoma*	1	0.06	0.00-1.39	0	—	—
Cerebrum							
	Ependymoma, benign	0	—	—	1	0.08	0.00-1.01
	Tumor, granular cell, benign	11	0.82	0.00-4.00	5	0.38	0.00-2.00
	Astrocytoma, malignant, low grade*	5	0.37	0.00-2.78	1	0.08	0.00-2.00
	Meningioma, malignant*	1	0.07	0.00-1.00	0	—	—
	Oligodendroglioma, malignant, low grade*	3	0.22	0.00-2.00	2	0.15	0.00-1.00
	Reticulosis, malignant*	1	0.07	0.00-1.00	0	—	—
Brain stem							
	Astrocytoma, malignant, low grade*	1	0.15	0.00-0.83	0	—	—
Spinal cord							
	Astrocytoma, malignant, low grade*	1	0.03	0.00-1.09	0	—	—
	Schwannoma, malignant*	2	0.06	0.00-2.00	0	—	—
Optic nerve							
	Schwannoma, malignant*	0	—	—	1	0.04	0.00-1.04

■ SPECIAL SENSE SYSTEM ■

Eye							
	Schwannoma, benign	1	0.03	0.00-1.47	3	0.08	0.00-1.67
	Schwannoma, malignant* (Amelanotic melanoma)	3	0.08	0.00-2.04	0	—	—
Ear							
	Papilloma, sebaceous cell	0	—	—	1	5.56	0.00-16.67
	Carcinoma, sebaceous cell*	1	33.33	0.00-NA	5	27.78	0.00-83.33

#=Number of animals (the maximum number in examined organs), *=Malignant tumor, NA=not available

Wistar Han Rats	Experimental weeks	−104			−104		
	Sex	Male			Female		
Organ	Histological findings	No. of Lesions n=3737 [#]	Rate (%)	Range (%)	No. of Lesions n=3686 [#]	Rate (%)	Range (%)
	Schwannoma, malignant[*] (Amelanotic melanoma)	0	—	—	2	11.11	0.00-50.00
Harderian gland							
	Adenoma	2	0.06	0.00-2.86	1	0.03	0.00-1.67
	Carcinoma, squamous cell[*]	3	0.09	0.00-1.47	0	—	—
	Schwannoma, malignant[*]	1	0.03	0.00-1.01	0	—	—
Zymbal's gland							
	Adenoma	0	—	—	1	0.25	0.00-1.54
	Carcinoma[*]	2	0.50	0.00-1.47	0	—	—
	Carcinoma, squamous cell[*]	1	0.25	0.00-1.12	0	—	—
■ INTEGUMENTARY SYSTEM ■							
Skin/Subcutaneous tissue							
	Adenoma, NOS	0	—	—	1	0.03	0.00-1.01
	Adenoma, sebaceous cell	13	0.37	0.00-4.35	4	0.12	0.00-20.00
	Fibroma	127	3.64	0.00-NA	36	1.04	0.00-20.00
	Hemangioma	9	0.26	0.00-5.56	1	0.03	0.00-1.43
	Hemangiopericytoma, benign	1	0.03	0.00-1.01	0	—	—
	Keratoacanthoma	139	3.98	0.00-36.36	4	0.12	0.00-20.00
	Leiomyoma	0	—	—	1	0.03	0.00-1.43
	Lipoma	33	0.94	0.00-20.00	16	0.46	0.00-15.79
	Papilloma, squamous cell	49	1.40	0.00-27.78	6	0.17	0.00-2.04
	Schwannoma, benign	5	0.14	0.00-2.90	2	0.06	0.00-1.00
	Tumor, basal cell, benign	10	0.29	0.00-6.00	3	0.09	0.00-1.96
	Tumor, granular cell, benign	1	0.03	0.00-2.00	1	0.03	0.00-2.00
	Tumor, hair follicle, benign, —trichoepithelioma type	3	0.09	0.00-4.35	3	0.09	0.00-2.00
	Tumor, hair follicle, benign, —trichofolliculoma type	0	—	—	1	0.03	0.00-1.69
	Tumor, hair follicle, benign, —tricholemmoma type	3	0.09	0.00-2.11	8	0.23	0.00-6.19
	Tumor, neural crest, benign (Amelanotic melanoma)	1	0.03	0.00-0.93	0	—	—
	Carcinoma in situ[*]	2	0.06	0.00-1.45	0	—	—
	Carcinoma, NOS[*]	3	0.09	0.00-1.45	0	—	—
	Carcinoma, sebaceous cell[*]	5	0.14	0.00-2.00	3	0.09	0.00-1.47
	Carcinoma, squamous cell[*]	31	0.89	0.00-8.00	11	0.32	0.00-5.26
	Fibroliposarcoma[*]	1	0.03	0.00-1.02	3	0.09	0.00-2.94
	Fibrosarcoma[*]	16	0.46	0.00-9.09	15	0.43	0.00-3.00
	Hemangiosarcoma[*]	13	0.37	0.00-3.00	1	0.03	0.00-1.43
	Histiocytic sarcoma[*]	4	0.11	0.00-3.00	4	0.12	0.00-5.26
	Leiomyosarcoma[*]	0	—	—	1	0.03	0.00-1.00
	Liposarcoma[*]	5	0.14	0.00-1.45	3	0.09	0.00-2.04
	Osteosarcoma[*]	1	0.03	0.00-1.00	0	—	—
	Rhabdomyosarcoma[*]	1	0.03	0.00-0.83	0	—	—
	Sarcoma, NOS[*]	23	0.66	0.00-20.00	4	0.12	0.00-1.47
	Schwannoma, malignant[*]	20	0.57	0.00-4.35	3	0.09	0.00-5.26
	Tumor, basal cell, malignant[*]	8	0.23	0.00-4.00	3	0.09	0.00-10.53
	Tumor, granular cell, malignant[*]	1	0.03	0.00-0.83	0	—	—
Tail							
	Keratoacanthoma	2	66.67	0.00-NA	0	—	—

[#]=Number of animals (the maximum number in examined organs), [*]=Malignant tumor, NA=not available

Wistar Han Rats	Experimental weeks	−104			−104		
	Sex	Male			Female		
Organ	Histological findings	No. of Lesions n=3737[#]	Rate (%)	Range (%)	No. of Lesions n=3686[#]	Rate (%)	Range (%)
	Tumor, basal cell, benign —basosquamous type	1	33.33	0.00-NA	0	—	—
■ MUSCULOSKELETAL SYSTEM ■							
Skeletal muscle							
	Schwannoma, benign	1	0.03	0.00-2.00	0	—	—
	Hemangiosarcoma*	3	0.08	0.00-2.00	1	0.03	0.00-1.02
	Sarcoma, NOS*	2	0.06	0.00-2.00	0	—	—
Bone—Femur							
	Osteosarcoma*	3	0.12	0.00-1.43	0	—	—
Bones (generally)							
	Osteoma	3	0.24	0.00-NA	2	0.17	0.00-2.00
	Osteosarcoma*	2	0.16	0.00-5.00	1	0.08	0.00-1.02
Joint							
	Fibrosarcoma*	1	0.06	0.00-2.00	0	—	—
Hindleg							
	Fibrosarcoma*	1	50.00	0.00-NA	0	—	—
	Hemangiosarcoma*	1	50.00	0.00-NA	0	—	—
■ OTHER SYSTEM ■							
Body cavities							
	Adenoma, NOS	1	0.31	0.00-6.67	0	—	—
	Fibroma	2	0.61	0.00-NA	3	0.19	0.00-NA
	Hemangioma	1	0.31	0.00-6.67	1	0.06	0.00-NA
	Hemangiopericytoma, benign	0	—	—	1	0.06	0.00-6.25
	Lipoma	21	6.44	0.00-NA	30	1.87	0.00-NA
	Neoplasm NOS	1	0.31	0.00-NA	0	—	—
	Fibrosarcoma, pleomorphic* (Malignant fibrous histiocytoma)	0	—	—	1	0.06	0.00-6.25
	Hemangiosarcoma*	4	1.23	0.00-25.00	2	0.12	0.00-20.00
	Leiomyosarcoma*	1	0.31	0.00-11.11	0	—	—
	Mesothelioma, malignant*	21	6.44	0.00-NA	6	0.37	0.00-NA
	Osteosarcoma*	1	0.31	0.00-14.29	0	—	—
	Sarcoma, NOS*	3	0.92	0.00-16.67	3	0.19	0.00-NA
	Schwannoma, malignant*	3	0.92	0.00-NA	3	0.19	0.00-16.67
Adipose tissue							
	Lipoma	6	3.47	0.00-NA	5	3.13	0.00-NA
	Hibernoma	1	0.58	0.00-NA	0	—	—
Systemic neoplasms							
	Fibrosarcoma, pleomorphic* (Malignant fibrous histiocytoma)	3	1.21	0.00-2.86			
	Lymphoma, malignant*	9	3.63	2.86-4.29	8	0.53	0.00-5.71

#=Number of animals (the maximum number in examined organs), *=Malignant tumor, NA=not available

付表3　Incidence of Spontaneous Tumors in Control SD(CD:IGS) Rats

Experimental weeks		−104			−104		
Sex		Male			Female		
Organ	Histological finding	No. of Lesions n=1110#	Rate (%)	Range (%)	No. of Lesions n=1110#	Rate (%)	Range (%)
■ CARDIOVASCULAR SYSTEM ■							
Heart							
	Hemangioma	0	—	—	1	0.09	0.00-1.67
	Schwannoma, intramural, benign	2	0.18	0.00-1.70	1	0.09	0.00-0.83
	Mesothelioma, atriocaval, malignant*	1	0.09	0.00-1.70	0	—	—
Vascular system (all site)							
	Hemangioma	7	0.63	0.00-3.33	7	0.63	0.00-3.33
	Hemangiosarcoma*	4	0.36	0.00-3.33	3	0.27	0.00-3.33
■ HEMATOPOIETIC SYSTEM ■							
Hemolymphoid system							
	Histiocytic sarcoma*	20	1.80	0.00-4.00	12	1.08	0.00-3.33
	Large granular lymphocytic leukemia*	10	0.90	0.00-5.00	5	0.45	0.00-2.00
	Leukemia, granulocytic*	9	0.81	0.00-2.00	0	—	—
	Lymphoma, malignant*	11	0.99	0.00-3.33	10	0.90	0.00-3.30
Bone marrow							
	Leukemia, granulocytic*	1	0.09	0.00-2.00	0	—	—
Spleen							
	Hemangioma	3	0.27	0.00-2.00	2	0.18	0.00-1.67
	Hemangiosarcoma*	4	0.36	0.00-1.70	0	—	—
Lymph node							
	Hemangioma	8	0.72	0.00-3.30	2	0.18	0.00-2.00
	Lymphangioma	4	0.36	0.00-2.00	0	—	—
	Hemangiosarcoma*	2	0.18	0.00-1.39	1	0.09	0.00-1.69
	Lymphoma, malignant*	1	0.09	0.00-1.70	0	—	—
Thymus							
	Thymoma, benign	0	—	—	3	0.27	0.00-3.30
	Lymphoma, malignant*	1	0.09	0.00-2.00	5	0.45	0.00-2.83
■ RESPIRATORY SYSTEM ■							
Nasal cavity							
	Schwannoma, malignant*	2	0.18	0.00-2.00	0	—	—
Lung							
	Adenoma, bronchiolo-alveolar	4	0.36	0.00-2.00	1	0.09	0.00-1.3
	Carcinoma, bronchiolo-alveolar*	2	0.18	0.00-1.67	1	0.09	0.00-1.67
	Carcinoma, squamous cell*	1	0.09	0.00-0.83	0	—	—
Pleura							
	Carcinosarcoma*	0	—	—	1	0.09	0.00-0.83
	Liposarcoma*	1	0.09	0.00-1.33	0	—	—
	Mesothelioma, malignant*	2	0.18	0.00-1.67	0	—	—
Thoracic cavity							
	Lymphangioma	1	0.09	0.00-1.67	0	—	—
■ DIGESTIVE SYSTEM ■							
Tongue							
	Tumor, granular cell, benign	0	—	—	2	0.18	0.00-2.48

#=Number of animals (the maximum number in examined organs), *=Malignant tumor

SD(CD:IGS) Rats	Experimental weeks	−104			−104		
	Sex	Male			Female		
Organ	Histological finding	No. of Lesions n=1110#	Rate (%)	Range (%)	No. of Lesions n=1110#	Rate (%)	Range (%)
	Carcinoma, squamous cell*	0	—	—	1	0.09	0.00–1.67
Stomach							
	Leiomyoma	0	—	—	1	0.09	0.0–2.00
	Papilloma, squamous cell	1	0.09	0.00–0.83	0	—	—
	Carcinoma, squamous cell*	4	0.36	0.00–2.00	0	—	—
	Leiomyosarcoma*	1	0.09	0.00–0.83	0	—	—
	Teratoma, malignant*	0	—	—	1	0.09	0.00–2.48
Exocrine pancreas							
	Adenoma, acinar cell	43	3.87	0.00–8.33	8	0.72	0.00–1.67
	Adenocarcinoma, acinar cell*	3	0.27	0.00–2.48	1	0.09	0.00–1.67
	Hemangiosarcoma*	0	—	—	2	0.18	0.00–1.33
Small intestine							
	Adenoma	1	0.09	0.00–2.83	0	—	—
	Leiomyoma	2	0.18	0.00–2.83	5	0.45	0.00–2.17
	Adenocarcinoma*	5	0.45	0.00–2.83	0	—	—
	Lymphoma, malignant*	0	—	—	1	0.09	0.00–2.00
Large intestine							
	Tumor, granular cell, benign	0	—	—	1	0.09	0.00–1.67
	Leiomyosarcoma*	1	0.09	0.00–2.83	0	—	—
Liver							
	Cholangioma	0	—	—	1	0.09	0.00–0.83
	Cystadenoma	0	—	—	9	0.81	0.00–6.00
	Hemangioma	0	—	—	2	0.18	0.00–1.67
	Hepatocellular adenoma	35	3.15	0.00–8.33	13	1.17	0.00–4.00
	Hemangiosarcoma*	0	—	—	1	0.09	0.00–1.67
	Hepatocellular carcinoma*	12	1.08	0.00–5.00	0	—	—
	Histiocytic sarcoma*	0	—	—	2	0.18	0.00–1.70
Mouth/Oral cavity/Palate							
	Keratoacanthoma	2	0.18	0.00–2.00	0	—	—
	Carcinoma, squamous cell*	2	0.18	0.00–1.70	3	0.27	0.00–2.00
Abdominal cavity/Peritoneum							
	Lipoma	1	0.09	0.00–1.67	1	0.09	0.00–1.67
	Paraganglioma, benign	1	0.09	0.00–0.83	0	—	—
	Liposarcoma*	2	0.18	0.00–2.00	0	—	—
	Mesothelioma, malignant*	9	0.81	0.00–4.00	1	0.09	0.00–0.83
	Schwannoma, malignant*	2	0.18	0.00–3.33	0	—	—
■ **URINARY SYSTEM** ■							
Kidney							
	Adenoma, renal tubule	2	0.18	0.00–4.00	1	0.09	0.00–1.67
	Lipoma	7	0.63	0.00–2.83	2	0.18	0.00–1.67
	Carcinoma, transitional cell*	1	0.09	0.00–0.83	0	—	—
	Liposarcoma*	2	0.18	0.00–2.83	0	—	—
	Schwannoma, malignant*	2	0.18	0.00–0.83	0	—	—
	Tumor, renal mesenchymal, malignant*	1	0.09	0.00–1.67	1	0.09	0.00–0.83
Urinary bladder							
	Papilloma, transitional cell	1	0.09	0.00–1.67	2	0.18	0.00–1.67
	Leiomyosarcoma*	1	0.09	0.00–1.70	0	—	—

#=Number of animals (the maximum number in examined organs), *=Malignant tumor

SD(CD:IGS) Rats	Experimental weeks	−104			−104		
	Sex	Male			Female		
Organ	Histological finding	No. of Lesions n=1110 #	Rate (%)	Range (%)	No. of Lesions n=1110 #	Rate (%)	Range (%)
REPRODUCTIVE SYSTEM							
Mammary gland							
	Adenoma	2	0.18	0.00-1.70	28	2.52	0.00-8.00
	Fibroadenoma	6	0.54	0.00-3.33	439	39.55	28.33-53.30
	Fibroma	2	0.18	0.00-2.70	0	—	—
	Tumor, mixed, benign	0	—	—	1	0.09	0.00-1.67
	Adenocarcinoma*	5	0.45	0.00-4.00	290	26.13	16.67-34.00
	Hemangiosarcoma*	0	—	—	2	0.18	0.00-1.70
	Tumor, mixed, malignant*	0	—	—	4	0.36	0.00-3.33
Testis							
	Adenoma, Leydig cell	19	1.71	0.00-6.00			
Prostate							
	Adenoma	8	0.72	0.00-5.00			
	Adenocarcinoma*	7	0.63	0.00-1.67			
Ovary							
	Tumor, granulosa cell, benign				3	0.27	0.0-2.00
	Thecoma, benign				1	0.09	0.00-1.67
	Tumor, Sertoli cell, benign				2	0.18	0.00-1.67
	Tumor, sex cord stromal, mixed, benign				1	0.09	0.00-2.00
	Cystadenocarcinoma*				2	0.18	0.00-2.48
	Tumor, granulosa cell, malignant*				1	0.09	0.00-1.67
Uterus							
	Adenoma, endometrial				4	0.36	0.00-4.00
	Leiomyoma				1	0.09	0.00-0.83
	Polyp, endometrial stromal				88	7.93	2.00-18.00
	Polyp, glandular				2	0.18	0.00-1.70
	Tumor, granular cell, benign				18	1.62	0.00-5.00
	Adenocarcinoma, endometrial*				4	0.36	0.00-2.00
	Carcinoma, squamous cell*				1	0.09	0.00-1.67
	Sarcoma, NOS*				2	0.18	0.00-2.00
	Schwannoma, malignant*				3	0.27	0.00-3.33
Vagina							
	Papilloma, squamous cell				1	0.09	0.00-2.00
	Polyp, vaginal				1	0.09	0.00-2.00
	Tumor, granular cell, benign				15	1.35	0.00-5.42
	Carcinoma, squamous cell*				1	0.09	0.00-1.69
	Leiomyosarcoma*				1	0.09	0.00-0.84
Preputial gland							
	Adenoma	1	0.09	0.00-1.67			
	Adenocarcinoma*	1	0.09	0.00-0.83			
Clitoral gland							
	Adenoma				2	0.18	0.00-0.83
ENDOCRINE SYSTEM							
Pituitary gland							
	Adenoma, pars distalis	658	59.28	46.00-73.30	806	72.61	60.00-88.33
	Adenoma, pars intermedia	6	0.54	0.00-2.50	1	0.09	0.00-1.67
	Carcinoma, pars distalis*	42	3.78	0.00-16.00	98	8.83	1.67-22.00

\#=Number of animals (the maximum number in examined organs), *=Malignant tumor

SD(CD:IGS) Rats	Experimental weeks	−104			−104		
	Sex	Male			Female		
Organ	Histological finding	No. of Lesions n=1110 #	Rate (%)	Range (%)	No. of Lesions n=1110 #	Rate (%)	Range (%)
Thyroid gland							
	Adenoma, C-cell	56	5.05	1.33-1.83	64	5.77	1.33-11.67
	Adenoma, follicular cell	27	2.43	1.15-7.14	9	0.81	0.00-3.85
	Carcinoma, C-cell*	6	0.54	0.00-2.39	9	0.81	0.00-5.00
	Carcinoma, follicular cell*	6	0.54	0.00-2.00	5	0.45	0.00-2.00
Parathyroid gland							
	Adenoma	6	0.54	0.00-3.33	1	0.09	0.00-0.86
Adrenal gland							
	Adenoma, cortical	17	1.53	0.00-4.82	27	2.43	0.00-1.00
	Ganglioneuroma, benign	2	0.18	0.00-1.67	1	0.09	0.00-1.67
	Lipoma	1	0.09	0.00-	0	—	—
	Pheochromocytoma, benign	120	10.81	5.00-18.37	36	3.24	0.00-6.67
	Carcinoma, cortical*	3	0.27	0.00-2.00	5	0.45	0.00-1.67
	Pheochromocytoma, malignant*	14	1.26	0.00-4.00	4	0.36	0.00-1.67
Pancreatic islet							
	Adenoma, islet cell	277	24.95	8.00-40.00	79	7.12	2.00-16.70
	Adenoma, acinar-islet cell	3	0.27	0.00-3.33	0	—	—
	Adenocarcinoma, acinar-islet cell*	27	2.43	0.00-14.00	7	0.63	0.00-4.00
	Carcinoma, islet cell*	47	4.23	0.00-24.17	9	0.81	0.00-2.50
■ NERVOUS SYSTEM ■							
Brain							
	Meningioma, benign	1	0.09	0.00-1.70	1	0.09	0.00-2.00
	Tumor, granular cell, benign	8	0.72	0.00-2.78	1	0.09	0.00-1.67
	Astrocytoma, malignant, high grade*	18	1.62	0.00-4.17	5	0.45	0.00-2.50
	Astrocytoma, malignant, low grade*	6	0.54	0.00-4.00	0	—	—
	Glioma, mixed, malignant, low grade*	0	—	—	1	0.09	0.00-1.67
	Meningioma, malignant*	1	0.09	0.00-0.83	0	—	—
	Oligodendroglioma, malignant, high grade*	1	0.09	0.00-2.00	0	—	—
	Oligodendroglioma, malignant, low grade*	1	0.09	0.00-2.00	0	—	—
	Reticulosis, malignant*	2	0.18	0.00-3.33	0	—	—
Spinal cord							
	Astrocytoma, malignant, high grade*	3	0.27	0.00-1.70	1	0.09	0.00-1.67
	Astrocytoma, malignant, low grade*	1	0.09	0.00-1.30	0	—	—
	Meningioma, malignant*	0	—	—	1	0.09	0.00-1.67
Optic nerve							
	Glioma, mixed, malignant, low grade*	1	0.09	0.00-2.00	0	—	—
Cranial cavity							
	Schwannoma, malignant*	0	—	—	1	0.09	0.00-1.67
■ SPECIAL SENSE SYSTEM ■							
Zymbal's gland							
	Adenoma	2	0.18	0.00-2.00	0	—	—
	Carcinoma*	9	0.81	0.00-4.00	0	—	—
■ INTEGUMENTARY SYSTEM ■							
Skin/Subcutaneous tissue							
	Adenoma, sebaceous cell	7	0.63	0.00-2.00	2	0.18	0.00-1.70

\#=Number of animals (the maximum number in examined organs), *=Malignant tumor

SD(CD:IGS) Rats	Experimental weeks	−104			−104		
	Sex	Male			Female		
Organ	Histological finding	No. of Lesions n=1110 #	Rate (%)	Range (%)	No. of Lesions n=1110 #	Rate (%)	Range (%)
	Fibrolipoma	2	0.18	0.00-1.70	0	—	—
	Fibroma	35	3.15	0.00-1.00	11	0.99	0.00-3.30
	Keratoacanthoma	37	3.33	0.00-1.00	6	0.54	0.00-4.00
	Lipoma	13	1.17	0.00-3.30	14	1.26	0.00-3.30
	Papilloma, squamous cell	15	1.35	0.00-5.00	2	0.18	0.00-2.00
	Tumor, basal cell, benign	1	0.09	0.00-1.67	0	—	—
	Tumor, hair follicle, benign, —trichoepithelioma type	5	0.45	0.00-3.33	0	—	—
	Tumor, neural crest, benign (Amelanotic melanoma, benign)	7	0.63	0.00-2.00	2	0.18	-1.67
	Carcinoma, squamous cell*	4	0.36	0.00-1.67	1	0.09	0.00-1.70
	Fibrosarcoma*	13	1.17	0.00-5.00	4	0.36	0.00-1.67
	Fibrosarcoma, pleomorphic* (Malignant fibrous histiocytoma)	1	0.09	0.00-1.67	1	0.09	0.00-2.00
	Hemangiopericytoma, malignant*	4	0.36	0.00-1.67	0	—	—
	Hemangiosarcoma*	3	0.27	0.00-2.00	0	—	—
	Histiocytic sarcoma*	2	0.18	0.00-3.30	0	—	—
	Liposarcoma*	6	0.54	0.00-2.67	1	0.09	0.00-2.00
	Osteosarcoma*	2	0.18	0.00-1.70	0	—	—
	Rhabdomyosarcoma*	1	0.09	0.00-0.83	1	0.09	0.00-0.83
	Sarcoma, NOS*	0	—	—	6	0.54	0.00-1.67
	Schwannoma, malignant*	2	0.18	0.00-1.67	0	—	—
	Tumor, basal cell, malignant*	3	0.27	0.00-2.00	1	0.09	0.00-1.67
	Tumor, hair follicle, malignant*, —trichoepithelioma type	0	—	—	1	0.09	0.00-1.67
■ MUSCULOSKELETAL SYSTEM ■							
Muscle							
	Hemangioma	0	—	—	1	0.09	0.00-1.70
	Hemangiosarcoma*	1	0.09	0.00-1.70	0	—	—
Bone							
	Osteoma	1	0.09	0.00-2.00	0	—	—
	Chondrosarcoma*	1	0.09	0.00-1.70	0	—	—
	Osteosarcoma*	3	0.27	0.00-2.00	0	—	—

#=Number of animals (the maximum number in examined organs), *=Malignant tumor

岩田　聖
㈴ルナパス毒性病理研究所

前川昭彦
元（公財）佐々木研究所

土谷　稔
㈱LSIメディエンス

原田孝則
（一財）残留農薬研究所

3 各論Ⅱ

マウスの背景病変

付表4 Incidence of Spontaneous Tumors in Control B6C3F1 Mice

Organ / Histological findings	Experimental weeks: −104 Male No. of Lesions n=1970 #	Rate (%)	Range (%)	−104 Female No. of Lesions n=1970 #	Rate (%)	Range (%)
■ CARDIOVASCULAR SYSTEM ■						
Heart						
Hemangioma	9	0.5	0.0-2.0	0	—	—
Hemangiosarcoma*	3	0.2	0.0-2.0	1	0.1	0.0-1.8
Tumor mast cell, malignant*	1	0.1	0.0-2.0	0	—	—
Vascular system (all sites)						
Hemangioma	36	1.8	0.0-14.5	34	1.7	0.0-10.9
Hemangiosarcoma*	17	0.9	0.0-8.3	29	1.5	0.0-14.5
■ HEMATOPOIETIC SYSTEM ■						
Hemolymphoid system (all sites)						
Histiocytic sarcoma*	32	1.6	0.0-10.0	51	2.6	0.0-12.0
Lymphoma, malignant*	190	9.6	0.0-26.0	467	23.7	0.0-38.2
Bone marrow						
Hemangioma	26	1.3	0.0-5.9	38	1.9	0.0-8.3
Hemangiosarcoma*	6	0.3	0.0-5.0	16	0.8	0.0-6.7
Histiocytic sarcoma*	0	—	—	1	0.1	0.0-2.0
Leukemia, granulocytic*	1	0.1	0.0-2.0	1	0.1	0.0-2.0
Tumor, mast cell, malignant*	6	0.3	0.0-2.0	0	—	—
Spleen						
Hemangioma	38	1.9	0.0-7.3	40	2.0	0.0-6.0
Hemangiosarcoma*	45	2.3	0.0-8.0	45	2.3	0.0-10.0
Histiocytic sarcoma*	4	0.2	0.0-2.0	5	0.3	0.0-2.0
Tumor, mast cell, malignant*	2	0.1	0.0-2.0	0	—	—
Lymph node						
Hemangioma	17	0.9	0.0-8.0	7	0.4	0.0-4.0
Tumor, mast cell, benign	0	—	—	1	0.1	0.0-1.7
Hemangiosarcoma*	2	0.1	0.0-2.0	1	0.1	0.0-1.8
Histiocytic sarcoma*	6	0.3	0.0-4.0	5	0.3	0.0-2.0
Tumor, mast cell, malignant*	2	0.1	0.0-2.0	1	0.1	0.0-2.0
Thymus						
Thymoma, benign	1	0.1	0.0-2.0	3	0.2	0.0-2.0
Hemangioma	1	0.1	0.0-1.7	0	—	—
■ RESPIRATORY SYSTEM ■						
Lung						
Adenoma, bronchiolo-alveolar	257	13.0	2.0-20.0	96	4.9	0.0-12.0

#=Number of animals (the maximum number in examined organs), *=Malignant tumor

B6C3F1 Mice	Experimental weeks	−104			−104		
	Sex	Male			Female		
Organ	Histological findings	No. of Lesions n=1970 #	Rate (%)	Range (%)	No. of Lesions n=1970 #	Rate (%)	Range (%)
	Carcinoma, blonchiolo-alveolar*	126	6.4	0.0-22.0	45	2.3	0.0-8.0
	Hemangiosarcoma*	1	0.1	0.0-1.8	1	0.1	0.0-2.0
	Osteosarcoma*	0	—	—	1	0.1	0.0-1.8
Pleura							
	Hemangioma	1	0.1	0.0-2.0	1	0.1	0.0-2.0
	Hemangiosarcoma*	1	0.1	0.0-2.0	1	0.1	0.0-1.8
	Histiocytic sarcoma*	1	0.1	0.0-2.0	0	—	—
	Mesothelioma, malignant*	1	0.1	0.0-1.8	0	—	—
	Rhabdomyosarcoma*	1	0.1	0.0-0.8	0	—	—
Mediastinum							
	Hemangioma	1	0.1	0.0-2.0	0	—	—
■ DIGESTIVE SYSTEM ■							
Tongue							
	Papilloma, squamous cell	0	—	—	1	0.1	0.0-1.8
	Carcinoma, squamous cell*	3	0.2	0.0-2.0	0	—	—
	Tumor, mast cell, malignant*	1	0.1	0.0-2.0	0	—	—
Stomach							
	Papilloma, squamous cell	18	0.9	0.0-6.0	23	1.2	0.0-8.0
	Adenoma	2	0.1	0.0-2.0	4	0.2	0.0-2.0
	Tumor, mast cell, benign	0	—	—	1	0.1	0.0-2.0
	Tumor, neuroendocrine cell, benign	1	0.1	0.0-0.7	0	—	—
	Adenocarcinoma*	1	0.1	0.0-2.0	1	0.1	0.0-2.0
	Carcinoma, squamous cell*	1	0.1	0.0-2.0	2	0.1	0.0-2.0
	Sarcoma, NOS*	0	—	—	1	0.1	0.0-2.0
	Tumor, neuroendocrine cell, malignant*	0	—	—	1	0.1	0.0-1.8
	Tumor, mast cell, malignant*	1	0.1	0.0-2.0	0	—	—
Exocrine pancreas							
	Adenoma, acinar cell	1	0.1	0.0-0.8	0	—	—
	Hemangioma	0	—	—	1	0.1	0.0-2.0
Small intestine							
	Adenoma	4	0.2	0.0-2.0	6	0.3	0.0-4.0
	Hemangioma	2	0.1	0.0-2.1	0	—	—
	Adenocarcinoma*	5	0.3	0.0-2.0	3	0.2	0.0-2.0
	Hemangiosarcoma*	0	—	—	2	0.1	0.0-2.1
	Lymphoma, malignant*	11	0.6	0.0-2.0	5	0.3	0.0-2.0
	Tumor, neuroendocrine cell, malignant*	1	0.1	0.0-2.0	0	—	—
Large intestine							
	Adenoma	1	0.1	0.0-2.0	0	—	—
	Leiomyoma	1	0.1	0.0-2.0	1	0.1	0.0-2.0
	Adenocarcinoma*	2	0.1	0.0-2.0	0	—	—
	Histiocytic sarcoma*	1	0.1	0.0-2.0	0	—	—
Liver							
	Hemangioma	66	3.4	0.0-10.9	38	1.9	0.0-8.0
	Hepatocellular adenoma	707	35.9	14.0-56.0	329	16.7	6.0-27.3
	Tumor, Ito cell, benign/lipoma	2	0.1	0.0-2.0	4	0.2	0.0-2.0
	Carcinoma, hepatocholangiocellular*	2	0.1	0.0-2.0	0	—	—
	Hemangiosarcoma*	40	2.0	0.0-10.0	30	1.5	0.0-6.0
	Hepatoblastoma*	2	0.1	0.0-2.0	0	—	—
	Hepatocellular carcinoma*	378	19.2	10.0-40.0	107	5.4	0.0-16.0
	Histiocytic sarcoma*	7	0.4	0.0-6.0	22	1.1	0.0-8.0

#=Number of animals (the maximum number in examined organs), *=Malignant tumor

B6C3F1 Mice	Experimental weeks	−104			−104		
	Sex	Male			Female		
Organ	Histological findings	No. of Lesions n=1970#	Rate (%)	Range (%)	No. of Lesions n=1970#	Rate (%)	Range (%)
	Lymphoma, malignant*	1	0.1	0.0-2.0	0	—	—
	Sarcoma, NOS*	1	0.1	0.0-2.0	0	—	—
Gallbladder							
	Adenoma	1	0.1	0.0-2.0	0	—	—
Salivary gland							
	Adenoma, acinar cell	0	—	—	1	0.1	0.0-2.0
Parotid gland							
	Hemangioma	1	0.1	0.0-2.0	0	—	—
Mouth/Oral cavity							
	Papilloma, squamous cell	1	0.1	0.0-2.0	0	—	—
Pharynx							
	Papilloma, squamous cell	0	—	—	1	0.1	0.0-2.0
Abdominal cavity/Peritoneum							
	Hemangioma	4	0.2	0.0-2.0	2	0.1	0.0-2.0
	Lipoma	0	—	—	1	0.1	0.0-2.0
	Hemangiosarcoma*	1	0.1	0.0-1.7	4	0.2	0.0-2.0
	Histiocytic sarcoma*	0	—	—	1	0.1	0.0-2.0
	Mesothelioma, malignant*	2	0.1	0.0-1.8	1	0.1	0.0-0.7
	Sarcoma, NOS*	0	—	—	3	0.2	0.0-2.0
■ **URINARY SYSTEM** ■							
Kidney							
	Adenoma, renal tubule	7	0.4	0.0-4.0	3	0.2	0.0-2.0
	Carcinoma, renal tubule*	4	0.2	0.0-2.0	0	—	—
Urinary bladder							
	Hemangioma	1	0.1	0.0-2.0	0	—	—
	Papilloma, transitional cell	1	0.1	0.0-2.0	0	—	—
	Carcinoma, transitional cell*	1	0.1	0.0-2.0	0	—	—
	Histiocytic sarcoma*	3	0.2	0.0-2.0	0	—	—
■ **REPRODUCTIVE SYSTEM** ■							
Mammary gland							
	Adenoma	0	—	—	5	0.3	0.0-2.0
	Adenocarcinoma*	1	0.1	0.0-2.0	31	1.6	0.0-12.0
Testis							
	Adenoma, Leydig cell	4	0.2	0.0-2.0			
	Hemangiosarcoma*	1	0.1	0.0-1.7			
Epididymis							
	Xanthofibroma	6	0.3	0.0-4.0			
	Histiocytic sarcoma*	8	0.4	0.0-6.0			
Prostate							
	Hemangioma	1	0.1	0.0-2.0			
Seminal vesicle							
	Adenoma	1	0.1	0.0-2.0			
	Hemangioma	1	0.1	0.0-1.7			
	Leiomyosarcoma*	1	0.1	0.0-1.7			

#=Number of animals (the maximum number in examined organs), *=Malignant tumor

B6C3F1 Mice	Experimental weeks	−104			−104		
	Sex	Male			Female		
Organ	Histological findings	No. of Lesions n=1970 #	Rate (%)	Range (%)	No. of Lesions n=1970 #	Rate (%)	Range (%)
Ovary							
	Adenoma				1	0.1	0.0-2.0
	Adenoma, tubulostromal				4	0.2	0.0-2.0
	Cystadenoma				40	2.0	0.0-7.3
	Hemangioma				9	0.5	0.0-3.6
	Luteoma, benign				6	0.3	0.0-4.0
	Teratoma, benign				4	0.2	0.0-2.0
	Tumor, Sertoli cell, benign				1	0.1	0.0-2.0
	Tumor, sex cord stromal, mixed, benign				3	0.2	0.0-2.0
	Carcinoma, yolk sac*				4	0.2	0.0-2.0
	Cystadenocarcinoma*				1	0.1	0.0-2.0
	Teratoma, malignant*				1	0.1	0.0-2.0
	Tumor, granulosa cell, malignant*				3	0.2	0.0-2.0
	Tumor, sex cord stromal, mixed, malignant*				1	0.1	0.0-2.0
Uterus							
	Adenoma, endometrial				10	0.5	0.0-4.0
	Hemangioma				15	0.8	0.0-4.0
	Leiomyoma				13	0.7	0.0-4.0
	Polyp, endometrial stromal				78	4.0	0.0-15.0
	Teratoma, benign				1	0.1	0.0-1.8
	Tumor, granular cell, benign				1	0.1	0.0-2.0
	Xanthofibroma				1	0.1	0.0-2.0
	Adenocarcinoma, endometrial*				13	0.7	0.0-4.0
	Hemangiosarcoma*				10	0.5	0.0-3.6
	Histiocytic sarcoma*				49	2.5	0.0-14.0
	Leiomyosarcoma*				6	0.3	0.0-2.0
	Sarcoma, endometrial stromal*				6	0.3	0.0-3.6
Vagina							
	Hemangioma				1	0.1	0.0-0.8
	Polyp, vaginal				1	0.1	0.0-0.8
	Tumor, granular cell, benign				1	0.1	0.0-2.0
	Xanthofibroma				2	0.1	0.0-2.0
	Carcinoma, squamous cell*				2	0.1	0.0-2.0
	Histiocytic sarcoma*				1	0.1	0.0-2.0
	Sarcoma, NOS*				1	0.1	0.0-2.0
Preputial gland							
	Histiocytic sarcoma*	1	0.1	0.0-2.0			
Clitoral gland							
	Adenocarcinoma*				1	0.1	0.0-2.0
■ ENDOCRINE SYSTEM ■							
Pituitary gland							
	Adenoma, pars distalis	9	0.5	0.0-4.0	165	8.4	0.0-18.0
	Adenoma, pars intermedia	8	0.4	0.0-3.6	25	1.3	0.0-6.0
	Carcinoma, pars distalis*	1	0.1	0.0-2.0	5	0.3	0.0-2.0
Thyroid gland							
	Adenoma, follicular cell	31	1.6	0.0-6.0	28	1.4	0.0-5.5
	Carcinoma, C-cell*	3	0.2	0.0-2.0	1	0.1	0.0-2.0
	Carcinoma, follicular cell*	0	—	—	2	0.1	0.0-2.0
Parathyroid gland							
	Adenoma	0	—	—	2	0.1	0.0-2.0

\# =Number of animals (the maximum number in examined organs), * =Malignant tumor

B6C3F1 Mice	Experimental weeks	−104			−104		
	Sex	Male			Female		
Organ	Histological findings	No. of Lesions n=1970 #	Rate (%)	Range (%)	No. of Lesions n=1970 #	Rate (%)	Range (%)
Adrenal gland							
	Adenoma, cortical	5	0.3	0.0-2.0	3	0.2	0.0-3.6
	Adenoma, subcapsular	3	0.2	0.0-2.0	4	0.2	0.0-2.0
	Pheochromocytoma, benign	6	0.3	0.0-2.0	9	0.5	0.0-4.0
	Carcinoma, subcapsular*	0	—	—	1	0.1	0.0-1.8
	Pheochromocytoma, malignant*	2	0.1	0.0-0.8	1	0.1	0.0-2.0
Pancreatic islet							
	Adenoma, islet cell	15	0.8	0.0-4.0	10	0.5	0.0-4.0
	Carcinoma, islet cell*	1	0.1	0.0-2.0	0	—	—
■ NERVOUS SYSTEM ■							
Brain							
	Astrocytoma, malignant, high grade*	0	—	—	1	0.1	0.0-1.7
	Oligodendroglioma, malignant, high grade*	2	0.1	0.0-2.0	0	—	—
Trigeminal nerve							
	Reticulosis, malignant*	0	—	—	1	0.1	0.0-0.8
	Schwannoma, malignant*	1	0.1	0.0-2.0	0	—	—
■ SPECIAL SENSE SYSTEM ■							
Eye							
	Melanoma, uveal, malignant*	1	0.1	0.0-1.7	0	—	—
Harderian gland							
	Adenoma	188	9.5	1.7-22.0	155	7.9	0.0-18.2
	Adenocarcinoma*	18	0.9	0.0-6.0	10	0.5	0.0-4.0
Zymbal's gland							
	Adenoma	0	—	—	1	0.1	0.0-2.0
■ INTEGUMENTARY SYSTEM ■							
Skin/Subcutaneous tissue							
	Adenoma, sebaceous cell	0	—	—	1	0.1	0.0-2.0
	Fibroma	1	0.1	0.0-2.0	0	—	—
	Hemangioma	11	0.6	0.0-2.0	20	1.0	0.0-4.0
	Keratoacanthoma	1	0.1	0.0-2.0	0	—	—
	Lipoma	6	0.3	0.0-2.0	0	—	—
	Papilloma, squamous cell	3	0.2	0.0-2.0	1	0.1	0.0-2.0
	Schwannoma, benign	0	—	—	1	0.1	0.0-0.7
	Tumor, hair follicle, benign, —trichoepithelioma type	0	—	—	1	0.1	0.0-0.7
	Tumor, mast cell, benign	1	0.1	0.0-2.0	2	0.1	0.0-4.0
	Tumor, neural crest, benign (Amelanotic melanoma, benign)	3	0.2	0.0-2.0	2	0.1	0.0-2.0
	Xanthofibroma	0	—	—	1	0.1	0.0-2.0
	Carcinoma, squamous cell*	0	—	—	4	0.2	0.0-2.0
	Fibrosarcoma*	1	0.1	0.0-2.0	9	0.5	0.0-4.0
	Fibrosarcoma, pleomorphic* (Malignant fibrous histiocytoma)	0	—	—	3	0.2	0.0-2.0
	Hemangiosarcoma*	10	0.5	0.0-3.6	21	1.1	0.0-6.0
	Histiocytic sarcoma*	10	0.5	0.0-4.0	1	0.1	0.0-2.0
	Liposarcoma*	0	—	—	1	0.1	0.0-2.0
	Rhabdomyosarcoma*	0	—	—	9	0.5	0.0-4.2

\#=Number of animals (the maximum number in examined organs), *=Malignant tumor

B6C3F1 Mice	Experimental weeks	−104			−104		
	Sex	Male			Female		
Organ	Histological findings	No. of Lesions n=1970 #	Rate (%)	Range (%)	No. of Lesions n=1970 #	Rate (%)	Range (%)
	Sarcoma, NOS*	0	—	—	3	0.2	0.0-2.0
	Sarcoma, spindle cell*	0	—	—	6	0.3	0.0-5.5
	Tumor, basal cell, malignant*	1	0.1	0.0-1.8	2	0.1	0.0-2.0
	Tumor, mast cell, malignant*	1	0.1	0.0-2.0	0	—	—
	Tumor, neural crest, malignant* (amelanotic melanoma, malignant)	1	0.1	0.0-2.0	2	0.1	0.0-1.8
Tail							
	Fibroma	3	0.2	0.0-2.0	0	—	—
	Hemangioma	0	—	—	1	0.1	0.0-1.8
	Schwannoma, benign	1	0.1	0.0-2.0	0	—	—
	Xanthofibroma	0	—	—	1	0.1	0.0-2.0
	Hemangiosarcoma*	1	0.1	0.0-2.0	0	—	—
	Histiocytic sarcoma*	1	0.1	0.0-2.0	0	—	—
	Schwannoma, malignant*	2	0.1	0.0-1.7	0	—	—

■ **MUSCULOSKELETAL SYSTEM** ■

		No. of Lesions n=1970 #	Rate (%)	Range (%)	No. of Lesions n=1970 #	Rate (%)	Range (%)
Muscle							
	Hemangioma	1	0.1	0.0-2.0	0	—	—
	Hemangiosarcoma*	1	0.1	0.0-0.8	2	0.1	0.0-2.0
Limb							
	Hemangiosarcoma*	0	—	—	2	0.1	0.0-2.0
Bone							
	Hemangioma	3	0.2	0.0-2.0	0	—	—
	Osteoma	0	—	—	1	0.1	0.0-2.0
	Osteosarcoma*	0	—	—	5	0.3	0.0-2.0
	Sarcoma, NOS*	0	—	—	1	0.1	0.0-2.0

\# =Number of animals (the maximum number in examined organs), * =Malignant tumor

付表5　Incidence of Spontaneous Tumors in Control ICR(CD-1) Mice

Experimental weeks		−78			−78		
Sex		Male			Female		
Organ	Histological findings	No. of Lesions n=1189[#]	Rate (%)	Range (%)	No. of Lesions n=1191[#]	Rate (%)	Range (%)
■ CARDIOVASCULAR SYSTEM ■							
Heart							
	Schwannoma, benign	0	—	—	1	0.1	0.0-1.9
■ HEMATOPOIETIC SYSTEM ■							
Bone marrow							
	Hemangioma	2	0.2	0.0-2.0	0	—	—
	Hemangiosarcoma[*]	1	0.1	0.0-1.8	1	0.1	0.0-1.9
Spleen							
	Hemangioma	1	0.1	0.0-1.9	2	0.2	0.0-2.0
	Hemangiosarcoma[*]	14	1.2	0.0-3.8	16	1.3	0.0-5.8
	Histiocytic sarcoma[*]	2	0.2	0.0-2.0	1	0.1	0.0-1.9
Lymph node							
	Hemangioma	3	0.3	0.0-2.0	6	0.5	0.0-3.9
	Hemangiosarcoma[*]	2	0.2	0.0-1.9	2	0.2	0.0-3.6
	Histiocytic sarcoma[*]	0	—	—	1	0.1	0.0-2.0
■ RESPIRATORY SYSTEM ■							
Nasal cavity							
	Adenoma	2	0.2	0.0-1.9	0	—	—
	Adenocarcinoma[*]	1	0.1	0.0-2.0	0	—	—
Paranasal sinus							
	Osteoma	1	0.1	0.0-2.0	0	—	—
Lung							
	Adenoma, blonchiolo-alveolar	201	16.9	9.6-30.8	155	13.0	3.8-26.9
	Adenocarcinoma, blonchiolo-alveolar[*]	138	11.6	2.0-30.8	103	8.6	1.8-21.2
■ DIGESTIVE SYSTEM ■							
Tongue							
	Carcinoma, squamous cell[*]	1	0.1	0.0-1.9	1	0.1	0.0-1.9
Forestomach							
	Hemangioma	1	0.1	0.0-2.0	2	0.2	0.0-1.9
	Papilloma, squamous cell	4	0.3	0.0-2.0	6	0.5	0.0-3.6
Glandular stomach							
	Adenoma	0	—	—	1	0.1	0.0-1.9
	Adenocarcinoma[*]	1	0.1	0.0-1.9	0	—	—
Small intestine							
	Adenocarcinoma[*]	2	0.2	0.0-1.9	1	0.1	0.0-1.9
	Leiomyosarcoma[*]	0	—	—	1	0.1	0.0-0.2
Large intestine							
	Leiomyoma	0	—	—	1	0.1	0.0-1.9
	Adenocarcinoma[*]	14	1.2	0.0-7.8	2	0.2	0.0-1.9
	Leiomyosarcoma[*]	0	—	—	1	0.1	0.0-1.9
	Osteosarcoma[*]	1	0.1	0.0-1.9	0	—	—

\#=Number of animals (the maximum number in examined organs), *=Malignant tumor

ICR(CD-1) Mice	Experimental weeks	−78			−78		
	Sex	Male			Female		
Organ	Histological findings	No. of Lesions n=1189 #	Rate (%)	Range (%)	No. of Lesions n=1191 #	Rate (%)	Range (%)
Liver							
	Hepatocellular adenoma	330	27.8	13.5-38.5	22	1.8	0.0-7.7
	Hemangioma	18	1.5	0.0-6.0	11	0.9	0.0-6.0
	Cholangiocarcinoma*	2	0.2	0.0-2.0	0	—	—
	Hemangiosarcoma*	38	3.2	0.0-9.6	15	1.3	0.0-7.7
	Hepatoblastoma*	1	0.1	0.0-1.9	0	—	—
	Hepatocellular carcinoma*	70	5.9	0.0-21.2	2	0.2	0.0-2.0
	Histiocytic sarcoma*	3	0.3	0.0-2.0	1	0.1	0.0-2.0
Gallbladder							
	Adenoma	2	0.2	0.0-1.9	0	—	—
Tooth							
	Odontoma	1	0.1	0.0-1.8	0	—	—
Salivary gland							
	Adenocarcinoma*	0	—	—	1	0.1	0.0-1.8
Abdominal cavity/Peritoneum							
	Hemangioma	0	—	—	1	0.1	0.0-1.9
	Hemangiopericytoma, malignant*	2	0.2	0.0-1.9	0	—	—
	Hemangiosarcoma*	4	0.3	0.0-3.8	1	0.1	0.0-1.8
	Histiocytic sarcoma*	1	0.1	0.0-1.9	0	—	—
	Osteosarcoma*	1	0.1	0.0-2.0	0	—	—
■ **URINARY SYSTEM** ■							
Kidney							
	Adenoma, renal tubule	1	0.1	0.0-2.0	1	0.1	0.0-1.8
	Histiocytic sarcoma*	0	—	—	1	0.1	0.0-1.9
	Tumor, renal mesenchymal, malignant*	1	0.1	0.0-1.8	0	—	—
Urinary bladder							
	Hemangioma	2	0.2	0.0-3.6	0	—	—
	Papilloma, transitional cell	5	0.4	0.0-2.0	0	—	—
	Tumor, submucosal mesenchymal	5	0.4	0.0-2.0	2	0.2	0.0-1.9
	Carcinoma, transitional cell*	2	0.2	0.0-1.9	2	0.2	0.0-2.0
	Tumor, mesenchymal, malignant*	1	0.1	0.0-1.9	0	—	—
■ **REPRODUCTIVE SYSTEM** ■							
Mammary gland							
	Adenoma	1	0.1	0.0-1.9	5	0.4	0.0-2.0
	Adenocarcinoma*	0	—	—	39	3.3	0.0-7.8
	Carcinoma, adenosquamous*	0	—	—	3	0.3	0.0-2.0
Testis							
	Adenoma, Leydig cell	4	0.3	0.0-2.0			
	Hemangioma	3	0.3	0.0-2.0			
Epididymis							
	Adenoma, Leydig cell	3	0.3	0.0-1.9			
	Paraganglioma, benign	1	0.1	0.0-1.9			
	Schwannoma, benign	1	0.1	0.0-1.9			
	Hemangiosarcoma*	1	0.1	0.0-1.9			
	Histiocytic sarcoma*	1	0.1	0.0-1.9			
	Schwannoma, malignant*	1	0.1	0.0-2.0			
Seminal vesicle							
	Adenoma	4	0.3	0.0-2.0			

\#=Number of animals (the maximum number in examined organs), *=Malignant tumor

ICR(CD-1) Mice Experimental weeks	−78			−78		
Sex	Male			Female		
Organ　Histological findings	No. of Lesions n=1189#	Rate (%)	Range (%)	No. of Lesions n=1191#	Rate (%)	Range (%)
Tumor, mesenchymal, benign	1	0.1	0.0-2.0			
Adenocarcinoma*	1	0.1	0.0-1.9			
Coagulating gland						
Adenoma	2	0.2	0.0-3.8			
Prostate						
Adenocarcinoma*	1	0.1	0.0-2.0			
Preputial gland						
Adenoma	1	0.1	0.0-1.9			
Ovary						
Adenoma/cystadenoma				5	0.4	0.0-2.0
Hemangioma				2	0.2	0.0-2.0
Luteoma				3	0.3	0.0-1.9
Teratoma				1	0.1	0.0-1.9
Tumor, granulosa cell, benign				5	0.4	0.0-1.9
Tumor, Sertoli cell, benign				3	0.3	0.0-1.9
Tumor, sex cord stromal, mixed, benign				1	0.1	0.0-1.9
Hemangiosarcoma*				1	0.1	0.0-1.9
Histiocytic sarcoma*				1	0.1	0.0-2.0
Leiomyosarcoma*				1	0.1	0.0-1.8
Tumor, granulosa cell, malignant*				1	0.1	0.0-1.9
Oviduct						
Leiomyoma				1	0.1	0.0-2.0
Uterus						
Adenoma, endometrial				1	0.1	0.0-1.9
Hemangioma				4	0.3	0.0-2.0
Leiomyoma				23	1.9	0.0-7.7
Polyp, endometrial stromal				49	4.1	0.0-11.5
Adenocarcinoma, endometrial*				1	0.1	0.0-1.9
Hemangiosarcoma*				8	0.7	0.0-3.8
Histiocytic sarcoma*				5	0.4	0.0-3.6
Leiomyosarcoma*				10	0.8	0.0-4.0
Tumor, granular cell, malignant*				1	0.1	0.0-2.0
Vagina						
Leiomyoma				2	0.2	0.0-1.9
Hemangiosarcoma*				2	0.2	0.0-1.9
Leiomyosarcoma*				1	0.1	0.0-1.8
■ **ENDOCRINE SYSTEM** ■						
Pituitary gland						
Adenoma, pars distalis	0	—	—	25	2.1	0.0-8.9
Adenoma, pars intermedia	1	0.1	0.0-2.0	1	0.1	0.0-2.0
Carcinoma, pars distalis*	0	—	—	1	0.1	0.0-1.9
Thyroid gland						
Adenoma, C-cell	1	0.1	0.0-1.9	0	—	—
Adenoma, follicular cell	8	0.7	0.0-2.0	1	0.1	0.0-2.0
Adrenal gland						
Adenoma, cortical	2	0.2	0.0-2.0	4	0.3	0.0-4.0
Adenoma, subcapsular cell	4	0.3	0.0-3.8	2	0.2	0.0-2.0
Pheochromocytoma, benign	1	0.1	0.0-2.0	3	0.3	0.0-2.0

#=Number of animals (the maximum number in examined organs), *=Malignant tumor

ICR(CD-1) Mice	Experimental weeks	−78			−78		
	Sex	Male			Female		
Organ	Histological findings	No. of Lesions n=1189 #	Rate (%)	Range (%)	No. of Lesions n=1191 #	Rate (%)	Range (%)
Pancreatic islet							
	Adenoma, islet cell	2	0.2	0.0-2.0	2	0.2	0.0-2.0
■ **NERVOUS SYSTEM** ■							
Brain							
	Meningioma, benign	0	—	—	1	0.1	0.0-1.8
	Meningioma, malignant*	0	—	—	2	0.2	0.0-1.9
	Glioma, mixed, malignant, high grade*	1	0.1	0.0-2.0	0	—	—
	Osteosarcoma*	0	—	—	1	0.1	0.0-2.0
Spinal cord							
	Glioma, mixed, malignant, high grade*	1	0.1	0.0-2.0	0	—	—
■ **SPECIAL SENSE SYSTEM** ■							
Eye							
	Adenoma, ciliary body	1	0.1	0.0-1.8	0	—	—
Harderian gland							
	Adenoma	83	7.0	1.9-13.5	52	4.4	0.0-9.6
	Adenocarcinoma*	3	0.3	0.0-2.0	1	0.1	0.0-1.9
■ **INTEGUMENTARY SYSTEM** ■							
Skin/Subcutaneous tissue							
	Adenoma, sebaceous cell	0	—	—	2	0.2	0.0-1.9
	Fibroma	5	0.4	0.0-3.8	1	0.1	0.0-1.9
	Hemangioma	2	0.2	0.0-2.0	0	—	—
	Keratoacanthoma	1	0.1	0.0-2.0	0	—	—
	Lipoma	4	0.3	0.0-2.0	4	0.3	0.0-3.8
	Papilloma, squamous cell	5	0.4	0.0-2.0	5	0.4	0.0-3.8
	Schwannoma, benign	3	0.3	0.0-2.0	2	0.2	0.0-3.8
	Tumor, hair follicle, benign —trichoepithelioma type	0	—	—	1	0.1	0.0-1.9
	Carcinoma, squamous cell*	0	—	—	1	0.1	0.0-1.9
	Fibrosarcoma*	4	0.3	0.0-2.0	7	0.6	0.0-3.8
	Fibrosarcoma, pleomorphic* (Malignant fibrous histiocytoma)	1	0.1	0.0-2.0	2	0.2	0.0-2.0
	Hemangiosarcoma*	5	0.4	0.0-2.0	3	0.3	0.0-2.0
	Histiocytic sarcoma*	3	0.3	0.0-2.0	1	0.1	0.0-1.9
	Liposarcoma*	0	—	—	2	0.2	0.0-2.0
	Osteosarcoma*	2	0.2	0.0-2.0	0	—	—
	Rhabdomyosarcoma*	1	0.1	0.0-1.9	0	—	—
	Schwannoma, malignant*	6	0.5	0.0-2.0	3	0.3	0.0-1.9
	Tumor, basal cell, malignant* —basosquamous type	0	—	—	1	0.1	0.0-1.9
Auricle							
	Fibroma	1	0.1	0.0-1.9	0	—	—
	Hemangioma	1	0.1	0.0-2.0	0	—	—
	Papilloma, squamous cell	1	0.1	0.0-2.0	0	—	—

\#=Number of animals (the maximum number in examined organs). *=Malignant tumor

ICR(CD-1)Mice	Experimental weeks	−78			−78		
	Sex	Male			Female		
Organ	Histological findings	No. of Lesions n=1189 #	Rate (%)	Range (%)	No. of Lesions n=1191 #	Rate (%)	Range (%)
■ MUSCULOSKELETAL SYSTEM ■							
Bone							
	Osteoma	3	0.3	0.0-2.0	3	0.3	0.0-3.8
	Osteosarcoma*	1	0.1	0.0-2.0	6	0.5	0.0-2.0
Joint							
	Hemangioma	0	—	—	1	0.1	0.0-1.9
■ OTHERS ■							
Cranial cavity							
	Meningioma, benign	1	0.1	0.0-1.9	1	0.1	0.0-1.9
	Schwannoma, malignant*	1	0.1	0.0-2.0	0	—	—
Thoracic cavity							
	Hemangiopericytoma, malignant*	1	0.1	0.0-1.9	0	—	—
	Histiocytic, sarcoma*	1	0.1	0.0-1.9	0	—	—
	Mesothelioma, malignant*	1	0.1	0.0-2.0	0	—	—
Systemic tumor							
	Fibroma (benign fibrous histiocytoma)	0	—	—	1	0.1	0.0-1.9
	Histiocytic sarcoma*	3	0.3	0.0-1.9	9	0.8	0.0-6.0
	Leukemia, granulocytic*	5	0.4	0.0-4.0	3	0.3	0.0-2.0
	Lymphoma, malignant*	79	6.6	0.0-19.2	183	15.4	7.8-26.9

\#＝Number of animals（the maximum number in examined organs）, ＊＝Malignant tumor

岩田　聖
㈳ルナパス毒性病理研究所

前川昭彦
元（公財）佐々木研究所

土谷　稔
㈱LSIメディエンス

原田孝則
（一財）残留農薬研究所

4 各論II ビーグル犬の背景病変

　実験用ビーグル犬 beagle dog は、医薬品、農薬、化学物質、食品添加物などの安全性評価試験に汎用されている。一般的に、イヌを用いる安全性試験では一群の動物数は少なく、評価に際して背景病変に関する情報が必要となる場合がある。しかし、背景病変に関する報告[1～7]は限られており、また使用される所見や診断用語は必ずしも統一されていない。本章では、実験用ビーグル犬に自然発生する頻発病変や、低頻度ながらビーグル犬に特徴的である病変を中心にして代表的な組織像とともに概説する。

1. リンパ・造血器系組織（表1）

1-1. 胸腺

　イヌの胸腺は、性成熟前または生後4～5ヵ月、乳切歯が脱落する直前頃に発達のピークに達し、歯の交換が始まる頃より退縮を始めるが[8]、個体差が大きく、同一月齢の動物間でも退縮の程度にはかなりの幅がある。また、成長と加齢に伴って起こる生理的な退縮 physiologic involution と、その他の種々の要因が加わって起こる病的退縮 accidental involution があるが、退縮作用が緩徐な場合や動物の月齢が比較的高い場合には、組織学的な識別は困難である。重量低下と肉眼的な小型化を特徴とする退縮は、組織学的には主として皮質のリンパ球の減少、皮髄境界不明瞭、脂肪組織による実質の置換などから構成される（写真1）。これに対して、薬物投与の直接的影響や二次的なストレスによる病的退縮では皮質リンパ球のアポトーシス apoptosis や減数、皮質の減幅が主体となるので、萎縮 atrophy として扱われることが多い。

　リンパ濾胞形成は、時折みられる変化であり、組織学的には髄質におけるリンパ球の集簇としてみられ、時折、胚中心を形成するが、その意義については不明である。

　嚢胞や管状構造物 ductal structure は、髄質のハッサル小体を形成する上皮成分（胸腺上皮細胞）からつくられ、扁平上皮のほかに、しばしば線毛上皮を混じ、内部にエオジンに淡染する液体や角質を容れる。退縮した胸腺では比較的高頻度に発生する。

表1　リンパ・造血器系組織における主な偶発性病変

組織	所見	英名
胸腺	退縮、萎縮	involution, atrophy
	リンパ濾胞形成	lymph follicle formation
	嚢胞	cyst
	異所性甲状腺	ectopic thyroid
リンパ節	血液吸収	blood resorption
	色素沈着	pigmentation
	炎症性細胞浸潤	inflammatory cell infiltration
	濾胞過形成	follicular hyperplasia
脾臓	被膜の炎症性変化	inflammatory change in capsule
	ガムナ・ガンディ結節	Gamna-Gandy body
	ヘモジデリン沈着の増加	enhanced hemosiderosis
	髄外造血の亢進	enhanced extramedullary hematopoiesis
	濾胞過形成	follicular hyperplasia
	結節状過形成	nodular hyperplasia
骨髄	細胞成分の増加	hypercellularity
	細胞成分の減少	hypocellularity

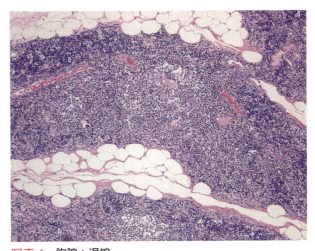

写真1　胸腺：退縮
HE染色。

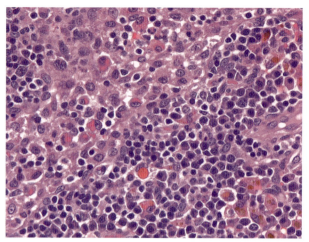

写真2　腋窩リンパ節：赤血球貪食とヘモジデリン沈着
HE染色。

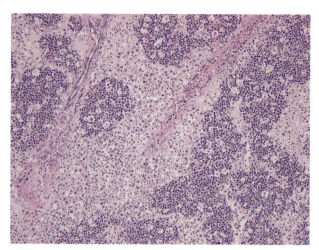

写真4　内腸骨リンパ節：炎症性細胞浸潤
HE染色。

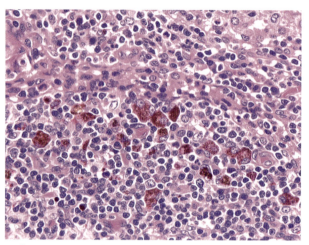

写真3　下顎リンパ節：刺青色素の沈着
HE染色。

胸腺組織は、本来鰓嚢から発生する組織であり、同じく鰓嚢に由来する甲状腺組織が異所性甲状腺としてまれにみられる。

1-2．リンパ節

血液吸収は、リンパ管を通じて赤血球がリンパ洞内に流入したものであり、比較的高頻度に発生する。赤血球の流入から時間が経過すると、マクロファージによる赤血球貪食 erythrophagia やそれに続くヘモジデリン沈着 hemosiderosis を伴ってみられる（写真2）。本変化は、灌流領域での出血に起因するものであり、まれに発生するリンパ節内での出血とは区別する必要がある。なお、屠殺時の出血により、短時間でリンパ節に血液流入が起こることがあり注意が必要である。

色素沈着は、主に髄索およびリンパ洞内のマクロファージに時折みられるものであり、ヘモジデリンや消耗性色素が主体である。また、刺青を施された動物では刺青色素 tatoo pigment が沈着してみられることがある

（写真3）。

炎症性細胞浸潤は、下顎リンパ節などの表在リンパ節で高頻度にみられる。組織学的には、ほとんどの場合、洞内を中心とする好酸球や好中球、あるいはその両方の軽度な浸潤としてみられるが、極めてまれに発生する重度な皮膚ダニ症などでは、拡張した洞内に著しい数の好中球や組織球が浸潤し（写真4）、異物巨細胞に取り囲まれてダニの断片が観察されることがある。

リンパ濾胞過形成は、びまん性あるいは孤在性にみられる。前者は炎症などに対する反応性変化として胚中心の活性化を伴い比較的高頻度にみられる。後者の発生はまれであり、また通常の反応性過形成とは異なり腫瘍性変化の可能性があるが、他のリンパ装置に明らかな腫瘍性変化を欠くことが多い。

1-3．脾臓

被膜の炎症性変化は、限局性の変化として時折発生するが、肉眼的には白色あるいは暗赤色調を呈することが多く、組織学的には炎症性細胞の浸潤に始まり、慢性化に伴い線維芽細胞や線維成分が増加し、被膜の線維性肥厚 fibrous thickening of capsule や被膜の線維化 capsular fibrosis と呼ばれる状態にいたる。その過程で出血や中皮過形成 mesothelial hyperplasia を伴うこともある。

ガムナ・ガンディ結節 Gamna-Gandy body は、鉄線維性結節 siderofibrotic nodule とも呼ばれ、脾門部や脾柱内における出血の陳旧化巣として時折みられる。組織学的には、出血に続発した鉄色素が、黄色～黄褐色を呈して結合組織に沈着し、さらに石灰沈着が加わって黒褐色を呈してみられることもある（写真5）。

色素沈着の増加や髄外造血の亢進は、正常ではごく少量存在するヘモジデリンや造血細胞が全身性の炎症や出血などにより増加するものであり、概して軽度な程度として時折みられる。

濾胞過形成には、びまん性あるいは孤在性があり、前

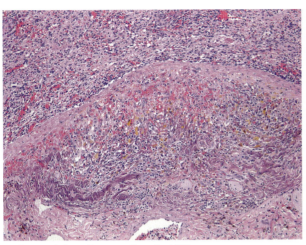

写真5 脾臓：ガムナ・ガンディ結節
HE染色。

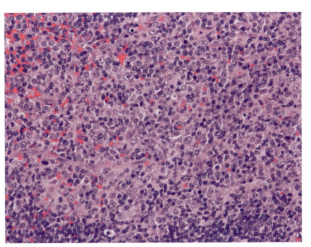

写真7 脾臓：結節状過形成
写真6の拡大像。

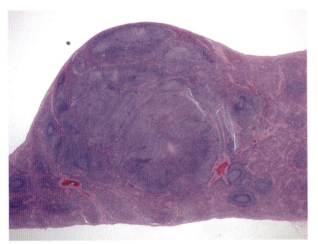

写真6 脾臓：結節状過形成
HE染色。

表2 循環器系組織における主な偶発性病変

組織	所見	英名
心臓	弁の血液囊胞	blood cyst in valve
	心筋線維化	myocardial fibrosis
	炎症性細胞浸潤	inflammatory cell infiltration
	出血	hemorrhage
動脈	大動脈の鉱質沈着	mineralization of aorta
	動脈炎	arteritis

者は比較的高頻度にみられるが、後者はまれである。また、リンパ球や間質細胞などが同時に増加する結節状過形成もまれに発生する（**写真6、7**）。

1-4．骨髄

骨髄細胞成分の増加が全身性の炎症や出血に対する反応として時折みられる。また、骨髄細胞成分の減少が重度な疾病などによる全身状態の悪化に伴い、まれにみられる。

2．循環器系組織（表2）

2-1．心臓

弁の血液囊胞は、右房室弁を好発部位として時折発生する（**写真8**）。肉眼的には暗赤色を呈する血腫様の小結節としてみられる。この変化は、弁基部の血管が弁に進

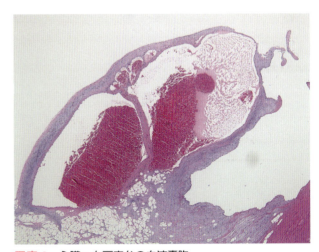

写真8 心臓：右房室弁の血液囊胞
HE染色。

入することにより形成されると考えられており[9]、弁の毛細血管拡張[10]や血腫[11]とも呼ばれている。

心筋線維化は、主に左心室乳頭筋における限局性変化としてまれに発生し、しばしば鉱質沈着を伴う（**写真9**）。同様の変化は循環器系の薬剤などにより惹起されることがあり、薬物性との鑑別が必要となる場合がある。

炎症性細胞浸潤は、多くの場合、リンパ球を主体とするものであり、心内膜下、心外膜下および心筋内に限局性の軽度な変化として時折みられる。

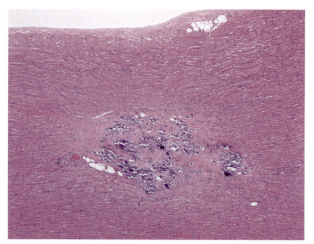

写真9　心臓：左心室乳頭筋における鉱質沈着を伴う線維化
HE染色。

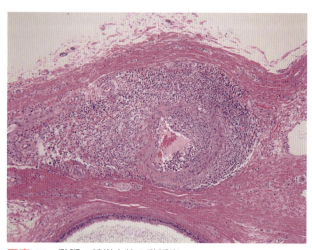

写真11　動脈：精巣上体の動脈炎
HE染色。

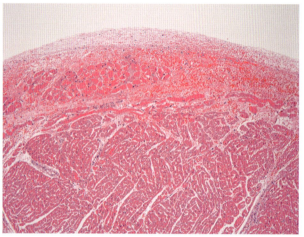

写真10　心臓：心内膜出血
HE染色。

表3	呼吸器系組織における主な偶発性病変	
組織	所見	英名
肺	炎症性変化	inflammatory change
	・限局性の炎症性変化	focal inflammatory change
	・気管支の炎症性変化	inflammatory change in bronchus
	・胸膜の炎症性変化	inflammatory change in pleura
	・II型肺胞上皮細胞の増生と間質の線維化を伴う炎症性変化	inflammatory change with interstitial fibrosis and proliferation of type II pneumocyte
	・出血を伴う炎症性変化	inflammatory change with hemorrhage
	肺葉低形成	lobar hypoplasia
喉頭	炎症性細胞浸潤	inflammatory cell infiltration
	びらん、潰瘍	erosion, ulcer
気管	炎症性細胞浸潤	inflammatory cell infiltration

出血は、心内膜下にまれにみられるが、主に一般状態の悪化した動物や死亡動物にみられる（**写真10**）。

2-2. 動脈

大動脈の鉱質（石灰）沈着は、大動脈の起始部やボタロ管の存在した部位である動脈管索に、時折みられる。大動脈起始部における変化は加齢に伴い増強することから[12]、その発生に大動脈起始部における物理的ストレスの関与が示唆されている[12,13]。

動脈炎は、主にbeagle pain syndromeと呼ばれる疾患で発生することが知られており、動脈壁の類線維素性壊死 fibrinoid necrosis、出血および炎症性細胞浸潤、内膜における線維増生、さらに外膜やその周囲組織の炎症性細胞浸潤などのさまざまな組み合わせとして、心臓の冠状動脈、腎臓、精巣上体、脊髄などの種々の組織の小〜中径の筋性動脈に好発する（**写真11**）[14〜20]。また、単一の臓器に限局する場合もあるが、しばしば複数の器官・組織に発生し、まれに全身性の激しい症状を伴い、動物の一般状態を著しく低下させる。本症の発生には免疫学的異常やウイルス感染の関与が推察されているが、詳細は明らかではない。アミロイド沈着症とともに発生することはよく知られている[20]。症状発現を伴う罹患動物では、開口、排便、立ち上がり時に痛みを示唆する仰け反りや低頭行動とともに、発熱や食欲不振などが現れるが、安全性試験に用いる動物では大多数が無症状で、軽度の慢性化した病変が一部の動脈に限局する。循環あるいは循環器系組織に影響を及ぼす化合物の投与により、類似の病変が惹起される場合や潜在病変が顕性化する場合があり、注意を要する。

3. 呼吸器系組織（表3）

3-1. 肺

肺の炎症性変化としては、小血管周囲における単核球を主体とする炎症性細胞の浸潤や肺胞に限局性する微小

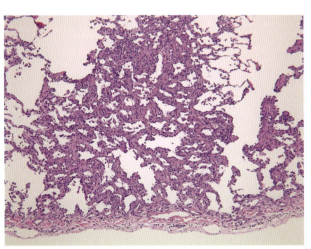

写真 12　肺：Ⅱ型肺胞上皮細胞の増生と間質の線維化を伴う炎症性変化
HE 染色。

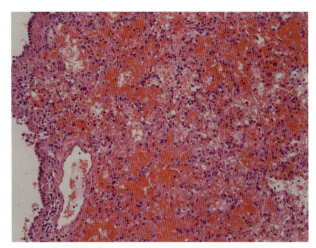

写真 14　肺：出血を伴う炎症性変化
HE 染色。

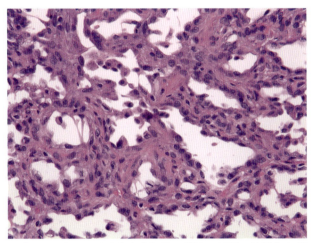

写真 13　肺：Ⅱ型肺胞上皮細胞の増生と間質の線維化を伴う炎症性変化
写真 12 の拡大像。

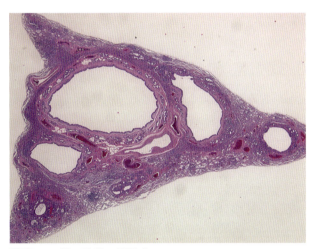

写真 15　肺：肺葉の低形成
HE 染色。

病巣が高頻度に発生し、さらに気管支や胸膜における炎症性変化も時折みられる。また、Ⅱ型肺胞上皮細胞の肥大・増生と間質の線維化を特徴とする限局性の炎症性変化は、肉眼的に白色～淡黄色の巣状あるいは帯状病巣として肺葉辺縁を好発部位として時折発生する（**写真 12、13**）。そのほかに、強い水腫、出血、好中球浸潤を特徴とする、比較的広範に及ぶ炎症がまれに発生し、重度例では喀血死することもある（**写真 14**）。

肺葉の低形成は、先天性異常として時折みられる。肉眼的には 1 つの肺葉が極度に矮小化してみられるものであり、組織学的には正常に存在する気管支の軟骨や平滑筋の低形成、拡張した気管支と虚脱気味の肺胞を特徴とする（**写真 15**）。

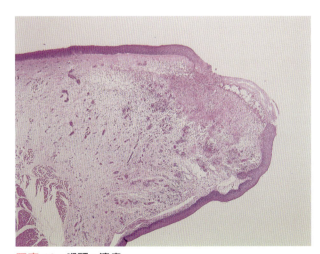

写真 16　喉頭：潰瘍
HE 染色。

3-2. 喉頭

炎症性細胞浸潤は、粘膜上皮層や粘膜下組織におけるリンパ球や好中球などの炎症性細胞の浸潤として比較的高頻度にみられるが、多くは軽度にとどまる。

びらん・潰瘍は、声帯襞を好発部位として時折発生する（**写真 16**）。

表4 消化器系組織における主な偶発性病変

組織	所見	英名
肝臓	微小肉芽腫	microgranuloma
	色素沈着	pigmentation
	中心静脈周囲単核球浸潤	mononuclear cell infiltration around central vein
	肝細胞の好酸性滴状物	eosinophilic globules in hepatocyte
胆嚢	炎症性細胞浸潤	inflammatory cell infiltration
膵臓（外分泌）	炎症性細胞浸潤	inflammatory cell infiltration
唾液腺	炎症性細胞浸潤	inflammatory cell infiltration
	腺房細胞の限局性萎縮	focal atrophy of acinar cell
	腺房細胞の萎縮	atrophy of acinar cell
	粘液細胞低形成	mucus cell hypolasia
	唾石	sialolith
	ガマ腫（粘液嚢胞）	ranula（mucocele）

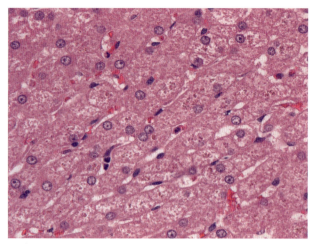

写真17 肝臓：肝細胞の色素沈着
HE染色。

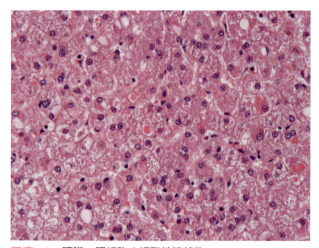

写真18 肝臓：肝細胞の好酸性滴状物
HE染色。

3-3. 気管

　炎症性細胞浸潤は、粘膜上皮層や粘膜下組織におけるリンパ球や好中球などの炎症性細胞の浸潤として時折みられるが、多くは軽度にとどまる。

4. 消化器系組織（肝臓・胆嚢・膵臓・唾液腺）（表4）

4-1. 肝臓

　微小肉芽腫は、類洞内におけるリンパ球や組織球などの小集簇として比較的高頻度に発生するが、多くはごく弱い程度にとどまる。

　色素沈着は、クッパー細胞および肝細胞における褐色色素の沈着として時折みられる。色素の多くはヘモジデリン hemosiderin あるいはリポフスチン lipofuscin である。なお、肝細胞のリポフスチンは1歳をこえる頃より顕著に増加してみられることがある（**写真17**）。

　中心静脈周囲単核球浸潤は、中心静脈を取り囲む単核球の浸潤として時折みられるが、同部位では後骨髄球や赤芽球などより構成される髄外造血も時折みられ、両者の区別が容易でないことがある。

　肝細胞の好酸性滴状物は、好酸性の均質な核より小さな円形小体として、肝細胞の細胞質内に出現し[21]、小葉中心帯に好発する傾向がある（**写真18**）。超微形態学的には、綿状あるいは短い細線維状物質が集積してみられ、細胞質内に流入した血漿成分に由来するものと考えられている[22]。このような変化は、自然発生としてはまれであるが、薬物投与により類洞圧が亢進する場合にも惹起されることが知られている。また、巨大ミトコンドリアや膜構造の集積の場合も、光学顕微鏡レベルでは類似の形態像を呈するが、超微形態学的に鑑別できる。

4-2. 胆嚢

　炎症性細胞浸潤は、主にリンパ球によるものであり、比較的高頻度にみられ、しばしばリンパ濾胞を形成する。

4-3. 膵臓（外分泌）

　炎症性細胞浸潤は、主にリンパ球によるものであり、限局性変化として時折みられる。

4-4. 唾液腺（顎下腺、舌下腺、耳下腺）

　炎症性細胞浸潤は、主にリンパ球の浸潤として比較的高頻度に発生し、しばしばリンパ濾胞を形成する。

　唾石は、導管腔に好酸性あるいは好塩基性の塊状物として時折みられる（**写真19**）。唾石の多くは微小であるが、好中球などの炎症性細胞浸潤とともに、周囲組織の線維化を伴う場合もある。

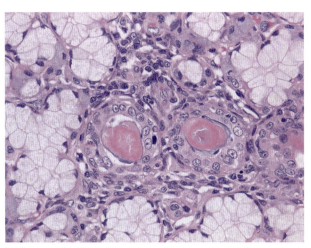

写真 19　顎下腺：唾石
HE 染色。

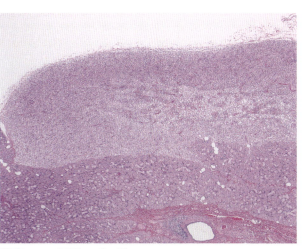

写真 21　舌下腺：ガマ腫
HE 染色。

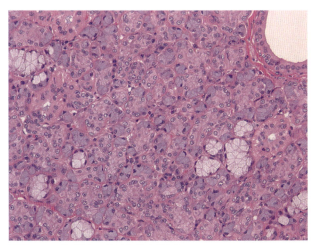

写真 20　顎下腺：粘液細胞低形成
HE 染色。

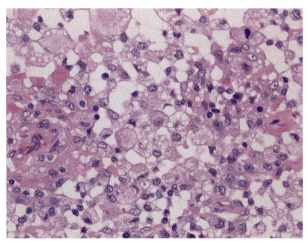

写真 22　舌下腺：ガマ腫
写真 21 の拡大像。

　限局性萎縮は、耳下腺において比較的高頻度に発生するが、顎下腺や舌下腺においても時折みられる。組織学的には、限局的ながら腺房細胞の小型化、減数ないし消失からなり、しばしば炎症性細胞浸潤や線維化を伴う。

　腺房細胞萎縮は、びまん性の腺房細胞内分泌物の減少からなり、一般状態の悪化した動物などでまれにみられる。

　粘液細胞低形成は、顎下腺の変化として特定の生産所の動物に時折発生する。顎下腺はサイズ的に明らかな異常は示さないが、組織学的には正常な漿液細胞と細胞内分泌物がほとんどみられない粘液細胞が組織の大半を占める一方、おおむね正常な形態を示す粘液細胞は散発的にみられるに過ぎない（**写真 20**）。

　ガマ腫は、唾液腺の導管閉塞に起因する貯留嚢胞であり、舌下腺あるいは顎下腺にまれに発生する。嚢胞壁の破綻などにより嚢胞内液が漏出した場合は、周囲組織の融解性変化とマクロファージを主体とする炎症性細胞の浸潤が顕著にみられる（**写真 21、22**）。

5．消化器系組織（消化管）（表5）

5-1．舌

　炎症性細胞浸潤は、粘膜下を主体として単核球などの炎症性細胞が浸潤してみられるものであり、弱い程度ながら比較的高頻度にみられる。

　異物性肉芽腫は、比較的高頻度に発生するが、肉芽組織の中心部にしばしば毛断片が認められることから、採血や静脈内投与部位の皮膚を舐めることが原因と考えられる。

5-2．食道

　炎症性細胞浸潤は、粘膜下組織、食道腺やその導管周囲を主とする限局性の軽度な変化として時折みられる。

5-3．胃

　リンパ球浸潤は、胃体部から幽門部の粘膜固有層にお

表5 消化管組織における主な偶発性病変

組織	所見	英名
舌	炎症性細胞浸潤 異物肉芽腫	inflammatory cell infiltration foreign body granuloma
食道	炎症性細胞浸潤	inflammatory cell infiltration
胃	リンパ球浸潤 粘膜固有層の鉱質沈着 びらん 筋層平滑筋線維の限局性萎縮性変化	lymphocytic infiltration mineralization in lamina propria mucosae erosion focal atrophic change of smooth muscle fibers in muscular layer
小腸	炎症性細胞浸潤 陰窩の嚢胞状拡張 異所性膵組織 異所性胃粘膜組織	inflammatory cell infiltration cystic dilatation of crypt ectopic pancreatic tissue ectopic gastric mucosal tissue
大腸	炎症性細胞浸潤 陰窩の嚢胞状拡張 筋層平滑筋線維の限局性萎縮性変化	inflammatory cell infiltration cystic dilatation of crypt focal atrophic change of smooth muscle fibers in muscular layer

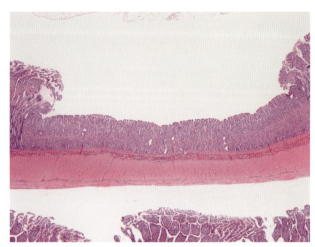

写真24 空腸：異所性胃粘膜組織
HE染色。

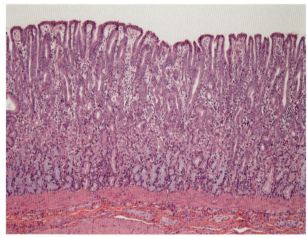

写真25 空腸：異所性胃粘膜組織
写真24の拡大像。

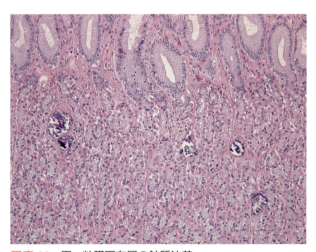

写真23 胃：粘膜固有層の鉱質沈着
HE染色。

けるリンパ球の限局性あるいはびまん性浸潤として高頻度にみられ、しばしばリンパ濾胞を形成する。このような病巣部、特に幽門部では *Spirilla* が確認されており、その因果関係が示唆されている[23]。胃 *Spirilla*、特に *Helicobacter pylori* は胃炎、潰瘍、胃癌との関係が示唆されているが、ビーグル犬では胃炎との関係以外は明らかでない。正常犬では胃 *Spirilla* は病原性を示さないと報告されている[24,25]。一方、胃病変との関連性ありとする報告もある[26,27]。

粘膜固有層の鉱質沈着は、胃体部の粘膜固有層に微小な円形～同心円状の層状を呈する好塩基性物として、時折発生する。病巣は、単発あるいは多発してみられ、時折、異物巨細胞を伴うこともあるが、細胞反応を欠く場合が多い（写真23）[28]。

びらんは、幽門部における単発あるいは多発性の微小病変として時折発生する。

筋層平滑筋線維の限局性萎縮性変化は、時折単核球を主とする炎症性細胞の浸潤を伴う限局性病変としてまれに発生する。

5-4．小腸

炎症性細胞浸潤は、主に粘膜固有層や粘膜下組織における好中球浸潤としてまれに発生する。

陰窩の嚢胞状拡張は、十二指腸で比較的高頻度に発生するが、他の部位での発生は少ない。組織学的には、部分的に拡張した陰窩の孤在性出現を特徴とするものであり、しばしば内腔に脱落した上皮細胞や炎症性細胞が含まれる。

異所性膵組織は、十二指腸の粘膜下組織や固有筋層内における膵組織の島状出現として、時折みられる。

異所性胃粘膜組織は、発生異常としてまれにみられる。肉眼的には、表面が比較的平滑な陥凹巣を呈し、組織学的には正常な胃底腺とほぼ同一の腺組織が小腸粘膜と連続してみられる（写真24、25）[29]。ヒトでは、同部に潰瘍が形成されることから問題となる。

表6　内分泌系組織における主な偶発性病変

組織	所見	英名
下垂体	嚢胞 髄外造血	cyst extramedullary hematopoiesis
甲状腺	リンパ球性甲状腺炎 嚢胞 C細胞複合体	lymphocytic thyroiditis cyst C-cell complex
上皮小体	嚢胞	cyst
副腎	皮質細胞空胞化 炎症性細胞浸潤	vacuolation of cortical cell inflammatory cell infiltration
膵島	島芽細胞症	nesidioblastosis

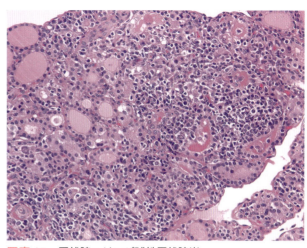

写真27　甲状腺：リンパ球性甲状腺炎
HE染色。

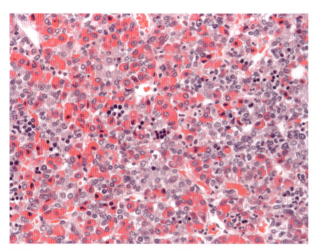

写真26　下垂体：赤芽球系の髄外造血
HE染色。

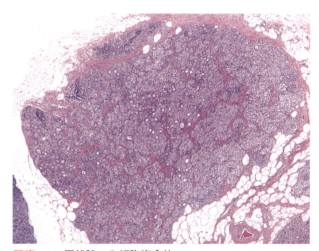

写真28　甲状腺：C細胞複合体
HE染色。

5-5．大腸

　炎症性細胞浸潤や陰窩の嚢胞状拡張が時折みられる。また、筋層平滑筋線維の限局性萎縮性変化もまれにみられる。

6．内分泌系組織（表6）

6-1．下垂体

　嚢胞は、主として前葉や隆起部に高頻度に発生する。このような変化は、胎生期の頭蓋咽頭管 craniopharyngeal duct あるいは口陥 stomodeum に由来し、扁平、立方、円柱上皮に混じり、線毛や粘液細胞などが内張りする[30,31]）。
　髄外造血は、赤芽球系の造血細胞集簇としてまれにみられる（**写真26**）。

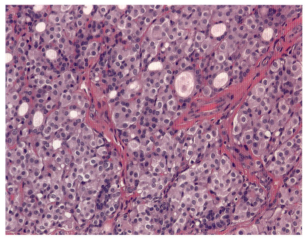

写真29　甲状腺：C細胞複合体
写真28の拡大像。

6-2．甲状腺

　リンパ球性甲状腺炎は、両側性に発生することが多く、肉眼的には甲状腺組織の肥大や白色化を特徴とし、組織学的には間質におけるリンパ球や形質細胞の限局性あるいはびまん性浸潤を特徴とする（**写真27**）。発生率

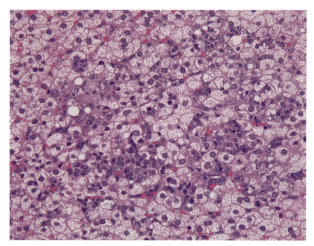

写真30　副腎：炎症性細胞浸潤
HE染色。

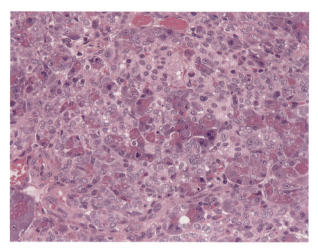

写真31　膵臓：島芽細胞症
HE染色。

は全体的には高いものではないが、動物ロットによっては高率に発生する。

C細胞複合体は、C細胞の塊状集簇として、若干の他の上皮成分とともにみられ、高頻度に発生する（**写真28、29**）。また、病巣内の未熟な濾胞細胞や大型のC細胞集団はビメンチンに陽性を示す[32]。また毒性試験ではC細胞過形成として記される場合もある。

嚢胞は、鰓後体遺残 ultimobranchial remnant 由来と濾胞由来として時折発生する。

6-3. 上皮小体

嚢胞は、鰓後体遺残に由来し、比較的高頻度に発生する。多くは孤在性であるが、時折多発あるいは多房性嚢胞 multilocular cyst としてみられる。

6-4. 副腎

皮質細胞の空胞化は、散在性あるいは限局性の粗大空胞化として時折みられる。この変化は、束状帯から網状帯に主座する場合や球状帯に限局する場合があるが、その意義は不明である。

炎症性細胞浸潤は、皮質における主に単核球の浸潤として時折みられる（**写真30**）。

6-5. 膵島

島芽細胞症は、びまん性あるいは限局性に時折発生する。組織学的には導管-膵島複合体 ductulo-insular complex の形成と膵島細胞の増生を特徴とする（**写真31**）[33,34]。また、介在する外分泌細胞は萎縮性となり、びまん性の場合は肉眼的には膵組織が小型化し退色してみられる。免疫組織化学的にはβ細胞の増生が目立つが、本来の膵島の構成細胞種の比率とは変わらないと報告されている[34]。

表7　泌尿器系組織における主な偶発性病変

組織	所見	英名
腎臓	腎乳頭の鉱質沈着	mineralization in renal papilla
	炎症性細胞浸潤	inflammatory cell infiltration
	再生尿細管	regenerative tubule
	尿細管上皮細胞の空胞化	vacuolation of tubular epithelial cell
	尿細管拡張	dilatation of tubule
	硝子円柱	hyaline cast
	糸球体脂質症	glomerular lipidosis
	腎異形成症	renal dysplasia
膀胱	炎症性細胞浸潤	inflammatory cell infiltration
	鉱質沈着	mineralization

7. 泌尿器系組織（表7）

7-1. 腎臓

腎乳頭部の鉱質沈着は[35]、主として腎乳頭部に、好塩基性の顆粒状物あるいは小塊として散発的にみられ、軽度ではあるが極めて高い頻度で発生する。沈着物は、しばしば集合管の腔内に認められることから、多くは結石と考えられるが、毒性試験では鉱質沈着として評価されることが多い。

炎症性細胞浸潤は、リンパ球を主体とする場合が多く、皮質や髄質の間質および腎盂に時折発生する。また、腎盂ではしばしば腎盂粘膜上皮細胞の過形成を伴う。

再生尿細管は、好塩基性上皮細胞よりなる尿細管の孤在性あるいは限局性の出現として比較的高頻度に発生する。再生性上皮細胞は時折の核腫大を示し、また病巣部の間質ではしばしばリンパ球を主体とする炎症性細胞浸潤を伴う。

尿細管上皮細胞の空胞化は、近位直尿細管の上皮細胞における多数の脂肪空胞の出現を特徴として、雌では高頻度に、雄においても時折みられる。

尿細管拡張は、集合管やネフロンの全長あるいは部分

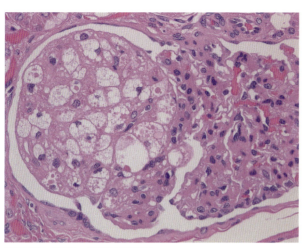

写真 32　腎臓：糸球体脂質症
HE 染色。

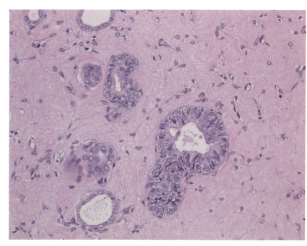

写真 34　腎臓：腎異形成症
写真 33 の拡大像。

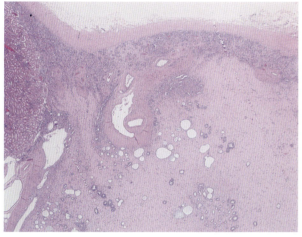

写真 33　腎臓：腎異形成症
HE 染色。

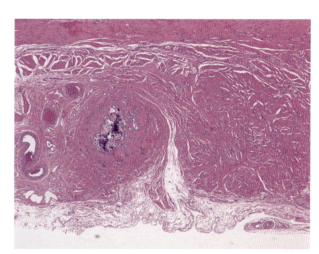

写真 35　膀胱：鉱質沈着
HE 染色。

的な拡張として時折みられる。変化は、この腎盂腎炎などに随伴して比較的多数の尿細管にみられることがあるが、多くの場合は単一あるいは少数の尿細管での変化にとどまる。

硝子円柱は、尿細管の管腔にエオジン好性の均質物質として時折認められる。変化の程度は弱く、通常は単一あるいは少数の尿細管内にとどまる。

糸球体脂質症は、糸球体における脂質沈着を伴う虚脱・硬化性変化として時折みられる。多くは少数個の糸球体に限局し、糸球体の一部を冒す分節性変化である（写真 32）[36]。

腎異形成症は、皮質から腎乳頭部におよぶ帯状あるいは楔状の硬化性病巣を形成し、組織学的には拡張したボウマン嚢に包まれた糸球体や小型の未熟糸球体、多層の円柱上皮細胞を特徴とする原始集合管、間質での未分化間葉系組織などを特徴としてまれに発生する。通常、さまざまな程度の単核球などの炎症性細胞浸潤を伴う。間質性腎炎、腎盂腎炎、腎梗塞などの慢性・瘢痕化巣との鑑別が必要となるが、未熟組織の有無がポイントとなる（写真 33、34）[37]。

7-2. 膀胱

炎症性細胞浸潤は、主にリンパ球から構成され時折みられる。

鉱質沈着は、遺残臍動脈 persistent umbilical artery や臍動脈索 lateral umbilical ligament に時折みられる（写真 35）。

8. 生殖器系組織

ビーグル犬が性成熟に達するのは 8 ヵ月齢以降とされており、安全性試験では 6〜7 ヵ月齢のビーグル犬、すなわち性成熟にいたっていない動物を使用することが多い。そのために評価に際しては性成熟過程にみられるさまざまな変化を理解する必要があると同時に、毒性標的が成熟組織・細胞である場合は、正確な影響を把握できない場合がある点に十分に留意する必要がある。

表8-1 雄性生殖器における主な偶発性病変

組織	所見	英名
精巣	生殖細胞の多核化、核腫大、剥離	multinucleated germ cell, nuclear enlargement of germ cell, desquamation of germ cell
	分節性精細管萎縮	segmental atrophy of seminiferous tubule
	精細管萎縮	atrophy of seminiferous tubule
精巣上体	上皮内の管腔様空隙形成	formation of duct-like lacuna in epithelium
	上皮内の鉱質沈着	mineralization in epithelium
	炎症性細胞浸潤	inflammatory cell infiltration
	管腔内の細胞崩壊物	cellular debris in duct
前立腺	炎症性細胞浸潤	inflammatory cell infiltration
	限局性萎縮	focal atrophy

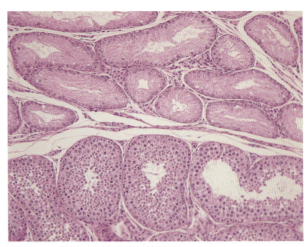

写真37 精巣：分節性精細管萎縮
写真36の拡大像。

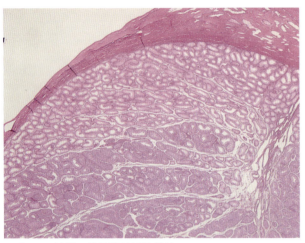

写真36 精巣：分節性精細管萎縮
HE染色。

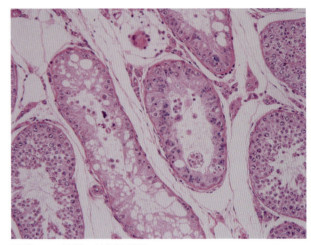

写真38 精巣：精細管萎縮
HE染色。

8-1. 雄性生殖器（表8-1）

8-1-1) 精巣

　生殖細胞の多核化、核腫大および剥離は、完全な成熟にいたっていない精細管の一部における散発的な変化として、比較的高頻度にみられる。多核の生殖細胞は、比較的顕著な変化として多数の精細管に出現することがまれにある。

　分節性精細管萎縮[38]は、分節性精細管低形成 segmental hypoplasia of seminiferous tubule とも呼ばれており、周囲の精細管に比べて明らかに成熟が遅延している精細管が巣状あるいは多中心性に出現し、多くは白膜側を底辺とする楔状の病巣として認められる（写真36、37）。このような変化は、1歳未満の若齢動物で比較的高頻度にみられるが、1歳をこえた動物においても時折みられる。

　精細管萎縮は、限局性あるいは散在性の変化として時折発生する。組織学的には、生殖細胞の壊死・脱落・多核化、精上皮の菲薄化や空胞形成、セルトリ細胞の空胞化、精子停留 sperm retention など、さまざまな像が混在してみられることが多い（写真38）。

8-1-2) 精巣上体

　上皮内の管腔様空隙形成は、上皮内における単発あるいは多発性の篩状構造 cribriform に似た空隙の形成として時折みられる（写真39）。

　上皮内の鉱質沈着は、上皮内における単発あるいは多発性の好塩基性の小塊として時折みられる。

　炎症性細胞浸潤は、間質におけるリンパ球の浸潤として時折発生し、多くは限局性の軽度な変化にとどまるが、まれに広範囲に及ぶ場合がある。

　管腔内の細胞崩壊物は、ほとんどの場合、壊死・脱落した精巣の精上皮細胞に由来するものであり、わずかなものを含めると比較的高頻度に認められる。

8-1-3) 前立腺

　炎症性細胞浸潤は、間質におけるリンパ球浸潤が主体であり、限局性の弱い変化として比較的高頻度にみられる。

　限局性萎縮は、細胞内分泌物の消失あるいは減少によ

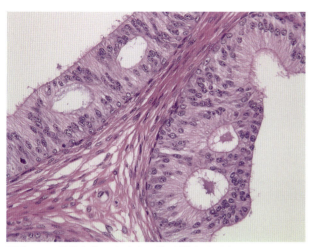

写真39　精巣上体：上皮内の管腔様空隙形成
HE染色。

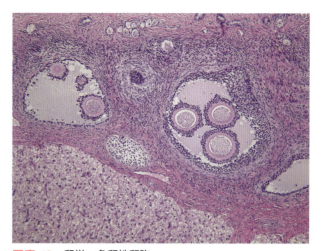

写真40　卵巣：多卵性卵胞
HE染色。

表 8-2	雌性生殖器における主な偶発性病変	
組織	所見	英名
卵巣	多卵性卵胞	multiovular follicle
	囊胞	cyst
	卵巣精巣	ovotestis
子宮	胎盤様組織形成	placenta-like tissue formation
	腺筋症	adenomyosis
膣	炎症性細胞浸潤	inflammatory cell infiltration

り、扁平化した上皮細胞よりなる限局性病変として時折発生する。炎症性細胞の浸潤や線維増生を伴うこともある。

なお、2歳頃より加齢性変化として、乳頭状増生を伴い高度に分岐しながらびまん性に増生した腺組織を特徴とする、良性腺性過形成 benign glandular hyperplasia が比較的高率に発生すると報告されているが[39,40]、前立腺は加齢に伴って増殖の程度が強まる組織であり、各月齢でどの程度から hyperplasia と判断するのか論議がある。

8-2. 雌性生殖器（表8-2）

8-2-1）卵巣

多卵性卵胞は、1つの卵胞内に複数の卵子が出現するものであり、若齢動物で比較的高頻度にみられる（写真40）。ヒトでは年齢に関係なく、全卵胞の数％程度にみられるが、その発生に性腺刺激ホルモン、妊娠、発情周期との関連性はないと報告されている[41]。

嚢胞は、黄体、卵胞および傍卵巣嚢胞として時折発生する。

卵巣精巣は、極めてまれな変化であり、個体としての表現型が雌の動物に発生する（写真41）。肉眼的に卵巣組織の特徴を示す組織に、卵巣と精巣の両成分が出現する[42,43]。本病変は半陰陽に伴う組織発生異常の一種であり、イヌ科の卵巣精巣では真性雌雄同体現象 hermaph-

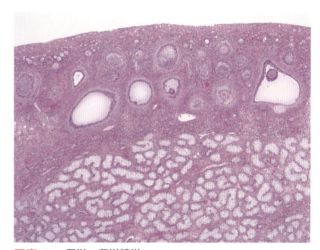

写真41　卵巣：卵巣精巣
HE染色。

roditism と XX 性倒錯 XX sex reversal に随伴する[43〜48]。

8-2-2）子宮

胎盤様組織形成は、比較的まれな変化であり、肉眼的には子宮角部における分節性全周性結節として単発あるいは少数個の発生としてみられる。組織学的には、妊娠時の母体胎盤に類似した子宮腺の増生と囊胞状拡張、上皮細胞の微細空胞状腫大と高円柱化を特徴とする（写真42）[49]。本変化は、卵巣ホルモンのプロゲステロン、子宮内膜への物理的刺激や子宮内膜炎などが発生に関与すると報告されている[50〜53]。

腺筋症は、筋層の深部に子宮腺組織がみられるものであり、時折発生する。

8-2-3）膣

炎症性細胞浸潤は、主にリンパ球の浸潤として時折みられる。

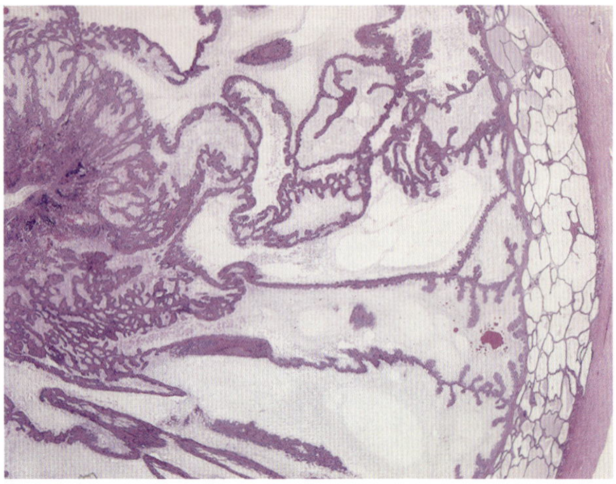

写真42　子宮：胎盤様組織形成
HE染色。

写真44　脳：脈絡叢の脂肪浸潤
HE染色。

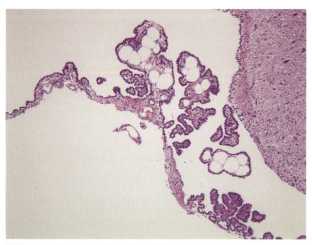

表9　神経系組織における主な偶発性病変

組織	所見	英名
脳・延髄・脊髄	血管周囲炎症性細胞浸潤	perivascular inflammatory cell infiltration or cuffing
	脈絡叢の炎症性細胞浸潤	inflammatory cell infiltration in choroid plexus
	脈絡叢の脂肪浸潤	fat infiltration in choroid plexus
	スフェロイド小体	spheroid body
	髄膜の炎症性細胞浸潤	inflammatory cell infiltration in meninges
	鉱質沈着	mineralization
坐骨神経	ルノー小体	Renaut body

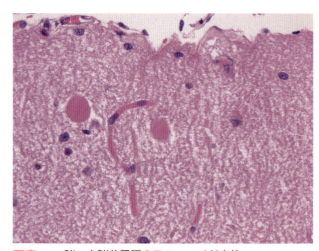

写真45　脳：小脳分子層のスフェロイド小体
HE染色。

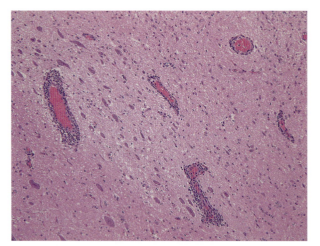

写真43　延髄：血管周囲炎症性細胞浸潤
HE染色。

9．神経系組織（表9）

9-1．脳・延髄・脊髄

　血管周囲炎症性細胞浸潤は、実質の小血管を取り囲むように単核球が浸潤する変化として時折みられる（**写真43**）。

　脈絡叢における炎症性細胞浸潤は、単核球を主体とする場合や種々な細胞が混在する場合などがあり、比較的しばしばみられる。また、赤芽球、後骨髄球や巨核球と思われる細胞を主体とすることもあり、この場合は髄外造血と考えられる。

　脈絡叢における脂肪浸潤は、脂肪化生 fat metaplasia と同義語であり、脈絡叢における成熟脂肪細胞の出現として時折みられる（**写真44**）。

　スフェロイド小体 spheroid body は、好酸性の球形体として、小脳深部の分子層に比較的高頻度に認められるが、通常は軽度な変化にとどまる（**写真45**）。

　髄膜の炎症性細胞浸潤は、髄膜における単核球を主体とする炎症性細胞の浸潤としてまれにみられる。

　鉱質沈着は、主に脊髄の硬膜や髄膜の血管における変化として時折みられる。

9-2．坐骨神経

　ルノー小体 Renaut body は[54]、神経周膜下の構造物として時折認められる。組織学的には、膠原線維を中心に、

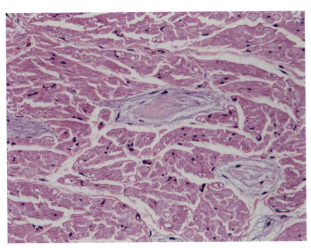

写真46　坐骨神経：ルノー小体
HE染色。

表10　感覚器系組織における主な偶発性病変

組織	所見	英名
眼球	網膜異形成	retinal dysplasia
涙腺	炎症性細胞浸潤	inflammatory cell infiltration

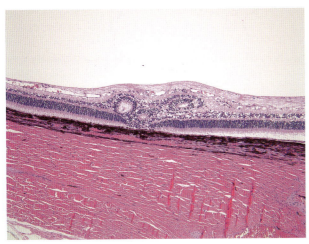

写真47　眼球：網膜異形成
HE染色。

粘液様成分を含む微細線維が渦巻状に取り囲む構造体を特徴とし、単発あるいは多発してみられる（写真46）。その病理学的意義は不明である。

10. 感覚器系組織（表10）

10-1. 眼球

　網膜異形成 retinal dysplasia は、網膜の杆状体錐状体の部分的消失、網膜の皺状隆起、外顆粒層の配列の乱れとロゼット様構造の形成などを特徴とする限局性病変で、原因としては、眼杯の2層の並列異常、網膜色素上

表11　皮膚における主な偶発性病変

組織	所見	英名
皮膚	毛嚢炎	folliculitis
	真皮の炎症性細胞浸潤	inflammatory cell infiltration in dermis
	異所性肛門周囲腺	ectopic perianal (hepatoid) gland

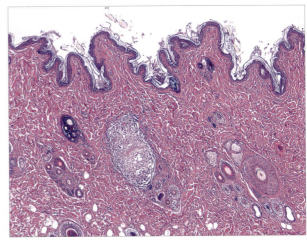

写真48　皮膚：毛根部の肉芽腫
HE染色。

皮の異常あるいは発生分化過程における網膜の壊死などが考えられている。限局性病変として時折発生する（写真47）。

10-2. 涙腺

　炎症性細胞浸潤は、主にリンパ球の浸潤として時折みられる。

11. 皮膚（表11）

11-1. 皮膚

　毛嚢炎は、毛嚢における炎症性変化として比較的高頻度に発生する。変化は、単発あるいは多発し、時折ダニ（毛包虫 Demodex）の断片を含む肉芽腫を形成する（写真48）。

　真皮の炎症性細胞浸潤は、主に単核球の浸潤によるものであり、限局性の軽度の病変として時折みられる。

　異所性肛門周囲腺は、本来変形皮脂腺であり、組織学的には好酸性／弱好塩基性の空胞状の豊富な胞体と単一の核小体核を持つ円形核を有する細胞の胞巣状増生としてまれにみられる（写真49）。正常な皮脂腺からの部分的な移行を伴うことも少なくない。このような組織は、雄動物の肛門周囲に正常にみられる以外に、包皮周囲や尾に好発し、さらにすべての領域の皮膚にも発生する。

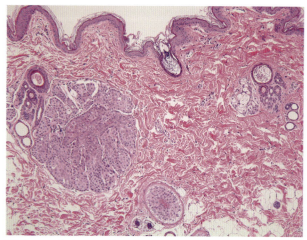

写真49　皮膚：異所性肛門周囲腺
HE染色。

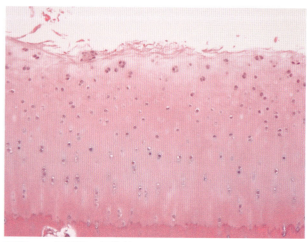

写真50　膝関節：関節軟骨のびらん
HE染色。

表12　筋肉・骨格器系組織における主な偶発性病変

組織	所見	英名
骨格筋	単核球浸潤	accumulation of mononuclear cell
関節	関節軟骨のびらん 滑膜の炎症性細胞浸潤	erosion in articular cartilage inflammatory cell infiltration in synovium

12. 筋肉・骨格器系組織（表12）

12-1. 骨格筋

炎症性細胞浸潤は、単核球の限局的な浸潤として時折みられる。

12-2. 関節

関節軟骨のびらんは、軟骨基質の粗鬆化、軟骨細胞の反応性増生、軟骨表層部分の剥離と剥離部基質の細線維状変化（毛羽立ち）を特徴とし、極めてまれに発生する。同様の変化はキノロン系抗菌剤などによって惹起されることが知られている（**写真50**）[55〜57]。

滑膜の炎症性細胞浸潤は、わずかな単核球の浸潤としてまれにみられ、滑膜表層細胞の過形成を伴うこともある。

引用文献

1) **Fottendorf GH, Hirth RS.** Lesions of spontaneous subclinical disease in beagle dogs. *Vet Pathol* 11：240-258, 1974.
2) **Maita K, Masuda H, Suzuki Y.** Spontaneous lesions detected in the beagles used in toxicity studies. *Exp Anim* 26：161-167, 1977.
3) **Oghiso Y, Fukuda S, Iida H.** Histopathological studies on distribution of spontaneous lesions and age changes in beagle. *Jpn J Vet Sci* 44：941-950, 1982.
4) **Fukuda S, Iida H, Suzuki Y.** Clinical disorders observed in a beagle bleeding colony. *Exp Anim* 34：42-47, 1985.
5) **Yasuba M, Okimoto K, Iida H.** Histopathology of spontaneous lesions in beagles used for toxicity studies. *Jpn J Vet Sci* 49：51-59, 1987.
6) **Morishima H, Nonoyama T, Sasaki S, et al.** Spontaneous lesions in beagle dogs used toxicity studies. *Exp Anim* 39：239-248, 1990.
7) **Kobayashi K, Hirouchi Y, Iwata H, et al.** Histological control data of spontaneous lesions in beagle dogs. *J Toxicol Pathol* 7：329-343, 1994.
8) **Bezuidenhout AJ.** The lymphatic system. In：*Miller's anatomy of the dog*, 3rd ed. Saunders, Philadelphia. pp753-755, 1993.
9) **Takeda T, Makita T, Nakamura N, et al.** Morphologic aspects and morphogenesis of blood cysts on canine cardiac valves. *Vet Pathol* 28：16-21, 1991.
10) 榎本 眞，赤崎兼義（編）.『毒性病理学：病変観察の基礎 カラーアトラス』ソフトサイエンス社，東京．p85．1987.
11) 奈良間 功．循環器系．『毒性病理学』〈毒性試験講座5〉．前川昭彦，林 裕造（編）．地人書館，東京．pp61-62．1991.
12) **Kato A, Misawa Y, Karasawa Y, et al.** Histopathological characteristics of calcified lesions of aortic orifice (ostium aortae) in dogs. *J Toxicol Pathol* 12：53-58, 1999.
13) **Boucek RJ, Takashita R, Fojaco R.** Functional anatomy of the ascending aorta and the coronary ostia (dogs). *Am J Anat* 114：273-282, 1964.
14) **Joshua J, Ishmael J.** Pain syndrome associated with spinal hemorrhage in the dog. *Vet Rec* 83：165-169, 1968.
15) **Harcourt RA.** Polyarteritis in a colony of beagles. *Vet Rec* 102：519-522, 1978.
16) **Stejskal V, Havu N, Malmfors T.** Necrotizing vasculitis as an immunological complication in a toxicity study. *Arch Toxicol* (Suppl) 5：283-286, 1982.
17) **Randell MG, Hurvitz AI.** Immune-mediated vasculitis in five dogs. *J Am Vet Med Assoc* 183：207-211, 1983.
18) **Brooks PN.** Necrotizing vasculitis in a group of bealges. *Lab Anim* 18：289-290, 1984.
19) **Ruben Z, Deslex P, Nash G, et al.** Spontaneous disseminated panarteritis in laboratory beagle dogs used in toxicity studies. *The Toxicologist* 6：201, 1986.

20) Hayes TJ, Roberts GK, Halliwell WH. An idiopathic febrile necrotizing arteritis syndrome in the dog : beagle pain syndrome. *Toxicol Pathol* 17 : 129-137, 1989.
21) Tanaka T, Kimura H, Suganuma K, et al. Eosinophilic cytoplasmic inclusions of hepatocytes in a beagle dog. *J Toxicol Pathol* 4 : 195-197, 1991.
22) Abe K, Shimoda T, Shikata T. Cytoplasmic blood plasma inclusions of canine hepatocytes. *Liver* 21 : 282-287, 1980.
23) Hiruma M. Granulomatous gastritis and natural infection with spirilla in beagle dog. *J Toxicol Pathol* 11 : 69-71, 1998.
24) Barker IK, Van Dreumel AA. The alimentary system. In : *Pathology of domestic animals*, 3rd ed. Vol 2. Jubb KVF, Kennedy PC, Palmer N (eds). Academic Press, Orlando. pp1-237, 1985.
25) Wegmann W, Aschwanden M, Schaub N, et al. Gastrospirillum hominis-assoziierte Gastritis — eine Zoonose? *Schweiz med Wochenschr* 121 : 245-254, 1991.
26) Weber AF, Hasa O, Sautter JH. Some observations concerning the presence of spirilla in the fundic glands of dogs and cats. *Am J Vet Res* 19 : 677-680, 1958.
27) Henry GA, Long PH, Nurns JL, et al. Gastritis spirillosis in beagles. *Am J Vet Res* 48 : 831-836, 1987.
28) Kajikawa S, Ito K, Nii A, et al. Multifocal calcification in the stomach of a beagel dog. *J Toxicol Pathol* 13 : 265-268, 2000.
29) Iwata H, Arai C, Koike Y, et al. Heterotopic gastric mucosa of the small intestine in laboratory beagle dogs. *Toxicol Pathol* 18 : 373-379, 1990.
30) Capen CC. Pituitary gland. In : *Pathology of domestic animals*, Vol 3, 4th ed. Jubb KVF, Kenney PC, Palmer N(eds). Academic Press, SanDiego. pp272-287, 1993.
31) Furukawa S, Usuda K, Abe M. Craniopharyngeal duct cysts of paris distalis in beagles. *J Toxicol Pathol* 16 : 183-186, 2003.
32) Kamada Y. Co-expression of vimentin and 19 S-thyroglobulin in follicular cells located in the C-cell complex of dog thyroid gland. *Histochem Soc* 43 : 1097-1106, 1995.
33) Hirouchi Y, Iwata H, Enomoto M. Nesidioblastosis like lesion in the pancreas of beagle dog. *Transact Soc Pathol Jpn* 81 : 168, 1991.
34) Katsuta O, Tsuchitani M, Narama I. Abnormal proliferation pancreatic endocrine cells in bealge dogs. *J Toxicol Pathol* 5 : 67-76, 1992.
35) Siga A, Mikami S, Yamakawa S, et al. Calcification in the renal papilla of beagle dogs. *J Toxicol Pathol* 6 (Suppl) : 37-46, 1993.
36) Maxie MG. Glomerular lipidosis. In *Pathology of domestic animals*, 3rd ed. Jubb KVF, Kennedy PC, Plamer N(eds). Academic Press, Orlando. pp369. 1985.
37) Picut CA, Lewis RM. Microscopic features of canine renal dysplasia. *Vet Pathol* 24 : 156-163, 1987.
38) Rehm S. Spontaneous testicular lesions in purpose-bred beagle dogs. *Toxicologic Pathology* 28 : 782-787, 2000.
39) Berry SJ, Strandberg JD, Saunders WJ, et al. Development of canine benign prostatic hyperplasia with age. *Prostate* 9 : 363-373, 1986.
40) Brendler CB, Berry SJ, Ewing LL, et al. Spontaneous beagle prostatic hyperplasia in the beagle. Age-associated changes in serum hormone levels, and the morphology and secretory function of the canine prostate. *J Clin Invest* 71 : 1114-1123, 1983.
41) Gougeon A. Frequent occurrence of multiovular follicles and multinuclear oocytes in the adult human ovary. *Fertil Steril* 35 : 417-422, 1981.
42) Jones TM, Hunt RD, King NW. In Ambiguous sexual differentiation. In : *Veterinary pathology*, 6th ed. Williams & Wilkins, Baltimore. pp1150-1153. 1997.
43) Kobayashi K, Fujiwara T, Adachi T, et al. Bilateral ovotestes in a female beagle dog. *J Toxicol Pathol* 20 : 111-115, 2007.
44) Selden JR, Wachtel SS, Koo GC, et al. Genetic basis of XX male syndrome and XX true hermaphroditism : evidence in the dog. *Science* 201 : 644-646, 1988.
45) Mekniczek JR, Dambach D, Prociuk U, et al. Sry-negative XX sex reversal in a family of Norwegian Elkhounds. *J Vet Intern Med* 13 : 564-569, 1999.
46) Meyers-Wallen VN, Patterson DF. XX sex reversal in the American cocker spaniel dog : phenotypic expression and inheritance. *Hum Genet* 80 : 23-30, 1988.
47) Fitzgerald AL, Murphy DA. Bilateral ovotestes in an intersex, mided breed dog. *Lab Anim Sci* 40 : 647-649, 1990.
48) Sommer MM, Meyers-Wallen VN. XX true hermaphroditism in a dog. *J Am Vet Med Assoc* 198 : 435-438, 1991.
49) Cockcroft PD. Focal cystic endometrial hyperplasia in a bitch. *J Small Anim Pract* 36 : 77-78, 1995.
50) Dow C. Experimental reproduction of the cystic hyperplasia-pyometra complex in the bitch. *J Pathol Bacteriol* 78 : 267-278, 1959.
51) Nomura K. Induction of a deciduoma in the dog. *J Vet Med Sci* 56 : 365-369, 1994.
52) Nomura K. Histological evaluation of canine deciduoma induced by silk suture. *J Vet Med Sci* 57 : 9-16, 1995.
53) Nomura K, Nishida A. Histological variations of canine deciduoma induced in non pregnant horn at different stages of unilateral pregnancy. *J Vet Med Sci* 60 : 623-626, 1998.
54) Elcock LE, Stuart BP, Hoss HE, et al. Renaut bodies in the sciatic nerve of beagle dogs. *Exp Toxicol Pathol* 53 : 19-24, 2001.
55) Ingham B, Brentnall DW, Dale EA, et al. Arthropathy induced by antibacterial fused N-alkyl-4-pyridone-3-carboxilic acids. *Toxicol Lett* 1 : 21-26, 1977.
56) Gough A, Barsoum NJ, Mitchell L, et al. Juvenile canine drug-induced arthropathy : clinicopathological studies on articular cartilage lesions caused by oxolinic and pipemidic acids. *Toxicol Appl Pharmacol* 51 : 177-187, 1979.
57) Burkhardt JE, Hill MA, Carlton WW, et al. Histologic and histochemical changes in articular cartilages of immature beagle dogs dosed with difloxacin, a fluoroquinolone. *Vet Pathol* 27 : 162-170, 1990.

田村一利
㈱ボゾリサーチセンター

平川公昭
㈱新日本科学

奈良間 功
(公財)食品農医薬品安全性評価センター

付表6 Incidence of Spontaneous Lesions in Control Beagle Dogs

Sex		Male				Female			
Organ	Histological Finding	No. of Exam.	No. of Lesions	Rate (%)	Range (%)	No. of Exam.	No. of Lesions	Rate (%)	Range (%)
CARDIOVASCULAR SYSTEM									
Heart									
	Angiectasis, valvar cyst/hematocyst	1867	39	2.1	0.0-8.0	1820	19	1.0	0.0-3.2
	Arteritis, coronary artery/vasculitis	1867	16	0.9	0.0-4.1	1820	11	0.6	0.0-3.0
	Chondrification, tunica media, root, aorta	1867	1	0.1	0.0-1.3	1820	2	0.1	0.0-2.8
	Endocardial inflammation	1867	0	—	—	1820	2	0.1	0.0-0.5
	Epicardial edema	1867	0	—	—	1820	2	0.1	0.0-0.5
	Fatty infiltration	1867	1	0.1	0.0-0.8	1820	5	0.3	0.0-2.9
	Hemorrhage	1867	21	1.1	0.0-10.0	1820	16	0.9	0.0-6.0
	Inflammatory cell foci/infiltration	1867	8	0.4	0.0-1.0	1820	19	1.0	0.0-3.2
	Mineralization	1867	16	0.9	0.0-2.3	1820	21	1.2	0.0-6.9
	Mononuclear (Lymphocytic) cell foci/infiltration	1867	21	1.1	0.0-3.7	1820	34	1.9	0.0-6.9
	Myocardial necrosis/myofibrosis	1867	7	0.4	0.0-0.9	1820	4	0.2	0.0-0.7
	Pericardial inflammation	1867	3	0.2	0.0-0.9	1820	0	—	—
	Proliferation, epicardium (mesothelium)	1867	5	0.3	0.0-2.4	1820	7	0.4	0.0-2.9
	Thickening, arterial wall, intima	1867	3	0.2	0.0-1.8	1820	1	0.1	0.0-0.4
	Thrombosis	1867	3	0.2	0.0-1.3	1820	2	0.1	0.0-0.5
	Valvular endocarditis	1867	0	—	—	1820	2	0.1	0.0-0.5
Aorta									
	Ectopic thyroid tissue, peripheral tissue	1352	1	0.1	0.0-1.3	1318	1	0.1	0.0-1.2
	Mineralization	1352	8	0.6	0.0-2.4	1318	5	0.4	0.0-0.9
	Mononuclear (Lymphocytic) cell foci/infiltration	1352	3	0.2	0.0-0.7	1318	0	—	—
HEMATOPOIETIC SYSTEM									
Spleen									
	Arteritis	1918	1	0.1	0.0-0.8	1856	1	0.1	0.0-0.3
	Capsular fibrosis	1918	7	0.4	0.0-2.4	1856	5	0.3	0.0-1.4
	Capsulitis	1918	2	0.1	0.0-1.6	1856	2	0.1	0.0-1.4
	Congestion	1918	157	8.2	0.0-33.2	1856	150	8.1	0.0-32.4
	Extramedullary hematopoiesis/ Increased hemopoiesis	1918	182	9.5	0.0-25.1	1856	187	10.1	0.0-28.2
	Fibrosis	1918	1	0.1	0.0-0.8	1856	3	0.2	0.0-0.7
	Hematoma	1918	2	0.1	0.0-2.2	1856	0	—	—
	Hemorrhage	1918	12	0.6	0.0-1.8	1856	7	0.4	0.0-1.1
	Hemosiderin deposits	1918	17	0.9	0.0-10.1	1856	24	1.3	0.0-15.3
	Hyperplasia, lymphoid	1918	51	2.7	0.0-8.1	1856	57	3.1	0.0-7.2
	Hyperplasia, mesothelial cell	1918	1	0.1	0.0-0.2	1856	1	0.1	0.0-0.2
	Macrophage conglomeration	1918	4	0.2	0.0-0.9	1856	2	0.1	0.0-0.4
	Megakaryocytes	1918	2	0.1	0.0-0.4	1856	2	0.1	0.0-0.4
	Mineralization	1918	5	0.3	0.0-0.9	1856	4	0.2	0.0-0.7
	Nodular hyperplasia	1918	2	0.1	0.0-0.4	1856	2	0.1	0.0-0.2
	Pigmentation (pigment deposition)	1918	88	4.6	0.0-15.4	1856	101	5.4	0.0-16.5
	Siderofibrotic nodule/Gamna-Gandy body	1918	89	4.6	0.0-18.5	1856	65	3.5	0.0-13.8
Mesenteric lymph node									
	Blood absorption	1429	58	4.1	0.0-16.0	1390	50	3.6	0.0-13.5
	Congestion	1429	44	3.1	0.0-9.2	1390	44	3.2	0.0-9.6
	Erythrophagocytosis	1429	53	3.7	0.0-9.3	1390	59	4.2	0.0-11.1
	Extramedullary hematopoiesis	1429	4	0.3	0.0-1.7	1390	2	0.1	0.0-0.9
	Hemorrhage	1429	27	1.9	0.0-5.6	1390	28	2.0	0.0-6.1
	Hemosiderin deposits	1429	2	0.1	0.0-0.4	1390	3	0.2	0.0-0.7
	Histiocytosis/Foamy macrophage	1429	17	1.2	0.0-2.3	1390	28	2.0	0.2-9.3
	Hyperplasia, lymphoid	1429	247	17.3	0.0-50.4	1390	239	17.2	0.0-50.7
	Inflammatorry cell infiltration	1429	1	0.1	0.0-0.4	1390	1	0.1	0.0-0.2
	Pigmentation (pigment deposition)	1429	1	0.1	0.0-0.2	1390	1	0.1	0.0-0.5
	Plasma cell hyperplasia/Plasmacytosis	1429	2	0.1	0.0-0.4	1390	2	0.1	0.0-0.4
	Sinusoidal cyst	1429	2	0.1	0.0-0.4	1390	1	0.1	0.0-0.2

Beagle Dogs	Sex	Male				Female			
Organ	Histological Finding	No. of Exam.	No. of Lesions	Rate (%)	Range (%)	No. of Exam.	No. of Lesions	Rate (%)	Range (%)
Retropharyngeal lymph node									
	Congestion	469	21	4.5	0.0-4.5	449	13	2.9	0.0-2.9
	Erythrophagocytosis	469	17	3.6	0.0-3.7	449	12	2.7	0.0-2.7
	Hemorrhage	469	17	3.6	0.0-3.7	449	3	0.7	0.0-0.7
	Hemosiderin deposits	469	5	1.1	0.0-1.1	449	9	2.0	0.0-2.0
	Histiocytosis	469	3	0.6	0.0-0.6	449	1	0.2	0.0-0.2
	Hyperplasia, lymphoid	469	262	55.9	0.0-56.5	449	228	50.8	0.0-51.4
	Lymphadenitis	469	2	0.4	0.0-0.4	449	0	—	—
	Lymphoid depletion	469	0	—	—	449	5	1.1	0.0-1.1
	Pigmentation (pigment deposition)	469	8	1.7	0.0-1.7	449	8	1.8	0.0-1.8
	Plasma cell hyperplasia/Plasmacytosis	469	0	—	—	449	3	0.7	0.0-0.7
	Sinus ectasia	469	2	0.4	0.0-0.4	449	2	0.4	0.0-0.5
	Sinus neutrophilia	469	2	0.4	0.0-0.4	449	0	—	—
	Tattoo ink deposits	469	18	3.8	0.0-3.9	449	20	4.5	0.0-4.5
Submandibular lymph node									
	Blood absorption	636	3	0.5	0.0-2.6	647	1	0.2	0.0-0.8
	Eosinophilic cell infiltration	636	31	4.9	0.0-12.3	647	15	2.3	0.0-6.4
	Erythrophagocytosis	636	2	0.3	0.0-1.2	647	2	0.3	0.0-2.4
	Granuloma/Microgranuloma	636	6	0.9	0.0-3.4	647	0	—	—
	Histiocytosis, sinus	636	3	0.5	0.0-1.3	647	2	0.3	0.0-0.8
	Hyperplasia, lymphoid	636	3	0.5	0.0-1.3	647	3	0.5	0.0-1.4
	Inflammatory cell foci/infiltration	636	8	1.3	0.0-3.5	647	14	2.2	0.0-8.2
	Pigmentation (pigment deposition)	636	22	3.5	0.0-5.7	647	28	4.3	0.0-9.1
Cervical lymph node									
	Blood absorption	465	8	1.7	0.0-1.7	444	8	1.8	0.0-1.8
	Granuloma/Microgranuloma	465	2	0.4	0.0-0.4	444	0	—	—
	Inflammatory cell foci/infiltration	465	43	9.2	0.0-9.2	444	57	12.8	0.0-12.8
	Lymphadenitis	465	1	0.2	0.0-0.2	444	2	0.5	0.0-0.5
	Pigmentation (pigment deposition)	465	4	0.9	0.0-0.9	444	4	0.9	0.0-0.9
	Tattoo ink deposits	465	17	3.7	0.0-3.7	444	13	2.9	0.0-2.9
Lymph node									
	Pigmentation (pigment deposition)	87	0	—	—	93	3	3.2	0.0-3.2
	Hyperplasia, follicle	87	0	—	—	93	6	6.5	0.0-6.5
	Plasma cell hyperplasia/Plasmacytosis	87	1	1.1	0.0-1.1	93	7	7.5	0.0-7.5
Thymus									
	Atrophy/Involution	1923	429	22.3	9.7-32.2	1857	341	18.4	5.6-27.1
	Congestion	1923	3	0.2	0.0-0.4	1857	2	0.1	0.0-0.4
	Cyst/Kuersteiner's cyst	1923	132	6.9	0.0-16.9	1857	131	7.1	0.0-19.2
	Ectopic tissue, thyroid	1923	2	0.1	0.0-0.9	1857	1	0.1	0.0-0.3
	Edema	1923	2	0.1	0.0-0.4	1857	1	0.1	0.0-0.2
	Hemorrhage	1923	3	0.2	0.0-0.4	1857	2	0.1	0.0-0.4
	Hyperplasia, thymic epithelium	1923	5	0.3	0.0-3.4	1857	2	0.1	0.0-0.9
	Inflammatory cell foci/infiltration	1923	3	0.2	0.0-0.6	1857	1	0.1	0.0-0.2
	Irregular vasculogenesis (malformation)	1923	3	0.2	0.0-3.4	1857	1	0.1	0.0-1.2
	Lipidosis	1923	1	0.1	0.0-0.2	1857	2	0.1	0.0-0.4
	Lymph follicle formation	1923	12	0.6	0.0-6.5	1857	18	1.0	0.0-9.7
	Tubular structure	1923	3	0.2	0.0-0.6	1857	0	—	—
Tonsil									
	Congestion	179	7	3.9	0.0-21.2	177	3	1.7	0.0-10.7
	Erosion	179	0	—	—	177	2	1.1	0.0-2.8
	Hemorrhage	179	2	1.1	0.0-6.1	177	0	—	—
	Hyperplasia, lymphoid	179	8	4.5	0.0-21.2	177	2	1.1	0.0-7.1
	Inflammation	179	9	5.0	0.0-15.2	177	10	5.6	0.0-14.3
	Inflammatory cell foci/infiltration	179	6	3.4	0.0-18.2	177	10	5.6	0.0-35.7
	Mineralization	179	9	5.0	0.0-41.2	177	6	3.4	0.0-26.7

Beagle Dogs	Sex	Male				Female			
Organ	Histological Finding	No. of Exam.	No. of Lesions	Rate (%)	Range (%)	No. of Exam.	No. of Lesions	Rate (%)	Range (%)
Bone marrow—sternal									
	Fatty replacement	1010	76	7.5	0.0–16.3	950	10	1.1	0.0–8.7
	Hemosiderin deposits/Pigmentation (pigment deposition)	1010	18	1.8	0.0–4.3	950	21	2.2	0.0–5.6
	Hypercellularity	1010	7	0.7	0.0–2.4	950	3	0.3	0.0–1.2
	Hypocellularity	1010	1	0.1	0.0–0.3	950	1	0.1	0.0–0.9
	Increased erythropoiesis	1010	1	0.1	0.0–0.3	950	9	0.9	0.0–2.5
	Increased granulopoiesis	1010	22	2.2	0.0–12.2	950	14	1.5	0.0–3.3
	Megakaryocytosis	1010	1	0.1	0.0–0.3	950	3	0.3	0.0–0.8
	Pyknotic megakaryocytes	1010	3	0.3	0.0–0.8	950	3	0.3	0.0–0.8
Bone marrow—femoral									
	Fatty replacement	930	74	8.0	0.0–29.2	893	71	8.0	0.0–30.3
	Hemosiderin deposits/Pigmentation (pigment deposition)	930	27	2.9	0.0–15.5	893	22	2.5	0.0–14.0
	Hypercellularity	930	5	0.5	0.0–1.6	893	4	0.4	0.0–1.4
	Increased granulopoiesis	930	6	0.6	0.0–12.2	893	4	0.4	0.0–2.4
	Lymphoid follicular formation	930	0	—	—	893	2	0.2	0.0–1.6
Bone marrow, NOS									
	Fatty replacement	174	5	2.9	0.0–2.9	174	5	2.9	0.0–2.9
	Hemosiderin deposits	174	3	1.7	0.0–1.7	174	5	2.9	0.0–2.9
■ **RESPIRATORY SYSTEM** ■									
Nasal cavitiy Level 1									
	Epithelial microcyst	106	2	1.9	0.0–1.9	96	0	—	—
	Hyperplasia, lymphoid/Lymphoid follicles	106	2	1.9	0.0–1.9	96	3	3.1	0.0–3.1
	Increased submucosal infiltrate	106	1	0.9	0.0–0.9	96	2	2.1	0.0–2.1
	Inflammatory cell foci/infiltration	106	13	12.3	0.0–12.3	96	11	11.5	0.0–11.5
	Squamous metaplasia	106	11	10.4	0.0–10.4	96	10	10.4	0.0–10.4
Nasal cavitiy Level 2									
	Goblet cell proliferation	79	1	1.3	0.0–1.3	70	2	2.9	0.0–2.9
	Hyperplasia, lymphoid/Lymphoid follicles	79	3	3.8	0.0–3.8	70	3	4.3	0.0–4.3
	Inflammatory cell foci/infiltration	79	4	5.1	0.0–5.1	70	5	7.1	0.0–7.1
Nasal cavitiy Level 3									
	Hyperplasia, lymphoid/Lymphoid follicles	90	5	5.6	0.0–5.6	81	6	7.4	0.0–7.4
Nasal cavitiy Level 4									
	Hyperplasia, lymphoid/Lymphoid follicles	82	2	2.4	0.0–2.4	73	3	4.1	0.0–4.1
Larynx									
	Erosion/Ulcer	1016	6	0.6	0.0–7.7	989	5	0.5	0.0–1.4
	Hyperplasia, lymphoid/Lymphoid follicles	1016	111	10.9	0.0–25.1	989	109	11.0	0.0–25.2
	Inflammation	1016	4	0.4	0.0–0.9	989	3	0.3	0.0–0.7
	Inflammatory cell foci/infiltration	1016	38	3.7	0.0–47.1	989	32	3.2	0.0–11.8
	Mononuclear (Lymphocytic) cell foci/infiltration	1016	25	2.5	0.0–11.4	989	28	2.8	0.0–11.4
Larynx—epiglottis									
	Glandular dilation	161	2	1.2	0.0–1.2	151	1	0.7	0.0–0.7
	Hyperplasia, lymphoid/Lymphoid follicles	161	45	28.0	0.0–28.0	151	43	28.5	0.0–28.5
	Inflammation	161	2	1.2	0.0–1.2	151	2	1.3	0.0–1.3
	Inflammatory cell foci/infiltration	161	0	—	—	151	2	1.3	0.0–1.3
	Myodegeneration	161	2	1.2	0.0–1.2	151	2	1.3	0.0–1.3
Trachea									
	Epithelial hyperplasia	1437	3	0.2	0.0–0.8	1412	0	—	—
	Glandular atrophy	1437	7	0.5	0.0–2.4	1412	10	0.7	0.0–1.6
	Glandular dilation	1437	2	0.1	0.0–0.4	1412	3	0.2	0.0–1.5
	Goblet cell proliferation	1437	0	0.0	0.0–0.0	1412	2	0.1	0.0–0.4
	Inflammation	1437	6	0.4	0.0–1.1	1412	9	0.6	0.0–1.6

Beagle Dogs		Male				Female			
Organ	Histological Finding	No. of Exam.	No. of Lesions	Rate (%)	Range (%)	No. of Exam.	No. of Lesions	Rate (%)	Range (%)
	Inflammatory cell foci/infiltration	1437	34	2.4	0.0-3.4	1412	26	1.8	0.0-3.4
	Mononuclear (Lymphocytic) cell foci/infiltration	1437	29	2.0	0.0-5.3	1412	28	2.0	0.0-5.1
	Ossification	1437	2	0.1	0.0-0.4	1412	2	0.1	0.0-0.4
	Squamous metaplasia	1437	20	1.4	0.0-3.8	1412	18	1.3	0.0-3.3
Bronchi									
	Goblet cell proliferation	62	2	3.2	0.0-4.2	56	5	8.9	0.0-11.9
	Mononuclear (Lymphocytic) cell foci/infiltration	62	3	4.8	0.0-6.3	56	0	—	—
Lung									
	Alveolar macrophages aggregation	1928	212	11.0	1.0-32.1	1860	229	12.3	1.3-36.4
	Alveolitis	1928	50	2.6	0.0-8.2	1860	60	3.2	0.0-10.2
	Atelectasis	1928	1	0.1	0.0-0.9	1860	4	0.2	0.0-2.4
	Bronchiolitis	1928	3	0.2	0.0-0.4	1860	7	0.4	0.0-1.1
	Bronchopneumonia	1928	20	1.0	0.0-4.0	1860	28	1.5	0.0-5.2
	Congestion	1928	5	0.3	0.0-0.6	1860	0	—	—
	Cyst	1928	3	0.2	0.0-0.8	1860	1	0.1	0.0-0.5
	Embolus	1928	6	0.3	0.0-1.7	1860	1	0.1	0.0-0.5
	Emphysema	1928	14	0.7	0.0-2.5	1860	13	0.7	0.0-2.4
	Fibrosis	1928	58	3.0	0.0-14.1	1860	46	2.5	0.0-14.1
	Foamy cell, bronchus lumen	1928	1	0.1	0.0-0.4	1860	1	0.1	0.0-1.2
	Foreign body reaction	1928	2	0.1	0.0-0.4	1860	7	0.4	0.0-1.0
	Glandular dilation	1928	3	0.2	0.0-0.6	1860	1	0.1	0.0-0.2
	Granulomatous inflammation	1928	36	1.9	0.0-6.9	1860	35	1.9	0.0-7.6
	Hemorrhage	1928	31	1.6	0.0-4.0	1860	33	1.8	0.0-5.4
	Hyperplasia, bronchiolo-alveolar	1928	5	0.3	0.0-2.4	1860	3	0.2	0.0-1.2
	Hemosiderin deposits	1928	1	0.1	0.0-0.2	1860	4	0.2	0.0-0.9
	Hyperplasia, lymphoid	1928	4	0.2	0.0-0.8	1860	8	0.4	0.0-1.7
	Hypoplasia, lobular	1928	7	0.4	0.0-2.6	1860	5	0.3	0.0-1.7
	Inflammation	1928	21	1.1	0.0-4.4	1860	32	1.7	0.0-7.0
	Inflammatory cell foci/Microgranuloma/Granuloma	1928	286	14.8	1.3-31.6	1860	264	14.2	0.0-26.7
	Interstitial inflammation/Interstitial pneumonitis	1928	6	0.3	0.0-3.4	1860	9	0.5	0.0-1.7
	Lymphangiectasis	1928	2	0.1	0.0-0.4	1860	4	0.2	0.0-1.4
	Mineralization	1928	5	0.3	0.0-3.5	1860	4	0.2	0.0-1.2
	Mononuclear (Lymphocytic) cell foci/infiltration	1928	72	3.7	0.0-10.9	1860	74	4.0	0.0-12.9
	Multinucleated giant cell	1928	2	0.1	0.0-0.4	1860	1	0.1	0.0-0.2
	Osseous metaplasia	1928	10	0.5	0.0-3.4	1860	10	0.5	0.0-2.2
	Perivascular inflammation	1928	27	1.4	0.0-7.1	1860	26	1.4	0.0-4.8
	Perivascular cuffing	1928	18	0.9	0.0-3.8	1860	25	1.3	0.0-5.4
	Pleural inflammation	1928	13	0.7	0.0-2.5	1860	17	0.9	0.0-2.7
	Squamous metaplasia	1928	1	0.1	0.0-0.2	1860	2	0.1	0.0-0.4
	Thickening, pleura	1928	9	0.5	0.0-2.2	1860	4	0.2	0.0-1.2
	Thrombosis	1928	6	0.3	0.0-1.3	1860	9	0.5	0.0-1.7
	Vascular inflammation/Vasculitis	1928	2	0.1	0.0-0.4	1860	1	0.1	0.0-0.2

■ **DIGESTIVE SYSTEM** ■

		Male				Female			
Tongue									
	Ectopic cartilaginous tissue	1803	1	0.1	0.0-0.2	1777	2	0.1	0.0-0.5
	Foreign body granuloma	454	2	0.4	0.0-1.0	462	1	0.2	0.0-0.9
	Granuloma/Microgranuloma	1803	13	0.7	0.0-2.4	1777	6	0.3	0.0-2.7
	Hemorrhage	1803	2	0.1	0.0-0.4	1777	0	—	—
	Hyperplasia, squamous cell	1803	3	0.2	0.0-0.7	1777	0	—	—
	Inflammation	1803	4	0.2	0.0-0.9	1777	2	0.1	0.0-0.5
	Inflammatory cell foci/infiltration	1803	31	1.7	0.0-3.2	1777	51	2.9	0.0-5.4
	Mononuclear (Lymphocytic) cell foci/infiltration	1803	45	2.5	0.0-12.6	1777	65	3.7	0.0-14.3
	Necrosis/myodegeneration, focal	1803	2	0.1	0.0-0.4	1777	0	—	—
	Ulcer/Erosion	1803	3	0.2	0.0-0.7	1777	1	0.1	0.0-0.2
Pharynx									
	Hyperplasia lymphoid/Lymphoid follicles	89	9	10.1	0.0-13.4	91	5	5.5	0.0-7.6
	Inflammation	89	2	2.2	0.0-3.0	91	1	1.1	0.0-1.5

Beagle Dogs	Sex	Male				Female			
Organ	Histological Finding	No. of Exam.	No. of Lesions	Rate (%)	Range (%)	No. of Exam.	No. of Lesions	Rate (%)	Range (%)
	Inflammatory cell foci/infiltration	89	0	—	—	91	4	4.4	0.0-11.8
	Mononuclear (Lymphocytic) cell foci/infiltration	89	5	5.6	0.0-7.5	91	0	—	—
Esophagus									
	Glandular atrophy	1571	4	0.3	0.0-2.4	1547	2	0.1	0.0-0.5
	Glandular dilation	1571	2	0.1	0.0-0.4	1547	2	0.1	0.0-0.6
	Inflammation/Inflammation, glandular	1571	11	0.7	0.0-2.3	1547	7	0.5	0.0-1.5
	Inflammatory cell foci/infiltration	1571	20	1.3	0.0-2.9	1547	28	1.8	0.0-4.9
	Mononuclear (Lymphocytic) cell foci/infiltration	1571	23	1.5	0.0-3.8	1547	23	1.5	0.0-4.5
	Muscular degeneration	1571	4	0.3	0.0-1.0	1547	0	—	—
Stomach									
	Atrophy	1836	1	0.1	0.0-0.2	1794	1	0.1	0.0-0.4
	Congestion	1836	2	0.1	0.0-0.8	1794	3	0.2	0.0-1.2
	Degeneration, muscular	1836	3	0.2	0.0-0.8	1794	2	0.1	0.0-0.7
	Degeneration/atrophy, gland	1836	1	0.1	0.0-0.2	1794	2	0.1	0.0-0.4
	Erosion/Ulcer	1836	11	0.6	0.0-8.0	1794	12	0.7	0.0-7.5
	Glandular dilation	1836	2	0.1	0.0-0.4	1794	1	0.1	0.0-0.2
	Granuloma/Microgranuloma	1836	9	0.5	0.0-3.2	1794	6	0.3	0.0-2.6
	Hemorrhage	1836	9	0.5	0.0-9.0	1794	7	0.4	0.0-5.9
	Hyperplasia lymphoid/Lymphoid follicles	1836	93	5.1	0.0-18.6	1794	89	5.0	0.0-17.7
	Hyperplasia, mucosal	1836	1	0.1	0.0-0.2	1794	1	0.1	0.0-0.7
	Inflammation	1836	4	0.2	0.0-0.8	1794	3	0.2	0.0-0.7
	Inflammatory cell foci/infiltration	1836	61	3.3	0.0-10.7	1794	56	3.1	0.0-9.6
	Mineralization	1836	79	4.3	0.4-13.8	1794	40	2.2	0.0-10.6
	Mononuclear (Lymphocytic) cell foci/infiltration	1836	91	5.0	0.0-18.8	1794	96	5.4	0.0-19.5
	Multinucleated giant cell	1836	22	1.2	0.0-4.5	1794	30	1.7	0.0-7.0
Duodenum									
	Atrophy, glandular	1486	3	0.2	0.0-1.9	1460	0	—	—
	Cell debris, crypt	1486	1	0.1	0.0-0.4	1460	1	0.1	0.0-1.2
	Congestion	1486	13	0.9	0.0-3.9	1460	19	1.3	0.0-5.8
	Crypt abscess(es)	1486	8	0.5	0.0-2.4	1460	10	0.7	0.0-3.1
	Dilated crypts/Cystic dilatation of crypt	1486	39	2.6	0.0-5.4	1460	24	1.6	0.4-3.1
	Distendend gland	1486	6	0.4	0.0-1.3	1460	6	0.4	0.0-0.9
	Ectopic pancreatic tissue	1486	15	1.0	0.0-3.8	1460	14	1.0	0.0-2.3
	Erosion	1486	0	—	—	1460	3	0.2	0.0-0.9
	Glandular cyst(s)	1486	0	—	—	1460	2	0.1	0.0-0.6
	Hemorrhage	1486	6	0.4	0.0-0.7	1460	2	0.1	0.0-0.9
	Hyperplasia lymphoid/Lymphoid follicles	1486	5	0.3	0.0-1.2	1460	5	0.3	0.0-1.5
	Inflammation	1486	3	0.2	0.0-0.9	1460	2	0.1	0.0-0.6
Jejunum									
	Congestion	1329	8	0.6	0.0-2.5	1302	7	0.5	0.0-2.2
	Crypt abscess(es)	1329	3	0.2	0.0-0.9	1302	0	—	—
	Dilated crypts/Cystic dilatation of crypt	1329	9	0.7	0.0-2.4	1302	4	0.3	0.0-1.2
	Ectopic gastric mucosa tissue	1329	0	—	—	1302	2	0.2	0.0-0.5
	Erosion	1329	0	—	—	1302	2	0.2	0.0-1.2
	Hemorrhage	1329	3	0.2	0.0-0.8	1302	1	0.1	0.0-0.2
Ileum									
	Congestion	1392	4	0.3	0.0-1.2	1375	8	0.6	0.0-2.5
	Crypt abscess(es)	1392	0	—	—	1375	2	0.1	0.0-0.6
	Ectopic gastric mucosa tissue	1392	1	0.1	0.0-0.8	1375	1	0.1	0.0-0.8
	Hemorrhage	1392	1	0.1	0.0-1.2	1375	2	0.1	0.0-0.9
	Hyperemia, mucosa	1392	2	0.1	0.0-2.4	1375	4	0.3	0.0-4.7
	Inflammatory cell foci/infiltration	1392	4	0.3	0.0-1.2	1375	4	0.3	0.0-1.2
	Hyperplasia, lymphoid	1392	18	1.3	0.0-3.7	1375	18	1.3	0.0-3.5
Small intestine									
	Dilation, gland	87	4	4.6	0.0-4.6	93	9	9.7	0.0-9.7
	Ectopic gastric tissue	87	2	2.3	0.0-2.3	93	3	3.2	0.0-3.2
	Hyperplasia, lymphoid	87	0	—	—	93	7	7.5	0.0-7.5

Beagle Dogs		Male				Female			
Organ	Histological Finding	No. of Exam.	No. of Lesions	Rate (%)	Range (%)	No. of Exam.	No. of Lesions	Rate (%)	Range (%)
Ileocecum									
	Hemorrhage	42	0	—	—	42	1	2.4	0.0-2.4
Cecum									
	Crypt abscess(es)	1446	5	0.3	0.0-1.6	1417	2	0.1	0.0-0.6
	Glandular dilation	1446	6	0.4	0.0-0.9	1417	2	0.1	0.0-0.6
	Hemorrhage	1446	3	0.2	0.0-1.2	1417	2	0.1	0.0-0.5
	Hyperplasia, lymphoid	1446	7	0.5	0.0-1.7	1417	9	0.6	0.0-1.6
	Inflammation	1446	5	0.3	0.0-1.3	1417	2	0.1	0.0-0.6
	Inflammatory cell foci/infiltration	1446	8	0.6	0.0-1.5	1417	8	0.6	0.0-1.4
Colon									
	Congestion	1440	6	0.4	0.0-1.9	1417	3	0.2	0.0-1.0
	Crypt abscess(es)	1440	6	0.4	0.0-1.6	1417	2	0.1	0.0-0.6
	Glandular dilation/Dilatation crypt	1440	12	0.8	0.0-1.3	1417	12	0.8	0.0-1.6
	Granuloma/Microgranuloma	1440	0	—	—	1417	2	0.1	0.0-0.6
	Hemorrhage	1440	2	0.1	0.0-0.4	1417	3	0.2	0.0-2.4
	Hyperplasia, lymphoid	1440	12	0.8	0.0-3.2	1417	18	1.3	0.0-5.1
	Inflammation	1440	4	0.3	0.0-0.9	1417	9	0.6	0.0-2.6
	Inflammatory cell foci/infiltration	1440	8	0.6	0.0-2.4	1417	9	0.6	0.0-1.6
	Mineralization, mucosa	1440	0	—	—	1417	3	0.2	0.0-1.3
	Mononuclear (Lymphocytic) cell foci/infiltration	1440	1	0.1	0.0-0.6	1417	1	0.1	0.0-0.9
Rectum									
	Atrophy	1416	1	0.1	0.0-0.4	1396	1	0.1	0.0-0.4
	Congestion	1402	6	0.4	0.0-1.9	1378	4	0.3	0.0-1.3
	Glandular dilation	1402	1	0.1	0.0-0.3	1378	2	0.1	0.0-0.7
	Granulomatous inflammation	1416	2	0.1	0.0-0.4	1396	0	—	—
	Hemorrhage	1416	3	0.2	0.0-0.8	1396	1	0.1	0.0-0.4
	Hyperplasia, lymphoid	1402	17	1.2	0.0-4.2	1378	26	1.9	0.0-5.4
	Inflammation	1402	5	0.4	0.0-1.6	1378	7	0.5	0.0-2.3
	Inflammatory cell foci/infiltration	1402	19	1.4	0.0-3.0	1378	21	1.5	0.0-3.2
	Mononuclear (Lymphocytic) cell foci/infiltration	1402	5	0.4	0.0-1.3	1378	5	0.4	0.0-1.6
Liver									
	Bile duct hyperplasia/proliferation	1936	14	0.7	0.0-2.7	1879	24	1.3	0.0-4.5
	Congestion	1936	8	0.4	0.0-0.8	1879	8	0.4	0.0-1.7
	Eosinophilic globules in hepatocyte	1936	10	0.5	0.0-2.1	1879	22	1.2	0.0-4.3
	Extramedullary hematopoiesis/Hemopoietic foci	1936	14	0.7	0.0-2.2	1879	13	0.7	0.0-2.4
	Fatty change/Fat storage	1936	31	1.6	0.0-6.4	1879	39	2.1	0.0-7.3
	Fibrosis	1936	5	0.3	0.0-1.5	1879	2	0.1	0.0-0.7
	Focus of cellular alteration	1936	1	0.1	0.0-1.1	1879	1	0.1	0.0-1.0
	Glycogen storage	1936	325	16.8	0.0-64.8	1879	321	17.1	0.0-67.9
	Granulocytic infiltration	1936	2	0.1	0.0-0.4	1879	3	0.2	0.0-0.6
	Hemosiderin deposits	1936	12	0.6	0.0-1.9	1879	12	0.6	0.0-1.3
	Hypertrophy, hepatocellular	1936	7	0.4	0.0-0.8	1879	4	0.2	0.0-0.7
	Inclusion bodies	1936	1	0.1	0.0-0.3	1879	3	0.2	0.0-0.7
	Inflammation	1936	18	0.9	0.0-3.7	1879	18	1.0	0.0-3.9
	Inflammatory cell foci/Microgranuloma/Granuloma	1936	735	38.0	4.1-63.8	1879	748	39.8	8.0-66.8
	Kupffer cell pigments	1936	17	0.9	0.0-4.5	1879	16	0.9	0.0-1.7
	Lymphoid foci/Lymphocytic cell infiltration	1936	2	0.1	0.0-0.4	1879	3	0.2	0.0-1.0
	Necrosis	1936	5	0.3	0.0-1.1	1879	4	0.2	0.0-0.9
	Peribiliary inflammation	1936	6	0.3	0.0-0.8	1879	8	0.4	0.0-1.3
	Periportal vacuolation	1936	12	0.6	0.0-2.5	1879	12	0.6	0.0-2.6
	Perivenous inflammatory cell infiltration	1936	22	1.1	0.0-4.5	1879	16	0.9	0.0-3.5
	Phlebitis	1936	2	0.1	0.0-0.4	1879	0	—	—
	Pigmentation (pigment deposition)	1936	12	0.6	0.0-4.5	1879	15	0.8	0.0-2.4
	Single cell necrosis	1936	14	0.7	0.0-1.7	1879	10	0.5	0.0-2.2
	Thickening, capsule	1936	2	0.1	0.0-2.2	1879	2	0.1	0.0-1.2
	Vacuolation	1936	9	0.5	0.0-1.9	1879	18	1.0	0.0-3.4

Beagle Dogs	Sex	Male				Female			
Organ	Histological Finding	No. of Exam.	No. of Lesions	Rate (%)	Range (%)	No. of Exam.	No. of Lesions	Rate (%)	Range (%)
Gallbladder									
	Edema	1463	2	0.1	0.0-0.4	1419	3	0.2	0.0-0.7
	Glandular dilation	1463	1	0.1	0.0-0.2	1419	2	0.1	0.0-0.4
	Hyperplasia, lymphoid/Lymphoid follicles	1463	98	6.7	0.0-19.4	1419	103	7.3	0.0-20.9
	Inflammatory cell foci/infiltration	1463	34	2.3	0.0-7.0	1419	26	1.8	0.0-6.0
	Mononuclear (Lymphocytic) cell foci/infiltration	1463	69	4.7	0.0-18.9	1419	67	4.7	0.0-15.9
	Submucosal edema	1463	10	0.7	0.0-2.1	1419	10	0.7	0.0-2.2
	Vacuolation	1463	2	0.1	0.0-0.4	1419	2	0.1	0.0-0.4
Pancreas									
	Acidophilic acini	1836	2	0.1	0.0-0.4	1804	2	0.1	0.0-0.5
	Congestion	1836	8	0.4	0.0-1.7	1804	9	0.5	0.0-2.0
	Single cell necrosis/Apoptosis, Exocrine cells	1836	3	0.2	0.0-0.6	1804	4	0.2	0.0-0.9
	Acinar atrophy/Atrophy, Exocrine cells	1836	10	0.5	0.0-2.8	1804	11	0.6	0.0-2.7
	Fibrosis	1836	1	0.1	0.0-0.4	1804	3	0.2	0.0-1.5
	Hemorrhage	1836	0	—	—	1804	3	0.2	0.0-0.7
	Inflammatory cell foci/infiltration	1836	4	0.2	0.0-1.9	1804	6	0.3	0.0-0.9
	Loss of zymogen granules	1836	1	0.1	0.0-0.2	1804	3	0.2	0.0-0.7
	Mononuclear (Lymphocytic) cell foci/infiltration	1836	8	0.4	0.0-1.1	1804	11	0.6	0.0-2.8
	Proliferation, ductulo-insular	1836	13	0.7	0.0-8.0	1804	8	0.4	0.0-2.2
Mandibular/Submandibular gland									
	Atrophy, acinar cell	1764	37	2.1	0.0-5.2	1732	30	1.7	0.0-6.5
	Fatty infiltration	1764	12	0.7	0.0-3.0	1732	16	0.9	0.0-4.2
	Fibrosis	1764	5	0.3	0.0-4.5	1732	1	0.1	0.0-0.8
	Hemorrhage	1764	1	0.1	0.0-0.2	1732	1	0.1	0.0-0.3
	Hyperplasia, ductal cell	1764	0	—	—	1732	2	0.1	0.0-1.1
	Inflammation	1764	14	0.8	0.0-3.3	1732	14	0.8	0.0-3.4
	Inflammatory cell foci/infiltration	1764	109	6.2	0.0-18.8	1732	91	5.3	0.0-17.8
	Mineralization	1764	6	0.3	0.0-1.0	1732	6	0.3	0.0-1.6
	Mononuclear (Lymphocytic) cell foci/infiltration	1764	115	6.5	0.0-24.5	1732	156	9.0	0.0-28.2
	Sialolith/calculus	1764	7	0.4	0.0-1.9	1732	3	0.2	0.0-1.8
Sublingual gland									
	Atrophy, acinar cell/Focal atrophy	1449	4	0.3	0.0-0.9	1415	7	0.5	0.0-1.7
	Inflammatory cell foci/infiltration	1449	49	3.4	0.0-10.7	1415	70	4.9	0.0-15.4
	Mineralization	1449	15	1.0	0.0-4.0	1415	12	0.8	0.0-2.8
	Mononuclear (Lymphocytic) cell foci/infiltration	1449	105	7.2	0.0-41.0	1415	110	7.8	0.0-36.4
	Serous remnants	1449	1	0.1	0.0-0.3	1415	2	0.1	0.0-0.7
	Sialolith/calculus	1449	14	1.0	0.0-2.8	1415	18	1.3	0.0-3.9
Parotid gland									
	Acinar vacuolation	1657	1	0.1	0.0-0.2	1623	1	0.1	0.0-0.2
	Atrophy, acinar cell	1657	212	12.8	0.0-39.0	1623	214	13.2	0.0-41.8
	Fatty infiltration	1657	20	1.2	0.0-4.4	1623	31	1.9	0.0-6.7
	Fibrosis	1657	3	0.2	0.0-0.7	1623	1	0.1	0.0-0.2
	Granuloma/Microgranuloma	1657	3	0.2	0.0-1.0	1623	1	0.1	0.0-1.0
	Inflammatory cell foci/infiltration	1657	108	6.5	0.0-17.4	1623	126	7.8	0.0-22.3
	Lipidosis	1657	3	0.2	0.0-0.7	1623	2	0.1	0.0-0.5
	Mineralization	1657	4	0.2	0.0-1.3	1623	4	0.2	0.0-1.0
	Mononuclear (Lymphocytic) cell foci/infiltration	1657	163	9.8	0.0-31.4	1623	209	12.9	0.0-48.2
	Mucosal cell rest	1657	36	2.2	0.0-5.6	1623	40	2.5	0.0-6.5
	Sialoadenitis/calculus	1657	2	0.1	0.0-0.4	1623	2	0.1	0.0-0.9

■ **URINARY SYSTEM** ■

Kidney									
	Aplasia, unilateral	1936	1	0.1	0.0-0.2	1885	1	0.1	0.0-0.2
	Arteritis/Periarteritis	1936	3	0.2	0.0-0.4	1885	2	0.1	0.0-0.4
	Basophilia, tubule	1936	474	24.5	0.0-39.2	1885	401	21.3	0.0-42.5
	Cast, hyaline	1936	61	3.2	0.0-20.2	1885	51	2.7	0.0-19.0
	Cast, tubule	1936	164	8.5	0.0-23.3	1885	144	7.6	0.0-22.9

Beagle Dogs	Sex	Male				Female			
Organ	Histological Finding	No. of Exam.	No. of Lesions	Rate (%)	Range (%)	No. of Exam.	No. of Lesions	Rate (%)	Range (%)
	Cyst	1936	3	0.2	0.0-0.4	1885	5	0.3	0.0-2.6
	Degeneration, tubule	1936	4	0.2	0.0-0.8	1885	7	0.4	0.0-1.3
	Dilation, tubule	1936	22	1.1	0.0-4.2	1885	32	1.7	0.0-6.7
	Dysplasia	1936	2	0.1	0.0-0.4	1885	3	0.2	0.0-0.4
	Eosinophilic body	1936	33	1.7	0.0-36.3	1885	0	—	—
	Fibrosis	1936	9	0.5	0.0-1.2	1885	11	0.6	0.0-1.3
	Glomerular degeneration	1936	3	0.2	0.0-0.6	1885	5	0.3	0.0-1.1
	Glomerular lipidosis	1936	30	1.5	0.0-4.1	1885	19	1.0	0.0-1.8
	Glomerulosclerosis	1936	5	0.3	0.0-0.8	1885	3	0.2	0.0-0.6
	Granuloma/Microgranuloma	1936	4	0.2	0.0-3.3	1885	2	0.1	0.0-1.0
	Hyaline droplets	1936	2	0.1	0.0-0.8	1885	1	0.1	0.0-0.3
	Hyperplasia, urothelium	1936	65	3.4	0.0-12.7	1885	54	2.9	0.0-10.8
	Inclusion body, basophilic, papillary duct	1936	2	0.1	0.0-1.8	1885	1	0.1	0.0-0.9
	Inflammation	1936	7	0.4	0.0-1.5	1885	12	0.6	0.0-2.6
	Inflammatory cell foci/infiltration	1936	18	0.9	0.0-2.5	1885	20	1.1	0.0-3.7
	Interstitial inflammation	1936	54	2.8	0.0-9.8	1885	37	2.0	0.0-6.1
	Intratubular suppuration	1936	2	0.1	0.0-0.4	1885	3	0.2	0.0-0.6
	Medullary mineralization	1936	109	5.6	0.0-73.6	1885	124	6.6	0.0-83.6
	Mineralization	1936	399	20.6	0.0-74.2	1885	418	22.2	0.0-80.4
	Mineralization, cortical	1936	18	0.9	0.0-3.4	1885	12	0.6	0.0-1.9
	Mineralization, corticomedullary	1936	162	8.4	0.0-33.7	1885	159	8.4	0.0-34.4
	Mineralization, pelvic/papilla	1936	85	4.4	0.0-34.3	1885	83	4.4	0.0-35.9
	Mirelalization, tubule	1936	19	1.0	0.0-4.0	1885	21	1.1	0.0-4.5
	Mononuclear (Lymphocytic) cell foci/infiltration	1936	193	10.0	0.0-29.3	1885	199	10.6	0.0-30.5
	Osseous metaplasia	1936	2	0.1	0.0-1.6	1885	0	—	—
	Papillary mineralization	1936	162	8.4	0.0-91.0	1885	179	9.5	0.0-95.3
	Pelvic dilation	1936	3	0.2	0.0-0.4	1885	5	0.3	0.0-1.1
	Pigmentation (pigment deposition)	1936	20	1.0	0.0-6.6	1885	13	0.7	0.0-2.6
	Pyelitis/Inflammation, pelvic	1936	73	3.8	0.0-10.8	1885	89	4.7	0.0-14.3
	Pyelonephritis	1936	1	0.1	0.0-0.2	1885	6	0.3	0.0-0.9
	Vacuolation, tubular	1936	42	2.2	0.0-18.7	1885	157	8.3	0.0-59.8
Ureter									
	Inflammation	193	0	—	—	197	2	1.0	0.0-1.3
	Mononuclear (Lymphocytic) cell foci/infiltration	193	2	1.0	0.0-5.9	197	3	1.5	0.0-2.0
Urinary bladder									
	Congestion	1602	6	0.4	0.0-1.3	1565	9	0.6	0.0-2.0
	Degeneration, muscle layer	1602	0	—	—	1565	4	0.3	0.0-3.5
	Edema	1602	3	0.2	0.0-0.6	1565	0	—	—
	Hyperplasia, urothelium	1602	0	—	—	1565	4	0.3	0.0-1.7
	Hemorrhage	1602	6	0.4	0.0-4.4	1565	12	0.8	0.0-3.5
	Hyperplasia, lymphoid	1602	0	—	—	1565	2	0.1	0.0-0.4
	Inflammation/Cystitis	1602	2	0.1	0.0-0.4	1565	18	1.2	0.0-3.6
	Inflammatory cell foci/infiltration	1602	4	0.2	0.0-1.7	1565	10	0.6	0.0-2.3
	Mineralization	1602	2	0.1	0.0-0.4	1565	1	0.1	0.0-0.8
	Mononuclear (Lymphocytic) cell foci/infiltration	1602	2	0.1	0.0-0.4	1565	20	1.3	0.0-3.1
	Remnant, umbilical artery	1602	12	0.7	0.0-2.6	1565	10	0.6	0.0-2.3
	Vacuolation, epithelium	1602	1	0.1	0.0-1.2	1565	1	0.1	0.0-1.2

■ REPRODUCTIVE SYSTEM ■

Mammary gland									
	Dilation, duct	591	1	0.2	0.0-0.9	899	13	1.4	0.0-9.8
	Edema, perilobular	591	0	—	—	899	2	0.2	0.0-0.5
	Fibrosis	591	0	—	—	899	2	0.2	0.0-0.5
	Granuloma/Microgranuloma	591	2	0.3	0.0-0.7	899	0	—	—
	Hemorrhage	591	0	—	—	899	5	0.6	0.0-2.4
	Inflammation	591	0	—	—	899	3	0.3	0.0-0.7
	Mononuclear (Lymphocytic) cell foci/infiltration	591	2	0.3	0.0-1.2	899	13	1.4	0.0-5.9
	Secretion	591	0	—	—	899	23	2.6	0.0-5.3

Beagle Dogs		Male				Female			
Organ	Histological Finding	No. of Exam.	No. of Lesions	Rate (%)	Range (%)	No. of Exam.	No. of Lesions	Rate (%)	Range (%)
Testis									
	Atrophy, tubular	1931	112	5.8	0.0-10.9				
	Degeneration, tubular	1931	85	4.4	0.0-16.9				
	Dilatation, tubular	1931	4	0.2	0.0-0.8				
	Germ cell degeneration	1931	22	1.1	0.0-3.1				
	Hypospermatogenesis/Hypoplastic tubules	1931	64	3.3	0.0-7.4				
	Immature	1931	157	8.1	0.0-15.1				
	Inflammatory cell foci/infiltration	1931	3	0.2	0.0-0.6				
	Mononuclear (Lymphocytic) cell foci/infiltration	1931	3	0.2	0.0-0.8				
	Sertoli-only tubules	1931	20	1.0	0.0-9.1				
	Sperm stasis	1931	11	0.6	0.0-1.9				
	Spermatid giant cell formation	1931	196	10.2	0.0-32.3				
	Spermatocele	1931	3	0.2	0.0-2.7				
	Swollen spermatocyte	1931	4	0.2	0.0-0.8				
	Vacuolation, tubular	1931	46	2.4	0.0-9.0				
Epididymis									
	Arteritis/Vasculitis	1659	12	0.7	0.0-2.2				
	Atrophy	1659	7	0.4	0.0-1.1				
	Cellular debris, luminal	1659	80	4.8	0.0-8.7				
	Decrease, sperm/Oligospermia	1659	40	2.4	0.0-5.1				
	Duct-like lacuna, epithelial	1659	27	1.6	0.0-4.6				
	Fibrosis	1659	3	0.2	0.0-0.6				
	Hypoplasia	1659	4	0.2	0.0-0.8				
	Immature	1659	24	1.4	0.0-7.9				
	Inflammation	1659	7	0.4	0.0-1.0				
	Inflammatory cell foci/infiltration	1659	21	1.3	0.0-8.0				
	Mineralization	1659	15	0.9	0.0-2.5				
	Mononuclear (Lymphocytic) cell foci/infiltration	1659	28	1.7	0.0-5.5				
	Multinuclearted giant cells	1659	4	0.2	0.0-0.9				
	No sperm, lumen/Aspermia	1659	35	2.1	0.0-7.7				
	Spermatic granuloma	1659	10	0.6	0.0-3.4				
	Spermatocele	1659	4	0.2	0.0-0.6				
	Vacuolation, ductal epithelium	1659	8	0.5	0.0-2.5				
Prostate									
	Atrophy	1852	42	2.3	0.0-8.0				
	Cellular debris, luminal	1852	2	0.1	0.0-1.0				
	Glandular ectasia	1852	35	1.9	0.0-6.9				
	Immature	1852	164	8.9	0.0-15.8				
	Inflammation	1852	130	7.0	0.0-27.8				
	Inflammatory cell foci/infiltration	1852	51	2.8	0.0-7.1				
	Mononuclear (Lymphocytic) cell foci/infiltration	1852	89	4.8	0.0-15.9				
Ovary									
	Absent corpora lutea					1507	20	1.3	0.0-4.0
	Corpus luteum, increased					1507	6	0.4	0.0-5.9
	Cyst					1507	10	0.7	0.0-5.9
	Cyst, follicular					1507	7	0.5	0.0-1.9
	Cyst, luteal					1507	22	1.5	0.0-2.2
	Cyst, remnant tissue					1507	2	0.1	0.0-0.5
	Embryonic remnants					1507	3	0.2	0.0-0.7
	Hyperplasia, adenomatous, rete ovarii					1507	2	0.1	0.0-1.2
	Hyperplasia, stromal cell					1507	8	0.5	0.0-1.8
	Immature					1507	64	4.2	0.0-11.3
	Mineralization					1507	7	0.5	0.0-1.9
	Polyovular follicle					1507	10	0.7	0.0-2.3
Oviduct									
	Vacuolation, epithelium					248	4	1.6	0.0-1.7

Beagle Dogs	Sex	Male				Female			
Organ	Histological Finding	No. of Exam.	No. of Lesions	Rate (%)	Range (%)	No. of Exam.	No. of Lesions	Rate (%)	Range (%)
Uterus									
	Adenomyosis					1462	2	0.1	0.0-1.2
	Atrophy					1462	2	0.1	0.0-3.7
	Cornual dilation					1462	4	0.3	0.0-1.4
	Estrus cycle：Anestrus					1462	63	—	—
	Estrus cycle：Estrus					1462	30	—	—
	Estrus cycle：Metestrus					1462	41	—	—
	Estrus cycle：Proestrus					1462	36	—	—
	Hemorrhage					1462	4	0.3	0.0-0.8
	Hyperplasia, cystic					1462	2	0.1	0.0-0.4
	Hyperplasia, endometrial					1462	11	0.8	0.0-9.8
	Immature					1462	42	2.9	0.0-9.3
	Inflammatory cell foci/infiltration					1462	2	0.1	0.0-0.4
	Mononuclear（Lymphocytic）cell foci/infiltration					1462	4	0.3	0.0-0.7
Vagina									
	Congestion					1173	19	1.6	0.0-5.5
	Hyperkeratosis					1173	3	0.3	0.0-0.9
	Immature					1173	8	0.7	0.0-38.5
	Inflammatory cell foci/infiltration					1173	24	2.0	0.0-5.6
	Hyperplasia lympoid/Lymphoid follicles					1173	3	0.3	0.0-0.9
	Mononuclear（Lymphocytic）cell foci/infiltration					1173	25	2.1	0.0-9.4

■ **ENDOCRINE SYSTEM** ■

Pituitary gland									
	Cyst(s)/clefts	1896	455	24.0	7.1-58.9	1722	436	25.3	8.8-56.9
	Cystic dilatation, Rathke's pouch	1896	2	0.1	0.0-1.6	1722	2	0.1	0.0-1.5
	Extramedullary hematopoiesis	1896	4	0.2	0.0-0.6	1722	1	0.1	0.0-0.3
	Hypertrophy, pars distalis, basophilic cells	1896	2	0.1	0.0-0.3	1722	0	—	—
	Mononuclear（Lymphocytic）cell foci/infiltration	1896	3	0.2	0.0-1.1	1722	3	0.2	0.0-0.9
	Nerve fiber degeneration	1896	14	0.7	0.0-3.0	1722	14	0.8	0.0-4.4
Thyroid gland									
	Atrophy	1894	2	0.1	0.0-2.4	1847	0	—	—
	C-cell complexes	1894	221	11.7	0.0-31.6	1847	57	3.1	0.0-14.4
	C-cell vacuolation	1894	0	—	—	1847	3	0.2	0.0-0.7
	Concretions	1894	1	0.1	0.0-0.2	1847	2	0.1	0.0-0.4
	Cyst/Follicular cyst(s)	1894	49	2.6	0.0-7.5	1847	63	3.4	0.0-15.2
	Ductal remnants/Remnant, Ultimobranchial body	1894	99	5.2	0.0-9.2	1847	88	4.8	0.0-11.1
	Ectopic thymic tissue	1894	10	0.5	0.0-2.8	1847	10	0.5	0.0-0.9
	Fatty infiltration	1894	1	0.1	0.0-0.8	1847	1	0.1	0.0-0.8
	Follicular dilatation	1894	3	0.2	0.0-0.6	1847	0	—	—
	Granuloma/Microgranuloma	1894	4	0.2	0.0-0.9	1847	1	0.1	0.0-0.2
	Hypertrophy, follicular cell	1894	3	0.2	0.0-0.9	1847	2	0.1	0.0-0.9
	Inflammation	1894	1	0.1	0.0-0.2	1847	5	0.3	0.0-1.1
	Inflammatory cell foci/infiltration	1894	3	0.2	0.0-1.6	1847	3	0.2	0.0-2.1
	Lymphocytic thyroiditis	1894	19	1.0	0.0-2.6	1847	11	0.6	0.0-2.1
	Mineralization	1894	6	0.3	0.0-1.1	1847	3	0.2	0.0-0.7
	Mononuclear（Lymphocytic）cell foci/infiltration	1894	48	2.5	0.0-7.9	1847	43	2.3	0.0-9.1
Parathyroid gland									
	Cyst(s)	1760	210	11.9	4.5-20.8	1745	214	12.3	2.8-21.3
	Ductal remnants	1760	47	2.7	0.0-11.3	1745	51	2.9	0.0-12.5
	Ectopic cartilaginous tissue	1760	4	0.2	0.0-1.5	1745	0	—	—
	Ectopic thymic tissue	1760	1	0.1	0.0-0.2	1745	2	0.1	0.0-0.5
	Inflammatory cell foci/infiltration	1760	7	0.4	0.0-1.5	1745	3	0.2	0.0-0.5
Adrenal gland									
	Accessory adrenocortical tissue	1315	28	2.1	0.0-7.0	1286	26	2.0	0.0-8.6
	Cyst	1315	2	0.2	0.0-1.7	1286	2	0.2	0.0-0.9
	Extramedullary hematopoiesis	1315	0	—	—	1286	2	0.2	0.0-1.2

Beagle Dogs	Sex	Male				Female			
Organ	Histological Finding	No. of Exam.	No. of Lesions	Rate (%)	Range (%)	No. of Exam.	No. of Lesions	Rate (%)	Range (%)
	Fatty change, coritcal	1315	9	0.7	0.0-6.3	1286	1	0.1	0.0-0.8
	Fibrosis, focal	1315	0	—	—	1286	2	0.2	0.0-0.4
	Hypertrophy, cortical	1315	4	0.3	0.0-2.8	1286	2	0.2	0.0-1.5
	Hypertrophy, fasciculata	1315	3	0.2	0.0-2.1	1286	2	0.2	0.0-1.5
	Mineralization, cortical	1315	1	0.1	0.0-0.8	1286	2	0.2	0.0-0.9
	Vacuolation, glomerulosa	1315	6	0.5	0.0-2.8	1286	8	0.6	0.0-4.4
	Vacuolation	1315	16	1.2	0.0-7.7	1286	26	2.0	0.0-8.8
Adrenal cortex									
	Accessory adrenocortical tissue	815	49	6.0	0.0-14.5	772	33	4.3	0.0-9.9
	Atrophy, cortical	815	4	0.5	0.0-1.2	772	4	0.5	0.0-1.2
	Atrophy, fasciculata	815	0	—	—	772	2	0.3	0.0-0.6
	Fatty changes	815	26	3.2	0.0-7.7	772	29	3.8	0.0-8.7
	Hypertrophy, diffuse	815	6	0.7	0.0-1.8	772	0	—	—
	Hypertrophy, fasciculata	815	13	1.6	0.0-3.8	772	10	1.3	0.0-3.0
	Hypertrophy, glomerulosa	815	9	1.1	0.0-2.7	772	23	3.0	0.0-6.9
	Inflammatory cell foci/infiltration	815	1	0.1	0.0-0.3	772	3	0.4	0.0-0.9
	Mononuclear (Lymphocytic) cell foci/infiltration	815	1	0.1	0.0-0.3	772	3	0.4	0.0-0.9
	Vacuolation	815	5	0.6	0.0-1.0	772	21	2.7	1.2-3.9
	Vacuolation, zona fasciculata	815	26	3.2	0.0-7.7	772	0	—	—
	Vacuolation, zona glomerulosa	815	95	11.7	0.0-28.1	772	74	9.6	0.0-22.3

■ **NERVOUS SYSTEM** ■

		No. of Exam.	No. of Lesions	Rate (%)	Range (%)	No. of Exam.	No. of Lesions	Rate (%)	Range (%)
Brain									
	Cellular infiltration	1007	10	1.0	0.0-5.7	1012	8	0.8	0.0-3.6
	Gliosis	1007	2	0.2	0.0-1.5	1012	1	0.1	0.0-1.4
	Mineralization	1007	2	0.2	0.0-1.5	1012	0	—	—
	Ventricular dilation	1007	11	1.1	0.0-2.3	1012	11	1.1	0.0-2.1
Cerebrum									
	Glia cell foci/infiltration	1152	12	1.0	0.0-2.4	1132	12	1.1	0.0-2.5
	Granulomatous meningiencephalitis	1152	2	0.2	0.0-1.0	1132	0	—	—
	Hemorrhage	1152	0	—	—	1132	2	0.2	0.0-0.4
	Inflammatory cell foci/infiltration	1152	16	1.4	0.0-1.7	1132	12	1.1	0.0-1.6
	Mineralization	1152	1	0.1	0.0-1.4	1132	3	0.3	0.0-0.8
	Satellitosis	1152	4	0.3	0.0-0.9	1132	8	0.7	0.0-1.7
	Ventricle dilation	1152	7	0.6	0.0-1.3	1132	5	0.4	0.0-1.0
Cerebellum									
	Cyst, choroid plexus	1390	0	—	—	1332	6	0.5	0.0-3.0
	Fatty infiltration, choroid plexus	1390	2	0.1	0.0-2.4	1332	1	0.1	0.0-0.2
	Granulomatous meningoencephalitis	1390	2	0.1	0.0-1.0	1332	0	—	—
	Inflammatory cell foci/infiltration	1390	10	0.7	0.0-1.7	1332	9	0.7	0.0-2.4
	Spheroid body	1390	5	0.4	0.0-1.0	1332	7	0.5	0.0-1.6
Pons									
	Axonal swelling	454	11	2.4	0.0-4.5	427	8	1.9	0.0-3.4
	Glia cell foci/infiltration	454	0	—	—	427	4	0.9	0.0-1.7
	Hemorrhage	454	2	0.4	0.0-0.8	427	0	—	—
	Perivascular cell infiltration	454	1	0.2	0.0-0.5	427	3	0.7	0.0-1.5
Medulla oblongata									
	Cell infiltration, choroid plexus	1133	1	0.1	0.0-2.4	1062	1	0.1	0.0-0.2
	Gliosis	1133	3	0.3	0.0-0.5	1062	2	0.2	0.0-0.5
	Hemorrhage	1133	2	0.2	0.0-0.5	1062	1	0.1	0.0-0.2
	Inflammatory cell foci/infiltration	1133	0	—	—	1062	3	0.3	0.0-2.4
	Perivascular cell infiltration	1133	5	0.4	0.0-0.9	1062	14	1.3	0.0-2.5
Spinal cord									
	Hemorrhage	1127	4	0.4	0.0-0.9	1124	8	0.7	0.0-1.8
	Inflammatory cell foci/infiltration	1127	2	0.2	0.0-0.8	1124	2	0.2	0.0-0.9
	Meningeal macrophages	1127	0	—	—	1124	4	0.4	0.0-0.9

Beagle Dogs	Sex	Male				Female			
Organ	Histological Finding	No. of Exam.	No. of Lesions	Rate (%)	Range (%)	No. of Exam.	No. of Lesions	Rate (%)	Range (%)
	Mineralization	1127	9	0.8	0.0-5.5	1124	23	2.0	0.0-16.5
	Vasculitis	1127	4	0.4	0.0-2.9	1124	2	0.2	0.0-1.8
Cervical spinal cord									
	Hemorrhage	449	0	—	—	430	3	0.7	0.0-0.7
Thoracic spinal cord									
	Hemorrhage	151	3	2.0	0.0-2.0	151	3	2.0	0.0-2.0
Lumbar spinal cord									
	Hemorrhage	435	0	—	—	416	3	0.7	0.0-0.7
Sciatic nerve									
	Inflammatory cell foci/infiltration	1608	2	0.1	0.0-0.3	1293	2	0.2	0.0-0.5
	Nerve fiber degeneration	1608	5	0.3	0.0-0.7	1293	6	0.5	0.0-1.4
	Renaut body	1608	49	3.0	0.0-7.1	1293	47	3.6	0.0-9.0

■ SPECIAL SENSE SYSTEM ■

Eye									
	Corneal ulcer/erosion	1600	1	0.1	0.0-0.2	1596	2	0.1	0.0-0.5
	Hyperplasia, corneal	1600	1	0.1	0.0-0.4	1596	2	0.1	0.0-0.5
	Hemorrhage	1600	2	0.1	0.0-0.5	1596	1	0.1	0.0-0.2
	Inflammatory cell foci/infiltration	1600	5	0.3	0.0-1.2	1596	8	0.5	0.0-2.0
	Retinal degeneration	1600	2	0.1	0.0-0.5	1596	0	—	—
	Retinal dysplasia/Retinal rosettes	1600	17	1.1	0.0-4.2	1596	19	1.2	0.0-3.6
Eyelid（conjunctiva）									
	Folliculitis	170	4	2.4	0.0-40.0	184	2	1.1	0.0-20.0
	Granuloma/Microgranuloma	170	2	1.2	0.0-20.0	184	2	1.1	0.0-20.0
	Inflammatory cell foci/infiltration	170	5	2.9	0.0-50.0	184	8	4.3	0.0-70.0
Lacrimal gland									
	Atrophy, acinar	1080	4	0.4	0.0-2.4	1039	13	1.3	0.0-2.3
	Dilatation, ductal	1080	2	0.2	0.0-1.2	1039	0	—	—
	Fatty infiltration, interstitium	1080	2	0.2	0.0-0.8	1039	0	—	—
	Inflammation	1080	1	0.1	0.0-1.6	1039	3	0.3	0.0-5.9
	Inflammatory cell foci/infiltration	1080	24	2.2	0.0-5.0	1039	28	2.7	0.0-6.1
	Mononuclear（Lymphocytic）cell foci/infiltration	1080	33	3.1	0.0-9.7	1039	30	2.9	0.0-13.7
Nictating membrane									
	Inflammatory cell foci/infiltration	200	3	1.5	0.0-3.5	199	0	—	—
Nictitating gland									
	Mononuclear（Lymphocytic）cell foci/infiltration, interstitium	5	2	40.0	40.0-40.0	5	1	20.0	20.0-20.0

■ INTEGUMENTARY SYSTEM ■

Skin									
	Cyst, squamous cell/Cyst, epidermal	1798	0	—	—	1759	2	0.1	0.0-0.4
	Dermal fibrosis	1798	3	0.2	0.0-0.8	1759	0	—	—
	Dermatitis	1798	6	0.3	0.0-1.3	1759	7	0.4	0.0-1.6
	Hyperplasia, squamous cell	1798	1	0.1	0.0-0.2	1759	3	0.2	0.0-0.7
	Folliculitis	1798	122	6.8	0.0-16.2	1759	118	6.7	0.0-21.8
	Furunculosis	1798	2	0.1	0.0-0.4	1759	3	0.2	0.0-0.7
	Granuloma/Microgranuloma	1798	24	1.3	0.0-6.3	1759	17	1.0	0.0-2.2
	Inflammation	1798	4	0.2	0.0-0.9	1759	12	0.7	0.0-2.8
	Inflammatory cell foci/infiltration	1798	44	2.4	0.0-7.6	1759	55	3.1	0.0-6.3
	Mononuclear（Lymphocytic）cell foci/infiltration	1798	29	1.6	0.0-5.7	1759	45	2.6	0.0-8.4
	Perifolliculitis	1798	2	0.1	0.0-1.0	1759	0	—	—
	Scab formation	1798	1	0.1	0.0-0.5	1759	5	0.3	0.0-1.6
	Scar, focal	1798	0	—	—	1759	2	0.1	0.0-1.1
	Ulcer	1798	0	—	—	1759	3	0.2	0.0-0.9

Beagle Dogs	Sex	Male				Female			
Organ	Histological Finding	No. of Exam.	No. of Lesions	Rate (%)	Range (%)	No. of Exam.	No. of Lesions	Rate (%)	Range (%)
Injection site									
	Dermal inflammation	151	12	7.9	0.0-27.3	110	14	12.7	0.0-35.9
	Fibrosis, perivascular	151	5	3.3	0.0-4.7	110	6	5.5	0.0-8.5
	Folliculitis	151	3	2.0	1.9-2.3	110	2	1.8	0.0-5.1
	Granuloma/Microgranuloma	151	7	4.6	0.0-6.5	110	2	1.8	0.0-2.8
	Hemorrhage	151	34	22.5	9.1-28.0	110	27	24.5	20.5-26.8
	Inflammation	151	5	3.3	0.0-11.4	110	6	5.5	0.0-15.4
	Intimal proliferation	151	10	6.6	4.7-11.4	110	8	7.3	0.0-11.3
	Necrosis, perivascular	151	2	1.3	0.0-1.9	110	1	0.9	0.0-1.4
	Perivascular inflammation	151	12	7.9	4.7-15.9	110	16	14.5	11.3-20.5

■ **MUSCULOSKELETAL SYSTEM** ■

		No. of Exam.	No. of Lesions	Rate (%)	Range (%)	No. of Exam.	No. of Lesions	Rate (%)	Range (%)
Skeletal muscle									
	Atrophy, muscle fiber	1287	5	0.4	0.0-1.3	1264	6	0.5	0.0-1.4
	Degeneration, muscle fiber	1287	5	0.4	0.0-1.1	1264	0	—	—
	Granuloma/Microgranuloma	1287	4	0.3	0.0-4.0	1264	0	—	—
	Inflammatory cell foci/infiltration	1287	2	0.2	0.0-2.2	1264	1	0.1	0.0-0.5
	Mineralization	1287	1	0.1	0.0-1.1	1264	1	0.1	0.0-1.1
	Mononuclear (Lymphocytic) cell foci/infiltration	1287	16	1.2	0.0-2.9	1264	13	1.0	0.0-2.8
	Regeneration, muscle fiber	1287	1	0.1	0.0-2.2	1264	1	0.1	0.0-2.4
Bone sternum									
	Chondromucinous degeneration	561	3	0.5	0.2-2.6	517	4	0.8	0.7-1.4
	Fibrosis, subepiphyseal	561	6	1.1	0.0-1.2	517	5	1.0	0.0-1.1
Bone—femur									
	Chondromucinous degeneration	200	3	1.5	0.0-1.5	199	1	0.5	0.0-0.5
Articular surface									
	Focal degeneration	265	20	7.5	0.0-15.4	265	0	—	—
Joint									
	Inflammatory cell foci/infiltration	9	4	44.4	44.4-44.4	9	4	44.4	44.4-44.4
	Hemorrhage, patellar ligament, peripheral	9	1	11.1	11.1-11.1	9	1	11.1	11.1-11.1
	Proliferation, synovial lining cell	9	3	33.3	33.3-33.3	9	3	33.3	33.3-33.3
Abdominal cavity									
	Fatty granuloma	133	0	—	—	141	1	0.7	0.0-0.7

岩田　聖
㈲ルナパス毒性病理研究所

田村一利
㈱ボゾリサーチセンター

平川公昭
㈱新日本科学

下井昭仁
㈱イナリサーチ

5 カニクイザルの背景病変

各論 II

医薬品の安全性試験などに用いられる動物として、系統発生学的にヒトに近いサル類が、薬効、安全性および動態の解析により有用であることが示されつつある。また、実験動物として日本に輸入されたサル類は、初期にはマレーシア産のカニクイザルおよびアカゲザルが主体であったが、その後インドネシア産、最近では中国産と産地がかわったばかりでなく、各国が野生サルを資源として重視するにいたり、輸出される実験用サルは野生捕獲動物から、現地の飼育施設において繁殖集団から生産された「いわゆる Laboratory born」が主体となった。生産地の違いによって寄生虫ならびに自然発生疾患の種類はさまざまに変動し、野生動物から飼育施設生産のサルにかわることによって使用動物の若齢化が進み、年齢の違いによる背景病変の変化も加わった。使用するサルが以前に比較して若齢化したとはいえ、サル類の性成熟は3〜5年と遅く、試験に用いる年齢が他の実験動物（ラット、マウス、イヌなど）に比べて高いため、いくつかの器官において、石灰化など加齢に伴う変化を経験することがある。

近年サル類の輸出入検疫の強化、諸外国におけるサル類繁殖施設の増加により良質のサル類が確保できるようになりつつあるものの、微生物学的統御が十分になされていないことによる感染性の変化も観察され、これらの背景を十分に考慮した上で、ヒトに近いことを生かした評価をしていかなければならない。以下に、カニクイザルの主要器官における自然発生病変について記載する。なお、上記背景を現状とする今日、各病変の発生率については変化しつつあり、個々の所見に対する発生頻度の詳細な数値は表（**付表7**）に示しているが、数値を鵜呑みにせずその傾向として参考にしていただきたい。

1. リンパ造血器系組織 （表1）

1-1. 胸腺

毒性試験に用いられる3〜5歳のカニクイザルでは、胸腺の退縮（萎縮）が高頻度にみられ、嚢胞形成を伴うことが多い。通常はリンパ球の減数にもとづく皮質幅の減少として観察されるものが多く、より高度な場合には皮髄の境界が不明瞭になりほとんどが脂肪組織に置き換わっていく。胸腺の退縮（萎縮）は薬物の直接的影響、ストレスによる二次的作用、免疫機能への作用による二次性の作用など、さまざまな要因で起こるほか、栄養状態悪化、疾患などの影響でも起こることが知られている。なお、本来は成熟に達する前に、年齢の進行とともに生理的に縮小する臓器であるので、このような変化は退縮 involution と呼ばれている。病理学総論的に、萎縮 atrophy は可逆的な変化で原因がなくなると元に戻る性格の病変と考えられているが、胸腺の加齢に伴ってみられる退縮は不可逆的変化である。毒性による胸腺の萎縮は、通常、休薬により回復することが多い。

表1 リンパ造血器系組織における主な偶発性病変

組織	所見	英名
胸腺	退縮および萎縮 嚢胞	involution/atrophy cyst
リンパ節	泡沫細胞集簇 色素沈着（褐色） 髄外造血 肉芽腫（寄生虫性）	foam cell accumulation pigmentation (brown) extramedullary hematopoiesis granuloma (parasitic)
脾臓	好酸性物質沈着（胚中心） 色素沈着（褐色、赤脾髄） 顆粒球増加（赤脾髄） 肉芽腫（寄生虫性） 髄外造血 巨大濾胞形成	eosinophilic substance (germinal center) pigmentation (brown, red pulp) granulocytes increase (red pulp) granuloma (parasitic) extramedullary hematopoiesis giant follicle formation
骨髄	脂肪髄 リンパ小節形成 細胞成分の増加 　（顆粒球増多症） 　（赤血球増多症） 細胞成分の減少 　（顆粒球減少症） 　（赤血球減少症）	fatty marrow lymph follicle formation hypercellularity 　(granulopoiesis) 　(erythlopoiesis) hypocellularity 　(granulocytopenia) 　(erythropenia)

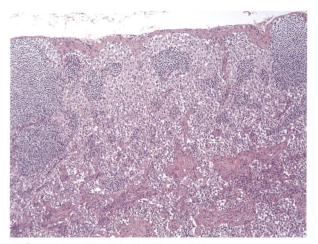

写真1　リンパ節、泡沫状組織球の集簇
腸間膜リンパ節洞内の泡沫状の組織球集簇。HE染色。

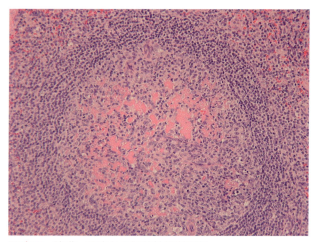

写真3　脾臓、胚中心の好酸性物質沈着
リンパ濾胞胚中心への好酸性物質の沈着。HE染色。

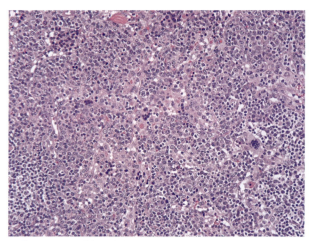

写真2　リンパ節、髄外造血
下顎リンパ節の髄外造血。HE染色。

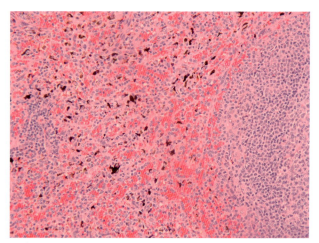

写真4　脾臓、赤脾髄の褐色色素沈着
赤脾髄への褐色色素沈着と脾洞の拡張。HE染色。

1-2．リンパ節

　主として腸間膜リンパ節で、髄質に泡沫状の組織球の集簇がみられることがあり、泡沫細胞集簇、組織球増生あるいは組織球症として所見化されることがある（**写真1**）。また、褐色色素沈着を伴うことがある。下顎リンパ節では、髄外造血像が時折みられる（**写真2**）。

1-3．脾臓

　脾臓における濾胞のよく発達した胚中心に好酸性に染色される硝子様均一な物質の沈着が認められる（**写真3**）。アミロイド染色陰性でアザン・マロリーazan-Mallory染色により赤紫色に染色され、蛋白質様物質と考えられる。リンパ節などの胚中心にも時として認められる。また、肉眼的に脾臓が灰青色を呈して肥大し、組織学的に暗褐色～褐色の色素が赤脾髄中のマクロファージにみられ、脾洞の拡張が明らかな場合には（**写真4**）、サルマラリア原虫 *Plasmodium* の感染（**写真5**）が疑われる[1,2]。また、赤脾髄では好中球あるいは好酸球が目立つことがあり、肉芽腫状に結節を形成することもまれにみられる。肉眼的には赤色結節状を呈し、まれにミクロフィラリア microfilaria がみられることがあり、その病因との関連性が報告されている[3,4]（**写真6**）。

　カニクイザルにおける髄外造血像は、ラット、マウスおよびイヌなどのように通常みられないことから、亢進（enhance）や増加（increase）としての所見名は用いないことが多い。

　カニクイザルでは白脾髄は胚中心が明瞭でmarginal zoneも大きく、比較的目立つが、極めてまれに巨大な濾胞を形成することがある（**写真7**）。これは、巨大濾胞 giant follicle と呼ばれ孤在性で大きな胚中心を有しているが、結節性増殖あるいは腫瘍性病変とは様相を異にする。D型レトロウイルスの感染に関連すると報告されている[5]。

1-4．骨髄

　3～5歳で毒性試験に供試されるカニクイザルでは、大腿骨骨幹部骨髄が通常は脂肪髄となり、骨髄細胞はほとんどみられなくなるが、胸骨骨髄への脂肪の浸潤は少ない。顆粒球系の細胞が目立つことがあるが、血液検査あ

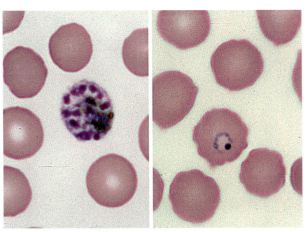

写真5 マラリア感染
赤血球、塗抹ギムザ染色。赤血球内のマラリア原虫の分裂体 schizont（左）、リング状体 ring-stage（右）。
（写真提供：大石裕司先生）

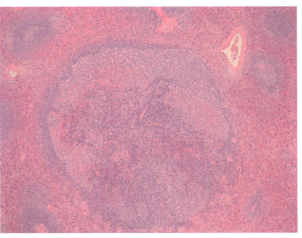

写真7 脾臓、巨大濾胞形成
HE染色。

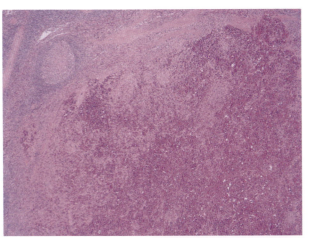

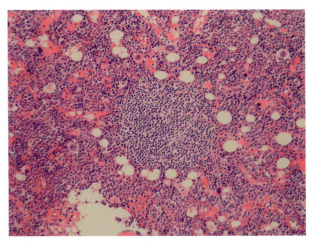

写真8 骨髄、リンパ小節形成
胸骨骨髄内のリンパ小節の形成。HE染色。

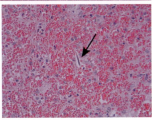

写真6 脾臓、肉芽腫性病変（ミクロフィラリア感染の疑い）
上：肉芽腫性病変。下：肉芽腫内のミクロフィラリア（矢印）。HE染色。

表2 循環器系組織における主な偶発性病変

組織	所見	英名
心臓	単核細胞浸潤	mononuclear cell infiltration
動脈	内膜線維性肥厚 動脈炎	fibrous thickening, tunica intima arteritis

るいは一般状態に異常がみられないことが多い。またリンパ球が集簇して、時にはリンパ小節を形成することがあるが（**写真8**）、その意義については明らかではない。

2. 循環器系組織（表2）

2-1. 心臓

実験用サル類において、極めて局所的に軽微な心筋の硝子化を伴ったリンパ球を主体とする単核細胞浸潤巣が、比較的多くの動物に認められる（**写真9**）。この変化は、時として心筋の微小な壊死を伴いマクロファージお

よび形質細胞を混じることがある。

2-2. 動脈

大動脈あるいは比較的大きな動脈では内膜の線維性肥厚がみられることがある。また、中小の主として筋性動脈には内膜、中膜および外膜に単核細胞浸潤、中膜平滑筋の壊死あるいは間葉系細胞の増殖からなる動脈炎が、全身性あるいは局所的にみられることがある（**写真10、11**）。

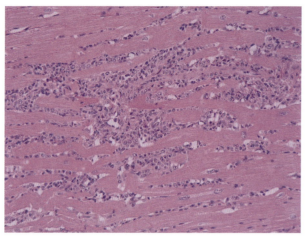

写真9　心臓、単核細胞浸潤
心臓にみられたリンパ球を主体とする単核細胞浸潤。HE染色。

表3	呼吸器系組織における主な偶発性病変	
組織	所見	英名
肺	泡沫細胞集簇	foam cell accumulation (macrophage)
	単核細胞浸潤	mononuclear cell infiltration
	色素沈着	pigmentation
	炭粉沈着	anthracosis
	肉芽腫（寄生虫性）	granuloma (parasitic)
	肉芽腫（異物性）	granuloma (foreign body)
	出血（肺胞）	hemorrhage (alveolar)
	胸膜の線維性肥厚	pleural fibrous thickening
	血栓・塞栓	thrombus/embolus
気管	単核細胞浸潤	mononuclear cell infiltration

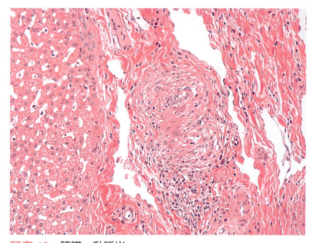

写真10　肝臓、動脈炎
肝臓実質内の小動脈の動脈炎。HE染色。

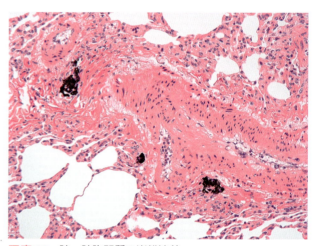

写真12　肺、肺胞間質の炭粉沈着
肺胞間質のマクロファージに貪食された炭粉。HE染色。

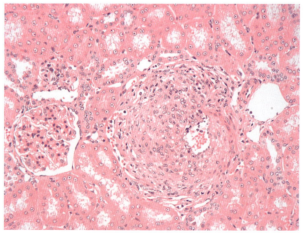

写真11　腎臓、動脈炎
腎小動脈の動脈炎。HE染色。

3．呼吸器系組織（表3）

3-1．肺

気管支周囲あるいは末梢の肺胞内にしばしば、泡沫状

の肺胞マクロファージの集簇が認められることがあるが、多くは限局性で単発的にみられ、何らかの炎症を起因としていることが考えられる。そのほか、炎症巣がみられることがあり、通常毒性試験において単に炎症inflammationとしてまとめることもあるが、炎症細胞を詳細に分ける必要がある場合は、リンパ球、好中球あるいは好酸球などの浸潤として記載する。

輸入前の飼育施設における環境統御が十分でない場合は、塵埃の吸引によると考えられる炭粉沈着が、肺胞壁におけるマクロファージや近隣のリンパ装置に黒色の顆粒として認められる（写真12）。また、サル類に時として認められる肺ダニlung mite（*Pneumonyssus simicola*）の寄生によると考えられる褐色色素が認められることがある（写真13）。これは鉄やリポフスチンを含むgolden brown pigmentと呼ばれ、近傍に好酸球浸潤や肉芽腫がみられることがある[6,7]。

反復静脈内投与試験あるいは頻回採血を実施した場合、イヌ、ラットと同様に、被毛や表皮などの異物混入にもとづく塞栓や血栓形成が肺の末梢血管にみられ、肉芽腫形成にいたるものもみられる。

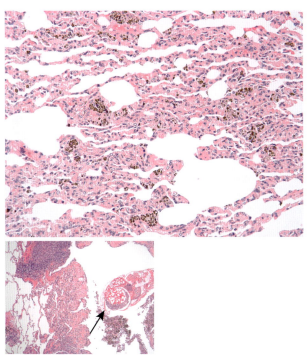

写真 13　肺、肺胞壁褐色色素沈着（肺ダニ症）
HE 染色。上：肺胞間質の褐色色素（golden brown pigment）沈着。下：気管支内の肺ダニ *Pneumonyssus simicola* の寄生（矢印）。

表4　消化器系組織（肝臓、膵臓、唾液腺）における主な偶発性病変

組織	所見	英名
肝臓	単核細胞浸潤	mononuclear cell infiltration
	微小肉芽腫	microgranuloma
	限局性壊死	focal necrosis
	被膜下の線維化	subcapsular fibrosis
	色素沈着（肝細胞、クッパー細胞）	pigmentation
	肝細胞の細胞質封入物	hepatocyte intracytoplasmic inclusion
	肉芽腫（寄生虫性）	granuloma（parasitic）
	肝細胞の空胞形成	hepatocyte vacuolation
	類洞壁細胞の空胞形成	sinusoidal lining cell vacuolation
膵臓	単核細胞浸潤	mononuclear cell infiltration
	腺房細胞萎縮（酵素原顆粒の減少）	acinar cell atrophy（zymogen granule decrease）
	副脾（異所性脾臓）	accessory spleen（ectopic spleen tissue）
唾液腺	単核細胞浸潤	mononuclear cell infiltration
	腺房萎縮	acinar cell atrophy
	唾石（鉱質沈着）	calculus（mineralization）

3-2. 気管

　通常サル類の気管には粘膜上皮あるいは粘膜下にリンパ球を主体とする単核細胞浸潤がみられ、時に気管支にも波及することがある。その多くはリンパ球を中心とする単核細胞であるが、好酸球や好中球浸潤を伴うこともあり、詳細な炎症細胞を分ける必要がある場合は、好中球浸潤、好酸球浸潤などを明記する。

4．消化器系組織（肝臓、膵臓、唾液腺）（表4）

4-1．肝臓

　門脈領域あるいは肝実質内にリンパ球を主体とする単核細胞浸潤が認められ、時として、好中球や好酸球を交える小炎症巣を形成する（写真14）。詳細な炎症細胞を分ける必要がある場合は、好中球浸潤、好酸球浸潤などを記載する。これらは肝細胞壊死、線維化を伴うことがあり、微小な肉芽腫を形成する。カニクイザルでは肉眼的に被膜下に透明感のある暗赤色巣がみられることがある。これらの病変は組織学的には、被膜直下に線維化、色素沈着ならびに鬱血を伴うことがあるが、非常に軽微であり病変として扱われないことが多い。また、類洞に接して空胞化した細胞が認められることがある（写真15）。この細胞は脂肪を取り込んだ伊東細胞 Ito cell といわれているが、その成因については不明な点が多い。また、暗褐色〜褐色の色素がクッパー細胞 Kupffer cell 内

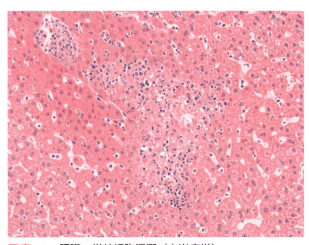

写真 14　肝臓、単核細胞浸潤（小炎症巣）
小壊死巣を伴うリンパ球を主体とする単核細胞浸潤。HE 染色。

にみられることがあるが（写真16）、脾臓にも同様の色素がみられる場合には、マラリア原虫 *Plasmodium* の感染が疑われる。そのほか、寄生虫性と考えられる肉芽腫を認めることがある。また、肝細胞の細胞質内に好酸性の封入物 intracytoplasmic inclusion body をみることがある。そのほとんどが局所的であるが、写真17 に示すように広範囲に認められることもある。しかし、その成因あるいは病理学的意義については明らかではない。
　比較的栄養状態の良い肥満したカニクイザルなどのマカク属のサルにおいては、薬剤の誘発以外に、摂食廃絶などによる急激な飢餓状態に陥った場合、肝細胞に空胞形成が認められるが、遊離脂肪酸が大量に放出され、肝

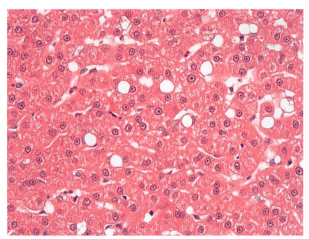

写真 15　肝臓、類洞細胞（伊東細胞）の空胞化
HE 染色。

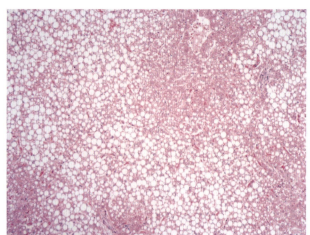
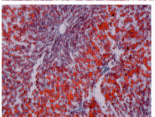

写真 18　肝臓、肝細胞脂肪変性（fatal fasting syndrome）
肥満動物の急激な状態悪化における病態。
上：HE 染色、下：脂肪染色（オイルレッド O 染色）。

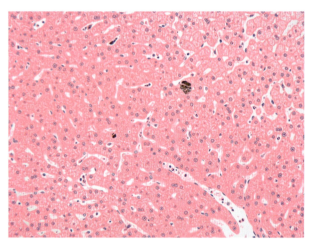

写真 16　肝臓、褐色色素沈着
クッパー細胞の暗褐色色素沈着。HE 染色。

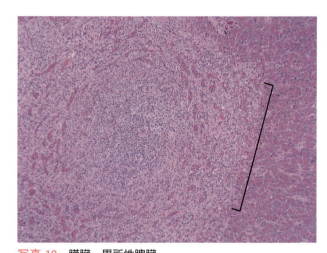

写真 19　膵臓、異所性脾臓
膵臓内の異所性脾臓組織（濾胞の形成）。HE 染色。

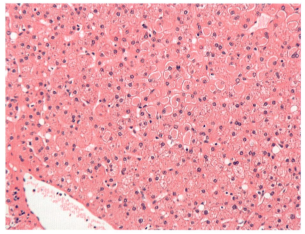

写真 17　肝臓、肝細胞内封入物
HE 染色。

症性細胞浸潤がみられる。ごくまれに高齢ラットなどにみられるような限局性の腺細胞萎縮が認められる。しばしば膵臓組織内に、いわゆる副脾と呼ばれる異所性の脾臓組織が認められる（**写真 19**）。また、状態の悪化に伴い、他の種にみられるような酵素原（チモーゲン）顆粒 zymogen granule の減少がみられるが、腺房細胞の萎縮性の変化として acinar cell atrophy と記載することもある。

細胞に脂肪が沈着して高度な脂肪変性を生じることが報告されている（**写真 18**）[8,9]。

4-2. 膵臓

膵管周囲あるいは腺房間質にリンパ球を主体とする炎

4-3. 唾液腺

サル類の耳下腺ならびに顎下腺は、その大部分が漿液腺で微細顆粒が細胞質に充満している。舌下腺は混合腺である。導管周囲あるいは腺房間質にリンパ球を主体と

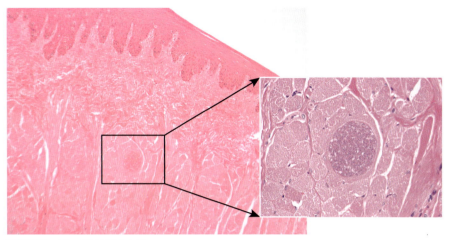

写真20　舌、住肉胞子虫症
横紋筋肉内の塩基好性の虫体の囊胞形成。周囲に炎症反応はみられない。HE染色。

する炎症性細胞浸潤がみられ、導管内に濃縮した分泌物の結石あるいは鉱質沈着をまれにみる。状態悪化に伴い、漿液腺では膵臓と同様に分泌顆粒の減少がみられる。

5．消化器系組織（消化管）（表5）

5-1．舌

粘膜および粘膜下あるいは腺組織におけるリンパ球を主体とする単核細胞浸潤がみられる。まれに、サル類の骨格筋などの横紋筋にまれにみられる住肉胞子虫の囊胞が、舌の筋層内にみられることがある。骨格筋の場合と同様に周囲組織の反応はない（**写真20**）。また、外傷性あるいは寄生虫によると考えられる炎症性の肉芽腫がみられ、時に、異物巨細胞を伴うことがある。

5-2．消化管（食道、胃、小腸、大腸）

食道では粘膜あるいは粘膜下にリンパ球を主体とする限局性あるいはびまん性の単核細胞浸潤がみられる。胃では幽門部を主体として粘膜の萎縮あるいは過形成を伴うリンパ球ならびに形質細胞の浸潤が比較的多くの動物種にみられる（**写真21**）。この変化は *Helicobacter pylori* の感染が疑われ[10]、粘膜の傷害が強く活動性の変化がみ

表5　消化管系組織における主な偶発性病変

組織	所見	英名
舌	単核細胞浸潤 肉芽腫（炎症性） 住肉胞子虫症	mononuclear cell infiltration granuloma (inflammatory) sarcocystis
食道	単核細胞浸潤	mononuclear cell infiltration
胃	単核細胞浸潤 （慢性炎症） 腺の萎縮 腺の拡張 壁細胞の空胞化	mononuclear cell infiltration 　(chronic inflammation) gastric gland atrophy gastric gland dilatation parietal cell vacuolation
十二指腸	色素沈着、粘膜固有層 異所性膵組織	pigmentation (pigment deposition), lamina propria ectopic pancreatic tissue
空腸	肉芽腫（寄生虫性）	granuloma (parasitic)
回腸	肉芽腫（寄生虫性） 色素沈着、固有層／粘膜下組織	granuloma (parasitic) pigmentation, lamina propria/submucosa
盲腸	色素沈着、固有層／粘膜下組織 寄生虫	pigmentation, lamina propria/submucosa parasite
結腸	色素沈着、固有層／粘膜下組織 寄生虫	pigmentation, lamina propria/submucosa parasite

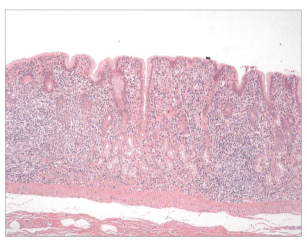
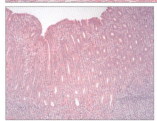

写真21　胃、慢性炎症
幽門部（上）におけるリンパ球、形質細胞を主体とする慢性炎症。胃体部（下）にもしばしばみられることがある。HE染色。

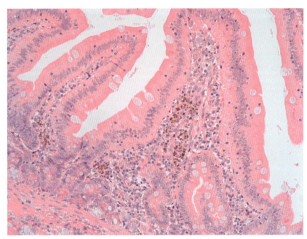

写真22　十二指腸、消化管褐色色素沈着（粘膜固有層）
粘膜固有層の褐色色素沈着。HE染色。

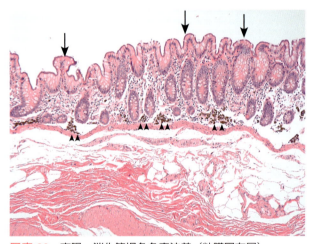

写真23　盲腸、消化管褐色色素沈着（粘膜固有層）
粘膜固有層の褐色色素沈着（矢頭）。カニクイザルでは粘膜上皮表層がヘマトキシリンに染まることがある（矢印）。HE染色。

表6　内分泌系組織における主な偶発性病変

組織	所見	英名
下垂体	単核細胞浸潤	mononuclear cell infiltration
	嚢胞（前葉、中間葉、後葉）	cyst (anterior lobe, intermediate lobe, posterior lobe)
	頭蓋咽頭管遺残	aberrant craniopharyngeal tissue
	（異所性下垂体腺葉組織）	(ectopic adenohypophysial tissue)
甲状腺	単核細胞浸潤	mononuclear cell infiltration
	嚢胞	cyst
	異所性胸腺	ectopic thymic tissue
上皮小体	単核細胞浸潤	mononuclear cell infiltration
	嚢胞	cyst
	好酸性細胞過形成	oxyphil cell hyperplasia
副腎	皮質結節	cortical nodule
	単核細胞浸潤	mononuclear cell infiltration
	鉱質沈着、皮髄境界部	mineralization cortico-medullary junction
	髄外造血	extramedullary hematopoiesis
	色素沈着（褐色）	pigmentation (brown)
	肝組織嵌入	liver tissue impaction
膵島	血管拡張症	islet angiectasis
	硝子様物質沈着（アミロイド）	islet hyalin substance deposition (amyloid)

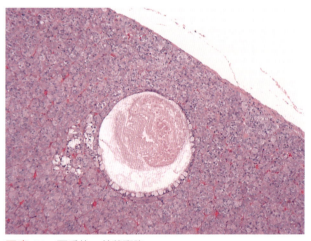

写真24　下垂体、前葉嚢胞
前葉の線毛円柱上皮あるいは杯細胞に裏打ちされた嚢胞。HE染色。

られる場合は、慢性炎症 chronic inflammation の診断名で記載することがある。そのほか、腺の萎縮あるいは拡張、壁細胞の空胞化などがごくまれにみられる。

　小腸ならびに大腸では粘膜固有層ならびに粘膜下組織に他の動物種でみられるように、さまざまな程度のリンパ球を主体とする細胞がみられるが、潰瘍を含め傷害性の変化は少ない。また、粘膜固有層あるいは粘膜下組織にマクロファージに貪食されたヘモジデリンと考えられる褐色色素沈着が小腸あるいは大腸の各所にみられる（写真22、23）。そのほか、肉芽腫（寄生虫性）が粘膜下組織、筋層、漿膜面に認められることがある。大腸、主として盲腸には、*Balantidium* 属と考えられる原虫がみられることがある。なお、盲腸あるいは結腸では粘膜上皮にヘマトキシリンに染まる絨毛状の沈着物が認められる（写真23の矢印）。これはらせん状の菌の存在とされているが、病原性は認められていない[11]。

6．内分泌系組織 （表6）

6-1．下垂体

　下垂体に嚢胞を形成する細胞は線毛を有する円柱上皮あるいは杯細胞からなり（写真24）、前葉に最も多くみられるが、中間葉および後葉にもみられる。また、後葉には腺管様構造をした組織がまれにみられ、他の動物種でみられる咽頭管遺残と考えられるが、報告はまれであり、ヒトで異所性腺下垂体組織として診断されている[12]。

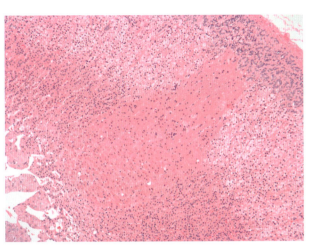

写真 25　副腎、限局性皮質結節性病変
束状帯および網状帯の結節性病変。HE 染色。

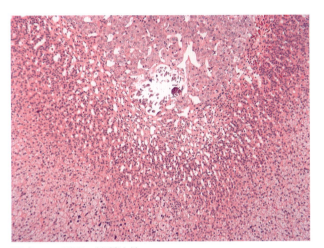

写真 26　副腎、鉱質沈着
皮髄境界部から髄質への鉱質沈着。HE 染色。

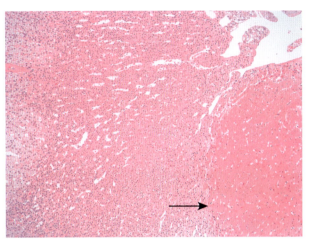

写真 27　副腎、肝臓組織の嵌入
右副腎は肝臓組織内に埋没することが多く、副腎組織内に肝臓組織（矢印）が線維性の境界（被膜）なしにみられる。HE 染色。

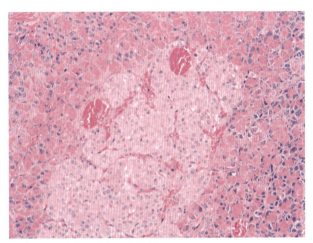

写真 28　膵臓、膵島の血管拡張
HE 染色。

6-2．甲状腺、上皮小体

　サル類における甲状腺の濾胞は大小さまざまで、濾胞上皮細胞の丈は比較的低く、均一なコロイドが充満している。甲状腺組織内には、リンパ球を主体とする単核細胞浸潤がみられる。そのほか、異所性の胸腺や囊胞が認められることが多い。上皮小体組織は大部分が甲状腺組織内に認められ、上皮小体内に甲状腺濾胞が埋没してみられることがある。また、間質へのアミロイド様の好酸性無構造物質の沈着や好酸性細胞の過形成がごくまれに認められる。

6-3．副腎

　束状帯細胞あるいは網状帯細胞の限局性の肥大あるいは過形成が認められ、皮質内に結節を形成する（**写真 25**）。結節を構成する細胞はその細胞質および核ともに周囲の正常な細胞より大きく、好酸性あるいは泡沫状の細胞質を有するが、周囲への圧排像は認められない。また、この結節性病変から腫瘍性病変を形成したという報告は認められない。そのほか、皮髄境界部付近には鉱質沈着（**写真 26**）あるいは褐色色素沈着がみられる。なお、右副腎は肝臓内に埋没するように存在することから、副腎組織内への肝臓組織の埋没が起こり、あたかも肝組織が異所性組織のようにみられることがある（**写真 27**）。

6-4．膵島

　膵島においては、血液を充満した血管拡張がしばしばみられる（**写真 28**）。また、加齢性変化として 10 歳以上のカニクイザルにおいては膵島に硝子様物質の沈着が認められる（**写真 29**）。硝子様物質はコンゴーレッドで陽性となることからアミロイドと考えられる。

7．泌尿器系組織（表 7）

7-1．腎臓

　糸球体には孤在性に硝子化に陥る硬化性病変がみられ

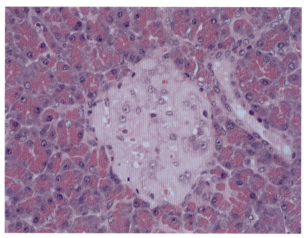

写真 29 膵臓、膵島アミロイド症
HE 染色。

表7	泌尿器系組織における主な偶発性病変	
組織	所見	英名
腎臓	糸球体硬化症	glomerulus sclerosis
	糸球体変性（分節的）	glomerular degeneration (segmental)
	単核細胞浸潤	mononuclear cell infiltration
	尿細管再生	renal tubule regeneration
	尿細管拡張	renal tubule dilatation
	硝子円柱	hyaline cast
	尿細管上皮細胞の空胞化	tubular epithelial cells vacuolation
	線維化	fibrosis
	腎乳頭の鉱質沈着	renal papilla mineralization
	腎異形成症	renal dysplasia
	色素沈着	pigmentation
膀胱	単核細胞浸潤	mononuclear cell infiltration

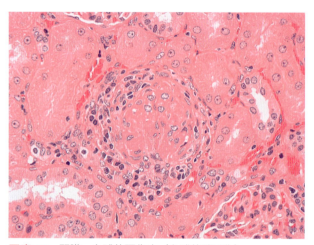

写真 30 腎臓、糸球体硬化症（糸球体硝子化）
単発的な糸球体硬化症。HE 染色。

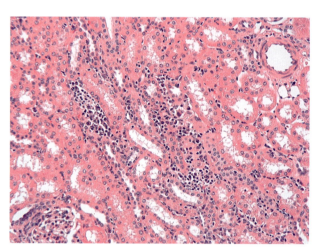

写真 32 腎臓、間質における単核細胞浸潤
HE 染色。

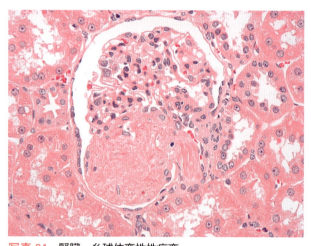

写真 31 腎臓、糸球体変性性病変
分節の変性性病変。HE 染色。

る（写真30）。また、糸球体における分節的な線維化あるいは空胞を伴う変性性変化がしばしばみられる（写真31）が、これらは、単一の腎小体単位で孤在性に発現することがほとんどで、毒性試験の場合は複数の糸球体にみられる場合のみ所見化されることが多い。皮質あるいは髄質の間質に形質細胞を含むリンパ球を主体とする単核細胞浸潤がみられ（写真32）、多くの場合は限局性であるが、高度な場合には尿細管の崩壊像がみられ、再生像を伴ってみることが多い。他の動物種に比較して尿細管はやや拡張気味であるが、その程度が明らかに正常範囲を逸脱することがある。そのほか、肉眼的に瘢痕巣あるいは小型化としてみられた腎臓では、硝子化した糸球体や未熟な尿細管が限局性あるいはびまん性にみられる腎組織の形成不全がみられる（写真33）。また、乳頭部の集合管上皮細胞の多核化が散在して、時に認められることがある（写真34）。

7-2．膀胱

腎臓および膀胱の尿路上皮の細胞質には空胞あるいは好酸性封入物がしばしば認められる。その成因は不明であるが、多くの場合、傷害性ではない。ある種の薬物投与で尿路上皮に空胞を形成することがあるため、背景病変との鑑別には、その発生頻度や用量依存性などに注意を要する。

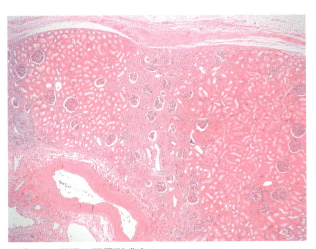

写真 33　腎臓、腎異形成症
限局性の形成不全（異形成）。HE 染色。

表 8-1	雄性生殖器における主な偶発性病変	
組織	所見	英名
精巣	精細管萎縮 単核細胞浸潤 未成熟 多核巨細胞形成	seminiferous tubule atrophy mononuclear cell infiltration immature spermatid giant cell formation
精巣上体	精子欠損 細胞崩壊物 単核細胞浸潤	sperm absence cell debris mononuclear cell infiltration
前立腺	単核細胞浸潤 萎縮（限局性） 未成熟	mononuclear cell infiltration atrophy（focal） immature
精嚢	鉱質沈着（結石） 未成熟	mineralization（calculus） immature

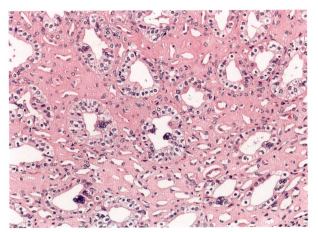

写真 34　腎臓、乳頭部集合管上皮細胞の多核化
HE 染色。（写真提供：坪田健次郎先生）

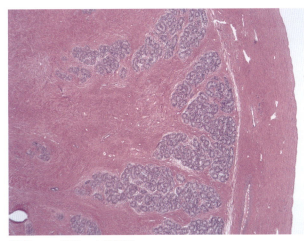

写真 35　精巣、未熟精巣
成熟前の 3 歳頃までは、精細管は未熟で周囲には結合組織が多くみられる。成熟とともに結合組織は減少し、成熟した精細管で満たされる。HE 染色。

8．生殖器系組織

通常毒性試験に用いられるカニクイザルが性成熟に達するのは雄で 4 年、雌で 3 年とされている。安全性試験では雌雄とも 3 歳以降の動物が用いられることから、精巣が未成熟である動物が使用されることがあり、生殖器の毒性評価においては、動物の性成熟を考慮に入れる必要がある。

8-1．雄性生殖器 （表 8-1）

8-1-1）精巣、精巣上体

精巣が未成熟な場合には、結合組織成分が多くみられ（写真 35）、精子形成はまったくみられないが、成熟途中にある精巣の場合、拡張した精細管内には精子細胞が融合した多核巨細胞の形成のほか、細胞崩壊物が存在する。また、精巣上体管内にはわずかな精子のほか、細胞崩壊物がみられる。精巣中央部あるいは辺縁部の介在部以外の精細管に精上皮がほとんどみられない萎縮性変化が限局性にみられることがある。

8-1-2）前立腺

間質にリンパ球を主体とする炎症性細胞浸潤が認められる。

8-1-3）精嚢

腔内に分泌物の濃縮、鉱質沈着によって生じたと考えられる結石が認められる。

8-2．雌性生殖器 （表 8-2）

8-2-1）卵巣

多くの成熟過程にある卵胞には閉鎖に陥っていることを示す顆粒層細胞のアポトーシスがみられる（写真 36）。また、新生黄体および退行黄体など、さまざまなステージの黄体が観察されるのはイヌやラットと同様であるが、サル類は通常左右の交互排卵であるため、ステージの違いによる大きさの不対称がみられる。そのほか、約 30％以上の動物に一次卵胞の鉱質沈着（写真 37）が、約 5％の動物に円柱上皮に内張りされた嚢胞の形成が認め

表 8-2　雌性生殖器における主な偶発性病変

組織	所見	英名
卵巣	鉱質沈着(一次卵胞) 卵胞嚢胞	mineralization(oocyte) follicular cyst
子宮	単核細胞浸潤 月経出血 異所性卵巣組織	mononuclear cell infiltration menstrual hemorrhage ectopic ovarian tissue
膣	単核細胞浸潤	mononuclear cell infiltration
乳腺	単核細胞浸潤 腺拡張	mononuclear cell infiltration duct dilatation

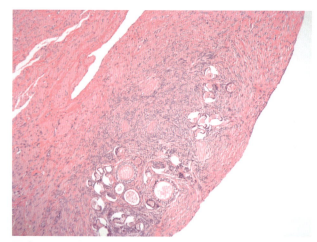

写真 38　子宮、異所性卵巣
HE染色。

表 9　神経系組織における主な偶発性病変

組織	所見	英名
脳	単核細胞浸潤(血管周囲) 単核細胞浸潤(脈絡叢) 鉱質沈着	mononuclear cell infiltration(perivascular) mononuclear cell infiltration(choroid plexus) mineralization
脊髄	単核細胞浸潤(血管周囲)	mononuclear cell infiltration(perivascular)
坐骨神経	単核細胞浸潤(神経周囲) ルノー小体	mononuclear cell infiltration(perineural) Renaut body

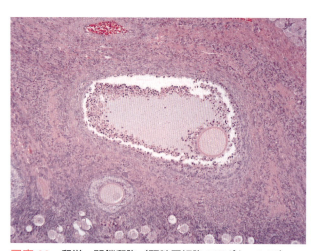

写真 36　卵巣、閉鎖卵胞（顆粒層細胞のアポトーシス）
成熟過程にある二次卵胞以降の卵胞の多くは閉鎖卵胞となる。これらの顆粒層細胞にはアポトーシスがみられる。HE染色。

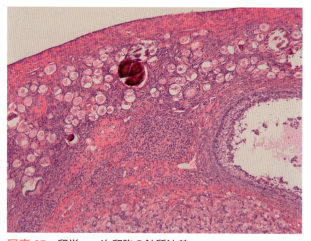

写真 37　卵巣、一次卵胞の鉱質沈着
卵巣の表層では原始卵胞および一次卵胞が多くみられるが、その多くは閉鎖に陥り、鉱質沈着（石灰化）がみられる。HE染色。

られる。

8-2-2) 子宮

内膜には性周期に応じた変化がみられ（分泌期内膜、増殖期内膜）、時として月経出血が認められる。子宮体部の卵管付着部における漿膜面に異所性の卵巣組織がみられることがある[13]（写真 38）。

8-2-3) 膣

粘膜にはよく発達した角化扁平上皮がみられ、性周期に応じた変化が観察されるが、齧歯類のように明確な変化はみられない。そのほか、粘膜上皮および上皮下にはリンパ球を主体とする単核細胞浸潤が認められる。

8-2-4) 乳腺

雄の乳腺組織では、乳管の拡張が顕著な個体が散見される。

9．神経系組織（表9）

9-1．脳

脈絡叢あるいは血管周囲性にリンパ球を主体とする単核細胞浸潤がみられる。終脳において毛細血管に沿って、層状構造物として鉱質沈着がみられることがある（写真 39）。

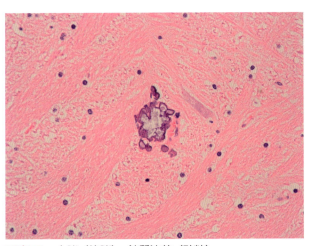

写真39 大脳（終脳）、鉱質沈着（砂粒）
間脳血管近傍の鉱質沈着。HE染色。

9-2. 脊髄

血管周囲性のリンパ球を主体とする単核細胞浸潤がみられることがある。

9-3. 坐骨神経

神経周囲性にリンパ球を主体とする単核細胞浸潤がごくまれにみられる。また、イヌにおいてみられるほど高頻度ではないが、ごくまれに、同心円状に配列した細長い核を持つ細胞からなるルノー小体 Renaut body がみられる。

10. 感覚器系組織（表10）

10-1. 眼球

眼球では、網膜の皺襞やロゼット様構造 rosette formation を特徴とする網膜異形成がごくまれにみられるが、多くは単発性で、片側性である。
眼球の毛様体あるいは眼球結膜にリンパ球を主体とする単核細胞浸潤がみられる（**写真40**）。

10-2. 涙腺

リンパ球を主体とする単核細胞浸潤がみられる。

11. 筋肉・骨組織（表11）

11-1. 筋肉

大腿の骨格筋はサル類においては実験操作上、麻酔剤（筋肉内投与）を用いることが多く、それによる傷害（変性・壊死）がしばしばみられる（**写真41**）。したがって、

表10 感覚器系組織における主な偶発性病変

組織	所見	英名
眼球	網膜異形成（網膜皺襞・ロゼット形成）	retinal dysplasia (folding/rosette formation)
	単核細胞浸潤、毛様体	mononuclear cell infiltration, ciliary body
	単核細胞浸潤、結膜	mononuclear cell infiltration, conjunctiva
涙腺	単核細胞浸潤	mononuclear cell infiltration

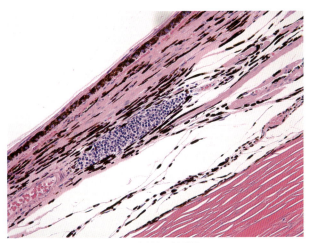

写真40 眼球、毛様体の単核細胞浸潤
HE染色。

表11 筋肉・骨組織における主な偶発性病変

組織	所見	英名
筋肉	単核細胞浸潤	mononuclear cell infiltration
	変性・壊死（限局性）	degeneration/necrosis (focal)
	住肉胞子虫症	sarcocystis
骨・関節	特になし	

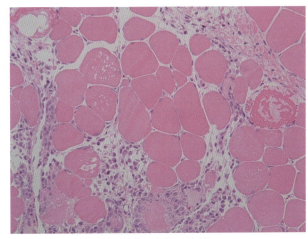

写真41 骨格筋（大腿部）、変性・壊死
大腿四頭筋（外側広筋）の壊死巣（麻酔の筋肉注射による変化）。HE染色。

病理組織検査部位の採取にあたっては、麻酔剤の投与部位については注意を払う必要がある。また、限局性の筋

線維の変性・壊死がごくまれにみられることがある。それ以外にはリンパ球を主体とする単核細胞浸潤、住肉胞子虫症がみられる。

11-2. 骨・関節

特記すべき偶発性病変はほとんどみられない。

12. その他の特記事項

なお、カニクイザルの生産地あるいは施設における背景のレビューが報告されている[14,15]。

引用文献

1) **Nonoyama T, Sugitani T, Orita S, et al**. A pathological study in cynomolgus monkeys infected with *Edesofilaria malayensis*. *Lab Anim Sci* 34：604-609, 1984.
2) **Narama I, Kimura K, Tsuruta M, et al**. Microfilarial granulomas in the spleens of wild-caught cynomolgus monkeys. *Vet Pathol* 22：335-362, 1985.
3) **Voller A**. Plasmodium and hepatocystis. In：*Pathology of simian primates*. Part II. Twistleton-Wykeham-Fiennes RN (ed). Karger, Basel. pp57-73. 1972.
4) **Toft DJ II, Eberhard ML**. Malaria. In：*Nonhuman primates in biomedical research diseases*. Bernnett BT, Abee CR, Henrickson R (eds). Academic Press, San Diego. pp124-126. 1998.
5) **Lowenstine LJ**. A primer of primate pathology：lesions and nonlesions. *Toxicol Pathol* 31：92-102, 2003.
6) **Ruch TC**. Miscellaneous diseases of the abdomen and chest, including generalized diseases. In：*Diseases of laboratory primates*, 2nd ed. Saunders, Philadelphia. pp254-311. 1967.
7) **Osborn KG, Lowenstine LJ**. Pulmonary acariasis. In：*Nonhuman primates in biomedical research diseases*. Bernnett BT, Abee CR, Henrickson R (eds). Academic Press, San Diego. pp302-303. 1998.
8) **Bronson RT, O'Connel M, Klepper N, et al**. Fatal fasting syndrome of obese macaques. *Lab Ani Sci* 32：187-192, 1982.
9) **Laber-Laird KE, Jokinen MP, Lehner DM**. Fatal fatty liver-kidney syndrome in obese monkeys. *Lab Anim Sci* 37. 205-209, 1987.
10) **Reindel JF, Fitzgerald AL, Breider MA, et al**. An epizootic of lymphoplasmacytic gastritis attributed to *Helicobacter pylori* infection in cynomolgus monkeys (*Macaca fascicularis*). *Vet Pathol* 36：1-13, 1999.
11) **Zeller J, Takeuchi A**. Infection of the colon of the Rhesus Monkey by spiral-shaped organisms. *Vet Pathol* 19 (Suppl 7)：26-32, 1982.
12) **Sylvia LA**. *Tumors of the pituitary gland*. ⟨*The Atlas of Tumor Pathology*⟩ 3rd ed. Armed Forces Institute of Pathology, Washington DC. pp24-25. 1997.
13) **Kuwamura Y, Kakehi K, Hirakawa K, et al**. Ectopic uterine ovarian tissue in cynomolgus monkeys. *Toxicol Pathol* 34：220-222, 2006.
14) **Drevon-Gaillot E, Perron-Lepage M-F, Clément C, et al**. A review of background findings in cynomolgus monkeys (*Macaca fascicularis*) from three different geographical origins. *Exp Toxicol Pathol* 58：77-88, 2006.
15) **Sato J, Doi T, Kanno T, et al**. Histopathology of incidental findings in cynomolgus monkeys (*Macaca fascicularis*) used in toxicity studies. *J Toxicol Pathol* 25：63-101, 2012.

平川公昭
㈱新日本科学

田村一利
㈱ボゾリサーチセンター

奈良間　功
(公財)食品農医薬品安全性評価センター

付表 7 Incidence of Spontaneous Lesions in Cynomolgus Monkeys

Organ / Histological Finding	Male No. of Exam.	Male No. of Lesions	Male Rate (%)	Male Range (%)	Female No. of Exam.	Female No. of Lesions	Female Rate (%)	Female Range (%)
CARDIOVASCULAR SYSTEM								
Heart								
Fatty infiltration	1143	1	0.1	0.0-2.2	1032	3	0.3	0.0-4.7
Fibrosis	1143	9	0.8	0.0-3.2	1032	2	0.2	0.0-2.3
Hemorrhage	1143	10	0.9	0.0-4.5	1032	3	0.3	0.0-1.0
Inflammatory cell foci/infiltration	1143	51	4.5	0.0-56.5	1032	54	5.2	0.0-58.1
Mineralization	1143	0	—	—	1032	2	0.2	0.0-0.9
Mononuclear (Lymphocytic) cell foci/infiltration	1143	217	19.0	0.0-37.6	1032	211	20.4	0.0-41.4
Myocardial necrosis/degeneration, myocardium	1143	16	1.4	0.0-2.7	1032	13	1.3	0.0-2.0
Proliferation, epicardial mesothelium	1143	2	0.2	0.0-4.3	1032	0	—	—
Thickening, arterial wall, intima	1143	2	0.2	0.0-2.2	1032	1	0.1	0.0-2.3
Vacuolation, myocardium	1143	2	0.2	0.0-0.9	1032	1	0.1	0.0-0.2
Vasculitis	1143	1	0.1	0.0-2.2	1032	4	0.4	0.0-0.9
Aorta								
Foam cell infiltration, tunica intima	914	0	—	—	813	2	0.2	0.0-0.3
Intimal thickening	914	3	0.3	0.0-0.4	813	3	0.4	0.0-0.5
Mononuclear (Lymphocytic) cell infiltration, perivascular	914	2	0.2	0.0-0.3	813	1	0.1	0.0-0.2
HEMATOPOIETIC SYSTEM								
Spleen								
Accessory spleen	1287	5	0.4	0.0-5.0	1164	0	—	—
Atrophy, germinal center	1287	4	0.3	0.0-1.7	1164	11	0.9	0.0-1.8
Eosinophilic material, follicle	1287	186	14.5	0.0-45.7	1164	150	12.9	0.0-25.6
Extramedullary hematopoiesis	1287	2	0.2	0.0-4.3	1164	0	—	—
Fibrosis, capsular	1287	4	0.3	0.0-1.8	1164	2	0.2	0.0-1.8
Fibrosis, focal	1287	3	0.2	0.0-2.0	1164	3	0.3	0.0-2.9
Granuloma/Microgranuloma	1287	1	0.1	0.0-1.0	1164	1	0.1	0.0-0.9
Hyperplasia, lymphoid	1287	133	10.3	2.6-23.9	1164	105	9.0	1.8-27.9
Inflammatory cell foci/infiltration	1287	3	0.2	0.0-3.0	1164	1	0.1	0.0-1.0
Pigmentation (pigment deposition)/Hemosiderin deposits	1287	103	8.0	3.7-14.7	1164	76	6.5	1.9-9.9
Vasculitis	1287	1	0.1	0.0-2.2	1164	1	0.1	0.0-2.3
Mesenteric lymph node								
Eosinophil infiltration	1263	16	1.3	0.0-2.0	1147	23	2.0	0.0-3.2
Foamy macrophage/Histiocytosis	1263	23	1.8	0.0-4.2	1147	17	1.5	0.0-2.7
Granuloma, parasitic	1263	9	0.7	0.0-2.1	1147	8	0.7	0.0-2.1
Hyperplasia, lymph follicle	1263	41	3.2	0.0-10.0	1147	31	2.7	0.0-11.6
Inflammatory cell foci/infiltration	1263	2	0.2	0.0-5.0	1147	4	0.3	0.0-2.7
Pigmentation (pigment deposition)	1263	55	4.4	0.9-10.0	1147	56	4.9	0.0-16.3
Submandibular lymph node								
Eosinophil infiltration	1208	2	0.2	0.0-0.3	1104	2	0.2	0.0-0.3
Extramedullary hematopoiesis	1208	41	3.4	0.0-5.2	1104	56	5.1	0.0-7.1
Foamy macrophage/Histiocytosis	1208	5	0.4	0.0-2.1	1104	1	0.1	0.0-0.2
Granuloma/Microgranuloma	1208	2	0.2	0.0-1.1	1104	2	0.2	0.0-1.1
Hyperplasia, lymph follicle	1208	64	5.3	0.0-23.1	1104	54	4.9	0.0-24.4
Inflammatory cell foci/infiltration	1208	17	1.4	0.0-8.7	1104	19	1.7	0.0-9.8
Plasma cell hyperplasia/Plasmacytosis	1208	2	0.2	0.0-2.6	1104	0	—	—
Thymus								
Atrophy/Involution	1273	424	33.3	4.3-51.1	1170	294	25.1	3.6-47.6
Cyst/duct, thymopharyngeal	1273	218	17.1	1.8-34.3	1170	160	13.7	1.8-25.2
Follicular formation	1273	3	0.2	0.0-3.0	1170	3	0.3	0.0-1.9
Hemorrhage	1273	2	0.2	0.0-0.9	1170	0	—	—
Hyperplasia, thymic epithelium	1273	2	0.2	0.0-1.0	1170	0	—	—
Increase, foamy macrophage	1273	1	0.1	0.0-0.9	1170	2	0.2	0.0-1.9

Cynomolgus Monkeys Sex	Male				Female			
Organ Histological Finding	No. of Exam.	No. of Lesions	Rate (%)	Range (%)	No. of Exam.	No. of Lesions	Rate (%)	Range (%)
Bone/Bone marrow—sternal								
Decrease, hematopoietic cell	1258	3	0.2	0.0-2.7	1154	1	0.1	0.0-1.0
Fatty replacement	1258	64	5.1	0.0-8.1	1154	46	4.0	0.0-6.7
Increase, granulopoietic cell	1258	4	0.3	0.0-0.5	1154	7	0.6	0.0-1.8
Lymphoid follicle formation	1258	34	2.7	0.0-3.4	1154	32	2.8	0.0-7.3
Granuloma/Microgranuloma	1258	3	0.2	0.0-3.2	1154	0	—	—
Pigmentation (pigment deposition)	1258	10	0.8	0.0-1.3	1154	4	0.3	0.0-0.6
Bone/Bone marrow—femoral								
Decrease, hematopoietic cell	1074	1	0.1	0.0-0.9	1115	1	0.1	0.0-1.0
Edema	1074	1	0.1	0.0-0.9	1115	1	0.1	0.0-1.0
Fatty replacement	1074	215	20.0	0.0-35.6	1115	243	21.8	0.0-37.1
Increase, granulopoietic cell	1074	1	0.1	0.0-0.9	1115	1	0.1	0.0-0.9
Increase, hematopoietic cell	1074	4	0.4	0.0-9.5	1115	0	—	—
Lymphoid follicle formation	1074	11	1.0	0.0-8.4	1115	12	1.1	0.0-7.5
Pigmentation (pigment deposition)	1074	0	—	—	1115	2	0.2	0.0-2.0
■ **RESPIRATORY SYSTEM** ■								
Nasal cavity								
Inflammatory cell foci/infiltration	7	2	28.6	28.6-28.6	3	1	33.3	33.3-33.3
Nasal cavity (vestibular)								
Erosion/ulcer	47	3	6.4	0.0-6.4	37	3	8.1	0.0-8.1
Inflammatory cell foci/infiltration	47	8	17.0	0.0-17.0	37	7	18.9	0.0-18.9
Mononuclear (Lymphocytic) cell foci/infiltration	47	6	12.8	0.0-12.8	37	5	13.5	0.0-13.5
Nasal cavity (respiratory)								
Erosion/ulcer	47	1	2.1	0.0-2.1	37	1	2.7	0.0-2.7
Inflammatory cell foci/infiltration	47	6	12.8	0.0-12.8	37	4	10.8	0.0-10.8
Mononuclear (Lymphocytic) cell foci/infiltration	47	5	10.6	0.0-10.6	37	5	13.5	0.0-13.5
Nasal cavity (olfactpry)								
Inflammatory cell foci/infiltration	47	3	6.4	0.0-6.4	37	3	8.1	0.0-8.1
Mononuclear (Lymphocytic) cell foci/infiltration	47	3	6.4	0.0-6.4	37	3	8.1	0.0-8.1
Larynx								
Inflammatory cell foci/infiltration	201	30	14.9	0.0-18.8	197	38	19.3	9.3-27.0
Trachea								
Inflammatory cell foci/infiltration	1209	66	5.5	0.3-47.5	1104	58	5.3	0.0-41.9
Mononuclear (Lymphocytic) cell foci/infiltration	1209	69	5.7	0.0-12.0	1104	74	6.7	0.0-20.9
Lung								
Alveolar macrophage aggregation	1250	62	5.0	3.2-9.9	1122	57	5.1	2.1-16.3
Arteritis	1250	4	0.3	0.0-1.1	1122	2	0.2	0.0-0.3
Bronchitis	1250	20	1.6	0.0-19.8	1122	18	1.6	0.0-18.6
Dilatation, bronchiole	1250	2	0.2	0.0-2.2	1122	0	—	—
Embolus/hair embolism	1250	8	0.6	0.0-0.9	1122	5	0.4	0.0-0.8
Eosinophil infiltration	1250	3	0.2	0.0-0.4	1122	7	0.6	0.0-1.1
Fibrous proliferation, intima, artery	1250	0	—	—	1122	3	0.3	0.0-0.5
Foreign body granuloma	1250	13	1.0	0.0-1.7	1122	11	1.0	0.0-1.8
Granuloma/Microgranuloma	1250	3	0.2	0.0-6.5	1122	5	0.4	0.0-4.1
Granuloma, parasitic	1250	3	0.2	0.0-2.2	1122	1	0.1	0.0-1.0
Hemorrhage	1250	14	1.1	0.0-2.6	1122	11	1.0	0.0-2.1
Hyperplasia, bronchiolo-alveolar	1250	4	0.3	0.0-2.8	1122	7	0.6	0.0-7.0
Increase, goblet cell, bronchiolar epithelium	1250	2	0.2	0.0-4.3	1122	0	0.0	0.0-0.0
Inflammatory cell foci/infiltration	1250	43	3.4	0.0-23.9	1122	42	3.7	0.0-18.0
Mononuclear (Lymphocytic) cell foci/infiltration	1250	34	2.7	0.0-3.9	1122	25	2.2	0.0-3.8
Osseous metaplasia	1250	3	0.2	0.0-0.9	1122	0	—	—
Pigmentation (pigment deposition)	1250	3	0.2	0.0-0.4	1122	5	0.4	0.0-1.0
Pleuritis	1250	1	0.1	0.0-1.1	1122	3	0.3	0.0-3.1
Pneumonia	1250	15	1.2	0.0-3.7	1122	15	1.3	0.0-2.3

Cynomolgus Monkeys	Sex	Male				Female			
Organ	Histological Finding	No. of Exam.	No. of Lesions	Rate (%)	Range (%)	No. of Exam.	No. of Lesions	Rate (%)	Range (%)
	Pulmonary acariasis	1250	5	0.4	0.0-3.7	1122	6	0.5	0.0-5.4
	Thickening/fibrosis	1250	6	0.5	0.0-2.2	1122	6	0.5	0.0-9.3
	Thickening/fibrosis, pleura	1250	58	4.6	0.0-13.2	1122	39	3.5	0.0-6.2
	Thrombus	1250	5	0.4	0.0-2.6	1122	1	0.1	0.0-0.9

■ **DIGESTIVE SYSTEM** ■

Organ	Histological Finding	No. of Exam.	No. of Lesions	Rate (%)	Range (%)	No. of Exam.	No. of Lesions	Rate (%)	Range (%)
Tongue									
	Degeneration/regeneration, muscle fiber	1214	2	0.2	0.0-1.9	1102	1	0.1	0.0-0.9
	Inflammatory cell foci/infiltration	1214	28	2.3	0.0-14.3	1102	32	2.9	0.0-15.3
	Mononuclear (Lymphocytic) cell foci/infiltration	1214	152	12.5	0.0-87.5	1102	151	13.7	0.0-88.4
	Sarcocystis infestation	1214	14	1.2	0.0-7.5	1102	14	1.3	0.8-4.7
	Ulcer	1214	2	0.2	0.0-5.0	1102	0	—	—
Esophagus									
	Granuloma, parasitic	1216	1	0.1	0.0-0.1	1117	1	0.1	0.0-0.9
	Hemorrhage	1216	1	0.1	0.0-0.9	1117	1	0.1	0.0-0.9
	Inflammatory cell foci/infiltration	1216	21	1.7	0.0-15.0	1117	27	2.4	0.0-10.1
	Mononuclear (Lymphocytic) cell foci/infiltration	1216	155	12.7	0.0-42.5	1117	129	11.5	0.0-37.2
Stomach									
	Atrophy, gastric gland	1241	28	2.3	0.0-16.7	1136	30	2.6	0.0-14.0
	Dilatation, gland	1241	7	0.6	0.0-4.8	1136	5	0.4	0.0-7.0
	Erosion/Ulcer	1241	6	0.5	0.0-1.0	1136	3	0.3	0.0-1.8
	Fibrosis, serosa	1241	2	0.2	0.0-4.8	1136	0	—	—
	Foreign body granuloma	1241	3	0.2	0.0-1.9	1136	0	—	—
	Granuloma, parasitic/Parasitic nodule	1241	8	0.6	0.0-2.4	1136	4	0.4	0.0-2.3
	Hemorrhage	1241	10	0.8	0.0-3.7	1136	2	0.2	0.0-0.9
	Inflammation, chronic	1241	156	12.6	0.0-20.5	1136	145	12.8	0.0-22.0
	Inflammatory cell foci/infiltration	1241	2	0.2	0.0-1.0	1136	3	0.3	0.0-1.9
	Mononuclear (Lymphocytic) cell foci/infiltration	1241	81	6.5	0.0-25.9	1136	141	12.4	0.0-60.7
	Papilloma, parasitic	1241	4	0.3	0.0-3.8	1136	1	0.1	0.0-1.0
	Pigmentation, mucosa	1241	1	0.1	0.0-0.9	1136	1	0.1	0.0-0.9
	Vacuolation, parietal cell	1241	3	0.2	0.0-2.9	1136	8	0.7	0.0-6.7
Duodenum									
	Ectopic pancreatic tissue	1287	17	1.3	0.0-5.8	1160	8	0.7	0.0-4.9
	Granuloma, parasitic/parasite infestation	1287	3	0.2	0.0-1.0	1160	1	0.1	0.0-0.1
	Hemorrhage	1287	4	0.3	0.0-3.4	1160	4	0.3	0.0-3.6
	Hyperplasia, lymphoid follicle	1287	10	0.8	0.0-1.2	1160	11	0.9	0.0-1.6
	Mononuclear (Lymphocytic) cell foci/infiltration	1287	10	0.8	0.0-13.0	1160	14	1.2	0.0-14.0
	Pigmentation (pigment deposition)	1287	70	5.4	0.0-34.8	1160	51	4.4	0.0-27.9
Jejunum									
	Arteritis	1267	1	0.1	0.0-1.0	1147	1	0.1	0.0-2.3
	Granuloma, parasitic/parasite infestation	1267	12	0.9	0.0-8.1	1147	8	0.7	0.0-4.2
	Hyperplasia, lymphoid follicle	1267	4	0.3	0.0-0.5	1147	4	0.3	0.0-0.6
	Inflammatory cell foci/infiltration	1267	5	0.4	0.0-12.5	1147	1	0.1	0.0-2.3
Ileum (including Peyer's patch)									
	Granuloma, parasitic/Parasite infestation	1251	9	0.7	0.0-5.1	1138	5	0.4	0.0-4.2
	Hyperplasia, lymphoid follicle, Peyer's patch	1251	17	1.4	0.0-2.2	1138	17	1.5	0.0-2.5
	Inflammatory cell foci/infiltration	1251	3	0.2	0.0-7.5	1138	0	—	—
	Mononuclear (Lymphocytic) cell foci/infiltration	1251	1	0.1	0.0-0.9	1138	2	0.2	0.0-1.0
	Pigmentation (pigment deposition)	1251	2	0.2	0.0-0.9	1138	0	—	—
Cecum									
	Arteritis	1099	4	0.4	0.0-2.3	1004	0	—	—
	Granuloma, parasitic/Parasite infestation	1099	77	7.0	0.0-26.5	1004	62	6.2	1.9-23.4
	Hyperplasia, lymphoid follicle	1099	6	0.5	0.0-0.9	1004	4	0.4	0.0-0.7
	Inflammatory cell foci/infiltration	1099	11	1.0	0.0-17.5	1004	12	1.2	0.0-14.0
	Mononuclear (Lymphocytic) cell foci/infiltration	1099	14	1.3	0.0-7.7	1004	10	1.0	0.0-6.3
	Pigmentation (pigment deposition)	1099	14	1.3	0.0-4.3	1004	12	1.2	0.0-1.9

Cynomolgus Monkeys	Sex	Male				Female			
Organ	Histological Finding	No. of Exam.	No. of Lesions	Rate (%)	Range (%)	No. of Exam.	No. of Lesions	Rate (%)	Range (%)
Colon									
	Dilatation, crypt	1240	1	0.1	0.0-2.2	1125	10	0.9	0.0-1.5
	Granuloma, parasitic/Parasite infestation	1240	37	3.0	0.0-14.6	1125	35	3.1	0.0-15.5
	Hemorrhage	1240	6	0.5	0.0-4.3	1125	3	0.3	0.0-0.9
	Hyperplasia, lymphoid follicle	1240	9	0.7	0.0-1.2	1125	9	0.8	0.0-1.4
	Inflammatory cell foci/infiltration	1240	7	0.6	0.0-13.0	1125	6	0.5	0.0-2.3
	Mineralization	1240	1	0.1	0.0-0.9	1125	1	0.1	0.0-0.9
	Mononuclear (Lymphocytic) cell foci/infiltration	1240	10	0.8	0.0-6.0	1125	11	1.0	0.0-5.4
	Pigmentation (pigment deposition)	1240	11	0.9	0.0-3.4	1125	14	1.2	0.0-3.6
Rectum									
	Dilatation, crypt	1235	2	0.2	0.0-5.0	1134	2	0.2	0.0-5.0
	Granuloma, parasitic	1235	2	0.2	0.0-5.0	1134	2	0.2	0.0-5.0
	Hyperplasia, lymphoid follicle	1235	7	0.6	0.0-0.9	1134	7	0.6	0.0-1.0
	Inflammatory cell foci/infiltration	1235	5	0.4	0.0-12.5	1134	6	0.5	0.0-12.5
	Mononuclear (Lymphocytic) cell foci/infiltration	1235	9	0.7	0.0-2.8	1134	10	0.9	0.0-4.5
	Pigmentation (pigment deposition)	1235	3	0.2	0.0-1.7	1134	0	—	—
Liver									
	Bile duct hyperplasia/proliferation	1255	1	0.1	0.0-0.1	1154	1	0.1	0.0-0.9
	Cyst	1255	0	—	—	1154	2	0.2	0.0-2.3
	Fibrosis, focal/Scar, fibrous	1255	2	0.2	0.0-4.3	1154	3	0.3	0.0-0.9
	Fibrosis, subcapsule/capsule	1255	10	0.8	0.0-5.8	1154	7	0.6	0.0-4.7
	Glycogen accumulation	1255	1	0.1	0.0-2.2	1154	2	0.2	0.0-2.3
	Granuloma/Microgranuloma	1255	118	9.4	4.4-33.3	1154	131	11.4	5.7-41.4
	Granuloma, parasitic	1255	17	1.4	0.7-4.9	1154	24	2.1	0.0-2.9
	Hemorrhage	1255	2	0.2	0.0-0.9	1154	2	0.2	0.0-2.3
	Hypertrophy, Kupffer cell	1255	6	0.5	0.0-0.8	1154	3	0.3	0.0-0.4
	Inclusion body, intracytoplasmic, hepatocyte	1255	3	0.2	0.0-1.0	1154	1	0.1	0.0-1.0
	Inflammatory cell foci/infiltration	1255	23	1.8	0.0-14.0	1154	21	1.8	0.0-14.3
	Mineralization, vascular	1255	1	0.1	0.0-0.9	1154	1	0.1	0.0-0.1
	Mononuclear (Lymphocytic) cell foci/infiltration	1255	247	19.7	0.0-69.6	1154	237	20.5	0.0-76.7
	Necrosis, focal, hepatocyte	1255	18	1.4	0.0-4.3	1154	17	1.5	0.7-4.8
	Panarteritis/arteritis	1255	1	0.1	0.0-0.9	1154	1	0.1	0.0-0.1
	Pigmentation, hepatocyte	1255	2	0.2	0.0-1.7	1154	0	—	—
	Pigmentation, Kupffer cell	1255	55	4.4	0.0-13.0	1154	29	2.5	0.0-4.7
	Single cell necrosis, hepatocyte	1255	4	0.3	0.0-3.4	1154	4	0.3	0.0-3.6
	Vacuolation/Fatty change, hepatocyte	1255	19	1.5	0.0-4.9	1154	39	3.4	1.8-7.0
	Vacuolation, sinusoidal cell	1255	13	1.0	0.0-1.7	1154	9	0.8	0.0-1.3
Gallbladder									
	Hyperplasia, lymphoid tissue	1135	3	0.3	0.0-6.5	1122	0	—	—
	Inflammatory cell foci/infiltration	1135	16	1.4	0.0-17.4	1122	12	1.1	0.0-23.3
	Mononuclear (Lymphocytic) cell foci/infiltration	1135	103	9.1	1.9-15.2	1122	90	8.0	2.3-9.9
Pancreas									
	Angiectasis/Angiectasis, islet	1242	15	1.2	0.0-1.8	1139	22	1.9	0.0-6.2
	Atrophy, acinar cell	1242	10	0.8	0.5-2.2	1139	6	0.5	0.0-2.3
	Ectopic splenic tissue	1242	6	0.5	0.0-0.9	1139	3	0.3	0.0-0.4
	Fibrosis	1242	5	0.4	0.0-2.2	1139	1	0.1	0.0-0.1
	Hemorrhage	1242	12	1.0	0.0-7.7	1139	7	0.6	0.0-6.3
	Hyperplasia, ductal cell	1242	0	—	—	1139	4	0.4	0.0-0.9
	Inflammatory cell foci/infiltration	1242	8	0.6	0.0-6.9	1139	2	0.2	0.0-2.1
	Mononuclear (Lymphocytic) cell foci/infiltration	1242	45	3.6	2.4-13.0	1139	42	3.7	1.8-14.0
	Pigmentation (pigment deposition)	1242	2	0.2	0.0-4.3	1139	0	—	—
Mandibular/Submandibular gland									
	Atrophy, acinar cell	1214	5	0.4	0.0-10.0	1114	6	0.5	0.0-2.3
	Mineralization	1214	7	0.6	0.0-2.3	1114	6	0.5	0.0-1.8
	Mononuclear (Lymphocytic) cell foci/infiltration	1214	534	44.0	33.3-78.2	1114	502	45.1	31.5-73.0
	Sialolith/Calculus	1214	5	0.4	0.0-2.9	1114	4	0.4	0.0-4.7

Cynomolgus Monkeys　　Sex	Male				Female			
Organ　　Histological Finding	No. of Exam.	No. of Lesions	Rate (%)	Range (%)	No. of Exam.	No. of Lesions	Rate (%)	Range (%)
Sublingual gland								
Mononuclear (Lymphocytic) cell foci/infiltration	659	270	41.0	1.7–70.4	638	262	41.1	1.8–76.7
Parotid gland								
Atrophy, acinar	549	7	1.3	0.0–2.6	540	7	1.3	0.0–2.8
Hyperplasia, ductal cell/Proliferation, duct	549	2	0.4	0.0–2.3	540	2	0.4	0.0–2.3
Mineralization	549	6	1.1	0.0–2.5	540	10	1.9	0.0–4.2
Mononuclear (Lymphocytic) cell foci/infiltration	549	365	66.5	45.3–90.0	540	345	63.9	40.0–83.7
Sialolith/Calculus	549	0	—	—	540	2	0.4	0.0–4.7
■ URINARY SYSTEM ■								
Kidney								
Arteriosclerosis	1306	2	0.2	0.0–4.3	1182	0	—	—
Arteritis	1306	5	0.4	0.0–1.9	1182	5	0.4	0.0–2.3
Basophilia, tubule/Regeneration, tubular	1306	45	3.4	1.7–10.1	1182	35	3.0	1.0–8.8
Cast, hyaline	1306	6	0.5	0.0–0.9	1182	7	0.6	0.0–2.9
Cell infiltration, pelvic	1306	6	0.5	0.0–2.8	1182	7	0.6	0.0–3.5
Cyst	1306	8	0.6	0.0–1.9	1182	2	0.2	0.0–2.3
Dilation, tubule	1306	5	0.4	0.0–0.9	1182	4	0.3	0.0–1.8
Dysplasia	1306	5	0.4	0.0–0.9	1182	2	0.2	0.0–0.9
Ectopic adrenal tissue	1306	1	0.1	0.0–0.1	1182	5	0.4	0.0–0.9
Edema, papilla	1306	5	0.4	0.0–2.6	1182	3	0.3	0.0–4.7
Fibrosis	1306	21	1.6	0.0–6.5	1182	12	1.0	0.3–7.0
Glomerulonephropathy	1306	0	—	—	1182	2	0.2	0.0–1.0
Glomerulosclerosis	1306	15	1.1	0.0–5.6	1182	18	1.5	0.0–9.3
Hemorrhage	1306	2	0.2	0.0–0.2	1182	3	0.3	0.0–1.0
Hyperplasia, tubule	1306	1	0.1	0.0–2.2	1182	1	0.1	0.0–2.3
Increase, mesangial cell/matrix	1306	6	0.5	0.0–0.7	1182	4	0.3	0.0–0.6
Inflammatory cell foci/infiltration	1306	6	0.5	0.0–3.7	1182	0	—	—
Interstitial nephritis	1306	1	0.1	0.0–1.0	1182	1	0.1	0.0–1.0
Mineralization	1306	7	0.5	0.0–6.4	1182	10	0.8	0.0–8.8
Mineralization, cortex	1306	9	0.7	0.0–1.9	1182	5	0.4	0.0–1.0
Mineralization, papilla	1306	49	3.8	0.0–11.1	1182	40	3.4	0.0–18.6
Mononuclear (Lymphocytic) cell foci/infiltration	1306	542	41.5	33.3–73.9	1182	593	50.2	44.6–76.7
Nephrosis	1306	0	—	—	1182	4	0.3	0.0–0.6
Pigmentation (pigment deposition)	1306	19	1.5	0.0–4.9	1182	17	1.4	0.0–2.9
Scar formation	1306	0	—	—	1182	2	0.2	0.0–1.0
Thickening/Fibrosis, capsule	1306	1	0.1	0.0–0.1	1182	3	0.3	0.0–0.4
Vacuolation, tubular epithelium	1306	8	0.6	0.0–4.3	1182	13	1.1	0.0–3.6
Urinary bladder								
Arteritis	1205	0	—	—	1112	2	0.2	0.0–2.2
Eosinophilic droplet, epithelium	1205	12	1.0	0.0–30.0	1112	16	1.4	0.0–37.2
Hypertrophy, epithelium	1205	2	0.2	0.0–2.4	1112	1	0.1	0.0–1.1
Inflammatory cell foci/infiltration	1205	88	7.3	0.0–14.8	1112	96	8.6	0.0–12.0
Mononuclear (Lymphocytic) cell foci/infiltration	1205	102	8.5	0.0–50.0	1112	106	9.5	0.0–72.1
Panarteritis/Vasculitis	1205	1	0.1	0.0–1.0	1112	1	0.1	0.0–1.0
Vacuolation, epithelium	1205	7	0.6	0.0–0.9	1112	2	0.2	0.0–0.3
Ureter								
Mononuclear (Lymphocytic) cell foci/infiltration	28	4	14.3	0.0–14.3	25	5	20.0	0.0–20.0
Urethra								
Mononuclear (Lymphocytic) cell foci/infiltration	16	1	6.3	0.0–6.3	19	3	15.8	0.0–15.8
■ REPRODUCTIVE SYSTEM ■								
Mammary gland								
Dilation, duct	550	29	5.3	0.0–18.4	862	7	0.8	0.0–9.8
Inflammatory cell foci/infiltration	550	1	0.2	0.0–0.9	862	3	0.3	0.0–2.2
Mononuclear (Lymphocytic) cell foci/infiltration	550	5	0.9	0.0–2.6	862	12	1.4	0.0–5.5

Cynomolgus Monkeys Sex	Male				Female			
Organ Histological Finding	No. of Exam.	No. of Lesions	Rate (%)	Range (%)	No. of Exam.	No. of Lesions	Rate (%)	Range (%)
Testis								
Atrophy, tubular	1268	51	4.0	0.0-6.4				
Degeneration, tubular	1268	16	1.3	0.0-2.0				
Dilatation, tubular	1268	7	0.6	0.0-3.7				
Immature	1268	512	40.4	29.2-86.3				
Inflammatory cell foci/infiltration	1268	2	0.2	0.0-4.3				
Mononuclear (Lymphocytic) cell foci/infiltration	1268	8	0.6	0.0-1.1				
Spermatid giant cell formation	1268	9	0.7	0.0-13.0				
Epididymis								
Cell debris, luminal	1059	6	0.6	0.0-0.9				
Decrease, sperm/Oligospermia	1059	3	0.3	0.0-5.0				
Granuloma/Microgranuloma	1059	2	0.2	0.0-1.2				
Immature	1059	244	23.0	5.8-82.9				
Inflammatory cell foci/infiltration	1059	14	1.3	0.0-9.3				
Mononuclear (Lymphocytic) cell foci/infiltration	1059	31	2.9	0.0-12.5				
No sperm, lumen/Aspermia	1059	84	7.9	0.0-13.7				
Prostate								
Atrophy	1231	9	0.7	0.0-2.6				
Cell debris, luminal	1231	2	0.2	0.0-0.9				
Dilation, gland	1231	6	0.5	0.0-0.8				
Fibrosis	1231	4	0.3	0.0-0.5				
Immature	1231	316	25.7	6.9-84.6				
Inflammatory cell foci/infiltration	1231	28	2.3	0.0-26.4				
Mononuclear (Lymphocytic) cell foci/infiltration	1231	341	27.7	6.8-42.6				
Seminal vesicle								
Cell debris, luminal	1214	3	0.2	0.0-0.4				
Immature	1214	283	23.3	6.0-84.6				
Inflammatory cell foci/infiltration	1214	2	0.2	0.0-2.4				
Mineralization	1214	59	4.9	0.0-10.2				
Mononuclear (Lymphocytic) cell foci/infiltration	1214	13	1.1	0.0-3.7				
Ovary								
Brown pigment, medulla					1137	4	0.4	0.0-0.6
Cyst					1137	79	6.9	3.6-30.2
Dermoid cyst					1137	2	0.2	0.0-0.3
Granuloma/Microgranuloma					1137	2	0.2	0.0-2.3
Mineralization					1137	293	25.8	9.9-49.1
Mononuclear (Lymphocytic) cell foci/infiltration					1137	2	0.2	0.0-0.9
Oviduct								
Hyperplasia, epithelium					275	1	0.4	0.0-3.3
Uterus								
Cyst, endometrial					1087	2	0.2	0.0-0.3
Dilatation, gland					1087	3	0.3	0.0-2.3
Ectopic primary follicule/Ectopic ovarian tissue					1087	11	1.0	0.0-4.2
Endometriosis					1087	2	0.2	0.0-1.1
Hemorrhage					1087	29	2.7	0.0-4.5
Hyperplasia, endometrial					1087	8	0.7	0.0-18.6
Hypersecretion, mucin					1087	2	0.2	0.0-2.3
Immature					1087	8	0.7	0.0-4.7
Inflammatory cell foci/infiltration					1087	22	2.0	0.0-14.4
Mononuclear (Lymphocytic) cell foci/infiltration					1087	10	0.9	0.0-14.0
Pigmentation (pigment deposition)					1087	8	0.7	0.0-1.9
Vagina								
Atrophy, epithelium					1118	3	0.3	0.0-3.3
Immature					1118	3	0.3	0.0-2.8
Inflammatory cell foci/infiltration					1118	19	1.7	0.0-16.5
Mononuclear (Lymphocytic) cell foci/infiltration					1118	193	17.3	0.0-55.8

Cynomolgus Monkeys	Sex	Male				Female			
Organ	Histological Finding	No. of Exam.	No. of Lesions	Rate (%)	Range (%)	No. of Exam.	No. of Lesions	Rate (%)	Range (%)
■ ENDOCRINE SYSTEM ■									
Pituitary gland									
	Cyst	1232	66	5.4	0.0-31.0	1134	59	5.2	0.0-22.7
	Cyst, pars distalis	1232	42	3.4	0.0-5.4	1134	66	5.8	0.0-9.9
	Cyst, pars intermedia	1232	23	1.9	0.0-3.0	1134	24	2.1	0.0-3.6
	Cyst, pars nervosa	1232	1	0.1	0.0-0.1	1134	3	0.3	0.0-0.4
	Cystic dilatation, Rathke's pouch	1232	1	0.1	0.0-1.0	1134	3	0.3	0.0-4.7
	Inflammatory cell foci/infiltration	1232	2	0.2	0.0-2.4	1134	1	0.1	0.0-1.0
	Mononuclear (Lymphocytic) cell foci/infiltration	1232	11	0.9	0.0-2.3	1134	13	1.1	0.0-4.9
	Vacuolation, pars intermedia	1232	5	0.4	0.0-9.5	1134	1	0.1	0.0-1.0
Thyroid gland									
	Accumulation, foam cells	1253	63	5.0	0.0-8.0	1158	63	5.4	0.0-9.1
	Aplasia	1253	2	0.2	0.0-0.9	1158	1	0.1	0.0-0.9
	Atrophy, follicle	1253	3	0.2	0.0-2.5	1158	3	0.3	0.0-0.4
	Cyst/Follicular cyst(s)	1253	91	7.3	0.9-25.0	1158	62	5.4	0.0-20.4
	Cyst/duct, ultimobranchial	1253	27	2.2	0.0-6.8	1158	18	1.6	0.0-4.5
	Ectopic salivary gland tissue	1253	1	0.1	0.0-0.9	1158	1	0.1	0.0-0.9
	Ectopic thymic tissue	1253	146	11.7	7.3-26.9	1158	83	7.2	2.7-27.9
	Fatty infiltration	1253	0	—	—	1158	2	0.2	0.0-2.1
	Hyperplasia/hypertrophy, follicular cell	1253	2	0.2	0.0-0.9	1158	0	—	—
	Inflammatory cell foci/infiltration	1253	4	0.3	0.0-2.8	1158	7	0.6	0.0-4.7
	Mononuclear (Lymphocytic) cell foci/infiltration	1253	177	14.1	0.0-41.7	1158	149	12.9	0.0-26.9
	Vacuolation, follicular cell	1253	0	—	—	1158	3	0.3	0.0-1.1
Parathyroid gland									
	Cyst	1221	31	2.5	0.5-25.6	1113	40	3.6	1.2-16.3
	Ectopic thymic tissue	1221	2	0.2	0.0-0.9	1113	3	0.3	0.0-0.9
	Fatty infiltration	1221	3	0.2	0.0-5.1	1113	2	0.2	0.0-4.7
	Hyalinization, interstitial	1221	1	0.1	0.0-0.1	1113	2	0.2	0.0-0.3
	Inflammatory cell foci/infiltration	1221	4	0.3	0.0-4.6	1113	4	0.4	0.0-2.3
	Mononuclear (Lymphocytic) cell foci/infiltration	1221	35	2.9	0.9-8.3	1113	28	2.5	0.0-4.2
Adrenal gland									
	Accessory adrenocortical tissue	1286	60	4.7	0.0-39.1	1167	45	3.9	0.0-25.6
	Congestion	1286	1	0.1	0.0-0.9	1167	3	0.3	0.0-0.4
	Decrease, lipid droplet, fascicular zone	1286	15	1.2	0.0-2.2	1167	4	0.3	0.0-0.6
	Ectopic hepatic tissue	1286	2	0.2	0.0-1.8	1167	2	0.2	0.0-1.0
	Fibrosis, focal	1286	1	0.1	0.0-2.2	1167	3	0.3	0.0-2.1
	Foamy change, zona reticularis cell	1286	2	0.2	0.0-0.2	1167	1	0.1	0.0-0.1
	Focal hyperplasia/hypertrophy, cortical cell	1286	70	5.4	0.0-7.7	1167	35	3.0	0.0-8.1
	Inflammatory cell foci/infiltration	1286	6	0.5	0.0-13.0	1167	9	0.8	0.0-16.3
	Mineralization	1286	33	2.6	0.9-8.7	1167	28	2.4	1.0-7.2
	Mononuclear (Lymphocytic) cell foci/infiltration	1286	28	2.2	0.9-5.5	1167	42	3.6	0.0-12.6
	Pigmentation (pigment deposition)	1286	15	1.2	0.0-13.0	1167	19	1.6	0.0-11.6
■ NERVOUS SYSTEM ■									
Brain									
	Gliosis	250	2	0.8	0.0-2.2	244	1	0.4	0.0-2.3
	Inflammatory cell foci/infiltration	250	17	6.8	0.0-19.6	244	21	8.6	0.0-18.6
	Mineralization	250	2	0.8	0.0-4.3	244	2	0.8	0.0-2.3
	Pigmentation (pigment deposition)	250	3	1.2	0.0-1.9	244	3	1.2	0.0-2.0
Cerebrum									
	Inflammatory cell foci/infiltration	871	12	1.4	0.0-1.8	771	17	2.2	0.0-2.6
	Mineralization, meninx/globus pallidus	871	12	1.4	0.0-3.4	771	4	0.5	0.0-0.9
	Pigmentation (pigment deposition)	871	4	0.5	0.2-1.8	771	2	0.3	0.0-1.8
Cerebellum									
	Inflammatory cell foci/infiltration	782	4	0.5	0.0-0.9	800	2	0.3	0.0-0.9
	Pigmentation (pigment deposition)	782	4	0.5	0.0-0.7	800	1	0.1	0.0-0.9

Cynomolgus Monkeys Sex	Male				Female			
Organ Histological Finding	No. of Exam.	No. of Lesions	Rate (%)	Range (%)	No. of Exam.	No. of Lesions	Rate (%)	Range (%)
Pons								
Degeneration, nerve fiber	1021	4	0.4	0.0-4.2	915	0	—	—
Inflammatory cell foci/infiltration	1021	7	0.7	0.0-5.0	915	13	1.4	0.0-2.3
Lipofuscin deposition, neuronal cell	1021	1	0.1	0.0-2.5	915	2	0.2	0.0-4.7
Mineralization	1021	1	0.1	0.0-1.1	915	1	0.1	0.0-2.3
Medulla oblongata								
Inflammatory cell foci/infiltration	891	3	0.3	0.0-0.4	782	11	1.4	0.0-1.8
Spinal cord								
Inflammatory cell foci/infiltration	838	0	—	—	748	4	0.5	0.0-0.8
Pigmentation (pigment deposition)	838	1	0.1	0.0-0.2	748	1	0.1	0.0-0.9
Sciatic nerve								
Inflammatory cell foci/infiltration	1171	5	0.4	0.0-6.7	1051	6	0.6	0.0-1.4
Renaut body	1171	2	0.2	0.0-1.4	1051	0	—	—
■ SPECIAL SENSE SYSTEM ■								
Eye								
Cataract	1185	5	0.4	0.0-5.9	1082	0	—	—
Inflammatory cell foci/infiltration	1185	12	1.0	0.0-20.0	1082	16	1.5	0.0-27.9
Inflammatory cell infiltration, conjunctiva	1185	6	0.5	0.0-0.8	1082	8	0.7	0.0-1.3
Mononuclear (Lymphocytic) cell infiltration, chroidea	1185	8	0.7	0.0-1.7	1082	7	0.6	0.0-11.6
Mononuclear (Lymphocytic) cell infiltration, ciliary body	1185	34	2.9	0.0-4.8	1082	22	2.0	0.0-2.9
Mononuclear (Lymphocytic) cell infiltration, conjunctiva	1185	1	0.1	0.0-1.0	1082	2	0.2	0.0-2.0
Retinal dysplasia/Retinal rosettes	1185	5	0.4	0.0-3.5	1082	4	0.4	0.0-1.8
Lacrimal gland								
Mononuclear (Lymphocytic) cell foci/infiltration	1183	434	36.7	27.8-86.1	1097	434	39.6	26.7-78.6
■ INTEGUMENTARY SYSTEM ■								
Skin								
Cyst, squamous cell/Cyst, epidermal	1056	2	0.2	0.0-5.0	973	0	—	—
Erosion	1056	1	0.1	0.0-1.0	973	1	0.1	0.0-1.0
Fibrosis	1056	1	0.1	0.0-2.5	973	1	0.1	0.0-2.4
Folliculitis	1056	3	0.3	0.0-2.5	973	3	0.3	0.0-2.2
Granuloma/Microgranuloma	1056	3	0.3	0.0-1.0	973	3	0.3	0.0-1.0
Inflammatory cell foci/infiltration	1056	27	2.6	0.0-25.0	973	25	2.6	0.0-26.2
Mononuclear (Lymphocytic) cell foci/infiltration	1056	20	1.9	0.0-4.7	973	22	2.3	0.0-7.7
Sarcocystis infestation	1056	2	0.2	0.0-1.0	973	2	0.2	0.0-1.1
■ MUSCULOSKELETAL SYSTEM ■								
Skeletal muscle								
Degeneration/necrosis, muscle fiber	1034	22	2.1	0.0-6.7	954	24	2.5	0.0-4.0
Fibrosis	1034	4	0.4	0.0-1.9	954	2	0.2	0.0-1.0
Hemorrhage	1034	4	0.4	0.0-0.6	954	1	0.1	0.0-1.0
Inflammatory cell foci/infiltration	1034	4	0.4	0.0-3.3	954	1	0.1	0.0-1.5
Mononuclear (Lymphocytic) cell foci/infiltration	1034	55	5.3	0.0-13.3	954	70	7.3	1.5-27.3
Regeneration, muscle fiber	1034	9	0.9	0.0-1.4	954	19	2.0	0.0-3.0
Sarcocystis infestation	1034	13	1.3	0.0-13.3	954	14	1.5	0.0-9.1
Bone―femur								
Osteochondrosis	586	1	0.2	0.0-0.2	497	1	0.2	0.0-0.2

岩田　聖
㈲ルナパス毒性病理研究所

田村一利
㈱ボゾリサーチセンター

平川公昭
㈱新日本科学

下井昭仁
㈱イナリサーチ

6 各論Ⅱ 遺伝子改変動物

遺伝子改変マウスおよびラットは、今日では病態責任遺伝子の特定、病態メカニズムの研究、創薬における薬効評価などに応用され、医科学研究には不可欠の存在になっている。毒性研究や毒性病理学研究に関連する領域において、遺伝子改変マウスおよびラットは化学物質のがん原性評価および発がんメカニズムに関する研究などに活用されている。以下、医薬品のがん原性評価に適用されているトランスジェニック（Tg）マウスおよび遺伝子欠損マウスの2つの事例を、また発がんメカニズム研究に適用されている4種のTgラットを紹介する。

1. 遺伝子改変マウス

1-1. がん原性評価に用いられる遺伝子改変マウス

医薬品のがん原性評価に関するガイドラインでは、2種の齧歯類を用いた試験を実施する代わりに、1種の齧歯類のがん原性試験の実施（通常、ラットが使用されることが想定されている）に加えて、遺伝子改変マウスを用いた短期発がん試験モデル、イニシエーション・プロモーションモデルや新生仔動物モデルの中から1つの試験を実施することが可能となっている。ガイドライン制定時は、遺伝子改変動物を用いた短期発がん性試験法として、ヒト型 c-Ha-ras 遺伝子導入 Tg マウス（rasH2 マウス）[1~3]、がん抑制遺伝子 p53 の片側のアレルの機能を欠損させた p53 ヘテロ接合体欠損マウス（$p53^{+/-}$ マウス、TSG-p53®ノックアウトマウス）[4~6]、活性型 v-Ha-ras 遺伝子を胎児型 ζ-globin プロモーターと SV40 とともに導入した Tg.AC マウス[7~9]、および色素性乾皮症修復遺伝子ホモ接合体欠損マウス（$XPA^{-/-}$マウス）[10~12] が有望なモデルとされていた。現在では、がん原性代替法の国際共同研究により、rasH2 および $p53^{+/-}$ マウスが現実的に医薬品のがん原性評価に適用可能な試験モデルであることが示され[13]、がん原性代替試験モデルとして医薬品のがん原性評価への適用が始まっている。

1-2. Tg-rasH2 マウス[1~3]（写真1~12）

rasH2 マウスは、（公財）実験動物中央研究所で作出されたヒト由来のプロト型発がん遺伝子 c-Ha-ras を導入したヘテロ接合体マウスである[14]。BALB/cByJ 系と C57BL6/J 系マウスの一代雑種を遺伝背景としており、内因性プロモーター／エンハンサーを持つ導入遺伝子3コピーが第15染色体上にタンデムに挿入されている。導

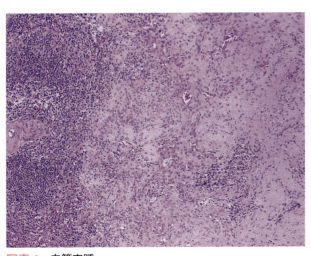

写真1　血管肉腫
rasH2 マウス（無処置）、脾臓、HE 染色。

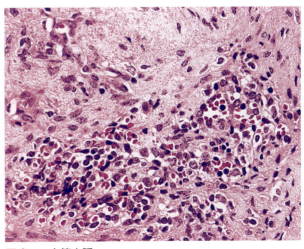

写真2　血管肉腫
rasH2 マウス（無処置）、脾臓、HE 染色。

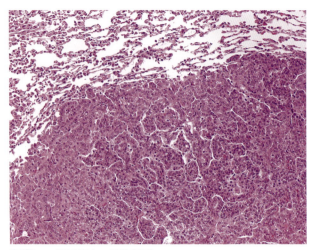

写真 3　細気管支・肺胞腺癌
rasH2 マウス（無処置）、肺、HE 染色。

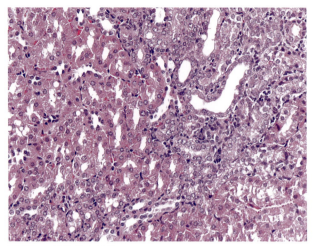

写真 6　尿細管の再生
rasH2 マウス（無処置）、腎臓、HE 染色。

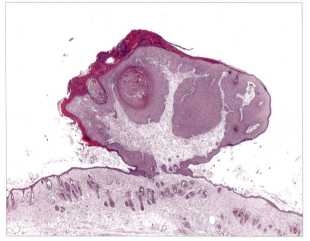

写真 4　扁平上皮乳頭腫
rasH2 マウス（無処置）、皮膚、HE 染色。

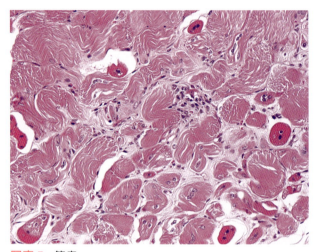

写真 7　筋症
rasH2 マウス（無処置）、骨格筋、HE 染色。

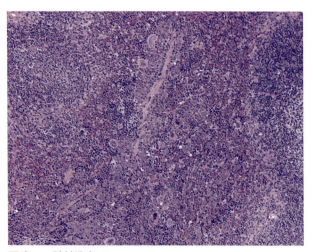

写真 5　髄外造血
rasH2 マウス（無処置）、脾臓、HE 染色。

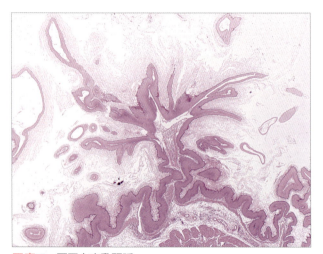

写真 8　扁平上皮乳頭腫
rasH2 マウス（MNU 単回投与）、前胃、HE 染色。

　入遺伝子は主要臓器に安定的に発現しており、26 週間短期発がん性試験において、遺伝毒性物質のみならず非遺伝毒性物質にも感受性を示すことから、短期発がん性試験への適用が進んでいる。発生する腫瘍は特定臓器に偏らず、上皮性、非上皮性腫瘍ともに発生する。一方、26 週間の短期発がん性試験において、無処置動物や溶媒対照動物の腫瘍発生は低頻度である（**表 1〜4 参照**）[14]。

1-3．p53$^{+/-}$マウス[4〜6]（写真13〜15）

　p53 蛋白質は、転写因子として細胞回転の停止、アポトーシス、血管新生の抑制、分化および遺伝子安定性に

表1 rasH2 マウス短期（26週間）発がん性試験：腫瘍性病変（雄）[14]
Incidence of Spontaneous Tumors in Control rasH2-Tg and non Tg Male Mice

Organ	Experimental weeks	26		26	
	Tg/non-Tg	Tg (N=180#)		non-Tg (N=179#)	
	Histological findings	Rate (%)	Range (%)	Rate (%)	Range (%)
■HEMATOPOIETIC SYSTEM					
Bone marrow	hemangioma	0.6	0.0-6.7	0.0	0.0-0.0
Spleen	hemangiosarcoma*	6.7	0.0-20.0	0.0	0.0-0.0
■RESPIRATORY SYSTEM					
Lung	adenoma, alveolar/bronchiolar	7.2	0.0-20.0	1.1	0.0-6.7
	carcinoma, alveolar/bronchiolar*	0.6	0.0-6.7	0.6	0.0-6.7
■DIGESTIVE SYSTEM					
Stomach	papilloma, squamous cell	0.6	0.0-6.7	0.0	0.0-0.0
	carcinoma, squamous cell*	0.6	0.0-6.7	0.0	0.0-0.0
Liver	adenoma, hepatocellular	2.8	0.0-20.0	0.0	0.0-0.0
■URINARY SYSTEM					
Ureter	adenoma, urethral gland	0.6	0.0-6.7	0.0	0.0-0.0
■REPRODUCTIVE SYSTEM					
Epididymis	hemangiosarcoma*	0.6	0.0-6.7	0.0	0.0-0.0
■NERVOUS SYSTEM					
Brain	lipoma, medulla oblongata	0.0	0.0-0.0	0.6	0.0-6.7
■INTEGUMENTARY SYSTEM					
Skin/Subcutaneous tissue	papilloma, squamous cell	2.2	0.0-13.3	0.0	0.0-0.0

#=Number of animals examined, *=Malignant tumor

表2 rasH2 マウス短期（26週間）発がん性試験：腫瘍性病変（雌）[14]
Incidence of Spontaneous Tumors in Control rasH2-Tg and non Tg Female Mice

Organ	Experimental weeks	26		26	
	Tg/non-Tg	Tg (N=179#)		non-Tg (N=180#)	
	Histological findings	Rate (%)	Range (%)	Rate (%)	Range (%)
■HEMATOPOIETIC SYSTEM					
Bone marrow	hemangioma	0.6	0.0-6.7	0.0	0.0-0.0
	hemangiosarcoma*	0.0	0.0-0.0	0.0	0.0-0.0
Spleen	hemangioma	0.6	0.0-6.7	0.6	0.0-6.7
	hemangiosarcoma*	5.6	0.0-13.3	0.0	0.0-0.0
Thymus	thymoma, malignant*	3.4	0.0-26.7	1.1	0.0-13.3
■RESPIRATORY SYSTEM					
Lung	adenoma, alveolar/bronchiolar	8.4	0.0-20.0	3.3	0.0-13.3
	carcinoma, alveolar/bronchiolar*	1.7	0.0-7.1	0.0	0.0-0.0
■DIGESTIVE SYSTEM					
Stomach	papilloma, squamous cell	1.7	0.0-13.3	0.0	0.0-0.0
Liver	adenoma, hepatocellular	0.6	0.0-6.7	0.0	0.0-0.0
	hemangiosarcoma*	0.6	0.0-6.7	0.0	0.0-0.0
■SPECIAL SENSE SYSTEM					
Harderian gland	adenoma	3.4	0.0-13.3	1.1	0.0-6.7
■INTEGUMENTARY SYSTEM					
Skin/Subcutaneous tissue	papilloma, squamous cell	3.4	0.0-7.1	0.0	0.0-0.0

#=Number of animals examined, *=Malignant tumor

表3 rasH2マウス短期（26週間）発がん性試験：非腫瘍増殖性病変（雄）[14]
Incidence of Spontaneous Hyperplastic lesions in Control rasH2-Tg and non Tg Male Mice

Organ	Experimental weeks	26		26	
	Tg/non-Tg	Tg (N=180#)		non-Tg (N=179#)	
	Histological findings	Rate (%)	Range (%)	Rate (%)	Range (%)
■HEMATOPOIETIC SYSTEM					
Bone marrow	myeloid hyperplasia	1.7	0.0-13.3	0.0	0.0-0.0
Spleen	lymphoid hyperplasia	1.7	0.0-13.3	0.0	0.0-0.0
Thymus	lymphoid hyperplasia	2.2	0.0-20.0	0.0	0.0-0.0
■RESPIRATORY SYSTEM					
Lung	hyperplasia, alveolar/bronchiolar	2.2	0.0-6.7	0.6	0.0-6.7
Trachea	epithelial hyperplasia	0.6	0.0-6.7	0.0	0.0-0.0
■DIGESTIVE SYSTEM					
Stomach	hyperplasia, squamous cell	0.6	0.0-6.7	0.0	0.0-0.0
	hyperplasia, glandular	0.6	0.0-6.7	0.0	0.0-0.0
Small/Large intestine	lymphoid hyperplasia	1.1	0.0-13.3	0.0	0.0-0.0
Liver	foci of cellular alteration	3.9	0.0-13.3	0.6	0.0-7.1
	basophilic cell foci	2.8	0.0-6.7	0.6	0.0-7.1
	vacuolated cell foci	0.6	0.0-6.7	0.0	0.0-0.0
	mixed cell foci	0.6	0.0-6.7	0.0	0.0-0.0
■REPRODUCTIVE SYSTEM					
Prostate	hyperplasia	0.0	0.0-0.0	1.7	0.0-20.0
■ENDOCRINE SYSTEM					
Adrenal gland	hyperplasia, subcapsular	37.2	0.0-60.0	25.7	0.0-53.3
■NERVOUS SYSTEM					
Brain	hyperplasia, choroid plexus	0.6	0.0-6.7	0.0	0.0-0.0
■SPECIAL SENSE SYSTEM					
Harderian gland	hyperplasia, glandular	0.6	0.0-6.7	0.6	0.0-6.7

#＝Number of animals examined

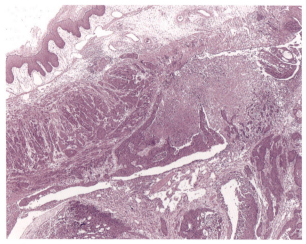

写真9　扁平上皮癌
rasH2マウス（MNU単回投与）、前胃、HE染色。

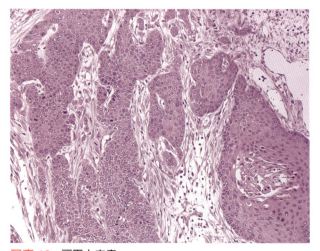

写真10　扁平上皮癌
rasH2マウス（MNU単回投与）、前胃、HE染色。

関与しており、ヒトおよび齧歯類でがんを抑制する働きが知られている。市販されている p53 遺伝子欠損マウスは、ポジティブ-ネガティブ選別法により p53 遺伝子のイントロン4の350塩基とエキソン5の106塩基を欠損させ、そこに neo 遺伝子を導入するベクターを用いた遺伝子ターゲッティングにより樹立された。短期発がん性試験に用いられる $p53^{+/-}$ マウスは C57BL/6 を遺伝的背景とし、片側アレルのみ p53 遺伝子が欠損している。ホモ接合体欠損（$p53^{-/-}$）マウスでは 4.5 ヵ月齢でおよそ半数に腫瘍の早期発生が、10 ヵ月齢までには全例に腫瘍発

表6 p53$^{+/-}$マウス短期（26週間）発がん性試験：腫瘍性病変（雌）[15]
Incidence of Spontaneous Tumors in Control p53$^{+/-}$ Female Mice

Organ	Experimental weeks	26
	p53$^{+/-}$	N=434[#]
	Histological findings	Rate (%)
■HEMATOPOIETIC SYSTEM		
	malignant lymphoma*	2.9
■RESPIRATORY SYSTEM		
Lung	adenoma, alveolar/bronchiolar	0.5
	rhabdomyosarcoma*	0.2
■NERVOUS SYSTEM		
Brain	meningeal sarcoma*	0.2
Olfactory balb	neuroblastoma*	0.2
■INTEGUMENTARY SYSTEM		
Skin/Subcutaneous tissue	subcutaneous sarcoma*	3.3
	—without transponders（N=283[#]）	1.4
	—with transponders（N=150[#]）	6.7
■MUSCULOSKELETAL SYSTEM		
Bone	osteosarcoma*	0.7

＃＝Number of animals examined　＊＝Malignant tumor

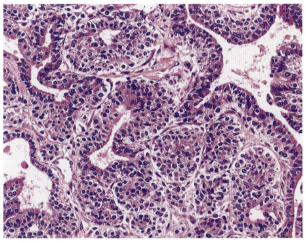

写真16　腺癌
Hras128 ラット（DMBA 誘発）、乳腺、HE 染色。

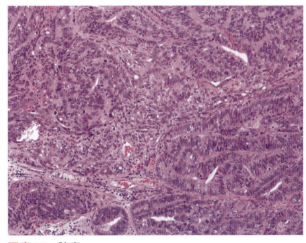

写真18　腺癌
TRAP ラット（無処置）、前立腺、HE 染色。

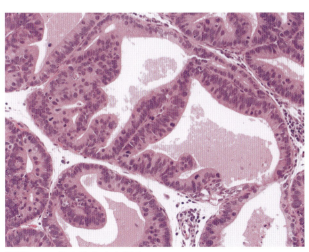

写真17　前立腺上皮内腫瘍
TRAP ラット（無処置）、前立腺、HE 染色。

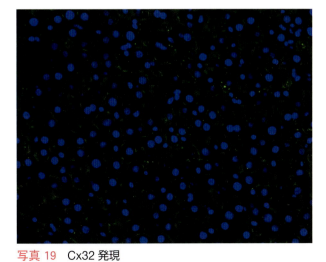

写真19　Cx32 発現
Cx32 ドミナントネガティブ変異ラット（無処置）、肝、蛍光抗体染色。

ラットが作製されHras128と名付けられている[20]。このHras128ラットは乳腺発がん物質として知られる化学物質に極めて高感受性であり、N-メチル-N-ニトロソウレアN-methyl-N-nitrosourea(MNU)を50日齢のHras128雌ラットにi.v.またはi.p. 50 mg/kg投与すると、ほぼすべての乳腺にきわめて多数の乳癌が発生することが知られている（写真16）。興味深いことに、導入遺伝子の変異はわずかの乳癌細胞にしか見出されない[20]。また、Hras128雌ラットは別の乳腺発がん物質である7,12-ジメチルベンズ[a]アントラセン7,12-dimethylbenz[a]anthracene(DMBA)およびPhIPにも高感受性であることが報告されている[21,22]。このHras128ラットに発生した乳癌は卵巣摘出の影響を受けないことから、エストロゲン非依存性と考えられる[23]。一方、Hras128雄ラットは食道発がん[24]、膀胱発がん[25]に高感受性であることが報告されている。Hras128ラットはナショナルバイオリソースプロジェクトNational BioResource Project(NBRP)「ラット」のリソースとして寄託されており、入手可能である。また、このラット由来培養細胞株も数種類樹立されており[26,27]（RMC-1, RMC-2, RMC-3, RMC-6, RMC-11, RMC-17）、RIKEN Cell Bankより入手可能である。

2-3. 前立腺癌トランスジェニックラット（TRAPラット）（写真17、18）

前立腺癌が高率に発生するトランスジェニックラット（TRAPラット）[28]は、前立腺の腹葉、側葉、後葉、前葉のすべてに前立腺癌が15週齢前後で発生する。また、これらの腫瘍は去勢により萎縮することからアンドロゲン依存性と考えられ、アンドロゲン受容体が核に局在し機能していることが確認されている。このTRAPラットは前立腺癌の予防、治療薬の開発および発がんメカニズム解析に有用である[29～32]。

2-4. 肝細胞間連絡能低下ラット（Cx32ドミナントネガティブ変異ラット）

多くのがんでは細胞間連絡能の低下が認められ、またCx遺伝子の強制発現によってがん細胞の増殖能が低下するなどの報告もある[33]。細胞間連絡能を司るギャップ結合を構成する蛋白質であるコネキシンConnexin（Cx）は、ラットの肝では主にCx32とCx26が発現しているが、このCx32のドミナントネガティブ変異体を発現する導入遺伝子を持ったTgラットが作製されている[34]。このTgラットでは正常Cxの細胞膜への局在が阻害され、細胞間連絡能が低下していることが蛍光免疫染色（写真19、20）とin vivo dye transfer assayを用いて証明されており、本ラットを用いて生体内における細胞間連絡能の低下ががんの発生や進展の転移にも関与していることが明らかにされた[35,36]。また、このTgラットは

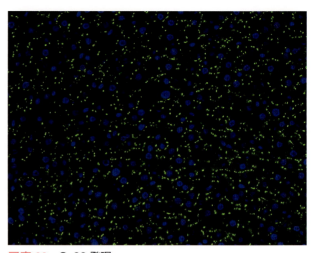

写真20 Cx32発現
SDラット（無処置）、肝、蛍光抗体染色。

肝毒性物質であるガラクトサミンや四塩化炭素に対しては抵抗性であり、毒性物質の作用発現に対する細胞間連絡能の関与を検索できる[34]。

引用文献

1) **Yamamoto S, Mitsumori K, Kodama Y, et al.** Rapid induction of more malignant tumors by various carcinogens in transgenic mice haboring a human prototype c-Ha-*ras* gene than in control non-transgenic mice. *Carcinogenesis* 17：2455-2461, 1996.

2) **Yamamoto S, Urano K, Koizumi H, et al.** Validation of transgenic mice carrying the human prototype c-Ha-*ras* gene as a bioassay model for rapid carcinogenicity testing. *Environ Health Perspect* 106（Suppl 1）：57-69, 1998.

3) **Tamaoki N.** The *ras*H2 transgenic mouse：nature of the model and mechanistic studies on tumorigenesis. *Toxicol Pathol* 29（Suppl）：81-89, 2001.

4) **Donehower LA, Harvey M, Slagle BL, et al.** Mice deficient for p53 are developmentally normal but susceptible to spontaneous tumours. *Nature* 356：215-221, 1992.

5) **Harvey M, McArthur MJ, Montgomery Jr CA, et al.** Spontaneous and carcinogen-induced tumorigenesis in p53-deficient mice. *Nat Genet* 5：225-229, 1993.

6) **Tennant RW, French JE, Spalding JW.** Identifying chemical carcinogens and assessing potential risk in short-term bioassays using transgenic mouse models. *Environ Health Perspect* 103：942-950, 1995.

7) **Leder A, Kuo A, Cardiff RD, et al.** v-Ha-*ras* transgene abrogates the initiation step in mouse skin tumorigenesis：effects of phorbol esters and retinoic acid. *Proc Natl Acad Sci USA* 87：9178-9182, 1990.

8) **Weaver JL, Contrera JF, Rosenzweig BA, et al.** An evaluation of the hemizygous transgenic Tg.AC mouse for carcinogenicity testing of pharmaceuticals. Ⅰ. Evidence for a confounding nonresponder phenotype. *Toxicol Pathol* 26：532-540, 1998.

9) **Thompson KL, Rosenzweig BA, Sistare FD.** An evaluation of the hemizygous transgenic Tg.AC mouse for carcinogenicity testing of pharmaceuticals. Ⅱ. A Genotypic marker that predicts tumorigenic responsiveness. *Toxicol Pathol* 26：548-

555, 1998.
10) de Vries A, van Oostrom CT, Hofhuis FM, et al. Increased susceptibility to ultraviolet-B and carcinogens of mice lacking the DNA excision repair gene XPA. *Nature* 377: 169-173, 1995.
11) O'Neill TP. A transgenic mouse model of skin cancer in XPA-deficient humans. *Toxicol Pathol* 24: 642-643, 1996.
12) van Steeg H, Klein H, Beems RB, et al. Use of DNA repair-deficient XPA transgenic mice in short-term carcinogenicity testing. *Toxicol Pathol* 26: 742-749, 1998.
13) Cohen SM. Alternative models for carcinogenicity testing: weight of evidence evaluations across models. *Toxicol Pathol* 29 (Suppl): 183-190, 2001.
14) Takaoka M, Sehata S, Maejima T, et al. Interlaboratory comparison of short-term carcinogenicity studies using CB6F1-*ras*H2 transgenic mice. *Toxicol Pathol* 31: 191-199, 2003.
15) Storer RD, French JE, Haseman J, et al. $p53^{+/-}$ hemizygous knockout mouse: overview of available data. *Toxicol Pathol* 29 (Suppl): 30-50, 2001.
16) Tsukamoto T, Hirata A, Tatematsu M. Susceptibility of heterozygous and nullizygous *p53* knockout mice to chemical carcinogens: tissue dependence and role of *p53* gene mutations. *J Toxicol Pathol* 18: 121-134, 2005.
17) Dycaico MJ, Stuart GR, Tobal GM, et al. Species-specific differences in hepatic mutant frequency and mutational spectrum among lambda/*lacI* transgenic rats and mice following exposure to aflatoxin B1. *Carcinogenesis* 17: 2347-2356, 1996.
18) Nakai Y, Nelson WG, De Marzo AM. The dietary charred meat carcinogen 2-amino-1-methyl-6-phenylimidazo[4,5-b]pyridine acts as both a tumor initiator and promoter in the rat ventral prostate. *Cancer Res* 67: 1378-1384, 2007.
19) Erexson GL, Cunningham ML, Tindall KR. Cytogenetic characterization of the transgenic Big Blue Rat2 and Big Blue mouse embryonic fibroblast cell lines. *Mutagenesis* 13: 649-653, 1998.
20) Asamoto M, Ochiya T, Toriyama-Baba H, et al. Transgenic rats carrying human c-Ha-*ras* proto-oncogenes are highly susceptible to *N*-methyl-*N*-nitrosourea mammary carcinogenesis. *Carcinogenesis* 21: 243-249, 2000.
21) Tsuda H, Asamoto M, Ochiya T, et al. High susceptibility of transgenic rats carrying the human c-Ha-*ras* proto-oncogene to chemically-induced mammary carcinogenesis. *Mutat Res* 477: 173-182, 2001.
22) Naito A, Suzuki A, Ueda S, et al. Preferential mammary carcinogenic effects of 2-amino-1-methyl-6-phenylimidazo[4,5-b]pyridine (PhIP) in human c-Ha-*ras* proto-oncogene transgenic rats. *Cancer Sci* 95: 399-403, 2004.
23) Asamoto M, Ota T, Toriyama-Baba H, et al. Mammary carcinomas induced in human c-Ha-*ras* proto-oncogene transgenic rats are estrogen-independent, but responsive to *d*-limonene treatment. *Jpn J Cancer Res* 93: 32-35, 2002.
24) Asamoto M, Toriyama-Baba H, Ohnishi T, et al. Transgenic rats carrying human c-Ha-*ras* proto-oncogene are highly susceptible to *N*-nitrosomethylbenzylamine induction of esophageal tumorigenesis. *Jpn J Cancer Res* 93: 744-751, 2002.
25) Ota T, Asamoto M, Toriyama-Baba H, et al. Transgenic rats carrying copies of the human c-Ha-*ras* proto-oncogene exhibit enhanced susceptibility to *N*-butyl-*N*-(4-hydroxybutyl) nitrosamine bladder carcinogenesis. *Carcinogenesis* 21: 1391-1396, 2000.
26) Hamaguchi T, Matsuoka Y, Bechberger J, et al. Establishment of an apoptosis-sensitive rat mammary carcinoma cell line with a mutation in the DNA-binding region of *p53*. *Cancer Lett* 232: 279-288, 2006.
27) Naiki-Ito A, Asamoto M, Hokaiwado N, et al. Gpx2 is an overexpressed gene in rat breast cancers induced by three different chemical carcinogens. *Cancer Res* 67: 11353-11358, 2007.
28) Asamoto M, Hokaiwado N, Cho YM, et al. Prostate carcinomas developing in transgenic rats with SV40 T antigen expression under probasin promoter control are strictly androgen dependent. *Cancer Res* 61: 4693-4700, 2001.
29) Kandori H, Suzuki S, Asamoto M, et al. Influence of atrazine administration and reduction of calorie intake on prostate carcinogenesis in probasin/SV40 T antigen transgenic rats. *Cancer Sci* 96: 221-226, 2005.
30) Said MM, Hokaiwado N, Tang M, et al. Inhibition of prostate carcinogenesis in probasin/SV40 T antigen transgenic rats by leuprorelin, a luteinizing hormone-releasing hormone agonist. *Cancer Sci* 97: 459-467, 2006.
31) Tang M, Ogawa K, Asamoto M, et al. Protective effects of citrus nobiletin and auraptene in transgenic rats developing adenocarcinoma of the prostate (TRAP) and human prostate carcinoma cells. *Cancer Sci* 98: 471-477, 2007.
32) Cho YM, Takahashi S, Asamoto M, et al. Suppressive effects of antiandrogens, finasteride and flutamide on development of prostatic lesions in a transgenic rat model. *Prostate Cancer Prostatic Dis* 10: 378-383, 2007.
33) Yamasaki H, Krutovskikh V, Mesnil M, et al. Role of connexin (gap junction) genes in cell growth control and carcinogenesis. *C R Acad Sci III* 322: 151-159, 1999.
34) Asamoto M, Hokaiwado N, Murasaki T, et al. Connexin 32 dominant-negative mutant transgenic rats are resistant to hepatic damage by chemicals. *Hepatology* 40: 205-210, 2004.
35) Hokaiwado N, Asamoto M, Ogawa K, et al. Transgenic disruption of gap junctional intercellular communication enhances early but not late stage hepatocarcinogenesis in the rat. *Toxicol Pathol* 33: 695-701, 2005.
36) Hokaiwado N, Asamoto M, Futakuchi M, et al. Both early and late stages of hepatocarcinogenesis are enhanced in Cx32 dominant negative mutant transgenic rats with disrupted gap junctional intercellular communication. *J Membr Biol* 218: 101-106, 2007.

務台　衛
田辺三菱製薬㈱

索 引

ローマ数字

Ⅰ型アレルギー　80
Ⅰ型コラーゲン　612
Ⅰ型線維　597
Ⅰ型肺胞上皮細胞（Ⅰ型細胞）　118, 119
Ⅱ型アレルギー　81
Ⅱ型線維　597
Ⅱ型肺胞上皮細胞（Ⅱ型細胞）　118, 119, 131, 741
Ⅲ型アレルギー　81
Ⅲ型肺胞上皮細胞　118
Ⅳ型アレルギー　81

ギリシャ文字

α-フェトプロテイン　403, 409
α_{2u}-グロブリン腎症　313
γ-グルタミルトランスフェラーゼ（GGT）　240

アルファベット

A（α）細胞　514, 518
ACTH（adrenocorticotropic hormone）　483, 509
APC（antigen presenting cell）　75, 80
ATP（adenosine 5'-triphosphate）合成　32-34
Auber の臨界線　629, 630
BALT（bronchus-associated lymphoid tissue）　75, 120, 123, 124, 452
B（β）細胞　65, 67, 68, 77, 79, 80, 514, 518
B 細胞リンパ腫　469
Big Blue マウス／ラット　94, 794
Cx32 ドミナントネガティブ変異ラット　796
C 細胞過形成　503
C 細胞腺腫　504
C 細胞複合体　745, 746
D（δ）細胞　518
DNA 複製　83
DNA メチル化　87
E2　383
FSH（follicular stimulating hormone）　348, 381-383, 482
GALT（gut-associated lymphoid tissue）　75, 188, 194, 195, 452
GLP（Good Laboratory Practice）　6

GnRH（gonadotropin releasing hormone）　349, 383
gptΔ（デルタ）マウス／ラット　94
GST-P（glutathione S-transferase placental form）　240, 241
Hras128 ラット　92, 794
lambda/lacI 遺伝子導入マウス／ラット　94
LGL 白血病　438
LH（luteinizing hormone）　348, 382, 383, 482
LH サージ　381, 387, 393
M 細胞　192
MALT（mucosa-associated lymphoid tissue）　75, 452
MHC（major histocompatibility complex）　75
Muta マウス　94
N-アセチルムラミル-L-アラニル-D-イソグルタミン　621
NK（natural killer）細胞　65, 217
p53　34, 35
$p53^{+/-}$ マウス　92, 789, 790
P450（CYP）　196, 218, 223
PN 過形成　339
PP 細胞　518
PRL（prolactin）　349, 482, 653
PTH（parathyroid hormone, parathormone）　321, 497, 608, 610, 617
rasH2 マウス　91, 789
REACH（Registration, Evaluation, Authorisation and Restriction of Chemicals）　8
ROS（reactive oxygen species）　32, 64
S 字体　299
SHR（spontaneously hypertensive rat）　58
SV40TAg トランスジェニックラット　93
T 細管拡張　600
T 細胞　65, 67, 68, 77, 79, 80
T 細胞性リンパ芽球性リンパ腫　470
T_3/T_4　495
Tg.AC マウス　92
Tg-rasH2 マウス　789
TNF スーパーファミリー　66
TRAP ラット　796
TSH（tyroid stimulating hormone）　483, 495
XPA ノックアウトマウス　92
X-zone　508, 509

あ

アイランドスキン　630
アウエルバッハ神経叢　193, 194, 196
亜鉛ジメチルジチオカルバメイト　621
悪性エナメル上皮腫　153, 154
悪性顆粒細胞腫　552
悪性肝腫瘍　243
悪性基底細胞腫瘍　173
悪性希突起膠細胞腫　543
悪性血管内皮腫　251
悪性黒色腫　154, 580
悪性混合型膠細胞腫　544
悪性細網症　542, 543, 548
悪性絨毛上皮腫　368
悪性腫瘍　86
悪性上衣腫　546, 547
悪性神経芽細胞腫　554
悪性神経筋芽細胞腫　546
悪性神経鞘腫　553, 579, 644, 645
悪性髄膜腫　550
悪性星状膠細胞腫　541
悪性線維性組織球腫　250, 644
悪性頭蓋咽頭腫　548
悪性卵黄嚢腫瘍　368
アクチン結合蛋白質　20
アクチン線維　19
アスベスト　119, 192, 662, 663
圧迫性萎縮　599
アーティファクト　356, 357, 582, 605, 633
アドリアマイシン　617
アドレナリン　509
アナフィラキシー型アレルギー　80
アナフィラキシーショック　57
アナフィラトキシン　62
アニチコフ細胞　272, 282
アニチコフ細胞肉腫　282
アポクリン汗腺　630
アポトーシス　34, 35, 36, 42, 43, 70, 86, 195, 199, 226, 227, 264, 446, 455, 461, 634, 693, 737
アポトーシス小体　227, 236
アマクリン細胞　561
アミノ酸代謝異常　39
アミロイド　114, 256, 775
アミロイド症（アミロイド沈着）　39, 122, 152, 176, 201, 221, 257, 278, 293, 307, 318, 337, 459, 463, 513, 519, 621, 740
アムホテリシン　621
アルカリホスファターゼ　610
アルコール　618
アルビノ動物　628

アルミニウム　617
アレルギー　80
アレルギー性接触皮膚炎　632
アンドロゲン　348, 611

い

胃　168, 743
異栄養性石灰化　358
異栄養性石灰沈着（症）　42, 321, 513, 601, 695
胃炎　177, 773
異型過形成　108, 181, 209 267, 322, 323, 404
異形成　43, 85, 209, 267, 304, 340, 342
移行上皮過形成　108, 326
移行上皮癌　326
移行上皮腺腫　110
萎縮　39, 85, 156, 200, 224, 258, 264, 395, 397, 455, 458, 485, 510, 575, 652, 737
萎縮腎　320
萎縮尿細管　310
胃小窩　169
異常回転　691
異常角化　163, 171, 633
異所性胃粘膜　197, 744
異所性間細胞腫　370
異所性胸腺　500, 774
異所性甲状腺組織　454
異所性肛門周囲腺　751
異所性上皮小体組織　454
異所性膵　197, 744, 773
異所性組織　256
異所性糖原蓄積　40
異所性ハーダー腺組織　578
異所性脾臓　772
異所性副腎　304
異所性ライディッヒ細胞腫　370
異所性卵巣　778
胃腺拡張　174
胃腺好酸性変化　174
一次卵胞鉱質沈着　777
逸脱　209
胃底腺　169
遺伝子改変動物　91
遺伝子改変マウス　789
遺伝性網膜変性・萎縮　570
伊東細胞（肝星細胞）　217, 225, 232, 248, 249
伊東細胞過形成　248
伊東細胞空胞化　772
伊東細胞腫　249
イヌジステンパー　127
イヌ伝染性肝炎　233
イヌ特発性多発性動脈炎　291
異物肉芽腫　73
陰影細胞　641
陰窩　178, 189, 190
陰核腺　353, 380, 398, 412
陰窩囊胞状拡張　744

陰窩膿瘍　204
印環細胞　486
印環細胞癌　183, 184, 213
陰茎　336, 352
陰茎骨　353
インスリン　40, 518, 617
インスリン様成長因子　610
インターロイキン　65, 66, 611, 617
インターロイキン-1　621
咽頭　101, 161
陰囊　353
陰囊水腫　660
インヒビン　349

う

ウイルス感染　256
ウイルス性封入体　237
ウィルムス腫瘍　329
ウォルフ管　397, 409
齲蝕　146
鬱血　45, 124, 129, 229, 259, 432, 460, 463
鬱血水腫　45, 56
鬱血性硬化　46
運搬体蛋白質　22

え

エイコサノイド　63
栄養低下　615
栄養膜巨細胞　673
栄養膜細胞　674
栄養膜細胞アポトーシス　693
栄養膜細胞壊死　693-695
栄養膜細胞変性　693
栄養輸送　675
エウスタキオ管（耳管）　585
エオジン好性球状物質　103, 106
エオジン好性封入体（エオジン好性変化）　103, 106
液化壊死　42
エクソサイトーシス　23
壊死　42, 102, 106, 120, 199, 226, 258, 264, 337, 432, 456, 458, 461, 520
壊死性炎　73
壊死性動脈炎　266, 290
エストロゲン　382, 384, 609, 611, 616
壊疽　42
壊疽性炎　73
エックリン汗腺　630
エナメル芽細胞　141-144, 147
エナメル芽細胞の変性・壊死　148
エナメル基質　143, 147
エナメル質　141, 142, 144, 147
エナメル質形成不全　147
エナメル質色素沈着欠如　146
エナメル小滴　146
エナメル上皮歯牙腫　153
エナメル上皮歯牙肉腫　153, 154

エナメル上皮腫　150-154
エナメル上皮線維歯牙腫　151, 153, 154
エナメル上皮線維腫　151-154
エナメル上皮肉腫　153, 154
エプーリス（歯肉増殖症）　148, 152, 162
遠位尿細管　302
炎症　59, 104, 106, 123, 161, 202, 230, 337, 363, 457, 460, 577, 589, 603, 614, 635, 637
炎症性細胞浸潤　278, 280, 337, 339, 460, 464, 634, 738, 746
炎症性水腫　56
円錐乳頭　161
円柱　315
エンドサイトーシス　23
エンペリポレーシス　429

お

横隔膜　659
横隔膜ヘルニア　218, 687, 688
横隔膜面結節　218
横細管（T管）　379, 597
黄体萎縮（黄体の小型化）　394
黄体化卵胞　392
黄体形成ホルモン（LH）　348, 382, 383, 482
黄体腫　401
黄体数減少　394
黄体数増加　393
黄体内囊胞（黄体化囊胞）　393
黄体肥大（黄体の大型化）　394
黄体変性　394
黄斑　560, 572
横紋筋　597
横紋筋腫　284
横紋筋線維の出現　528
横紋筋肉腫　111, 604, 646
横紋筋融解症　602
オキシトシン　480, 484
オッディ括約筋　255
オニオンバルブ　539

か

外顆粒層　561
外境界膜　560
外骨症　612, 613
外耳　585
外耳炎　589
塊状壊死　228
外弾性板　287
回腸　188
外套細胞結節　539
外脳　679
海綿骨　607
海綿状栄養膜細胞　671
海綿状血管腫　230, 294
海綿状水疱　633
外毛根鞘腫　640

外網状層　561
外有毛細胞　587, 590
外有毛細胞消失　591
潰瘍　162, 170, 172, 176, 177, 202, 204, 258, 337, 633
外リンパ　585
外涙腺　563
カウパー腺　352
過角化（症）　104, 107, 163, 170, 632, 635
化学受容体腫瘍　284
下顎裂　685
下気道　117
蝸牛　585
蝸牛管　585, 587
核　12
角化棘細胞腫　639
角化亢進（角化肥厚）　104, 170, 632
角化細胞（ケラチノサイト）　627, 628, 633
顎下腺　156, 742
角化嚢胞　132, 137, 150
角化扁平上皮癌　137
核空胞化　236
核酸代謝異常　41
角質層　627, 628
核小体　13
核小体肥大　236
獲得免疫　74
核内封入体　237, 316
核変化　104, 236
核膜　12
角膜　562
角膜萎縮　566
角膜炎　565
角膜潰瘍　565
核膜孔複合体　12
角膜固有質　562
角膜脂肪変性　566
角膜上皮　562
角膜水腫　566
角膜リン脂質症　566
核ラミナ　13
過形成　84, 163, 180, 260, 322, 340, 398, 412, 592, 653
過形成一次硝子体遺残　575
過形成結節　242
過形成性胞状結節　653
過誤腫　409
過骨症　612
芽細胞　329
下垂体　477, 745, 774
下垂体後葉細胞　478, 491
下垂体細胞腫　491
下垂体ホルモン　480
化生　43, 85, 338
カタル性炎　71
カタル性肺炎　71
滑液　611
滑液膜肉腫　624
褐色顆粒沈着　497
褐色細胞　509
褐色細胞腫　515, 554

褐色色素沈着　497, 768, 772, 774
褐色脂肪腫　647
活性酸素種（ROS）　32, 64
活動電位　273
滑膜　611
滑面小胞体　15, 235, 238
カテコールアミン　508
可動関節　611
カドミウム　616
カニクイザル　767
化膿性炎　72, 123
化膿性胸膜炎　126
化膿性肉芽腫　150
カハール細胞　186
ガマ腫　157, 743
鎌状赤血球　427
ガムナ・ガンディ結節　738, 739
カリオメガリー　310
カリニ肺炎　126
顆粒球系細胞　422
顆粒球性白血病　436
顆粒細胞腫　408, 412, 550-552
顆粒状円柱　316
顆粒状変化　224
顆粒層　627
顆粒層肥厚　632
顆粒物沈着　315
顆粒変性　224
顆粒膜・莢膜細胞腫　400
顆粒膜細胞　401
顆粒膜細胞腫　367, 400, 401
過類骨症　614
カルシウム　610, 612
カルシウム沈着症　42
カルシトニン　495, 609, 611
カルチノイド　114, 184
癌　324, 505
癌 NOS（起源不明癌）　344
肝炎　230, 235
肝海綿状変性　219, 225, 229, 241
肝芽細胞腫　244
肝管　216, 255
眼球　751, 779
眼球血管膜　561
眼球癆　576
眼瞼　563
がん原遺伝子　86
肝硬変　232
がん細胞　85
間細胞　347, 350
肝細胞萎縮　224
肝細胞壊死　234
肝細胞過形成　239-242
肝細胞化生　521
肝細胞癌　237, 242, 243, 248
肝細胞索　216
肝細胞脂肪変性　772
間細胞腫　401
肝細胞腺癌　243
肝細胞腺腫　239-243, 248
肝細胞増殖因子　84

肝細胞胆管細胞癌　243, 247, 248
肝細胞胆管細胞腺腫　247
肝細胞胆管細胞混合型肝癌　248
肝細胞の好酸性滴状物　742
肝細胞肥大　223
間質栄養膜細胞浸潤抑制　697
間質細胞空胞化　395
間質細胞脂肪化　395
間質脂肪細胞集簇　318
間質水腫　51, 318
間質性腎炎　317
間質性線維化　317
間質性肺炎　124
間質腺過形成　398
間質肉腫　408
肝紫斑症　229
癌腫　85, 261, 593
肝腫瘍　243
管状間質腫　399
管状間質腺腫　399
管状構造　484
管状腺癌　182, 655
管状腺腫　367, 399, 654
杆状体　561
杆状体錐状体層　560
冠状動脈　273
癌真珠　173, 639
肝星細胞（伊東細胞）　217, 225, 232, 248, 249
肝星細胞過形成　248
肝星細胞腫　249
関節　611, 752, 780
関節炎　620
関節腔　611
関節鼠　619
関節軟骨　611
関節半月　611
関節包　611
感染　178, 179, 208, 233, 237
汗腺　630
肝線維症　232
肝臓　216, 742, 771
管内増殖性糸球体腎炎　309
肝内胆管癌　247
肝嚢胞　219
肝嚢胞状変性　225
肝ペリオーシス　251
眼房水　562, 563
間膜腺　674
間膜腺低形成　696, 697
顔面裂　684, 685
間葉系腫瘍　159, 185
がん抑制遺伝子　86
乾酪壊死　42

き

気管　101, 105, 113, 771
気管支　117
気管支炎　123

気管支動脈系　119
気管支付属(関連)リンパ組織(BALT)
　　　　　75, 120, 123, 124, 452
奇形腫　369, 403, 410
起源不明癌(癌 NOS)　344
起源不明肉腫(肉腫 NOS)　185, 345
寄生虫　231, 604, 774
寄生虫感染　179
寄生虫性肉芽腫　127, 576
寄生虫性肺炎　128
寄生虫塞栓症　53
基底細胞　335
基底細胞過形成　108, 171, 173, 632, 638
基底細胞癌　413
基底細胞腫(瘍)　173, 638, 640
基底層　627, 671
基底層低形成　693
希突起膠細胞　534, 543-545
希突起膠細胞腫　543, 544
キニン　63, 69
キノロン系抗菌剤　620
輝板(タペタム)　561
偽囊胞　484
偽膜　71
偽膜性炎　71
偽膜性大腸炎　205
逆行性腎症　319
ギャップ結合　24, 26
吸引性肺炎　129
嗅球　531
球形囊　585
臼歯　141, 145
吸収上皮細胞　189-191, 194, 199
弓状静脈　303
球状赤血球　427
球状帯　508
弓状動脈　303
嗅上皮　100, 101
嗅上皮過形成　108
嗅上皮細胞　552
嗅神経芽細胞腫　111
嗅神経上皮腫　111
急性胃拡張症候群　179
急性炎症　59, 66, 69-71
急性間質性肺炎　123
急性細気管支肺炎　124
急性肺炎　123
橋　532
境界縁空胞化　171
胸腔　659
凝血　51
凝固　49, 50
凝固因子　49
凝固壊死　42, 226, 278, 634
凝固系　49
凝固腺　352, 374
凝固腺萎縮　363
凝固腺扁平上皮化生　363
胸水症(水胸)　56, 131, 660
胸腺　445, 454, 464, 737, 767
胸腺腫　471

胸腺上皮細胞　445
胸腺退縮(萎縮)　455, 737, 767
胸腺ナース細胞　445
胸腺リンパ腫　471
頰囊　160
強膜　562
胸膜炎　123, 126, 661
強膜炎　567
強膜骨化生　566
莢膜細胞　401
莢膜細胞腫　400
強膜軟骨化生　566
共有結合　31
巨核球　423
巨核球性白血病　438
棘細胞増殖　632
棘融解(有棘細胞離解症)　633
虚血　46
虚血性急性尿細管壊死　316
巨細胞性肺炎　128
去勢細胞　486
巨大回腸　209
巨大核　236, 356
巨大食道症　166
巨大腸閉塞　209
巨大ミトコンドリア　225
巨大濾胞　768, 769
近位尿細管　302
筋衛星細胞　597, 601
筋炎　603
筋芽細胞　546
筋原線維変性　275
筋細胞　597
筋ジストロフィー　603
筋鞘　597
筋症　790
筋上皮細胞　650
筋上皮腫　159
筋小胞体　597
筋小胞体拡張　600
筋線維　597
筋線維壊死　602
筋肉　779
筋肉内投与による全壊死　602
筋肉の壊死　601
筋様細胞　347

く

グアニン　31
空気嚥下　180
空腸　188, 197
空胞化　171, 199, 219, 511, 520
空胞形成　600
空胞性変異肝細胞巣　239
空胞変性　225, 264, 275, 312, 600
口呼吸　101
クッパー細胞　65, 216, 217, 221
クッパー細胞過形成・増生　249
クッパー細胞肉腫　250

クヌッドソンの2ヒット仮説　86
グラヴィッツ腫瘍　324
クララ細胞　118, 119, 131, 136
グリア結節　539
グリオーシス(神経膠症)　486, 539
グリコーゲン　238
グリコーゲン細胞　671
グリコーゲン細胞囊胞変性　694
グリコーゲン蓄積　601
グリコーゲン蓄積変異肝細胞巣　238
グリソン鞘　216
グルクロン酸抱合　196
グルココルチコイド　609, 610
グルタチオン S-転移酵素　218
くる病　614
くる病念珠　614
クロマチン　13
グロムス(小体)腫瘍　284

け

毛　629
憩室　198, 336
形質細胞　61, 77, 79
形質細胞過形成　468
形質細胞骨髄腫　439
形質細胞腫　439
形質細胞性リンパ腫　469
形質細胞増加症　468
形成異常　454
血液吸収　738
血液-硝子体関門　560
血液-精巣関門　349
血液-脳関門　29, 533
血液-房水関門　560
血液-眼関門　560
血液-網膜関門　560
血管　287
血管炎　204
血管拡張　219, 229, 241, 295, 463
血管拡張症　229, 281, 294, 432, 457, 460,
　　　485, 510
血管形成異常　397
血管脂肪腫　295
血管腫　112, 229, 250, 294, 344, 402, 408,
　　　440, 644, 645
血管周皮腫　295, 645, 646
血管腫様過形成　294
血管新生　87
血管洞拡張　432
血管内皮細胞　287
血管内皮腫　250, 251, 440
血管内皮増殖因子　609
血管肉腫　112, 251, 295, 344, 402, 408, 441,
　　　644, 645, 789
血管平滑筋細胞　288
血球減少症　423
血胸　131, 660
血腫　47, 739
血絨毛胎盤　678

血絨毛膜胎盤　667
結晶　336
結晶沈着　256, 315
血小板　420
血小板減少症　425
血小板増加症　426
血小板由来増殖因子　84
結石　157, 316, 336, 363
結節状過形成　240, 339, 501, 504, 510, 513, 739
結節性多発性動脈炎　266
結節性動脈炎　291
結節性動脈周囲炎　40
血栓　51, 53, 282
血栓症　50, 104, 289, 568
血栓性静脈炎　290
血栓塞栓症　53
結腸　193, 194
血鉄素（ヘモジデリン）　41, 45, 49, 122, 221, 266, 314, 459, 497, 513
血嚢胞　510
結膜　563
ゲノム不安定性　87
ケモカイン　66-68
ケラチノサイト（角化細胞）　627, 628, 633
ケラチン　627
ケラトヒアリン顆粒　627
限局性壊死　227
限局性過形成　504
限局性肝細胞過形成　232, 241
限局性肝細胞脂肪化　248, 249
限局性骨髄萎縮　430
限局性脂肪腫症　435
筋形質　597
犬歯　141
腱の変化　604
原発性骨内癌　153, 154

こ

高悪性度悪性希突起膠細胞腫　544
高悪性度悪性混合型膠細胞腫　545
高悪性度悪性星状膠細胞腫　542, 548
光アレルギー性皮膚炎　632
好塩基球　61, 67, 420, 423
好塩基性細胞小増殖巣　265, 267
好塩基性尿細管　310
好塩基性斑点　428
好塩基性肥大細胞巣　158
好塩基性変異肝細胞巣　238
好塩基性変化　235
硬化　634
口蓋　160
口蓋裂　684, 685
膠芽細胞腫　542
硬化腎　320
高ガストリン血症　180
硬化性糸球体腎炎　309
高眼圧症　569
抗がん剤誘発白内障　574

交感神経節　509
後境界（デスメ）膜　562
口腔　160
口腔粘膜　165
口腔発がん　164
抗痙攣剤　621
高血圧　57
高血圧自然発症ラット　58
抗原　74
抗原提示細胞（APC）　75, 80
虹彩　562
虹彩異色症　568
虹彩炎　567
虹彩角膜角隙　563
膠細胞過形成　541
虹彩ルベオーシス　568
好酸球　60, 65, 67, 68, 77, 419, 423
好酸球性炎　123
好酸性顆粒状変性　224
好酸性結晶　256
好酸性結晶肺炎　125
好酸性細胞腫　324
好酸性細胞小増殖巣　267
好酸性主細胞　174
好酸性小体　134, 136, 313
好酸性滴　313
好酸性封入体　235
好酸性変異肝細胞巣　238
好酸性変化　103, 106, 235
好酸性変性　225
光刺激性網膜変性・萎縮　570
高脂血症治療剤誘発白内障　574
合耳症　588
鉱質コルチコイド　508
鉱質沈着　103, 124, 130, 176, 208, 209, 277, 293, 314, 336, 361, 456, 513, 527, 588, 601, 740, 744, 746, 775, 777-779
甲状腺　494, 745, 775
甲状腺異形成　497
甲状腺眼症　576
甲状腺刺激ホルモン（TSH）　483, 495
甲状腺摘出細胞　486
甲状腺ホルモン　617
口唇　160
口唇裂　684
梗塞　54, 55, 230, 316, 320, 359, 432
酵素誘導　235
抗体　80
好中球　60, 65, 67, 68, 419, 423
喉頭　101, 105, 113, 741
喉頭潰瘍　741
光毒性皮膚炎　632, 636
光毒性変化　590
後脳　532
広範壊死　228
肛門小型　688
膠様髄　430
紅涙　564
誤嚥性肺炎　129
呼吸上皮　100
呼吸上皮過形成　107, 113

呼吸上皮化生　105
コクシジウム感染　208
黒色腫　154, 580, 592, 641, 642
鼓室　585
鼓室階　585
鼓腸　179
骨壊死　613
骨炎　614
骨外膜　607
骨格筋　597, 752
骨格筋萎縮　598
骨格筋変性・壊死　779
骨芽細胞　607, 608
骨化生　105, 208, 319
骨幹　607
骨幹端　607
骨硬化症　612, 615
骨細胞　607
骨腫　622, 647
骨髄　420, 429, 739, 768
骨髄芽球　422
骨髄芽球性白血病　436
骨髄過形成　433
骨髄間質細胞過形成　434
骨髄球　422
骨髄腫　439
骨髄性白血病　436
骨髄線維症　431
骨髄リンパ球　423
骨粗鬆症　613
骨端軟骨板　608, 609
骨端軟骨板肥厚　614
骨端軟骨変性　618
骨端閉鎖　608
骨端閉鎖遅延　621
骨内膜　607
骨軟化症　614
骨軟骨症　619
骨肉腫　622, 623, 794
骨盤　336
骨膜炎　614
骨様化生　338
骨梁　607
骨梁萎縮　615
固定結合　24, 25
ゴナドトロピン　348
ゴナドトロピン放出ホルモン（GnRH）　349, 383
鼓膜　585
ゴルジ体　15
コルチコステロイド　616, 620
コルチコステロン　509
コルチゾール　509
コロイド囊胞　498
コロボーマ　564, 683, 684
混合型膠細胞腫　544, 545
混合型性索間質腫瘍　402
混合型変異肝細胞巣　239
混合細胞リンパ腫　469
混合腫瘍　159, 656
混合腺　156

混濁腫脹　39, 71, 224, 599

さ

細気管支　117, 790
細気管支肺胞癌　135
細気管支肺胞上皮過形成　121, 131, 136
細気管支肺胞上皮癌　134-136
細気管支肺胞上皮腺腫　133, 136
催奇形性　678
細菌塞栓症　53
鰓後体遺残（鰓後囊胞）　500, 745
再生　121
再生肝細胞結節　232
再生性過形成　180-182, 206, 240, 241
再生性肝細胞過形成　240
再生性結節　240
再生尿細管　310, 746
臍帯ヘルニア　686, 688
細胆管上皮過形成　245
細胆管増生　244
細動脈　287
サイトカイン　64, 66
再分極　273
臍ヘルニア　688
細胞-細胞外基質接着　25
細胞-細胞接着　25
細胞外基質　27
細胞間浮腫　633
細胞骨格　19
細胞死　34, 36, 42
細胞質内好酸性小体　103, 106
細胞質内封入体　236, 316
細胞質変化　235
細胞周期　83
細胞傷害　29, 30
細胞傷害型アレルギー　81
細胞浸潤（細胞集簇）　230
細胞性円柱　316
細胞接着　24
細胞増殖因子　66
細胞内水腫　497, 498
細胞の基本構造　11
細胞分裂　83
細胞膜　21, 22
細胞膜レセプター　26, 27
細網細胞肉腫　439
細網内皮過形成　466
サイロキシン　495
サイログロブリン　495
鎖肛　688
坐骨神経　750, 779
痤瘡　635
錯角化　163, 171, 632, 635
刷子縁　189
サーファクタント　122
酸化的ストレス　64
三尖弁　272, 281
サンバーンセル　634

し

指（趾）異常　691
耳介　585
耳介血腫　588
耳介低位　684, 685
耳介軟骨炎（耳介軟骨変性）　589
耳介軟骨囊胞　589
歯牙エナメル上皮腫　151, 153
資格認定制度　5
歯牙腫　150-153
耳下腺　156
雌型分化　652
耳管（エウスタキオ管）　585
色素上皮細胞層　560
色素脱失（色素低下症）　636
色素沈着（症）　41, 122, 221, 257, 266, 278, 313, 357, 361, 432, 459, 462, 497, 512, 636, 738, 742, 768
子宮　380, 387, 395, 404, 749, 778
子宮外膜　380
子宮筋層　380
子宮血管形成異常　397
子宮腺筋症　396, 749
糸球体　299, 300
糸球体萎縮　306
糸球体基底膜肥厚　306
糸球体係蹄　300
糸球体硬化症　309, 776
糸球体構成細胞　304
糸球体脂質症　747
糸球体腎炎　304, 308
糸球体線維症　308
糸球体変性性病変　776
子宮蓄膿症　396
子宮内膜　380, 669
子宮内膜萎縮　396
子宮内膜炎　396
子宮内膜過形成　404
子宮内膜間質肉腫　407
子宮内膜間質ポリープ　406
子宮内膜症　396
子宮内膜腺癌　405
子宮内膜腺腫　405
子宮内膜扁平上皮化生　396
軸索ジストロフィー（軸索腫大）　537
軸索変性症　536
シグナル伝達結合　26, 27
シクロスポリンA　618
シクロホスファミド　618
刺激性接触皮膚炎　632
止血　49
歯原性腫瘍　150
歯原性石灰化上皮腫　152
歯原性線維腫　150, 152, 154
歯原性線維肉腫　153, 154
歯原性囊胞　150, 153
歯垢　146, 162
死後変化　582
自己免疫性　70

歯根膜　145
歯根膜炎　146
視細胞　561
視細胞外節　560
視細胞内節　560
支持細胞　586
支持細胞腫瘍　367
脂質角化症　566
脂質過酸化　32
脂質症　41, 540
脂質代謝異常　41
歯周組織　141, 145
死受容体経路　35
篩状／面皰癌　655
視床下部ホルモン　479
耳小骨　585
糸状乳頭　160
茸状乳頭　161
視神経　563, 575
視神経炎　575
視神経低形成　565
視神経乳頭浮腫　576
視神経無形成・欠損　565
歯髄　141, 145
歯髄炎　147
シスプラチン　617
歯石　145, 146, 162
耳石膜　587
脂腺　629, 630
耳尖壊死　588
脂腺過形成　638
自然発生性網膜変性・萎縮　569
自然免疫　74
歯槽骨　145
舌　160, 743, 773
歯苔　147
ジデロソーム　222
耳道腺　585, 587
耳道腺腫瘍　593
耳毒性変化　590
歯肉　145
歯肉炎　147, 162
歯肉増殖症（エプーリス）　148
歯肉増生　162
雌乳腺の雄型分化　652
紫斑症　229
脂肪壊死　42, 635, 661
脂肪化　219, 234, 265, 461, 511, 600
脂肪肝　234
脂肪細胞増加　435
脂肪腫　328, 402, 646
脂肪腫様病変　248, 249
脂肪症　219
脂肪浸潤　277
脂肪髄　429
脂肪塞栓症　53
脂肪置換　277
脂肪蓄積細胞増生　248
脂肪沈着　199, 200, 305
脂肪肉芽腫　661
脂肪肉腫　328, 402, 646

脂肪変性 41, 71, 219, 220, 234, 263, 276, 312
充血 45, 259
集合管 302
集合管上皮細胞多核化 776
シュウ酸塩沈着 315
収縮帯壊死 279
住肉胞子虫 773
十二指腸 188, 196, 197
十二指腸乳頭部 255
周皮細胞 287, 295
終末腎 320
絨毛 188, 189
絨毛萎縮 202
絨毛癌 368, 403, 409
絨毛上皮腫 368
絨毛膜 669
絨毛膜胎盤 678
粥状硬化症 293
主細胞 169
樹状細胞 65, 67, 68, 77, 79
腫脹性細胞死 258
出血 47, 49, 103, 129, 230, 259, 280, 432, 456, 460, 519, 568, 660
出血性炎 72
出血性梗塞 55, 460
出血性ショック 57
出血性素因 48
腫瘍 83, 89
腫瘍性結節 242
腫瘍性腺芽腫 369
腫瘍性増殖 85
主要組織適合遺伝子複合体（MHC） 75
シュレム管 563
シュワンチューブ 539
循環障害 45
瞬膜（第三眼瞼） 563
瞬膜露出症（瞬膜肥大） 577
上衣腫 545-547
漿液性炎 71
漿液腺 156
小下顎 685, 686
消化管 773
消化管間質腫瘍 186
消化管ホルモン 191
松果体 526, 531
松果体細胞 526
松果体腫 528
小眼球（症） 564, 683
上気道 117
小膠細胞 534
小細胞性リンパ腫 470
硝酸塩ガリウム 617
小肢 684, 690
硝子円柱 316, 747
小耳症 588
硝子体 235, 563, 575
硝子体出血 575
硝子体動脈遺残 575
硝子滴（硝子変性） 103, 106, 225, 313
硝子滴変性 39, 305, 313

硝子軟骨 609
小胎盤 692
小腸 188, 197, 744
小腸粘膜 189
小頭 682
上皮過形成 465
上皮下ドーム領域 452
上皮角化亢進 397
上皮細胞増殖因子 84
上皮小体 176, 321, 496, 746, 775
上皮小体嚢胞 501
上皮性合胞体細胞 208
上皮増生 260
上皮内癌 342
小胞体 14
静脈 287
静脈炎 635
静脈周囲炎 635
小葉過形成 653
小葉間静脈 216
小葉間胆管 216
小葉間動脈 216
小葉中心性壊死（小葉中心帯壊死） 228
小リンパ球性リンパ腫 470
食道 166, 743
食道炎 167
食道拡張 166
食道腺 166
食道破裂 167
ショック 57
腎異形成症 747, 777
腎盂 300, 304
腎盂炎 319
腎盂拡張 304, 319
腎盂腎炎 319
腎炎 304, 308-310, 317, 319, 321
心外膜 271
心外膜炎 280
腎芽腫（症） 327, 329
腎間葉系腫瘍（RMT） 327, 329
心筋壊死 278
心筋炎 280
心筋空胞化 275
心筋梗塞 274, 279
心筋症 275, 515
心筋線維化 739
心筋肥大 273
神経芽細胞 545, 546
神経芽細胞腫 516, 554
神経管異常 679, 685
神経筋芽細胞腫 546
神経系 531
神経原性萎縮 599
神経膠細胞 526
神経膠症（グリオーシス） 486, 539
神経根神経症 538
神経細胞壊死 535
神経細胞消失 536
神経細胞体 534
神経細胞ニッスル小体融解 535
神経細胞変性 534

神経遮断性（神経原性）萎縮 598
神経鞘細胞 534, 552
神経鞘腫 282, 407, 412, 552-555, 579, 592, 644, 645
神経上皮癌 111, 112, 552
神経食現象 538
神経性下垂体 477
神経節細胞腫 491, 516, 554
神経節細胞層 561
神経線維再生 538
神経線維腫 553
神経線維消失 537
神経線維層 561
神経線維肉腫 553
神経前駆細胞 546
神経堤腫瘍 592
神経内分泌細胞 169, 184
神経内分泌細胞過形成 184
神経内分泌腫瘍 114
腎原基遺残 329
心原性ショック 57
進行性心筋症 274
心骨 272
腎細胞癌 324
腎細胞腺腫 323
心耳 271
心室 271
心室性頻拍 273
心室中隔欠損 686
滲出液 56
滲出性炎 71
浸潤性脂肪腫 604
腎症 304, 308
腎小体（マルピーギ小体） 300, 508
腎性骨異栄養症 321, 612
腎性上皮小体機能亢進症 321
腎線維肉腫 330
心臓 271, 739, 769
腎臓 299, 746, 775
心臓奇形 687
腎臓欠損 689
腎臓小型 689
心臓病細胞 45
靱帯 611
心タンポナーデ 661
腎動脈 303
心内膜 271
心内膜炎 280
心内膜過形成 282
心内膜下増殖 282
心内膜間葉腫 282
心内膜症 281, 282
心内膜神経線維腫症 282
心内膜線維化 282
心内膜肉腫 282
心内膜粘液腫様変化 281
腎肉腫 330
腎乳頭壊死 319
腎乳頭部鉱質沈着 746
心嚢 271
心嚢炎 661

心嚢腔　659
心嚢水腫　56, 660
ジンバル腺　585, 587, 592
ジンバル腺萎縮　591
真皮　627, 634
真皮乳頭　629
真皮嚢胞　635, 636
腎不全　321
深部リンパ管網　631
心房　271
心房血栓症　281, 289
心房性ナトリウム利尿ペプチド　271
心房大静脈腫瘍　283
心房大静脈中皮腫　283
心房中隔欠損　686
心膜血腫　660

す

髄石　147
髄外造血　237, 318, 433, 449, 465, 467, 486, 512, 745, 768, 790
髄芽細胞腫（髄芽腫）　545, 546
膵化生　174
膵管拡張　265
膵管癌　267, 268
膵管上皮過形成　267
膵管腺癌　268
膵管内乳頭腫　268
水胸（胸水症）　56, 131, 660
髄質外帯　300
髄質内帯　300
水腫　56, 202, 259, 338, 358, 361, 660
水腫変性　39, 220, 225, 263, 275, 633
髄鞘過形成　573
髄鞘再生　538
錐状体　561
水晶体　562, 574
水晶体上皮細胞　562
水晶体線維　562
水晶体嚢　562
水腎症　304, 689
水腎性萎縮腎　304
膵腺癌　268
膵臓　263, 518, 772
膵臓肝細胞　266
膵臓腺房　263
膵臓導管　263
膵島（ラ氏島、ランゲルハンス島）　518, 746, 775
膵島アミロイド症　776
膵島炎　522
水尿管症　339
水平細胞　561
水疱　633
髄放線　303
膵ポリペプチド　518
髄膜　549, 551
髄膜炎　540
髄膜血管腫症　550

髄膜腫　549-551
ステロイドホルモン　508, 676
ストレス　84
スフェロイド小体　750
スポーツ心臓　274
すり硝子様変化　235

せ

精液瘤　360
精芽細胞腫　368
精管　351
精管萎縮　361
精管膨大部腺　352
精細管　347
精細管萎縮　354, 355, 748
精細管変性　354
精細管未成熟　354
精索／性腺　366
精索／性腺間質細胞　369
精索／性腺間質腫瘍　366
精索間質腫瘍　367
精子　348
精子形成段階　347
精子消失　360
精子停留　748
静止電位　273
精子肉芽腫　359, 361
性周期　385, 386, 389
精子遊離障害　357
星状膠細胞　534, 541, 542, 544, 545
星状膠細胞腫　541-543, 548
精上皮癌　368
精上皮腫　368
精上皮脱落　357
精上皮変性　355
性腺刺激ホルモン　482
精巣　347, 748, 777
精巣壊死　358
精巣間細胞過形成　365, 366
精巣血栓　359
精巣梗塞　359
精巣出血　359
精巣小型　690
精巣腫瘍　365
精巣上体　350, 370, 748, 777
精巣上体萎縮　360
精巣上体壊死　361
精巣上体炎　361
精巣上体拡張　360
精巣上体管　347
精巣上体空胞化　360
精巣上体血管炎　361
精巣上体血管周囲炎　361
精巣上体鉱質沈着　361
精巣上体色素沈着　361
精巣上体線維化　361
精巣上体膿瘍　361
精巣上体肥大　360
精巣上体浮腫（水腫）　361

精巣鞘膜中皮腫　369, 370
精巣線維化　360
精巣動脈炎　359
精巣色素沈着　357
精巣石灰沈着（石灰化）　357, 358
精巣浮腫（水腫）　358
精巣付属器腫瘍　369
精巣網　347, 350
精巣網管状過形成　365
精巣網腺腫（腺癌）　369
精巣輸出管　347, 350
精祖細胞　348
成長ホルモン（GH）　481
精嚢（精嚢腺）　351, 371, 777
精嚢萎縮　361
精嚢液栓　338
精嚢炎症　362
精嚢上皮空胞化　362
精嚢扁平上皮化生　361
精母細胞　348
生理的適応　84
赤芽球性白血病　436
赤筋線維　597
脊索腫　555
脊髄　532, 779
脊椎炎　621
脊椎症　615
赤白板症　165
赤白血病　436
赤脾髄　447
赤脾髄過形成　466
赤脾髄褐色色素沈着　768
石灰化（石灰沈着、石灰沈着症）　42, 103, 176, 208, 277, 293, 314, 321, 336, 357, 358, 456, 513, 566, 601, 610, 695, 740
石灰化上皮腫　641
石灰化帯　257
舌下腺　156, 742
赤血球　419
赤血球円柱　316
赤血球系細胞　422
赤血球減少症　424
赤血球増加症　425
切歯　141, 142, 144, 145
接触性皮膚炎　636
舌腺　161
切断端神経腫　540
セメント芽細胞　141
セメント質　141, 142, 145
セルトリ細胞　347, 349, 350
セルトリ細胞腫　367, 401
セルトリ細胞空胞化　355, 356, 748
セルトリ細胞貪食　357
セルトリ精細管　355
セロイド　42, 221, 459, 462, 512
セロトニン　62, 69
前胃　168, 170
腺胃　169, 173
線維化　104, 231, 279, 280, 431, 462, 522, 528, 634
前胃潰瘍　170

索引　807

線維芽細胞　67
線維芽細胞成長因子チロシンキナーゼ型レセプター抑制因子　621
線維芽細胞増殖因子　84
線維三角　271
線維腫　402, 408, 643, 655
線維性関節　612
線維性骨異栄養症　431
線維性骨格　271
線維腺腫　654, 655
線維腺腫内腺癌　656
線維素性炎　71
線維素性肺炎　72
線維軟骨　610
線維肉腫　153, 402, 407, 408, 643, 644, 794
腺胃粘膜壊死　175
腺胃粘膜空胞化　175
腺胃粘膜単細胞壊死　175
腺胃粘膜肥大　175
全壊死　601
腺（粘液）化生　338
腺癌　110, 111, 158, 182, 212, 261, 324, 343, 371, 398, 399, 412, 655, 795
全眼球炎　576
前境界（ボウマン）膜　562
腺棘細胞癌　406
腺棘細胞腫　656
穿孔　170, 203, 661
穿孔性潰瘍　170, 204
前骨髄球　422
潜在精巣　690
腺腫　110, 158, 159, 181, 184, 210, 211, 260, 261, 323, 325, 371, 398, 412, 505, 513, 593, 654
腺腫性過形成　181, 260, 404, 501
腺腫様歯原性腫瘍　151
前腫瘍性病変　85
腺腫様病変　260
腺腫様ポリープ　110, 181, 406
腺上皮嚢胞　199
全身性浮腫　56, 684, 692
腺性下垂体　477
全前脳胞　681
栓塞性化膿性腎炎　321
センダイウイルス　126, 129
線虫（症）　207, 338
穿通性潰瘍　170, 202
前庭階　585
先天異常　681
先天異常を誘発する化学物質　680
先天性嚢胞　120
先天性白内障　565
腺扁平上皮癌　109, 111, 136, 406
腺房癌　136
腺房細胞萎縮　772
腺房細胞過形成　267
腺房細胞癌　268
腺房細胞腺腫　267, 268
腺房ラ氏島細胞混合腫瘍　524
線毛消失　101, 105
前葉過形成　487

前葉癌　490
前葉腺腫　488
前葉嚢胞　774
前立腺　352, 748, 777
前立腺萎縮　362
前立腺炎　363
前立腺過形成　372
前立腺結石　363
前立腺上皮空胞化　363
前立腺上皮内腫瘍　795
前立腺腺癌　373
前立腺腺腫　373
前立腺扁平上皮化生　363
前立腺リンパ球浸潤　748

そ

双極細胞　561
象牙芽細胞　141, 142, 144, 145
象牙細管　144
象牙質　141-143
象牙質形成　144
象牙質粒　146
造血因子　64
造血幹細胞　421
造血系　419
造血細胞異形成症　429
造血細胞減少　429
造血細胞増加　433
巣状異型過形成　653, 654
巣状壊死　227
巣状過形成　513, 515
巣状肝細胞脂肪化　239
増殖性炎　73
増殖性糸球体腎炎　308
増殖帯　610
臓側上皮細胞　301
総胆管　216, 255
総胆管拡張　259
僧帽弁　272
束状帯　509
塞栓症　52, 230, 293
足突起　300
組織球（性）肉腫　250, 408, 435, 439, 472, 644, 645
ソマトスタチン　518
ソマトメジン　610
粗面小胞体　14, 235, 239

た

大顆粒リンパ球性白血病　237, 438
大血管転換　686
第三眼瞼（瞬膜）　563
第三眼瞼腺　563
第三眼瞼露出症　577
胎仔　665
胎児性癌　368, 409
胎児性混合腫瘍　329

胎仔(児)毒性　678
代謝障害　39
退縮　455, 737
大小不同　236
大腸　193, 745
大腸変異陰窩巣　210
大動脈縮窄　687
大動脈小体腫瘍　284
大動脈弁　281
第二象牙質　147
大脳　531
大脳小型　682
胎盤　665, 677
胎盤遺残　697
胎盤型グルタチオン S-トランスフェラーゼ（GST-P）　240, 241
胎盤関門　675, 677
胎盤子宮部　674
胎盤胎仔(児)部　670
胎盤毒性　692
胎盤の構造　669
胎盤の生理　675
胎盤の分類　667
胎盤の母体血液循環　675
胎盤肥大　694, 695
胎盤様組織形成　749
体表面積算出のための定数　627
胎膜　674
唾液腺　156, 742
唾液腺肥大　157
唾液腺涙腺炎ウイルス　157, 577
楕円赤血球　427
多核肝細胞　236
多核巨細胞形成　356
多核細胞　236
多形性リンパ腫　469
タコ足細胞　300
多小葉壊死　228
唾石　743
多染性正赤芽球　434
多胎芽腫　369
多段階発がん　87
脱出症　209
脱髄　536, 575
脱水症　56
脱分極　273
脱毛　636
脱落膜　674
脱落膜腫　396
脱落膜低形成　696
脱落膜変性・壊死　696
多発性骨髄腫　439
多発性動脈炎　204, 290, 460
タペタム（輝板）　561
タペタム変性　569
多卵性卵胞　749
単一円盤状胎盤　669
ターンオーバー　628, 633
単核細胞浸潤　275, 770, 779
単核細胞性白血病　438
男芽腫　367

胆管過形成　244
胆管癌　247
胆管細胞癌　246-248
胆管細胞腺腫　246
胆管腫　219, 246
胆管線維腫　246
胆管線維症　232, 245, 247
胆管腺癌　247
胆管腺腫（症）　245
胆管増生　244, 245
胆管嚢胞　219, 229, 244
単球　61, 65, 67, 68, 77, 420, 423
単細胞壊死　37, 43, 175, 199, 226, 227, 316, 461
短肢　690
胆汁　196
胆汁鬱滞　222, 235, 257
胆汁色素　314
単純性過形成　322, 339
弾性軟骨　610
胆石（胆汁結石）　257
胆嚢　216, 255
胆嚢炎　258, 259
胆嚢管　216, 255
蛋白質性栓　338
蛋白質代謝異常　39
淡明層　627
断裂赤血球　427

ち

チアノーゼ　45
遅延型アレルギー　81
蓄膿症　72
膣　380, 397, 410, 749, 778
膣萎縮　397
膣間質肉腫　411
膣間質ポリープ　411
膣上皮角化亢進　397
膣上皮過形成　410
膣スメア　385, 387
膣栓　351, 352
膣粘液変性　397
膣嚢胞　397
膣の中隔壁　398
緻密骨　607
緻密斑　301
チモーゲン顆粒　263, 264
チャンネル結合　26
チャンネル蛋白質　22
中間径線維　21
中間細胞　335
中間葉過形成　488
中間葉癌　490
中間葉腺腫　489
中耳　585
中耳炎　589
中心静脈　216, 218
中心線維体　271
中心乳び管　192, 200

虫垂　194
中枢神経系　531, 534
中毒性顆粒　428
中毒性急性尿細管壊死　317
中皮　660
中皮過形成　132, 662
中皮細胞　660
中皮腫　662
中膜空胞変性　289
中膜肥大　289
腸管拡張　209
腸管関連リンパ組織（GALT）　75, 194, 195, 452
腸肝循環　196
腸管神経組織　195
腸管における細胞交代　195
腸間膜リンパ節　464, 469
腸狭窄　688
腸クロム親和性細胞　190, 191
腸クロム親和性細胞様（ECL）細胞　169
長骨の成長　608
腸細胞　189
腸重積　209, 212
腸上皮化生　177, 178, 184
腸腺　190
腸内細菌叢　197
腸内フローラ　197
腸内分泌細胞　190, 191
腸閉鎖　688
直腸　193
直腸閉鎖　688
沈降性鬱血　45

つ

ツートン型巨細胞　73
爪　631, 637

て

低形成　304, 454, 457, 500
ティザー病　208, 233
低酸素症　32, 33
ディッセ腔　216, 218
停留精巣（停留睾丸）　348
テストステロン　349, 611
デスメ（後境界）膜　562
鉄　621
鉄色素　144, 147
鉄線維性結節　738
鉄沈着　695
テトラヨードサイロニン　495
転移　87
転移性石灰沈着症　42, 321
伝染性肝炎　237
澱粉様小体　103

と

頭蓋咽頭管　477, 491, 548
頭蓋咽頭管遺残　484
頭蓋咽頭腫　491, 548
頭蓋裂　679, 681
島芽細胞症　746
導管拡張　157
導管嚢胞　157
糖原蓄積症（糖原病）　40, 313
瞳孔膜遺残　568
島細胞びまん性過形成　522
糖質コルチコイド　508
糖質代謝異常　40
洞赤血球症　463
洞組織球症　468
糖尿病　40
糖尿病性腎症　321
糖尿病性白内障　575
糖尿病性網膜症　572
動物愛護　8
洞房結節　272, 273
動脈　740, 769
動脈炎　40, 204, 265, 290, 291, 359, 460, 740, 769, 770
動脈外膜　287
動脈管開存　686
動脈硬化症　288
動脈周囲炎　40, 291, 359
動脈周囲リンパ鞘（PALS）　447
動脈中膜　287
動脈内膜　287
動脈プラーク（内膜プラーク）　290
透明帯菲薄化　391
ドキソルビシン　622
毒性病変　615, 620
毒性病理学　3
毒性病理学者　4
特発性内膜線維症　288
ドパミン　482, 653
トームス線維　144
トランスジェニックマウス　91
トランスジェニックラット　92
トランスフォーミング増殖因子（TGF）　84
トリヨードサイロニン　495
トルサード・ド・ポアント　273
ドルーゼン　572

な

内顆粒層　561
内境界膜　561
内骨症　612
内耳　585
内耳炎　589
内水頭　682, 683
内弾性板　287
内皮細胞増殖因子（VEGF）　84

内分泌機能　675
内膜増殖　288
内膜肥大　288
内膜プラーク（動脈プラーク）　290
内網状層　561
内有毛細胞　587, 590
内リンパ　585
内涙腺　563
ナチュラルキラー（NK）細胞　65, 217
ナノマテリアル　119
鉛　617
軟化　540
軟骨　609
軟骨芽細胞　609
軟骨関節　612
軟骨細胞　607, 609
軟骨腫　112, 623
軟骨内骨形成　607
軟骨肉腫　623
軟骨の発生　610
軟骨の分類　609
軟骨発育不全症　619

に

肉芽　634
肉芽腫　231, 430, 469, 589, 634, 751
肉芽腫性炎（症）　73, 123, 124, 430, 589
肉芽腫性腎炎　321
肉腫　85
肉腫 NOS（起源不明肉腫）　185, 345
ニクズク肝　46
二尖弁　272
日光性弾性線維症　634
ニッスル小体中心性融解　535
ニトロフラゾン　622
二分脊椎　681
日本毒性病理学会　6
乳癌ウイルス　653
乳管過形成　653
乳汁分泌腺腫　654
乳腺　650, 778
乳腺囊胞　652, 653
乳頭　650
乳頭管　300
乳頭腫　107, 109, 113, 164, 171-173, 260, 268, 340-342, 375, 406, 410, 413, 546, 578, 637-639, 790
乳頭状過形成　164, 173, 339
乳頭状腺癌　183, 655
乳頭状腺腫　109, 113, 407, 654
乳頭状（結節状）過形成　339
乳び管　294
乳び胸　131
乳瘤　652
ニューモシスチス肺炎　126
尿管　335
尿管炎症　339
尿管拡張　339
尿管欠損　338

尿管閉塞　339
尿細管　300, 302
尿細管異型過形成　322
尿細管壊死　316
尿細管拡張　311, 746
尿細管過形成　323
尿細管間質性腎炎　317
尿細管上皮細胞空胞化　746
尿細管腺癌　324
尿細管腺腫　323
尿細管単純性過形成　322
尿細管囊胞　311
尿細管肥大　311
尿細管変性　311
尿酸塩沈着　314
尿生殖洞　352
尿道　335, 351
尿道炎症　339
尿道拡張　339
尿道下裂　690
尿道球　336, 352
尿道球腺　336, 352
尿道球腺萎縮　363
尿道球腺肥大　363
尿道憩室　336
尿毒症　321
尿毒症性肺炎　321
尿路上皮過形成　326, 339
尿路上皮癌　326, 341, 343
尿路上皮空胞化　336
尿路上皮乳頭腫　340, 341
尿路上皮肥大　336

ね

ネクローシス　35
ネフロン　300
粘液・線毛エスカレーター　101, 119
粘液癌　183
粘液細胞　169
粘液細胞過形成　107, 113, 205
粘液細胞化生　107, 131
粘液細胞低形成　743
粘液腫様変性　281
粘液腺　156
粘液囊胞　157, 742
粘液変性　397
粘表皮型　109
粘表皮癌　111
粘膜萎縮　174, 199
粘膜壊死　174, 258
粘膜過形成　205, 206, 260
粘膜関連リンパ組織（MALT）　75, 452
粘膜固有層鉱質沈着　744
粘膜線維化　173
粘膜肥大　205, 257

の

脳　750, 778
脳炎　540
膿胸　126
膿性カタル　72
囊胞　219, 395, 397, 454, 484, 568, 590
膿疱　633
囊胞状腺腫　398, 654
囊胞状粘液性肥大　258, 260
囊胞状変性　484, 510
囊胞状濾胞　498
囊胞腎　304
囊胞性角化上皮腫　133, 137
囊胞性非角化上皮腫　133, 137
囊胞変性　652
膿瘍　72, 230, 231
ノックアウトマウス　92
ノルアドレナリン　509

は

歯　141
肺　117, 740, 770
パイエル板　75, 189, 192, 195, 209, 452
パイエル板過形成　205, 206
肺炎　71, 72, 123, 124, 126, 128, 129
肺気腫　129
肺吸虫　128
背景データ　703
敗血症性ショック　57
肺高血圧症　289
肺小型　687, 688
杯細胞　190, 191, 194, 199
杯細胞過形成　107, 206
杯細胞化生　107, 266
胚細胞腫瘍　367, 368
肺細葉拡張　129
胚子　665
肺水腫　123, 124, 129
倍数体　236
肺線維症　125
肺臓炎　123
肺栓塞　130
肺組織球症　121
肺ダニ（症）　127, 770, 771
胚中心好酸性物質沈着　768
肺低形成　120
肺動脈　119
肺動脈中膜肥厚　130
肺胞　118
肺胞間質炭粉沈着　770
肺胞上皮細胞　118, 119
肺胞腺癌　790
肺胞マクロファージ　118, 120
肺胞マクロファージ集簇（凝集）　121
肺胞リポ蛋白症　122
廃用性萎縮　599
肺葉低形成　741

肺リン脂質症　121
ハインツ小体　427
ハウエル・ジョリー小体　428, 434
白筋線維　597
白内障　574, 575, 683
白板症　164
白脾髄　447
白脾髄過形成　466
破骨細胞　608
播種性血管内凝固（DIC）　52, 321
バソプレッシン（ADH）　484
ハーダー腺　563, 577
ハーダー腺過形成　581
ハーダー腺腺癌　581
ハーダー腺腺腫　581
ハーダー腺変性　577
ハーダー腺ポルフィリン沈着　577
発がん感受性　88
白血球　70, 419
白血球円柱　316
白血球減少症　425
白血球増加症　425
白血病　237, 436, 438
白血病細胞浸潤　237
ハッサル小体　446
発情期　385-388
発情休止期　385-389
発情後期　385-388
発情前期　385-387
発生時期　668
鼻呼吸　101
破軟骨細胞　610
パネート細胞　178, 190, 191, 200
パネート細胞過形成　206
パネート細胞化生　206
パパイン　620
ハプテン　74
パラコート酸化還元サイクル　33
パラソルモン（副甲状腺ホルモン：PTH）
　　　321, 497, 608, 610, 617
パルボウイルス感染　237
パルボウイルス性腸炎　207
半陰陽　397, 690
半規管　585
瘢痕化　177
盤状胎盤　667, 678
反転卵黄嚢胎盤　667, 675
汎動脈炎　40

ひ

ヒアリン糸球体症　308
ヒアリン沈着症　256
尾異常　691
鼻咽頭関連リンパ組織（NALT）　452
鼻炎　104
非角化扁平上皮癌　137
皮下組織　627
非化膿性間質性腎炎　317
鼻腔　101

鼻腔神経芽細胞腫　111
鼻腔神経細胞腫　111
鼻腔神経上皮腫　111
鼻腔粘膜関連リンパ組織　100
ビーグル犬　737
非再生性肝細胞過形成　240, 241
脾索　447
皮脂腺癌　578, 641
皮脂腺腫　578, 640
皮質　300
皮質萎縮　510
皮質癌　515
皮質結節　774
皮質骨　607
皮質腺癌　515
皮質腺腫　514, 515
微絨毛　188, 218
微小管　20
微小血管瘤　294
微小肉芽腫　742
微小膿瘍　633
ヒスタミン　62, 69
非ステロイド性消炎剤（抗炎症剤）　618, 621
ビスホスホネート剤　617
脾臓　447, 457, 465, 738, 768
脾臓組織球空胞化　461
肥大　84, 223, 257, 485, 512
肥大帯　610
ビタミンA　217, 616
ビタミンD　616
ビタミンD3　609
ピット細胞　217
脾洞　448
ヒトプロト型 c-Ha-ras トランスジェニッ
　　　クラット（ヒト正常型 c-Ha-ras 遺伝子
　　　導入ラット：Hras128ラット）　92, 794
菲薄赤血球　427
皮膚　627, 751
皮膚萎縮　633
皮膚組織球腫　591
皮膚の生理機能　631
皮膚のリンパ系　631
皮膚付属器　627, 635
被膜下細胞癌　515
被膜下細胞腺腫　514
被膜下細胞過形成　514
被膜嚢胞　458
肥満細胞　61, 65
肥満細胞腫　440, 472, 642, 643
肥満細胞症　434
肥満細胞肉腫　440
びまん性過形成　500
ビュングナー帯　539
表在性リンパ管網　631
標的赤血球　427
表皮　627
表皮過形成　632
表皮内細胞浸潤　633
表皮嚢胞　635
表皮肥厚　632

病理ピアレビュー　4
びらん　161, 170, 176, 177, 202, 258, 337, 633
ビリルビン　41
貧血　46
貧血性梗塞　55, 316

ふ

ファーター乳頭　255
フィブリノイド変性　40
風船様（球状）変性　633
封入体　236, 259, 336
フォコメリア　686, 690
不活性物質沈着　122
不完全抗原　74
腹腔　659
腹腔内出血　660
複合型褐色細胞腫　516
副甲状腺ホルモン（パラソルモン：PTH）
　　　321, 497, 608, 610, 617
副細胞（頸部粘液細胞）　169
副腎　508, 746, 775
副腎遺残　304
副腎髄質　509, 554
副腎男性ホルモン　509
副腎皮質　508
副腎皮質刺激ホルモン（ACTH）　483, 509
腹水（症）　56, 660
副脾　457, 772
副副腎　510
腹壁裂　688
腹膜炎　171, 661
不死化　87
浮腫　56, 123, 259, 358
不全角化　632
付帯性糸球体腎炎　310
フッ素　615
不動関節　612
ブドウ膜　561
ブドウ膜炎　569
プラーク　293, 653
フリーラジカル　31
フルオロ酢酸　30
プルキンエ細胞腫　284
フルルビプロフェン　618
ブルンネル腺　206
ブレオマイシン　622
プログラム細胞死　227
プロゲステロン　382
プロスタグランジン　617
プロテアソーム　17
プロテオグリカン　612
プロトンポンプ　169
プロラクチン（PRL）　349, 482, 653
粉塵沈着　122
分節状壊死　601
分節性精細管萎縮　748
分節性精細管低形成　748

索 引

へ

平滑筋芽細胞腫　408
平滑筋腫　344, 402, 578, 646
平滑筋肉腫　345, 402, 407, 579, 646
平衡砂膜　587
平衡斑　587
閉鎖結合　24-26
閉鎖卵胞　391, 778
閉鎖卵胞数増加　391
閉塞性ショック　57
閉塞性腎症　321
閉塞性膀胱症　338
壁外冠状動脈炎　291
壁細胞　169
壁側上皮細胞　301
ヘパリン　617
ヘマトイジン　49, 314
ヘモグロビン　41, 313
ヘモグロビン円柱　316
ヘモジデリン（血鉄素）　41, 45, 49, 122, 221, 266, 314, 459, 462, 497, 513
ヘモジデリン沈着　103, 200, 201, 278, 432, 520, 738
ペリオーシス　510
ヘリコバクター・ヘパティカス感染症　233
ヘリコバクター細菌感染　177
ヘリング小体　479
ペルオキシソーム　18, 19, 224, 235
ベロケイ体　282
変異肝細胞巣　238-242
変異細胞巣　514
辺縁帯　448
変形性関節症　619
変形赤血球　426
変質性炎　71
変性　39, 102, 105, 120, 520
変性性関節炎　619
変性性骨関節症　619, 620
変性病変　431
胼胝性潰瘍　171, 203, 204
ベンツピレン　31
弁の血液嚢胞　739
弁の毛細血管拡張　739
扁平上皮　100
扁平上皮過形成　107, 109, 112, 114, 163, 171, 172, 637
扁平上皮化生　105, 106, 109, 113, 121, 131, 137, 207, 266, 327, 338, 342, 361, 363, 396, 371, 412
扁平上皮癌　107, 109, 111, 136, 138, 154, 159, 164, 172, 173, 327, 341, 343, 406, 411, 413, 578, 639, 792
扁平上皮乳頭腫　107, 109, 113, 172, 342, 578, 637-639, 790
扁平上皮嚢胞　199
弁膜症　281
ヘンレ係蹄（ヘンレループ）　299, 302, 311

ほ

蜂窩織炎　72
膀胱　335, 747, 776
膀胱三角部　335
傍糸球体細胞　301
傍糸球体細胞過形成　306
傍糸球体装置　301
房室結節　272, 273
房室結節腫瘍　283
房室弁異常　686
傍神経節腫　284, 555
膨大細胞　323
膨大細胞過形成　323
膨大細胞腫　324
膨大細胞腺腫　324
包皮腺　353, 374
包皮腺萎縮　364
包皮腺炎症　364
包皮腺過角化症　364
包皮腺腫瘍　374
包皮腺腺癌　374
包皮腺腺腫　374
包皮腺嚢胞　364
包皮腺膿瘍　364
包皮腺扁平上皮癌　375
包皮腺扁平上皮乳頭腫　375
ボウマン嚢　300
ボウマン嚢基底膜肥厚　306
ボウマン嚢腔拡張　306
ボウマン嚢上皮化生・過形成　301
ボウマン（前境界）膜　562
傍濾胞細胞　494
傍濾胞細胞腺腫　504
傍濾胞細胞過形成　503
頬　160
星空像　455
ホスホリピドーシス　119
骨　607
骨の再構築　608
ポリープ　113
ポリープ様腺腫　110
ポルフィリン　41, 221, 222, 564

ま

マイクロボディ　224
マイスナー神経叢　193, 194, 196
マイナートランキライザー　621
マイボーム腺　563
マウス肝炎ウイルス　208, 233
膜性糸球体腎炎　308, 309
膜内骨形成　607
膜輸送　22
マクロファージ　61, 65, 67, 68, 71, 76, 77, 79, 122, 217, 202, 250, 423, 446, 738
マクロファージ過形成　468
末梢神経系（PNS）　531, 533, 534
末梢神経血液関門　533
末梢膵管増生　266
マラリア　768, 769
マルピーギ小体（腎小体）　300, 508
マルピーギ層　627
マロリー小体　225
慢性胃炎　177
慢性炎症　59, 70, 149, 774
慢性肝炎　232
慢性間質性肺炎　123
慢性甲状腺炎　499
慢性細気管支肺炎（慢性気管支肺炎）　124
慢性進行性腎症　320, 324
慢性肺炎　123

み

ミエリン様層状構造物　220
ミオグロビン　313
ミクロフィラリア　768, 769
未熟糸球体　304, 305
未熟精巣　777
密着結合　26
ミトコンドリア　17, 18, 224, 235, 239
ミトコンドリア経路　35
未分化胚細胞腫　368, 403
耳　585
脈絡叢癌　546
脈絡叢腫瘍　546
脈絡叢乳頭腫　546
脈絡膜　561, 569
脈絡膜炎　569
脈絡膜脂質沈着症（脈絡膜脂肪症）　569
ミュラー管　381, 397
ミュラー管混合腫瘍　410
ミュラー細胞　560, 561

む

無顎　685, 686
無眼　685
無眼球（症）　564, 683
無眼瞼　683, 684
無気肺　129
無機物代謝異常　42
無菌性骨壊死　613
無形成　304, 454
ムコ多糖症　40
無肢　690
無耳症　588
ムチン枯渇巣　209, 210
無肺　687
無発生　304
無尾　681, 686

め

眼　559
明細胞性変異肝細胞巣　238

迷路炎 589
迷路層 670
メサンギウム 301
メサンギウム過形成 307
メサンギウム細胞 301, 305
メサンギウム細胞融解 306
メサンギウム増殖 307
メサンギウム増殖性糸球体腎炎 309
メタクロマジー 440
メッケル憩室 198, 688
メラトニン 526
メラニン 478, 636
メラニン過剰沈着（メラノサイト過形成） 568, 573
メラニン欠乏性黒色腫 641
メラニン色素 154
メラノサイト 627-629, 636
メラノソーム 636
メルケル細胞 627, 629
免疫 59, 74
免疫芽球性リンパ腫 469, 470
免疫グロブリンA 195
免疫系 445
免疫複合体型アレルギー 81
メンケベルグ型動脈（中膜）硬化症 293

も

毛根 629
毛細血管 287
毛細血管血栓症 289
毛細胆管 216
毛周期 627, 630
網状帯 509
盲腸 193, 194
盲腸肥大症 209
毛乳頭 629
毛嚢炎 637, 751
毛嚢周囲炎 637
毛嚢上皮腫 640
毛包 629
毛包虫 751
毛母細胞 629
網膜 559
網膜異形成 564, 779
網膜外層変性・萎縮 570
網膜芽細胞腫 580
網膜グリオーシス 573
網膜細動脈ループ形成 573
網膜出血 569
網膜中心窩 560
網膜内層変性・萎縮 570
網膜の囊胞様変性 573
網膜剥離 569
網膜変性・萎縮 569
網膜有髄神経線維 573
毛様体 562
毛様体炎 567
モノカイン 64
門脈 216

門脈三つ組 216

や

薬物代謝能 675
薬物誘発性肝障害 234
薬物誘発性網膜変性・萎縮 570

ゆ

融解壊死 42, 226
有角赤血球 427
有郭乳頭 161
有棘細胞 634, 637
有棘細胞癌 173
有棘細胞症 632
有棘赤血球 427
有棘層 627
有口赤血球 427
雄性生殖器 347
遊走腎 304
雄乳腺の雌型分化 652
有毛細胞 586
有毛細胞変性 588
幽門腺 169
輸出細動脈 300
癒着 104
輸入細動脈 300, 303

よ

陽イオン性両親媒性化合物 122, 199, 220, 306, 312, 356, 429, 600
洋傘細胞 335
溶血性貧血 434, 438
葉状乳頭 161
羊膜 674
ヨード酢酸 620

ら

ライスネル膜 586
ライディッヒ細胞 347
ライデッィヒ細胞腫 366, 370, 401
ライヘルト膜 675
ラインケ結晶 350
ラ氏島（ランゲルハンス島、膵島） 518, 746, 775
ラ氏島萎縮 521
ラ氏島芽細胞症 522
ラ氏島細胞過形成 523
ラ氏島細胞癌 524
ラ氏島細胞腺腫 523
ラ氏島肥大 522
ラセン器 586
ラッセル小体 468
ラトケ間隙 477

ラトケ嚢 477, 491
ラトケ嚢遺残 484
ラパポートの細葉 218
卵円形細胞 217, 245
卵円形細胞増殖・過形成 245
卵円孔 271
卵黄嚢 675
卵黄嚢癌（卵黄嚢腫瘍） 368, 403, 409
卵黄嚢上皮細胞変性 696
卵黄嚢胎盤 677
卵管 380, 395
ラングハンス型巨細胞 73
卵形嚢 585
ランゲルハンス細胞 627-629
ランゲルハンス島（ラ氏島、膵島） 518, 746, 775
卵細胞の変性 391
卵巣 379, 386, 390, 398, 749, 777
卵巣萎縮 395
卵巣小型 690
卵巣生殖索-間葉混合腫瘍 401
卵巣精巣 749
卵巣毒性 383, 384
卵巣囊 395
卵胞 379
卵胞および黄体の分類 379
卵胞形成ホルモン（FSH） 348, 381-383, 482
卵胞数減少 391
卵胞囊腫（卵胞囊胞） 392

り

リウマチ性関節炎 620, 621
リソソーム 16, 40
リソソーム蓄積症 220
離断性骨軟骨炎 619
立毛筋 629
リード・ステルンベルグ巨細胞 74
リーベルキューンの陰窩 191
リボソーム 235, 238
リポフスチン 41, 122, 221, 222, 266, 314, 459, 462, 497, 512
リポフスチン沈着 278
良性顆粒細胞腫 550, 551
良性基底細胞腫瘍 173
良性血管内皮腫 250, 440
良性腫瘍 86
良性上衣腫 546, 547
良性神経鞘腫 552
良性髄膜腫 549
良性頭蓋咽頭腫 548
両染性変異肝細胞巣 239
両染性変化 235
緑内障 569
緑内障性視神経乳頭陥凹 576
緑内障性網膜症 572
リン脂質症 121, 199-201, 220, 235, 277, 306, 312, 356, 428, 512, 566, 572, 600
輪状ひだ 188

リンパ芽球性リンパ腫　470
リンパ管　287, 288
リンパ管拡張症　294
リンパ管腫　294, 296, 345
リンパ管肉腫　296, 345
リンパ球　61, 75, 76, 420
リンパ球壊死　456, 461
リンパ球過形成　464, 466, 468
リンパ球集簇　435
リンパ球浸潤　317, 527
リンパ球性炎　123
リンパ球性甲状腺炎　499, 745
リンパ球性リンパ腫　470
リンパ球脱落・萎縮　461
リンパ腫　186, 470, 471, 794
リンパ小節形成　769
リンパ水腫　56
リンパ節　449, 461, 467, 738, 768
リンパ節色素沈着　462
リンパ節線維化　462
リンパ腺炎　464
リンパ組織過形成　467
リンパ組織球性過形成　466
リンパ洞拡張　462
リンパ肉腫　470
リンパ濾胞　447
リンパ濾胞過形成　738
リンパ濾胞形成　435

リンホカイン　64

る

類上皮細胞　634
涙腺　563, 577, 779
涙腺のハーダー腺化生　578
涙滴赤血球　427
類澱粉質　221
類洞拡張　229
類洞壁細胞　217
類皮腫　578
類表皮癌　159, 173, 327
類表皮腺腫　110
類表皮嚢腫　171
ルノー小体　750, 751
ループス腎炎　321

れ

レチノイド　610
裂舌　685
レプチン　609
鎌状赤血球　427
レンズ状乳頭　161

ろ

老化　43
漏出液　56
老齢性萎縮　599
ロキタンスキー・アショフ洞　256
濾胞過形成　466, 498, 499, 738
濾胞癌　502
濾胞関連上皮　452
濾胞形成　464
濾胞細胞褐色色素沈着　497
濾胞細胞癌　502
濾胞細胞限局性過形成　501
濾胞細胞腺腫　502
濾胞上皮空胞化　497
濾胞上皮細胞　494
濾胞上皮細胞萎縮　498
濾胞星状細胞　477
濾胞腺腫　502
濾胞中心細胞性リンパ腫　469
濾胞嚢胞　498

わ

ワーラー変性　537
ワルファリン　618

JSTP 日本毒性病理学会
Japanese Society of Toxicologic Pathology

　我々の周りには医薬品、食品添加物、農薬、産業化学物質など、様々な化学物質があります。これらには、我々にとって欠くことのできないものや、極めて有益なものがありますが、その一方でヒトへの毒性や発がん性などの有害性を示すものがあり、その安全性を担保した上での使用が認められています。そのヒトへの安全性・有害性を評価する上で極めて重要な役割を果たしているのが毒性病理学です。

　日本毒性病理学会は1985年に設立された「毒性病理研究会」を母体とし、1988年に「日本毒性病理学会 Japanese Society of Toxicologic Pathology（JSTP）」として設立されました。現在、本学会には約1000名の、医学、獣医学、薬学など、さまざまなバックグラウンドを持つ毒性病理学の専門家が集っています。会員の所属についても、大学・研究所、メーカーの安全性研究部門や安全性試験受託機関、行政関係の評価・研究機関など多岐にわたっています。

　日本毒性病理学会は、種々の物質に関する毒性病理学的研究成果を明らかにすることにより、人々の安全・安心を確保する社会的責務も担い、また、それらの達成に貢献しています。

ホームページ：http://www.japantoxpath.org

新毒性病理組織学

2017年3月19日　初版第1刷発行

編　集	日本毒性病理学会　http://www.japantoxpath.org
	毒性病理組織学改訂委員会
委員長	大石裕司
副委員長	中江　大
委　員	朝元誠人／乾　公正／岩田　聖／上田　誠／
	鈴木雅実／田中卓二／寺西宗広／林　新茂／
	古川　賢／宮田かおり／義澤克彦
オブザーバー	立松正衞
発行人	西村正徳
発行所	西村書店　東京編集部
	〒102-0071　東京都千代田区富士見2-4-6
	TEL 03-3239-7671／FAX 03-3239-7622
	http://www.nishimurashoten.co.jp
印　刷	三報社印刷株式会社
製　本	株式会社難波製本

Ⓒ2017 日本毒性病理学会／Ⓒ2017 西村書店

本書の内容を無断で複写・複製・転載すると、著作権および出版権の侵害となることがありますので、ご注意ください。

ISBN 978-4-89013-471-7　　定価はカバーに記載